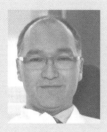

Prof. Dr. Stefan Schwab
Direktor der Neurologischen Klinik
Friedrich-Alexander-Universität Erlangen-Nürnberg
Schwabachanlage 6
91054 Erlangen

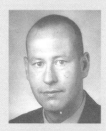

Prof. Dr. Peter Schellinger
Leitender Oberarzt
Neurologische Klinik
Friedrich-Alexander-Universität Erlangen-Nürnberg
Schwabachanlage 6
91054 Erlangen

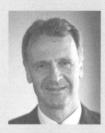

Prof. Dr. Christian Werner
Direktor der Klinik für Anästhesiologie
Klinikum der Johannes Gutenberg-Universität Mainz
Langenbeckstr. 1
55131 Mainz

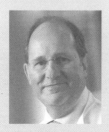

Prof. Dr. Andreas Unterberg
Direktor der Neurochirurgischen Klinik
Ruprechts-Karls-Universität Heidelberg
Im Neuenheimer Feld 400
69120 Heidelberg

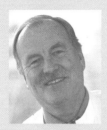

Prof. Dr. Dr. Werner Hacke
Direktor der Neurologischen Klinik
Ruprechts-Karls-Universität Heidelberg
Im Neuenheimer Feld 400
69120 Heidelberg

Stefan Schwab

Peter Schellinger

Christian Werner

Andreas Unterberg

Werner Hacke

(Hrsg.)

NeuroIntensiv

Stefan Schwab
Peter Schellinger
Christian Werner
Andreas Unterberg
Werner Hacke
(Hrsg.)

NeuroIntensiv

Mit 261 Abbildungen

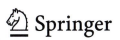

Prof. Dr. Stefan Schwab
Neurologische Klinik
Friedrich-Alexander-Universität Erlangen-Nürnberg
Schwabachanlage 6
91054 Erlangen

Prof. Dr. Peter Schellinger
Neurologische Klinik
Friedrich-Alexander-Universität Erlangen-Nürnberg
Schwabachanlage 6
91054 Erlangen

Prof. Dr. Christian Werner
Klinik für Anästhesiologie
Klinikum der Johannes Gutenberg-Universität Mainz
Langenbeckstr. 1
55131 Mainz

Prof. Dr. Andreas Unterberg
Neurochirurgische Klinik
Ruprecht-Karls-Universität Heidelberg
Im Neuenheimer Feld 400
69120 Heidelberg

Prof. Dr. Dr. Werner Hacke
Neurologische Klinik
Ruprecht-Karls-Universität Heidelberg
Im Neuenheimer Feld 400
69120 Heidelberg

ISBN-13   978-3-540-23051-9   Springer Medizin Verlag Heidelberg

Bibliografische Information der Deutschen Nationalbibliothek
Die Deutsche Nationalbibliothek verzeichnet diese Publikation in der Deutschen Nationalbibliografie; detaillierte bibliografische Daten sind im Internet über <http://dnb.d-nb.de> abrufbar.

Dieses Werk ist urheberrechtlich geschützt. Die dadurch begründeten Rechte, insbesondere die der Übersetzung, des Nachdrucks, des Vortrags, der Entnahme von Abbildungen und Tabellen, der Funksendung, der Mikroverfilmung oder der Vervielfältigung auf anderen Wegen und der Speicherung in Datenverarbeitungsanlagen, bleiben, auch bei nur auszugsweiser Verwertung, vorbehalten. Eine Vervielfältigung dieses Werkes oder von Teilen dieses Werkes ist auch im Einzelfall nur in den Grenzen der gesetzlichen Bestimmungen des Urheberrechtsgesetzes der Bundesrepublik Deutschland vom 9. September 1965 in der jeweils geltenden Fassung zulässig. Sie ist grundsätzlich vergütungspflichtig. Zuwiderhandlungen unterliegen den Strafbestimmungen des Urheberrechtsgesetzes.

Springer Medizin Verlag
springer.de

© Springer Medizin Verlag Heidelberg 2008

Die Wiedergabe von Gebrauchsnamen, Handelsnamen, Warenbezeichnungen usw. in diesem Werk berechtigt auch ohne besondere Kennzeichnung nicht zu der Annahme, dass solche Namen im Sinne der Warenzeichen- und Markenschutz-Gesetzgebung als frei zu betrachten wären und daher von jedermann benutzt werden dürften.

Produkthaftung: Für Angaben über Dosierungsanweisungen und Applikationsformen kann vom Verlag keine Gewähr übernommen werden. Derartige Angaben müssen vom jeweiligen Anwender im Einzelfall anhand anderer Literaturstellen auf ihre Richtigkeit überprüft werden.

Planung: Ulrike Hartmann, Heidelberg
Projektmanagement: Ulrike Niesel, Heidelberg
Copy-Editing: Dr. Sirka Nitschmann, Stuttgart
Layout und Einbandgestaltung: deblik Berlin
Satz: medionet Publishing Services Ltd., Berlin

SPIN 10818057

Gedruckt auf säurefreiem Papier   22/2122/UN – 5 4 3 2 1 0

Vorwort

Die Neuro(logische)Intensivmedizin gewinnt immer mehr an Bedeutung und hat sich mittlerweile an nahezu allen Großkliniken etabliert. Parallel zu dieser für das Fach erfreulichen Entwicklung wird auch die Zusammenarbeit zwischen den verschiedenen Fachdisziplinen in der Intensivmedizin immer wichtiger, so dass ein Werk mit dem alleinigen Schwerpunkt auf der neurologischen Intensivmedizin den Anforderungen an ein Lehrbuch nicht mehr gerecht werden wird. Umso wichtiger war es daher, ein Buch zu konzipieren, das auch das benachbarte Fach Neurochirurgie und die übergeordneten intensivmedizinischen Themen mit abdeckt.

Gemeinsam mit dem Springer-Verlag haben wir dieses Konzept der Interdisziplinarität – wie es die Intensivmedizin heute erfordert – in diesem Buch umgesetzt: Hier finden sich sowohl allgemein gültige intensivmedizinische Prinzipien der Diagnostik und Therapie als auch Besonderheiten der perioperativen Phase. Im Zentrum des Buches stehen natürlich die spezifischen intensivmedizinischen Probleme der wesentlichen neurologischen und neurochirurgischen Krankheitsbilder.

Die Autoren als Experten auf den jeweiligen Fachgebieten haben praxisnah die relevanten Themen herausgearbeitet. So kann dieses Buch rund um die Neurointensivmedizin alle wesentlichen Themenschwerpunkte abdecken und zu aktuellen Fragen Stellung nehmen und übersichtlich informieren. Die Inhalte wurden in einem übersichtlichen Layout mit didaktischen Hervorhebungen, durch Tabellen und hochwertige Abbildungen veranschaulicht. Ausgewählte und aktuelle Referenzen aus der Fachliteratur unterstützen das wissenschaftliche Arbeiten

An erster Stelle gilt unser Dank den Autoren, die teilweise über 6 Jahre an der Realisierung des Werkes beteiligt waren und ihm über diesen langen Zeitraum die Treue gehalten haben. Ihnen ist es gelungen, mit ihrem Wissen und ihrer besonderen Erfahrung das jeweilige Thema aktuell und prägnant vorzustellen. An dieser Stelle danken wir auch dem Springer-Verlag, insbesondere Frau Hartmann und Frau Dr. Krätz, für die andauernde ausgezeichnete Kooperation und ihre erfolgreiche Bemühung dieses Projekt zu verwirklichen. Weiterhin gilt unser besonderer Dank auch Frau Gisela Schmitt sowie Frau Dr. Ulrike Niesel (Springer-Verlag) für die Projektorganisation des Vielautorenwerkes sowie Frau Dr. Sirka Nitschmann für das endgültige Lektorat. Gedankt sei schließlich allen Mitarbeitern des Springer-Verlages, die von uns unbemerkt das Werk im Hintergrund zuverlässig über die Jahre hinweg mitgestaltet haben.

Wir freuen uns, wenn dieses Buch für alle, die mit neurointensivmedizinischen Patienten zu tun haben, Nachschlagewerk und Wegbegleiter werden kann. Für Kritik und Anregungen sind wir dankbar und offen.

Prof. Dr. S. Schwab, Prof. Dr. P. D. Schellinger, Prof. Dr. C. Werner, Prof. Dr. A. Unterberg, Prof. Dr. Dr. W. Hacke
Erlangen, Heidelberg, Mainz im Juni 2008

Inhaltsverzeichnis

I Organisation

1 **Aufgaben und Organisation neurologischer und neurochirurgischer Intensivstationen** 3
W. Müllges

2 **Intensivpflege: Ablauf und Organisation** 13
A. Dormann, D. Niedecker

3 **Frührehabilitation** 21
E. Koenig

4 **Ethische und rechtliche Grundlagen** 31
F. Erbguth

II Diagnostik

5 **Neuroradiologie** 43
K. Alfke, O. Jansen

6 **Liquordiagnostik** 55
B. Wildemann

7 **Neurophysiologische Diagnostik** 65
H. Buchner, R. Gobbelé, P.A. Ringleb, G. Karpel-Massler, A. Aschoff, A. Unterberg, T. Steiner, OW. Sakowitz, C. Terborg, E. Keller, C. Dohmen, C. Berger, A. Sarrafzadeh, M. Oertel, R. Kollmar

III Allgemeine Therapieprinzipien

8 **Basisversorgung des Patienten** 109
E. Keller, P. Biro, F. Wallner, R. Dollner, T. Steiner, J. Gandjour

9 **Sedierung und Analgesie** 127
P.H. Tonner, E. Schaffrath

10 **Hämodynamisches Monitoring, kardiologische Diagnostik, Herzrhythmusstörungen und Herzkreislauftherapie** 135
M. Carl, T. Kerner, C. Spies

11 **Beatmung, Atemregulation und Weaning, ARDS** ... 147
D. Henzler, R. Rossaint

12 **Heim- und Langzeitbeatmung bei neuromuskulären Erkrankungen** 171
M. Winterholler

13 **Erhöhter intrakranieller Druck** 181
N. Henninger

14 **Elektrolyt- und Säure-Basen-Haushalt** 195
N. Forster

15 **Ernährung des Intensivpatienten** 205
A. Rümelin

16 **Stressulkusprophylaxe und Therapie** 217
J. Schneider

17 **Hypothermie als Therapiekonzept** 221
R. Kollmar

18 **Akute Niereninsuffizienz und Nierenersatzverfahren** . 229
K. Sydow

19 **Sepsis und Multiorganversagen** 241
A. Meier-Hellmann, G. Burgard

20 **Thromboembolieprophylaxe** 255
E. Keller, Ö. Yaldizli, T. Bombeli

21 **Immunmodulatorische Therapie und Plasmaaustausch** 265
P. Flachenecker, E. Klinker, R. Gold

22 **Nosokomiale Pneumonie – Antibiotikatherapie und krankenhaushygienische Interventionsstrategien** .. 275
M. Abele-Horn, F.-A. Pitten

23 **Vergiftungen** 283
T. Zilker

24 **Diagnose des Hirntodes und Therapiebeendigung** .. 299
C.J.G. Lang

25 **Spenderkonditionierung und Organprotektion** 315
D. Bösebeck, D. Mauer, C. Wesslau

26 **Reanimation** 321
M. Bernhard, P. Teschendorf, B.W. Böttiger

IV Besonderheiten der perioperativen Phase und der interventionellen Therapie

27 **Perioperatives Vorgehen** 339
O. Detsch, K. Sickmann, D. Haux, A. Unterberg

28 **Interventionelle neuroradiologische Techniken** 351
M. Hartmann

29 **Intrathekale Therapie, Pumpen, Pumpenversagen** .. 371
V. M. Tronnier, J. Bardutzky

V Spezielle Krankheitsbilder

30 Mediainfarkt 381
D. Georgiadis, P. Schellinger, S. Schwab, V. Caso, R. Baumgartner

31 Basilaristhrombose – Ischämie des hinteren Kreislaufs – Hirnstammsyndrome 403
P.D. Schellinger, T. Brandt, T.E. Mayer, G. Schulte-Altedorneburg

32 Blutungen 417
S. Schwarz, G.F. Hamann, H.H. Steiner, A. Unterberg, O.W. Sakowitz, G. Ranaie, D. Haux, S. Hähnel

33 Sinusthrombose 461
M. Mäurer, G. F. Hamann, M. Liebetrau, O. Busse

34 Hypoxisch-ischämische Enzephalopathie 481
W. Müllges

35 Infektionen 491
H.-W. Pfister, M. Klein, E. Schmutzhard, U. Meyding-Lamadé, J. Sellner, S. Menon, F. Martinez-Torres, R. Helbok, B. Pfausler, A. Grabowski, B. Kress

36 Autoimmunerkrankungen 557
B. Storch-Hagenlocher, P. Berlit

37 Hirntumoren 577
M. Weller, U. Schlegel

38 Anfallsleiden 589
S. Noachtar, H.-M. Meinck

39 Metabolische Störungen 609
C.S. Padovan, H.-J. Kolb, A. Straube, F. Erbguth, M. Maschke, C. Klawe, D. Sander, M.J. Hilz, T. Ziemssen, W. Fogel, W.H. Oertel, M. Bettendorf

40 Neuromuskuläre Erkrankungen 679
R. Gold, W. Müllges, H.-C. Hansen, M. Anetseder, T. Metterlein, R. Müller, E. Hund, M. Winterholler, K.V. Toyka

41 Trauma 723
E. Rickels, A. Unterberg

42 Hydrozephalus 743
B. Orakcioglu, J. Tilgner

Stichwortverzeichnis 759

Autorenadressen

Abele-Horn, Marianne, Prof. Dr. Dr.
Institut für Hygiene und Mikrobiologie
Universität Würzburg
Josef-Schneider-Str. 2, 97080 Würzburg

Alfke, Karsten, Dr.
Institut für Neuroradiologie
Universitätsklinikum Schleswig-Holstein,
Campus Kiel
Brunswiker Str. 10, 24105 Kiel

Anetseder, Martin, PD Dr.
Klinik für Anästhesie und operative Intensivmedizin
Krankenhaus Landshut-Achdorf
Achdorfer Weg 3, 84036 Landshut

Aschoff, Alfred, PD Dr.
Neurochirurgische Klinik
Ruprecht-Karls-Universität Heidelberg
Im Neuenheimer Feld 400, 69120 Heidelberg

Bardutzky, Jürgen, Dr.
Neurologische Klinik
Universitätsklinikum Erlangen
Schwabachanlage 6, 91054 Erlangen

Baumgartner, Ralf, Prof. Dr.
Neurologische Klinik
Universitätsspital Zürich
Frauenklinikstr. 26, CH-8091 Zürich

Berger, Christian, PD. Dr.
Praxis für Neurologische Diagnostik und Therapie
Grossfeldstrasse 38, CH-7320 Sargans

Berlit, Peter, Prof. Dr.
Neurologische Klinik
Alfried-Krupp-Krankenhaus
Alfried-Krupp-Str. 21, 45131 Essen

Bernhard, Michael, Dr.
Klinik für Anästhesiologie
Sektion Notfallmedizin
Ruprecht-Karls-Universität Heidelberg
Im Neuenheimer Feld 110, 69120 Heidelberg

Bettendorf, Markus, Prof. Dr.
Klinik Kinderheilkunde I
Zentrum für Kinder- und Jugendmedizin
Ruprecht-Karls-Universität Heidelberg
Im Neuenheimer Feld 153, 69120 Heidelberg

Biro, Peter, PD Dr.
Klinik für Anästhesiologie
Universitätsspital Zürich
Frauenklinikstrasse 10, CH-8091 Zürich

Boesebeck, Detlef, Dr.
Deutsche Stiftung Organtransplantation (DSO)
München
Klinikum der Universität München
Marchioninistr. 15, 81377 München

Bombeli, Thomas, PD Dr.
460 Shadow Ave. NE Renton, WA 98059, USA

Böttiger, Bernd, Prof. Dr.
Klinik für Anästhesiologie und operative Intensivmedizin
Klinikum der Universität zu Köln
Kerpener Straße 62, 50937 Köln

Brandt, Tobias, PD Dr.
Krankenhaus Speyerer Hof
Schmieder Kliniken
Speyerer Hof 1, 69117 Heidelberg

Buchner, Helmut, Prof. Dr.
Klinik für Neurologie, klinische Neurophysiologie
Knappschaftskrankenhaus
Dorstener Str. 151, 45657 Recklinghausen

Burgard, Gerald, Dr.
Klinik für Anästhesie, Intensivmedizin, Intensivtherapie und Schmerztherapie
HELIOS Klinikum Erfurt Gmbh
Nordhäuser Str. 74, 99089 Erfurt

Busse, Otto, Prof. Dr.
Deutsche Gesellschaft für Neurologie
Reinhardtstr. 14, 10117 Berlin

Carl, Matthias, Dr.
Universitätsklinik für Anästhesiologie und operative Intensivmedizin
Charité Universitätsmedizin Berlin, Campus Charité Mitte
Schumannstr. 20-21, 12200 Berlin

Caso, Valeria, MD, PhD
Stroke Unit
Ospedale Santa Maria della Misericordia
San'Andrea delle Fratte, I-6146 Perugia

Detsch, Oliver, PD Dr.
Anästhesiologische Klinik
Asklepios Klinik Nord – Heidberg
Tangstedter Landstraße 400, 22417 Hamburg

Dohmen, Christian, Dr.
Max-Planck-Institut für neurologische Forschung
Gleuelerstr. 50, 50931 Köln

Dollner, Ralph, PD Dr.
ØPO-Klinikk
Rikshospitalet – Universitetsklinikk
N-0027 Oslo

Dormann, Andrea
Neurologische Klinik
Ruprecht-Karls-Universität Heidelberg
Im Neuenheimer Feld 400, 69120 Heidelberg

Erbguth, Frank, Prof. Dr.
Neurologische Klinik
Klinikum Nürnberg Süd
Breslauer Str. 201, 90471 Nürnberg

Flachenecker, Peter, Dr.
Neurologisches Rehabilitationszentrum Quellenhof
Kuranlagenallee 2, 75323 Bad Wildbad

Fogel, Wolfgang, Dr.
Neurologische Abteilung
Deutsche Klinik für Diagnostik
Aukammallee 33, 65191 Wiesbaden

Forster, Nicole, Dr.
Klinik für Anästhesiologie
Johannes von Gutenberg-Universität Mainz
Langenbeckstr. 1, 55131 Mainz

Gandjour, Joubin, Dr.
Neurologische Klinik
Kantonsspital Aarau
Tellstrasse, CH-5000 Aarau

Georgiadis, Dimitrios, Prof. Dr.
Neurologische Klinik
Universitätsspital Zürich
Frauenklinikstr 26, CH-8091 Zürich

Gobbelé, Rene, Dr.
Klinik für Neurologie, klinische Neurophysiologie
Knappschaftskrankenhaus
Dorstener Str. 151, 45657 Recklinghausen

Gold, Ralf, Prof. Dr.
Neurologische Klinik
St. Josef-Hospital, Ruhr-Universität Bochum
Gudrunstr. 56, 44791 Bochum

Grabowski, André, Dr.
Neurologische Klinik
Krankenhaus Nordwest
Steinbacher Hohl 2-26,
60488 Frankfurt am Main

Hacke, Werner, Prof. Dr. Dr.
Neurologische Klinik
Ruprecht-Karls-Universität Heidelberg
Im Neuenheimer Feld 400, 69120 Heidelberg

Hähnel, Stefan, Prof. Dr.
Neurologische Klinik
Ruprecht-Karls-Universität Heidelberg
Im Neuenheimer Feld 400, 69120 Heidelberg

Hamann, Gerhard F., Prof. Dr.
Klinik für Neurologie
Dr. Horst Schmidt Kliniken GmbH
Ludwig-Erhard-Str. 100, 65199 Wiesbaden

Hansen, Hans-Christian, Prof. Dr.
Klinik für Neurologie und Psychiatrie
Friedrich-Ebert-Krankenhaus Neumünster GmbH
Friesenstr. 11, 24534 Neumünster

Hartmann, Marius, Prof. Dr.
Klinik für Neuroradiologie
Ruprecht-Karls-Universität Heidelberg
Im Neuenheimer Feld 400, 69120 Heidelberg

Haux, Daniel, Dr.
Neurochirurgische Klinik
Ruprecht-Karls-Universität Heidelberg
Im Neuenheimer Feld 400, 69120 Heidelberg

Helbok, Raimund, Dr.
Neurologische Universitätsklinik
Universität Innsbruck
Anichstr. 35, A-6020 Innsbruck

Henninger, Nils, MD
Department of Medicine, Internal Medicine
Resident's Office
University of Massachusetts Medical School
55 Lake Ave, North, Worcester MA 01655, USA

Henzler, Dietrich, Dr.
Department of Anesthesiology,
Division of Critical Care
Dalhousie University, Victoria General Hospital
1278 Tower Road, 10 West, Halifax Nova Scotia
B3H 2Y9, Canada

Hilz, Max-Josef, Prof. Dr.
Neurologische Klinik
Universitätsklinikum Erlangen
Schwabachanlage 6, 91054 Erlangen

Hund, Ernst, Prof. Dr.
Neurologische Klinik
Ruprecht-Karls-Universität Heidelberg
Im Neuenheimer Feld 400, 69120 Heidelberg

Jansen, Olav, Prof. Dr.
Institut für Neuroradiologie
Universitätsklinikum Schleswig-Holstein,
Campus Kiel
Brunswiker Str. 10, 24105 Kiel

Kapel-Massler, Georg, Dr.
Neurochirurgische Klinik
Ruprecht-Karls-Universität Heidelberg
Im Neuenheimer Feld 400, 69120 Heidelberg

Keller, Emanuela, Prof. Dr.
Neurochirurgische Klinik
Universitätsspital Zürich
Frauenklinikstr. 10, CH-8091 Zürich

Kerner, Thoralf, PD Dr.
Abteilung für Anästhesiologie und operative Intensivmedizin
Asklepios Klinik Harburg
Eißendorfer Pferdeweg 52, 21075 Hamburg

Klawe, Christoph, Dr.
Klinik für Neurologie
Krankenhaus der Barmherzigen Brüder Tier
Nordallee 1, 54292 Trier

Klein, Matthias, Dr.
Neurologische Klinik und Poliklinik
Klinikum der Universität München
Marchioninistr. 15, 81377 München

Klinker, Erdwine, Dr.
Abteilung für Transfusionsmedizin
Uniklinikum Würzburg
Josef Schneider Str. 2, 97080 Würzburg

Koenig, Eberhard, Prof. Dr.
Neurologische Klinik Bad Aibling
Schön Kliniken
Kolbermoorer Str. 72, 83043 Bad Aibling

Kolb, Hans-Jochem, Prof. Dr.
Medizinische Klinik und Poliklinik III
Klinikum der Universität München
Marchioninistr. 15, 81377 München

Kollmar, Rainer, Dr.
Neurologische Klinik
Universitätsklinikum Erlangen
Schwabachanlage 6, 91054 Erlangen

Kress, Bodo, Prof. Dr.
Neuroradiologische Abteilung
Krankenhaus Nordwest
Steinbacher Hohl 2-26,
60488 Frankfurt am Main

Lang, Christoph, Prof. Dr.
Neurologische Klinik
Universitätsklinikum Erlangen
Schwabachanlage 6, 91054 Erlangen

Liebetrau, Martin, Dr.
Neurologische Klinik
Dr. Horst Schmidt Kliniken GmbH
Ludwig-Erhard Str. 100, 65199 Wiesbaden

Martinez-Torres, Francisco, Dr. PhD
Department of Internal Medicine,
Division of Infectious Diseases
University of Texas, Southwestern Medical Center at Dallas
5323 Harry Hines Boulevard,
Dallas TX 75390-9113, USA

Maschke, Matthias, PD Dr.
Klinik für Neurologie
Krankenhaus der Barmherzigen Brüder Tier
Nordallee 1, 54292 Trier

Mauer, Dietmar, PD Dr.
Deutsche Stiftung Organtransplantation
Region Mitte
Haifa-Allee 2, 55128 Mainz

Mayer, Thomas, PD Dr.
Abteilung für Neuroradiologie
Klinikum der Universität München
Marchioninistr. 15, 81377 München

Mäurer, Mathias, PD. Dr.
Neurologische Klinik
Universitätsklinikum Erlangen
Schwabachanlage 6, 91054 Erlangen

Autorenadressen

Meier-Hellmann, Andreas, Prof. Dr.
Klinik für Anästhesie, Intensivmedizin und
Schmerztherapie
HELIOS Klinikum Erfurt GmbH
Nordhäuser Str. 74, 99089 Erfurt

Meinck, Hans-Michael, Prof. Dr.
Neurologische Klinik
Ruprecht-Karls-Universität Heidelberg
Im Neuenheimer Feld 400, 69120 Heidelberg

Menon, Sanjay, Dr.
Neurologische Klinik
Krankenhaus Nordwest
Steinbacher Hohl 2-26,
60488 Frankfurt am Main

Meyding-Lamadé, Uta, Prof. Dr.
Neurologische Klinik
Krankenhaus Nordwest GmbH
Steinbacher Hohl 2-26,
60488 Frankfurt am Main

Metterlein, Tom, Dr.
Klinik und Poliklinik für Anästhesiologie
Universitätsklinikum Würzburg
Oberdürrbachstr. 6, 97080 Würzburg

Müller, Rainer, Dr.
Klinik und Poliklinik für Anästhesiologie
Universitätsklinikum Würzburg
Oberdürrbachstr. 6, 97080 Würzburg

Müllges, Wolfgang, Dr.
Neurologische Klinik
Universitätsklinikum Würzburg
Josef-Schneider-Str. 11, 97080 Würzburg

Niedecker, Dorothee
Neurologische Klinik
Ruprecht-Karls-Universität Heidelberg
Im Neuenheimer Feld 400, 69120 Heidelberg

Noachtar, Soheyl, Prof. Dr.
Neurologische Klinik
Klinikum der Universität München
Marchioninistr. 15, 81377 München

Oertel, Matthias, Dr.
Neurochirurgische Klinik
Universitätsklinikum Gießen und Marburg
Klinikstr. 29, 35392 Gießen

Oertel, Wolfgang, Prof. Dr.
Klinik für Neurologie
Philipps-Universität Marburg
Rudolf-Bultmann-Straße 8, 35039 Marburg

Orakcioglu, Berk, Dr.
Neurochirurgische Klinik
Ruprecht-Karls-Universität Heidelberg
Im Neuenheimer Feld 400, 69120 Heidelberg

Padovan, Claudio, PD Dr.
Praxis für Neurologie, Psychiatrie u.
Psychotherapie
Aldringenstr. 4, 80639 München

Pfausler, Bettina, PD Dr.
Neurologische Universitätsklinik
Universität Innsbruck
Anichstr. 35, A-6020 Innsbruck

Pfister, Hans-Walter, Prof. Dr.
Neurologische Klinik
Klinikum der Universität München
Marchioninistr. 15, 81377 München

Pitten, Frank-Albert, PD Dr.
Institut für Hygiene u. Mikrobiologie
Universität Würzburg
Josef-Schneider-Str. 2, 97080 Würzburg

Ranaie, Gholamreza, Dr.
Abteilung für Neurochirurgie
Klinikum Nürnberg Süd
Breslauer Straße 201, 90471 Nürnberg

Rickels, Eckhard, Prof. Dr.
Klinik für Unfall- und Wiederherstellungs-
chirurgie
Bereich Neurochirurgie
Allgemeines Krankenhaus Celle
Siemensplatz 4, 29223 Celle

Ringleb, Peter, PD Dr.
Neurologische Klinik
Ruprecht-Karls-Universität Heidelberg
Im Neuenheimer Feld 400, 69120 Heidelberg

Rossaint, Rolf, Prof. Dr.
Klinik für Anästhesiologie
Universitätsklinikum Aachen
Pauwelsstr. 30, 52074 Aachen

Rümelin, Andreas, PD Dr.
Klinik für Anästhesiologie
Klinikum der Johannes Gutenberg-Universität
Mainz
Langenbeckstr. 1, 55131 Mainz

Sakowitz, Oliver, Dr.
Neurochirurgische Klinik
Ruprecht-Karls-Universität Heidelberg
Im Neuenheimer Feld 400, 69120 Heidelberg

Sander, Dirk, Prof. Dr.
Medical Park Loipl
Klinik für Neurologie
Thanngasse 15, 83483 Bischofswiesen

Sarrafzadeh, Asitaf, PD Dr.
Klinik für Neurochirurgie
Charité Universitätsmedizin Berlin
Augustenburger Platz 1, 13553 Berlin

Schaffrath, Eva Maria, Dr.
Klinik für Anästhesiologie
Klinikum der Universität München
Marchioninistr. 15, 81377 München

Schellinger, Peter, Prof. Dr.
Neurologische Klinik
Universitätsklinikum Erlangen
Schwabachanlage 6, 91054 Erlangen

Schlegel, Uwe, Prof. Dr.
Neurologische Universitätsklinik
Knappschaftskrankenhaus Langendreer,
Ruhr-Universität Bochum
In der Schornau 23-25, 44892 Bochum

Schmutzhard, Erich, Prof. Dr.
Universitätsklinik für Neurologie
Medizinische Universität Innsbruck
Anichstr. 35, A-6020 Innsbruck

Schneider, Jürgen, Dr.
Klinik der Anaesthesiologie
Technische Universität München
Ismaninger Str. 22, 81675 München

Schulte-Altedorneburg, Gernot, Prof. Dr.
Institut für Radiologie, Neuroradiologie und
Nuklearmedizin
Knappschaftskrankenhaus Langendreer,
Ruhr-Universität Bochum
In der Schornau 23-25, 44892 Bochum

Schwab, Stefan, Prof. Dr.
Neurologische Klinik
Universitätsklinikum Erlangen
Schwabachanlage 6, 91054 Erlangen

Schwarz, Stefan, Prof. Dr.
Zentralinstitut für Seelische Gesundheit
Klinikum Mannheim, Ruprecht-Karls-
Universität Heidelberg
J 5, 68159 Mannheim

Sellner, Johann, Dr.
Klinik und Poliklinik für Neurologie
Klinikum rechts der Isar, Technische Universität
München
Ismaninger Str. 22, 81664 München

Sickmann, Kai, Dr.
International SOS Pte Ltd
Worldwide Headquarters
331 North Bridge Road, #17-00 Odeon Towers
Singapore 188720

Spies, Claudia, Prof. Dr.
Klinik für Anästhesiologie und operative
Intensivmedizin
Charité Universitätsmedizin Berlin, Campus
Charité Mitte
Schumannstr. 20-21, 12200 Berlin

Steiner, Hans Herbert, Prof. Dr.
Neurochirurgische Klinik
Klinikum Nürnberg
Breslauer Strasse 201, 90471 Nürnberg

Steiner, Thorsten, Prof. Dr.
Neurologische Klinik
Ruprecht-Karls-Universität Heidelberg
Im Neuenheimer Feld 400, 69120 Heidelberg

Storch-Hagenlocher, Brigitte, Dr.
Neurologische Klinik
Ruprecht-Karls-Universität Heidelberg
Im Neuenheimer Feld 400, 69120 Heidelberg

Straube, Andreas, Prof. Dr.
Neurologische Klinik
Klinikum der Ludwig-Maximilian-Universität
München
Marchioninistr. 15, 81377 München

Sydow, Karin, Dr.
Klinik für Anästhesie und operative Intensiv-
medizin
Klinikum der Stadt Wolfsburg
Sauerbruchstr. 7, 38440 Wolfsburg

Terborg, Christoph, PD Dr.
Klinik für Neurologie
Asklepios Klinik St. Georg
Lohmühlenstr. 5, 20099 Hamburg

Teschendorf, Peter, Dr.
Klinik für Anästhesiologie und operative
Intensivmedizin
Klinikum der Universität zu Köln
Kerpener Straße 62, 50937 Köln

Tilgner, Johannes, Dr.
Neurochirurgische Klinik und Poliklinik
Ruprecht-Karls-Universität Heidelberg
Im Neuenheimer Feld 400, 69120 Heidelberg

Tonner, Peter, Prof. Dr.
Klinik für Anästhesiologie, operative und
allgemeine Intensivmedizin, Notfallmedizin
Klinikum Links der Weser
Senator-Weßling-Str. 1, 28277 Bremen

Toyka, Klaus V., Prof. Dr.
Neurologische Klinik
Universitätsklinikum Würzburg
Josef-Schneider-Str. 11, 97080 Würzburg

Tronnier, Volker, Prof. Dr.
Klinik für Neurochirurgie
Universitätsklinikum Schleswig-Holstein,
Campus Lübeck
Ratzeburger Allee 160, 23538 Lübeck

Unterberg, Andreas, Prof. Dr.
Neurochirurgische Klinik
Ruprecht-Karls-Universität Heidelberg
Im Neuenheimer Feld 400, 69120 Heidelberg

Wallner, Frank, Dr.
Hals-Nasen-Ohren-Klinik
Universitätsklinikum Heidelberg
Im Neuenheimer Feld 400, 69120 Heidelberg

Weller, Michael, Prof. Dr.
Neurologische Klinik
Universitätsspital Zürich
Frauenklinikstrasse 26, CH-8091 Zürich

Werner, Christian, Prof. Dr.
Klinik für Anästhesiologie
Klinikum der Johannes Gutenberg-Universität
Mainz
Langenbeckstr. 1, 55131 Mainz

Wesslau, Claus, Dr.
Deutsche Stiftung Organtransplantation
Region Nord-Ost
Saatwinkler Damm 11-12, 13627 Berlin

Wildemann, Brigitte, Prof. Dr.
Neurologische Universitätsklinik
Ruprecht-Karls-Universität Heidelberg
Im Neuenheimer Feld 400, 69120 Heidelberg

Winterholler, Martin, PD Dr.
Neurologische Klinik
Krankenhaus Rummelsberg
Rummelsberg 71, 90592 Schwarzenbruck

Yaldizli, Özgür, Dr.
Klinik für Neurologie
Kantonsspital St. Gallen
Haus 4, CH-9007 St. Gallen

Ziemssen, Tjalf, Dr.
Neurologische Klinik
Universitätsklinikum Carl Gustav Carus Dresden
Fetscherstr. 84, 01307 Dresden

Zilker, Thomas, Prof. Dr.
II. Medizinische Klink und Poliklinik,
Abt. für Toxikologie
Klinikum rechts der Isar, Technische Universität
München
Ismaningerstr. 22, 81664 München

Organisation

1 Aufgaben und Organisation neurologischer und neurochirurgischer Intensivstationen – 3
   W. Müllges

2 Intensivpflege: Ablauf und Organisation – 13
   A. Dormann, D. Niedecker

3 Frührehabilitation – 21
   E. Koenig

4 Ethische und rechtliche Grundlagen – 31
   F. Erbguth

Aufgaben und Organisation neurologischer und neurochirurgischer Intensivstationen

W. Müllges

1.1	**Aufgaben der neurologisch-neurochirurgischen Intensivmedizin**	**– 4**
1.1.1	Patientenkollektiv	– 4
1.1.2	Aufnahmeindikationen	– 4
1.1.3	Ursachenklärung	– 5
1.1.4	Überwachung	– 6
1.1.5	Behandlung	– 6
1.2	**Übergeordnete Organisationsstrukturen**	**– 6**
1.2.1	Krankenhausstruktur	– 6
1.2.2	Interdisziplinäre Kooperation	– 7
1.2.3	Bauliche Gegebenheiten	– 7
1.3	**Stationsstrukturen**	**– 7**
1.3.1	Apparative Ausstattung	– 7
1.3.2	Personelle Ausstattung	– 8
1.4	**Binnenorganisation auf Station**	**– 9**
1.4.1	Dokumentation	– 9
1.4.2	Clinical Pathways, Leitlinien, Standards	– 10
1.4.3	Kommunikation	– 11

Neurologische und neurochirurgische Intensivstationen (NICU) haben das Ziel, schwerstbetroffene Patienten mit Krankheiten des zentralen und peripheren Nervensystems oder mit zentral- oder peripher-nervösen schweren Komplikationen systemischer Erkrankungen umfassend und möglichst Prognose verbessernd zu versorgen. Dies Ziel kann nur durch die Mittel der allgemeinen Intensivmedizin, speziellen konservativen Heilmaßnahmen, und immer wieder auch durch operative Eingriffe und neuroradiologische Interventionen erreicht werden.

1.1 Aufgaben der neurologisch-neurochirurgischen Intensivmedizin

Die Besonderheit der neurologisch-neurochirurgischen Intensivmedizin wird durch eine Verknüpfung von neurologischen mit operativen und anästhesiologischen Methoden und Denkweisen bedingt. Diese enge Interdisziplinarität in Verbindung mit oft notwendigem Zwang zu rascher Entscheidung und der auch oft genauso raschen Ablesbarkeit von Therapieeffekten unterscheidet die Arbeit auf NICU von Allgemeinstationen.

Kernaufgaben einer NICU
- Sicherung von Vitalfunktionen
- Gewährleistung raschester Diagnostik und Einleitung konservativer und/oder operativer Therapie
- Verhütung krankheitstypischer Verschlechterungen und Komplikationen – in Kenntnis der speziellen Nosologie – durch intensive klinische und technische Überwachung (Monitoring)

1.1.1 Patientenkollektiv

Das Patientenkollektiv einer NICU kann sich je nach regionaler Krankenhausstruktur, Strukturen innerhalb des einzelnen Krankenhauses, und je nach besonderen fachlichen Spezialisierungen unterscheiden. Am häufigsten sind die Diagnosen: ausgedehnter und raumfordernder Hirninfarkt, intrazerebrale Blutung, (progredienter) Hirnstamminfarkt, traumatische Hirnschädigung, Krampfanfälle bzw. Status epilepticus, Subarachnoidalblutung, Meningitis und Enzephalitis. Seltenere, aber für NICU sehr typische Krankheiten sind Tumoren mit Symptomen eines erhöhten intrakraniellen Druckes (ICP), myasthene Krisen, Polyneuropathien mit Ateminsuffizienz oder rascher Progredienz sowie akute Querschnittsyndrome.

Im Unterschied zu den speziellen internistischen, anästhesiologischen und chirurgischen Intensivstationen spielen allgemeine intensivmedizinische Syndrome wie schwierige Oxygenierung bei ARDS und schwersten chronischen Lungenerkrankungen, Sepsis, dialysepflichtige Niereninsuffizienz, kardiales Low-output-Syndrom und gefährliche Herzrhythmusstörungen nur eine nachgeordnete Rolle, wenn sie auch als Komplikationen durchaus auftreten können. Das bedeutet, dass neurologisch-neurochirurgische Intensivpatienten bezüglich des betriebenen apparativen Aufwands verglichen mit anderen Intensivstationen auf den ersten Blick nicht beeindrucken; EEG- und ICP-Monitoring z. B. sind verglichen mit intraaortaler Ballonpulsation oder Dialyse unscheinbar. Zudem ist die Erholungszeit des Gehirns relativ lang verglichen mit der anderer Organe, die bereits bei partieller Erholung hinreichende Funktionen gewährleisten, während das integrativ arbeitende Gehirn bereits sehr weit erholt sein muss, damit nicht eine gravierende Funktions- oder Wesensänderung imponiert. Hieraus folgt, dass neurologisch-neurochirurgische Patienten oft langwieriger rehabilitativer Pflege bedürfen, ohne dass andauernd aktive Kriseninterventionen notwendig werden.

1.1.2 Aufnahmeindikationen

Indikationen zur Aufnahme auf einer NICU
- Sicherung von Vitalfunktionen
    - Koma, Sopor
    - Respiratorische Insuffizienz
    - Schluckstörung mit Aspiration
    - Status epilepticus bzw. Anfallsserie
    - Schock
    - Schwere Herzrhythmusstörungen
    - Andere lebensbedrohliche Krankheiten (Herzinfarkt, Lungenembolie, Aortenruptur, Intoxikationen, schwere Vaskulitiden, systemische Entzündungsreaktion)
- Unverzügliche Diagnostik und Therapieeinleitung, Verhütung von Komplikationen
    - Schwerer akuter Kopfschmerz
    - Status epilepticus bzw. Anfallsserie
    - Akut erhöhter oder steigender intrakranieller Druck (ICP)
    - Progredienter Insult
    - Akute oder progrediente Querschnittsyndrome
    - Aufsteigende Lähmungen
    - Progressive Muskelschwäche
    - Schock, schwere Herzrhythmusstörungen
    - Sepsis
    - Akutes Leber- oder Nierenversagen
    - Rhabdomyolyse
    - Intoxikationen
    - Schwere Vaskulitiden

1.1 Aufgaben der neurologisch-neurochirurgischen Intensivmedizin

> - Überwachung
>   - Koma
>   - Fibrinolysetherapie
>   - Postinterventionell nach neurochirurgischer Operation oder neuroradiologischer Intervention
>   - Externe Liquordrainage
>   - Psychosen, z. B. bei komplizierter Alkoholkrankheit, Drogenabusus
>   - Titrieren intrathekaler Medikation (z. B. Baclofen)
>   - Arrhythmien, z. B. unter Phenytoinaufsättigung
>   - Plasmapherese (kompliziert)
>
> Ein Teil der Aufgaben kann von einer Überwachungsstation und in Stroke Units erfüllt werden

Die Indikation zur Aufnahme auf die NICU ergibt sich nicht aus der Diagnose, sondern aus dem Zustand des Patienten. Eine Meningoenzephalitis kann so leicht verlaufen, dass eine Intensivbehandlung für den Patienten eine unnötige Belastung (und Gefährdung) darstellen würde. Treten aber Bewusstseinstrübung, epileptische Anfallsserien, Hydrozephalus oder eine Sepsis mit Verbrauchskoagulopathie und Multiorganversagen als typische Komplikationen hinzu, so ist Intensivbehandlung indiziert.

> **Wichtig**
>
> Die unspezifischen Syndrome Koma, Sopor, respiratorische Insuffizienz oder auch eine Schluckstörung mit Aspirationsgefährdung stellen einzeln oder in Kombination ungeachtet ihrer Ursache eine vitale Gefährdung des Patienten dar, die nur durch intensivmedizinische Maßnahmen überwacht und behandelt werden können.

Auch ein Kreislaufschock, unabhängig von der Ursache, oder lebensbedrohliche Herzrhythmusstörungen müssen auf einer NICU zumindest primär versorgt werden können. Das Spektrum zu veranlassender Maßnahmen umfasst also das **A**(temwege freimachen), **B**(eatmen) und **C**(reislaufstützen) der allgemeinen Notfall- und Intensivmedizin. Die Vermittlung dieser Fertigkeiten ist wesentlicher Bestandteil einer intensivmedizinischen Ausbildung, die über das neurologisch-neurochirurgische Fachgebiet hinausgeht und eine eigenständige Qualifikation beinhaltet, welche im neurologischen Konsiliardienst nicht erworben werden kann.

Eine schwierige Indikation für die Aufnahme auf die Intensivstation ergibt sich bei Patienten mit Erkrankungen des zentralen oder peripheren Nervensystems im Terminalstadium, insbesondere wenn man weder Vorgeschichte, Lebenseinstellung (Patientenverfügung), noch sozialen Hintergrund kennt. Zwar kann Intensivtherapie z. B. eine zu Beatmungspflichtigkeit führende Aspirationspneumonie bei einem Patienten mit amyotropher Lateralsklerose im Finalstadium oder mit marantischer Demenz heilen. Die kurzfristigen Möglichkeiten der Intensivmedizin müssen sich aber auch an der erreichbaren langfristigen Prognoseverbesserung und an dem, was dem Patienten zugefügt wird, z. B. durch Inkaufnahme einer dauerhaften Heimbeatmung, messen. Patientenverfügungen sind hier sehr hilfreich.

> **Wichtig**
>
> Die Entscheidung zur Unterlassung einer Maßnahme kann sehr viel schwieriger sein als ihre Durchführung. Eine ethisch verantwortungsvolle Intensivmedizin muss über die Erhaltung von Vitalfunktionen hinaus die Folgen ihres Handelns abschätzen und beurteilen können.

Hierbei ist der Rat erfahrener Neurologen/Neurochirurgen und Intensivmediziner gefragt. Wird kein abteilungsinterner Konsens erzielt, so kann fachübergreifend ein medizinethisches Konsil nützlich sein.

Schlaganfallspezialstationen (Stroke Unit) und Überwachungsstationen (Intermediate Care) orientieren sich in ihren Leistungsdefinitionen an Intensivstationen; außer Beatmung, eigenständig vorgehaltener Dialyse und intraaortaler Ballonpulsation ist alles erlaubt und möglich, nur der Personalstellenschlüssel ist schlechter. Man kann sie sich also unter zahlreichen Bedingungen als Alternative zu einer neurologisch-neurochirurgischen Intensivstation vorstellen. De facto unterscheidet sich das Tätigkeitsprofil auf solchen Überwachungsstationen lokal ganz erheblich in Abhängigkeit von den vor- und nach geschalteten stationären Ressourcen.

1.1.3 Ursachenklärung

Nach der vorrangigen Sicherung von Vitalfunktionen steht die möglichst rasche Ursachenklärung lebensbedrohlicher Zustände an. Die Differenzialdiagnose der denkbaren Ursachen umfasst primär neurologisch-neurochirurgische Krankheitsbilder, die meist bereits bei Aufnahme an neurologischen Herdsymptomen erkennbar sind, als auch Krankheiten, bei denen z. B. Bewusstseinstrübung ohne fokal-neurologische Defizite oder ein Status epilepticus eine unspezifische Reaktionsform des zentralen Nervensystems darstellen, wie es bei Intoxikationen oder metabolisch-endokrinen Notfällen vorkommt. Meist kann die Zuordnung der Erkrankung zur entsprechenden Kategorie relativ rasch durch Anamnese, laborchemische Basisuntersuchung und. auch bildgebende Verfahren geschehen. Findet sich eine ursächliche »internistische« Erkrankung, so entscheiden lokale Gegebenheiten über eine Weiterverlegung oder konsiliarische Mitbetreuung.

Wurden dagegen ein neurologisches Herdsymptom, Meningismus oder ein epileptischer Anfall festgestellt, dann können nicht nur wesentliche therapeutische Entscheidungen von der Diagnosestellung abhängen (z. B. arteriographischer Aneurysmanachweis bei Subarachnoidalblutung, progredientes Querschnittssyndrom durch epiduralen Abszess, Spinalis-anterior-Syndrom oder Querschnittsmyelitis), sondern die Geschwindigkeit der Diagnostik kann auch prognoseentscheidend sein. Aus diesem Grunde müssen Zusatzuntersuchungen, die von einer Intensivstation gewünscht werden, höchste Priorität eingeräumt werden. Dieses Vorrecht darf nicht durch unnötig angeordnete Maßnahmen oder durch Scheindringlichkeiten missbraucht werden.

> **Wichtig**
>
> Voraussetzung für rasche und erfolgreiche Diagnostik sind die sichere Kenntnis der (auch fachübergreifenden) Nosologie, eine solide Arbeitshypothese mit einem effizienten differenzialdiagnostischen Vorgehensplan und die Kenntnis der diagnostischen Hilfsmethoden inklusive ihrer Sensitivität und Spezifität.

1.1.4 Überwachung

Ein Kernmerkmal der Intensivmedizin ist die engmaschige Überwachung. Ziel und Sinn von Überwachung ist rechtzeitige therapeutische Intervention. Die Notwendigkeit zur Überwachung ergibt sich bei allen bedrohlichen Zuständen unklarer Genese, bei denen man sich durch Verlaufsbeobachtung eine Ursachenklärung erwartet, als auch bei bereits gesicherten Diagnosen oder bei therapeutischen Maßnahmen, die mit gewisser Wahrscheinlichkeit von bedrohlichen Komplikationen gefolgt werden. Beispiele sind ausgedehnte Hirninfarkte, bei denen mit Entwicklung von erhöhtem intrakraniellen Druck zu rechnen ist und der optimale Moment zur osteoklastischen Trepanation festgelegt werden soll; eine aufsteigende Lähmung durch ein Guillain-Barré-Syndrom, wenn die Einschränkung der Vitalkapazität und die Foudroyanz der Verschlechterung die Indikation zur künstlichen Beatmung ergeben; Herzrhythmusstörungen bei rascher Aufsättigung mit Phenytoin; Lungenödem durch Immunglobulingabe bei hydropischer Herzinsuffizienz.

Je tiefer die krankheitsbedingte oder medikamentös induzierte Bewusstseinstrübung eines Patienten ist, desto mehr hängt die Überwachung von Geräten ab (»Monitoring«). Die angemessene Behandlung eines tief sedierten Patienten mit z. B. schwerstem Schädelhirntrauma kann sicher nur mit ICP-Messung und häufigeren CCT-Kontrollen geführt werden.

> **Wichtig**
>
> Intensive Technik macht keinesfalls eine aufmerksame klinische ärztliche und pflegerische Beobachtung und Überwachung am Krankenbett entbehrlich.

1.1.5 Behandlung

Der Behandlung spezieller Krankheiten ist der größte Teil dieses Buches gewidmet. Sie ergibt sich aus Syndromen wie z. B. ICP-Steigerung, einer ursächlichen Diagnose, wie z. B. eitriger Meningitis durch bestimmte Erreger oder Blutung aus einer Gefäßmissbildung, ggf. ergänzt durch noch denkbare Differenzialdiagnosen.

Auch eine sachgerechte Behandlung garantiert nicht den Erfolg. Eine Subarachnoidalblutung vom Hunt&Hess-Grad V, ein Schädelhirntrauma mit initialem Glasgow Coma Score von 3, eine Meningokokkenmeningitis mit perakutem Multiorganversagen hatten immer und werden auch noch auf absehbare Zeit eine zweifelhafte Prognose haben. Viele intensivmedizinische Therapien haben nur einen schwachen Grad von Evidenz. Das betrifft nicht nur konservative Therapien, wie z. B. Osmotherapie bei Hirnödem, sondern auch chirurgische, wie z. B. die Indikation zur Operation von hemisphärischen Blutungen. Fortschritte durch Studienergebnisse sind zwar bei vielen Fragestellungen erkennbar, aber eine kritische Visite auf einer NICU sollte Wissensdurst auslösen.

Gerade diese Unsicherheiten aber sollten zu klaren therapeutischen Konzepten führen, die nach kritischer Bewertung auf dem bekannten Wissen basieren und zugleich individuelle Entscheidungsspielräume im Sinne von pro und contra definieren. Es ist, nicht unähnlich zur Antibiotikabehandlung von Infekten, sicher abträglich für den Behandlungserfolg, wenn täglich oder personenabhängig die Strategien mehrfach gewechselt werden. Diskursiv intern und soweit betroffen im Dialog mit Neurochirurgen, Anästhesisten und Internisten entwickelte »interne Behandlungs-Leitlinien« haben sich bei uns außerordentlich bewährt.

1.2 Übergeordnete Organisationsstrukturen

1.2.1 Krankenhausstruktur

Versorgungsstufe des Krankenhauses, Einzugsgebiet, Fallzahl behandelter Patienten mit spezifischen Diagnosen, Traditionen, bauliche Gegebenheiten und wirtschaftliche Überlegungen sind Ausgangspunkte für die Überlegung, ob Fachdisziplinen eine eigene Intensivstation haben oder ob man sie zusammenführt. Ressourcen sparend sind möglichst große Intensivstationen. Das kann allerdings auf Kosten der medizinischen Übersicht gehen und Verwirrungen bei der Verantwortlichkeit geben. Ein Patient mit einer Erkrankung des Nervensystems hat Anrecht auf Behandlung durch einen Facharzt der Neurologie und/oder Neurochirurgie. Zahlreiche spezielle Intensivstationen haben zwischen 8 und 16 Betten; dies scheint bei üblicher Schichtbesetzung eine vernünftige steuerbare Größe zu sein. Es gibt auch Kooperationsmodelle, v. a. Innere Medizin – Neurologie, Neurologie – Neurochirurgie, Neurochirurgie – Anästhesie, Neurochirurgie – Chirurgie. Eine grundsätzlich beste Lösung scheint es nicht zu geben.

1.2.2 Interdisziplinäre Kooperation

Unbeachtlich der Stationsstruktur ist eine spezielle neurologische und neurochirurgische Intensivmedizin auch auf spezielle internistische und anästhesiologische Fachkunde angewiesen. Allgemeine Wissensvermehrung und zunehmende Spezialisierung der Einzelfächer machen alles wissenden und alles könnenden Generalismus immer unwahrscheinlicher. Ausnahmen mögen die Regel bestätigen. Jeder Arzt und jede Fachdisziplin sollte dem Patienten das geben, was man am besten kann. Gegenseitige Konsiliartätigkeit und auch kurzfristiges Zusammenlegen von Stationen z. B. während Umbaumaßnahmen haben sich nach unserer Erfahrung stets als außerordentlich fruchtbar und den Horizont erweiternd erwiesen.

Die Vorstellungen über Behandlungsprioritäten und Temperamente sind bei einzelnen Fachdisziplinen unterschiedlich. Beatmungsführung und Hirndrucktherapie sind ein typisches Beispiel, in dem unterschiedliche Prioritäten durch Diskussion und daraus resultierende wissenschaftliche Untersuchungen schließlich in einem gemeinsamen Konzept zusammengeführt wurden.

1.2.3 Bauliche Gegebenheiten

Der Streit, ob ein großer Saal oder kleine Patientenboxen sinnvoller sind, ist nicht entschieden. Ersteres erlaubt gute Übersicht auf Kosten der Intimitätsansprüche der Patienten, Boxen verursachen kumulativ enorme Verluste durch lange Wegzeiten. Sicher sind mehrere Faktoren: die Station soll Tageslicht haben, soll hell und freundlich gestaltet sein, Einzelplätze sollen zumindest durch Sichtschutz abzugrenzen sein. Einzelne Isolationszimmer müssen vorhanden sein (Meningitis, MRSA). Für Sterbende und deren Angehörige sollte ein Einzelzimmer zur Verfügung stehen.

Zentrale Überwachungsanlagen dürfen nicht dazu führen, dass Arztzimmer und Schwesternkanzel zum Rückzugsgebiet werden; Betreuer gehören primär an das Krankenbett. Wartezonen für Besucher sollten ansprechend gestaltet sein. Ein besonderer Raum sollte für Gespräche mit Angehörigen zur Verfügung stehen. Lagerraum kann nie genügend vorhanden sein.

1.3 Stationsstrukturen

1.3.1 Apparative Ausstattung

Die apparative Ausstattung einer Intensivstation hängt wesentlich vom behandelten Patientenkollektiv ab. Vorhanden sein müssen auf jeden Fall Plätze mit kontrollierter Beatmung und ein zentral zusammen geschaltetes Monitoringsystem, das über die Basisüberwachung mit EKG, RR, SaO_2 hinaus erweiterungsfähig sein muss. Allgemein gewünscht wird heute eine digitale Anbindung des Krankenhausinformationssystems an die Monitoringanlage, mit oder ohne elektronische Krankenakte. Hinzu kommen entweder Steckplatzerweiterungen oder mobile Geräte mit Möglichkeit zur digitalen Dateneinspeisung, die je nach Bedarf wechselnd bei einzelnen Patienten (z. B. intrakranielle O_2-Sättigung) eingesetzt werden. Zuletzt sind Geräte zu nennen, die man nur einmal für eine Station benötigt, z. B. für die Blutgasanalyse.

Basisgroßgeräteausstattung einer neurologischen Intensivstation

- An jedem Bett
  - Vernetzter Monitor mit EKG-, RR-, SaO_2-Modul und freien Steckplätzen für andere Parameter
  - Sauerstoffinsufflator (Druckminderer) mit Befeuchtung, Absaugung
  - Mindestens 3 Infusionsgeräte und 3 Spritzenpumpen
- An einigen Betten
  - CMV-Respiratoren, ggf. ergänzt durch nichtinvasive BIPAP-Geräte
  - Arrhythmiedetektion
  - Monitormodule für e_tCO_2, invasive Druckmessung (arteriell, ventrikulär, intrakranial etc.), EEG
  - Ernährungspumpen
- Für die Station
  - Monitorzentrale mit Speichereinheit
  - PC-Dokumentations- (und Kommunikations)einheit
  - Transportmonitoreinheit
  - Transportbeatmungsgerät
  - Labor mit Blutgasanalysator, Na^+- und K^+- und BZ-Messung
  - Liquormikroskopie, Gram-Färbeplatz
  - Mobiles Handbeatmungsgerät, z. B. Sulla[R], Titus[R]
  - Defibrillator/Kardioverter
  - Externer Herzschrittmacher
  - EEG
  - Doppler (ECD plus TCD)

▼

- SEP/NLG/AEP/VEP/EMG[a]
- Emboliedetektion[a]
- Duplexsonographie[a]
- Abdomen-/Herzultraschallgerät[a]
- Bronchoskop[a]
- Plasmapherese[a]
- Dialyse[a]

[a] wünschenswert; abhängig von Krankenhausstruktur

Ein großer Gerätepark ist noch kein Garant für hohe Qualität der Station, man muss ihn auch effizient einsetzen. Es konnte noch nicht gezeigt werden, dass Produktion und Speicherung von beliebigen Datenmassen die Behandlungsqualität verbessert. Ein Modul wie »e_tCO_2« muss nicht jederzeit an jedem Bett verfügbar sein. Neue Monitoringmethoden bedürfen einer sorgfältigen wissenschaftlichen und klinischen Evaluation. Auch etablierte Methoden wie die Jugularisoxymetrie oder fiberbronchoskopisches Absaugen müssen bei adäquater Indikation häufig angewandt und geübt werden, um ausreichend sicher und effizient zu sein.

1.3.2 Personelle Ausstattung

Ärztliches Personal

Auf einer Intensivstation sollte aus medizinischen und forensischen Gründen stets ein Arzt anwesend sein. Das bedeutet bei den aktuellen tarif- und arbeitsrechtlichen Vorschriften [2007] eine Minimalausstattung mit 5,6 Ärzten pro Station im Schichtdienst. Davon sollte sich zur Aufrechterhaltung von Ausbildung und Standards mindestens ein Arzt im fortgeschrittenen Facharztausbildungsstadium befinden und auch bereits längerfristige Intensiverfahrung haben. Darüber hinaus wird ein Oberarzt mit langfristiger theoretischer und »Hands-on«-Intensiverfahrung benötigt, der auch einen Vertreter haben muss. Diese beiden sollten zugleich krankenhausintern konsiliarisch für andere ICU zuständig sein.

> **Wichtig**
>
> Ärztlicher Kern des Teams sollte auf jeden Fall ein langfristig zuständiger intensivmedizinisch interessierter Oberarzt und ein erfahrener Stationsarzt sein.

Ein Arzt auf NICU muss spezielle Kenntnisse und Fertigkeiten haben, über die ein Facharzt nach alter AO oder ein intensivmedizinischer Konsiliarius im Regelfall nicht verfügt. Nach einer sorgfältigen und strukturierten Einarbeitung sollte er im Regelfall alleine (mit einem Hintergrunddienst) im Schichtdienst bestehen können.

> **Wichtig**
>
> Voraussetzungen für selbständiges Arbeiten sind:
> - sicherer Umgang mit den stationseigenen Gerätschaften,
> - sichere Technik von zentralen und arteriellen Zugängen und Intubation,
> - Kenntnisse der speziellen Nosologie bei vitaler Bedrohung,
> - Sicherheit im Umgang mit intensivmedizinischer Medikation.

Eine griffbereite intensivmedizinische Handbibliothek erscheint unverzichtbar und zunächst wichtiger als die Möglichkeit zu Internetrecherchen.

Anforderungen an die Ärzte einer NICU
- Anforderungen an jeden Arzt einer NICU
    - Allgemeine neurologisch-neurochirurgische Nosologie, funktionelle Neuroanatomie, Therapie mit Schwergewicht auf den intensivrelevanten Erkrankungen, im operativen Bereich Kenntnisse typischer OP und ihrer Komplikationen
    - Spezielle Nosologie des Komas
    - Allgemeine (internistische) Nosologie, insbesondere Krankheiten des Herzkreislaufsystems, der Infektionen, Kollagenosen, Nieren- und Leberversagen
    - Pathophysiologie und Behandlung von Schock, Sepsis, Lungenmechanik und Gasaustausch
    - Grundzüge der Beatmungstherapie
    - Antiarrhythmikatherapie nach Standards
    - First-line-Antibiotikatherapie
    - Spezielle Pharmakologie von Hypnotika, Sedativa, Analgetika
    - Transfusionskunde incl. Faktoren- und Blutbestandteilersatz
    - Legen zentraler Venenkatheter
    - Intubation (ggf. mit Anästhesie)
    - Gerätekunde
    - Interpretation von Monitoringdaten wie ICP-, NIRS-Kurven, Mikrodialysebefunde etc.
    - Liquordiagnostik
    - Auswertung und Befundung von Thoraxröntgenbildern und EKG
    - EEG (Ableitung und Interpretation)
    - Konventioneller ECD/TCD (Gefäßverschluss, Spasmen)
    - Einholen richterlicher Einwilligung in Eingriffe und Fixierung
    - Meldepflichtige Krankheiten, Isolations- und Desinfektionsrichtlinien ▼

- Im Team vorhandene Kenntnisse
    - Allgemeinmedizinische Nosologie und Therapie häufiger Komplikationen intensivmedizinischer Patienten, z. B. Exantheme, intertriginöse Mykosen, Psychosen, Ulkuskrankheit, Ileus, Wundinfektionen
    - Differenzierte Beatmungstherapie (z. B. bei ARDS)
    - Differenzierte Antiarrhythmikatherapie (mit Internisten)
    - Differenzierte Antibiotikatherapie (mit Krankenhaushygieniker)
    - Differenzierte Ernährungstherapie
    - Hirntoddiagnostik
    - Prognostik
    - SEP, AEP, VEP, NLG, EMG
    - Pflegestandards
    - Prinzipien der Physiotherapie
    - Suprapubischer Katheter
    - Ggf. spezielle Therapieverfahren wie Plasmapherese, Bronchoskopie, perkutane Tracheostomie
    - Überwachung von Prozess- und Ergebnisqualität
    - Einberufung interner Ethikkommission
    - Betreuung von Angehörigen, Eingliederung von Pfarrer, Psychotherapeut etc. in das Stationsteam
    - Schaffung von Teamgeist auf der Station, interne Balintgruppen

Andere Aufgaben können und müssen im Team gewährleistet werden. So müssen u. a. EEG-Ableitung, Neurographie oder Liquorzytologie auf einer NICU jederzeit möglich sein.

Die Einsatzdauer eines intensivmedizinisch Unerfahrenen auf NICU sollte nicht unter 6 Monaten liegen. Auch bei intensiver Patientenversorgung und Weiterbildung braucht es erfahrungsgemäß so lange, bis hinreichende Sicherheit bei Befunderhebung, Verlaufsbeurteilung, Umgang mit den speziellen Medikamenten erworben wird.

Pflegerisches Personal
Der entscheidende Beitrag des Pflegepersonals zum Behandlungserfolg kann nicht überschätzt werden. Über Basis- und Grundpflege und Mithilfe bei ärztlichen Verrichtungen hinaus sind ihre Beobachtungen aufgrund der langen unmittelbaren Kontaktzeit mit den Patienten unentbehrlich und ihre Berufserfahrung mit Gerätebedienung und »weichen Fakten« sicherheitserhöhend, insbesondere für unerfahrenere Ärzte.

Weiteres Personal
Krankengymnasten, Ergotherapeuten und Logopäden müssen zum Team gehören. Neben Kontraktur-, Thrombose-, Dekubitus- und Pneumonieprophylaxe sind die spezifischen Behandlungen der unmittelbaren Krankheitsfolgen (wie Lähmungen, Neglect etc.) für die funktionelle Prognose des Patienten mitentscheidend.

1.4 Binnenorganisation auf Station

1.4.1 Dokumentation

Krankenblatt
Die Dokumentation dient der Patientenversorgung und dem jederzeit möglichen Wiederaufrollen der Krankengeschichte mit allen entscheidungsbeeinflussenden Überlegungen und Beobachtungen, damit zugleich bestmöglicher Überwachung und dem Vermeiden unnötiger Mehrfachuntersuchungen. Gelingt das, so ist die Aktenführung gut, und auch Mängel aus juristischer Sicht sind nicht zu befürchten.

Traditionell werden 24-Stunden-Kurvenblätter im A3-Format verwendet, deren Deckseite Medikation, Zeitraster für deren Applikation und Eintrag von Vitalparametern enthält, weiterhin Rubriken für Ein- und Ausfuhr, Pupillenfunktion, pflegerische Maßnahmen, durchgeführte und geplante Untersuchungen, Blutentnahmen etc. Zur besseren Übersicht hat sich eine farbige Schrift für Perfusorapplikation von Medikamenten und Antibiotika bewährt. Auf der Rückseite können handschriftlich Pflege- und klinische Befunddokumentation, Ergebnisse technischer Untersuchungen, differenzialdiagnostische Planung, Therapiestrategie, Notizen über Gespräche mit Angehörigen, prognostische Einschätzungen eingetragen werden. Der klinische ärztliche Befund sollte wie der Pflegebericht mindestens einmal pro Schicht aufgezeichnet werden. Die Ausführlichkeit der Dokumentation hängt von der Dynamik der Veränderungen und der jeweiligen Krankheitsphase ab, ist also bei fluktuierender myasthener Krise häufiger nötig als bei einem Patienten, der sich seit 2 Wochen unverändert im Stadium des apallischen Syndroms befindet. Ein zweites Blatt kann auf der Vorderseite Laborwerte, auf der Rückseite Rubriken für ein Beatmungsprotokoll mit Blutgasanalysen enthalten. Zusätzlich sollte eine Krankengeschichte an die Kurve geheftet sein.

Sehr bewährt hat sich, Anamnese und Aufnahmebefund über den stationseigenen PC mittels Maske abzuspeichern und dieses Blatt alle paar Tage synoptisch mit Ergebnissen der Zusatzuntersuchungen und klinischer Entwicklung zu aktualisieren. Aus diesem Formular kann jederzeit sofort ein vorläufiger Arztbericht bei Verlegung erstellt werden.

Moderne Alternative ist eine so genannte papierlose Dokumentation direkt am Patientenmonitor, der mit einer Zentrale vernetzt ist. Dieses Konzept kann z. B. durch Alarmfunktionen, ob Perfusoren mit der richtigen Geschwindigkeit laufen, die Patientensicherheit erhöhen. Als weiterer Vorteil wird die digitale Datenspeicherung im Verlauf genannt. Allerdings kann das zu unübersichtlichen »Datenfriedhöfen« führen. Ein einfacher Trendbericht einzelner relevanter (Vital)parameter kann die bessere Alternative sein. Wir konnten noch nicht davon überzeugt werden, dass der Inhalt der papierlosen Bericht- und Befunddokumentation gegenüber konventioneller handschriftlicher Eintragung verbessert würde. Gerade die ärztlichen Beurteilungen sind durch notwendige »Menüwechsel« nicht einfacher erreichbar oder überschaubarer als in papiergebundener Form, was die Dokumentationsfreudigkeit und das Nachlesen der Befunde erschwert.

Scores

Scores vereinheitlichen den Sprachgebrauch, standardisieren Leistungen, quantifizieren Defizite. Besonders nützlich sind sie zur Prognosestellung (z. B. Hunt&Hess-Skala bei Subarachnoidalblutung) und zur Sicherung der Ergebnisqualität (z. B. Kombination von Glasgow Coma Scale bei Aufnahme mit Glasgow Outcome Scale und Rankin Scale bei Verlegung/Entlassung).

Die Auswahl einer für eine bestimmte Fragestellung geeigneten (d. h. validen, reliablen, spezifischen und sensitiven) Skala ist eine Wissenschaft für sich. Im Einzelfall sollte unbedingt die Originalpublikation der verwendeten Skala studiert werden, um sich über Testdurchführung, Bewertungskriterien, Statistik zu orientieren. Summenscores können manchmal einen guten Eindruck vom Patienten geben, aber bereits bei der sehr universellen Glasgow Coma Scale kann eine z. B. gute motorische Reaktion die Einschätzung eines schweren traumatischen diffusen axonalen Schadens verwischen. Der mittels NIHSS-Summenscore beschriebene Schweregrad eines Insults kann bei gleichzeitiger Alkoholintoxikation (Dysarthrie, Ataxie, Orientierung) völlig falsch eingeschätzt werden. Es ist also immer notwendig, die Einzelpunktwerte zu dokumentieren.

Einzelne auf NICU gebräuchliche und im Alltag mühelos anzuwendende Skalen sind in ◘ Tab. 1.1 aufgeführt. Die retrospektive Erhebung eines Scores aus dem Krankenblatt kann ein Instrument sein, die Qualität der Befunddokumentation zu überprüfen.

Stationsdatenbanken

Eine statistische Übersicht über die Verhältnisse auf Station ist immer wieder nützlich. Patientendaten, Diagnosen, Beatmungsleistungen etc. sind inzwischen aufgrund der DRG-Leistungserfassung ohnehin abrufbar. Praktisch noch bedeutsamer sind Datenbanken über lokal nachgewiesene Erreger und Resistenzstatistiken, gleich ob auf lokalem PC oder im Intranet z. B. über das zuständige Hygieneinstitut. Gleiches gilt für die Administration von Blut und Blutersatzprodukten oder Wartungsintervallen der Geräte. Viele weitere Applikationen sind vorstellbar und nützlich.

1.4.2 Clinical Pathways, Leitlinien, Standards

Nicht nur für neu einzuarbeitende Mitarbeiter haben sich feste Vorgaben, was wann und wie zu tun ist, bewährt. »Clinical Pathways« beschreiben letztlich diagnose- und problemorientierte Abläufe und Entscheidungsbäume unter Beachtung lokaler Bedingungen und von Wirtschaftlichkeit. Hier gibt es oft interdisziplinäre Schnittstellen, die krankenhausinternen Abgleichs bedürfen. Es sollte nicht vorkommen, dass ein Patient mit Subarachnoidalblutung in der Neurochirurgie anders behandelt wird als in der Neurologie des gleichen Hauses.

Leitlinien von eigenen Fachgesellschaften sind im Alltag oft wenig hilfreich, weil sie auf einem kleinsten gemeinsamen Nenner allgemeinen, mehr oder weniger gut evidenzbasierten Wissens beruhen, das ein Facharzt ohnehin kaum verletzen wird. Leitlinien anderer Fachgesellschaften können insofern eine erste Orientierung geben, wenn man sich rasch über den aktuellen Wissenstand orientieren möchte. Sie ersetzen den Konsiliarius natürlich nicht.

Über diese allgemeinen Leitlinien hinaus haben sich »interne Leitlinien« enorm bewährt, und zwar gerade dort, wo die wissenschaftliche Datenlage – wie in der Intensivmedizin oft – schwach ist und entsprechende Ermessensspielräume bestehen. Es sollte an einer Klinik nicht vorkommen, dass eine osteoklastische Trepanation bei raumforderndem Hirninfarkt nur vorgenommen wird, wenn ganz bestimmte neurologische und neu-

◘ **Tab. 1.1.** Exemplarische Liste häufig eingesetzter einfacher intensivmedizinischer Skalen

Einsatzgebiet	Messskalen
Koma	Glasgow Coma Scale (GCS)
Vital bedrohliche Multiorganerkrankungen	Apache II/III, SAPS
Prognose	Glasgow Outcome Scale (GOS), (modifizierte) Rankin Scale, Barthel-Index
Insult	NIH Stroke Scale (NIHSS), Scandinavian Stroke Scale (SSS)
Subarachnoidalblutung	Hunt- u. Hess-Graduierung
Enzephalopathie/Demenz	Mini Mental State Test
Hepatische Enzephalopathie	Score nach Kaiser
Zerebrales Trauma	Todorow-Klassifikation
Spinales Trauma	Spinal Cord Motor Index nach Lucas und Ducker
Periphere Paresen	Medical Research Council Grades (MRC)
Myasthenie	Score nach Besinger und Toyka
Guillain-Barré-Syndrom	Score nach Hughes

rochirurgische Diensthabende aufeinander treffen, und sonst nicht. Unsere internen Leitlinien enthalten neben aktueller Zusammenfassung der medizinischen Datenlage eine Liste »pro und kontra« bestimmte Maßnahmen, so dass einerseits die Basis zu einer Entscheidung einheitlich ist, andererseits ärztliche Entscheidungsfreiheit gewahrt bleibt.

Darüber hinaus gibt es interne Leitlinien bezüglich Routineplänen für Laborbestimmungen, primäre Antibiotikabehandlung, Überprüfung nach AMG und Transfusionsgesetz etc. Standardisierte Medikamentenverdünnungen in Perfusoren sind unter medizinischen und ökonomischen Gesichtspunkten sinnvoll. Definierte Konzentrationen entlasten das Pflegepersonal von Arbeit und Nachfragen, erhöhen die Applikations- und Dokumentationssicherheit und schlagen auch dem pharmakotherapeutisch Unsicheren durch eine uniforme Anfangsinfusionsgeschwindigkeit von z. B. 2 ml/h eine meist wirksame und bei richtiger Indikation auch meist »ungefährliche« Startdosis vor. Solche internen Leitlinien wachsen rasch zu einem immer wieder aktualisierten dicken Ordner heran, der das auf unserer NICU meistgelesene Buch ist. Wenn man sich daran hält, kann man nur selten etwas falsch machen. Wenn man sich nicht daran hält, sollte man es begründen können. Wenn häufiger wohlbegründet von solchen internen Leitlinien abgewichen wird, bedarf das Thema der Überarbeitung. Interne Leitlinien sind also auch ein Weiterbildungsinstrument.

1.4.3 Kommunikation

Dokumentation kann Kommunikation nicht ersetzen. Die im Regelfall 3-mal täglichen Übergabevisiten vermitteln nicht nur jeweils Anamnese und die aktuellen neurologischen und allgemeinmedizinischen Befunde ebenso wie Komplikationen und Gefährdungen eines Patienten. Mindestens eine dieser Visiten sollte ausführlich sein und am Krankenbett auch der Fort- und Weiterbildung und der Überprüfung von Diagnose und therapeutischem Konzept dienen. Zu dieser Visite sollte auch die jeweils betreuende Pflegekraft aus ihrer Sicht beitragen, und ihrerseits das dort Diskutierte in die Pflegevisite einbringen.

Wie effizient regelmäßige interdisziplinäre Visiten sind, z. B. »Beatmungsvisite mit Anästhesist«, »Infektionsvisite mit Hygieniker«, hängt maßgeblich mit der auf NICU verfügbaren speziellen Sachkunde ab. Wurde ein Stationsteam durch mehrere solcher Visiten fundiert weitergebildet, scheint es oft ausreichend, einen vertrauten Konsiliarius zu konkreten einzelnen Problemfällen hinzuzuziehen.

Eine wöchentliche »große Stationsbesprechung« dient sicher dem Teamgeist. Sie sollte nicht unnötig das wiederholen, was sein Forum bei der großen Visite am Krankenbett hat, sondern sich ggf. am konkreten Fall mit Therapiekonzepten, Organisation, Problemen mit Gegenübertragung oder auch innerhalb des Teams auseinandersetzen. Therapielimitierungen sollten im allgemeinen Konsens mit den Pflegekräften und Angehörigen stattfinden. Naturgemäß können sowohl unter Ärzten als auch gegenüber und unter dem Pflegepersonal heftige Debatten über Sinnvolles oder nicht mehr Vertretbares entstehen. Diese Fragen sollten in einer Stationsrunde diskutiert und geklärt werden. Wohlgesonnenes Streiten schafft Vertrauen und wird sich positiv in Prozess- und Ergebnisqualität niederschlagen.

Angehörigengesprächen sollte ein fester täglicher Termin eingeräumt werden. Diagnose, offene Fragen, prognostische Einschätzung und drohende Risiken müssen offen angesprochen werden. Informierte Angehörige haben mehr Verständnis für ausbleibenden Behandlungserfolg oder interkurrente Komplikationen. Jenseits der Verpflichtung zur Objektivität sollte Angehörigen empathisch Raum gegeben werden zur Formulierung ihrer eigenen Angst durch existenzielle Bedrohung, Verlust der wirtschaftlichen und sozialen Sicherheit, Verlust der familiären Integrität, Schuldgefühle und bisweilen auch negative Einstellung gegenüber Medizin und Intensivmedizin im Besonderen.

Intensivpflege: Ablauf und Organisation

A. Dormann, D. Niedecker

2.1 Organisation neurologischer und neurochirurgischer Intensivstationen – 14
2.1.1 Bauliche Strukturen – 14
2.1.2 Personaleinsatzplanung – 14
2.1.3 Fort- und Weiterbildung – 15

2.2 Organisation und Arbeitsabläufe – 15

2.3 Aufgaben des Intensivpflegepersonals neurologisch/neurochirurgischer Intensivstationen – 16
2.3.1 Allgemeine Aufgaben – 16
2.3.2 Spezielle Aufgaben – 16
2.3.3 Neurologische und neurochirurgische Intensivpflege – 16
2.3.4 Hirntod – 19

2.4 Ausblick – 19

Literatur – 20

Neurologische und neurochirurgische Intensivstationen sind spezielle Einheiten, deren therapeutische und pflegerische Möglichkeiten auf die Besonderheiten der Patienten mit lebensbedrohlichen Erkrankungen in diesem Bereich zugeschnitten sind. Die pflegerische Betreuung und Versorgung dieser Patienten stellt besondere Anforderungen an das Pflegepersonal. Dazu gehören z. B. die spezielle Überwachung und der Umgang mit den Geräten des Neuromonitorings und Kenntnisse über neurologische und neurochirurgische Notfallsituationen.

Die Konfrontation mit Hirntoten und der Umgang mit deren Angehörigen sind psychische Belastungen, mit denen sich besonders die Pflegekräfte neurologischer und neurochirurgischer Intensivstationen auseinander setzen müssen.

Lähmungen, schwere Kommunikationsstörungen und Wesensveränderungen sind häufige Folgen neurologischer und neurochirurgischer Erkrankungen. Oft wird eine Beatmung langfristig erforderlich. Die Rehabilitation der Patienten beginnt bereits auf der Intensivstation und verlangt eine enge Zusammenarbeit von Ärzten, Pflegepersonal, Krankengymnasten und Logopäden.

Ziel dieses Kapitels ist es, einen Überblick über Aufbau und Organisation neurologischer und neurochirurgischer Intensivstationen zu vermitteln und auf besondere Schwerpunkte in der Pflege der hier behandelten Intensivpatienten hinzuweisen.

2.1 Organisation neurologischer und neurochirurgischer Intensivstationen

Intensivstationen der Fachgebiete Neurologie und Neurochirurgie befinden sich in der Regel in Krankenhäusern der Maximalversorgung. Hier steht ein optimales Angebot an Diagnostik und Therapieverfahren zur Verfügung.

2.1.1 Bauliche Strukturen

Räumlich befinden sich Intensivstationen im Idealfall in der Nähe von Diagnostikabteilungen und OP um lange Transportwege für die Patienten zu vermeiden. Vorhandene bauliche Strukturen können sich sowohl positiv als auch negativ auf Motivation, Stimmung im Team und somit auf die Patientenversorgung auswirken. Tageslicht und geräumige Patientenzimmer sind z. B. Faktoren, die eine wichtige Rolle spielen. Man unterscheidet heute im Wesentlichen zwei Bauformen von Intensivstationen: Die Anlage nach dem offenen Plan sowie nach dem geschlossenen Plan.

Anlage nach dem offenen Plan

Diese Bauweise entwickelte sich in den 1960er Jahren als Weiterentwicklung der Aufwachräume, welche die eigentliche Keimzelle der Intensivstationen waren. Die Patienten liegen hier in einem Saal. Zwischenwände gibt es nur wenige oder gar nicht. Als Sichtschutz wird mit Vorhängen gearbeitet.

Vorteile der Anlage nach dem offenen Plan sind ein geringer Flächenbedarf, direkte Patienten-Sichtüberwachung durch die im Saal Tätigen, kurze Wege und damit ein geringerer Personalbedarf.

Der **Nachteil** dieser Bauweise ist die fehlende Abschirmung, die zu einer psychischen Dauerbelastung der wachen Patienten führen kann. Intimsphäre gibt es kaum. Diagnostische und pflegerische Maßnahmen an anderen Patienten werden miterlebt. Stressmindernde Abdunklung und Geräuschabschirmung sind nur begrenzt möglich. Diese Bauweise kann die Verbreitung von Kreuzinfektionen begünstigen.

Anlage nach dem geschlossenen Plan

Seit den 1970er Jahren setzte sich die Anlage nach einem geschlossenen Plan immer mehr durch. Bei dieser Bauweise werden die Patienten in Ein- oder Zweibettzimmern untergebracht. Im Idealfall ist diesen Zimmern eine Schleuse vorgelagert.

Vorteile dieser Bauweise liegen in voneinander unabhängig überwachten Patientenbereichen. Stress für den Patienten wird deutlich reduziert durch abgegrenzte Intimsphäre. Auch können individuelle Bedürfnisse leichter verwirklicht werden. Das Pflegepersonal wird hier raumbezogen eingesetzt. Im günstigsten Fall betreut eine Pflegeperson pro Schicht ein Zimmer mit ein bis zwei Patienten. Kreuzinfektionen sind dadurch seltener.

Wirtschaftliche **Nachteile** der Anlage nach dem geschlossenen Plan sind höhere Betriebs- und Investitionskosten und ein erheblich höherer Personalbedarf. Bei reduziertem Personalschlüssel gehen viele Vorteile des geschlossenen Plans verloren und die Personal-Wegstrecken verlängern sich immens bei zugleich reduzierter Übersicht über die Station.

2.1.2 Personaleinsatzplanung

Soziologische und arbeitsmedizinische Untersuchungen haben ergeben, dass das Pflegepersonal der Intensivstationen die Gruppe der Beschäftigten eines Krankenhauses darstellt, die den stärksten Belastungen und Anforderungen ausgesetzt ist. Auf neurologischen und neurochirurgischen Intensivstationen ist hier insbesondere der Umgang mit gelähmten Patienten zu nennen. Lagerung und Mobilisation bedeuten für das Pflegepersonal eine schwere körperliche Belastung. Die Kommunikation mit den Patienten ist häufig durch erkrankungsbedingte Aphasien erschwert. Die sehr häufig vorkommenden Wesensveränderungen und Durchgangssyndrome erschweren ebenfalls die Kommunikation mit den Patienten. Motivationsfördernd können sich eine flexible Dienstplangestaltung, das Angebot von Fort- und Weiterbildungen und die Möglichkeit der Teilnahme an gesundheitsfördernden Maßnahmen wie z. B. Kinästhetikschulungen auswirken.

Die Voraussetzung für eine effektive intensivmedizinische Überwachung und pflegerische Versorgung der neurologischen und neurochirurgischen Patienten ist eine angemessene Besetzung mit qualifiziertem Pflegepersonal. Die Qualität der Pflege steht im unmittelbaren Zusammenhang mit der Personalbedarfsberechnung. Der Personalbedarf einer Intensivstation sollte nicht nur anhand der Belegungszahlen ermittelt werden. Besondere Anforderungen an die Station wie z. B. Reanimationsbereitschaft, Aufnahmepflicht, häufiger Patientenwechsel und aufwändige Transporte beatmeter Patienten zu diagnostischen Maßnahmen sollten in der Kalkulation berücksichtigt werden.

Einarbeitung und Ausbildung neuer Mitarbeiter sollten ebenfalls Berücksichtigung in der Personalplanung finden.

2.1.3 Fort- und Weiterbildung

Fachweiterbildung

Die Mitarbeiter einer Intensivstation sollten anstreben, die Fachweiterbildung für Intensivpflege und Intensivmedizin zu absolvieren und hierbei vom Arbeitgeber unterstützt werden. Voraussetzung für die Teilnahme an der Fachweiterbildung sind eine 2-jährige Berufserfahrung als examinierte Krankenschwester/-pfleger und eine mindestens halbjährige Tätigkeit auf einer Intensivstation.

Die Fachweiterbildung ist fachübergreifend. Einsätze in der Anästhesie und auf chirurgischen und kardiologischen Intensivstationen und natürlich auch die dementsprechenden theoretischen Unterrichtsinhalte vermitteln ein breites intensivpflegerisches und intensivmedizinisches Fachwissen.

Die Zahl der Pflegekräfte mit Fachweiterbildung ist ein wichtiger Aspekt für die Qualität der Patientenversorgung. Sie sind Experten in der Betreuung von Intensivpatienten und wichtige Leistungsträger im Stationsbetrieb.

Mentorenausbildung

Die Mentorenausbildung ist eine Zusatzqualifikation für Pflegekräfte mit Fachweiterbildung, die Interesse daran haben, aktiv an der Einarbeitung neuer Mitarbeiter und an der Fort- und Weiterbildung vorhandener Mitarbeiter mitzuwirken. Sie entwickeln stationsspezifische Einarbeitungskonzepte und sorgen für deren Umsetzung. Außerdem arbeiten sie mit bei der Organisation stationsinterner oder klinikweiter Fortbildungen und bei der Entwicklung von internen oder allgemeinen Pflegeleitlinien. Das Organigramm ist ein Beispiel für die Personalstruktur einer Intensivstation (◘ Abb. 2.1).

2.2 Organisation und Arbeitsabläufe

Das DRG-System stellt neue Anforderungen an Organisation und Abläufe auf einer Intensivstation. Fallzahlsteigerung und kürzere Verweildauern sind als Beispiel zu nennen.

Funktionellere bauliche Strukturen, Bildung von fachabteilungsübergreifenden Behandlungszentren, eine veränderte Leitungsstruktur und Überprüfung und Umstrukturierung von Arbeitsabläufen sind Mittel, die dazu beitragen, die vorhandenen Ressourcen optimal zu nutzen um den neuen Anforderungen gerecht zu werden.

Die Entwicklung von medizinischen Behandlungsstandards optimiert den therapeutischen Prozess.

»Clinical pathways« (Behandlungspfade, institutionelle Algorithmen) sind ein Instrument der Qualitätssicherung im therapeutischen und pflegerischen Behandlungsprozess. Sie sichern ein einheitliches Handeln aller beteiligten Mitarbeiter. Die Effektivität des Behandlungsprozesses wird so überprüfbar.

Die Aufgabenverteilung spielt eine zentrale Rolle im Behandlungsprozess. Klare Abgrenzungen der Aufgaben des ärztlichen, pflegerischen und therapeutischen Personals sichern einen reibungslosen Stationsablauf. Für administrative Tätigkeiten sollten speziell geschulte Kräfte zur Verfügung stehen.

Die patientenbezogene Dokumentation nimmt einen immer größeren Raum im Behandlungsprozess ein.

Dem elektronischen Patientendokumentationssystem gehört die Zukunft. Es vereinheitlicht die Dokumentation und sorgt dafür, dass alle Parameter des Patienten lückenlos erfasst werden und jederzeit reproduzierbar sind. Dies ist im Hinblick auf die durch das DRG-System geforderte Dokumentation der Scores für die »Intensivmedizinische Komplexprozedur« eine erhebliche Erleichterung.

Das digitale Patientendokumentationssystem stellt jedoch auch Anforderungen: geschultes Personal, kompatible Geräte

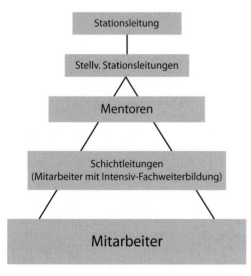

◘ **Abb. 2.1.** Personalstruktur einer Intensivstation

und die digitale Vernetzung von Stationen und Diagnostikabteilungen.

2.3 Aufgaben des Intensivpflegepersonals neurologisch/neurochirurgischer Intensivstationen

2.3.1 Allgemeine Aufgaben

Der Aufgabenbereich des Pflegepersonals auf einer Intensivstation ist groß und unscharf definiert. Ärztliche und pflegerische Tätigkeiten sind nicht immer eindeutig voneinander zu trennen. Das Berufsverständnis in der Pflege hat sich ebenfalls gewandelt.

> **Wichtig**
>
> Pflege versteht sich immer mehr auch als therapeutisches Handeln.

Wichtig für die Zusammenarbeit in einem therapeutischen Team ist die enge Kommunikation aller Berufsgruppen untereinander. Grundsatz ist, dass das Wohl des Patienten mit seiner lebensbedrohlichen Erkrankung im Mittelpunkt unserer Arbeit steht.

> **Wichtig**
>
> Das Prinzip der Intensivpflege ist die Individualpflege.

Dazu gehören die Planung, Durchführung und Dokumentation der allgemeinen und speziellen Pflege des Intensivpatienten, die Krankenbeobachtung, die Überwachung der Vitalparameter, das Erkennen von Notfallsituationen.

Eine weitere Aufgabe besteht in der Vorbereitung, Funktionsprüfung und Bereitstellung von medizinischen Geräten wie z. B. Respiratoren. Diese Geräte erfordern eine professionelle Bedienung um Funktionsstörungen erkennen und beseitigen zu können und damit eine potenzielle Schädigung des Patienten zu verhüten.

2.3.2 Spezielle Aufgaben

Für die neurologisch/neurochirurgische Patientenversorgung liegt der Schwerpunkt in der speziellen neurologischen Diagnostik, der daraus resultierenden konservativen Therapie, der prä- und postoperativen Versorgung und der Frührehabilitation.

Die hervorstechenden Symptome der Patienten sind – im Unterschied zu anderen speziellen intensivmedizinischen Disziplinen – die Beeinträchtigung der Sensomotorik und Störungen des Bewusstseins nach Überwinden der lebensbedrohlichen Phase. Die Patienten sind häufig immobilisiert und haben Kommunikationsprobleme durch Schädigungen im Bereich des Sprachzentrums oder aufgrund von längerfristiger Intubation, Tracheotomie und Beatmung ohne oder mit begleitender Sedierung. Das erfordert eine besonders individuelle und intensive Betreuung der Patienten verbunden mit persönlichem Engagement und Kreativität.

Die Angehörigen der Patienten sind neben den üblichen Problemen, die mit dem Aufenthalt eines Verwandten auf einer Intensivstation verbunden sind, auch mit der Frage konfrontiert: »Wird er wieder so wie er war?«.

Erkrankungen oder operative Eingriffe am Gehirn lösen bei Patienten und ihren Angehörigen existentielle Ängste aus. Das behandelnde Personal muss sich darüber im Klaren sein und dies im Umgang berücksichtigen.

Die größte Bedeutung kommt Beobachtung von Veränderungen der Bewusstseinslage und des Verhaltens zu. Bei fast allen neurologischen und neurochirurgischen Intensivpatienten muss der Blutdruck in engen Grenzen gehalten werden. Überwacht wird nicht invasiv diskontinuierlich oder weit häufiger mittels kontinuierlicher arterieller Blutdruckmessung.

Die Pupillenkontrolle ist ein einfaches, aber sehr effektives Element der Überwachung neurologischer und neurochirurgischer Intensivpatienten.

Verschiedene ICP-Sonden stehen zur Verfügung, wenn der intrakranielle Druck des Patienten kontinuierlich überwacht werden muss. Der Umgang damit und die richtige Interpretation der Messwerte gehören auch zu den Aufgaben des Pflegepersonals.

Bei Liquorabflussstörungen benötigt der Patient eine externe Ventrikeldrainage, um einen Aufstau des Liquors und damit ein Ansteigen des intrakraniellen Drucks zu vermeiden. Die stündliche Kontrolle der abfließenden Liquormenge, dessen Aussehen und die Dokumentation und Interpretation der über dieses System gemessenen Werte gehören ebenfalls zum speziellen Tätigkeitsbereich. Neurologisch/neurochirurgische Krisensituationen, wie z. B. eine akute intrakranielle Druckerhöhung und die daraus resultierende Krisenintervention, müssen vom Pflegepersonal beherrscht werden. Ebenso natürlich auch die Maßnahmen einer kardiopulmonalen Reanimation. Hier empfiehlt es sich, in regelmäßigen Abständen ein Reanimationstraining durchzuführen. Dabei kann das Pflegepersonal Maßnahmen in Notfallsituationen und Herzdruckmassage an einer speziellen Reanimationspuppe trainieren.

2.3.3 Neurologische und neurochirurgische Intensivpflege

In diesem Kapitel soll anhand der Krankheitsbilder »Guillain-Barré-Syndrom« und »Subarachnoidalblutung« deutlich gemacht werden, wo die Schwerpunkte neurologisch-neurochirurgischer Intensivpflege liegen.

In der akuten Phase dieser Erkrankungen steht die Überwachung meist tief sedierter Patienten mittels Neuromonitoring im Vordergrund. Es geht v. a. darum, Komplikationen rechtzeitig zu erkennen und Gegenmaßnahmen einzuleiten, um Folgeschäden zu vermeiden.

In der postakuten Phase steht der rehabilitative Aspekt der Pflege im Vordergrund. »Weaning« vom Respirator, Fördern der Wahrnehmung, Mobilisation, Unterstützung des Patienten beim Wiedererwerb von Tätigkeiten des täglichen Lebens wie Körperpflege und Nahrungsaufnahme sind hier zu nennen.

Guillain-Barré-Syndrom

Wichtig

Das Guillain-Barré-Syndrom (GBS) ist durch rasch aufsteigende, symmetrische schlaffe Lähmungen gekennzeichnet.

Häufig ist die Atemmuskulatur mit betroffen, der Patient verfügt über keine suffiziente Eigenatmung mehr. Auch Schluckstörungen und die damit verbundene Aspirationsgefahr machen oftmals eine Intubation mit künstlicher Beatmung notwendig. Die vegetative Situation ist häufig durch einen Wechsel von Über- und Unterfunktion des Sympathikus und Parasympathikus gekennzeichnet. Symptome hierfür sind kaum vorhersehbare, anfallsweise auftretende hypertone und hypotone Blutdruckentgleisungen, paroxysmale Tachykardien, Extrasystolien und, am häufigsten, Bradykardien und Asystolien.

Man kann sich unschwer die Hilflosigkeit vorstellen, in die ein Patient gerät, wenn er an einem GBS erkrankt ist. Bei ungetrübtem Bewusstsein erlebt der Patient seine Bewegungsunfähigkeit. Durch Intubation oder Tracheotomie kann er sich nur noch eingeschränkt verständlich machen. Diese Patienten stellen eine große Herausforderung an die Pflegenden. Es genügt nicht, sich auf rein sachliche Informationen zur Pflege zurückzuziehen. Der Patient braucht persönliche Ansprache, um aktiv an seiner Genesung mitzuarbeiten soweit es seine Möglichkeiten zulassen. Wichtig ist es, nie vom Patienten wegzugehen, bevor klar ist, was er mitteilen möchte oder ihm zumindest zu erklären, warum er sich gedulden sollte. Diese Patienten plagen oftmals das Gefühl des Verlorenseins und existentielle Ängste, zumal der paralytische Zustand sich oft ohne subjektive Besserung über Wochen hinzieht.

Die Symptomatik des GBS erfordert von der Pflege eine gute Krankenbeobachtung und spezielle pflegerische Maßnahmen. Aufgrund der vegetativen Instabilität kann es bei pflegerischen Tätigkeiten wie endotrachealem Absaugen, Lagerung und der Verabreichung von Nahrung zu plötzlichem Atemstillstand oder Asystolie kommen. Daher werden diese Tätigkeiten immer unter EKG-Kontrolle durchgeführt. Notfallmedikamente sollten immer bereit liegen. Die Beatmungssituation der GBS-Patienten ist häufig insofern schwierig, als meist eine Langzeitbeatmung erfolgen muss. Dabei treten regelhaft Pneumonien als Sekundärinfektionen auf.

Intensive Atemgymnastik, Lagerungsmanöver und Medikamente zur Sekretolyse sind notwendig, da der Hustenstoß der Patienten abgeschwächt ist oder ganz fehlt. Hier empfiehlt sich, die Lunge des Patienten regelmäßig abzuhören, um angestautes Sekret rechtzeitig absaugen zu können.

Um die Atemmuskulatur zu trainieren, sollte so früh wie möglich eine assistierte Beatmungsform gewählt werden. Eine frühzeitige Tracheotomie erleichtert dem Patienten das »Weaning« vom Beatmungsgerät. Ein individueller Weaningplan kann hier hilfreich sein. Erschöpfungszustände sollten auf jeden Fall vermieden werden. Günstig ist in der Anfangsphase eine kontrollierte Beatmungsform für die Nacht zu wählen, damit der Patient schlafen kann und sich die Atemmuskulatur über Nacht erholt. Tagsüber sollte nach Fähigkeiten und Absprache mit dem Patienten zwischen assistierter und kontrollierter Beatmung gewechselt werden. Ist der Patient in der Lage, mit einer geringen Unterstützung des Beatmungsgeräts spontan zu atmen, kann er zunächst stundenweise mit einer »feuchten Nase« selbständig atmen. Diese Spontanatmungsphasen können von Tag zu Tag verlängert werden.

Ein weiterer wichtiger Aspekt ist die Körperpflege. Durch die Beteiligung des vegetativen Nervensystems schwitzen die Patienten oft extrem. Für die Körperpflege sollte man auf die Wünsche des Patienten eingehen. Die Verwendung persönlicher Pflegeartikel, eigener Waschlappen und Handtücher schafft eine persönlichere Atmosphäre und steigert sein Wohlbefinden. Soweit es der Zustand des Patienten gestattet, sollte es ihm auch ermöglicht werden, eigene Kleidung zu tragen und eigene Bettwäsche zu benutzen, wenn die Angehörigen bereit sind, dies zu unterstützen.

Häufig leiden die Patienten mit GBS bei Beteiligung der Hirnnerven unter fehlendem Lidschluss. Dies führt zum Austrocknen des Auges. Augentropfen und Augensalben müssen hier nach Anordnung des Augenarztes regelmäßig eingebracht werden, um Hornhautverletzungen und Infektionen zu vermeiden.

Die Haut ist durch trophische Störungen, allgemeiner Kreislaufinsuffizienz und durch die Lähmung vegetativer Nervenfasern gefährdet. Daraus resultierende Dekubitalulzera und Nervendruckschädigungen lassen sich durch Anwendung von Luftwechseldruckmatratzen verhüten. Der Einsatz dieser Spezialmatratzen ersetzt aber keineswegs das regelmäßige Umlagern (mindestens 2-stündlich und nach Bedarf). Sobald es der Allgemeinzustand erlaubt, wird der Patient mobilisiert um die vegetative Stabilität wieder herzustellen. Beginnend mit Sitzen im Herzbett über kurzes Sitzen an der Bettkante kann der Patient schließlich stundenweise herausgesetzt werden, auch wenn er noch hochgradig tetraparetisch ist. Im Rahmen der Krankengymnastik wird auch ein noch schwer gelähmter Patient einmal täglich im Stehbrett aufgerichtet.

Die Ernährung des Patienten in der Akutphase des GBS ist meistens parenteral. Man sollte jedoch so früh wie möglich mit dem enteralen Kostaufbau über die nasogastrale Sonde beginnen. Bei langem Krankheitsverlauf empfiehlt sich die Anlage einer PEG-Sonde, da eine Magensonde das Wohlbefinden des Patienten stark beeinträchtigt. Schlucktraining und Training der Kaumuskulatur in Zusammenarbeit mit der Logopädie oder Ergotherapie helfen dem Patienten, die normale Nahrungsaufnahme wieder einzuüben.

Wie bei den meisten Patienten auf einer Intensivstation ist auch bei Patienten mit GBS der Tag-Nacht-Rhythmus gestört. Gerade hier ist die Disziplin und Fantasie des Pflegepersonals gefordert. Dazu gehört zum Beispiel die Beschäftigung des Patienten tagsüber und eine großzügige Besuchsregelung. Ablenkung durch Radio, Fernsehen und ggf. Lesestoff sowie Uhr und Kalender können neben persönlichen Gegenständen wie Fotos oder Kinderzeichnungen die Krankenhausatmosphäre dämpfen und Monotonie vermindern. Es ist darauf zu achten, wenn möglich Tageslicht hereinzulassen und abends nur bei Bedarf gedämpftes Licht einzuschalten. Zu bedenken ist zudem, dass jeder Intensivpatient besonders empfindlich gegen Umweltreize wie z. B. lautes Reden, grelles Licht und Lärm ist.

Schwere Depressionen hindern den GBS-Patienten oft, aktiv am Heilungsprozess mitzuwirken. Auch bei bester Einstellung auf den Kranken kann es erforderlich sein, den Patienten mit Antidepressiva oder milden Sedativa zu behandeln, um eine effektive Pflege durchführen zu können, an der er aktiv beteiligt werden kann.

Die Subarachnoidalblutung (SAB)

Die Subarachnoidalblutung (SAB) ist ein weiteres Krankheitsbild, das typischerweise auf neurologisch-neurochirurgischen Intensivstationen behandelt wird.

> **Wichtig**
>
> Ursache für eine SAB sind in der Regel Aneurysmarupturen.

Betroffen sind oft auch jüngere Menschen. Die SAB wird in 5 Schweregrade nach Hunt u. Hess unterteilt. Patienten, die eine **SAB der Grade I bis III** erleiden, sind meistens spontan atmend und haben keine oder allenfalls leichte neurologische Ausfälle. Bei diesen Patienten ist v. a. vor der interventionellen Versorgung des Aneurysmas die Nachblutungsgefahr sehr groß. Für die Pflege liegt hier der Schwerpunkt auf einer engmaschigen Überwachung des Blutdrucks, der Überwachung des neurologischen Status und der Reizabschirmung. Der Patient hat strengste Bettruhe und muss jede Anstrengung vermeiden. Dazu muss z. B. der Stuhlgang erleichtert werden. Ebenso darf der Patient keinem vermeidbaren Stress ausgesetzt werden. Starke Kopfschmerzen und Übelkeit beeinträchtigen das Wohlbefinden des Patienten sehr. Hier muss medikamentös Abhilfe geschaffen werden.

Nach operativem Clipping oder nach Coiling des Aneurysmas müssen die Patienten weiterhin intensiv überwacht werden, da es nach dem Blutungsereignis oft zum Auftreten von intrakraniellen Gefäßspasmen kommt. Liegen Spasmen vor, muss der Patient weiterhin Bettruhe einhalten. Mobilisation erfolgt immer nur nach Rücksprache mit dem Arzt.

Patienten, die eine **SAB der Schweregrade IV und V** erleiden, sind in der Regel komatös und haben schwere neurologische Defizite. Schluck- und Hustenreflex sind oft ausgefallen. Deshalb müssen die Patienten intubiert und beatmet werden. Eine ausgedehnte SAB führt häufig zu Dysregulationen. Herz-Kreislauf-Instabilität und Hyperthermie über 39°C ohne Vorliegen von Infektionszeichen (zentrales Fieber) sind hier zu nennen. Medikamentös lässt sich die Hyperthermie meistens nicht beherrschen. Physikalische Maßnahmen führen nur kurz zu einer leichten Besserung und müssen darum sehr häufig wiederholt werden.

Kommt es zu Einblutungen in das Hirnventrikelsystem und dadurch zum Liquoraufstau, dann benötigt der Patient eine externe Ventrikeldrainage (EVD).

Wieviel Liquor pro Stunde abläuft, reguliert man dadurch, dass die Tropfkammer in einer bestimmten Höhe angebracht wird. Orientierungspunkt bzw. der Nullpunkt ist hier das Foramen Monroi, das etwa 2 Querfinger oberhalb der Ohrmuschel liegt. Je höher die Tropfkammer über dem Foramen Monroi hängt, desto weniger Liquor fließt ab. Es gibt verschiedene Möglichkeiten, das Ablaufsystem mit der Tropfkammer am Patientenbett anzubringen

Der Vorteil des abgebildeten Systems (◘ Abb. 2.2) besteht darin, dass die Tropfkammer beim Verstellen des Kopfteils mitbewegt wird und der Abstand zum Foramen Monroi konstant bleibt. Zu den Aufgaben des Pflegepersonals gehört die stündliche Dokumentation der Menge des abfließenden Liquors und der Druckwerte, die über dieses System gemessen werden. Abweichungen müssen sofort erkannt und an den Arzt weitergegeben werden. Ein Druckanstieg kann z. B. ein Warnzeichen für eine Verstopfung der Drainage sein oder auf eine drohende Einklemmung hinweisen. Abschließend ist zu sagen, dass der Umgang mit einer EVD höchste Sorgfalt erfordert. Selbst bei hygienisch einwandfreier Handhabung des Systems kommt es, so haben Untersuchungen erwiesen, nach etwa 15–20 Tagen bei jedem Drainagesystem zu einer Keimbesiedelung. EVD sollten deshalb so früh wie möglich wieder entfernt werden.

Erleidet der Patient eine SAB Grad V, so kommt es im Verlauf oft zu einem massiven intrakraniellen Druckanstieg. Um hier rechtzeitig entsprechende Maßnahmen einleiten zu können, erhält der Patient eine Sonde zur Messung des intrakraniellen Drucks (ICP). Ob die Messung zuverlässig ist, erkennt man an der ICP-Kurve auf dem Monitor. Sie muss ihre charakteristische Form aufweisen. Die ICP-Messung kann auch pflegerisch genutzt werden. Man kann beobachten, ob bestimmte Lagerungen oder andere pflegerische Tätigkeiten am Patienten zu Hirndruckanstieg führen. So können Pflegeaktivitäten und

2.3 Aufgaben des Intensivpflegepersonals neurologisch/neurochirurgischer Intensivstationen

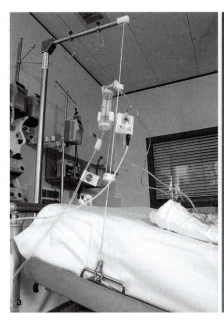
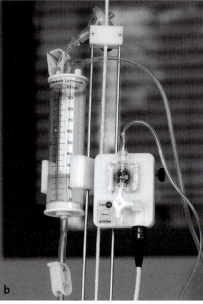

Abb. 2.2a.,b. Fest am Patientenbett justierte externe Ventrikeldrainage: **a** System am Patientenbett, **b** Nahaufnahme des Systems.

auch die Sedierungstiefe optimal an den Zustand des Patienten angepasst werden.

Insgesamt muss man bei SAB Grad IV und V von einem mehrwöchigen Krankheitsverlauf ausgehen. Durch die Schwere der Hirnerkrankung und Langzeitbeatmung ist das Weaning vom Respirator oft erschwert. Eventuell muss der Patient tracheotomiert werden.

Schluckstörungen verhindern oft einen oralen Kostaufbau. Eine PEG-Anlage ist daher häufig erforderlich.

2.3.4 Hirntod

Mehr als auf anderen Intensivstationen werden die Mitarbeiter der neurologisch/neurochirurgischen Intensivstationen mit Hirntod und Organspende konfrontiert. Die Patienten hier leiden meist an einer isolierten Erkrankung des Gehirns, in deren Verlauf es zum Hirntod kommen kann. Ist der Hirntod eingetreten und diagnostiziert, muss die Therapie eingestellt werden. Hat der Verstorbene aber einen Organspenderausweis oder stimmen seine Angehörigen einer Organspende zu, so muss der Patient für eine Organentnahme vorbereitet werden. Egal welche Entscheidung getroffen wird, bedeutet dies eine außergewöhnliche Belastungssituation für das Pflegepersonal. Unterschiedlichste Emotionen werden durch die Konfrontation mit dem hirntoten Patienten und dessen Angehörigen ausgelöst, die von jedem individuell verarbeitet werden müssen. Hier helfen Gespräche mit Kollegen oft weiter. Professionelle Hilfe, z. B. in einer Balintgruppe, ist eher selten.

2.4 Ausblick

Das Gesundheitswesen ist derzeit trotz weiter steigenden Leistungsanspruchs Mittelkürzungen ausgesetzt. Das DRG-System hat die Behandlungsbedingungen in den Krankenhäusern verändert. Die Fallzahlen sind bei gleicher personeller Besetzung gestiegen.

Die Berufsgruppe der Pflegenden muss einen Weg finden, ihre Leistungen in diesem System darzustellen und geltend zu machen, um weiterhin ausreichend hoch qualifizierte und motivierte Pflegekräfte zur Verfügung zu haben. Auf den Normalstationen war lange Zeit die Pflegepersonalregelung (PPR) ein Instrument zur Erfassung der Pflegeleistungen. 1997 wurde die PPR aufgehoben. Trotzdem wird sie noch immer zur Personalbedarfsberechnung genutzt.

Damit intensivpflegerische Leistungen statistisch erfasst und in der DRG berücksichtigt werden können, versuchen einige Kliniken bereits, die intensivpflegerischen Leistungen zu kategorisieren und den Pflegeaufwand der Patienten zu berechnen. Gerade so spezialisierte Intensiveinheiten wie die der Neurologie und Neurochirurgie sind auf eine genaue Leistungserfassung angewiesen, um auch in der Zukunft weiter als eigenständige Bereiche Berechtigung zu finden und dabei über genügend qualifizierte Pflegekräfte für die anspruchsvolle Patientenversorgung zu verfügen.

Literatur

1. Bause H, Lawin P (2002) Die bauliche Entwicklung von Intensivbehandlungsstationen. In: Lawin P, Opderbecke HW, Schuster HP (Hrsg) Die Intensivmedizin in Deutschland. Springer, Berlin Heidelberg New York
2. Harms K, Dieffenbach S (2001) DRG und ihre Bedeutung für die Pflege. Intensiv 11: 246–250
3. Thomé U (2003) Neurochirurgische und neurologische Pflege. Springer, Berlin Heidelberg

Frührehabilitation

E. Koenig

3.1	Rahmenbedingungen	– 22
3.1.1	Begriffsbestimmung	– 22
3.1.2	Strukturen und rechtliche Zuordnung	– 22
3.1.3	Beziehungen zur Intensivmedizin	– 23
3.1.4	Voraussetzungen für die Rehabilitation in der Phase B	– 23
3.2	Therapieziele	– 24
3.3	Therapeutisches Vorgehen	– 24
3.3.1	Vermeidung von Sekundärschäden	– 24
3.3.2	Vigilanzsteigerung und Kommunikationsanbahnung	– 26
3.3.3	Motorische Rehabilitation	– 27
3.3.4	Schlucktherapie	– 27
3.3.5	Rehabilitation höherer Hirnfunktionen	– 27
3.3.6	Urologische Versorgung	– 28
3.4	Komplikationen	– 28
3.4.1	Infektionen	– 28
3.4.2	Hydrozephalus	– 28
3.4.3	Reimplantation des Knochendeckels	– 28
3.4.4	Epilepsie	– 29
3.4.5	Stürze	– 29
3.5	Beendigung der Frührehabilitation	– 29

Literatur – 29

»Frührehabilitation« meinte ursprünglich den frühen Beginn der Rehabilitation. Mit dem Phasenmodell der BAR wurde Frührehabilitation synonym mit Phase B für die Rehabilitation schwerst-betroffener Patienten verwendet. Seit Einführung des DRG-Systems wird der Begriff Frührehabilitation auch für die Rehabilitation von Patienten verwendet, die Krankenhausbehandlungsbedürftig sind (§ 39 SGB V).

3.1 Rahmenbedingungen

3.1.1 Begriffsbestimmung

Schon im Akutkrankenhaus wird vermehrt Wert auf eine frühe Mobilisation gelegt, insbesondere bei den Patienten, die aufgrund der Schwere der Schädigung in ihrer Mobilität hochgradig eingeschränkt sind. Für diesen, die Akutbehandlung begleitenden Einsatz einzelner rehabilitativer Maßnahmen im Akutkrankenhaus wurde der Begriff »Frühmobilisation« geprägt.

Der Begriff »Rehabilitation« beschreibt ursprünglich Maßnahmen zur Bewältigung von Krankheitsfolgen außerhalb des Akutkrankenhauses (ambulant oder in Rehabilitationskliniken) mit dem vorrangigen Ziel der Wiedereingliederung ins Berufsleben. Ziel ist insbesondere die Berentung von Patienten durch die Rehabilitation zu verhindern. Die Rentenversicherung als Kostenträger bei im Beruf stehenden Patienten hat deshalb die Einleitung einer derartigen Rehabilitationsmaßnahme innerhalb von 2 Wochen nach der Entlassung aus dem Akutkrankenhaus (sog. Anschlussheilbehandlung) durch niedrigeren bürokratischen Aufwand erleichtert.

Im Gegensatz dazu wird der Begriff »Frührehabilitation« auch im Sinne einer Rehabilitationsmaßnahme verwendet, bei der die Krankenkasse Kostenträger ist. Gleichzeitig meint der Begriff »Frührehabilitation« einen zeitlich frühen Beginn der Rehabilitationsmaßnahme, z. T. noch im Akutkrankenhaus, insbesondere in den Fachgebieten der Geriatrie sowie der Physikalischen Medizin und Rehabilitationsmedizin (PMR), und umfasst dabei Patienten mit Funktionsstörungen aller Schweregrade.

Mit Änderung des § 39, Abs. 1 SGB V im Jahre 2001 wurde Frührehabilitation als Teil der Krankenhausbehandlung definiert. Nach Einführung des Fallpauschalensystems wurden auch Mindestkriterien für die Frührehabilitation im Prozedurenkatalog festgelegt. Seitens des Bundesministeriums für Gesundheit wurde darauf hingewiesen, dass Frührehabilitation nur so lange durchgeführt werden darf, wie Krankenhausbehandlung erforderlich ist. Der (früh)rehabilitative Ansatz darf also nicht zu einer Verlängerung des Krankenhausaufenthaltes führen.

In der Neurologie ist der Begriff Frührehabilitation neben dem zeitlichen Aspekt zunehmend als Bezeichnung für die Rehabilitation schwerstbetroffener Patienten verwandt worden.

Da diese Patienten aufgrund der Schwere der Schädigung meist über lange Zeit krankenhausbehandlungsbedürftig sind, besteht zunächst kein Widerspruch zu § 39.1 SGB V.

Im sog. **Phasenmodell** der Bundesarbeitsgemeinschaft für Rehabilitation (BAR, 1995, [17]) wird Frührehabilitation als Phase B der neurologischen Rehabilitation bezeichnet und als Schwerstkrankenrehabilitation definiert (für die auch die Forderung nach frühem Beginn erhoben wird). Die Rehabilitation mittelschwer betroffener Patienten wird als Phase C, die der leichter betroffenen Patienten als Phase D bezeichnet. Der frühe Beginn ist in diesem Modell nicht auf die Phase B beschränkt, d. h., dass nach der Akutbehandlung (Phase A) der Patient je nach Schwere der Funktionsstörung auch gleich in der Phase C oder D rehabilitiert werden kann.

Da über die verbalen Definitionen für die Phasen B, C und D im Modell der BAR leicht ein Dissens zwischen Krankenhaus und Krankenkasse entstehen kann, wurden die Phasenzuordnung auf Ebene der Bundesländer über Skalen operationalisiert, die den Pflegebedarf bzw. die Selbständigkeit des Patienten in den sog. Aktivitäten des täglichen Lebens (ADL = »activities of daily living«, wie Mobilität, Waschen, Ankleiden, Toilettengang, Essen) erfassen. Am häufigsten werden dafür der Barthel-Index [14], seltener der Frühreha-Barthel-Index nach Schönle [17], oder das »functional independence measure« (FIM; [10, 12]) verwendet. Je nach Bundesland ist die Obergrenze der Phase B (Übergang zu Phase C) mit einem Barthel-Index von 25 oder 30 Punkten etwas unterschiedlich definiert. Deutliche Unterschiede zwischen den Bundesländern ergeben sich durch die Verwendung des Barthel-Index einerseits und die Verwendung des Frühreha-Barthel-Index nach Schönle andererseits.

Unter Frührehabilitation wird im Folgenden die Phase B der neurologischen Rehabilitation verstanden.

3.1.2 Strukturen und rechtliche Zuordnung

Neurologische Frührehabilitation in der Phase B findet in der Regel in Spezialkliniken, die häufig auch Abteilungen für die Phase C und D haben, oder Spezialstationen von Akutkrankenhäusern statt. Diese Einrichtungen wurden erst in den vergangenen 15 Jahren geschaffen (z. Zt. ca. 2000 Betten in der Bundesrepublik), weil Patienten mit derart schweren Hirnschädigungen erst Dank der Verbesserungen im Rettungswesen und in den Behandlungsmöglichkeiten vermehrt überlebt haben. Wegen des hohen Aufwandes wurden die Phase-B-Betten in fast allen Bundesländern der Akutmedizin (nach § 108/109 SGB V) der Rehabilitation zugeordnet und unterliegen daher der Bettenplanung des jeweiligen Bundeslandes. In diesen Bundesländern können daher auch Patienten im Rahmen einer Krankenhausverlegung vom Akutkrankenhaus in die Phase B verlegt werden. In mehreren Bundesländern gibt es Rehabilitationskliniken, in denen die Phase B nach § 111 SGB V der Rehabilitation zugeordnet ist. In diesem Fall muss vor Verlegung die Zustimmung der Krankenkasse eingeholt werden. Denn obwohl durch die letzte Gesundheitsreform (Wettbewerbsstärkungsgesetz 2007) die Rehabilitation Pflichtleistung der Krankenkasse wurde, blieb § 40 SGB V bestehen. Dieser regelt, dass die Krankenkasse Ort, Dauer, Umfang, Beginn und Durchführung der Rehabilitation bestimmt. Der Patient kann zwar eine andere zertifizierte Rehabilitationseinrichtung wählen, muss dann aber eine ggf. vorhandene Kostendifferenz selbst tragen.

Phase-B-Kliniken mit Verträgen nach § 108/109 (Phase B als Krankenhausbehandlung) sollen in Zukunft grundsätzlich über das Fallpauschalensystem vergütet werden. Dies ist bislang nicht in allen Bundesländern umgesetzt. So wird die Phase B zum Teil als sog. »besondere Einrichtung« weiter mit tagesgleichen Pflegesätzen vergütet. Nur wenige Patientengruppen wurden bisher vom Fallpauschalensystem ausgenommen (Patienten mit Polytrauma, Querschnitt, Wachkoma und Locked-in-Syndrom). Ob es bei dieser geringen Zahl der Ausnahmen bleibt, ist derzeit noch nicht absehbar.

Wegen des bei gleicher Diagnose unterschiedlichen Ressourcenverbrauchs, der sehr unterschiedlichen Verweildauern und daher inhomogenen Kosten bei gleicher Diagnose ist ein diagnosebezogenes Fallpauschalensystem zur Vergütung der Phase B wenig geeignet. Dem wurde dadurch Rechnung getragen, dass die neurologische Frührehabilitation nicht über die Diagnose, sondern über die Prozedur 8-552 definiert wurde, die einen hohen Personaleinsatz vorsieht. Die Prozedur regelt auch, dass die neurologische Frührehabilitation in einer eigenen organisatorischen Einheit des Krankenhauses unter fachärztlicher Leitung mit Erfahrung in der Frührehabilitation erbracht werden muss. Die Schwere der Funktionsstörung, die im Phasenmodell der BAR ja die wesentliche Rolle spielt, wurde nur ansatzweise dadurch berücksichtigt, dass zu Beginn der Behandlung ein Frühreha-Barthel-Index nach Schönle <30 gefordert wird. Den sehr unterschiedlichen Verweildauern wird aktuell dadurch Rechnung getragen, dass für die Frührehabilitation vom 13. bis 27. Tag eine Pauschale gezahlt, bei Verweildauern ab dem 28. Tag erfolgt die Vergütung mit Klinik-individuell auszuhandelnden Tagessätzen. Problematisch ist, dass so Vergütungssprünge am 13. und am 28. Tag entstehen, die Kosten aber zeitabhängig kontinuierlich steigen. Auch steht die Definition des Endes von Krankenhausbehandlungsbedürftigkeit bei neurologischen Frührehabilitationspatienten aus. Im Phasenmodell der BAR war das Ende der Phase B identisch mit den Aufnahmekriterien für die Phase C, so dass sich keine Versorgungslücke ergab. Eine bundeseinheitliche Regelung für das Ende der Frührehabilitation und den nahtlosen Übergang in die Rehabilitation ist dadurch erschwert, dass die Kompetenz für diese Regelung auf Landesebene (bei den Landesverbänden der Krankenkassen und Krankenhausgesellschaften) liegt (§ 112 SGB V).

3.1.3 Beziehungen zur Intensivmedizin

Nach dem Phasenmodell der BAR müssen für die Rehabilitation von Phase-B-Patienten intensivmedizinische Behandlungsmöglichkeiten vorgehalten werden, weil derartige Patienten sich jederzeit kurzfristig verschlechtern können. Daher sollten diese Kliniken über eine eigene Intensivstation verfügen, die dann rehabilitativen Charakter zur Versorgung langzeitbeatmeter Patienten haben kann, oder sollten in unmittelbarer Nähe einer Intensivstation eines Akutkrankenhauses gelegen sein. Leider ist das aber nicht durchgehend der Fall, so dass das verlegende Krankenhaus über die intensivmedizinischen Versorgungsmöglichkeiten der aufnehmenden Rehabilitationsklinik informiert sein sollte. Die Patienten werden nämlich häufig direkt von den Intensiv- oder Intermediate-Care-Stationen des Akutkrankenhauses in die Phase B übernommen. Die Therapieverfahren der neurologischen Frührehabilitation können ebenso sinnvoll bei längerfristig notwendiger Intensivbehandlung eingesetzt werden.

3.1.4 Voraussetzungen für die Rehabilitation in der Phase B

Die üblichen Voraussetzungen für die Rehabilitation (Rehabilitationsbedürftigkeit, Rehabilitationsfähigkeit, Rehabilitationsprognose und Rehabilitationsziel) müssen bei einem Patienten der neurologischen Phase B relativiert werden. Aufgrund der Schwere der Schädigung besteht an der Rehabilitationsbedürftigkeit kein Zweifel. Die Rehabilitationsfähigkeit (im Sinne einer Mitwirkung bei therapeutischen Maßnahmen) ist regelmäßig hochgradig eingeschränkt oder zunächst nicht vorhanden. Die Rehabilitationsprognose ist anfangs häufig kaum einschätzbar, so dass zu ihrer Beurteilung ein Rehabilitationsversuch indiziert ist. Es gelten daher folgende Voraussetzungen:

— Rehabilitationspotential: Der prämorbide Zustand sollte prinzipiell Rehabilitationsfähigkeit nicht ausschließen, d. h. es muss eine Möglichkeit der Besserung der neurologischen Defizite unter der Therapie bestehen. Es dürfen prämorbid keine Erkrankungen bestehen, die einen Rehabilitationserfolg verhindern, z. B. keine schwere Demenz, keine schwere Herzinsuffizienz, die eine Mobilisation weitgehend verhindert, ebenfalls keine rasch progrediente maligne Erkrankung.

— Vorläufiger Abschluss der Versorgung im Akutkrankenhaus: Bei konservativ zu behandelnden Patienten sollte die primäre Diagnostik abgeschlossen sein, d. h. die Diagnose geklärt sein und auch Therapieverfahren, die in Phase-B-Einrichtungen möglicherweise nicht zur Verfügung stehen (z. B. Plasmapherese), durchgeführt sein. Bei operativ zu behandelnden Patienten sollte die aktuell notwendige operative neurochirurgische/chirurgische Versorgung abgeschlossen sein. Dies schließt später notwendige

Operationen (wie die Rückverlegung des Tracheostomas, Shunt-Operation oder die Deckung eines Schädelknochendefektes) nicht aus. Die Patienten sollten stabile intrakranielle Druckverhältnisse aufweisen und keine Sepsis haben.
- Keine Intensivpflichtigkeit: Stabile vegetative Funktionen im Liegen (Herz, Kreislauf, Atmung)

Schwere qualitative oder quantitative Bewusstseinsstörungen (incl. des apallischen Syndroms), schwerste neurologische Störungen, wie Locked-in-Syndrom, Guillain-Barrè-Syndrom und Querschnittslähmung mit Tetraplegie, erhebliche Selbst- oder Fremdgefährdung bei Diskontrollsyndrom, Verwirrtheitszuständen oder andere schwere organisch bedingte psychische Störungen sind für Patienten in der Phase B typisch.

3.2 Therapieziele

> **Wichtig**
>
> Therapieziele sind:
> 1. die Vermeidung von Sekundärschäden,
> 2. Wiederherstellung der Kommunikations- und Kooperationsfähigkeit,
> 3. Funktionsrestitution bzw. Erlernen von Kompensationsstrategien

Die Besserung des Bewusstseinszustandes durch Aktivierung verschiedener Sinnesmodalitäten dient der Förderung von Eigen- und Fremdwahrnehmung und Reorientierung. Ziel ist das Herstellen einer Kommunikations- und Kooperationsfähigkeit zumindest eines Instruktionsverständnisses als Voraussetzung für eine basale Mitwirkungsmöglichkeit bei der Übungsbehandlung, die sich immer an den vorhandenen Ressourcen des Patienten orientieren muss. Primäres Ziel der Rehabilitation ist immer die Funktionsrestitution. Erst wenn das nicht gelingt, kommt die Kompensation, d. h. das Erlernen einer Ersatzstrategie unter Einsatz verbliebener Funktionen, oder die Adaptation, d. h. die Anpassung der Umwelt an die Behinderung, in Frage. Patienten mit ungeklärtem Rehabilitationspotenzial können zur Evaluierung aufgenommen werden. Abhängig von der Schwere der Läsion können folgende Ziele differenziert werden:
1. Überlebensfähigkeit außerhalb des Krankenhauses, also eine dauerhafte vegetative Stabilisierung.
2. Die Rückkehr ins häusliche Umfeld, ggf. mit erheblicher pflegerischer Unterstützung durch Angehörige und ambulante Pflegedienste. Dazu kann eine Unterrichtung der Angehörigen in Pflegemaßnahmen in der Phase-B-Klinik notwendig sein (sog. Rooming-in).
3. Erfolgreiche Rehabilitation mit Verminderung der Pflegebedürftigkeit, so dass die Rehabilitation in der Phase C oder ggf. anschließend sogar in der Phase D fortgesetzt werden kann.

3.3 Therapeutisches Vorgehen

Die Behandlung in der Phase B besteht aus einer Kombination von Fortsetzung der akutmedizinischen Behandlung und Rehabilitation (Behandlung der Krankheitsfolgen). Die akutmedizinische Behandlung betrifft sowohl die neurologische Grunderkrankung wie die z. T. erheblichen Begleiterkrankungen. Sie umfasst natürlich auch die Sekundärprophylaxe und die zwischenzeitlich notwendige Diagnostik. Zunächst sollte eine qualitative und quantitative Erfassung der Funktionsstörungen erfolgen. Angesichts der Schwere der Schädigung ist es häufig zweckmäßiger, die Ressourcen d. h. die noch vorhandenen Fähigkeiten des Patient zu definieren, da sich auf diesem Wege leichter die Anknüpfungspunkte für therapeutische Maßnahmen ergeben.

Im Vordergrund der Behandlung steht häufig zunächst die aktivierende Pflege, die sowohl die konventionelle Pflege, die Vermeidung von Sekundärkomplikationen, aber auch die Vigilanzsteigerung und den Kontaktaufbau durch sensorische Stimulation umfasst (Komastimulation/basale Stimulation). Die motorische Stimulation kann im Rahmen pflegerischer Maßnahmen und durch basale physiotherapeutische und ergotherapeutische Übungen angebahnt werden. Die facio-orale Stimulation bei den häufig tracheotomierten Patienten dient der Anbahnung des Schluckens und des Sprechens.

Eine frühe und regelmäßige Einbindung der Angehörigen ist von großem Vorteil. In Phasen psychomotorischer Unruhe während der Reorientierung aus der Bewusstseinsstörung, z. T. mit deliranten Zustandsbildern, kann die permanente Anwesenheit eines Angehörigen Angst lösend und beruhigend wirken, den Einsatz von Psychopharmaka ersparen und die Orientierung erleichtern. Als Therapiedichte wurde intensive Pflege und Überwachung unter Einschluss von 4–6 Stunden täglicher Rehabilitationspflege im Sinne der aktivierenden Pflege, mehrfache tägliche Visite, Funktionstherapie über mehrere Stunden am Tag, häufig unter Einsatz von mehreren Therapeuten gleichzeitig definiert [20]. Ein umfassenderer Überblick über die Therapieverfahren findet sich in der Literatur [7, 8].

3.3.1 Vermeidung von Sekundärschäden

Basisversorgung

Für die Basisversorgung in der Frührehabilitation gelten analoge Überlegungen wie für den Intensivpatienten (▶ Kap. 8). Besondere Probleme ergeben sich aus der Langfristigkeit der zu erwartenden Funktionsstörungen. In der Regel sind die Patienten nach Langzeitbeatmung tracheotomiert und mit einer perkutanen enteralen Gastrostomie (PEG) versorgt, so dass – insbesondere bei sympathikotoner Stimulation – eine ausreichende Kalorien- und Flüssigkeitszufuhr gewährleistet werden kann.

Aspirationsgefahr

Schluckstörungen sind bei Patienten der Phase B häufig. Bei Patienten, die nicht mit einer geblockten Trachealkanüle versorgt sind, sollte am Aufnahmetag eine Schluckdiagnostik als Bedside-Test durchgeführt werden, um das Aspirationsrisiko einzuschätzen und eine Kostverordnung zu treffen. Besonders problematisch ist die sog. »silent aspiration« bei der aufgrund von Sensibilitätsstörungen im Rachen der Hustenstoß fehlt, so dass die Aspiration unbemerkt verläuft. Leider ist die Schluckdiagnostik in Akutkrankenhäusern noch nicht die Regel, so dass man immer damit rechnen muss, dass hier eine wichtige Funktionsdiagnose nicht gestellt worden ist. Eine genauere Untersuchung des Schluckens ist mit der Videoendoskopie und radiologischen Verfahren wie der Videofluoroskopie bzw. Röntgenkinematographie möglich.

Thromboseprophylaxe

Wie bei allen immobilisierten Patienten ist auch in der Frührehabilitation die Gabe von Low-dose-Heparin zur Vermeidung von Beinvenenthrombosen und Lungenembolien dringend empfohlen, insbesondere bei schlaffen Paresen (Guillain-Barré-Syndrom, Critical-illness-Polyneuropathie), wo auch eine höher dosierte PTT-wirksame Therapie zu erwägen ist. Regelmäßige Thrombozyten-Kontrollen sind indiziert, um eine Heparin-induzierte Thrombopenie (HIT II) mit erheblicher Thrombosegefahr und Thrombozytenverbrauch rechtzeitig zu erkennen.

Osteoporoseprophylaxe

Insbesondere bei langzeitimmobilisierten Patienten besteht ein erhöhtes Osteoporoserisiko, das durch das Vorliegen schlaffer Paresen und Medikamentengabe (Antiepileptika, Heparin, Kortison) sich weiter erhöht. Belastungen des Skeletts insbesondere eine Mobilisation in die Vertikale sollte möglichst häufig und lange durchgeführt werden soweit dies kreislaufmäßig toleriert wird (Stehbett, Stehbrett, Standing). Bei langfristig zu erwartender Immobilisierung oder nachgewiesener Osteoporose sollte eine medikamentöse Behandlung (Kalzium, Vitamin D_3, Fluoride, Bisphosphonate) in Erwägung gezogen werden.

Kontrakturprophylaxe und Spastik

Zweckmäßig ist der frühzeitige Beginn von prophylaktischen Maßnahmen in Form eines passiven Bewegens möglichst vieler Gelenke, schon vor Beginn der zu erwartenden Spastik (◘ Abb. 3.1). Dabei sind langsame Dehnungen, die die Aktivierung der Muskeleigenreflexschleife vermeiden, am zweckmä-

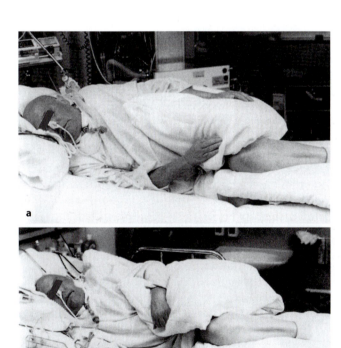

◘ Abb. 3.1a,b. Seitenlage: **a** Mit Knien in Flexion und Armen in leichter Flexion. Der Kopf des Patienten liegt auf einem großen Kissen. **b** Mit einem Arm in Extension. Protraktion des Schulterblatts. Der Arm liegt im rechten Winkel zum Rumpf, das Handgelenk ist über die Bettkante hinaus extendiert. (Aus: P. Davies [1995] Wieder Aufstehen. Springer, Heidelberg Berlin)

ßigsten. Wenn der Patient aktiv mitwirken kann, sollte er dazu aufgefordert werden. Wichtig ist eine schmerzfreie Lagerung des Patienten, die möglichst häufig (mindestens alle 2 Stunden) zu verändern ist. Bei der Lagerung des hemiparetischen Patienten hat sich die Lagerung nach Bobath bewährt.

Häufige Lagerungswechsel dienen auch der Dekubitusprophylaxe und der Schmerzfreiheit. Schmerzfreiheit und die Vermeidung anderer psychischer und somatischer Irritationen (Kälte, Hautläsionen, gefüllte Blase, Harnwegsinfekte) helfen die Spastik zu vermindern. Ist bereits eine Kontraktur eingetreten, kann man bei leichter Ausprägung in gleicher Weise verfahren (langsames Dehnen). Bei höhergradiger Ausprägung sind lokale Botulinumtoxininjektionen und/oder zirkuläre Seriengipse mit langsamer schrittweiser Korrektur der Fehlstellung indiziert.

Begleitend zur pflegerischen und physiotherapeutischen Behandlung ist meist die medikamentöse Behandlung der Spastik notwendig [6]. Als effektivstes Medikament hat sich **Baclofen** erwiesen, zunächst kann es oral aufdosiert werden, bei hoher Dosierung können sedierende Effekte auftreten, so dass dann bei generalisierter Spastik eine intrathekale Gabe über eine Baclofenpumpe indiziert sein kann. Zusätzlich kommen oral Tizanidin, und Dantrolen in Betracht, bei fokaler Spastik die Injektion von Botulinumtoxin. Sedierende Antispastika (Benzodiazepine) sollten wenn möglich vermieden werden, da eine Vigilanzminderung unerwünscht ist und die motorische Rehabilitation negativ beeinflusst wird [9].

Heterotope Ossifikationen

Heterotope Ossifikationen (synonym: ektope Ossifikationen, Myositis ossificans, Paraosteopathie) sind zunächst durch Bewegungseinschränkung, lokale Schwellung, Schmerz und Rötung charakterisiert. Es handelt sich um eine häufig multilokuläre entzündliche Proliferation von Bindegewebe und Bildung von Knochensubstanz am häufigsten in der Hüft-, Oberschenkel- und Oberarmmuskulatur besonders bei Traumapatienten. Die Ursache ist ungeklärt. Vermutet werden auch Mikrotraumatisierungen der Muskulatur bei Dehnung von Kontrakturen der Hüftbeuger. Deshalb sollten derartige Dehnungen nur langsam und sehr vorsichtig ohne Überschreiten der Schmerzgrenze erfolgen.

Als medikamentöse Behandlung kommen nichtsteroidale Antirheumatika in Frage, geringe Wirkung haben Bisphosphonate und Vitamin-K-Antagonisten. Als lokale Therapie hat sich die Röntgenbestrahlung (10 Gy in 5 Einzeldosen oder 8 Gy als Einzeldosis) bewährt [16]. In sehr schweren Fällen (z. B. bei der Ankylosierung eines Gelenks) kann nach klinischer und radiologischer Konsolidierung, bei normalisierter alkalischer Phosphatase und normaler szintigraphischer Aktivität eine operative Entfernung erwogen werden (ca. ½ Jahr nach Beginn, als Rezidivprophylaxe sollte eine präoperative Bestrahlung, zumindest jedoch die Gabe von nichtsteroidalen Antirheumatika durchgeführt werden).

Schulter-Arm-Syndrom

Wichtig ist eine sorgfältige Haltungskontrolle des Schultergelenks schon prophylaktisch bei allen Patienten mit proximalen Armparesen, da das Schultergelenk wegen der geringen kapsulären Führung zur Subluxation neigt. Der Arm muss daher sorgfältig unterstützt werden (Rollstuhltisch, Antirutschmatten, Kissen) und die Armposition häufig kontrolliert werden, da bei jeder Rumpfbewegung eine Änderung der Position des Humeruskopfes im Schultergelenk erwartet werden kann. Im Liegen sollte der gelähmte Arm hochgelagert werden (Hand über Herzniveau), um den venösen Rückstrom zu verbessern. Bei häufiger oder länger anhaltender Subluxation im Schultergelenk droht ein chronisches Schmerzsyndrom, das sich zu einem Schulter-Arm-Syndrom (synonym: vegetative Reflexdystrophie, Sudeck-Syndrom, CRPS – »complex regional pain sndrome«) mit Schwellung, Lividverfärbung und Schmerzen auch am distalen Arm verschlechtern kann, so dass hier durch sorgfältige Prophylaxe und Lymphdrainage dringend den Anfängen gewehrt werden muss. Bei leichterer Ausprägung werden nichtsteroidale Antirheumatika mit Lymphdrainage und Hochlagerung des Armes, bei schwerer Ausprägung Methylprednisolon (30 mg/24 h für 2 Wochen, anschließend ausschleichen; [4]) und das Wickeln von Hand und Arm nach Lymphdrainage empfohlen.

Hypophyseninsuffizienz

Insbesondere bei frontobasalen Schädigungen z. B. beim typischen Schädelhirntrauma ist mit einer Schädigung auch von Hypophyse oder Hypothalamus mit einer Hormoninsuffizienz zu rechnen. Bewusstseinstörungen und Antriebslosigkeit sind natürlich bei frontobasaler Läsion zu erwarten. Deshalb kann eine Hypophyseninsuffizienz leicht übersehen werden. Bei mangelnder Besserung der Antriebstörung sollte daher eine Bestimmung von Cortisol und TSH schon bei Verdacht durchgeführt werden, auf jeden Fall bei Vorhandensein eines Diabetes insipidus.

3.3.2 Vigilanzsteigerung und Kommunikationsanbahnung

Basale Stimulation

Patienten der neurologischen Phase B sind bei Beginn der Rehabilitation häufig schwer Vigilanz gestört bis hin zum Koma. Eine frühzeitige EEG-Registrierung und die Ableitung der evozierten Potentiale der verschiedenen Sinnesmodalitäten geben weiteren Aufschluss über die Schwere der Hirnfunktionsstörung, ggf. über das Vorliegen eines nonkonvulsiven epileptischen Status und die basale Funktion der somatosensorischen, visuellen und akustischen Afferenz. Die basale Stimulation [3, 15] nutzt die verschiedenen Sinnesmodalitäten zur Kontaktanbahnung (Komastimulation) und verwendet zunächst insbesondere somatosensorische und akustische Reize. Durch Berührungsreize und Bewegung soll die Körperwahrnehmung gefördert werden. Gleichzeitige verbale Erklärungen der durchgeführten Tätigkeiten und ein Einbinden der Behandlung der Pflege, Ergo- und Physiotherapie in die dem Patienten vertraute alltägliche Körperpflege fördern das Verständnis des Patienten für die Behandlung und erlauben eher eine aktive Mitwirkung im Rahmen des Möglichen. Die Mobilisation in die Vertikale (Sitz und Stand) hat nicht nur den therapeutischen Aspekt der Osteoporose- und Kontrakturprophylaxe, sondern neben einem Kreislauftraining auch durch geänderte somatosensorische und vestibuläre (Otolithen-)Stimulation einen stark Vigilanz steigernden Effekt. Sie sollte deshalb mehrfach durchgeführt werden.

Medikamentöse Vigilanzsteigerung

Häufig sind Patienten bei Aufnahme in die Phase B medikamentös sediert, sodass das Ausschleichen dieser Medikation zunächst indiziert ist, soweit es die vegetative Stimulierung erlaubt. Auch Antiepileptika, die normalerweise wenig sedierend sind (z. B. Carbamazepin und Valproat) führen bei schwerer zerebraler Läsion sehr viel häufiger zu dieser Nebenwirkung, so dass vor einer medikamentösen Vigilanzsteigerung das Umsetzen auf die neueren Antiepileptika indiziert sein kann. Vor dem Einsatz Vigilanz steigernder Medikamente (Senkung der Krampfschwelle) sollte ein EEG durchgeführt werden, um das Risiko epileptischer Anfälle abzuschätzen. Zur Vigilanzsteigerung kommen Amantadin (in der Regel 200 mg bis zu 500 mg) und bei nicht ausreichender Wirksamkeit Methylphenidat (unterliegt der Betäubungsmittelverordnung) und Modafinil (eingeschränkte Erfahrungen bei dieser Indikation) in Frage. Auch die Gabe von L-Dopa, dessen Wirksamkeit in der motorischen Rehabilitation nachgewiesen wurde, hat eine eher Vigilanz steigernde Wirkung, ebenso wie aktivierende Antidepressiva (z. B. Citalopram), die bei den häufig in der Phase B auftretenden reaktiven Depressionen (wenn der Patient seine Situation realisiert) indiziert sind. Bei agitierten depressiven Patienten sind dagegen sedierende Antidepressiva einzusetzen.

3.3.3 Motorische Rehabilitation

Die motorische Rehabilitation wird im Rahmen der aktivierenden Pflege, der Physiotherapie und was die Aktivitäten des täglichen Lebens und die Feinmotorik der oberen Extremität angeht, im Rahmen der Ergotherapie durchgeführt. Häufig ist der Patient zunächst zu einer aktiven Beteiligung nicht in der Lage, vom Therapeuten geführte Bewegungen vermitteln ein Bewegungsgefühl und können als Bewegungselemente in pflegerische Tätigkeiten eingebaut werden. Die motorische Übungsbehandlung in systematischer Form (typisch für die Rehabilitationsphasen C und D), wird auf basalem Niveau begonnen [5]. Im Vordergrund stehen die Kontrolle von Extremitäten und Rumpfposition (z. B. im Sitzen) und die aktive Lageänderung. Mit der Besserung der Kooperationsfähigkeit kann zu repetitivem zielgerichtetem Üben übergegangen werden [11, 13, 21].

Häufige Mobilisationen in den Rollstuhl fördern Ausdauer und Wahrnehmung. Bei Patienten mit fehlender Rumpf- und Kopfkontrolle oder Pushertendenz muss eine ausreichende Stabilisierung durch Haltevorrichtungen des Rollstuhls erreicht werden. Auf ausreichende Pausen mit Bettruhe ist zu achten. In Abhängigkeit von der Mitwirkungsfähigkeit des Patienten kann hier ein deutlich erhöhter personeller Aufwand entstehen (z. B. 2 oder sogar 3 Therapeuten zur Aufrichtung eines hochgradig gelähmten Patienten). Die Bedeutung der vertikalen Körperhaltung für Osteoporose-, Spitzfußprophylaxe und Vigilanz wurde schon betont. Die Vertikalisierung sollte für längere Zeitabschnitte abhängig von der Belastbarkeit zunächst im Stehbett, im Stehbrett und dann im »Standing« erfolgen, einem Gerät, das dem Patienten ohne wesentliche eigene Muskelaktivität das Stehen ermöglicht, indem die Kniegelenke in Streckstellung gehalten werden und das Becken durch einen Gurt gesichert wird. Ein Therapietisch vor dem stehenden Patienten ermöglicht z. B. eine gleichzeitige ergotherapeutische Behandlung.

3.3.4 Schlucktherapie

Schluckstörungen sind sehr viel häufiger als allgemein erwartet und sollten gleich zu Beginn diagnostiziert werden. Sie treten häufig bei Hirnstammläsionen, – weniger bekannt – auch bei Hemisphärenläsionen bei Betroffensein der schluckdominanten Hemisphäre auf. Da aber auch auf der nicht dominanten Seite eine residuale Repräsentation vorhanden ist, die im Falle des Ausfalls der dominanten Seite aktiviert werden kann, ist die Prognose bei unilateralen Hemisphärenläsionen günstig. Die Schlucktherapie beginnt mit der facio-oralen Stimulation incl. der Mobilisation der Zunge, wird mit Übungen zu Oralmotorik fortgesetzt. Die sensible Stimulation der Rachenhinterwand mit Eis bahnt die Triggerung des Schluckreflexes an. Der Verschluss der oberen Luftwege durch Stimmbandschluss ist Ziel der laryngealen Adduktionsübungen. Die suffiziente Larynxelevation ist die Voraussetzung für eine Epiglottisabsenkung und muss ggf. geübt werden. Sind diese Therapietechniken nicht erfolgreich, können kompensatorische Methoden erlernt werden (Modifikation der Kopfhaltung, supraglottisches Schlucken, Mendelsohn-Technik [1, 2, 21]).

3.3.5 Rehabilitation höherer Hirnfunktionen

Traditionell umfasst die Rehabilitation höherer Hirnfunktionen in der neurologischen Rehabilitation die Neuropsychologie und die Sprachtherapie. Eine differenzierte Darstellung der Behandlungsverfahren ist hier nicht möglich. In beiden Bereichen kommen bei Phase-B-Patienten in der Regel nur Therapien auf basalem Niveau in Frage. Es gibt jedoch Ausnahmen bei Patienten mit schweren peripheren Paresen mit nur geringer Beeinträchtigung der höheren Hirnfunktionen (z. B. Patienten mit Guillain- Barré-Syndrom oder Critical-illness-Polyneuropathie). Aufgabe der Neuropsychologen ist in den meisten Kliniken auch die psychotherapeutische Betreuung der Patienten und zum Teil auch der Angehörigen.

3.3.6 Urologische Versorgung

Harninkontinenz ist bei Phase-B-Patienten die Regel. Wenn von der Vigilanz her sinnvoll, sollte frühzeitig ein Katheterauslassversuch mit Miktionsprotokoll und Restharnbestimmung gemacht werden, um zu klären, ob die Miktion wieder in Gang kommt. Die differenzierte Diagnostik erfordert ein urologisches Konsil mit klinischer Untersuchung und Urodynamik, um zu klären, ob eine areflexive Blase (passives Hochdrucksystem, Überlaufblase bei Läsion des spinalen Miktionszentrums) oder eine Reflexblase (aktives Hochdrucksystem), letztere häufig mit Detrusor-Sphinkter-Dyssynergie vorliegt (bei zunehmendem Baseninnendruck kontrahiert sich auch der Spinkter und erschwert die Miktion).

> **Wichtig**
>
> Die Harnableitung über einen transurethralen Dauerkatheter über mehr als eine Woche ist aus infektiologischen Gründen obsolet.

Der suprapubische Blasenkatheter ist zwar nicht optimal, erlaubt aber ein Miktionstraining. Sein Einsatz ist zeitlich begrenzt vertretbar, wenn der intermittierende Katheterismus nicht möglich ist. Letzterer ist die Methode der Wahl bei areflexiver Blase und auch bei der Reflexblase, nachdem die Reflexblase durch Detrusordämpfung in eine hyporeflexive Blase umgewandelt worden ist. Die Detrusordämpfung führt zur Kontinenz, in der Speicherphase allerdings häufig um den Preis größerer Restharnmengen. Zur Detrusordämpfung kommen Oxibutynin, Trospiumchlorid, Propiverin und Tolterodin in Frage. Weiterführende Informationen auch zur Elektrostimulation und Operationen in der Literatur [19].

3.4 Komplikationen

3.4.1 Infektionen

Infektionen in der neurologischen Phase B sind häufig, weil die Patienten aufgrund der Schwere der Erkrankung und zuvor durchgemachter Infektionen häufig abwehrgeschwächt sind und z. T. leider immer häufiger mit weitgehend antibiotikaresistenten Erregern besiedelt sind. Neben den besonders häufigen Pneumonien (Schluckstörungen) und Harnwegsinfekten (Blasenkatheter) handelt es sich häufig um gastrointestinale Infekte nach Antibiotikatherapie (Clostridien). Patienten mit weitgehend antibiotikaresistenten Erregern müssen im Einzelzimmer isoliert werden. Dadurch sind die therapeutischen Möglichkeiten erheblich eingeschränkt. Auch bei Besiedlung ohne Infektionszeichen wird daher durch testgerechte lokale und gegebenenfalls systemische Antibiotikatherapie eine Eradikation angestrebt, um nach negativem Abstrich (3-mal bei MRSA, einmal bei Clostridien) die Isolation aufheben zu können.

3.4.2 Hydrozephalus

Patienten nach Subarachnoidalblutung haben ein erhöhtes Hydrozephalusrisiko. Die Bildgebung des Akutkrankenhauses sollte zum Vergleich mitgegeben werden und dann im zeitlichen Intervall, abhängig von der Symptomatik des Patienten, weitere Kontrollen der Ventrikelweite durchgeführt werden. Insbesondere zunehmende Vigilanzstörungen, Miktionsstörungen und gestörte posturale Kontrolle sollten Anlass dazu sein.

3.4.3 Reimplantation des Knochendeckels

Bei großen Hemisphäreninfarkten und raumfordernden Kontusionen hat sich zur Vermeidung der Einklemmung eine großzügige Kraniotomie durchgesetzt. Patienten mit großen Knochendefekten müssen wegen der prinzipiellen Möglichkeit einer Verlagerung des Gehirns mit Einklemmungsfolge zunächst sehr vorsichtig mobilisiert werden. Praktisch ist dies in unserer Erfahrung aber noch nicht eingetreten, so dass nicht generell von einer Mobilisierung dieser Patienten abzuraten ist. Es kann jedoch zu lageabhängigen Kopfschmerzen und z. T. ausgeprägten Befindlichkeitsstörungen kommen, die die Rehabilitationsfähigkeit extrem einschränken können. Wegen der Stabilisation der intrakraniellen Druckverhältnisse und wegen des besseren Schutzes des Gehirns ist ein möglichst frühzeitiges Verschließen der Knochenlücke für die Rehabilitation wünschenswert. Voraussetzung ist natürlich, dass die Hirnschwellung abgeklungen ist und die Wunde gut verheilt ist.

Nach Reimplantation des Knochendeckels tritt manchmal eine wesentliche Verbesserung des Allgemeinbefindens, der Vigilanz und des Antriebs ein, so dass davon auszugehen ist, dass die lageabhängigen Hirndruckänderungen die Hirnfunktion beeinträchtigen können. Nach der Operation ist auf eine saubere Wundheilung zu achten, auch nur kleine Infektionen im Bereich der Naht können Hinweis auf ausgedehntere Infektionen und eine Avitalität des Knochendeckels sein, so dass mit der Wiedervorstellung in der Neurochirurgie zur Wundrevision nach entsprechender Bildgebung nicht gezögert werden sollte.

3.4.4 Epilepsie

Epileptische Anfälle als Folge der Hirnläsion sind abhängig von ihrem zeitlichen Auftreten prognostisch unterschiedlich einzuschätzen. Deshalb sollte vom Akutkrankenhaus der Zeitpunkt des Auftretens in Bezug zum Läsionszeitpunkt mitgeteilt werden. Sog. Immediatanfälle, die im unmittelbaren zeitlichen Zusammenhang mit der Hirnläsion auftreten, haben eine günstige Prognose und sollten kein Anlass für eine längerfristige Behandlung sein. Unter Frühanfällen wird das Auftreten epileptischer Anfälle in der ersten Woche, unter Spätepilepsie das Auftreten epileptischer Anfälle nach der ersten Woche verstanden. Das Auftreten wiederholter epileptischer Anfälle erfordert eine entsprechende antiepileptische Medikation. In Hinblick auf die in der Regel erwünschte Vigilanzsteigerung und Verbesserung der Neuroplastizität für ein optimales Rehabilitationsergebnis sind Antiepileptika problematisch, so dass nur bei eindeutiger Indikation behandelt werden sollte.

> **Wichtig**
>
> EEG-Veränderungen ohne epileptische Anfälle sollten nicht medikamentös behandelt werden.

Bei der Wahl des Antiepileptikums ist die sedierende Nebenwirkung vieler Antiepileptika zu bedenken. Diese Nebenwirkung kann bei schwerer Hirnschädigung auch sehr viel ausgeprägter sein als bei sonst hirngesunden Patienten. Insbesondere bei Carbamazepin haben wir häufiger Vigilanzstörungen gesehen, seltener bei Valproat. Phenytoin muss über die PEG in der Regel in erheblich höherer Dosierung als p.o. gegeben werden und bedarf wegen der Kumulationsgefahr und unterschiedlicher Resorption je nach Applikation (p.o. oder über Sonde) regelmäßiger Spiegelkontrollen. So haben in der stationären Behandlung trotz der höheren Kosten Lamotrigin, Gabapentin und Levetiracetam weitere Verbreitung gefunden.

3.4.5 Stürze

Durch psychomotorische Unruhe in der Reorientierungsphase kombiniert mit Lähmungen und Störungen der Körperwahrnehmung im Raum (subjektive Vertikale beim Pushen, Störung des subjektiven Geradeaus beim Neglect) besteht Sturzgefahr. Insbesondere Patienten mit Knochenlücken des Schädels nach Kraniotomie müssen durch Helme geschützt werden. Eine Fixierung kann zum Schutz des Patienten erforderlich sein, erfordert aber die ausdrückliche Zustimmung des Vormundschaftsrichters (die Zustimmung eines gerichtlichen Betreuers ist nicht ausreichend). Um bei sehr unruhigen Patienten Verletzungen auch durch die Fixierung zu vermeiden, kann es zweckmäßig sein, die Patienten zwischen Schaumstoffpolstern direkt am Boden zu lagern. Die Lagerung zwischen dem Körper eng anliegenden Polstern vermag die Patienten durch das Spüren einer Grenze häufig zu beruhigen. Bei der Fixierung des Patienten in einem Rollstuhl ist zu bedenken, dass sehr unruhige Patienten durchaus mit dem Rollstuhl umstürzen können, so dass hier Vor- und Nachteile der Fixierung abgewogen werden müssen. Letztlich hilft nur eine sorgfältige Überwachung der Patienten, wenn man die aus rehabilitativen Gründen unerwünschten Sedativa vermeiden will.

3.5 Beendigung der Frührehabilitation

Wünschenswerter Grund für die Beendigung der Frührehabilitation ist die Besserung des Patienten (Erreichen der Phase C), andere Ursachen sind Komplikationen, die eine Rückverlegung ins Akutkrankenhaus erfordern oder fehlender Therapiefortschritt. Die zeitlichen Kriterien für die Dauer des Therapiestillstandes, die einen Therapieabbruch rechtfertigt, war 1995 vom Verband der Rentenversicherer auf 6 Monate angesetzt worden. Eine derartig lange Frist wird von den Kostenträgern unter den Bedingungen des aktuellen Kostendrucks jedoch nur noch ausnahmsweise akzeptiert.

Es müssen deshalb beizeiten mit den Angehörigen, insbesondere mit dem gerichtlich bestellten Betreuer, die Möglichkeiten der Weiterversorgung des Patienten geklärt werden. Nach unserer Erfahrung kann bei entsprechenden Möglichkeiten und Engagement auch bei schwerst pflegebedürftigen Patienten die Versorgung zu Hause ebenso gut gelingen wie in einer guten Pflegeeinrichtung. Dies setzt allerdings einen behindertengerechten Umbau der Wohnung und entsprechende personelle Ressourcen voraus. Umbaumaßnahmen benötigen einen erheblichen Zeitvorlauf. Nur bei frühzeitiger Planung kann dann die zwischenzeitliche Einweisung in eine Kurzzeitpflege zur Überbrückung vermieden werden. Die Hilfsmittelversorgung erfordert spezielle Fachkenntnisse über die angebotenen Produkte und eine differenzierte ärztliche Verordnung sowie eine Zusammenarbeit mit den die Hilfsmittel bereitstellenden Sanitätshäusern. Wenn sich später weiteres Rehabilitationspotential abzeichnet, kann eine Wiederaufnahme zur Intervallrehabilitation beantragt werden.

Auch die weiteren ambulanten therapeutischen Möglichkeiten (Entfernung zu den Therapeuten, Transport zum Therapeuten oder Hausbesuche) sollen geklärt werden. Lokal unterschiedlich bestehen insbesondere im Bereich der Sprachtherapie und der Neuropsychologie noch erhebliche Versorgungslücken in der ambulanten Versorgung.

Literatur

1. Ackermann H (2003) Schluckstörungen. In: Brandt T, Dichgans J, Diener H (Hrg.) Therapie und Verlauf neurologischer Erkrankungen. Kohlhammer, Stuttgart, S 1133-114, S 256-260

2. Bartholome G, Buchholz DW, Hannig C et al. (1993) Diagnostik und Therapie neurologisch bedingter Schluckstörungen. Gustav Fischer, Stuttgart
3. Bienstein C, Fröhlich A (1991) Basale Stimulation in der Pflege. Verlag Selbstbestimmtes Leben, Düsseldorf
4. Braus DF, Krauss JK, Strobel J (1994) The shoulder-hand syndrome after stroke: A prospective clinical trail. Ann Neurol 36: 728-733
5. Davies PM (1995) Wieder Aufstehen. Frühbehandlung und Rehabilitation für Patienten mit schweren Hirnschädigungen. Springer Verlag, Berlin-Heidelberg
6. Dietz V (2003) Syndrom der spastischen Parese. In: Brandt T, Dichgans J, Diener H (Hrgs) Therapie und Verlauf neurologischer Erkrankungen. Kohlhammer, Stuttgart, S 1133-1142
7. Dobkin BH (1996) Neurologic Rehabilitation. Davis Philadelphia
8. Frommelt P, Grötzbach H (1999) Neuro Rehabilitation. Blackwell, Berlin Wien
9. Goldstein LB and the Sygen in Acute Stroke Study Investigators (1995) Common drugs may influence motor recovery after Stroke. Neurology 45: 865-871
10. Granger CV, Hamilton BB, Keith RA, Zielezny M, Sherwin FS (1986) Advances in functional assessment for medical rehabilitation. Topics in Geriatric Rehabilitation 1: 59-74
11. Hesse S, Nelles G (2003) Motorische Rehabilitation nach Schlaganfall. In: Brandt T, Dichgans J, Diener H (Hrgs) Therapie und Verlauf neurologischer Erkrankungen. Kohlhammer, Stuttgart, S 1076-1090
12. Keith RA, Granger C, Hamilton BB, Sherwin FS (1987) The Functional Independence Measure: A new tool for rehabilitation. Advances in Clinical Rehabilitation 1: 6-18
13. Koenig E, Müller F, Mai N (1998) Prinzipien der motorischen Rehabilitation und Frührehabilitation. In: Brandt T, Dichgans J, Diener H (Hrg.) Therapie und Verlauf neurologischer Erkrankungen. Kohlhammer, Stuttgart, S 941-959
14. Mahoney FI und Barthel DW (1965) Functional evaluation: The barthel-index. Md State Med J 14: 61-65
15. Nydal P, Bartoszek G (1997) Basale Stimulation. Ullstein-Mosby, Berlin
16. Sautter-Bihl ML, Liebermeister E, Nanassy A (2000) Radiotherapy as a local treatment option for heterotopic ossifications in patients with spinal cord injury. Spinal Cord 38: 33-36
17. Schönle PW (1995) Der Frühreha-Barthelindex FRB- eine Frührehabilitationsorientierte Erweiterung des Barthelindex. Rehabilitation 34: 69-73
18. Schupp W (1995) Konzept einer zustands- und behinderungsangepassten Behandlung und Rehabilitationskette in der neurologischen und neurochirurgischen Versorgung in Deutschland (»Phasenmodell«) Nervenarzt 66: 907-914
19. Stöhrer M, Madersbach H, Palmtag H (1997) Neurogene Blasenfunktionsstörung – Neurogene Sexualstörung. Springer, Berlin
20. Verband Deutscher Rentenversicherungsträger (VDR) (1995) Phaseneinteilung in der neurologischen Rehabilitation. Rehabilitation 34: 119-126
21. www.dgnkn/Leitlinien

Ethische und rechtliche Grundlagen

F. Erbguth

4.1	Öffentliche Perzeption ethischer Probleme der Intensivmedizin und die Relativität der Begriffe	– 32
4.1.1	Intensivmedizin: Zuviel oder zuwenig Medizin?	– 32
4.1.2	Sterben »in Würde«	– 32
4.1.3	Verunsicherung und Informationsdefizite auf Intensivstationen	– 32
4.2	Ethischer und rechtlicher Rahmen	– 33
4.2.1	Ethische Prinzipien ärztlichen Handelns (Legitimität)	– 33
4.2.2	Rechtsprinzipien ärztlichen Handelns (Legalität)	– 33
4.2.3	Medizinische Maßnahmen als Körperverletzung	– 33
4.3	Verteilungsgerechtigkeit, Allokationsethik	– 34
4.4	Therapiebegrenzungen am Lebensende	– 34
4.4.1	Formen und Terminologie der »Sterbehilfe«	– 34
4.4.2	Grundsätze der Bundesärztekammer zur ärztlichen Sterbebegleitung	– 35
4.4.3	»Abstellen« und »Abschalten«: Aktives Tun oder Geschehenlassen	– 35
4.4.4	Vorsorgeinstrumente: Patientenverfügungen, Vorsorgevollmachten und Betreuungsverfügungen	– 36
4.4.5	Wann muss ein Gericht über einen Therapieabbruch entscheiden?	– 37
4.4.6	Entscheidungsalgorithmus bei schwierigen Entscheidungen	– 37
4.4.7	Ethische Probleme neurologischer Intensivmedizin als Gegenstand empirischer Studien	– 38

Literatur – 38

Grundsätzlich gelten in der neurologischen Intensivmedizin die gleichen ethischen und rechtlichen Prinzipien wie in der Medizin generell. Allerdings akzentuieren sich im intensivmedizinischen Kontext angesichts der Lebensbedrohlichkeit der Erkrankungen und der medikamentösen und apparativen Möglichkeiten der Lebensverlängerung Fragen der Angemessenheit diagnostischer und therapeutischer Maßnahmen und es entstehen Unsicherheiten über die damit verbundenen ethischen und rechtlichen Konsequenzen. Es herrscht weitgehend Übereinkunft darüber, dass die ethischen Grundlagen intensivmedizinischen Handelns neben der medizinischen Indikation einer Maßnahme bestimmt sind von den Prinzipien: Rettbarkeit, Lebensbewahrung, Schadensvermeidung, ethische und juristische Angemessenheit (= Legitimität und Legalität), Patientenselbstbestimmung und Verteilungsgerechtigkeit (Allokationsethik).

Diese Grundsätze geraten in der Intensivmedizin häufig in ein ethisches und juristisches Spannungsfeld. Gerade der Neurologe muss sich eingehend mit ethischen und rechtlichen Fragen einer »angemessenen Intensivtherapie« auseinandersetzen, weil zum einen die Erkrankungen seines Fachgebietes häufig prognostisch ungünstig verlaufen und zum anderen die Funktion des (Zentral)Nervensystems als entscheidendes Kriterium für die Gesamtprognose einer Erkrankung und damit für eine eventuelle Therapiebegrenzung (z. B. eingefordert in Patientenverfügungen) gilt. Eine korrekte Einschätzung des ethisch-juristischen Kontexts und der Bedeutung von Vorsorgeinstrumenten wie Patientenverfügungen, Vorsorgevollmachten und Betreuungsverfügungen ist v. a. relevant bei Fragen der Therapiebegrenzung, des Abbruchs oder Nichtbeginnens bestimmter Maßnahmen wie Beatmung, Dialyse, Sondenernährung, kardiopulmonaler Reanimation oder Katecholamingabe z. B. bei schweren Hirnschädigungen oder progredient verlaufenden neuromuskulären Erkrankungen mit respiratorischer Insuffizienz.

4.1 Öffentliche Perzeption ethischer Probleme der Intensivmedizin und die Relativität der Begriffe

4.1.1 Intensivmedizin: Zuviel oder zuwenig Medizin?

Die öffentliche Diskussion über Möglichkeiten und Grenzen der Intensivmedizin wird insbesondere in den Medien ambivalent und kontrovers geführt: einerseits wird mit hohem Anspruch **alles Machbare** eingefordert – andererseits werden Ängste vor einer grenzüberschreitenden **seelenlosen Apparatemedizin** durch Schlagzeilen wie »Ende ohne Gnade: die Intensivmedizin lässt Willenlose leiden!« (Die Zeit, 29/2004) verstärkt. Intensivmedizin vollzieht sich demnach zwischen den zwei Ängsten es werde **zuviel** oder **zuwenig** getan.

4.1.2 Sterben »in Würde«

Vorhandensein von **Würde** oder **Unwürde** im intensivmedizinischen Kontext ist kein von außen beurteilbarer Standard, sondern kann allenfalls vom Betroffenen selbst bewertend als **vorhanden** oder **nichtvorhanden** wahrgenommen werden. Begriffe wie Würde und Wohl des Patienten sind heute plural: was der eine Patient noch als zu seinem Wohle geschehend und damit als würdig empfindet, bedeutet für den anderen bereits Unwürde durch Zufügung von Leid und Schaden. Auch ist interpretationsbedürftig, was mit der häufig vorgetragenen Forderung nach einem »Sterben in Würde« gemeint ist. Es wird unter Verweis auf »natürliches und friedliches« Sterben die Annahme geäußert, dass würdiges Sterben nur in Abwesenheit von Intensivmedizin entstehen könne, was angesichts quälender »natürlicher« Sterbeverläufe in vielen Fällen als Fehlschluss erscheinen muss.

4.1.3 Verunsicherung und Informationsdefizite auf Intensivstationen

Mitarbeiter von Intensivstationen fühlen sich im Zusammenhang mit ethisch-rechtlichen Fragen am Ende des Lebens oft missbraucht und überfordert, weil ihnen lebenswichtige Entscheidungen übertragen werden, die im Vorfeld umgangen und verdrängt worden waren. Es soll dann ein Konglomerat gleichzeitig bestehender vitalorganmedizinischer, psychosozialer, ethischer und juristischer Probleme gelöst werden. Auch bestehen starke Unsicherheit und Desinformation, in welchem ethischen und rechtlichen Kontext Entscheidungen für oder gegen invasive Maßnahmen wie Katecholamingabe, Dialyse oder Beatmung zu treffen seien: nur selten sind die Details der »Grundsätze der Bundesärztekammer zur ärztlichen Sterbebegleitung« [6] oder die »Empfehlungen der Bundesärztekammer und der Zentralen Ethikkommission bei der Bundesärztekammer zum Umgang mit Vorsorgevollmacht und Patientenverfügung in der ärztlichen Praxis« [8] inhaltlich bekannt oder diskutiert.

Die Begrifflichkeiten der Sterbehilfe (z. B. aktiv, passiv, indirekt) werden z. T. in falschen Zusammenhängen gebraucht. Dies zeigte sich in mehreren Befragungen von Medizinstudenten, Allgemeinmedizinern, Internisten, onkologisch und palliativmedizinisch weitergebildeten Ärzten und selbst neurologischen Chefärzten [5, 20, 21]. Dabei wird unzutreffend zu etwa 25% die Beendigung einer Beatmung bei Sterbenden aus juristischen Gründen für grundsätzlich nicht durchführbar gehalten und zu etwa 50% das Abstellen einer Beatmung in jedem Fall für aktive – und damit verbotene – Sterbehilfe gehalten. Fast die Hälfte der Befragten hält die Verabreichung von Analgetika in potenziell atemdepressiver Dosierung bei terminaler Dyspnoe irrtümlich für verbotene Euthanasie. Ähnliche Fehleinschätzungen ergaben sich für die Einstellung künstlicher Nahrungs- und Flüssigkeitszufuhr über eine Sonde, die oft fehlerhaft als aktive Sterbehilfe eingeordnet wird. Ernüchternd ist die Tatsache, dass selbst deutsche Vormundschaftsrichter über die Rechtsprechungslage in ihrem Aufgabengebiet miserabel informiert sind: so hielten 35% der Befragten die Beendigung einer Beatmung für aktive Sterbehilfe und selbst der Verzicht auf einen Beatmungsbeginn wurde von 8% als aktive Sterbehilfe fehlbewertet [17].

4.2 Ethischer und rechtlicher Rahmen

4.2.1 Ethische Prinzipien ärztlichen Handelns (Legitimität)

Vor allem bei Fragen zu den **Grenzen ärztlicher Behandlungspflicht** ist gerade im intensivmedizinischen Bereich eine Tendenz zu einer unreflektierten Maximalmedizin beobachtbar, die legitime (= moralisch gerechtfertigte) ärztliche Handlungsspielräume in vorauseilender Sorge vor juristischen Sanktionen aufgibt. Beispiel dafür sind Handlungsprämissen, die unter Hinweis auf vermeintliche juristische Sicherheit danach handeln, im Zweifelsfall ein Maximum an Diagnostik und Therapie zum Einsatz zu bringen. Mit einer solchen Haltung wird auf eine Prinzipien- oder Pflichtethik (= deontologische Ethik als Variante der normativen Ethik) zurückgegriffen, die grundsätzlich und in allen Fällen nach festen Prinzipien handelt (z. B. »diskonnektiere niemals einen nicht-hirntoten Patienten vom Respirator« – aber auch gegenteilig wie: »große Hirnstammblutungen sollten nie beatmet werden«). Die pflichtethisch begründete Maximaltherapie hat medizinhistorische Tradition, wie sie z. B. Christoph Wilhelm Hufeland 1806 ausdrückte:

>> Der Arzt soll und darf nichts anderes tun, als Leben erhalten, ob es ein Glück oder Unglück sei, ob es Wert habe oder nicht, dies geht ihn nichts an. Und maßt er sich einmal an, diese Rücksicht in sein Geschäft mit aufzunehmen, so sind die Folgen unabsehbar und der Arzt wird der gefährlichste Mensch im Staate.<<

Anders als die deontologische Ethik fragt die teleologische Ethik (neben der »utilitaristischen Ethik« und »Verantwortungsethik« eine Form der konsequenzialistischen Ethik) nach Handlungszielen und -folgen.

4.2.2 Rechtsprinzipien ärztlichen Handelns (Legalität)

Seitens der Rechtssystematik bestehen drei Grunderfordernisse der Rechtfertigung ärztlichen Handelns (=Legalität):
1. Indikation,
2. Einwilligung des aufgeklärten Patienten oder entsprechender Vertreter,
3. Durchführung nach den fachlichen Regeln und mit der notwendigen Sorgfalt (»lege artis«).

Auf das letztere Erfordernis der kunstgerechten ärztlichen Behandlung und deren Verletzungen (»Kunstfehler«) mit den entsprechenden straf- und zivilrechtlichen Konsequenzen soll in diesem Kapitel nicht eingegangen werden, ebenfalls nicht auf die allgemeinen Anforderungen an die ärztliche Aufklärung oder auf andere mit den genannten Erfordernissen in Zusammenhang stehende risikobehaftete Bereiche wie beispielsweise Organisationsmängel bzw. -verschulden, Dokumentationsmängel, Gewährleistung des Facharztstandards oder Übernahmeverschulden.

4.2.3 Medizinische Maßnahmen als Körperverletzung

Bei der Einstellung »im Zweifelsfall Maximaltherapie« wird übersehen, dass basierend auf der Rechtsprechung des Deutschen Reichsgerichtshofes bereits im Jahre 1894 und der ständigen Rechtsprechung des Bundesgerichtshofes (BGHSt 35, 246) jeder ärztliche Heileingriff unter Bezug auf das Grundrecht auf körperliche Unversehrtheit (Art. 266) tatbestandlich eine Körperverletzung im Sinne der §§ 223 ff StGB; 823 I BGB darstellt.

Die Auffassung des Deutschen Reichsgerichtshofes lautete 1894 (RGSt 25, 375):

>> So gewiss ist der derselbe Kranke auch befugt, der Anwendung jedes Heilmittels, seien es innerlich wirkende Medikamente, seien es äußere operative Eingriffe, rechtswirksame Weigerung entgegenzusetzen, auch wenn dies dem Arzt unvernünftig erscheint.<<

Damit ist auch heute jeder diagnostische oder therapeutische Eingriff ohne Einwilligung strafbar, da der Wille des Patienten aus rechtlicher Sicht höchste Priorität bei medizinischen Entscheidungen hat, selbst wenn dieser Patientenwunsch aus medizinischer Sicht unsinnig erscheinen mag. Damit löst spätestens heutzutage die Auffassung, dass der Wille des Patienten höchste Priorität genießt (»voluntas aegroti suprema lex«) die Auffassung ab, nach der der Arzt bei der Wahl seiner diagnostischen und therapeutischen Mittel nach seiner eigenen Maßgabe für das Wohl des Patienten zu entscheiden habe (»salus aegroti suprema lex«; [10]). Auch die Garantenstellung des Arztes (nach § 13, StGB) inpliziert die »Entscheidungshoheit« des Patienten. Ist die Respektierung des Patientenwillens bei entscheidungsfähigen Patienten – abgesehen von Extremsituationen (z. B. Gabe von Blutprodukten bei verblutenden Zeugen Jehovas) – weitgehend unproblematisch, so besteht in der neurologischen Intensivmedizin das Problem der meistens bewusstseinsgetrübten Patienten, denen eine aktuelle Willensbekundung nicht (mehr) möglich ist. Es muss dann auf Dokumente des antizipierten wahren Willens (Patientenverfügung) oder Konstrukte des mutmaßlichen Willens zurückgegriffen werden.

4.3 Verteilungsgerechtigkeit, Allokationsethik

Zunehmend im medizinischen Alltag benutzte Begriffe wie »Kostendruck«, »Einsparungen«, »begrenzte Ressourcen und deren effektive Verwendung« signalisieren, dass auch im Blick auf die demographische Entwicklung Verteilungsentscheidungen implizit oder explizit unausweichlich sein werden. Im intensivmedizinischen Bereich verschärft sich diese kontroverse Diskussion insofern, als ex post festgestellt werden kann, dass im Zeitraum vor dem Tod auf der Intensivstation ein hoher Ressourcenverbrauch erfolgt und Versuche unternommen werden, aufgrund prognostischer Algorithmen ex ante diesbezügliche Ausgaben zu begrenzen. Ökonomisch begründete Ressourcenbegrenzungen können implizit erfolgen (z. B. durch Budgetierung) und sind dann oft wenig transparent oder explizit wie sie es z. B. durch Algorithmen wären.

Es bestehen unterschiedliche Ansätze, die Regulierung ärztlichen Handelns unter Aspekten der Begrenztheit der Mittel mit ethischen Konzepten (Moral der Verteilung knapper Mittel = Allokationsethik) zu rechtfertigen. Dabei werden sowohl Konzepte diskutiert, die eine Verteilungsentscheidung orientiert an der negativen Ergebnischance vorschlagen im Sinne der »Futility-Diskussion« im angloamerikanischen Bereich mit praktischer Umsetzung in Form von Verzichtsfestlegungen einer Wiederbelebung (»Do-not-resuscitate-Orders«) bei bestimmten Erkrankungen oder Krankheitskonstellationen als auch positive Nützlichkeitserwägungen, die diskutieren, inwieweit die Anzahl der Geretteten oder das Ausmaß des Nutzens in Abwägungsentscheidungen zählt. Obwohl diese Diskussion weitgehend theoretisch geführt wird, hält der (intensiv)medizinische Alltag bereits jetzt durchaus Beispiele für solche Entscheidungsdilemmas bereit beispielsweise bei der Frage, ob die Organe eines Mehrfachorganspenders priorität ein Mehrfachorganempfänger erhält (mehrere Organe retten einen Menschen) oder mehrere Einorganempfänger (mehrere Organe retten mehrere Menschen).

Auch bei Fragen der Verfügbarkeit von Intensivbetten, Beatmungsplätzen oder Stroke-Unit-Betten spielen Überlegungen zur Verteilungsgerechtigkeit eine praktische Rolle, die üblicherweise nach intuitiven oder kodifizierten Nützlichkeitserwägungen (z. B. Alters- oder Multimorbiditätsbegrenzungen) im Sinne der utilitaristischen Ethik gelöst werden [14, 15]. Auch wird im Alltag der neurologischen Intensivmedizin zunehmend die Frage diskutiert, ob bei identischem Nutzen zweier Therapiestrategien, der billigeren Strategie trotz höherer Komplikationsrate der Vorzug gegeben werden kann (Blutaustauschverfahren vs. Immunglobuline).

4.4 Therapiebegrenzungen am Lebensende

Nach den Grundsätzen der Bundesärztekammer ist der Arzt nicht unter allen Umständen zur Lebenserhaltung verpflichtet und kann das kurative Therapieziel zum palliativen ärztlichen Handeln hin ändern. Unter diesem Aspekt sind Alltagsformulierungen wie »austherapiert«, »Therapieabbruch«, »Therapia minima« und »Man kann nichts mehr tun!« in ihrer Semantik unangebracht. Explizit hingewiesen wird in den Grundsätzen darauf, dass wirtschaftliche Erwägungen keine Rolle spielen dürfen.

4.4.1 Formen und Terminologie der »Sterbehilfe«

Die Gesetze kennen den Begriff der »Sterbehilfe« nicht. Im Zusammenhang mit diesem Begriff wird in Deutschland meist gesprochen von:
- aktiver,
- indirekter oder indirekt aktiver,
- passiver Sterbehilfe und
- Beihilfe zum Suizid.

Dabei sind vor allem die ersten drei Termini der »Sterbehilfe« teilweise missverständlich. Inhaltlich gemeint ist:
- gezielte Tötung,
- Palliativtherapie (z. B. Schmerzlinderung) unter Inkaufnahme einer ungewollten Lebens- und Sterbeverkürzung und
- Unterlassung oder Beendigung lebenserhaltender Therapien die nicht (mehr) indiziert oder gewollt werden [11].

Verboten sind nach § 216 StGB eindeutig **aktive Sterbehilfe** oder **Tötung auf Verlangen**, also Tötungen durch Gabe von Medikamenten o. ä. Die Beihilfe zum Suizid ist in Deutschland nicht »per se« strafbar (da dies auch der Suizid bzw. der -versuch nicht ist), sie ist jedoch standesrechtlich verboten und sanktioniert.

Die meisten praktischen Diskussionen werfen die in Deutschland erlaubte **indirekte Sterbehilfe** und die **passive Sterbehilfe** auf. Obwohl es bei der indirekten Sterbehilfe (z. B. Opiate zur Schmerzlinderung mit möglicher atemdepressiver Nebenwirkung) weitgehend akzeptiert ist, dass die Leidensminderung Vorrang vor bloßer Lebensverlängerung hat, besteht ein Graubereich der Abgrenzung zur aktiven Sterbehilfe, da es Dosisbereiche bestimmter zur Leidenslinderung eingesetzter Medikamente geben kann, bei denen die Unterscheidung zwischen indirekter und aktiver Sterbehilfe allein von der Intention des Therapierenden abhängt (Inkaufnahme vs. Herbeiführen des Todes), die von außen nur schwer überprüfbar ist.

Während bei der **passiven Sterbehilfe** ethisch und juristisch weitgehend Einigkeit darüber herrscht, dass es im unumkehrbaren Sterbeprozess keine Verpflichtung zum Lebenserhalt unter allen Umständen gibt und auch kein Unterschied zwischen dem Nicht-Beginnen und dem Beenden einer Behandlung gesehen wird (▶ 4.4.3), wird die Frage des möglichen Therapieabbruchs in Fällen, in denen der Sterbeprozess noch nicht begonnen hat und der Patient selbst nicht entscheidungsfähig ist, kontrovers diskutiert. Erstmals hatte ein Strafsenat des Bundesgerichtshofs 1994 im so genannten »Kemptener Fall« entschieden, dass das Unterlassen bzw. der Abbruch einer lebenserhaltenden Maßnahme auch dann zulässig sein kann, wenn der Sterbevorgang noch nicht eingesetzt hat, und wenn ein entsprechender »mutmaßlicher« Wille des Kranken aus schriftlichen und/oder mündlichen Äußerungen des Patienten, seiner religiösen Überzeugungen oder Wertewelt usw. (re)konstruierbar ist [13].

Das genannte BGH-Urteil und folgende Urteile des 12. Zivilsenats des BGH flossen auch in die »Grundsätze der Bundesärztekammer zur Sterbebegleitung« von 2004, ein, in denen ausgeführt wird, dass Maßnahmen zur Verlängerung des Lebens in Übereinstimmung mit dem Willen des Patienten unterlassen oder abgebrochen werden dürfen. Patientenverfügungen werden – ebenso wie Vorsorgevollmachten und Betreuungsverfügungen – als wesentliche Hilfe für das Handeln des Arztes bezeichnet und sind verbindlich, wenn sie sich auf die konkrete Situation beziehen und keine Anhaltspunkte für eine Willensänderung vorliegen.

4.4.2 Grundsätze der Bundesärztekammer zur ärztlichen Sterbebegleitung

Nach ausführlichen und kontroversen Diskussionen wurden zunächst im September 1998 die »Grundsätze der Bundesärztekammer zur ärztlichen Sterbebegleitung« veröffentlicht und 2004 überarbeitet [6]. Der »paternalistische Grundzug früherer Richtlinien« [3] wurde aufgehoben und das Selbstbestimmungsrecht des Patienten betont. Auf die Bedeutung und Verbindlichkeit von Vorausverfügungen wurde ausdrücklich hingewiesen und die Begleitung Sterbender bis zum Tod explizit als eine ärztliche Aufgabe benannt. Außerdem wurde betont, dass der Arzt bei seiner Entscheidungsfindung den Konsens mit seinen ärztlichen und pflegerischen Mitarbeitern suchen soll.

Bedeutsam ist die Unterscheidung zwischen **Basisbetreuung** und **medizinischer Behandlung**. Zur unverzichtbaren Basisbetreuung zählen u. a. menschenwürdige Unterbringung, Zuwendung, Körperpflege, Linderung von Schmerzen, Atemnot und Übelkeit sowie das Stillen von Hunger und Durst. Letzteres ist nicht an das Verabreichen einer Magensonde (PEG) gebunden und deren Nichtanlage ist nicht per se moralisch gleichzusetzen mit »Verhungern- und Verdursten-Lassen«. Wenn lebensverlängernde medizinische Behandlungen sinnlos werden und/oder nicht gewollt werden, tritt palliativmedizinische Versorgung in den Vordergrund [19]. Außerdem wird das Recht des Patienten auf eine wahrheitsgemäße Aufklärung betont.

Im Abschnitt über die »Ermittlung des Patientenwillens« stellt die Bundesärztekammer klar, dass der Wille des Patienten Vorrang vor dem aus ärztlicher Sicht Nützlichen hat. Bei der Ermittlung des Patientenwillens ist eine klare Entscheidungshierarchie zu befolgen: Ist der Patient einwilligungsfähig, so hat der Arzt den aktuell geäußerten Willen des angemessen aufgeklärten Patienten zu beachten, bei einwilligungsunfähigen Patienten ist neben einer Patientenverfügung (▶ 4.4.4) die Erklärung des gesetzlichen Vertreters maßgeblich. Liegen weder vom Patienten noch von einem gesetzlichen Vertreter Erklärungen vor oder können diese nicht rechtzeitig beschafft werden, so hat der Arzt so zu handeln, wie es dem mutmaßlichen Willen des Patienten in der konkreten Situation entspricht.

Neben den Grundsätzen der Bundesärztekammer gibt es im internationalen Schrifttum auch neurologische Stellungnahmen zu den genannten Problemen [1].

4.4.3 »Abstellen« und »Abschalten«: Aktives Tun oder Geschehenlassen

Oft wird befürchtet, der Abbruch einer invasiven Maßnahme (z. B. einer Beatmung, Dialyse aber auch Sondenernährung) in einer ausweglosen Situation bzw. wenn sie dem (mutmaßlichen) Willen eines Patienten nicht (mehr) entspricht, stelle aktive Sterbehilfe dar. Für unproblematischer wird das Nichtbeginnen gehalten – weil es passiv erscheint. So sahen denn auch bei einer Befragung 26% amerikanischer Ärzte einen moralischen Unterschied zwischen dem Nichtbeginnen einer Beatmung (= erlaubt) und ihrem Abbruch (vermeintlich verboten; [9]). Zunächst ist allerdings ausschlaggebend, ob die zur Debatte stehende Maßnahme in einer bestimmten Situation (noch) medizinisch notwendig und sinnvoll – also indiziert – ist, oder eben nicht. Zudem ist es kein moralischer Unterschied, eine Maßnahme in einer bestimmten Situation nicht zu beginnen oder sie in der identischen Situation – wenn sie denn vorher unter anderen Umständen begonnen wurde – zu beenden.

> **Wichtig**
>
> »Passiv werden« in einer ausweglosen Situation oder auf Wunsch des Patienten kann nicht anders bewertet werden als »passiv bleiben«.

Die ethische Bewertung geht dementsprechend davon aus, dass solche Beendigungen keine aktive Sterbehilfe bzw. Tötung auf Verlangen darstellen und nimmt dabei Bezug auf die Theorien des »Unterlassens durch Tun« bzw. des »Geschehenlassens durch Handlung« [4,18]. Die Rechtsprechung hat bisher die prinzipiell gleiche Sichtweise. So wurde schon 1986 ein Ehemann vom Vorwurf der »Tötung auf Verlangen« freigesprochen, nachdem er seine mit amyotropher Lateralsklerose in einem Krankenhaus beatmete Ehefrau in einem unbeobachteten Moment vom Atemgerät diskonnektierte. In seinem Urteil führte das Landgericht Ravensburg aus (LG Ravensburg 1986; AZ: KLs 31/86): »Jemand, der diesem Verlangen (Anm.: nach Beendigung lebensverlängernder Maßnahmen) nachkommt, gleichgültig, ob durch Unterlassen oder durch aktives Tun, tötet nicht (auf Verlangen), sondern leistet Beistand im Sterben.«

Wenn ein Arzt einen moralischen und rechtlichen Unterschied zwischen dem vermeintlich erlaubten »Nichtbeginnen« und dem vermeintlich verbotenen »Beenden« sieht, so wird er manche Therapie in einer prognostisch noch unentschiedenen Lage gar nicht erst beginnen, weil er glaubt, bei einer Wendung zum Schlechten dürfe er das einmal Begonnene dann nicht mehr beenden. Dies wäre ein unangemessener Therapieverzicht.

4.4.4 Vorsorgeinstrumente: Patientenverfügungen, Vorsorgevollmachten und Betreuungsverfügungen

Trotz der lebhaften öffentlichen Diskussion über Patientenverfügung bedient sich bislang nur ein geringer Prozentsatz der Bundesbürger (10–15%) der unterschiedlichen Vorsorgeinstrumente. In Patientenverfügungen geht es fast immer um im Voraus verfügte Unterlassungswünsche in Bezug auf medizinische Maßnahmen im Sinne der Therapiebegrenzung für den Fall einer wie auch immer definierten »schlechten Prognose«. Die Möglichkeiten, rechtswirksam seinen Willen in einer zukünftigen Situation zur Geltung zu bringen, liegen in der
- einzelnen oder kombinierten Abfassung einer Patientenverfügung (antizipierte Selbstbestimmung),
- Benennung eines Bevollmächtigten im Rahmen einer Vorsorgevollmacht,
- Benennung eines Betreuers für den Fall einer notwendiger vormundschaftsgerichtlichen Einsetzung (◘ Abb. 4.1).

Zum Umgang mit diesen Vorsorgeinstrumenten hat die Bundesärztekammer 2007 Empfehlungen abgegeben [8].

Wie verbindlich ist eine Patientenverfügung?

Unter Ärzten bestehen kontroverse Auffassungen, wie verbindlich für den Fall des Verlustes der Entscheidungsfähigkeit eine Patientenverfügung hinsichtlich eines Therapieverzichts zu behandeln sei. Gegen die uneingeschränkte Gültigkeit von Unterlassungsverfügungen wird angeführt, dass Betroffene ihre »wahre« Entscheidung in kritischen Lebenssituationen nicht vorhersehen könnten und vielleicht in der konkreten Situation doch eine bestimmte Behandlung zum Überleben gewollt hätten [23]. Solche Änderungen zuvor geäußerter Absichten sind durchaus in der Praxis zu beobachten, z. B. bei der Entscheidung für oder gegen eine künstliche Beatmung bei amyotropher Lateralsklerose. Allerdings ist der Bundesgerichtshof (Bundesgerichtshof 2003 AZ XII ZB 2/03) diesen von Ärzten oft vorgebrachten relativierenden Einwänden gegen die Beachtung einer Patientenverfügung entgegengetreten, in dem er die Verbindlichkeit der Patientenverfügung gestärkt hat. Demnach darf eine Verfügung nicht unterlaufen werden »*unter spekulativer Berufung darauf, [...] dass der Patient vielleicht in der konkreten Situation doch etwas anderes gewollt hätte.*« Damit wird dem Patienten zugunsten seiner Selbstbestimmung durch Antizipation ein Irrtumsrisiko auferlegt. Allerdings hat das OLG München (1 U 4705/98) in einer abgelehnten Schmerzensgeld-/Schadensersatzklage einer Zeugin Jehovas wegen einer gegen ihre Patientenverfügung erfolgten Bluttransfusion ausgeführt, dass vor dem Hintergrund seines Berufsethos ein Arzt nicht »*zum willenlosen Spielball einer Patientenverfügung bar jeden ärztlichen Gewissens*« werden könne. Verfügungen sind umso bindender, je konkreter sie auf eine bestimmte gesundheitliche Situation Bezug nehmen. Damit besteht in der Praxis die Frage, wie genau und detailliert denn eine Patientenverfügung formuliert sein muss, um hohen Verbindlichkeitscharakter zu erlangen.

Die beste Vorsorge stellt die Kombination einer so detailliert wie möglich verfassten Patientenverfügung mit einer Vorsorgevollmacht dar. Dabei wird für Fragen der Gesundheit eine vertraute Person benannt, die im Falle eigener Entscheidungsunfähigkeit Entscheidungen, soweit sie in der Verfügung inhaltlich antizipiert sind, durchsetzen kann und soweit Unklarheiten verbleiben, diese unter Bezug auf den mutmaßlichen Willen fremd vertretend klären kann und die konkrete Bedeutung des Willens des Vertretenen rechtswirksam an die jeweilige medizinische Situation adjustieren kann.

Für welche Erkrankungssituationen gilt eine Patientenverfügung?

Die momentane Rechtsprechung in Deutschland hält die Patientenverfügung letztlich für alle Stadien und Phasen einer schweren Erkrankung für gültig, auch wenn der Sterbeprozess noch nicht eingesetzt hat. Im Moment ist die politische und gesellschaftliche Meinungsbildung zum Thema der Gültigkeit von Patientenverfügungen in vollem Gange; es existieren (Stand Juni 2008) drei parteiübergreifende unterschiedliche Gesetzesentwürfe. Wesentlicher Unterschied zweier Entwürfe ist die Frage, ob die Gültigkeit einer Patientenverfügung auf »unumkehrbare Sterbeprozesse« begrenzt bleiben solle (»Reichweitenbegrenzung«) oder auch für stabile Krankheitsphasen (z. B. »Wachkoma«) gelten müsse. Ein dritter Entwurf, der die Verbindlichkeit der Verfügung grundsätzlich bejaht, billigt dem Arzt eine hervorragende Stellung insofern zu, als dass dieser die Verfügung anzweifeln und weiter behandeln könne, wenn er dies für medizinisch geboten halte. Ein Vormundschaftsgericht müsste diesen Konfliktfall dann entscheiden.

Der 110. Deutsche Ärztetag 2007 stellte fest, dass der in einer Patientenverfügung geäußerte Wille grundsätzlich bereits heute verbindlich und Grundlage ärztlichen Handelns sei und sprach sich gegen eine umfangreiche rechtliche Regelung von Patientenverfügungen aus, da die Situationen am Lebensende hochkomplex und individuell seien. »*Deshalb stellt sich die Frage, ob durch eine weitergehende gesetzliche Regelung nicht neue Verunsicherungen im medizinischen Alltag hervorgerufen werden.*«

4.4 Therapiebegrenzungen am Lebensende

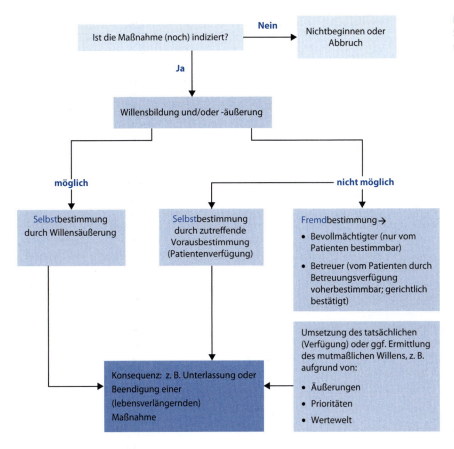

Abb. 4.1. Rechtssystematisches Schema der Selbst- und Fremdbestimmung bei medizinischen Maßnahmen

4.4.5 Wann muss ein Gericht über einen Therapieabbruch entscheiden?

Die gültige Rechtsprechung sieht keinen Einwilligungsbedarf eines Vormundschaftsgerichts bei einem Therapieabbruch, wenn »ärztlicherseits eine solche Behandlung oder Weiterbehandlung nicht angeboten werde – sei es, dass sie von vorneherein medizinisch nicht indiziert, nicht mehr sinnvoll oder aus sonstigen Gründen nicht möglich sei« (Bundesgerichtshof 2003 AZ XII ZB 2/03). Allerdings darf ein Betreuer seine Einwilligung in eine »ärztlicherseits angebotene lebenserhaltende oder -verlängernde Behandlung« nur mit Zustimmung des Vormundschaftsgerichts wirksam verweigern. Damit ist das Vormundschaftsgericht nur in Dissensfällen anzurufen, in denen die ärztliche Einschätzung hinsichtlich der Beendigung einer lebenserhaltenden Maßnahme und der vom Betreuer vorgetragene Wille differieren.

4.4.6 Entscheidungsalgorithmus bei schwierigen Entscheidungen

Als formalisierte Hilfe bei ethisch und juristisch schwierigen Entscheidungen kann mittels eines Algorithmus versucht werden, die komplexen medizinischen, ethischen, juristischen und psychosozialen »Problemkonglomerate« in »Teilproblemen« zu erfassen, zu analysieren und zu verstehen, um dann einzelne Lösungsmöglichkeiten zu erkennen, die zu einer Gesamtentscheidung zusammen fügbar sind. Solche denkbaren Teilbereiche sind:
— Stand der medizinischen Fakten,
— sonstige Situation des Patienten,
— Situation der Therapeuten,
— Situation der Angehörigen oder Betreuer,
— Einordnung und Analyse der ethischen Prinzipien,
— Einordnung der konkreten juristischen Konstellation.

Hilfreich dürfte in komplexen Problemfällen auch die Zuziehung eines in einigen Krankenhäusern bereits verfügbaren »Ethikkonsils« oder einer »Mobilen Ethikberatung« sein. Eine grundsätzliche Stellungnahme der Bundesärztekammer zur

Ethikberatung in der klinischen Medizin wurde 2006 publiziert [7].

> **Ethischer Entscheidungsalgorithmus bei schwierigen Entscheidungen**
> - Stand der medizinischen Fakten
> - Sonstige Situation des Patienten
>   z. B. Interessen, Wertvorstellungen, Abwägung von Nutzen und Schaden, tatsächlicher aktuell oder im Vorfeld (z. B. Patientenverfügung) geäußerter Wille oder Anhaltspunkte für den »mutmaßlichen« Willen? Welche Betreuungsressourcen bestehen? In welchen möglichen Zwängen steckt der Patient? (will er »niemand zur Last fallen« oder fühlt er sich zum Überleben gedrängt)
> - Situation der Therapeuten
>   z. B. Wertvorstellungen, Pflichten, forensische Aspekte? Welche aktuellen Belastungen bestehen sonst auf Station? Wie und wie häufig bestehen Vorerfahrungen mit ähnlichen Patienten oder Situationen, wurden gute oder schlechte Erfahrungen gemacht? Diskrepante Bewertungen zwischen Pflegepersonal und Ärzten oder innerhalb der jeweiligen Hierarchie? Gibt es Möglichkeiten der offenen Diskussion? Existieren externe Unterstützungsmöglichkeiten wie Ethikkonsil, Teamsupervision oder Balintgruppen?
> - Situation der Angehörigen oder Betreuer
>   z. B. welchen Zwängen sind sie ausgesetzt, evtl. moralische Verpflichtungen zur Einforderung von Maximaltherapie? Mögliche Schuldgefühle bei Involviertsein in Therapiebegrenzungen? Materielle Rahmenbedingungen und Beziehungsgefüge zum Patienten? Widerstreitende Angehörigeninteressen? Konsens oder Kommunikationsstörungen mit den Behandlern? Eigennützige Motive z. B. Erbsituation usw.
> - Einordnung und Analyse der ethischen Prinzipien
>   Implizite und/oder explizite (intuitive oder kodifizierte) ethische Positionen der Station und der Mitarbeiter
> - Einordnung der konkreten juristischen Konstellation
>   Analyse der grundsätzlichen und konkreten rechtlichen Gegebenheiten z. B. auch Absprache mit Vormundschaftsgericht

4.4.7 Ethische Probleme neurologischer Intensivmedizin als Gegenstand empirischer Studien

Ethische Fragestellungen werden in der allgemeinen und speziellen neurologischen Intensivmedizin zunehmend Gegenstand empirischer Untersuchungen und ergänzen die ansonsten eher theoretisch geführten Diskussionen und machen auf entsprechende Probleme aufmerksam. Beispielsweise zeigten Untersuchungen in den USA, dass ein intuitiver Verzicht auf invasive Therapien bei Patienten mit intrazerebralen Blutungen zu einer Bestätigung der vermuteten schlechten Prognose führte und dann zukünftige zurückhaltende Therapieeinstellungen stützte im Sinne einer »self fulfilling prophecy« [2]. Frühe Therapielimitierungen verdoppelten selbst nach statistischer Adjustierung für andere negative Prognosefaktoren die Sterblichkeit innerhalb von 30 Tagen und in der Langzeitbetrachtung [22] und führten zu einer geringeren therapeutischen Aggressivität bereits im Vorfeld von Reanimationssituationen [12]. Bei der für eine Therapiebegrenzung wichtigen Prognoseeinschätzung auf der neurologischen Intensivstation besteht mittlerweile die Problematik, dass diese von Akutmedizinern getroffen wird, die Langzeitverläufe Schwersterkrankter nicht mehr miterleben, weil die Patienten bereits in frühen Erkrankungsphasen in Frührehabilitationskliniken verlegt werden.

Andere Untersuchungen konnten die Nützlichkeit und hohe Akzeptanz von Ethikkonsilen auf der Intensivstation belegen [16].

Fazit

Eine intensivmedizinisch kompetente Behandlung von Patienten mit lebensbedrohlichen neurologischen Erkrankungen bedarf auch einer umfassenden Kenntnis der ethischen und rechtlichen Aspekte. Dieses Wissen und die darüber geführte ständige Diskussion im Intensivbehandlungsteam sollten dazu führen, dass die Behandlung ethischer und rechtlicher Probleme neurologischer Intensivpatienten nicht defensiv, sondern als originäre Aufgabe betrachtet wird, für die eine Station ebenso aktiv und selbstverständlich gerüstet sein muss, wie für das organmedizinische Management der neurologischen Erkrankungen oder deren Komplikationen wie z. B. bei zerebrovaskulären Erkrankungen, Entzündungen des ZNS, Sepsis oder Multiorganversagen.

Literatur

1. American Academy of Neurology: Ethics and humanities subcommittee (1998) Position statement: assisted suicide, euthanasia, and the neurologist. Neurology 50: 596-598
2. Becker KJ, Baxter AB, Cohen WA et al. (2001) Withdrawal of support in ICH may lead to self-fulfilling prophecies. Neurology 56: 766-772
3. Beleites E (1998) Sterbebegleitung – Wegweiser für ärztliches Handeln. Deutsches Ärzteblatt 95A: 2365-2366
4. Birnbacher D (1995) Handeln und Unterlassen. Reclam Stuttgart
5. Borasio GD, Weltermann B, Voltz R, Reichmann H, Zierz S (2004) Einstellungen zur Patientenbetreuung in der letzten Lebensphase. Eine Umfrage bei neurologischen Chefärzten. Nervenarzt 75: 1187-1193

Literatur

6. Bundesärztekammer (2004) Grundsätze der Bundesärztekammer zur ärztlichen Sterbebegleitung. Deutsches Ärzteblatt 101A: 1298-1299
7. Bundesärztekammer (2006) Stellungnahme der Zentralen Kommission zur Wahrung ethischer Grundsätze in der Medizin und ihren Grenzgebieten (Zentrale Ethikkommission) bei der Bundesärztekammer zur Ethikberatung in der klinischen Medizin. Deutsches Ärzteblatt 103A: 1703-1707
8. Bundesärztekammer (2007) Bekanntmachungen: Empfehlungen der Bundesärztekammer und der Zentralen Ethikkommission bei der Bundesärztekammer zum Umgang mit Vorsorgevollmacht und Patientenverfügung in der ärztlichen Praxis. Deutsches Ärzteblatt 104A: 891-896
9. Edwards MJ, Tolle SW (1992) Disconnecting a ventilator at the request of a patient who knows he will then die: The doctor's anguish. Ann Intern Med 117: 254-256
10. Erbguth F (2003) Ethische und juristische Aspekte der intensivmedizinischen Behandlung bei chronisch-progredienten neuromuskulären Erkrankungen. Intensivmed 40: 646–657
11. Gesang B (2001) Aktive und passive Sterbehilfe – zur Rehabilitation einer stark kritisierten deskriptiven Unterscheidung. Ethik Med 13: 161-175
12. Hemphill JC 3rd, Newman J, Zhao S, Johnston SC (2004) Hospital usage of early DNR Orders and outcome after ICH. Stroke 35: 1130-1134
13. Kutzer K (2001) Sterbehilfeproblematik in Deutschland: Rechtsprechung und Folgen für die klinische Praxis. MedR: 77-79
14. Lübbe W (2005) Das Problem der Gleichheit in der »Numbers«-Debatte. In: Rauprich O, Marckmann G, Vollmann J (Hrsg.) Gleichheit und Gerechtigkeit in der Medizin. mentis Paderborn, S. 105-125
15. Marckmann G (2003) Medizinische Nutzlosigkeit. Einführung. In: Marckmann G, Liening P, Wiesing U (Hrsg.) Gerechte Gesundheitsversorgung. Ethische Grundpositionen zur Mittelverteilung im Gesundheitswesen. Schattauer, Stuttgart. S. 251-253
16. Schneiderman LJ, Gilmer T, Teetzel HD et al. (2003) Effects of ethics consultations on nonbeneficial life-sustaining treatments in the ICU setting. JAMA 290: 1166-1172
17. Simon A et al. (2004) Einstellungen deutscher Vormundschaftsrichterinnen und -richter zu medizinischen Entscheidungen und Maßnahmen am Lebensende: erste Ergebnisse einer bundesweiten Befragung. MedR 22: 303-307
18. Spittler JF (2000) Unaufhaltsame Atemmuskelschwäche und Beendigung maschineller Beatmung: Tun oder Unterlassen? Ethik Med 12: 236-246
19. Voltz R et al (2004) Palliative care in neurology. Oxford University Press, New York
20. Weber M, Schildmann J, Schüz J et al. (2004) Ethische Entscheidungen am Lebensende – Kenntnisstand und Einstellungen Medizinstudierender Dtsch Med Wschr 129: 1556-1560
21. Weber M, Stiehl M, Reiter J, Rittner C (2001) Sorgsames Abwägen der jeweiligen Situation. Dtsch Ärztebl 98A: 3184-3188
22. Zahuranec DB, Brown DL, Lisabeth LD et al. (2007) Early care limitations independently predict mortality after intracerebral hemorrhage. Neurology 68: 1651-1657
23. Ziegler A, Bavastro P, Holfelder HH, Dörner K (2002) Patientenverfügungen. Kein Sterben in Würde. Dt Ärztebl 99A: 917-919

Diagnostik

5 Neuroradiologie – 43
K. Alfke, O. Jansen

6 Liquordiagnostik 55
B. Wildemann

7 Neurophysiologische Diagnostik – 65
H. Buchner, R. Gobbelé, P.A. Ringleb, G. Karpel-Massler, A. Aschoff, A. Unterberg, T. Steiner, OW. Sakowitz, C. Terborg, E. Keller, C. Dohmen, C. Berger, A. Sarrafzadeh, M. Oertel, R. Kollmar

Neuroradiologie

K. Alfke, O. Jansen

5.1 Radiologische Verfahren – 44
5.1.1 Röntgen – 44
5.1.2 Myelographie – 44
5.1.3 Computertomographie (CT) – 44
5.1.4 Magnetresonanztomographie (MRT) – 46
5.1.5 Angiographie – 47

5.2 Anwendung und Indikation – 48
5.2.1 Zerebrale Ischämie – 48
5.2.2 Intrazerebrale Blutung – 50
5.2.3 Subarachnoidalblutung (SAB) – 51
5.2.4 ZNS-Entzündungen – 52
5.2.5 Schädelhirntrauma (SHT) – 53
5.2.6 Querschnittsyndrom – 53

Literatur – 54

Die Neuroradiologie stellt krankhafte Veränderungen am Nervensystem, an seinen umgebenden Strukturen und an seinen versorgenden Gefäßen dar. Dabei werden verschiedene bildgebende Verfahren genutzt. Die wesentlichen Modalitäten sind die Computertomographie, die Magnetresonanztomographie und die Angiographie. Zusätzlich kommen noch immer das konventionelle Röntgen und die Myelographie zum Einsatz. Eine suffiziente bildgebende Diagnostik und deren Interpretation werden umso wichtiger, je schlechter der Patient klinisch-neurologisch untersucht werden kann. Demzufolge besitzen die neuroradiologischen Verfahren gerade in der neurologischen und neurochirurgischen Intensivmedizin einen sehr hohen Stellenwert.

Der erste Abschnitt dieses Kapitels erläutert die Grundlagen der Untersuchungsverfahren. Es wird auf mögliche Komplikationen und die daraus resultierenden notwendigen Vorbereitungen der Untersuchungen hingewiesen. Der zweite Abschnitt stellt die wesentlichen Indikationen aus dem Gebiet der neurologischen und neurochirurgischen Intensivmedizin vor.

5.1 Radiologische Verfahren

5.1.1 Röntgen

Röntgen ist ein gebräuchlicher Begriff für die Projektionsradiographie. Dabei durchdringt elektromagnetische Strahlung geradlinig den zu untersuchenden Körperteil und wird in Abhängigkeit von Dichte und Zusammensetzung des Gewebes abgeschwächt. Beispielsweise resorbiert Kalk in Knochen mehr Strahlung als das umgebende Weichteilgewebe. Die Abschwächung der Strahlung ergibt in ihrer Summation ein Bild, welches mit Hilfe von einem Röntgenfilm oder auch mit digitalen Speicherfolien oder Detektoren sichtbar gemacht wird. Daraus entstehen statische Bilder. Bei Aufzeichnung der Röntgenstrahlen mit Hilfe eines Bildverstärkers und einer Kamera sind dynamische Untersuchungen (Röntgendurchleuchtung) möglich.

5.1.2 Myelographie

Die Myelographie dient der Darstellung der Strukturen im Spinalkanal. Dieser wird im Röntgenbild sichtbar, nachdem über eine Punktion in der unteren Hälfte der Lendenwirbelsäule, seltener auch über eine subokzipitale Punktion, Kontrastmittel (KM) eingebracht wurde. Je nach Fragestellung sind KM-Mengen von 5–20 ml notwendig. Unter Durchleuchtungskontrolle und Umlagerung des Patienten einschließlich Kopftieflage werden Röntgenaufnahmen vom Spinalkanal angefertigt. Häufig schließt sich eine Computertomographie (sog. Myelo-CT) an, die in transversalen Schichten den kontrastierten Duraschlauch und seine umgebenden Strukturen zeigt.

Komplikationen treten bei der heute üblichen Verwendung nichtionischer, wasserlöslicher KM sehr selten auf. Zu den wichtigsten **Komplikationen** zählen generalisierte Krampfanfälle, aszendierende Meningitiden und eine Verschlechterung der spinalen Symptomatik. Letztere kann selten durch eine spinale Subduralblutung verursacht werden oder aus einer injektionsbedingten, intrathekalen Druckerhöhung resultieren. Wie nach jeder lumbalen Liquorpunktion kann ein postpunktionelles Kopfschmerzsyndrom auftreten.

Die Myelographie ist wie die Angiographie ein invasives diagnostisches Verfahren, über das der Patient in elektiven Fällen einen Tag vor der Untersuchung aufgeklärt werden muss.

5.1.3 Computertomographie (CT)

Die Computertomographie ist ebenfalls ein Röntgenverfahren. Der liegende Patient wird mit Hilfe eines verschieblichen Tisches durch einen Ring gefahren. Auf diesem Ring kreisen Röntgenröhre und Detektoren um den Patienten, es wird wieder die Schwächung der Röntgenstrahlung durch den untersuchten Körperteil registriert. Aus den gewonnenen Schwächungswerten werden Schichtbilder rekonstruiert.

Spiral-CT

Mittlerweile verfügen die meisten CT-Geräte über die sog. **Spiraltechnik**. Hierbei wird, anders als beim Einzelschichtverfahren, der Patiententisch nicht schrittweise sondern kontinuierlich vorwärts bewegt, während sich die Röntgenröhre ebenfalls kontinuierlich um den Patienten dreht. Neue Geräte mit **Multislice**-Technik messen durch parallel angeordnete Detektorreihen gleichzeitig mehrere Schichten. Mit dieser Technik können die Daten eines gesamten Volumenblocks in relativ kurzer Zeit (ca. 20–30 s) akquiriert werden. Zur Untersuchung unruhiger Patienten kann die Akquisitionszeit bei vielen Geräten reduziert werden, allerdings unter Verlust von Bildqualität. Anschließend können aus dem Volumendatensatz Rekonstruktionen in beliebigen Ebenen berechnet werden.

Bei kraniellen Untersuchungen wird meist eine Schichtdicke von 8 oder 10 mm gewählt, wobei die hintere Schädelgrube zumindest bei der Erstuntersuchung des Patienten mit halbierter Schichtdicke (z. B. 4 oder 5 mm) untersucht werden sollte. Moderne Multislice-CT-Tomographen mit 6–64 Schichten pro Umlauf erlauben eine durchgängige Schichtdicke von 3–4 mm zur Darstellung des gesamten Gehirns bei guter Bildqualität. Bei speziellen Fragestellungen (z. B. Mastoiditis) wird die Schichtdicke auf 1,5 oder 2 mm reduziert. Ein optimaler Nachverarbeitungsalgorithmus der Rohdaten und eine standardisierte Dokumentationsform der berechneten Bilder (z. B. in einem definierten Knochen- und Weichteilfenster) sind ebenfalls unerlässlich für eine suffiziente Untersuchung des Neurokraniums. Eine korrekte Patientenlagerung ist besonders für die Interpretation kranialer Untersuchungen hilfreich, da diskrete

5.1 Radiologische Verfahren

pathologische Veränderungen am Hirnparenchym (z. B. Ischämiefrühzeichen) häufig erst durch den Vergleich mit der gesunden Hirnhälfte offensichtlich werden.

CT-Angiographie (CTA)

Wird kurz vor und während der Aufnahme eines Volumendatensatzes mit der Spiraltechnik ein Kontrastmittelbolus intravenös injiziert, kann aus diesen Daten eine Gefäßdarstellung, eine CT-Angiographie (CTA), berechnet werden. Diese nichtinvasive Gefäßdarstellung (nur venöser Zugang notwendig) erlaubt auch die Beurteilung intrakranieller Gefäße bis zum Kaliber der A. cerebri media und hat sich daher bei der Notfalldiagnostik zerebrovaskulärer Erkrankungen etabliert (Abb. 5.1). Bei der Interpretation ist stets zu bedenken, dass die CT-Angiographie ein morphologisches Verfahren ist und, anders als die Katheterangiographie, keine flussdynamische Beurteilung zulässt.

Perfusions-CT

Wird kurz nach der Kontrastmittelgabe wiederholt die gleiche Schichtebene des Gehirns aufgenommen, lässt sich auf den einzelnen Bildern die Ausbreitung des Kontrastmittelbolus als Dichteänderung bis in die kleinsten Gefäße verfolgen. Aus der akquirierten Bildreihe lässt sich eine Perfusionskarte der aufgenommenen Schicht berechnen. Diese zeigt z. B. nach Verschluss größerer arterieller Äste ein **territoriales Perfusionsdefizit**. Multislice-CT messen parallel mehrere Perfusionsschichten.

Kontrastmittelgabe

Um den Kontrast zwischen Geweben mit unterschiedlicher Durchblutung, z. B. Hirnparenchym und Tumor zu steigern oder um eine Störung der Blut-Hirn-Schranke nachzuweisen, kann ein Kontrastmittel (KM) appliziert werden. Dies geschieht oft erst nach einem Nativscan, um eine Kontrastmittelanreicherung, ein sog. Enhancement sicher zu identifizieren. Die verwendeten KM enthalten Jod, welches Röntgenstrahlen stark absorbiert. Die Konzentration liegt bei 300 mgJ/ml und man gibt üblicherweise KM-Mengen zwischen 1 und 2 ml/kgKG.

Potenzielle Kontrastmittelnebenwirkungen
- Allergische Reaktionen
- Niereninsuffizienz
- Hyperthyreose bis zur thyreotoxischen Krise

Allergische Reaktion

Das allergoide Potenzial der heute verwendeten niedrig osmolaren KM ist soweit reduziert, dass schwere Reaktionen mit Schockzuständen nur noch sehr selten beobachtet werden. Auf eine früher übliche Nüchternheit von mindestens 4 Stunden vor der Kontrastmittelgabe kann verzichtet werden.

Bei anamnestisch bekannter KM-Unverträglichkeit oder allgemeiner Hyperreagibilität des Patienten wird versucht, das individuelle Unverträglichkeitsrisiko in zwei Kategorien einzuteilen. Patienten mit einem **niedrigen Risiko** werden mit Antihistaminika (H_1- und H_2-Blocker i.v.) direkt vor der KM-Gabe behandelt, Patienten mit einem **hohen Risiko** erhalten zusätzlich vor der KM-Gabe Steroide, z. B. 12 und 2 Stunden vorher 10 mg Fortecortin i.v.

Niereninsuffizienz

Die KM werden über die Niere fast vollständig (99%) glomerulär filtriert, ohne das eine nennenswerte tubuläre Rückresorpti-

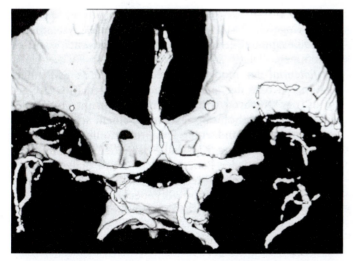

Abb. 5.1. CT-Angiographie eines Patienten mit Verschluss der A. cerebri media. Die Kontrastierung der Mediaäste distal des Verschlusses erfolgt retrograd über leptomeningeale Kollateralen. (Aus: Schwab S [1999] Neurologische Intensivmedizin. Springer, Heidelberg Berlin)

on erfolgt. Dadurch kommt es während der Tubuluspassage zu einem 100fachen Anstieg der KM-Konzentration, die bei eingeschränkter Ausscheidungsmenge zytotoxische Konzentrationen am Tubulusapparat erreicht. Das nephrotoxische Potenzial der modernen, niedrigosmolaren KM unterscheidet sich leider kaum von dem der älteren, hypersomolaren KM. Der genaue Wirkmechanismus der Nephrotoxizität ist nicht bekannt. Gefährdet sind Patienten mit einer Kreatininerhöhung größer ungefähr 1,7mg%, einem schweren Diabetes mellitus, einem Diabetes mellitus Typ II unter Behandlung mit oralen Antidiabetika (v. a. Biguanide), einer Dehydratation und einer Paraproteinämie mit Proteinurie (Bence-Johns-Proteinurie).

> **Wichtig**
>
> Ist eine KM-Gabe bei einer Kreatininerhöhung >3mg/dl unumgänglich, muss der Patient anschließend dialysiert werden.

Bei nur mäßig erhöhten Kreatininwerten kann der Nierenschädigung mit ausreichender Hydratation und Diuretikagabe vorgebeugt werden. Die KM-induzierte Nephrotoxizität ist zumeist nach einigen Tagen reversibel.

Hyperthyreose

Mit der KM-Gabe werden dem Patienten 15–100 g gebundenes Jod zugeführt. Durch Abspaltung geringer Jodmengen vom Trägermolekül werden bis zu 1000–10000 µg freies Jod zugeführt. Dadurch kann v. a. bei Patienten mit vorbestehender Struma und autonomen Follikeln eine Schilddrüsenüberfunktion ausgelöst werden. Von einzelnen Autoren werden sogar bis zu 15% der klinisch manifesten Hyperthyreosen auf eine zuvor erfolgte KM-Gabe zurückgeführt. Die Entwicklung einer thyreotoxischen Krise mit potenziell tödlichem Ausgang ist selten; meistens handelt es sich nur um milde Funktionsstörungen.

Bei bekannter oder auch vermuteter Schilddrüsenüberfunktion muss die Jodaufnahme in die Schilddrüse medikamentös mit Thiamiden, z. B. Favistan, Thiamazol (30–40 mg/24 h) oder Natriumperchlorat, z. B. Irenat (2–3 mg/24 h) blockiert werden. Die Medikation beginnt 2 Tage vor der KM-Gabe und wird danach bis zu 3 Wochen fortgeführt.

5.1.4 Magnetresonanztomographie (MRT)

Die MRT erzeugt Schnittbilder mit Hilfe von Magnetfeldern und Hochfrequenzimpulsen. Freie Wasserstoffprotonen des Körpergewebes geben nach entsprechender Anregung im Magnetfeld ein Signal ab, welches in ein Graustufenbild umgerechnet wird. Das Signal und damit der jeweilige Grauwert im Bild sind einerseits abhängig von der Dichte und Zusammensetzung des Gewebes, wodurch sich besonders für verschiedene Weichteilgewebe sehr feine Kontraste ergeben. Andererseits ist das Signal abhängig von der Art der Anregung, so dass z. B. T1- oder T2-gewichtete Sequenzen unterschiedliche Signale aus gleichartigen Gewebeanteilen erzielen.

Die Magnetresonanztomographie ist trotz ihrer zunehmenden Verbreitung noch kein Routineverfahren in der Notfall- und Intensivmedizin. Die intensivmedizinische Überwachung oder Beatmungsmöglichkeit der Patienten im MR-Gerät ist erschwert. Auf Grund des im Vergleich zum CT erhöhten Organisationsaufwandes, der längeren Untersuchungszeit und auch der begrenzten Untersuchungskapazitäten wird die Indikation zum MRT strenger gestellt. Die selten verfügbaren Niederfeld-MR-Tomographen erlauben während der Untersuchung den Zugang zum Patienten, die niedrige Feldstärke dieser Geräte bedingt aber eine deutlich verlängerte Untersuchungszeit und schlechtere Bildqualität.

MR-Techniken

Für alle MR-Tomographen hat die Einführung schneller Sequenzen die Untersuchungszeiten deutlich verkürzt. Routinemäßig werden heute sog. **Fast- oder Turbo-Spinecho-Techniken** verwendet, die je nach Feldstärke des MR-Geräts zum Beispiel eine Darstellung des gesamten Neurokraniums mit einer T_2-gewichteten Sequenz in weniger als einer Minute gestatten. Für ein umfassenderes Untersuchungsprotokoll einschließlich Kontrastmittel verstärkter Aufnahmen wird heute zumeist eine Messzeit unter 30 Minuten benötigt.

Das **Echo-Planar-Imaging (EPI)** ist ein schnelles Bildaufnahmeverfahren, das nicht zur morphologischen sondern zur funktionellen Untersuchung des Gehirns eingesetzt wird. Zwei Messverfahren, die Diffusionsmessung und die Perfusionsmessung, haben dabei besonders von der EPI-Technik profitiert und werden seitdem in der akuten Ischämiediagnostik eingesetzt.

Mit den diffusionsgewichteten Sequenzen (**DWI: diffusion weighted imaging**) können die Braun-Molekularbewegung der Protonen gemessen und zytotoxische Ödeme sehr früh erfasst werden.

Mit den perfusionsgewichteten Sequenzen (**PWI: perfusion weighted imaging**) kann die relative regionale Durchblutung des Gehirns gemessen werden. Die Messzeiten für beide Verfahren betragen mit der EPI-Technik jeweils weniger als eine Minute.

Magnetresonanzangiographie (MRA)

Die Magnetresonanzangiographie (MRA) erlaubt wie die CTA eine nichtinvasive Darstellung der Blutgefäße. Mit speziellen Nachverarbeitungsverfahren können der Katheterangiographie ähnliche Bilder berechnet werden. Es werden zwei verschiedene MR-Angiographietechniken unterschieden. Bei den **flusssensitiven Techniken** (TOF: »time of flight« Angiographie und PCA: Phasenkontrastangiographie) werden im Gegensatz zur CTA keine morphologischen sondern ausschließlich hämodynamische Bilder erzeugt. Turbulenter Blutfluss kann dabei zur Signalauslöschung führen und Gefäßverschlüsse vortäuschen.

Eine deutliche Weiterentwicklung stellt die **kontrastmittelverstärkte MRA** (CE-MRA: contrast enhanced MRA) dar. Vergleichbar mit der CTA wird bei der CE-MRA ein Kontrastmittelbolus gespritzt und während seiner Passage durch das Gefäß aufgenommen. Die CE-MRA ist somit ebenfalls ein morphologisches Verfahren mit sehr kurzer Untersuchungszeit und hoher Aussagekraft z. B. bezüglich des Stenosegrades. Diese Vorteile des Verfahrens werden aber durch den zusätzlichen Bedarf eines KM erkauft.

Magnetresonanzspektroskopie (MRS)

Bei der Magnetresonanzspektroskopie (MRS) erhält man Informationen über die spektrale Zusammensetzung eines MR-Signals aus einem definierten Volumen. Damit lassen sich Rückschlüsse auf bestimmte chemische Verbindungen der Protonen und deren prozentualen Anteil im untersuchten Volumen ziehen. Die MRS ist daher eine Methode mit der Stoffwechselprozesse am Lebenden nicht invasiv untersucht werden können.

Potenzielle Nebenwirkungen

Die zur Bildgebung eingesetzten Hochfrequenzimpulse übertragen Energie und können zu einer Erwärmung des untersuchten Körpers führen. Diese Erwärmung ist gering, schädliche Langzeitfolgen der MRT sind nach ungefähr 20 Jahren der Nutzung in der Medizin nicht bekannt. Dennoch sollte die Indikation zur Untersuchung von Schwangeren, insbesondere im 1. Trimenon, streng gestellt werden. Größere magnetische Metallteile im Körper, z. B. Sonden können sich stärker aufheizen und zu Verbrennungen führen. Kleine Metallteile können sich bewegen und dabei benachbarte empfindliche Organe, z. B. den Augapfel oder Gefäße verletzen. Auch bestimmte künstliche Herzklappen können beschädigt werden. Elektronische Implantate, z. B. Herzschrittmacher oder andere Stimulatoren können im MRT zerstört oder in ihrer Funktion gestört werden.

Kontrastmittelgabe

Bei etwa 50–80% aller kraniellen MRT werden heute Kontrastmittel intravenös gegeben. Diese Kontrastmittel enthalten paramagnetisches Gadolinium, das an einen stabilen Chelatbildner gekoppelt ist. Sie sind in ihrer Anwendung außerordentlich sicher. Nebenwirkungen, wie sie für die Röntgenkontrastmittel beschrieben wurden, treten bei den MR-Kontrastmitteln nahezu nicht auf. Sehr selten berichten Patienten einmal über Wärme- oder Geschmackssensationen nach der KM-Gabe. Für Untersuchungen von Säuglingen sind die MR-Kontrastmittel zugelassen. Da die Kontrastmittel die Plazenta passieren und auch mit der Muttermilch ausgeschieden werden, sollte die Indikation zur KM-Gabe bei Schwangeren und stillenden Müttern dennoch streng gestellt werden.

Der wesentliche Nachteil der MR-KM liegt in ihrem hohen Preis: Sie sind in Deutschland etwa 10-mal so teuer wie die Röntgenkontrastmittel. Eine generelle KM-Gabe bei jeder MRT-Untersuchung verbietet sich daher schon aus ökonomischen Gründen. Die KM-Gabe ist indiziert zur Darstellung einer Bluthirnschrankenstörung oder einer pathologischen Mehrdurchblutung eines Gewebes, zur Suche nach kleinen Hirnmetastasen, zur Perfusionsmessung oder auch zur Gefäßdarstellung.

5.1.5 Angiographie

Die Katheterangiographie dient der Darstellung von arteriellen und venösen Blutgefäßen. Dabei handelt es sich im Gegensatz zur CTA oder MRA um ein invasives Untersuchungsverfahren. Der Zugang zum arteriellen System erfolgt ganz überwiegend transfemoral (A. femoralis communis oder superficialis), dagegen nur in Ausnahmefällen transbrachial oder transaxillär. Der Zugang zum venösen System kann über die V. femoralis erfolgen. Das Gefäß wird in Seldinger-Technik punktiert. Über einen feinen Führungsdraht wird ein Arbeitskanal mit einem Ventil, eine Schleuse, eingelegt. Durch die Schleuse wird dann der eigentliche Diagnostikkatheter vorgeschoben (meist 5-F-Katheter). Mit diesem werden die zu untersuchenden Gefäße selektiv sondiert und per Kontrastmittelinjektion im Röntgenbild sichtbar gemacht. Der Kontrastmittelbolus wird auf seinem Weg durch die Gefäße in einer Serie von einzelnen Röntgenaufnahmen dokumentiert. Dabei kommen bei entsprechender Länge der Serie eine arterielle, eine kapilläre und eine venöse Phase zur Darstellung. Die Flussdynamik wird erkennbar. Störungen, wie eine Flussverzögerung oder ein arteriovenöser Shunt, werden deutlich.

Digitale Subtraktionsangiographie (DSA)

Die DSA verbessert die Darstellung des Gefäßsystems. Ein zu Beginn der Bilderserie vor Eintritt des Kontrastmittelbolus aufgenommenes Bild (Leerbild, Maske) wird von den folgenden Bildern mit KM (Füllungsbilder) subtrahiert. Dadurch werden Umgebungsstrukturen der Gefäße, wie Knochen, Weichteile oder auch Implantate ausgeblendet. Das Subtraktionsbild zeigt nur den kontrastierten Gefäßbaum.

> **Potenzielle Komplikationen**
> - Kontrastmittelnebenwirkungen
> - Lokale Komplikationen an der Punktionsstelle
> - Thrombembolie, Dissektion mit neurologischen Ausfällen

Da die zerebrale Angiographie ein invasives Verfahren darstellt, ist in elektiven Fällen eine Aufklärung des Patienten am Tag vor der Untersuchung notwendig.

Kontrastmittelnebenwirkungen

Kontrastmittelreaktionen werden bei Katheterangiographien sehr selten beobachtet, sie treten insgesamt bei der arteriellen

Applikation sehr viel seltener auf als bei der venösen KM-Gabe. Bei Hinweisen auf eine Kontrastmittelunverträglichkeit erfolgt eine Prämedikation, wie schon ▶ Kap. 5.1.3 beschrieben.

Lokale Komplikationen an der Punktionsstelle

Möglich ist eine arterielle Blutung, auch mit Ausbildung eines Aneurysma spurium, eine arteriovenöse Fistel, eine lokale Thrombose, Embolie oder Dissektion mit Zirkulationsstörung der Extremität. Um Nachblutungen aus dem arteriellen Einstichkanal zu verhindern, wird nach Entfernen des Katheters ein Druckverband angelegt oder ein arterielles Verschlusssystem verwendet. Die Einstichstelle und die Durchblutung der Extremität muss in den ersten 3 Stunden nach der Katheterentfernung regelmäßig kontrolliert werden. Dies gilt insbesondere bei nichtkooperativen und/oder bewusstseinsgestörten Patienten.

Thrombembolie und Dissektion

Embolisieren können Plaqueanteile, Thromben oder auch Luftbläschen. Besonders vorgeschädigte Gefäße, wie z. B. bei einer fibromuskulären Dysplasie können dissezieren. Das Risiko passagerer neurologischer Ausfälle bei der Katheterangiographie beträgt statistisch um ca. 1%, das Risiko für permanente neurologische Ausfälle unter 0,5%.

Vorbereitung neuroradiologischer Untersuchungen

- Alle Untersuchungsverfahren erfordern die Zustimmung des Patienten nach einer der Dringlichkeit angemessenen Aufklärung. Bei invasiven elektiven Eingriffen, wie DSA oder Myelographie also mindestens am Vortag. Bei Notfalluntersuchungen bewusstseinsgestörter Patienten können häufig zumindest die Angehörigen kurz informiert werden.
- **Schwangerschaft** oder **Stillzeit** sollten durch Anamnese oder Test ausgeschlossen, bzw. bekannt sein und in die Indikationsstellung einbezogen werden.

▼

- Voruntersuchungen sollten ermittelt werden, Voraufnahmen sollten möglichst schon zur geplanten Untersuchung zum Vergleich vorliegen.
- Vor Untersuchungen mit Röntgen-KM (DSA, Myelographie, CT) sollten **Allergien** auf Kontrastmittel oder **Vorerkrankungen**, wie Hyperthyreose, autonome Schilddrüsenknoten oder Niereninsuffizienz, bekannt sein und ggf. entsprechend prämediziert werden. Zur Untersuchung sind Laborwerte, wie Kreatinin, Harnstoff, TSH notwendig.
- Invasive Verfahren, wie DSA oder Myelographie, erfordern weitere **Laborwerte**: Gerinnung, kleines Blutbild.
- **MRT: Kontraindikationen**, wie Herzschrittmacher oder andere elektronische Implantate, Metallteile (z.B. Splitter, Sonden) oder bestimmte Herzklappen sollten ausgeschlossen werden.
- **MRT:** aufgrund der relativ langen Untersuchungsdauer ggf. Sedierung oder Narkose bei starker Claustrophobie, Unruhe, Desorientiertheit, Bewegungsstörungen (z. B. Dystonie, Tremor).

5.2 Anwendung und Indikation

In diesem Abschnitt wird die Anwendung und Indikationsstellung der einzelnen Untersuchungsmethoden anhand von Krankheitsbildern erläutert, die im Zentrum der neurologischen und neurochirurgischen Intensivmedizin stehen (◻ Tab. 5.1).

5.2.1 Zerebrale Ischämie

CT

Ursache eines Schlaganfalls, also eines plötzlich aufgetretenen zentralen neurologischen Defizits ist in ca. 80% der Fälle eine zerebrale Ischämie. Patienten mit einem Schlaganfall wer-

◻ **Tab. 5.1.** Sinnvoller Einsatz neuroradiologischer Diagnostik bei neurologischen und neurochirurgischen Notfall- und Intensiverkrankungen

Diagnostik	Ischämie	Blutung	SAB	Entzündung	SHT	Querschnitt
CT	+++	+++	+++	+++	+++	++
CTA	++	+	+			
MRT	+++	++	+	+++	++	+++
DSA	+	++	+++	+		
MYELO (post Myelo-CT)						+++

+++ Methode der ersten Wahl; ++ ergänzendes Verfahren; + selten notwendig

5.2 Anwendung und Indikation

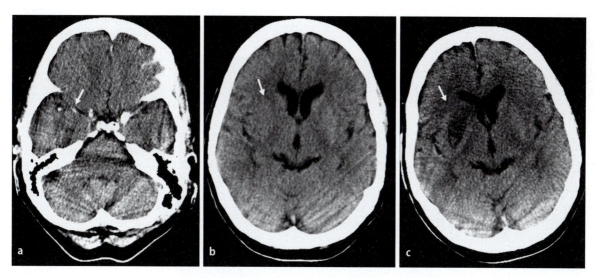

Abb. 5.2a–c. CT-Frühzeichen eines Mediainfarktes rechts bei schwerem Hemisphärensyndrom: **a** Dense-media-sign und **b** reduzierte Dichte des Linsenkernes. **c** Demarkierung des Infarktes im Linsenkern 24 h nach Lysetherapie. Das übrige Media-Territorium ist erhalten.

den aufgrund der breiten Verfügbarkeit dieser Methode in den meisten Kliniken eingangs und im Verlauf mit der Computertomographie untersucht. Frühzeichen einer ischämischen Schädigung können im CT bei größeren Territorialinfarkten häufig schon 2 Stunden nach Symptombeginn nachgewiesen werden (Abb. 5.2; [3]). Deutliche Limitationen ergeben sich allerdings für die Beurteilung des Hirnstamms und die übrigen infratentoriellen Hirnstrukturen. Diese werden häufig durch Artefakte überlagert, die an den umgebenden Anteilen der Schädelbasis entstehen.

CT-Frühzeichen eines Territorialinfarktes im Mediastromgebiet
- »dense media sign« (Erhöhte Dichte der verschlossenen A. cerebri media)
- Reduzierte Dichte der lateralen Stammganglien
- Dichteausgleich zwischen Rindenband und Marklager

Im wörtlichen Sinne sind nur Dichteminderungen frühe Infarktzeichen. Verstrichene Sulci sind durch lokales Blutpooling und oder Ödem bedingt, nicht unbedingt durch frühe Nekrose. Ebenso ist das HMCAS (hyperdense MCA-Sign) nur ein indirektes Zeichen für intravasalen Thrombus, nicht für ischämisches Gewebe.

Wichtig für die ätiopathogenetische Einordnung einer frischen Ischämie ist auch die Erkennung von **Infarktmustern** [1], die sich aus älteren vaskulären Läsionen des Hirngewebes ergeben. So ist häufig die Unterscheidung embolischer, mikroangiopathischer und hämodynamischer Infarkte möglich und die Quelle rezidivierender Embolien kann eingegrenzt werden.

In Ergänzung zu der Darstellung des Hirnparenchyms können mit der **CT-Angiographie** Gefäßverschlüsse der großen basalen Hirnarterien in fast 100% der Fälle erkannt werden. Die **Perfusions-CT** liefert zusätzliche Informationen zu den Durchblutungsverhältnissen des Parenchyms und kann territoriale Defizite zeigen. In Zusammenschau mit der klinischen Ausprägung des neurologischen Defizits ergeben Parenchymbilder, CTA und Perfusions-CT wichtige Informationen für die Indikationsstellung therapeutischer Maßnahmen, wie einer Therapie mit Thrombolytika.

MRT

Die MRT erzeugt im Vergleich zur CT wesentlich detailreichere Bilder des Hirnparenchyms, was zum Beispiel die **Infarktmustererkennung** erleichtert. Wichtige zusätzliche Informationen liefern die weiteren Modalitäten Perfusions-MRT, Diffusions-MRT und MRA.

In den diffusionsgewichteten Bildern (**DWI**) sind auch kleinste Infarkte einschließlich der Hirnstamminfarkte schon wenige Minuten nach Symptombeginn nachweisbar. Die Perfusionsbilder (**PWI**) zeigen relative Durchblutungsparameter an und machen ein territoriales Defizit sichtbar. Dabei kann im Gegensatz zur CT das gesamte Hirn in einem Untersuchungsgang untersucht werden. Die MRA zeigt Stenosen und Verschlüsse der großen Hirnbasisarterien bis in Äste zweiter Ordnung (Abb. 5.3). Ein speziell eingerichtetes Schlaganfallprotokoll, das diese Techniken kombiniert, kann die gesamte MR-Untersuchungszeit auf 25 Minuten pro Patient verkürzen. Eine Inkongruenz, ein so genanntes »mismatch« zwischen einem be-

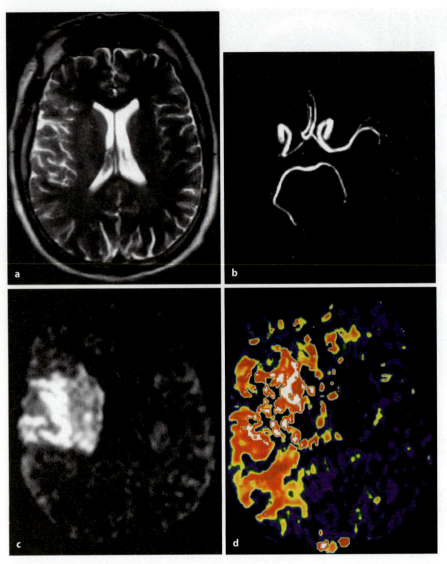

Abb. 5.3a–d. Multimodales MRT eines akuten Infarktes im Versorgungsgebiet der rechten A. cerebri media. **a** Das T_2-gewichtete Spinechobild ist unauffällig. **b** Die MR-Angiographie in der Aufsicht von kranial dokumentiert einen Verschluss der rechten A. cerebri media. **c** Die DWI zeigt ein bereits infarziertes Areal mit Diffusionsstörung. **d** Es besteht ein »mismatch« zu dem wesentlich größeren perfusionsgestörten Areal in der PWI (farbkodiertes »mean transit time« [MTT]-Bild). (Aus: Schwab S [1999] Neurologische Intensivmedizin. Springer, Heidelberg Berlin)

reits infarzierten Areal in der DWI und einem größeren perfusionsgestörten Areal in der PWI, möglicherweise auch mit nachgewiesenem Gefäßverschluss, kann die Indikation zur Thrombolysetherapie unterstützen [2, 5].

Angiographie

Eine Katheterangiographie bei Patienten mit frischen Schlaganfällen wird in der Regel nur durchgeführt, wenn eine intraarterielle Rekanalisationstherapie geplant ist oder die Gefäßverhältnisse vor einer Karotisfrühoperation angiographisch geklärt werden müssen (z. B. Ausschluss einer Pseudookklusion, Nachweis einer Tandemstenose). Häufiger wird die diagnostische Katheterangiographie in der subakuten Ischämiephase eingesetzt, um die Infarktursache zu klären (Vaskulitis, Fibromuskuläre Dysplasie etc.).

5.2.2 Intrazerebrale Blutung

CT

Die Diagnose einer akuten intrazerebralen Blutung wird in der Notfallsituation meist mit der CT gestellt. Die frische Blutung ist aufgrund ihrer hohen Dichte im Parenchym gut abgrenzbar (Abb. 5.4). Nach der Lokalisation der Blutung, der Anamnese des Patienten und evtl. zusätzlich nachweisbaren Veränderungen am Hirngewebe wird unterschieden, ob es sich um ei-

5.2 Anwendung und Indikation

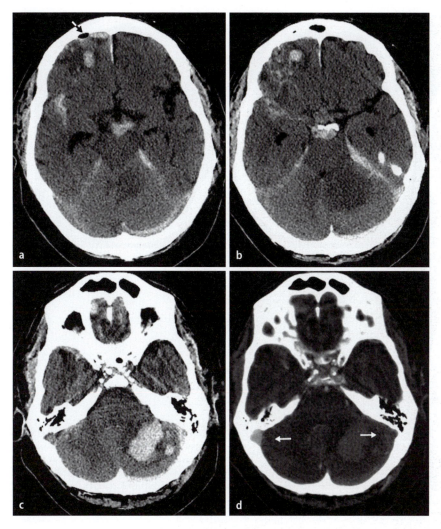

Abb. 5.4a-d. CT eines Patienten mit Schädelhirntrauma nach Auffahrunfall. **a,b** Intrazerebrale Kontusionsblutung rechts frontal und traumatische Subarachnoidalblutung, betont rechts in der Sylvischen Fissur, präpontin und auf dem Tentorium. Intrakranielle Luft als indirektes Zeichen einer frontalen Fraktur (*Pfeil*). **c** Als wahrscheinliche Unfallursache ergibt sich eine intrazerebelläre Blutung links als Folge einer Thrombose des benachbarten Sinus sigmoideus. **d** Die Primärschicht einer CT-Angiographie zeigt die fehlende Kontrastmittelfüllung des linken Sinus als Folge der Thrombosierung (im Vergleich mit der perfundierten Gegenseite).

ne typische (hypertensive, mikroangiopathische) oder atypische Blutung handelt.

Angiographie und MRT

Im letzteren Fall sollte sehr früh eine weitere Ursachenklärung mit der selektiven Katheterangiographie (z. B. Nachweis einer Gefäßmalformation) und der MRT (z. B. Nachweis eines Tumors oder eines Kavernoms) erfolgen. Gerade die MRT muss **innerhalb der ersten 48 Stunden** nach Blutungsereignis durchgeführt werden, um die Diagnostik nicht durch die Methämoglobinbildung im Hämatom zu erschweren. Ergeben die Angiographie und MRT keine Blutungsursache sollten diese Untersuchungen bei einer atypischen Blutung nach 6–8 Wochen wiederholt werden.

5.2.3 Subarachnoidalblutung (SAB)

CT

Patienten mit klinischem Verdacht auf eine akute Subarachnoidalblutung werden primär mit der CT untersucht (Abb. 5.5). Erst bei unauffälliger CT oder wenn das vermutete Blutungsereignis mehr als 3 Tage zurück liegt und sich das Blut bei Auswaschphänomenen und abnehmender Dichte dem Nachweis entziehen kann, wird eine Lumbalpunktion zum Blutungsnachweis notwendig.

Eine CTA im Anschluss an den Blutungsnachweis ersetzt zwar nur in ganz seltenen Fällen die selektive Katheterangiographie, die Darstellung des Aneurysmas mit der CTA kann aber in der Akutphase schon als Grundlage für eine Therapieentscheidung (z. B. Operation vs. endovaskuläre Therapie) die-

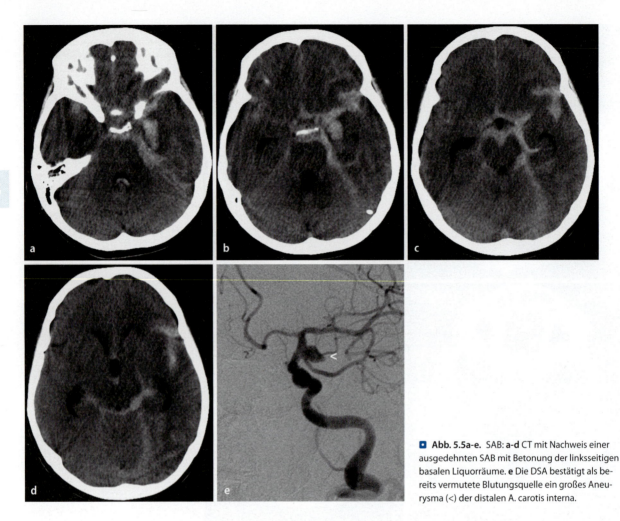

Abb. 5.5a–e. SAB: **a–d** CT mit Nachweis einer ausgedehnten SAB mit Betonung der linksseitigen basalen Liquorräume. **e** Die DSA bestätigt als bereits vermutete Blutungsquelle ein großes Aneurysma (<) der distalen A. carotis interna.

nen, so dass adäquate Organisationsschritte eingeleitet werden können.

MRT
Eine SAB ist auch in der MRT in bestimmten Sequenzen, wie FLAIR oder protonendichtegewichteten Bildern erkennbar [6], bietet aber gegenüber der CT in der Notfallsituation wenig zusätzliche Informationen.

Angiographie
Die Katheterangiographie wird bei der Abklärung einer SAB meist als selektive 4-Gefäßuntersuchung (2-mal A. carotis interna, 2-mal A. vertebralis) durchgeführt (Abb. 5.5). Gelingt der Aneurysmanachweis nicht, muss angiographisch eine durale oder zervikale Gefäßmalformation, bzw. Fistel ausgeschlossen werden. Neben dem Nachweis der Blutungsquelle dient die Angiographie der Beurteilung von intrakraniellem Druck und Vasospasmen.

5.2.4 ZNS-Entzündungen

Bildgebende Verfahren werden in der Akutdiagnostik von ZNS-Entzündungen, wie Meningitis oder Enzephalitis, hauptsächlich durchgeführt, um die Differenzialdiagnose weiter einzugrenzen oder um Komplikationen auszuschließen oder nachzuweisen.

CT
Bei Verdacht auf eine Meningitis kann die CT vor der notwendigen **Liquorpunktion** durchgeführt werden, um intrakranielle Druckzeichen auszuschließen. Ggf. kann die Untersuchung durch eine dünnschichtige CT der Nasennebenhöhlen oder des Mastoids ergänzt werden, um einen möglichen entzündlichen Fokus nachzuweisen.

MRT
Während größere durale oder parenchymale Entzündungsherde mit der CT gut und ausreichend nachzuweisen sind, kann im

5.2 Anwendung und Indikation

Frühstadium der Entzündung eine MRT notwendig sein. Insbesondere bei Entzündungen basaler Hirnanteile nahe der Schädelbasis ist eine koronare MR-Untersuchung mit Kontrastmittel sinnvoll.

Bei Verdacht auf eine **Herpes-Enzephalitis** sollte primär eine MRT durchgeführt werden, da einerseits das Verteilungsmuster der Entzündung in der MRT fast pathognomonisch für diese Erkrankung ist, zum anderen die Veränderungen mit der MRT mehrere Tage vor der CT nachzuweisen sind.

Bei kompliziertem Meningitisverlauf können durch die meningealen Entzündungen arterielle oder venöse Gefäßverengungen oder -verschlüsse entstehen, die zu arteriellen oder venösen Infarkten führen. Die Indikation zur **Katheterangiographie** sollte zumindest bei Verdacht auf arterielle **Gefäßveränderungen** großzügig gestellt werden, um frühzeitig eine endovaskuläre Vasospasmusbehandlung zu diskutieren.

5.2.5 Schädelhirntrauma (SHT)

CT
Die Primärdiagnostik sowie die Verlaufsuntersuchungen werden bei Patienten mit Schädelhirntrauma (SHT) mit der CT durchgeführt (Abb. 5.4). Die knöchernen Verletzungen können mit keiner anderen Methode so gut beurteilt werden. Bei polytraumatisierten Patienten sollte die erste CT-Untersuchung das atlantookzipitale Gelenk und den kraniozervikalen Übergang mit einbeziehen, um hier lokalisierte Frakturen zu erfassen.

MRT
Die MRT wird in der subakuten Phase eingesetzt, wenn der CT-Befund ein schweres neurologisch-neuropsycholgischen Defizit des Patienten nicht ausreichend erklärt. Gerade kleinere Scherverletzungen an der Rindenmarkgrenze und Läsionen am Hirnstamm, Balken und am Temporallappen können mit der MRT erheblich besser erkannt werden [4].

5.2.6 Querschnittsyndrom

Die akute Abklärung eines **traumatisch bedingten Querschnitts** erfolgt mit der **Röntgennativaufnahme** und der **CT**, wobei letztere gezielt nach dem Nachweis einer knöchernen Verletzung im Röntgenbild eingesetzt wird. Um die Verletzungsfolgen am Myelon darzustellen, wird zunehmend auch die **MRT** in der Akutphase eingesetzt.

Der **nichttraumatisierte Querschnittspatient** sollte gleich mit der MRT untersucht werden, wenn dieses möglich ist. Nur mit dieser Methode können auch intramedulläre Pathologien (Infarkt, Blutung, Tumor, Myelitis) dargestellt werden (Abb. 5.6). Vor der spinalen Untersuchung mit dem MRT ist aber eine präzise neurologische Untersuchung ganz besonders wichtig, um den zu vermutenden Schädigungsort möglichst eng einzugrenzen. Nur so kann vermieden werden, dass kleine Befunde der Diagnostik durch die Wahl eines zu großen Untersuchungsfeldes entgehen.

Spinale MRT-Untersuchungen dauern in der Regel länger als kraniale, so dass höhere Anforderungen an die Patienten-

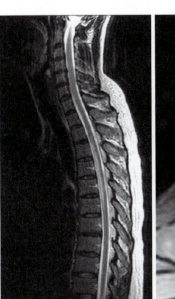
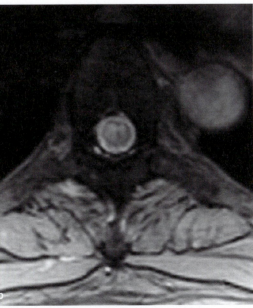

Abb. 5.6a,b. MRT eines spinalen Infarktes im mittleren Thorakalmark im Versorgungsgebiet der A. spinalis anterior bei einer 40-jährigen Patientin mit seit 3 Tagen bestehender inkompletter Querschnittssymptomatik kaudal TH 7. **a** Längs-, **b** Querschnitt.

mitarbeit gestellt werden. Bei inkooperativen Patienten und/oder klinisch nicht einzugrenzender Höhenlokalisation muss im Einzelfall auf die **Myelographie** zurückgegriffen werden.

Literatur

1. Alfke K, Jansen O (2001) Cerebral ischemia. Radiologe 41: 599-607
2. Jansen O, Schellinger P, Fiebach J, Hacke W, Sartor K (1999) Early recanalisation in acute ischaemic stroke saves tissue at risk defined by MRI. Lancet 12: 2036-2037
3. von Kummer R, Meyding-Lamade U, Forsting M et al. (1994) Sensitivity and prognostic value of early CT in occlusion of the middle cerebral artery trunk. AJNR Am J Neuroradiol 15: 9-15
4. Osborn AG (1994) Diagnostic Neuroradiology. Mosby, St. Louis
5. Schellinger PD, Fiebach JB, Jansen O et al. (2001) Stroke magnetic resonance imaging within 6 hours after onset of hyperacute cerebral ischemia. Ann Neurol 49: 460-469
6. Wiesmann M, Mayer TE, Yousry I et al. (2002) Detection of hyperacute subarachnoid hemorrhage of the brain by using magnetic resonance imaging. J Neurosurg 96: 684-689

Liquordiagnostik

B. Wildemann

6.1 **Liquorgewinnung** – 56

6.2 **Liquoranalytik** – 56
6.2.1 Makroskopische Beurteilung – 58
6.2.2 Zellzahl und Zytologie – 58
6.2.3 Proteine – 59
6.2.4 Glukose und Laktat – 60
6.2.5 Erregernachweis – 60

Zu den Liquorräumen zählen die 4 Ventrikel sowie der Subarachnoidalraum einschließlich der Zisternen. Bildungsorte des Liquors sind der Plexus choroideus und das Hirnparenchym. Die entscheidenden Parameter der Liquordiagnostik sind der Zellbefund und die Proteinanalytik sowie bei Infektionen des Nervensystems der Nachweis von Erregern.

6.1 Liquorgewinnung

Der Liquor wird durch Punktion des Subarachnoidalraums zwischen dem 3. und 4. bzw. dem 4. und 5. Lendenwirbelkörper oder über eine aus therapeutischen Gründen eingeführte externe Ventrikeldrainage gewonnen. Für eine aussagekräftige Liquordiagnostik ist die gleichzeitige Entnahme einer Serum- oder Plasmaprobe unverzichtbar.

> **Wichtig**
>
> Kontraindikationen für eine Lumbalpunktion sind eine pathologisch veränderte Gerinnung (Thrombopenie <30×10³/µl, INR >1,5, PTT-wirksame Heparinisierung) sowie das Vorliegen einer intrakraniellen Drucksteigerung, da die plötzliche Druckentlastung nach Lumbalpunktion eine Torquierung des Hirnstamms im Tentoriumschlitz oder im Foramen magnum auslösen kann.

6.2 Liquoranalytik

Die Liquoranalyse ist in der Intensivmedizin diagnostisch wegweisend bei Infektionen des Nervensystems, neoplastischer Infiltration der Meningen und zum Nachweis von Abräumreaktionen nach Blutungen in die Hirnventrikel oder den Subarachnoidalraum.

Die Liquoranalytik umfasst die Bestimmung folgender Parameter:
- Makroskopische Beurteilung,
- Zellzahl,
- Zytologie,
- Gesamtprotein,
- Proteinfraktionen,
- Glukose,
- Laktat,
- Erregernachweis.

Die Normwerte der einzelnen Parameter sind aus ◘ Tab. 6.1, die Stufen der Liquordiagnostik aus ◘ Tab. 6.2 ersichtlich. Einige charakteristische Liquorbefunde sind in ◘ Tab. 6.3 zusammengestellt.

◘ Tab. 6.1. Referenzwerte

Farbe	Wasserklar
Zellzahl	≤4/µl
Zelltyp	Lymphozyten (70-100%), Monozyten (bis 30%)
Gesamtprotein	<500 mg/l [a]
Albumin	<350 mg/l [a]
IgG	<40 mg/l [a]
IgA	<6 mg/l [a]
IgM	<0,8 mg/l [a]
Glukose	>50% des Serumglukose
Laktat	≤2,1 mmol/l
Albuminquotient	$<7\times10^{-3}$ bei Erwachsenen
Immunglobulinquotienten	◘ Abb. 6.1
Antikörperindex (Liquor-Serum-Quotient der IgG-bezogenen Antikörperreaktivitäten)	<1,5

[a] Orientierende Referenzwerte, eigentliche Referenzwerte sind die Liquor/Serum-Quotienten

◘ Tab. 6.2. Stufen der Liquordiagnostik

Notfallprogramm	Zellzählung
	Zytologische Differenzierung granulozytärer und mononukleärer Zellen
	Gramfärbung zur Identifikation und Grobdifferenzierung von Bakterien
Basisprogramm	Liquor-Serum-Albuminquotient (QAlb)
	Liquor-Serum-IgG-Quotient (QIgG)
	Glukose und Laktat
	Isoelektrische Fokussierung
Erweitertes Programm	Liquor-Serum-IgA-Quotient (QIgA)
	Liquor-Serum-IgM-Quotient (QIgM)
	Antikörperindizes (HSV, VZV, CMV, JCV, Borrelien, Treponemen)
	PCR zum direkten Erregernachweis (HSV, CMV, VZV, EBV, Enteroviren, JCV, Mykobakterien)

6.2 Liquoranalytik

Tab. 6.3. Charakteristische Liquorbefunde

Diagnose	Zellzahl	Zytologie	Albuminquotient	Immunglobuline, AI, Isoelektrische Fokussierung	Glukose, Laktat	Spezialdiagnostik
Virale Meningitis	Bis mehrere 100/µl	Mononukleäre Zellen, aktivierte Lymphozyten, Plasmazellen	Bis 20×10⁻³	Je nach Erreger lokale IgG-Synthese oder Zweiklassenreaktion (IgG + IgM)	>50% der Serumglukose, ≤2,1 mmol/l	AI im Verlauf positiv, evtl. Erregernachweis durch PCR
Bakterielle Meningitis	Mehrere 1000/µl, Ausnahme: Apurulente Meningitis bei Immunsupprimierten	Granulozyten	>20×10⁻³	Zweiklassenreaktion (IgG + IgA)	<50% der Serumglukose, >3,5 mmol/l	Bakteriennachweis im Gram-Präparat oder Antigen-Schnelltest, Erregeranzucht durch Kultur
Tuberkulöse Meningitis	Mehrere 100/µl	»Buntes Zellbild«	>20×10⁻³	Zweiklassenreaktion (IgG + IgA), oligoklonales IgG	<50% der Serumglukose, >2,1 mmol/l	Erregernachweis durch PCR, Erregeranzucht durch Kultur
Herpes-simplex-Virus-Enzephalitis	<500/µl	Mononukleäre Zellen, aktivierte Lymphozyten, Plasmazellen	>15×10⁻³	Lokale IgG-Synthese und AI >1,5 ab 2. Woche, oligoklonales IgG	>50% der Serumglukose, ≤2,1 mmol/l	Goldstandard: Erregernachweis durch PCR
Akute Neuroborreliose	Bis mehrere 100/µl	Mononukleäre Zellen, bis 25% aktivierte Lymphozyten und Plasmazellen	Bis 50×10⁻³	Dreiklassenreaktion (IgG + IgM + IgA, IgM dominierend), AI >1,5, oligoklonales IgG	>50% der Serumglukose, ≤2,1 mmol/l bis 3,5 mmol/l	Goldstandard: Indirekter Erregernachweis durch AI, PCR geringe Aussagekraft
Guillain-Barré-Polyneuroradikulitis	Normal bis maximal 50/µl	Mononukleäre Zellen	Bis 50×10⁻³	Keine lokale Synthese, fakultativ oligoklonales IgG in Liquor und Serum	>50% der Serumglukose, ≤2,1 mmol/l	
Meningeosis carcinomatosa/blastomatosa	Normal bis mehrere 100/µl	Tumorzellen, Blasten	>10×10⁻³	Selten lokale IgM- oder IgA-Synthese bei Lymphomen	>50% der Serumglukose, >2,1 mmol/l	Identifikation monoklonaler Zellen durch FACS-Analyse oder PCR bei Lymphomen
Multiple Sklerose	<35/µl	Mononukleäre Zellen, aktivierte Lymphozyten, Plasmazellen	Bis 10×10⁻³	Lokale IgG-Synthese, Oligoklonales IgG	>50% der Serumglukose, ≤2,1 mmol/l	

6.2.1 Makroskopische Beurteilung

Der normale Liquor ist wasserklar. Trübung weist auf eine Zellvermehrung >800–1000/ml, eitriger Aspekt auf eine Granulozytose >3000/ml hin. Eine xanthochrome Verfärbung des Liquor entsteht durch starke Eiweißerhöhung (>300 mg/dl) oder nach Blutungen in den Subarachnoidalraum innerhalb von frühestens 6 Stunden durch Austritt von Hämoglobin und Bilirubin aus zerfallenden Erythrozyten. Beträgt das Zeitintervall zwischen Blutungsereignis und Lumbalpunktion >12 Stunden kann artefiziell blutiger Liquor leicht von einem primär blutigen Liquor unterschieden werden. Klarer Überstand nach Zentrifugation spricht für eine artefiziell blutige Liquorprobe, Xanthochromie des Überstandes für eine primäre Blutung in den Subarachnoidalraum.

6.2.2 Zellzahl und Zytologie

Die Zellzahl im normalen Liquor beträgt bis 4/μl. Eine Zellvermehrung (Pleozytose) ist typisch, aber nicht beweisend für ZNS-Entzündungen und kann auch bei Tumoren, Traumen, Parenchymblutungen oder nach einer vorangegangenen Lumbalpunktion bzw. nach Anlage externer Ventrikeldrainagen auftreten (Reizpleozytose).

Im normalen Liquor finden sich mononukleäre Zellen, wobei Lymphozyten deutlich überwiegen. Die zellulären Reaktionen im Liquor lassen sich in 3 grundlegende, z. T. überlappende Typen einteilen:
- Erregerbedingte und autoimmune entzündliche Erkrankungen,
- unspezifische Reizprozesse und
- neoplastische Veränderungen.

Spezialfärbungen wie die Färbung nach Gram sind insbesondere für die Suche und rasche Grobdifferenzierung von Bakterien erforderlich.

Entzündungen

Bei vielen akuten Infektionen des ZNS lassen sich 3 Stadien abgrenzen:
- eine akute granulozytäre Phase,
- eine subakute mononukleäre Phase und
- eine tertiäre humorale Phase.

Die Phasenfolge der Entzündungsreaktionen ist monomorph, der zeitliche Ablauf der einzelnen Phasen weist auf die Art des Erregers hin. Die granulozytäre Zellreaktion dominiert alle bakteriellen Meningitiden, bei denen innerhalb von wenigen Stunden 10.000–20.000 Leukozyten/μl in den Subarachnoidalraum einwandern können. Niedrige Zellzahlen schließen jedoch eine bakterielle Infektion nicht aus. Apurulente bakterielle Meningitiden mit nur gering erhöhten Zellzahlen kommen insbesondere bei immunsupprimierten Patienten vor. Bei den subakuten, nicht eitrigen bakteriellen, mykotischen und parasitären Meningitiden bestehen granulozytäre und proliferative mononukleäre Phasen nebeneinander, sodass eine gemischtzellige Entzündung vorherrscht (»buntes Zellbild«). Bei den meisten unkomplizierten viralen Meningitiden ist die granulozytäre Phase nach Stunden oder wenigen Tagen abgeklungen, sodass bereits die erste Liquoruntersuchung ein mononukleäres, meist überwiegend lymphozytäres Zellbild in Kombination mit einer deutlich schwächeren Schrankenfunktionsstörung als bei den bakteriellen Meningitiden zeigt.

Unspezifische Reizprozesse

Mechanische Alterationen, Blutungen in den Subarachnoidalraum und intrathekale Gaben von Medikamenten oder Kontrastmittel führen zu Abräumreaktionen mit meist nur Stunden dauernder granulozytärer Phase und bis zu Monaten dauernder phagozytärer Phase (Erythrophagen, Siderophagen, Hämatoidinablagerungen, Schaumzellen oder Lipophagen). Eosinophile Granulozyten finden sich ebenfalls häufig als Fremdkörperreaktion (z. B. bei einer Liquordrainage), treten aber auch bei Parasitosen des ZNS und auch bei nichtparasitären Entzündungen wie der tuberkulösen Meningitis oder der Listeriose auf. Der zytomorphologische Nachweis von Erythrophagen und/oder Siderophagen kann bei Patienten mit Subarachnoidalblutungen diagnostisch wegweisend sein. Eine Lumbalpunktion ist zwingend erforderlich, wenn das akute Kopfschmerzereignis bereits einige Tage zurückliegt und in der kranialen Computertomographie Blut im Subarachnoidalraum nicht mehr nachgewiesen werden kann. Erythrophagen können nach Blutungen in den Subarachnoidalraum frühestens nach 12–18 Stunden, Siderophagen erst mit Latenz von 3–4 Tagen nachgewiesen werden.

Neoplastische Veränderungen

Bei hirneigenen Tumoren kommt es relativ selten (in 8–25%) zu einer meningealen Aussaat von Tumorzellen. Häufiger gelingt der Nachweis atypischer Zellen bei einer zerebralen oder meningealen Metastasierung von soliden Tumoren oder Leukosen und malignen Non-Hodgkin-Lymphomen. Unter den Meningealkarzinosen sind Mammakarzinome, Bronchialkarzinome und Melanome am häufigsten vertreten, eine meningeale Beteiligung bei akuten Leukämien und hochmalignen Lymphomen ist ebenfalls häufig zu erwarten und meist durch eine zellreiche unreife Blastenproliferation charakterisiert.

Die differenzialdiagnostische Abgrenzung von Lymphomen und reaktiv-entzündlichen lymphozytären Pleozytosen ist mitunter problematisch und gelingt oft nur durch zusätzliche Untersuchungen, die den Nachweis einer monoklonalen Zellpopulation erlauben (Immunzytochemische Färbungen, FACS, PCR).

6.2.3 Proteine

Gesamtprotein

Der normale Eiweißgehalt des Liquors beträgt 150–500 mg/l. Der Grenzwert für den Referenzbereich von Gesamteiweiß im Liquor ist stark von den Blutwerten abhängig. Daher ist es unabdingbar, zur sensitiven und spezifischen Beurteilung der Blut-Liquor-Schrankenfunktion den Liquor-Serum-Albuminquotienten zu verwenden.

Bedeutung der Schrankenfunktion für die Proteinzusammensetzung des Liquors

Liquor wird als Filtrat des Blutes von den Plexus chorioidei sezerniert und in seiner Zusammensetzung zusätzlich durch die Extrazellulärflüssigkeit des Hirnparenchyms beeinflusst. Die Analytik des Liquorproteinprofils benötigt das Serum als Bezugsgröße, da der überwiegende Anteil des Liquorproteins (>80%) aus dem Serum stammt. Zwischen Blut und Liquor besteht ein Fließgleichgewicht, das durch die Blut-Liquor-Schranke aufrechterhalten wird. Die wichtigsten Parameter, die die Liquorkonzentration von Plasmaproteinen beeinflussen, sind die Permeabilität der Blut-Liquor-Schranke und die Liquorflussgeschwindigkeit. Die Permeabilität ist gut für fettlösliche Moleküle, gering für wasserlösliche Moleküle und nimmt mit der Molekülgröße ab.

Albuminquotient

Die Funktion der Blut-Liquor-Schranke ist verlässlich charakterisierbar durch den Quotienten aus Albuminkonzentration im Liquor und Albuminkonzentration im Serum (QAlb), da Albumin mit ca. 75% den Hauptanteil des normalen Liquorproteins ausmacht und als rein extrazerebral synthetisiertes Protein auch unter pathologischen Umständen ausschließlich aus dem Blut in den Liquor gelangt. Der Albuminquotient ist altersabhängig (Tab. 6.4) und beträgt im mittleren Erwachsenenalter $<7\times10^{-3}$. Die Ursachen für Funktionsstörungen der Blut-Liquor-Schranke sind vielfältig und umfassen Entzündungen des Nervensystems sowie Hirninfarkte und seltener auch neurodegenerative Erkrankungen.

Neben der Funktion der Blut-Liquor-Schranke wird der Albuminquotient durch den Flüssigkeitsturnover im Liquorkompartiment bestimmt. Bei Liquorzirkulationsstörungen, z. B. infolge von Entzündungen, Verklebungen der Meningen und Raumforderungen im Spinalkanal steigt der Albuminquotient in Abhängigkeit vom Ausmaß der Passagebehinderung an.

Liquorspezifische Proteine

Einige Liquorproteine, beispielsweise β-trace-Protein und Tau-Globulin, sind Proteine lokalen Ursprungs und können nur im Liquor nachgewiesen werden. Sie eignen sich daher zur Differenzierung von Liquor und anderen Sekreten bei Liquorfisteln.

Proteine des Hirnparenchyms

Bei Zelluntergang innerhalb des Zentralnervensystems (ZNS) werden Proteine aus dem Hirnparenchym, zum Beispiel das astrozytäre S100 sowie die neuronalen Marker neuronenspezifische Enolase (NSE) und 14-3-3 Protein vermehrt in den Liquor freigesetzt. Erhöhte Werte finden sich bei schweren hypoxischen Hirnschädigungen, bei neurodegenerativen Erkrankungen wie der Creutzfeldt-Jakob-Krankheit und der Alzheimer-Krankheit sowie auch bei Herpes-simplex-Virusenzephalitis. Die diagnostische Aussagekraft ist begrenzt und jeweils im Zusammenhang mit klinischen und anderen diagnostischen Parametern zu interpretieren.

NSE ist nach zerebraler Hypoxie innerhalb weniger Stunden bis Tage auch im Serum in erhöhter Konzentration nachweisbar (Referenzwert <20 µg/l, abhängig vom verwendeten Testsystem). Der Serum-NSE-Wert ist in Verbindung mit der bildgebenden Diagnostik ein wichtiger prognostischer Parameter für den Schweregrad der hypoxischen Schädigung des Hirnparenchyms. Maximale Konzentrationen werden an Tag 2–3 erreicht. Je steiler der NSE-Anstieg in diesem Zeitintervall, desto ungünstiger ist die neurologische Prognose.

Immunglobuline

Bei zahlreichen entzündlichen Erkrankungen des Nervensystems werden lokal innerhalb des ZNS Immunglobuline synthetisiert und in den Liquor sezerniert, die neben den aus dem Serum stammenden Fraktionen nachgewiesen werden können. Der Nachweis und die Differenzierung einer humoralen Immunreaktion im ZNS gelingen:

Quantitativ mit Hilfe von Liquor-Serum-Quotientendiagrammen (nach Reiber). Hierbei werden die Liquor-Serum-Quotienten der Immunglobuline gegen den Liquor-Serum-Quotienten von Albumin aufgetragen (Abb. 6.1). Aus den Quotientendiagrammen kann der Anteil der intrathekal produzierten Immunglobuline sowie auch das Vorliegen einer Blut-Liquor-Schrankenstörung direkt abgelesen werden. Die Konstellation der lokal synthetisierten Immunglobulinklassen ist für zahlreiche Entzündungen des ZNS relativ charakteristisch (Tab. 6.3).

Qualitativ und mit noch höherer Sensitivität durch Detektion oligoklonaler IgG-Fraktionen im Liquor mittels isoelektrischer Fokussierung.

Protein-Quotienten sind nur unter der Voraussetzung eines ungestörten dynamischen Gleichgewichts zwischen Blut und

Tab. 6.4. Altersabhängigkeit des Albuminquotienten

Alter	QAlb
Geburt	25×10^{-3}
6 Monate	5×10^{-3}
40 Jahre	7×10^{-3}
60 Jahre	8×10^{-3}

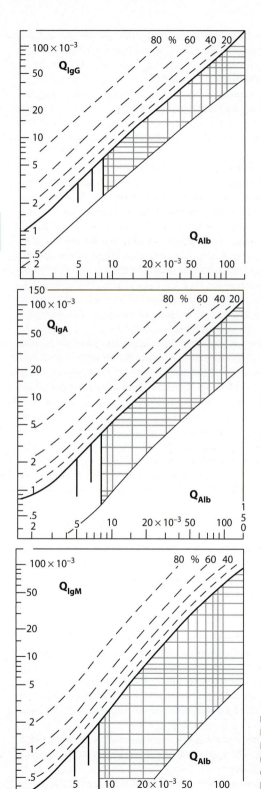

Liquor verwertbar, d. h. sie können **nicht** angewandt werden nach Plasmapherese, größeren Blutverlusten, Albumin- und intravenösen Immunglobulingaben und bei stärkerer Blutbeimengung im Liquor.

6.2.4 Glukose und Laktat

Die Liquorglukose muss immer in Relation zur Serumglukose beurteilt werden. Sie beträgt 50–67% der Serumkonzentration. Die Liquorglukose ist erniedrigt bei bakterieller, tuberkulöser und Pilzmeningitis sowie infolge des erhöhten Metabolismus von Tumorzellen häufig auch bei Meningeosis karzinomatosa.

Das Liquorlaktat verhält sich meist umgekehrt proportional zur Liquorglukose und ist auch ohne Kenntnis des korrespondierenden Serumwerts diagnostisch verwertbar. Ein Anstieg des Liquorlaktats findet sich insbesondere bei entzündlichen Erkrankungen. Laktatkonzentrationen im Liquor >3,5 mmol/l sind typisch für bakterielle Meningitiden, bei viralen Entzündungen liegen die Werte meist unterhalb des Referenzwertes von 2,1 mmol/l.

6.2.5 Erregernachweis

Die Erregerdiagnostik im Liquor umfasst direkte und indirekte Nachweisverfahren. Bestimmungsmethoden, die die direkte Identifikation von Erregern im Liquor ermöglichen, sind der mikroskopische Erregernachweis, die Detektion erregerspezifischer Antigene, die kulturelle Erregeranzucht und die molekulare Identifikation von Erregern durch Verfahren, die auf der selektiven Amplifikation erregerspezifischer Genomabschnitte durch Nukleinsäure-Amplifikations-Techniken (NAT) basieren. Indirekt wird eine Infektion des Nervensystems durch die serologische Bestimmung der erregerspezifischen humoralen Immunantwort erfasst. Maßgeblicher diagnostischer Parameter ist hierbei der Nachweis einer intrathekalen erregerspezifischen Antikörperantwort durch Berechnung des Antikörper-Index (AI). Eine maximale diagnostische Sensitivität wird bei den meisten erregerbedingten Erkrankungen nur durch kombinierte Nachweisverfahren erreicht.

Abb. 6.1. Liquor-Serum-Quotientendiagramme: Die Differenzierung der humoralen Immunantwort auf empirischer Grundlage erfolgt mit Hilfe eines Diagrammes nach Reiber und Felgenhauer. Die Permeabilität der Blut-Liquor-Schranke ist gekennzeichnet durch den Albuminquotienten (QAlb, x-Achse) und den Immunglobulinquotienten (QIgG, QIgA, QIgM, y-Achse). Die Werte der Immunglobulinquotienten rechts der Grenzlinie entsprechen dem passiven Transfer, die Werte links der Grenzlinie der prozentualen intrathekalen Synthese.

Mikroskopischer Erregernachweis

Der morphologische Nachweis von Erregern nach geeigneter Differenzialfärbung eines Zytoausstrichs ermöglicht die sofortige Diagnosesicherung der zugrunde liegenden Infektion und ist für die Labordiagnose von bakteriellen Infektionen und Mykosen des Nervensystems geeignet. Mikroskopische Verfahren spielen keine Rolle für die Diagnostik viraler und parasitärer Erkrankungen. Mittels Gram-Färbung lassen sich bei unbehandelten Patienten mit bakterieller Meningitis die kausalen Erreger mit einer Sensitivität von 65–85% identifizieren. Bei antibiotisch vorbehandelten Patienten gelingt der Nachweis von Bakterien deutlich seltener.

Die Färbungen nach Ziehl-Neelsen, modifiziert nach Ziehl-Neelsen (Kinyoun) oder Auramin eignen sich zur Detektion von Mykobakterien, die Empfindlichkeit der Mikroskopie liegt allerdings aufgrund der geringen Keimdichte lediglich bei 10–15%. Kryptokokken als häufigster opportunistischer Meningitiserreger bei Patienten mit zellulärer Immunschwäche werden mit einer Sensitivität von 80–90% durch Negativdarstellung der Schleimkapsel im Tusche-Präparat dargestellt.

Antigenschnelltest

Der direkte Nachweis von Pathogenen mit Antigenschnelltests ergänzt die Diagnostik von bakteriellen Infektionen und Mykosen des Nervensystems. Das Prinzip dieser Schnelltests beruht auf dem Nachweis erregerspezifischer Antigene mit Hilfe von antikörperbeschichteten Latexpartikeln. Der Vorteil des Antigennachweises im Nativmaterial liegt in der schnellen Durchführung und dem sofortigen Ergebnis. Hinsichtlich der diagnostischen Sensitivität dieser Methode ist zu beachten, dass eine positive Agglutinationsreaktion nur bei hoher Keimzahl im Liquor zu erwarten ist. Antigenschnelltests sind daher keinesfalls empfindlicher als der Nachweis von Bakterien im Gram-Präparat und in erster Linie als Bestätigungsreaktion bei positivem mikroskopischem Erregernachweis sinnvoll. Trotz positiver Erregerdetektion in der Mikroskopie kann das Ergebnis negativ ausfallen.

Antigenschnelltests für den Direktnachweis von Bakterien sind verfügbar: für Neisseria meningitidis (Serogruppen A, B, C, Y, W135), Streptococcus pneumoniae, B-Streptokokken, Hämophilus influenzae und E. coli. Der Nachweis von kryptokokkenspezifischen Kapselpolysacchariden im Latexagglutinationstest gelingt bei Kryptokokkenmeningitis in Liquor und Serum fast immer und die Sensitivität des Tests kommt dem kulturellen Erregernachweis sehr nahe.

Kulturelle Erregeranzucht

Die kulturelle Erregeranzucht aus dem Liquor hat einen hohen Stellenwert für die Diagnostik bakterieller und mykobakterieller Infektionen des Nervensystems und ist bei immunsupprimierten Personen für den Nachweis seltener Mykosen geeignet. Bei Verdacht auf bakterielle Meningitis sollten zusätzlich zur kulturellen Erregeranzucht aus dem Liquor unbedingt zeitgleich und vor Beginn einer Antibiotikatherapie 2–3 Blutkulturen abgenommen werden, da die Isolation von Erregern bakterieller Meningitiden aus dem Blut in bis zu 50% der Fälle gelingt. Ein positives kulturelles Ergebnis für den Mycobacterium tuberculosis Komplex ist frühestens nach 14 Tagen zu erwarten, kann aber auch bis zu 6–8 Wochen dauern.

Nachweis erregerspezifischer Genomabschnitte mit Nukleinsäure-Amplifikations-Techniken

Die Entwicklung von Nukleinsäure-Amplifikations-Techniken (NAT) hat die Diagnostik infektiöser Erkrankungen des Nervensystems entscheidend optimiert. NAT sind über die Identifikation mikrobieller Nukleinsäuresequenzen direkte Erregernachweisverfahren und haben gegenüber konventionellen direkten Methoden (Mikroskopie, Antigenschnelltest, kulturelle Anzucht) oder indirekten Verfahren (Serologie) verschiedene Vorteile. NAT sind extrem sensitiv und mit einem geringen Zeitaufwand durchführbar. Sie ermöglichen den Erregernachweis bereits im Initialstadium einer Infektion und sehr viel früher als serologische oder kulturelle Verfahren.

Der direkte Erregernachweis durch polymerasekettenreaktionbasierte Techniken (PCR) ist Goldstandard der Diagnostik für zahlreiche Virusinfektionen des Nervensystems und ergänzt die Labordiagnose von bakteriellen Erkrankungen und Parasitosen.

Nachweis viraler Genome

Die PCR ist die diagnostische Methode der Wahl für die frühe Diagnose der Herpes-simplex-Virusenzephalitis. Auch Infektionen durch HSV-2 (Mollaret-Meningitis), VZV und Enteroviren werden durch PCR-Diagnostik zuverlässig erfasst. Eine hohe diagnostische Aussagekraft und wichtige Implikationen für das diagnostische Vorgehen hat die PCR auch bei opportunistischen Infektionen, die im Zusammenhang mit erworbener Immunschwäche (AIDS, Organtransplantation) auftreten. Beispiele sind Neuromanifestationen, die durch Reaktivierung von Zytomegalievirus (CMV) verursacht werden, die progressive multifokale Leukoenzephalopathie (PML), die durch Papovaviren vom JC-Typ ausgelöst wird sowie Epstein-Barr-Virus (EBV)-assoziierte primär zerebrale Lymphome (◘ Tab. 6.5).

Nachweis bakterieller und parasitärer Genome

Bei bakteriellen Infektionen des ZNS ist die PCR eine wertvolle diagnostische Zusatzuntersuchung, jedoch im Vergleich zu Viruserkrankungen insgesamt weniger sensitiv (◘ Tab. 6.6). Der Nachweis mykobakterieller DNA-Sequenzen ergänzt mit einer in Abhängigkeit vom verwendeten Protokoll stark variablen Sensitivität die Liquordiagnostik der tuberkulösen Meningitis. Der Stellenwert der PCR für die Diagnose der Neuroborreliose und der Neurolues ist gering bzw. unklar und die molekulare Erregerdetektion weit weniger sensitiv als der serologisch Nachweis der Infektion durch Berechnung des AI. Bei bakteriellen Meningitiden kann die PCR-Diagnostik bei negativem Erreger-

Tab. 6.5. Nachweis viraler Nukleinsäuren im Liquor: Sensitivität und Spezifität

Virus	Manifestation	Sensitivität	Spezifität
Immunkompetente Personen			
HSV-1 (DNA)	HSV-1-Enzephalitis	≥95%	100%
HSV-2 (DNA)	Mollaret-Meningitis (Erwachsene)	ca. 85%	90–100%
VZV (DNA)	Meningitis, Myeloradikulitis, Myelitis	76–≥95%	fast 100%
Enterovirus (RNA)	Aseptische Meningitis	90%	fast 100%
Immunschwäche (AIDS, Organtransplantation)			
CMV (DNA)	Enzephalitis, Polyneuroradikulomyelitis	80–90%	90–95%
JC-Virus (DNA)	Progressive multifokale Leukoenzephalopathie	75–90%	90–100%
EBV (DNA)	AIDS-assoziiertes primäres Non-Hodgkin-Lymphom	80–>90%	80–95%

Bei sehr sensitiven PCR-Protokollen (Nachweisgrenze <10 Kopien) quantitative Ermittlung der Viruslast empfehlenswert zur Differenzierung latente versus floride Infektion

Tab. 6.6. Nachweis bakterieller (parasitärer) Nukleinsäuren im Liquor: Sensitivität und Spezifität

Bakterium	Manifestation	Sensitivität	Spezifität
M. tuberculosis	Tuberkulöse Meningitis	50–90%	97%
Borrelia burgdorferi	Neuroborreliose	<50–85%	>95%
Meningokokken Pneumokokken Staphylokokken Hämophilus influenzae Listerien Escherichia coli	Bakterielle Meningitis	87–94%	100%
Immunschwäche (AIDS)			
Toxoplasma gondii	Zerebrale Toxoplasmose	50%	100%

nachweis mit konventionellen Verfahren auch bei antibiotisch vorbehandelten Patienten mit hoher Sensitivität und Spezifität mikrobielle DNA im Liquor erfassen. Die Technik ermöglicht die Identifikation der wichtigsten Meningitiserreger, ist jedoch nur in Speziallabors verfügbar.

Antikörper-Index (AI)

Bei vielen Entzündungen des Nervensystems werden intrathekal erregerspezifische Antikörper gebildet, deren Nachweis diagnostisch wegweisend ist. Absolute Konzentrationen oder einfache Titerbestimmungen sind nicht ausreichend. Misst man volumenbezogene Einheiten, müssen diese jeweils auf das Gesamt-Ig bezogen und aus diesen Quotienten den Liquor-Serum-Index (Antikörper-Index, AI) berechnet werden. Bei dieser Methode der Berechnung kann man ab einem Quotienten ≥1,5 von einer intrathekalen erregerspezifischen Ig-Synthese ausgehen.

Beispiel
- Liquor: Borrelien-IgG = 2,3; Gesamt-IgG = 5,8 mg/dl; IgGspez/IgGgesamt = 0,4
- Serum: Borrelien-IgG = 85; Gesamt-IgG = 1415 mg/dl; IgGspez/IgGgesamt = 0,06
- Liquor-Serum-Quotient der IgG-bezogenen Antikörperaktivitäten = 6,6

6.2 Liquoranalytik

Tab. 6.7. Nachweis bakterieller und viraler Infektionen durch AI: Sensitivität und Spezifität

Erreger	Manifestation	Sensitivität	Spezifität
Borrelia burgdorferii	Neuroborreliose	>95%	100%
Treponema pallidum	Neurolues	100%	100%
HSV-1	HSV-1 Enzephalitis	<100% (Woche 2,3)	93%
VZV	Meningitis, Myeloradikulitis, Myelitis	60% (Tag 1,2) 100% (Woche 3)	93%
Immunschwäche (AIDS)			
JCV	Progressive multifokale Leukoenzephalopathie	76%	97%

Werden Titerstufen für die Berechnung des AI verwendet, gelten aufgrund der damit verbundenen Ungenauigkeiten erst Werte >4 als pathologisch.

Nachteilig für die Sofortdiagnose akuter Infektionen ist die zeitliche Latenz von bis zu mehreren Wochen, die bis zur erfolgreichen Detektion der humoralen Immunantwort in Serum und Liquor vergeht.

Die Berechnung des AI ist Goldstandard für die Diagnose der Neuroborreliose und Neurolues und sichert das Vorliegen von Infektionen durch Herpesviren (HSV, VZV) und Polyomaviren (JCV).

Die Detektion einer erregerspezifischen intrathekalen Antikörperproduktion gelingt bei Neuroborreliose innerhalb von 6 Wochen nach Symptombeginn bei hoher Spezifität mit einer Sensitivität von 100%. Der AI hat eine vergleichbare Sensitivität für die Diagnose der Neurolues (Tab. 6.7). Ein positiver AI ist diagnostisch beweisend für Infektionen des Nervensystems durch Herpesviren (HSV-1, VZV) und Polyomaviren (JCV). Bei perakut verlaufenden Infektionen wie der HSV-1 Enzephalitis ist die Erregerspezifische intrathekale Antikörperproduktion frühestens nach 2–3 Wochen fassbar. Dagegen ist ein positiver AI bei den mehr subakut verlaufenden VZV-Infektionen und der chronischen PML (JCV) häufig bereits in der ersten zu diagnostischen Zwecken entnommenen Liquorprobe nachweisbar (Tab. 6.7).

Der AI spielt als Laborparameter keine Rolle für die Routinediagnostik von bakteriellen Meningitiden, tuberkulöser Meningitis und Mykosen des Nervensystems.

7 Neurophysiologische Diagnostik

H. Buchner, R. Gobbelé, P.A. Ringleb, G. Karpel-Massler, A. Aschoff, A. Unterberg, T. Steiner, OW. Sakowitz, C. Terborg, E. Keller, C. Dohmen, C. Berger, A. Sarrafzadeh, M. Oertel, R. Kollmar

7.1	Elektroenzephalographie, evozierte Potenziale, Neurographie und Elektromyographie	– 66
7.1.1	Elektroenzephalographie (EEG)	– 66
7.1.2	Evozierte Potenziale	– 71
7.1.3	Elektroneurographie und Elektromyographie	– 76
	Literatur	– 78
7.2	Extra- und transkranielle Dopplersonographie	– 78
	Literatur	– 83
7.3	Überwachung des intrakraniellen Drucks und zerebralen Perfusionsdrucks	– 84
7.3.1	Intrakranieller Druck	– 84
7.3.2	Zerebraler Perfusionsdruck	– 85
7.3.3	ICP und CPP	– 86
	Literatur	– 91
7.4	Hirngewebe $p_{br}O_2$	– 91
	Literatur	– 94
7.5	Nahinfrarotspektroskopie (NIRS)	– 95
	Literatur	– 99
7.6	Zerebrale Mikrodialyse	– 99
	Literatur	– 102
7.7	Zerebrale Blutflussmessungen auf der neurologischen und neurochirurgischen Intensivstation	– 103
7.7.1	Xenon-133-CBF-Messung	– 103
7.7.2	Xenon-CT	– 104
7.7.3	CT-Perfusion	– 104
7.7.4	Thermodiffusion	– 105
7.7.5	Positronenemmissionstomographie (PET)	– 105
	Literatur	– 105

7.1 Elektroenzephalographie, evozierte Potenziale, Neurographie und Elektromyographie

H. Buchner, R. Gobbelé

Die klinische Elektroneurophysiologie umfasst die Elektroenzephalographie (EEG), evozierte Potenziale (EP), die Elektroneurographie (NLG) und Elektromyographie (EMG). Diese Untersuchungsmethoden haben vielfältige Indikationen in der Diagnostik und dem Monitoring schwer kranker Patienten.

Während die klinische Elektroneurophysiologie funktionelle Tests des Nervensystems umfasst, liefern die Computertomographie und die Magnetresonanztomographie Bilder mit dem möglichen Nachweis struktureller Läsionen. Die elektroneurophysiologischen Untersuchungen sind dagegen Erweiterungen der Anamnese und der klinisch neurologischen Untersuchung und ergeben selten krankheitsspezifische Befunde. Bei der Beurteilung elektroneurophysiologischer Untersuchungsergebnisse sind der klinische Zustand schwer kranker Patienten und die speziellen Bedingungen der Untersuchungen auf Intensivstationen zu berücksichtigen.

Für alle Methoden der klinischen Elektroneurophysiologie gibt es umfassende Lehrbücher. So ist das Ziel dieses Kapitels, die Anforderungen der Untersuchungen bei schwer kranken Patienten auf Intensivstationen und die klinischen Anwendungen der elektrophysiologischen Diagnostik zu beschreiben. Zuvor wird jeweils eine kurze Einleitung in die Methode gegeben.

7.1.1 Elektroenzephalographie (EEG)

▪▪▪ Methode

Die Elektroenzephalographie (EEG) misst die elektrische Aktivität des Hirns abgeleitet an der Kopfhaut. Diese entsteht primär im Kortex und wird durch thalamische und Hirnstammfunktionen beeinflusst. Das EEG gibt deshalb in der Regel eine unspezifische Information über die globale Hirnfunktion. Zur Messung des EEG werden multiple Elektroden an der Kopfhaut angebracht, die Potenziale verstärkt und entweder kontinuierlich auf Papier gedruckt oder digitalisiert und gespeichert. Die Positionierung der Elektroden erfolgt nach der internationalen Vereinbarung des 10-20-Systems (◘ Abb. 7.1).

Beim gesunden Erwachsenen wird die elektrische Aktivität gemessen an postzentral positionierten Elektroden dominiert durch sinusförmige Wellen mit einer Frequenz von 8–13 Hz. Dieser Alpha-Rhythmus wird unterbrochen durch Öffnen der Augen bzw. erhöhte Aufmerksamkeit. Dann ist höher frequente Beta-Aktivität (14–40 Hz) ableitbar. Bei Müdigkeit und physiologischem Schlaf wird beim Gesunden ein Theta-Rhythmus (4–8 Hz) und im tiefen Schlaf dominierend Delta-Aktivität (<4 Hz) abgeleitet (◘ Abb. 7.2).

Ein EEG wird befundet mit der Beschreibung der dominant vorhandenen Frequenz der Wellen, der Verteilung von Frequenzen und Amplituden an Elektroden und evtl. auftretenden paroxysmalen **Graphoelementen**. Solche Graphoelemente können entweder normal oder pathologisch sein. Das am häufigsten registrierte pathologische Graphoelement ist der Spike-Wave-Komplex bestehend aus einem kurzen transienten Spike

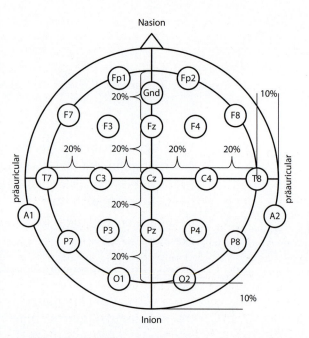

◘ **Abb. 7.1.** Planare Projektion der Elektrodenpositionen nach dem internationalen 10-20-System.

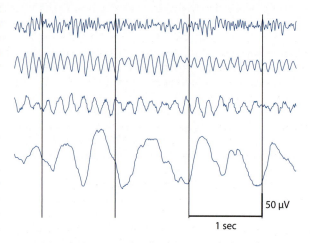

◘ **Abb. 7.2.** Typische Beta-, Alpha-, Theta- und Delta-EEG-Aktivität.

7.1 Elektroenzephalographie, evozierte Potenziale, Neurographie und Elektromyographie

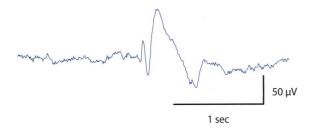

◘ **Abb. 7.3.** Typischer »spike-slow-wave-complex«.

mit einer Dauer von 20–70 ms, gefolgt von einem Slow-Wave, einer langsameren Welle (◘ Abb. 7.3).

Prinzipiell werden EEG-Ableitungen auf Intensivstationen wie im EEG-Labor ausgeführt. Für die Untersuchung ist üblicherweise eine 8–12 Kanalregistrierung ausreichend, weil zur Beantwortung der diagnostischen Fragestellungen bei schwer kranken Patienten eine exakte Lokalisation der Entstehung von z. B. epileptischer Aktivität nicht erforderlich ist. Bei Patienten mit Schädelhirnverletzungen oder nach neurochirurgischen Operationen kann eine angepasste Elektrodenanordnung erforderlich sein, um z. B. genügend Abstand von einer Kopfverletzung zu halten. Zur Vermeidung von Artefakten sollten Elektroden in einem Mindestabstand von 2 cm von Schädelverletzungen, z. B. Bohrlöchern platziert werden. In diesem Fall müssen die Elektrodenpositionen genau dokumentiert werden.

Die EEG-Elektroden werden oft durch Artefakte, verursacht durch Schwitzen oder Gefäßpulsationen, gestört. Nicht zuletzt deshalb ist die Platzierung der Elektroden oft zeitaufwendig; dennoch ist ein zuverlässiges Anbringen der Elektroden mit guten Übergangswiderständen unerlässlich. Einmalnadelelektroden können eine Alternative zu Oberflächenelektroden sein. Das Elektrokardiogramm (EKG) sollte immer mit dem EEG registriert werden, um Störungen durch EKG oder Pulse identifizieren zu können. Das EEG kann durch technische Artefakte aus der Umgebung gestört werden. In diesem Fall hilft häufig das Einschalten eines Netzfrequenzfilters. Dagegen sollte der Tiefpassfilter nicht herabgesetzt werden, da dadurch steile Aktivität scharfer Wellen oder Spikes übersehen werden können. Digitale EEG-Systeme haben den Vorteil, dass das EEG nachbearbeitet werden kann, z. B. durch Filtern oder Umschalten auf unterschiedliche EEG-Montagen. Der Patient, sein Verhalten, seine Bewegungen, müssen kontinuierlich beobachtet und dokumentiert werden. Die Alpha-Blockade (Berger-Effekt) kann durch passives Augenöffnen und -schließen getestet werden. Die Reagibilität des EEG auf externe Stimuli kann durch akustische Reize (Händeklatschen) oder Schmerzreize (Kneifen oder starker Druck auf das Sternum) überprüft werden.

Für EEG-Langzeitableitungen sind auf Intensivstationen meist 2–4 Kanäle ausreichend. Eine kontinuierliche Frequenzanalyse (Fast-Fouriere-Analyse; FFT) des EEG vereinfacht die Identifikation der dominanten EEG-Frequenz. Dies ist aber auch sehr einfach in der kontinuierlichen Betrachtung des EEG möglich. So hat die FFT nur den Vorteil der Registrierung und Speicherung von Frequenzverläufen, während das EEG kontinuierlich beobachtet werden muss.

Bei der Beurteilung des EEG muss die aktuelle Medikation und Körpertemperatur berücksichtigt und dokumentiert werden. Viele Medikamente beeinflussen das EEG: Benzodiazepine beschleunigen (Beta-Rhythmus) oder verlangsamen (Theta-Delta-Rhythmus) das EEG. Neuroleptika verlangsamen üblicherweise das EEG und können steile Graphoelemente erzeugen. Barbiturate verlangsamen den EEG-Rhythmus.

> **Wichtig**
>
> Es gibt keine vorhersehbaren medikamentendosisabhängigen Veränderungen des EEG.

Hypothermie reduziert die EEG-Frequenz und unter einer Körpertemperatur von ca. 24°C kann es zu einem Null-Linien-EEG kommen. Gleiches kann auch bei massiver Hyperthermie beobachtet werden.

EEG-Veränderungen im Koma

Bei abnehmender Vigilanz kommt es zu unterschiedlichen teils überlappenden Veränderungen des EEG (◘ Abb. 7.4). Bei Gesunden ist dies eine Abnahme der Frequenz und Amplitude. Darüber hinaus können jedoch im Koma typische EEG-Veränderungen registriert werden, die bei vigilanzgeminderten gesunden Personen nicht zu finden sind.

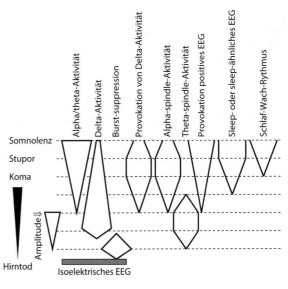

◘ **Abb. 7.4.** EEG im Koma: Schematische Darstellung der Veränderungen des EEG im Koma.

Burst-suppression-Muster

Ein Burst-suppression-EEG ist durch das kurzzeitige Auftreten von regelmäßig auftretender hochamplitudiger Aktivität abwechselnd mit dem Ausfall jeglicher EEG-Aktivität definiert (◘ Abb. 7.5). Die Bursts können aus kurzen, steilen, hochamplitudigen Entladungen oder aus über einige Sekunden anhaltender Beta- oder Theta-Aktivität, seltener auch Theta-Delta-Aktivität niedriger Amplitude bestehen, dann häufig verbunden mit langen Phasen ausgefallener EEG-Aktivität. Pathophysiologisch liegt diesem Muster eine diffuse Funktionsstörung des Kortex mit Erschöpfung metabolischer Genese während der Suppression und folgender kortikaler Exzitabilitätssteigerung durch mangelnde Aktivität inhibitorischer Neurone zugrunde. Ein Burst-suppression-Muster kann durch Barbiturate oder andere Hypnotika (z. B. Etomidate) induziert werden. Bei der Barbituratbehandlung des Status epilepticus sollte ein Burst-suppression-Muster mit Interburstintervallen von 2 bis maximal 7 Sekunden angestrebt werden.

Ein langanhaltendes, über Stunden bestehendes, nicht durch Medikamente induziertes Burst-suppression-Muster gilt als Hinweis auf eine schlechte Prognose, allerdings kann der Befund auch in seltenen Fällen reversibel sein, bis hin zu einem normalen EEG.

Spindel-Koma

Spindeln sind in Amplitude an- und abschwellende für wenige Sekunden anhaltende Aktivität einer bestimmten Frequenz (◘ Abb. 7.5). Diese Frequenz kann schnelle Theta-, langsame Alpha- selten auch Beta-Aktivität sein. Zwischen den Spindeln wird häufiger langsame Delta- oder Subdelta-Aktivität registriert. Ein Spindel-Koma kann kontinuierlich in ein Burst-suppression-Muster übergehen. Spindelaktivität bei einem komatösen Patienten weist auf eine schlechte Prognose hin.

Periodisch lateralisierte epileptiforme Entladungen

Periodisch lateralisierte epileptiforme Entladungen (»periodic lateralized epilepticform discharges«; PLED; ◘ Abb. 7.5) sind fokale, d. h. über bestimmten Hirnregionen auftretende steile, hochamplitudige (100–200 µv) Serien von monomorphen Graphoelementen, typischerweise über einer Hemisphäre auftretend. Die einzelnen Graphoelemente sind kurze bi- oder multiphasische Potenziale. PLED werden häufiger nach akuten ischämischen Läsionen oder bei Enzephalitiden gefunden. Bilaterale PLED sollen gehäuft bei Enzephalitiden auftreten.

Alpha-Koma

Im selten vorkommenden Alpha-Koma-EEG wird eine monomorphe Alpha- und/oder Theta-Frequenz registriert. Die dominante Frequenz ist sehr stabil ohne spontane oder durch Reize induzierbare Variabilität. Der Befund eines Alpha-Komas weist im Allgemeinen auf eine schlechte Prognose der zugrunde liegenden Erkrankung hin.

■■■ Anwendungen und Indikationen

Die neurologische Diagnostik basiert auf der Anamnese und der klinisch neurologischen Untersuchung. Bildgebende Untersuchungen, wie die Computertomographie oder Magnetresonanztomographie, sowie die klinische Chemie liefern üblicherweise Befunde die zur Diagnose der Erkrankung führen. Das EEG misst einen aktuellen Funktionszustand und kann nur in spezifischen Fällen eine Erkrankung belegen.

Nichtkonvulsiver epileptischer Status

Die Domäne der Elektroenzephalographie ist die Diagnose des nichtkonvulsiven epileptischen Status (◘ Abb. 7.6). Die klinische Beobachtung führt zur Verdachtsdiagnose, bildgebende Untersuchungsmethoden und die klinische Chemie erbringt typischerweise Normalbefunde. Nur das EEG kann die ursächliche pathologische epileptische Aktivität zeigen und damit die Diagnose sichern. Allerdings gibt es vielfach im nichtkonvulsiven epileptischen Status nichtspezifische Veränderungen des EEG.

EEG-Monitoring

Bei relaxierten, sedierten oder spontan komatösen Patienten ist das EEG die einzige Methode epileptische Aktivität zu entdecken. Eine Ableitung mit minimal 8 Kanälen ist erforderlich zum zuverlässigen Ausschluss epileptischer Aktivität. Die Ableitung eines Multikanal-EEG über viele Stunden oder Tage ist sehr aufwendig und oft störanfällig. Eine klare Indikation für das EEG-Monitoring besteht bei Anfallserkrankungen, wenn die Behandlung mit stark sedierenden Medikamenten (Barbituraten) erfolgt. Das EEG-Monitoring ist dann die einzige Methode um festzustellen, ob epileptische Aktivität erfolgreich durch die Behandlung supprimiert wurde. Dann dient das EEG zur Dosisfindung und Therapiekontrolle.

Metabolisches Koma

Bei metabolischen Erkrankungen, gleich welcher Ätiologie, finden sich EEG-Frequenzverlangsamungen bis zu einem Burst-suppression-Muster oder ausgefallener EEG-Aktivität. Allerdings können auch hochamplitudige steile Potenziale registriert werden. Das Ausmaß der EEG-Verlangsamung und Amplitudenminderung bei einem hepatischen oder urämischen Koma geht typischerweise parallel mit dem Ausmaß der metabolischen Störung, allerdings nur bei Patienten die nicht mit sedierenden Medikamenten behandelt werden. Nur dann gibt das EEG einen Hinweis auf die globale Hirnfunktion und die Prognose.

Medikamenteninduziertes Koma

Barbiturate und andere sedierende Medikamente werden zur Behandlung des gesteigerten intrakraniellen Hirndrucks und zur Neuroprotektion eingesetzt. Unter einer solchen Behandlung zeigt das EEG typischerweise eine Frequenzverlangsamung und reduzierte Amplitude. Eine grobe Abschätzung der

7.1 Elektroenzephalographie, evozierte Potenziale, Neurographie und Elektromyographie

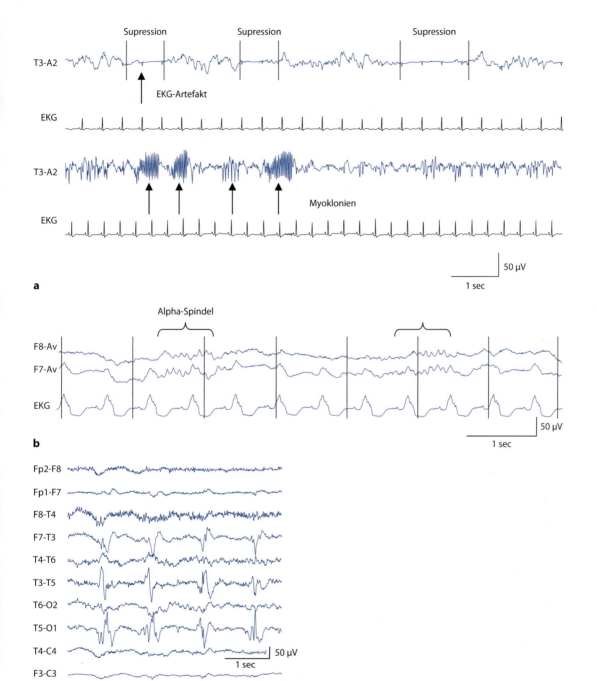

Abb. 7.5a-c. EEG im Koma: **a** Burst-suppression-Muster; EEG mit EKG-Einstreuung, 2. Zeile Ausschnitt aus dem EEG der 1. Zeile mit Muskelaktivität Myoklonus; **b** Spindel-EEG-Koma (Mit freundl. Genehmigung von Fr. Cordt-Schlegel, Bonn); **c** Periodisch lateralsierte epilepiforme Entladungen (PLED).

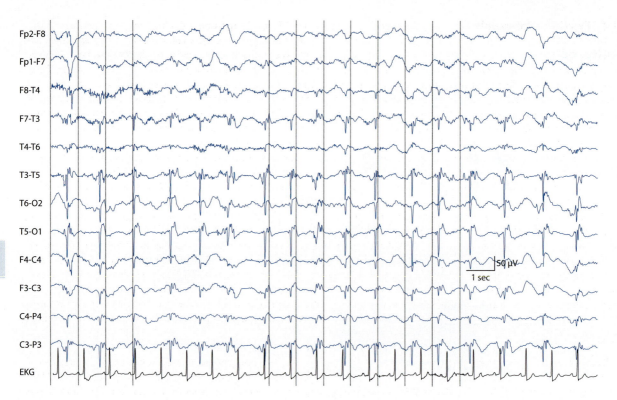

Abb. 7.6. Nichtkonvulsiver epileptischer Status, regelmäßig auftretende Spike-wave-Komplexe dominat über der linken Hemisphäre.

globalen Hirnfunktion mit dem EEG ist möglich. Allerdings können die EEG-Veränderungen sowohl medikamenteninduziert als auch durch die zugrunde liegende Erkrankung verursacht sein. Aus diesem Grunde sind therapeutische Entscheidungen auf der Basis des EEG problematisch. Ist allerdings das EEG stark supprimiert (Burst-suppression-Muster oder fehlende elektrische Aktivität), sollte eine Dosisreduktion der sedierenden Medikamente erfolgen.

Prognose im hypoxämisch-anoxischen Koma

Typischerweise ist das anoxisch-hypoxämische Koma durch kortikale Schäden verursacht. Dann kann das EEG als prognostisches Instrument eingesetzt werden, allerdings nur, wenn Medikamenteneffekte ausgeschlossen werden. Bei gering verändertem und auf Außenreize veränderlichem EEG kann von einer relativ guten Prognose ausgegangen werden, während ein über mehrere Stunden bestehendes Burst-suppression-Muster, Alpha- oder Spindel-Koma typischerweise mit einer schlechten Prognose verbunden ist. Im hypoxämisch-anoxischen Koma werden häufig myoklonusförmige Muskelentladungen provoziert, die im EEG oftmals überlagert sind (Abb. 7.5).

Prognose nach Schädelhirntrauma

Die Prognose schwerer Schädelhirntraumata wird zumeist nicht durch die kortikalen hemisphärischen Läsionen sondern durch eine zusätzlich bestehende Hirnstammläsion bestimmt. Das EEG ist dominant von der kortikalen Funktion abhängig und somit beim traumatischen Koma sehr unzuverlässig in Diagnose- und Prognosestellung.

EEG und Hirntodbestimmung

In vielen Staaten, so auch in Deutschland, ist der Nachweis elektrozerebraler Inaktivität zusammen mit dem klinischen Nachweis eines Hirntodsyndroms und unter Berücksichtigung von Ausschlusskriterien als Instrument zur Diagnose des Hirntods zugelassen. Bei Hirnstammläsionen und im hypoxisch-anoxischen Koma kann EEG-Aktivität erhalten sein, auch bei klinisch festgestelltem Hirntod. Dann schließt das EEG nach deutschen Kriterien die Diagnose des Hirntods aus.

Zur Hirntoddiagnostik ▶ Kap. 24.

7.1.2 Evozierte Potenziale

■■■ Methode

Evozierte Potenziale sind stimulusgekoppelte elektrische Aktivität des Kortex, bzw. der zuführenden Bahnen. Die Amplitude evozierter Potenziale ist normalerweise deutlich geringer als die des spontanen Elektroenzephalogramms. Aus diesem Grunde ist ein zeitgekoppeltes Mitteln (»averaging«) stimulierter elektrischer Aktivität erforderlich um diese vom zufällig auftretenden EEG oder anderer biologischer Aktivität oder Artefakten zu trennen. Somatosensorisch evozierte Potenziale (SEP) nach Stromstimulation großer Stammnerven (N. medianus, N. tibialis) und akustisch evozierte Potenziale (AEP) nach sehr kurzen akustischen Reizen sind klinisch für die Untersuchung schwer kranker Patienten etabliert, weil sie zuverlässig registrierbar sind. Beide Methoden messen nicht die Funktion des klinisch zumeist entscheidenden motorischen Systems.

Andere Modalitäten evozierter Potenziale (visuell evozierte Potenziale, motorisch evozierte Potenziale, Potenziale langer Latenzen) sind bei schwer kranken Patienten nicht zuverlässig abzuleiten. Visuell evozierte Potenziale und Potenziale langer Latenzen sind abhängig von der Vigilanz. Motorisch evozierte Potenziale sind nur ohne Relaxierung, ohne sedierende Medikamente und bei Mitarbeit des zu Untersuchenden zuverlässig messbar.

Im Vergleich zum EEG sind die SEP und AEP schneller, zuverlässiger und störungsfreier messbar. SEP und AEP liefern häufiger Befunde mit klareren prognostischen Aussagen und therapeutischen Konsequenzen als das EEG. Beide Methoden evozierter Potenziale sind stabiler gegenüber Medikamenteneffekten als das EEG. Uns sind keine Berichte über den Ausfall von SEP oder AEP allein durch toxische Effekte bekannt.

Somatosensorisch evozierte Potenziale (SEP)

Für die Beantwortung der Fragestellungen der neurologischen Intensivmedizin werden zumeist somatosensorisch evozierte Potenziale nach Stimulation des N. medianus eingesetzt. Eine Zweikanalregistrierung ist erforderlich. Diese umfasst eine kortikale (CP- stimulus contralateral- Fz-Referenz) und eine zervikale Ableitung (HWK 2 oder 7-Fz-Referenz). Zusätzlich ist eine Ableitung vom Erb-Punkt sinnvoll, um eine normale periphere Leitung durch den Arm zu prüfen. Es können Oberflächenelektroden platziert werden, häufig werden jedoch Einmalnadelelektroden benutzt, weil sie schneller und sicherer aufgebracht werden können. Die Stimulation des N. medianus am Handgelenk erfolgt mit dem zweifachen der motorischen Schwelle der Thenarmuskulatur. Bei relaxierten Patienten kann die Ableitung am Erb-Punkt (gegen Fz-Referenz abgeleitet) prüfen, ob die Stimulation ausreichend war. Dies ist der Fall wenn die Amplitude des Erb-Punktpotenzials minimal 5 μV beträgt.

Die somatosensorisch evozierten Potenziale entstehen entlang des aktivierten peripheren Nerven und des zentralen lemniscalen Systems. Am Erb-Punkt mit einer Referenz bei Fz wird das N9-Potenzial registriert, das im Armplexus entsteht. In der Ableitung von HWK 7 zum vorderen Hals (Jugulum) wird das N13-Potenzial gemessen, das in zervikalen Interneuronen generiert wird. In einer Ableitung von HWK 2 zu einer Fz-Referenz wird das N14-Potenzial gemessen, das im medialen Lemniscus entsteht. Das kortikale Potenzial N20 wird gemessen in einer Ableitung von reizkontralateraler CP zur Fz-Referenz und entspricht einer Aktivierung im primären somatosensorischen Kortex (◘ Abb. 7.7).

Zur Auswertung der somatosensorisch evozierten Potenziale werden die Latenzen und Amplituden bestimmt. Bewertet wird die Latenz des zervikalen (N13)N14- und der kortikalen N20-SEP-Komponente sowie der Interpeak-Latenz N14-N20. Die Amplitude N20–P25 gilt als pathologisch bei einer Seitendifferenz von mehr als 50%. Die absoluten Latenzen der SEP sind abhängig von der Körpergröße bzw. Armlänge. Dagegen ist die Interpeak-Latenz N14–N20 nur gering von der Körpergröße abhängig, so dass ein absoluter Grenzwert zur Beurteilung benutzt werden kann. Hypothermie verlängert die Latenzen, die Amplituden werden erniedrigt. Dagegen werden Latenzen und Amplituden nur minimal durch Medikamente beeinflusst.

Akustisch evozierte Potenziale (AEP)

Die AEP werden abgeleitet mit Elektroden am reizipsilateralen Mastoid (Referenz) und einer Elektrode bei Cz (differente Elektrode) und mit einem Kopfhörer stimuliert. Zur Stimulation wird ein Rechteckstromimpuls sehr kurzer Dauer (0,1 ms) auf den Kopfhörer gegeben, dessen Membranen mit ihrer Schwingung entweder in Richtung auf das Trommelfell oder von ihm weg beginnen. Üblicherweise wird die Impulsrichtung alterniert um Stimulusartefakte zu reduzieren. Die Stimulation ist stark von der Qualität des Kopfhörers abhängig, weshalb immer der gleiche Kopfhörer benutzt werden sollte und möglichst der, der auch im klinischen Labor eingesetzt wird. Kopfhörer mit Verlängerungsröhrchen verursachen verlängerte Potenziallatenzen und erniedrigte Potenzialamplituden.

Die AEP bestehen aus 5 aufeinander folgenden Wellen, die in ihrer positiven Polarität nach oben dargestellt werden (◘ Abb. 7.8). Die Wellen I und II entstehen im intrakraniellen Teil des N. acusticus, die Wellen III bis V im Hirnstamm. Weitere folgende Wellen (VI und VII) können nicht ausreichend zuverlässig registriert werden, so dass eine klinische Anwendung nicht zuverlässig möglich ist. Die Welle I kann vom dorsalen äußeren Gehörgang mit einer dort platzierten Nadelelektrode mit höchster Amplitude abgeleitet werden. Eine reizipsilaterale und reizkontralaterale Ableitung mit 2 Kanälen ist hilfreich um die Wellen IV und V zu identifizieren, da beide Wellen in den reizkontralateralen Ableitungen häufiger separiert sind. Zur Ableitung können Oberflächenelektroden oder Einmalnadelelektroden benutzt werden. Die Stimulation erfolgt zumeist mit der maximalen Stimulationsstärke von 90 dBhl (»decibel hearing level« = Stimulationsintensität bei der der Durchschnitt aller Personen den Ton mit einer 50%-Wahrscheinlich-

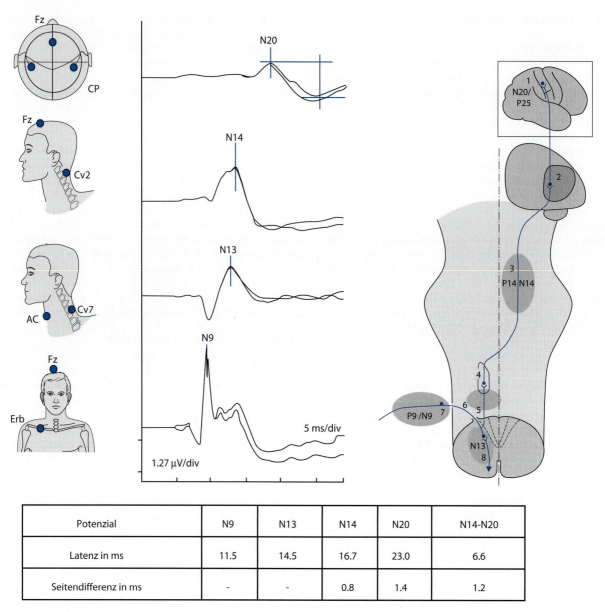

Abb. 7.7. Somatosensorisch evozierte Potenziale (SEP) nach Stimulation des N. medianus – Normalbefund und Normwerte – Schematische Darstellung zeigt: *1* Postzentrale Windung, *2* Thalamus Nucleus ventro posterolateralis, *3* Lemnicus medialis, *4* Nucleus cuneatus, *5* Fasciculus cuneatus, *6* Hinterstrang, *7* Spinalganglion, *8* spinale Interneurone.

Potenzial	N9	N13	N14	N20	N14-N20
Latenz in ms	11.5	14.5	16.7	23.0	6.6
Seitendifferenz in ms	-	-	0.8	1.4	1.2

keit hört). Es muss sichergestellt werden, dass der Ohrkanal sauber und das Trommelfell intakt ist.

Die AEP sind abhängig von der Körpertemperatur. Die Wellen III bis V werden bei erniedrigter Körpertemperatur deutlich verlängert (◘ Abb. 7.9). Eine kochleäre Hörstörung verursacht verlängerte Latenzen der Wellen IV und V und erniedrigte Amplituden, v. a. der Welle I. Nur wenn eine Welle I sicher identifiziert werden kann, ist es möglich Hirnstammläsionen zu diagnostizieren. Viele Medikamente führen zu kochleären Funktionsstörungen oder Schäden, insbesondere Aminoglykosidantibiotika. Bei meningealen Erkrankungen wird oft der N. acusticus und damit die Welle I betroffen, mit einem Befund wie bei einer kochleären Hörstörung (◘ Abb. 7.10).

7.1 Elektroenzephalographie, evozierte Potenziale, Neurographie und Elektromyographie

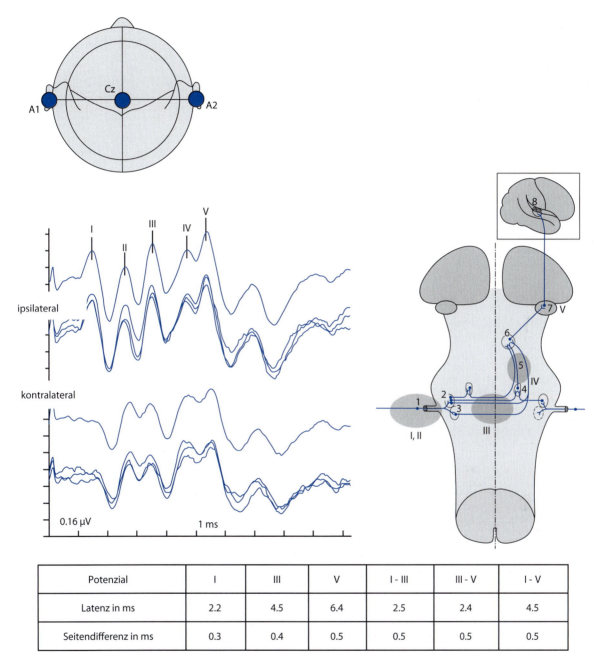

Potenzial	I	III	V	I - III	III - V	I - V
Latenz in ms	2.2	4.5	6.4	2.5	2.4	4.5
Seitendifferenz in ms	0.3	0.4	0.5	0.5	0.5	0.5

Abb. 7.8. Akustisch evozierte Potenziale (AEP) – Normalbefund und Normwerte – Schematische Darstellung zeigt: *1* N. cochlearis, *2* Nucleus cochlearis dorsalis, *3* Nucleus cochlearis ventralis, *4* Corpus trapezoideum, *5* Lemniscus lateralis, *6* Colliculus inferior, *7* Corpus geniculatus medialis, *8* Gyrus transversus.

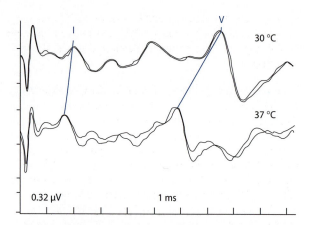

◘ **Abb. 7.9.** Akustisch evozierte Potenziale (AEP) – Effekt erniedrigter Körpertemperatur.

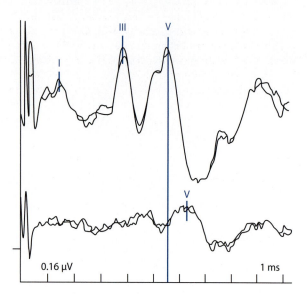

◘ **Abb. 7.10.** Akustisch evozierte Potenziale (AEP) – Läsion im Canalis acusticus durch eine Meningitis.

■ ■ ■ Anwendungen und Indikationen

Mit den AEP oder SEP werden keine krankheitsspezifischen Befunde erhoben. Es wird die Funktion der Impulspropagation durch den Hirnstamm bzw. des lemniscal-thalamokortikal-somatosensorischen Systems überprüft.

Somatosensorisch evozierte Potenziale

Die N. medianus evozierten SEP können in gleicher Weise durch Hirnstamm-, Thalamus oder hemisphärischen Läsionen verändert werden. Die Interpeak-Latenz N14–N20 gilt als zuverlässiger Indikator für eine zentrale Läsion. Eine Seitendiffe-

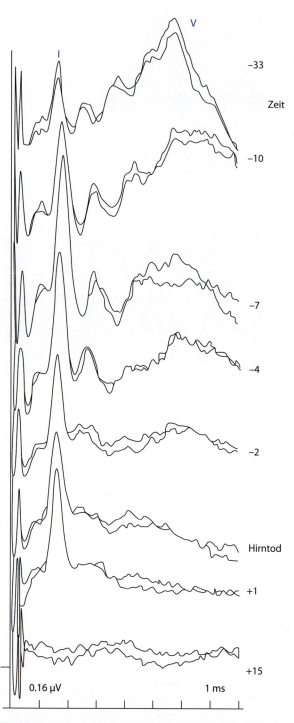

◘ **Abb. 7.11.** Akustisch evozierte Potenziale (AEP) – Effekt erhöhten intrakraniellen Drucks. Wiederholte Untersuchungen: Ausfall der Wellen IV–V, dann III. Zwei Stunden vor klinischem Hirntod nur noch Wellen I und II erhalten.

renz der Amplitude N20–P25 von mehr als 50% der gegenüberliegenden Seite gilt als pathologisch.

Akustisch evozierte Potenziale

Die Wellen III bis V werden bei Hirnstammläsionen verändert. Hierbei ist die Welle I normal. Eine Lokalisationsaussage zum Ort der Schädigung im Hirnstamm ist nicht zuverlässig möglich. Bei progredienten Hirnstammschädigungen, z. B. durch zunehmenden intrakraniellen Druck, kann ein typisches Befundmuster mit Amplitudenreduktion und im weiteren Verlust der Wellen IV und V, gefolgt von einer Amplitudenreduktion und Verlust der Welle III gefunden werden.

Nach ischämischen Hirnstammläsionen oder Druck auf die A. labyrinthi können alle Potenziale der AEP ausfallen, auch bei erhaltener Hirnstammfunktion. Aus diesem Grunde dürfen Hirnstammläsionen mit den AEP nur befundet werden, wenn die Welle I erhalten ist.

Intrakranielle infratentorielle Drucksteigerung

Bei zunehmender infratentorieller intrakranieller Drucksteigerung, z. B. nach Kleinhirninfarkten oder Blutungen, kommt es typischerweise zu einer Amplitudenreduktion der Wellen IV und V, hinweisend auf eine Hirnstammkompression (◘ Abb. 7.11). In seriellen Untersuchungen der AEP wird dann zunächst eine Amplitudenreduktion der Wellen IV und V gefolgt von deren Ausfall und im Weiteren bei zunehmender Schädigung einer Amplitudenreduktion und Ausfall der Welle III festgestellt.

Intrakranielle supratentorielle Hirndrucksteigerung

Nach globaler Hypoxie, ausgedehnten traumatischen Hirnschädigungen oder großen zerebralen Infarkten, kann es zu massiven intrakraniellen supratentoriellen Hirndrucksteigerungen kommen. Die SEP können dann eine verlängerte Interpeak-Latenz N14–N20 und eine verminderte Amplitude der kortikalen N20 zeigen (◘ Abb. 7.12). Der bilaterale Ausfall der kortikalen SEP (N20–P25) bei gleichzeitig erhaltenen zervikalen Potenzialen (N14) in Untersuchungen an 2 aufeinander folgenden Tagen gilt als zuverlässiger früher Indikator für eine außerordentlich schlechte Prognose oder ein Überleben bestenfalls in einem apallischen Syndrom. Von dieser Regel gibt es vermutlich nur wenige Ausnahmen. Sie ist allerdings nur im Kontext mit der Anamnese und dem klinischen Befund eines Komas, der Diagnose ausgedehnter kortikaler Schädigung und unter Kenntnis der Medikation zuverlässig. Dies gilt umso mehr als dass es wenige Berichte über den bilateralen Ausfall der kortikalen SEP bei Patienten mit einer Enzephalomyelitis disseminata und nur sehr geringen klinischen Symptomen und zumindest einen Be-

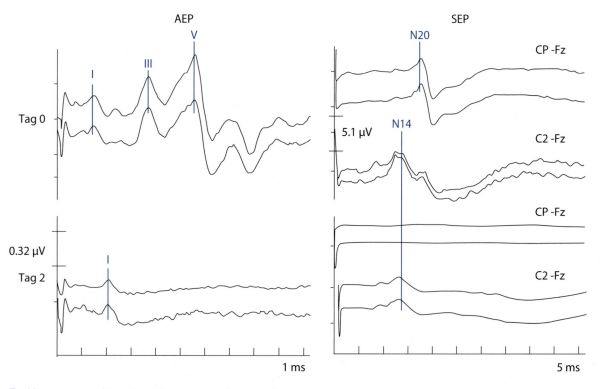

◘ **Abb. 7.12.** Steigender intrakranieller Druck – serielle Untersuchung: Somatosensorisch evozierte Potenziale (SEP) – Ausfall der N20 und erhaltene zervikale N14. Akustisch evozierte Potenziale (AEP) – Ausfall der Wellen III bis V.

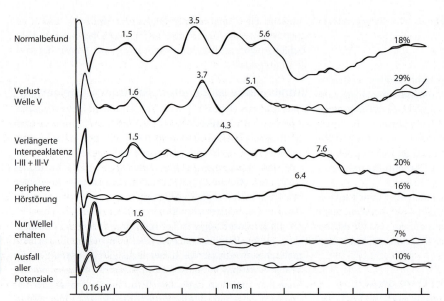

Abb. 7.13. Akustisch evozierte Potenziale (AEP) bei vaskulären Hirnstammläsionen – Thrombose der A. basilaris – Häufigkeit des jeweiligen Befunds in [%].

richt von einem Patienten mit einer schweren Carbamazepinintoxitation gibt.

Bei fortschreitender intrakranieller supratentorieller Hirndrucksteigerung mit transtentorieller Einklemmung zeigen die AEP typischerweise eine Amplitudenminderung und Verlust der Wellen IV und V gefolgt von einer Amplitudenminderung und schließlich dem Verlust der Welle III.

Hirnstamminfarkte

Akustisch evozierte und somatosensorisch evozierte Potenziale können bei Hirnstamminfarkten wie z. B. nach einer Thrombose der A. basilaris sehr variabel verändert sein (Abb. 7.13). Aus diesem Grunde sind sie nicht zur Diagnose geeignet. Zur seriellen Untersuchung und zur Einschätzung der Prognose sind die SEP zuverlässiger als die AEP. Die AEP sind nur in seriellen Untersuchungen und wenn immer eine Welle I registriert werden konnte zuverlässig bewertbar.

Monitoring unter interventioneller Rekanalisation der A. basilaris oder A. cerebri media

Die AEP können zum Monitoring thrombolytischer Behandlungen der A. basilaris eingesetzt werden und können Veränderungen bzw. Verbesserungen unter der Therapie anzeigen. Die SEP können zum Monitoring unter der Rekanalisation eines A.-cerebri-media-Verschlusses eingesetzt werden und können dann funktionelle Verbesserungen anzeigen, bevor es zu einer klinisch feststellbaren Verbesserung gekommen ist. Allerdings können in Ausnahmefällen schwere Schlaganfälle mit schweren Paresen auch ohne jegliche Veränderungen der SEP einhergehen.

Somatosensorisch und akustisch evozierte Potenziale in der Diagnose des Hirntods

In einigen Ländern, so auch in Deutschland, sind die somatosensorisch evozierten Potenziale und die akustisch evozierten Potenziale als Zusatzuntersuchung zur Diagnose des Hirntods zugelassen. Dabei ist zu berücksichtigen, dass beide Methoden jeweils nur einen relativ kleinen Anteil der Hirnstammfunktionen prüfen.

Bei den AEP wird in seriellen Untersuchungen eine erhaltene Welle I sowie der Verlust aller folgenden Wellen als Nachweis einer irreversiblen Schädigung des akustischen Systems im Hirnstamm gefordert.

Bei den SEP nach Stimulation des N. medianus gilt der bilaterale Ausfall der kortikalen Potenziale N20–P25 und der Ausfall des Hirnstammpotenzials N14 als belegend für die irreversible Schädigung des lemniskalen Systems im Hirnstamm.

Zur Hirntoddiagnostik ► Kap. 24.

7.1.3 Elektroneurographie und Elektromyographie

▪▪▪ Methode

Die **Elektroneurographie** untersucht die Funktion peripherer Nerven. Gemessen wird die Leitgeschwindigkeit schnell leitender motorischer Fasern, wobei mit supramaximalen elektrischen Stimuli ein motorischer Nerv an 2 Orten entlang seines Verlaufs durch die Haut gereizt und über dem abhängigen Muskel das evozierte Muskelaktionspotenzial registriert wird. Das proximale Segment des peripheren Nervs kann mit der Registrierung der F-Welle getestet werden. Diese ist eine späte mo-

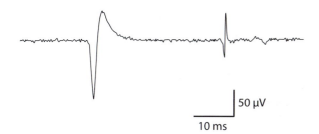

Abb. 7.14. Elektromyographie: Fibrillationspotenzial und positiv scharfe Welle.

torische Antwort, abgeleitet im abhängigen Muskel, generiert durch die Impulsweiterleitung der elektrischen Stimulation zunächst in Richtung auf die Vorderhornzelle und gefolgt von einer Reflektion am Alpha-Motoneuron, die zu einer minimalen nicht sichtbaren Muskelzuckung führt. Sensible Fasern oder rein sensible Nerven können in vergleichbarer Weise untersucht werden. Deren Untersuchung ist jedoch für die neurologische Intensivmedizin in der Regel nicht erforderlich.

Die **Elektromyographie** überprüft die Funktion von Muskeln in Abhängigkeit der Funktion des zuführenden Nervs. Es wird eine konzentrische Nadelelektrode in den Muskel eingebracht und die an der Nadelspitze registrierte elektrische Aktivität verstärkt und unter Entspannung, schwacher und starker Kontraktion des Muskels beurteilt. In einem gesunden Muskel wird unter Entspannung und in geringem Abstand von der motorischen Endplatte keine elektrische Aktivität registriert. Dagegen werden in einem Muskel ca. 2 Wochen nach der Schädigung und entsprechender Degeneration des Nervs typische Fibrillationspotenziale abgeleitet und bei stärker ausgeprägten Läsionen positiv scharfe Wellen (Abb. 7.14).

Die Methodik der Elektroneurographie und Elektromyographie für die Untersuchung schwerkranker Patienten und auf Intensivstationen entspricht der in der klinischen Routine. Welche Methode und welcher Nerv oder Muskel untersucht wird, hängt von der jeweiligen Fragestellung ab. Die Elektroneurographie kann sehr stabil auf Intensivstationen ausgeführt werden. Oft ist es aufwändig, die ableitenden Elektroden sicher zu platzieren. Bei schweren Ödemen der Extremitäten kann eine zuverlässige Stimulation eines peripheren Nervs unmöglich sein. Die Untersuchung einer motorischen Nervenleitgeschwindigkeit ist unter Relaxierung nicht möglich. Es können monopolare Nadelelektroden zur Stimulation und konzentrische Nadelelektroden zur Ableitung im Muskel benutzt werden. Zudem ist die Nervenleitgeschwindigkeit von der Körpertemperatur abhängig. Die Normwerte sind auf 32°C an der Haut bezogen.

Eine Elektromyographie sollte bei Gerinnungsstörungen nicht erfolgen. Allerdings ist eine vorsichtige und kurze Untersuchung auch unter effizienter Antikoagulation möglich. Das Elektromyogramm wird oft durch technische Artefakte gestört, ausgelöst durch die Umgebung auf einer Intensivstation.

Dann können spontane Entladungen, Fibrillationen und positive scharfe Wellen häufig nicht sicher identifiziert werden.

■■■ Anwendungen und Indikationen
Polyneuropathien

Eine akute inflammatorische Polyneuropathie (Guillain-Barré-Syndrom) wird üblicherweise diagnostiziert bevor eine intensivmedizinische Behandlung erforderlich wird. Dann sollte die Untersuchung bevorzugt im elektrophysiologischen Labor erfolgen (Abb. 7.15). Verlaufsuntersuchungen sind zur Einschätzung der Prognose sinnvoll. Ein Fortschreiten der Schädigung von einer leitungsverzögernden Demyelinisierung zu einem axonalen Schädigungstyp ist mit einer schlechteren Prognose verbunden. Wenn die Muskelkraft nicht getestet werden kann, ist die elektrophysiologische Untersuchung der einzig mögliche Verlaufsparameter. Dann sind serielle Untersuchungen der motorischen Neurographie des N. medianus und des N. tibialis sowie die Elektromyographie weniger distaler Muskeln ausreichend. Die Untersuchung sollte immer bilateral erfolgen, um eine zuverlässige Interpretation zu ermöglichen.

Bei Patienten mit einer Critical-illness-Polyneuropathie werden in der Regel ein axonaler Schädigungstyp sowie häufig eine Myopathie festgestellt. Dann ist die Nervenleitgeschwindigkeit normal und einzig die Amplitude des evozierten Muskelaktionspotenzials reduziert. Die Amplitude des Muskelaktionspotenzials muss allerdings mit großer Vorsicht beurteilt werden, weil sie auch durch eine mangelnde Stimulation bei z. B. Ödem der Extremitäten oder durch partielle Relaxation reduziert sein kann. Das Muskelaktionspotenzial kann auch durch sedierende Medikamente reduziert werden. Das Auftreten pathologischer Spontanaktivität (Fibrillation oder positiv scharfe Wellen) gilt als prognostisch ungünstig (▶ Kap. 41).

Myasthenia gravis

Die Funktion der neuromuskulären Übertragung kann mit einer repetitiven Nervenstimulation und Ableitung des Muskelaktionspotenzials (MAP) über dem abhängigen Muskel getestet werden. Dazu muss eine Relaxation ausgeschlossen sein. Eine Amplitudenminderung des 3. oder 5. Muskelaktionspotenzials relativ zum ersten stimulierten Muskelaktionspotenzial um mehr als 20% gilt als pathologisch. Die repetitive Stimulation kann einen Behandlungserfolg überprüfen. Allerdings ist das Ausmaß einer Parese nicht streng mit dem Ausmaß der Minderung eines Muskelaktionspotenzials korreliert und auch bei normaler repetitiver Stimulation mit normalen MAP kann die Schwäche bei einer Myasthenia gravis so hochgradig sein, dass die Spontanatmung nicht möglich ist. Dies gilt umso mehr als dass die Untersuchung an peripheren Nerven und Muskeln keinen Hinweis auf die Funktion bulbärer Muskeln gibt (▶ Kap. 41).

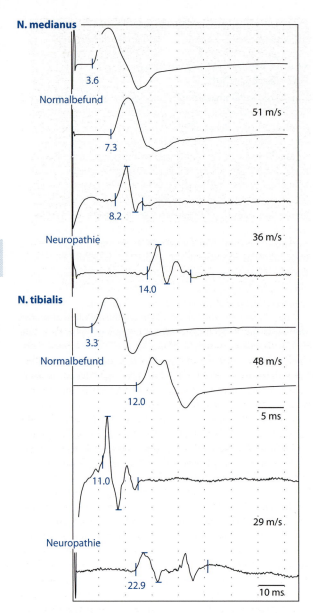

◘ Abb. 7.15. Elektroneurographie (N. medianus und N. tibialis) bei demyelinisierender Neuropathie (Guillain-Barré-Syndrom); reduzierte Nervenleitgeschwindigkeit und partieller Leitungsblock (Spuren 4, 5, 8, 9). Zum Vergleich ist eine normale Untersuchung (Spuren 1, 2, 6, 7) gezeigt.

Literatur

1. Aminoff M. J. Electrodiagnosis in clinical neurology Harcord Publishers 1999
2. Bischoff Ch., Dengler R., Hopf H.Ch., EMG, NLG Thieme 2003
3. Buchner H, Noth J, Evozierte Potenziale, Neurovegetative Diagnostik, Okulographie – Methodik und klinische Anwendungen. Thieme 2005
4. Guérit J.M., Fischer C., Facco E., Tinuper P., Murri L., Ronne-Engström E., Nuwer M. Standards of clinical practice of EEG and Eps in comatose and other unresponsive states Deuschl G. and Eisen A. Recommendations for the practice of clinical neurophysiology: Guidelines of the international federation of clinical neurophysiology Electroencephalography and clinical neurophysiology Supp. 52 1999
5. Lowitzsch K., Hopf H.Ch., Buchner H. Das EP-Buch Thieme 2000
6. Ludin H.P. Praktische Elektromyographie Thieme 1997
7. Neundörfer B. EEG-Fibel Urban & Fischer 2002
8. Stöhr M., Dichgans J., Buettner U. W., Hess C.W., Evozierte Potenziale Springer 2004
9. Stöhr M., Pfister R., Schegelmann K., Bluthardt M., Gierer S., Atlas der klinischen Elektromyographie und Neurographe Kohlhammer 1998
10. Stöhr M., Regna K., Einführung in die klinische Neurophysiologie Steinkopff 2002
11. Zschoke St., Hansen H.C. Klinische Elektroenzephalographie Springer 2002

7.2 Extra- und transkranielle Dopplersonographie

P.A. Ringleb

In den letzten Jahren haben die Fortschritte in der Neurosonologie die Untersuchung der extra- und intrakraniellen Gefäße mit zunehmender Sensitivität und Spezifität ermöglicht. Neue Techniken haben die Darstellung anatomischer Gegebenheiten und pathologischer Veränderungen an den Karotiden, Vertebralarterien und den intrakraniellen Gefäßen verbessert. Auch die Analyse von Mikroemboliesignalen (MES) zur Bestimmung der Emboliequelle bei Schlaganfällen wurde optimiert. In Ergänzung zu diesen vaskulären Methoden haben auch Untersuchungen zur Parenchymstruktur in die klinische Routine Einzug gehalten. Nach wie vor stehen aber die neurovaskulären Erkrankungen im Mittelpunkt des neurosonologischen Interesses, insbesondere in der Intensivmedizin. Unter Verwendung verschiedener Techniken (extrakranieller Doppler [ECD], transkranieller Doppler [TCD], extra- und transkranieller Duplex [ECCD, TCCD]) können alle großen hirnversorgenden Gefäße untersucht werden. Die technischen Details des konventionellen »continuous-wave« (cw) oder gepulsten Dopplers (pw) und der extrakraniellen Duplexsonographie sind weitläufig bekannt.

In den 1990er Jahren wurde zusätzlich die TCCD in die klinische Praxis eingeführt [4]. In Ergänzung zum konventionellen TCD, ermöglicht die TCCD die zweidimensionale Untersuchung des Gehirns und seiner Gefäße in Echtzeit. Zusätzlich zur visuellen Identifikation der basalen Hirngefäße liefert das Farbsignal Informationen über Turbulenzen, Flussbeschleunigungen und Flussrichtungen, auch sind so winkelkorrigierte Flussgeschwindigkeitsmessungen möglich. Um die Schädelknochen durchdringen zu können, müssen niedrige Frequenzen um 2 MHz verwendet werden, weswegen die räumliche Auflösung im Vergleich zu extrakraniellen Applikationen reduziert ist. Dennoch kann diese Technik durch ungenügende Schallpenetration limitiert sein. Für den konventionellen TCD betrifft dies 8–30% aller Patienten, besonders ältere Patienten und Frauen, ähnliche hohe Zahlen werden auch für den TCCD gefunden. Die Anwendung von Ultraschallkontrastmitteln (UKM) kann auch in diesen Fällen die diagnostische Aussagekraft erhöhen [13].

Ein wesentlicher Vorteil aller sonologischen Verfahren ist ihre nahezu beliebige Wiederholbarkeit ohne Gefährdung für den Patienten. Zusammen mit der Möglichkeit der bettseitigen Untersuchung macht dies diese Techniken gerade auch in der Intensivmedizin zu einem wertvollen Instrument zum Monitoring von Therapien oder zur frühzeitigen Erkennung von Komplikationen

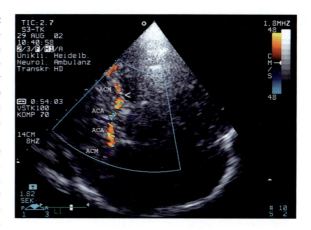

Abb. 7.16. Transkallosale Duplexsonographie der basalen Hirnarterien. Zu erkennen sind die ipsilaterale A. cerebri media, A. cerebri anterior, die kontralaterale A. cerebri anterior und angedeutet die kontralaterale A. cerebri media. In der ipsilateralen A. cerebri media zeigt sich eine geringe Mediastenose (*Pfeil*).

▪▪▪ Methode

Für die korrekte Interpretation neurosonologischer Untersuchungen ist die Kenntnis von Anatomie und Hämodynamik eine genauso unabdingbare Voraussetzung wie die Kenntnis der klinischen Krankheitsbilder (◘ Abb. 7.16). Die Untersuchung eines akuten Schlaganfallpatienten erfolgt in der Regel in der Notambulanz, der Stroke Unit oder der Intensivstation. Die unter diesen Umständen zumeist suboptimalen Untersuchungsbedingungen bedingen ein besonders hohes Erfahrungsniveau, mehr als bei der Arbeit in einem ruhigen, gut organisierten Ultraschalllabor.

> **Praxistipp**
>
> Vor der Anwendung und sicheren Interpretation von Ultraschalltechniken unter solchen Bedingungen sollten zumindest 200 Patienten mit den grundlegenden Techniken (ECD, TCD, ECCD) untersucht worden sein.

▪▪▪ Anwendungen und Indikationen
Perakutphase der Behandlung des ischämischen Schlaganfalls

In der Perakutphase des ischämischen Schlaganfalls, d. h. in den ersten 3–6 Stunden ist die Kernfrage, ob ein die klinische Symptomatik erklärender Gefäßverschluss vorhanden ist oder nicht. Die Persistenz eines solchen Gefäßverschlusses kann eines der möglichen Argumente sein, eine Thrombolysetherapie auch jenseits des 3-Stunden-Zeitfensters durchzuführen.

Dieser Ansatz war für die intraarterielle Lyse in der PROACT-Studie auch bis zu 6 Stunden nach Symptombegin mit einem verbesserten Outcome verbunden [11]. TCD und TCCD haben eine hohe Sensitivität und Spezifität bei der Detektion von Verschlüssen der A. cerebri media insbesondere des M1-Segmentes gezeigt [7, 14]. In einer Serie von 361 konsekutiven Patienten mit akutem Hirninfarkt fand sich innerhalb der ersten 6 Stunden nach Symptombeginn bei 16% der Patienten ein Mediahauptstamm- und bei 48% ein Mediaastverschluss [2]. Das Fehlen visueller Informationen, hämodynamische Veränderungen in der Folge des akuten Schlaganfalls, Kollateralkreisläufe und postischämische Hyperperfusion können die Befundinterpretation des TCD erschweren.

Möglicherweise können einige dieser Probleme durch die Verwendung des TCCD überwunden werden. Beim akuten Schlaganfall konnte eine Sensitivität und Spezifität von 100% zur Detektion von Mediaverschlüssen mittels TCCD gezeigt werden [17]. Wegen der oft schlechten Schallpenetration ist häufig die Anwendung von UKM notwendig, wodurch die Rate der suffizient untersuchbaren Patienten von 70 auf 90% erhöht werden kann [12]. Wenn alle Äste des Circulus arteriosus außer einer A. cerebri media sichtbar sind, spricht dies mit hoher Wahrscheinlichkeit für einen M1-Verschluss [13]. Die Diagnose weiter distal befindlicher Verschlüsse basiert hingegen oft auf indirekten Hinweisen wie einer herabgesetzten Flussgeschwindigkeit oder einer erhöhten Pulsatilität im M1-Segment. Neben dem direkten Nachweis eines Gefäßverschlusses erlauben neuere Ultraschalltechniken in Kombination mit UKM auch die Darstellung von minderperfundiertem Hirngewebe. Bei 24 Patienten mit akutem Mediasyndrom zeigte sich in 86% ein Perfusionsdefizit [27], selbst in Fällen mit normaler Gefäßdarstellung. Mit dieser Technik können also möglicherweise Informationen jenseits der makrovaskulären Perfusion erhoben werden [27].

Schwieriger als die Diagnostik von Pathologien der vorderen Strombahn ist die neurosonologische Detektion von Verschlüssen von Gefäßen des vertebrobasilären Stromgebietes. Bei der Diagnose von Basilarisverschlüssen mit dem TCD ergab sich eine Sensitivität von nur 60% [8]. Unter Verwendung von nichtkontrastmittelverstärktem TCCD kann das proximale Basilarissegment in 84% und das distale in nur 50% evaluiert werden [26]. Auch unter Verwendung von UKM scheint die Beurteilung des distalen Basilarisabschnittes schwierig. Die Tauglichkeit der TCCD zur Untersuchung des vertebrobasilären Stromgebietes bei akuten Schlaganfällen ist noch nicht gezeigt worden, allerdings mag dies eine Herausforderung für den TCCD sein, da andere angiographische Methoden wie CTA und MRA einen kooperativeren Patienten benötigen.

In der perakuten Phase des Schlaganfalls sollte ein zeitsparendes Ultraschallprotokoll zur Anwendung kommen [13].

> **Protokoll für die Ultraschalluntersuchung bei Patienten mit hyperakutem ischämischem Schlaganfall [13]**
> - Vorgehensweise
>   - Die für das klinische Bild evtl. verantwortliche Arterie sollte zuerst untersucht werden
>   - Immer auch die ipsilaterale extrakranielle Strombahn mitbeurteilen
>   - Wenn ausreichend Zeit zur Verfügung steht, sollten auch die übrigen Gefäße untersucht werden
>   - Die Technik verwenden, mit der man am meisten vertraut ist
>   - Bei transkraniellem Duplex frühzeitig die Verwendung von UKM in Erwägung ziehen
> - Geachtet werden sollte auf
>   - Hochwiderstandsignale, als Hinweis auf weiter distales Strömungshindernis
>   - Niedrigfrequentes Flusssignal, als Hinweis auf proximaleres Strömungshindernis
>   - Lokale Turbulenzen oder Flussbeschleunigung als Hinweis auf eine Stenose oder einen Kollateralkreislauf

Ziel eines solchen Vorgehens ist es, mit einem Minimum an zeitlichem Aufwand so viele Informationen wie möglich zu erhalten, die einen unmittelbaren Einfluss auf therapeutische Prozesse haben. Allerdings sollte eine solche Beschränkung auf das »Gefäß des Interesses« immer nur temporär sein; eine vollständige Untersuchung aller hirnversorgenden Gefäße sollte auf jedem Fall zu einem späteren Zeitpunkt nachgeholt werden.

> **Wichtig**
> Keinesfalls darf es durch die Ultraschalldiagnostik in der Perakutphase zu einer Therapieverzögerung kommen.

Stehen andere Methoden zur Verfügung, die bei bestimmter Fragestellung eine höhere diagnostische Validität aufweisen, sollten diese zum Einsatz kommen. Dies trifft z. B. auf die CT-Angiographie bei Verdacht auf eine Basilaristhrombose zu [5].

Außer diesen diagnostischen Möglichkeiten des Ultraschalls, sind auch verschiedentlich therapeutischen Anwendungen beschrieben worden. Die Beschallung des verschlossenen Gefäßes mit TCD oder TCCD könnte durch kavitationsbedingte Vergrößerung der Angriffsfläche die Wirkung von rtPA vervielfachen [10]. In einer randomisierten Studie war die Rate der Patienten, die innerhalb von 2 Stunden eine deutliche klinische Besserung oder Gefäßrekanalisation aufwiesen signifikant höher, wenn sie zusätzlich zu rtPA kontinuierlich mit konventionellem 2MHz-TCD behandelt worden waren (49% vs. 30%; p=0,03). Dieser Effekt konnte jedoch in längeren Beobachtungszeiten (24 Stunden und 3 Monaten) nicht nachgewiesen werden [1].

Durch die additive Gabe von Mikrobläschen in Form von gastragendem Ultraschallkontrastmittel kann die Rate früher Gefäßrekanalisation wohl noch weiter gesteigert werden. In einer nicht randomisierten Studie betrug die Rate kompletter Rekanalisationen 54,5% bei Patienten, die mit rtPA, 2MHz-TCD und Levovist behandelt wurden, im Vergleich zu 40,8% der Patienten die mit rtPA und 2MHz-TCD behandelt worden waren (p=0,038). Die Komplikationsrate in dieser Studie war nicht unterschiedlich [23]. Dieses Therapiekonzept wurde in der prospektiven, doppelblinden, randomisierten TUCSON Studie auf seine Sicherheit und Wirksamkeit hin evaluiert. Diese Studie wurde zwischenzeitlich wegen erhöhter Blutungsraten unterbrochen. Auch die TRUMBI-Studie, bei der die Anwendung niederfrequenten, nicht fokussierten Ultraschalls getestet wurde, musste nach mehreren intrakraniellen Blutungen gestoppt werden [6].

Akutphase der Behandlung des ischämischen Schlaganfalls

Eine der wesentlichen Fragestellungen in der Akutphase des Schlaganfalls ist die nach der Ursache der Ischämie, da hierdurch die Wahl der geeigneten Sekundärprävention unmittelbar beeinflusst werden kann. Neurosonologische Methoden haben eine hohe Sensitivität zur Detektion von extra- und intrakraniellen Stenosen oder Verschlüssen und können darüber hinaus Informationen über die Ursachen von Gefäßveränderungen liefern. Konventionelle cw-Techniken (ECD) werden seit Jahrzehnten zur Identifizierung von Stenosen und Verschlüssen der extrakraniellen Karotiden eingesetzt. Mit ihnen können Karotisstenosen ab 50% Lumenreduktion mit hoher Zuverlässigkeit erfasst werden. B-Bild- und Duplex-Techniken können darüber hinaus auch morphologische Informationen über die Ursache und Beschaffenheit der zugrunde liegenden Prozesse liefern (◘ Abb. 7.17). Eine doppler- und duplexsonografische Einteilung von Karotisstenosen findet sich in ◘ Tab. 7.1.

Neben der Arteriosklerose sind besonders bei jüngeren Schlaganfallpatienten Dissektionen eine häufige Schlaganfallursache. Da die Dissektion häufig unterhalb der Schädelbasis lo-

7.2 Extra- und transkranielle Dopplersonographie

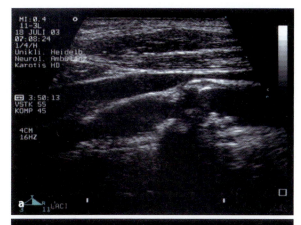

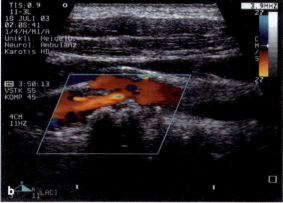

Abb. 7.17a,b. Mäßiggradige, nach hämodynamischen Kriterien etwa 60%igen arteriosklerotisch bedingte Abgangsstenose der A. carotis interna: **a** B-Bild, **b** Duplex.

kalisiert ist und somit nur selten direkt neurosonologisch beurteilt werden kann, bleiben DSA und MRA weiterhin die Methode der Wahl zur Bestätigung dieser Ätiologie. Allerdings können indirekte Hinweise wie Hochwiderstandssignal in der extrakraniellen A. carotis interna bei retrogradem Fluss in den supraophthalmischen Ästen den dringenden Verdacht auf eine Karotisdissektion ergeben. Die Kombination von ECD, TCD und ECCD erhöht die Aussagekraft zur Diagnose einer Dissektion auf bis zu 95% [29].

Die Ultraschalluntersuchung der zervikalen Abschnitte der Vertebralarterien ist weniger aussagekräftig als bei den Karotiden. Hauptgrund hierfür sind die anatomischen Gegebenheiten mit oft tiefer Lage der Vertebralarterien, Abgang der Vertebralarterie nach dorsal aus der A. subclavia und Verlauf in den Querfortsätzen der Wirbelsäule. Bei der dopplersonographische Untersuchung sollten Vertebralarterien an zumindest 3 Stellen untersucht werden, im ECD am Abgang (V0) und an der Atlasschleife (V3) und mittels TCD im intrakraniellen Abschnitt (V4). Ergänzend ist die Untersuchung mit dem ECCD geeignet, Hypoplasien und Verschlüsse zu bestätigen. Auch wenn der Nachweis von Abgangsstenosen der Vertebralarterien nicht immer möglich ist, kann durch die Kombination von ECD und ECCD eine hohe Korrelation von 90% mit der DSA erreicht werden [28]. Besondere Schwierigkeiten bereiten oft Dissektionen der A. vertebralis. Durch die Kombination der möglichen Technik gelingt aber in über 90% der Fälle der Nachweis. Bei den zumeist im Bereich der Atlasschleife (V3-Segment) auftretenden Dissektionen ist der Befund eines im Duplex perfundierten V2-Segmentes mit einem niederfrequenten Signal hoher Pulsatilität im ECD oder pw-Mode des Duplex und einem mit ähnlichem Signal retrograd perfundierten V4-Segmentes typisch.

Die Untersuchung der intrakraniellen Gefäße ist ebenfalls eine Domäne der Ultraschalldiagnostik. Die Diagnose intrakranieller Stenosen gelingt mit der konventionellen TCD mit hoher Sensitivität. Ergänzend ermöglicht der TCCD die Möglichkeit der winkelkorrigierten Geschwindigkeitsmessung und eine präzisere Lokalisation der Stenose. So ist die TCCD valider in der Differenzierung zwischen distalen Siphon- und proximalen Mediastenosen und zwischen distalen M1- und proximalen M2-Stenosen. Allerdings besteht eines der Probleme dieser Technik darin, dass es noch keine einheitlichen Klassifikationssysteme mit Korrelation zum klinischen Risiko gibt [3].

Auch für die Suche nach einer weiteren, insbesondere bei jüngeren Patienten relevanten, Schlaganfallätiologie, dem kardialen Rechts-Links-Shunt bei persistierenden Foramen ovale, stehen neurosonologische, nichtinvasive Verfahren zur Verfügung [18]. Hierfür werden nichtlungengängige Kontrastmittel (Echovist), oder auch eine Blut-Luft-Suspension, intravenös appliziert und parallel hierzu die A. cerebri media doppler- oder duplexsonographisch untersucht. Dies erfolgt bei normaler Ruheatmung und an verschiedenen Zeitabständen zu einem Valsalva-Versuch, der optimale Zeitpunkt für den Valsalva-Versuch liegt bei ca. 5 Sekunden nach der KM-Injektion [9]. Das Auftreten sog. **Bubble-Artefakte** spricht für das Vorhandensein eines Rechts-Links-Shunts. Dieses Verfahren kann auch bei intubierten Patienten auf der Intensivstation angewandt werden, indem im Anschluss an die Injektion eine endinspiratorische Ventilationspause erfolgt und Druck auf das Abdomen ausgeübt wird.

Zunehmende Bedeutung gewinnen auch die Möglichkeiten, die Morphologie intrakranieller Strukturen sonographisch zu beurteilen. Form und Struktur des Hirnstammes, die Position der Mittellinie und die Weite der Seitenventrikel sind mit Erfahrung gut evaluierbar. Besonders bei großen, möglicherweise raumfordernden Infarkten kann diese Technik bei Intensivpatienten von Bedeutung sein. Da TCB-Bild und CT nahezu identische Messungen einer Mittellinienverlagerung und der Kompression des Ventrikelsystems liefern, kann mit dieser bettseitigen Methode die Häufigkeit von CT-Untersuchungen reduziert und die Kontrollen engmaschiger durchgeführt werden [15]. Nach osteoklastischer Trepanation können Komplikati-

◘ **Tab. 7.1.** Dopplersonographische und morphologische Kriterien zur Bestimmung von Stenosegraden an der A. carotis interna (Mod. nach [24]).

	Nichtstenosierende Plaques	Geringgradige Stenose	Mittelgradige Stenose	Hochgradige Stenose	Subtotale Stenose
Lokaler Stenosegrad (ECST)	<40%	40–60%	60–70%	ca. 80%	>90%
Stenosierungsgrad relativ zum distalen Lumen (NASCET)	0	<30%	ca. 50%	ca. 70%	>90%
Indirekte Kriterien	keine	keine	keine	A. ophthalmica: Nullfluss oder retrograd A. carotis communis: Erhöhte Pulsatilität	
Direkte CW-Kriterien	unauffällig	geringe lokale Strömungszunahme	deutliche Strömungszunahme Verlust der Pulsatilität und systolische Dezeleration	starke lokale Strömungszunahme mit systolischer Dezeleration	variables Stenosesignal mit Intensitätsminderung
Poststenotisch	unauffällig		kurzstreckige Turbulenz	langstreckig Turbulenz, verminderte systolische Strömungsgeschwindigkeit	schwer auffindbares, stark reduziertes Signal
Systolische Spitzenfrequenz	<4 kHz	ca. 4 kHz	4–8 kHz	>8 kHz	variabel
B-Bild-Nachweisgüte	+++	+++	++	+	+
B-Mode	geringe Plaqueausdehnung		mittelgradige Lumeneinengung	hochgradige Lumeneinengung	höchstgradige Lumeneinengung
Farbduplex	keine oder lokale Verwirbelung	lange segmentale systolische Strömungsbeschleunigung	umschriebene segmentale systolische Strömungsbeschleunigung	eng umschriebene segmentale hochgradige Strömungsbeschleunigung, poststenotische Rückströmungsanteile	
Systolische Maximalgeschwindigkeit	<120 cm/s	ca. 120 cm/s	>120 cm/s	>240 cm/s	variabel

onen wie epi- oder subdurale Einblutungen schnell und reliabel sonographisch erfasst werden.

Postakutphase der Behandlung des ischämischen Schlaganfalls

In der Postakutphase des ischämischen Schlaganfalls dienen neurosonologische Methoden v. a. zur Evaluation des Langzeiteffekts sekundärprophylaktischer Maßnahmen. Monitoringsysteme bieten die Möglichkeit einer (halb)automatischen **Detektion von Mikroemboliesignalen** (MES). Auf diese Weise ist es möglich die Wirkung von Antiaggreganzien zu überprüfen. Einen raschen Abfall der Anzahl solcher MES noch der intravenösen Gabe von 500 mg ASS bei 9 Patienten mit TIA oder Ischämie, die allesamt zuvor MES in der symptomatischen Hemisphäre aufgewiesen hatten, konnte nachgewiesen werden [16]. In der CaRESS-Studie bei 107 Patienten mit symptomatischer Karotisstenose und MES konnte gezeigt werden, dass die Kombination von ASS und Clopidogrel bei mehr Patienten als die alleinige Gabe von ASS zu einer Reduktion der Anzahl von MES bei Folgeuntersuchung führt [21]. Jedoch sind viele Fragen bezüglich der prognostischen Wertigkeit solcher MES nicht endgültig geklärt.

Auch zur Überprüfung der Wirksamkeit gefäßchirurgischer Maßnahmen wie der Karotis-TEA oder interventioneller Eingriffe wie der stentgeschützten Angioplastie sind neurosonologische Verfahren sinnvoll, da sie sowohl den kurz- als auch den langfristigen Therapieerfolg nichtinvasiv beurteilen lassen.

Weitere Anwendungsgebiete neurosonologischer Techniken

Neben den bisher genannten Erkrankungen gibt es verschiedene andere Fragestellungen im intensivmedizinischen Umfeld, bei denen neurosonologische Methoden zur Anwendung kommen können. Nach **Subarachnoidalblutungen** sind TCD und TCCD gebräuchliche Methoden, um Vasospasmen zu detektieren [20]. Die Hyperechogenität von frischem Blut im B-Bild ermöglicht die Identifikation von **intrazerebralen** oder **intraventrikulären Blutungen** mit einer Sensitivität von 94% und einer Spezifität von 95% [19]. Aus technischen Gründen stößt diese Technik bei kortikalen oder infratentoriellen Blutungen allerdings an ihre Grenzen. Nach einem direkten intraindividuellem Vergleich mit neuroradiologischen Techniken stellt das intrakranielle B-Bild aber eine hilfreiche Methode zur Reduktion der Anzahl von CT-Kontrollen dar.

Des Weiteren gibt es Ansätze den intrakraniellen Druck mit Ultraschallmethoden zu bestimmen, allerdings ist bis heute keine hinreichend sichere Methode entwickelt worden [22, 25].

Seit längerem gebräuchlich sind die Dopplertechniken in der apparativen Bestätigung des **Hirntodes**. Hier hat der TCD eine Sensitivität von 91% bis 99% und eine Spezifität von 100%. Bei hirntoten Patienten, zeigt der TCD üblicher weise ein Fehlen der diastolischen Spektralanteile oder einen bidirektionalen Fluss mit niedrigen systolischen Spitzenflüssen, der Pulsatilitätsindex ist demzufolge sehr hoch ([30]; ▶ Kap. 24).

Literatur

1. Alexandrov AV, Molina CA, Grotta JC, Garami Z, Ford SR, Alvarez-Sabin J, Montaner J, Saqqur M, Demchuk AM, Moye LA, Hill MD, Wojner AW. Ultrasound-enhanced systemic thrombolysis for acute ischemic stroke. N Engl J Med. 351 (21): 2170-2178, 2004.
2. Allendörfer J, Görtler M, von Reutern GM, for the Neurosonology in Acute Ischemic Stroke Study Group. Prognostic relevance of ultra-early doppler sonography in acute ischaemic stroke: a prospective multicentre study. Lancet Neurol 5 (10): 835-840, 2006.
3. Baumgartner RW, Mattle HP, Schroth G. Assessment of >=50% and <50% intracranial stenoses by transcranial color-coded duplex sonography. Stroke 30 (1): 87-92, 1999.
4. Bogdahn U, Becker G, Winkler J, Greiner K, Perez J, Meurers B. Transcranial colour-coded real-time sonography in adults. Stroke 21: 1680-1688, 1990.
5. Brandt T, Knauth M, Wildermuth S, Winter R, von Kummer R, Sartor K, Hacke W. CT angiography and Doppler sonography for emergency assessment in acute basilar artery ischemia. Stroke 30 (3): 606-612, 1999.
6. Daffertshofer M, Gass A, Ringleb P, Sitzer M, Sliwka U, Els T, Sedlaczek O, Koroshetz WJ, Hennerici MG. Transcranial Low-Frequency Ultrasound-Mediated Thrombolysis in Brain Ischemia: Increased Risk of Hemorrhage With Combined Ultrasound and Tissue Plasminogen Activator. Results of a Phase II Clinical Trial. Stroke 36 (7):1441-1446, 2005.
7. de Bray JM, Daugy J, Legrand MS, Pulci S. Acute middle cerebral artery stroke and transcranial Doppler sonography. Eur J Ultrasound 7 (1): 31-36, 1998.
8. Demchuk AM, Christou I, Wein TH, Felberg RA, Malkoff M, Grotta JC, Alexandrov AV. Accuracy and criteria for localizing arterial occlusion with transcranial Doppler. J Neuroimaging 10 (1): 1-12, 2000.
9. Droste DW, Lakemeier S, Wichter T, Stypmann J, Dittrich R, Ritter M, Moeller M, Freund M, Ringelstein EB. Optimizing the technique of contrast transcranial Doppler ultrasound in the detection of right-to-left shunts. Stroke 33 (9): 2211-2216, 2002.
10. Francis CW, Blinc A, Lee S, Cox C. Ultrasound accelerates transport of recombinant tissue plasminogen activator into clots. Ultrasound Med Biol 21 (3): 419-424, 1995.
11. Furlan A, Higashida R, Wechsler L, Gent M, Rowley H, Kase C, Pessin M, Ahuja A, Callahan F, Clark WM, Silver F, Rivera F. Intra-arterial prourokinase for acute ischemic stroke. The PROACT II study: a randomized controlled trial. Prolyse in Acute Cerebral Thromboembolism. Jama 282 (21): 2003-2011, 1999.
12. Gahn G, Gerber J, Hallmeyer S, al. e. Contrast enhanced transcranial colour-coded duplex sonography in stroke patients with limited bone window. AJNR 21: 509-514, 2000.
13. Gahn G, von Kummer R. Ultrasound in acute stroke: a review. Neuroradiology 43 (9): 702-711, 2001.
14. Gerriets T, Seidel G, Fiss I, Modrau B, Kaps M. Contrast-enhanced transcranial color-coded duplex sonography: efficiency and validity. Neurology 52 (6): 1133-1137, 1999.
15. Gerriets T, Stolz E, Modrau B, Fiss I, Seidel G, Kaps M. Sonographic monitoring of midline shift in hemispheric infarctions. Neurology 52 (1): 45-49, 1999.
16. Goertler M, Baeumer M, Kross R, Blaser T, Lutze G, Jost S, Wallesch CW. Rapid decline of cerebral microemboli of arterial origin after intravenous acetylsalicylic acid. Stroke 30 (1): 66-69, 1999.
17. Kenton AR, Martin PJ, Abbott RJ, Moody AR. Comparison of transcranial color-coded sonography and magnetic resonance angiography in acute stroke. Stroke 28 (8): 1601-1606, 1997.
18. Klötzsch C, Janssen G, Berlit P. Transesophageal echocardiography and contrast-TCD in the detection of a patent foramen ovale: experiences with 111 patients. Neurology 44 (9): 1603-1606, 1994.
19. Mäurer M, Shambal S, Berg D, Woydt M, Hofmann E, Georgiadis D, Lindner A, Becker G. Differentiation between intracerebral hemorrhage and ischemic stroke by transcranial color-coded duplex-sonography. Stroke 29: 2563-2567, 1998.
20. Mariak Z, Krejza J, Swiercz M, Kordecki K, Lewko J. Accuracy of transcranial color Doppler ultrasonography in the diagnosis of middle cerebral artery spasm determined by receiver operating characteristic analysis. J Neurosurg 96 (2): 323-330, 2002.
21. Markus HS, Droste DW, Kaps M, Larrue V, Lees KR, Siebler M, Ringelstein EB. Dual antiplatelet therapy with clopidogrel and aspirin in symptomatic carotid stenosis evaluated using doppler embolic signal detection: the Clopidogrel and Aspirin for Reduction of Emboli in Symptomatic Carotid Stenosis (CARESS) trial. Circulation 111 (17): 2233-2240, 2005.

22. Michaeli D, Rappaport ZH. Tissue resonance analysis; a novel method for noninvasive monitoring of intracranial pressure. Technical note. J Neurosurg 96 (6): 1132-1137, 2002.
23. Molina CA, Ribo M, Rubiera M, Montaner J, Santamarina E, Delgado-Mederos R, Arenillas JF, Huertas R, Purroy F, Delgado P, Alvarez-Sabin J. Microbubble administration accelerates clot lysis during continuous 2-MHz ultrasound monitoring in stroke patients treated with intravenous tissue plasminogen activator. Stroke 37 (2): 425-429, 2006.
24. Neuerburg-Heusler D, Hennerici M. Gefäßdiagnostik mit Ultraschall. 2. Auflage ed. Stuttgart, New York: Thieme, 1994.
25. Newman WD, Hollman AS, Dutton GN, Carachi R. Measurement of optic nerve sheath diameter by ultrasound: a means of detecting acute raised intracranial pressure in hydrocephalus. Br J Ophthalmol 86 (10): 1109-1113, 2002.
26. Schulte-Altedorneburg G, Droste DW, Popa V, Wohlgemuth WA, Kellermann M, Nabavi DG, Csiba L, Ringelstein EB. Visualization of the basilar artery by transcranial color-coded duplex sonography : comparison with postmortem results. Stroke 31 (5): 1123-1127, 2000.
27. Seidel G, Albers T, Meyer K, Wiesmann M. Perfusion harmonic imaging in acute middle cerebral artery infarction. Ultrasound Med Biol. 29 (9): 1245-1251, 2003
28. Sliwka U, Rautenberg W, Schwartz A, Hennerici M. Multimodal ultrasound imaging of the vertebral circulation compared with intraarterial angiography. J. Neurol. 239S: 38, 1992.
29. Sturzenegger M, Mattle HP, Rivoir A, Baumgartner RW. Ultrasound findings in carotid artery dissection: analysis of 43 patients. Neurology 45 (4): 691-698, 1995.
30. Wijdicks EF. The diagnosis of brain death. N Engl J Med 344 (16): 1215-1221, 2001.

7.3 Überwachung des intrakraniellen Drucks und zerebralen Perfusionsdrucks

G. Karpel-Massler, A. Aschoff, A. Unterberg

Ventrikelpunktionen sind beim Menschen bereits seit Mitte des 18. Jahrhunderts durchgeführt worden. Die ersten nachweisbaren Liquordruckmessungen hat Magendie tierexperimentell um 1841 mittels Steigrohr an Hunden durchgeführt. Bis eine quantifizierte Liquordruckmessung beim Menschen durch Quincke etabliert wurde, dauerte es weitere 50 Jahre [11]. Adson u. Lilie berichteten 1927 erstmals von einer fünftägigen kontinuierlichen Ventrikeldruckmessung bei einem Hirntumorpatienten, was 1952 von Guillaume u. Janny wieder aufgegriffen und schließlich durch systematische Messungen an Hunderten von Patienten in den 1950er Jahren durch Lundberg etabliert wurde [9]. Auf Lundberg ist auch die erste und bis heute akzeptierte Klassifikation der Hirndruckwellen zurückzuführen. Die epidurale Druckmessung wurde von Riechert um 1950 in die Neurochirurgie eingeführt und basierte noch auf einer mechanischen Druckaufnahme [1]. Elektrische Druckwandler sind seit etwa 1970 in der Neurochirurgie verfügbar und können dank einer zunehmenden technischen Miniaturisierung seit etwa 20 Jahren als Tiptransducer intraparenchymatös oder im Lumen von Ventrikelkathetern eingesetzt werden.

■ ■ ■ Anatomie

Anatomisch kann man das ZNS in vier separate jedoch miteinander in Verbindung stehende Kompartimente unterteilen: den Spinalraum, die hintere Schädelgrube und die beiden durch die Falx getrennten supratentoriellen Großhirnhemisphären. Die rigide Schädelkapsel beinhaltet ein intrakranielles Volumen von ca. 1500–1700 ccm. Mit ca. 80–90% entfällt der größte Anteil auf neuronales und gliales Gewebe. Je nach Alter und Hirnatrophie fallen etwa 5–15% auf Liquor und um die 5% auf das zirkulierende Blut ab.

Angenommen, dass die Gesamtheit der 3 Hirnvolumenkomponenten konstant ist ($V_{Hirngewebe}+V_{Liquor}+V_{Blut}$ = konstant) und eine Expansion aufgrund des starren Schädels nicht möglich ist, dann muss jede Volumenzunahme einer der o. g. Komponenten, oder einer neu auftretenden Komponente (Raumforderung), durch eine entsprechende kompensatorische Volumenabnahme der anderen Komponenten beantwortet werden. Andernfalls resultiert eine Zunahme des intrakraniellen Drucks (ICP). Dieser Zusammenhang hielt, benannt nach seinen Erstbeschreibern, als **Monro-Kellie-Doktrin** in die Literatur Einzug und verdeutlicht die Schwierigkeit der intrakraniellen Volumenkompensation. Begrenzte Kompensationsmöglichkeiten finden sich durch Ausgleichsbewegung des Liquors in den spinalen Subarachnoidalraum, wo eine gewisse Dehnbarkeit erhalten ist (Reserveraum von bis zu ca. 50 ml bei akuter Raumforderung und bis zu 150 ml bei chronischer Raumforderung; [11]). Man muss sich darüber im Klaren sein, dass es sich bei der Monro-Kellie-Doktrin lediglich um ein theoretisches Modell handelt und eine gleichmäßige Verteilung des intrakraniellen Drucks oft nicht gegeben ist.

So ist mehrfach gezeigt worden, dass bei Unterbrechung der Liquorpassage durch Ödem oder Herniation supra-infratentorielle Druckgradienten von bis zu 80 mmHg bestehen können [1]. Auch bei einseitigen Raumforderungen ließen sich interhemisphärische Druckdifferenzen von 20–40 mmHg nachweisen [3].

7.3.1 Intrakranieller Druck

Der intrakranielle Druck (ICP) wird von den meisten Autoren als intraventrikulär, hydrostatisch gemessener Druck (mit dem Foramen Monroi als Bezugsniveau) verstanden. Physikalisch üblich wird Druck als Quotient aus Kraft und Fläche in N/m^2 = Pascal [Pa] angegeben (1 kPa = 7,501 mmHg).

Da sich die SI-Klassifikation in der Medizin diesbezüglich nicht durchsetzen konnte, wird der intrakranielle Druck als Differenz zum atmosphärischen Druck in der historischen Einheit [mmHg] angegeben (1 mmHg = 0,133 kPa).

7.3 Überwachung des intrakraniellen Drucks und zerebralen Perfusionsdrucks

Tab. 7.2. Normwerte des intrakraniellen Drucks

Aktivität	Säuglinge [mmHg]	Erwachsene [mmHg]
Liegend in Ruhe	6±1	10±5
Stehend in Ruhe	–5±5	–5±5
Non-REM-Schlaf	7±2	12±5
REM-Schlaf	19–22	15–25
Husten, Niesen	20–40	30–110

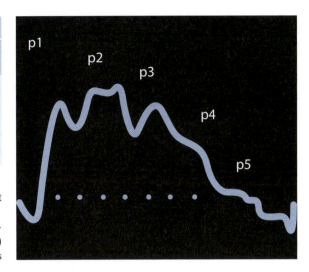

Abb. 7.18. ICP-Kurve und deren pulsatile Komponenten.

Der ICP ist abhängig von Alter, Körperlage und Aktivität (Tab. 7.2).

Die normale Kurve des ICP zeigt sich als pulssynchron auftretende fünfgipflige Welle, deren erste 3 Wellenspitzen (p1-p3) arteriell und die letzten beiden Wellenspitzen (p4 und p5) venös induziert sind (Abb. 7.18).

Überlagert werden die ICP-Wellen durch die Atemkurve, wodurch der ICP natürliche Schwankungen von 2–4 mmHg erfährt (Abb. 7.19).

Bei erhöhtem ICP können sogar atemabhängige ICP-Schwankungen von bis zu 20 mmHg festgestellt werden. Mit steigendem ICP zeigt sich auch eine Veränderung der Druckwelle in Form einer Zunahme der Amplitude und einer Höhenzunahme von p2 gegenüber p1. Zusätzlich lässt sich das Auftreten unterschiedlicher Wellen beobachten, die von Lundberg anhand Frequenz und Wellenform erstmals klassifiziert worden sind (Tab. 7.3).

7.3.2 Zerebraler Perfusionsdruck

Von pathophysiologischem Interesse ist v. a. die Frage, ob der zerebrale Blutfluss (CBF) ausreicht, um den metabolischen O_2-Bedarf des Gehirns ($CMRO_2$) zu decken. Diese Frage lässt sich jedoch derzeit nur durch aufwendige und kostspielige Untersuchungen klären. Da der CBF aber unmittelbar vom zerebralen Perfusionsdruck (CPP) abhängt, bedient man sich heutzutage bevorzugt des CPP als Richt- und Steuerungsgröße. Dieser lässt sich rechnerisch als Differenz von systemischem mittleren arteriellen Druck (MAP) und ICP bestimmen:

$$CPP = MAP - ICP$$

Sowohl MAP als auch ICP lassen sich mit relativ geringem Aufwand und kostengünstig direkt messen. Einschränkungen der Beurteilbarkeit der wahren Hirnperfusion anhand des CPP können sich jedoch durch das Vorhandensein von Karotisstenosen oder bei Vorliegen von zerebralen Gefäßspasmen ergeben. Zusätzlich ist der CPP anfällig gegenüber Messungenauigkeiten, da er von 2 potenziell fehlerbehafteten Messsystemen abhängt.

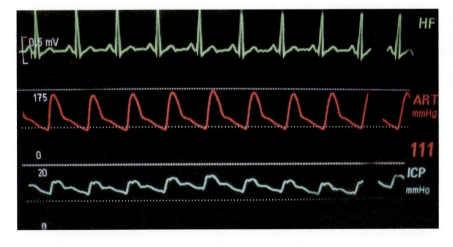

Abb. 7.19. Von oben nach unten zeigt sich auf diesem Überwachungsmonitorbild EKG, arterielle Druckkurve und intrakranielle Druckkurve. Andeutungsweise sieht man atemabhängige Schwankungen des ICP.

Tab. 7.3. Klassifikation der ICP-Wellen

Wellenform	Dauer	Maximale ICP-Amplitude	Besonderheiten
A-Welle (syn. Plateauwelle)	5–20 min	15–50 mmHg	Kann zusammen mit Blutdruckanstieg auftreten ⇒ Cushing-Reflex
B-Welle (syn. Rampenwelle)	0,5–20 min	2–3 mmHg bis >50 mmHg	Durch Schwankungen des P_aCO_2 verursacht
C-Welle (syn. Hering-Traube)	8–15 s	bis 20 mmHg	Entsprechen den Undulationen des systolischen Blutdrucks

7.3.3 ICP und CPP

Pathologische Werte

ICP-Werte, die 15 mmHg übersteigen, sind pathologisch. Gemäß den Leitlinien der »American Association of Neurological Surgeons« und der »Brain Trauma Foundation«, wird ein ICP >20–25 mmHg als therapiebedürftig angesehen [4]. Patienten mit entsprechender Zeit zur Anpassung an eine langsam wachsende Raumforderung oder bei chronischem Hydrozephalus können einen ICP von 40–50 mmHg haben und trotzdem neurologisch wach und voll orientiert sein [13]. Andererseits können Patienten mit malignem Mediainfarkt bereits bei einem ICP von 18–20 mmHg Zeichen der Einklemmung zeigen [15]. Dies verdeutlicht, dass die Interpretation von ICP-Messwerten immer vom klinischen Kontext abhängt.

CPP-Werte liegen normalerweise um die 90 mmHg. Beim Gesunden mit intakter Autoregulation, die im Bereich eines MAP von 50–150 mmHg für eine konstante Durchblutung im zerebralen Kapillarbett sorgt, führt erst ein CPP-Abfall auf <50 mmHg zu einer Reduktion des CBF [10]. Beim Schädelhirntrauma wird derzeit ein CPP-Minimum von 60 mmHg empfohlen [4]. Jedoch wird sowohl das therapeutische Optimum der Ober- als auch der Untergrenze des CPP kontrovers in der Literatur diskutiert.

Grundsätzlich werden zwei Konzepte beim Schädelhirntrauma vertreten: Nach dem »Lund-Konzept« wird ein moderater CPP von 50–70 mmHg angestrebt und eine Katecholamingabe möglichst vermieden [7]. Andere Autoren hingegen propagieren, dass mit allen Mitteln ein hoher CPP >70 mmHg angestrebt werden sollte [14].

Zu beachten ist, dass bei Hypertonikern häufig eine Verschiebung des Autoregulationsbereichs zu höheren Drücken hin vorliegen kann und daher ein »normwertiger« CPP durchaus zum Auftreten von Ischämien führen kann.

Ursachen für ICP-Anstiege/CPP-Abfälle
- Lokalisierte Volumenzunahmen durch Tumoren, intrakranielle Blutungen und Abszesse
- Generalisierte Volumenzunahme bei Hydrozephalus, Hirnödem oder Blutkongestion
- Kombination der beiden vorgenannten Punkte

∎∎∎ Anwendungen und Indikationen

Anstiege des intrakraniellen Drucks sind potenziell gefährlich, da sie zu Massenverschiebungen und zu einer Minderung der Hirndurchblutung führen können. Daher muss bei Patienten, die durch ICP-Anstiege gefährdet sind, der intrakranielle Druck überwacht werden. Dieses gilt in besonderem Maße für bewusstlose Patienten, die klinisch-neurologisch nur schwer zu beurteilen sind. Die durch Cushing Anfang des 20. Jahrhunderts an Hunden experimentell ermittelte Reaktion auf einen drastisch erhöhten ICP (arterielle Hypertonie, Bradykardie, respiratorische Störung) tritt nur bei etwa $1/3$ der Patienten in voller Ausprägung auf.

Durch eine kontinuierliche ICP-/CPP-Messung lassen sich ICP-Anstiege frühzeitig erkennen. Außerdem ermöglicht die ICP-/CPP-Messung eine Therapieevaluation mit Limitierung unnötiger ICP-senkender Maßnahmen, die potenziell selbst schädigend wirken können und sie dient der Entscheidungsfindung zur Durchführung weiterer operativer Maßnahmen (Shuntimplantation, dekompressive Kraniektomie, Hämatomentlastung).

In den folgenden klinischen Situationen findet ein ICP-/CPP-Monitoring Anwendung:
— Schweres Schädelhirntrauma (GCS 3–8), wenn ein pathologisches Schädel-CT vorliegt oder wenn kein pathologisches Schädel-CT vorliegt, aber mindestens 2 der folgenden Faktoren bei Aufnahme vorzufinden sind: Alter >40, Beuge-/Strecksynergismen, sytolischer Blutdruck <90 mmHg [4].
— Vorliegen einer Subarachnoidalblutung WFNS°III–V.

7.3 Überwachung des intrakraniellen Drucks und zerebralen Perfusionsdrucks

- Bei ausgedehnten zerebralen Ischämien wie z. B. beim malignen Mediainfarkt.
- Postoperativ nach Risikooperationen (z. B. nach Entfernung großer oder in Nähe von Liquorabflusswegen gelegener Raumforderungen).
- Diagnostisch bei V. a. Normaldruckhydrozephalus oder Shuntinsuffizienz.

Eine relative Kontraindikation zum ICP-Monitoring ist beim wachen Patienten sowie bei Bestehen einer Koagulopathie zu sehen.

Praktische Durchführung
Technische Anforderungen an ICP-Sonden

Die Präzision der Messung ist das entscheidende Kriterium. Durch Nullpunktfehler, Linearitätsfehler, Hysterese und Temperaturgang kann es zu Messungenauigkeiten kommen. Hinzu kommen die häufig auftretenden hydrostatischen Justagefehler bei flüssigkeitsgekoppelter ICP-Messung. In den amerikanischen Trauma-Guidelines wird von ICP-Sonden ein Messbereich von 0–100 mmHg gefordert. Außerdem wird eine Genauigkeit von ±2 mmHg im Messbereich bis 20 mmHg empfohlen, darüber von maximal ±10%. Viele ICP-Sonden können die geforderte Präzision von ±2 mmHg selbst in vitro nicht erfüllen [1]. Für die klinische Routine ist v. a. der Übergangsbereich von normalen zu pathologischen Werten von Bedeutung. In diesem Bereich von 10–30 mmHg sollte eine Genauigkeit von ±4 mmHg suffizient sein.

Auf die Qualität der Kurvenwiedergabe, die entscheidend ist für die Erkennung von Messartefakten, A- und B-Wellen sowie für rechnergestützte Frequenzanalysen wird in den Trauma-Guidelines nicht eingegangen. Von fast allen ICP-Sonden wird eine ausreichende Grenzfrequenz von >3 Hz aufgebracht, die eine approximative Kurvenwiedergabe und die Erkennung von A- und B-Wellen erlaubt. Zur exakten Wiedergabe von ICP-Kurven und Frequenzanalysen sind Frequenzen >20 Hz erforderlich, was jedoch für den klinischen Bereich nicht notwendig ist.

Wahl des Messortes und verfügbare Technologien

Die Messung des intrakraniellen Drucks kann intraventrikulär, intraparenchymatös, subarachnoidal, subdural oder epidural durchgeführt werden (◘ Abb. 7.20).

Während die Häufigkeit der Anwendung intraparenchymatöser ICP-Sonden in den letzten Jahren deutlich zugenommen hat, werden epidurale Sonden nur noch selten verwandt. Verantwortlich hierfür ist zum einen die Minderung der Komplikationsrate bei der Implantation intraparenchymatöser Sonden dank einer zunehmenden Miniaturisierung. Zum anderen ist die technisch schwierigere Durchführbarkeit der Implantation epiduraler Sonden und die dadurch bedingte hohe Rate an Fehlmessungen verantwortlich. Die intraventrikuläre Messung mittels Ventrikelkatheter wird allgemein als Methode der ersten

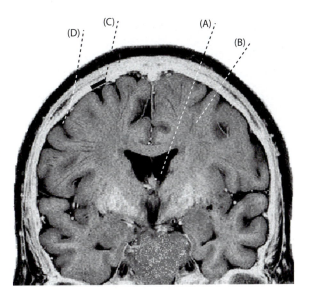

◘ **Abb. 7.20.** Koronares Schnittbild mit Darstellung einer intraventrikulären (*A*), intraparenchymatösen (*B*), epiduralen (*C*) und subarachnoidalen (*D*) Sondenlage.

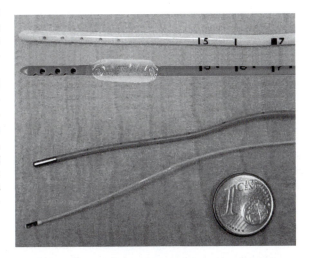

◘ **Abb. 7.21.** Photographische Darstellung eines Ventrikelkatheters, einer Spiegelberg 3 zur gleichzeitigen Liquordrainage und ICP-Messung sowie einer Raumedic Neurovent-P und eines Codman MicroSensors zur intraparenchymatösen ICP-Messung (von oben nach unten; mit freundl. Genehmigung der Firmen Codman, Raumedic und Spiegelberg).

Wahl gesehen. Ein Vorteil dieser Methode ist die Möglichkeit der ICP-Therapie mittels Liquordrainage. In ◘ Abb. 7.21 sind einige häufig verwandte ICP-Sonden photographisch dargestellt.

Die Aufgabe der Druckumwandlung in messtechnische Signale ist auf unterschiedliche Art und Weise realisiert worden. Man unterscheidet Druckwandler (=Transducer), die extrakra-

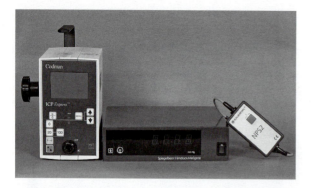

Abb. 7.22. Photographische Darstellung des ICP-Monitors von Codman ICP-Express, Spiegelberg-Hirndruckmonitors sowie Raumedic Nullpunktsimulator und Monitoranschlusskabel NPS 2 (von links nach rechts; mit freundl. Genehmigung der Firmen Codman, Raumedic und Spiegelberg).

niell über hydrostatische (externe Ventrikeldrainagen) oder aerostatische (Spiegelberg) Säulen an den Ort der Druckmessung gekoppelt sind und intrakranielle Transducer, die direkt an der Sondenspitze oder im Lumen von Ventrikelkathetern lokalisiert sind. Zur Umwandlung des Drucks in ein Messsignal finden Bimetaldehnungsmessstreifen, piezoresistive und optoelektronische Transducer Verwendung. Die Messwerte können mittels entsprechender ICP-Monitore oder über Interface-Module, die eine Schnittstellenfunktion übernehmen, auf Patientenmonitoren dargestellt werden (◘ Abb. 7.22).

Intraventrikuläre Druckmessung

Die Messung des intrakraniellen Drucks im Ventrikelsystem entspricht der ursprünglichsten Form der ICP-Messung und wird auch heute noch als »Goldstandard« gesehen. Mittels eines in das Vorderhorn des Seitenventrikels der vorzugsweise nicht dominanten Hirnhemisphäre eingebrachten Ventrikelkatheters wird der intraventrikuläre Druck über eine hydrostatische Säule an einen extrakraniellen Druckaufnehmer (Transducer) fortgeleitet. Der Transducer sollte in Höhe des gewählten Bezugniveaus positioniert werden. Entsprechend seiner Projektion auf die laterale Schädelaußenseite wäre für das Foramen Monroi als Bezugniveau, der Druckaufnehmer näherungsweise 2 cm ventral und 4 cm kranial des äußeren Gehörgangs zu positionieren. Man sieht, dass sich das Foramen Monroi als Bezugspunkt in der klinischen Praxis eher weniger eignet, da es sich nicht auf leicht zu identifizierende anatomische Strukturen an der lateralen Kopfaußenseite projiziert.

Zur Sicherstellung einer akkuraten Höhenjustierung ist die Wahl des Meatus acusticus externus respektive des Tragus als Bezugsniveau besser geeignet. Einfache Vorrichtungen, die über einen Seilzug für eine relative Konstanz der Transducerlage in Bezug auf den Kopf des Patienten bei Höhenveränderung des Kopfteils des Bettes sorgen, sind im Handel erhältlich und notwendig, um das Auftreten hydrostatischer Messfehler zu vermeiden.

Ein Vorteil dieser Form der ICP-Messung ist die Möglichkeit der therapeutischen Liquordrainage bei erhöhtem ICP sowie die Evakuation von intraventrikulärem Blut. Eine gleichzeitige kontinuierliche akurate ICP-Messung und Liquordrainage ist jedoch nicht möglich. Zur Messung des ICP muss das Ableitungssystem geschlossen auf den Messschenkel geleitet werden. Neuere Systeme wie z. B. von Spiegelberg Sonde 3/3XL und Raumedic Neurovent kombinieren einen Ventrikelkatheter mit einem zweiten unabhängigen Druckmesssystem zur gleichzeitigen Liquordrainage und kontinuierlichen ICP-Messung. Insgesamt ist die einfache ventrikuläre Druckmessung recht kostengünstig.

Nachteile dieser Methode sind Risiken der Punktion (v. a. Blutungen), eine steigende Infektionsgefahr mit Dauer der Anwendung sowie fehlerhafte Messungen und Artefaktanfälligkeit durch Fehllage, Abknicken oder Verstopfen des Ventrikelkatheters, Dämpfung durch Luftblasen, Resonanz und banale hydrostatische Justierungsfehler.

Eine Zusammenstellung unterschiedlicher Messsysteme, ihrer Vor- und Nachteile sowie möglicher Komplikationen findet sich in ◘ Tab. 7.4 und ◘ Tab. 7.5 [1, 9]. Auf die Handhabung und mögliche Probleme im intensivmedizinischen Stationsalltag wird später gesondert eingegangen.

Intraparenchymatöse Druckmessung

Die intraparenchymatöse Druckmessung erfreut sich aufgrund der einfachen Implantation und Handhabung zunehmender Beliebtheit. Typischerweise wird die ICP-Sonde über eine frontale Bohrlochtrepanation 2–3 cm in das Hirnparenchym vorgeschoben. Die Ankopplung kann entweder über einen extrakraniellen Druckwandler, der wie bei der Spiegelberg Sonde 3 PN oder 3 PS über eine kommunizierende Luftsäule angekoppelt ist, erfolgen oder über einen direkt messenden Druckwandler, der an der Sondenspitze intraparenchymatös gelegen ist (Tiptransducer). Die Druckaufnahme mittels Tiptransducer erfolgt bei der Mehrzahl der heutzutage verwendeten Sonden piezoresistiv, d. h. durch mechanisch bedingte Änderung des elektrischen Widerstands eines Halbleiters (Raumedic Neurovent/Neurodur, Ventcontrol, Codman MicroSensor, Mammendorf Accurate Plus) oder optoelektronisch, d. h. durch Umwandlung der mechanischen Verformung einer Membran in ein optisches Signal, das fiberoptisch fortgeleitet und anschliessend in ein elektrisches Signal umgewandelt wird (Integra Camino).

Im Vergleich zur intraventrikulären Druckmessung mittels Ventrikelkathetern ist die Infektionsgefahr geringer. Jedoch sind diese Messsysteme in der Regel deutlich teurer. Hinzu kommen Messfehler durch Nullpunktdrift und Temperaturgang.

So konnte bei Integra Camino bei 50% der Sonden ein absoluter Nullpunktdrift von >3 mmHg festgestellt worden. Der Temperaturgang der selbigen Sonde beträgt bis zu 0,27 mmHg/°C, was bei einem Temperaturanstieg von 24°C auf 38°C einem Fehler von 3,8 mmHg entspräche. Dem Temperaturgang kann vorgebeugt

7.3 Überwachung des intrakraniellen Drucks und zerebralen Perfusionsdrucks

Tab. 7.4. Übersicht zu Vor- und Nachteilen von ICP-Sonden

Lage	Sonde	Vorteile	Nachteile	Besonderheit einzelner Sonden
Intraventrikulär	Externe Ventrikeldrainage (EVD)	– Therapeutische Liquordrainage – Keine lokal begrenzte Messung (Gradientenbildung), bei gleichmäßiger Druckverteilung über Liquor[1] – In vivo Nullpunkteichung	– Invasiv – Hohe Infektionsrate – Hydrostatischer Justagefehler – Gleichzeitige Liquordrainage und ICP-Messung nicht möglich	
	Raumedic Neurovent Spiegelberg 3/3XL	– Zusätzlich zu EVD: kombinierte Drainagemöglichkeit und kontinuierliche intraventrikuläre ICP-Messung möglich	– Siehe EVD – In-vivo-Nullpunkteichung bei Spiegelberg, nicht bei Raumedic möglich	Stündlich automatischer Nullabgleich in vivo
Intraparenchymatös	Raumedic Neurovent-P Codman Microsensor	– Niedrige Infektionsrate – Einfache Implantation – Einfache Handhabung	– Kein In-vivo-Nullabgleich → Nullpunktdrift – Temperaturdrift – Örtlich begrenzte Messung	Fehler durch Quellen der Ummantelung
	Integra Camino			Fiberglasbruch
	Spiegelberg 3PN/3PS			Keine Frequenzanalyse wegen Nacheilung
Epidural	Raumedic Neurodur Spiegelberg[1]	– Keine Durapenetration → niedrige Infektionsrate → niedrige Blutungsrate	– Schwierige Implantation → Hohe Rate an Fehlmessungen	
	Braun Epidyn			Lichtempfindlichkeit

[1] gilt nicht bei gestörter Liquorpassage.

Tab. 7.5. Komplikationen durch ICP-Sonden

Druckmessung	Blutungsrate	Bakterielle Besiedlung	Fehlfunktion
Ventrikelkatheter	2–7%	8,3%	6,3%
Intraparenchymatös	0,5–2,8%	1,7%	8–10%
Epidural	<1%	<1%	15%

werden, indem die Sonden vor dem Einsetzen bei 37–38°C geeicht werden, was jedoch aufwendig ist. Neuere Sonden verfügen zusätzlich über einen Temperaturfühler, der einen automatischen rechnerischen Ausgleich des Temperaturdrifts nach Implantation erlaubt und eine aufwendige Eichung vermeidbar macht. Eine erneute Nullpunkteichung der Sonden, nachdem sie erstmal implantiert worden sind, ist nicht möglich. Mit Ausnahme der Spiegelberg-Sonden, die auch nach der Implantation einen stündlichen automatisierten Eichzyklus durchlaufen, trifft dieses auf alle derzeit verfügbaren intraparenchymatösen Sonden zu.

Jedoch findet sich bei den luftgekoppelten Spiegelberg-Sonden ein anderes Messphänomen: Bedingt durch eine Luftdämpfung zeigt sich eine reduzierte Amplitude und eine zeitliche Verzögerung der ICP-Kurven (Nacheilung) von ca. 100 ms. Dieses hat zwar keinen Einfluss auf die korrekte Messung des mittleren intrakraniellen Drucks, macht jedoch, auch aufgrund einer niedrigen Grenzfrequenz von 3 Hz, eine Frequenzanalyse unmöglich. Ein weiteres Problem stellt das Aufquellen der manche Sonden umhüllenden Kunststoffummantelungen dar. Bei Codman MicroSensor-Sonden kommt es dadurch zu Messfehlern von über 2 mmHg. Diesem kann vorgebeugt werden, indem die Sondenspitze vor dem Einsetzen für 5–10 min z. B. in physiologischer NaCl-Lösung inkubiert wird. Insgesamt stellt die intraparenchymatöse Druckmessung jedoch eine einfach zu handhabende und bei richtiger Anwendung verlässliche Form der ICP-Messung dar.

Epidurale Druckmessung

Bei der epiduralen Druckmessung wird ein Druckaufnehmer über eine Bohrlochtrepanation nach Exposition der Dura mater auf dieser platziert. Trotz geringstem Infektions- und Blutungsrisiko findet diese Methode kaum noch Verwendung. Haupt-

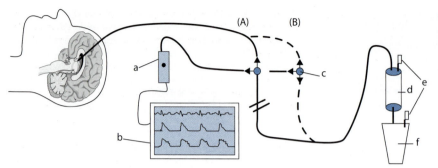

Abb. 7.23a,b. Schematische Darstellung eines EVD-Systems. a = Druckaufnehmer, b = Patientenmonitor, c = Drei-Wege-Hahn, d = Tropfkammer, e = Luftfilter, f = Sammelbeutel. **(A)** die Flüssigkeitssäule wird nur zum Druckaufnehmer hin geleitet um einen akuraten ICP zu messen. Es findet keine Liquordrainage statt. **(B)** Der Drei-Wege-Hahn wird sowohl zum Druckaufnehmer als auch zur Tropfkammer hin geöffnet. Liquor kann drainiert werden, es wird aber kein akurater ICP gemessen.

grund hierfür ist die schwierigere Implantationstechnik und dadurch bedingte häufige Fehlmessungen. Voraussetzung für korrekte Messungen ist eine ausreichende Ablösung der Dura, um eine spannungsfreie epidurale Einlage der Sonden zu gewährleisten. Messstörungen können durch Unebenheiten der Dura sowie Durageäße auftreten.

Handhabung von EVD und Problemlösung im intensivmedizinischen Alltag

Wie bereits erwähnt ermöglichen externe Ventrikeldrainagen neben der ICP-Messung auch die therapeutische Option der Liquordrainage zur Senkung des intrakraniellen Drucks. Dieses erklärt die Beliebtheit und weite Verbreitung der EVD auf neurochirurgischen und neurologischen Intensivstationen. Daher soll im Folgenden auf den richtigen Umgang mit EVD, Fehlererkennung und Fehlerbehebung eingegangen werden.

Ein EVD-System ist in der Regel so aufgebaut, dass der Ventrikelkatheter über ein Schlauchsystem an einen Drei-Wege-Hahn Anschluss findet (Abb. 7.23). Hier lässt sich die Flüssigkeitssäule in Richtung Druckaufnehmer (Messschenkel) oder in Richtung Tropfkammer (Drainageschenkel) fortleiten. Zu beachten ist, dass nur dann eine akkurate ICP-Messung möglich ist, wenn lediglich der Messschenkel offen ist und nicht gleichzeitig auch der drainierende Schenkel.

Die regelrechte Funktion des EVD-Systems sollte routinemäßig mindestens 2–3 stündlich überprüft werden sowie zusätzlich bei jedem Auftreten einer auffälligen ICP-Erhöhung oder Minderung. Zudem sollte die drainierte Liquormenge stündlich bilanziert werden. Eine gute Darstellung der pulssynchronen ICP-Kurve sowie das Auftreten atemabhängiger Schwankungen weisen auf eine regelrechte Funktion hin. Auch sollte der gemessene intrakranielle Druck durch Senken des Kopfteils ansteigen. Bei längerem Sistieren der Liquorförderung kann durch kurzzeitiges Tiefhalten der Tropfkammer die Durchgängigkeit überprüft werden. Vorausgesetzt es findet keinerlei Liquorresorption statt, so entspricht die maximal zu erwartende Drainagemenge der täglich produzierten Liquormenge von etwa 400–550 ml. Dieses ist jedoch nur selten der Fall. Die Überprüfung des EVD-Systems sollte insbesondere, bei einer CPP-gesteuerten Therapie, mit einer Validierung der Blutdruckmessung (Höhe des Druckaufnehmers, Vergleich zu nichtblutig gemessenen Blutdruckwerten) vergesellschaftet sein.

> **Praxistipp**
>
> Der Verlust oder eine stark gedämpfte ICP-Kurve deutet auf eine Fehlfunktion des EVD-Systems hin.

Folgende Fehlerquellen können ursächlich sein und sollten überprüft werden: Die EVD kann beim Lagern versehentlich gezogen worden sein oder der Katheterschlauch kann abgeknickt sein. Evtl. befindet sich der Drei-Wege-Hahn nicht in der richtigen Messposition. Eine häufige Fehlerquelle ist auch die Fehlposition des Druckaufnehmers, welche durch einfache Neujustierung auf Höhe des gewünschten Bezugniveaus und anschließende Nullpunkteichung korrigiert werden kann. Befinden sich Luftblasen oder Blutkoagel im Leitungssystem kann es ebenfalls zu einem Verlust oder einer Abschwächung der hydrostatischen Kopplung kommen. Bei Persistenz des Problems sollte das EVD-System auf Durchgängigkeit geprüft werden. Hierzu sollte man sicherstellen, dass alle Drei-Wege-Hähne korrekt positioniert sind und der Drainageschenkel frei ist. Wenn die Drainage dann trotz kurzzeitigem Tiefhalten nichts fördert, liegt es evtl. daran, dass das Schlauchsystem insbesondere am Eintritt in die Tropfkammer durch Blutkoagel oder Detritus verstopft ist und durchgespült werden muss. Auch ein feuchter Tropfkammerfilter kann Ursache für fehlenden Liquorfluss sein und muss ggf. ausgewechselt werden. Als Letztes kann die Durchgängigkeit des Ventrikelkatheters noch durch vorsichtiges Aspirieren und Anspülen mit maximal 1–1,5 ml steriler 0,9% NaCl-Lösung überprüft werden. Kommt es weiterhin zu keiner Liquordrainage und lässt sich bildgebend kein Hinweis auf eine Ursache durch beispielsweise ausgepresste Ventrikel finden, ist ein operativer Drainagewechsel notwendig.

 Fazit

Obwohl bis dato keine kontrollierte, randomisierte klinische Studie durchgeführt wurde, die eine Verbesserung des klinisch-neurologischen Outcome durch ICP-/CPP-Monitoring nachweisen konnte, hat sich die Überwachung von ICP und CPP über Jahre hinweg als Grundlage des Neurointensivmonitorings bewährt und etabliert. Die ICP-/CPP-Messung ermöglicht eine frühe Erkennung unkontrollierter ICP-Erhöhungen und damit ein rasches therapeutisches Handeln, um das Auftreten irreversibler Schädigungen durch Massenverschiebung oder Reduktion des zerebralen Blutflusses abzuwenden oder zumindest zu verringern.

Die klinische Erprobung neuer Messverfahren zur Bestimmung der »Online-Compliance« als Parameter für den Zustand der intrakraniellen Volumenreserve, um bereits in der Kompensationsphase intervenieren zu können, zeigte insbesondere bezüglich der Aussagekraft bei Patienten mit schwerem Schädelhirntrauma keine befriedigenden Resultate [11]. Hilfreich kann hingegen der zusätzliche Einsatz von erweitertem Neuromonitoring mittels jugularvenöser Oxymetrie, Mikrodialyse oder intraparenchymatöser CBF- und $ptiO_2$-Sonden sein, um weitergehende Informationen über die zerebrale Oxygenierung und den zerebralen Blutfluss zu gewinnen.

Bei Kenntnis der möglichen Fehlerquellen und kritischer Interpretation der Messdaten stellt die ICP-/CPP-Messung für die Behandlung von Patienten mit akuten zerebralen Läsionen einen unverzichtbaren Gewinn dar, so dass sie auch weiterhin wesentlicher Bestandteil des Neuromonitorings bleiben wird.

Literatur

1. Aschoff, A. and T. Steiner (1999). Messung von Hirndruck und Perfusionsdruck. Neurologische Intensivmedizin. S. Schwab, D. Krieger, W. Müllges, G. Hahmann and W. Hacke. Heidelberg, New-York, Springer-Verlag: 261-303.
2. Asgeirsson, B., P. O. Grände, et al. (1994). »A new therapy of post-trauma brain oedema based on haemodynamic principles for brain volume regulation.« Intensive Care Med 20: 260-267.
3. Brawanski, A. and M. R. Gaab (1981). Intracranial pressure gradients in the presence of various intracranial space-occupying lesions. Advances in Neurosurgery. Berlin, Springer. 9: 355-362.
4. Bullock, M. R. and R. M. Chesnut (2000). Guidelines for the management of severe traumatic brain injury. New York, Brain Trauma Foundation and American Association of Neurological Surgeons.
5. Cremer, O. L., G. W. van Dijk, et al. (2005). »Effect of intracranial pressure monitoring and targeted intensive care on functional outcome after severe head injury.« Crit Care Med 33: 2207-2213.
6. Czosnyka, M. and J. D. Pickard (2004). »Monitoring and interpretation of intracranial pressure.« J Neurol Neurosurg Psychiatry 75: 813-821.
7. Grände, P. O. (2006). »The »Lund Concept« for the treatment of severe head trauma – physiological principles and clinical application.« Intensive Care Med 32: 1475-1484.
8. Holloway, K. L., T. Barnes, et al. (1996). »Ventriculostomy Infections: The Effect of Monitoring Duration and Catheter Exchange in 584 Patients.« J Neurosurg 85: 419-424.
9. Lundberg, N. (1960). »Continuous recording and control of ventricular fluid pressure in neurosurgical practice.« Acta Psychiatr Scand 36 (Suppl. 149): 1-193.
10. Pfeifer, G. (1980). »Über die gegenseitige Beeinflussung von intrakraniellem Druck und Körperkreislauf unter Einbeziehung der Aktivität vegetativer Nerven. Medizinische Habilitationsschrift, Universität Bonn.«.
11. Piek, J. (2006). Intrakranieller Druck – zerebraler Perfusionsdruck. Grundlagen Neurochirurgischer Intensivmedizin. J. Piek and A. Unterberg. München-Wien-New York, Zuckschwerdt: 38-50.
12. Piek, J., P. Plewe, et al. (1988). »Intrahemispheric gradients of brain tissue pressure in patients with brain tumours.« Acta Neurochir (Wien) 93: 129-135.
13. Richard, K. E. (1978). »Long-term measuring of ventricular CSF pressure with tumors of the posterior fossa.« Adv. Neurosurg 5: 179-187.
14. Rosner, M. J., S. D. Rosner, et al. (1995). »Cerebral perfusion pressure: management protocol and clinical results.« J Neurosurgery 83: 949-962.
15. Schwab, S., A. Aschoff, et al. (1996). »The value of intracrainial pressure monitoring in acute hemispheric stroke.« Neurology 47: 393-98.
16. Steiner, L. A. and P. J. D. Andrews (2006). »Monitoring the injured brain: ICP and CBF.« Br J Anaesth 97: 26-38.
17. Unterberg, A., K. Kiening, et al. (1993). »Long-term observations of intracranial pressure after severe head injury. The phenomenon of secondary rise of intracranial pressure.« Neurosurgery 32: 17.

7.4 Hirngewebe $p_{br}O_2$

T. Steiner, OW. Sakowitz

Messungen des O_2-Partialdrucks im Hirngewebe ($p_{br}O_2$) wurden bereits in den 1950er Jahren durchgeführt [5, 12]. Heutzutage messen die im klinischen Einsatz befindlichen Sonden den $p_{br}O_2$ praktisch ausnahmslos nach dem sog. Clark-Prinzip (z. B. Licox-GMS, Integra Neuroscience).

▪▪▪ Methode

Bei dem Clark-Prinzip stehen eine Goldkathode und eine Silberanode in einer mit KCl-Elektrolyt gefüllten Kammer miteinander in Verbindung. Die Kammer wird von einer für Gase durchlässigen Kunststoffmembran gebildet. Sie bildet die eigentliche Sonde mit einem Durchmesser von etwa 0,5 mm. Die Goldkathode wird mit einem Gleichstrom von –795 mV gegenüber der Anode polarisiert. Sauerstoff diffundiert aus dem umliegenden Gewebe in die Kammer und wird an der Kathode zu OH^--Ionen reduziert. An der Silberanode wird Silber zu Silberchlorid oxidiert. Der dabei entstehende Stromfluss ist direkt proportional zum O_2-Partialdruck.

Die 90%-Ansprechzeit (T90) des Sensors auf mikrozirkulatorische Veränderungen bei 37°C beträgt 60–90 Sekunden. Der Nullpunktdrift nach 7,5 ± 4 Tagen beträgt etwa 1,5 ± 1,5 mmHg, der Sensitivitätsdrift wird mit –8,5 ± 15,4% angegeben und ist in den ersten 4 Tagen am höchsten [6]. Da die Löslichkeit des Sauerstoffs im Gewebe temperaturabhängig ist und sich pro Grad Celsius um etwa 4,5% verändert, müssen Schwankungen der Gewebetemperatur (ϑbr) kompensiert werden. Dies kann durch gleichzeitige Messung und elektronische Verarbeitung der Gewebetemperatur automatisch erfolgen.

Alternative Verfahren zum Clark-Prinzip, basieren auf dem Prinzip des »phosphorescence quenching«, d. h. der O_2-abhängigen Dämpfung einer materialabhängigen Phosphoreszenz nach photooptischer Exzitation über einen Lichtleiter. Sensoren dieser Art wurden allerdings wieder verlassen (Neurotrend / Paratrend, Codman) oder werden gegenwärtig klinisch getestet (Neurovent-pTO, Raumedic, Münchberg).

Verschiedene Hersteller bieten multiparametrische Systeme an, in denen verschiedene Sonden integriert sind (z. B. intrakranielle Druckmessung, Temperatur, etc.). Andere Systeme verwenden für jeden Parameter eine einzelne Mikrosonde, die über ein Einführungssystem (Mehrfachlumenschrauben) inseriert werden können. In beiden Fällen können mehrere Sonden über ein Bohrloch appliziert werden. Die Durchmesser dieser Bohrlöcher bewegen sich je nach verwendetem System in einem Bereich von 3–6 mm.

■■■ Anwendungen und Indikationen

Die Methode der $p_{br}O_2$-Messung findet hauptsächlich bei Patienten mit Schädelhirntrauma (SHT) und Subarachnoidalblutung (SAB) Anwendung. Außerdem wurde sie bei raumfordernden Hirninfarkten und bei Hirntumoren eingesetzt [1]. Die Messung dient der Überwachung und der Therapie komatöser Patienten mit erhöhtem intrakraniellen Druck (ICP). Die Messung des $p_{br}O_2$ kann zusammen mit anderen Parametern, wie z. B. dem ICP, dem zerebralen Perfusionsdruck (CPP), metabolischen Parametern der Mikrodialyse oder dem zerebralen Blutfluss (CBF), eine differenziertere Beurteilung der individuellen Situation des Kranken und dadurch individualisierte Therapiekonzepte erlauben [25].

Da eine Senkung des ICP durch Hyperventilation über hypokapnische CO_2-Autoregulation und letzten Endes Vasokonstriktion vermittelt wird, sollte dies lediglich vorübergehend und moderat (d. h. pCO_2 30–35 mmHg) erfolgen. In den amerikanischen Leitlinien der »Brain Trauma Foundation« wird für SHT-Patienten ein Monitoring der zerebralen Oxygenierung als Option angeführt, die insbesondere dann durchgeführt werden sollte, wenn Hyperventilation als Maßnahme zur Senkung des intrakraniellen Drucks eingesetzt wird [2].

Im Folgenden werden einige Ergebnisse aus Untersuchungen des $p_{br}O_2$ bei unterschiedlichen Krankheitsbildern beschrieben.

Schädelhirntrauma

Die hypoxische Schwelle – der Wert des $p_{br}O_2$ unterhalb dessen mit irreversiblen neuronalen Schäden oder mit einem »schlechten outcome« gerechnet werden muss – ist für den Intensivmediziner sicher von größtem Interesse. Allerdings muss hier vorangestellt werden, dass dieser Wert sicher von mehreren anderen Faktoren, wie z. B. der Messtiefe, Sondentyp, Dauer der Messung, usw. abhängt. Praktikabel ist die $p_{br}O_2$-Messung gegenwärtig nur in der weißen Substanz, so dass hier eine generelle Einschränkung vorliegt. Auch der Umstand, dass es sich um eine lokoregionale Messung handelt, wirft Fragen auf (verletztes Gewebe vs. unscharf begrenzte Randzone vs. unverletztes Gewebe).

Für das SHT konnte ein Schwellenwert von 19 mmHg gezeigt werden, unterhalb dessen die Patienten ein schlechteres funktionelles Ergebnis nach 6 Monaten aufwiesen [7]. Korreliert man den $p_{br}O_2$ mit Episoden der Desaturierung der O_2-Sättigung in der Jugularvene ($S_{jv}O_2$), fand sich ein Grenzwert bei 8,5 mmHg [11]. Schließlich stellte man fest, dass Patienten bei denen der $p_{br}O_2$ innerhalb der ersten 24 Stunden nach SHT unter 5 mmHg gefallen war, eine höhere Letalität hatten bzw. häufiger in einem vegetativen Stadium endeten [23]. Diese Streubreite von Grenzwerten lässt sich neben den unterschiedlichen Referenzparametern durch die o. g. Faktoren erklären. So platzierte Doppenberg die $p_{br}O_2$-Sonde kortexnah, wohingegen die beiden anderen Arbeitsgruppen in der frontalen weißen Substanz gemessen hatten. Dies wird durch Untersuchungen bestätigt, die niedrigere $p_{br}O_2$-Werte in der weißen Substanz fanden ($\approx$22 mmHg) und höhere im Bereich des Kortex ($\approx$33 mmHg; [6]). Unterschiede zwischen den genannten Untersuchungen bestanden auch bezüglich der beiden Messsysteme: ein mittlerweile nicht mehr hergestelltes Sondenmodell [7] vs. das sog. LICOX-System [11, 23]. Bei einer vergleichenden Untersuchung in vitro fand Doppenberg, dass beide Systeme zwar außerordentlich linear registrierten, dass allerdings eine Differenz der absoluten Werte von 5–10 mmHg bestand.

> **Wichtig**
>
> Als kritischer $p_{br}O_2$ werden Werte unter (5–)10 mmHg angesehen [11, 23], so dass die Interventionsgrenze gegenwärtig mit 15 mmHg angegeben wird [2].

Weiteren Aufschluss über den Zusammenhang des CPP und des $p_{br}O_2$ gibt eine Untersuchung, in der die Autoren fanden, dass sich der $p_{br}O_2$ nicht mehr wesentlich erhöhte, wenn der CPP über 60 mmHg angehoben wurde [20]. Mannitol, das Patienten gegeben wurde deren ICP unterhalb von 20–30 mmHg lag, führte zu keiner Erhöhung des $p_{br}O_2$ [8, 16].

Unter **Sauerstoffreaktivität** wird das Maß der Veränderung des $p_{br}O_2$ als Folge der Änderungen des arteriellen O_2-Partialdrucks (p_aO_2) verstanden. Der p_aO_2 wurde in dieser Untersuchung durch schrittweise Erhöhung des Sauerstoffs in der Atemluft (F_iO_2) am Atemgerät eingestellt. Eine erhöhte O_2-Reaktivität korrelierte signifikant mit einem schlechteren Wert auf der Glasgow Outcome Scale (GOS). Die Autoren erklärten dies mit einer gestörten O_2-Autoregulation [23]. Ähnliche

Beobachtungen wurden von anderen Arbeitsgruppen gemacht [13, 17].

In der Frühphase nach einem Trauma bewirkt eine vorübergehende, therapeutische Anhebung des F_iO_2 auf 1,0 (normobare Hyperoxie) einen dramatischen Anstieg des $p_{br}O_2$. Im Vergleich zu den historischen Kontrollen resultiert darüber hinaus eine Normalisierung des zerebralen Metabolismus (Anstieg von Glukose, Abfall von Laktat und Glutamat; [21]). Der Nachweis einer positiven Auswirkung des invasiven Hirngewebesauerstoffmonitorings auf das klinische Endergebnis ist, analog zum ICP-Monitoring, schwer zu erbringen. Immerhin zeigen retrospektive Kohortenstudien mit aktuellen Kontrollen, dass die Benutzung von invasivem Monitoring, inklusive der $p_{br}O_2$-Messung, mit einer niedrigeren Mortalität assoziiert ist [19].

Subarachnoidalblutung

Bei Patienten mit SAB wurde die Messung des $p_{br}O_2$ eingesetzt, um kritische ischämische Episoden durch Vasospasmen zu registrieren. Inwieweit mittels der Messung des $p_{br}O_2$ und/oder der Mikrodialyse (Laktat- und Pyruvat-Bestimmung) solche Episoden vorhersehbar sind, sollte in einer prospektiven Studie an 35 Patienten mit SAB festgestellt werden. Ischämische Perioden wurden von beiden Messmethoden erfasst. Eine Vorhersage gelang allerdings nicht [10]. Hoelper berichtet über einen Patienten, bei dem es nach der Ballondilatation eines Vasospasmus der A. cerebri media (ACM) zu einem markanten Anstieg des $p_{br}O_2$ und des Laktat-Pyruvat-Quotienten kam [9]. In einem anderen Bericht fanden sich hingegen keine Änderung des $p_{br}O_2$ bei 3 Patienten mit SAB und radiographisch nachgewiesenen Vasospasmen. Allerdings zeigten sich bei diesen Patienten eine Erhöhung der zerebralen Kohlendioxidspannung ($p_{br}CO_2$) und eine Senkung des Geweb-pH [4].

Andere Untersucher setzten eine kombinierte Messung des $p_{br}O_2$ und ICP/CPP bei SAB-Patienten mit ARDS ein, die Veränderungen des CPP und des ICP während Änderungen der Körperlage im Schwenkbett zu beobachten. Seitenlagen (in 15 bis 20%-iger Oberkörperhochlage) führten zu einer Verbesserung des $p_{br}O_2$. Dieser Effekt überstieg einen begleitenden ICP-Anstieg bzw. Abfall des CPP deutlich [15].

Eine kombinierte Messung aus $p_{br}O_2$ und ICP/CPP wurde genutzt, um den Effekt der hämodynamischen Therapie bei Patienten mit SAB und perfusionsrelevantem Vasospasmus zu überwachen. Gemessen am zerebralen O_2-Partialdruck und der behandlungsbedingten Komplikationsrate zeigte sich, dass eine normovolämische Therapie mit moderater Hypertension (d. h. CPP 80–120 mmHg) effektiv und einer aggressiveren hypertensiven oder hypervolämen Therapie überlegen ist [14].

Schlaganfall

Messungen des $p_{br}O_2$ in Kombination mit der Messung des ICP/CPP und der Temperatur wurden bei großen ischämischen Infarkten der ACM oder Hemisphäreninfarkten durchgeführt, bei denen die Gefahr eines raumfordernden Hirnödems bestand. Bei diesen Patienten sind hypotensive Episoden häufig und erfordern dann in der Regel den Einsatz von Katecholaminen. Gleichzeitig leiden die Patienten an ausgeprägten ICP-Erhöhungen, was zu einem zusätzlichen Abfall des CPP führt. Wir konnten zeigen, dass die zusätzliche Messung des $p_{br}O_2$ in dieser Situation eine individuelle Therapiesteuerung ermöglicht. Es konnten Episoden ermittelt werden, in denen der $p_{br}O_2$ abfiel, obwohl der ICP gesenkt wurde und umgekehrt. Negative Veränderungen des $p_{br}O_2$ trotz »erfolgreicher« ICP-Therapie traten besonders häufig nach Gabe von TRIS-Puffer und Thiopental auf. Invasive Maßnahmen, wie die Entlastungstrepanation oder Hypothermie, führten zu einer Verbesserung des $p_{br}O_2$ und Senkung des ICP ([18]; ◘ Abb. 7.24).

Komplikationen

Komplikationen sind bei Verwendung der derzeit gebräuchlichen Mikrosonden selten. Es existieren Untersuchungen, in denen keine Komplikationen bei 15 Patienten mit SHT nachgewiesen wurden [11]. Andere Untersuchungen beschrieben 2 iatrogene, klinische nicht relevante Blutungen und eine Reihe technischer Defekte (Dislokationen oder Sondendefekte) bei 118 Messungen an Patienten mit SHT oder SAB. Diese Komplikationen könnten allerdings z. T. Folge des spezifischen Versuchsprotokolls gewesen sein, welches das schrittweise Zurückziehen der Sonden vorsah [6]. Wieder andere Arbeitsgruppen registrierten bei Patienten einen iatrogenen Schraubenbruch, keine Blutung und keine Infektion [18].

Das Ausmaß und der Effekt des Gewebeschadens durch die Einbringung der Mikrosonde wurden histologisch an Ratten und Katzen untersucht. Sonden mit einem Durchmesser von 0,5 mm (das entspricht der Größenordnung, der in der klinischen Routine eingesetzten Sonden) führten zu einem Umgebungsödem und Mikrohämorrhagien um den Stichkanal, die weder computer- noch kernspintomographisch sichtbar waren [22, 25]. Während das Umgebungsödem weder die Reaktionszeit noch die absoluten $p_{br}O_2$-Messwerte beeinflusste, führten Mikrohämorrhagien vermutlich durch eine Verzögerung der Diffusion zu niedrigen $p_{br}O_2$-Werten.

Besonderheiten

Die Messung des $p_{br}O_2$ mittels Mikrosonden ist eine invasive Messmethode. Hierin liegt der größte Nachteil. Nichtinvasive Methoden, die prinzipiell Aufschluss über die zerebrale Oxygenierung geben könnten, wurden bereits untersucht. So korrelieren der $p_{br}O_2$ und die lokale O_2-Sättigung des Hämoglobins, gemessen mit den Nahinfrarotspektoskop (NIRS), gut miteinander [3]. Der wesentliche Vorteil der $p_{br}O_2$-Messung besteht in der kontinuierlichen Registrierung und Stabilität gegenüber Drift und Artefakten. Dies wird momentan von keiner anderen Methode geleistet.

Bezüglich des technischen und logistischen Aufwandes, den die Messung des $p_{br}O_2$ erfordert, ist anzumerken: Die Applikation des Systems ist von der Erfahrung des Operateurs und des

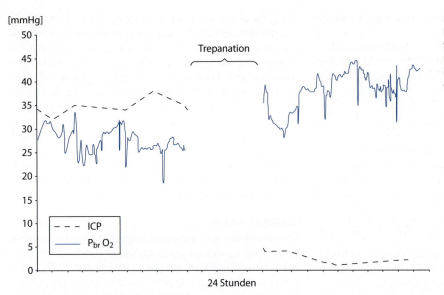

Abb. 7.24. Sauerstoffpartialdruck im Hirngewebe ($p_{br}O_2$) und Hirndruck (ICP) vor und nach Trepanation. Verbesserung der Gewebeoxygenierung und Senkung des Drucks durch die Entlastungsoperation.

bedienenden Personals abhängig. Hierin unterscheidet sich die Messung des $p_{br}O_2$ nicht von anderen kontinuierlichen Messverfahren auf Intensivstationen. Von erfahrenen Anwendern wird die Applikation als unproblematisch und sicher bezeichnet.

Die Datenqualität der $p_{br}O_2$-Messung kann sehr hoch sein. Bei 118 Messungen an 101 Patienten mit SAB oder SHT betrug die Rate der verwendbaren Daten fast 100% [6]. Eine andere Untersuchung an 15 Patienten mit SHT gibt die »time of good data quality« mit 95% an. Im Vergleich dazu betrug sie bei der $S_{jv}O_2$-Messung lediglich 43% [11].

Die Messung des $p_{br}O_2$ ist eine lokale Messung. Bei einem Sondendurchmesser von 0,5 mm und einer Länge des Messabschnittes von 5 mm wurde die Messfläche mit 17 mm² angegeben [11]. Das entspricht einer Erfassungsdistanz von 440 µm. Diese Distanz ist etwa 4-mal so groß, wie das Umgebungsödem, das sich nach Insertion um die Sonde herum bildet [22].

Literatur

1. Beppu, T., K. Kamada, et al. (2002). »Change of oxygen pressure in glioblastoma tissue under various conditions.« J Neurooncol 58(1): 47-52.
2. Brain Trauma Foundation, et al. (2007). »Guidelines for the Management of Severe Traumatic Brain Injury, 3rd Edition« J Neurotrauma 24: S1-106.
3. Brawanski, A., R. Faltermeier, et al. (2002). »Comparison of near-infrared spectroscopy and tissue p(O2) time series in patients after severe head injury and aneurysmal subarachnoid hemorrhage.« J Cereb Blood Flow Metab 22(5): 605-11.
4. Charbel, F. T., X. Du, et al. (2000). »Brain tissue PO(2), PCO(2), and pH during cerebral vasospasm.« Surg Neurol 54(6): 432-7; discussion 438.
5. Clark jr., J. C. (1956). »Monitor and control of blood and tissue oxygen tension.« Transaction of the Society of Art internal Organs 2: 41-48.
6. Dings, J., J. Meixensberger, et al. (1998). »Clinical experience with 118 brain tissue oxygen partial pressure catheter probes.« Neurosurgery 43(5): 1082-95.
7. Doppenberg, E. M., A. Zauner, et al. (1998). »Determination of the ischemic threshold for brain oxygen tension.« Acta Neurochir Suppl (Wien) 71: 166-9.
8. Hartl, R., T. F. Bardt, et al. (1997). »Mannitol decreases ICP but does not improve brain-tissue pO2 in severely head-injured patients with intracranial hypertension.« Acta Neurochir Suppl (Wien) 70: 40-2.
9. Hoelper, B. M., E. Hofmann, et al. (2003). »Transluminal balloon angioplasty improves brain tissue oxygenation and metabolism in severe vasospasm after aneurysmal subarachnoid hemorrhage: case report.« Neurosurgery 52(4): 970-4; discussion 974-6.
10. Kett-White, R., P. J. Hutchinson, et al. (2002). »Adverse cerebral events detected after subarachnoid hemorrhage using brain oxygen and microdialysis probes.« Neurosurgery 50(6): 1213-21; discussion 1221-2.
11. Kiening, K. L., A. W. Unterberg, et al. (1996). »Monitoring of cerebral oxygenation in patients with severe head injuries: brain tissue pO2 vs. jugular vein oxygen saturation.« Journal of Neurosurgery 85: 751-757.
12. Leniger-Follert, E., D. W. Lübbers, et al. (1975). »Regulation of local tissue pO2 of the brain cortex at different arterial O2-pressures.« Pflügers Archiv 359: 81-95.
13. Longhi, L., V. Valeriani, et al. (2002). »Effects of hyperoxia on brain tissue oxygen tension in cerebral focal lesions.« Acta Neurochir Suppl 81: 315-7.
14. Raabe, A., J. Beck, et al. (2005). »Relative importance of hypertension compared with hypervolemia for increasing cerebral oxygenation in

patients with cerebral vasospasm after subarachnoid hemorrhage.« J Neurosurg 103:974-81.
15. Reinprecht, A., M. Greher, et al. (2003). »Prone position in subarachnoid hemorrhage patients with acute respiratory distress syndrome: effects on cerebral tissue oxygenation and intracranial pressure.« Crit Care Med 31(6): 1831-8.
16. Sakowitz, O., J. Stover, et al. (2007). »Effects of mannitol bolus administration on intracranial pressure, cerebral extracellular metabolites, and tissue oxygenation in severely head-injured patients.« J Trauma 62:292-8.
17. Soehle, M., M. Jaeger, et al. (2003). »Online assessment of brain tissue oxygen autoregulation in traumatic brain injury and subarachnoid hemorrhage.« Neurol Res 25(4): 411-7.
18. Steiner, T., J. Pilz, et al. (2001). »Multimodal monitoring in middle cerebral artery stroke.« Stroke 32: 2500-2506.
19. Stiefel, M., A. Spiotta et al. (2005). »Reduced mortality rate in patients with severe traumatic brain injury treated with brain tissue oxygen monitoring.« J Neurosurg 103:805-11.
20. Unterberg, A. W., K. L. Kiening, et al. (1997). »Multimodal monitoring in patients with head injury: evaluation of the effects of treatment on cerebral oxygenation.« J Trauma 42(5 Suppl): S32-7.
21. Tolias C., M. Reinert et al. (2004). »Normobaric hyperoxia--induced improvement in cerebral metabolism and reduction in intracranial pressure in patients with severe head injury: a prospective historical cohort-matched study.« J Neurosurg 101:435-44.
22. van den Brink, W. A., I. K. Haitsma, et al. (1998). »Brain parenchyma/pO$_2$ catheter interface: a histopathological study in the rat.« J Neurotrauma 15(10): 813-24.
23. van Santbrink, H., A. I. Maas, et al. (1996). »Continuous monitoring of partial pressure of brain tissue oxygen in patients with severe head injury.« Neurosurgery 38(1): 21-31.
24. Zauner, A., R. Bullock, et al. (1995). »Brain oxygen, CO2, pH, and temperature monitoring: evaluation in the feline brain.« Neurosurgery 37(6): 1168-1177.
25. Zauner, A., E. M. Doppenberg, et al. (1997). »Continuous monitoring of cerebral substrate delivery and clearance: initial experience in 24 patients with severe acute brain injuries.« Neurosurgery 41(5): 1082-91; discussion 1091-3.

7.5 Nahinfrarotspektroskopie (NIRS)

C. Terborg, E. Keller

Die Überwachung der zerebralen Perfusion und Oxygenierung ist mit den bisherigen Methoden entweder zeit- und kostenaufwendig (Kety-Schmidt-Verfahren, ^{133}Xenon-Dilution), erfordern einen Transport eines potenziell instabilen Patienten (SPECT, PET, Perfusions-CT, MRT) oder sind invasiv (Oxymetrie im Bulbus V. jugularis, ptiO$_2$-Monitoring, Thermodiffusionssonde). Diese Techniken sind daher insbesondere bei kritisch Kranken nur eingeschränkt einsetzbar und für ein perioperatives oder intensivmedizinisches Monitoring weniger geeignet.

Das ideale Monitoringverfahren ist nichtinvasiv, technisch einfach (bedside), ohne Nebenwirkung für den Patienten, beliebig oft wiederholbar und klinisch bedeutsam. Die transkranielle Dopplersonographie (TCD) erfüllt zwar diese Anforderungen, misst jedoch Blutflussgeschwindigkeiten und keinen echten Blutfluss. Eine CBF-Messmethode, die am Krankenbett mit innerhalb von Minuten verfügbaren Resultaten einfach durchzuführen ist und mehrmals täglich wiederholt werden kann, ist bis heute nicht verfügbar.

Mit der Nahinfrarotspektroskopie (NIRS) gelang es erstmals, nichtinvasiv und in hoher zeitlicher Auflösung Parameter der zerebralen Perfusion und Oxygenierung, d. h. Änderungen von zerebralem Oxyhämoglobin und Deoxyhämoglobin, darzustellen.

In vielen Studien wurde erfolgreich eine lokale Mehrdurchblutung auf verschiedene funktionelle Stimuli nachgewiesen, die mit den Ergebnissen von funktionellem MRT und PET korrelierten (Übersicht bei [14]). Mittels NIRS wurde die zerebrale Autoregulation bei verschiedenen zerebrovaskulären Erkrankungen untersucht und ein perioperatives hämodynamisches Monitoring vorgenommen. Während die Messung der zerebralen O$_2$-Sättigung bei einigen kommerziellen NIRS-Geräten nicht reliabel war, wurde mittlerweile durch die neue Technologie der tiefenaufgelösten Spektroskopie viel versprechende Ergebnisse erzielt, die sich möglicherweise als neues klinisches Monitoringverfahren für Patienten mit kritisch geminderter zerebraler Oxygenierung erweist. Darüber hinaus ist eine bettseitige Messung der zerebralen Perfusion mittels NIRS und intravenöser Injektion des Farbstoffes Indocyaningrün (ICG) möglich, was insbesondere für Patienten mit ischämischem Hirninfarkt auf Stroke Units und Intensivstationen sowie im Hinblick auf die Thrombolyse relevant sein könnte.

■■■ Methode

Licht im Nahinfrarotbereich (700–1000 nm) durchdringt biologisches Gewebe und wird durch Streuung und Absorption von zerebralen »Farbstoffen« bzw. Chromophoren, insbesondere durch oxygeniertes und deoxygeniertes Hämoglobin ([O$_2$Hb], [HHb]) und die mitochondriale Cytochromoxidase a,a3 ([CytOx]) geschwächt. Da diese Chromophore jeweils spezifische Extinktionskoeffizienten besitzen, können ihre Konzentrationsänderungen aus der Schwächung des aufgefangenen Lichtes anhand des Lambert-Beer-Gesetzes errechnet werden [3]. Voraussetzung dafür ist, dass sowohl der Anteil der Streuung als auch die optische Weglänge der Photonen konstant bleiben. Da in kommerziellen NIRS-Geräten die optische Weglänge nach »time-of-flight« und »frequency-domain«-Studien nur geschätzt wird, muss das Lambert-Beer-Gesetz um diesen Faktor modifiziert werden.

> Modifiziertes Lambert-Beer-Gesetz $\Delta c = \dfrac{\Delta A}{\alpha \cdot DPF \cdot d}$
>
> (c=Farbstoffkonzentration, A=Lichtschwächung, α=spezifischer Extinktionskoeffizient, DPF=differenzieller Wegstreckenfaktor, d=Wegstrecke)

Es können daher nur **Änderungen** der Chromophorenkonzentration (und nicht ihr biologische Nullwert) in absoluten Werten gemessen werden ([O_2Hb], [HHb], und [CytOx]; µmol/l; Übersicht bei [2]). Da NIRS-Messungen beim Erwachsenen nicht im Transmissions- sondern nur im Reflexionsmodus möglich sind, beträgt die Eindringtiefe ins Gehirn lediglich ca. 1 cm.

Änderungen des regionalen zerebralen Blutflusses (rCBF) und der zerebralen Oxygenierung führen zu der mittels NIRS erfassbaren Änderung von [O_2Hb] und [HHb]. Dies ist die physiologische Basis für funktionelle Studien, zerebrales Monitoring und Untersuchungen der Vasomotorenreaktivität.

▪▪▪ Anwendungen und Indikationen
Monitoring

Zahlreiche Untersuchungen haben sich mit dem Monitoring der zerebralen Oxygenierung mittels NIRS während Operationen und auf Intensivstationen beschäftigt. Bei Patienten mit **Schädelhirntrauma** war ein plötzlicher Abfall der peripheren O_2-Sättigung und ein Anstieg des intrakraniellen Drucks mit nachfolgender Abnahme des zerebralen Perfusionsdrucks von einem Abfall von [O_2Hb] und einem Anstieg von [HHb] begleitet, was einen Abfall der zerebralen Oxygenierung und/oder des CBF widerspiegelt [8]. Versuche, die Entwicklung und Lokalisation eines traumatischen intrazerebralen Hämatoms mittels NIRS vorzunehmen, sind aufgrund der derzeit noch geringen räumlichen Auflösung und der möglichen Artefaktüberlagerung kritisch zu bewerten. Verwirrende Befunde an Hirntoten sind auf technische Unzulänglichkeiten einiger Geräte zurückzuführen und sollten nicht undifferenziert zu einer grundsätzlichen Ablehnung der NIRS-Technologie führen.

Ein Neuromonitoring während **Karotisoperationen** (funktionell mittels EEG oder SEP, hämodynamisch mittels TCD) erfolgt zur Vermeidung ipsilateraler Hirninfarkte und zur Frage der Indikation eines intraluminalen intraoperativen Shunts. Studien mittels NIRS ergaben eine Abnahme von [O_2Hb] und eine Zunahme von [HHb] der ipsilateralen Hemisphäre während der Abklemmphase der A. carotis interna, die mit einer Abnahme der zerebralen Blutflussgeschwindigkeit in der TCD korrelierten. Einer Arbeitsgruppe gelang es, mittels NIRS-Schwellenwerte für eine kritische Ischämie bzw. Kriterien für die Platzierung eines intraluminalen Shunts zu definieren, ohne dass sich dieses Verfahren durchgesetzt hat [7].

Die Anwendung der NIRS während **Herzoperationen** hatte das Ziel, die zerebrale Oxygenierung intraoperativ zu optimieren und ischämische Infarkte mit neurologischen und neuropsychologischen Folgen zu verhindern. Tierexperimentell wurde nachgewiesen, dass ein Herzstillstand in tiefer Hypothermie zu einer Reduktion des zerebralen [O_2Hb] und [CytOx] führte, die mit einem zerebralen Abfall von ATP, Kreatinphosphat und des intrazellulären pH-Werts einherging. Beim Menschen zeigte sich, dass die Inzidenz der nach Herzoperationen auftretenden, vorübergehenden Psychosyndrome mit einem höheren intraoperativen Abfall der [CytOx] einherging als bei Patienten ohne neuropsychologische Folgeerscheinungen [13].

Die NIRS scheint also für ein Monitoring der zerebralen Oxygenierung durchaus geeignet zu sein. Im Fall eines akuten Verschlusses der A. cerebri media wurde während intraarterieller Thrombolyse ein Anstieg der zerebralen Oxygenierung mittels NIRS registriert, ohne dass dies allerdings bisher systematisch untersucht wurde [12].

Vasomotorenreaktivität

Die Quantifizierung der Vasomotorenreaktivität mittels NIRS wurde ausführlich untersucht und zeigte vergleichbare Ergebnisse zu etablierten Methoden. Bei unreifen und gesunden Neugeborenen korrelierte die mit NIRS gemessene CO_2-Reaktivität mit dem CBF und dem zerebralen Blutvolumen. Bei erwachsenen Patienten mit verschiedenen zerebrovaskulären Erkrankungen zeigten sich in der NIRS ähnliche Ergebnisse wie in der Bulbus-Jugularis-Oxymetrie. Simultane Messungen mittels TCD und NIRS bei Probanden und Patienten mit verschiedenen Stenosegraden der A. carotis interna ergaben übereinstimmend eine mit dem Stenosegrad abnehmende CO_2-Reaktivität. Bei Patienten mit zerebraler Mikroangiopathie zeigte sich eine deutliche Minderung der CO_2-Reaktivität in der NIRS, die dem Ausmaß der mikroangiopathischen Veränderungen im CT und MRT entsprach und eine ähnliche Sensitivität und Spezifität wie die TCD besaß. Die NIRS ist somit eine alternative Methode zur Messung der Vasomotorenreaktivität (Abb. 7.25; [16, 22]).

Zerebrale Oxygenierung

Die »spatially resolved spectroscopy« stellt ein neuentwickeltes NIRS-Verfahren zur Messung der zerebralen Oxygenierung dar, die auf der Photonendiffusionstheorie basiert [19]. Diese Technik wurde kürzlich beim sequenziellen Abklemmen der A. carotis interna und externa während Carotis-TEA evaluiert. Es zeigte sich eine deutliche Korrelation der zerebralen O_2-Sättigung mit den dopplersonographisch gemessenen Flussgeschwindigkeiten der ipsilateralen A. cerebri media, dagegen nicht mit der Hautdurchblutung. Die Methode zeigte eine hohe Sensitivität und Spezifität für intrakranielle, aber nicht für extrakranielle Perfusionsänderungen, und ergab eine hohe Korrelation mit der normierten CO_2-Reaktivität in der TCD [1, 21].

CBF-Studien

Die nichtinvasive Messung des CBF ist eine der vielversprechendsten Einsatzgebiete der NIRS. Als intravaskulärer Tra-

7.5 Nahinfrarotspektroskopie (NIRS)

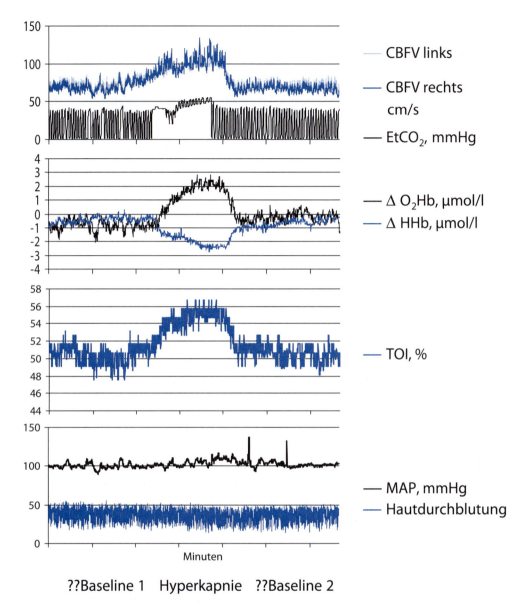

Abb. 7.25. CO_2-Test mit simultaner Messung der Konzentrationsänderung der zerebralen Chromophoren ([O_2Hb] und [HHb]), der zerebralen Blutflussgeschwindigkeiten der A cerebri media rechts (CBFV right) und links (CBFV left), der endtidalen CO_2-Konzentration und des mittleren arteriellen Blutdrucks.

cer wurde [O_2Hb] nach rascher pulmonaler Oxygenierung verwandt. Diese Methode korrelierte bei Neugeborenen (Transmissionsmodus) mit der ^{133}Xenon-Methode, erwies sich aber beim Erwachsenen (Reflexionsmodus) als nicht valide.

Indocyaningrün (ICG) ist ein Chromophor mit einem Absorptionsmaximum bei 805 nm, ist äußerst nebenwirkungsarm, von der FDA zugelassen und wird seit über 40 Jahren in der Kardiologie, Leberfunktionsdiagnostik und Augenheilkunde als Diagnostikum eingesetzt [4]. ICG stellt damit nach i.v.-Injektion einen idealen Indikator zur Erfassung von Farbstoffverdünnungskurven mittels NIRS über dem Kortex dar. Tierexperimentell zeigten sich auch keine neurotoxischen Effekte von ICG unter NIR-Lichtexposition in Dosen, die zur CBF-Messung erforderlich sind [6]. Es konnten erstmals ICG-Dilutionskurven quantifiziert werden, indem das Eingangssignal für den Kopf invasiv durch arterielle Fiberoptikkatheter gewonnen wurde [15].

Der **»blood flow index«** (BFI) wurde aus der Fluorescein-Flussmessung hergeleitet, benötigt keine Katheteranlage und ermöglicht den Einsatz des NIRS-CBF-Monitorings als strikt nichtinvasives Verfahren [9]. Der BFI wird aus dem Quotient zwischen maximaler Veränderung der ICG-Absorption und der Zeit zwischen 10 und 90% des ICG-Anstiegs berechnet. Es wurde tierexperimentell gezeigt, dass der BFI mit dem mittels Mikrosphären gemessenen kortikalen CBF und nicht mit der Durchblutung der Haut korreliert. Erste klinische Anwendungen des BFI bei Kindern dokumentierten die einfache Anwendbarkeit der Methode und die gute Reproduzierbarkeit des BFI [23].

Mit der **NIRS-ICG-Dilutionsmethode** ließ sich bei Patienten mit akutem Mediainfarkt das Perfusionsdefizit der betroffenen Hemisphäre eindeutig nachweisen. ◘ Abb. 7.26 zeigt die Messung der ICG-Kinetik über beiden Hemisphären bei einem Patienten mit Territorialinfarkt der A. cerebri media. Auf der Infarktseite ist das ICG-Maximum geringer, die Zeit bis zum Erreichen des Maximums (»time-to-peak«) länger, die Anstiegssteilheit der ICG-Kurve flacher und der BFI geringer als auf der gesunden Seite [20]. Einschränkend liefert der BFI keine Absolutwerte, sondern stellt bei unbekanntem Proportionalitätsfaktor nur ein relatives Maß für den CBF dar. In zukünftigen Arbeiten muss der BFI an Standardmethoden zur CBF-Messung bei Kindern und Erwachsenen validiert werden.

Durch komplexere Auswertungen der ICG-Dilutionskurven war es kürzlich möglich, CBF-Absolutwerte zu bestimmen und erfolgreich bei gesunden erwachsenen Probanden mit dem Perfusions-MRT zu validieren [5]. Durch Anwendung zeitaufgelöster NIRS-Technologie und neuer Algorithmen ist darüber hinaus eine Tiefenauflösung gelungen, so dass das zerebrale Signal weitgehend von möglichen Hautartefakten getrennt werden kann [11, 18]. So erwies sich der mittels zeitaufgelöster NIRS gemessene CBF nach kardiopulmonalem Bypass als deutlich höher im Vergleich zur cw-NIRS [17].

Mehrkanalableitungen sind darüber hinaus in der Lage, die geringe räumliche Auflösung zu erhöhen und topographische Informationen des CBF z. B. aus verschiedenen Gefäßterritorien zu visualisieren.

Besonderheiten

Bei der Handhabung der NIRS-Geräte sind einige Besonderheiten zu beachten (Übersicht bei [2]). Im Unterschied zur Messung bei Kindern erfolgt die Untersuchung Erwachsener im Reflektionsmodus, d. h. beide Optoden befinden sich auf einer Kopfhälfte, und lediglich das reflektierte Licht erreicht wieder die Oberfläche, kann detektiert und zur Berechnung der Konzentrationsänderungen der Chromophoren verwandt werden. Bei den üblichen Einkanalgeräten wird eine Laserdiode im Abstand von 3–6 cm von einem Photoelement platziert. Um eine Störung durch Tageslicht zu vermeiden, werden die Optoden in einem Gummischuh fixiert und sollten mit selbsthaftendem Verband fest am Kopf fixiert werden. Ein wesentliches Problem ist die bisher fehlende Trennung der zerebralen von den extrazerebralen Signalen, bei denen die Hautdurchblutung die wesentliche Rolle spielt. Es bleibt zu hoffen, dass intelligentere Algorithmen diese Artefaktquelle in Zukunft ganz eliminieren können.

Perspektiven

Die NIRS bleibt eine vielversprechende Methode, nichtinvasiv und bettseitig Parameter der zerebralen Hämodynamik und Oxygenierung zu messen. Neue Entwicklungen zur Tiefenauflösung von NIRS-Signalen werden in Zukunft verlässlicher zerebrale von extrazerebralen Signalen trennen.

CBF-Messungen der NIRS-ICG-Dilutionsmethode könnten beim Schlaganfall, während Operationen und auf Intensivstationen eine wichtige Rolle bei der Beurteilung der zerebralen Perfusion spielen. Die Messung der laserinduzierten Fluoreszenz nach ICG-Bolus mittels zeitaufgelöster NIRS könnte eine interessante, weniger artefaktanfällige Methode der CBF Messung darstellen [10]. Durch Mehrkanalableitungen sind auch topogra-

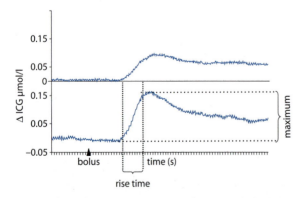

◘ **Abb. 7.26.** ICG-Kinetik über beiden Hemisphären bei einem Patienten mit Territorialinfarkt der A. cerebri media. Auf der Infarktseite (obere Kurve) ist das ICG-Maximum geringer, die Zeit bis zum Erreichen des Maximums (time-to-peak) länger, die Anstiegssteilheit der ICG-Kurve flacher und der BFI (=Maximum/Zeit zwischen 10 und 90% des Maximums) niedriger als auf der gesunden Seite (untere Kurve).

7.6 · Zerebrale Mikrodialyse

phische Informationen erreichbar, die einen wichtigen Schritt in der Entwicklung der NIRS als »optisches CT« darstellen.

Allerdings sind prospektive klinische Studien zur Frage, ob diese optischen Methoden auch therapeutische Entscheidungen ermöglichen und das Outcome von Patienten verbessern, erforderlich. Eine Weiterentwicklung differenzierterer wissenschaftlicher NIRS-Geräte zu einfachen, im Klinikalltag bedienbaren Instrumenten ist notwendig, bevor der breite Einsatz der NIRS empfohlen werden kann.

Literatur

1. P.G. Al Rawi, P. Smielewski and P.J. Kirkpatrick, Evaluation of a near-infrared spectrometer (NIRO 300) for the detection of intracranial oxygenation changes in the adult head, Stroke 32 (2001) 2492-2500.
2. C.E. Elwell, A practical guide to near infrared spectroscopy, Hamamatsu Photonics KK, 1995.
3. F.F. Jobsis, Noninvasive, infrared monitoring of cerebral and myocardial oxygen sufficiency and circulatory parameters, Science 198 (1977) 1264-1267.
4. E. Keller, H. Ishihara, A. Nadler, P. Niederer, B. Seifert, Y. Yonekawa and K. Frei, Evaluation of brain toxicity following near infrared light exposure after indocyanine green dye injection, J Neurosci Methods 117 (2002) 23-31.
5. E. Keller, A. Nadler, H. Alkhadi, S. Kollias, Y. Yonekawa and P. Niederer, Noninvasive measurement of regional cerebral blood flow and regional cerebral bood volume by near infrared spectroscopy and indocynaine green dye dilution, Neuroimage 20 (2003) 828-839.
6. E. Keller, M. Wolf, M. Martin and Y. Yonekawa, Estimation of cerebral oxygenation and hemodynamics in cerebral vasospasm using indocyaningreen dye dilution and near infrared spectroscopy, J of Neurosurg Anesthesiol 13 (2001) 43-48.
7. P.J. Kirkpatrick, J. Lam, P. Al Rawi, P. Smielewski and M. Czosnyka, Defining thresholds for critical ischemia by using near-infrared spectroscopy in the adult brain, J Neurosurg 89 (1998) 389-394.
8. P.J. Kirkpatrick, P. Smielewski, M. Czosnyka, D.K. Menon and J.D. Pickard, Near-infrared spectroscopy use in patients with head injury, J Neurosurg 83 (1995) 963-970.
9. W.M. Kuebler, A. Sckell, O. Habler, M. Kleen, G.E. Kuhnle, M. Welte, K. Messmer and A.E. Goetz, Noninvasive measurement of regional cerebral blood flow by near-infrared spectroscopy and indocyanine green, J Cereb Blood Flow Metab 18 (1998) 445-456.
10. A. Liebert, H. Wabnitz, H. Obrig, R. Erdmann, M. Moller, R. Macdonald, H. Rinneberg, A. Villringer and J. Steinbrink, Non-invasive detection of fluorescence from exogenous chromophores in the adult human brain, Neuroimage 31 (2006) 600-608.
11. A. Liebert, H. Wabnitz, J. Steinbrink, M. Moller, R. Macdonald, H. Rinneberg, A. Villringer and H. Obrig, Bed-side assessment of cerebral perfusion in stroke patients based on optical monitoring of a dye bolus by time-resolved diffuse reflectance, Neuroimage 24 (2005) 426-435.
12. H. Nagashima, H. Okudera, S. Kobayashi and T. Iwashita, Monitoring of cerebral hemodynamics using near-infrared spectroscopy during local intraarterial thrombolysis: case report, Surg Neurol 49 (1998) 420-424.
13. G. Nollert, R.A. Jonas and B. Reichart, Optimizing cerebral oxygenation during cardiac surgery: a review of experimental and clinical investigations with near infrared spectrophotometry., Thorac Cardiovasc Surg 48 (2000) 247-253.
14. H. Obrig and A. Villringer, Beyond the visible--imaging the human brain with light., J Cereb Blood Flow Metab 23 (2003) 1-18.
15. I. Roberts, P. Fallon, F.J. Kirkham, A. Lloyd Thomas, C. Cooper, R. Maynard, M. Elliot and A.D. Edwards, Estimation of cerebral blood flow with near infrared spectroscopy and indocyanine green, Lancet 342 (1993) 1425.
16. P. Smielewski, M. Czosnyka, J.D. Pickard and P. Kirkpatrick, Clinical evaluation of near-infrared spectroscopy for testing cerebrovascular reactivity in patients with carotid artery disease, Stroke 28 (1997) 331-338.
17. J. Steinbrink, T. Fischer, H. Kuppe, R. Hetzer, K. Uludag, H. Obrig and W.M. Kuebler, Relevance of depth resolution for cerebral blood flow monitoring by near-infrared spectroscopic bolus tracking during cardiopulmonary bypass, J Thorac Cardiovasc Surg 132 (2006) 1172-1178.
18. J. Steinbrink, H. Wabnitz, H. Obrig, A. Villringer and H. Rinneberg, Determining changes in NIR absorption using a layered model of the human head, Phys Med Biol 46 (2001) 879-896.
19. S. Suzuki, S. Takasaki, T. Ozaki and Y. Kobayashi, A tissue oxygenation monitor using NIR spatially resolved spectroscopy., Proc. SPIE 3597 (1999) 582-592.
20. C. Terborg, S. Bramer, S. Harscher, M. Simon, O.W. Witte. Bedside Assessment of Cerebral Perfusion Reductions in Patients with Acute Ischemic Stroke by Near-Infrared Spectroscopy and Indocyanine Green. J Neurol Neurosurg Psychiatry 2003; 75: 38-42.
21. C. Terborg, T. Birkner, B. Schack, C. Weiller and J. Rother, Noninvasive monitoring of cerebral oxygenation during vasomotor reactivity tests by a new near-infrared spectroscopy device, Cerebrovasc Dis 16 (2003) 36-41.
22. C. Terborg, F. Gora, C. Weiller and J. Rother, Reduced vasomotor reactivity in cerebral microangiopathy : a study with near-infrared spectroscopy and transcranial Doppler sonography, Stroke 31 (2000) 924-929.
23. B.P. Wagner, S. Gertsch, R.A. Amann and J. Pfenninger, Reproducibility of the blood flow index as noninvasive, bedside estimation of cerebral blood flow, Intensive Care Med 29 (2003) 196-200.

7.6 Zerebrale Mikrodialyse

C. Dohmen, C. Berger, A. Sarrafzadeh

Die zerebrale Mikrodialyse ist ein invasives Monitoringverfahren, mit dem die chemische Zusammensetzung der interstitiellen Flüssigkeit des Hirngewebes und damit der Stoffwechsel in einer umschriebenen Hirnregion gemessen werden kann. Im Gegensatz zu anderen gängigen Monitoringsystemen, wie intrakranielle Druckmessung, Gewebesauerstoffpartialdruckmessung oder Bulbusoximetrie, die nur einen einzigen Parameter abbilden, kann mit der Mikrodialyse ein breites Spektrum von Metaboliten und Neurotransmittern erfasst werden (◘ Tab. 7.6).

Ausgehend von einer langjährigen, breiten Anwendung in der tierexperimentellen Ischämieforschung hat die Mikrodialyse im letzten Jahrzehnt den Weg in die klinische Anwendung gefunden. Damit stellt die Mikrodialyse als Methode eine Möglichkeit dar, die Kluft zwischen experimenteller Theorie und klinischer Praxis zu überbrücken, indem einerseits Erkenntnisse aus der experimentellen Grundlagenforschung zum gezielten Einsatz dieses Monitoringverfahrens in der Klinik führen und andererseits die klinisch gewonnenen Einblicke in die Pathophysiologie verschiedener neurointensivmedizinischer Krankheitsbilder zur Entwicklung geeigneter Therapieverfahren zunächst im Experiment und schließlich in der Klinik beitragen.

Seit mehreren Jahren steht ein kommerziell erhältliches, automatisiertes Analysesystem zur Verfügung, das bettseitig eine quasi kontinuierliche (ab ca. 10-minütliche bis mehrstündliche), Bestimmung verschiedener Energiekatabolite (Laktat, Pyruvat, Glukose, Harnstoff), des exzitotoxischen Neurotransmitters Glutamat sowie von Glyzerol als Marker einer Zellmembrandegradation ermöglicht (◘ Abb. 7.27).

▪▪▪ Methode

Das Prinzip der Mikrodialyse beruht auf der Diffusion von Substanzen aus dem Extrazellulärraum des Hirngewebes durch die semipermeable Membran eines Mikrodialysekatheters in ein isotones Perfusat im Inneren des Katheters, das durch eine Pumpe kontinuierlich an der Innenseite der Membran entlang fließt und damit den Konzentrationsgradienten der einzelnen Substanzen als treibende Kraft für die Diffusion aufrechterhält (◘ Abb. 7.28a). Die auf der Intensivstation einsetzbare Mikrodialyseeinheit besteht aus dem im Hirngewebe liegenden Mikrodialysekatheter, dem zuführenden und abführenden Schlauch, einer portablen, ca. 10 cm großen Pumpe, dem Auffangbehältnis des Mikrodialysats und dem bettseitigen enzymphotometrischen Analysegerät (◘ Abb. 7.28b). Die Art und Menge der detektierten Substanzen hängt von der Perfusionsgeschwindigkeit (normalerweise 0,3 µl/min) und der Porengröße der Membran (kommerziell erhältlich: <20.000 und <100.000 Dalton Molekulargewicht) ab.

▪▪▪ Anwendungen und Indikationen

Die zerebrale Mikrodialyse als invasives Monitoringverfahren bietet sich bei allen Patienten an, bei denen ein ausgeprägter primärer Hirnschaden eine Beeinträchtigung des Bewusstseins und/oder eine Analgosedierung mit Intubation zur Folge hat und eine rein klinische Überwachung unzuverlässig ist.

Der Einsatz der Mikrodialyse erfolgt bei diesen Patienten um
1. Verschlechterungen des klinischen Zustandes als Folge sekundärer, meist ischämischer Hirnschäden rechtzeitig zu detektieren,
2. die Auswirkungen therapeutischer Interventionen zu untersuchen und

◘ **Tab. 7.6.** Parameter der humanen zerebralen Mikrodialyse

Energiestoffwechsel	
Glukose (bettseitig)	Hypo/Hyperglykämie, Hyperglykolyse
Pyruvat, Laktat, Laktat-Pyruvat-Quotient (bettseitig)	Abschätzung aerobe/anaerobe Stoffwechsellage
Harnstoff (bettseitig)	Abschätzung der rCBF
Adenosin, Inosin, Hypoxanthin (HPLC)	Energiekatabolie bei anaerober Stoffwechsellage
Marker für zellulären Schaden	
Glyzerol (bettseitig)	Zellmembrandegeneration
Glutamat (bettseitig), Aspartat, GABA, Serin, Glyzin, Taurin, Alanin (HPLC)	Neurotransmitter und -modulatoren, Zusammenbruch der Ionenhomöostase, Zellauflösung
Arginin, Asparagin, Leuzin, Isoleuzin, Threonin, Tyrosin, Methionin, Valin (HPLC)	Nichttransmitteraminosäuren, Zellauflösung
Interleukin 1 und 6, Endothelin 1	Marker für Inflammation und Schaden der Blut-Hirn-Schranke
Potenziell neurotoxische bzw. neuroprotektive Substanzen	
Nitrit, Nitrat, Harnsäure, Xanthin, Allantoin, Parabansäure (HPLC)	NO-Stoffwechsel und Aktivität freier Sauerstoffradikale
Noradrenalin, Serotonin (HPLC)	Katecholamine
Ethanolamide (HPLC)	Beeinflussung der Exzitotoxität

7.6 Zerebrale Mikrodialyse

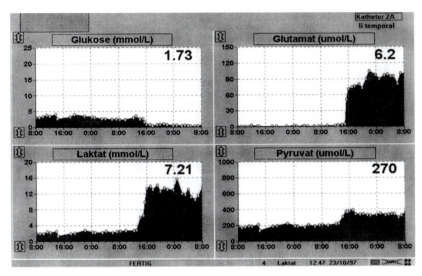

Abb. 7.27. Beispiel individueller Trendkurven der bettseitig erfassbaren Mikrodialyseparameter. Hier ist im Verlauf eine Verschiebung des Stoffwechsels von vorwiegend aerob (Glukose im Normbereich, Laktat niedrig) zu vorwiegend anaerob (Glukose niedrig, Laktatanstieg im Verhältnis zu Pyruvatanstieg ausgeprägter) zu beobachten. Gleichzeitig steigt Glutamat als Marker zellulären Schadens an.

3. eine prognostische Aussage über den weiteren klinischen Verlauf treffen zu können.

Subarachnoidalblutung

Bei Patienten mit einer aneurysmatischen Subarachnoidalblutung erfolgt die Insertion des Mikrodialysekatheters meist intraoperativ nach Klippung des Aneurysmas in das vom aneurysmatragenden Gefäß versorgte Territorium.

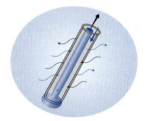

a

> **Wichtig**
>
> Ziel ist die Früherkennung komplizierender Ereignisse wie z. B. zerebraler Vasospasmen zur Vermeidung eines sekundären ischämischen Gewebeschadens sowie die Überwachung der Effektivität einer Hypertonie-Hypervolämie-Hämodilutions-Therapie.

Die bisherigen Untersuchungen zeigen, dass eine sekundärischämische Gewebeschädigung mit Anstiegen der Konzentrationen anaerober Energiemetabolite (Laktat, Laktat/Pyruvat-Quotient) sowie von Glutamat und Glyzerol korreliert ist [4, 8]. Diese pathologischen Veränderungen des Energiestoffwechsels und des Transmitterhaushaltes laufen oft einer klinisch-neurologischen Verschlechterung im Sinne eines »acute focal neurological deficit« (AFND) oder eines »delayed ischemic neurological deficit« (DIND) voraus und erlauben so eine Früherkennung dieser Komplikation [6, 9, 10]. Weiter wurde gezeigt, dass initial erhöhte Konzentrationen von Glutamat und anaeroben Energiekatabolten mit einem ungünstigen Outcome assoziiert sind, wobei eine solche Vorhersage des klinischen Verlaufs nicht in allen Studien nachweisbar war.

Ebenfalls kann die Mikrodialyse als perioperatives Monitoring hilfreich sein, um anhand ischämietypischer Konzentrati-

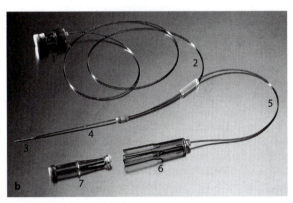

b

Abb. 7.28. a Schematische Darstellung der Diffusion von Substanzen aus dem Extrazellulärraum über die semipermeable Membran in das Innere des Katheters. (Mit freundl. Genehmigung der Firma CMA, Schweden). b Mikrodialysekatheter mit Zubehör. Am zuführenden Schlauch wird eine Pumpe angeschlossen und der Katheter mit einem isotonen Perfusat durchspült. Über die semipermeable Membran an der Katheterspitze diffundieren Substanzen des Extrazellulärraumes in das Innere des Katheters und werden über den abführenden Schlauch in ein Auffangbehältnis gepumpt. *1*: Pumpenanschluss, *2*: zuführender Schlauch, *3*: Membran (hier 10 mm Länge), *4*: Katheterschaft, *5*: abführender Schlauch, *6*: Anschluss Auffangbehältniss, *7*: Auffangbehältniss. (Mit freundl. Genehmigung der Firma CMA, Schweden).

onsänderungen im betreffenden Gefäßterritorium postoperative Komplikationen wie eine Klipstenose frühzeitig zu erfassen.

Schädelhirntrauma

Der Einsatz der Mikrodialyse bei Patienten mit schwerem Schädelhirntrauma dient der Einschätzung des Ausmaßes des primären Hirnschadens, der Überprüfung des Effektes konservativer (z. B Hyperventilation, Mannitol) und operativer (Kraniotomie) Therapieverfahren sowie der prognostischen Aussage über das zu erwartende klinische Ergebnis.

Bisherige Ergebnisse zeigen eine Korrelation des klinischen Outcome und der Höhe des intrakraniellen Drucks (ICP) mit extrazellulären Glutamatkonzentrationen [2] sowie eine Verschiebung des Metabolismus hin zu einer anaeroben Stoffwechsellage, die bei Patienten mit schlechtem Outcome ausgeprägter ist [5]. Die in einigen Studien beobachtete Korrelation des klinischen Outcome mit initial erhöhten Glutamat- und Laktatkonzentrationen sowie erniedrigten Glukosewerten scheint eine Vorhersage des klinischen Verlaufs mittels der Mikrodialyse zu ermöglichen.

Maligner Mediainfarkt

Bei Patienten mit ausgedehnten ischämischen Infarkten einer Hemisphäre droht die Ausbildung eines raumfordernden Hirnödems, das bei fatalem (»malignem«) Verlauf schließlich zur transtentoriellen Herniation führt. Hier kann die Mikrodialyse eingesetzt werden, um einerseits eine Vergrößerung des Primärschadens im Sinne einer Ausbildung sekundärer Ischämien anzuzeigen und andererseits einen malignen Verlauf vorherzusagen und diese Risikopatienten rechtzeitig aggressiven Therapieverfahren, wie der Hemikraniektomie oder Hypothermiebehandlung, zuzuführen.

Patienten, die ein raumforderndes Hirnödem entwickeln, zeigen durchschnittlich höhere Glutamatwerte sowie einen erhöhten Laktat/Pyruvat-Quotienten. Eine sekundäre Ischämie eines primär nicht vom Infarkt betroffenen Gewebeareals wird durch einen Anstieg von Glutamat, Laktat und Glyzerol im betreffenden Territorium angezeigt [3]. Ob eine frühe Prädiktion des klinischen Verlaufs mittels der Mikrodialyse allein zuverlässig gestellt werden kann, kann nach der gegenwärtigen Studienlage nicht abschließend beantwortet werden.

Weiter kann die Mikrodialyse dazu dienen, die Therapieeffekte invasiver Therapien wie der Hypothermie auf potenziell rettbares Gewebe (»tissue at risk«) zu überwachen [1].

Besonderheiten

Die zerebrale Mikrodialyse ist ein invasives Monitoringverfahren, mit dem es erstmals möglich ist, nahezu kontinuierlich ein breites Spektrum an extrazellulären Substanzen zu messen, die Aufschluss über die augenblickliche zerebrale Stoffwechsellage geben. Das Verfahren ist sicher und in seiner Komplikationsrate (Blutung, Infektion) vergleichbar mit anderen invasiven Monitoringverfahren, wie der ICP- oder Gewebesauerstoffpartialdruckmessung. Die Handhabung des bettseitigen Mikrodialysesystems ist einfach und die Ergebnisse werden in übersichtlichen Zeitverläufen am Monitor dargestellt.

Ein entscheidender Nachteil der zerebralen Mikrodialyse ist der relativ hohe logistische und personelle Aufwand (Wechseln der Mikrodialysebehälter, Einsetzen der Behälter in das Analysesystem), mit dem das System betrieben werden muss. Hier ist anzumerken, dass in einigen spezialisierten Zentren ein augenblicklich noch nicht kommerziell erhältliches automatisiertes »rapid sampling«-Mikrodialysesystem eingesetzt wird, das eine zeitliche Auflösung von 30 Sekunden ermöglicht. Damit wird einerseits der logistische und personelle Aufwand minimiert und andererseits die Detektion von kurzzeitigen ischämisch/hypoxischen Ereignissen ermöglicht, wie sie z. B. im Rahmen von »spreading depressions« oder perioperativen Komplikationen auftreten [7].

Weiterhin ist zu bedenken, dass es sich um ein regionales Messverfahren handelt, das Stoffwechselveränderungen nur in einem umschriebenen Areal des Gehirn erfasst und damit nicht geeignet ist, um den Status des gesamten Gehirns zu erfassen. Hier sollte die Mikrodialyse idealer weise mit anderen invasiven Messparametern wie einer ICP- und O_2-Partialdruckmessung (Insertion der Katheter über das gleiche Bohrloch) sowie zerebraler Bildgebung kombiniert werden. Trotz bisher viel versprechender Ergebnisse bleibt die Mikrodialyse speziellen intensivneurologischen Fragestellungen vorbehalten.

Literatur

1. Berger C, Schabitz WR, Georgiadis D, Steiner T, Aschoff A, Schwab S. (2002) Effects of hypothermia on excitatory amino acids and metabolism in stroke patients: a microdialysis study. Stroke 33(2):519-24.
2. Bullock R, Zauner A, Woodward JJ, Myseros J, Choi SC, Ward JD, Marmarou A, Young HF (1998) Factors affecting excitatory amino acid release following severe human head injury. J Neurosurg. 89(4):507-18.
3. Dohmen C, Bosche B, Graf R, Staub F, Kracht L, Sobesky J, Neveling M, Brinker G, Heiss WD (2003) Prediction of malignant course in MCA infarction by PET and microdialysis. Stroke 34(9):2152-8. Epub 2003 Jul 24
4. Enblad P, Valtysson J, Andersson J, Lilja A, Valind S, Antoni G, Langstrom B, Hillered L, Persson L (1996) Simultaneous intracerebral microdialysis and positron emission tomography in the detection of ischemia in patients with subarachnoid hemorrhage. J Cereb Blood Flow Metab 16(4):637-44.
5. Hutchinson PJ, al-Rawi PG, O'Connell MT, Gupta AK, Maskell LB, Hutchinson DB, Pickard JD, Kirkpatrick PJ (2000) On-line monitoring of substrate delivery and brain metabolism in head injury. Acta Neurochir Suppl 76:431-5.
6. Nilsson OG, Brandt L, Ungerstedt U, Saveland H (1999) Bedside detection of brain ischemia using intracerebral microdialysis: subarachnoid hemorrhage and delayed ischemic deterioration. Neurosurgery 45(5):1176-84;discussion 1184-5.

7. Parkin M, Hopwood S, Jones DA, Hashemi P, Landolt H, Fabricius M, Lauritzen M, Boutelle MG, Strong AJ (2005) Dynamic changes in brain glucose and lactate in pericontusional areas of the human cerebral cortex, monitored with rapid sampling on-line microdialysis: relationship with depolarisation-like events. J Cereb Blood Flow Metab. Mar;25(3):402-13
8. Persson L, Valtysson J, Enblad P, Warme PE, Cesarini K, Lewen A, Hillered L (1996) Neurochemical monitoring using intracerebral microdialysis in patients with subarachnoid hemorrhage. J Neurosurg 84(4):606-16.
9. Sarrafzadeh AS, Sakowitz OW, Kiening KL, Benndorf G, Lanksch WR, Unterberg AW. Bedside microdialysis: a tool to monitor cerebral metabolism in subarachnoid hemorrhage patients? Crit Care Med. 2002 May;30(5):1062-70.
10. Sarrafzadeh A, Haux D, Sakowitz O, Benndorf G, Herzog H, Kuechler I, Unterberg A. Acute focal neurological deficits in aneurysmal subarachnoid hemorrhage: relation of clinical course, CT findings, and metabolite abnormalities monitored with bedside microdialysis. Stroke. 2003 Jun;34(6):1382-8. Epub 2003 May 15.

7.7 Zerebrale Blutflussmessungen auf der neurologischen und neurochirurgischen Intensivstation

M. Oertel, R. Kollmar

Oberstes Ziel der neurochirurgischen und neurologischen Intensivmedizin ist es, während kritischer Phasen im Verlauf von Erkrankungen des zentralen Nervensystems die Versorgung mit den notwendigen Nährstoffen zu gewährleisten. Die wichtigsten Nährstoffe des Gehirns sind Glukose und Sauerstoff. Beide werden mit dem Blut an das Gehirn transportiert. Entsprechend der Monro-Kellie-Doktrin beinhaltet die starre Schädelkalotte des Neurokraniums die 3 folgenden Bestandteile: Blut, Liquor und Gehirn. Bei Volumenzunahme eines Bestandteils werden die beiden anderen verdrängt und es kommt zum Anstieg des intrakraniellen Druckes (ICP) im Schädelinneren [5].
Nach einer Schädigung des Gehirns kann an unterschiedlichen Tagen der gleiche ICP-Wert unterschiedliche Ursachen haben. So folgt im Rahmen eines Schädelhirntraumas einer Phase der Minderdurchblutung, die der Hyperämie, die wiederum vom Vasospasmus und Ischämie abgelöst wird [3]. Jede dieser Phasen bedarf einer speziellen Therapie. Der Übergang von einer in die andere Phase ist jedoch nur mit der Messung des zerebralen Blutflusses (CBF) zu identifizieren.
Obwohl die Messung des CBF für das Intensivmanagement bei neurologischen und neurochirurgischen Patienten unablässig erscheint, ist sie doch nicht weit verbreitet. Im Folgenden werden die wichtigsten und derzeit gängigsten Methoden zur Bestimmung des CBF vorgestellt. Es werden die Vor- und Nachteile der Methoden sowie deren Grenzen aufgezeigt.

7.7.1 Xenon-133-CBF-Messung

Die Messung des CBF mit radioaktivem Xenon133 ist die älteste routinemäßig eingesetzte Methode. Xenon ist ein inertes Edelgas, das nicht mit den umgebenden Geweben reagiert und die biologische Membran ungehindert passieren kann. Es wird proportional zum CBF in das Hirngewebe ein- und ausgewaschen. Xenon133 ist ein β-Strahler mit einer Energie von 80 eV und einer biologischen Halbwertszeit von ca. 5 min. Xenon133 kann entweder inhaliert oder in Kochsalzlösung gelöst i.v. oder i.a. appliziert werden. Die heute übliche Methode ist die i.v.-Applikation von 20–25 mCi Xenon133. Nach Verteilung im Kreislauf wird das Gas vollständig über die Atemluft ausgeatmet und in einer Aktivkohlenfalle gesammelt. Die Strahlenbelastung des Patienten ist minimal. Die Länge der Messzeit beträgt 11 min. Die aus dem Gehirn austretende Strahlung wird von 16–256 Natriumjodid photoelektrischen Verstärkern entlang der Schädelkalotte detektiert. Die Untersuchung ist mit einem kommerziell erhältlichen fahrbaren (16 Detektoren) oder stationären Gerät (bis 256 Detektoren) durchführbar. Zur Berechnung des CBF dient die Formel:

$$C(t) = \sum_{i=1}^{2} P_i \int_0^t C_A(u) e^{-K_i(t-u)} du$$

$C_A(t)$ = endtidale Xenon133-Konzentration; i = Anzahl der Kompartimente, $P_i = \alpha w_i f_i$ mit w_i und f_i als relative Gewichte und Flüsse der beiden Kompartimente. α ist die Proportionalitätskonstante, die die Differenz der Count-Zahl zwischen der Ausatemluft und der Kopfkurven anpasst. K=f/λ; f = Fluss pro Gewichtseinheit perfundiertes Gehirn, λ=Permiabilitätskonstante für Xenon133 in das Gehirn.

Das Ergebnis der Berechnung ist der CBF der grauen und weißen Substanz in der Einheit ml/100g/min. Um einen besseren Vergleich zu gewährleisten, werden die CBF-Werte auf einen CO_2-Partialdruck (pCO_2) von 34 mmHg normiert. Dies geschieht unter der Annahme, dass 1 mmHg Änderung des pCO_2 den CBF um 3% ändert. Der normale CBF bei jungen Probanden liegt bei einem pCO_2 von 34 mmHg bei 44,1±5,6 ml/100g/min und steigt auf ca. 50 ml/100 g/min bei einem pCO_2 von 40 mmHg an [6]. Die Vor- und Nachteile der Methode sind in ◘ Tab. 7.7 aufgelistet.

Neben der Messung des CBF erlaubt die zeitgleiche Abnahme von arteriellen und jugularvenösen Blutproben die Bestimmung der arteriovenösen Differenz (avD) von z. B. Sauerstoff und Glukose. Gemäß der Beziehung

$$avD \times CBF = CMR$$

kann aus beiden Parametern die zerebrale metabolische Oxidationsrate (CMR) berechnet und somit der zerebrale Metabolismus bestimmt werden.

Tab. 7.7. Vor- und Nachteile der Methode

	Xenon133	Xenon-CT	Perfusions-CT	PET	Thermodilution
Messung globaler CBF	ja	ja	ja	ja	nein
Auf Intensivstation möglich	ja	nein	nein	nein	ja
Kosten	hoch	hoch	niedrig	hoch	niedrig
Personalaufwand	niedrig	niedrig	niedrig	hoch	niedrig
Validiert	ja	ja	ungenügend	ja	ungenügend
Strahlenbelastung	ja	ja	ja	ja	nein
Messdauer	11 min	6 min	je nach Scanner	≥10 min	kontinuierlich
Transport des Patienten notwendig	nein	ja	ja	ja	nein
Messpunkte	16–256	Voxelmatrix des CT	Voxelmatrix des CT	Voxelmatrix des CT	1
Gewebeperfusion	ja	ja	nein	ja	nein
Limitierende Faktoren	Strahlenbelastung	Strahlenbelastung	KM-Menge	Strahlenbelastung	keine

7.7.2 Xenon-CT

Bei dieser Methode wird stabiles, nicht radioaktives Xenon verwendet, das der Patient während der CT-Untersuchung über ein geschlossenes System inhaliert. Die endtidale Xenonkonzentration ist mit der arteriellen Konzentration bei gesunden Lungenverhältnissen im Gleichgewicht. Stabiles Xenon diffundiert je nach CBF in das Hirngewebe ein und aus. Xenon hat ähnliche radiologische Eigenschaften wie Jod und kann als Kontrastmittel verwendet werden. Es wird ein Ausgangsbild einer CT-Schicht (meist auf Höhe des Foramen monroi) vor der Xenoninhalation angefertigt. Danach sind je nach Hersteller der Xenon-Analyseeinheit 2 Prokotolle möglich:

— Das Wash-in-Protokoll während dessen der Patient 6 Minuten ein Xenon/Sauerstoffgemisch von 30% Xenon und 60% Sauerstoff inhaliert.
— Ein Wash-in/wash-out-Protokoll während dem der Patient 3 Minuten das 30/60-Xenon/Sauerstoffgemisch atmet.

Die Messzeit beträgt bei beiden Methoden 6 Minuten, während derer jede Minute ein CT der gleichen Schicht(en) abgeleitet wird. Das Wash-in/wash-out-Protokoll generiert im Vergleich zum Wash-in-Protokoll genauere Blutflusswerte. Die Subtraktion der sequenziellen Bilder mit von dem Ausgangsbild ohne Xenon erlaubt die Darstellung zeitabhängiger Veränderungen durch das Kontrastmittel Xenon. Die Xenonkonzentration muss dem aktuellen Hämatokrit angepasst werden. Die Formel hierfür ist:

$$C_a(t) = kXe(t) \times (1 + 1.1\, Hkt)$$

(wobei $C_a(t)$ = arterielle Xenon Konzentration, k ist eine Konversionskonstante; $Xe(t)$ = endtidale Xenon Konzentration; Hkt = Hämatokrit).

Als Ergebnis wird eine CBF-Landkarte der abgebildeten Schicht erhalten. Die mitgelieferte Software erlaubt die Analyse der Bilder zur Berechnung eines CBF in ml/100g/min [2, 9].

7.7.3 CT-Perfusion

Bei CT-Perfusion wird ein Kontrastmittelbolus (50 ml jodhaltiges nichtionisches Kontrastmittel) mit hohem Volumenstrom (in <5 s) intravenös gegeben. Mit CT-Zeiten von 2 s pro Bild und kurzen Abständen zwischen den Bildern ist es möglich, die Zeit zu messen, in der der Kontrastmittelbolus im Mittel einmal das zerebrale Gefäßnetz passiert. Hierfür werden eine zuführende Arterie (meist die A. cerebri anterior) und eine Vene (meist der Sinus sagittalis superior) identifiziert.

Wie im Folgenden dargestellt, berechnet die mitgelieferte Software aus den CT-Daten die sog. »mean transit time«

(MTT). Das Anfluten des Kontrastmittels gegen die Zeit wird zu einer γ-varianten Funktion zusammengefasst:

$$C(t) = k(t-t_a)^{\alpha} e^{-(t-ta)/\beta}$$

mit t= Zeit nach der Injektion; t_a = Zeit nach der das Kontrastmittel in der gescannten Schicht erscheint (indicator appearance time); k, α, β sind Konstanten; C(t) = Konzentration des Kontrastmittels proportional zur Zahl der gescannten CT-Schichten.

Die Zeit der Ankunft des KM sowie die Zeit des Abflutens werden automatisch oder vom Bediener eingegeben. Die γ-variante Funktion vereinfacht die Berechnung der MTT. Die Breite des Intervalls zwischen dem ersten und zweiten Wendepunkt also des An- und Abflutens der Kontrastmittelkurve, wird als Schätzwert der MTT verstanden. Sie wird als IW (inflection width) bezeichnet und repäsentiert die Zeit, in der der dichteste Teil des KM-Bolus das Gehirn passiert.

Weiterhin wird das zerebrale Blutvolumen (CBV) und der zerebrale Blutfluss als

CBF=CBV/MTT

berechnet. Das Ergebnis wird in ml/100g/min angegeben.

Das Kontrastmittel wird über die Nieren ausgeschieden. Die CT-Perfusion liefert eine »Landkarte« für CBF, CBV und MTT. Im Gegensatz zu den Xenon-basierten Methoden, wird das Kontrastmittel nicht in das Gewebe aufgenommen, sodass diese Methode nur indirekt die Gewebeperfusion angibt [1, 7].

7.7.4 Thermodiffusion

Bei der Thermodiffusionsmethode wird der CBF durch die Temperaturdifferenz zweier Elektroden berechnet. Wenn der CBF ansteigt, wird der Temperaturunterschied geringer, weil die Wärme einer Elektrode durch den erhöhten Blutfluss abtransportiert wird. Die Thermodiffusionsmethode wurde bereits Anfang der 1980er Jahre mit Oberflächenelektroden durchgeführt. Sie war sehr störanfällig, weil sichergestellt werden musste, dass die Elektroden nicht auf einem kortikalen Gefäß platziert werden und bei Liquorverlust auf dem Gehirn verblieben. Die Methode erlebt gegenwärtig eine Renaissance durch eine Elektrode, die ca. 2 cm tief in das Gehirnparenchym eingebracht wird. Erste Ergebnisse eines Zentrums konnten eine gute Korrelation zwischen der Thermodiffusionssonde und einen gleichzeitigen Xenon-CT zeigen. Dass Messvolumen beträgt 27 mm² und repräsentiert nicht den CBF der gesamten Hemisphäre, sondern im Wesentlichen den CBF der weißen Substanz, da die Probe 2 cm subkortikal misst [8].

7.7.5 Positronenemmissionstomographie (PET)

PET ist derzeit die vielseitigste und am weit verbreiteste Methode der funktionellen Bildgebung des Gehirns. Die Theorie und Methodologie der Technik geht über den Fokus dieses Kapitel hinaus. Kurzlebige radioaktive Tracer wie $O_2{}^{15}$, H_2O^{15}, CO^{15} und relative langlebige Tracer wie Fluordeoxyglucose (FDG) erlauben in einer Sitzung die Bestimmung von $CMRO_2$, CBF, CBV und CMRGlukose sowie der OEF (»oxygen-extraction-fraction«). Diese Messungen sind bei Fragestellungen zur Operationsindikation von extra-/intrazerebralen Bypässen und Revaskularisierungen zerebrovaskulärer Insuffizienzen indiziert. Weiterhin wird derzeit die Pathophysiologie nach Schädelhirntrauma und Subarachnoidalblutung mit diesen Parametern untersucht. Aufgrund des hohen finanziellen, personellen und zeitlichen Aufwands ist die PET-Untersuchung auf einzelne Zentren konzentriert [4].

Literatur

1. Axel L: Cerebral blood flow determination by rapid-sequence computed tomography: theoretical analysis. Radiology 137:679-686, 1980
2. Gur D, Yonas H, Jackson DL, et al: Measurement of cerebral blood flow during xenon inhalation as measured by the microspheres method. Stroke 16:871-874, 1985
3. Martin NA, Patwardhan RV, Alexander MJ, et al: Characterization of cerebral hemodynamic phases following severe head trauma: hypoperfusion, hyperemia, and vasospasm. Journal of Neurosurgery 87:9-19, 1997
4. Mazziotta JC, Huang SC, Phelps ME, et al: A noninvasive positron computed tomography technique using oxygen-15--labeled water for the evaluation of neurobehavioral task batteries. J Cereb Blood Flow Metab 5:70-78, 1985
5. Miller JD: Normal and increased intracranial pressure, in JD M (ed): Northfield's Surgery of the Central Nervous System, ed 2. Edinburgh: Blackwell, 1987, p chap 2.
6. Obrist WD, Wilkinson WE: Regional cerebral blood flow measurement in humans by xenon-133 clearance. Cerebrovascular and Brain Metabolism Reviews 2:283-327, 1990
7. Tomandl BF, Klotz E, Handschu R, et al: Comprehensive Imaging of Ischemic Stroke with Multisection CT. Radiographics 23:565-592, 2003
8. Vajkoczy P, Horn P, Thome C, et al: Regional cerebral blood flow monitoring in the diagnosis of delayed ischemia following aneurysmal subarachnoid hemorrhage. J Neurosurg 98:1227-1234, 2003
9. Yonas H, Gur D, Good BC, et al: Stable xenon CT blood flow mapping for evaluation of patients with extracranial-intracranial bypass surgery. J Neurosurg 62:324-333, 1985

Allgemeine Therapieprinzipien

8   **Basisversorgung des Patienten**   – 109
         E. Keller, P. Biro, F. Wallner, R. Dollner, T. Steiner, J. Gandjour

9   **Sedierung und Analgesie**   – 127
         P.H. Tonner, E. Schaffrath

10   **Hämodynamisches Monitoring, kardiologische Diagnostik, Herzrhythmusstörungen und Herzkreislauftherapie**   – 135
         M. Carl, T. Kerner, C. Spies

11   **Beatmung, Atemregulation und Weaning, ARDS**   – 147
         D. Henzler, R. Rossaint

12   **Heim- und Langzeitbeatmung bei neuromuskulären Erkrankungen**   – 171
         M. Winterholler

13   **Erhöhter intrakranieller Druck**   – 181
         N. Henninger

14   **Elektrolyt- und Säure-Basen-Haushalt**   – 195
         N. Forster

15   **Ernährung des Intensivpatienten**   – 205
         A. Rümelin

16   **Stressulkusprophylaxe und Therapie**   – 217
         J. Schneider

17   **Hypothermie als Therapiekonzept**   – 221
         R. Kollmar

18   **Akute Niereninsuffizienz und Nierenersatzverfahren**   – 229
         K. Sydow

19   **Sepsis und Multiorganversagen**   – 241
         A. Meier-Hellmann, G. Burgard

20   **Thromboembolieprophylaxe**   – 255
         E. Keller, Ö. Yaldizli, T. Bombeli

21	**Immunmodulatorische Therapie und Plasmaaustausch** – 265 *P. Flachenecker, E. Klinker, R. Gold*	
22	**Nosokomiale Pneumonie – Antibiotikatherapie und krankenhaushygienische Interventionsstrategien** – 275 *M. Abele-Horn, F.-A. Pitten*	
23	**Vergiftungen** – 283 *T. Zilker*	
24	**Diagnose des Hirntodes und Therapiebeendigung** – 299 *C.J.G. Lang*	
25	**Spenderkonditionierung und Organprotektion** – 315 *D. Bösebeck, D. Mauer, C. Wesslau*	
26	**Reanimation** – 321 *M. Bernhard, P. Teschendorf, B.W. Böttiger*	

Basisversorgung des Patienten

E. Keller, P. Biro, F. Wallner, R. Dollner, T. Steiner, J. Gandjour

8.1 Sicherung der Atemwege – 110
8.1.1 Primärmaßnahmen – 110
8.1.2 Endotracheale Intubation – 110
8.1.3 Tracheotomie – 114
Literatur – 120

8.2 Katheter und Drainagen – 120
8.2.1 Zentraler Venenkatheter – 120
8.2.2 Arterielle Kanülen – 123
8.2.3 Thoraxdrainagen – 124
Literatur – 125

8.1 Sicherung der Atemwege

E. Keller, P. Biro

Die respiratorische Insuffizienz, d. h. das Unvermögen des Atmungssystems, eine ausreichende Oxygenierung des Blutes und/oder eine adäquate CO_2-Elimination zu gewährleisten, gehört zu den häufigsten Todesursachen von Patienten mit Erkrankungen des Nervensystems. Bei Patienten mit akut auftretender respiratorischer Insuffizienz ist die schnelle Beurteilung von höchster Priorität. Das geschädigte Gehirn hat eine besonders schlechte Hypoxietoleranz. Bei unzureichender Oxygenation muss unmittelbar mit Therapiemaßnahmen begonnen werden. Dies bedingt die entsprechende Infrastruktur mit Anästhesiefachwissen vor Ort, auf der Neurointensivstation.

8.1.1 Primärmaßnahmen

Beseitigung einer Atemwegsverlegung

Eine Verlegung der Atemwege kann bei Patienten mit verminderter Bewusstseinslage durch Fremdkörper, Aspiration oder durch einen verringerten Muskeltonus der Larynx- und Pharynxmuskulatur auftreten. Die **klinische Symptomatik** der akuten Atemwegsverlegung mit sichtbaren Atemanstrengungen, Stridor, Schnarchen und schließlich Zyanose ist eindrücklich.

> **Wichtig**
>
> Das sofortige Feststellen und Beheben einer mechanischen Verlegung der oberen Luftwege hat oberste Priorität. Mit Mundauswischen, Absaugkathetern oder mit Hilfe der Magill-Zange, ggf. unter Zuhilfenahme eines Laryngoskops müssen Fremdkörper entfernt werden.

Die mechanische Obstruktion durch die Zunge bei unzureichendem Muskeltonus lässt sich mit dem Esmarch-Handgriff, bzw. gering modifiziert durch das Safar-»Triple-air-way«-Manöver beheben:
- Durch das Überstrecken des Kopfes werden der Zungengrund von der Rachenhinterwand angehoben und die Luftwege wieder passierbar.
- Das gleichzeitige Vorschieben des Unterkiefers und das Öffnen des Mundes unterstützt dieses Bemühen und erlaubt die Inspektion des Mund-Rachen-Raumes. Bei Patienten mit möglichen Verletzungen der Halswirbelsäule (HWS) soll der Unterkiefer unter achsengerecht gesicherter manueller Immobilisation der HWS in Neutralstellung und unter leichter Reklination erfolgen.

Einsatz von Maske und Beatmungsbeutel

Meistens ist die Notwendigkeit zur Intubation und Beatmung vorhersehbar. Wenn diese Situation allerdings plötzlich eintritt, ist oft kein adäquates Instrumentarium in der Nähe. Um die Zeit zu überbrücken, bis alle erforderlichen Ausrüstungsgegenstände herbeigeschafft und einsatzbereit sind, muss zumindest eine erfahrene Person am Kopfende des Patientenbettes aufhalten und dafür sorgen, dass die Atemwege frei werden und bleiben, bzw. dass eine suffiziente Atmung vorliegt. Ggf. muss mit einem Beatmungsbeutel (mit Reservoir) manuell assistiert beatmet werden. Es ist für eine konstante Sauerstoffzufuhr von mindestens 6 l/min zu sorgen, da bei neu auftretender Ateminsuffizienz stets von einem bereits vorbestehenden O_2-Defizit auszugehen ist.

Hilfsmittel zur Freihaltung der Atemwege

Zur Erleichterung der Spontanatmung bzw. der assistierten Beatmung mit Maske und Beatmungsbeutel ist es oft hilfreich, die Luftwegspassage mittels eines Oropharyngealtubus (Guedel-Tubus) oder eines Nasopharyngealtubus (Wendl-Tubus) zu verbessern. Der Wendl-Tubus hat gewisse Vorteile bei Patienten mit lebhaften Abwehrreflexen, während der Guedel-Tubus bei tiefen komatösen Patienten angewendet werden kann.

8.1.2 Endotracheale Intubation

■ ■ ■ Indikationen

Die Indikationen zur endotrachealen Intubation können in 4 Kategorien unterteilt werden:
- Akute Verlegung der Atemwege,
- Verlust der Schutzreflexe,
- pulmonale Hypersekretion und
- respiratorische Insuffizienz.

Spezielle Indikationen in der Neurointensivmedizin

Verminderte Bewusstseinslage, erhöhter intrakranieller Druck (ICP)

Schwere Schlaganfälle und Hirnverletzungen führen zum Verlust der Schutzreflexe. Die verminderte Bewusstseinslage (Glasgow Coma Score ≤9) ist mit einem hohen Aspirationsrisiko verbunden. Sekundärischämien durch zerebrale Hypoxie und erhöhten ICP können durch Verhütung von Hypoxämie, Hyperkapnie und Azidose vermieden werden.

Akute ICP-Anstiege mit drohender Abwärtsherniation beeinträchtigen rasch die im Hirnstamm lokalisierten Atemregulationszentren, initial in Form von Tachypnoe mit zunehmender Totraumventilation, ataktischer oder Biot-Atmung und schließlich Atemstillstand.

Hirnstammbeteiligung

Hirnverletzungen mit Hirnstammbeteiligung beeinträchtigen Atmung und Schutzreflexe. Die oberen Luftwege werden motorisch von den Hirnnerven IX, X und XII versorgt. Unilaterale Läsionen des N. vagus beeinträchtigen Husten- und Schluckreflexe. Bilaterale Läsionen des N. vagus resultieren in Schluckstörungen mit Regurgitation und möglicher akuter Atemwegsobstruktion. Störungen des N. recurrens verursachen Stimmbandparesen und Heiserkeit, bilaterale Läsionen Stridor. Die Nn. glossopharyngeus und vagus liefern die afferenten Fasern für Berührung und Schmerz am hinteren weichen Gaumen, im Pharynx, Larynx und in der Trachea. Der Verlust des Würgreflexes aufgrund verminderter Sensibilität im Pharynx führt zu rezidivierenden Aspirationen.

Die Dauer von Inspiration und Exspiration wird durch 2 Paare bilateral angelegter Atemzentren in der Medulla oblongata reguliert. Sie integrieren Afferenzen aus dem Kortex, der Formatio reticularis und dem Myelon, die den autonomen respiratorischen Rhythmus modulieren. Die intakte zentralnervöse Regulation von Inspirations-, Exspirationszeit und Atemzugvolumen erlaubt den ökonomischen Einsatz der Atemmechanik mit der kleinstmöglichen Atemarbeit.

Neuromuskuläre Erkrankungen

Inspiratorische Muskelschwäche führt zu oberflächlicher Atmung mit rezidivierenden Atelektasen.

Exspiratorische Muskelschwäche führt zu einem verminderten Hustenstoß mit pulmonaler Sekretretention, bakterieller Besiedelung und Pneumonie. Tachypnoe, paradoxe Atmung und Einsatz von Atemhilfsmuskulatur sind die klinischen Zeichen der respiratorischen Dekompensation aufgrund von Muskelschwäche. Engmaschige Messungen der Vitalkapazität und die Geschwindigkeit der Entwicklung der respiratorischen Störung sind dabei von hohem prädiktivem Wert.

Status epilepticus

Der Status epilepticus oder serielle Anfälle, zwischen deren das Bewusstsein nicht wiedererlangt wird, sind medizinische Notfälle, die unmittelbares Handeln fordern. Bewusstseinsverlust, fehlende Schutzreflexe und drohende Hypoxie machen Narkose, endotracheale Intubation und maschinelle Beatmung erforderlich. Midazolam, Propofol und Thiopental werden zur Therapie des Status epilepticus eingesetzt [4, 15] und werden als Medikamente der ersten Wahl zur Narkoseeinleitung eingesetzt. Thiopental 3–5 mg/kgKG i.v., mit zusätzlich neuroprotektiven Effekten, wird als Hypnotikum zur »rapid sequence induction« den Vorzug gegeben. Die Verabreichung von Muskelrelaxanzien ist essenziell zur Erleichterung der Intubation. Die weitere Dosierung von Thiopental, Midazolam oder Propofol sollte dem Therapieeffekt im kontinuierlich monitorisierten EEG angepasst werden. Bei Patienten, die noch nicht mit anderen Antikonvulsiva aufgesättigt sind, wird Thiopental, Midazolam oder Propofol solange weitergeführt, bis therapeutische Antiepileptikaspiegel erreicht sind.

Intubation für endovaskuläre Interventionen

In den ersten Jahren der Embolisationen von arteriovenösen Missbildungen (AVM) wurden die Interventionen mehrheitlich in Lokalanästhesie durchgeführt. Mit der Erfahrung bei mehr als 1000 Interventionen fanden Valavanis u. Yasargil, dass die Lokalanästhesie und die damit begrenzte Dauer des Eingriffes limitierende Faktoren bezüglich des Grades der erreichten AVM-Obliteration war [23]. Damit werden heute die meisten länger dauernden Eingriffe wie AVM-Embolisation und Aneurysma-Coiling in Allgemeinnarkose durchgeführt. Die Vorteile sind, dass

– Unruhe des Patienten vermieden wird,
– die Dauer des Eingriffes verlängert werden kann,
– bessere Arbeitsbedingungen für den Neuroradiologen geschaffen werden und
– beim Auftreten von Komplikationen, wie akute Blutungen und Verschluss normaler Gefäße, unmittelbar endovaskulär behandelt oder der Patient ohne Zeitverlust zur Notfallcomputertomographie und, falls erforderlich, in den Operationssaal zur Kraniotomie transportiert werden kann.

Jeder Zeitgewinn bei einer akuten Blutung kann lebensrettend sein [11]. Andererseits werden durch die Narkose engmaschige neurologische Untersuchungen praktisch verunmöglicht. Deshalb wird bei kürzeren Eingriffen (diagnostische Angiographie, intraarterielle Thrombolyse, unkomplizierte Karotisstenteinlage) bei kooperationsfähigen Patienten der Lokalanästhesie kombiniert mit milder Sedation (Propofol 10–50 mg/h kont. i.v.) der Vorzug gegeben. Funktionelle Untersuchungen, wie der Wada-Test, können nur in Lokalanästhesie durchgeführt werden.

■■■ Praktisches Vorgehen
Evaluation vor der Intubation

Selbst in besonders eiligen Fällen ist eine schnelle Orientierung über die anatomischen und funktionellen Verhältnisse im Kopf-/Halsbereich bzw. im Oropharyngealraum unverzichtbar. Mit Intubationsschwierigkeiten ist zu rechnen, wenn die Mundöffnung des Patienten nicht ausreicht, um zwei Finger zwischen die Zähne oder Kiefer halten zu können. Bei bewusstlosen Patienten kann man Prädiktoren verwenden, die kooperationsunabhängig sind. Ein solcher ist der Minimalabstand von 3 Querfingern von der Kinnspitze bis zur Oberkante des Schildknorpels (Patil-Zeichen). Weitere verdächtige Zeichen sind große vorstehende Schneidezähne, ein hoher, gotischer Gaumen, vorhandene oder chirurgisch korrigierte Spaltbildungen und eine eingeschränkte HWS-Beweglichkeit [10, 16].

Vorgehen bei der endotrachealen Intubation

Atemwegsmanagement und Intubation werden bei Patienten in der Neurointensivmedizin oft durch Komplikationen der zugrunde liegenden Erkrankung erschwert. Das hohe Aspirationsrisiko erfordert die Sicherung der Atemwege unter strikter Verhütung passiver Regurgitation zu jedem Zeitpunkt der Intubation.

> **Wichtig**
>
> Die endotracheale Intubation soll möglichst schnell und sicher erfolgen, im Bewusstsein, dass während des ganzen Vorgehens eine bestehende neurologische Schädigung durch Kreislaufinstabilität, Hypoxie und Hyperkapnie aggraviert wird.

Laryngoskopie, Hypoventilation und Abwehrreaktionen erhöhen den ICP. Unkontrollierte Blutdruckanstiege auf Laryngoskopie und Intubation führen zu potenziellen Nachblutungen bei Patienten mit unversorgten AVM oder Aneurysmen. HWS-Verletzungen können durch Nackenbewegungen verschlimmert werden.

Depolarisierende Muskelrelaxanzien, wie Succinylcholin, können zu ICP-Anstiegen und potenziell tödlichen Hyperkaliämien bei Patienten nach mehrtägiger Bettruhe, Hemiparese, Rhabdomyolyse oder neuropathischer Muskeldenervation führen. Wirksamkeit und Wirkungsdauer nichtdepolarisierender Muskelrelaxantien können bei Patienten mit Störungen der neuromuskulären Endplatte, wie bei der Myasthenia gravis, verstärkt und verlängert werden. Bei Patienten mit maligner Hyperthermie oder anderen kongenitalen Myopathien, können Kontrakturen der Gesichts- und Atemmuskulatur nach depolarisierenden Muskelrelaxantien die orotracheale Intubation verunmöglichen oder eine Hyperthermie induzieren.

Schwierigkeiten mit Maskenbeatmung, Laryngoskopie und Intubation sind bei Patienten mit Akromegalie zu erwarten [21]. Makroglossie, Prognathie, Vergrößerung und Distorsion der glottischen Strukturen, Hypertrophie der pharyngealen und laryngealen Weichteile und mehr oder weniger fixierte Stimmbänder mit hypertropher aryepiglottischer Falte bewirken erschwerte Intubationsbedingungen [1]. Verschiedene Autoren empfehlen bei Akromegaliepatienten grundsätzlich die wache fiberoptische Intubation und in einzelnen Fällen die elektive Tracheotomie [18].

Narkoseeinleitung

Die Methode der Wahl zur Notfallintubation stellt die »rapid sequence induction« (RSI, Crush-Einleitung, Ileuseinleitung) dar. Bei der klassischen RSI wird nach Narkoseinduktion vor der Intubation keine Maskenbeatmung zwischengeschaltet. Dies ist im Notfall bei Neurointensivpatienten bei schlechter Hypoxie- und Hyperkapnietoleranz, meist marginalen respiratorischen Verhältnissen und bei praktisch immer vorliegenden Kontraindikationen für den Einsatz von Succinylcholin kaum realisierbar. Bei der RSI werden Medikamente eingesetzt, die speziell die Notfallintubation erleichtern und potenzielle Nebenwirkungen vermindern. Eine Checkliste für die Schritte der speziell für Neurointensivpatienten modifizierten RSI ist in nachfolgender Übersicht dargestellt.

Für Neurointensivpatienten modifizierte »rapid sequence induction«
- Kurze Vorgeschichte
  - Grundkrankheit
  - Wesentliche Begleiterkrankungen
    - Allergien, Medikamente, koronare Herzkrankheit, Herzrhythmusstörungen, COPD, etc.
- Vorbereitung
  - Venöser Zugang
    - Mindestens 1 peripher venöser Zugang
    - Bei voraussichtlichem Volumen- oder Katecholaminbedarf: 2 Zugänge
  - Ausrüstung
    - Intubationsset: mit Guedel-/Wendl-Tubus, Spatel und Tuben verschiedener Größe, Führungsstab, Magill-Zange, Lidocain-Gel, 10 ml Spritze, Pflaster
    - Ambu-Beutel sowie Masken verschiedener Größe, Absaugsystem mit mehreren Kathetern, Beatmungsgerät
  - Hilfspersonen
    - Mindestens 1 Zusatzperson
    - Bei zu erwartenden Komplikationen 2 Zusatzpersonen
  - Medikamente
    - z. B. Midazolam 5 mg, Fentanyl 0,25 mg, Etomidat 20 mg, Rocuronium 100 mg, Atropin 1 mg, Noradrenalin 1:100, 500 ml HAES
- Monitoring
  - Kontinuierliches EKG
  - Pulsoxymetrie
  - Mindestens Blutdruckmessung mit Manschette (kontinuierlich arteriell falls zeitlich möglich)
  - Kapnometrie (falls verfügbar)
- Präoxygenierung
- Prämedikation (z. B. Midazolam 1–2 mg i.v.)
- Analgosedierung (z. B. Etomidat 0,2 mg/kgKG i.v. + Fentanyl 0,05–0,1mg i.v.)
- Krikoiddruck
- Muskelrelaxation (z. B. Rocuronium 1 mg/kgKG i.v.)
- Assistierte Maskenbeatmung (kleine Atemzugvolumina)
- Tracheale Intubation
- Klinische Überwachung und Monitoring
- Weitere Analgosedaierung (z. B. Propofol/Sufentanil oder Midazolam/Fentanyl kontinuierlich i.v.)

Kreislaufinstabilität während und nach der Intubation muss vorsichtig vermieden werden. Blutdruckanstiege können Nachblutungen provozieren, und Blutdruckabfälle kompromittieren die zerebrale Perfusion. Entsprechend sollen Sedativa und Analgetika mit minimalen kardiovaskulären Nebenwirkungen (z. B. Etomidat 0,2–0,3 mg/kgKG i.v. und Fentanyl 0,05–0,2 mg i.v.) gewählt werden. Lidocain oder Esmolol, beide mit 1,5–2 mg/kgKG i.v. mind. 60 s vor der Laryngoskopie dämpfen Kreislaufreaktionen auf Laryngoskopie und endotracheale Intubation [14].

Bei Patienten mit hohem Epilepsierisiko erhöht Midazolam 2–3 mg i.v. die Krampfschwelle und erlaubt die Präoxygenierung bei verbesserter Maskentoleranz. Mit den Zeichen eines akuten ICP-Anstiegs soll Thiopental 3,5–5 mg/kgKG i.v. als Hypnotikum zur Intubation oder zumindest ergänzend verabreicht werden. Die Kreislaufinstabilität durch Intubation wird durch zusätzliche Verabreichung von Muskelrelaxanzien vermindert. Mit einer Dosierung von z. B. Rocuronium von 1,0 mg/kgKG i.v. können mit kürzerer Anschlagszeit und niedrigerer Sedativadosierung optimale Intubationsbedingungen erreicht werden [12]. Die Wirkungsdauer von Rocuronium kann bei Patienten unter Phenytointherapie verkürzt sein [9].

Technisches Vorgehen

Bei der vorangehenden Untersuchung der Mundhöhle sind dislozierbare Fremdkörper (Zahnprothesen, wacklige Zähne) zu entfernen. Die Standardausrüstung für die orotracheale Intubation umfassen Beatmungsbeutel mit O_2-Zufuhr ins Reservoir, Gesichtsmaske, funktionierender Sauger, ein Laryngoskop mit 2–3 Spateln unterschiedlicher Größe, ein Endotrachealtubus der vorgesehenen Größe mit einem kleineren Ersatztubus, Magill-Zange, 10-ml-Plastikspritze zum Blocken und Fixationsmaterial.

> **Wichtig**
> Steht eine mögliche schwierige Intubation bevor, soll geeignetes Material für ein Alternativverfahren greifbar sein. Unabdingbar sind Beatmungsbeutel mit O_2-Zufuhr ins Reservoir und Maske.

Die Intubation beginnt mit der Präoxygenation und Medikation des Patienten. Der Kopf des Patienten ist in die sog. »verbesserte Jacksonposition« zu bringen. Dabei kommt es weniger auf eine Überstreckung nach hinten an, sondern auf die rostrale Anhebung des Kopfes. Das Laryngoskop ist im rechten Mundwinkel so einzuführen, dass die Zunge ganz nach links verlagert wird. Idealerweise kommt die Spatelspitze in die Valecula zu liegen, was initial nicht immer gelingt und zunächst durch Zurückziehen und anschließendes Anheben der Spitze bewerkstelligt werden kann. Bei Sicht auf die offene Glottis kann der Tubus zwischen die Stimmbänder geschoben werden. Bei ungenügender Darstellung des Kehlkopfeingangs sollte man wenigstens die hintere Komissur sehen können, um den Tubus davor zu schieben. Falls die hintere Komissur nicht zu sehen ist, liegt eine schwierige Intubation vor und es müssen spezielle Maßnahmen ergriffen werden, wobei primär die Oxygenation des Patienten sicherzustellen ist. Ein besonders zuverlässiges Verfahren zum Ausschluss einer ösophagealen Tubuslage ist die Kapnometrie.

Die schwierige Intubation

Die in der Literatur angegebenen Häufigkeiten für Intubationsschwierigkeiten variieren erheblich zwischen 0,05%–8,2% [3].

Alternative Methoden

Eine wenig invasive und einfache Methode, die Oxygenierung und Ventilation sicherzustellen, ist die Platzierung einer **Larynxmaske** [5]. Die Larynxmaske (LMA) garantiert allerdings keine Abdichtung der Atemwege gegenüber regurgitierter Flüssigkeit aus dem Magen-Darm-Trakt wie ein konventioneller geblockter Endotrachealtubus. Es ist entscheidend, dass der Anwender mit der Technik vertraut ist und die erzielte Position beurteilen kann. Eine korrekt positionierte LMA kann sowohl als provisorischer Tubusersatz fungieren als auch als Leitschiene für die fiberoptische Intubation dienen.

Bei schwierigeren Fällen und insbesondere, wenn die Abdichtung des Atemwegs besonders dringlich ist, kann ein **Combitubus** eingesetzt werden. Dieses Instrument hat 2 voneinander unabhängige Lumina und wird ebenfalls blind eingeführt [6].

Bei der sog. »can not intubate – can not ventilate«-Situation (Intubation und Maskenbeatmung nicht möglich) sind transtracheale Techniken der Oxygenierung (Notkoniotomie) angebracht [2].

Bei der vorhersehbaren schwierigen Intubation ist der geplante Einsatz einer flexiblen Fiberoptik zur oro- oder nasochealen Intubation der akzeptierte Goldstandard [8]. Die Fiberoptik, auf welche ein geeigneter Endotrachealtubus aufgezogen ist, wird unter ständiger endoskopischer Sicht durch die Glottis in die Trachea vorgeschoben. Der Tubus wird abgestreift und in Tracheamitte blockiert. Die nasale oder orale Route muss topisch anästhesiert und abgeschwollen werden.

Nebenwirkungen der endotrachealen Intubation

Die Laryngoskopie verursacht Schmerzen durch den Druck des Spatels auf den Zungengrund. Zusätzlich wird durch das Vorschieben des Tubus die Trachealschleimhaut irritiert, was zu Hustenattacken führen kann. Auch die nasale Umintubation kann Abwehrreaktionen auslösen, die zu Komplikationen wie Laryngospasmus, Hypoxämie und Magensaftaspiration führen können.

Zwei diametral entgegen gerichtete hämodynamische Antworten können auftreten: vagale Stimulation und Narkotika führen zu kardiovaskulärer Depression (Hypotension, Bradykardie, Aystolie) und ungenügende Analgosedierung zu hyperdynamen Reaktionen (Hypertension, Arrhythmien, Nachblutungen).

Umintubation
In Einzelfällen ist eine Umintubation von oral nach nasal (weniger Abwehrreflexe beim Weaning) oder von oral zu oral (defekter Cuff) erforderlich. Dabei besteht die Gefahr, dass nach Entfernen des oralen Tubus, die laryngoskopische Sicht auf den Kehlkopfeingang verloren gehen kann und damit schwierige Reintubationsbedingungen entstehen. Der hauptsächliche Grund für diese Veränderung liegt in der oft auftretenden Schwellung der Schleimhäute im Hypopharynx. Ein solcher Zustand lässt sich nicht sicher vorhersehen.

Daher sollte jede Umintubation als potenziell schwierig angesehen werden. Dementsprechend sollte stets eine standardisierte Vorgehensweise zur Vermeidung eines Atemwegsverlustes gewählt werden. Diese basiert auf der nasotrachealen Einführung eines geeigneten langen Führungsmandrins (sog. »tube exchange catheter«), welcher vor der Entfernung des oralen Tubus, durch diesen tief in die Trachea vorgeschoben wird. Dies geschieht am besten mittels direkter Laryngoskopie und unter der Verwendung einer Magill-Zange. Wichtig ist, dass der Mandrin in Position gehalten wird und der neue Tubus gut gleitfähig gemacht wird.

8.1.3 Tracheotomie

F. Wallner, R. Dollner, T. Steiner

Eine Tracheotomie ist die operative Anlage einer direkten Verbindung zwischen Trachea und Halshaut. Medizinhistorisch finden sich Hinweise, dass dieser Eingriff bereits um 100 v. Chr. durchgeführt wurde. Die Erstbeschreibung der uns heute als chirurgische Tracheotomie bekannten Operation erfolgte 1909 durch Chevalier Jackson. Bis etwa 1995 wurden Tracheotomien überwiegend von HNO-Ärzten und Chirurgen durchgeführt. Nach diesem Zeitpunkt setzten sich mehrere alternative, nichtchirurgische Techniken der Tracheotomie durch, die hauptsächlich auf Intensivstationen von Intensivmedizinern nichtoperativer Disziplinen vorgenommen wurden. Obwohl eine künstliche Beatmung mit Hilfe eines oro- oder nasolaryngealen (d. h. translaryngealen) Tubus auch über einen längeren Zeitraum prinzipiell möglich ist, stellt die Tracheotomie für das Management des längere Zeit beatmeten Patienten eine bessere Alternative bei vertretbarem Risiko dar. Allerdings wird der optimale Zeitpunkt der Tracheotomie kontrovers diskutiert.

▪▪▪ Indikation
Generell wird bei der Indikation zur Tracheotomie zwischen mechanischen und nichtmechanischen Beeinträchtigungen der Atmung unterschieden. Nichtmechanische Beeinträchtigungen stellen nicht nur die überwiegende Mehrzahl der Indikationen dar, sondern sind auch auf der Intensivstation führend. Darüber hinaus ergeben sich aus dem intensivmedizinischen Management der Atemwege spezielle Indikationen. Mechanische Obstruktionen führen seltener zur Indikation und spielen in der neurologischen Intensivmedizin nur einen untergeordnete Rolle, seien der Vollständigkeit halber aber erwähnt.

> **Indikation bei mechanischer Beeinträchtigung der Atemwege**
> — Obsturierender oder komprimierender Tumor
> — Großer operativer Eingriff im oberen Aerodigestivtrakt
> — Beidseitige Rekurrensparese
> — Trachealstenose
> — Schwellungszustand (Zunge, Rachen, Larynx, Trachea)
> — Verletzung (Gesichtsschädel, Larynx, Trachea)
> — Fremdkörperaspiration
>
> **Indikation bei nichtmechanischer Beeinträchtigung der Atmung**
> — Notwendigkeit einer Langzeitbeatmung
>   – Vermeidung von Spätschäden bei Langzeitintubation (aber: technische Verbesserungen der Tubusmaterialien usw.)
>   – Vorteile im Atemwegsmanagement (s. unten)
> — Neurologische Störungen (zentrale Atemstörungen, z. B. Bulbärparalyse, Apoplex, periphere Atemstörungen, z. B. Guillain-Barré-Syndrom, etc.)
> — Komatöse Zustände
> — Schweres Schlaf-Apnoe-Syndrom
> — Aspiration von Speichel
>   – Funktionelle Störungen, Sensibilitätsstörungen
>   – Z. n. Teilresektionen oder Trauma von Zungengrund oder Larynx
>   – Lokale, persistierende Ödeme (z. B. nach Radiatio)
>   – Tracheoösophageale Fistel
> — Länger dauernde Notwendigkeit einer Bronchialtoilette
>
> **Vorteile der Tracheotomie unter intensivmedizinischen Gesichtspunkten**
> — Verringerung der Atemarbeit
> — Reduktion von Sedativa
> — Erleichterte Bronchialtoilette
> — Erleichterung der Entwöhnung von der Beatmung (Weaning)
>   – Bessere Toleranz der Trachealkanüle
>   – Erholungsphasen durch intermittierende maschinelle Beatmung

- Verbesserter Patientenkomfort und Erleichterung der Pflege
  - Orale Nahrungsaufnahme
  - Mobilisierung erleichtert
  - Kontaktaufnahme mit Umwelt (intermittierend Sprechkanüle)
  - Aktivere Mitarbeit
  - Bessere Motivation

Zeitpunkt der Tracheotomie

Die Frage, wann der optimale Zeitpunkt für die Tracheotomie bei langzeitbeatmeten Patienten ist, wird kontrovers diskutiert. Prinzipiell müssen bei der Indikationsstellung die potenziellen Schäden einer prolongierten translaryngealen Intubation gegenüber den Komplikationen der Tracheotomie abgewogen werden. Es ist allgemein akzeptiert, dass die Tracheotomie gegenüber der translaryngealen Intubation ab dem 10. Beatmungstag Vorteile bietet. In der Praxis ist die Tracheotomie damit nach einer Beatmungsdauer von einer Woche indiziert und nach Möglichkeit vor dem 14. Beatmungstag durchzuführen.

Der mögliche Nutzen einer Frühtracheotomie (innerhalb der ersten 7 Beatmungstage) wird derzeit noch sehr kontrovers diskutiert. Es gibt Hinweise, dass eine Frühtracheotomie sowohl die Inzidenz nosokomialer Pneumonien als auch die Anzahl der Beatmungstage verringern kann [12]. Allerdings existiert derzeit keine ausreichende wissenschaftliche Absicherung dieses klinischen Eindrucks. Aus unserer Sicht erscheint eine Frühtracheotomie sinnvoll, wenn:

- hohe Dosen von Sedativa notwendig sind, weil der translaryngeale Tubus nicht toleriert wird.
- Die Atemarbeit nicht ausreicht, um den Atemwiderstand zu überwinden (Atemmechanik; Tracheotomie: Verringerung der Atemarbeit durch Reduktion des Totraums).
- Im Verlauf Schluckstörungen mit der Gefahr einer Aspiration (z. B. nach Hirnstamminsult) abzusehen sind.

Es muss noch einmal unterstrichen werden, das aufgrund der zur Verfügung stehenden Daten derzeit keine bindenden Kriterien bezüglich des Zeitpunktes der Tracheotomie ableitbar sind [11]: das Timing bleibt daher eine klinische Einzelfallentscheidung.

■■■ Praktisches Vorgehen
Konventionelle Tracheotomie

Üblicherweise wird die konventionelle Tracheotomie heute als sog. **plastische Tracheotomie** ausgeführt, bei der die äußere Halshaut mit der Mukosa der Trachea vernäht wird, sodass ein stabiles, epithelisiertes Tracheostoma entsteht. Wird diese mukokutane Anastomose nicht durchgeführt, spricht man von einem **klassischen Tracheostoma**. Diese Technik vereint die Nachteile der dilatativen (s. unten) und der chirurgischen Vorgehensweise und ist deshalb nicht empfehlenswert.

Nach querem Hautschnitt (besseres kosmetisches Ergebnis als beim Längsschnitt) oberhalb des Jugulums wird die Trachea frei präpariert. Sie wird dann unter Respektieren des ersten Knorpelringes quer zwischen zweitem und drittem oder längs vom zweiten bis vierten Ring eröffnet. Anschließend wird die Halshaut mit kräftigem, nichtresorbierbarem Nahtmaterial an die Öffnung in der Trachea adaptiert. Knorpelresektionen, H- und U-förmige (Björk-Lappen) Inzisionen der Trachea sind mit einer erhöhten Stenoserate behaftet und sollten deshalb vermieden werden.

Zu unterscheiden von der Tracheotomien ist die **Koniotomie**, bei der der Kehlkopf am Lig. conicum zwischen Schild- und Ringknorpel eröffnet wird. Es handelt sich hierbei um eine absolute Notfalloperation zum Sichern der Atemwege bei Asphyxie. Wegen der mechanischen Belastung des Ringknorpels durch die Kanüle und konsekutiv drohender Stenosierung muss die Koniotomie, ggf. nach Tracheotomie oder Intubation, rasch wieder verschlossen werden.

Dilatationstracheotomie

Alle Verfahren zur Dilatationstracheotomie folgen dem Prinzip, das von Shelden [13] ursprünglich beschrieben wurde.

Nach Zurückziehen des Beatmungstubus in den Kehlkopf wird die Trachea mit einer Nadel zwischen dem ersten und dem zweiten Ring mittig punktiert. Ein Seldinger-Draht wird durch die Nadel in die Trachea eingeführt. Nach einem kleinen, erweiternden Hautschnitt wird unter Führung des Seldinger-Drahts der Punktionskanal zum Durchmesser einer Beatmungskanüle aufgedehnt.

Die Etablierung der Dilatationstracheotomie setzte nach der Beschreibung der Technik von Ciaglia ein [3]. Ciaglia führte eine schrittweise Aufdehnung des Punktionskanals mit Dilatoren durch. Dabei werden über den Seldinger-Draht Dilatoren mit zunehmendem Durchmesser verwendet, bis der gewünschte Durchmesser erreicht ist.

In der Folgezeit wurden drei vereinfachende, schneller durchzuführende Modifikationen vorgestellt: Bei der Spreiztechnik nach Griggs erfolgt die Dilatation durch eine modifizierte Overholt-Klemme [10]. Bei der unter dem Markennamen »Blue Rhino« bekannten Technik wird nur noch ein einziger Dilatator verwendet und bei dem »PercuTwist«-Verfahren [9] dient eine selbst schneidende Kunststoffschraube zur Dilatation.

Einen alternativen Weg stellt die translaryngeale Durchzugstracheotomie nach Fantoni u. Ripamonti dar ([8]; ◘ Abb. 8.1): Hier wird der Seldinger-Draht nicht Richtung Bifurkation vorgeschoben, sondern durch den Kehlkopf und Rachen zum Mund heraus geführt. Dann wird der noch liegende Tubus entfernt und durch einem langen, dünnen Tubus ersetzt, dessen Cuff kaudal der Punktionsstelle platziert wird. Nach Einfädeln in eine spezielle Dilatationskanüle wird diese mit dem

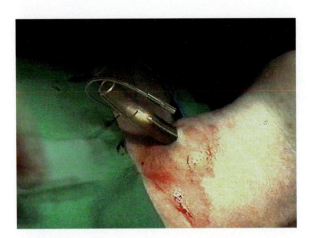

Abb. 8.1. Trachealkanüle unmittelbar nach der Dilatation (hier: Fantoni-Technik)

Seldinger-Draht durch Mund und Larynx an die Innenseite der Trachea und von dort unter Kraftanwendung nach außen hindurch gezogen. Nach Abschneiden der Spitze entspricht sie einer normalen Kanüle. Abschließend wird der noch liegende, lange dünne Tubus entfernt.

Die Modifikationen der Ciaglia-Dilatationstechnik und die translaryngeale Fantoni-Technik unterscheiden sich insofern, als die erstgenannten keine Umintubation erfordern, im Ablauf weniger komplex sind und deshalb in ca. der Hälfte der Zeit einer translaryngealen Durchzugstracheotomie durchgeführt werden können (ca. 5 min vs. 10 min unter optimalen Bedingungen). Allerdings erfolgt bei den Ciaglia-Techniken die Dilatation mit Krafteinwirkung auf Richtung der Tracheahinterwand, die deshalb mit besonderer Vorsicht zu erfolgen hat, während bei der Fantoni-Technik die Krafteinwirkung nach außen gerichtet ist. Als »Ein-Schritt-Dilatation« empfiehlt sich die Fantoni-Technik auch für besonders blutungsgefährdete Patienten. Weiterhin bietet die Zwischenintubation der Fantoni-Technik einen sicheren Schutz vor einer Aspiration, sollte es bei der Dilatation zu einer massiven Blutung kommen [1].

> **Wichtig**
>
> Bei allen Techniken hat sich in den letzten Jahren als fester Standard zur Durchführung etabliert, dass Punktion und Dilatation nur unter endoskopischer visueller Kontrolle durchgeführt werden dürfen. Neben dem Operateur ist also ein Endoskopeur notwendig, der insbesondere die korrekte Punktionsstelle der Trachea und die Unversehrtheit der Tracheahinterwand kontrolliert, üblicherweise unter Verwendung eines Bronchoskops. Idealerweise ist das Bronchskop mit einer Videokette verbunden, sodass auch der Operateur seine Manipulationen sehen kann ([4]; Abb. 8.2).

Unter Beachtung v. a. dieses Sicherheitsstandards sind die verschiedenen Verfahren zur Dilatationstracheotomie bezüglich der Komplikationsrate ähnlich bzw. vergleichbar, auch in der Literatur werden keine wesentlichen Unterschiede berichtet – mit der Einschränkung, dass für die neue PercuTwist-Methode nur Anwendungsbeobachtungen mit kleinen Patientenzahlen vorliegen [2]. Wesentlich wichtiger ist, ob das operierende Team gut trainiert, mit der gewählten Methode vertraut ist und ob alle Mitarbeiter der Intensivstation mit den spezifischen Vorgehensweisen in der Nachsorge vertraut sind (s. unten, Nachsorge).

Differenzialindikation

Die Domäne der Dilatationstracheotomie ist die elektive Tracheotomie des (vorübergehend)beatmungs- bzw. tracheostomapflichtigen Intensivpatienten. Hier bestehen gegenüber der konventionellen Tracheotomie eindeutige Vorteile:
- Durchführung auf der Intensivstation, dadurch keine (mehrtägige) Wartezeit auf einen Operationstermin und keine Gefährdung des Patienten während des Transportes zum OP (Beatmung, Monitoring),
- minimale Wundinfektionsrate,
- Spontanverschluss nach Dekanülierung ohne erneute OP, mit meist sehr gutem kosmetischem Ergebnis,
- betriebswirtschaftlich trotz höherer Materialkosten wegen geringerem Personalaufwand günstiger.

Die **Kontraindikationen der Dilatationstracheotomie** sind zugleich die Indikationen der konventionellen Tracheotomie:
- Notfall,
- erschwerte oder unmögliche orale Intubation,
- Larynx- oder Tracheatrauma,
- anatomische Varianten,
- Kinder,

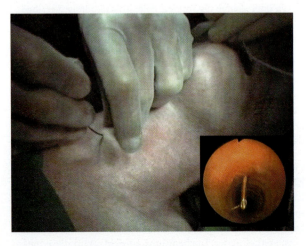

Abb. 8.2. Endoskopische Mitbeobachtung des Punktionsvorgangs zum Schutz der Tracheahinterwand.

- absehbar permanent notwendiges Tracheostoma,
- mangelnde fachliche und organisatorische Voraussetzungen.

> **Wichtig**
>
> Erhebliche Blutgerinnungsstörungen oder lokale Infektionen sind Kontraindikationen für beide Verfahren.
> Die Domäne der konventionellen Tracheotomie ist die Anlage eines dauerhaften, stabilen, leicht zu kanülierenden Tracheostomas.

■■■ Komplikationen
Frühkomplikationen

> **Frühkomplikationen**
>
> - Intra- und postoperative Blutungen, evt. mit Aspiration
> - Misslungene und/oder paratracheale Kanülenplatzierung
> - Hypoxie
> - Verletzung der Tracheahinterwand
> - Subkutanes Emphysem
> - Wundinfektionen
> - Misslungener Kanülenwechsel, versehentliche Dekanülierung (s. Nachsorge)
> - Möglicherweise Hirndrucksteigerung

Obwohl **Blutungen** bei der Dilatationstracheotomie nur durch den Druck der Kanüle auf das umliegende Gewebe verhindert werden (und nicht durch eine dedizierte Blutstillung), ist die Häufigkeit geringer als bei der konventionellen Tracheotomie.
Procedere. Bei postoperativen Blutungen ist je nach Ausmaß eine operative Revision notwendig; Immer ist eine endoskopische Kontrolle der Trachea auf endotracheales Blut und eine mögliche (stille) Aspiration erforderlich!

Misslungene und/oder paratracheale Kanülenplatzierungen sind bei beiden Verfahren – seit Einführung der obligatorischen endoskopischen Kontrolle bei Dilatationstracheotomien – gleich selten.
Procedere. Zu Sicherung der Atemwege verbleibt der laryngotracheale Tubus solange in Position, bis die korrekte Lage der Kanüle endoskopisch überprüft wurde. Bei unsicherer Kanülenlage: Endoskopie durch die Kanüle, ggf. kontrollierte Wiederholung oder – bei Dilatationstracheotomien – Abbruch und Fortsetzen als konventionelle Tracheotomie.

Hypoxie kann nicht nur wegen der beiden o. g. Komplikationen, sondern auch wegen der schlechteren Beatmungsmöglichkeiten und technisch notwendigen Apnoephasen während des Eingriffs sowie wegen kardiopulmonaler (Vor)erkrankungen auftreten.
Procedere. Präoxygenierung, suffizientes Monitoring, sorgfältige Indikationsstellung, Auswahl einer angemessenen Methode.

Verletzungen der Tracheahinterwand mit möglicher ösophagotrachealer Fistel und/oder Mediastinitis haben als ernste, möglicherweise vital bedrohliche Komplikation v. a. in der Anfangszeit die dilatativen Verfahren belastet und für Kontroversen gesorgt. Die notwendige Kraft zum Aufdehnen des Punktionskanals ist bei fast allen Verfahren nach innen auf die Tracheahinterwand gerichtet.
Procedere. Endoskopische Kontrolle, angemessener Krafteinsatz und Erfahrung der Durchführenden haben sich als wesentlich für die Prävention dieser Komplikation erwiesen (die im Übrigen auch beim hektischen Einführen einer Trachealkanüle während einer konventionellen Tracheotomie auftreten kann). Eine durchgängige Verletzung der Tracheahinterwand erfordert die (thorax)chirurgische Versorgung, eine breite antibiotische Abdeckung, ggf. bei beginnender Mediastinitis die Anlage von Mediastinaldrainagen.

Weichteilemphyseme des Halses, z. T. ausgedehnt auf Thorax, Abdomen und Arme, können durch Hustenstöße und Beatmungsdruckspitzen intraoperativ und auch postoperativ auftreten.
Procedere. Kanülenlage und -funktionsfähigkeit überprüfen. Eine mögliche, bislang unbemerkte Verletzung der Trachea sollte endoskopisch ausgeschlossen werden. Antibiotische Abdeckung.

Wundinfektionen bzw. sekundäre Wundheilungen finden sich bei Dilatationstracheotomien so gut wie nie, bei konventionellen Tracheotomien aufgrund der großen Wundhöhle, der Unmöglichkeit der suffizienten sterilen Abdeckung der Operationswunde, der verminderten Immunkompetenz vieler Patienten und der Dichte nosokomialer Keime auf Intensivstation bei bis zu 25% der Patienten. Die Sekundärheilung kann auch zum Ausreißen der Tracheostomanähte und somit zur Insuffizienz der mukokutanen Anastomose führen.
Procedere. Lokale Pflege, Antibiose nach Antibiogramm, Vorkehrungen für einen möglicherweise erschwerten Kanülenwechsel treffen, Berücksichtigung dieser Komplikation bei der Wahl des Vorgehens.

Bei Patienten mit **erhöhtem Hirndruck** muss bei der Lagerung sowohl zur konventionellen als auch zur Dilatationstracheotomie beachtet werden, dass ein Überstrecken des Halses zu einer Kompression der V. jugulares und damit zu einer zusätzlichen Hirndrucksteigerung führen kann.

Spätkomplikationen

> **Spätkomplikationen**
> - Trachealstenosen
> - Unbefriedigendes kosmetisches Ergebnis nach Verschluss
> - Trockene, verborkende Tracheitis (s. Nachsorge)

Die **Trachealstenose** ist die wesentlichste Spätkomplikation aller Tracheotomietechniken. Die angegebenen Inzidenzen variieren in der Literatur erheblich. Es ist auch aufgrund eigener Untersuchungen davon auszugehen, dass funktionell irrelevante Stenosen (Grad I bis III, max. 50% des Querschnitts) relativ häufig sind, d. h. bei bis zu 50% der Patienten nachweisbar sind. Relevante Stenosen mit klinischer Beeinträchtigung des Patienten sind im niedrigen, einstelligen Prozentbereich (1–5%) zu erwarten.

Wir konnten zeigen, dass bei Griggs-Dilatationstracheotomien v. a. die zu hoch angelegte Punktion der Trachea (zwischen Krikoid und erstem Trachealring) zur Schädigung und zum Stabilitätsverlust des Krikoids führt (genau genommen damit zu einer laryngealen Stenose). Auch zu weit lateral angelegte Punktionen der Trachea beeinträchtigen ihre Stabilität erheblich mehr als mediane Punktionen [5]. Bei konventionellen Tracheotomien sind v. a. Knorpelnekrose, Knorpelresektion und H- und U-förmige Inzisionen der Trachea mit höhergradigen Stenosen korreliert.

Procedere. Prävention durch schonendes und technisch korrektes Vorgehen bei allen Techniken. Bei relevanten, meist kurzstreckigen Trachealstenosen Querresektion und End-zu-End-Anastomose der Trachea, bei Krikoidstenosen erweiternde Eingriffe z. B. nach Rethi.

Ein **unbefriedigendes kosmetisches Ergebnis** nach Verschluss einer Tracheotomie tritt praktisch nur nach konventioneller Tracheotomie auf. Hier können ungünstige (vertikale) Schnittführung, breite Narben, aber auch tiefe Einziehungen mit narbigem Anhängen der Halshaut an der Trachea die Ursache sein. Nach Dilatationstracheotomien findet sich meist nur eine unauffällige, punktförmige Narbe.

Procedere. Operative kosmetische Narbenkorrektur, Prävention durch angepasstes operatives Vorgehen bei Tracheotomie und Tracheostomaverschluss oder Wahl eines Dilatationsverfahrens.

▪▪▪ Nachsorge

Da die Klimatisierungsfunktion der Nase entfällt, sollte bei Spontanatmung auf eine ausreichende Anfeuchtung der Atemluft geachtet werden (z. B. durch eine »künstliche Nase« und oder Kaltvernebelung). Reizungen der Trachea und Borkenbildung wären ansonsten die Folge. Generell müssen Trachea und Trachealkanüle regelmäßig abgesaugt werden; eine im Lumen durch Borkenbildung eingeengte Kanüle muss gewechselt werden.

> **Wichtig**
>
> Postoperativ ist auf eine sichere Fixierung der Kanüle durch Halsband und – nach Überprüfen der beidseitigen Ventilation – durch das Anziehen der Fixierungsschraube der Kanüle zu gewährleisten, insbesondere, wenn eine mechanische Belastung der Kanüle durch anhängende Beatmungsschläuche möglich ist.

Nicht nur durch vollständiges Dekanülieren, sondern auch durch partielles Dekanülieren mit Verdrehen der Tubusspitze und Anliegen des Tubusostiums an der Tracheawand können rasch vital bedrohliche Situationen eintreten.

Konventionelle Tracheotomie

Der erste Kanülenwechsel erfolgt am 1. oder 2. postoperativen Tag durch den Operator. Dabei wird die Suffizienz der Nähte der mukokutanen Anastomose überprüft und auf ggf. aufgetretene Infektionszeichen geachtet. Der beatmete Patient sollte präoxygeniert werden. Neben einer Absaugeinrichtung sind eine Ersatzkanüle, ein Kilian-Spekulum und eine Beleuchtungsquelle zur sicheren Durchführung vorzuhalten. Die Fäden können am 10. Tag entfernt werden.

Dilatationstracheotomie

Der erste Kanülenwechsel erfolgt nach Möglichkeit erst am 7.–10. Tag, damit sich ein stabiler Granulationskanal zwischen Haut und Trachea bilden kann. Der beatmete Patient sollte präoxygeniert werden. Da es erschwert sein kann, die neue Kanüle einzusetzen, kann zusätzlich zu Absaugeinrichtung, Ersatzkanüle, Spekulum und Beleuchtungsquelle noch einen kräftiger Absaugkatheter oder Tubuswechsel-Guide als Führung benutzt werden, über den die alte Kanüle entfernt und die neue eingesetzt wird. Der Kanülenwechsel sollte stets mit »leichter Hand« und **nie** mit forciertem Krafteinsatz durchgeführt werden.

> **Wichtig**
>
> Zum Kanülenwechsel beim beatmungspflichtigen Patienten muss Intubationsbereitschaft bestehen. Bei misslungenem Kanülenwechsel oder bei versehentlicher Dekanülierung einer Dilatationstracheotomie erfolgt beim beatmungspflichtigen Patienten die Sicherung der Atemwege durch Reintubation!

▼

Der Versuch einer notfallmäßigen Rekanülierung ist streng kontraindiziert, da durch die mögliche kulissenartige Verschiebung zwischen Haut, subkutanen Weichteilen und Trachea die erhebliche Gefahr einer via falsa, d. h. einer paratrachealen Lage der Kanüle, des Auslösens einer Blutung mit konsekutiver Aspiration und der unnötigen, möglicherweise fatalen Verzögerung der Sicherung der Atemwege besteht.

Pflege des permanenten Tracheostoma

Ab dem 10. Tag, kann die flexible Trachealkanüle durch eine harte Kunststoff- oder Silberkanüle ersetzt werden, je nach Erfordernis mit Cuff oder als Sprechkanüle. Granulationen können in der Folgezeit nicht nur am Tracheostoma selbst, sondern auch am Kanülenende auftreten, weshalb eine endoskopische Kontrolle der Trachea ca. nach einer Woche erfolgen sollte. Granulationen können mit der bipolaren Pinzette oder dem Laser abgetragen werden, ein erneutes Auftreten kann meist durch den Wechsel zu einer besser passenden, weniger mechanisch irritierenden Kanüle verhindert werden.

Umwandlung eines Dilatationstracheostomas

Für den Fall, dass sich postoperativ zeigt, dass das dilatativ angelegte Tracheostoma doch auf längere Zeit bestehen bleiben muss, ist vor Verlegung in eine Rehabilitationsabteilung oder in die häusliche Pflege die operative Umwandlung in ein konventionelles Tracheostoma empfehlenswert. Dadurch können viele Probleme beim Kanülenwechsel, durch das Schrumpfen des Tracheostomas und durch Granulationsbildung vermieden werden.

Operativer Verschluss eines konventionellen Tracheostomas

Ein Tracheostoma mit mukokutaner Anastomose kann zwar etwas schrumpfen, sich aber nie vollständig verschließen. Es muss deshalb durch Umschneiden und Einwärtsschlagen des häutigen Tracheostomakanals und schichtweise Naht operativ verschlossen werden. Der Eingriff lässt sich gut in Lokalanästhesie durchführen. Er sollte frühestens 6 Wochen nach Anlage des Tracheostomas, d. h. nach dessen definitiver Abheilung, durchgeführt werden.

Qualitätssicherung

Zur Sicherung einer gleich bleibend hohen Ergebnisqualität und damit einer niedrigen Komplikationsrate sind eine korrekte Indikationsstellung, das Einhalten von Standards bei Operation und Nachsorge, das sorgsame Gestalten von interdisziplinären Prozessen sowie klinische Nachuntersuchungen erforderlich.

Hinweise zur adäquaten Indikationsstellung sowie den (Minimal)standards bei Dilatationstracheotomien und in der Nachsorge finden sich in den entsprechenden Kapiteln (s. oben).

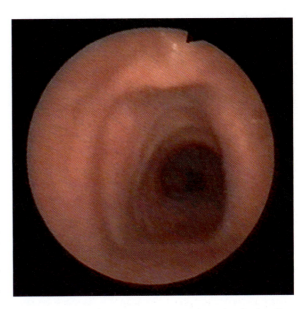

Abb. 8.3. Tracheoskopische Nachuntersuchung: Regelrechter Zustand nach Dilatationstracheotomie, Narbe bei 12 Uhr.

Insbesondere für Dilatationstracheotomien gilt, dass die Lernkurve der Durchführenden relativ lang ist [7]. Es ist deshalb sinnvoll, ein erfahrenes, mit der Technik vertrautes Team für diesen Eingriff vorzuhalten. Eine interdisziplinäre Kooperation zwischen Intensivmedizinern und HNO-Ärzten/Chirurgen ist anzustreben, um insbesondere in der Phase der Implementation einer neuen Technik ein Back-up für Situationen zu gewährleisten, in denen ein Komplikationsmanagement, eine operative Revision oder ein Fortführen als konventionelle Tracheotomie erfolgen muss. Darüber hinaus gewährleistet eine solche Zusammenarbeit erfahrungsgemäß eine effizientere Nutzung der Ressourcen und eine einheitliche, rational begründete Indikationsstellung.

Alle beteiligten ärztlichen und pflegerischen Mitarbeiter müssen in regelmäßigen Fortbildungen über Beachtenswertes und Gefahrenpunkte geschult werden, um mögliche Risiken zu minimieren.

Schließlich sollte eine Stichprobe der tracheotomierten Patienten zur endoskopischen Nachuntersuchung einbestellt werden (Abb. 8.3), um Informationen über evtl. aufgetretene Trachealstenosen zu gewinnen. Weiterhin kann anhand der endotrachealen Narbe überprüft werden, ob die Punktion der Trachea an der anatomisch richtigen Stelle erfolgt ist [6].

Fazit

Jährlich werden in Deutschland ca. 31.600 elektive Tracheotomien an Intensivpatienten vorgenommen [14]. Die Indikation ergibt sich überwiegend aus nichtmechanischen Beeinträchtigungen der Atmung und durch das intensivmedizinische Atemwegsmanagement. Der Zeitpunkt zur Tracheotomie beim beatmungspflichtigen Patienten ist nach 7–10 Tagen erreicht. Für die Bewertung einer frühen Tracheotomie vor dem 7. Tag, die aus klinischer Sicht kontrovers diskutiert wird, gibt es noch keine Studien, die evidenz-basierte Aussagen zulassen.

Neben der konventionell-chirurgischen Tracheotomie, bei der die Halshaut mit der Trachea vernäht wird, gibt es neue dilatative Verfahren, bei denen ein Punktionskanal auf Kanülendurchmesser aufgedehnt wird. Die Dilatationstracheotomie kommt in erster Linie bei der elektiven Tracheotomie des vorübergehend beatmungspflichtigen Intensivpatienten zur Anwendung. Frühkomplikationen sind Blutung, misslungene Kanülierung, Hypoxie, Verletzung der Tracheahinterwand und Wundinfektionen. Spätkomplikationen sind Trachealstenose und unbefriedigende kosmetische Ergebnisse der Narbe. In der Nachsorge ist auf eine gute Fixierung der Kanüle zu achten. Beim Kanülenwechsel sind besonders bei der Dilatationstracheotomie Vorkehrungen für den Fall zu treffen, dass die Rekanülierung misslingt. Eine hohe Ergebnisqualität kann durch Einhalten von Standards für fachliche und organisatorische Voraussetzungen und durch klinische Nachuntersuchungen gewährleistet werden.

Literatur

1. Byhahn, C., V. Lischke and K. Westphal (2000). Translaryngeal tracheostomy in highly unstable patients. Anaesthesia 55: 678-82.
2. Byhahn, C., K. Westphal, D. Meininger, B. Gurke, P. Kessler and V. Lischke (2002). Single-dilator percutaneous tracheostomy: a comparison of PercuTwist and Ciaglia Blue Rhino techniques. Intensive Care Med 28: 1262-6.
3. Ciaglia, P., R. Firsching and C. Syniec (1985). Elective percutaneous dilatational tracheostomy. A new simple bedside procedure; preliminary report. Chest 87: 715-9.
4. Ciaglia, P. (1999). Video-assisted endoscopy, not just endoscopy, for percutaneous dilatational tracheostomy. Chest 115: 915-6.
5. Dollner, R., M. Verch, P. Schweiger, C. Deluigi, B. Graf and F. Wallner (2002). Laryngotracheoscopic findings in long-term follow-up after Griggs tracheostomy. Chest 122: 206-12.
6. Dollner, R., M. Verch, P. Schweiger, B. Graf and F. Wallner (2002). Long-term outcome after Griggs tracheostomy. J Otolaryngol 31: 386-9.
7. Dulguerov, P., C. Gysin, T. V. Perneger and J. C. Chevrolet (1999). Percutaneous or surgical tracheostomy: a meta-analysis. Crit Care Med 27: 1617-25.
8. Fantoni, A. and D. Ripamonti (1997). A non-derivative, non-surgical tracheostomy: the translaryngeal method. Intensive Care Med 23: 386-92.
9. Frova, G. and M. Quintel (2002). A new simple method for percutaneous tracheostomy: controlled rotating dilation A preliminary report. Intensive Care Med 28: 299-303.
10. Griggs, W. M., L. I. Worthley, J. E. Gilligan, P. D. Thomas and J. A. Myburg (1990). A simple percutaneous tracheostomy technique. Surg Gynecol Obstet 170: 543-5.
11. MacIntyre, N. R., D. J. Cook, E. W. Ely, Jr., S. K. Epstein, J. B. Fink, J. E. Heffner, D. Hess, R. D. Hubmayer and D. J. Scheinhorn (2001). Evidence-based guidelines for weaning and discontinuing ventilatory support: a collective task force facilitated by the American College of Chest Physicians; the American Association for Respiratory Care; and the American College of Critical Care Medicine. Chest 120: 375S-95S.
12. Maziak, D. E., M. O. Meade and T. R. Todd (1998). The timing of tracheotomy: a systematic review. Chest 114: 605-9.
13. Shelden, C. H., R. H. Pudenz, D. B. Freshwater and B. L. Crue (1955). A new method for tracheotomy. J Neurosurg 12: 428-31.
14. Westphal, K. and C. Byhan (2001). Update 2000: Die Tracheotomie in der anästhesiologischen Intensivmedizin. Anästh Intensivmed 42: 70–74.

8.2 Katheter und Drainagen

E. Keller, J. Gandjour

8.2.1 Zentraler Venenkatheter

■■■ **Indikation**

Die Anlage eines zentralen Venenkatheters (ZVK) in das Einstromgebiet der oberen Hohlvene ermöglicht die Verabreichung von Medikamenten in ein zentrales Gefäßkompartiment, parenterale Ernährung, Messung des zentralen Venendrucks (ZVD) und Analyse venöser Blutgaswerte.

Als **Zugangswege** stehen die V. jugularis interna, V. jugularis externa, V. subclavia und V. femoralis zur Verfügung. Zentralvenöse Zugänge über die V. basilica (**Cave**: arterielle Punktion) und V. cephalica sind allenfalls kurzfristig zulässig (z. B. erforderliche Katecholamingabe während oder unmittelbar nach Thrombolyse), da es in 30–40% der Fälle zu einer Katheterfehllage kommt [19] und die Infektrate bei mehrtägiger Liegedauer inakzeptabel hoch ist.

Relevante Gerinnungsstörungen und Thrombozytopenien werden vor der Punktion normalisiert.

Voraussetzung für eine erfolgreiche Anlage aller Katheter sind die optimale Lagerung des Patienten und Orientierung anhand von spezifischen Landmarken.

Fehlpunktionen, Thrombosen und Kathetersepsis sind mechanische **Komplikationen** aller venösen und arteriellen Katheter. Ihre Häufigkeit kann durch eine möglichst kurze Liegedauer und sterile Handhabung verringert werden. Die Rate an mechanischen Komplikationen zentralvenöser Katheter variiert zwischen 0–12% und verringert sich durch die Erfahrung des Arztes.

Bei der Wahl des Zugangsweges wird bei jedem Patienten das individuelle Risiko abgeschätzt. Die ultraschallgesteuerte Punktionstechnik verringert die Häufigkeit von Fehlpunktionen und die Komplikationsrate speziell unter erschwerten Bedingungen (Adipositas, Langzeitintensivpatienten nach mehrfachen Katheteranlagen, Thoraxdeformitäten, etc.; [20]). Die korrekte und zentrale Lage von Subklavia- und Jugulariskathetern muss durch eine Thoraxröntgenaufnahme oder durch die

Ableitung eines EKG über den Katheter verifiziert werden. Eine Positionierung der Katheterspitze an der Einmündung der V. cava superior in den rechten Vorhof ist optimal.

> **Wichtig**
>
> Nach Punktion der V. subclavia und V. jugularis muss ein Pneumothorax durch eine Röntgenthoraxaufnahme ausgeschlossen werden. Bilaterale Punktionsversuche sind ohne vorausgegangene Thoraxröntgenkontrolle risikoreich und nur in Ausnahmesituationen erlaubt.

Zugang über die V. jugularis interna
Vorteile
Der Zugang über die V. jugularis interna ist mit einer geringeren Komplikationsrate als über die V. subclavia verbunden (v. a. geringere Inzidenz von Pneumothoraces).

Nachteile
Die möglichen Komplikationen umfassen die Punktion der A. carotis interna mit möglichen zerebrovaskulären Ereignissen und Blutungen bis zur Kompression der Atemwege. Weitere mögliche Komplikationen sind Nervenverletzungen (Horner-Syndrom), Arrhythmien, Luft-, Katheterfragment- und Führungsdrahtembolien. Deutlich seltener als bei Punktion der V. subclavia treten Pneumo-, Hämato- und Infusionsthorax auf. Jugulariskatheter sind aber gegenüber Subklaviakathetern mit einem signifikant höheren Risiko an Infektionen und Thrombosen verbunden [22]. Punktionsversuche der V. jugularis interna sind bei Patienten mit Karotisstenosen kontraindiziert (Lösen arteriosklerotischer Plaques, Karotisdissektion bei Punktion der A. carotis interna). Auch bei Patienten mit ausgedehnten Strumen sollte kein Jugulariskatheter angelegt werden.

> **Wichtig**
>
> Die beidseitige Punktion der Jugularvenen (**Cave**: bilaterale Thrombosierung mit Kompromittierung des zerebral venösen Abflusses) ist speziell bei Neurointensivpatienten zu vermeiden.

Punktionstechnik
Die V. jugularis interna liegt lateral von und oberflächlicher als die A. carotis communis (letztere soll während des Punktionsversuches der Jugularvene getastet werden; ◘ Abb. 8.4). Die Einstichstelle liegt am Vorderrand des M. sternocleidomastoideus im mittleren Drittel einer vom Mastoid zum Sternoklavikulargelenk gedachten Linie. Nach erfolgreicher Punktion (**Cave**: Zuhalten des Konus der Punktionskanüle mit dem Finger zur Vermeidung von Luftembolien) wird mit der Seldinger-Technik ein flexibler Führungsdraht durch die Kanüle in das Gefäß vorgeschoben. Nach Entfernung der Kanüle wird der Katheter nach einer Hautinzision mit der Skalpellklinge und nach Erweiterung des Stichkanals mit dem Dilatator über den Draht vorgeschoben. Nach Entfernung des Drahtes werden alle Katheterlumina auf Blutaspiration geprüft und der Katheter mit einer Hautnaht fixiert.

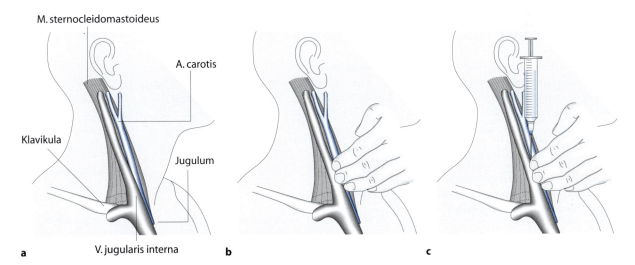

◘ **Abb. 8.4a–c.** Punktion und Katheterisierung der V. jugularis interna. a Anatomische Landmarken; b Palpation der A. carotis; c Punktion der V. jugularis interna (aus: Rossaint, Werner, Zwissler [2008] Die Anästhesiologie. Springer, Heidelberg Berlin).

> **Praxistipp**
>
> Wegen der Gefahr ventrikulärer Extrasystolen und Kammertachykardien durch zu weites Vorschieben des Führungsdrahtes oder Katheters sollen ZVK-Anlagen unter EKG-Monitoring erfolgen.

Zugang über die V. jugularis externa
Vorteile
Die V. jugularis externa bietet wegen ihres großen Kalibers einen einfachen Zugang.

Nachteile
Wegen des geraden Gefäßverlaufs wird die rechte Halsseite bevorzugt. Der Katheter ist allerdings häufig schwierig vorzuschieben und aberriert in Gefäße außerhalb der V. cava superior.

Punktionstechnik
Die Vene stellt sich verbessert durch Schocklagerung, Pressen des Patienten, oder leichter Kompression proximal der Punktionsstelle dar und wird unter Sicht punktiert.

Zugang über die V. subclavia
Vorteile
Die Treffsicherheit der V. subclavia ist wegen der bindegewebigen Fixierung im Bereich der Klavikula gut.

Nachteile
Die möglichen Komplikationen umfassen Pneumothorax, arterielle Punktion, Hämatothorax, Gefäß- oder Herzperforation mit Herztamponade, Infusionsthorax, Chylothorax, Nervenverletzungen, Arrhythmien, Luft-, Katheterfragment- und Führungsdrahtembolien.

Das Risiko mechanischer Komplikationen, insbesondere bei Ungeübten ist deutlich höher als bei der Kanülierung der V. jugularis interna. Weitere Risikofaktoren für mechanische Komplikationen sind mehrere Punktionsversuche, bereits erfolgte Subklaviakatheteranlagen, Thoraxdeformität oder Zustand nach thoraxchirurgischem Eingriff, ein Body Mass Index (BMI) <20 oder oder >30 sowie Patientenalter >77 Jahre [13].

> **Praxistipp**
>
> Wegen der Gefahr eines beidseitigen Pneumothorax wird eindringlich vor beidseitigen Punktionsversuchen gewarnt! Bei Lungenerkrankungen ist die V. subclavia auf der erkrankten Seite als Zugangsweg zu wählen.

Punktionstechnik
Der Arm der Punktionsseite wird am Körper angelegt. Die Haut wird ca. 2 Querfinger unterhalb der Klavikula in der Mohrenheim-Grube (Übergang von mittlerem zu lateralem Drittel der Klavikula) punktiert (■ Abb. 8.5). Es wird initial mit praktisch horizontaler Kanülenrichtung die senkrechte Klavikulawand punktiert. Unter Aufrechterhaltung des Knochenkontaktes wird die Kanüle geschwenkt und in flachem Winkel nahezu parallel zur Hautoberfläche Richtung Jugulum unter Aspiration vorgebracht. Die V. subclavia zieht vom lateralen Rand der 1. Rippe zum medialen Drittel der Klavikula. Die A. subclavia liegt dorsokranial bzw. dorsolateral der Vene. Nach Seldinger-Technik und Dilatation wird der Katheter über die V. subclavia in die V. cava superior vorgeschoben.

> **Praxistipp**
>
> Gefahr von ventrikulären Extrasystolen und Kammertachykardien durch zu weites Vorschieben des Führungsdrahtes oder Katheters. Beobachtung über kontinuierliches EKG-Monitoring sowie QRS-Ton.

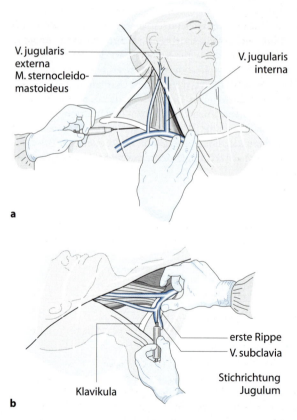

■ Abb. 8.5a,b. Infraklavikuläre Punktion der V. subclavia. a Anteriorer Blickwinkel: Mit der Nadel sucht und hält man Knochenkontakt zur Klavikula. b Anterolateraler Blickwinkel: Die Nadel wird unter ständigem Sog zwischen erster Rippe und Klavikula in Richtung Jugulum vorgeschoben (aus: Rossaint, Werner, Zwissler [2008] Die Anästhesiologie. Springer, Heidelberg Berlin).

Zugang über die V. femoralis
Vorteile
Die Punktion der V. femoralis wird in der Notfallmedizin als komplikationsarmer Zugangsweg empfohlen.

Nachteile
In einer prospektiven randomisierten Studie wurden bei 289 Intensivpatienten die Komplikationsraten von Femoralis- und Subklaviakathetern miteinander verglichen. Bei den Femoraliskathetern wurde eine höhere Rate an Katheterbesiedelungen (19,8% gegenüber 4,5%, p<0,001) und katheterassoziierter Infektionen (4,4% gegenüber 1,5%, p=0,07) gefunden [17]. Auch das Thromboserisiko war bei Zugängen über die V. femoralis deutlich erhöht (21,5% gegenüber 1,9%, p<0,0001).

Daher sollen Katheter in die V. femoralis möglichst tunneliert angelegt, über wenige Tage und in Kombination mit einer Thromboseprophylaxe (Stützstrümpfe + Heparin) bei speziellen Indikationen eingesetzt werden. Wegen der geringen Rate potenziell lebensgefährlicher Komplikationen kann die V. femoralis allerdings zumindest vorübergehend zentralvenöser Zugangsweg der ersten Wahl in Notfallsituationen für unerfahrene Ärzte oder bei Gerinnungsstörungen darstellen [22].

Punktionstechnik
Zur Orientierung wird die A. femoralis unterhalb des Leistenbandes getastet. Es wird unmittelbar medial der Arterie, 2–3 Querfinger unterhalb des Leistenbandes im flachen Winkel unter Aspiration nach proximal punktiert. Nach freier Aspiration wird über Seldinger-Technik der Katheter möglichst weit vorgeschoben.

> **Praxistipp**
>
> Bei Punktionen oberhalb des Leistenbandes und Perforation der Venenhinterwand können lebensgefährliche Blutungen auftreten.

8.2.2 Arterielle Kanülen

■■■ Indikationen
Die Kanülierung arterieller Gefäße ermöglicht die kontinuierliche Messung des arteriellen Blutdruckes und die Entnahme von Blutproben. Es stehen prinzipiell die A. radialis, A. brachialis, A. axillaris, A. femoralis und A. dorsalis pedis zur Verfügung.

Die A. axillaris (Endstromarterie ohne Kollateralen, Gefahr der Punktion des Plexus brachialis und von Luftembolien in zerebrale Gefäße), die A. brachialis (Endstromarterie ohne Kollateralen, Gefahr der Punktion des N. medianus und von Luftembolien in zerebrale Gefäße) und die A. dorsalis pedis stehen dabei unter strikter Abwägung von Nutzen und Risiko als letzte Wahl zur Verfügung.

Die Seldinger-Technik kann das Vorschieben des Katheters insbesondere bei kardiovaskulären Risikopatienten mit gefäßsklerotischen Veränderungen erheblich erleichtern. Bei allen arteriellen Kathetern können Blutungen, Thrombosen, Infektionen (Inzidenz steigt mit Liegezeit), Aneurysmen, Diskonnektionen, zerebrale Luftembolien und Arterienverschlüsse mit ischämischen Nekrosen auftreten.

■■■ Praktisches Vorgehen
Zugang über die A. radialis
Vorteile
Die transkutane Kanülierung der A. radialis gilt als komplikationsärmster Zugang. Dabei soll möglichst die A. radialis des nicht dominanten Armes, bei Patienten mit Hemisyndrom die hemiparetische Seite gewählt werden.

Nachteile
In Notfallsituationen mit ausgeprägter Hypotension ist die A. radialis schwer tastbar, in diesen Fällen soll die A. femoralis zuerst punktiert werden. Ebenso soll bei Patienten mit peripheren Durchblutungsstörungen, wie z. B. dem Raynaud-Syndrom, auf die Punktion der A. radialis verzichtet werden.

Die Aussagekraft des Allen-Tests vor Durchführung einer Radialiskanülierung zur Beurteilung des ulnaren Kollateralkreislaufs bleibt umstritten [19]. Der Brodsky-Test soll sensitiver sein: Ein Pulsoxymeter wird auf der Daumenkuppe angebracht. Die Pulswelle verschwindet nach Kompression der A. ulnaris und A. radialis. Nach Freigabe der A. ulnaris muss die Pulswelle wieder darstellbar sein.

In bis zu 50% der Fälle kommt es zu Thrombosen, die infolge des Kollateralkreislaufes meist asymptomatisch bleiben. Bei Patienten nach axillärer Lymphknotenausräumung bei Mammakarzinom oder mit arteriovenösen Shunts ist die Anlage von Radialiskathetern am betroffenen Arm kontraindiziert.

Punktionstechnik
Die supinierte Hand wird überstreckt durch Unterlegen einer Rolle gelagert und fixiert. Die A. radialis wird unter den Kuppen des Zeige- und Mittelfingers der nicht punktierenden Hand in ihrem Verlauf palpiert. Es wird möglichst distal (weitere Punktionsversuche proximal) nahe dem Lig. carpale in einem Winkel von 30° die A. radialis unter den palpierenden Fingern punktiert. Bei erfolgreicher Punktion soll die Kanüle leicht zur Hautoberfläche gesenkt und (evt. über Seldinger-Draht) der Katheter vorgeschoben werden.

Zugang über die A. femoralis
Vorteile
Unter Notfallbedingungen mit ausgeprägter Hypotension oder unter kardiopulmonaler Reanimation soll primär bei besserer Tastbarkeit die A. femoralis punktiert werden. Als alternati-

ve Methode zum Pulmonaliskatheter haben sich in den letzten Jahren Thermodilutionskatheter zur Anlage in die A. femoralis etabliert, die eine Bestimmung des Herzzeitvolumens (HZV) durch transkardiopulmonale Thermodilution und ein kontinuierliches HZV-Monitoring durch Pulskonturanalyse zulassen (PICCO-System). Die Methode hat sich insbesondere zur Überwachung der Triple-H-Therapie (hypertensive, hypervoläme hämodilution) bei Patienten mit Vasospasmen nach Subarachnoidalblutung bewährt.

Nachteile
Bei Patienten mit peripherer arterieller Verschlusskrankheit, Zustand nach Y-Graft oder aortofemoralem Bypass ist die Punktion der A. femoralis kontraindiziert.

Punktionstechnik
Das Bein wird in der Hüfte gestreckt, der Oberschenkel leicht abduziert und außenrotiert. Die A. femoralis wird mit dem Zeige- und Mittelfinger der nicht punktierenden Hand unterhalb des Lig. inguinale in ihrem Verlauf palpiert. Es wird 2–3 Querfinger unterhalb des Leistenbandes im flachen Winkel nach proximal punktiert. Nach freier Aspiration wird über Seldinger-Technik der Katheter vorgeschoben.

> **Praxistipp**
>
> Vor Punktionsversuchen oberhalb des Leistenbandes wird gewarnt. Bei Perforation der Arterienhinterwand können lebensgefährliche Blutungen auftreten.

8.2.3 Thoraxdrainagen

■■■ Indikationen
Die wichtigsten Indikationen für eine Thoraxdrainage sind Pneumothorax (akute Notfallsituation: Spannungspneumothorax), Hämatothorax und Hämatopneumothorax. Ein Pleuraerguss soll ab ca. 300 ml bei respiratorisch insuffizienten oder beatmeten Patienten punktiert werden.

> **Wichtig**
>
> Funktionsstörungen von Thoraxdrainagen können insbesondere bei beatmeten Patienten akut lebensbedrohlich sein. Thoraxdrainagen bei beatmeten Patienten müssen lückenlos durch geschultes Personal überwacht und ihre Funktion dokumentiert werden.

Zur Drainage von Luft soll die Thoraxdrainage nach ventral, zur Drainage von Flüssigkeit nach dorsal vorgeschoben werden. Der seitliche Zugang durch eine Minithorakotomie mit stumpfer Präparationstechnik ohne Trokar soll bevorzugt werden. Durch den anterioren Zugang ist die Drainage von Flüssigkeit meist unzureichend, auch sind die kosmetischen Ergebnisse unbefriedigend. Mit dem Trokarkatheter können lebensgefährliche Blutungen durch Verletzungen von Lunge, Leber oder Milz hervorgerufen werden.

> **Wichtig**
>
> Aufgrund der Verletzungsgefahr von Zwerchfell und intraabdominalen Organen dürfen Thoraxdrainagen nie unterhalb der Mammillarlinie eingeführt werden.

■■■ Praktisches Vorgehen
Der Arm wird abduziert gelagert. Die Hautinzision erfolgt nach ausgedehnter Lokalanästhesie auch des vorgesehenen Stichkanals zwischen der vorderen und mittleren Axillarlinie (**Cave**: Vernarbungen bei Inzision der Mamma). Es wird stumpf nach kranial ein ca. 4 cm langer subkutaner Kanal präpariert (◘ Abb. 8.6). Zwischen dem 4.–6. Interkostalraum werden stumpf am Oberrand der Rippe (**Cave**: Interkostalgefäße am Unterrand der Rippe) die Interkostalmuskulatur und die Pleura perforiert. Nach digitaler Exploration des Pleuraraums wird die Thoraxdrainage über den Finger als Leitschiene eingeführt

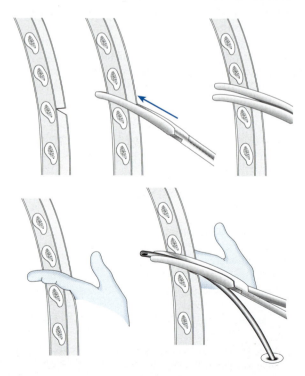

◘ **Abb. 8.6.** Anlage einer Thoraxdrainage: Präparationstechnik (aus: Rossaint, Werner, Zwissler [2008] Die Anästhesiologie. Springer, Heidelberg Berlin).

und digital in die gewünschte Lage dirigiert. Die Hautinzision wird mit Subkutan- und Hautnaht verschlossen, der Katheter soll möglichst mit der umgebenden Haut abdichtet und sicher fixiert werden.

Die Verbindungsstellen mit dem Absaugsystem sollen speziell gegen Diskonnektionen gesichert werden. Der Sog wird bei der Thoraxdrainage normalerweise auf 15–25 cmH$_2$O eingestellt (**Cave:** 5 cmH$_2$O nach Pneumektomie, Gefahr der Mediastinalverlagerung). Bei chronischem ausgedehnten Pleuaerguss soll mit der Drainage nach 1000 ml pausiert werden (**Cave:** Reexpansionslungenödem).

In der Intensivmedizin werden geschlossene Dreikammerabsaugsysteme, bestehend auf Sekretsammelgefäß, Wasserschloss und Sogbegrenzer eingesetzt. Wesentliche Vorteile sind, dass auch beim Transport des Patienten nach Diskonnektion mit der zentralen Vakuumanlage der Sog bis zu 2 h erhalten bleibt und Sicherheitsventile (Prinzip des Heimlich-Ventils) zum Schutz vor einem Pneumothorax eingebaut sind.

Praxistipp

Thoraxdrainagen bei beatmeten Patienten sollen nie abgeklemmt werden (rasch auftretender Spannungspneumothorax bei kontinuierlicher Überdruckbeatmung), sondern werden nach Weglassen des Soges am geschlossenen Absaugsystem belassen (Sicherheitsventile).

Literatur

1. Bhatia ML, Misra SC, Prakash J (1988) Laryngeal manifestations in acromegaly. Case report. J Laryngol Otol 80: 112–417
2. Biro P, Moe KS (1997) Emergency transtracheal jet ventilation in high grade airway obstruction. J Clin Anesth 9: 604–607
3. Butler PJ, Dhara SS (1992) Prediction of difficult laryngoscopy: An assessment of the thyromental distance and Mallampati predictive tests. Anaesth Intensive Care 20: 139–142
4. Chapman MG, Smith M, Hirsch NP (2001) Status epilepticus. Anaesthesia 56: 648–659
5. Divatia JV, Kulkarni AP, Sindhkar S, Upadhye SM (1999) Failed intubation in the intensive care unit managed with laryngeal mask airway and percutaneous tracheostomy. Anaesth Intensive Care 27: 409–411
6. Enlund M, Miregard M, Wennmalm K (2001) The Combitube for failed intubation--instructions for use. Acta Anaesthesiol Scand 45: 127–128
7. Fitzal S (1999) Allgemeine Techniken in der Notfallmedizin. In: Hempelmann G, Adams HA, Sefrin P (Hrsg) Notfallmedizin. Bd 3. Thieme, Stuttgart, New York, S 42–67
8. Fulling PD, Roberts JT (2000) Fiberoptic intubation. Int Anesthesiol Clin 38: 189–217
9. Hernandez-Palazon J, Tortosa JA, Martinez-Lage JF, Perez-Ayala M (2001) Rocuronium-induced neuromuscular blockade is affected by chronic phenytoin therapy. J Neurosurg Anesthesiol 13: 79–82
10. Kaur S, Heard OS (1999) Airway management and endotracheal intubation. In: Irwin RS, Cerra FB, Rippe JM (Hrsg) Irwin and Rippe`s Intensive Care Medicine. 4th ed. Williams & Wilkins, Lippincott, S 1–15
11. Keller E, Yonekawa Y, Imhof H-G, Tanaka M, Valavanis A (2002) Intensive care management of patients with severe intracranial haemorrhage after endovascular treatment of brain arteriovenous malformations. Neuroradiology 44: 513–521
12. Lavazais S, Debaene B (2001) Choice of the hypnotic and the opioid for rapid-sequence induction. Eur J Anaesthesiol Suppl 23: 66–70
13. Lefrant JY, Müller L, de la Coussaye JE, Prudhomme M, Ripart J, Gouzes C, Peray P, Saissi G, Eledjam JJ (2002) Risk factors of failure and immediate complication of subclavian vein catheterization in critically ill patients. Intensive Care Med 28: 1036–1041
14. Levitt MA, Dresden GM (2001) The efficacy of esmolol versus lidocaine to attenuate the hemodynamic response to intubation in isolated head trauma patients. Acad Emerg Med 8: 19–24
15. Lowenstein DH, Alldredge BK (1998) Status epilepticus. N Engl J Med 338: 970–976
16. Mallampati SR, Gatt SP, Gugino LD, Desai SP, Waraksa B, Freiberger D, Liu PL (1985) A clinical sign to predict difficult tracheal intubation: A prospective study. Can Aneaesth Soc J 32: 429–434
17. Merrer J, de Jonghe B, Golliot F for the French Catheter Study Group in Intensive Care (2001) Complications of femoral and subclavian venous catheterization in critically ill patients. A randomized controlled trial. JAMA 286: 700–707
18. Ovassapian A, Doka JC, Romsa DE (1981) Acromegaly: Use of fiberoptic laryngoscopy to avoid tracheostomy. Anesthesiology 54: 429–430
19. Peters J (1998) Invasive Messung und Interpretation arterieller, venöser und pulmonalvaskulärer Blutdrücke. In: List WF, Metzler H, Pasch T (Hrsg) Monitoring in Anästhesie und Intensivmedizin. 2. Aufl. Springer, Berlin Heidelberg, New York, S 202–245
20. Randolph AG, Cook DJ, Gonzales CA, Pribble CG (1996) Ultrasound guidance for placement of central venous catheters: A meta-analysis of the literature. Crit Care Med 24: 2053–2058
21. Schmitt H, Buchfelder M, Radespiel-Troger M, Fahlbusch R (2000) Difficult intubation in acromegalic patients: Incidence and predictability. Anesthesiology 93: 110–114
22. Timsit JF (2002) Central venous access in intensive care unit patients: Is the subclavian vein the royal route? Intensive Care Med 28: 1006–1008
23. Valavanis A, Yasargil MG (1999) The endovascular treatment of brain arteriovenous malformations. Adv Tech Stand Neurosurg 24: 131–214

Sedierung und Analgesie

P.H. Tonner, E. Schaffrath

9.1 Grundlagen – 128
9.1.1 Agitation und Delir – 128

9.2 Pharmakologische Aspekte – 128
9.2.1 Analgesie – 128
9.2.2 Sedierung – 129
9.2.3 Muskelrelaxierung – 130

9.3 Analgosedierungskonzepte – 130
9.3.1 Leitlinien – 130
9.3.2 Monitoring von Analgesie und Sedierung – 131
9.3.3 Analgosedierungsmanagement – 132

Literatur – 132

Das Bild eines analgosedierten Patienten auf einer Intensivstation hat sich in den letzten beiden Jahrzehnten grundlegend verändert. Dazu haben neue, besser geeignete Medikamente für die Analgosedierung beigetragen, aber auch eine deutlich differenziertere Beatmungstherapie von kritisch Kranken. Während noch vor wenigen Jahren Patienten auf Intensivstationen im wesentlichen tief sediert und nicht kooperationsfähig waren, setzt sich zunehmend die Erkenntnis durch, dass der Bewusstseinsgrad eines Patienten nur so weit eingeschränkt sein sollte, wie es im Rahmen des zugrunde liegenden Krankheitsbildes und der entsprechenden Therapie erforderlich ist. Eine regelmäßige Überprüfung der Sedierungstiefe, wie z. B. durch eine tägliche Unterbrechung der Sedierung bis zum Wiederauftreten der Wachheit eines Patienten, kann zu einer signifikanten Reduktion der Beatmungsdauer, aber auch der Aufenthaltsdauer auf der Intensivstation führen [1]. Die Analgosedierung von Patienten auf einer Intensivstation ist somit untrennbar mit dem Outcome verbunden.

9.1 Grundlagen

Neue Beatmungsverfahren, welche in den letzten Jahrzehnten in die klinische Praxis eingeführt wurden, ermöglichten Modifikationen des Sedierungsregimes. Verbesserte Verfahren zur Unterstützung der Spontanatmung (pressure support ventilation [PSV], bilevel positive airway pressure [BiPAP]) ermöglichen eine frühzeitige Entwöhnung vom Respirator. Eine neu entwickelte Beatmungsform (adaptive lung ventilation [ALV]) verspricht eine noch bessere Adaptation der Spontanatmung. Hierbei ist der Ventilator technisch in der Lage Atemfrequenz und nötige Druckunterstützung optimal anzupassen.

> **Wichtig**
>
> Mit der nichtinvasiven Beatmung kann man eine endotracheale Intubation oftmals vermeiden, damit verbundene Komplikationen reduzieren und das Outcome positiv beeinflussen [2].

9.1.1 Agitation und Delir

Aufgrund der vielfältigen Risikofaktoren scheinen Patienten auf der Intensivstation besonders für die Entwicklung eines Delirs prädestiniert zu sein. Nach den Empfehlungen des American College of Critical Care Medicine und der Society for Critical Care Medicine [3] wird ein Delir-Screening daher als Bestandteil des Routinemonitorings auf jeder Intensivstation empfohlen. Es wurden verschiedene Skalen entwickelt, die auch bei Intensivpatienten das Screening und die Diagnose eines Delirs ermöglichen sollen. Die »Confusion Assessment Method for ICU« (CAM-ICU) ist eine Adaptation der zur Diagnose eines Delirs oft verwendeten »Confusion Assessment Method« (CAM) für Intensivpatienten und setzt keine spezielle psychiatrische Ausbildung der Untersucher voraus. Bei einem mittleren Zeitbedarf von 2 Minuten eignet sich diese Methode daher insbesondere auch als Routinescreening auf der Intensivstation. Delirien sind auf Intensivstationen mit einer erhöhten Morbidität und Mortalität nicht nur im Verlauf eines Krankenhausaufenthaltes assoziiert, sondern auch im Langzeitverlauf. Das Auftreten eines Delirs bei beatmeten Patienten auf der Intensivstation ist ein unabhängiger Prädiktor für die Mortalität nach 6 Monaten sowie die Krankenhausaufenthaltsdauer [4]. Überdies hat das Delir erhebliche gesundheitsökonomische Konsequenzen [5].

Bei der Prophylaxe und Therapie eines Delirs steht die Vermeidung bzw. Korrektur von Delir auslösenden Faktoren im Vordergrund [3]. Die Korrektur einer hämodynamischen und metabolischen Dekompensation sowie die Sicherung des Gasaustausches können oftmals eine kausale Therapie darstellen. Insbesondere bei Intensivpatienten spielt ein adäquates Analgosedierungskonzept eine herausragende Rolle. Die symptomatische Pharmakotherapie spielt hingegen eher eine untergeordnete Rolle, da es keine zur Behandlung des Delirs zugelassene Substanz gibt und die Behandlung in der Regel empirisch erfolgt. Im Vordergrund stehen hier meist antipsychotisch wirksame Substanzen, die Symptomdauer und -schwere reduzieren sollen [3]. Daneben spielen nichtpharmakologische Therapien wie die Einhaltung eines Wach-Schlaf-Zyklus, Zuwendung und frühe Mobilisation eine wichtige Rolle.

9.2 Pharmakologische Aspekte

9.2.1 Analgesie

Wesentliches Ziel einer Analgosedierung ist die Schmerzfreiheit der Patienten. Erst in zweiter Linie sollte eine Sedierung in Erwägung gezogen werden. Für eine adäquate Analgesie ist es von entscheidender Bedeutung, Informationen über Schmerzqualität und -intensität zu gewinnen und zu dokumentieren. Eine quantitative und qualitative Erfassung von Schmerzen ist aber nur bei wachen, kooperativen Patienten möglich. Hier kommen die direkte Befragung sowie die Beurteilung mittels verschiedener Skalen wie der »Visuellen Analogskala« (VAS) oder der »Numeric Rating Scale« (NRS) zur Anwendung. Bei sedierten oder desorientierten Patienten ist eine Objektivierung von Schmerzen nicht möglich. Als Surrogatparameter können schmerzassoziierte Reaktionen (Bewegung, Mimik) und physiologische Parameter (Herzfrequenz, Blutdruck, Atemfrequenz) bzw. deren Veränderung nach Gabe von Analgetika herangezogen werden [3].

Analgetika

Auf Intensivstationen werden im deutschsprachigen Raum für die Analgesie im wesentlichen Opioide eingesetzt. Nichtopioide spielen nur eine untergeordnete Rolle.

Opioide

Opioide bewirken eine Analgesie über die Modulation der nozizeptiven Signaltransmission im ZNS, aber auch in peripheren Nerven. Die einzelnen Substanzen unterscheiden sich v. a. in ihrer Pharmakokinetik, während Wirkspektrum und Nebenwirkungen relativ ähnlich sind. Durch eine Reduktion des Sympathikotonus kann es bei gleichzeitiger Hypovolämie zu einer hämodynamischen Instabilität kommen. Die im Rahmen einer Langzeittherapie mit Opioiden bei fast allen Patienten auftretende Störung der gastrointestinalen Motilität unterliegt keiner Toleranzentwicklung. Daher wird bei längerfristiger Verabreichung eine Begleitmedikation mit Laxantien erforderlich.

Morphin. Setzt Histamin frei und kann dadurch eine Vasodilatation und Bronchokonstriktion hervorrufen. Aufgrund des Nebenwirkungsspektrums und der relativ langen Wirkdauer wird Morphin im deutschsprachigen Raum nur noch selten im Rahmen der Analgosedierung eingesetzt.

Fentanyl. Hat im Vergleich zu Morphin eine deutlich höhere analgetische Potenz bei kürzerer Wirkdauer. Die hohe Fettlöslichkeit führt zu einem schnellen Wirkungseintritt. Es erzeugt keine Histaminfreisetzung und führt, abgesehen von einer möglichen Bradykardie, zu stabilen Kreislaufverhältnissen bei kontinuierlicher Applikation. Bei vorbestehender Hypovolämie kann ein Blutdruckabfall beobachtet werden. Bei kontinuierlicher Applikation kommt es zu einer Kumulation mit verlängerter Wirkdauer.

Sufentanil. Besitzt ein für die Analgosedierung günstiges Wirkspektrum mit einer potenten Analgesie und einer im Vergleich zu anderen Opioiden geringeren Atemdepression [6]. Im Vergleich zu den anderen Opioiden sind eine größere hämodynamische Stabilität und kürzere kontextsensitive Halbwertszeit beschrieben worden [7].

> **Wichtig**
>
> Hinsichtlich der geringeren Kumulationsgefahr, der größeren therapeutischen Breite und des Wirkspektrums erscheint Sufentanil dem Fentanyl bei der Analgesie von Intensivpatienten überlegen.

Aufgrund der stärkeren sedierenden Eigenschaften kann Sufentanil sowohl in Kombination mit Sedativa, als auch als Monotherapeutikum eingesetzt werden [8].

Remifentanil. Wird über eine Hydrolyse von unspezifischen Blut- und Gewebeesterasen metabolisiert. Das Nebenwirkungsspektrum entspricht in etwa anderer Opioide mit Emesis, Bradykardie und Thoraxrigidität [9, 10]. Remifentanil kumuliert bei längerer Anwendung nicht, selbst wenn eine Leber- und/oder Niereninsuffizienz vorliegt. Bislang gibt es noch wenige Untersuchungen über den Einsatz in der Intensivmedizin, entsprechend können spezielle Indikationsstellungen für die Anwendung noch nicht festgelegt werden [11, 12].

9.2.2 Sedierung

Stressfaktoren bei kritisch Kranken sind multifaktoriell und beruhen vielfach auf der Unfähigkeit zur Kommunikation. Kontinuierlicher Lärm (Alarme, Personal, Geräte) und Stimuli wie Licht, Schmerz, häufige Kontrolle der Vitalparameter und dadurch erzeugter Schlafentzug sind stresserzeugend. Neben nichtpharmakologischen Maßnahmen wie Optimierung des Umfeldes und Hilfe zur Reorientierung dienen adäquate Analgesie und Sedativa zur Reduktion dieser Ängste.

Derzeit werden in Deutschland und Europa zur Sedierung v. a. Benzodiazepine, Neuroleptika, Propofol und α_2-Adrenozeptoragonisten verwendet, häufig in Kombination mit Opioiden. Die Nebenwirkungsprofile einzelner Substanzen werden durch eine solche Kombinationstherapie minimiert.

Benzodiazepine

Benzodiazepine wirken sedierend, hypnotisch und erzeugen eine anterograde Amnesie. Die verschiedenen Benzodiazepine unterscheiden sich hinsichtlich Potenz, Verteilung, Metabolismus und aktiven Abbauprodukten.

> **Wichtig**
>
> Patienten spezifische Faktoren wie Alter, Vorerkrankungen, Alkoholanamnese und Vormedikation beeinflussen Wirkstärke und -dauer, sodass die Dosierung individuell angepasst werden muss.

Benzodiazepine werden in der Leber metabolisiert und haben aktive Metaboliten, die für die lange Wirkdauer insbesondere bei älteren Patienten mit eingeschränkter renaler oder hepatischer Funktion verantwortlich sind [13, 14]. Als unerwünschte Wirkungen beobachtet man eine Atemdepression, in hohen Dosierungen eine Vasodilatation und damit verbunden eine Hypotension. Das zurzeit am häufigsten zur Sedierung eingesetzte Benzodiazepin ist **Midazolam** [15, 16]. **Diazepam** weist im Gegensatz zum Midazolam eine deutlich längere Eliminationshalbwertszeit auf (30–100 h Diazepam vs. 1,5–3 h Midazolam). Diazepam ist aus diesem Grund für die Sedierung von Intensivpatienten nahezu vollständig durch Midazolam ersetzt worden. **Lorazepam** wird in Deutschland nur bei speziellen Indikationen, wie z. B. Angst- oder Unruhezuständen als niedrig dosierte Bolusmedikation eingesetzt [17].

> **Wichtig**
>
> Bei der Anwendung von Benzodiazepinen und insbesondere von Lorazepam ist ein hohes Suchtpotential zu beachten, das den Einsatz dieser Substanzen limitieren kann [18].

Propofol
Propofol passiert aufgrund seiner ausgeprägten Lipophilie sehr schnell die Blut-Hirn-Schranke und bewirkt einen schnellen Wirkungseintritt. Wegen des großen Verteilungsvolumens wird die Wirkung auch bei kontinuierlicher Verabreichung schnell beendet. Schon in subhypnotischen Dosen wurde ein antiemetischer Effekt beobachtet.

> **Praxistipp**
>
> Propofol besitzt einen hohen Fettanteil und sollte im Rahmen einer Langzeitsedierung in der Berechnung der Ernährung berücksichtigt werden [3].

Bei längerer Anwendung kann das sog. **Propofolinfusionssyndrom** (PRIS) auftreten. Typische Symptome sind Laktazidose, Rhabdomyolyse, Bradykardie, Herzversagen und Hyperlipidämie [19, 20]. Katecholamine und Kortikosteroide können als Triggersubstanzen wirken. Todesfälle wurden im Zusammenhang mit schweren Krankheitsbildern, insbesondere bei Kopfverletzungen, und bei Dosierungen von mehr als 5 mg/kgKG/h über mehrere Tage beschrieben. Von der Arzneimittelkommission der deutschen Ärzteschaft wurde Ende 2004 eine Vorsichtsmaßnahme bei der Verwendung von Propofol zur Langzeitsedierung veröffentlicht. Danach sollte bei Erwachsen Propofol zur Sedierung nicht in einer Dosierung von mehr als 4 mg/kgKG/h und nicht länger als 7 Tage angewendet werden. Während dieser Zeit müssen Säure-Basen-Haushalt und Rhabdomyolyseparameter kontrolliert werden [21].

Ketamin
Ketamin ist ein Razemat, das zu gleichen Teilen aus den optischen Enantiomeren R(-) und S(+)-Ketamin besteht. Mit S(+)-Ketamin kann bei ca. 50% reduzierter Dosis ein äquipotenter Effekt erreicht werden. Die sympathomimetischen Eigenschaften können zu einer Tachykardie, Hypertension und einer Steigerung des myokardialen und zerebralen Sauerstoffverbrauch führen. Daher sollte Ketamin bei Patienten mit koronarer Herzkrankheit, nicht eingestellter Hypertonie, Herzinsuffizienz und arteriellem Aneurysma nicht als Monotherapeutikum eingesetzt werden. Insbesondere bei schwer zu sedierenden Patienten kann Ketamin in Kombination mit anderen Sedativa, insbesondere aber auch Opioiden zu einer Reduktion einer Tachyphylaxie führen [22, 23]. Eine Monotherapie mit Ketamin kann in Abhängigkeit von der emotionalen Stimmung Dysphorien hervorrufen. Weitere Nebenwirkungen sind ausgeprägte Sekretion und Hypersalivation.

> **Wichtig**
>
> Um das Nebenwirkungsspektrum zu reduzieren, sollte Ketamin nur in Kombination mit anderen Sedativa eingesetzt werden.

α_2-Adrenozeptoragonisten
Der im Rahmen der Intensivbehandlung auftretende Stress führt über eine Sympathikusaktivierung zu einem Anstieg des myokardialen O_2-Verbrauchs und kann Myokardischämien begünstigen. Daher erscheint eine vegetative Abschirmung zur Reduktion des Sympathikotonus im Rahmen der Sedierung sinnvoll. Durch α_2-Adrenozeptoragonisten wird der Sympathikotonus gesenkt und der Plasmakatecholaminspiegel reduziert [24]. Neben dem Einsatz bei der Analgosedierung wird Clonidin zur Behandlung von Entzugssymptomen (z. B. Alkoholentzug) eingesetzt, die im Rahmen einer Intensivtherapie nicht selten sind [25].

γ-Hydroxybuttersäure
γ-Hydroxybuttersäure (GHB) wird eine eigenständige Rolle als Neurotransmitter und Neuromodulator zugeschrieben [26, 27]. Da die Wirkdauer nur unzureichend kalkulierbar ist und Sedierung mit Wachphasen wechseln kann, hat es sich nicht durchsetzen können [28]. Als Nebenwirkungen einer Therapie mit GHB sind Hypernatriämien und metabolische Alkalosen beschrieben worden.

9.2.3 Muskelrelaxierung

Neben der endotrachealen Intubation gibt es nur wenige Indikationen für die Verwendung von Muskelrelaxanzien im Rahmen einer Intensivtherapie. In aktuellen Leitlinien wird daher empfohlen, diese Substanzgruppe unabhängig von der Indikation nur als letzte therapeutische Alternative zu erachten [3, 29].

9.3 Analgosedierungskonzepte

9.3.1 Leitlinien

Von den amerikanischen Fachgesellschaften für Intensivmedizin wurden im Jahr 2002 aktuelle überarbeitete Leitlinien zur Analgosedierung publiziert [3]. Aufgrund der regional unterschiedlichen Analgosedierungskonzepte sind die von der Task

Force erarbeiteten Guidelines aber nicht unmittelbar auf die Situation in Europa und in Deutschland zu übertragen.

Eine Erarbeitung von Richtlinien, die den nationalen Gegebenheiten und Erfahrungen gerecht werden, wurde von der Deutschen Gesellschaft für Anästhesiologie und Intensivmedizin (DGAI) initiiert, um einen nationalen Ansatz zur Sicherung und Verbesserung der Qualität der Analgesie und Sedierung in der Intensivmedizin mit den vorliegenden evidenzbasierten Konsensusleitlinien zu schaffen. Dabei wurden in einem ersten Schritt folgende Punkte untersucht [29]:

1. Monitoring der Analgesie und Sedierung,
2. Sedierung,
3. Analgesie,
4. Regionalverfahren,
5. Ökonomie und Qualitätsmanagement.

Darüber hinaus wurde zusätzlich das Thema: »Muskelrelaxation« als Anhang beigefügt. Aufgrund der in der aktuellen Literatur enthaltenen Evidenz sowie einer kritischen Bewertung durch die Arbeitsgruppe der DGAI wurden die spezifischen nationalen Aspekte der Analgosedierung herausgearbeitet und in den Leitlinien berücksichtigt. Die Leitlinien werden regelmäßig überprüft und auf den aktuellen Erkenntnisstand angepasst. Anhand der jetzt vorliegenden Leitlinien können in Kliniken eigene »Standard Operating Procedures« (SOP) entwickelt werden, um die beschriebenen Punkte im Klinikalltag zu implementieren.

9.3.2 Monitoring von Analgesie und Sedierung

In den Leitlinien zur Anwendung von Analgetika und Sedativa bei kritisch kranken Patienten wird neben der Messung der Sedierung auf die Notwendigkeit einer regelmäßigen und systematischen Erfassung und Dokumentation auch der Schmerzen und deren Therapie hingewiesen. Das beste Kriterium zur Beurteilung von Schmerzen stellt dabei die Selbsteinschätzung des Patienten dar. Bei Patienten, die nicht ausreichend kommunizieren können, sollten subjektive Parameter zur Ermittlung des Schmerzniveaus, wie Bewegung, Mimik oder physiologische Parameter wie sowie deren Änderung nach analgetischer Therapie, herangezogen werden.

Sedierungsscores

Verschiedene Scoring-Systeme sind zur Abschätzung der Sedierungstiefe vorgeschlagen worden. Eines der bekanntesten Systeme, das auch in zahlreichen Untersuchungen zur Analgosedierung angewendet wird ist der Ramsay-Score (◘ Tab. 9.1; [30]). Mit der »Richmond Agitation Sedation Scale« (RASS) steht seit einigen Jahren erstmals ein Scoring-System zur Verfügung, das bereits an Intensivpatienten validiert wurde [31, 32].

Apparative Verfahren

Insbesondere tief sedierte Patienten lassen sich mit Hilfe klinischer Score-Systeme, wie dem Ramsay-Score, nicht ausreichend genau beurteilen. Obwohl schon seit langem bekannt ist, dass Sedativa und Hypnotika die Hirnaktivität beeinflussen und entsprechend das Elektroenzephalogramm verändern, waren Auswertungsalgorithmen und klinisch getestete Systeme zunächst unzuverlässig. Während frühe Auswertungsalgorithmen des sog. prozessierten Elektroenzephalogramms nach einer Fast-Fourier-Transformation Parameter wie spektrale Eckfrequenz oder Medianfrequenz berechnen, werden bei neueren Algorithmen aufwendigere Analysen wie zum Beispiel die bispektrale Analyse oder Entropieindizes in verschiedenen Frequenzbereichen verwendet [33, 34].

Der bispektrale Index (BIS) ist ein prozessierter EEG-Parameter, der in der klinischen Anästhesie erfolgreich zur Evaluierung von Sedierung und Hypnose eingesetzt wird [33, 35, 36]. Erste Studien zur Anwendung des BIS-Monitorings bei Intensivpatienten haben gezeigt, dass der vom BIS-Monitor angezeigte Wert nicht immer mit der klinischen Einschätzung des Sedierungsgrades übereinstimmt [37-40]. Einer der wesentlichen Gründe für die Fehleinschätzung des Monitors scheinen Artefakte zu sein, die durch muskuläre Aktivität hervorgerufen werden und zu einer Überschätzung des Wachheitsgrads von Patienten führen [40, 41, 42]. Grundsätzlich wird man zwischen Scoring-Systemen und EEG-basierten Systemen keine gute Korrelation herstellen können, da beide Verfahren unterschiedliche Sedierungsbereiche erfassen [43]. Während klinische Scores, wie der Ramsay-Score, für die Beschreibung einer flacheren Sedierung geeignet sind, kann man mit dem EEG-Monitoring zusätzliche auch tiefe Sedierungsgrade differenziert erfassen.

◘ **Tab. 9.1.** Ramsay-Sedierungsscore

Score	Sedierungsgrad
1	Patient ängstlich, agitiert, motorisch unruhig
2	Patient kooperativ, orientiert und ruhig
3	Patient befolgt Aufforderungen
4	Patient schläft, reagiert aber prompt auf motorischen oder lauten akustischen Stimulus
5	Patient schläft, reagiert träge auf motorischen oder lauten akustischen Stimulus
6	Patient schläft, ist nicht erweckbar

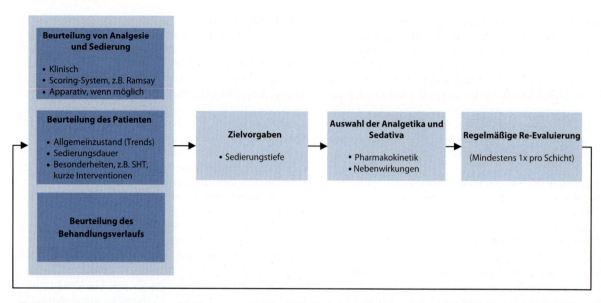

Abb. 9.1. Adaptiertes Analgesie- und Sedierungsmanagement (ASA): Nach einer initialen Beurteilung der derzeitigen Analgosedierung z. B. mit einem Scoresystem sowie des Patienten und seines Behandlungsverlaufs werden Zielvorgaben festgelegt. Anhand dieser Vorgaben werden die zu verwendenden Substanzen festgelegt bzw. geändert. Entscheidend ist eine regelmäßige erneute Evaluierung und Anpassung der Analgosedierung. (Mod. nach Tonner et al. [2003] Curr Opin Anaesthesiol 16: 113-121)

9.3.3 Analgosedierungsmanagement

Unter Berücksichtigung aktueller Daten bezüglich Sedierung und Analgesie im Rahmen der Intensivbehandlung wurde aufbauend auf älteren Stufenkonzepten das sog. adaptierte Sedierungs- und Analgesiemanagement (ASA) entwickelt (◘ Abb. 9.1; [43]). Bei diesem Algorithmus wird zunächst mit Hilfe eines Score-Systems der aktuelle Status der Sedierung erhoben und dokumentiert. Steht ein EEG-basiertes System zur Beurteilung der Sedierungstiefe zur Verfügung kann es zusätzlich eingesetzt werden. Als nächster Schritt wird der klinische Status erhoben. Zusätzlich können spezielle Punkte berücksichtigt werden, wie geplante invasive Diagnostik, chirurgische Interventionen oder pflegerische Maßnahmen.

Anhand des aktuellen Sedierungsgrades, dem Krankheitsverlauf des Patienten und den geplanten Maßnahmen kann dann die in Zukunft erwünschte Sedierungstiefe abgeleitet werden. Die Auswahl der Analgetika und Sedativa geschieht basierend auf pharmakokinetischen und pharmakodynamischen Daten sowie dem jeweiligen Nebenwirkungsprofil. In regelmäßigen Abständen, mindestens einmal pro 8-Stunden-Schicht, sollte eine Reevaluation erfolgen. Auf diesem Weg wird für jeden Patienten ein individueller Level an Sedierung und Analgesie erreicht, der den situativen Gegebenheiten jederzeit optimal angepasst werden kann.

Fazit

Sedierung und Analgesie werden mittlerweile nicht mehr als notwendiges Übel, sondern als integraler Bestandteil der Intensivbehandlung angesehen. Im klinischen Alltag werden zur Sedierung von Intensivpatienten meist Kombinationstherapien eingesetzt. Ein optimales Regime sollte alle Komponenten der Analgosedierung (Analgesie, Anxiolyse, Hypnose und Amnesie) berücksichtigen. Monitoring von Sedierungstiefe und Analgesieniveau sind zur optimierten Anpassung einer Analgosedierung an die klinische Situation unerlässlich. Die Verwendung standardisierter Protokolle bringt Vorteile bezüglich der Dauer einer Sedierung und damit verbundener Kosten.

Literatur

1. Kress JP, Pohlman AS, O'Connor MF, Hall JB (2000) Daily interruption of sedative infusions in critically ill patients undergoing mechanical ventilation. N Engl J Med 342: 1471-1477
2. Elliott MW, Confalonieri M, Nava S (2002) Where to perform noninvasive ventilation? Eur Respir J 19: 1159-1166
3. Jacobi J, Fraser GL, Coursin DB et al. (2002) Clinical practice guidelines for the sustained use of sedatives and analgesics in the critically ill adult. Crit Care Med 30: 119-141
4. Ely EW, Shintani A, Truman B et al. (2004) Delirium as a predictor of mortality in mechanically ventilated patients in the intensive care unit. JAMA 291: 1753-1762

Literatur

5. Milbrandt EB, Deppen S, Harrison PL et al. (2004) Costs associated with delirium in mechanically ventilated patients. Crit Care Med 32: 955-962
6. Prause A, Wappler F, Scholz J et al. (2000) Respiratory depression under long-term sedation with sufentanil, midazolam and clonidine has no clinical significance. Intensive Care Med 26: 1454-1461
7. Monk JP, Beresford R, Ward A. (1988) Sufentanil. A review of its pharmacological properties and therapeutic use. Drugs 36: 286-313
8. Wappler F, Scholz J, Prause A et al. (1998) Level concept of analgesic dosing in intensive care medicine with sufentanil. Anasthesiol Intensivmed Notfallmed Schmerzther 33: 8-26
9. Burkle H, Dunbar S, Van Aken H (1996) Remifentanil: a novel, short-acting, mu-opioid. Anesth Analg 83: 646-651
10. Scholz J, Steinfath M. (1996) Is remifentanil an ideal opioid for anesthesiologic management in the 21st century? Anasthesiol Intensivmed Notfallmed Schmerzther 31: 592-607
11. Wilhelm W, Biedler A, Larsen R (1997) Remifentanil. Early clinical experiences with 3100 patients. Anaesthesist 46: 992-997
12. Wilhelm W, Dorscheid E, Schlaich N et al. (1999) The use of remifentanil in critically ill patients. Clinical findings and early experience. Anaesthesist 48: 625-629
13. Hammerlein A, Derendorf H, Lowenthal DT (1998) Pharmacokinetic and pharmacodynamic changes in the elderly. Clinical implications. Clin Pharmacokinet 35: 49-64
14. Tonner PH, Kampen J, Scholz J (2003) Pathophysiological changes in the elderly. Best Pract Res Clin Anaesthesiol 17: 163-177
15. Young C, Knudsen N, Hilton A, Reves JG (2000) Sedation in the intensive care unit. Crit Care Med 28: 854-866
16. Young CC, Prielipp RC (2001) Benzodiazepines in the intensive care unit. Crit Care Clin 17: 843-862
17. Barr J, Zomorodi K, Bertaccini EJ et al. (2001) A double-blind, randomized comparison of i.v. lorazepam versus midazolam for sedation of ICU patients via a pharmacologic model. Anesthesiology 95: 286-298
18. Ariano RE, Kassum DA, Aronson KJ (1994) Comparison of sedative recovery time after midazolam versus diazepam administration. Crit Care Med 22: 1492-1496
19. Bray RJ (1998) Propofol infusion syndrome in children. Paediatr Anaesth 8: 491-499
20. Parke TJ, Stevens JE, Rice AS et al. (1992) Metabolic acidosis and fatal myocardial failure after propofol infusion in children: five case reports. BMJ 305: 613-616
21. Arzneimittelkommission der deutschen Ärzteschaft (2004) Schwere unerwünschte Arzneimittelwirkungen nach Propofolinfusionen zur Sedierung. Dtsch Ärztebl 50: A3447
22. Huang C, Long H, Shi YS et al. (2005) Ketamine enhances the efficacy to and delays the development of tolerance to electroacupuncture-induced antinociception in rats. Neurosci Lett 375: 138-142
23. Subramaniam B, Subramaniam K, Pawar DK, Sennaraj B (2001). Preoperative epidural ketamine in combination with morphine does not have a clinically relevant intra- and postoperative opioid-sparing effect. Anesth Analg 93: 1321-1326
24. Dorman T, Clarkson K, Rosenfeld BA et al. (1997)Effects of clonidine on prolonged postoperative sympathetic response. Crit Care Med 25: 1147-1152
25. Spies CD, Dubisz N, Neumann T et al. (1996) Therapy of alcohol withdrawal syndrome in intensive care unit patients following trauma: results of a prospective, randomized trial. Crit Care Med 24: 414-422
26. Vayer P, Mandel P, Maitre M (1987) Gamma-hydroxybutyrate, a possible neurotransmitter. Life Sci 41: 1547-1557
27. Feigenbaum JJ, Howard SG (1996) Gamma hydroxybutyrate is not a GABA agonist. Prog Neurobiol 50: 1-7
28. Okun MS, Boothby LA, Bartfield RB, Doering PL (2001) GHB: an important pharmacologic and clinical update. J Pharm Pharm Sci 4: 167-175
29. Martin J, Bäsell K, Bürkle H et al. (2005) Analgesie und Sedierung in der Intensivmedizin – Kurzversion. S2-Leitlinien der Deutschen Gesellschaft für Anästhesiologie und Intensivmedizin. Anästh Intensivmed 46: S1-20
30. Ramsay MA, Savege TM, Simpson BR, Goodwin R (1974) Controlled sedation with alphaxalone-alphadolone. Br Med J 2: 656-659
31. Sessler CN, Gosnell MS, Grap MJ et al. (2002) The Richmond Agitation-Sedation Scale: validity and reliability in adult intensive care unit patients. Am J Respir Crit Care Med 166: 1338-1344
32. Ely EW, Truman B, Shintani A et al. (2003) Monitoring sedation status over time in ICU patients: reliability and validity of the Richmond Agitation-Sedation Scale (RASS). JAMA 289: 2983-2991
33. Johansen JW, Sebel PS (2000) Development and clinical application of electroencephalographic bispectrum monitoring. Anesthesiology 93: 1336-1344
34. Bruhn J, Bouillon TW, Radulescu L et al. (2003) Correlation of approximate entropy, bispectral index, and spectral edge frequency 95 (SEF95) with clinical signs of »anesthetic depth« during coadministration of propofol and remifentanil. Anesthesiology 98: 621-627
35. Rampil IJ (1998) A primer for EEG signal processing in anesthesia. Anesthesiology 89: 980-1002
36. Gan TJ, Glass PS, Windsor A et al. (1997) Bispectral index monitoring allows faster emergence and improved recovery from propofol, alfentanil, and nitrous oxide anesthesia. BIS Utility Study Group. Anesthesiology 87: 808-815
37. De Deyne C, Struys M, Decruyenaere J et al. (1998) Use of continuous bispectral EEG monitoring to assess depth of sedation in ICU patients. Intensive Care Med 24: 1294-1298
38. Simmons LE, Riker RR, Prato BS, Fraser GL (1999) Assessing sedation during intensive care unit mechanical ventilation with the Bispectral Index and the Sedation-Agitation Scale. Crit Care Med 27: 1499-1504
39. Riker RR, Fraser GL, Simmons LE, Wilkins ML (2001) Validating the Sedation-Agitation Scale with the Bispectral Index and Visual Analog Scale in adult ICU patients after cardiac surgery. Intensive Care Med 27: 853-858
40. Riess ML, Graefe UA, Goeters C et al. (2002) Sedation assessment in critically ill patients with bispectral index. Eur J Anaesthesiol 19: 18-22
41. Bruhn J, Bouillon TW, Shafer SL (2000) Electromyographic activity falsely elevates the bispectral index. Anesthesiology 92: 1485-1487
42. Nasraway SS, Wu EC, Kelleher RM et al. (2002) How reliable is the Bispectral Index in critically ill patients? A prospective, comparative, single-blinded observer study. Crit Care Med 30: 1483-1487
43. Tonner PH, Weiler N, Paris A, Scholz J (2003) Sedation and analgesia in the intensive care unit. Curr Opin Anaesthesiol 16: 113-121

Hämodynamisches Monitoring, kardiologische Diagnostik, Herzrhythmusstörungen und Herzkreislauftherapie

M. Carl, T. Kerner, C. Spies

10.1	Erweitertes hämodynamisches Monitoring	– 136
10.1.1	Echokardiographie – 136	
10.1.2	Pulmonalarterienkatheter – 137	
10.1.3	Transpulmonale Thermodilution und Pulskonturanalyse – 139	
10.2	Kardiologische Diagnostik – 140	
10.3	Herzrhythmusstörungen – 141	
10.3.1	Bradykarde Herzrhythmusstörungen – 141	
10.3.2	Tachykarde Herzrhythmusstörungen – 142	
10.4	Herzkreislauftherapie – 143	
10.4.1	Medikamentöse Therapie – 143	
10.4.2	Spezielle neurologische und neurochirurgische Indikationen der Herzkreislauftherapie – 144	

Literatur – 146

> Das Monitoring der Herzkreislauffunktion ist essenzieller Bestandteil der Diagnostik und Therapie kritisch kranker Patienten. Die Verfahren des erweiterten hämodynamischen Monitorings ermöglichen neben der kontinuierlichen invasiven Blutdruckmessung und der Erfassung des zentralen Venendrucks (ZVD), der Pulsoxymetrie und dem EKG die Erfassung der Herzkreislauffunktion des kritisch kranken Patienten. Die Zielsetzung des hämodynamischen Monitorings umfasst zum einen die kontinuierliche Überwachung der globalen Hämodynamik, um frühzeitig relevante Störungen zu erkennen, zum anderen ermöglicht es die Ursachen für eine hämodynamische Instabilität differenzialdiagnostisch zu identifizieren, um eine zielgerichtete Therapie einleiten zu können.

10.1 Erweitertes hämodynamisches Monitoring

Die Voraussetzung einer zielorientierten Herzkreislauftherapie ist die Kenntnis der drei maßgeblichen Determinanten der globalen Hämodynamik: der kardialen Vor- und Nachlast und der ventrikulären Kontraktilität. Entscheidend bei der Therapie einer Dysfunktion des Herzkreislaufsystems sind nicht primär Normwerte des hämodynamischen Monitorings, sondern die Interpretation der Dynamik der Messwerte mit der Zielsetzung, die optimale hämodynamische Konstellation für den individuellen Patienten zu erreichen.

In der neurologischen und neurochirurgischen Intensivmedizin erfordern einige spezielle Therapieoptionen wie z. B. die hypertensive hypervolämische Hämodilution (Triple-H-Therapie) zur Behandlung einer zerebralen Minderperfusion bei Vorliegen eines Vasospasmus nach einer Subarachnoidalblutung ein erweitertes hämodynamisches Monitoring, um kardiale und pulmonale Komplikation rechtzeitig zu diagnostizieren und ggf. Therapiemodifikationen vorzunehmen. Aber auch die Diagnostik akuter Störungen wie eines neurogenen Lungenödems infolge eines Schädelhirntraumas (SHT) wird durch das erweiterte hämodynamische Monitoring ermöglicht.

Zur Erfassung dieser Determinanten stehen in der heutigen klinischen Praxis vornehmlich 3 Monitoringverfahren zur Verfügung:
- Echokardiographie,
- Pulmonalarterienkatheter und
- transpulmonale Thermodilution.

10.1.1 Echokardiographie

Die transthorakale (TTE) und transösophageale (TEE) Echokardiographie hat sich als das Monitoringverfahren der Wahl zur Erfassung und Beurteilung der kardialen Pumpfunktion beim kritisch kranken Patienten erwiesen und wird in zunehmenden Maße beim intensivmedizinischen und postoperativen hämodynamischen Management eingesetzt.

Die TTE bietet den leichtesten Zugang zu kardialen Strukturen. Grundsätzlich sollte daher eine echokardiographische Untersuchung primär transthorakal durchgeführt werden. In vielen klinischen Situationen zeigt sich aber eine Überlegenheit der transösophagealen Technik. Die Vorteile der TEE-Technik sind durch die kurze Entfernung zwischen Speiseröhre und Herz begründet, der Ultraschall wird nicht durch Brustkorb oder Lungengewebe abgeschwächt. Die Auflösungs- und Bildqualität sind höher im Vergleich zur herkömmlichen Echokardiographie, insbesondere bei Patienten mit Adipositas, Lungenemphysem und unter kontrollierter Beatmung.

Die Echokardiographie, v. a. die TEE, erlaubt eine präzise Erfassung der kardialen Vorlast in Form der Füllungsvolumina des rechten und linken Ventrikels, besonders in Situationen, in denen bedingt durch einen hohen oder stark variierenden intrathorakalen Druck eine aussagekräftige Einschätzung der Vorlast anhand des ZVD oder des pulmonalarteriellen Verschlussdrucks (PAOP) nur unzureichend möglich ist.

Für die Analyse der Klappen- und Ventrikelfunktion besitzt die TEE eine übergeordnete Bedeutung. Durch die Erkennung von Wandbewegungsstörungen mittels der TEE steht ein sensitiver Indikator myokardialer Ischämien zur Verfügung. Ebenso kann die Erfassung des Herzzeitvolumens mittels der Echokardiographie mit der Dopplermethode und der Flächenbestimmung durchströmter Areale im Vergleich zu Verfahren, die das Thermodilutionsprinzip nutzen, genauso zuverlässig erfolgen [11].

■■■ **Indikationen**

Die Übergänge zwischen Monitoring und kardialer Diagnostik sind bei der Echokardiographie fließend. Die Echokardiographie ist die Methode der Wahl zum Online-Monitoring der globalen Kontraktilität des rechten und linken Ventrikels, der regionalen Wandkinetik und dem Füllungszustand der beiden Ventrikel. Zusätzlich ist die Beurteilung der Funktion von nativen oder rekonstruierten respektive künstlichen Klappen möglich.

Die Echokardiographie wird zum Monitoring und zur Diagnostik bei folgenden Fragestellungen eingesetzt:
- Kausale Differenzierung eines Low-output-Syndroms (Hypovolämie, Pumpversagen, akute Klappeninsuffizienz, Tamponade, Subaortenstenose).
- Myokardinfarkt mit seinen Komplikationen (Perikarderguss, Ventrikelseptumdefekt, Papillarmuskeldysfunktion oder -abriss, Mitralinsuffizienz, Ventrikelaneurysma, Vorhof- oder Ventrikelthromben).
- Spezielle Indikationen in der Neurologie und Neurochirurgie umfassen die Diagnostik von endokarditischen und thrombembolischen Herden auf Vorhof- und Ventrikelebene, die präoperative Diagnostik von Septumdefekten und die intraoperative Detektion von Luftembolien bei Eingriffen in sitzender Position.

Kontraindikationen

Absolute Kontraindikationen für den Einsatz der TEE stellen Tumore des oberen Gastrointestinaltrakts (Pharynx, Larynx, Ösophagus und Magen) dar.

Relative Kontraindikationen bestehen bei anatomischen Malformationen des oberen Verdauungstrakts, nach chirurgischen Eingriffen im Bereich des oberen Verdauungstrakts, schwierige Intubation des Ösophagus, Ösophagusvarizen, klinisch relevanten Blutungen im Bereich des oberen Verdauungstrakts und hämorrhagischen Diathesen.

Risiken

Die TEE stellt für den kritisch kranken Patienten ein sicheres Monitoringverfahren dar. In einer multizentrischen Studie [6] lag das mit der TEE assoziierte Mortalitätsrisiko bei 0,0098%. Kardiale, pulmonale oder Blutungskomplikationen erforderten in 0,18% der Fälle einen Abbruch der Untersuchung.

Vorteile

Vorteile bietet die Echokardiographie durch die schnelle bettseitige Anwendbarkeit, die eine orientierende Einschätzung der globalen Determinanten der Hämodynamik ermöglicht. Die durch die Echokardiographie mögliche Erfassung von Volumina reflektiert die kardiale Vorlast besser als die anhand des Pulmonalarterienkatheters (PAK) gemessenen Druckverhältnisse [13]. Im Vergleich zum PAK kann eine transthorakale oder transösophageale Echokardiographie schneller eingesetzt werden, erfordert kein steriles Vorgehen und liefert auch im Hinblick auf die globale hämodynamische Situation detailliertere Informationen.

Vorteilhaft gegenüber anderen invasiven Verfahren des erweiterten hämodynamischen Monitorings ist auch die Einsetzbarkeit der Echokardiographie bei Kindern. So wird bei Kindern mit einem Körpergewicht >5 kg eine TEE-Sonde von 9 mm Durchmesser empfohlen [32]. Patienten mit einem Mindestgewicht von 15 kgKG können mit einer TEE-Sonde für Erwachsene untersucht werden [28].

Nachteile

Nachteile der Echokardiographie stellen die nur diskontinuierliche Monitoringoption und die für eine valide Diagnostik erforderliche aufwendige Ausbildung dar. So ist noch nicht von einer flächendeckenden apparativen Ausstattung in intensivmedizinischen Einrichtungen und v. a. nicht von einer 24-stündigen Präsenz eines geschulten und qualifizierten Untersuchers auszugehen.

Fazit

Im Vergleich zu invasiven Monitoringverfahren bietet die Echokardiographie äquivalente Informationen hinsichtlich kardialer Funktionen. Das Verfahren der Wahl zur Beurteilung der Klappenfunktion, der globalen und regionalen Kontraktilität des Myokards, dem Füllungszustand des rechten und linken Ventrikels und intrakardialer Shunts ist die Echokardiographie. Insgesamt stellt die Echokardiographie, v. a. die TTE als nichtinvasives Verfahren, ein sicheres Monitoringverfahren dar.

10.1.2 Pulmonalarterienkatheter

Die Nutzung eines PAK bedarf einer kritischen Indikationsstellung. Eine Metaanalyse [26] basierend auf randomisierten klinischen Studien der letzten zwei Jahrzehnte zeigte weder eine Reduktion der Mortalität noch eine Verkürzung der Hospitalisierungsdauer bei Nutzung des PAK bei kritisch kranken Patienten.

Im Rahmen einer intensivmedizinischen Behandlung ist vor Einsatz eines invasiven Monitoringverfahrens die Formulierung von therapeutischen Zielparametern erforderlich. So ist bei der Festlegung eines Therapieregimes eine Abwägung hinsichtlich des Einsatzes eines PAK anhand folgender Kriterien zu treffen:

- Führen die anhand des PAK erhobenen Messparameter wie die gemischtvenöse Sättigung, das Herzzeitvolumen, die Parameter des O_2-Angebots und -Verbrauches und der pulmonalarterielle Druck zu einer Modifikation des Therapiekonzeptes?
- Sind diese Messparameter durch andere weniger invasive und komplikationsbehaftete Monitoringverfahren gleichwertig zu erfassen?

Der PAK ermöglicht eine Bestimmung oder Berechnung einer Vielzahl von hämodynamischen Parametern. So lassen sich das Herzzeitvolumen, der pulmonalarterielle Verschlussdruck (PAOP), der Schlagvolumenindex, der systemvaskuläre und pulmonalvaskuläre Widerstand und weitere Parameter erfassen. Problematisch gestaltet sich jedoch die Erfassung kardialer Drücke und damit der Rückschluss auf Volumina. Exemplarisch zeigt der PAOP als Surrogatparameter des linksventrikulären enddiastolischen Drucks und damit mittelbar des linksventrikulären enddiastolischen Volumens als Parameter der kardialen Vorlast methodenimmanente Limitationen auf.

Potenzielle **Fehlerquellen** bei der Messung und Interpretation des PAOP stellen eine PEEP-Beatmung und das Vorliegen eines intrinsischen PEEP bei Bestehen einer obstruktiven Lungenerkrankung dar. In diesen Fällen ist die Wirkung eines erhöhten intraalveolären Drucks auf den PAOP und den transmuralen kardialen Füllungsdruck zu berücksichtigen. Wesentlich komplexer und schwieriger ist die Interpretation der kardialen Füllungsdrücke bei Vorliegen von Klappenvitien. So ist der PAOP und damit mittelbar der linksatriale Druck bei Vorliegen einer Mitralstenose deutlich höher als der linksventrikuläre enddiastolische Druck (LVEDP). Auch bei Bestehen einer Mitralklappeninsuffizienz kann, infolge der systolischen Regurgitation der linksatriale Druck, der PAOP deutlich höher sein als der

LVEDP. Bei Vorliegen einer Aortenklappeninsuffizienz kann der enddiastolische Ventrikeldruck durch eine retrograde Füllung deutlich über dem linksatrialen Druck bzw. PAOP liegen.

Intra- und interindividuelle Unterschiede in der Compliance des linken Ventrikels, bedingt durch operative Manipulation oder eine intensivmedizinische Behandlung, tragen dazu bei, dass einem bestimmten Füllungsdruck kein definiertes enddiastolisches Volumen zugeordnet werden kann. Hier sind Ventrikeldilatation, Kardiomyopathie, Ischämie, Fibrose, Perikarderguss und eine ventrikuläre Interdependenz als kausale Ursachen mit zu berücksichtigen.

Betont werden muss auch, dass die über einen Pulmonalarterienkatheter gemessenen bzw. berechneten hämodynamischen Größen physiologisch recht komplex sind. Fehlmessungen und v. a. Fehlinterpretationen sind leicht möglich und in der Praxis häufig zu beobachten. Der diagnostische und therapeutische Wert der invasiven Messung pulmonalvaskulärer Drücke wird daher in erster Linie durch die Kompetenz des Anwenders selbst limitiert [18].

▪▪▪ Indikationen

Es bestehen keine spezifischen evidenzbasierten Indikationen für die Nutzung eines PAK beim Management eines traumatischen, hämorraghischen oder ischämisch bedingten zerebralen Geschehens. Klinische Einsatzmöglichkeiten für einen PAK umfassen:
- Bestimmung rechtskardialer Drücke (rechtsatrialer Druck, pulmonalarterieller Druck),
- Management eines »acute respiratory distress syndrome« (ARDS), einer pulmonalen Hypertonie oder einer Lungenarterienembolie,
- Diagnose einer Perikardtamponade, nur bei Fehlen der Option einer Echokardiographie,
- linksventrikuläres Versagen,
- Evaluierung einer Volumentherapie,
- quantitative und qualitative Beurteilung von Schockzuständen (kardiogen, septisch, hypovoläm),
- Steuerung und Evaluation der Therapie von Schockzuständen,
- Berechnung von Variablen des O_2-Angebotes und -Verbrauches,

Es ist darauf zu verweisen, dass die Monitoringverfahren der Echokardiographie und der transpulmonalen Thermodilution bei deutlich geringerer Invasivität und erheblich reduziertem Komplikationsrisiko alternativ bei den meisten Indikationsstellungen zum erweiterten hämodynamischen Monitoring eingesetzt werden können. Nur das Monitoring der pulmonalen Strombahn und des rechten Ventrikels bei Fehlen der Option einer Echokardiographie bleibt die Domäne des Pulmonalarterienkatheters. Bei Bestehen eines neurogenen Lungenödems nach schwerem SHT ist die Aussagefähigkeit des Monitorings mittels PAK aber nicht immer eindeutig, da sowohl normale als auch erhöhte pulmonalvaskuläre Drücke in der Literatur beschrieben wurden [29].

Die in viele zielorientierte Therapiekonzepte implementierte gemischtvenöse O_2-Sättigung (S_vO_2) als globaler Parameter des Verhältnisses von O_2-Angebot und -verbrauch lässt sich naturgemäß nur durch Nutzung eines PAK messen. Hinsichtlich der Äquivalenz der zentralvenösen Sättigung ($S_{cv}O_2$) gegenüber der S_vO_2 liegen konträre Studienergebnisse vor. Neuere Studien zeigten jedoch eine gute Korrelation zwischen den beiden venösen Sättigungen und v. a. im Verlauf eine gleichgerichtete Dynamik der Absolutwerte [7, 21]. So erscheint es im Rahmen eines zielgerichteten Therapieansatzes, basierend auf Determinanten des O_2-Umsatzes, nicht zwingend gerechtfertigt einen PAK zu nutzen.

▪▪▪ Kontraindikationen

Nach den Leitlinien des American College of Cardiology für den Einsatz des Pulmonalarterienkatheters [15] bestehen absolute Kontraindikationen für den Einsatz eines PAK bei einer Rechtsherzendokarditis, dem Vorhandensein eines Thrombus oder eines Tumors im rechten Vorhof oder rechten Ventrikel oder einer mechanischen Trikuspidal- oder Pulmonalklappe.

Relative Kontraindikationen bestehen bei einer Koagulopathie oder einer antikoagulatorischen Therapie, die nicht unterbrochen werden kann, bei einem Linksschenkelblock oder einer bioprosthetischen Trikuspidal- oder Pulmonalklappe. Vorsicht bei der Einschwemmung eines Pulmonalarterienkatheters ist auch aufgrund der Dislokationsgefahr nach Anlage eines transvenösen Schrittmachers angezeigt.

▪▪▪ Risiken

Neben den generell möglichen Komplikationen einer zentralvenösen Punktion ist das Auftreten einer katheterbedingten Arrhythmie ein häufiges Ereignis bei Nutzung eines PAK. Die Inzidenz von supraventrikulären Arrhythmien liegt bei ca. 15%, diejenige ventrikulärer Arrhythmien dagegen bei 13–78%, wobei die Passagezeit des Katheters durch das rechte Herz die ausschlaggebende Variable darstellt. In ca. 2–3% dieser Fälle kommt es zu hämodynamisch relevanten Rhythmusstörungen, die ein sofortiges therapeutisches Eingreifen erfordern. In 3–6% der Fälle werden Überleitungsstörungen in Form eines akuten Rechtsschenkelblocks beobachtet. Beschädigungen von Trikuspidal- oder Pulmonalklappe beim Einschwemmen des PAK reichen von petechialen Blutungen (ca. 2%) bis zur Perforation einzelner Klappensegel (0,5–0,9%).

Die Inzidenz einer Pulmonalarterienruptur im Rahmen einer pulmonalarteriellen Katheterisierung wird in der Literatur mit 0,064–2% der Fälle angegeben, die damit verbundene Mortalität liegt zwischen 25 und 83%.

Risikofaktoren für das Auftreten dieser Komplikation sind ein chronischer pulmonaler Hypertonus, v. a. bei älteren Patienten, und eine Hypothermie, die eine erhöhte Steifigkeit des Katheters bedingt. Die Inzidenz eines Lungeninfarktes durch einen nicht entleerten Wedge-Ballon eines PAK wird mit 0,8–1 % angegeben. Katheterassoziierte infektiologische Komplikationen sind in insgesamt 33 % der Fälle zu beobachten. Dabei liegt die Quote der asymptomatischen Kolonisation bei ca. 22 %, die der klinisch relevanten Infektionen bei ca. 11 % und die der Kathetersepsis bei ca. 0,5–1 %. Das Risiko einer Katheterbesiedlung und der damit verbundenen Gefahr einer systemischen Infektion steigt nach 3–4 Tagen signifikant an, weshalb empfohlen wird, den PAK nach diesem Zeitraum zu entfernen und ggf. an anderer Stelle neu zu platzieren [33].

▪▪▪ Vorteile

Der PAK gilt immer noch als Referenzverfahren des erweiterten hämodynamischen Monitorings. Vorteil des PAK ist die Option eines umfassenden hämodynamischen Monitorings beider Ventrikel, des Herzzeitvolumens und besonders die Beurteilbarkeit der Drücke der pulmonalen Strombahn.

> **Wichtig**
>
> Der PAK ermöglicht es als einziges Monitoringverfahren die gemischtvenöse Sättigung als Determinante des globalen O_2-Angebotes und -Verbrauches zu bestimmen.

In wie weit das Monitoring der gemischtvenösen Sättigung mittels PAK durch die zentralvenöse Sättigung, gemessen über einen zentralen Venenkatheter, ersetzt werden kann, bleibt umstritten.

▪▪▪ Nachteile

Das Monitoring mit dem PAK ist im Vergleich zu den alternativen Monitoringverfahren wie der Echokardiographie und der transpulmonalen Thermodilution mit hohen Komplikationsraten verbunden. Die Nutzung des PAK birgt methodenimmanente Einschränkungen bei der Bestimmung hämodynamischer Parameter, bedingt durch den Rückschluss kardialer Füllungsdrücke auf Volumina. Nicht zuletzt setzt der Einsatz eines PAK eine fundierte Ausbildung bei der Interpretation der erfassten Messparameter voraus, um therapeutisch gewinnbringend eingesetzt zu werden und eine Patientengefährdung auszuschließen.

  Fazit

> Der Pulmonalarterienkatheter gilt immer noch, trotz seiner methodenimmanenten Limitationen, als Referenzverfahren des hämodynamischen Monitorings. Als einziges Monitoringverfahren bietet er die Option der Erfassung der Determinanten des globalen O_2-Angebotes und -Verbrauches. Im Vergleich zu alternativen Verfahren des hämodynamischen Monitorings birgt der PAK jedoch ein vielfältigeres Risikoprofil und ein breiteres Spektrum an Kontraindikationen.

10.1.3 Transpulmonale Thermodilution und Pulskonturanalyse

Das Monitoringverfahren der transpulmonalen Thermodilution kombiniert eine transpulmonale Indikatorverdünnung zur Bestimmung des Herzzeitvolumens mit der Kalibration einer Pulskonturanalyse. Die arterielle Pulskonturanalyse setzt die stammnah abgeleitete arterielle Druckkurve mit dem Schlagvolumen des Herzens in Verbindung. Das Schlagvolumen ist proportional der Fläche unter dem systolischen Teil der Aortendruckkurve und umgekehrt proportional der vaskulären Impedanz. Zur Berechnung der aortalen Impedanz erfolgt zunächst eine konventionelle Herzzeitvolumenbestimmung durch eine transpulmonale und transkardiale Thermodilution zwischen zentralvenösem und arteriellem Katheter.

Die Pulskonturanalyse ermöglicht die kontinuierliche Erfassung des Herzzeitvolumen (HZV), des Schlagvolumenindex und der Schlagvolumenvariation respektive der Pulsdruckvariation als dynamischer Parameter der kardialen Vorlast. Anhand der transpulmonalen Thermodilution werden die volumetrischen Parameter des intrathorakalen Blutvolumenindex (ITBVI), des extravaskulären Lungenwasserindex (EVLWI) und des kardialen Funktionsindex (CFI), dem Verhältnis von Herzindex zum globalen enddiastolischen Volumen, abgeschätzt beziehungsweise berechnet.

Neben der direkten Messung des ZVD und der arteriellen Drücke können somit der EVLWI als Parameter für Kapillarleck und Stauungsödem, der ITBVI als Parameter der Vorlast und der CFI als Parameter der Kontraktilität so wie der systemische Gesamtwiderstand erfasst werden.

▪▪▪ Indikationen

Die Indikationen zum Einsatz der transpulmonalen Thermodilution und Pulskonturanalyse entsprechen weitgehend denen des Pulmonalarterienkatheters. Allgemeine Indikationen stellen der kardiogene Schock, die Sepsis und die Steuerung einer Volumentherapie dar. So kann die transpulmonale Thermodilution im Rahmen einer hypertensiven hypervolämischen Hämodilution (Triple-H-Therapie) zur Therapie eines Vasospasmus nach Subarachnoidalblutung oder zur differenzierten Volumentherapie im Rahmen eines akuten spinalen Traumas eingesetzt werden [19].

Ungeeignet ist die transpulmonale Thermodilution hingegen zum Monitoring des Lungenkreislaufs.

▪▪▪ Kontraindikationen

Absolute Kontraindikationen bestehen bei der Nutzung der transpulmonalen Thermodilution nicht.

Relative Kontraindikationen bestehen entsprechend denen einer allgemeinen Kanülierung arterieller Gefäße. Es stehen Kathetersets zur femoralen und radialen Kanülierung zur Verfügung.

▄▄▄ Risiken

Bei bereits liegendem zentralvenösen Katheter beschränken sich die Risiken bei der Verwendung der Pulskonturanalyse auf die arterielle Punktion vornehmlich der femoralen Gefäße. Eine systematische Übersichtsarbeit untersuchte die Komplikationsraten von arteriellen Gefäßzugängen für das hämodynamische Monitoring [23]. 11 Studien mit insgesamt fast 3.900 Punktionen wurden für den Zeitraum von 1978 bis 2001 in Bezug auf die Punktion der A. femoralis ausgewertet. Die häufigste Komplikation bestand in einer temporären Okklusion des Gefäßes mit einer durchschnittlichen Inzidenz von 1,45%, schwerwiegende Komplikationen mit konsekutiv notwendiger Extremitätenamputation traten mit einer durchschnittlichen Inzidenz von 0,18% auf. Komplikationen wie das Entstehen eines Pseudoaneurysmas, die Entwicklung einer Sepsis oder einer lokalen Infektion lagen unter 1%. Blutungen wiesen eine Inzidenz von 1,58% auf und das Auftreten eines Hämatoms wurde in 6,1% der Fälle beschrieben.

▄▄▄ Vorteile

Ein Vorteil der Pulskonturanalyse gegenüber dem Pulmonalarterienkatheter liegt in dem geringeren Grad der Invasivität, da in den meisten Fällen bei kritisch kranken Patienten sowohl ein zentraler Venenkatheter als auch eine invasive arterielle Druckmessung zum Monitoring genutzt werden und somit nur ein spezieller arterieller Messkatheter gelegt werden muss. Zusätzlich entfällt durch die direkte Erfassung volumetrischer Kreislaufparameter die Problematik des Rückschlusses von einem Druckwert auf ein Volumen. Die kontinuierliche Pulskonturanalyse bietet im Vergleich zu den statischen Vorlastparametern des PAK die Option der dynamischen Vorlastabschätzung anhand der Schlagvolumenvariation und erleichtert damit das Volumenmanagement des kritisch kranken Patienten. So erwiesen sich in einer systematischen Übersichtsarbeit dynamische Vorlastparameter hinsichtlich ihrer prädiktiven Aussagefähigkeit einer hämodynamischen Verbesserung durch eine Volumengabe gegenüber statischen Parametern als überlegen [13].

Ein weiterer Vorteil gegenüber dem PAK besteht in der deutlich längeren Option die transpulmonale Thermodilution einzusetzen. Im Vergleich zum PAK, der nach spätestens 72 Stunden gezogen und ggf. an anderer Stelle durch eine neue Punktion erneut gelegt werden sollte, besteht für die transpulmonale Thermodilution kein enges zeitliches Limit der Monitoringdauer.

▄▄▄ Nachteile

Im Vergleich zu den Monitoringverfahren der Echokardiographie und des PAK ist eine getrennte Beurteilung des rechten und linken Ventrikels anhand der transpulmonalen Thermodilution nicht möglich. So ist bei Verdacht auf ein Rechtsherzversagen ein komplementäres Monitoring zur Beurteilung der rechtsventrikulären Funktion erforderlich.

Weiterhin setzen Veränderungen der Gefäßimpedanz durch Gabe von vasoaktiven Substanzen oder Temperaturänderungen eine engmaschige Rekalibration des Messsystems bei der Nutzung der kontinuierlichen Pulskonturanalyse voraus.

Voraussetzung zur Nutzung der Schlagvolumenvariation als dynamischer Vorlastparameter ist das Bestehen einer stabilen regelmäßigen kardialen Rhythmik.

 Fazit

Die transpulmonale Thermodilution mit der kontinuierlichen Pulskonturanalyse bietet eine im Vergleich zum PAK weniger invasive Option des Herzkreislaufmonitorings. Vorteilhaft bei diesem Monitoringverfahren ist die Erfassung direkter volumetrischer Messparameter der kardialen Vorlast und die Möglichkeit der Nutzung dynamischer Parameter zur Volumentherapie.

10.2 Kardiologische Diagnostik

Das Monitoring der kardialen Funktion bei Patienten mit zerebralen Läsionen ist essenziell. Im Vordergrund stehen hierbei EKG-Veränderungen, wie Repolarisationsstörungen und Arrhythmien, aber auch laborchemische Befunde, die einer akuten Myokardischämie gleichen. Aufgrund eines ähnlichen Risikoprofils für zerebrovaskuläre und arteriosklerotische Erkrankungen kann nicht immer zwischen neurogener und kardialer Genese der pathologischen Befunde unterschieden werden. EKG-Veränderungen können somit bei dieser Patientenpopulation sowohl Zeichen einer chronischen oder akuten kardialen Erkrankung als auch Folge eines ischämischen, hämorrhagischen oder traumatischen zerebralen Geschehens sein.

Das intensivmedizinische Monitoring sollte daher bevorzugt nach einem initialen 12-Kanal-EKG ein kontinuierliches EKG-Monitoring umfassen. Der Einsatz einer kontinuierlichen Arrhythmie- und ST-Streckenanalyse ermöglicht das frühzeitige Erkennen einer Rhythmusstörung und einer kardialen Ischämie. Empfohlen wird eine Kombination der EKG-Ableitungen II und V5 hinsichtlich der höchsten Sensitivität in der Ischämie- und Arrhythmiediagnostik.

Patienten mit Subarachnoidalblutung weisen zu 40–70% EKG-Veränderungen auf. Dominierend sind supraventrikuläre Tachyarrhythmien und Sinusbradykardien. Besonders gefährdet sind die Patienten durch eine Verlängerung der QT-Zeit mit konsekutiv möglicher Ausbildung einer Torsade-de-pointes-Tachykardie oder dem Auftreten eines R-auf-T-Phänomens bei einer Tachykardie. Zusätzlich kann es zu ST-Streckensenkungen und zu einer biphasischen oder erhöhten sog. zerebralen T-Welle oder der Ausbildung einer U-Welle kommen.

Neben diesen reversiblen Endstreckenveränderungen, von denen hauptsächlich Patienten mit massiver SAB betroffen sind, zeigen sich auch laborchemisch Zeichen einer Myokardischämie mit erhöhten Serum-Kreatinkinase-Spiegeln (CK-

und CK-MB). Das Maximum der CK-MB wird nach ungefähr 4 Tagen erreicht. Echokardiographische Befunde und Repolarisationsstörungen korrelieren mit dem CK-MB-Anstieg. Zu bemerken ist, dass angiographische und histopathologische Untersuchungen in der Regel kein morphologisches Korrelat auf Ebene der Koronargefäße aufweisen und daher kleine subendokardiale Myokardnekrosen als ursächlich für dieses einen akuten Myokardinfarkt imitierende Bild angesehen werden. Als Zeichen der Reversibilität können diese Läsionen 2 Wochen nach dem akuten Ereignis nicht mehr nachgewiesen werden.

Auch intrazerebrale Blutungen rufen bei bis zu 70% der Patienten kardiale Rhythmusstörungen hervor. Korrespondierend zur SAB steht das Erscheinungsbild einer Myokardischämie mit verlängerten QT-Intervallen, ST-Streckensenkungen und invertierten T- und U-Wellen im Vordergrund.

Nach einem ischämischen Insult liegt die Inzidenz von kardialen Rhythmusstörungen zwischen 20 und 40%, bis zu 6% der Patienten versterben dabei an einem plötzlichen Herztod. Rhythmusstörungen treten häufiger bei Beteiligung supratentorieller Läsionen im Vergleich zu Hirnstamminsulten auf.

Differenzialdiagnostische Probleme ergeben sich aus der vorliegenden Kausalität der Rhythmusstörungen. Als ein sensitiver Marker zur Unterscheidung, ob die bestehende Rhythmusstörung kardialer Genese mit konsekutivem embolischen Infarkt oder Ergebnis der zerebralen Ischämie ist, kann die Herzfrequenzvariabilität herangezogen werden. Insbesondere bei rechtshemisphärischen Mediainfarkten gilt eine herabgesetzte Herzfrequenzvariabilität als Hinweis auf eine kardiale Komplikation der zerebralen Ischämie. Die bei rechtshemisphärischen Mediainfarkten vornehmlich auftretenden supraventrikulären Tachykardien und multifokale ventrikuläre Rhythmusstörungen, Kammerflimmern oder -flattern bei linkshemisphärischen Mediainfarkten sprechen ebenso für eine direkte Folge des Schlaganfalls. Eine absolute Arrhythmie bei Vorhofflimmern (VHF) mit Bildung von Vorhofthromben und der konsekutiven Gefahr arterieller Embolien ist hingegen deutlich häufiger selbst auslösende Ursache eines zerebralen Insultes [5].

Einen Sonderfall stellt das in Kasuistiken beschriebene Tako-Tsubo-Syndrom dar, dass bei akuten zerebralen Ereignissen wie z. B. einer Subarachnoidalblutung mit dem Bild eines akuten Myokardinfarktes imponiert. Charakteristisch sind Infarktzeichen im EKG und eine echokardiographisch darstellbare linksventrikuläre Dysfunktion mit ballonartiger Auftreibung des gesamten Apex und einer Akinese des linken Ventrikels mit Ausnahme einer erhaltenen basalen Kontraktion bei weitgehend unauffälligem Koronarbefund [12, 14].

10.3 Herzrhythmusstörungen

Kardiale Rhythmusstörungen treten gehäuft bei Patienten mit koronarer Herzerkrankung, Myokardinfarkt, Klappenerkrankungen, kongenitalen Herzfehlbildungen und Kardiomyopathien auf. Aber auch spezifische neurologische Erkrankungen wie z. B. Subarachnoidalblutungen sind in bis zu 70% der Fälle mit kardialen Rhythmusstörungen assoziiert, im Vordergrund stehen dabei supraventrikuläre Tachyarrhythmien, aber auch Sinusbradykardien.

Es können aber auch transiente, nichtkardiogene Störungen bei Patienten zu schwerwiegenden Arrhythmien führen. Exemplarisch ist hier auf physische und psychische Stressoren, metabolische und vegetative Störungen, Hyperkapnie, Hypoxie, Ischämie, Anämie, den Einsatz von Katecholaminen und große Volumenverschiebungen zu verweisen.

Somit sind vor dem Einsatz von antiarrhythmischen Substanzen folgende Therapieprinzipien zu berücksichtigen:
— adäquate Behandlung einer kardialen Komorbidität,
— Vermeiden, bzw. Behandeln potenzieller Arrhythmieauslöser,
— Normalisierung von Serumelektrolyten wie Kalium und Magnesium und erst danach
— Einsatz von spezifischen Antiarrhythmika oder
— Anwendung von technischen Maßnahmen wie Schrittmacher, Ablationstechniken, Kardioversion/Defibrillation oder AICD-Implantation.

10.3.1 Bradykarde Herzrhythmusstörungen

Eine bradykarde Rhythmusstörung kann ihre Ursache auf der Ebene des Sinusknotens, der sinuatrialen Überleitung, des AV-Knotens oder der ventrikulären Erregungsleitung haben und ist durch Frequenzen <60/min definiert. Häufige **Ursachen** einer Bradykardie sind eine myokardiale Ischämie, eine Therapie mit β-Blockern, Kalziumantagonisten, Digitalis, Antiarrhythmika oder Antidepressiva. Weiterhin können Elektrolytentgleisungen, Hypothermie, Hypoxie und eine Steigerung des intrakraniellen Drucks zu einer bradykarden Rhythmusstörung führen.

Klinisch hat sich eine Einteilung in eine absolute Bradykardie mit einer Frequenz <40/min und in eine relative Bradykardie bewährt. Eine Therapiebedürftigkeit einer relativen Bradykardie liegt vor, wenn die Eigenfrequenz nicht mehr für einen suffizienten systolischen Perfusionsdruck von mindestens 90 mmHg ausreichend ist und klinische Symptome einer sich entwickelnden Herzinsuffizienz oder eine persistierende myokardiale Ischämie auftreten.

Therapeutisch werden zur Herzfrequenzsteigerung nach den Leitlinien der European Resuscitation Council (ERC; [34]) primär Anticholinergika wie Atropin in der Dosierung von 0,5–3 mg oder sekundär Sympathomimetika wie Adrenalin (2–10 µg) oder alternativ Orciprenalin (50–500 µg) eingesetzt. Der Einsatz von Sympathomimetika sollte jedoch bei einem akuten Koronarsyndrom restriktiv erfolgen, da diese Herzrhythmusstörungen auslösen oder bestehende Arrythmien verschlechtern können [30]. Nach den Leitlinien der European Society of Cardiology (ESC; [17]) kann bei Bestehen eines langsamen ventrikulären Rhythmus infolge eines Vorhofflimmerns Theophyllin in einer Dosierung von 0,25–0,5 mg/kgKG mit anschließender kontinuierlicher Gabe eingesetzt werden. Alternativ kann im Falle einer atropinresistenten Bradykardie ein temporärer transkutaner oder transvenöser Schrittmacher genutzt werden.

Häufige Ursachen einer bradykarden Herzrhythmusstörung sind atrio-ventrikuläre Blockbilder. Ein AV-Block I° besitzt keine hämodynamische Relevanz und ist damit nicht therapiebedürftig. Ein Übergang in einen AV-Block II° ist jedoch möglich, so dass exogene Faktoren, die zu einer Reizleitungsstörung führen können, zu korrigieren sind. Darunter fällt beispielsweise das Absetzen von Kalziumantagonisten.

AV-Blöcke II° können zu einer hämodynamisch relevanten Reduktion des arteriellen Perfusionsdrucks führen. Bei Vorliegen einer Bradykardie kann der Versuch der Frequenzsteigerung mittels β-mimetischer Substanzen erfolgen. Bei Bestehen eines AV-Blocks III° liegt eine totale AV-Dissoziation vor, mit einem konsekutiven ventrikulären Ersatzrhythmus, häufig mit einer Eigenfrequenz <40/min. Der AV-Block III° ist eine vital gefährdende Situation, die häufig den sofortigen Einsatz eines Schrittmachers erforderlich macht.

10.3.2 Tachykarde Herzrhythmusstörungen

Bei Zeichen einer hämodynamischen Instabilität aufgrund tachykarder Herzrhythmusstörungen, die symptomatisch ein eingeschränktes Bewusstsein, Brustschmerz, einen systolischen Blutdruck <90 mmHg oder Anzeichen einer kardialen Dekompensation umfassen, ist entsprechend den Leitlinien des ERC eine synchronisierte elektrische Kardioversion Mittel der Wahl (monophasisch 200–(300–)360 Joule). Im Falle einer erfolglosen Kardioversion ist die Gabe von Amiodaron (300 mg) indiziert ggf. mit wiederholter synchronisierter Schockabgabe.

Bei stabiler Hämodynamik sollte eine genaue Rhythmusanalyse mittels 12-Kanal-EKG erfolgen und entsprechend des Ursprungs der tachykarden Rhythmusstörungen eine differenzierte Therapie eingeleitet werden.

Eine **Sinustachykardie** erfordert selten eine medikamentöse Intervention. Hier steht eine Beseitigung von physischen und psychischen Stressoren respektive einer Entzugssymptomatik oder der Ausgleich eines intravasalen Volumendefizits im Vordergrund. Nach Ausschluss dieser Ursachen sollte bei Vorliegen einer Tachykardie mit schmalen regelmäßigen Kammerkomplexen primär ein Therapieversuch mit vagalen Manövern (Valsalva-Manöver oder einseitige Karotissinusmassage) erfolgen. Mittel der Wahl zur pharmakologischen Therapie ist Adenosin (6–12–12 mg).

> **Wichtig**
>
> Bei Bestehen eines Wolff-Parkinson-White-Syndroms ist Adenosin kontraindiziert.

Bei Vorliegen einer unregelmäßigen Tachykardie mit schmalen Kammerkomplexen ergibt sich die Verdachtsdiagnose eines Vorhofflimmerns.

Vorhofflimmern (VHF) ist eine der häufigsten Rhythmusstörungen, so weisen ca. 4% der über 60-Jährigen eine ständige oder paroxysmale absolute Arrhythmie auf. Kausale Auslöser dieser Rhythmusstörung können Mitral- oder Trikuspidalinsuffizienz, koronare Herzerkrankung, Perikarditis, Kardiomyopathie oder metabolische Störungen (z. B. Hyperthyreose) sein. Therapeutisches Ziel ist eine Terminierung der Arrhythmie und die Wiederherstellung eines Sinusrhythmus oder die Frequenzkontrolle bei chronischem VHF [30].

> **Wichtig**
>
> Bei Patienten mit akut aufgetretenem VHF und hämodynamischer Instabilität ist die sofortige elektrische Kardioversion Mittel der Wahl.

Bei akut aufgetretenem Vorhofflimmern ohne hämodynamische Instabilität kann eine Kardioversion in einem Zeitfenster von 48 Stunden ohne Antikoagulation oder alternativ der Versuch einer medikamentösen Kardioversion mit Amiodaron (300 mg) mit konsekutiver kontinuierlicher Gabe erfolgen. Bei länger bestehendem VHF ist eine Kardioversion nur nach vorheriger und nachfolgender Antikoagulation und einem Ausschluss kardialer Thromben mittels der TEE möglich. Bei Bestehen eines chronischen Vorhofflimmerns mit tachykarder Überleitung ist die pharmakologische Frequenzkontrolle Behandlungsziel. Nach den Leitlinien-Empfehlungen des ERC können β-Blocker, Digitalispräparate oder Kalziumantagonisten zu einer Verlangsamung der atrioventrikulären Überleitung eingesetzt werden.

Tachykarde Rhythmusstörungen mit **breiten Kammerkomplexen** (QRS-Komplex ≥0,12 s) werden in regelmäßige oder unregelmäßige Tachykardien mit Frequenzen von 100–280/min unterteilt, die entweder keine hämodynamische Instabilität, oder aber auch eine kardial instabile Situation bis hin zum kardiogenen Schock hervorrufen können. Ursächlich für diese Art der kardialen Rhythmusstörung ist in 60–70% der Fälle eine bestehende koronare Herzerkrankung mit einem Reentry-Mechanismus mit Lokalisation an einer kardialen Infarkt- oder Ischämieregion oder eine dilatative bzw. hypertrophe Kardiomyopathie. Weitere zugrundeliegende Pathomechanismen können eine akute Mitralinsuffizienz, Hypoxie, Hyperkapnie, Hypokaliämie oder Hypomagnesiämie sein. Nach den Leitlinien des ERC ist bei einer regelmäßigen Tachykardie unklaren Ursprungs mit breiten Kammerkomplexen oder einer gesicherten ventrikulären Tachykardie die Gabe von Amiodaron (300 mg) mit anschließender kontinuierlicher Infusion (900 mg über 24 h) Mittel der Wahl.

Unregelmäßige ventrikuläre Tachykardien bergen die Gefahr der Degeneration zum Kammerflimmern Die sicherste Therapieoption ist in diesen Fällen bei hämodynamischer Instabilität die elektrische Kardioversion. Vor einer medikamentösen Therapie wird bei stabiler Hämodynamik eine Expertenkonsultation empfohlen. Einen Sonderfall ventrikulärer Rhythmusstörungen stellen Torsade-de-points-Tachykardien dar, die auch durch zerebrale Blutungen bedingt sein können. Therapie der Wahl ist eine hochdosierte Magnesiumgabe (2 g über 10 min i.v.).

10.4 Herzkreislauftherapie

Jede Therapie mit positiv inotropen und vasoaktiven Substanzen besitzt allein symptomatischen Charakter. Die Differenzialdiagnose einer hypodynamen oder einer hyperdynamen Schocksituation sowie die Unterscheidung einer linksventrikulären von einer rechtsventrikulären Herzinsuffizienz sollte möglichst vor oder wenigstens parallel zum Einsatz von positiv inotropen und vasoaktiven Substanzen mittels Monitoringverfahren wie der Echokardiographie, der transpulmonalen Thermodilution oder dem Pulmonalarterienkatheter erfolgen. Wichtigste Voraussetzung beim Einsatz von kreislaufwirksamen Substanzen zur Modulation der kardialen Pumpfunktion und des peripheren systemischen vaskulären Widerstandes ist eine Optimierung der kardialen Vorlast.

Somit muss eine Differenzialdiagnose der zugrunde liegenden Störung Basis für einen weitergehenden Einsatz von positiv inotropen und vasoaktiven Substanzen sein. Die beiden häufigsten Krankheitsbilder, die den Einsatz von positiv inotropen und vasoaktiven Substanzen erforderlich machen, sind die **akute Herzinsuffizienz** und der **septische Schock**.

Spezielle Indikationen für den Einsatz von positiv inotropen und vasoaktiven Substanzen in der neurologischen und neurochirurgischen Intensivmedizin umfassen die Modulation des mittleren arteriellen Blutdrucks, um einen der klinischen Situation angemessenen suffizienten zerebralen Blutfluss zu gewährleisten.

10.4.1 Medikamentöse Therapie

Dobutamin

Dobutamin, ein synthetisches Dopaminderivat, ist ein relativ spezifischer Aktivator der β_1-Adrenozeptoren und bedingt nur eine mäßige β_2- und α_1-Stimulation. Die Beeinflussung des systemischen Gefäßwiderstandes durch Dobutamin ergibt sich aus den relativen Effekten an β_2- und α_1-Adrenozeptoren mit meist überwiegender β_2-Wirkung, so dass in der Regel eine milde Vasodilatation resultiert. Die Nachlastsenkung kann durch die Kombination mit Noradrenalin korrigiert werden. Zu der positiven Inotropie gesellt sich ein positiv lusitroper Effekt, also eine verbesserte Myokardrelaxation während der Diastole.

Die Abnahme der Nachlast zusammen mit der positiv inotropen Wirkung führt zu einem deutlichen Anstieg des Herzzeitvolumens, aber auch der Herzfrequenz. Im Gegensatz zu Dopamin sinken unter Dobutamin der pulmonalarterielle Mitteldruck und der pulmonalarterielle Verschlussdruck. An dopaminergen Rezeptoren zeigt Dobutamin keinen Effekt [24].

Dopamin

Dopamin wirkt auf β- und α-Adrenozeptoren sowie im Gegensatz zu anderen Katecholaminen auch auf dopaminerge Rezeptoren. Zusätzlich ist Dopamin in der Lage, aus den sympathischen Nervenendigungen Noradrenalin freizusetzen. Die rezeptorvermittelten Effekte unterscheiden sich in Abhängigkeit von der Dosierung des Dopamins. Im Dosisbereich von 1–3 μg/kgKG/min werden hauptsächlich die dopaminergen Rezeptoren stimuliert, woraus eine Vasodilatation in der Niere und im Splanchnikusgebiet resultiert. Bei einer Dopamindosierung von 3–5 μg/kgKG/min dominiert die über β-Adrenozeptoren vermittelte Wirkung, die sich in einer Erhöhung der Herzfrequenz und des Herzzeitvolumens äußert, wobei arterieller und pulmonalarterieller Druck mit ansteigen. Ab 5 μg/kgKG/min beginnt auch die Aktivierung von α-Adrenozeptoren, die bei einer Dosierung >10 μg/kgKG/min in den Vordergrund rückt und einen Anstieg des systemischen Gefäßwiderstands induziert. Die direkt vasokonstringierenden Effekte des Dopamins werden im Dosisbereich über 5 μg/kg/min durch eine zusätzliche Noradrenalinfreisetzung aus den sympathischen Vesikeln verstärkt. Im Gegensatz zu Dobutamin führen hämodynamisch wirksame Dosierungen von Dopamin zu einem Anstieg des pulmonalarteriellen Mitteldrucks und des pulmonalarteriellen Verschlussdrucks [24].

Dopamin wird aber auch mit unerwünschten Nebenwirkungen in Verbindung gebracht. Dopamin ist der zentrale Neurotransmitter für viele Hypophysenvorderlappenhormone und supprimiert die Sekretion von Prolactin, luteinisierendem Hormon (LH) und Wachstumshormonen. Darüber hinaus führt eine längerdauernde Dopamingabe zu erniedrigten TSH-, T_3- und T_4-Spiegeln, die eine evtl. Substitutionstherapie mit Schilddrüsenhormonen notwendig machen können. Die supprimierte Prolactinsekretion kann zu einer Immunsuppression führen. Die Supprimierung der Hypophysenvorderlappenhormone tritt bereits nach wenigen Stunden kontinuierlicher Applikation auf. Diese Effekte sind wahrscheinlich für die kurzzeitige Infusion von geringer Bedeutung, sie können sich jedoch bei der Langzeittherapie kritisch kranker Patienten negativ auswirken.

Auf der einen Seite wird Dopamin häufig als primäres Katecholamin eingesetzt. Für die Indikation spricht die relativ große therapeutische Breite – bei Überdosierung aufgrund geringerer Potenz weniger ausgeprägte Nebenwirkungen als Adrenalin – und die im Vergleich zu Dobutamin höhere Wahrscheinlichkeit, einen ausreichenden arteriellen Mitteldruck und koronaren Perfusionsdruck zu erzielen. Auf der anderen Seite stehen mit Dobutamin und Noradrenalin alternative Substanzen zur Verfügung, die ein weniger ungünstiges Nebenwirkungsprofil aufweisen.

Der Einsatz von Low-dose-Dopamin zur Prophylaxe oder Therapie eines Nierenversagens ist obsolet. Eine Metaanalyse randomisierter klinischer Studien [10] wies keine signifikanten positiven Effekte von Dopamin in »Nierendosis« bei der Prophylaxe oder Therapie des akuten Nierenversagens nach.

Adrenalin

Adrenalin aktiviert $β_1$-, $β_2$- und α-Adrenozeptoren, hat aber keine Wirkung auf dopaminerge Rezeptoren. Abhängig von der Dosierung überwiegt die β- oder α-Adrenozeptoren vermittelte Wirkung des Adrenalins. Im Dosisbereich von 0,02–0,05 μg/kgKG/min werden primär die β-Adrenozeptoren stimuliert, bei 0,05–0,2 μg/kgKG/min resultiert eine gemischte Stimulierung beider Rezeptortypen und bei einer Dosis über 0,2 μg/kgKG/min überwiegen die Effekte an α-Adrenozeptoren.

Auf Grund der hohen Potenz und den damit verbundenen ausgeprägten Wirkungen auf den Metabolismus und das Splanchnikusgebiet steht Adrenalin am Ende der Stufentherapie mit positiv inotrop wirkenden Substanzen. Die über $β_1$-Adrenozeptoren vermittelte Wirkung des Adrenalins steigert die Inotropie des Myokards, bewirkt aber in höheren Dosierungen oftmals einen ausgeprägten Anstieg der Herzfrequenz. Zu beachten ist weiterhin, dass Adrenalin per se auf Grund seiner kalorigenen Effekte zu einem dosisabhängigen Anstieg des Laktatplasmaspiegels führt [9].

Noradrenalin

Die Wirkung von Noradrenalin an α- und $β_1$-Adrenozeptoren ist weitgehend mit der von Adrenalin vergleichbar, während die Wirkung an $β_2$-Adrenozeptoren deutlich geringer ist. So ist die Affinität des Noradrenalins zu $β_1$-Adrenozeptoren ungefähr 20-mal höher als zu $β_2$-Adrenozeptoren. Dennoch setzt Noradrenalin in hohen Konzentrationen über $β_2$-Adrenozeptoren mehr cAMP frei als hohe Konzentrationen von Dopamin, Dobutamin oder Dopexamin. Auf Grund der dominierenden Stimulation von α-Adrenozeptoren bewirkt Noradrenalin an den peripheren Gefäßen allerdings eine Vasokonstriktion. Jedoch bleibt das Herzzeitvolumen durch eine gleichzeitige Steigerung der Kontraktilität über $β_1$-Adrenozeptoren des Herzens trotz einer Erhöhung des peripheren Widerstands meist unbeeinflusst. Über Pressorezeptoren vermittelte bradykarde Effekte bewirken aber, dass die Herzfrequenz nach Gabe von Noradrenalin deutlich geringer ansteigt als nach der Gabe von Adrenalin. Der vorherrschende klinische Effekt einer Noradrenalinanwendung ist eine Steigerung des systemischen Perfusionsdrucks. Daraus resultiert ein Anstieg des koronaren Perfusionsdrucks, aber auch eine Erhöhung des zerebralen Perfusions- und des renalen Filtrationsdrucks, so dass unter Noradrenalin eine aufgrund der Hämodynamik reduzierte Urinproduktion wieder ansteigen kann [24].

Noradrenalin ist als einziger zugelassener Vasopressor Mittel der Wahl, um einen ausreichenden Perfusionsdruck bei Vorliegen einer Hypotension unterschiedlicher Genese sicherzustellen. Der Einsatz von Noradrenalin ist gerechtfertigt, wenn mit anderen Therapieverfahren, insbesondere einer Volumengabe, kein ausreichender Blutdruck zu erzielen ist. Im Rahmen der Therapie einer Links- oder Rechtsherzinsuffizienz mit Gabe von Dobutamin oder auch Phosphodiesterase-III-Hemmern ist der kurzfristige Einsatz von Noradrenalin häufig notwendig, um einen initialen Blutdruckabfall zu behandeln.

Eine längerdauernde Therapie mit Noradrenalin erfordert die hämodynamische Überwachung des Therapieeffekts und das Monitoring der kardialen Vorlast. Eine Noradrenalingabe bei einem Volumenmangel muss vermieden werden. Ansteigende Laktatplasmaspiegel bei weitgehend erhaltener Leberfunktion und eine Abnahme der O_2-Aufnahme (VO_2) müssen zu einer Neubewertung der hämodynamischen Konstellation hinsichtlich einer insuffizienten Organperfusion führen. Ggf. ist eine Volumenzufuhr, eine Reduktion der Noradrenalindosis und/oder die Gabe einer positiv inotropen Substanz zu erwägen [9].

10.4.2 Spezielle neurologische und neurochirurgische Indikationen der Herzkreislauftherapie

Schädelhirntrauma

Nach einem Schädelhirntrauma (SHT) ist zur Vermeidung ischämischer zerebraler Sekundärschäden ein zerebraler Perfusionsdruck (CPP) von mindestens 60–70 mmHg anzustreben. Dies erfordert nach der Berechnungsgrundlage für den zerebralen Perfusionsdruck (CPP = mittlerer arterieller Blutdruck – intrakranieller Druck), bei erhöhtem intrakraniellen Druck einen mittleren arteriellen Blutdruck von über 90 mmHg. Die Aufrechterhaltung eines ausreichend hohen zerebralen Perfusionsdrucks ist für das Management des Patienten mit SHT essenziell, um eine sekundäre zerebrale Minderperfusion in der Frühphase nach einem SHT, in der die Hirndurchblutung häufig erniedrigt ist, zu verhindern. Zur Erzielung eines suffizienten CPP kann nach Volumentherapie als Vasopressor Dopamin oder Noradrenalin eingesetzt werden [35]. Daten aus der Literatur weisen jedoch auf einen erhöhten intrakraniellen Druck bei der Infusion von Dopamin [20] und auf eine effektivere und zuverlässigere Verbesserung des zerebralen Blutflusses beim Einsatz von Noradrenalin hin [27], so dass Noradrenalin als Katecholamin der ersten Wahl zur Steigerung des zerebralen Perfusionsdrucks zu betrachten ist.

Akutes spinales Trauma

Ein akutes spinales Trauma ist häufig mit einer Hypotension verbunden, die bei Persistenz zu einem verschlechterten Outcome dieser Patientengruppe führt. Bedingt durch eine anhaltende Hypotension resultiert durch eine reduzierte Durchblutung eine hypothetische sekundäre Schädigung der traumatisierten spinalen Strukturen. V. a. bei zervikalen Traumen ist bei Unterbrechung der sympathischen Innervation eine hämodynamische Instabilität durch einen reduzierten Vasotonus zu erwarten. Als Zielparameter des hämodynamischen Managements wird ein mittlerer arterieller Druck zwischen 85 und 90 mmHg empfohlen [2]. Neben einer suffizienten Volumentherapie sollten zur Steigerung des Perfusionsdrucks Substanzen mit β- und α-mimetischer Wirkung wie Dopamin oder Noradrenalin eingesetzt werden. Neben einer vasokonstriktiven Wirkung ist zusätzlich eine positiv chronotrope Wirkung bei häufig bradykarder Herzfrequenz erwünscht [3].

Subarachnoidalblutung

In der Folge einer SAB kann ein symptomatischer Vasospasmus, typischerweise 3–5 Tage nach Auftreten der Blutung, zu einer zerebralen Minderperfusion führen. Eine therapeutische Option besteht in der hypertensiven hypervolämischen Hämodilution (Triple-H-Therapie), um die potenziell auftretenden ischämischen Symptome dauerhaft zurückzubilden. Grundvoraussetzung der Triple-H-Therapie ist eine vorhergehende Ausschaltung eines bestehenden intrakraniellen Aneurysmas [19]. Die Erzielung und Aufrechterhaltung eines erhöhten zerebralen Perfusionsdrucks kann zusätzlich zu einer Volumengabe durch verschiedene Substanzen wie Noradrenalin, Dopamin oder Dobutamin in Kombination mit Noradrenalin erfolgen [36]. Nach den Ergebnissen einer Metaanalyse [31] liegen keine ausreichenden Studienergebnisse vor, um eine evidenzbasierte Empfehlung hinsichtlich eines bestimmten Vasopressors auszusprechen.

Ischämischer und hämorrhagischer Apoplex

Über 70% aller Patienten mit einem akuten Schlaganfall, unabhängig von einer ischämischen oder hämorraghischen Genese, weisen über Tage nach dem Ereignis hypertensive Blutdruckwerte auf. Da die Autoregulation des zerebralen Blutflusses in Arealen mit sich entwickelnden Infarkten aufgehoben sein und somit direkt vom systemischen Blutdruck abhängen kann, sind starke Blutdruckschwankungen in der Akutphase eines Schlaganfalls unbedingt zu vermeiden.

Hinsichtlich des Blutdruckmanagements und anzustrebender Zielwerte in der akuten Phase existieren in der Literatur divergierende Studienergebnisse [4]. Es sollte ein Blutdruckzielwert von 180 mmHg systolisch und 100–105 mmHg diastolisch für Patienten mit vorbestehendem Hypertonus angestrebt werden [1]. Patienten, die keinen anamnestischen Bluthochdruck aufweisen, sollten auf niedrigere Werte eingestellt werden (160–180/90–100 mmHg). Eine antihypertensive Therapie sollte bei systolischen Werten über 220 mmHg und diastolischen Werten über 120 mmHg erfolgen. Der Zielblutdruck sollte innerhalb der ersten 12–24 Stunden erreicht werden, wobei die Reduktion Werte von 5–10 mmHg innerhalb eines Zeitintervalls von 4 h nicht überschreiten sollte [22]. Indikationen, die eine sofortige Blutdrucksenkung erforderlich machen, umfassen den akuten Myokardinfarkt, eine Herzinsuffizienz, ein Aortenaneurysma und ein akutes Nierenversagen.

Patienten, die einer Lysetherapie zugeführt werden oder bei denen eine therapeutische Antikoagulation erforderlich ist, sollten aufgrund der Blutungsgefahr ein oberes systolisches Drucklimit von 180 mmHg nicht überschreiten [8].

Zur kontinuierlichen antihypertensiven Therapie sollten bevorzugt Clonidin oder Urapidil eingesetzt werden. Alternativ kann ein kurzwirksamer und damit gut steuerbarer β-Blocker (Esmolol) oder Metoprolol in Kombination mit Dihydralazin verwendet werden [22]. Gängige alternative antihypertensive Substanzen wie Natriumnitroprussid oder Nitroglycerin mit stark vasodilatatorischer Komponente sollten aufgrund ihrer Tendenz zur Erhöhung des zerebralen Blutvolumens und eines damit verbundenen Anstieges des intrakraniellen Drucks vor allem bei SHT und intrazerebralen Blutungen vermieden werden [16].

 Fazit

Zur Erzielung eines mittleren arteriellen Blutdrucks >90 mmHg und damit eines suffizienten zerebralen und spinalen Perfusionsdrucks bei der Therapie eines SHT oder eines akuten spinalen Traumas ist primär eine suffiziente Volumentherapie erforderlich.

Kann mit einer Volumengabe kein ausreichender mittlerer arterieller Blutdruck erzielt werden, ist der Einsatz von Vasopressoren indiziert. Als Vasopressoren können Dopamin oder Noradrenalin eingesetzt werden. Noradrenalin sollte jedoch aufgrund eines geringeren Nebenwirkungsprofils bevorzugt zur Anwendung kommen.

Bei der Therapie eines Vasospasmus nach einer Subarachnoidalblutung mittels hypertensiver hypervolämischer Hämodilution (Triple-H-Therapie) kann neben einer Volumentherapie eine Kombination von Dobutamin und Noradrenalin zur Steigerung des mittleren arteriellen Blutdrucks eingesetzt werden. Alternativ kann Dopamin zum Einsatz kommen.

Zur Therapie einer hypertensiven Kreislaufsituation nach ischämischem oder hämorrhagischem Schlaganfall sollten Clonidin oder Urapidil als Medikamente der Wahl betrachtet werden. Alternativ kann ein kurzwirksamer β-Blocker eingesetzt werden. Antihypertensive Substanzen wie Natriumnitroprussid oder Nitroglycerin mit stark vasodilatatorischer Komponente sollten aufgrund ihrer Tendenz zur Erhöhung des zerebralen Blutvolumens und eines damit verbundenen Anstieges des intrakraniellen Drucks vermieden werden.

Als Blutdruckzielwert für Patienten mit vorbestehendem Hypertonus sollten 180 mmHg systolisch und 100–105 mmHg diastolisch angestrebt werden. Patienten, die keinen anamnestischen Bluthochdruck aufweisen, sollten auf niedrigere Werte eingestellt werden (160–180/90–100 mmHg).

Literatur

1. Adams HP Jr, Adams RJ, Brott T et al. Guidelines for the early management of patients with acute ischemic stroke. A statement from the Stroke Council of the American Stroke Association. Stroke 2003; 34: 1056–1083
2. American Association of Neurological Surgeons. Guidelines for Management of Acute Cervical Spinal Injuries. Neurosurgery 2002; 50(3) Suppl.: 58-62
3. Ball PA. Critical Care of Spinal Cord Injury. Spine 2001; 26(24 Suppl.): 27-30
4. Bath PMW. How to manage blood pressure in acute stroke. Journal of Hypertension 2005; 23: 1135-1136
5. Berlit P, Diehl RR. Autonome Funktionsstörungen bei akuten zerebrovaskulären Erkrankungen. Intensivmed 2001; 38: 111-117
6. Daniel WG, Erbel R, Kasper W et al. Safety of transesophageal echocardiography. A multicenter survey of 10,419 examinations. Circulation 1991; 83: 817-821
7. Dueck MH, Klimek M, Appenrodt S et al. Trends but Not Individual Values of Central Venous Oxygen Saturation Agree with Mixed Venous Oxygen Saturation during varying hemodynamic Conditions. Anesthesiology 2005; 103: 249-257
8. European Stroke Initiative (EUSI) Recommendations for Stroke Management – Update 2003. Cerebrovasc Dis 2003; 16: 311-337
9. Gauss A, Anhäupl T, Schütz W. Grundsätze der Katecholamintherapie Teil 2: Leitfaden der klinischen Anwendung. Anästhesiol Intensivmed Notfallmed Schmerzther 2000; 35: 131-136
10. Kellum JA, J MD. Use of dopamine in acute renal failure: a meta-analysis. Crit Care Med 2001; 29: 1526-1531
11. Laupland KB, Bands CJ. Utility of esophageal Doppler as a minimally invasive hemodynamic monitor: a review. Can J Anaesth 2002; 49:393-401
12. Lee VH, Connolly HM, Fulgham JR et al. Tako-tsubo cardiomyopathy in aneurysmal subarachnoid hemorrhage: an underappreciated ventricular dysfunction. J Neurosurg. 2006;105: 264-270
13. Michard F, Teboul JL. Predicting fluid responsiveness in ICU patients: a critical analysis of the evidence. Chest 2002; 121: 2000-2008
14. Moriaki I, Junji N, Tetsuya H et al. Serial changes of the electrocardiogram during the progression of subarachnoidal hemorrhage. Circulation 2005; 112: 331-332
15. Mueller HS, Chatterjee K, Davis KB et al. ACC expert consensus document. Present use of bedside right heart catheterization in patients with cardiac disease. American College of Cardiology. J Am Coll Cardiol 1998; 32: 840-864
16. Myburgh J.A. Respiratory and cardiovascular support in severe closed head injury. In: Head Injury – Pathology and Treatment of Severe Closed Head Injuries. (Reilly P.L. ed). London: Chapman and Hall. 1997: 333-361
17. Nieminen MS, Bohm M, Cowie MR et al. Executive summary of the guidelines on the diagnosis and treatment of acute heart failure: the Task Force on Acute Heart Failure of the European Society of Cardiology. Eur Heart J 2005; 26: 384-416
18. Peters J. Invasive Messung und Interpretation arterieller, venöser und pulmonalvaskulärer Drücke. In: List WF, Metzler H, Pasch T (Hrsg) Monitoring in Anästhesie und Intensivmedizin. Springer, Berlin, 1998: 202-245
19. Raabe A, Beck J, Berkefeld J et al. Empfehlungen zum Management der aneurysmatischen Subarachnoidalblutung. Zentralbl Neuochir 2005; 66: 79-91
20. Ract C, Vigué B. Comparison of the cerebral effects of dopamine and norepinephrine in severely head injured patients. Intensive Care Med 2001; 27: 101-106
21. Reinhart K, Kuhn HJ, Hartog C et al. Continuous central venous and pulmonary artery oxygen saturation monitoring in the critically ill Intensive Care Med 2004; 30: 1572-1578
22. Ringleb PA, Bertram M, Keller E, Hacke W. Hypertension in patients with cerebrovascular accident. To treat or not to treat? Nephrol Dial Transplant. 1998;13: 2179-2181
23. Scheer B, Perel A, Pfeiffer UJ. Clinical review: complications and risk factors of peripheral arterial catheters used for haemodynamic monitoring in anaesthesia and intensive care medicine. Crit Care 2002; 6: 199-204
24. Schütz W, Anhäupl T, Gauss A. Grundsätze der Katecholamintherapie Teil 1: Charakterisierung der therapeutisch bedeutsamen Sympathomimetika. Anästhesiol Intensivmed Notfallmed Schmerzther 2000; 35: 67-81
25. Seward JB, Khandheria BK, Oh JK, Freeman WK, Tajik AJ. Critical appraisal of transesophageal echocardiography: limitations, pitfalls, and complications. J Am Soc Echocardiogr 1992; 5: 288-305
26. Shah MR, Hasselblad V, Stevenson LW et al. Impact of the pulmonary artery catheter in critically ill patients: meta-analysis of randomized clinical trials. Jama 2005; 294: 1664-1670
27. Steiner LA, Johnsten AJ, Czosnyka M et al. Direct comparison of cerebrovascular effects of norepinephrine and dopamine in head-injured patients. Crit Care Med 2004; 32: 1049-1054
28. Stevenson JG. Incidence of complications in pediatric transesophageal echocardiography: experience in 1650 cases. J Am Soc Echocardiogr 1999; 12: 527-532
29. Schwarz S, Schwab S, Keller E et al. Neurogene Störungen der Herz- und Lungenfunktion bei akuten zerebralen Läsionen. Der Nervenarzt 1997; 68: 956-962
30. Trappe H-J. Bedrohliche Rhythmusstörungen des Intensiv- und Notfallpatienten. Intensivmed 2001; 38: 287-298
31. Treggiari MM, Walder B, Suter PM et al. Systematic review of the prevention of delayed ischemic neorological deficits with hypertension, hypervolemia, and hemodilution therapy following subarachnoid hemorrhage. J Neurosurg 2003; 98: 978-984
32. Yumoto M, Katsuya H. Transesophageal echocardiography for cardiac surgery in children. J Cardiothorac Vasc Anesth 2002; 16: 587-591
33. Zink W, Graf BM. Der Pulmonalarterienkatheter. Anaesthesist 2001; 50: 623-642
34. Leitlinie des European Resuscitation Council (ERC) http://www.erc.edu/new/
35. Leitlinie Schweres Schädelhirntrauma der Deutschen Gesellschaft für Neurologie http://www.dgn.org/128.0.html
36. Leitlinie Subarachnoidalblutung der Deutschen Gesellschaft für Neurologie http://www.dgn.org/119.0.html

Beatmung, Atemregulation und Weaning, ARDS

D. Henzler, R. Rossaint

11.1 Anatomie und Physiologie der Atmung – 148
11.1.1 Funktionelle Anatomie des Atemapparates – 148
11.1.2 Gasaustausch – 150
11.1.3 Sauerstofftransport – 150
11.1.4 Ventilation – 151
11.1.5 Atemmechanik und Atemregulation unter Spontanatmung und maschineller Beatmung – 152

11.2 Maschinelle Beatmung – 153
11.2.1 Grundzüge der maschinellen Beatmung – 155
11.2.2 Relaxierung und Sedierung – 159

11.3 Beatmung der erkrankten Lunge – 159
11.3.1 Ziele – 159
11.3.2 Praktisches Vorgehen – 160
11.3.3 Besonderheiten – 161
11.3.4 Nichtinvasive Beatmung (NIV, NIPPV) – 161

11.4 Weaning – 162
11.4.1 Startzeitpunkt – 162
11.4.2 Unterstützende Maßnahmen – 162
11.4.3 Praktisches Vorgehen – 163

11.5 ARDS – 164

Literatur – 168

Die maschinelle Beatmung stellt einen wesentlichen Teil der intensivmedizinischen Maßnahmen dar, da insbesondere bei Patienten mit zerebralen Beeinträchtigungen fast regelhaft auch eine Störung der Atemfunktion vorliegt. Die Entwicklung moderner Intensivventilatoren begann mit den großen Polioepidemien in Europa in den 1950er Jahren. Inzwischen stehen hochkomplexe, computergesteuerte technische Geräte zur Verfügung, die zur Ausnutzung ihrer Potenziale vom Anwender grundlegende Kenntnisse der Atemphysiologie und spezifische Kenntnisse der Atemregulation erfordern. Die Vielfalt verfügbarer Verfahren und Beatmungsmodi macht es ausgesprochen schwierig, für jeden Patienten eine individuell angepasste Therapie durchzuführen. Genau das ist jedoch insofern wichtig, als die maschinelle Beatmung zwar eine lebensrettende Maßnahme darstellt, die Art der Durchführung aber aufgrund ihrer Invasivität mitbestimmend für das Überleben ist.

Das folgende Kapitel befasst sich daher mit den Grundlagen der Atemphysiologie und der Technik der maschinellen Beatmung. Es soll den Anwender in die Lage versetzen, die Beatmungseinstellung möglichst optimal an den individuellen Patienten anzupassen.

11.1 Anatomie und Physiologie der Atmung

11.1.1 Funktionelle Anatomie des Atemapparates

Anatomisch wird zwischen extrathorakalen und intrathorakalen, klinisch nach oberen und unteren Luftwegen differenziert. Funktionell unterscheiden sich die luftleitenden Abschnitte von Nasenhöhlen, Pharynx, Larynx, Trachea, Bronchien, Bronchiolen und Bronchioli terminales von den gasaustauschenden Abschnitten der Bronchioli respiratorii und Alveolen (◘ Abb. 11.1).

Die oberen Luftwege

Der obere Luftweg erstreckt sich bis zum Kehlkopf und dient der Reinigung, Anfeuchtung, Erwärmung und Anreicherung der Inspirationsluft, z. B. mit Stickstoffmonoxyd (NO), einem potenten Vasodilatator. Die Schleimhaut besteht aus Flimmerepithel, Becherzellen und schleimbildenden Drüsen. Der Kehlkopf, **Larynx**, kann die Trachea beim Schlucken, Husten und Erbrechen gegen den Rachen verschließen, indem der Kehlkopf reflektorisch unter die Zunge gezogen wird und die Epiglottis den Kehlkopfeingang verschließt.

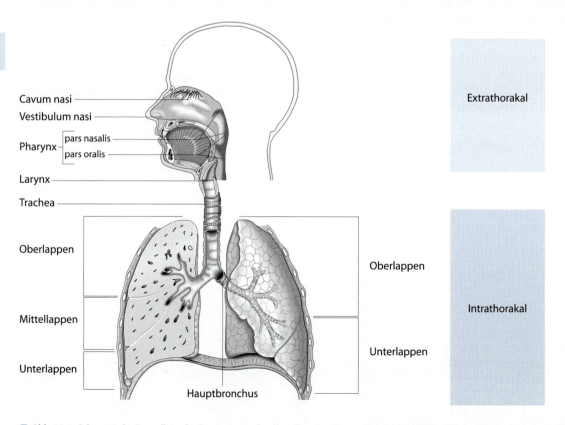

◘ Abb. 11.1. Schematische Darstellung des Respirationstrakts. (Aus: Rossaint, Werner, Zwissler [2008] Die Anästhesiologie. Springer, Heidelberg Berlin)

Die **Glottis** wird durch die Stimmfalten, die plicae vocales, begrenzt. Als alleiniger Stimmbandöffner wirkt der M. cricoarytaenoideus posterior. Da er, wie die restlichen Kehlkopfmuskeln, vom **N. laryngeus inferior** (aus dem N. laryngeus recurrens) versorgt wird, führt eine einseitige Rekurrensparese zu Heiserkeit, eine beidseitige zu schwerer Dyspnoe und fast immer zur Notwendigkeit einer Tracheotomie. Die Mm. cricoarytaenoidei laterales, arytaenoidei transversus und obliquus ermöglichen über Einstellungsänderungen der Aryknorpel Phonation und Verschluss der Stimmfalte, was für einen effektiven Hustenstoß notwendig ist. Fehlt letzterer, kommt es zu Sekretretention und stiller Aspiration in den Atemwegen.

Die unteren Luftwege

Der untere Luftweg besteht aus Trachea, Bronchien und Alveolen. Die Verzweigungen des Tracheobronchialbaums teilen sich in 23 Generationen, wobei die Gesamtquerschnittsfläche der Atemwege von der Trachea zur Peripherie hin zu-, der Atemwegswiderstand abnimmt.

Die **Trachea** verläuft intrathorakal durch das Mediastinum und besteht aus hufeisenförmigen, hyalinen Knorpelspangen. Die membranöse Hinterwand liegt dem Ösophagus an. An der Bifurkation teilt sich die Trachea in linken und rechten Hauptbronchus auf, die sich in die Lappenbronchien für Ober- und Unterlappen links, für Ober-, Mittel- und Unterlappen rechts, weiter unterteilen.

> **Wichtig**
>
> Der rechte Hauptbronchus ist kürzer als der linke, und weniger stark von der Trachea abgewinkelt, weshalb ein zu tief eingeführter Tubus (einseitige Intubation) eher den rechten Hauptbronchus erreicht. Bei der Auskultation findet sich dann ein links abgeschwächtes Atemgeräusch.

Jeder Segmentbronchus teilt sich in zwei variable Subsegmentbronchien, auf die eine dichotome Aufteilung in die kleinen Bronchien, die Bronchiolen, die Bronchioli terminales und respiratorii folgen. Die weitere Aufteilung erfolgt zu den Ductus alveolares und endet im Saccus alveolaris. Beide Lungen besitzen ca. 300 Millionen Alveolen mit einer Gesamtoberfläche 100–140 m², eine einzelne Blase mit dem gleichen Volumen von ca. 4 Litern hätte eine Oberfläche von nur 0,01 m²! Zwischen den Alveolen und den Acini gibt es Fenestrierungen, die Kohn-Poren, die neben der dichotomen eine kollaterale Ventilation ermöglichen. Die Wände der Alveolen, die Interalveolarsepten, stellen die Blut-Luft-Schranke dar, sind nur ca. 0,3–2 µm dünn und bestehen aus Alveolarepithel, Bindegewebsseptum und Kapillarendothel (◘ Abb. 11.2).

Alveolarepithelzellen Typ I (Pneumozyten Typ I) sind kleine und bis zu 0,1 µm dünne Platten, sitzen einer Basallamina auf und bedecken zu 90% die Oberfläche der Alveolarsepten. Mit

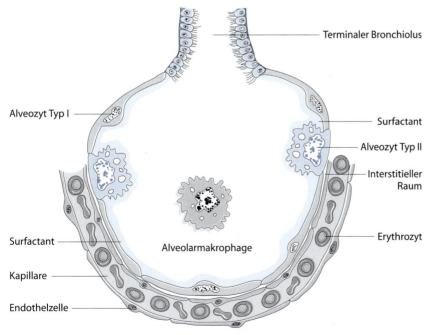

◘ **Abb. 11.2.** Alveole. Im oberen Teil der Abbildung ist im terminalen Bronchiolus noch Bronchialepithel zu sehen, gefolgt vom Alveolarepithel, welches durch die Alveolarzellen Typ I und II gebildet wird. Im unteren Teil der Abbildung Kapillare mit Erythrozyten.
Typ I = Alveozyt I; Typ II = Alveozyt II, Produktionsort von Surfactant; M = Alveolarmakrophage; B = terminaler Bronchiolus; C = Kapillare; EN = Endothelzelle; E = Erythrozyt; IS = interstitieller Raum (links zur besseren Darstellung verbreitert dargestellt, rechts normal); S = pulmonaler Surfactant.

ihren Fortsätzen bilden sie interzelluläre Verbindungsstellen mit der Zellmembran (tight junctions) und stellen auf diese Weise eine Permeationsschranke zwischen Alveolarlumen und interstitiellem Raum dar. **Alveolarzellen Typ II** (Pneumozyten Typ II) sind fortsatzlose Zellen, die vereinzelt zwischen den Typ-I-Zellen liegen. Sie produzieren Surfactant, der die Oberflächenspannung der Lunge herabsetzt und dadurch den exspiratorischen Kollaps der Alveolen verhindert (▶ Atemmechanik). Typ-II-Zellen differenzieren sich auch zu Typ-I-Zellen, die selbst nicht teilungsfähig sind. Das einschichtige Endothel des alveolären Kapillarnetzes reiht sich auf einer Basallamina auf, die teilweise mit derjenigen des Alveolarepithels verschmilzt. Weil die Kapillaren extrem dünn und gerade so groß sind, dass Erythrozyten hindurchpassen (10 μm), können sie leicht beschädigt werden, z. B. bei erhöhten vaskulären Drücken oder stark gedehnter Lunge.

Das **Bindegewebsseptum** besteht aus kollagenen und retikulären Bindegewebsfasern und einem elastischen Fasernetz, das die Fortsetzung des Fasersystems der Bronchiolenwände ist. Dadurch sind die Alveolarsepten zwischen Bronchialbaum und Lungenoberfläche elastisch aufgespannt. Diese Fasern liegen in einer dünnen Schicht von Grundsubstanz zusammen mit Fibroblasten, Makrophagen, Mastzellen und Leukozyten und bilden den interstitiellen Raum.

11.1.2 Gasaustausch

Gasaustausch ist der Vorgang, bei dem Sauerstoff (O_2) aus der Alveolarluft in das Blut aufgenommen (Oxygenierung) und CO_2 aus dem Blut in die Alveolarluft abgegeben (CO_2-Abatmung) wird. Er geschieht passiv durch Diffusion über die Alveolarwand entlang eines Partialdruckgradienten (für CO_2 ca. 20-mal schneller als für O_2) nach dem Fick-Diffusionsgesetz und ist proportional zu der Partialdruckdifferenz und umgekehrt proportional zur Gewebsdicke zwischen Alveolarluft und den Kapillaren. Der Partialdruck eines Gases richtet sich nach dem **Gesetz von Dalton**:

$$p_X = p \times F_X \text{ (trockene Gase)}$$

Dabei ist p_X der Partialdruck eines Gases und F_X der fraktionelle Anteil am Gesamtvolumen (= Konzentration). Unter physiologischen Bedingungen (wasserdampfgesättigt) gilt:

$$p_X = (p_B - p_{H_2O}) \times F_X$$

p_B: Umgebungsdruck (760 mmHg auf Meereshöhe);
p_{H_2O}: Wasserdampfdruck (47 mmHg bei 37°C).

Daher lässt sich der erwartete Sauerstoffpartialdruck im arteriellen Blut (p_aO_2) wie folgt abschätzen:
Die Verweildauer eines Erythrozyten im alveolären Kapillarbett (kapilläre Transitzeit) beträgt normalerweise ca. 0,75 s. Aber auch eine Verkürzung der Transitzeit auf 0,3 s bei einer Steigerung des HZV ist prinzipiell ausreichend, eine vollständige Äquilibrierung zwischen alveolärem (p_AO_2) und endkapillärem p_cO_2 herzustellen. Im idealen Lungenmodell entspricht daher der arterielle dem alveolären pO_2. Der p_AO_2 berechnet sich nach der alveolären Gasgleichung näherungsweise aus inspiratorischem pO_2 (p_iO_2) abzüglich des alveolären pCO_2 nach folgender Formel:

$$p_AO_2 = p_iO_2 - p_aCO_2/RQ$$

wobei RQ (VCO_2/VO_2) der respiratorischen Quotienten ist, der das Verhältnis zwischen CO_2-Abgabe und O_2-Aufnahme darstellt und normal einen Wert von 0,8–0,85 hat.

> **Wichtig**
>
> Unter physiologischen Bedingungen fließt ein Teil des HZV als venöse Beimischung über intra- und extrapulmonale Shunts unoxygeniert direkt von rechts nach links und trägt zu einer Senkung des p_aO_2 bei. Diese (beim Gesunden 5–10 mmHg betragende) Differenz zwischen alveolärem und arteriellen pO_2 wird als alveoarterielle pO_2-Differenz ($p_{A-a}O_2$) bezeichnet.

Der zu erwartende p_aO_2 errechnet sich also nach

$$p_aO_2 = p_AO_2 - p_{A-a}O_2.$$

Die $p_{A-a}O_2$ dient als Globalparameter für die Abschätzung der Funktion des Gasaustauschapparates und wird daher in klinischen Scoringsystemen verwendet (z. B. APACHE II).

> **Beispiel 1**
>
> Unter Raumluftatmung auf Meereshöhe errechnet sich beim Gesunden der arterielle p_aO_2:
> ($p_iO_2 - p_aCO_2/RQ) - p_{A-a}O_2$, also
> (((pB − p_{H_2O}) × F_iO_2) − $p_aCO_2/0{,}85$) − $p_{A-a}O_2$, daher
> (((760 − 47 mmHg) × 0,21) − 38 mmHg/0,85) − 5 mmHg,
> (149 mmHg − 45 mmHg) − 5 mmHg,
> 99 mmHg

Der Einfluss einer erhöhten F_iO_2 oder veränderter Umgebungsbedingungen auf den p_aO_2 lässt sich leicht berechnen. Beispielsweise berechnet sich der zu erwartende p_aO_2 auf dem Mt. Everest (Höhe 8848 m, pB = 250 mmHg) ohne zusätzliche Sauerstoffgabe mit nur 43 mmHg. Hieraus wird auch klar, warum bei Erkrankungen, die mit einer respiratorischen Störung und einer Vergrößerung der $p_{A-a}O_2$ einhergehen, die F_iO_2 zur Vermeidung einer Hypoxie erhöht werden muss.

11.1 Anatomie und Physiologie der Atmung

> **Beispiel 2**
> Um bei einer $p_{A-a}O_2 = 200$ mmHg einen $p_aO_2 \geq 70$ mmHg zu erreichen, muss die F_iO_2
> $(p_aO_2 + p_{A-a}O_2 + p_aCO_2/RQ)/ (pB - p_{H_2O})$ betragen, also
> $(70+200+45$ mmHg$)/713$ mmHg,
> 0,44 oder 44%

11.1.3 Sauerstofftransport

Die O_2-Aufnahme wird überwiegend durch den pulmonalen Blutfluss und weniger durch die O_2-Diffusion bestimmt. Nach dem **Gasgesetz von Henry** ist die Menge eines gelösten Gases proportional zu seinem Partialdruck. Für Sauerstoff sind 0,003 ml O_2/100 ml Blut pro mmHg pO_2 gelöst, bei einem p_aO_2 von 100 mmHg entsprechend 3 ml O_2/l Blut. Bei einem Herzzeitvolumen (HZV) von 6 l/min ergeben sich

$6 \times 3 = 18$ ml O_2,

die pro Minute ins Gewebe transportiert werden. In Ruhe werden ca. 200–300 ml/min O_2, während Anstrengung bis zum 10fachen, benötigt (O_2-Verbrauch, VO_2). Das wird nur dadurch erreicht, dass der überwiegende Teil des Sauerstoffs im Blut an Hämoglobin gebunden transportiert wird. 1 g Hb kann 1,39 ml Sauerstoff binden (**Hüfner-Zahl**, frühere Angaben mit 1,34–1,36).

Unter den gleichen Bedingungen, bei einem Hb von 120 g/l und 100% Sättigung, sind also zusammen 1,39×120=167 ml O_2/l gebunden und 3 ml O_2/l gelöst vorhanden (O_2-Gehalt des Blutes, CaO_2), multipliziert mit einem HZV von 6 l/min werden dem Körper so 1200 ml/min O_2 angeboten (O_2-Angebot, DO2).

> **Praxistipp**
> Eine effektive Erhöhung des O_2-Angebots kann nur durch eine Steigerung des HZV, der Hämoglobinkonzentration oder des Sättigungsgrades erreicht werden.

Die O_2-Sättigung (S_aO_2) hängt unter physiologischen Bedingungen in einer sigmoiden Form vom P_aO_2 ab. Der flache Kurvenverlauf im Bereich arterieller pO_2-Werte von 70–100 mmHg bewirkt, dass es auch bei Abnahme des p_aO_2 um 20–30 mmHg nur zu einem geringen Abfall der S_aO_2 kommt. Trotz einer nur relativ geringen Abnahme des O_2-Gehalts besteht eine große Partialdruckdifferenz zwischen gemischt-venösem Blut ($p_{gv}O_2$ ca. 40 mmHg) und Alveolarluft, was die schnelle Aufnahme des Sauerstoffs ins pulmonalkapilläre Blut fördert. Der steile Teil der O_2-Bindungskurve ermöglicht in den Geweben eine verbesserte O_2-Abgabe durch Abnahme der O_2-Sättigung, ohne dass der p_aO_2 gleichermaßen stark sinkt. Ein relativ hoher p_aO_2 im Bereich der Kapillaren ist günstig, da dadurch die O_2-Partialdruckdifferenz (pO_2 Kapillare – Gewebezelle – Mitochondrien: 40 – 20 – 2 mmHg) aufrechterhalten wird, was die Diffusion von Sauerstoff in die Zellen erleichtert.

> **Wichtig**
> Eine Rechtsverschiebung der O_2-Bindungskurve bedeutet, dass die Affinität des Sauerstoffs für Hämoglobin reduziert ist, d. h., Sauerstoff kann leichter abgegeben werden. Eine Linksverschiebung hingegen erhöht die O_2-Affinität und Sauerstoff kann im Gewebe schlechter abgegeben werden.

Als Maß für eine Lageveränderung der O_2-Bindungskurve dient der p_{50}-Wert, das ist der pO_2, bei dem eine 50%ige O_2-Sättigung des Blutes vorliegt, er beträgt bei adultem Hb ca. 26,6 mmHg (▶ Kap. 14).

11.1.4 Ventilation

Die Ventilation ist von dem Volumen abhängig, das pro Zeiteinheit in die Lunge hinein bzw. herausbewegt wird ($\dot{V}$ = Flow)

Das **Atemminutenvolumen** ist das pro Minute ventilierte Volumen und ergibt sich aus Atemzug- oder Tidalvolumen (VT) sowie der Atemfrequenz (f; ◻ Abb. 11.3):

AMV = VT × f

Die **Totalkapazität** (TLC) ist das gesamte nach einer maximalen Inspiration in der Lunge befindliche Luftvolumen, etwa 6000 ml. Sie setzt sich aus der **Vitalkapazität** (VC) und dem **Residualvolumen** (RV) zusammen. Das RV ist die Luftmenge, die nach maximaler Exspiration in der Lunge verbleibt, etwa 26% der Totalkapazität. Die Vitalkapazität ist die Luftmenge, die nach einer vollständigen Inspiration maximal ausgeatmet werden kann. Im Liegen nimmt die VC im Vergleich zum Stehen um etwa 300 ml ab.

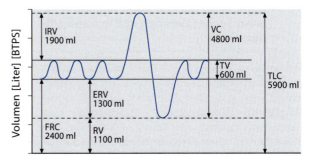

◻ **Abb. 11.3.** Statische Lungenvolumina und Normalwerte Erwachsene. (Aus: Roissant, Werner, Zwissler [2008] Die Anästhesiologie. Springer, Heidelberg Berlin)

Die **funktionelle Residualkapazität** (FRC) ist das Gasvolumen, welches bei Atemruhelage (entspannte Ausatmung) in der Lunge verbleibt. Die FRC wirkt als Reservoir gegenüber zu starken Schwankungen der alveolären und arteriellen O_2- und CO_2-Partialdrücke im Verlauf der Atmungszyklen. Das Residualvolumen verhindert einen Kollaps der Alveolen während der Exspiration. Beim Gesunden entspricht die FRC etwa 50% der totalen Lungenkapazität. Sie ist unter anderem abhängig von der Schwerkraft und der Lagerung, z. B. kommt es in Rückenlage zu einer Verminderung der FRC um etwa 20%. Obstruktive Lungenerkrankungen erhöhen, restriktive Lungenerkrankungen verkleinern das Residualvolumen (und damit die FRC).

> **Wichtig**
>
> RV, FRC und TLC können nicht mittels Spirometrie, sondern nur mit Körperplethysmographie oder Fremdgasverdünnungsmethoden bestimmt werden.

Die alveoläre Ventilation ist das am Gasaustausch teilnehmende Volumen und errechnet sich aus dem Tidalvolumen (VT) abzüglich des Totraums:

Alveoläre Ventilation = f × (VT−VD)

Die nicht am Gasaustausch teilnehmende physiologische Totraumventilation (VD) besteht aus anatomischem Totraum (ca. 2 ml/kgKG) der luftleitenden Atemwege und dem alveolären Totraum, der durch die Ventilation nicht perfundierter Gebiete entsteht. Der physiologische Totraumanteil am Atemvolumen VD/VT beträgt beim Gesunden 20–35% und wird näherungsweise mit der modifizierten **Bohr-Gleichung** bestimmt:

$$\frac{Vd}{VT} = \frac{p_aCO_2 - p_eCO_2}{p_aCO_2}$$

p_aCO_2: alveolärer CO_2-Partialdruck, p_eCO_2: gemischt-exspiratorischer CO_2-Partialdruck (nicht endexspiratorischer pCO_2, wie er von Kapnometern angezeigt wird).

11.1.5 Atemmechanik und Atemregulation unter Spontanatmung und maschineller Beatmung

Ventilation ist nur durch eine Druckdifferenz zwischen Alveolarraum und Umgebungsluft möglich. Die Inspiration ist ein aktiver Vorgang, bei dem Atemarbeit verrichtet werden muss (Muskelkraft, Beatmungsgerät), wohingegen die Exspiration passiv durch die elastischen Retraktionskräfte von Lunge und Thorax erfolgt. Als Maß hierfür bezeichnet die Elastance den Druckunterschied, der notwendig ist, eine bestimmte Volumenänderung zu bewirken, also:

$$E = \frac{\Delta p}{\Delta V}$$

Aufgeteilt für die elastischen Kräfte von Lunge (EL) und Thoraxwand (ET) ergibt sich für die Elastance des respiratorischen Systems (ERS)

$E_{RS} = EL + ET$

Bei der Spontanatmung generieren Zwerchfell und Thoraxwand einen subatmosphärischen Druck im Pleuraspalt p_{pl}. Der Atemwegsdruck p_{aw} ist der Druck in der Trachea. Er entspricht bei Spontanatmung und offener Glottis dem Atmosphärendruck, bei Beatmung dem inspiratorischen Plateaudruck. Der transpulmonale Druck p_{tp} stellt die Druckdifferenz zwischen Trachea und Pleura dar und ist der effektiv treibende Druck bei der Atmung.

$p_{tp} = p_{aw} - p_{pl}$

Klinisch wird häufig der reziproke Wert der Elastance, die Dehnbarkeit oder **Compliance**: C = 1/E angegeben. Je besser die Dehnbarkeit des respiratorischen Systems, desto leichter, d. h., mit weniger Druckaufwand, lässt sich eine Volumenänderung erreichen. Analog gilt:

$$C = \frac{\Delta V}{\Delta p} \text{ und } \frac{1}{C_{RS}} = \frac{1}{C_L} + \frac{1}{C_T}$$

Die C_{RS} ist sehr hoch (Normalwert Erwachsener ca. 85–100 ml/cmH_2O), aufgrund der o. g. Gleichung sind Thoraxwandcompliance C_T (Norm: 200–250 ml/cmH_2O) und Lungencompliance CL (Norm: 150–200 ml/cmH_2O) deutlich höher. Unter Spontanatmung bezeichnet Δp den überwiegend vom Zwerchfell, dem stärksten respiratorischen Muskel, generierten negativen Inspirationsdruck, unter maschineller Beatmung die Differenz zwischen endexspiratorischem und endinspiratorischem Okklusionsdruck.

Die elastischen Retraktionskräfte der Lunge beruhen nicht primär auf der Kraft der gedehnten elastischen Fasern, sondern auf der Oberflächenspannung an der Grenzschicht zwischen Gas und Flüssigkeit. Die Grenzfläche hat das Bestreben, sich zu verkleinern (energetisch günstigster Zustand). Der Druck ist daher innerhalb der Alveole größer als außerhalb und wird durch das LaPlace-Gesetz beschrieben (s. Lehrbücher der Physiologie).

> **Wichtig**
>
> Der Druck in einer Gasblase ist direkt proportional zur Oberflächenspannung und umgekehrt proportional zu seinem Radius. Damit sich nicht die kleineren Alveolen in die größeren entleeren und zum Totalkollaps der kleineren Alveolen führen, vermindert die Anwesenheit von Surfactant, einer komplexen Mischung aus Lipiden und Proteinen, die Zahl der Flüssigkeitsmoleküle pro Flächeneinheit, und die Oberflächenspannung sinkt.

Die zweite wichtige Regelgröße der Atemmechanik ist der **Atemwegswiderstand**. Fließt Luft durch eine Röhre, entsteht eine Druckdifferenz zwischen den Enden, die von Flussmuster und -geschwindigkeit abhängig ist. Den Widerstand, der dem Fluss damit entgegenwirkt, bezeichnet man als **Resistance**, er wird für laminare Strömungen nach dem **Hagen-Poiseuille-Gesetz** bestimmt:

$$Fluss: \dot{V} = \Delta p \frac{\pi r^4}{8\eta \times L}$$

η = dynamische Viskosität, L = Länge der Röhre.

Analog zum Ohm-Gesetz gilt für die Resistance R:

$$R = \frac{\Delta p}{\dot{V}} \Leftrightarrow R = \frac{8\eta \times L}{\pi r^4} \text{ mbar/ls}^{-1} \text{ (Normwert 2–4)}$$

> **Praxistipp**
>
> Eine Halbierung des Durchmessers hat eine 16fache Erhöhung der Resistance zur Folge!

Der größte Teil des Atemwegwiderstandes fällt in den oberen Luftwegen und in den ersten 6 Generationen des Tracheobronchialbaumes mit einem Durchmesser von >2 mm an. Oberhalb einer kritischen Flussrate (Berechnung anhand gasspezifischer Reynolds-Zahl) und an Aufzweigungen der Röhre kommt es darüber hinaus zu turbulenten Strömungen mit nichtlinearem Druck-Fluss-Zusammenhang. Insgesamt ist der Atemwegswiderstand der Lunge vom Lungenvolumen abhängig und nimmt mit zunehmenden Volumen ab.

Gesteuert wird die Spontanatmung aus dem Atemzentrum, einem komplexen System von Chemorezeptoren, Mechanorezeptoren und Neurotransmittern in mindestens 6 Neuronengruppen. In der Medulla oblongata befindliche Chemorezeptoren bewirken bei einem Anstieg der Wasserstoffionenkonzentration oder des pCO_2 im Liquor eine Steigerung der Ventilation. Periphere Chemorezeptoren reagieren außer auf einen CO_2-Anstieg auch auf eine Hypoxämie mit einer Stimulation des Atemzentrums. Dehnungsrezeptoren in der Lunge und der Atemmuskulatur steuern die Atmungstiefe.

> **Wichtig**
>
> Die entscheidenden Regelgrößen der Atmung sind die arteriellen Partialdrücke von Kohlendioxid (p_aCO_2) und Sauerstoff (p_aO_2); sie sind daher wichtige Parameter bei der Einstellung der maschinellen Beatmung.

Durch Allgemeinanästhesie und Beatmung wird die FRC um 15–20% reduziert. Ursächlich hierfür ist insbesondere die Verschiebung des Zwerchfells nach kranial durch Rückenlage und fehlenden Muskeltonus.

Die initiale Abnahme des Lungenvolumens bewirkt eine Kompression der kleinen Atemwege und dorsobasale Atelektasenbildung. Durch die Verminderungen des effektiven Querschnitts der Atemwege sowie durch Trachealtubus und Sekret steigt zudem der Atemwiderstand.

> **Wichtig**
>
> Resorptionsatelektasen verkleinern das Lungenvolumen, wenn die Extraktion von Sauerstoff aus dem Alveolarlumen den Nettoeinstrom von Gas übersteigt. Lungenareale mit kleinem Ventilations-Perfusions-Verhältnis können bei langer Exposition und niedriger gemischtvenöser O_2-Sättigung schon bei einem $F_iO_2 \geq 0{,}5$ in atelektatische Bereiche verwandelt werden.

Die Verminderung der FRC hat Konsequenzen für die gesamte Funktion der Lunge:

Der intrapleurale und intrapulmonale Druck steigen. Dadurch steigt auch der gravitationsabhängige Gradient des transpulmonalen Drucks in Rückenlage an, und eine ungünstige Verteilung der Ventilation mit Präferenz der ventralen Areale wird verstärkt.

Der pulmonale Gefäßwiderstand steigt durch die hypoxische pulmonale Vasokonstriktion in hypoventilierten Arealen (**Euler-Liljestrand-Reflex**). Der zunehmende intrapulmonale Rechts-Links-Shunt vergrößert die alveoloarterielle O_2-Partialdruckdifferenz. Die Compliance nimmt ab. Es kommt zu stärkeren Schwankungen des alveolären O_2- und CO_2-Partialdrucks während des Atemzyklus.

11.2 Maschinelle Beatmung

▪▪▪ Indikation

Die Indikation zur maschinellen Beatmung ist immer dann gegeben, wenn der Patient nicht selber in der Lage ist, eine ausreichende Oxygenierung (hypoxisches Lungenversagen) oder CO_2-Abatmung (hyperkapnisches Lungenversagen) zu gewährleisten (◻ Tab. 11.1). Dies kann bei Erkrankungen der Lunge selbst, bei atemmechanischen Störungen oder bei übergeordneten, die Atemmuskulatur beeinträchtigenden Erkrankungen oder Verletzungen der Fall sein. Selten liegt allerdings eine singuläre Störung vor, meistens handelt es sich um kombinierte Störungen, welche die respiratorische Funktion auf mehreren Ebenen beeinträchtigen. Überdies können neuromuskuläre Erkrankungen dazu führen, dass trotz eigentlich ausreichender Atemfunktion die Atemwege nicht vor Aspiration geschützt werden können oder nicht ausreichend von Sekret geklärt werden können. Bei lang dauernden Störungen ist hier die Tracheotomie indiziert, und häufig kann dann im weiteren Verlauf auf eine maschinelle Beatmung vollständig verzichtet werden.

Tab. 11.1. Beatmungsindikationen

Indikation	Möglich bei
Schwerwiegende Oxygenierungsstörung	– Pneumonie – Aspiration – Lungenödem – ARDS, Sepsis – Lungenkontusion – Lungenembolie
Ventilationsstörung	– Schwere Obstruktion – Verminderung der thorakoabdominellen Compliance, z. B. Sepsis, erhöhter intraabdomineller Druck – Ausgeprägte Thoraxinstabilität – Schwere Restriktion
Neuromuskuläre Störung	– Hoher Querschnitt – Lähmung der Atemmuskulatur (z.B. GBS, ALS, Polio) – Intrakranielle Läsionen – Polyneuropathie – Myopathie
Apnoe/Hypopnoe	– Tiefe Sedierung, z.B. zur Kontrolle eines erhöhten ICP bei Neurotrauma – Polytrauma – Postoperativ – Hypothermie
Atemwegsprotektion	– Koma – Schluckstörung, Rekurrensparese, Aspiration

Zeichen dekompensierender Atemfunktion mit Beatmungsindikation
– Einsatz der Atemhilfsmuskulatur (thorakale und epigastrische Einziehungen, Nasenflügeln, Aufstützen der Arme)
– schnelle, flache Atmung (Hecheln), in der Teilkompensation mit Hyperventilation
– Sympathikusaktivierung (Schwitzen, Tachykardie)
– Unruhe, Angst, Delir
– Zunehmende CO_2-Retention
– Azidose (pH<7,30)

Bei intrakraniellen Läsionen ist die Indikation zur Beatmung großzügig zu stellen, um einen intrakraniellen Druckanstieg durch Hyperkapnie zu verhindern.

▪▪▪ Nebenwirkungen und Gefahren
Neuere Erkenntnisse zeigen, dass die maschinelle Beatmung einen Lungenschaden unterhalten und sogar induzieren kann [1]. Es kann dabei zwischen direkten, indirekten und assoziierten Schädigungen unterschieden werden.

Direkte Schädigungen
Die unphysiologische intrathorakale Druckerhöhung bei der Beatmung (im Gegensatz zur Spontanatmung) führt zu einer Kompression der intrathorakalen Venen und des rechten Atriums mit einer Reduktion der Vorlast und darüber des Herzzeitvolumens (HZV). Der zentrale Venendruck steigt an und kann zu einem Venenstau mit Leberstauung und reduzierter Perfusion der abdominellen Organe führen. **Klinische Zeichen** hierfür sind reduzierte Urinausscheidung, Darmparalyse und ansteigende Leberenzyme.

Die Überdehnung von Alveolen bei inadäquat hohen Tidalvolumina führt zum Volutrauma mit der Gefahr von Alveolarwandruptur, Übertritt von Flüssigkeit durch Endothellücken in das Interstitium und den Alveolarraum und somit zum Lungenödem. Die Aktivierung proinflammatorischer Enzyme führt zu Fibrosierung und Untergang von funktionellem Alveolarepithel (Typ-I-Zellen). Überdies führt die Anwendung hoher Beatmungsdrücke zu größeren Rupturen und damit zu Pneumothorax oder Pneumomediastinum (Barotrauma).

Indirekte Schädigungen
Über biomechanische Signaltransduktion können systemisch wirksame Mediatorenreaktionen in Gang gesetzt werden, die zum SIRS (**systemic inflammatory response syndrome**) mit Multiorganversagen führen [2]. Hierfür werden besonders die Überdehnung (overdistension) kranker Lungenbezirke und die Wirkung bei gleichzeitiger Dehnung und Kollaps nebeneinander liegender Lungenbezirke entstehender Scherkräfte als Trig-

Die maschinelle Beatmung stellt keine Therapie per se dar, sondern dient lediglich der temporären Überbrückung einer respiratorischen Störung. Bis auf wenige neuromuskuläre Erkrankungen mit lebenslanger, ggf. intermittierender Heimbeatmung, besteht die Therapie in der Behandlung der Grunderkrankung, und das primär anzustrebende Ziel ist die Extubation bzw. Wiederherstellung der unassistierten Spontanatmung!

Die Indikationsstellung zur Beatmung erfolgt überwiegend nach klinischen Gesichtspunkten und nicht nach Laborwerten, z. B. der Blutgasanalyse, weil Patienten mit chronischen hypoxämischen Erkrankungen (z. B. Lungenfibrose, Pneumokoniose, intrakardiales oder intrapulmonales Shunting) an niedrige pO_2-Werte (<60 mmHg!) gut adaptiert sein können.

11.2 Maschinelle Beatmung

germechanismus verantwortlich gemacht. Die Lunge schädigenden Mechanismen werden auch unter dem Begriff VILI (**ventilator induced lung injury**) oder VALI (**ventilator associated lung injury**) zusammengefasst. Tierexperimentelle und klinische Studien haben einen eindeutigen Zusammenhang zwischen Beatmungseinstellung und VALI belegen können und gezeigt, dass eine lungenprotektive Beatmung (s. unten) einen günstigen Einfluss auf das Überleben hat.

Assoziierte Schädigungen

Das Risiko für maschinell beatmete Patienten, eine nosokomiale Pneumonie zu erleiden (VAP, **ventilator assosciated pneumonia**), steigt mit jedem Tag der Beatmung und wird, abhängig von der Sensitivität der Untersuchungsmethode, nach einer Woche mit 75–95% angegeben [3]. Weiterhin kommt es bereits nach kurzer Beatmungsdauer zu atrophischen Veränderungen des Zwerchfells, welche die Entwöhnung vom Respirator erschweren können.

Fazit

Bei der Einstellung der Beatmung müssen einerseits die unerwünschten physiologischen Veränderungen berücksichtigt und die Wiederherstellung einer ausreichenden Oxygenierung und Ventilation erzielt werden, andererseits muss die Invasivität der Beatmung so weit als möglich reduziert werden.

11.2.1 Grundzüge der maschinellen Beatmung

Grundsätzlich wird zwischen kontrollierter, d. h. vollständig vom Respirator übernommener, und assistierter Beatmung unterschieden, bei welcher der Respirator nur einen Teil der vom spontan atmenden Patienten aufzubringenden Atemarbeit ersetzt.

Die kontrollierte Beatmung hat den Vorteil, eine definierte Ventilation zu garantieren und ist bei allen Störungen indiziert, bei der ein Totalausfall der patienteneigenen spontanen Atemaktivität vorliegt oder induziert wurde (z. B. hoher Querschnitt, tiefe Sedierung). In der Exspirationsphase ist keine Spontanatmung möglich, etwaige spontane Inspirationsbemühungen werden nicht unterstützt.

Bei der assistierten Beatmung lässt sich, je nach Einstellung, eine bestimmte Mindestventilation einstellen, der Patient hat die Möglichkeit, zusätzliche Atemhübe zu triggern oder mit variabler Druckunterstützung spontan zu atmen. Durch die erhaltene Zwerchfellaktivität ergeben sich theoretische Vorteile:
- verminderte dorsobasale Atelektasen bei direkter Stimulation des Diaphragma in Narkose [4],
- verbessertes Ventilations-Perfusions-Verhältnis beim akuten Lungenversagen [5],
- verbesserte Splanchnikusdurchblutung,
- verbesserte Urinausscheidung bei Zwerchfellstimulation [6],
- Anstieg des HZV und des O_2-Angebots,
- geringerer Sedierungsbedarf.

In tierexperimentellen und kleineren klinischen Studien konnten unter assistierter Spontanatmung im Vergleich zu kontrollierter Beatmung günstige Effekte auf den Gasaustausch, auf die Perfusion abdomineller Organe und auf die notwendige Sedierungstiefe festgestellt werden [7]. Bis jetzt fehlen allerdings Beweise für ein verbessertes Outcome bei den so beatmeten Patienten.

Beatmungsparameter
Tidalvolumen

Das Tidal- (VT) oder Atemzugvolumen (AZV) beträgt physiologisch beim Erwachsenen ca. 7–8 ml/kg des idealen Körpergewichts. Zur Berechnung dessen existieren verschiedene Formeln (z. B. Männer 50+0,91[cm−152,4], Frauen 45,5+0,91[cm−152,4]; [[8]]).

Wichtig ist, dass die Referenzgröße die Körperlänge und nicht das aktuelle Gewicht ist. Durch eine Reduktion des VT lässt sich der Beatmungsdruck senken, zu beachten ist jedoch, dass durch eine Reduktion des VT der Totraumanteil steigt (da der anatomische Totraum bei 2 ml/kg konstant bleibt). Eine Reduktion unter 4 ml/kg hat sich daher als nicht sinnvoll erwiesen [9].

Atemfrequenz (AF), Atemminutenvolumen (AMV oder VE)

Durch die Kombination von AF und VT wird VE bestimmt. Da die CO_2-Abatmung vom VE abhängt, ist letzteres in der Regel so zu wählen, dass physiologische p_aCO_2-Werte von 36–42 mmHg resultieren.

Eine Hyperventilation bei erhöhtem ICP ist lediglich als Notfallmaßnahme bei Hirndruckkrisen angezeigt, da der Effekt nur von kurzfristig anhält. Das notwendige Minutenvolumen kann erheblich schwanken, abhängig von der CO_2-Produktion und ist z. B. bei Fieber, Sepsis oder Stress erheblich gesteigert.

Atemzeitverhältnis

Das Atemzeitverhältnis oder I:E bestimmt das Verhältnis zwischen Inspirations- und Exspirationsdauer und beträgt normalerweise 1:1,7–2,0.

Bei Patienten mit exspiratorischer Obstruktion kann es allerdings notwendig sein, das I:E auf 1:3–4 abzusenken, um die Ausbildung eines Auto-PEEP (s. unten) zu verhindern.

Bei pulmonalen Erkrankungen lässt sich durch eine Anhebung des I:E auf 1:1 die Oxygenierung verbessern.

Ein I:E >1 wird als IRV (**inversed ratio ventilation**) bezeichnet und kann die Oxygenierung durch eine unkontrollierte Erhöhung des Auto-PEEP weiter verbessern, allerdings empfiehlt sich stattdessen bei I:E 1:1 eher eine kontrollierte Erhöhung des

PEEP mit dem gleichen Effekt auf die Oxygenierung. Das I:E wird entweder direkt eingestellt, oder ergibt sich aus der Inspirationsdauer bei gegebener Frequenz (unterschiedlich bei verschiedenen Ventilatoren).

> **Beispiel**
> Einstellung AF = 12, I:E = 1:2, ⇒ Inspiration 1,67 s, Exspiration 3,33 s
> Einstellung AF = 14, Inspiration = 2,0 s ⇒ I:E=1:1,14 s, Exspiration 2,28 s

Inspiratorische Sauerstoffkonzentration (F_iO_2)

Die F_iO_2 ist so niedrig einzustellen, dass eine ausreichende Oxygenierung gewährleistet ist, allerdings aus Sicherheitsaspekten nicht niedriger als 30%. Eine erhöhte F_iO_2 >60% über einen längeren Zeitraum sollte möglichst vermieden werden. Nebenwirkungen sind:
- Resorptionsatelektasen
  - In schlecht ventilierten Arealen diffundiert O_2 aus den Alveolen, wenn keine Luft nachströmt, kommt es zur Atelektase.
  - **Stickstoff (aus der Luft) ist inert, hält dadurch die Lunge offen!**
- Je höher die O_2-Konzentration, desto mehr reaktive Sauerstoffradikale (ROS; **reactive oxygen species**) werden gebildet und üben einen oxidativen Stress mit Destruktion von Alveolar- und Kapillarendothel aus (s. unten).

PEEP

Der positive endexspiratorische Druck (PEEP) erhöht die FRC und wirkt damit der Atelektasenbildung unter Beatmung entgegen. Initial sind Werte von 5–8 cmH_2O einzustellen, bei der erkrankten Lunge (s. dort) können wesentlich höhere Werte erforderlich sein.

> **Schnelleinstellung beim Erwachsenen**
> - VT 450–650 ml (entsprechend [Körpergröße in cm – 100] × 8)
> - AF 12–14 min^{-1}
> - I:E 1:1,5–2,0 bzw. Inspirationsdauer 1,5 s
> - F_iO_2 50%
> - PEEP = 8 cmH_2O
> - Wenn die Akutsituation nach Aufnahme oder Intubation des Patienten vorüber ist, erfolgt die Feinregulation u. a. nach Blutgasanalyse.

Weitere Einstellparameter

Der **Inspirationsfluss** $\dot{V}_i$ kann bei den meisten Ventilatoren zwischen 20–80 l/min reguliert werden. Soll ein großes Volumen in kurzer Zeit appliziert werden (kleines I:E, kurze Inspirationszeit, hohe AF), muss der Fluss hochgenommen werden, bei volumenkontrollierter Beatmung (s. unten) kann durch eine Reduktion des $\dot{V}_i$ der Beatmungsdruck reduziert werden. Bei druckunterstützter Spontanatmung ist in der Regel ein Fluss >30 l/min erforderlich, um dem Patienten ausreichend Volumen auf einen Triggerimpuls zur Verfügung zu stellen.

Die **obere Druckbegrenzung** (p_{MAX}) wird wirksam, wenn während des Atemhubs der eingestellte Wert überschritten wird. Im Gegensatz zu älteren Transport- oder Narkoseventilatoren wird beim Erreichen dieses Wertes jedoch nicht auf Exspiration umgeschaltet, sondern der Inspirationsfluss entsprechend bis zum Ende der eingestellten Inspirationszeit reduziert. Ist die Druckbegrenzung wirksam, ergibt sich eine Volumeninkonstanz. Zur Vermeidung eines Barotrauma sollte der p_{MAX} ≤35 cmH_2O eingestellt werden.

Eine inspiratorische Druckunterstützung (PS, **pressure support**; ASB, **assisted spontaneous breathing**) kann bei assistierter Spontanatmung die Inspirationsbemühungen des Patienten unterstützen und sollte bei überwiegend maschineller Beatmung auf Werte zwischen 10–12 cmH_2O, bei reiner Spontanatmung auf Werte, die zu einem VT von ca. 8 ml/kgKG führen, eingestellt werden.

Die inspiratorische Triggerschwelle regelt den Minimalfluss (Flowtrigger) oder die Druckdifferenz (Drucktrigger), die vom Patienten zur Auslösung einer Druckunterstützung aufgebracht werden muss. Standardwerte liegen bei 2 l/min oder –2 cmH_2O. Zu niedrige Werte führen zum Autotriggern bei Resonanz im Schlauchsystem, zu hohe Werte zu frustranen Inspirationsbemühungen.

Mit der inspiratorischen Druckanstiegsrampe wird die Zeit bis zum Erreichen der maximalen Druckunterstützung von 0–2 s (Standard: 0,2 s) eingestellt. Bei zu kurzer Zeit (steile Rampe <0,2 s) kann ein zu hoher Inspirationsfluss entstehen. Eine flache Rampe ist mit einer erhöhten Atemarbeit für den Patienten verbunden und somit unvorteilhaft, da sich die Atemmuskulatur nicht »trainieren« lässt.

Überwachungsparameter

Bestimmte Messwerte werden von den meisten Respiratoren standardmäßig angezeigt und dienen der Überwachung der eingestellten Beatmung:

Die **dynamische Compliance** C_{dyn} wird aus dem applizierten Tidalvolumen und der Druckdifferenz zwischen PEEP und endinspiratorischem Plateaudruck errechnet. Die C_{dyn} wird pro Atemzug angezeigt und ist nicht mit der statischen Compliance, C_{st}, zu verwechseln, die sich nur durch ein ex- und inspiratorisches Okklusionsmanöver bestimmen lässt. Bei vorhandener Spontanatmung variiert die C_{dyn} abhängig von der Patientenmitarbeit, und repräsentiert keine verlässlichen Werte!

Die **Resistance** wird für den maximalen In- und Exspirationsfluss berechnet und repräsentiert als Globalparameter den Atemwegswiderstand von Schlauchsystem, Beatmungsfilter, Tubus und Atemwegen. Eine Einengung des Tubus durch angetrocknetes Sekret oder ein verstopfter Filter verursachen demnach ebenfalls einen Anstieg der Resistance.

Der **intrinsische PEEP** ($PEEP_i$) ist die Summe aus extern eingestelltem PEEP und Auto-PEEP, der durch einen Beginn der Inspiration bei noch nicht vollständiger Exhalation entsteht. Auto-PEEP ist eine unerwünschte Nebenwirkung bei obstruktiver Lungenerkrankung, hoher Atemfrequenz oder zu kurzer Exspirationszeit (z. B. bei IRV) und kann zu lebensbedrohlicher Kreislaufdepression bei zunehmender Überblähung der Lunge und zentralvenöser Kompression führen. Der $PEEP_i$ lässt sich nur durch eine exspiratorische Okklusion (»Expiratory Hold«) messen und ist durch einen Anstieg des Beatmungsdruckes nach Okklusion charakterisiert. Die Beatmung sollte so eingestellt werden, dass der $PEEP_i$ etwa dem eingestellten PEEP entspricht.

Beatmungsmodi

Eine verwirrende Anzahl unterschiedlicher Bezeichnungen der Beatmungsmodi, die vielfach patentrechtliche Gründe haben, macht es dem Anwender schwer, die Unterschiede bzw. Gemeinsamkeiten zwischen den Modi zu erkennen. Hinzu kommt, dass sich viele Modi untereinander kombinieren lassen. Im Folgenden sollen nur die gebräuchlichsten Bezeichnungen erklärt werden. Grundsätzlich handelt es sich um die intermittierende Anwendung von positivem Druck (**intermittent positive pressure ventilation**, IPPV), zumeist mit PEEP als »**constant positive pressure ventilation**« (CPPV). Abhängig von Regelung und Flussmuster, gibt es eine volumenregulierte Beatmung mit konstantem Fluss, und eine druckregulierte Beatmung mit dezelerierendem Fluss. Beide Formen können prinzipiell als kontrollierte oder assistierte Beatmung durchgeführt werden.

Volumenkontrollierte Beatmung (VCV, CMV, IMV)

Es wir ein bestimmtes Tidalvolumen eingestellt, daraus ergibt sich der Beatmungsdruck. Je höher der eingestellte, konstant applizierte Inspirationsfluss (»constant flow«), desto höher der Spitzendruck P_{PEAK} und desto länger die Plateauphase (p_{PLAT}). Bei volumenkonstanter Beatmung ändert sich der Beatmungsdruck abhängig von der sich ändernden Atemmechanik des Patienten. Die Atemfrequenz ist fest (◘ Abb. 11.4).

Druckkontrollierte Beatmung (PCV)

Es wird ein Inspirationsdruck p_{INSP} eingestellt, bis zu dem die Lunge mit einem bestimmten $\dot{V}_i$ aufgefüllt wird. Bei Erreichen des p_{INSP} wird der Flow reduziert bis zum Erreichen der Exspiration. Dadurch ergibt sich ein dezelerierender Fluss. Theoretisch wird das als Vorteil angesehen, da sich die einzelnen Kompartimente der Lunge entsprechend der jeweiligen Zeitkonstante füllen können. In der Regel ist auch der resultierende Spit-

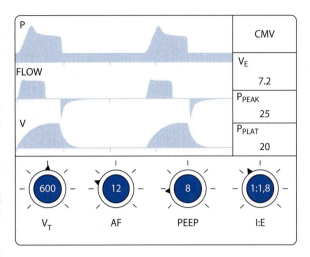

◘ **Abb. 11.4.** Druck-Zeit-, Fluss-Zeit- und Volumen-Zeit-Diagramm bei volumengesteuerter Beatmung. Typische Ventilatoreinstellungen für einen lungengesunden Erwachsenen mit 175 cm Körpergröße: VT 600 ml; AF 12/min; PEEP 5–8 cmH_2O; p_{MAX} 25 cmH_2O, I:E 1:1,8

zendruck niedriger als bei volumenkontrollierter Beatmung mit gleichem Tidalvolumen, allerdings konnte in klinischen Studien bislang kein Vorteil für einen Modus festgestellt werden. Bei sich ändernder Atemmechanik ergibt sich eine volumeninkonstante Beatmung, d. h. bei einer Abnahme der Compliance kommt es zu einer Reduktion des VT, bei einer Zunahme zu einer Erhöhung des VT. Die Atemfrequenz ist fest. Gewöhnlich entspricht p_{INSP} dem inspiratorischen Plateaudruck p_{PLAT} (◘ Abb. 11.5).

Assistierte Spontanatmung

Die einfachste Form der assistierten Spontanatmung wird als »**assisted mechanical ventilation**« (AMV) oder »**assist control ventilation**« (ACV) bezeichnet. Sie kann als druck- (p-AMV) und volumenkontrollierte (V-AMV) Form durchgeführt werden, der Patient kann einen Maschinenhub triggern und damit lediglich die Atemfrequenz modulieren. Obwohl der Vorteil theoretisch klein erscheint, ist dies eine effektive Methode, die Atemmuskulatur zu entlasten und einer der am häufigsten verwendeten Beatmungsmodi [3].

> **Typische Einstellungen für einen lungengesunden Erwachsenen mit 175 cm Körpergröße:** VT 600 ml oder p_{INSP} 20 cmH_2O; AF 12/min; PEEP 5–8 cmH_2O; p_{MAX} 25 cmH_2O; I:E 1:1,7; Flow-Trigger 2 l/min.**«**

Die »**synchronised intermittent mandatory ventilation**« (SIMV) hingegen gibt eine feste Atemfrequenz vor, innerhalb des durch die Atemfrequenz vorgegebenen Zeitfensters wird ein Maschinenhub mit der Eigenatmung synchronisiert, zusätzlich sind spontane, unassistierte Atemexkursionen in der Exspiration

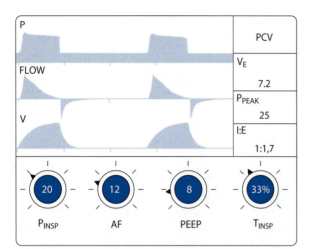

Abb. 11.5. Druck-Zeit-, Fluss-Zeit- und Volumen-Zeit-Diagramm bei druckgesteuerter Beatmung. Typische Ventilatoreinstellungen für einen lungengesunden Erwachsenen mit 175 cm Körpergröße: p_{INSP} 20 cmH_2O; AF 12/min; PEEP 5–8 cmH_2O; p_{MAX} 25 cmH_2O; I:E 1:1,7 oder Inspirationszeit 33%; Bei einigen Ventilatoren wird statt des Inspirationsdruckes p_{INSP} der Druck über PEEP (p+PEEP) eingestellt. In diesem Fall ergibt sich p_{INSP} aus PEEP +p+PEEP. p_{INSP} sollte so adjustiert werden, dass VT im gewünschten Bereich (im Beispiel 600 ml) liegt.

möglich. Zusätzlich lässt sich eine Druckunterstützung für die Spontanatmung einstellen (SIMV-PS). SIMV wurde ursprünglich als Weaning-Modus entwickelt, zeigte sich hierbei allerdings anderen Methoden unterlegen und weist gegenüber ACV keine besonderen Vorteile auf [10].

> **Typische Einstellungen für einen lungengesunden Erwachsenen mit 175 cm Körpergröße:** VT 600 ml oder p_{INSP} 20 cmH_2O; AF 12/min; PEEP 5–8 cmH_2O; p_{MAX} 25 cmH_2O; I:E 1:1,7; Flow-Trigger 2 l/min; ASB +10 cm-H_2O.«

Beim »**continuous positive airway pressure**« (CPAP) wird lediglich ein bestimmter positiver Atemwegsdruck aufrechterhalten. Dies dient der Offenhaltung kollapsgefährdeter Areale und entlastet die Atemmuskulatur. Die Atemfrequenz wird allein vom Patienten bestimmt. Zur weiteren Entlastung der Atemarbeit kann auch hier mit einer Druckunterstützung kombiniert werden (CPAP+ASB oder PSV = **pressure support ventilation**). Durch Auswahl eines entsprechend hohen ASB können so auch Patienten mit mittelschwerer Einschränkung der Lungenfunktion beatmet werden. Von Vorteil bei PSV ist, dass nur eine leichte Sedierung erforderlich ist und dass eine Diskoordination von Patient und Ventilator nur selten auftritt.

Bei schwerster pulmonaler Erkrankung ist allerdings PSV häufig nicht mehr ausreichend und es sollte in einen Modus mit einem höheren Anteil Respiratoratmung gewechselt werden. Zu einer effektiven PSV muss der Trigger ausreichend sensitiv eingestellt werden, damit der Patient nach Unterschreiten der druck- oder flussgesteuerte Schwelle eine maschinelle Unterstützung auslösen kann. Bei zu sensitiver Einstellung kann es zu Resonanzen im Schlauchsystem und zur Autotriggerung kommen.

Die Druckunterstützung sollte so hoch sein, dass durch eine effektive Entlastung der Atemarbeit eine ruhige, synchronisierte Atmung resultiert. Eine zu niedrige Druckunterstützung führt zu einem Anstieg der AF und einem Abfall des VT (»Hechelatmung«). Wichtig für die Synchronität ist weiterhin, dass der Flow vom Respirator schnell (<0,1 s) geliefert wird, die Zeitverzögerung zwischen Triggerimpuls und Maximalfluss muss daher auf möglichst geringe Werte eingestellt werden (»steile Rampe«; Abb. 11.6).

Eine Mischung aus den bereits beschriebenen Verfahren stellt die Beatmung auf 2 unterschiedlichen CPAP-Niveaus dar (BIPAP, DuoPAP). Dabei wirkt der Wechsel vom unteren auf das obere Niveau wie eine Inspiration, der umgekehrte Wechsel wie eine Exspiration. Der Patient kann auf beiden Niveaus spontan dazu atmen. Ist keine Spontanatmung vorhanden, unterscheidet sich dieser Modus nicht von PCV. Der Wechsel zwischen oberen und unteren Niveau erfolgt unsynchronisiert zeitgesteuert. Mit BIPAP-Assist kann der Wechsel zum oberen Niveau vom Patienten getriggert werden, vom Prinzip unterscheidet sich der Modus dann nicht von p-AMV. Auch hier kann eine Druckunterstützung auf dem unteren Niveau eingestellt werden (BIPAP-ASB).

Eingestellt werden p_{HOCH} und p_{TIEF} sowie die Zeiten T_{HOCH} und T_{TIEF}. Als Sonderform kann T_{HOCH} länger als T_{TIEF} eingestellt werden, wodurch sich eine Spontanatmung auf hohem

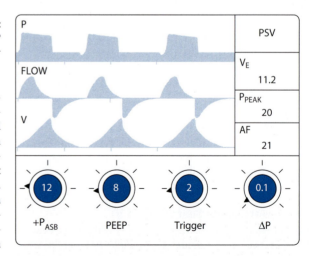

Abb. 11.6. Druck-Zeit-, Fluss-Zeit- und Volumen-Zeit-Diagramm bei druckunterstützter Spontanatmung (PSV). Typische Einstellungen für einen lungengesunden Erwachsenen mit 175 cm Körpergröße: CPAP 5–8 cmH_2O; p_{MAX} 25 cmH_2O. Für **PSV** gilt: CPAP 5–8 cmH_2O; ASB +10 cmH_2O; p_{MAX} 25 cmH_2O; Flow-Trigger 2l/min

CPAP-Niveau mit intermittierender Exhalation zur CO_2-Abatmung ergibt (APRV = **airway pressure release ventilation**). Beim schweren Lungenversagen konnte für BIPAP eine günstige Beeinflussung des Ventilation-Perfusions-Verhältnisses gezeigt werden (Abb. 11.7; [5]).

11.2.2 Relaxierung und Sedierung

Eine länger dauernde, **neuromuskuläre Relaxierung** ist zur Ermöglichung der maschinellen Beatmung grundsätzlich nicht erforderlich. In klinischen Studien hat sich gezeigt, dass es hierdurch schneller zu einer Atrophie der Atemmuskulatur, Abnahme der motorischen Endplatten und somit Verlängerung der Entwöhnungszeit kommt [11].

Eine neuromuskuläre Blockade ist nur als temporäre Maßnahme zur Überbrückung von Notfallsituationen mit Beatmungsunmöglichkeit angezeigt, z. B. bei schwerster Bronchokonstriktion und Kreislaufdekompensation.

Die zweite Indikation ist bei schweren Hirndruckkrisen gegeben, wenn eine zur Kontrolle des ICP ausreichend tiefe Sedierung zu unerwünscht starker Kreislaufdepression mit inadäquat niedrigem arteriellen Mitteldruck führt. Ist eine Relaxierung unumgänglich, sollte ein nichtdepolarisierendes Muskelrelaxans (MR) der neuesten Generation, präferenziell als Bolus-

applikation, verwendet werden. Diese zeichnen sich durch eine geringe Histaminfreisetzung und niedrige Kumulationsgefahr aus (▶ Kap. 9).

Die **Sedierung** dient dazu, den Patienten in einen Status der ruhigen, nicht agitierten Kooperation zu bringen und unangenehme Noxen, wie Intubation und maschinelle Beatmung, zu tolerieren. Zusätzlich besteht besonders bei Patienten mit intrakraniellen Läsionen häufig eine länger anhaltende Verwirrung, die in Kombination mit vom Patienten als bedrohlich empfundenen Maßnahmen zu Unruhe und Agitation führt. Beides führt zu einem erhöhten Grundumsatz mit Anstieg des CO_2 und damit zu Problemen bei der Entwöhnung von der Beatmung (Weaning). Allerdings ist, mit Ausnahme von Patienten mit erhöhtem ICP, eine tiefe Sedierung entsprechend einem komatösen Zustand nicht erforderlich und nicht wünschenswert.

> **Unerwünschte Nebenwirkungen einer zu tiefen Sedierung**
> - Zunehmende kreislaufdepressive Effekte
> - Darmparalyse und paralytischer Ileus
> - Unterdrückung der Spontanatmung
> - Keine Beurteilung des neurologischen Verlaufs möglich
> - Verlängerung der Beatmungsdauer

Zur Steuerung der adäquaten Sedierungstiefe ist die Verwendung klinischer Scores, z. B. der Ramsay-Score (Tab. 11.2) von Vorteil. In klinischen Studien konnte dadurch eine signifikante Verkürzung der Beatmungsdauer gezeigt werden, unabhängig von den zur Sedierung verwendeten Substanzen (s. auch ▶ Kap. 9; [12]).

11.3 Beatmung der erkrankten Lunge

11.3.1 Ziele

Obwohl bei neurologischen Erkrankungen die Lunge zumeist nicht primär betroffen ist, entwickelt sich häufig eine sekundäre Lungenschädigung, z. B. in Form der beatmungsassoziierten Pneumonie oder des neurogenen Lungenödems, für das eine Inzidenz bis zu 50% angegeben wird [13]. Mit den im vorigen Abschnitt angegebenen Grundeinstellungen ist häufig keine ausreichende Oxygenierung zu erreichen und die Parameter müssen entsprechend angepasst werden. Während dies traditionell mit einer Anhebung des Beatmungsdrucks, einer Erhöhung des Tidalvolumens und der F_iO_2 erreicht wurde, ist heute bekannt, dass diese Maßnahmen den Lungenschaden unterhalten und sogar verschlimmern können. Daher wird heute das **Konzept der lungenprotektiven Beatmung** angewendet, welches in klinischen Studien bei Patienten mit akutem Lungenversa-

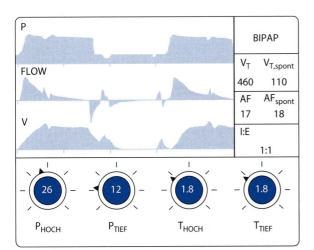

Abb. 11.7. Druck-Zeit-, Fluss-Zeit- und Volumen-Zeit-Diagramm: Beatmung auf 2 CPAP-Niveaus (BIPAP, DuoPAP, APRV). Typische Ventilatoreinstellungen für einen lungengesunden Erwachsenen mit 175cm Körpergröße: *Einstellvariante 1* (klassisches BIPAP): p_{HOCH} 20 cmH_2O, p_{TIEF} 5 cmH_2O, T_{HOCH} 2 s und T_{TIEF} 3 s. Hieraus resultiert AF = 12 und I:E = 2:3 oder 1:1,5. Der p_{MAX} muss mindestens 5 cmH_2O oberhalb p_{HOCH} eingestellt werden. *Einstellvariante 2* (DuoPAP): p_{INSP} 20 cmH_2O, PEEP 5 cmH_2O, AF 12/min, T_{INSP} 2 s. Hieraus resultiert I:E = 1:1,5. Beide Varianten können (bei neueren Geräten) mit einer Druckunterstützung kombiniert werden: Flow-Trigger 2 l/min, ASB +10 cmH_2O.

Tab. 11.2. Sedierung nach der Ramsay-Skala und mögliche Auswirkungen auf die Beatmung

Sedierungstiefe (angestrebt Stufe 2–4)	Stufe	Auswirkung auf die Respiration
Ängstlich agitiert, unruhig	1	Tachypnoe, Hechelatmung, Diskoordination Patient-Ventilator
Kooperativ orientiert, ruhig	2	CPAP ± ASB möglich
Schlafend, leicht weckbar, befolgt Kommandos, z. B. Hand drücken	3	Assistierte Spontanatmung ggf. PSV möglich ACV oder BIPAP
Schlafend, weckbar nur durch Schütteln oder laute Ansprache	4	Geringer Spontanatemanteil vorhanden ACV oder BIPAP
Tief schlafend, nur durch Schmerzreiz träge weckbar, keine Kooperation	5	zumeit keine Spontanatmung vorhanden Einstellung ACV oder BIPAP, um ggf. Eigenatmung zuzulassen
Tief komatös, keine Reaktion auf Schmerzreiz	6	Kontrollierte Beatmung VCV oder PCV

gen zu einer Verbesserung der Überlebenswahrscheinlichkeit geführt hat [8].

> **Wichtig**
>
> Die lungenprotektive Beatmung beinhaltet zum einen die Limitierung potenziell schädigender Ventilatoreinstellungen, zum anderen eine Neudefinition der Therapieziele (◘ Tab. 11.3).

Um dennoch eine ausreichende Oxygenierung zu erreichen, muss der PEEP auf höhere Werte angepasst werden, was einen exspiratorischen Kollaps atelektasengefährdeter Areale verhindern hilft (▶ Kap. 11.5, ARDS). Das Konzept, zugunsten reduzierter Beatmungsdrücke auf eine Eukapnie zu verzichten, wird als permissive Hyperkapnie (PHC) bezeichnet, und die dadurch bedingte respiratorische Azidose wird bis zu einem Abfall des pH ≥7,20 toleriert [14]. Pathophysiologisch ist eine milde Azidose ebenfalls günstiger als eine Alkalose, da letztere zu einer Linksverschiebung der O_2-Bindungskurve (erschwerte O_2-Abgabe ins Gewebe) und Abnahme der Autoregulation der Gefäße (z. B. Abschwächung der hypoxisch pulmonalen Vasokonstriktion) führt.

> **Wichtig**
>
> Bei erhöhtem Hirndruck ist die permissive Hyperkapnie kontrainduktiert.

11.3.2 Praktisches Vorgehen

- Aufgrund der Volumenverschiebung mit relativem Volumenmangel unter maschineller Beatmung muss auf einen ausreichenden Volumenstatus geachtet werden (▶ Kap. 10). Als Indikator für ein nicht ausreichendes intravasales Volumen gilt ein reduziertes HZV mit Abfall des arteriellen Mitteldrucks (MAD) nach Beginn der maschinellen Beatmung. Eine deutliche Reduktion der Urinausscheidung weist ebenfalls auf ein Volumendefizit hin.
- Um die invasive Beatmung zu ermöglichen, ist eine Sedierungstiefe von 3–4 auf der Ramsay-Skala erforderlich.
- Es wird eine Modus mit ausreichendem kontrollierten Beatmungsanteil und der Möglichkeit für den Patienten, ggf. spontan mitzuatmen (ACV, BIPAP), eingestellt. In der Akutphase der Lungenschädigung ist eine reine unterstützte Spontanatmung (z. B. PSV) häufig nicht ausreichend, zunächst muss die Oxygenierung sichergestellt werden.
- Der Beatmungsdruck wird so eingestellt, dass ein Tidalvolumen von 6–7 ml/kg idealem KG resultiert, bei volumenkontrollierter Beatmung wird das Tidalvolumen direkt auf diesen Wert eingestellt.
- Der Plateaudruck wird auf 30 cmH_2O begrenzt.
- Die Atemfrequenz wird so justiert, dass ein p_aCO_2 <70 mmHg, bei erhöhtem ICP <45 mmHg resultiert.

> **Praxistipp**
>
> Bei der Auswahl von PEEP und F_iO_2 hat sich folgendes Vorgehen bewährt (**Best-PEEP-Methode**):
> Die F_iO_2 wird so hoch eingestellt, dass eine ausreichende Oxygenierung ($p_aO_2 \approx 80$ mmHg) gewährleistet ist. Dann wird der PEEP in Schritten von 2 cmH_2O so lange erhöht, bis es zu einer deutlichen Verbesserung der Oxygenierung, im Negativfall durch die Vorlastreduktion zu einer Einschränkung des HZV oder MAD, kommt. Der resultierende p_aO_2 wird bestimmt. Dann wird der PEEP ebenso schrittweise reduziert, bis der p_aO_2 wieder abfällt. Auf diesem PEEP-Niveau beginnt der exspiratorische Kollaps wieder zuzunehmen, der endgültige PEEP wird 2 cmH_2O über diesem Wert eingestellt. Am Ende wird die F_iO_2 dann so weit heruntergeregelt, dass wieder ein $p_aO_2 \approx 80$ mmHg resultiert.

11.3 Beatmung der erkrankten Lunge

Tab. 11.3. Zielparameter bei der Beatmung der erkrankten Lunge

Ventilatorische Ziele		Gasaustausch	
Verhinderung Volutrauma	VT 6–7 ml/kg idealem KG	Oxygenierung	p_aO_2 60–80 mmHg
Verhinderung Barotrauma	p_{PLAT} <30 mmHg		p_aCO_2 <70 mmHg
Verhinderung exspiratorischer Alveolarkollaps	PEEP ≥10 cmH$_2$O	Ventilation, PHC	pH >7,20

11.3.3 Besonderheiten

Volumen- oder druckkontrolliert

Für die Auswahl einer volumen- oder druckkontrollierten Beatmungsform gibt es keine durch Studien gesicherte Empfehlung. In Europa wird zumeist eine druckkontrollierte Beatmung vorgezogen, aufgrund des theoretischen Vorteils einer zeitgerechten Füllung unterschiedlich dehnbarer Lungenareale und ggf. reduzierter Beatmungsdrücke [3]. Ein höherer inspiratorischer Spitzenfluss kann dabei entstehen, was den ventilatorassoziierten Lungenschaden verstärken kann. Tierexperimentelle Studien haben zudem eine bessere Oxygenierung unter VCV ergeben [15]. Von entscheidender Bedeutung ist daher weniger die Auswahl des Flussmusters (konstanter vs. dezelerierender Fluss), als die konsequente lungenprotektive Einstellung.

PEEP und ICP

Traditionell wird die PEEP-Applikation bei erhöhtem ICP als ungünstig angesehen, da ein inadäquat hoher PEEP zu Einflussstauung und Abflussbehinderung der intrakraniellen venösen Drainage mit Anstieg des ICP führt. Unter Beachtung allgemeiner Maßnahmen (orthograde Lagerung des Kopfes, erhöhter Oberkörper) wirkt sich ein PEEP allerdings nur dann reduzierend auf den venösen Rückfluss aus, wenn es zu einer Kompression der pulmonalen Strombahn oder des rechten Atriums durch eine Überdehnung der Alveolen, d. h. zu einem Anstieg des intraalveolären über den pulmonalkapillären Druck, kommt. Die besonderen pathophysiologischen Veränderungen beim akuten Lungenversagen bedingen allerdings veränderte intrathorakale Druckverhältnisse, und so kann sogar eine Verbesserung des venösen Rückstroms durch PEEP-Applikation entstehen (► Kap. 11.5, ARDS).

11.3.4 Nichtinvasive Beatmung (NIV, NIPPV)

Die nichtinvasive Beatmung (NIV, non-invasive positive pressure ventilation, NIPPV) erfolgt nicht über einen Tubus oder eine Trachealkanüle. Zur Indikation gibt es Empfehlungen der Amerikanisch-Europäischen Konsensuskonferenz von 2000, in welche zum damaligen Zeitpunkt allerdings nur die akute respiratorische Insuffizienz bei COPD und kardiogenem Lungenödem aufgenommen wurden [16]. Nicht zuletzt auch aus den Erfahrungen der Heimbeatmung bei Patienten mit Schlafapnoesyndrom und chronischer respiratorischer Insuffizienz ist die Indikation kontinuierlich ausgeweitet worden, und neue Applikationswege wurden entwickelt. Neben den klassischen Indikationen ist die NIV auch zum postoperativen Weaning, bei Pneumonie und bei Rekonvaleszenz nach langer Intensivtherapie erfolgreich angewendet worden.

> **Kontraindikationen einer nichtinvasiven Beatmung [17]**
> - Kreislauf- oder Atemstillstand
> - Nichtrespiratorisches Organversagen
>   - Enzephalopathie (GCS <10)
>   - Obere GI-Blutung
>   - Hämodynamische Instabilität oder instabile Herzrhythmusstörungen
> - Z. n. Gesichtschirurgie, bzw. -trauma
> - Obere Atemwegsobstruktion
> - Kooperationsunvermögen (Delir, Verwirrung)
> - Keine Atemwegsprotektion
> - Keine Sekretklärung
> - Hohes Aspirationsrisiko (z. B. Ileus, auch paralytisch)

Applikationsformen

Klassisch wird NIV über eine Nasen- oder Gesichtsmaske appliziert, wobei für die Nasenmaske ein vollständiger Mundschluss erforderlich ist. Von Nachteil ist weiterhin die Gefahr der Dekubitalbildung am Nasenrücken nach mehrstündiger Anwendung. Die notwendigerweise dicht aufsitzende Gesichtsmaske wird als unangenehm empfunden und häufig schlecht toleriert. Besser toleriert wird eine das gesamte Gesicht umfassende Maske oder der Beatmungshelm, der den ganzen Kopf umfasst. Neuere Untersuchungen habe eine der Gesichtsmaske vergleichbare Funktion gezeigt [18].

Applikationsart

Durch eine CPAP-Applikation kann bereits eine effektive Entlastung der vom Patienten aufzubringenden Atemarbeit bewirkt werden. Zusätzlich kann eine Inspirationshilfe in Form einer Druckunterstützung (ASB) oder eines bestimmten Volumens eingestellt werden. Prinzipiell ist eine NIV mit allen modernen Ventilatoren durchführbar, die häufig mit einem speziellen NIV-Modus ausgestattet sind. Wichtig ist lediglich, dass der inspiratorische Spitzenfluss den Anforderungen des Patienten bei der Inspiration entspricht (bis zu 180 l/min) und dass die Reaktionszeit der Ventilöffnung nach einem Triggerimpuls so kurz ist, dass der Patient nicht gegen das geschlossene Ventil einatmet. Typische Einstellungen sehen einen CPAP von 6–12 cmH$_2$O und einen ASB von 0–10 cmH$_2$O vor. Hierdurch sollte eine deutliche Reduktion der Atemfrequenz, ein Anstieg des Tidalvolumens und eine Reduktion der Aktivierung der Atemhilfsmuskulatur bewirkt werden. Bleibt die NIV ohne Effekt auf die genannten Parameter, insbesondere auf den pCO$_2$, sollte auf eine invasive Beatmung gewechselt werden [19].

11.4 Weaning

11.4.1 Startzeitpunkt

Die Entwöhnung von der maschinellen Beatmung, das sog. Weaning, bereitet in der Regel bei nur kurzzeitig beatmeten Patienten keine Probleme und wird durch eine Beendigung der Beatmung und Extubation unter Spontanatmung bewerkstelligt. Bei ca. 20% der beatmeten Patienten treten jedoch Probleme auf, die in einer Verlängerung der Beatmungsdauer resultieren [10]. Ein erfolgreiches Weaning kann nur dann erfolgen, wenn der Patient in der Lage ist, die für die Spontanatmung notwendige muskuläre Atemarbeit permanent selbst aufzubringen. Wenn diese die Kapazität der Atemmuskulatur übersteigt, wird sich eine muskuläre Erschöpfung mit zunehmendem respiratorischem Versagen entwickeln. Betroffen sind v. a. Patienten mit einer neuromuskulären Schwäche (z. B. auch »critical illness polyneuropathy«), einer pulmonalen Erkrankung (COPD) oder neurologischen Beeinträchtigung.

Voraussetzungen für ein erfolgreiches Weaning sind
— ausreichender Gasaustausch (akute Lungenschädigung überwunden),
— kein florider Infekt,
— eine ausreichende neurologische Funktion und Koordination (keine Agitation!),
— hämodynamische Stabilität,
— ausreichende muskuläre Kraft,
— Patientenkomfort, Schmerzfreiheit.

Die klassischen Kriterien, ab wann ein Weaning möglich ist, sind in ◘ Tab. 11.4 dargestellt. Der prädiktive Wert für eine erfolgreiche Extubation ist allerdings gering, so dass verschiedene Tests (»weaning trial«) und automatisierte, ventilatorimplementierte Weaningverfahren entwickelt wurden. Am weitesten verbreitet ist das sog. »T-piece trial«. Hierbei atmet der Patient ununterstützt am T-Stück oder feuchter Nase (= HME = »heat and moisture exchanger«) für einen Zeitraum von 15–30 min, wenn darunter keine respiratorische Dekompensation auftritt,

Tab. 11.4. Klassische Weaningkriterien

Tidalvolumen	>5 ml/kgKG
Vitalkapazität	>10–15 ml/kgKG
Atemfrequenz	<35/min
Minutenvolumen	<10 l/min
Maximal mögliches Minutenvolumen	>2faches Ruheminutenvolumen
Atemwegsokklusionsdruck (p$_{0,1}$)	<7 cmH$_2$O
Maximaler Inspirationsdruck	>25–30 cmH$_2$O
p$_a$O$_2$ bei (F$_i$O$_2$<0,4)	>60 mmHg
p$_a$CO$_2$ Anstieg unter Spontanatmung	<8 mmHg
pH	>7,30

kann extubiert werden. Der Nachteil dieser Methode ist, dass die Versagerquote mit ca. 15–20% recht hoch ist und die Belastung des Patienten durch die am Tubus erhöhte Atemarbeit (s. unten) zu einer Erschöpfung der respiratorischen Muskeln führt. Als Erholungsdauer wird ein Zeitraum von mindestens 24 h angegeben, innerhalb derer kein neuer »weaning trial« stattfinden sollte [20].

11.4.2 Unterstützende Maßnahmen

Entlastung der Atemarbeit
Während der Weaningphase sollte der Patient von der aufzubringenden Atemarbeit entlastet werden, da ein Training der respiratorischen Muskulatur nicht möglich ist und nur zur totalen Erschöpfung (»fatigue«) führt. Die Atemarbeit hängt dabei von patientenseitigen und ventilatorseitigen Faktoren ab (◘ Tab. 11.5). Die Auswahl des verwendeten Ventilatormodus ist von sekundärer Bedeutung, in kleineren Studien konnte bislang lediglich ein kleiner Vorteil für PSV in der Entwöhnungsphase gezeigt werden [10]. Entscheidend ist allein die bestmögliche Entlastung der Atemarbeit, besonders durch Senkung der resistiven, durch Tubus und Ventilator bedingten Komponente. Neuentwickelte Algorithmen kompensieren diese zusätzliche Atemarbeit entweder flussabhängig, vorgegeben durch die Tubusgröße (ATC, »automated tube compensation«) oder abhängig von der Intensität der Inspirationsbemühung (PAV, »proportional assist ventilation«). Die praktische Implementierung dieser experimentell wirksamen Unterstützungssysteme ist allerdings technisch schwierig und bisher nur unvollständig erfolgt, so dass eine generelle Empfehlung zur Anwendung nicht möglich ist.

Ernährung

Zusätzlich kann durch eine angepasste Ernährung das Weaning erleichtert werden. Eine kohlenhydratreiche, hochkalorische Ernährung führt zu erhöhter CO_2-Produktion (VCO_2) und damit über ein gesteigertes Atemminutenvolumen zu erhöhter Atemarbeit. Eine zu niedrige Kalorienzufuhr hingegen führt zu einer Abnahme von Atemantrieb und Muskelkraft.

Daher wird eine Ernährung mit ca. 30 kcal/kgKG/24 h, bestehend aus 50% Kohlenhydraten, 20% Protein und 30% Fettanteil (CO_2-freie Energiegewinnung) empfohlen.

11.4.3 Praktisches Vorgehen

Im Gegensatz zur klinischen Einschätzung des behandelnden Arztes ist die Verwendung eines standardisierten Weaningprotokolls schneller und effektiver [21]. Dieses sollte anhand der spezifischen Situation auf der Intensivstation (Patientenkollektiv, Beatmungsgeräte) erstellt werden (◘ Abb. 11.8). Die Tatsache, dass ca. 50% der Patienten mit akzidenteller Extubation nicht reintubiert werden müssen [22] zeigt deutlich, dass einige Patienten zu lange beatmet werden, auch wenn die zugrunde liegende Erkrankung noch nicht vollständig überwunden ist.

Das Vorliegen der genannten Voraussetzungen für einen Weaningbeginn (»ready to wean«) sollte täglich überprüft werden, dazu muss ggf. die Sedierung reduziert werden [23].

Ein Vorgehen nach folgendem Schema hat sich bewährt: Wenn eine assistierte Spontanatmung möglich ist, sollten F_iO_2 und PEEP graduell reduziert werden, bis eine druckunterstützte Spontanatmung bei $F_iO_2 = 0{,}4$ und PEEP = 8–10 cmH_2O mit einer Druckunterstützung von 8–10 cmH_2O vom Patienten gut toleriert werden.

Hierfür mag gelten:
- Tidalvolumen >5 ml/kgKG,
- Atemfrequenz <35/min,
- S_aO_2 >90%,
- $p_{0,1}$ (inspiratorischer Okklusionsdruck nach 100 ms) <7 cmH_2O,
- Herzfrequenz <140/min,
- systolischer Blutdruck von 90–180 mmHg,
- keine Unruhe oder Agitation.

Jetzt kann ein Spontanatemversuch von ca. 30 min Dauer gestartet werden, bleiben die Werte innerhalb 20%-Abweichung, wird extubiert.

Besteht nach Extubation weiterhin eine respiratorische Partialinsuffizienz, so kann vor der Reintubation noch eine NIV über Maske oder Beatmungshelm versucht werden. Dekompensiert der Patient bereits beim Spontanatmungsversuch, sollte die Atemarbeit durch eine Erhöhung der Druckunterstützung effektiv entlastet werden, nach beseitigbaren Ursachen für das

◘ **Tab. 11.5.** Probleme und Lösungsmöglichkeiten beim Weaningversagen

| Patientenseitige Faktoren | | Ventilatorseitige Faktoren | |
Problem	Lösungsmöglichkeit	Problem	Lösungsmöglichkeit
Niedrige Compliance – Pneumothorax, Erguss – Atelektase – Ödem	– Drainage – CPAP – Diurese	Triggerschwelle – Auto-Trigger – Nicht jede Inspiration wird unterstützt	Trigger – Erhöhen – Erniedrigen
Hohe Resistance – Bronchospastik – Sekretverlegung	– β-Mimetika-Inhalation – Bronchoskopie	Hohe Resistance – Kleiner Tubus – Sekretanhaftung	– Tubuswechsel, ATC – Tubuswechsel
Hoher $PEEP_i$	I:E verlängern	Ventilatorabhängige Atemarbeit zu hoch	Tracheotomie, ATC, ASB erhöhen
Hoher VO_2, VCO_2 – Fieber, Sepsis – Tachykardie	– Antibiotika, Fiebersenkung	Niedriger Gasfluss – Bei Inspiration Abfall des p_{AW}<PEEP	– Inspirationsfluss erhöhen
Tiefe Analgosedierung	Sedierung reduzieren Sedierungstiefe monitoren	Desynchronisation	Stressabschirmung Analgosedierung, Anpassen von Trigger und Gasfluss
Schmerzen, Stress	Analgesie		

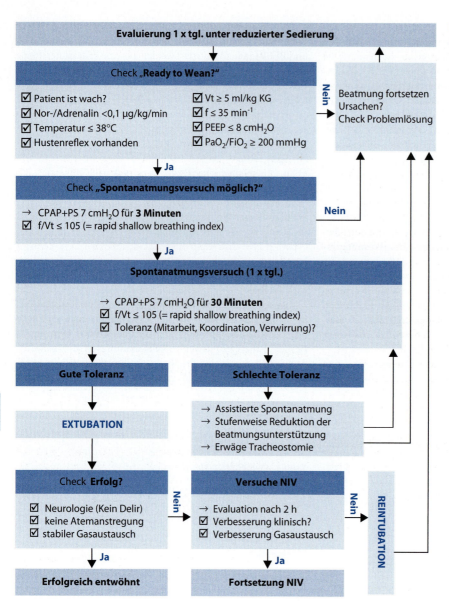

Abb. 11.8. Beispiel für ein Weaningprotokoll.

Weaningversagen (Tab. 11.5) gesucht werden und der nächste Versuch erst nach 24 h gestartet werden.

11.5 ARDS

■■■ Pathophysiologie

Das akute Lungenversagen (»acute respiratory distress syndrome«, ARDS) ist ein lebensbedrohlicher Zustand, der durch eine schwere Störung des pulmonalen Gasaustausches mit einem Abfall der p_aO_2/F_iO_2 auf Werte <200 mmHg gekennzeichnet ist. Ein ARDS kann sich in der Folge verschiedener Krankheitsbilder entwickeln, denen ursächlich eine primäre Lungenschädigung (z. B. Pneumonie, Thoraxtrauma, Inhalation toxischer Substanzen, Aspiration von Mageninhalt, Massivtransfusion) oder eine sekundäre Schädigung infolge extrapulmonaler pathologischer Zustände (z. B. Sepsis, Peritonitis, prolongiertes Schockgeschehen, Schädelhirntrauma) zugrunde liegen kann.

Mechanische Auswirkungen

Gemäß den amerikanisch-europäischen Konsensuskriterien wird das akute Lungenversagen (»acute lung injury« = ALI) bzw. ARDS folgendermaßen definiert (24):
- Vorliegen eines akuten, auslösenden Ereignisses,
- p_aO_2/F_iO_2 <300 mmHg $\Rightarrow$ ALI, <200 mmHg $\Rightarrow$ ARDS,
- bilaterale Infiltrationen des Röntgenthoraxbildes,
- Ausschluss eines Linksherzversagens als Ursache der Oxygenierungsstörung.

Die wichtigsten pathophysiologischen Veränderungen betreffen den Gasaustausch, die pulmonale Hämodynamik und die Lungenmechanik, die mit der Genese des ARDS variieren. Die Hypoxämie ist Ausdruck eines ausgeprägten Missverhältnisses in der Verteilung ventilierter und perfundierter Lungenbezirke (Abb. 11.9). Abhängig vom Schweregrad des ARDS finden sich nur noch wenige Bezirke mit normalem Ventilations-Perfusions-Verhältnis, während sich Areale ausbilden, in denen nicht ventilierte Alveolen perfundiert (intrapulmonaler Rechts-Links-Shunt) und nicht perfundierte Alveolen ventiliert werden (alveoläre Totraumventilation). Der Hauptanteil von Ventilation und Perfusion befindet sich beim Gesunden überwiegend bei einem ausgeglichenen Verhältnis.

Beim ARDS kommt es in den untenliegenden, den sog. abhängigen Lungenabschnitten, mit Zunahme des hydrostatischen Druckes zu einer Minderbelüftung bis hin zu Atelektasen [25]. Die oben liegenden, nichtabhängigen Abschnitte werden besser ventiliert, es kommt also zu einer Umverteilung der Ventilation von unten nach oben. Die weiterhin abhängig vom vertikalen Gradienten vermehrt durch die abhängigen Abschnitte geleitete Durchblutung bewirkt eine erhöhte Shuntfraktion. In den nichtabhängigen Abschnitten hingegen werden die gut ventilierten Alveolen kaum oder gar nicht perfundiert.

Eine Berechnung der Shuntfraktion Qs/Qt ist nach der **Formel von Berggren** möglich:

$$\frac{Qs}{Qt} = \frac{C_cO_2 - C_aO_2}{C_cO_2 - C_vO_2} \quad [\%]$$

C bezeichnet der O_2-Gehalt, zu dessen Berechnung der pO_2 erforderlich ist. Probleme bereitet die Berechnung des kapillären Sauerstoffgehaltes (C_cO_2), da der (kapilläre) p_cO_2 klinisch nicht leicht gemessen werden kann. Bei einer F_iO_2 von 1,0 oder einem p_aO_2 >150 mmHg kann näherungsweise der alveoläre p_AO_2 in die Formel zur Berechnung des C_cO_2 eingesetzt und die kapilläre Sättigung (S_cO_2) 100% gleichgesetzt werden:

$$\frac{Qs}{Qt} = \frac{(Hb \times 1{,}39 + p_aO_2 \times 0{,}003) - Hb \times 1{,}39 \times S_aO_2 + p_aO_2 \times 0{,}003)}{(Hb \times 1{,}39 + p_aO_2 \times 0{,}003) - (Hb \times 1{,}39 \times S_VO_2 + p_VO_2 \times 0{,}003)}$$

(wobei p_AO_2 = alveoläre pO_2 (▶ Kap. 11.1.2) und S_VO_2/p_VO_2 = gemischtvenös). Als Näherungsformel gilt:

$$Qs/Qt\,(\%) \cong p_{A-a}O_2/20.$$

Anhand der Bestimmung der Shuntfraktion lässt sich der klinische Schweregrad des ARDS abschätzen.

> **Wichtig**
>
> In den Lungenarealen mit gestörtem Ventilation-Perfusions-Verhältnis findet nur sehr eingeschränkt ein Gasaustausch statt, so dass eine Erhöhung der F_iO_2 die Hypoxämie nicht entscheidend bessern kann.

Die pulmonalen hämodynamischen Veränderungen sind durch einen Anstieg des pulmonalvaskulären Widerstands charakterisiert, in dessen Folge sich eine pulmonale Hypertonie entwickelt. Ursächlich hierfür ist eine Veränderung der autonomen

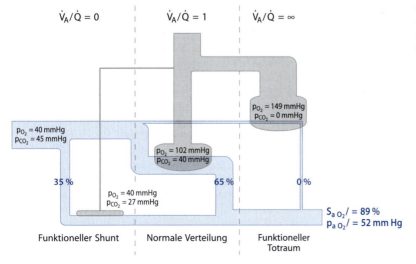

Abb. 11.9. Ventilations-Perfusions-Verhältnis beim ARDS. (Aus: Roissant, Werner, Zwissler [2008] Die Anästhesiologie. Springer, Heidelberg Berlin)

Vasoreaktivität der pulmonalen Strombahn mit vaskulärer Obstruktion, Obliteration und Vasokonstriktion. Wichtigster Modulator ist die hypoxisch pulmonale Vasokonstriktion (HPV oder Euler-Liljestrand-Reflex) als Reaktion auf ein Absinken des alveolären und pulmonalvenösen pO_2. Die Erhöhung des pulmonalarteriellen Druckes tritt häufig schon wenige Stunden nach Beginn des ARDS auf und kann bei schweren Verlaufsformen leicht Werte bis 40 mmHg (Mitteldruck) erreichen.

Die pulmonalvaskuläre Hypertension ist zusammen mit der erhöhten Durchlässigkeit der kapillaralveolären Membran für die Ausbildung eines Lungenödems verantwortlich, das zu einer Zunahme des Lungengewichts führt. Durch den so entstehenden hydrostatischen Druck sammelt sich das Ödem in Rückenlage schwerkraftabhängig in den untenliegenden Lungenabschnitten und führt dort zum Alveolarkollaps. In diesem Zustand ist die Lunge mit einem wassergetränkten Schwamm vergleichbar. Bei einem Thoraxquerdurchmesser von ca. 20 cm lastet so ein hydrostotischer Druck (»superimposed vertical gradient«) von bis zu 16 cmH_2O auf den abhängigen Arealen, deren Alveolen nur durch einen entsprechend hohen PEEP offen gehalten werden können. Grob vereinfacht bewirkt in diesem Fall also ein PEEP von 16 cmH_2O nicht eine Erhöhung des intrathorakalen Drucks um 16 cmH_2O (was zu einer Behinderung des venösen Rückstroms führen würde), sondern lediglich ein Offenhalten ansonsten atelektatischer Alveolen. Gelingt somit eine Belüftung dieser Areale und damit ein verbesserter Gasaustausch, kommt es zu einer lokalen Abnahme der HPV, zu einer Reduktion des pulmonalvaskulären Widerstands und der pulmonalarteriellen Drücke und damit zu einer Verbesserung des venösen Rückstroms. Diese theoretischen Überlegungen decken sich mit klinischen Beobachtungen, dass es in dieser Situation die Applikation eines adäquaten PEEP nicht zu einer Erhöhung, sondern im Extremfall sogar zu einer Senkung des zentralen Venendrucks führt.

Biochemische Auswirkungen

Neben den mechanischen pathophysiologischen Veränderungen kommt beim ARDS durch die Aktivierung pro- und antiinflammatorischer Substanzen sowie zahlreicher Mediatoren der Immunmodulation und des Gerinnungssystems zu einer generalisierten Reaktion des Körpers auf die ursächliche Schädigung, die als »systemic inflammatory response syndrome«, SIRS, bezeichnet wird [26].

Hierunter werden Aktivierung von Neutrophilen und Alveolarmakrophagen aktiviert, die über eine Regulation des Transkriptionsfaktors Nuklearfaktor (NF)-κB die proinflammatorischen Zytokine Interleukin IL1β, IL6, IL8, Tumornekrosefaktor (TNF)α und plättchenaktivierender Faktor (PAF) freisetzen. Diese triggern die inflammatorische Imunantwort und aktivieren profibrotische Proteine [Matrix-Metalloproteinasen (MMP9), Prokollagen III (PC3)] der pulmonalen Matrix. Proteinreiche Ödemflüssigkeit strömt durch Kapillarlecke in die Alveolen, wo es zur Ausbildung hyaliner Membranen kommt. Hierdurch wird Surfactant deaktiviert, der neben seinen ausgeprägten mechanostabilisierenden auch antiinflammatorische und antiinfektive Eigenschaften besitzt.

Als physiologische Gegenreaktion werden durch immunkompetente Zellen werden auch antiinflammatorische Substanzen sezerniert. Hierzu zählen die Zytokine Anti-IL8, IL10, IL1-RA(Rezeptorantagonist) und löslicher TNF-Rezeptor. In der Folge werden protektive Substanzen gebildet [Hyaluronsäure (HA), Hitze-Schock-Proteine (HSP)], die antioxidativ wirken und für die Reparaturmechanismen auf zellulärer Ebene verantwortlich sind.

Muss nun zur Behandlung der Hypoxämie die F_iO_2 heraufgesetzt werden, können bei O_2-Konzentrationen >60% toxische Effekte auftreten. Mediatoren des oxidativen Stresses sind der zunehmende Anteil reaktiver Sauerstoffradikale, die proportional zur O_2-Konzentration ansteigen. Diese zytotoxischen Substanzen, die als »reactive oxygen species« (ROS) bezeichnet werden, beinhalten Superoxidanionen, Wasserstoffperoxid, Hydroxylradikale und Peroxynitrit. Weil die ROS auch während normaler Raumluftatmung gebildet werden, besitzen die Effektorzellen enzymatische und nichtenzymatische antioxidative Abwehrmechanismen. Die enzymatischen antioxidativen Systeme beinhalten Superoxiddismutase, Katalase und Glutathionperoxidase. Nichtenzymatisch sind Vitamine (A, E, C) und Spurenelemente (Selen). Diese Systeme bieten unter normalen Bedingungen einen ausreichenden Schutz, und oxidativer Stress und Schäden treten dann auf, wenn die Balance zwischen ROS und antioxidativen Systemen zugunsten der ROS gestört ist.

> **Wichtig**
>
> Ein wichtiges Ziel der Beatmungstherapie beim ARDS ist daher die Begrenzung der F_iO_2.

▪▪▪ Therapie

Aufgrund des multifaktoriellen Geschehens und der hohen Letalität des ARDS existiert eine Vielzahl von Therapieansätzen, die tierexperimentell oder in kleineren klinischen Studien positive Effekte haben zeigen können. Für die meisten dieser Ansätze fehlt jedoch eine erfolgreiche Übertragung der Wirksamkeit in kontrollierte Studien, so dass im Folgenden nur die als gesichert geltenden Therapieprinzipien angeführt werden [27].

Behandlung der Grundkrankheit

Keine Therapie kann erfolgreich sein, wenn nicht die zugrunde liegende Störung als auslösendes Agens beseitigt wird. Eine Infektion muss aggressiv behandelt werden, d. h. gezielte Suche nach fokalen Infektionsherden, operative oder interventionelle Drainage von Abszessen und kalkulierte Antibiotikatherapie nach den gängigen Empfehlungen ([28]; ► Kap. 22).

Zur Behandlung der Sepsis als häufigster Auslöser eines ARDS ► Kap. 19.

11.5 ARDS

Lungenprotektive Beatmung

Das Vorgehen richtet sich nach dem Konzept der lungenprotektiven Beatmung (▶ Kap. 11.5.1). Als Standardeinstellung kann druckkontrolliert beatmet werden, wobei unter Inkaufnahme einer permissiven Hyperkapnie der Plateaudruck auf 30 cmH$_2$O limitiert wird. Es wird ein Tidalvolumen (VT) von 6 ml/kgKG angestrebt. Die Atemfrequenz (AF) wird bei einem Atemzeitverhältnis (I:E) von 1:1 zwischen 10–30/min so eingestellt, dass ohne Entwicklung eines intrinsischen PEEP eine ausreichende CO$_2$-Exhalation gewährleistet ist. Die Wahl des PEEP erfolgt zunächst anhand der peripheren O$_2$-Sättigung, in der Regel ergeben sich Werte zwischen 12–18 cmH$_2$O. Im weiteren Verlauf erfolgt die Anpassung des PEEP anhand eines optimierten O$_2$-Transports (»best PEEP«). Eine allgemeingültige Empfehlung zur optimalen Höhe des PEEP kann derzeit nicht gegeben werden [29]. Um eine Überdehnung der Lungen zu verhindern, wird der PEEP nach oben limitiert, wenn es zu einer progressiven CO$_2$-Retention als Ausdruck eines totraumähnlichen Effekts durch Rarifizierung des pulmonalen Gefäßbetts oder aber zum Überschreiten eines oberen Atemwegsdrucks von 35 cmH$_2$O kommt. Die Sedierungstiefe wird so angestrebt, dass noch eine Zwerchfellaktivität mit einem Spontanatmungsanteil von ca. 10–20% des Atemminutenvolumens (VE) vorhanden ist [30]. Dieses wird bei neueren Beatmungsgeräten als V$_{E,spont}$ separat vom eingestellten V$_{E,mech}$ angezeigt. Wichtig ist, dass der Trigger ausreichend sensitiv eingestellt wird und die Druckunterstützung des assistierten Beatmungshubs schnell abgegeben wird (»steile Rampe«, ▶ Kap. 11.2.3).

Flüssigkeitsmanagement

Therapeutisches Ziel bei einer pulmonalen Permeabilitätsstörung mit Lungenödem wie beim ARDS ist die Verminderung der transvaskulären Flüssigkeitsfiltration und die alveoläre Ödemclearance [31]. Dazu ist häufig eine negative Flüssigkeitsbilanz notwendig, was durch Gabe von Schleifendiuretika oder Hämofiltration erreicht wird.

> **Wichtig**
>
> Wesentliches Ziel ist eine Reduktion des interstitiellen Ödems bei gleichzeitiger Aufrechterhaltung eines normalen intravasalen Volumens.

Dem theoretischen Vorteil einer Senkung des Filtrationsdrucks durch Senkung des linksventrikulären Füllungsdrucks und des postkapillären Lungengefäßwiderstandes steht der Nachteil einer Senkung des intravasalen Volumens, des Herzzeitvolumens und damit auch der Organ- und Splanchnikusdurchblutung entgegen. Häufigste unerwünschte Wirkung ist ein akutes Nierenversagen, das einen unabhängigen Prädiktor der Letalität darstellt [32].

Ein viel diskutiertes Streitthema bildet die Wahl des Volumenersatzmittels als kristalloide oder kolloidale Lösung. Mehrere Studien haben keinen Vorteil für die eine oder andere Lösung ergeben [33]. Einen klaren Nachteil bei der Überlebenswahrscheinlichkeit gibt es für die Anwendung von Humanalbuminlösungen, daher sollten bei Kolloidgabe synthetische Präparate (Hydroxyäthylstärke, Gelatine) gegeben werden [34]. Neuere, bislang nicht veröffentlichte Studien haben dabei einen ungünstigeren Effekt von hochmolekularer Hydroxyäthylstärke (200/05 10%) auf Nierenfunktion und Überleben gezeigt, so dass niedermolekulare (130/0,6) Lösungen vorzuziehen sind. Anzustreben ist die intravasale Normovolämie und Aufrechterhaltung der Organperfusion, was im Einzelfall durch das Fehlen adäquater Monitoringverfahren (▶ Kap. 10) schwierig ist.

Folgendes Vorgehen hat sich in unserer Klinik bewährt:
— Einstellung der Beatmung und des PEEP, um eine ausreichende Oxygenierung zu erreichen.
— Bei ungenügender rechtsventrikulärer Füllung schrittweise Volumensubstitution mit Hydroxyäthylstärke-Lösung.
— Bei Abfall des arteriellen Mitteldrucks Stützung mit Noradrenalin via Perfusor 2–20 µg/min.
— Spätestens jetzt invasives Kreislaufmonitoring (▶ Kap. 10), bei einem Herzindex <2,6 l/min/m² Gabe von Dobutamin 200–600 µg/min. Steuerung der Noradrenalindosierung nach dem systemisch vaskulären Widerstand (Ziel: 800–1000 dyn×scm^{-5}).
— Beginn des Flüssigkeitsentzugs bei Aufrechterhaltung einer intravasalen Normovolämie, Steigerung der Eigendiurese (Furosemidperfusor bis maximal 500 mg/24 h, ggf. kontinuierliche Hämodiafiltration (CVVH, ▶ Kap. 17).
— Die schrittweise Reduktion der Beatmungsintensität ist bei zunehmender Negativbilanzierung und Verbesserung der Oxygenierung (Ziel p$_a$O$_2$ >70 mmHg) vorzunehmen, ein ausreichendes O$_2$-Angebot (DO$_2$ >600 ml/min, S$_{cv}$O$_2$>70%) ist nach den Grundsätzen der »early goal directed therapy« sicherzustellen (▶ Kap. 19; [35]).

Adjuvante Therapie

Lagerung

Aufgrund der pathophysiologischen Mechanismen (▶ Kap. 11.5.1) mit einer Ansammlung des Ödems und einer Kompression der Alveolen in den abhängigen Arealen kann im Frühstadium eines ARDS die Lagerungstherapie (Bauchlage, 135°-Lage) die Oxygenierung entscheidend verbessern. Das geschieht durch 2 Hauptmechanismen:

Die thorakale Compliance ändert sich. In Rückenlage hat die dorsale Thoraxwand, bedingt durch die Fixation der Wirbelsäule und die Auflage auf der Matratze, eine sehr niedrige Compliance. Die ventrale Wand hingegen hat durch die freie Ausdehnbarkeit und den geringen Widerstand der ventralen Rippen und des Sternums eine hohe Compliance. Die Ventilation wird also überwiegend nach ventral (Weg des geringsten Widerstands) geleitet, während der Hauptteil der Perfusion weiterhin schwerkraftabhängig durch dorsale Areale fließt. Es besteht ein erhebliches Ventilations-Perfusions-Missverhältnis.

In **Bauchlage** vermindert sich die ventrale Compliance (Auflage auf der Matratze), somit kommt es zu einer homogeneren Distribution der intrathorakalen Beatmungsdrücke, das Ventilations-Perfusions-Missverhältnis verbessert sich.

Es kommt zu einer Umkehr von abhängigen und nichtabhängigen Arealen, und somit zu verbesserter Sekret- und Ödemclearance aus den vormals unten, jetzt oben liegenden dorsalen Lungenarealen.

> **Praxistipp**
>
> Obwohl die Bauchlage als singuläre Maßnahme bislang nicht die Überlebenswahrscheinlichkeit verbessern konnte, ist sie zur Therapie der akuten Hypoxämie wirksam [36]. Der Effekt einer Verbesserung der Oxygenierung tritt gelegentlich erst nach mehreren Stunden auf, dieser Zeitraum sollte abgewartet werden, bis die Lagerungstherapie als uneffektiv beendet wird [37].

Inhalative Vasodilatoren

Durch die Inhalation vasodilatierender Substanzen mit geringer systemischer Wirkung (Stickstoffmonoxyd = NO, aerosoliertes Prostazyklin = PGI_2) kann der pulmonalarterielle Druck selektiv gesenkt werden. Die Vasodilatation in ventilierten Bezirken führt experimentell und klinisch zu einer Umverteilung des Blutflusses mit vermehrter Perfusion ventilierter Areale, damit zu einer Verbesserung des Ventilations-Perfusions-Verhältnisses und so zu einer Verbesserung der Oxygenierung. Gleichzeitig kommt es zu einer Senkung des pulmonalvaskulären Widerstands und damit zu einer Entlastung des rechten Herzens. Trotz dieser klinisch nachgewiesenen Effekte konnte in Studien kein Einfluss auf die Überlebenswahrscheinlichkeit erreicht werden, so dass diese Behandlungsform nicht als Routinemaßnahme, sondern nur als Therapieergänzung bei drohender schwerer Hypoxämie empfohlen werden kann [38].

Extrakorporale Membranoxygenierung (ECMO)

In Fällen schwerster, therapierefraktärer, mit den Maßnahmen nicht zu beherrschender Hypoxämie (p_aO_2<50 mmHg) kann eine extrakorporale venovenöse Membranoxygenierung angezeigt sein. Hierbei wird über einen pumpenunterstützten Kreislauf Blut aus der V. femoralis entnommen, über einen mit Sauerstoff durchströmten Oxygenator geleitet und über die V. cava superior zurückgeführt. Als Limitierung hat sich, besonders bei intrakraniellen Läsionen, die Notwendigkeit der partiellen systemischen Antikoagulation herausgestellt. Die Anwendung bleibt spezialisierten Zentren vorbehalten, die Behandlung schwerster hypoxischer, ansonsten mit einer hohen Letalität behafteten Patienten ist dort allerdings mit einer guten Prognose von ca. 50–60% Überlebenswahrscheinlichkeit möglich. Ein Überblick über die Möglichkeiten sowie Adressen spezialisierter Zentren findet sich bei [39].

Extrakorporale CO_2-Entfernung

Besonders bei Patienten mit erhöhtem ICP und ARDS lassen sich die Konzepte einer zerebroprotektiven (mit Eu- oder Hypokapnie) und lungenprotektiven Beatmung (mit PHC) nur schwer vereinbaren. Hier kann eine extrakorporale CO_2-Entfernung unter lungenprotektiver Beatmung dennoch eine Eukapnie ermöglichen. Im Gegensatz zur ECMO wird hierbei ein arterio-venöser Extrakorporalkreislauf hergestellt, was den Betrieb ohne Pumpe (»pumpless ECLA = extracorporeal lung assist«) und damit geringer Fremdoberfläche ermöglicht [40]. Eine systemische Heparinisierung ist so nur in sehr beschränktem Maße notwendig, wodurch auch der Einsatz beim schädelhirntraumatisierten Patienten möglich wird. Der Einsatz einer ECLA beim ARDS mit und ohne Schädelhirntrauma ist inzwischen vielfach erprobt und hat sich als weniger invasive, kosteneffektive und wirksame Maßnahme erwiesen [41].

Literatur

1. Dreyfuss D, Saumon G. Ventilator-induced lung injury: lessons from experimental studies. Am J Respir Crit Care Med 1998;157:294-323.
2. Slutsky AS, Tremblay LN. Multiple system organ failure. Is mechanical ventilation a contributing factor? Am J Respir Crit Care Med 1998;157:1721-5.
3. Esteban A, Anzueto A, Frutos F, Alia I, Brochard L, Stewart TE, Benito S, Epstein SK, Apezteguia C, Nightingale P, Arroliga AC, Tobin MJ. Characteristics and outcomes in adult patients receiving mechanical ventilation: a 28-day international study. JAMA 2002;287:345-55.
4. Hedenstierna G, Tokics L, Lundquist H, Andersson T, Strandberg A, Brismar B. Phrenic nerve stimulation during halothane anesthesia. Effects of atelectasis. Anesthesiology 1994;80:751-60.
5. Hormann C, Baum M, Putensen C, Kleinsasser A, Benzer H. Effects of spontaneous breathing with BIPAP on pulmonary gas exchange in patients with ARDS. Acta Anaesthesiol Scand Suppl 1997;111:152-5.
6. Steinhoff H, Falke KJ, Schwarzhoff W. Enhanced renal function associated with intermittent mandatory ventilation in acute respiratory failure. Intensive Care Med 1982;8:69-74.
7. Putensen C, Zech S, Wrigge H, Zinserling J, Stuber F, von Spiegel T, Mutz N. Long-term effects of spontaneous breathing during ventilatory support in patients with acute lung injury. Am J Respir Crit Care Med 2001;164:43-9.
8. The Acute Respiratory Distress Syndrome Network. Ventilation with lower tidal volumes as compared with traditional tidal volumes for acute lung injury and the acute respiratory distress syndrome. N Engl J Med 2000;342:1301-8.
9. Eichacker PQ, Gerstenberger EP, Banks SM, Cui X, Natanson C. Meta-analysis of acute lung injury and acute respiratory distress syndrome trials testing low tidal volumes. Am J Respir Crit Care Med 2002;166:1510-4.
10. Brochard L, Rauss A, Benito S, Conti G, Mancebo J, Rekik N, Gasparetto A, Lemaire F. Comparison of three methods of gradual withdrawal from ventilatory support during weaning from mechanical ventilation. Am J Respir Crit Care Med 1994;150:896-903.
11. Kleinman BS, Frey K, VanDrunen M, Sheikh T, DiPinto D, Mason R, Smith T. Motion of the diaphragm in patients with chronic obstruc-

Literatur

tive pulmonary disease while spontaneously breathing versus during positive pressure breathing after anesthesia and neuromuscular blockade. Anesthesiology 2002;97:298-305.
12. Meade M, Guyatt G, Cook D, Griffith L, Sinuff T, Kergl C, Mancebo J, Esteban A, Epstein S. Predicting success in weaning from mechanical ventilation. Chest 2001;120:400S-24S.
13. Sauaia A, Moore FA, Moore EE, Norris JM, Lezotte DC, Hamman RF. Multiple organ failure can be predicted as early as 12 hours after injury. J Trauma 1998;45:291-301.
14. Hickling KG, Walsh J, Henderson S, Jackson R. Low mortality rate in adult respiratory distress syndrome using low-volume, pressure-limited ventilation with permissive hypercapnia: a prospective study. Crit Care Med 1994;22:1568-78.
15. Dembinski R, Max M, Bensberg R, Rossaint R, Kuhlen R. Pressure Support Compared with Controlled Mechanical Ventilation in Experimental Lung Injury. Anesth Analg 2002;94:1570-6.
16. International Consensus Conferences in Intensive Care Medicine: noninvasive positive pressure ventilation in acute Respiratory failure. Am J Respir Crit Care Med 2001;163:283-91.
17. Burchardi H, Kuhlen R, Schonhofer B, Muller E, Criee CP, Welte T. [Noninvasive ventilation. Consensus statement on indications, possibilities and use in acute respiratory insufficiency]. Anaesthesist 2002;51:33-41.
18. Antonelli M, Pennisi MA, Pelosi P, Gregoretti C, Squadrone V, Rocco M, Cecchini L, Chiumello D, Severgnini P, Proietti R, Navalesi P, Conti G. Noninvasive positive pressure ventilation using a helmet in patients with acute exacerbation of chronic obstructive pulmonary disease: a feasibility study. Anesthesiology 2004;100:16-24.
19. Esteban A, Frutos-Vivar F, Ferguson ND, Arabi Y, Apezteguia C, Gonzalez M, Epstein SK, Hill NS, Nava S, Soares MA, D'Empaire G, Alia I, Anzueto A. Noninvasive positive-pressure ventilation for respiratory failure after extubation. N Engl J Med 2004;350:2452-60.
20. Esteban A, Alia I, Tobin MJ, Gil A, Gordo F, Vallverdu I, Blanch L, Bonet A, Vazquez A, de Pablo R, Torres A, de la Cal MA, Macias S. Effect of spontaneous breathing trial duration on outcome of attempts to discontinue mechanical ventilation. Spanish Lung Failure Collaborative Group. Am J Respir Crit Care Med 1999;159:512-8.
21. Ely EW, Baker AM, Dunagan DP, Burke HL, Smith AC, Kelly PT, Johnson MM, Browder RW, Bowton DL, Haponik EF. Effect on the duration of mechanical ventilation of identifying patients capable of breathing spontaneously. N Engl J Med 1996;335:1864-9.
22. Boulain T. Unplanned extubations in the adult intensive care unit: a prospective multicenter study. Association des Reanimateurs du Centre-Ouest. Am J Respir Crit Care Med 1998;157:1131-7.
23. Saura P, Blanch L, Mestre J, Valles J, Artigas A, Fernandez R. Clinical consequences of the implementation of a weaning protocol. Intensive Care Med 1996;22:1052-6.
24. Bernard GR, Artigas A, Brigham KL, Carlet J, Falke KJ, Hudson L, Lamy M, LeGall JR, Morris A, Spragg R. Report of the American-European consensus conference on ARDS: definitions, mechanisms, relevant outcomes and clinical trial coordination. The Consensus Committee. Intensive Care Med 1994;20:225-32.
25. Gattinoni L, Caironi P, Pelosi P, Goodman LR. What has computed tomography taught us about the acute respiratory distress syndrome? Am J Respir Crit Care Med 2001;164:1701-11.
26. Ware LB, Matthay MA. The acute respiratory distress syndrome. N Engl J Med 2000;342:1334-49.
27. Kopp R, Kuhlen R, Max M, Rossaint R. Evidence-based medicine in the therapy of the acute respiratory distress syndrome. Intensive Care Med 2002;28:244-55.
28. Bodi M, Ardanuy C, Olona M, Castander D, Diaz E, Rello J. Therapy of ventilator-associated pneumonia: the Tarragona strategy. Clin Microbiol Infect 2001;7:32-3.
29. Brower RG, Lanken PN, MacIntyre N, Matthay MA, Morris A, Ancukiewicz M, Schoenfeld D, Thompson BT. Higher versus lower positive end-expiratory pressures in patients with the acute respiratory distress syndrome. N Engl J Med 2004;351:327-36.
30. Kuhlen R, Putensen C. Maintaining spontaneous breathing efforts during mechanical ventilatory support. Intensive Care Med 1999;25:1203-5.
31. Wiedemann HP, Wheeler AP, Bernard GR, Thompson BT, Hayden D, deBoisblanc B, Connors AF, Jr., Hite RD, Harabin AL. Comparison of two fluid-management strategies in acute lung injury. N Engl J Med 2006;354:2564-75.
32. Metnitz PG, Krenn CG, Steltzer H, Lang T, Ploder J, Lenz K, Le Gall JR, Druml W. Effect of acute renal failure requiring renal replacement therapy on outcome in critically ill patients. Crit Care Med 2002;30:2051-8.
33. Finfer S, Norton R, Bellomo R, Boyce N, French J, Myburgh J. The SAFE study: saline vs. albumin for fluid resuscitation in the critically ill. Vox Sang 2004;87 Suppl 2:123-31.
34. Alderson P, Bunn F, Lefebvre C, Li WP, Li L, Roberts I, Schierhout G. Human albumin solution for resuscitation and volume expansion in critically ill patients. Cochrane Database Syst Rev 2004;CD001208.
35. Rivers E, Nguyen B, Havstad S, Ressler J, Muzzin A, Knoblich B, Peterson E, Tomlanovich M. Early goal-directed therapy in the treatment of severe sepsis and septic shock. N Engl J Med 2001;345:1368-77.
36. Gattinoni L, Tognoni G, Pesenti A, Taccone P, Mascheroni D, Labarta V, Malacrida R, Di Giulio P, Fumagalli R, Pelosi P, Brazzi L, Latini R. Effect of prone positioning on the survival of patients with acute respiratory failure. N Engl J Med 2001;345:568-73.
37. L'her E, Renault A, Oger E, Robaux MA, Boles JM. A prospective survey of early 12-h prone positioning effects in patients with the acute respiratory distress syndrome. Intensive Care Med 2002;28:570-5.
38. Rossaint R, Falke KJ, Lopez F, Slama K, Pison U, Zapol WM. Inhaled nitric oxide for the adult respiratory distress syndrome. N Engl J Med 1993;328:399-405.
39. Kopp R, Henzler D, Dembinski R, Kuhlen R. [Extracorporeal membrane oxygenation by acute respiratory distress syndrome]. Anaesthesist 2004;53:168-74.
40. Rossaint R, Slama K, Lewandowski K, Streich R, Henin P, Hopfe T, Barth H, Nienhaus M, Weidemann H, Lemmens P, . Extracorporeal lung assist with heparin-coated systems. Int J Artif Organs 1992;15:29-34.
41. Bein T, Weber F, Philipp A, Prasser C, Pfeifer M, Schmid FX, Butz B, Birnbaum D, Taeger K, Schlitt HJ. A new pumpless extracorporeal interventional lung assist in critical hypoxemia/hypercapnia. Crit Care Med 2006;34:1372-7.
42. Henzler D, Karmann S. Respiratorisches System. In: Rossaint R, Werner C, Zwissler B, eds. Die Anästhesiologie. Berlin, Heidelberg, New York: Springer, 2004.
43. Esteban A, Alia I. Clinical management of weaning from mechanical ventilation. Intensive Care Med 1998;24:999-1008.

Heim- und Langzeitbeatmung bei neuromuskulären Erkrankungen

M. Winterholler

12.1 Beteiligung der Atemmuskulatur bei chronischen neuromuskulären Erkrankungen – 172

12.2 Historie und Effekte der Heim- und Langzeitbeatmung – 172

12.3 Indikationsstellung zur Heimbeatmung bei chronischen NME und technische Aspekte der NIV – 172

12.4 Besonderheiten bei progredienten NME – 177
12.4.1 Praxis der Heimbeatmung bei der amyotrophe Lateralsklerose (ALS) – 177

12.5 Alternativen zur Beatmung und Palliativtherapie bei fortgeschrittenen neuromuskulären Erkrankungen – 178

Literatur – 178

12.1 Beteiligung der Atemmuskulatur bei chronischen neuromuskulären Erkrankungen

Ausmaß und Häufigkeit der Beteiligung der Atemmuskulatur ist bei den verschiedenen neuromuskulären Erkrankungen (NME) höchst unterschiedlich [48]. Zwar korreliert das Ausmaß der Atemmuskellähmung meist mit dem Grad der allgemeinen Muskelschwäche und körperlichen Behinderung, jedoch gibt es Ausnahmen: so ist bei der amyotrophen Lateralsklerose (ALS) bei 10% der Patienten bereits früh im Erkrankungsverlauf, nicht selten auch als Erstsymptom eine Schwäche der Atemmuskulatur nachzuweisen. Gleiches gilt für die adulte Form der Glykogenose Typ II (α-Glukosidasemangel, M. Pompe) [52].

Andere Erkrankungen sind trotz schwerer Behinderung fast nicht von einer klinisch relevanten Zwerchfellschwäche betroffen (z. B. Muskeldystrophie Becker). In der Mehrzahl der Erkrankungen mit distalen Paresen (peroneale Muskelatrophie, distale Myopathien, Polyneuropathien) kommt es nicht zur Atemmuskelschwäche. ◘ Tab. 12.1 gibt Auskunft über Häufigkeit und Ausmaß der Atemmuskelschwäche sowie weitere akutmedizinisch relevante Besonderheiten verschiedener NME.

12.2 Historie und Effekte der Heim- und Langzeitbeatmung

Dank des Einsatzes der »eisernen Lunge« überlebten viele Patienten mit Lähmungen der Atemmuskulatur die Polioepidemien der Nachkriegszeit. Nicht selten blieb den Patienten eine hochgradige Einschränkung der Funktion der Atemmuskulatur, die eine Langzeitbeatmung nötig machte. In Institutionen, selten auch in häuslicher Umgebung kam es so zu ersten Langzeitbeatmungen. Hier wurde ausschließlich Negativdruckbeatmungstechnik eingesetzt. Tankrespiratoren, die seit den 1920er Jahren entwickelt wurden und deren Modifikationen nur Teile des Körpers umschlossen (Cuirass; Chest Shell; Pneumobelt) fanden Anwendung. Eine Übersicht über die technische Entwicklung findet sich bei [18].

Ab Mitte der 1970er Jahre wurden die ersten Fallserien zur häuslichen Beatmung von Muskelkranken, auch zur nicht invasiven Beatmung (NIV) publiziert [2, 9, 29, 32, 44]. Es wurde nachgewiesen, dass nicht invasive Beatmung (NIV) den »konventionellen« Beatmungsformen mindestens ebenbürtig ist [6, 16, 64].

Durch systematische prospektive Untersuchungen, nicht jedoch in randomisierten oder verblindeten Studien konnte gezeigt werden, dass die nicht invasive Heimbeatmung bei chronischen NME:

- die Schlafqualität bessert [15, 74],
- die Tagesmüdigkeit abnimmt [3],
- die Anzahl respiratorischer Komplikationen abnimmt [14, 64, 71],
- einen positiven Einfluss auf die Lebensqualität der Patienten hat [11, 50],
- neuropsychologische Parameter verbessert [26],
- zur Besserung der Blutgase und Lungenfunktion am Tage führt [3],
- die hypoventilationsbedingte Rechtsherzbelastung mindert [71].

Der wissenschaftliche Beweis dafür, dass NIV zur Verlängerung der Lebenserwartung führt, steht mangels randomisierten Untersuchungen aus. Folgende Studienergebnisse weisen jedoch indirekt auf eine Verbesserung der Prognose Muskelkranker durch die NIV hin:

- Zahlreiche Patienten mit neuromuskulären Erkrankungen mit minimaler Spontanatmungstoleranz und einer Vitalkapazität (VK) <200 ml werden über Jahre nicht invasiv beatmet [8, 25, 26, 83].
- Zahlreiche Patienten mit respiratorisch fataler Prognose (VK <200 ml) überleben mit der NIV viele Jahre [8, 17].
- Eine große historische Vergleichsuntersuchung mit 197 Duchenne-Patienten zeigte einen eindeutigen Überlebensvorteil für die nicht invasiv beatmeten Patienten: 53% der beatmeten, aber nur 12% der nicht beatmeten Patienten erreichten das 25. Lebensjahr [35].

Auf Grund der positiven Effekte der NIV ist die Prognose der Patienten mit NME inzwischen mehr von der Fähigkeit, effektiv zu Husten (und damit die bronchiale Clearance sicherzustellen) als von der Vitalkapazität abhängig.

12.3 Indikationsstellung zur Heimbeatmung bei chronischen NME und technische Aspekte der NIV

Die Indikation zur Heimbeatmung sollte beim Auftreten der typischen Hypoventilationssymptomatik geprüft werden. Dieses »neuromuskuläre Hypoventilationssyndrom« [76] ist durch den klinischen Nachweis einer Schwäche der Atemmuskulatur [62] und eine Begleitsymptomatik, die zum einen Folge der nächtlichen Hypoventilation ist, aber auch Folge einer hypoventilationsbedingten Hyperkapnie sein kann, gekennzeichnet (◘ Tab. 12.2).

Eine Sicherung der Diagnose der chronisch ventilatorischen Insuffizienz (CVI) bei NME durch Blutgase (bei Tag und Nacht), Lungenfunktion und eine Polygraphie/ Polysomnographie ist nötig.

Als Kriterium für die NIV bei NME wurde ein $pCO_2 > 45$ mmHg und ein $pO_2 < 60$ mmHg vorgeschlagen [5, 49, 76]. In denselben Arbeiten wurde auch die Indikationsstellung in Abhängigkeit von Lungenfunktionsparametern disku-

12.3 Indikationsstellung zur Heimbeatmung bei chronischen NME und technische Aspekte der NIV

Tab. 12.1. Intensivmedizinisches Behandlungsrisiko und Beginn der Atmungsinsuffizienz häufigerer neuromuskulärer Erkrankungen

Erkrankungs-gruppe	Subtypen	Maligne Hyperthermie	Zentrale Atemantriebsstörung	Atemmuskellähmung	Kardiomyopathie	Reizleitungsstörung	Rhabdomyolyse bei Anästhesie, Intensivtherapie	Beginn Atmungsinsuffizienz, (Jahre)	Literatur zur Heimbeatmung
Muskeldystrophien	MD Duchenne	+	sekundär	+++	+++	++	++	14.–18. Lebensjahr (Lj)	Eagle 2002
	MD Becker-Kiener	+	sekundär	++	++	+	++	Ab 40. Lj; spät im Verlauf	Bach 2002, Guilleminault 1998
	Konduktorinnen; MD Duchenne und Becker	+	-	-	+	-	+	-	-
	Gliedergürtel MD (LG-MD)	+	sekundär	+/++	-/+	-/+	+	sehr variabel, 15.–70. Lj	Baydur et al. 2000
	Emery-Dreifuss	+	selten	selten	++	+++	+	ab 30 Lj, oft keine Atmungsinsuffizienz	-
	FSH-MD	+	sekundär	+/++	+	+	+	ab 40. Lj; jedoch eher selten	-
Myotone Dystrophien	MD I (Curshmann-Steinert)	+	primär	+	+	++	++	ab 40 Lj, sehr variabel, selten zentrale Atemantriebsstörung	Nugent et al. 2002
Kongenitale Myopathien	Myotubulär, Nemalin	-	sekundär	+/++	+	+	++	variabel, stabil ab 20. Lj; selten Ateminsuffizienz	Jungbluth H et al. 2001, Falga-Tirado et al. 1995
	Central core disease	+++	sekundär	+	+	+	+	selten	
Metabolische Myopathien	Glykogenose Typ II (M. Pompe; adulte Form)	+	-	++	(+)	-	++	früh Zwerchfallparese, Verlauf sehr variabel, da verschiedene Mutationen	Mellies et al. 2005
Mitochondriale Myopathien		-	Selten primär	+	++	+	+	ZNS-Beteiligung, sehr selten Ateminsuffizienz	Clay et al. 2001

Tab. 12.1. (Fortsetzung)

Erkrankungs-gruppe	Subtypen	Maligne Hyperthermie	Zentrale Atemantriebsstörung	Atemmuskellähmung	Kardiomyopathie	Reizleitungsstörung	Rhabdomyolyse bei Anästhesie, Intensivtherapie	Beginn Atmungsinsuffizienz, (Jahre)	Literatur zur Heimbeatmung
Spinale Muskelatrophie (SMA)	SMA I		sekundär	+++	-	-	-	ab Geburt	Bach et al. 2000; Hardart MK et al. 2002
	SMA II		sekundär	++	-	-	-	1–5. Lj	Mellies 2004
	SMA III	-	sekundär	++	-	-	-	15–30 Lj	
	SMA IV	-	sekundär	+	-	-	-	ab 50 Lj	Wang et al. 1994
Amyotrophe Lateralsklerose (ALS)		-	sekundär	++	-	-	-	0–5 Jahre nach Beginn	s. Text
Post-Polio-Syndrom		-	sekundär	+	-	-	-	Selten (<5% aller PPS-Fälle)	Guillemineault 1998

12.3 Indikationsstellung zur Heimbeatmung bei chronischen NME und technische Aspekte der NIV

Tab. 12.2. Leitsymptome und Begleitsymptome des »Neuromuskulären Hypoventilationssyndroms«. Beim Vorliegen einer gesicherten neuromuskulären Erkrankung und Nachweis von >2 Leitsymptomen ist eine klinisch relevante Schwäche der Atemmuskulatur hochwahrscheinlich (p>0,01; [76])

Leitsymptome	Begleitsymptome
Paradoxe Bauchatmung	Morgendlicher Kopfschmerz
Orthopnoe mit Einsatz der Atemhilfsmuskulatur	Abgeschlagenheit
Verkürzte Phonationsdauer	Konzentrationsstörungen
Tagesmüdigkeit (ESS>12)	Schwindel
Durchschlafstörung mit nächtlicher Dyspnoe	Stimmveränderungen
Abgeschwächter Hustenstoß	Depressionen
	Ödeme, Rechtsherzinsuffizienz
	Herzrhythmusstörungen
	Angstzustände

tiert. Vorgeschlagen wurde eine Einschränkung der VK auf unter 20% des Sollwertes und ein maximaler statischer Inspirationsdruck (PImax) geringer als 3 kPa (beim Erwachsenen). Dem entsprechen die Empfehlungen der DGM [78].

Diese Bewertung ist inzwischen einer dynamischen Betrachtungsweise gewichen [51]: Hyperkapnie, nächtliche O_2-Entsättigung und Symptomatik der Hypoventilation werden für die Indikationsstellung zur Heimbeatmung herangezogen. Zusätzlich wird für die ALS die VK (<50%) berücksichtigt [53].

Unseres Erachtens sollten bei der Indikationsstellung die zeitliche Dynamik dieser Parameter gemeinsam mit dem Verlauf der Grunderkrankung berücksichtigt werden. Bei rasch progredienten Erkrankungen oder NME mit bulbärer Beteiligung sollte entsprechend dem, bei der ALS vorgegeben, Schema vorgegangen werden (Abb. 12.1), um rechtzeitig mit der Behandlung zu beginnen.

Die Indikation zur nächtlichen Beatmung wird heute von vielen Autoren großzügiger gestellt: Sobald sich polysomnographisch eine REM-Schlaf-assoziierte Hypoventilation bzw. Weckreaktionen (Arousals) nachweisen lassen und diese zu Tagesmüdigkeit, Dyspnoe oder Zephalgien führen, kann die nächtliche NIV zur Besserung der Wachheit und Leistungsfähigkeit am Tage, in vielen Fällen auch der Lebensqualität [43, 60] beitragen.

Jede Beatmung stellt einen medizinischen Eingriff dar, der nur nach ausführlicher Aufklärung erfolgen sollte. Insbesondere Patienten mit rasch progredienter NME sollte über den gesamten Erkrankungsverlauf einschließlich der Spätphase der Erkrankung mit Abhängigkeit von der Beatmung aufgeklärt werden [19, 21, 53, 76]. Bei der Indikationsstellung sind auch die Persönlichkeit des Patienten, sein allgemeiner Gesundheitszustand und sozialer Hintergrund (Pflegebelastung der Angehörigen) zu berücksichtigen [78].

Folgende Übersicht fasst den aktuellen Konsens zur Indikationsstellung der häuslichen Beatmung zusammen.

Indikationen und Voraussetzungen für eine häusliche Beatmung bei neuromuskulären Erkrankungen.
(Mod. nach [49, 51, 53, 78])

Indikationen für NIV
- Umfangreich abgeklärte und gesicherte chronische, stabile oder langsam progrediente neuromuskuläre Erkrankung mit Beteiligung der Atemmuskulatur und/oder zentrale Atemantriebsstörung **und**
- Deutliche CO_2-Retention (>50 mmHg) mit Kompensation des pH **oder**
- leichte CO_2-Retention während des Tages (45–50 mmHg) mit Symptomatik einer Atmungsstörung (z. B. morgendlicher Kopfschmerz, Durchschlafstörung, Tagesmüdigkeit, Alpträume) **oder**
- signifikante nächtliche O_2-Sättigungsabnahme und organisch (d. h. durch die Atmungsstörung) zweifelsfrei begründete Hypoventilationssymptomatik

Folgende Voraussetzungen müssen erfüllt sein
- Anderweitig behebbare Ursachen einer Atmungsstörung (z. B. Herzinsuffizienz, nasale Obstruktion) müssen adäquat beahandelt sein
- Ein anderweitiges Rehabilitations- oder Behandlungspotenzial der neuromuskulären Erkrankung muss ausgeschöpft sein (z. B. Immunsuppression und Plasmaseparation bei der Myasthenia gravis; Langzeit Reha und Immunglobuline beim Guillain-Barré Syndrom)
- Der Patient wünscht die Beatmung nach ausführlicher Aufklärung über die Grunderkrankung und deren Verlauf
- Das soziale Umfeld, die pflegerische und technische Versorgung des Patienten lassen eine effektive und sichere NIV zu
- Die NIV ist unter stationären Bedingungen hinreichend effektiv und sicher durchzuführen
- Eine ausreichende bronchiale Clearance ist gewährleistet (aktiv oder passiv), es besteht keine Aspirationsneigung (bei Dysphagie PEG-Versorgung!)

▼

Indikationen für invasive Beatmung
- Der Patient erfüllt die Voraussetzungen für eine NIV und hat:
  - Inadäquate bronchiale Clearance trotz des Einsatzes mechanischer Hustenhilfen
  - Dysphagie mit wiederholten Pneumonien
- Ineffizienz der NIV
- Beatmungsnotwendigkeit >16 h/Tag (relative Indikation, einige Patienten tolerieren nichtinvasive Dauerbeatmung)

Bei der Positivdruckbeatmung fehlt bisher der Nachweis der Überlegenheit eines bestimmten Beatmungsverfahrens bei der NIV [37, 67, 75]. Insbesondere die Überlebensrate der Patienten wird durch die Beatmungsform nicht beeinflusst [65]. Vor allem aufgrund der einfacheren Handhabung hat sich auch bei CVI infolge NME die NIV mit Druckvorgabe gegenüber der NIV mit Volumenvorgabe durchgesetzt [46].

NIV mit Volumenvorgabe behält jedoch besonders bei NME mit schwacher Exspirationsmusulatur (d. h. unzureichemdem Hustenstoß) im Rahmen des sog. »Air stacking Manöver« seinen Stellenwert [6]. Hierbei wird die Lunge durch Applikation mehrerer fest vorgegebener Tidalvolumina überbläht, um so den Luftfluss (flow) in der nachfolgenden Exspiration zu erhö-

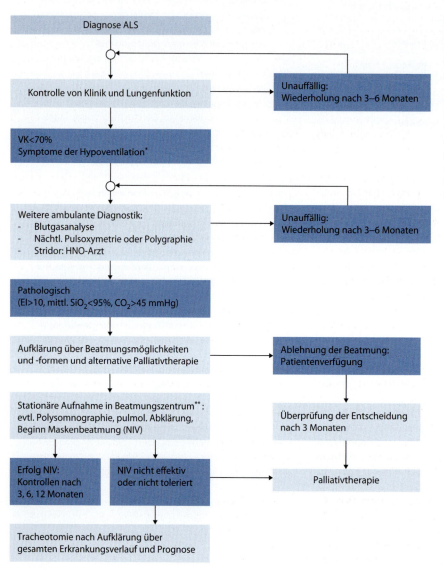

Abb. 12.1. Diagnostisch-therapeutischer Algorithmus zur Erkennung und Behandlung der ventilatorischen Insuffizienz bei der ALS. *VK* = Vitalkapazität; *EI* = Entsättigungsindex (O_2-Sättigungen >4% unter mittlere O_2-Sättigung während der Nacht); *»mittl SaO_2«* = mittlere, transkutan gemessene O_2-Sättigung während der Nacht; [a]mindestens ein spezifisches oder 2 unspezifische Symptome aus Tabelle 12.1 und 12.2; [b]pneumologische oder neurologische Klinik mit Kompetenz in der NIV von Patienten mit neuromuskulären Erkrankungen.

hen und den Hustenstoß zu unterstützen. Dieses Manöver kann durch externe Kompression des Thorax forciert werden.

12.4 Besonderheiten bei progredienten NME

Auf Grund Ihrer Problematik sollen die Ergebnisse der Heimbeatmung bei der amyotrophen Lateralsklerose detailliert dargestellt werden.

12.4.1 Praxis der Heimbeatmung bei der amyotrophe Lateralsklerose (ALS)

Mit einer Inzidenz von 1–2/100.000 Einwohner und einer Prävalenz von bis zu 8,4/100.000 Einwohner [24, 57] ist die ALS eine der häufigsten neuromuskulären Erkrankungen. Aus den Ergebnissen der bis 1990 vorliegenden Studien konnte eine Prävalenz von 46/1.000.000 Einwohner, was 1 ALS-Patient auf 24.000 Einwohner entspricht, berechnet werden [39].

Lähmungen der Atemmuskulatur treten bei der ALS regelhaft auf, bei 10–20% der Patienten bereits sehr früh im Erkrankungsverlauf [2, 23]. Nächtliche, schlafbezogene Atemstörungen sind unabhängig von der Vitalkapazität häufig. Fast 90% der ALS-Patienten versterben an respiratorischen Komplikationen bzw. am Versagen der Atmung [56]. Bei etwa 10% der ALS-Patienten besteht bereits bei oder sogar vor Diagnosestellung eine zur Ateminsuffizienz und Beatmungspflicht führende Atemmuskelschwäche.

Bei 60% der ALS-Patienten wird die Lähmung der Atemmuskulatur erst nach dem Verlust der Gehfähigkeit im Rahmen der generalisierten Muskelatrophie manifest [23].

Nur für einen Teil der ALS-Patienten kommt eine Maskenbeatmung in Frage: Bulbärparalyse, Dysphagie, Hypersalivation und Lähmung der Kehlkopfmuskulatur stehen bei etwa 30% der ALS-Patienten einer erfolgreichen Applikation der NIV entgegen [7, 8, 82]. Die Aspirationsneigung kann durch die Maskenbeatmung zunehmen [69].

Ein Überlebensvorteil der langzeitbeatmeten Patienten konnte gezeigt werden [10]: 76 tracheotomierte Patienten überlebten im Mittel 4,5 Jahre (0,1–26 Jahre). Eine andere prospektive Untersuchung [30] erfasste 362 Patienten: 194 Patienten wurden nicht, 84 Patienten non-invasiv und 84 Patienten über Tracheostoma beatmet. Nach Diagnosestellung überlebten die nicht beatmeten Patienten im Mittel 19,4 Monate, die nichtinvasiv beatmeten 42,9 Monate und die tracheotomierten 87,9 Monate.

Diese Untersuchungen zeigen, dass eine Beatmung über Tracheostoma bei der ALS über viele Jahre möglich ist. Wir beobachteten bei tracheotomierten Patienten, dass spätestens nach 1–2 Jahren eine Lähmung der gesamten Willkürmuskulatur unter Ausschluss der Augenmuskeln und der periokulären Muskulatur eintrat. Bei 10–30% der Patienten geht nach mehr als 3 Jahren Beatmung auch die Fähigkeit zu zwinkern verloren [59]. Immer wieder kommt es zu unerwarteten Todesfällen, wohl aufgrund einer autonomen Dysregulation [72].

> **Wichtig**
>
> Die Lebensqualität wird von den Patienten in dieser Situation sehr unterschiedlich beurteilt. Die Belastung für die pflegenden Angehörigen ist in der Regel enorm, häufig sind bei den Pflegenden sekundäre körperliche und psychische Reaktionen zu beobachten.

Zum Überleben mit NIV bei ALS liegen mehrere Fallserien vor [1, 7, 26, 47, 63, 17, 82]. Über die längsten Überlebenszeiten berichtet [7]: die Untersuchung beschreibt ein mittleres Überleben von über 4 Jahren (1–26 Jahre) bei überwiegend 24-stündiger Abhängigkeit von der Maskenbeatmung.

Bislang ist nicht eindeutig geklärt, zu welchem Zeitpunkt im Erkrankungsverlauf mit einer Beatmung begonnen werden soll. Es besteht jedoch Übereinstimmung, dass eine Beatmungsindikation spätestens beim Auftreten einer Hyperkapnie am Tage sowie bei erheblicher Hypoventilationssymptomatik und einer VK <50% gegeben ist [53]. Es liegen keine Daten vor, die eine spezielle Beatmungsform favorisieren würden. Pragmatisch wird häufig BiPAP der Vorzug gegeben [46]. Besteht Ruhedyspnoe, ist die Adaptation an die Maskenbeatmung oft erschwert. Frühzeitig, d. h. spätestens beim Auftreten erster Symptome einer CVI sollte in einer Spezialambulanz in mehreren Aufklärungsgesprächen mit dem Patienten und seiner Familie der weitere therapeutische Weg – nach Möglichkeit auch schriftlich in Form einer Patientenverfügung – festgelegt werden. Dies ist von elementarer Bedeutung, um rechtzeitig die erforderlichen diagnostischen und therapeutischen Optionen nutzen zu können, aber auch um unerwünschte Maßnahmen, wie eine Intubation in der Notfallsituation, zu vermeiden.

Steht der Patient einer Beatmung prinzipiell positiv gegenüber oder hat er noch keine Entscheidung gefällt, sollten Atmung und Lungenfunktion entsprechend dem vorgegebenen Schema in 3-monatigen Abständen beurteilt werden (Abb. 12.1).

Möglichst frühzeitig sollte sich der Patient für eine der drei folgenden Optionen entscheiden [61].

- Option 1: **Maximaltherapie:** Beim Nachweis der CVI und einer entsprechenden subjektiven Symptomatik sollte frühzeitig zunächst mit der NIV begonnen werden. Wenn beim akuten Auftreten einer Atmungsinsuffizienz die NIV ineffektiv ist, wünscht der Patienten eine invasive Beatmung. Gelingt die Respiratorentwöhnung nicht mit Maskenbeatmung, will der Patient die invasive Beatmung über eine Tracheotomie fortsetzen.
- Option 2: **Zwar ist NIV zur Therapie der Atmungsinsuffizienz erwünscht**; eine Intubation bzw. Tracheotomie wird jedoch vom Patienten abgelehnt.
- Option 3: **Palliativtherapie und Ablehnung jeder Form der Beatmung.**

12.5 Alternativen zur Beatmung und Palliativtherapie bei fortgeschrittenen neuromuskulären Erkrankungen

Die gute Anwendbarkeit und die Effekte der häuslichen Beatmung haben zu einer breiten Akzeptanz der Methode bei Betroffenen, Therapeuten und Ärzten geführt. Der »Rollstuhl der Atemmuskulatur« in Form der NIV ist heute ein aus der Betreuung neuromuskulärer Patienten nicht mehr wegzudenkender Baustein geworden. Die Mehrzahl der an primären Myopathien und spinalen Muskeldystrophien erkrankten Patienten wünscht auch im Falle einer akuten Verschlechterung der Atemfunktion, z. B. im Rahmen einer Pneumonie eine maximale Therapie. Die subjektiv erlebte Lebensqualität dieser Patienten unterscheidet sich trotz der körperlichen Behinderung nicht wesentlich von der Normalbevölkerung. Dies gilt besonders für sozial gut integrierte Behinderte.

Viele ältere, vorwiegend an ALS erkrankte Patienten, lehnen jedoch sowohl eine NIV wie auch eine Intensivbehandlung und Tracheotomie ab. Eine palliative Behandlung im fortgeschrittenen Stadium einer NME folgt den Prinzipien der Palliativtherapie von Tumorerkrankungen [21, 42]. Sie sollte von einem in der Palliativbehandlung erfahrenen Arzt durchgeführt werden. In vielen Fällen ist eine Einweisung in ein Hospiz oder nach Absprache in eine spezialisierte Klinik zur Entlastung der Angehörigen sinnvoll. Dies gilt in besonderem Maße für ein terminales Weaning beatmeter Patienten.

Entspricht es dem Willen des Patienten, dass die Beatmung beendet bzw. gar nicht begonnen wird, ist die Beatmung zu beenden (terminales Weaning) bzw. die Dyspnoe effektiv zu behandeln.

> **Grundsätze des terminalen Weaning**
> - Intensive Zuwendung
> - Großzügige Gabe von Sauerstoff (bis zu 10 l/min)
> - Gabe von Morphin (3-mal 10–60 mg/24 h), alternativ Fentanyl/Sulfentanil parenteral in adäquater Dosierung, beides unter Hinzugabe von Antiemetika (Metoclopramid, Diphenhydramin)
> - Gabe von Benzodiazepinen zur Anxiolyse. Bewährt hat sich wegen des raschen Wirkungseintritts v. a. die sublingual resorbierbare Form von Lorazepam (Tavor expidet 3- bis 5-mal 1–2,5 mg/24 h)

> **Wichtig**
> Benzodiazepine alleine haben keine ausreichende Wirkung auf die Dyspnoe!

Bei adäquater Durchführung dieser Behandlung wird der Patient rasch ruhig, es entwickelt sich eine ausgeprägte Hyperkapnie, in der er das Bewusstsein verliert und verstirbt.

Literatur

1. Aboussouan LS, Khan SU, Meeker DP, et al (1997) Effect of noninvasive positive pressure ventilation on survival in amyotrophic lateral sclerosis. Ann Intern Med 127:450–3
2. Alba, A, Pilkington, LA, Kaplan, E, et al (1976) Long-term pulmonary care in amyotrophic lateral sclerosis. Respir Ther 6,49-56, 102–105
3. Annane D, Chevrolet JC, Chevret S, Raphael JC (2000) Nocturnal ventilation for chronic hypoventilation in patients with neuromuscular and chest wall disorders (Cochrane Review) In: The Cochrane Library, Issue, 3. Oxford.
4. Annane D, Quera-Salva MA, Lofaso F, et al (1999) Mechanisms underlying effects of nocturnal ventilation on daytime blood gases in neuromuscular diseases. Eur Respir J 13:157–62
5. Arbeitsgruppe Heim- und Langzeitbeatmung (1995): Richtlinien zum Materialbedarf einer Heimbeatmung. Med Klinik 90: 321-23
6. Bach JR (1994) Update and perspectives on noninvasive respiratory muscle aids; part 1, the inspiratory muscle aids. Chest 105,1230-1240
7. Bach JR (1995) Amyotrophic lateral sclerosis: predictors for prolongation of life by noninvasive respiratory aids. Arch Phys Med Rehabil 76: 828-832
8. Bach JR (2002) Amyotrophic lateral sclerosis: Prolongation of life by noninvasive respiratory aids. Chest 122:92–8
9. Bach JR, Alba AS (1991) Intermittent abdominal pressure ventilator in a regimen of noninvasive ventilatory support. Chest 99,630-633
10. Bach JR, Alba AS, Saporito LR (1993) Intermittent positive pressure ventilation via the mouth as an alternative to tracheostomy for 257 ventilator users. Chest 103,174-182
11. Bach JR, Barnett V (1996) Psychosocial, vocational, quality of life and ethical issues. Bach, JR eds. Pulmonary rehabilitation: the obstructive and paralytic conditions. ,395-411 Hanley & Belfus Philadelphia, PA.
12. Bach JR, Campagnolo DI, Hoeman S (1991) Life satisfaction of individuals with Duchenne muscular dystrophy using long-term mechanical ventilatory support. Am J Phys Med Rehabil 1991;70:225
13. Bach JR, Ishikawa Y, Kim H (1997) Prevention of pulmonary morbidity for patients with Duchenne muscular dystrophy. Chest 112,1024-1028
14. Bach JR, Rajaraman R, Ballanger F, et al (1998) Neuromuscular ventilatory insufficiency: the effect of home mechanical ventilator use vs. oxygen therapy on pneumonia and hospitalization rates. Am J Phys Med Rehabil 77,8-19
15. Barbé F, Quera-Salva MA, de Lattre J, et al (1996) Long-term effects of nasal intermittent positive pressure ventilation on pulmonary function and sleep architecture in patients with neuromuscular disease. Chest 110:1179–83
16. Baydur A, Layne E, Aral H, et al (2000) Long term noninvasive ventilation in the community for patients with musculoskeletal disorders: 46 year experience and review. Thorax 55:4–11
17. Bockelbrink A (1991): Therapie der progredienten Ateminsuffizienz bei neuromuskulären Erkrankungen. Therapiewoche 41: 1792-97
18. Bohrer H, Goerig M (1996) Poliomyelitis und Beatmung. Anästhesiol Intensivmed Notfallmed Schmerzther 31:316-17

Literatur

19. Borasio GD, Bockelbrink A (1994): Langzeitbeatmung bei neurologischen Erkrankungen. Q.M. 2: 193-202
20. Borasio GD, Voltz R (1994): Amyotrophe Lateralsklerose – Fallbericht. Z.f.Med.Ethik 40: 143-47
21. Borasio GD, Voltz R (1997) Palliative care in amyotrophic lateral sclerosis. J Neurol 244 (suppl 4):11–7
22. Borasio GD, Voltz R (1998) Discontinuation of mechanical ventilation in patients with amyotrophic lateral sclerosis. J Neurol 245: 717-722
23. Bradley WG, Anderson F, Bromberg M, et al (2001) Current management of ALS: Comparison of the ALS CARE Database and the AAN Practice Parameter. Neurology 57:500–4
24. Brooks BR (1994) El Escorial World Federation of Neurology criteria for the diagnosis of amyotrophic lateral sclerosis: Subcommittee on Motor Neuron Diseases/Amyotrophic Lateral Sclerosis of the World Federation of Neurology Research Group on Neuromuscular Diseases and the El Escorial »Clinical limits of amyotrophic lateral sclerosis« workshop contributors. J Neurol Sci 124 (suppl):96–107
25. Buhr-Schinner H, Laier-Groeneveld G, Criee CP (1999) Amyotrophe Lateralsklerose und nasale Maskenbeatmung. Med Klin 94: 102-104
26. Butz M, Wollinsky KH, Wiedemuth-Catrinescu U, Sperfeld A, Winter S, Mehrkens HH, Ludolph AC, Schreiber H (2003) Longitudinal effects of noninvasive positive-pressure ventilation in patients with amyotrophic lateral sclerosis. Am J Phys Med Rehabil 82:597–604.
27. Buysse DJ, Reynolds CF III, Monk TH, et al (1988) The Pittsburgh Sleep Quality Index: A new instrument for psychiatric practice and research. Psychiatry Res 28:193–213
28. Caroscio JT, Mulvihill MN, Sterling R, et al: Amyotrophic lateral sclerosis: Its natural history. Neurol Clin 1987;5:1–8
29. Carroll N, Branthwaite MA (1988) Control of nocturnal hypoventilation by nasal intermittent positive pressure ventilation. Thorax 43:349–53.
30. Cazolli PA, Oppenheimer EA(1999) Home mechanical ventilation for amyotrophic lateral sclerosis: Nasal compared to tracheostomy-intermittent positive pressure ventilation. J Neurol Sci 139 (suppl.):123-128
31. Chatwin Michelle, Sarah Ward, Annabel H. Nickol, et al A randomised trial of outpatient versus inpatient initiation of NIV in nocturnal hypoventilation due to neuromuscular and chest wall disease. ERJ, 2004; 24: S476).
32. Chevrolet JC, Rossi JM, Pahud C, Rochat T, de Haller R, Junod A (1989): Die intermittierende mechanische Ventilation als Heimbeatmung. Ther Umschau 46: 697-708
33. Colbert AP, Schock NC (1985) Respirator use in progressive neuromuscular diseases. Arch Phys Med Rehabil 66: 760-762
34. Druschky A, Spitzer A, et al. (1999) Cardiac sympathetic denervation in early stages of amyotrohic lateral sclerosis demonstrated by MIBG-Spect. Acta Neuro Scand 99:308-14
35. Eagle M, Baudouin SV, Chandler C, Giddings DR, Bullock R, Bushby K (2002) Survival in Duchenne muscular dystrophy: improvements in live expectancy since 1997 and the impact of home nocturnal ventilation. Neuromuscular Disorders 12:926-29
36. Eisen A, Schulzer M, et al. (1993) Duration of amyotrophic lateral sclerosis is age dependent. Muscle Nerve 16:27-32
37. Elliott MW, Aquilina M, Green J, et al (1994) A comparison of different modes of non-invasive ventilatory support: effects on ventilation and inspiratory muscle effort. Anaesthesia 49:279–83
38. Emery AE. (2002) The muscular dystrophies. Lancet359:687-95
39. Emery AEH (1991) Population frequencies of neuromuscular disorders – II. Amyotrophic lateral sclerosis. Neuromusc disord 1:323-25
40. Erb W (1891) Dystrophia muscularis progressiva. Klinische und pathologisch-anatomische Studien. Dt Z Nervenheilkunde 1:13-94
41. Giess R, Naumann M, Werner E, Riemann R, Beck M, Puls I, Reiners C, Toyka KV(2000) Injections of botulinum toxin into the salivary glands improve sialorrhea in amyotrophic lateral sclerosis. J Neurol Neurosurg Psychiatry 69:121-23
42. Goldblatt D, Greenlaw J (1989) Starting and stopping the ventilator for patients with amyotrophic lateral sclerosis. Neurol Clin 7: 789-806
43. Guilleminault C, Philip P, Robinson A (1998) Sleep and neuromuscular disease: bilevel positive airway pressure by nasal mask as a treatment for sleep disordered breathing in patients with neuromuscular disease. J Neurol Neurosurg Psychiatry 65: 225-232
44. Heckmatt JZ, Loh L, Dubowitz V (1990): Night-time nasal ventilation in neuromuscular disease. Lancet 335: 578-82
45. Iwata M (1987) Clinico pathologic studies of long survival ALS cases maintained by active life support meassures. Adv Exp Med Biol 209:223-28
46. Janssens JP, Derivaz S, Breitenstein E, De Muralt B, Fitting JW, Chevrolet JC, Rochat T (2003) Changing pattern in long term noninvasive ventilation. A seven yaer prospective study. Chest 123:67-79
47. Kleopa KA, Sherman M, Neal B, Romano GJ, Heiman-Patterson T (1999) BiPAP improves survival and rate of pulmonary function decline in patients with ALS. J Neurol Sci 164: S.82-88
48. Labanowski M, Schmidt-Nowara W, Guilleminault C (1996) Sleep and neuromuscular disease: Frequency of sleep-disordered breathing in a neuromuscular disease clinic population. Neurology 47: 1173–80
49. Laier-Groeneveld G (1994) Arbeitsgruppe Heim- und Langzeitbeatmung: Richtlinien zur Indikation und Durchführung der intermittierenden Selbstbeatmung (ISB). Intensivmed 31: 137-139
50. Lyall RA, Donaldson M, Fleming T, et al (2001) A prospective study of quality of life in ALS patients treated with noninvasive ventilation. Neurology 57:153–6
51. Make BJ, Hill NS, Goldberg AI, Bach JR, Criner GJ, Dunne PE, Gilmartin ME, Heffner JE, Kacmarek R, Keens TG, McInturff S, O'Donohue WJ Jr, Oppenheimer EA, Robert D (1999) Mechanical ventilation beyond the intensive care unit. Report of a consensus conference of the American College of Chest Physicians. Chest 113:289S-342S
52. Mellies U, Stehling F, Dohna-Schwake C, Ragette R, Teschler H, Voit T (2005) Respiratory failure in Pompe disease: treatment with noninvasive ventilation. Neurology 64:1465-67
53. Miller RG, Rosenberg, JA, Gelinas, DF, et al (1999) Practice parameter: the care of the patient with amyotrophic lateral sclerosis; report of the Quality Standards Subcommittee of the American Academy of Neurology ALS Practice Parameters Task Force. Neurology 52,1311-1323
54. Moss AH, Casey P, Stocking CB, Roos RP, Brooks BR, Siegler M (1993): Home ventilation for amyotrophic lateral sclerosis patients: outcomes, costs, and patient, family and physician attitudes. Neurology 43: 438-43
55. Mulder DM, Kurland LT, et al. (1986) Familial adult motor neuron disease: Amyotrohic lateral sclerosis. Neurology 36:511-17
56. Mulder, DW, Howard, FM (1976) Patient resistance and prognosis in amyotrophic lateral sclerosis. Mayo Clin Proc 51,537-541
57. Neundörfer B (2001) Praxis der Amyotrophen Lateralsklerose. Unimed, Bremen

58. Nigro G, Comi L, Politano L, Bain RJ (1990) The incidence and evolution of cardimyopathy in Duchenne muscular dystrophy. Int J Cardiol 26:271-77
59. Norris F, Shepert R, Denys E, et al (1993) Onset, natural history, and outcome in motor neuron disease. J Neurol Sci 118:48-55
60. Nugent AM, Smith IE, Sneerson JM (2002) Domicialary assisted ventilation in patients with myotonic dystrophy. Chest 121:459–464
61. Oppenheimer EA (1993) Decision-making in the respiratory care of amyotrophic lateral sclerosis: should home mechanical ventilation be used? Palliat Med 7: 49-64
62. Perez A, Mulot R, Vardon G, Barois A, Gallego J (1996) Thoracoabdominal pattern of breathing in neuromuscular disorders. Chest 110:434-61
63. Pinto AC, Evangelista T, Carvalho M, Alves MA, Sales Luis ML (1995). Respiratory assistance with a non-invasive ventilator (BIPAP) in MND/ALS patients: survival rates in controlled trials. J Neurol Sci 129 (suppl.):19-26
64. Piper AJ, Sullivan CE: Effects of longterm nocturnal nasal ventilation on spontaneous breathing during sleep in neuromuscular and chest wall disorders. Eur Respir J 1996;9:1515–22
65. Porta R, Appendini L, Vitacca M, Bianchi L, Donner CF, Poggi R, Ambrosino N (2002) Mask proportional assist vs pressure support ventilation in patients with clinical stable condition with chronic ventilatory failure. Chest 122:479-88
66. Raffenberg M, Schaberg T, Müller-Pawlowski H, Lode H (1994): Indikation und Praxis der Heimbeatmung. Dtsch med Wschr 119: 187-91
67. Restrick LJ, Fox NC, Braid G, et al (1993) Comparison of nasal pressure support ventilation with nasal intermittent positive pressure ventilation in patients with nocturnal hypoventilation. Eur Respir J 6:364–70
68. Rosen DR, Siddique T, et al.(1993) Mutations in Cu/Zn superoxide dismutase gen are associated with familiar amyotrophic lateral sclerosis. Nature 362:59-62
69. Schiffman PL, Belsh JM (1993) Pulmonary function at diagnosis of amyotrophic lateral sclerosis. Chest 103:508–13
70. Schlamp V, Karg O, Abel A, Schlotter B, Wasner M, Borasion GD (1998) Nicht-invasive intermittierende Selbstbeatmung (ISB) als Palliativmaßnahme bei Amyotropher Lateralsklerose. Nervenarzt 69:1074-82
71. Schönhofer B (1998) Therapeutische Strategien der ventilatorischen Insuffizienz bei amyotropher Lateralsklerose (ALS). Nervenarzt 69: 312-319.
72. Shimizu T, Hayashi H, Kato S, Hayashi M, Tanabe H, Oda M (1994) Circulatory collapse and sudden death in respirator-dependent amyotrophic lateral sclerosis. J Neurol Sci 124: 45-55
73. Sivak ED, Gipson WT, Hanson MR (1982) : Long-term management of respiratory failure in amyotrophic lateral sclerosis. Ann Neurol 12: 18-23
74. Van der Hoed J, Kraemer H, Guilleminault C, et al (1981) Disorders of excessive daytime somnolence; polygraphic and clinical data for 100 patients. Sleep 4:23–37
75. Windisch et al (2005) Comparison of volume and pressure controlled ventilation at night. Respir Med 99:52-59
76. Winterholler M (1999) Heimbeatmung bei neuromuskulären Erkrankungen. Nervenheilkunde 18: 27-33
77. Winterholler M et al (2001). Botulinum toxin for the treatment of sialorrhea in amyotrophic lateral sclerosis. Serious side effect of a transductal approach. J Neurol Neurosurg Psychiatr 70:417-18
78. Winterholler M, Claus D, Bockelbrink A, Borasio GD, Pongratz D, Schrank B, Toyka KV, Neundorfer B (1997) Empfehlungen der bayerischen Muskelzentren in der DGM zur Heimbeatmung bei neuromuskulären Erkrankungen Erwachsener. Nervenarzt 68: 351-357
79. Winterholler M, Erbguth F, Hecht M, Neundörfer B (2001) Überleben mit Heimbeatmung. Nervenarzt 72:293-301.
80. Winterholler M, Erbguth F, Rechlin T, Neundörfer B (1997) Der Umgang mit Lebens- und Todeswünschen bei invasiv beatmeten ALS-Patienten. Med Klin 92 Suppl 1: 90-92
81. Winterholler M, Erbguth F, Reinhard F, Neundörfer B (1999) Hirnorganisches Psychosyndrom und Heimbeatmung – Diagnose, Therapie und Konsequenzen. Med Klin 94: 62-65
82. Winterholler M, Ficker JH, Hofmann M, et al (2001) Screening out-patients with ALS and other motor neuromuscular diseases for night time respiratory disturbances with a new diagnostic device (Somnocheck). Amyotrophic Lateral Sclerosis 1(suppl 3):81
83. Winterholler M. Möglichkeiten und Grenzen der Heimbeatmung bei Patienten mit neuromuskulären Erkrankungen (2001) Nervenheilkunde 20:S23-29
84. Yoshida S, Mulder DW, Kurland LT, et al. (1986) Follow up study on amytrophic lateral sclerosis in Rochester, Minn. 1925 through 1984. Neuroepidemiol 5:61-70
85. Zierz S (2003) Muskeldystrophien. In Zierz S, Jerusalem F. Muskelerkrankungen. 95-131. Thieme Stuttgart.

Erhöhter intrakranieller Druck

N. Henninger

13.1 Therapiestrategien zur Behandlung des erhöhten ICP – 183
13.1.1 Allgemeine intensivmedizinische Maßnahmen – 184
13.1.2 Spezielle intensivmedizinische Maßnahmen – 186

Literatur – 192

Der intrakranielle Druck (ICP) entspricht dem Druck innerhalb des knöchernen Gehirnschädels. Bei gesunden Erwachsenen liegt er bei 3–15 mmHg. Kinder haben einen ICP von ca. 3–7 mmHg und Neugeborene von ca. 1,5–6 mmHg. Ein erhöhter ICP resultiert aus einem Anstieg des Volumens des intrakraniellen Raumes. Daher beruhen letztlich alle Therapieansätze zur Reduktion des ICP auf einer Reduktion des intrakraniellen Volumens.

Wenn der ICP über das physiologische Maß hinaus ansteigt, kann das Hirngewebe durch prinzipiell zwei Mechanismen geschädigt werden: Ischämie und Gewebeverlagerung. Der zerebrale Perfusionsdruck (CPP) bestimmt den zerebralen Blutfluss (CBF) und damit auch die Versorgung mit Sauerstoff. Der CPP ist die Differenz aus mittleren arteriellen Blutdruck (MAP) und ICP. Entsprechend kann mit steigendem ICP die zerebrale Durchblutung schnell kritisch eingeschränkt werden und es kommt zur Hirnischämie. Wenn sich nur Teile des Hirnvolumens ausdehnen (z. B. bei einem intrakraniellen Tumor oder einer Blutung) kommt es lokal zu einer kritischen mechanischen Kompression, Verformung und Einklemmung von Gehirngewebe.

Da ein erhöhter ICP rasch tödlich verlaufen kann, ist die frühe Diagnose und Behandlung entscheidend für den Therapieerfolg. Die Überwachung und Kontrolle der intrakraniellen Druckverhältnisse stellt eine wesentliche Voraussetzung dar, um eine transtentorielle Einklemmung und das Auftreten sekundär ischämisch bedingter Hirnschäden zu verhindern. Ein besonderes Augenmerk ist hierbei auf die Aufrechterhaltung eines adäquaten CPP zu richten.

■■■ Pathophysiologie

Der intrakranielle Raum lässt sich in 3 Kompartimente aufteilen:
— Hirngewebe (1400 ml),
— Liquor (150 ml) und
— Blut (150 ml).

Das Blutvolumen ist so lange konstant, wie der Einstrom durch autoregulatorische Mechanismen und der Ausstrom durch ein durchgängiges venöses System gewährleistet ist. Der Liquor wird zu 55–70% von den intraventrikulär gelegenen Plexus choroidei abgesondert, der übrige Teil stammt aus Hirnkapillaren. So werden ca. 20 ml Liquor pro Stunde produziert. Als Resorptionsorte des Liquors werden die Arachnoidalzotten angesehen [1, 2].

Die **Monroe-Kellie-Hypothese** besagt, dass die Summe aller intrakraniellen Kompartimente konstant ist. Die Volumenzunahme eines intrakraniellen Kompartiments muss daher durch Abnahme eines oder mehrer anderer Kompartimente ausgeglichen werden, sonst steigt der ICP an (◘ Abb. 13.1). Normalerweise halten homöostatische Mechanismen das intrakranielle Volumen auf einem definierten Wert. Da der Gehirnschädel sich praktisch nicht ausdehnen kann, steigt der ICP bei Erkrankungen die mit einem erhöhtem intrakraniellen Volumen einhergehen nach Erschöpfung der kompensatorischen Mechanismen (z. B. Liquorverdrängung in den Spinalkanal, verminderte Liquorproduktion) rasch an und kleinste Volumenzunahmen führen ab einem ICP von ca. 25 mmHg schließlich zu einer exponentiellen Steigerung des intrakraniellen Druckes. Umgekehrt kann der intrakranielle Druck in dieser Phase bereits durch geringe Volumenabnahmen signifikant reduziert werden. Allerdings kann eine normale Hirnperfusion bis zu einem ICP von 40 mmHg bei ausreichendem Blutdruck aufrechterhalten werden.

Man kann zwischen generalisiert und fokal drucksteigernden Erkrankungen unterscheiden. Folgende Übersicht gibt einen Überblick über einige Ursachen des erhöhten ICP.

> **Ursachen des erhöhten Hirndrucks**
> — **Generalisiert**
>   – Sinusvenenthrombose
>   – Hydrozephalus durch Zirkulationsstörungen (Verlegung des IV. Ventrikels)
>   – Hydrozephalus durch Resorptionsstörung des Liquors (Verklebung der Arachnoidalzotten durch infektiöse, karzinomatöse, granulomatöse oder hämorrhagische Prozesse)
>   – Hypertensive Blutdruckwerte
>   – Hypoglykämie
>   – Hypoventilation, Hypoxie, Hyperkapnie
>   – Hyponatriämie
>   – Intoxikationen
>   – Epileptische Anfälle
>   – Psychomotorische Unruhe und Schmerz
> — **Fokal**
>   – Hirntumore, Metastasen
>   – Ischämischer Schlaganfall
>   – Intrakranielle Blutungen (intrazerebral, subdural, epidural)
>   – Intrakranielle Entzündungen (Abszesse, Herdenzephalitis)
>   – Fremdkörper
>   – Dislozierte Schädelfrakturen

■■■ Symptomatik

Die klassische Cushing-Triade mit Hypertension, Bradykardie und irreguläre Atmung ist in nur ca. 33 % aller Fälle zu beobachten und häufig Ausdruck einer Verlagerung von Hirngewebe [3]. Sofern eine Gewebeverlagerung fehlt, können Patienten mit normalem MAP und einem ICP von 25–40 mmHg durchaus wach und ansprechbar sein. Erst darüber hinaus ist folgt Bewusstseinsverlust.

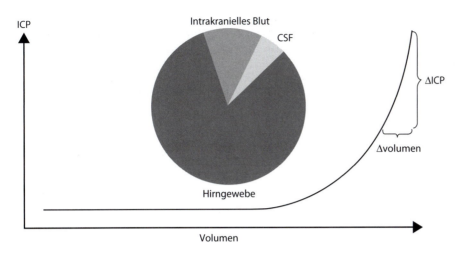

Abb. 13.1. Verhältnis von intrakraniellem Druck zu intrakraniellem Volumen

Symptome des erhöhten Hirndrucks
- **Cushing-Triade**
  - Hypertension
  - Bradykardie
  - Irreguläre Atmung
- **Weitere Zeichen**
  - Kopfschmerzen
  - Übelkeit, Erbrechen
  - Hirnorganisches Psychosyndrom
  - Bewusstseinsstörung
  - Primär generalisierte Krampfanfälle
  - Stauungspapille
  - Pupillenstörungen
  - Doppelbilder (Abduzensparese)
  - Optikusatrophie und Blindheit

Letztlich ist die einzige sichere Möglichkeit erhöhten Hirndruck festzustellen, ihn direkt zu messen. Es gibt einige Risikofaktoren für einen erhöhten ICP, die in folgender Übersicht aufgelistet sind.

Risikofaktoren für erhöhten ICP
- Alter >40 Jahre
- Systolischer Blutdruck <90 mmHG
- Dezerebrations- oder Dekortikationszeichen in der Untersuchung

13.1 Therapiestrategien zur Behandlung des erhöhten ICP

Derzeit gilt als oberstes Ziel der Therapie, den CPP zwischen 50–70 mmHg zu halten und eine ICP-Erhöhung über 20 mmHg zu verhindern. Die genannten Zielgrößen können jedoch individuell und im zeitlichen Verlauf variieren.

> **Wichtig**
>
> Prinzipiell ist die Hirndrucktherapie primär auf die Gewährleistung eines ausreichenden CPP ausgerichtet, um das Ausmaß eines sekundär ischämischen Hirnschadens zu minimieren.

Bei der Therapie sind Basismaßnahmen und spezielle gezielte Therapiemaßnahmen zu differenzieren. Hierbei sind nach heutigem Kenntnisstand allgemein akzeptierte Therapiemaßnahmen von Therapieversuchen (»second tier therapy«) zu unterscheiden. Wünschenswert ist es, »experimentelle Therapieformen« in kontrollierten Studien weiter zu klären.

Die Therapie der intrakraniellen Drucksteigerung erfolgt in der Regel nach einem Stufenplan, der ein Basismonitoring des ICP/CPP voraussetzt (► Kap. 7.3). Eine gezielte, entsprechend den unterschiedlichen pathophysiologischen Ursachen der ICP-Erhöhung ausgerichtete, Therapie erfordert ein erweitertes funktionelles und/oder hämodynamisches Neuromonitoring (► Kap. 7.4 und ► Kap. 7.5).

> **Allgemeine intensivmedizinische Maßnahmen zur Vermeidung einer ICP-Erhöhung**
> - Normovolämie (ZVD: 6–8 mmHg)
> - Normotonie
> - Euglykämie
> - Normokapnie
> - Ausreichende Oxygenierung (P_aO_2 >100 mmHg)
> - Lagerung (15–30° Oberkörperhochlagerung bei ausreichendem CPP)
> - Normonatriämie (>125 und <150 mmol/l)
> - Serumosmolarität (>260 und <320 mosmol/l, hochnormale Werte anstreben)
> - Normothermie (<37,5 °C)
> - Analgosedierung
> - Symptomatische antikonvulsive Therapie
> - Vermeidung von hirndrucksteigernde Maßnahmen oder Medikamenten

Im Folgenden soll auf die aktuell praktizierten Konzepte der akuten ICP-Senkung und Aufrechterhaltung des CPP bei der Hirnödementwicklung nach Trauma, Subarachnoidalblutung, Ischämie und Entzündung eingegangen werden.

Zur Behandlung des tumorbedingten Perifokalödems wird auf ▶ Kap. 37 verwiesen.

13.1.1 Allgemeine intensivmedizinische Maßnahmen

Das Management aller hirnverletzten Patienten muss damit beginnen, die Oxygenierung und den CBF zu optimieren. Gleichzeitig müssen alle Faktoren minimiert werden, die den neuronalen Schaden verstärken oder eine ICP-Erhöhung auslösen.

Ziel der Intensivtherapie ist es, die Homöostase der physiologischen Parameter zu erhalten. Hierzu zählen in erster Linie die Normovolämie (ZVD: 6–8 mmHg) und das Vermeiden ischämischer/hypoxämischer Episoden durch Hypotonie (systolischer Blutdruck <90 mmHg), unzureichende arterielle Oxygenierung (Ziel p_aO_2 >100 mmHg) und Hyperkapnie (Ziel p_aCO_2 <40 mmHg). Zur Überwachung und Steuerung des intravasalen Volumens können die zentralvenösen O_2-Sättigung (z. B. V. jugularis, SjO_2), Diurese, mittlerer arterieller Blutdruck sowie Herzfrequenz routinemäßig überwacht werden.

Hypotonien werden primär durch Volumensubstitution behandelt. Erst wenn diese Maßnahmen nicht ausreichen (Hypotonie trotz zentral-venösem Druck >6 mmHg) sollten Katecholamine verabreicht werden. Eine Hypertonie z. B. im Rahmen eines hyperdynamischen Zustandes nach akuter Hirnschädigung mit und ohne Tachykardie sollte sehr vorsichtig und nur bei exzessiven Blutdruckwerten (> 180–200 mmHg systolisch) behandelt werden. Bei bekanntem arteriellem Hypertonus kann eine »Normalisierung« der Blutdruckwerte zu einer Ischämie führen, was unbedingt zu vermeiden ist, um das Ausmaß einer sekundären Hirnschädigung zu begrenzen. So kann eine arterielle Hypertension bei gleichzeitiger intrakranieller Druckerhöhung Ausdruck einer pathophysiologischen Reaktion des Gehirns sein, um eine ausreichende zerebrale Perfusion und Oxygenation zu gewährleisten (sog. Cushing-Antwort).

Eine erfolgreiche ICP-Therapie normalisiert in diesen Fällen auch den Blutdruck. Herzrhythmusstörungen mit verschlechterter Herzmechanik sollten zügig behandelt werden ohne den systemischen Blutdruck signifikant zu senken.

Patientenlagerung

Ein häufiges Manöver den ICP zu senken ist die Oberkörperhochlagerung. Theoretisch sollte diese Position den zerebralen venösen Druck senken und den ICP durch das verminderte CBV erniedrigen. So konnte gezeigt werden, dass eine 15 bis 30°-Oberkörperhochlagerung bei unbehindertem zerebrovenösen Abfluss bei den meisten Patienten den ICP wirksam senken kann [4]. Einige Autoren fürchten allerdings, dass der CPP durch die Kopfanhebung gesenkt wird, wodurch es zu einer Verschlechterung der zerebralen Perfusion kommt der den günstigen Effekt eines verbesserten venösen Ausflusses neutralisiert [5]. Daher empfehlen sie bei instabilen Kreislaufverhältnissen oder einem CPP <70 mmHg eine Flachlagerung [6].

Idealerweise sollte der Einfluss der Oberkörperhochlagerung auf den ICP direkt bestimmt werden [7].

> **Praxistipp**
>
> Es ist inzwischen allgemein akzeptiert, dass eine 15 bis 30° Oberkörperhochlagerung sicher ist, solange der CPP kontinuierlich zwischen 50–70 mmHg gehalten wird.

Auf jeden Fall müssen Kopfabknickungen (Torsion/Flexion der HWS bzw. im Atlantookzipitalgelenk) sowie enge Halsverbände vermieden werden, da sie den venösen Abstrom behindern und somit den ICP erhöhen können.

In manchen Fällen können auch Hämatome der Halsweichteile, ein Luftemphysem oder auch ein positiv endexspiratorischer Druck (PEEP >10 cmH_2O) zu einer klinisch relevanten venösen Abflussbehinderung mit konsekutiv bedrohlichen Anstieg des intrakraniellen Druckes führen.

Flüssigkeits- und Elektrolytmanagement

Hypovolämie kann rasch zu einem verminderten CPP führen und somit einen globalen hypoxischen/ischämischen Hirnschaden induzieren.

> **Wichtig**
>
> Daher muss eine Hypovolämie sorgfältig vermieden werden.

13.1 Therapiestrategien zur Behandlung des erhöhten ICP

Das Hirnödem ist multifaktorieller Genese und beinhaltet eine erhöhte Kapillardurchlässigkeit (vasogenes Hirnödem) sowie eine erhöhte Zellmembranzerstörung (zytotoxisches Hirnödem). Das zytotoxische Ödem kann zu einer erhöhten Hirnosmolalität führen, wodurch freies Wasser gebunden wird. Aus diesem Grund sollten ausschließlich isotone Flüssigkeiten verabreicht werden. Dabei gibt es keinen Hinweis dafür, dass Kolloide Kristalloiden zu bevorzugen sind [8].

Eine Hyperhydratation, per se, verursacht bei normaler Serumnatriumkonzentration kein Hirnödem. Liegt jedoch eine Hyponatriämie vor (reduzierte Plasmaosmolarität), so kann sich ein Hirnödem mit intrakranieller Drucksteigerung entwickeln. Elektrolytstörungen, besonders eine Hyponatriämie, sind schwerwiegende, jedoch vermeidbare Komplikationen.

> **Praxistipp**
>
> Pathologische Serumkonzentrationen von Natrium (<125 oder >150 mmol/l) oder eine pathologische Serumosmolarität (<260 oder >320 mosmol/l) sollten unbedingt vermieden werden.

Temperatur und Blutzucker

Im Rahmen der Intensivtherapie wird eine Normothermie angestrebt, da die Erhöhung der Körpertemperatur um 1°C direkt zu einem Anstieg des ICP um einige mmHg führt.

> **Praxistipp**
>
> Bereits Fieber ab 37,5°C sollte daher aggressiv durch Kühlung oder Parazetamol (bei fehlender Wirksamkeit frühzeitig Metamizol, **Cave:** Agranulozytose, arterielle Hypotonie) therapiert werden, da das Fieber einen hypoxisch-ischämischen Hirnschaden verstärkt [9].

Regelmäßige Kontrollen relevanter Entzündungsparameter sind unabdingbar, um Infektionen rechtzeitig zu erkennen und entsprechend zu behandeln. Die Erhöhung des Stoffwechselgrundumsatzes für Sauerstoff ($CMRO_2$) erhöht den CBF und damit auch den ICP. Da mit der Temperatur auch der Glukoseumsatz steigt, der den neuronalen Schaden weiter propagiert [10], sollten **normoglykämische Blutzuckerwerte** mit Werten >160 mg/dl mit Insulingaben behandelt werden.

Analgosedierung

> **Praxistipp**
>
> Eine professionelle Analgosedierung ist eine wichtige Maßnahme bei der Behandlung eines erhöhten ICP, da psychomotorische Unruhe und Schmerz zu intrakranieller Drucksteigerung führen.

Oft wird eine Kombination von Opioidanalgetika (z. B. Morphin, Fentanyl) und Benzodiazepinen (z. B. Midazolam) eingesetzt.

Opioide besitzen eine ausgezeichnete analgetische Wirkung, sind aber atemdepressiv. Auf der Basis pharmakokinetischer Überlegungen empfiehlt sich die kontinuierliche intravenöse Gabe. Zu beachten gilt die Entwicklung einer Tachyphylaxie. Die Entwicklung einer Toleranz erfordert das schrittweise langsame Absetzen (ca. 20% der Tagesdosis nach Hirndrucktherapieende über mehrere Tage). Klinische Zeichen eines zu raschen Absetzens sind vegetative Symptome wie Tachykardie, Hypertonie und Tremor begleitet von psychomotorischer Unruhe.

Zur Sedierung ist es zunächst sinnvoll, ein kurz wirksames **Benzodiazepin** einzusetzen, um die rasche Möglichkeit zur neurologischen Befundkontrolle zu erhalten. Ist aufgrund des klinischen Verlaufs eine längere Sedierung erforderlich, so sind Benzodiazepine mit längerer Wirkdauer gleichwertig. Das Risiko einer Hypotension muss insbesondere bei einer Kombination mit Morphin/Morphinderivat beachtet werden. Ein rasches Absetzen der Medikation kann zu erneuter intrakraniellen Drucksteigerung führen.

In den vergangenen Jahren hat sich die kontinuierliche Infusion des Hypnotikums **Propofol** wegen eines besonders günstigen pharmakokinetischen Profils auf neurologischen und neurochirurgischen Intensivstationen etabliert. Propofol zeichnet sich durch eine im Vergleich zu den Benzodiazepinen kürzere Plasmahalbwertszeit ohne Kumulationsverhalten aus, wodurch die Steuerbarkeit des Medikaments sowohl in Phasen unterschiedlicher Stimulationsintensitäten, als auch zu Zeiten der Entwöhnung von der Beatmung bzw. der Beendigung der sedativen Therapie günstig ist.

Neuromuskuläre Blockade

Eine dauerhafte Muskelrelaxierung sollte nur in Ausnahmefällen (z. B. induzierte Hypothermie) erfolgen. Die Notwendigkeit zur Muskelrelaxation weist in der Regel auf eine unzureichende Analgosedierung oder inadäquate maschinelle Beatmungseinstellung hin. Daher müssen diese kritisch überprüft und entsprechend optimiert werden, bevor eine Muskelrelaxation erwogen wird. Zu beachten gilt die Halbwertszeit des Muskelrelaxanz bei kumulativer Gabe, um eine klinisch-neurologische Untersuchung engmaschig zu ermöglichen. Da eine Muskelrelaxation eine extrem angstauslösende und auch schmerzhafte Erfahrung ist, muss adäquat und großzügig analgosediert werden.

Die **Indikation zur routinemäßigen Langzeitrelaxation ist kontraindiziert,** da sich das Risiko eine basale Pneumonie, Sepsis sowie venöser Thrombembolien zu entwickeln deutlich erhöht.

Anfallsprophylaxe

Es ist bekannt, dass epileptische Anfälle den CBF und das intrazerebralen Blutvolumens (CBV) erhöhen [11], was bei Patienten mit reduzierter zerebraler Compliance zum Anstieg des ICP führen kann [12]. Gerade beim analgosedierten Patienten können Epilepsie typische motorische Zeichen fehlen. Klinische Hinweise können eine Tachykardie, intermittierende Episoden von Hypertonie und abnormer Wellentätigkeit des ICP sein. Bei Verdacht auf epileptische Anfälle bei analgosedierten Patienten ist eine Kontrolle der spontanen hirnelektrischen Aktivität indiziert. Bei Nachweis epilepsietypischer Potentiale sollte eine antikonvulsive Therapie begonnen und nach den üblichen Therapierichtlinien fortgesetzt werden (▶ Kap. 38).

> **Praxistipp**
>
> Eine routinemäßige, prophylaktische antikonvulsive Behandlung bei allen Patienten mit akuter Hirnschädigung und intrakranieller Drucksteigerung scheint jedoch nicht gerechtfertigt.

Steroide

Kortikosteroide sind ineffektiv und können die Morbidität und Mortalität bei zytotoxischem Hirnödem [13], malignem Hirninfarkt [14], intrazerebralen Blutungen [15] oder Schädelhirntrauma [16, 17] erhöhen und sind daher in diesen Fällen als Standardtherapie obsolet.

> **Wichtig**
>
> Ausschließlich bei intrakraniellen Tumoren oder Abszessen können Kortikosteroide die Bluthirnschranke stabilisieren und dramatische Effekte erzielen [18].

Der Wirkungseintritt erfolgt innerhalb von Stunden.

Vermeidung von Medikamenten mit ICP steigernder Wirkung

Vasodilatatoren (Nitroglyzerin, Kalziumantagonisten, Dihydralazin) und einige Narkotika (Lachgas, Enfluran) können den ICP steigern und sind daher unbedingt zu vermeiden.

13.1.2 Spezielle intensivmedizinische Maßnahmen

Das primäre Ziel der Hirndrucktherapie ist es, den intrakraniellen Druck dauerhaft unter 20 mmHg und den zerebralen Perfusionsdruck zwischen 50 und 70 mmHg zu halten. Heute rückt das CPP-Management (zusätzlich zur ICP-Kontrolle) immer mehr in den Mittelpunkt der Therapie und die Gefahren einer exzessiven Hyperventilation mit Vasokonstriktion und Hirnischämie werden bedacht. Die stufenweise ICP-Therapie reflektiert diese Erkenntnisse. Im Allgemeinen sollten die genannte Verfahren nur dann zum Einsatz kommen, wenn der ICP mehr als 10 Minuten höher als 20 mmHg steigt. Kürzere ICP-Erhöhungen von nur einigen Minuten Dauer können regelmäßig während Absaugungen, Husten und Umlagerungen beobachtet werden. Sie bilden sich in der Regel von allein zurück und bedürfen keiner speziellen Maßnahme. Eine Vorbehandlung mit Lidocain (als Aerosol oder i.v.), kann im Einzelfall erwogen werden.

Stufentherapie der Hirndrucktherapie

> **Stufentherapie**
>
> - Intubation und Beatmung, Monitoring von SjO_2, ZVD, MAP, CPP, ICP, EKG, Temperatur, Blutgase
> - Stufe 1: Entfernung intrakranieller Raumforderungen und/oder Liquordrainage
> - Stufe 2: Analgosedierung (Opiate, Propofol, Benzodiazepine)
> - Stufe 3: Blutdruck (Senkung: Labetalol, Urapidil, Nicardipin, Hebung: Dopamin, Noradrenalin)
> - Stufe 4: Osmodiuretika (Mannitol, Sorbit, Glycerol, Hypertone NaCl-Lösung)
> - Stufe 5: Moderate Hyperventilation (p_aCO_2: 30–35 mmHg), nicht bei Ischämie
> - Stufe 6: Barbiturate (Thiopental, Methohexital, Pentobarbital)
> - Stufe 7: THAM (pH 7,50–7,55; Base Excess max. +6), nicht bei Ischämie
> - Stufe 8: Moderate Hypothermie (33°C)
> - Stufe 9: Dekompressionskraniektomie

Der Beginn einer gezielten ICP-Therapie setzt voraus, dass die Messungen des intrakraniellen Drucks und des mittleren arteriellen Blutdrucks korrekt sind. Nach Absetzen bzw. Reduzierung konservativer hirndrucksenkender Maßnahmen muss über einen Zeitraum von 24–48 Stunden ein stabiler ICP unter der kritischen Interventionsschwelle von 20 mmHg vorliegen. Das Absetzen der einzelnen ICP-Therapiemaßnahmen ist schrittweise und balanciert durchzuführen, um erneute Phasen kritisch erhöhten Hirndrucks zu vermeiden.

Stufe 1: Entfernung intrakranieller Raumforderungen und Liquordrainage

Wenn es zum Anstieg des ICP kommt, sollte die erste Überlegung sein, ob durch chirurgische Intervention (z. B. Kraniektomie oder Ventrikulostomie) eine dauerhafte Druckentlastung erreicht werden kann. Daher müssen potenziell chirurgisch sanierbare Raumforderungen (z. B. Hydrozephalus, Blutung), auch im Verlauf, mittels kranieller Bildgebung ausgeschlossen werden.

Liegt bereits eine Ventrikeldrainage, sollten darüber 5–10 ml Liquor abgelassen werden. Die Entlastung von Liquor bei liegender Ventrikeldrainage stellt eine effektive hirndrucksenkende Maßnahme dar. Hierbei ist einer punktuellen Entlastung bei Überschreiten des Schwellen-ICP gegenüber einer kontinuierlichen Drainage vorzuziehen.

Entstehen z. B. im Rahmen einer Hirnödementwicklung Schlitzventrikel, so ist eine wirksame Senkung des ICP meist nicht mehr möglich. Grundsätzlich ist bei der Liquorentnahme aus einer Ventrikeldrainage auf strenge Asepsis zu achten und der gewonnene Liquor sollte routinemäßig laborchemisch untersucht werden.

Stufe 2: Analgosedierung

Eine ausreichende Sedierung des Patienten stellt die Basis für eine erfolgreiche ICP-Kontrolle dar. Bei Patienten mit hohen ICP-Werten führt der Widerstand gegen Fixierungen und Beatmung über den intrathorakalen Druckanstieg und erhöhten jugularvenösen Druck schnell zu kritischen ICP-Anstiegen. Angst steigert den ICP durch arterielle Hypertension, Tachykardie und erhöht den zerebralen Metabolismus und CBF [19]. Bevor invasivere Maßnahmen ergriffen werden, sollten daher agitierte Patienten mit erhöhtem Hirndruck so weit sediert werden, bis sie bewegungslos und ruhig sind. In der Regel setzt eine ausreichende Sedierung die Beatmung und ein enges Blutdruckmonitoring des Patienten voraus, da parenterale Sedativa atemdepressiv und blutdrucksenkend wirken können. Die aktuelle Medikamentendosis sollte dem Grad der Erregung und des ICP Rechnung tragen. Die Kombination von Medikamenten kann effektiver sein, als eine Monotherapie.

Medikamente zur Analgosedierung bei erhöhtem ICP
- Opiatderivate
  - Morphin (4 mg/h als kontinuierliche Infusion, titriert nach Bedarf)
  - Fentanyl (2 µg/kgKG Testdosis; 2–5 µg/kgKG/h als kontinuierliche Infusion)
  - Sufentanyl (10–30 µg Testdosis; 0,05–2 µg/kgKG als kontinuierliche Infusion)
- Benzodiazepine
  - Midazolam (2 mg Testdosis; 2–4 mg/h als kontinuierliche Infusion)
- Anderer Sedativa
  - Propofol (0,5 mg/kgKG Testdosis; 20–75 µg/kgKG/min als kontinuierliche Infusion, maximal 5 mg/kgKG/h)

Propofol ist ein schnell wirksames sedativ-hypnotisches Anästhetikum mit kurzer Wirkdauer. Es ist ideal für Patienten mit neurologischen Erkrankungen geeignet, da nach dem Absetzen schnell ein Neurostatus erhoben werden kann. Es ist das Sedativum der Wahl. Zusätzlich hat Propofol in einigen Studien nach Langzeittherapie (mehrere Stunden bis Tage) den Hirndruck leicht vermindert [17]. Als günstigen Nebeneffekt erhöht Propofol die Krampfschwelle und wirkt als Radikalfänger [20]. Weiterhin erniedrigt es den zerebralen Metabolismus und damit den O_2-Verbrauch wodurch es potenziell neuroprotektiv wirkt.

Möglicherweise verbessert **Hochdosispropofoltherapie** (>100 mg/kgKG für >48 h) das Outcome unabhängig vom Effekt auf ICP und CPP. Allerdings kann in Dosierung von mehr als 5 mg/kgKG/h oder bei Gabe von länger als 48 h ein Propofolinfusionssyndrom auftreten, welches mit Hyperkaliämie, Hepatomegalie, Lipidämie, metabolische Azidose, Myokardversagen, Rhabdomyolyse und Nierenversagen mit Todesfolge assoziiert ist [17].

Alternativ können **Benzodiazepine** verwendete werden. Sie erhöhen die Krampfschwelle und besonders Midazolam bietet sich als Sedativum bei ventilierten Patienten aufgrund seiner relativ kurzen Wirkdauer an. Da es nicht analgetisch wirken, ist eine zusätzliche Analgesie bei Schmerzen notwendig.

Opiate bieten exzellente Analgesie, jedoch nur minimale Sedierung. Tachyphylaxie tritt häufig auf. Bei Patienten mit instabiler oder beeinträchtigter Hämodynamik ist Fentanyl Morphin aufgrund leichterer Titrierbarkeit und geringeren Histaminfreisetzung vorzuziehen [21]. Problematisch ist jedoch eine milde Erhöhung des ICP nach Gabe synthetischer Narkotika (Fentanyl, Sufentanyl), weshalb eine langsame, titrierte Gabe erfolgen sollte [17].

Stufe 3: Blutdruck

Wenn sowohl der MAP als auch der ICP unter ausreichender Analgosedierung erhöht bleiben, führt eine Blutdrucksenkung unter Umständen zu einer Reduktion des ICP. Dies ist v. a. dann der Fall, wenn die Autoregulation der Hirndurchblutung aufgehoben ist. Liegt der CPP über 120 mmHg und der ICP über 20 mmHg sollte der CPP mit einem kurzwirksamen Antihypertensivum auf ca. 100 mmHg gesenkt werden. Auf keinen Fall sollte der CPP dabei unter 50 mmHg fallen, da sonst das Risiko einer sekundären Ischämie besteht.

> **Praxistipp**
>
> Bei Patienten mit langjährigem arteriellem Hypertonus kann die Grenze nach oben verschoben sein, weshalb bei diesen Patienten besonders vorsichtig vorgegangen werden muss [22, 23].

Medikamente der ersten Wahl bei erhöhtem ICP sind **β-Blocker** (aufgrund des relativen Mangels an adrenergen Rezeptoren in den zerebralen Gefäßen), **Angiotensinrezeptor- oder ACE-Inhibitoren** (da sie die zerebrale Autoregulation bei niedrigen Blutdrücken zu erhalten scheinen und zerebrales Ödem in experimentellen Studien verbesserten) sowie **Nicardipin**.

Nitroglycerin und Nitroprussid sollten vermieden werden, da sie (als weitgehend theoretische Nachteile) eine zerebral vasodilatierende und somit potenziell ICP-erhöhende Wirkung besitzen [24, 25]. Hydralazin und Kalziumkanalblocker erhöhten den ICP bei Menschen und tierexperimentellen Studien und sollten vermieden werden.

Liegt ein CPP <50 mmHg und ICP >20 mmHg vor, so ist es das primäre Ziel den CPP anzuheben. Neben einer ausreichenden Volumengabe (ZVD 6–8 mmHg) sind Mittel der ersten Wahl kurz wirksame Vasopressoren wie z. B. Dopamin und Noradrenalin. Durch den höheren MAP (und damit auch des CPP) fällt die hypoxische Triggerung der zerebralen Vasodilatation weg, es kommt zur Vasokonstriktion und CBV und ICP sinken. Dies ist umso wahrscheinlicher, wenn zyklische ICP-Wellen eine aufgebrauchte intrakranielle Druckreserve anzeigen. Allerdings sollte der CPP nicht dauerhaft über 70 mmHg mittels aggressiver Flüssigkeits- und Vasopressorgaben erhöht werden, da dieses Vorgehen das Risiko ein »adult respiratory distress syndrome« (ARDS) zu entwickeln birgt [17].

Stufe 4: Osmodiuretika

Die Wirkung dieser Substanzgruppe beruht auf dem Aufbau eines osmotischen Gradienten, der dem Gehirn Flüssigkeit entzieht. Die Erhöhung des intravasalen Volumens führt zeitgleich zu einer Senkung des Hämatokrits und einer damit verbundenen Verbesserung der rheologischen Eigenschaften des Blutes.

> **Wichtig**
>
> Osmodiuretika können den intrakraniellen Druck rasch und wirksam senken.

Im Rahmen der Therapie des erhöhten ICP zählen sie zu Mitteln der ersten Wahl, vorzugsweise bei Patienten mit einer reduzierten Hirndurchblutung.

> **Wichtig**
>
> Die Indikation zur sofortigen Gabe eines Osmodiuretikums ist bei Zeichen einer akuten transtentoriellen Einklemmung oder einer fortschreitenden neurologischen Befundverschlechterung gegeben, um keine wertvolle Zeit durch erforderliche diagnostische Maßnahmen zu verlieren.

Eine intermittierende Bolusgabe scheint bei Entwicklung einer akuten Hirndrucksteigerung effektiver zu sein als eine kontinuierliche Infusion.

Mannitol

Das am häufigsten verwendete Osmodiuretikum ist Mannitol. Es ist ein ausgezeicheter Plasmaexpander, der den CPP, die Hirndurchblutung und das Sauerstoffangebot verbessert [17]. Es wird über die Nieren ausgeschieden und entzieht dem Körper Wasser, indem es einen osmotischen Gradienten im distalen Tubulus aufbaut. Mannitol überwindet die Bluthirnschranke nur langsam und entzieht aufgrund des osmotischen Gradienten Flüssigkeit v. a. dem gesunden, aber in geringem Maße auch dem pathologischen Gewebe. Dadurch kommt es sowohl beim zytotoxischen als auch vasogenen Hirnödem zu einer raschen intrakraniellen Volumenabnahme [26, 27]. Weitere Mechanismen die eine Rolle spielen sind eine prolongierte Dehydratation des Gehirns durch die sekundäre Hyperosmolarität und eine verbesserte Blutrheologie (Erniedrigung des Hämatokrits und der Blutviskosität) die transient den CBF erhöht und eine reflektorische Vasokonstriktion mit erniedrigtem CBV induziert [28].

> **Praxistipp**
>
> Wegen der kurzen Halbwertzeit (ca. 30–90 min) sind regelmäßige i.v.-Gaben erforderlich. Die übliche Dosis beträgt 0,25–1,0 g/kgKG 4- bis 6-mal täglich. Die Einzelgaben werden als Kurzinfusionen (15–20 min) über einen zentralen Venenkatheter infundiert.
> Ziel ist es eine initiale Serumosmolarität von 285 mOsm/l, jedoch nicht mehr als 310 mOsm/l, nach multiplen Gaben zu erreichen. Der Effekt stellt sich nach etwa 10 Minuten ein, hat sein Maximum nach ca. 20–60 Minuten und hält für ca. 1,5–6 Stunden an [17].

Die wiederholte Gabe von Mannitol birgt das Risiko eines Linksherzversagens durch akute Volumenüberlastung. Später kann eine starke Osmodiurese zu Hyperkaliämie, Volumenmangel und Hypotension führen. Deswegen ist auf eine Normovolämie des Patienten zu achten. Eine Erhöhung der Serumosmolarität über 320 mOsmol/l kann zu akuten Nierenversagen (akute tubuläre Nekrose) führen. Dieses Risiko erhöht sich bei renaler Vorschädigung, gleichzeitiger Sepsis und zusätzlicher Applikation nephrotoxischer Substanzen im Rahmen der Intensivtherapie [17]. Daher sind eine regelmäßige Messungen der Serumelektrolyte, Serumosmolarität und eine Bilanzierung wichtig (Bestimmungen sollten etwa 1 Stunde nach Infusion vorgenommen werden, um den direkten Einfluss von Mannitol auf die Osmolarität weitgehend auszuschliessen). Flüssigkeitsverluste sollten mit isotoner NaCl-Lösungen ausgeglichen werden. Die Gabe großer Volumina, insbesondere nach kontinuierlicher Gabe von allen Osmotherapeutika kann zu einer Akkumulation im Gewebe führen. Dies führt zur unerwünschten Umkehr des osmotischen Gradienten und kann, theoretisch, durch Zunahme des Hirnödems zumindest den ICP erhöhen [29]. Dieser sog. »Reboundeffekt« wird jedoch im klinischen Alltag bei intermittierender Bolusgabe, Normovolämie, einer Serumosmolarität unter 320 mOsmol/l und normaler Natriumserumkonzentration selten beobachtet.

Sorbitol

Als Alternative zu Mannitol kann **Sorbitol 40%** (0,5–0,75 g/kgKG, 6- bis 12-mal täglich) als Kurzinfusion appliziert wer-

13.1 Therapiestrategien zur Behandlung des erhöhten ICP

den. Seine hirndrucksenkende Wirkung ist in Hinblick auf die Geschwindigkeit und des Ausmaßes dem Mannitol vergleichbar. **Vorteil** des Sorbits ist die geringere Volumenbelastung. Allerdings wird es zu Fruktose verstoffwechselt (**Cave:** Leberfunktionsstörungen) und ist deswegen **bei bekannter Fruktoseintoleranz kontraindiziert.**

Glycerol

Die intravenöse zügige Infusion von **Glycerol 10%** (z. B. 250 ml über 1 h, 4-mal täglich) kann ebenfalls einen osmotherapeutischen Effekt erzielen und dadurch hirndrucksenkend wirken. Theoretisch besitzt es zusätzliche günstige Eigenschaften durch Inhibition freier Radikale, antioxidative Wirkung, Vasodilatation und Inhibition der Leukozytenadhäsion, wodurch es den Blutfluss verbessert und antiinflammatorisch wirkt. Bei rascher Infusion und hoher Dosierung können Hämolyse und Hämoglobinurie auftreten.

> **Praxistipp**
>
> Der Einsatz von Glycerol 10% (auch oral) könnte bei Schlaganfall- und Tumorpatienten hilfreich bei der Behandlung eines erhöhten ICP sein.

Bei akuter Hirndrucksteigerung, z. B. nach Trauma, ist es lediglich Osmotherapeutikum der zweiten Wahl.

Albumin

Albumin (0,63–2,5 g/kgKG) erhöht den onkotischen Druck und besitzt eine wesentlich längere Halbwertszeit (2–3 Wochen) als andere hyperosmolare Substanzen. Klinisch hat es das Hirnödem nach Trauma oder Blutung vermindert. Trotz positiver tierexperimenteller Ergebnisse, fehlen Daten zum Einsatz bei Hirnischämie [30].

Hypertone NaCl-Lösung

Hypertone NaCl-Lösung kann rasch Wasser vom extra- zum intravaskulären Kompartment umverteilen und verbessert vermutlich die Mikrozirkulation. Es kann als Bolus (7,2–10%) oder als kontinuierliche Infusion (1,6–3% und 0,1–1,0 ml/kgKG/h) verabreicht werden [17]. Es wirkt noch ICP-senkend wenn andere Maßnahmen (inklusive Mannitol) keinen ausreichenden Effekt mehr erzielen [31].

> **Wichtig**
>
> Der Einsatz sollte erst erfolgen, wenn Mannitolgaben ineffektiv bleiben.

In Kombination mit Hydroxyethylstärke (HyperHaes) wirkt es noch schneller und effektiver. Die Gabe bei vorbestehender Hyponatriämie birgt das Risiko zur zentralen pontinen Myelinolyse und sollte vor Behandlungsbeginn ausgeschlossen werden [17]. Zusätzlich kann hypertone NaCl-Lösung ein Lungenödem verstärken oder induzieren v. a. bei vorbestehenden pulmonalen oder kardialen Problemen [17].

Stufe 5: Hyperventilation

Hyperventilation mit einer Erniedrigung des arteriellen p_aCO_2 unter 30 mmHg vermag den ICP innerhalb weniger Minuten wirksam zu senken. Das therapeutische Wirkprinzip beruht auf der zerebrovaskulären CO_2-Reaktivität: Hyperkapnie und Azidose (hoher p_aCO_2) führen zur Vasodilatation; Hypokapnie und Alkalose (niedriger p_aCO_2) führen zur Gefäßkonstriktion. Hyperventilation senkt zwar die zerebralen Durchblutung, bedingt aber gleichzeitig eine Verkleinerung des arteriellen Kompartments und reduziert somit den ICP [11]. Weitere aus pathophysiologischer Sicht diskutierte potenziell günstige Effekte sind die Reduktion der ischämischen Azidose und die verbesserte Perfusion ischämischer Areale durch Umverteilung der Hirndurchblutung von gesunden, CO_2-reaktiven Gefäßregionen in Hirnareale maximal vasodilatierter, minderdurchbluteter Hirnregionen (»inverse steal«). Gesicherte Untersuchungen liegen hierzu jedoch nicht vor.

Man unterscheidet zwei Formen der Hyperventilation:
- moderate Hyperventilation (Ziel-p_aCO_2 von 30–35 mmHg)
- forcierte Hyperventilation (Ziel-p_aCO_2 von <30 mmHg)

> **Wichtig**
>
> Die moderate Hyperventilation zählt – wie die Osmodiuretika – zu den Mitteln der ersten Wahl zur Behandlung des ICP.

Die **moderate Hyperventilation** wird durch eine Atemfrequenz von ca. 16–20 pro Minute erreicht. Der maximale Effekt ist nach etwa 30 Minuten zu erwarten. Über die folgenden 1–3 Stunden nimmt der Effekt ab, da kompensatorische Mechanismen die induzierte Alkalose abpuffern [32]. Ist der ICP auf dem gewünschten Wert stabilisiert, sollte die Hyperventilation daher langsam über 6–12 Stunden beendet werden. Eine zu schnelle Normalisierung der Atemfrequenz kann durch die Vasodilatation im Sinne eines Rebounds zu einem erneuten ICP-Anstieg führen.

Die **forcierte Hyperventilation** muss als Therapieversuch gewertet werden und sollte nur unter Überwachung der zerebralen Durchblutung und Oxygenierung (CBF, zentralvenöse O_2-Sättigung, Hirngewebe-pO_2, arteriovenösen O_2-Differenz [$AVDO_2$]) aufgrund des gegebenen Risikos einer Ischämieentwicklung durchgeführt werden. Einige Autoren raten gänzlich von einer forcierten Hyperventilation ab, da eine raumgewinnende Wirkung nur minimal ist, in jedem Fall die Hirndurchblutung reduziert wird [32, 33].

Eine längerfristige Hyperventilationstherapie, z. B. nach einer Schädelhirnverletzung, ist nur indiziert, wenn der Verlauf der intrakraniellen Drucksteigerung durch adäquate Analgosedierung, Liquordrainage und Osmotherapie nicht ausreichend beeinflusst werden kann. Prolongierte Hyperventilation kann auch in Einzelfällen notwendig sein, wenn der erhöhte Hirndruck aufgrund einer ausgeprägten zerebralen Hyperämie basiert.

Bei Patienten mit **ARDS** ist zu beachten, dass Hyperventilation zu erhöhten Atemwegs- und intrathorakalen Drücken führen kann. In diesem Sonderfall kann es unter Hyperventilation zu einem paradoxen ICP-Anstieg kommen [34].

Dass Hyperventilation die Prognose des raumfordenden ischämischen Insults verbessert, konnte bisher nicht eindeutig gezeigt werden. Bei **ischämischen Insulten** sollte die Indikation zur Hyperventilation wegen des Risikos einer Ausbreitung der ischämischen Hirnschädigung nicht gestellt werden.

Nach einem schweren **Schädelhirntrauma** finden sich Phasen erniedrigter Hirndurchblutung v. a. in den ersten 24–72 Stunden. Eine prophylaktische Hyperventilation (p_aCO_2 <25–35 mmHg) ist daher kontraindiziert [17]. Die Hyperventilation sollte grundsätzlich nur kurzfristig bei akuter neurologischer Befundverschlechterung durchgeführt werden.

Stufe 6: Barbiturate

Barbiturate (z. B. Thiopental, Methohexital, Pentobarbital) führen zu einer dosisabhängigen Reduktion des zerebralen Stoffwechsels, der Hirndurchblutung, des zerebralen Blutvolumens und des ICP. Bei Patienten mit anderweitig nicht kontrollierbarer ICP-Erhöhung konnte die Gabe von Pentobarbital den ICP signifikant erniedrigen ohne jedoch das Outcome positiv zu beeinflussen [35]. Die ICP senkende Wirkung ist zumeist nur vorübergehend und potenziell gravierende Nebenwirkungen sind therapielimitierend [36].

> **Nebenwirkungen der Hochdosisbarbiturattherapie**
> - Blutdruckabfall
> - Leberfunktionsausfall
> - Myokardschädigung mit Pumpversagen
> - Lungenembolie
> - Leukozytensuppression
> - Erhöhte nosokomiale Infektionsrate/ Sepsis
> - Elektrolytstörungen

> **Wichtig**
>
> Die Hochdosisbarbiturattherapie ist nur dann bei hämodynamisch stabilen Patienten im Sinne eines Therapieversuches indiziert, wenn eine ICP-Erhöhung auch noch nach Ausschöpfung der bisher genannten Maßnahmen therapierefraktär bleibt.

Die Einleitung und Durchführung einer Barbiturattherapie setzt ein invasives Neuromonitoring voraus, da es mit therapeutischer Dosierung zur Atemdepression kommt. Zur Überprüfung der klinischen Wirksamkeit einer Barbiturattherapie sollte unter kontinuierlicher Überwachung des MAP, ICP, CPP, SjO_2 und EEG eine Testdosis von z. B. 500–2000 mg Thiopental über einem Zeitraum von 30 Minuten infundiert werden. Insbesondere der MAP-senkende Effekt der Barbiturate ist zu überwachen.

> **Empfohlene Überwachungsmodalitäten bei Hochdosisbarbiturattherapie**
> - Kontinuierliche, blutige Messung des MAP
> - Kontinuierliche Messung des ICP und Aufzeichnung des CPP
> - Kontinuierliche Überwachung des EEG (Standard-EEG, mindestens 2-Kanal)
> - Überwachung des zentralen Venendrucks
> - Kontinuierliche Überwachung der Körpertemperatur
> - Regelmäßige Kontrolle der Leberwerte
> - Fakultativ: Überwachung des Pulmonalarteriendrucks, des pulmonalen und systemischen Gefäßwiderstands und des Herzminutenvolumens

Die Therapie ist nur dann fortzuführen, wenn dadurch eine Verbesserung des CPP >50 mmHg erzielt werden kann. In der Regel ist eine Dosis von 3–5 mg/kgKG/h Thiopental bis zum »Burst-Suppression«-EEG ausreichend. Die Suppressionsphasen sollten im EEG 3 Sekunden nicht überschreiten, ggf. ist eine Dosisreduktion erforderlich. Die im Serum bestimmte Barbituratkonzentration schwankt interindividuell sehr stark und kann zur Steuerung der Therapie nicht verwendet werden. Wird keine Senkung des ICP (<20 mmHg) erreicht und/oder kann der CPP trotz geeigneter Gegenmaßnahmen (Volumenzufuhr, Vasopressorengabe) nicht angehoben werden, so wird die Therapie beendet. Weitere Abbruchkriterien sind das Auftreten eines ARDS, Sepsis oder Leberversagens, die die Gesamtprognose des Patienten deutlich verschlechtern.

> **Wichtig**
>
> Eine prophylaktische Gabe ist aufgrund der potenziell gravierenden Nebenwirkungen und bei fehlender Verbesserung der Prognose nicht indiziert.

Stufe 7: THAM (Tris-Puffer)

Der Einsatz von Tris-Puffer (THAM), insbesondere bei einer posttraumatischen, therapierefraktären Hirndrucksteigerung, stellt einen Behandlungsversuch im Einzelfall dar. Untersuchungen an kleinen Patientenkollektiven konnten einen günstigen Effekt in Hinblick auf eine kurz- und mittelfristige ICP-Senkung aufzeigen, jedoch nicht auf eine Verbesserung der Hirnschädigung. Als Wirkmechanismen gelten unter anderem die Pufferung der intrazellulären Laktatazidose und die Hirnwassergehaltabnahme durch osmotische Diurese.

Experimentelle Untersuchungen zeigen eine signifikante Verminderung des Infarktvolumens bei Ischämie als auch des zellulären Energiedefizits sowie eine Normalisierung der Autoregulationsfähigkeit der zerebralen Gefäße. Zur Überprüfung der klinischen Wirksamkeit wird eine Testdosis von 1 mval/kgKG Tris-Puffer in 10 Minuten empfohlen. Kann eine wirksame ICP-Senkung erreicht werden, so ist eine kontinuierliche Gabe bis 0,3 mval/kgKG nach Blut-pH (Ziel-pH: 7,50–7,55) und des Base Excess (Grenzwert: +6) möglich. Eine prophylaktische Tris-Puffergabe ist nicht zu empfehlen. Erfahrungsgemäß tritt eine behandlungslimitierende Alkalose recht rasch auf.

Stufe 8: Hypothermie

Normalerweise liegt die Körpertemperatur bei 37°C, auch wenn es Tagesschwankungen um bis zu 1°C gibt. Die Körperkerntemperatur kann dabei an verschiedenen Stellen gemessen werden, so z. B. tympanisch, im Ösophagus, der Harnblase oder der Pulmonalarterie. Hypothermie wird in milde (bis 34 °C), moderate (bis 29°C) und tiefe (<28°C) eingeteilt. Hypothermie reduziert u. a. entzündliche Reaktionen, apoptotische Prozesse, die Entstehung freier Sauerstoffradikale, Ausschüttung exzitotoxischer Aminosäuren (z. B. Glutamat), stabilisiert die Blut-Hirn-Schranke, senkt den zerebrale Sauerstoff- und Energieverbrauch sowie die Hirndurchblutung und ICP [37].

Komplikationen tiefer Hypothermie sind v. a. Reizleitungsstörungen, Gerinnungsstörungen und Infektionen.

Milde und moderate Hypothermie scheinen dagegen ohne wesentliche Nebenwirkungen durchführbar zu sein.

Der Nutzen prophylaktischer Hypothermie bei Patienten mit Schädelhirntrauma ist derzeit umstritten und wird von der »Brain Trauma Foundation« derzeit nicht als Routinetherapie empfohlen [17]. Gleichzeitig weisen vorläufige Ergebnisse jedoch darauf hin, dass eine prolongierte (>48 h) Kühlung auf 32–35°C Mortalität und Outcome positiv beeinflussen könnten [17]. Untersuchungen an Patienten mit malignem Mediainfarkt weisen auf den Nutzen der Hypothermie hin [38]: Es konnte eine Senkung der Mortalität von 80% auf 42% durch moderater Hypothermie (zerebrale Temperaturen von 33°C) erreicht werden. Hierbei wurde die Hypothermie über 2–3 Tage aufrechterhalten. Schwerwiegende Nebenwirkungen der Therapie traten dabei nicht auf. Die Überlebenden zeigten 3 Monate nach dem Ereignis eine nur mäßige Behinderung.

Die **Indikationsstellung für die Hypothermie** variiert zwischen den verschiedenen Zentren. Zeichen der irreversiblen Hirnschädigung oder ein »glasgow coma score« (GCS) <5 werden im Allgemeinen als Ausschlusskriterien akzeptiert. Begleiterkrankungen (kardiale Vorerkrankungen, v. a. Herzinsuffizienz mit einer Ejektionsfraktion von <30%, chronische Niereninsuffizienz, schwer einstellbare arterielle Hypertonie) stellen zwar keine absoluten Kontraindikationen dar, erhöhen jedoch das Risiko dieses Eingriffs.

Die Kühlung des Patienten soll so schnell wie möglich, aber spätestens 18 Stunden nach Symptombeginn, erfolgen. Es bestehen keine zeitlichen Begrenzungen hinsichtlich Kühlungsgeschwindigkeit. Das Erreichen der Zieltemperatur soll daher unter der maximal möglichen Geschwindigkeit erfolgen, allerdings fehlen klinische Daten bezüglich der optimalen Kühlgeschwindigkeit, aber es erscheinen Kühldauer bzw. Kühltiefe von entscheidenderer Bedeutung [17].

Als minimale Überwachungsvoraussetzungen sind eine ipsilaterale ICP-Messung, invasive Messung des arteriellen Blutdrucks und EKG-Registrierung anzusehen. Die Patienten werden für die Dauer einer systemischen Hypothermie muskelrelaxiert (Atracurium oder Vecuronium) und analgosediert. Pulmonal instabile Patienten erhalten Ketamin anstelle von Fentanyl. Die optimale Dauer der Hypothermiebehandlung bleibt ungeklärt; Zeiträume zwischen 24–120 Stunden werden in den verschiedenen Zentren angewandt.

Ebenfalls ungeklärt bleibt der optimale **Wiedererwärmungsmodus**. Diese Phase ist besonderes gefährlich, denn sie ist häufig von einer ICP-Erhöhung begleitet (ausgelöst durch die Dilatation der Gehirngefäße). Auf jedenfall ist die Wiedererwärmung nur sehr langsam durchzuführen. Als Verfahren der Wahl wird derzeit die Erwärmung um 0,1°C alle 4 Stunden angewendet. Falls der ICP während der Aufwärmphase erneut ansteigt ist diese zu unterbrechen, und der Patient wieder auf die 34°C zu kühlen.

Komplikationen moderater Hypothermie sind v. a. Infektionen (Pneumonien), Gerinnungsstörungen und Reizleitungsstörungen. Außerdem tritt bei den meisten Patienten eine Kältediurese auf.

> **Wichtig**
>
> Weitere Untersuchungen zu Art, Ausmaß, Dauer der Hypothermie und eine kritische Analyse der im Rahmen der Intensivtherapie auftretenden Nebenwirkungen sind zwingend erforderlich, um den Stellenwert dieser aufwendigen Behandlungsmodalität zu untermauern.

Stufe 9: Dekompressionskraniektomie

Die Dekompressionskraniektomie stellt nach Ausschöpfung konservativer Therapiemaßnahmen eine Möglichkeit dar therapierefraktäre intrakranielle Drucksteigerung vor der Einklemmung nach schwerem Schädelhirntrauma, malignem ischämischen Mediainfarkt, Kleinhirninfarkten (ischämisch und hermorrhagisch), intrazerebralen Blutungen und schwere Subarachnoidalblutung mit Hirnödem zu erreichen [39, 40]. Im Rahmen von Einzelfallstudien und kleine Fallserien wurden Dekompressionskraniektomien auch bei Meningitis, Enzephalitis, Toxoplasmose, subduralem Empyem, Sinusvenenthrombose, akut disseminierter Enzephalitis und Reye-Syndrom mit Enzephalopathie durchgeführt [39].

Beim **schweren Schädelhirntrauma** besteht eine Indikation bei jüngeren Patienten (<40 Jahre), deren primäre Hirnschädigung nicht als fatal (initialer GCS >3) eingeschätzt wird. Kontraindikationen stellen eine primäre Pupillenstörung, morphologischer Hinweis auf einen primären Hirnstammschaden und eine schwere Hypoxie dar. Sinnvoll scheint eine frühzeitige Durchführung der Kraniektomie nach Ausschöpfung konservativer Therapiemaßnahmen, d. h. vor Eintritt eine transtentoriellen Einklemmung und irreversibler sekundärer ischämischer Hirnschädigung.

Ähnliches gilt für den **raumfordernden (malignem) Mediainfarkt**, der unbehandelt in 80% der Fälle tödlich verläuft. Entscheidend sind hier, neben dem Alter, der klinische Befund und die Befundverschlechterung im Verlauf. Bei Patienten mit einem schweren neurologischen Defizit, d. h. mit Hemiplegie, Kopf- und Blickwendung, kann schon in den ersten Stunden der weitere klinische Verlauf abgeschätzt werden und eine entsprechende Therapie eingeleitet werden. In der Computertomographie lässt sich schon nach 3 Stunden eine Aussage über das Ausmaß der zerebralen Ischämie treffen. Zeichnet sich hier ein kompletter Infarkt des Mediaterritoriums ab – ein v. a. bei jungen Patienten fast regelmäßig letal verlaufendes Krankheitsbild – so kann über eine operative Entlastung durch eine Kraniektomie über der betroffenen Hemisphäre der klinische Verlauf günstig beeinflusst werden. Ein raumforderndes Ödem entwickelt sich innerhalb von 24 h (manchmal auch innerhalb nur weniger Stunden) mit einem Maximum nach ca. 3 Tagen (teils auch später).

> **Wichtig**
>
> Die gesammelte Analyse dreier europäischer randomisierter, kontrollierter Studien (DECIMAL, DESTINY, HAMLET) zeigte, dass eine frühzeitige (innerhalb von 48 h nach Symptombeginn) Entlastungsoperation die Mortalität senkt und das klinische Outcome deutlich verbessert [41].

Dieses Vorgehen erfordert neben einer speziell ausgerichteten Intensivmedizin engste Kooperation mit neurochirurgischen Zentren und die Entscheidung zur chirurgischen Intervention sollte auf individueller Basis gestellt werden. Die Dekompressionskraniektomie wird uni-, oder bilateral mit Duraerweiterungsplastik durchgeführt. Um einen ausreichenden hirndrucksenkenden Effekt zu erreichen, sind eine Ausdehnung nach temporobasal und ein Mindestdurchmesser von 10 cm erforderlich.

Eine seltene, jedoch wiederholt beschriebene und potenziell tödliche Komplikation nach Kraniektomie stellt die sog. »paradoxe« Herniation dar. Hierbei kann spontan, oder häufiger nach Lumbalpunktion und Kopfhochlagerung, das reversible Bild einer transtentoriellen Herniation (einseitig weite und nicht auf Licht reagierender Pupille, beidseitigen Pyramidenbahnzeichen und Bewusstseinstrübung) eintreten [42]. Die sofortige Therapie mittels Flach- oder Kopftieflage, balancierter Flüssigkeitszufuhr und früher Deckung des Trepanationsdefektes ist indiziert. Daher sollten Lumbalpunktionen nach Kraniektomie möglichst vermieden oder nur in Kopftieflage durchgeführt werden.

Große Kleinhirninfarkte können innerhalb von 3–4 Tagen zu Atemstillstand aufgrund ausgeprägter Schwellung und Kompression des unteren Hirnstamms führen. Auch wenn initiale neurologische Symptome nur relativ gering ausgeprägt sind, müssen diese Patienten unbeding intensivmedizinisch überwacht werden. Hirnstammzeichen, Bewusstseinstrübung und/oder Verlegung des 4. Ventrikels sowie der hirnstammnahen Zisternen zeigen eine zunehmende Schwellung an und erfordern die sofortige chirurgische Dekompression. Ähnliches gilt für Kleinhirnblutungen mit einem Durchmesser von 4 cm oder mehr. Kleinhirnblutungen von weniger als 2 cm Durchmesser benötigen oft keine chirurgische Intervention. Die Indikation zur Dekompression intermediäre Blutungen (2–4 cm) sollte in Abhängigkeit von klinischen Zeichen (fluktuierende Bewusstseinslage, Obstruktion perimesenzephaler Zisternen, v. a. mit Anzeichen eines Hydrozephalus) gestellt werden [43].

Literatur

1. Fishman RA. Cerebrospinal fluid in diseases of the nervous system. Philiedelphia: W. B. Saunders Company; 1980.
2. Frick H, Leonhardt H, Starck D. Hirn- und Rückenmarkshäute. Taschenlehrbuch der gesamten Anatomie. Spezielle Anatomie I. New York: Thieme; 1992:158-164.
3. Greenberg MS. Intracranial Pressure. In: Greenberg MS, ed. Handbook of Neurosurgery. Lakeland, Florida: Greenberg Graphics; 1997:704-721.
4. Durward QJ, Amacher AL, DelMaestro RF, al. e. Cerebral and cardiovascular responses to head elevation in patients with intracranial hypertension. J Neurosurg. 1983;59:938-944
5. Rosner MJ, Coley IB. Cerebral perfusion pressure, intracranial pressure, and head elevation. J Neurosurg. 1986;65:636-641
6. Rosner MJ, Rosner SD, Johnson AH. Cerebral perfusion pressure: management protocol and clinical results. J Neurosurg. 1995;83:949-962
7. Ropper AH, O'Rourke D, Kennedy SK. Head position, intracranial pressure and compliance. Neurology. 1982;32:1288-1291
8. Shackford SR. Fluid resuscitation in head injury. J Intensive Care Med. 1990;5:59-68
9. Busija DW, Leffler CW, Pourcyrous M. Hyperthermia increases cerebral metabolic rate and blood flow in neonatal pigs. Am J Physiol. 1988;255:H343-H346
10. Hossmann KA. [Experimental principles of tolerance of the brain to ischemia]. Z Kardiol. 1987;76:47-66.
11. Lassen NA. Control of the cerebral circulation in health and disease. Circ Res. 1974;34:749-760
12. Gabor AJ, Brooks AG, Scobey RP, al. e. Intracranial pressure during epileptic seizures. Electro Clin Neurophys. 1984;57:497-506
13. Fishman RA. Brain edema. N Engl J Med. 1975;283:706-711

Literatur

14. Anderson DC, Cranford RE. Corticosteroids in ischemic stroke. 1979;10:68-71
15. Pourgvarin H, Bhoopat TW, Viriyavejakul A, al. e. Effects of dexamethasone in primary supratentorial intracerebral hemorrhage. N Engl J Med. 1987;316:1229-1233
16. Alderson P, Roberts I. Corticosteroids for acute traumatic brain injury. Cochrane Database of Systematic Reviews. 2005:CD000196
17. Guidelines for the management of severe traumatic brain injury. J Neurotrauma. 2007;24 Suppl 1:S1-106
18. Galich JM, French LA. Use of dexamethasone in the treatment of cerebral edema resulting from brain tumors and brain surgery. Am Pract. 1961;12:169-174
19. Lassen NA, Christensen MS. Physiology of cerebral blood flow. Br J Anaesth. Br J Anaesth. 1976;48:719-734
20. Murphy PG, Myers DS, Davies MJ, al. e. The anti-oxidant potential of propofol (2,6-diisopropylphenol). Br J Anaesth. 1992;68:613-618
21. Marino PL. Analgosedierung. Das ICU Buch. Praktische Intensivmedizin. München, Jena: Urban und Fischer Verlag; 2002:87-97.
22. Strandgaard S. Autoregulation of cerebral blood flow in hypertensive patients. The modifying influence of prolonged antihypertensive treatment on the tolerance to acute drug-induced hypotension. Circulation. 1976;53:720-727
23. Strandgaard S, Paulson OB. Cerebral autoregulation. Stroke. 1984;15:413-416
24. Tinker JH, Michenfeldrer JD. Sodium nitroprusside: pharmacology, toxicology, and therapeutics. Anesthesia. 1976;45:340-354
25. Cottrell JE, Patel K, Turndorf H, al. e. Intracranial pressure changes induced by sodium nitroprusside in patients with intracranial mass lesion. J Neurosurg. 1978;48:329-331
26. Rosenburg GA. Brain fluids and metabolism. Oxford: Oxford University Press; 1990.
27. Inao S, Kuchiwaki H, Wachi A, al. e. Effect of mannitol on intracranial pressure – volume status and cerebral hoemodynamics in brain oedema. Acta Neurochir Suppl. 1990;51:401-403
28. Muizelaar JP, Wei EP, Kontos HA, al. e. Mannitol causes compensatory cerebral vasoconstriction in response to blood viscosity changes. J Neurosurg. 1983;59:822-828
29. Kaufmann AM, Cardoso ER. Aggravation of vasogenic cerebral edema by multiple dose mannitol. J Neurosurg. 1993;44:584-589
30. Ayata C, Ropper AH. Ischaemic brain oedema. J Clin Neurosci. 2002;9:113-124
31. Schwarz S, Schwab S, Bertram M, Aschoff A, Hacke W. Effects of hypertonic saline hydroxyethyl starch solution and mannitol in patients with increased intracranial pressure after stroke. Stroke. 1998;29:1550-1555
32. Muizelaar JP, Marmarou A, Ward JD, al. e. Adverse effects of prolonged hyperventilation in patients with severe head injury: a randomized clinical trial. J Neurosurg. 1991;75:731-739
33. Hoff JT. Cerebral protection. J Neurosurg. 1986;65:579-591
34. Ropper AH. Treatment of intracranial hypertension. Neurological and Neurosurgical Intensive Care. New York: Raven Press; 1993:29-52.
35. Eisenberg HM, Frankowski RF, Contant CF, al. e. High-dose barbiturate control of elevated intracranial pressure in patients with severe head injury. J Neurosurg. 1988;69:15-23
36. Schwab S, Spranger M, Schwarz S, Hacke W. Barbiturate coma in severe hemispheric stroke: useful or obsolete? Neurology. 1997;48:1608-1613
37. Corbett D, Thornhill J. Temperature modulation (hypothermic and hyperthermic conditions) and its influence on histological and behavioral outcomes following cerebral ischemia. Brain Pathol. 2000;10:145-152
38. Schwab S, Schwarz S, Bertram M, Spranger M, Hacke W. [Moderate hypothermia for the treatment of malignant middle cerebral artery infarct]. Nervenarzt. 1999;70:539-546.
39. Hutchinson P, Timofeev I, Kirkpatrick P. Surgery for brain edema. Neurosurg Focus. 2007;22:E14
40. Mathew P, Teasdale G, Bannan A, Oluoch-Olunya D. Neurosurgical management of cerebellar haematoma and infarct. J Neurol Neurosurg Psychiatry. 1995;59:287-292
41. Vahedi K, Hofmeijer J, Juettler E, Vicaut E, George B, Algra A, Amelink GJ, Schmiedeck P, Schwab S, Rothwell PM, Bousser MG, van der Worp HB, Hacke W. Early decompressive surgery in malignant infarction of the middle cerebral artery: a pooled analysis of three randomised controlled trials. Lancet Neurol. 2007;6:215-222
42. Schwab S, Erbguth F, Aschoff A, Orberk E, Spranger M, Hacke W. [»Paradoxical« herniation after decompressive trephining]. Nervenarzt. 1998;69:896-900
43. Ropper AH, Brown RH. Adams and Victor's Principles of Neurology. New York: McGraw-Hill; 2005

Elektrolyt- und Säure-Basen-Haushalt

N. Forster

14.1 Elektrolythaushalt – 196
14.1.1 Natriumhaushalt – 196
14.1.2 Kaliumhaushalt – 197
14.1.3 Kalziumhaushalt – 198
14.1.4 Magnesiumhaushalt – 199
14.1.5 Phosphathaushalt – 200

14.2 Säure-Basen-Haushalt – 201
14.2.1 Respiratorische Alkalose – 201
14.2.2 Metabolische Alkalose – 201
14.2.3 Respiratorische Azidose – 202
14.2.4 Metabolische Azidose – 202

Literatur – 203

14.1 Elektrolythaushalt

14.1.1 Natriumhaushalt

Das Gesamtkörpernatrium eines 70 kg schweren Menschen liegt bei 4200 mmol. Davon befinden sich 40% im Knochen, 10% intra- und transzellulär und 50% im Extrazellularraum. Die intrazelluläre Natriumkonzentration wird mit 5–20 mmol/l je nach Gewebe und Nachweismethode angegeben. Die Natriumkonzentration im Extrazellularraum liegt bei rund 145 mmol/l und wird durch osmotische Mechanismen relativ eng konstant gehalten. Natrium ist als wichtigstes Kation im extrazellulären Raum zusammen mit den Anionen Chlorid (105 mmol/l) und Bikarbonat (26 mmol/l) für die Osmolarität verantwortlich. Der Konzentrationsgradient zwischen intra- und extrazellulärem Natrium wird durch das Natrium-Kalium-ATPase-Enzymsystem als biochemisches Korrelat des transmembranen Transports aufrechterhalten [7].

Das wichtigste Regulationsorgan für die Homöostase des Natriumhaushalts ist die Niere. Wasser- und Natriumhaushalt sind eng miteinander verknüpft. Die Funktionen der Niere und des Herz-Kreislaufsystems sind zusammen mit dem endokrinen System (ADH, Renin-Angiotensin-Aldosteronsystem) und nerval reflektorischen Vorgängen darauf ausgerichtet die Elektrolyt- und Flüssigkeitsbalance zu gewährleisten.

Der **tägliche Natriumbedarf** beträgt etwa 50–120 mmol. Die tägliche Natriumaufnahme liegt bei mitteleuropäischen Ernährungsverhältnissen im Mittel bei 160 mmol. Die Natriumausscheidung pro Tag beträgt etwa 100–160 mmol. 95% davon werden renal ausgeschieden. Natriumverluste entstehen zusätzlich aus der Sekretion über Schweiß und Darm.

Hyponatriämie

Eine Hyponatriämie ist ein Symptom unterschiedlichster Bedeutung.

Ist die Erniedrigung der Natriumkonzentration im Serum mit einer Abnahme des Gesamtkörperwassers vergesellschaftet, so handelt es sich um eine Mangelhyponatriämie und entspricht einer hypotonen Dehydratation. Eine negative Natriumbilanz kann bedingt sein durch eine unzureichende Natriumzufuhr, komatösen Zuständen und erhöhter Natrium- und Wasserausscheidung wie bei Natriumverlusten über Schwitzen, durch gastrointestinale Verluste bei Diarrhö und rezidivierendem Erbrechen, Verluste bei Verbrennungen, Traumata und Peritonitis sowie durch renale Verluste bei M. Addison, Salzverlustniere, osmotischer Diurese, Diuretikatherapie und polyurischem Stadium des akuten Nierenversagens.

Die Messung der Serumnatriumkonzentration alleine ist als Maß für den Natriummangel unzureichend. Entscheidend zur Differenzierung zwischen renalem oder extrarenalem Natriumverlust sind die Bestimmung der Natriumkonzentration im Urin sowie die tägliche Natriumausscheidung. Renal verursachter Natriummangel lässt sich von einer Nebenniereninsuffizienz durch das fehlende Ansprechen der Natriumausscheidung auf Gaben von Mineralokortikoiden differenzieren.

Bei neurologisch/neurochirurgischen Patienten, insbesondere bei Schädelhirntraumata und Subarachnoidalblutungen kann das »cerebral salt wasting« bei Vorliegen einer hypotonen Hyponatriämie ursächlich sein. Es kommt zu einer ausgeprägten Natriurese mit Dehydratation und Suppression von Aldosteron und ADH [8, 18]. Vermutlich wird das zerebrale Salzverlustsyndrom durch die Freisetzung des atrialen natriuretischen Peptids verursacht, so dass Natrium- und Flüssigkeitsverluste resultieren.

Differenzialdiagnostisch muss das »**cerebral salt wasting**« vom Syndrom der **inadäquaten ADH-Sekretion** (SIADH) differenziert werden. Während das zerebrale Salzverlustsyndrom durch gesteigerte Natriurese und folgender Wasserdiurese mit einer Hypovolämie einhergeht, handelt es sich beim SIADH um eine Verdünnungshyponatriämie mit normalem oder erhöhtem intravasalem Volumenstatus im Sinne einer iso/hypervolämen hypotonen Hyponatriämie. Aufgrund der erhöhten ADH-Sekretion kommt es zur Wasserretention und verminderter Natriumkonzentration sowie Osmolalität im Serum. Urinosmolalität und Urinnatriumkonzentration sind erhöht. Eine isovoläme hypotone Hyponatriämie kann ebenfalls durch die Zufuhr hypotoner Lösungen verursacht werden.

Geht eine Hyponatriämie mit erhöhten Konzentrationen anderer osmotisch wirksamer Substanzen wie Glukose oder Mannit einher, so handelt es sich um eine hypertone Hyponatriämie. Die Osmolalität liegt über 296 mosmol/kgKG.

Je nach Ausmaß und Geschwindigkeit der Entwicklung einer Hyponatriämie reichen die Symptome von Übelkeit, Erbrechen, Apathie und Krampfanfällen bis zur zerebralen Herniation.

> **Wichtig**
>
> Die schwere, symptomatische Hyponatriämie mit einer Serumnatriumkonzentration unter 120–125 mmol/l ist ein lebensbedrohlicher Zustand, der einer sofortigen Diagnostik und intensivmedizinischen Therapie bedarf.

Eine unbehandelte Hyponatriämie dieses Ausmaßes kann zu einem generalisierten Hirnödem, zerebraler Minderperfusion und zerebraler Einklemmung führen. Die akute, schwere Hyponatriämie geht mit einer Mortalität von 50% einher.

▪▪▪ Therapie

Die **hypotone Hyperhydration**, bedingt durch Wasserretention mit Wasserüberschuss, wird durch Wasserentzug therapiert.

Die **hypotone Dehydratation**, also Fälle von Hyponatriämie, denen ein Natriumverlust zugrunde liegt, wird durch Natriumsubstitution therapiert.

Die Empfehlungen hinsichtlich einer optimalen Geschwindigkeit des Natriumausgleichs sind unterschiedlich. Die Therapie sollte sich nach der Geschwindigkeit, mit der sich die Störung entwickelt hat, richten.

Eine akut aufgetretene Hyponatriämie erfordert eine schnelle Korrektur, während eine chronische Hyponatriämie eher langsam ausgeglichen werden soll. Empfohlen wird eine Korrekturrate von maximal 0,55 mmol/l/h bzw. 12 mmol/l/24 h [43]. Eine initial höhere Korrekturrate von 1–2 mmol/l/h bzw.10–15 mmol/l/24 h kann bei schweren symptomatischen Hyponatriämien indiziert sein. Eine zügige Korrektur sollte bis zu einem Serumnatrium von 120 mmol/l durchgeführt werden. Das Risiko einer zentral pontinen Myelinolyse besteht vorwiegend, wenn die Korrektur einer chronischen Hyponatriämie zu rasch erfolgt und mehr als 15 mmol/l/die übersteigt [42].

Hypernatriämie

Hypernatriämien sind durch Wasserdefizite in Relation zum Gesamtkörpernatrium gekennzeichnet, welche durch reinen Wasserverlust oder erhöhte Natriumzufuhr entstehen [4]. Die resultierende Hyperosmolarität führt zur zellulären Dehydratation.

> **Praxistipp**
>
> Leitsymptom der hypertonen Dehydratation ist der quälende Durst.

Es kommt zu Fieber, Hypotonie und Tachykardie. Schließlich entwickeln sich zerebrale Symptome wie Übelkeit und Erbrechen, Lethargie, Desorientiertheit, Hyperreflexie, Koma und Atemstillstand. Daher sind Hypernatriämien lebensbedrohliche Zustände, die mit einer hohen Mortalität einhergehen [38].

Hypernatriämien werden durch renale Wasserverluste bzw. verminderte Wasserzufuhr oder durch exzessive Natriumaufnahme verursacht.

Letzteres ist in Regel durch eine Infusionstherapie mit hohem Natriumgehalt bedingt, wie bei z. B. durch Zufuhr von Natriumbikarbonat im Rahmen des Azidoseausgleichs.

Eine Abnahme des Gesamtkörperwassers führt zu einer Hypernatriämie mit Exsikkose im Sinne einer hypertonen Dehydratation. Ursächlich kann eine unzureichende Wasseraufnahme, insbesondere bei Kindern, älteren oder bewusstseinsgestörten Patienten sein, welche ihr Durstgefühl nicht normal äußern können [41]. Dies gilt vor allem bei gleichzeitig vorliegenden Flüssigkeitsverlusten durch Erbrechen, Durchfälle, Fisteln und Fieber. Renale Wasserverluste entstehen im Rahmen der polyurischen Phase des akuten Nierenversagens, bei tubulären Syndromen, sowie bei Diabetes mellitus oder kortikosteroidinduzierter Glukosurie und Diabetes insipidus renalis.

Die ausgeprägteste Form ist der zentrale **Diabetes insipidus**, der familiär, idiopathisch oder durch Läsionen im Bereich der Neurohypophyse auftreten kann. Der Diabetes insipidus centralis ist ein polyurisches Syndrom, das durch einen absoluten oder relativen Mangel an antidiuretischem Hormon (ADH) verursacht wird. Leitsymptom ist die Polyurie (>30 ml/kgKG/h) mit niedriger Urinosmolarität (50–150 mosmol/kgKG).

■■■ Therapie

Ziel der Therapie sind die Korrektur der Hyperosmolarität und das Erkennen der zugrunde liegenden Erkrankung. Bei **Hypovolämie** sollte die initiale Volumentherapie mit isotoner Kochsalzlösung bis zur Normovolämie durchgeführt werden. Bei **Hypervolämie** können Schleifendiuretika eingesetzt werden; eine Hämodialysetherapie kann erforderlich sein [25].

Hypernatriämien, die sich innerhalb von wenigen Stunden entwickelt haben, erfordern eine zügige Korrektur ohne erhöhtes Risiko für die Ausbildung eines Hirnödems. **Chronische Hypernatriämien** sollten langsamer korrigiert werden. In diesen Fällen sollte die Natriumserumkonzentration um maximal 0,5 mmol/l/h gesenkt werden. Eine Abnahme der Natriumserumkonzentration um 10 mmol/l/24 h wird empfohlen [4].

Ein **Diabetes insipidus** sollte initial mit isotoner Elektrolytlösung therapiert werden. Bei Verlusten über 500 ml/h sollte die Therapie mit ADH-Analoga (Desmopressin) erfolgen [40].

14.1.2 Kaliumhaushalt

Der gesamte Kaliumgehalt eines Erwachsenen liegt im Mittel bei 3.500 mmol. 98% des Gesamtkaliums befindet sich intrazellulär. Die intrazelluläre Kaliumkonzentration liegt zwischen 120–140 mmol/l, während die extrazelluläre Konzentration 3,5–4,5 mmol/l beträgt.

Der Gradient zwischen den Kompartimenten wird durch die Na^+-K^+-ATPase aufrechterhalten, welche Natriumionen aus der Zelle und Kaliumionen nach intrazellulär in einem Verhältnis von 3:2 transportiert [35]. Die Niere spielt die entscheidende Rolle bei der Aufrechterhaltung der Kaliumbalance. Fast das gesamte filtrierte Kalium wird im proximalen Tubulus und der Henle-Schleife reabsorbiert. **Aldosteron** erhöht die Kaliumsekretion und ist entscheidend für die tubuläre Adaptation bei Veränderungen der Kaliumkonzentrationen. Ein Anstieg der Kaliumplasmakonzentration stimuliert die Aldosteronsekretion und führt zur verstärkten Kaliumausscheidung im Urin.

Sowohl die Freisetzung von Adrenalin und Insulin während Stressreaktionen als auch die Gabe von β_2-Rezeptoragonisten führen zu einer erhöhten Aufnahme von Kalium in die Zelle [10, 44]. Insulin führt zur Aufnahme von Kalium in die Zelle. Hyperosmolarität führt zur Hyperkaliämie, bedingt durch einen osmotischen Wasserausstrom von intra- nach extrazellulär, der den Kaliumausstrom nach extrazellulär mit sich bringt. Veränderungen des pH-Werts verursachen reziproke H^+- und Kaliumshifts zwischen intra- und extrazellulärer Flüssigkeit.

Hypokaliämie

Hauptursachen einer Hypokaliämie sind renale Verluste bei Diuretikatherapie, Polyurie bei akutem Nierenversagen, Hyperaldosteronismus, Mineralo- und Glukokortikoidtherapie sowie enterale Verluste durch Erbrechen, Magensaftableitung, Diarrhöen und Laxantienabusus. Bei extrazellulärer Alkalose, β-adrenerger Stimulation sowie durch Glukose- und Insulingabe kommt es zur Verschiebung von Kaliumionen nach intrazellulär.

Eine Hypokaliämie kann zu allgemeiner Schwäche, Ermüdbarkeit, Muskelschmerzen, Verwirrtheit und Hyporeflexie führen. Auch enterale Symptome wie Hypoperistaltik, Obstipation, Magenatonie bis zum paralytischen Ileus sind klinische Zeichen. Typische EKG-Veränderungen sind Abflachung der T-Welle, erniedrigte ST-Strecke und Arrhythmien. Die Empfindlichkeit gegenüber Digitalis ist erhöht.

■■■ Therapie
Neben kausaler Therapie werden Hypokaliämien durch Gabe von Kaliumchlorid therapiert [35].

Hyperkaliämie
Hauptursache einer Hyperkaliämie ist die Niereninsuffizienz bei gleichzeitig erhöhter Kaliumzufuhr. Bei Azidosen, Insulinmangel und der Gabe von $β_2$-Rezeptorantagonisten kann durch Verschiebungen von intrazellulärem Kalium nach extrazellulär eine Hyperkaliämie entstehen. Des Weiteren kann Kalium in großen Mengen bei Zellschäden freigesetzt werden wie bei Verbrennungen, Weichteilverletzungen oder hämolytischer Krise.

Hyperkaliämien führen zur Verzögerung der Depolarisation mit Verlangsamung der Nervenleitgeschwindigkeit. Parästhesien und Muskelschwäche bis Paralyse können auftreten. Zu den EKG-Veränderungen gehören erhöhte T-Wellen sowie Erregungsleitungsstörungen mit möglicher Folge von Kammerflimmern und Asystolie. Zusätzlich können gastrointestinale Symptome wie Übelkeit, Erbrechen und Diarrhöen auftreten.

■■■ Therapie
Akute, symptomatische Hyperkaliämien mit Kaliumkonzentrationen über 6,5 mmol/l sind lebensbedrohliche Veränderungen, die einer sofortigen Therapie bedürfen.

Die Gabe von 1–3 g 10% Kalziumglukonat über 3–5 min ändert nicht die Kaliumplasmakonzentration, kann aber die kardialen Effekte der Hyperkaliämie kurzfristig unterdrücken. Auch die Gabe von Natriumbikarbonat sowie Glukose in Kombination mit Insulin vermag die extrazelluläre Kaliumkonzentration nur temporär zu senken. Die Gabe von Furosemid führt zu einem gesteigerten Angebot von Natrium an der distalen Tubuluszelle, infolgedessen wird bei intakter Nierenfunktion auch vermehrt Kalium sezerniert. Eine rasche, definitive Reduktion der erhöhten Kaliumplasmakonzentration ist nur durch die Gabe eines Kationenaustauschers oder durch Dialyse möglich [11].

14.1.3 Kalziumhaushalt

99% des Gesamtkörperkalziums befindet sich im Knochen in Form von Hydroxylapatit. Das im Extrazellularraum befindliche Kalzium (<1%) liegt zu 40% als freies ionisiertes Kalzium vor, 50% ist an Albumin gebunden und 10% an weitere Anionen wie Zitrat, Laktat und Sulfat.

> **Wichtig**
>
> Biologisch aktiv ist das freie ionisierte Kalzium.

Nur dieser ionisierte Anteil des Serumkalziums unterliegt der endokrinen Regulation. Der Dissoziationsgrad des Serumkalziums ist abhängig vom Proteingehalt und Säure-Basen-Status. Verschiebungen des pH-Wertes beeinflussen die Kalziumbindung an Albumin. Die Bestimmung des ionisierten Kalziums ist der akkurate Marker des Kalziumspiegels.

Kalzium ist essentielles Element bei der neuromuskulären Erregungsübertragung. Als intrazellulärer »messenger« vermittelt Kalzium wichtige Reaktionen der Zelle wie die Kontraktion von Myofibrillen, Freisetzung von Neurotransmittern und Hormonen. Es stimuliert die Sekretion exokriner Drüsen, beeinflusst Natrium-, Kalium- und Chloridkanäle sowie die Zellteilung. Kalziumionen sind wichtige Aktivatoren von Enzymen wie Proteasen, Lipasen und Nukleasen. Kalziumionen sind im Herzen für die Aktivität der Schrittmacherzentren und die Plateauphase des Aktionspotentials verantwortlich. Des Weiteren kommt Kalzium eine besondere Bedeutung für kardiovaskuläre Wirkungen der α-und β-Rezeptoragonisten zu.

Obwohl zahlreiche durch Kalzium aktivierte Prozesse essenziell für die Integrität der normalen Zellfunktion sind, werden ebenso Prozesse durch Kalzium aktiviert, welche zur Beeinträchtigung der Zellfunktion bis zum Zelltod führen [29, 49]. Dazu gehören Katecholaminresistenz, Enzymaktivierung, Bildung freier Radikale, Zytokinfreisetzung, Vasokonstriktion und Apoptose. Bei Sepsis und Bakteriämie ist Kalzium ein entscheidender Regulator der inflammatorischen Antwort.

Der Kalziumhaushalt wird durch Parathormon (PTH), Vitamin D und Calcitonin kontrolliert. PTH ist der Hauptregulator des zirkulierenden Kalziumspiegels. Die Sekretion von PTH wird durch niedrige Spiegel an ionisiertem Kalzium stimuliert; Hyperkalzämie und erhöhte Vitamin-D-Spiegel supprimieren die PTH-Sekretion. PTH führt zur Mobilisierung von Kalzium aus der Knochenmatrix und stimuliert die intestinale Kalziumaufnahme sowie die renale Reabsorption.

Die **tägliche Kalziumaufnahme** beträgt 1000–1500 mg (10–18 mmol). Davon werden 30% im Dünndarm unter der Wirkung von 1,25-Dihydroxycholecalciferol und PTH resorbiert. Die Ausscheidung erfolgt renal und enteral.

Hyperkalzämie

Hyperkalzämien mit einem ionisierten Kalzium über 1,3 mmol/l sind selten. Bei älteren Patienten treten Hyperkalzämien als Folge von Knochendestruktionen und tumorösen Prozessen auf, bei jüngeren Patienten als Folge eines Hyperparathyreoidismus und lang andauernder Immobilität. Zu weiteren Hauptursachen gehören iatrogene Kalziumgaben, Niereninsuffizienz und Hypophosphatämie. Eine hyperkalzämische Krise geht mit Polyurie, Polydipsie, Exsikkose, Erbrechen, Müdigkeit und Verwirrtheitszuständen bis hin zum Koma einher. Eine arterielle Hypertonie kann vorliegen. Bei chronischen Hyperkalzämien kommt es gehäuft zu intestinalen Ulzerationen sowie Pankreatitiden. Elektrokardiographisch kann eine QT-Verkürzung und QRS-Verbreiterung diagnostiziert werden.

▪▪▪ Therapie

Zu den therapeutischen Konzepten gehört die Steigerung der renalen Kalziumclearance sowie Verminderung der Knochenresorption und intestinalen Kalziumabsorption. Die Steigerung der Diurese und Kalziurie durch Hydratation und Gabe von Schleifendiuretika gilt als wichtigste Maßnahme. Calcitonin reduziert die Kalziumresorption aus dem Knochen über eine Inhibition der Osteoklasten. Diese Maßnahme ist über einen Zeitraum von 4–7 Tagen effektiv [46].

Wirksam sind Bisphosphonate bei Patienten mit Malignomen, bei welchen die gesteigerte Kalziumresorption aus dem Knochen die Ursache der Hyperkalzämie darstellt [36].

Hypokalzämie

Eine Hypokalzämie liegt bei einer Plasmakonzentration von ionisiertem Kalzium unter 1,0 mmol/l vor.

Nieren- und Leberfunktionsstörungen, Ernährungsdefizite, gesteigerter Metabolismus sowie erniedrigte Serumalbuminspiegel bei Intensivpatienten können zu erniedrigten Kalziumwerten führen. Bei bis zu 15% aller Intensivpatienten konnten verminderte Kalziumspiegel nachgewiesen werden [12]. Kontrastmittel und Zitrate in Blutkonserven sind Kalzium bindende Substanzen und können eine Hypokalzämie verstärken. Alkalose, z. B. bei Hyperventilation, führt zu einer Zunahme der Kalziumbindung an Proteine und damit zu funktioneller Hypokalzämie. Hypokalzämie findet sich bei Pankreatitis, wobei der Mechanismus noch nicht exakt geklärt ist.

Klinische Zeichen sind arterielle Hypotension, Verwirrtheitszustände, zerebrale Krampfanfälle, Muskelspasmen, Krämpfe und Parästhesien. EKG-Veränderungen, in Sinne einer Verlängerung der QT- und ST-Intervalle sind prädisponierend für Arrythmien [15].

▪▪▪ Therapie

Die intravenöse Substitutionstherapie erfolgt mit 10%igem Kalziumglukonat oder Kalziumchlorid und richtet sich nach der Höhe des ionisierten Kalziums.

14.1.4 Magnesiumhaushalt

Magnesium ist neben Kalium das wichtigste intrazelluläre Kation. Die Gesamtkörpermenge beträgt 1000 mmol oder 24 g. 50–60% des Gesamtmagnesiumbestands befinden sich im Knochen, der Rest in Muskulatur und Leber. Die intrazelluläre Magnesiumkonzentration liegt mit 5–10 mmol/l relativ hoch. Nur 1% des Gesamtmagnesiums befindet sich im Serum. 55% des Serummagnesiums liegt in ionisierter Form vor, 32% ist an Albumin gebunden, der Rest liegt in Form von Phosphaten, Citraten und weiteren Komplexen vor.

> **Wichtig**
>
> Magnesium dient als essenzieller Kofaktor für über 300 enzymatische Reaktionen.

Zu diesen Enzymen gehören die Adenosintriphosphatasen (Na^+-K^+-ATPase, Ca^{2+}-ATPase), Adenylatcyclase sowie Enzymsysteme, die im Rahmen der DNA-Synthese, oxidativen Phosphorylierung und Glykolyse beteiligt sind [45]. Magnesium ist beteiligt an der Membranstabilität, Funktion der Ionenkanäle und trägt durch Effekte auf den Kaliumstrom zur Aufrechterhaltung des Membranpotentials bei. Magnesium ist wichtiger Regulator der Kalziumkanäle sowie der PTH-Sekretion [9, 13]. Es ist Komponente von Mg^{2+}-ATP, der zellulären Hauptenergiequelle. Zusammen mit Kalium und Phosphor ist es bei der Proteinsynthese notwendig. Magnesium spielt eine bedeutende Rolle bei der neurochemischen Transmission und neuromuskulären Erregbarkeit.

Hypomagnesiämie

Die häufigsten Ursachen von Hypomagnesiämien sind Mangelernährung, Alkoholismus, verminderte enterale Resorption, gesteigerte renale Verluste oder iatrogen bedingt im Rahmen der parenteralen Ernährung ohne adäquate Magnesiumzufuhr. Bei 20–60% aller Intensivpatienten werden erniedrigte Magnesiumspiegel gefunden, welche mit einer erhöhten Mortalitätsrate korrelieren [39]. Die häufigste Ursache einer Hypomagnesiämie ist eine gesteigerte renale Ausscheidung. Die osmotische Diurese durch Hyperglykämie oder Hyperkalzämie führt zum Anstieg der Magnesiumausscheidung. Die gesteigerte neuronale Erregbarkeit bei Hypomagnesiämie ist zum Teil durch die begleitende Hypokalzämie verursacht, welche aus einer verminderten Sekretion und Aktion von PTH resultiert. Die neurologische Symptomatik kann von Tetanien, Parästhesien und Tremor bis hin zu Krämpfen, Depressionen und anderen psychiatrischen Veränderungen reichen. Zu den kardiovaskulären Symptomen gehören die arterielle Hypertonie, Tachykardien, Vasospasmen, Verlängerung des PR- und QT-Intervalls, ST-Senkungen, Verbreiterung der T-Welle und des QRS-Komplexes.

Hypermagnesiämie

Hypermagnesiämien sind selten und meist iatrogen durch übermäßige Zufuhr insbesondere bei Präeklampsie und Niereninsuffizienz bedingt. Klinische Zeichen sind Hyporeflexie, Hypotonie und Bradykardie. Durch die Verminderung der neuromuskulären Erregungsübertragung kommt es zur verminderten Muskelkontraktion bis hin zur Paralyse. Die Wirkung von nichtdepolarisiernden Muskelrelaxanzien ist deutlich verlängert.

Das EKG kann eine Verlängerung des PR- und ST-Intervalls und QRS-Komplexes zeigen.

> **Wichtig**
>
> Magnesiumkonzentrationen >7 mmol/l können zu einem Herzstillstand führen. Die neuromuskulären und kardiotoxischen Effekte einer Hypermagnesiämie können kurzfristig mit intravenöser Kalziumgabe antagonisiert werden.

▪▪▪ Therapie

Therapeutisch sind die Hydratation und forcierte Diurese zur Steigerung der renalen Exkretion bei Patienten mit normaler Nierenfunktion sowie die Hämodialysebehandlung bei Niereninsuffizienz.

14.1.5 Phosphathaushalt

Der Gesamtkörperphosphatgehalt beträgt bei einem Erwachsenen 700–1000 g. Davon befinden sich 80% in der Knochenmatrix, 14% intrazellulär; nur 0,1% liegen extrazellulär vor. Phosphat ist Bestandteil der Nukleinsäuren und Phospholipide und dient als Kofaktor für zahlreiche Enzymsysteme. Als Substrat für die Herstellung energiereicher Phosphate ist es bei allen energieverbrauchenden Prozessen notwendig. Phosphat ist des Weiteren an der Regulation der Glykolyse sowie an der renalen Synthese von 1,25-Dihydroxycholecalciferol beteiligt. Bei der Aufrechterhaltung des Säure-Basen-Haushalts spielt Phosphat als Puffersubstanz eine wichtige Rolle [23]. Phosphat wird mit der Nahrung über den Dünndarm aufgenommen und über Nieren und Darm ausgeschieden. Die Niere ist das entscheidende Regulationsorgan für die Aufrechterhaltung der Phosphathomöostase.

Hypophosphatämie

Hypophosphatämien können durch verminderte intestinale Phosphatresorption, gesteigerte renale Phopshatausscheidung oder Phosphatverschiebung nach intrazellulär bedingt sein. Ursächlich für eine verminderte Phosphataufnahme sind Malabsorptionssyndrome, Diarrhö, Erbrechen, Fisteln sowie die Einnahme von phosphatbindenden Antazida (Aluminiummagnesiumhydroxid). Ein gesteigerter Phosphatverlust über die Niere kann durch tubuläre Defekte der Phosphatreabsorption verursacht werden. Azidose, Hyperparathyreoidismus, Vitamin-D-Mangel, Hyperglykämie, Diuretikatherapie und Polyurie bei akutem Nierenversagens führen zur Phosphaturie.

Phosphatmangel ist häufig im Rahmen eines Diabetes mellitus. Glukosurie, Ketonurie, Polyurie und Azidose führen zu renalem Phosphatverlust. Durch Insulinmangel kommt es zur Phosphatverschiebung von intrazellulär nach extrazellulär. Deshalb liegt bei Patienten mit diabetischer Ketoazidose ein Phosphatmangel trotz normalen Serumspiegeln vor. Nach Insulingabe kommt es zur Aufnahme von Phosphat, zusammen mit Glukose und Insulin, in die Zelle, so dass der Serumphosphatspiegel sinkt. Ein ausgeprägter Phosphatmangel kann zur Insulinresistenz beitragen [49].

Die Abnahme an 2,3-Diphosphoglycerat bei Hypophosphatämie führt zur Linksverschiebung der O_2-Bindungskurve und damit zur Reduktion der O_2-Abgabe an das Gewebe. Klinische Symptome der Hypophosphatämie reichen abhängig vom Ausmaß des Phosphatmangels von Muskelschwäche, Parästhesien, Benommenheit, Delir, Ataxie und Krämpfen bis zu respiratorischer Insuffizienz durch Einschränkung der Atemmuskulatur. Schwere Hypophosphatämien können zu kardialer Insuffizienz, Rhabdomyolyse, Hämolyse und Thrombozytenfunktionsstörungen führen.

▪▪▪ Therapie

Eine schwere, symptomatische Hypophosphatämie mit Konzentrationen <1 mg/dl gefährdet die Zellintegrität und muss als lebensbedrohliche Störung rasch durch intravenöse Phosphatgabe (1 mg/kgKG/h) korrigiert werden.

> **Praxistipp**
>
> Da der Phosphatmetabolismus eng mit der Homöostase von Kalium, Kalzium und Magnesium in Beziehung steht, müssen diese Elektrolyte während einer Substitutionstherapie ebenfalls engmaschig kontrolliert werden.

Hyperphosphatämie

Erhöhte Phosphatkonzentrationen treten bei Patienten mit eingeschränkter Nierenfunktion und Hypoparathyreoidismus auf. Mangel an Parathormon führt zu einer Abnahme der renalen Phosphatexkretion. Im Rahmen einer Niereninsuffizienz mit Rückgang der glomerulären Filtrationsrate unter 20 ml/min ist die renale Phosphatausscheidung eingeschränkt. Die Hyperphosphatämie, zusammen mit einer Verminderung der renalen 1,25-Dihydroxycholecalciferol-Synthese, geht mit einer Abnahme der Kalziumspiegel einher. Die Symptome bei Hyperphosphatämie sind nicht durch die erhöhten Phosphatspiegel per se bedingt, sondern resultieren aus der begleitenden Hypokalzämie.

Therapie

Therapeutisch kommen die Infusion von 0,9%iger NaCl-Lösung und Acetolamid zur Steigerung der renalen Phosphatexkretion sowie die Gabe von phosphatbindenden Antazida zur Anwendung.

14.2 Säure-Basen-Haushalt

14.2.1 Respiratorische Alkalose

Die respiratorische Alkalose ist die häufigste Störung des Säure-Basen-Haushalts. Unmittelbare Ursache ist die alveoläre Hyperventilation mit Erniedrigung des arteriellen pCO_2. Physiologischerweise tritt eine respiratorische Alkalose beim Aufenthalt in großer Höhe und während der Schwangerschaft auf. Die häufigste Ursache ist das Hyperventilationssyndrom bedingt durch Angst, Schmerzen und Erregung. Läsionen des zentralen Nervensystems, wie Enzephalitis, Meningitis, Subarachnoidalblutung, Tumoren und Traumen können über eine direkte Stimulation des Atemzentrums mit Hyperventilation und respiratorischer Alkalose einhergehen.

Weitere Ursachen sind die Hypoxämie bei Lungenerkrankungen und kardialen Vitien mit Rechts-Links-Shunt. Im Rahmen der maschinellen Beatmung kann eine artefizielle Hyperventilation ursächlich sein. Andere Auslöser sind Fieber, beginnende Sepsis, Leberversagen und Salicylatüberdosierungen.

Klinisch manifestiert sich eine respiratorische Alkalose durch Parästhesien der Extremitäten, Karpopedalspasmen und Spasmen der perioralen Muskulatur. Es können Schwindelerscheinungen, Konzentrationsschwächen, Verwirrtheitszustände, Bewusstseinsverlust und epileptische Anfälle auftreten. Im Vordergrund der klinischen Bedeutung der verschiedenen Symptome steht die Abnahme der zerebralen Perfusion infolge zerebraler Vasokonstriktion. Dieser Effekt ist bei der respiratorisch bedingten Alkalose stärker ausgeprägt als bei einer metabolischen Alkalose. Die Alkalose assoziierte Abnahme der Plasmakonzentration an ionisiertem Kalzium kann möglicherweise zu diesen klinisch-neurologischen Manifestationen beitragen.

Auch die myokardiale Perfusion kann beeinträchtigt sein, so dass insbesondere bei Patienten mit koronarer Herzerkrankung eine Myokardischämie auftreten kann [32].

Kompensatorisch führt die Hypokapnie durch Aktivierung der Puffersysteme zu einer Abnahme der extrazellulären Bikarbonatkonzentration. Persistiert die Hypokapnie, greifen nach 2–3 Tagen renale Kompensationsmechanismen ein [24]. Da in den meisten Fällen ein pH von 7,55 nicht überschritten wird, treten schwerwiegende klinische Manifestationen in der Regel nicht auf. Ausgeprägte Alkalosen können unter besonderen Umständen, wie bei inadäquater Respiratoreinstellung oder Läsionen des zentralen Nervensystems vorkommen. Dennoch finden sich klinische Manifestationen einer schweren Alkalose häufiger in der akuten als in der chronischen Phase einer respiratorischen Alkalose [2, 3].

Therapie

Der Therapie einer repiratorischen Alkalose liegt die Behandlung der Grunderkrankung zugrunde. Da in den meisten Fällen keine akute Bedrohung und selten Symptome vorliegen, ist die Korrektur des Säure-Basen-Haushalts primär nicht erforderlich.

Das **Hyperventilationssyndrom** stellt eine Ausnahme dar. Die Therapie besteht in verbaler Beruhigung und Anxiolyse.

Bei schwerer Hypokapnie induzierter Alkalose kann die Gabe von Sedativa, vorzugsweise Benzodiazepinen, notwendig sein. Der Effekt der CO_2-Rückatmung ist rein symptomatisch und nur von kurzer Dauer [17].

14.2.2 Metabolische Alkalose

Eine metabolische Alkalose resultiert aus einer Zunahme der extrazellulären Bikarbonatkonzentration. Dieser Störung kann ein Säureverlust und/oder vermehrter Anfall von extrazellulärem Bikarbonat z. B. durch die Zufuhr exogener Basen oder ein relativ stärkerer Verlust an Chloridionen als Bikarbonationen zugrunde liegen. Säureverluste treten auf bei anhaltendem Erbrechen, Magensaftableitung oder Fisteln sowie bei Therapie mit Schleifen- oder Thiaziddiuretika [2, 3, 37]. Eine erhöhte Alkalizufuhr entsteht durch die Zufuhr von Bikarbonat oder Präkursoren wie Laktat, Acetat, Citrat und Ketosäuren.

Als Antwort auf eine metabolische Alkalose kommt es zu einer gesteigerten renalen Bikarbonatelimination, während Kaliumionen gegen Wasserstoffionen vermehrt ausgeschieden werden. Dies verstärkt die Hypokaliämie. Die pulmonale Gegenregulation kann nur partiell durch Hypoventilation die metabolische Störung ausgleichen, da bei ausgeprägter Hypoventilation eine Hypoxie resultiert. Bei metabolischen Alkalosen kann die primär auslösende Ursache zu Veränderungen führen, welche renale Unterhaltung bis Verstärkung der Alkalose bewirken (Flüssigkeitsdefizite, Hypokaliämie, sekundärer Hyperaldosteronismus).

> **Wichtig**
>
> Metabolische Alkalosen sind klinisch oft symptomarm.

Neurologische und kardiale Symptome sind durch die Alkalose induzierte Vasokonstriktion mit Abnahme der zerebralen und koronaren Perfusion bedingt [19]. Zu den neurologischen Symptomen gehören Parästhesien, Kopfschmerzen, tetanische Anfälle, Lethargie und Verwirrtheitszustände. Die begleitende Hypokalzämie kann die neurologische Symptomatik verstärken.

Ebenso kann die bestehende Arrhythmiebereitschaft durch die begleitende Hypokaliämie weiter verstärkt werden.

■■■ Therapie

Die eigentliche Therapie der metabolischen Alkalose liegt in der Korrektur des Flüssigkeits- und Elektrolytdefizits. Normovolämie, Verbesserung der kardialen Pumpfunktion, Sicherstellen der Oxygenierung und Kaliumsubstitution sind die wichtigsten therapeutischen Maßnahmen. Liegt der pH über 7,55, ist eine Pufferung erforderlich, da die Linksverschiebung der O_2-Bindungskurve hier bedrohlich wird und zelluläre Stoffwechselvorgänge beeinträchtigt werden [22]. Die Gabe von Acetolamid ist effektiv und sicher [31]. Acetolamid führt durch Hemmung der Carboanhydrase zu einer vermehrten Bikarbonatausscheidung. Nur selten ist bei schwerer metabolischer Alkalose die Titration des überschüssigen Bikarbonats durch eine Infusion von Salzsäure indiziert [30].

14.2.3 Respiratorische Azidose

Die respiratorische Azidose ist durch die Erhöhung des arteriellen pCO_2 charakterisiert, deren unmittelbare Ursache die alveoläre Hypoventilation ist. Eine akute Hyperkapnie führt aufgrund der sofortigen Gegenregulation des Kohlensäure-Bikarbonat-Puffers zu einem Anstieg des Plasmabikarbonatspiegels. Persitiert die Hyperkapnie, so setzen renale Kompensationsmechanismen ein, die nach 3–5 Tagen ein »steady state« erreichen. Aufgrund der gesteigerten renalen Säure- und Chloridexkretion entsteht eine hypochlorämische Hyperbikarbonatämie, als Charakteristikum der chronischen Hyperkapnie [28].

Lebensbedrohliche Azidosen repiratorischer Genese treten bei akuter, schwerer respiratorischer Azidose oder bei respiratorischer Dekompensation und bestehender chronischer Hyperkapnie auf [2, 3]. Eine akute respiratorische Azidose kann durch eine Verlegung der Atemwege bei Aspiration, Larngospasmus, Larynxödem und Status asthmaticus verursacht werden. Restriktive Lungenerkrankungen führen dann zur respiratorischen Insuffizienz, wenn die Compliance so stark eingeschränkt ist, dass eine der aktuellen Stoffwechselsituation angepasste alveoläre Ventilation nicht mehr möglich ist. Dies kann bei ausgedehnten Atelektasen, fortgeschrittener Lungenfibrose und nach ausgedehnten Lungenresektionen der Fall sein. Über denselben Mechanismus können extrapulmonale Prozesse, die die Thoraxwandmotilität beeinträchtigen, wie Rippenserienfrakturen, Kyphoskoliosen, ausgedehnte Thorakoplastiken, sowie die Sklerodermie zur respiratorischen Azidose führen [16].

Weitere Ursachen einer akuten respiratorischen Azidose sind Herzkreislaufversagen, Lungenembolie und Lungenödem. Eine unmittelbare Schädigung des Atemzentrums durch Läsionen des Zentralnervensystems, wie Trauma, Blutung, Tumor, Ischämie sowie Meningitis und Enzephalitis kann Ursache einer alveolären Hypoventilation sein. Eine direkte Wirkung auf das Atemzentrum haben Opiate, Sedativa und Anästhetika. Eine alveoläre Hypoventilation kann durch neuromuskuläre Erkrankungen wie Myasthenia gravis oder Botulismus bedingt sein. Muskeldystrophien und Myositiden sowie ein Überhang an Muskelrelaxanzien können ebenfalls ursächlich sein. Ein Ausfall der Atemmuskulatur mit Hypoventilation entsteht durch Schädigung der die Atemmuskulatur versorgenden peripheren Nerven wie bei Polyomyelitis, Polneuropathie, Guillain-Barré-Syndrom, beidseitiger Phrenikusparese, amyotropher Lateralsklerose und hohem Querschnitt.

> **Wichtig**
>
> Iatrogene Ursachen liegen v. a. in einer inadäquaten Respiratoreinstellung.

Die Effekte der Azidose auf das Herzkreislaufsystem sind besonders schwerwiegend und bestehen in der Abnahme des Herzzeitvolumens mit Absinken des arteriellen Blutdrucks, Verminderung des hepatischen und renalen Blutflusses und Zentralisation des Blutvolumens [34]. Reentry-Tachykardien und eine Abnahme der ventrikulären Flimmerschwelle können auftreten, während die ventrikuläre Defibrillationsschwelle unbeeinträchtigt bleibt [21, 33]. Eine Azidose vermindert die Katecholaminwirkung an Myokard und Gefäßsystem. Darüber hinaus verringert eine Azidose durch eine Induktion einer Insulinresistenz die Aufnahme von Glukose in die Gewebe und inhibiert die anaerobe Glykolyse durch eine Verminderung der 6-Phosphofruktokinaseaktivität [6, 20]. Dieser Effekt hat schwerwiegende Konsequenzen während Hypoxie, da die Glykolyse die Hauptenergiequelle des Organismus darstellt. Eine Azidose führt zum Kaliumausstrom aus der Zelle mit resultierender Hyperkaliämie [1].

Aufgrund der zerebralen Vasodilatation kommt es zur Zunahme der zerebralen Perfusion mit möglichem Hirndruckanstieg. Tremor, Hypo- und Areflexie und Bewusstseinsverlust sind die Folgen.

■■■ Therapie

Die Therapie besteht im Wesentlichen in der Beseitigung der auslösenden Ursache. Ziel ist die Normalisierung der alveolären Ventilation. Die kontrollierte Beatmung muss umgehend begonnen werden bei Hypoxie, Apnoe oder einem $paCO_2$ >80 mmHg.

14.2.4 Metabolische Azidose

Die metabolische Azidose wird durch eine Abnahme des arteriellen pH unter 7,35 sowie durch die Abnahme der Bikarbonatkonzentration und des $paCO_2$ definiert. Die klinischen Symptome einer Azidose wurden bereits im Rahmen der respiratorischen Azidose ausführlich behandelt.

Eine gesteigerte Wasserstoffionenkonzentration kann durch einen verstärkten Anfall an Wasserstoffionen, eine verminderte renale Wasserstoffionenausscheidung oder gesteigerten Basenverlust bedingt sein.

Die meisten Laktatazidosen entstehen aufgrund einer Gewebehypoxie im Rahmen eines Schockzustands. Die Therapie sollte sich v. a. auf die Sicherstellung einer adäquaten Gewebeoxygenierung sowie auf die Diagnosestellung und Behandlung der Grunderkrankung richten. Zur Verbesserung der Gewebeoxygenierung können eine Reihe von Maßnahmen wie die kontrollierte Beatmung mit hohen inspiratorischen O_2-Konzentrationen, Volumensubstitution, Nachlastsenkung und Gabe von positiv inotropen Substanzen nötig sein. Vasokonstriktoren sollten möglichst vermieden werden, da sie die Gewebehypoxie weiter verschlechtern können [14, 27].

■■■ Therapie

Die Therapie einer **diabetischen Ketoazidose** besteht in der Gabe von Insulin [26]. Flüssigkeits-, Natrium- und Kaliumdefizite müssen substituiert werden. Natriumbikarbonat sollte nicht routinemäßig eingesetzt werden, da der Metabolismus des retinierten Ketoazetatanions durch die Insulingabe zu einer Regeneration von Bikarbonat führt mit partiellem bis vollständigem Azidoseausgleich [5]. Geringe Dosen an Natriumbikarbonat können bei schwerer Azidose mit instabilen Kreislaufverhältnissen indiziert sein.

Eine **durch Alkohol induzierte Ketoazidose** kann zu schwerer Hypobikarbonatämie führen. Diese korrigiert sich meist spontan durch Alkoholkarenz und Nahrungsaufnahme [47].

Im Rahmen von Nierenfunktionsstörungen, wie akutem und chronischem Nierenversagen und renaler tubulärer Azidose treten metabolische Azidosen, bedingt durch gesteigerte Basenverluste und verminderte Säureelimination, auf.

Durch gastrointestinale Bikarbonatverluste bei Pankreas-, Galle- oder Dünndarmfisteln, Diarrhö und Ileus können bedrohliche metabolische Azidosen entstehen. Ersatz dieser Bikarbonatverluste sowie Rehydratation, Natrium- und Kaliumsubstitution dient der Therapie solcher Krankheitsbilder.

Literatur

1. Adrogué HJ, Madias NE (1981) Changes in plasma potassium concentration during acute acid-base disturbances. Am J Med 71:456-467
2. Adrogué HJ, Madias NE (1998) Management of life-threatening acid-base disorders – first of two parts. N Engl J Med 338:26-34
3. Adrogué HJ, Madias NE (1998) Management of life-threatening acid-base disorders – second of two parts. N Engl J Med 338:107-111
4. Adrogué HJ, Madias NE (2000) Hypernatremia. N Engl J Med 342:1493-1499
5. Adrogué HJ, Tannen RL (1996) Ketoacidosis, hyperosmolar states, and lactic acidosis. In: Kokko JP, Tannen RL (eds.) Fluids and electrolytes. 3rd ed. Philadelphia:W.B.Saunders, p 643-674
6. Adrogué HJ, Chap Z, Okuda Y, et al. (1988) Acidosis-induced glucose intolerance is not prevented by adrenergic blockade. Am J Physiol 255:E812-823
7. Ayus JC, Arieff AI (1996) Abnormalities of water metabolism in the elderly. Semin Nephrol 16:277-288
8. Berendes E, Walter M, Cullen P, et al. (1997) Secretion of brain natriuretic peptide in patients with subarachnoid haemorrhage. Lancet 349:245-249
9. Brown EM, Chen CJ (1989) Calcium, magnesium and the control of PTH secretion. Bone Miner 5:249-257
10. Brown MJ, Brown DC, Murphy MB (1983) Hypokalemia from β-receptor stimulation by circulating epinephrine. N Engl J Med 309:414-419
11. Brüssel T, Lawin P: Störungen des Wasser- und Elektrolythaushalts. In: Lawin P, Hrsg.,Praxis der Intensivbehandlung. Stuttgart, New York, Thieme-Verlag 1994; 594-595
12. Chernow B, Zaloga G, McFadden E, et al.: Hypocalcemia in critically ill patients. Crit Care Med 1982;10:848
13. Cholst IN, Steinberg SF, Tropper PJ, Fox HE, Segre GV, Bilezikian JP: The influence of hypermagnesemia on serum calcium and parathyroid hormone levels in human subjects. N Engl J Med 1984;310: 1221-1225
14. Cohen RD: Lactic acidosis: new perspectives on origins and treatment. Diabetes Rev 1994;2:86-97
15. Connor TB, Rosen BL, Blaustein MP, et al.: Hypocalcemia precipitating congestive heart failure. N Engl J Med 1982;307:869
16. Ferlinz R, Schmidt W: Klinik der respiratorischen Azidose. In: Zumkley H, Hrsg.: Klinik des Wasser- Elektrolyt- und Säure-Basen-Haushalts. Stuttgart, Thieme-Verlag, 1977; 190-209
17. Gennari FJ, Kassirer JP: Respiratory alkalosis. In: Cohen JJ, Kassirer JP, eds. Acid-base. Boston: Little Brown, 1982:349-376
18. Harrigan MR: Cerebral salt wasting: a review. Neurosurgery 1996;38:152-160
19. Harrington JT, Kassirer JP: Metabolic alkalosis. In: Cohen JJ, Kassirer JP, eds. Acid-base. Boston: Little, Brown, 1982:227-306
20. Hood VL, Tannen RL: Maintenance of acid base homeostasis during ketoacidosis and lactic acidosis: implications for therapy. Diabetes Rev 1994;2:177-194
21. Kerber RE, Pandian NG, Hoyt R, et al.: Effect of ischemia, hypertrophy, hypoxia, acidosis, and alkalosis on canine defibrillation. Am J Physiol 1983;244:H825-H831
22. Klein G: Störungen des Säure-Basen-Haushalts. In: Lawin P, Hrsg: Praxis der Intensivbehandlung. Stuttgart, New York, Thieme-Verlag, 1994:619
23. Knochel J.P.: Hypophosphatemia. West J Med 1981;125:15
24. Krapf R, Beeler I, Hertner D, Hulter HN: Chronic respiratory alkalosis. The effect of sustained hyperventilation on renal regulation of acid-base equilibrium. N Engl J Med 1991;324:1394-1401
25. Kumar S, Berl T: Electrolyte quintet: sodium. Lancet 1998:352:220-228
26. Lebovitz HE: Diabetic ketoacidosis. Lancet 1995;345:767-772
27. Madias NE. Lactic acidosis. Kidney Int 1986;29:752-774
28. Madias NE, Wolf CJ, Cohen JJ: Regulation of acid-base equilibrium in chronic hypercapnia. Kidney Int 1985;27:538-543
29. Malcolm DS, Zaloga GP, Holaday JW: Calcium administration increases the mortality of endotoxic shock in rats. Crit Care Med 1989;17:900-903

30. Marik P, Varon J: Acid-base disorders. N Engl J Med 1998;338:1626-1629
31. Marik PE, Kussman BD, Lipman J, Kraus P: Acetazolamide in the treatment of metabolic alkalosis in critically ill patients. Heart Lung 1991;20:455-459
32. Neill WA, Hattenhauer M: Impairment of myocardial O2-supply due to hyperventilation. Circulation. 1975;52:854-859
33. Orchand CH, Cingolani HE: Acidosis and arrhythmias in cardiac muscle. Cardiovasc Res 1994;28:1312-1319
34. Orchand CH, Kentish JC: Effects of changes of pH on the contractile function of cardiac muscle. Am J Physiol 1990;258:C967-981
35. Peterson LN, Levi M: Disorders of potassium metabolism. In: Renal and electrolyte disorders. Schrier RW, ed., 1997, Philadelphia, Lippincott-Raven: 192-240
36. Ralston SH, Gardner MD, Dryburgh FJ, et al.: Comparison of aminohydroxypropylidene diphosphonate, mithramycin, and corticosteroids/calcitonin in treatment of cancer-associated hypercalcemia. Lancet 1985; 326:907
37. Rimmer JM, Gennari FJ: Metabolic alkalosis. J Int Care Med 1987;2:137-150
38. Ross EJ, Christie SBM: Hypernatremia. Medicine (Baltimore) 1969;48:441-473
39. Rubeiz GJ, Thill-Baharozian M, Haride D, et al.: Association of hypomagnesemia and mortality in acutely ill medical patients. Crit Care Med 1993;21:203-209
40. Seckl JR: Diabetes insipidus. Drugs 1992;44:216-224
41. Snyder N, Feigal D, Arieff A: Hypernatremia in elderly patients. A heterogenous, morbid, and iatrogenic entity. Ann Intern Med 1987;107:309
42. Soupart A, Decaux G: Therapeutic recommendations for management of severe hyponatremia: current concepts on pathogenesis and prevention of neurologic complications. Clin Nephrol 1996;45:149-169
43. Sterns RH: Severe hyponatremia: the case for conservative management. Crit Care Med 1992;20:534-539
44. Vaughan RS: Potassium in the perioperative period. Br J Anesth 1991;67:194-200
45. White RE, Hartzell HC: Magnesuim ions in cardiac function: Regulator of ion channels and second messengers. Biochem Pharmacol 1989;38:859-867
46. Wisneski LA: Salmon calcitonin in the acute management of hypercalcemia. Calcif Tissue Int 1990;46:Suppl S26-S30
47. Wrenn KD, Slovis CM, Minion GE, Rutkowski R: The syndrome of alcoholic ketoacidosis. Am J Med 1991;91:119-128
48. Zaloga GP, Roberts PR: calcium, magnesium, and phosphorus disorders. In: Shoemaker WC et al. (eds.): Textbook of critical care. 4.ed. W.B. Saunders Company. Philadelphia. 2000, p 862-875
49. Zaloga GP, Sager A, Prielipp R, Ward K: Low dose calcium administration increases mortality during septic peritonitis. Circ Shock 1992;37:226-229

Ernährung des Intensivpatienten

A. Rümelin

15.1	Postaggressionsstoffwechsel	– 206
15.2	Ernährungsstatus	– 207
15.2.1	Beurteilung des Ernährungszustandes	– 207
15.3	Künstliche Ernährung	– 208
15.3.1	Notwendigkeit	– 208
15.3.2	Art der künstlichen Ernährung	– 209
15.3.3	Bedarfsermittlung	– 211
15.3.4	Zusammenstellung der Nährstoffe	– 212
15.3.5	Durchführung der künstlichen Ernährung	– 214

Literatur – 216

Die Bedeutung der Ernährung intensivbehandlungspflichtiger Patienten befindet sich im Wandel von der Substitution mit Nährstoffen hin zur Nährstofftherapie. Die Aufgabe, Patienten kaloriendeckend zu ernähren, wird ergänzt um die gezielte Auswahl einzelner Nährstoffe zur Beeinflussung des Stoffwechsels und der Immunfunktion. Daraus ergeben sich erweiterte Anforderungen an den Intensivmediziner. Diese beinhalten die Kenntnis der durch unterschiedlichste internistische und neurochirurgische Traumata ausgelösten Stoffwechselveränderungen und -entgleisungen und die Fähigkeit, den Patienten entlang der (neuro)endokrinen, metabolischen und immunsystemischen Umstellungen zu therapieren. Im Folgenden werden die dem Postaggressionsstoffwechsel zugrunde liegenden Veränderungen besprochen und ein exemplarischer Behandlungspfad aufgezeigt. Dieser ersetzt nicht die täglich notwendige Reflexion am Krankenbett, aus der heraus Abweichungen von den hier vorgestellten Vorschlägen notwendig werden können.

15.1 Postaggressionsstoffwechsel

■■■ Historie

Unterschiedlichste mittelschwere Traumata lösen im Organismus eine uniforme, archaische »Stressreaktion« aus. Diese umfasst (neuro)endokrine und immunsystemische Umstellungen. Möglicherweise dient diese Reaktion zum einen der Erhaltung der Handlungsfähigkeit (Abwehr, Flucht) und zum anderen der zeitweiligen Aufrechterhaltung des Organismus ohne Zufuhr von Wasser und Nährstoffen. Sir David Cuthbertson beschreibt entsprechende Veränderungen erstmalig 1932 bei Patienten mit Verletzungen der Röhrenknochen [9]. Er trennt eine frühe posttraumatische Phase eingeschränkter metabolischer Aktivität (Ebb-Phase) von einer später auftretenden, hypermetabolischen Phase (Flow-Phase; [10]). Lediglich schwerere Traumata führen zum Auftreten der Ebb-Phase. Bei leichteren Beeinträchtigungen zeigt sich zu Beginn bereits eine Flow-Phase [22]. Die Zuordnung der neuroendokrinen Veränderungen zu den einzelnen Phasen geht auf Moore et al zurück [24].

Diese archaische »Stressreaktion« stellt eine »sinnvolle« Adaptation an mittelschwere Traumata dar, die das Überleben des Individuums erhöhen soll. Schwerste Traumata führen ohne intensivtherapeutische Behandlungsmöglichkeiten zum Tode. In diesen Fällen reichen die Kompensationsmechanismen des Organismus nicht aus. Als Reaktion scheint der Organismus die bereits bei geringerer Traumatisierung erfolgreich angewandten Adaptationen zu intensivieren. Es kommt regelhaft zu überschießenden Stoffwechselreaktionen, die den Organismus teilweise weiter schädigen.

■■■ Pathophysiologie

Oftmals werden die Veränderungen des Postaggressionsstoffwechsels in verschiedenen Phasen dargestellt. Bereits Cuthbertson beschreibt die klinischen Zeichen (niedrige Körperkerntemperatur, verminderte Gewebedurchblutung) der **hypometabolischen Ebb-Phase**, die durch eine veränderte hormonelle Sekretion im Zentralnervensystem (ZNS) und einer Stimulation sympathischer Efferenzen charakterisiert ist. Es folgt eine **hypermetabolische Flow-Phase**, die die Auswirkungen der hormonellen Veränderungen und die Normalisierung der in der Ebb-Phase gesteigerten Hormonsekretion beschreibt. An diese beiden katabolen Phasen schließt sich eine anabole Phase der Regeneration an. Der Übergang zwischen den einzelnen Phasen ist fließend. Grundsätzlich gilt folgender Ablauf.

Aufgrund des Traumas kommt es im ZNS hauptsächlich zur gesteigerten Sekretion von Wachstumshormon (GH), antidiuretischem Hormon (ADH), thyreotropem Hormon (TSH), Prolaktin und adrenocorticotropem Hormon (ACTH). Als Folge der ACTH Sekretion werden in der Nebennierenrinde vermehrt Glukokortikoide und Aldosteron und im Nebennierenmark Katecholamine sezerniert. Die Katecholamine bewirken am Pankreas eine gesteigerte Glukagonfreisetzung und eine Hemmung der Insulinausschüttung.

Die hormonellen Umstellungen bedingen u. a. metabolische Veränderungen, die die ausreichende Bereitstellung von Glukose als Energieträger sicherstellen sollen. Somit lässt sich der Energiebedarf der Zellen, die ausschließlich Glukose verstoffwechseln können (Zellen des Blutes, Nervenzellen (zentral + peripher), Zellen des Knochenmarks und des Nierenmarks [23]), decken. Zu einer für diese Phase charakteristischen Hyperglykämie tragen folgende Veränderungen bei, die auf einer gesteigerten Sekretion an Glukokortikoiden und Katecholaminen beruhen:

Neben der bereits beschriebenen verminderten Insulinsekretion des Pankreas (absoluter Insulinmangel) tritt eine vermehrte Lipolyse auf. Diese führt über eine Hemmung der Enzyme, die Glukose-Intermediäre in den Zitratzyklus einschleusen, zu einer verminderten Glukoseutilisation. Des Weiteren wird das Glukoseangebot durch einen Abbau des Glykogens (Skelettmuskulatur, Leber) erhöht. Zudem tragen die aus den Skelettmuskeln stammenden Glukose-Intermediäre Pyruvat und Laktat, die im Rahmen der verstärkten Glykolyse und Proteolyse anfallen, zur Hyperglykämie bei, in dem sie in der Leber mittels Glukoneogenese zu Glukose resynthetisiert und anschließend sezerniert werden.

Folge der Hyperglykämie ist im weiteren Verlauf eine gesteigerte Insulinproduktion (Hyperinsulinämie), auch begünstigt durch die Normalisierung der antiinsulinären Hormonsekretion im Rahmen der Flow-Phase und einsetzender Insulinresistenz (relativer Insulinmangel). Ziel der Insulinresistenz, die solche peripheren Zellen betrifft, die nicht ausschließlich aus Glukose Energie gewinnen (Skelettmuskulatur), soll die vorrangige Versorgung glukoseabhängiger Zellen sein.

15.2 Ernährungsstatus

Ergänzt wird das Bild des Postaggressionsstoffwechsels um die Veränderungen des Immunsystems, die in der Frühphase als »systemic inflammatory response syndrome« (SIRS) bezeichnet werden. Während dieser lässt sich ein vermehrtes Vorkommen proinflammatorischer Zytokine (Hyperinflammation), beispielsweise der Interleukine (IL) IL-1, IL-6, IL-8 und des Tumor-Nekrose-Faktors (TNF) nachweisen. Die Hyperinflammation ist nicht mit einer gesteigerten Immunfunktion, sondern mit einer vermehrten Immunstimulation gleichzusetzen [15]. Die Immunfunktion ist posttraumatisch initial eingeschränkt. In der sich an die Hyperinflammation anschließenden Spätphase, die als »compensatory antiinflammatory response syndrome« (CARS) bezeichnet wird, dominieren antiinflammatorische Zytokine (IL-4, IL-10, IL-13 etc.).

Der Postaggressionsstoffwechsel ist durch die Induktion kataboler Stoffwechselvorgänge (Glykogenolyse, Glykolyse, Lipolyse, Proteolyse) charakterisiert. Diese hormonell induzierte Katabolie unterscheidet sich grundlegend von der im Hungerstoffwechsel durch das Ausmaß der Veränderungen und die Unbeeinflussbarkeit durch Kaloriengabe in der Frühphase.

15.2 Ernährungsstatus

Der Ernährungszustand wird durch die Art und Menge der aufgenommenen Lebensmittel und den persönlichen Bedarf an Kalorienträgern und Nährstoffen bestimmt. Die Erfassung des Ernährungszustandes ist Bestandteil jeder ärztlichen Untersuchung. Neben der allgemeinen Anamnese ist eine spezielle Ernährungsanamnese zu erheben und neben der körperlichen Untersuchung ist die Erfassung der Körpergröße und des Körpergewichtes nötig.

Der Oberbegriff der Fehlernährung beschreibt unterschiedliche Mangelzustände, nicht jedoch die Überernährung. Fehlernährung umfasst die Unterernährung (verringerte Energiespeicher) und die Mangelernährung. Letztere zeigt sich als krankheitsassoziierter Gewichtsverlust mit Zeichen der Krankheitsaktivität, spezifischer Nährstoffmangel oder als Eiweißmangel.

Da eine Mangelernährung bei zwischen 20–60% der hospitalisierten internistischen und chirurgischen Patienten beschrieben wird [25], sich diese strukturell und funktionell auf alle Organsysteme auswirkt und per se das Risiko der Morbidität und Mortalität erhöht, kommt ihrer Diagnose und Therapie ein hoher Stellenwert zu. Folgende Möglichkeiten der Erfassung des Ernährungszustandes sind klinisch relevant.

> **Wichtig**
>
> 20–60% aller hospitalisierten internistischen und chirurgischen Patienten sind mangelernährt.

15.2.1 Beurteilung des Ernährungszustandes

Zur orientierenden Bestimmung des Ernährungszustandes ist der Body Mass Index geeignet.

Body Mass Index (BMI)

Der BMI ist ein indirektes Maß der Fettmasse [26]. Er errechnet sich folgendermaßen:

> **Wichtig**
>
> BMI = Gewicht [kg]/Größe [m²]
> WHO-Definitionen für Erwachsene:
> – Normwert: 20–25 kg/m² [3].
> – Untergewicht: <18,5 kg/m² [35].
> – Adipositas: ab >30 kg/m² [3].

Wird der Grenzwert unterschritten, ist neben der klinischen Untersuchung eine weitergehende Diagnostik erforderlich. Als Basisdiagnostik ist die Messung der Hautfalte über dem M. triceps (Trizepshautfalte) zu empfehlen [26].

Trizepshautfalte (TSF)

Hierbei wird bei Rechtshändern am linken Arm, der im Ellbogengelenk um 90° gebeugt ist, in der Mitte zwischen Akromion und Olekranon mit einem Hautfaltenkaliper die Dicke der Hautfalte nach Abheben vom darunter liegenden Muskel gemessen. Aus Ermangelung repräsentativer Vergleichsdaten wird ein Wert unterhalb der 10. Perzentile als klinisch relevanter Fettmassenverlust gedeutet [26].

> 10. Perzentile bei Männern: 5–6 mm,
> bei Frauen: 12–16 mm

Weitere anthropometrische Messmethoden sind die Messung der subkapsulären Hautfalte und des Armmuskelumfanges (MAMC).

> **Wichtig**
>
> Bei Patienten mit Hydratationsstörungen (Vergrößerung des Extrazellulärraumes) kann trotz normalem BMI und TSF eine Unterernährung vorliegen.

Laboruntersuchungen

Ergänzend geben eine Reihe von Laboruntersuchungen wertvolle Informationen zur Beurteilung des Ernährungszustandes.

Ernährungsabhängige Serumproteine

Da die verschiedenen Proteine unterschiedliche Syntheseraten und Halbwertszeiten (HWZ) haben, reagieren sie verschieden auf Veränderungen im Ernährungszustand. Die **Albuminkonzentration** im Serum (HWZ: 14–20 Tage) eignet sich als langfristiger Verlaufsparameter, ist aber bei akuten Erkrankungen ungeeignet. Mittelfristige Veränderungen zeigen sich an der Konzentration des **Transferrins** (HWZ: 8–10 Tage). Kurzfristige Änderungen der Nährstoffzufuhr spiegeln sich in der Konzentration an **Thyroxinbindenden Präalbumin** (HWZ: 2 Tage) und an **Retinolbindenden Protein** (HWZ: 10-12 Stunden).

Stickstoffbilanz

Mit Hilfe der Stickstoffbilanz lässt sich überprüfen, ob ausreichend Proteine zugeführt werden. Die Bilanz ergibt sich aus der Differenz zwischen dem zugeführten und dem ausgeschiedenen Stickstoff.

Da die Gesamtstickstoffmessung im Urin häufig nicht zur Verfügung steht, zieht man ersatzweise die Harnstoffausscheidung im Urin heran (wichtigste Form der Stickstoffexkretion) und ergänzt einen geschätzten Stickstoffverlust (4 g) durch nicht gemessene Substanzen wie Harnsäure und Kreatinin im Urin sowie durch Stuhl, Haut, Haare und Schweiß. Der Faktor 0,028 ergibt sich aus der Umrechnung des Harnstoffs (mmol) in Harnstoffstickstoff (g).

> **Wichtig**
>
> Stickstoffausscheidung (g/Tag) =
> Harnstoff im Urin (mmol/Tag) × 0,028 + 4 g

Bei der Berechnung der Stickstoffaufnahme wird berücksichtigt, dass etwa 6,25 g Proteine 1 g Stickstoff enthalten.

> **Wichtig**
>
> Stickstoffaufnahme (g/Tag) =
> Protein-/Aminosäurenzufuhr (g/Tag) / 6,25
> **Berechnung der Stickstoffbilanz:**
> Stickstoffbilanz =
> Stickstoffaufnahme (g/Tag) – Stickstoffausscheidung (g/Tag)

Die Berechnung der Bilanz ist unzuverlässig bei Patienten mit eingeschränkter Nierenfunktion sowie bei höheren Stickstoffverlusten durch nicht gemessene Substanzen oder Ausscheidungswege (Diarrhöe etc.).

Lymphozyten

Die Immunfunktion wird durch eine Fehlernährung beeinflusst. Es kommt unter anderem zu einer Abschwächung der T-Zell-vermittelten Immunität. Dies zeigt sich zum einen an der geringeren absoluten Zahl an Lymphozyten (<1200/nl gilt als pathologisch), als auch an der geringeren T-Zell-Reaktion (<5 mm) nach intrakutaner Applikation von Standardantigenen [26].

Beurteilung der Körperzusammensetzung

Für ein therapeutisches Monitoring der Körperzusammensetzung sind folgende Verfahren grundsätzlich geeignet: Dual-X-ray-Absorptiometrie (DXA), Air-Displacement-Plethysmographie (ADP) und die Bioelektrische Impedanzanalyse (BIA) [8]. Die Auswahl der Methode richtet sich nach den Kosten und der Praktikabilität der Methode sowie nach der Fragestellung. Zwar verfügen die Methoden DXA (Röntgenabsorptionsmessung) und ADP (densitometrisches Verfahren) gegenüber der BIA über eine höhere Genauigkeit, sind jedoch aufgrund ihrer hohen Kosten wenig verbreitet. Sowohl zur Beurteilung des Hydratationszustandes als auch zur Diagnostik einer Malnutrition (Phasenwinkel) eignet sich die multifrequente BIA.

Screening

Nach den Empfehlungen der European Society for Clinical Nutrition and Metabolism (ESPEN), lässt sich mit dem Eingangsscreening Nutritional Risk Screening (NRS-2002) das Risiko einer bestehenden Mangelernährung erfassen.

Keine der 4 folgenden Eingangsfragen sollte mit »Ja« beantwortet werden.
- Ist der BMI <20,5kg/m²?
- Hat der Patient in den letzten 3 Monaten Gewicht verloren?
- Hat der Patient in der letzten Woche weniger Nahrung als üblich zu sich genommen?
- Besteht eine schwerwiegende Erkrankung oder die Notwendigkeit einer intensivmedizinischen Behandlung?

Wird eine oder mehrere Fragen mit »Ja« beantwortet, ist die subjektive Einschätzung des Ernährungszustandes durch den Untersucher zusammen mit standardisierten umfassenden Fragen zur Anamnese und zur körperlichen Untersuchung empfohlen. Dieser Fragenkatalog ist als Subjective Global Assessment (SGA) zusammengefasst. Abschließend erfolgt die Beurteilung in A (gut ernährt), B (mäßig mangelernährt) und C (schwer mangelernährt). Weitere Informationen inklusive des Fragenkataloges (SGA) finden sich unter www.dgem.de.

15.3 Künstliche Ernährung

15.3.1 Notwendigkeit

> Im Folgenden sind die aktuellen Empfehlungen der Fachgesellschaften Deutsche Gesellschaft für Ernährungsmedizin (DGEM) und der European Society for Clinical Nutrition and Metabolism (ESPEN) eingearbeitet. Hierbei beinhaltet eine Klassifikation Grad A, dass schlüssige Literatur guter Qualität mit mindestens einer randomisierten Studie vorliegt und Grad B, dass gut durchgeführte, nicht randomisierte Studien ausgewertet wurden. Der Grad C subsumiert alle restlichen Studien, Einzelfallberichte sowie Expertenmeinungen.
> ▼

15.3 Künstliche Ernährung

> Der Begriff intensivmedizinisch behandelte Patienten meint im Anschluss lediglich solche Patienten, die aus internistischer Ursache intensivbehandlungspflichtig wurden. Postoperative/-traumatische Patienten, die einer intensivmedizinischen Therapie bedürfen, werden unter dem Begriff chirurgische Patienten mit erfasst.

Bei intensivmedizinisch behandelten Patienten, die sich voraussichtlich nicht innerhalb von 3 Tagen vollständig mit normaler Kost ernähren können (Grad C; [19]), soll bei Aufnahme unabhängig vom Ausgangsernährungszustand mit einer künstlichen Ernährung begonnen werden.

Bei den meisten chirurgischen Patienten ist eine postoperative Unterbrechung der oralen Nahrungszufuhr nicht erforderlich (Grad A; [33]). Eine künstliche Ernährungstherapie ist bei Patienten, die voraussichtlich die nächsten 7 Tage keine Nahrung zu sich nehmen (>500 kcal/Tag) oder sich die nächsten 10 Tage oral nur unzureichend (<60% des Energiebedarfs) ernähren können, angezeigt (Grad C; [33]).

Sowohl die Empfehlungen für intensivmedizinisch behandelte als auch für chirurgische Patienten setzen voraus, dass der Arzt den Verlauf der nächsten Behandlungstage bei Aufnahme des Patienten abschätzen kann. Man ist sich dieses Problems durchaus bewusst. Andererseits ist zu beachten, dass Patienten, die nicht innerhalb von 14 Tagen ausreichend ernährt werden, eine erhöhte Mortalität aufweisen (Grad A; [18]). Daher hat man sich darauf verständigt, im Zweifelsfall die Indikation zur künstlichen Ernährung eher großzügig zu stellen.

Kontraindikationen jeglicher künstlichen Ernährung
- Gravierende Kreislaufinstabilität (Schock) jeglicher Genese
- Hypoxie (P_aO_2 <50 mmHg)
- Azidose (pH <7,2)
- Akutphase einer Erkrankung (Myokardinfarkt etc.), Operation oder eines Traumas (Verbrennung etc.) => Ebb-Phase

15.3.2 Art der künstlichen Ernährung

Enterale Ernährung

Grundsätzlich sind alle Patienten, die enteral ernährt werden können, auch enteral zu ernähren (Grad C; [19]). Dies sollte möglichst frühzeitig (<24 Stunden) erfolgen (Grad C; [18]). Das Konzept einer frühzeitig begonnenen enteralen Ernährung ist einer hypokalorischen oralen Nahrungszufuhr oder einer erst später beginnenden enteralen Ernährung überlegen (Grad C; [18]).

Hintergrund der Empfehlung ist die Hypothese der darmassoziierten Entstehung des Multiorganversagens. Nach dieser ist die im Rahmen eines Traumas auftretende intestinale Hypoperfusion mit anschließendem Reperfusionsschaden ein wichtiger Auslöser für eine **bakterielle Translokation**. Es kommt zum Übertritt lebender Bakterien und Toxine durch die Darmwand in die Pfortader sowie in die mesenterialen Lymphknoten. Somit gelangen die Erreger und Toxine in weitere Organe, wie in die Leber und (über den Ductus thoracicus; [11]) in die Lunge. Insbesondere die Kupffer-Zellen des retikuloendothelialen Systems der Leber und die Alveolarmakrophagen der Lunge gelten als Orte der Produktion entzündungsfördernder Mediatoren. Die überschießende Produktion der proinflammatorischen Mediatoren wird über die konsekutive Beeinträchtigung der Immunkompetenz und über das Entstehen eines »acute respiratory distress syndrome« (ARDS) sowie einer akuten Tubulusnekrose der Nieren als eine der Ursachen des Multiorganversagens angesehen.

> **Wichtig**
> Der Darm startet ein Multiorganversagen, die Leber unterhält es.

Frühe enterale Ernährung kann zur Protektion der intestinalen Barriere und zur Regeneration nach mukosalem Trauma (viszerale Hypoperfusion) beitragen. Es kommt zu einer verminderten Freisetzung von Mediatoren und somit zu einer weniger überschießenden Stressantwort (SIRS). Dadurch ist auch die sich anschließende Hypoinflammationsreaktion (CARS) nicht so ausgeprägt. Es verringert sich das Risiko einer Infektion (Grad A; [34]). Zudem führt der physiologische Applikationsweg, der den viszeralen »First-Pass-Effekt« mit einbezieht, zu einer verbesserten Substratverwertung und -verträglichkeit. Auch nimmt die Gefahr einer begleitenden gastrointestinalen Blutung ab [27]. Diese Vorteile einer frühen enteralen Ernährung wirken sich günstig auf die Krankenhausverweildauer aus (Grad B, [34]).

Dennoch können nicht alle Patienten enteral ernährt werden.

Kontraindikationen einer enteralen Ernährung (Grad C; [33])
- Intestinale Obstruktion oder Ileus
- Intestinale Ischämie
- Schwerer Schock

Die enterale Ernährung kann gastral, duodenal oder jejunal erfolgen. Auf die jeweilige Indikation und den entsprechenden Applikationsmodus wird im Folgenden eingegangen.

Ernährungssonden

Generell stehen sowohl dem Kollektiv der intensivmedizinisch behandelten Patienten als auch dem der chirurgischen Patienten folgende Wege der enteralen Ernährung zur Verfügung. Die **gastrale Ernährung** kann über eine nasogastrale Sonde (kurzzeitige Notwendigkeit) oder nach Anlage einer perkutanen endoskopischen Gastrostomie (PEG) zur Langzeiternährung (>4 Wochen) z. B. bei schwerem Schädelhirntrauma, erfolgen (Grad C; [33]). Die **jejunale Ernährung** wird mittels einer nasojejunalen Sonde bzw. nach chirurgischer Feinnadelkatheterjejunostomie (FKJ) durchgeführt. Eine geplante **duodenale Ernährung** bleibt speziellen Situationen vorbehalten. Sämtliche Sonden bestehen heute ausschließlich aus gut verträglichem weichen Silikonkautschuk oder Polyurethan.

Bei intensivmedizinisch behandelten Patienten besteht kein Unterschied in der Wirksamkeit einer jejunalen im Vergleich zu einer gastralen Ernährung (Grad C; [19]). Bei **chirurgischen Patienten** nach Larynx-, Pharynx-, Ösophagusresektion, Gastrektomie, partielle Duodenopankreatektomie oder Polytrauma ist die Indikation zur jejunalen Sondenanlage (FKJ, nasojejunale Sonde) gegeben (Grad A; [34]).

Grundsätzlich ist eine **gastrale Sonde** für alle Patienten geeignet, die eine normale rezeptive Relaxation, d. h. eine intakte Reservoir- und eine geordnete Entleerungsfunktion des Magens aufweisen [21]. Gastrale Residualvolumina <150 ml/Tag sind als eine entscheidende Voraussetzung anzusehen [12]. Werden die Residualvolumina trotz propulsiver Maßnahmen überschritten, hat die enterale Ernährung jejunal zu erfolgen, da das Aspirationsrisiko bei jejunaler Ernährung distal des Treitz-Bandes – im Vergleich zur gastralen Ernährung – verhältnismäßig gering ist.

> **Wichtig**
>
> Die nasale Anlage einer Sonde ist bei Patienten nach Schädelhirntauma bzw. mit Verletzungen des Mittelgesichtes erst nach ausreichender Diagnostik indiziert.

Applikationsmodus

Nur bei gastraler Sondenlage ist eine Bolusgabe (bis zu 300-ml-Portionen alle 3 Stunden) grundsätzlich möglich [21]. Die Bolusgabe birgt jedoch gegenüber einer kontinuierlichen Applikation das erhöhte Risiko einer pulmonalen Aspiration, Diarrhöe und Sondenobstruktion [21]. Eine Bolusapplikation verbietet sich in allen Fällen duodenaler oder jejunaler Ernährung, da ansonsten vorhersehbar Übelkeit, Bauchschmerzen und Durchfällen auftreten [21].

> **Mögliche Komplikationen während enteraler Ernährung (nach [12])**
> - Mechanische und metabolische Komplikationen
> - Dislokation, Okklusion, Fehllagen
> - lokale Irritationen (Ulzeration, Blutung), Sinusitis, Otitis, Abszess, Peritonitis
> - Bakterielle Kontamination
> - Gastrointestinale Komplikationen
> - Intestinale Ischämie und Nekrosen
> - Einschränkungen der intestinalen Resorption
> - Akute Pseudoobstruktion des Kolons
> - Obstipation, Diarrhöe
> - Nausea, Vomitus, Regurgitation, Aspiration

Kombinierte Ernährung

Eine zusätzliche parenterale Ernährung ist bei Patienten, die eine enterale Ernährung tolerieren und die annähernd an ihren Zielwert ernährt werden können, zu vermeiden (Grad A; [19]). Kombiniert ernährt werden sollen schwer mangelernährte Patienten, die weniger als 25 kcal/kgKG/Tag vertragen (Grad C; [19]), und solche Patienten, die nicht ausreichend enteral ernährt werden können (<60% der berechneten Zufuhr; Grad C; [33]).

Parenterale Ernährung

Intensivmedizinisch behandelte Patienten sollten parenteral ernährt werden, wenn sie voraussichtlich auch nach einem Zeitraum von mehr als 5 Tagen nicht ausreichend oral oder enteral ernährt werden können (Grad B; [20]). Hintergrund des engen Zeitfensters von 3 Tagen für den Aufbau einer enteralen Ernährung ist die Erfahrung, dass bei internistischen Patienten Motilitätsstörungen des Darms, die die Verträglichkeit der Sondenkost einschränken, weniger ausgeprägt vorkommen als bei **chirurgischen** Patienten. Bei letzteren kommt es nach größeren operativen Eingriffen oder Polytraumatisierung regelhaft zu einer Oberbauchatonie, die die Motilität des Darms für Tage in Mitleidenschaft zieht. Daher verzögert sich der Nahrungsaufbau. Für das Kollektiv der chirurgischen Patienten sehen die Empfehlungen einen Zeitraum von 5–7 Tagen bis zur Kaloriendeckung vor (Grad C; [33]). Erst nach Ablauf dieser Zeit sollte bei weiterhin bestehender eingeschränkter enteraler Nährstoffzufuhr eine zusätzliche parenterale Ernährung diskutiert werden.

Die parenterale Ernährung kann über Einzelkomponenten (Kohlenhydrate, Aminosäuren, Fette) oder aber einen Dreikammerbeutel, der die Komponenten im festgelegten Verhältnis zueinander beinhaltet, erfolgen.

Weder die Einzelkomponentengabe von ausschließlich Aminosäuren und Kohlenhydraten noch der Zweikammerbeutel ohne Fettanteil stellt eine ausreichende künstliche Ernährung dar, da die Zufuhr essenzieller Fettsäuren notwendig ist (s unten). Zudem ist jede künstliche Ernährung um die Substitution von Mikronährstoffen zu erweitern.

Intravenöse Applikation

Periphervenöse Katheter sind für Infusionslösungen bis zu einer Osmolarität von ca. 800 mosmol/l geeignet. Verschiedene Hersteller bieten entsprechende Lösungen an, deren niedrige Osmolarität auf der geringen Nährstoffkonzentration basiert. Daher eignet sich der periphervenöse Zugangsweg lediglich zur supportiven Ernährung bei unzureichender oraler oder enteraler Ernährung. Eine ausschließliche parenterale Ernährung wäre aufgrund der hohen Flüssigkeitsbelastung durch die niedrig konzentrierten Nährlösungen in vielen Fällen nicht möglich.

Für die parenterale Ernährung ist die Anlage eines zentralvenösen Katheters mit Applikation entsprechend konzentrierter Nährlösungen Voraussetzung. Die Nährstoffgabe erfolgt aufgrund der Gefahr metabolischer Entgleisungen durch versehentliche Zufuhr großer Mengen, grundsätzlich über Infusionspumpen.

> **Mögliche Komplikationen während parenteraler Ernährung**
> **Kathetertechnik (nach [13])**
> - Punktionsschäden
> - Pleura- und mediastinale Verletzungen
> - Verletzung im lymphatischen Bereich
> - Neurologische Schäden
> - Schäden im Bereich der Trachea und der Glandula thyroidea
>
> **Metabolische Komplikationen**
> - Hyperglykämie, Hyophosphatämie, Steatosis hepatis
> - Hyperosmolares Koma
> - Hypoglykämie
> - Hyperlipidämie
> - Elektrolytstörungen

15.3.3 Bedarfsermittlung

Methoden zur Bestimmung des Grundumsatzes
Indirekte Kalorimetrie

Mit Hilfe des einfachen Messprinzips – Bestimmung der CO_2-Abgabe und des O_2-Verbrauchs – lässt sich unter kontrollierten Bedingungen der Grundumsatz bestimmen. Die Geräte zur indirekten Kalorimetrie stellen den »Goldstandard« der Methoden zur Ermittlung des Kalorienbedarfs dar, sind jedoch aufgrund ihrer Anschaffungskosten nicht auf allen Intensivstationen anzutreffen.

Gleichungen von Harris-Benedict

Harris und Benedict ermittelten 1919 den Energieverbrauch gesunder Probanden mit Hilfe der direkten Kalorimetrie unter standardisierten Bedingungen. Aus den Ergebnissen leitet sich der Grundumsatz folgendermaßen ab.

> **Wichtig**
>
> BEE= basal energy expendure; Körpergewicht (KG) in [kg]
> Männer: BEE = 66,5 + 13,8 × (kgKG) + 5 × (Körpergröße in [cm]) – 6,8 × Alter in Jahren
> Frauen: BEE = 655 + 9,6 × (kgKG) + 1,8 × (Körpergröße in [cm]) – 4,7 × Alter in Jahren

Tabellen, denen diese Formeln zugrunde liegen, sind im intensivmedizinischen Alltag weit verbreitet, stellen jedoch im Vergleich zur indirekten Kalorimetrie lediglich eine grobe Annäherung an den tatsächlichen Grundumsatz dar. So führt die Berücksichtigung des tatsächlichen Gewichts bei starker Abweichung vom Normalgewicht zu einer zu niedrigen (Untergewicht) oder zu hohen (Übergewicht) Angabe des Kalorienbedarfs. In diesen Fällen ist das Normalgewicht (entsprechend der Größe des Patienten) statt des tatsächlichen Gewichts zu Grunde zu legen.

Ergänzende Faktoren

Der tägliche Energiebedarf lässt sich aus den Einflussgrößen Grundumsatz, Energiebedarf für körperliche Aktivität (EKA) und der ernährungsbedingten Wärmeproduktion (EWP) ermitteln.

Für intensivtherapiepflichtige Patienten wird der zusätzlich zum Grundumsatz nötige Energiebedarf mit 20% (Faktor:1,2) für die EKA und mit 6% für die EWP angegeben. In den meisten Berechnungen findet die EWP keine Berücksichtigung.

Gesamtenergiebedarf

> **Wichtig**
>
> Der angenommene Energiebedarf wird wie folgt ermittelt:
> BEE (kcal) × 1,2

Bei intensivmedizinisch behandelten Patienten soll während der akuten Frühphase die exogene Kalorienzufuhr 20–25 kcal/kgKG/Tag nicht überschreiten, während der anabolen Erholungsphase 25–30 kcal/kgKG/Tag (Grad C; [19]). Diese Empfehlungen werden auch bei chirurgischen Patienten angewandt.

Die Nährstoffzufuhr wird in beiden Kollektiven posttraumatisch über Tage in Abhängigkeit von der Art der Ernährung (enteral oder parenteral) und der Verträglichkeit langsam gesteigert. Durch dieses Konzept ergibt sich eine moderate hypokalorische Ernährung für die Frühphase des Postaggressionsstoffwechsels.

> **Wichtig**
>
> Patienten werden nach schweren Traumata jeglicher Genese in der Frühphase hypokalorisch ernährt.

15.3.4 Zusammenstellung der Nährstoffe

Makronährstoffe
Aminosäuren

Die Aminosäuren dienen als Bausteine der Proteine. Acht Aminosäuren können nicht im Organismus gebildet werden (**essenzielle Aminosäuren**: Iso-, Leucin, Lysin, Methionin, Phenylalanin, Threonin, Tryptophan, Valin) und müssen daher Bestandteil der Nahrung sein. Darüber hinaus ist bei bestimmten Krankheitsbildern die Syntheseleistung einiger **nichtessenzieller Aminosäuren** (Glutamin, Arginin etc.) nicht ausreichend, sodass auch diese zu substituieren sind.

Speziallösungen für die Ernährungstherapie bei Nieren- oder Leberinsuffizienz sind obsolet. Lediglich bei Patienten mit schwerer hepatischer Enzephalopathie sind Aminosäurelösungen mit einem höheren Anteil an verzweigtkettigen Aminosäuren indiziert (Grad C; [20]).

Glutamin

Die nichtessenzielle Aminosäure **Glutamin** ist bei kritisch kranken Patienten als essenziell anzusehen. Intensivmedizinisch behandlungspflichtige Patienten, die länger als 5 Tage parenteral ernährt werden, sollen ergänzend zur parenteralen Aminosäurenzufuhr Glutamin-Dipeptide in einer Dosis von 0,3–0,4 g/kgKG/Tag erhalten (0,2–0,6 g Glutamin/kgKG/Tag; Grad A; [20]). Bei chirurgischen Trauma- und Verbrennungspatienten wird lediglich empfohlen, Glutamin im Rahmen der Standardernährung zuzuführen (Grad A; [19]). Erfolgt die Glutaminzufuhr enteral, ist eine Zufuhr von 20–30 g/Tag sinnvoll [16].

Fette

> **Übersicht Fettsäuren (FS)**
>
> - Kurzkettige FS
> - Mittelkettige FS (MCT)
>   - Gesättigte FS
> - Langkettige FS (LCT)
>   - Gesättigte FS
>   - Ungesättigte FS
>   - Einfach ungesättigte FS
>   - Mehrfach ungesättigte FS (essenzielle FS)
>   - FS der n6-Familie (Linolsäure)
>   - FS der n3-Familie (Linolensäure)

Während kurzkettige FS unter anderem als Ballaststoffe genutzt werden, dienen die mittelkettigen (gesättigten) FS ausschließlich der Energiegewinnung. Gesättigte und einfach ungesättigte LCT werden zusätzlich zu Strukturlipiden (Nervenzellen etc.) aufgebaut, während die Funktionslipide (Lipidmediatoren) überwiegend aus den mehrfach ungesättigten FS bestehen.

Es gibt Hinweise, dass sich die Enzymsysteme zur gemeinsamen Metabolisierung der essenziellen FS zu einer Zeit entwickelt haben, als das Verhältnis zwischen n6- und n3-FS in der Nahrung annähernd gleich war. Mittlerweile beträgt bei großen Teilen der Bevölkerung (Industriestaaten) das Verhältnis der FS in der Nahrung 50 (n6):1 (n3). Es wird für die Ernährung posttraumatischer Patienten bereits ein Verhältnis von 3:1 für ausgewogen angesehen und empfohlen, da die höhere Affinität zur n3-Familie des gemeinsamen Enzyms zur Desatuierung die vermeintliche Imbalance ausgleicht.

Aus dieser Erkenntnis heraus wurden in den letzten Jahren neuere Fettemulsionen komponiert. Ausgehend von der konventionellen reinen LCT Fettemulsion aus Sojabohnenöl zur ausschließlichen Kalorienzufuhr, etablierte sich in der Folge eine Kombination aus jeweils 50 Gewichts% MCT und LCT. Dadurch wird die Leberfunktion deutlich weniger eingeschränkt und die immunsuppressive Wirkung der reinen LCT Fettemulsionen eingedämmt. Mittlerweile wird diese Kombination auch aus strukturierten Lipiden oder aber ergänzt um Fischöl- und/oder Olivenölanteile angeboten. Dadurch wurde die Konzentration an n6-FS zugunsten der n3-FS weiter verringert, sodass man sich von den neueren Kombinationen eine Verbesserung der Immunfunktion erhofft. Erstaunlicherweise ist eine Fettemulsion mit einem n6/n3-Verhältnis von 2:1 immunneutral, obwohl n6- als auch n3-FS im Überschuss immunsuppressiv wirken [14].

Diese Entwicklung spiegelt sich in den aktuellen Empfehlungen der Fachgesellschaften wie folgt wider. Bei intensivmedizinisch behandelten Patienten erscheint der Einsatz von Emulsionen mit geringerem Gehalt an vielfach ungesättigten n6-Fettsäuren (im Vergleich zu reinen Sojaöl-Emulsionen) gerechtfertigt (Grad C; [20]).

Die Zufuhr von essenziellen FS ist ein unverzichtbarer Teil jeder künstlichen Ernährung. Ihr Fehlen führt zur Manifestation eines essenziellen FS-Mangelsyndroms.

> **Klinische Manifestation beim Mangel an essenziellen FS [28]**
>
> - Thrombozytenaggregationsstörung
> - Thrombozytopenie
> - Erhöhte Fragilität der Erythrozyten
> - Kardio- und Hepatomegalie
> - Dermatitis
> - Haarausfall
> - Erhöhte Infektanfälligkeit

Fettsäurehaltige Nährlösungen werden v. a. bei intravenöser Gabe kontinuierlich über Stunden zugeführt. In den ersten Tagen einer Substitution mit FS sollte die Triglyzeridkonzentration im Plasma täglich bestimmt werden (Zufuhr von FS 4 Stunden vor Blutentnahme unterbrechen!) und einen Wert von 4 mmol/l (320 mg/dl) nicht überschreiten. Anderenfalls kann ein Fettüberladungssyndrom auftreten. Die Symptomatik ist nach Beendigung der FS Zufuhr reversibel.

Kennzeichen eines **Fettüberladungssyndroms** sind u. a.:
- Hyperlipidämie,
- erhöhte Körpertemperatur,
- Hepato-, Splenomegalie,
- Anämie, Leuko-, Thrombozytopenie,
- Gerinnungsstörung,
- Bewusstlosigkeit

Kohlenhydrate

Bei intensivmedizinisch behandelten Patienten sollte als Kohlenhydrat primär **Glukose** eingesetzt werden (Grad C; [20]). **Fruktose und Sorbit** werden, abgesehen von einer anfänglichen Dehydrierung des Sorbits, auf dem gleichen Wege abgebaut. Aufgrund des möglichen Auftretens einer hereditären Fruktoseintoleranz (Aldolase-B-Mangel) mit Todesfolge werden beide Kohlenhydrate nicht mehr klinisch angewendet.

Unter den Nichtglukosekohlenhydraten findet in Deutschland **Xylit** noch gelegentlich Anwendung. Auch wenn eine Xylitintoleranz nicht bekannt ist, ist auf die Einhaltung der maximalen Dosierung (0,125 g/kgKG/h) zu achten, da bei höheren Dosierungen Oxalatablagerungen in Geweben beschrieben sind. Der mögliche Nutzen eines Einsatzes von Xylit liegt in einer Verminderung der hepatischen Glukoneogenese mit konsekutiv geringer ausgeprägter Hyperglykämie.

Die Vermeidung einer Hyperglykämie gehört zu den moderneren Aufgaben eines Intensivmediziners, seit dem in unterschiedlichen Kollektiven gezeigt werden konnte, dass eine Blutzuckerkonzentration über 110 mg/dl mit einer signifikanten Steigerung der Morbidität (Nierenschäden, critical illness polyneuropathy) und Mortalität verbunden ist [4, 5, 6] (Grad A; [20]). Ihr Auftreten ist vor Beginn einer künstlichen Ernährung primär durch eine kontinuierliche Insulinzufuhr zu therapieren. Erst nach Erreichen einer normalen Glukosekonzentration unter einer Dosis ≤4 IU Insulin/h, sollte mit einer zusätzlichen Glukosezufuhr begonnen werden. Erhöht sich die Blutzuckerkonzentration (>150 mg/dl) unter der Glukosesubstitution trotz Anpassung der Insulinzufuhr auf bis zu 20 IU Insulin/h, sollte die Kohlenhydratzufuhr auf 2–3 g/kgKG/Tag verringert werden [20].

Diese Empfehlungen gelten nicht für **Diabetiker**, da zum einen für die Blutzuckereinstellung bei dieser Patientengruppe teilweise deutlich höhere Insulinmengen nötig sind und zum anderen ein Vorteil hinsichtlich der Mortalität unter Normoglykämie nicht gezeigt werden konnte [4].

Eine Sonderstellung scheinen Patienten nach schwerem **Schädelhirntrauma** (SHT) einzunehmen. Hier birgt die rigide Einstellung des Blutzuckerspiegels auf unter 110 mg/dl (6,1 mmol/l), abgesehen von einer drohenden Hypoglykämie, möglicherweise besondere Gefahren [29, 31]. Es gibt erste Hinweise, dass der intrakranielle Abfall der extrazellulären Glukosekonzentration mit einer metabolischen zerebralen Belastung (Anstieg der extrazellulären Glutamatkonzentration und des Laktat/Pyruvat-Quotienten) einhergehen könnte [31]. Diese Veränderungen sollten wegen des Risikos von Sekundärschäden vermieden werden [30]. Die Befunde bestätigen das bisherige Modell der posttraumatischen Veränderungen bei SHT. Nach diesem stellt Glukose generell für das Gehirn den Hauptenergielieferanten dar. Angesichts der posttraumatisch bestehenden (zellulären) Hyperglykolyse kommt es zu einem entsprechend erhöhten Bedarf an Glukose [7]. Ein unzureichendes Glukoseangebot führt zu einem zerebralen energetischen Defizit mit nachfolgender Aktivierung destruktiver Kaskaden. Letztendlich korreliert dies mit einer erhöhten Mortalität [32].

> **Wichtig**
>
> Eine Hypoglykämie durch eine zu hoch dosierte Insulintherapie ist mittels engmaschiger Kontrolle der Blutzuckerspiegel zu vermeiden.

Kombination von Nährstoffen

Für die Berechnung der zur Deckung des Energiebedarfs erforderlichen Nährstoffmenge kann für Aminosäuren und Kohlenhydrate von einem Energiegehalt von jeweils 4,1 kcal und bei Fetten von 9,3 kcal pro 1 g Nährstoff ausgegangen werden.

> **Richtlinien für die Zufuhr der einzelnen Nährstoffe**
> - Kohlenhydrate: 3–4 g/kgKG
> - Aminosäuren: 1–1,5 g/kgKG
> - Fette: 0,5–1,5 g/kgKG

Mikronährstoffe und immunmodulierende Substanzen

Während es unbestritten ist, dass Mikronährstoffe einen unverzichtbaren Bestandteil künstlicher Ernährung darstellen, ist der optimale Zeitpunkt einer Substitution und die Dosierung noch nicht für alle Mikronährstoffe untersucht. Auch fehlen Erkenntnisse, in welcher Kombination Mikronährstoffe Stoffwechselprozesse optimieren und immunmodulierend wirken können. Folglich dienen die Empfehlungen der DGEM zur Supplementierung mit Mikronährstoffen lediglich der sicheren Vermeidung von mikronährstoffbedingten Mangelerkrankungen während einer künstlichen Ernährung (◘ Tab. 15.1).

Tab. 15.1. Empfehlungen zur täglichen Substitution mit Spurenelementen [1] und Vitaminen [2] während totaler parenteraler Ernährung Erwachsener

Mikronährstoffe	Dosis [mg/Tag]
Spurenelemente	
Eisen	0,55–4
Zink	1,4–4,9
Mangan	0,15–0,8
Kupfer	0,5–1,5
Molybdän	0,02
Chrom	0,01–0,015
Selen	0,02–0,06
Jod	0,1–0,15
Fluor	0,93
Vitamine	
Vitamin E (als a-Tocopherol)	max. 100
Vitamin A (als Retinylpalmitat)	1,8
Vitamin C (Ascorbinsäure)	100–300
Vitamin D	0,005
Vitamin K	0,1–0,15
Thiamin B_1	3–4
Riboflavin B_2	3–5
Pyridoxin B_6	4–6
Hydroxycobalamin B_{12}	1 (i.m. alle 3 Monate)
Niacin	40–50
Pantothensäure	10–20
Biotin	0,06–0,12
Folsäure	0,16–0,4

listen. Derzeit gelten folgende Empfehlungen für die enterale Ernährung:

- Immunmodulierende, mit Arginin, Nukleotiden und n3-Fettsäuren angereicherte Nahrungen sind einer Standardlösung bei Patienten nach schwerem Polytrauma (Grad A; [33]) oder mit milder Sepsis (APACHE II <15; Grad B; [19]) überlegen. Bei Patienten mit schwerer Sepsis können immunmodulierende Nahrungen jedoch schädlich sein (Grad B; [19]; *Anmerkung:* Die Aussage bezieht sich lediglich auf die mit den 3 oben genannten Substanzen angereicherten Nährlösungen).
- Immunmodulierende, mit n3-Fettsäuren und Antioxidanzien angereicherte Nahrungen sind bei Patienten mit ARDS überlegen (Grad B; [19]). Allerdings ist zur Entfaltung der Überlegenheit immunmodulierender Sondennahrungen eine enterale Aufnahme von mindestens 700 ml/Tag nötig (Grad B; [19]; *Anmerkung:* Die Aussage bezieht sich auf Immunonutrition, nicht auf Pharmakonutrition).
- Wahrscheinlich ist die postoperative Gabe immunmodulierender Sondennahrung bei unkompliziertem Verlauf für eine Dauer von 5–7 Tagen ausreichend (Grad C; [34]).

15.3.5 Durchführung der künstlichen Ernährung

Nach der Prüfung der Indikation und Ausschluss der Kontraindikationen zur künstlichen Ernährung (s. oben) wird, wenn möglich, eine enterale Ernährung angestrebt. Gerade die frühe enterale Ernährung verspricht Vorteile, bedarf aber in der Regel einer prophylaktischen Propulsivagabe.

Die Verwendung von ballaststoffhaltiger Sondennahrung ist ebenso wie die adjuvante Probiotikagabe grundsätzlich möglich. Bei der Berechnung des Kalorienbedarfs sind folgende Grundsätze zu beachten. Während der Akutphase einer Erkrankung bzw. eines Traumas soll die Energiezufuhr 20–25 kcal/kgKG/Tag nicht überschreiten (hypokalorische Ernährung; Grad C; [19]). Während der sich anschließenden anabolen Erholungsphase ist von einem Energiebedarf von 25–30 kcal/kgKG/Tag auszugehen (Grad C; [19]). Unabhängig von der Form der künstlichen Ernährung ist der frühzeitige Beginn einer intravenösen Substitution von Spurenelementen und Vitaminen angezeigt. Es ist zu beachten, dass durch höhere Verluste aufgrund begleitender Therapiemaßnahmen (Hämofiltration, Dialyse) eine über die allgemeinen Empfehlungen hinausgehende Supplementierung nötig werden kann.

Auch ist der Gesamtflüssigkeitsbedarf pro Tag während einer künstlichen Ernährung im Blick zu behalten (tägliche Bilanzierung!).

Enteraler Kostaufbau

Die Nährstoffzufuhr kann am kreislaufstabilen chirurgischen Patienten innerhalb von 24 Stunden in Abhängigkeit von der Verträglichkeit begonnen werden (Grad A; [33]). Bei schweren

Immunmodulierende und/oder antioxidative Eigenschaften werden sowohl bestimmten Mikronährstoffen (Selen, Ascorbinsäure, a-Tocopherol etc.) als auch ausgesuchten Makronährstoffen (Glutamin, Fettsäuren etc.) zugeschrieben. Inzwischen gibt es unterschiedlichste Kombinationen von mit immunmodulierenden Substanzen angereicherten Nährlösungen (Immunonutrition). Ergänzend sind erste Präparate erhältlich, deren Bestandteile hauptsächlich aufgrund ihrer immunmodulierenden/antioxidativen Funktion ausgewählt wurden (Pharmakonutrition). Hier ist die zusätzliche Gabe einer Standardnährlösung zur Kaloriendeckung nötig.

Es ist zu diskutieren, ob die unterschiedliche Zusammensetzungen dieser Nährlösungen auch zu unterschiedlich ausgeprägten Wirkungen führen können. Auch ist ein für jedes Präparat eigenes Wirkungsprofil denkbar. Daher versuchen die aktuellen Empfehlungen die angereicherten Inhaltsstoffe aufzu-

gastrointestinalen Eingriffen soll die Anlage einer Feinnadelkatheterjejunostomie oder einer nasojejunalen Sonde für alle Patienten bei Indikation zur Sondenernährung erfolgen (Grad A; [33]).

Aufgrund limitierter intestinaler Toleranz wird die Ernährung über Sonde mit einer geringen Zufuhrmenge (10–20 ml/h) begonnen (Grad C; [33]) und in Abhängigkeit von der Verträglichkeit alle 12–24 Stunden gesteigert. Eine Pause der Nährstoffzufuhr für 4 Stunden täglich ist einzuhalten, die Sonde wird zur geplanten Unterbrechung der Zufuhr mit etwa 20 ml einer klaren Flüssigkeit (Wasser) oder Tee gespült. Im Allgemeinen wird bei chirurgischen Patienten die Sondennahrung besser vertragen, je früher sie nach Traumatisierung – bei stabilen Kreislaufverhältnissen und unter Beachtung der Kontraindikationen – begonnen wird. Auf Unverträglichkeiten (Diarrhöe, gespanntes Abdomen etc.) ist zu achten. Die Refluxmenge wird täglich bestimmt und ggf. wird auf eine jejunale Sonde gewechselt. Auch bei jejunaler Sondenlage ist auf eine Entlastung des Magens zu achten. Dies kann durch eine Magensonde bei liegender FKJ-Sonde oder einer mehrlumigen Nasojejunalsonde gewährleistet werden.

Bei guter Verträglichkeit wird die Applikationsgeschwindigkeit täglich individuell gesteigert. Als Orientierung kann bei kontinuierlicher jejunaler Gabe mit einer Laufgeschwindigkeit von 10–20 ml/h für die ersten 12–24 Stunden begonnen werden, gefolgt von 30–40 ml/h für die nächsten 12–24 Stunden. Bei guter Verträglichkeit wird die Laufgeschwindigkeit für die nächsten 12–24 Stunden auf 50–60 ml/h gesteigert. Im Anschluss lässt sich in der Regel durch eine weitere moderate Anhebung der Laufgeschwindigkeit eine Kaloriendeckung erreichen. Es kann auch ein weniger rascher Nahrungsaufbau nötig werden. Dies bedeutet jedoch keinen Nachteil, vorausgesetzt der Kalorienbedarf wird auf enteralem Wege nach 5–7 Tagen gedeckt (Grad C; [33]).

Neben der begrenzten Verträglichkeit der Nährstoffe kommt es bei der enteralen im Gegensatz zur parenteralen Ernährung zu häufigeren Pausen der Nährstoffzufuhr. Gründe für Unterbrechungen sind diagnostische oder therapeutische Verfahren sowie Maßnahmen zur Mobilisation der Patienten [17].

> **Wichtig**
>
> Ausschließlich enteral ernährte Intensivpatienten erhalten im klinischen Alltag nur etwa 70% ihres verordneten kalorischen Bedarfs.

Probleme während enteraler Ernährung

In vielen Fällen wird im klinischen Alltag beim ersten Auftreten von Problemen die enterale Ernährung verlassen und durch eine parenterale Ernährung ersetzt. Einige Probleme lassen sich jedoch einfach beheben.

So kann das Auftreten einer **Diarrhöe** ernährungs-, erkrankungs- oder medikamentenbedingt sein. Als mögliche Ursachen einer medikamentenbedingten Diarrhöe gelten sorbitol-, magnesium-, lactulosehaltige oder hyperosmolare Arzneimittel sowie Antibiotika. Erkrankungsabhängige Faktoren einer Diarrhöe sind z. B. eine Hyperglykämie, Darmerkrankung, Pankreasinsuffizienz, Infektion des Gastrointestinaltrakts (Clostridium difficile etc.) und ein Gallensäuren- oder Laktosemangel. Häufige Ursachen einer ernährungsbedingten Diarrhöe sind eine zu schnelle Applikation der Nährlösung, eine Verabreichung zu kalter Sondennahrung, fehlende Ballaststoffe oder ein Natriummangel. Im letzteren Fall kann der Nahrung – unter Beachtung der klinischen und metabolischen Situation – ein gestrichener Teelöffel Salz pro 500 ml Sondennahrung (max. 1,5 g NaCl/Tag) zugesetzt werden. Generell ist auch eine Kontamination der Nahrung denkbar. Daher sind Applikationssysteme täglich zu wechseln und angebrochene Nährlösungen (»Bags«) innerhalb von 24 Stunden zu verbrauchen.

Im Falle einer **Obstipation** sind eine Dehydration und ein mechanischer (Sub)ileus auszuschließen. Begleitend zur anschließend möglichen Therapie mit Stimulanzien ist das Sedierungsschema zu überprüfen. In seltenen Fällen kann die Anlage eines Periduralkatheters nötig werden.

Flatulanzien treten vermehrt bei Gabe flüssiger, sorbitolhaltiger Medikamente auf. Ein Wechsel der Darreichungsform kann helfen.

Gerade bei früher enteraler Ernährung ist prophylaktisch oder therapeutisch bei hohem gastralem Residualvolumen die Gabe von Metoclopramid oder Erythromycin zu erwägen (Grad C; [19]).

Bei Ausschöpfen der prophylaktischen und therapeutischen Möglichkeiten ist nur bei einem geringen Teil der Patienten eine zusätzliche oder ausschließliche parenterale Ernährung notwendig.

Parenteraler Kostaufbau

Die parenterale Ernährung beginnt im Gegensatz zur enteralen Ernährung erst am 1. posttraumatischen Tag mit etwa 30% des ermittelten Bedarfs. Bei guter Verträglichkeit wird am Folgetag 60% des Kalorienbedarfs zugeführt und am 3. Tag wird der Nahrungsaufbau abgeschlossen (100% des Bedarfs). Bei der Verwendung eines Mehrkammerbeutels ist zu beachten, dass die Kalorienzufuhr durch eine Anpassung der Laufgeschwindigkeit im Allgemeinen ausreichend beeinflusst werden kann. Das Verhältnis der Nährstoffe untereinander lässt sich jedoch unter laufender Substitution nicht mehr korrigieren.

Literatur

1. Bässler KH (1990) Anhang C: Empfehlungen für die Zufuhr von Spurenelementen bei der parenteralen Ernährung Erwachsener. In: Ahnefeld FW, Grünert A, Schmitz JE (Hrsg) Klinische Anästhesiologie und Intensivtherapie, Bd. 40, Parenterale Ernährungstherapie. Springer, Berlin Heidelberg New York, S. 199–200
2. Bässler KH (1990) Anhang B: Empfehlungen für die Vitaminzufuhr bei der parenteralen Ernährung Erwachsener. In: Ahnefeld FW, Grünert A, Schmitz JE (Hrsg) Klinische Anästhesiologie und Intensivtherapie, Bd. 40, Parenterale Ernährungstherapie. Springer, Berlin Heidelberg New York, S. 196–198
3. Behrendt W (1999) Klinisch relevante Parameter zur Beurteilung des Ernährungszustandes. Aktuel Ernaehr Med 24: 14-19
4. Berghe van den G, Wilmer A, Milants I et al. (2006) Intensive insulin therapy in mixed medical/surgical intensive care units: benefit versus harm. Diabetes 55: 3151-3159
5. Berghe van den G, Schoonheydr K, Becx P, Bruyninckx F, Wouters PJ (2005) Insulin therapy protects the central and peripheral nervous system of intensive care patients. Neurology 64: 1348–1353
6. Berghe van den G, Wouters P, Weekers F et al. (2001). Intensive insulin therapy in the critically ill patients. N Rngl J Med 345: 1359–1367
7. Bergsneider M, Hovda DA, Shalmon E et al. (1997) Cerebral hyperglycolysis following severe traumatic brain injury in humans. A positron emission tomography study. J Neurosurg 86: 241–251
8. Bosy-Westphal A, Kromeyer-Hausschild K, Pirlich M, Schlattmann A, Scholz GH, Müller MJ (2006) Körperzusammensetzung – Was kann man wie und mit welchem Wert in der Praxis messen ? Aktuel Ernaehr Med 31: 189–195
9. Cuthbertson DP (1932) Observations on the disturbance of metabolism produced by injury to the limbs. Q J Med 25: 233–246
10. Cuthbertson DP (1942) Post-shock metabolic response. Lancet 1: 433–437
11. Deitch EA (2001) Role of the gut lymphatic system in multiple organ failure. Curr Op Crit Care 7: 92–98
12. Felbinger TW, Suchner U (2001) Enterale Ernährung in der Intensivmedizin. In: Löser Ch, Keymling M (Hrsg) Praxis der enteralen Ernährung. Georg Thieme Verlag, Stuttgart, S 193–203
13. Gabka J [1988] Injektions- und Infusionstechnik 4. Auflage. Walter de Gruyter Verlag, Berlin, New York S 166
14. Grimm H, Tibell A, Norrlind B et al. (1995) Immunsuppressivität parenteraler Fettemulsionen bei definierter Immunstimulation. Infusionsther Transfusionsmed 22: 110–116
15. Hotchkiss RS, Karl IE (2003) The pathophysiology and treatment of sepsis. N Engl J Med 348: 138–150
16. Houdijk AP, Rijnsburger ER, Jansen J et al. (1998) Randomised trial of glutamin-enriched enteral nutrition on infectious morbidity in patients with multiple trauma. Lancet 352: 772–776
17. Kemper M, Weissman C, Hyman AI (1992) Caloric requirements and supply in critically ill surgical patients. Crit Care Med 20: S3444–3448
18. Kreymann G, Ebener C, Hartl W, v.Heymann C, Spies C (2003) DGEM-Leitlinie Enterale Ernährung:: Intensivmedizin. Aktuel Ernaehr Med 28 (S1): S42–S50
19. Kreymann KG, Berger MM, Deutz NEP et al. (2006) ESPEN Guidelines on Enteral Nutrition: Intensive care. Clin Nutr 25: 210–223
20. Kreymann G, Adolph M, Druml W, Jauch KW (2007) Intensivmedizin. In: Koletzko B, Kreymann KG, Adolph M, Druml W, Jauch KW, Krohn K, Verwied-Jorky S (Hrsg) DGEM-Leitlinie Parenterale Ernährung: Intensivmedizin. Aktuel Ernaehr Med 32 (S1): S89–S93
21. Lübke HJ (2001) Zusatznahrung, Sondennahrung, Supplemente In: Löser Ch, Keymling M (Hrsg) Praxis der enteralen Ernährung. Georg Thieme Verlag, Stuttgart S41–49
22. Megiud MM, Brennan MF, Aoki TT et al. (1974) Hormone-substrate interrelationship following trauma. Arch Surg 109: 776–783
23. Mjaaland M (1995) Substrate Handling in the Stress-Induced Catabolic State – Where is the Challenge?. In: Revhaug A (Hrsg) Acute Catabolic State. Springer-Verlag, Berlin, Heidelberg, New York, S15–21
24. Moore FD (1953) Bodily changes in surgical convalescence. Ann Surg 137: 289–315
25. Pirlich M, Luhmann N, Schütz T, Plauth M, Lochs H (1999) Mangelernährung bei Klinikpatienten: Diagnostik und klinische Bedeutung. Aktuel Ernaehr Med 24: 260–266
26. Pirlich M, Schwenk A, Müller MJ (2003) DGEM-Leitlinie Enterale Ernährung: Ernhrungsstatus. In: Lochs H., Lübke H, Weimann A (Hrsg) Leitlinie Enterale Ernährung. Aktuel Ernaehr Med 28 (S1): S10–S25
27. Raff T, Germann G, Hartmann B (1997) The value of early enteral nutrition in the prophylaxis of stress ulceration in the severely burned patient. Burns 23: 313–318
28. Shapiro M, Rosen GH (1989) Topical oil applications in essential fatty acid deficiency. Nutr Clin Pract 4: 140–144
29. Strong AJ, Boutelle MG, Vespa PM et al. (2005) Treatment of critical care patients with substantial acute ischemic or traumatic brain injury. Crit Care Med 33: 2147–2149
30. Stover JF, Steiger P, Stocker R (2006) Das Glucose-Dilemma bei Patienten mit schwerem Schädel-Hirn-Trauma. Intensiv-News 6: 16–17
31. Vespa P, Boonyaputthikul R, McArthur DL et al. (2006) Intensive insulin therapy reduces microdialysis glucose values without altering glucose utilization or improving the lactate/pyruvate ratio aafter traumatic brain injury. Crit Care Med 34: 850–856
32. Vespa PM, McArthur D, O´Phelan K et al. (2003) Persistently low extracellular glucose correlates with poor outcome 6 months after human traumatic brain injury despite a lack of increased lactate: a microdialysis study. J Cereb Blood Flow Metab 23: 865–877
33. Weimann A, Braga M, Harsanyi L et al. (2006) ESPEN-Leitlinien Enterale Ernährung: Chirurgie einschließlich Organtransplantation. Clin Nutr 25: 224–244
34. Weimann A, Jauch KW, Kemen M et al. (2003) DGEM-Leitlinie Enterale Ernährung: Chirurgie und Transplantation. Aktuel Ernaehr Med 28: S51–S60
35. WHO (2000) Report of a WHO consultation on obesity. Obesity: preventing and managing the global epidemic. WHO.894. Genf

Stressulkusprophylaxe und Therapie

J. Schneider

Stressulzera sind Läsionen der Schleimhaut des oberen Gastrointestinaltrakts, die bei Intensivpatienten, insbesondere bei Polytraumen, Schädelhirntraumen und schweren Verbrennungen, gehäuft auftreten. Kommt es in diesem Zusammenhang zu klinisch relevanten Blutungen, d. h. zu Hämoglobin- und Blutdruckabfall ist die Mortalität deutlich erhöht. Die Inzidenz klinisch bedeutsamer Blutungen ist jedoch gering (1,5 %; [2]), so dass nicht alle Patienten einer Intensivstation eine Stressulkusprophylaxe benötigen. Nun ist, auch angesichts ökonomischer Aspekte, zu klären, welche Intensivpatienten eine medikamentöse Stressulkusprophylaxe erhalten sollten und welche nicht.

Ätiologie und Pathogenese

Besteht ein Ungleichgewicht zwischen aggressiven und defensiven Schutzmechanismen im Magen, können Stressläsionen entstehen. Verantwortlich dafür sind eine Schleimhauthypoxie und Minderperfusion der Magenmukosa, die durch Hypotension, venöse Stase und Vasospasmen ausgelöst wird [8, 14].

In den letzen 2 Jahrzehnten ist die Inzidenz von Stressulzera, trotz zunehmendem Verzicht auf eine generelle medikamentöse Prophylaxe, deutlich zurückgegangen. Die Ursache dafür liegt sicher an den noch besseren Kenntnissen und Möglichkeiten der Intensivmediziner die Kreislaufsituation und die Oxygenierung sowie die Analgosedierung der Patienten zu optimieren. Ein weiterer Faktor scheint der Trend zur frühzeitigen enteralen Ernährung zu sein.

Diagnostik

Essenziell für das frühzeitige Erkennen einer akuten Stressulkusblutung ist die klinische Beobachtung des Patienten: Oberbauchschmerzen, Teerstuhl, Blut- oder Kaffeesatzerbrechen und Blutdruckabfall sind die typischen Symptome. Beim intubierten analgosedierten Patienten gibt das hämatinisierte Sekret aus der Magensonde oft den ersten Hinweis auf ein Stressulkus.

Goldstandard in der Diagnostik der Blutungsquelle einer akuten gastrointestinalen Blutung ist nach wie vor die Endoskopie, die mit großzügiger Indikationsstellung durchgeführt werden sollte, bietet sie doch zudem die Möglichkeit einer therapeutischen Intervention.

Risikofaktoren

Wegweisend war eine prospektive Multicenterstudie an 2252 Patienten von chirurgischen und internistischen Intensivstationen, die gezeigt hat, dass bestimmte Faktoren das Risiko einer Stressulkusblutung erhöhen [2]. In dieser Studie wurde auf eine Stressulkusprophylaxe verzichtet – außer bei Patienten nach Schädelhirntrauma, schweren Verbrennungen, nach Organtransplantation oder einer Gastritis/Ulkus 6 Wochen vor dem Intensivaufenthalt. Es konnten 2 unabhängige Risikofaktoren identifiziert werden: Erstens die **schwere respiratorische Insuffizienz**, definiert durch eine Beatmungspflichtigkeit länger als 48 Stunden, zweitens die **Koagulopathie**, definiert durch eine PTT über der zweifachen Norm, einer INR über 1,5 oder einer Thrombozytenzahl unter 50000/µl. Ein besonderes Risiko scheint auch bei Patienten auf neurochirurgischen Intensivstationen zu bestehen [11].

Patientengruppen mit erhöhtem Stressulkusrisiko. (Mod. nach [2, 3, 5, 15])
- Patienten mit Koagulopathie
- Beatmungstherapie über 48 Stunden
- Polytrauma
- Schädelhirntrauma
- Rückenmarktrauma
- Ausgedehnte Verbrennungen
- Organinsuffizienz (Niere, Leber)
- Hochdosierte Glukokortikoidtherapie
- Ulkus- oder GI-Blutungsanamnese

Stressulkusprophylaxe

Die beste Prophylaxe besteht in einer suffizienten allgemeinen intensivmedizinischen Therapie. Stabile Herzkreislaufverhältnisse unter Vermeidung von Hypotension, eine ausreichende Oxygenierung sowie eine gute Analgosedierung sollten gewährleistet sein. Weiterhin ist ein frühzeitiger Beginn mit der enteralen Ernährung zu fordern [13].

Klinische Studien haben jedoch ergeben, dass Stressulzera unter den oben genannten Risikobedingungen besonders häufig sind und dass diese Risikogruppen möglicherweise einer Primärprophylaxe bedürfen (Tab. 16.1).

In einer Metaanalyse von 57 randomisierten kontrollierten Studien mit insgesamt 7218 Patienten [3] konnte nachgewiesen werden, dass H_2-Rezeptorantagonisten und Sucralfat die Inzi-

Tab. 16.1. Pharmakologische Maßnahmen zur Primärprophylaxe

Medikament	Dosierung
Schleimhautprotektiva	
Sucralfat (z. B. Ulcogant)	4-mal 1 g/24 h per MS
Antazida (z. B. Magnesiumhydroxid, Maalox)	4–6 Beutel/24 h per MS
Säuresekretionshemmer	
H_2-Rezeptorantagonisten (z. B. Ranitidin)	150–300 mg/24 h i.v.
Protonenpumpeninhibitoren (z. B. Omeprazol, Pantoprazol)	40 mg/24 h i.v.

denz klinisch bedeutsamer Blutungen signifikant senken konnten. In einer Studie an 1200 beatmeten Patienten [4] lag die Rate an klinisch bedeutsamen Blutungen unter Ranitidin mit 1,7% signifikant niedriger verglichen mit 3,8% in der Sucralfatgruppe. Es gab keine signifikanten Unterschiede in der Rate der beatmungsassoziierten Pneumonie, der Dauer des Intensivaufenthaltes und der Mortalität in den beiden Gruppen.

Protonenpumpeninhibitoren führen im Vergleich zu H_2-Rezeptorantagonisten zu einer effektiveren und länger anhaltenden Säuresuppression [9]. In einer Studie an 67 Hochrisikopatienten konnte gezeigt werden [10], dass Omeprazol im Vergleich zu Ranitidin die Inzidenz einer GI-Blutung deutlich senken kann. Der Einsatz von Protonenpumpeninhibitoren zur Stressulkusprophylaxe bei Hochrisikopatienten gewinnt zunehmend an Bedeutung und wird mittlerweile in vielen Kliniken angewendet.

In früheren Studien war die durch die Anhebung des Magen-pH auf Werte >6 bedingte Besiedelung des Magens mit Bakterien für eine erhöhte Quote an nosokomialen Pneumonien verantwortlich gemacht worden [12]. Neuere Arbeiten haben jedoch zeigen können, dass die Inzidenz von Pneumonien unter medikamentöser Stressulkusprophylaxe nicht signifikant erhöht ist [4, 10].

▪▪▪ Stressulkustherapie

Wichtigste Maßnahme bei Auftreten von Stressulzera in Form von Erosionen und Auftreten von diffusen Blutungen ist die Optimierung der intensivmedizinischen Therapie. Kommt es zur akuten oberen gastrointestinalen Blutung sind die wichtigsten Ziele die Stabilisierung des Kreislaufes bzw. die Sicherung stabiler Herzkreislaufverhältnisse mittels Volumengabe und ggf. Transfusion von Erythrozytenkonzentraten und Frischplasma. Das Legen von großlumigen peripheren Zugängen sowie eines zentralen Venenkatheters sollte vorher durchgeführt werden. Sistiert die Blutung nicht spontan, sollte rasch die Endoskopie mit der Möglichkeit der Blutstillung mittels Injektion oder Clipping vorgenommen werden. Im Anschluss daran erfolgt die Säuresekretionshemmung durch H_2-Rezeptorantagonisten (z. B. Zantic 2×150 mg i.v.) oder Protonenpumpeninhibitoren (z. B. Omeprazol 2-mal 20–40 mg i.v.).

 Fazit

Während in der Vergangenheit in vielen Intensivstationen bei sämtlichen Patienten eine generelle Stressulkusprophylaxe durchgeführt wurde, ist heute klar erwiesen, dass nicht jeder Intensivpatient eine solche Prophylaxe braucht [6, 7]. In erster Linie sollte die intensivmedizinische Therapie optimiert werden, d. h. die Vermeidung einer Hypotension, eine ausreichende Oxygenierung und Analgosedierung sowie der frühzeitige Beginn mit enteraler Ernährung.
Patienten mit Koagulopathie definiert durch eine PTT über der zweifachen Norm, einer INR über 1,5 oder einer Thrombozytenzahl unter 50000/µl und länger als 48 Stunden beatmete Patienten sollten eine medikamentöse Prophylaxe mit Sucralfat, H_2-Rezeptorantagonisten oder bei sehr hohem Risiko mit Protonenpumpeninhibitoren erhalten.
Eine Prophylaxe wird außerdem empfohlen bei Patienten mit gastrointestinalem Ulkus oder Blutung in der Vorgeschichte und bei folgenden Patienten: Schädelhirntrauma, Rückenmarktrauma und Verbrennung >35% der Körperoberfläche.

Literatur

1. American Society of Health-System Pharmacists (1999) ASHP Therapeutic Guidelines on Stress Ulcer Prophylaxis. Am J Health-Syst Pharm. 56: 347-79
2. Cook DJ, Fuller H, Guyatt G, Marshall J, Leasa D, Winton D Rutledge f, Tod TJR, Roy P, Lacroix J, Griffith L, Willan A (1994) Risk factors for gastrointestinal bleeding in critically ill patients. N Engl J Med 330:377-381
3. Cook DJ, Reeve BK, Guyatt GH, Heyland DK, Griffith LE, Buckingham L, Tryba M (1996) Stress ulcer prophylaxis in critically ill patients. Resolving discordant meta-analysis. JAMA 275:308-314
4. Cook DJ, Guyatt G, Marshall J, Leasa D, Fuller H, Hall R, Peters S, Rutledge F, Griffith L, McLellan A, Wood G, Kirby A (1998) A comparison of sucralfate and ranitidine for the prevention of upper gastrointestinal bleeding in patients requiring mechanical ventilation. N Engl J Med 338:791-7
5. Cook DJ, Heyland D, Griffith L, Cook R, Marshall J, Pagliarello J (1999) Risk factors for clinically important upper gastrointestinal bleeding in patients requiring mechanical ventilation. Crit. Care Med 27: 2812-7
6. Daley RJ, Rebuck JA, Welage LS, Rogers FB (2004) Prevention of stress ulceration: current trends in critical care. Crit Care Med 32: 2008-13
7. Faisy C, Guerot E, Diehl JL, Ivtimovici E, Fagon JY (2003) Clinically significant gastrointestinal bleeding in critically ill patients with and without stress-ulcer prophylaxis. Intensive Care Med 29: 1306-13
8. Fennerty MB (2002) Pathophysiology of the upper gastrointestinal tract in the critically ill patient: Rationale for the therapeutic benefit of acid suppression. Crit Care Med 30 (Supp 1): S 351-5
9. Lasky MR, Metzler MH, Phillips JO (1998) A prospective study of omeprazole suspension to prevent clinically significant gastrointestinal bleeding from stress ulcers in mechanically ventilated trauma patients. J. Trauma 44: 527-33
10. Levy MJ, Seelig CB, Robinson NJ, Ranney JE (1997) Comparison of omeprazole and ranitidine for stress ulcer prophylaxis. Dig. Dis. Sci. 42: 1255-9
11. Lu WY, Rhoney DH, Boling WB, Johnson JD, Smith TC (1997) A review of stress ulcer prophylaxis in the neurosurgical intensive care unit. Neurosurgery 41: 416-25
12. Pickworth KK, Falcone RE, Hoogeboom JE, Santanello SA (1993) Occurrence of nosocomial pneumonia in mechanically ventilated trauma patients: a comparison of sucralfate and ranitdine. Crit. Care Med. 21: 1856-62,
13. Raff T, Germann G, Hartmann B (1997) The value of early enteral nutrition in the prophylaxis of stress ulceration in severely burned patient. Burns 23: 313-318

14. Rosen HR, Vlahakes GJ, Rattner DW (1992) Fulminant peptic ulcer disease in cardiac surgical patients: pathogenesis, prevention and management. Crit Care Med. 20: 354-359
15. Tryba M, Cook D (1997) Current guidelines on stress ulcer prophylaxis. Drugs 54: 581-596

Hypothermie als Therapiekonzept

R. Kollmar

17.1 Experimentelle Datenlage – 222

17.2 Thermoregulation – 222

17.3 Kühlmethoden – 223
17.3.1 Externe und Oberflächenkühlung – 223
17.3.2 Innere oder endovaskuläre Kühlung – 223
17.3.3 Nebenwirkung der Kühlung – 223
17.3.4 Effektivität der Kühltechniken – 223

17.4 Klinische Hypothermieanwendungen – 224
17.4.1 Hypothermie nach Schädelhirntrauma (SHT) – 224
17.4.2 Intraoperative Hypothermie bei intrakraniellen Aneurysmen – 224
17.4.3 Hypothermie nach Herzkreislaufstillstand – 225
17.4.4 Hypothermie bei fokaler zerebraler Ischämie – 225

17.5 Nebenwirkung von Hypothermie – 225
17.5.1 Kältezittern – 227

Literatur – 227

Hypothermie scheint tierexperimentell die bei weitem erfolgversprechendste Methode zu sein, akut geschädigtes Hirngewebe vor weiteren schädliche Einflüssen zu schützen [9, 18]. So greift Hypothermie an nahezu allen Stellen der pathophysiologischen Kaskade nach akuter Hirnschädigung an. Trotz ermutigender tierexperimenteller Ergebnisse konnte lediglich für eine Subgruppe von Patienten nach Herzkreislaufstillstand eine positive Auswirkung auf den neurologischen Status belegt werden [1, 7]. Die zunehmende Erfahrung in der Hypothermiebehandlung, neue und v. a. schnellere Kühlmethoden und Komedikation gegen unerwünschte vegetative Nebenwirkungen der Hypothermie, sollten dazu ermutigen, weitere kontrollierte randomisierte Studien zur Hypothermie nach akuter Hirnschädigung durchzuführen.

17.1 Experimentelle Datenlage

Im Tierexperiment stellt Hypothermie den Goldstandard für Neuroprotektion dar. Neuroprotektion wiederum bedeutet, akut geschädigte Nervenzellen bzw. Hirnareale vor einer dauerhaften Schädigung zu bewahren. Die pathophysiologischen Mechanismen sind bei akuter Schädigung ganz unterschiedlich und verlaufen in verschiedenen Phasen. In aller Regel greifen sog. »neuroprotektive« Medikamente nur in ein oder wenige dieser Mechanismen ein, wohingegen andere unverändert weiter ablaufen. Dies stellt eine mögliche Erklärung dar, warum bisher klinisch noch kein sog. Neuroprotektivum erfolgreich war.

> **Wichtig**
>
> Hypothermie repräsentiert jedoch möglicherweise die ideale Methode zum Schutz vital bedrohter Hirnzellen, da sie Einfluss auf fast alle Mechanismen nimmt.

So vermindert Hypothermie eine Schädigung der Blut-Hirn-Schranke, entzündliche Prozesse und die Produktion und Freisetzung freier Sauerstoffradikale und exzitotoxischer Neurotransmitter wie Glutamat. Experimentell konnte Hypothermie apoptotische Vorgänge nach zerebraler Ischämie vermindern. Für Hyperthermie konnte hingegen gezeigt werden, dass all diese Wirkmechanismen negativ beeinflusst werden. Ähnlich ist die experimentelle Datenlage für globale zerebral Ischämie und Schädelhirntrauma. Wesentlich für den Erfolg der Hypothermie scheint im Tierexperiment Dauer und Beginn der Hypothermie zu sein. So ist Hypothermie umso erfolgreicher ist, je früher und länger sie eingesetzt wird. Bekannt ist allerdings auch, dass Nebenwirkungen mit dem Tiefegrad und der Applikationsdauer einhergehen.

> **Beispiele positive Effekte der Hypothermie im Tierexperiment**
> - Verminderte Glutamatfreisetzung
> - Verminderte Laktat- und Pyruvatfreisetzung/-produktion
> - Verminderte Sauerstoffradikalfreisetzung/-produktion
> - Verminderter Kalizumeinstrom in neuronale Zellen und Verminderung kalizumvermittelter neurotoxischer Effekte
> - Verminderter zerebraler Metabolismus und O_2-Verbrauch
> - Verminderung von Spreading-Depression
> - Verminderung des Hirnödems
> - Infarktreduktion
> - Verminderung der Produktion und Freisetzung proinflammatorischer Zytokine
> - Verminderte Invasion von Entzündungszellen
> - Verminderte Apoptose
> - Verminderung von intrakraniellen Druckanstiegen

Klinisch werden therapeutische Hypothermiegrade wie folgt klassifiziert.

> **Therapeutische Hypothermiegrade**
> - Milde Hypothermie: 34–35,9°C
> - Moderate Hypothermie: 32–33,9°C
> - Tiefe Hypothermie: <32°C

17.2 Thermoregulation

Der Mensch, als homöothermes Lebewesen, kann seine Körpertemperatur innerhalb bestimmter Grenzen unabhängig von der Umgebungstemperatur regulieren. Als Model der Temperaturregulation kann ein Regelkreis angenommen werden. Dabei wird mit Messfühlern, sog. Thermorezeptoren, die aktuelle Körpertemperatur bestimmt und dieser Istwert an den Regler übertragen. Dieser vergleicht Ist- und Sollwert und veranlasst bei etwaigen Abweichungen Korrekturprozesse der Wärmeproduktion oder Wärmeabgabe. Auswirkungen der Korrekturmechanismen werden wiederum über die Messfühler registriert und an den Regler zurückgemeldet. Wesentliches Element der induzierten Hypothermie stellt dar, dass der Sollwert nicht immer konstant ist, sondern beeinflusst werden kann.

Kleinere Abweichungen von der Solltemperatur werden neben behavioralen Mechanismen wie willkürlichen Bewegungen, Wahl der Umgebung und Bekleidung oder äußerliche Anwendung von Wasser oder Luft durch Konstriktion oder Dilatation subkutaner Blutgefäße ausgeglichen. Größere Abweichungen vom Sollwert nach oben führen zur Schweißproduktion, nach unten zum Muskelzittern (»Shivering«). Muskelzittern erhöht den Stoffwechsel der Muskulatur und führt somit zur Temperaturerhöhung. Als Regler im Regelkreis der Körpertemperatur gilt der Hypothalamus. Das Wissen um diesen Regelkreis ist wesentlich für die Anwendung bestimmter Kühltechniken und deren Nebenwirkungen.

17.3 Kühlmethoden

Prinzipiell können Kühlmethoden eingeteilt werden in externe und interne Kühlung (Übersicht bei [8]).

17.3.1 Externe und Oberflächenkühlung

Externe Kühlmethoden wurden bei weitem ausführlicher untersucht als interne Kühlung. Dabei erstreckt sich die Kühlung von der einfachen Applikation von Eispackungen bis zu Eispads, die speziell beschichtet eine bestmögliche Wärme- bzw. Kälteübertragung garantieren und mit einem externen Regelkreis verbunden sind.

Die Applikation von Eispackungen an den Kopf, der Axilla, den Torso und anderen Körperregionen wurde von Bernard zur Kühlung nach Herzkreislaufstillstand benutzt [1]. Eine weitere Möglichkeit zur externen Kühlung stellt die Luftkühlung dar. Luftdurchströmte Matratzen mit Regelkreis wurden beispielsweise für die »Hypothermia after Cardiac Arrest Studie (HACA)« benutzt [7]. Flüssigkeitsdurchströmte Jacken oder Matratzen können ebenfalls benutzt werden und sind ähnlich in der Handhabung wie luftgekühlte Apparate.

Die Effektivität externer Kühlung wird allerdings durch eine relative langsame Kühlrate, mäßige Wirksamkeit bei adipösen Patienten und die Verwendung von Muskelrelaxanzien und Anästhetika eingeschränkt. Respiratorassoziierte Pneumonien stellen dabei häufige Nebenwirkungen dieser Kombinationstherapie aus Beatmung und moderater Hypothermie dar. Um eine Zieltemperatur von 33°C zu erreichen, wurden mit dieser Methode, abhängig von der jeweiligen Studie, zwischen 2 und 11 Stunden benötigt. Sehr häufig kam es dabei zu einem Überschiessen der Zieltemperatur. Des Weiteren stellt die Oberflächenkühlung ein intensivmedizinisch sehr aufwendiges Verfahren für Ärzte und pflegerisches Personal dar. Die selektive Kühlung des Kopfes konnte sich bisher aufgrund mangelhafter Kühlleistung nicht durchsetzen.

17.3.2 Innere oder endovaskuläre Kühlung

In den letzten Jahren wurden Systeme entwickelt, bei denen mit Hilfe modifizierter zentralvenöser Katheter Hypothermie induziert wurde [3]. Prinzipiell werden dabei wasserdurchströmte Reservoire am distalen Ende des zentralvenösen Katheters zur Kühlung und Wiedererwärmung benutzt. Die Temperaturkontrolle erfolgt bei diesen Systemen über einen externen Regelkreis. Endovaskuläre Katheter ermöglichen, Patienten in unter 3 Stunden auf eine Köpertemperatur von 33°C zu kühlen. Zudem ist die Wiedererwärmung der Patienten ohne die Gefahr eines Überschießens der Körpertemperatur möglich. Wesentliche Nebenwirkungen bestehen in der Invasivität der Methode und der potenziellen Infektionsquelle.

17.3.3 Nebenwirkung der Kühlung

Während die Auswirkungen von Hypothermie an sich im Folgenden noch beschrieben werden, soll an dieser Stelle lediglich auf die speziell technikassoziierten Nebenwirkungen eingegangen werden.

Wesentliches Problem aller Kühltechniken stellen die endogenen Gegenregulationsmechanismen dar. So verhindert Kältezittern nicht nur wirkungsvoll den Abfall und die Regulation der Körpertemperatur während Hypothermie, sondern ist für den Patienten außerordentlich unangenehm.

Oberflächenkühlung kann zu Komplikationen an der Haut wie Erosionen oder Nekrosen führen. Dabei scheint das Risiko bei Patienten, die vasoaktive Substanzen erhalten, die an sich schon zu Vasokonstriktion führen, noch erhöht. Darüber hinaus ist bei den bisher erhältlichen Systemen das Bedecken großer Körperflächen notwendig, um eine ausreichend Kühlung zu erreichen. Somit ist allerdings wiederum die ärztliche Untersuchung und pflegerische Arbeit erschwert.

Komplikationen endovaskulärere Methoden sind im Wesentlichen durch deren Anlage und die Dauer der Applikation bedingt. So erhöht sich das Risiko venöser und arterieller Embolien und Thrombosen, Infektionen und Blutungen. Prinzipiell besteht die Möglichkeit einer Ruptur der Membranen der zentralvenösen Kühlaggregate und somit der Kontamination des Körpers mit Kühlflüssigkeit. Da im Allgemeinen sterile Wasserlösungen in relativ kleinen Mengen benutzt werden, ist die hieraus resultierende Gefahr als gering einzuschätzen.

17.3.4 Effektivität der Kühltechniken

Die Effektivität der verschiedenen Kühltechniken lässt sich lediglich aus Studien ableiten, die nur eine Technik benutzen. Ein direkter Vergleich ist also nicht möglich. Bei der Beurteilung ist darauf zu achten, dass Hypothermie im Allgemeinen an sedierten, mechanisch beatmete Patienten mit entsprechender

Komedikation (z. B. Opioide oder relaxierende Substanzen) durchgeführt wurde.

17.4 Klinische Hypothermieanwendungen

17.4.1 Hypothermie nach Schädelhirntrauma (SHT)

Das SHT ist die häufigste Ursache für Tod und Behinderung bei jungen Menschen in westlichen Ländern. Bisher zielt die Therapie des SHT auf eine Sicherung der Vitalfunktionen sowie auf Verhinderung und Behandlung von Sekundärschäden ab. Die bisher vorliegenden Ergebnisse größerer randomisierter Studien sind nicht einheitlich. So zeigte eine Studie einen signifikanten Unterschied im neurologischen Status und Überlebensrate nach 3 und 6 Monaten durch Hypothermie für eine Subgruppe von Patienten mit einem Wert auf der Glasgow Coma Scale (GCS) von 5–7 [11].

Eine Multicenterstudie mit 392 Patienten konnte keinen Vorteil für die Hypothermie feststellen [2]. Die 16 bis 65 Jahre alten Patienten hatten ein schweres Schädelhirntrauma erlitten, das zu einem komatösen Zustand geführt hatte, und wurden in 7 US-amerikanischen Zentren behandelt. Dabei war die Zieltemperatur 33°C. Die Kühlung wurde nach 4,1±1,2 Stunden mit Oberflächenkühlung begonnen. Die Zieltemperatur wurde nach 8,4±3 Stunden erreicht und für 48 Stunden aufrechterhalten. Danach erfolgte eine schrittweise Wiedererwärmung über 18 Stunden. Das Outcome nach 6 Monaten war enttäuschend. So verstarben 57% aller Patienten, 28% in der Kontrollgruppe mit 37°C und 27% in der hypothermen Therapiegruppe. Die geringere Inzidenz des pathologisch erhöhten intrakraniellen Drucks (ICP) unter Hypothermiebedingungen hatte keine Auswirkungen auf das Outcome. Während sich für verschiedene Subgruppen Trends für besseres Outcome (Hypothermie bereits bei Aufnahme) und schlechteres Outcome (Alter >45 Jahre) zeigte, waren die Ergebnisse insgesamt enttäuschend. Nach Expertenmeinung scheinen allerdings eine Reihe von Kofaktoren wie Hypotension, Elektrolytimbalance und Komedikation sowie Managementunterschiede verschiedener Zentren das Ergebnis negativ beeinflusst zu haben.

Eine Metaanalyse konnte Hypothermie ebenfalls nicht empfehlen [6], wohingegen eine andere Metaanalyse, basierend auf 12 Studien mit 1069 Patienten, zu völlig anderen Ergebnissen mit positiven Effekten der Hypothermie auf das neurologische Ergebnis und die Überlebensrate nach SHT kommt [12].

> **Wichtig**
>
> Der Routineeinsatz therapeutischer Hypothermie bei SHT kann momentan noch nicht empfohlen werden.

Ein möglicherweise entscheidender limitierender Faktor für den Erfolg der Hypothermiebehandlung von Schädelhirntrauma Patienten könnte sein, dass Hypothermie erst nach mehreren Stunden induziert wird. Als erfolgreicheres Konzept bietet sich jedoch das Kühlen des Patienten in der Prähospitalphase bis auf beispielsweise 35°C an und die Entscheidung über einer weitere Kühlung nach dem weiteren klinischen und apparativ-technischem Status. Diese Vorgehensweise wurde allerdings bisher noch nicht untersucht und sollte prospektiven randomisierten Studien vorbehalten sein.

17.4.2 Intraoperative Hypothermie bei intrakraniellen Aneurysmen

Auch bei der Subarachnoidalblutung (SAB) scheint Hypothermie tierexperimentell wirksam zu sein. So sind neuroprotektive Effekte in der Frühphase nach SAB zu erwarten, indem zum einen die direkt blutungsbedingte Schädigung vermindert wird, als auch in der Subakutphase, wenn Patienten durch Vasospasmen bedroht werden.

Klinisch wurde milde Hypothermie bisher im wesentlichen im Rahmen der multizentrischen, prospektiven und randomisierten IHAST Studie untersucht (»Intraoperative Hypothermia for Aneurysm Surgery Trial«; [17]). Intraoperative Hypothermie von 33°C wurde mit intraoperativer Normothermie von 36,5°C hinsichtlich des Outcomes auf der Glasgow Outcome Scale nach 90 Tagen verglichen. Wesentliche Einschlusskriterien war eine SAB innerhalb der letzten 14 Tage mit dem klinische Schweregrad von I bis III auf dem WFNS-Score (»World Federation of Neurological Surgeons Score«). Bis auf 2 Patienten erhielten alle vor oder nach der Operation Nimodipin zur Behandlung potenzieller Vasospasmen. Alle Patienten wurden mit luftdurchströmten Decken gekühlt. Zudem war der Einsatz von wassergekühlten Matratzen und kalten Infusionen erlaubt. Zum Zeitpunkt der Operation sollte die ösophageal gemessene Zieltemperatur 32,5–33,5°C betragen.

Die Patienten wurden im Mittel 2 Tage nach der SAB operativ behandelt. Die Inzidenz von Fieber war in der Hypothermiegruppe signifikant erhöht (5% vs. 2%; p=0,005). Postoperativ zeigten sich ansonsten keine wesentlichen Unterschiede in den Gruppen. So verbleiben beide Patientengruppen im Mittel gleich lang auf der Intensivstation sowie im Krankenhaus. Nach 3 Monaten zeigten sich keine signifikanten Unterschiede im Outcome. Möglicherweise wurden die neuroprotektiven Effekte der Hypothermie durch die schnelle Wiedererwärmung zunichte gemacht. So betrug die Körpertemperatur bereits 2 Stunden nach Operation wieder 36,5°C.

 Fazit

Zusammenfassend kann intraoperative Hypothermie bei SAB außerhalb randomisierter Studien nicht empfohlen werden.

17.4.3 Hypothermie nach Herzkreislaufstillstand

Der prähospitale Herzkreislaufstillstand hat in westlichen Ländern eine Inzidenz von 36–128/100.000 Menschen. Neben einer außerordentlich hohen Mortalität von 65–95% haben die Mehrzahl der überlebenden Patienten ein schlechtes neurologisches Outcome. 40–50% der Überlebenden haben dauerhafte kognitive Beeinträchtigungen. Alle bisher erfolgreichen experimentellen neuroprotektiven Therapien zeigten bei reanimierten Patienten keinen Erfolg. Lediglich die induzierte milde Hypothermie verbesserte sowohl die Überlebensrate als auch die Schwere der neurologisch-kognitiven Ausfälle. Zwei unabhängige, im Jahr 2002 veröffentlichte Studien, zeigten, dass Hypothermie mit einer Körpertemperatur von 32–34°C über 12–24 Stunden nach Kammerflimmern das neurologische Outcome signifikant verbesserte [1, 7].

Bei 77 Patienten wurde eine Kühlung mit einer Zieltemperatur von 33°C bereits im Krankenwagen über eine Dauer von 12 Stunden durchgeführt [1]. Die neurologischen Resultate, definiert als keine oder moderate Störungen, waren in der Hypothermiegruppe mit 49% (21 von 43) vs. 26% (9 von 34; p=0,046) signifikant besser. Die Überlebensrate unterschied sich jedoch nicht.

Die zweite Studie wurde in Europa durchgeführt und umfasste 273 Patienten [7]. Die Kühlung der Patienten wurde nach einem Median von 105 min mit einer Zieltemperatur von 32–34°C begonnen und für 24 Stunden aufrechterhalten. Die Zieltemperatur wurde im Mittel erst 8 Stunden später erreicht. Ein gutes neurologisches Ergebnis wurde bei 55% der Patienten der Hypothermiegruppe (75 von 136) und bei 39% (54 von 137) der Kontrollgruppe mit einem relativen Risiko (RR) von 1,4 (95%-Konfidenzintervall (95%-CI): 1,08–1,81) beobachtet. Die Mortalität war in der Hypothermiegruppe mit 41% vs. 55% geringer als in der Kontrollgruppe (RR 0,74, 95%-CI 0,58–0,95). Beide Studien wiesen sehr strenge Einschlusskriterien auf. So wurden nur Patienten mit einem sog. »witnessed cardiac arrest« eingeschlossen, bei denen eine maximale Verzögerung von 15 min bis zum Beginn der Reanimation durch Ambulanzpersonal, ein Ventrikelfibrillieren (VF) oder eine Ventrikeltachykardie (VT) vorlag, und bei denen innerhalb von 60 min die Kreislauffunktion wiederhergestellt werden konnte.

Aufgrund dieser beiden Studien empfiehlt das »International Liaison Committee on Resuscitation« in seinen jüngsten Richtlinien die Anwendung der therapeutischen Hypothermie nach Herzkreislaufstillstand infolge VF oder VT [F1]; bei anderen Initialrhythmen sollte die Anwendung der Hypothermie ebenfalls in Erwägung gezogen werden.

17.4.4 Hypothermie bei fokaler zerebraler Ischämie

In Deutschland erkranken jährlich etwa 200.000–300.000 Menschen an einem Schlaganfall, von denen ca. 20% versterben. Eine Metaanalyse zeigt, dass der Anstieg der Körpertemperatur mit einem Anstieg der Schlaganfallsmortalität und -morbidität assoziiert ist [5]. Aus der bisherigen Studienlage kann jedoch nicht gefolgert werden, dass Hypothermie nach Schlaganfall das neurologische Outcome verbessert. Der Großteil bisher veröffentlichter Studien zeigt lediglich Sicherheit und Machbarkeit der Kühlung selbst. Dabei handelt es sich im Wesentlichen um nicht kontrollierte Studien mit historischen Kontrollgruppen.

Unsere Arbeitsgruppe zeigte bei Patienten mit sehr großen Schlaganfällen im Bereich der A. cerebri media (»maligne Mediainfarkte«), dass durch Hypothermie der lebensbedrohliche intrakranielle Druck (ICP) erfolgreich gesenkt werden kann [15, 16]. Als kritischer Punkt erschien die Wiedererwärmung, die kontrolliert und über mindestens 48 Stunden erfolgen sollte, um einen letalen Rebound des ICP zu verhindern. Bisher konnte noch keine Studie belegen, dass durch Hypothermia auch beim ischämischen Schlaganfall Neuroprotektion erreicht werden kann.

Eine Studie (COOLAID 2; [F2]) untersuchte den Einfluss von Hypothermie nach Thrombolysetherapie mit rt-PA. In diesem klinisch relevanten und potenziell wirksamen Setup zeigte sich ein nicht signifikanter Trend einer geringeren Größenzunahme der ischämsichen Läsion im MRT unter Hypothermie. Dies weißt darauf hin, dass Neuroprotektion prinzipiell möglich ist und ggf. von Art und Zeitpunkt der Intervention abhängt.

Derzeit prüfen weitere Studien den Einsatz früher Hypothermie beim akuten ischämischen Schlaganfall. So wird in der sog. ICTUS-L-Studie kurz nach intravenöser Thrombolysetherapie mit recombinantem tissue-Plasminogen Acitvator (rt-PA) Hypothermie von 33°C durch endovaskuläre Kühlkatheter induziert und über einen Zeitraum von 24 Stunden gehalten [4]. Um vegetative Nebenwirkungen zu vermindern, erhalten die Patienten Wärmedecken sowie pharmakologisch Meperidin und Buspiron.

Fazit

Zusammenfassend kann Hypothermie kann derzeit für die Behandlung akuter ischämischer Schlaganfälle außerhalb von Studien nicht empfohlen werden. Es scheint jedoch sicher, dass eine effektive Fieberbehandlung den neurologischen Status verbessert.

17.5 Nebenwirkung von Hypothermie

Wesentliche hypothermieassoziierte Nebenwirkungen stellen die Depression des Herzkreislaufsystems, pulmonale Infektionen und Gerinnungsstörungen dar (Übersicht bei [13, 14]). Die Hypothermietiefe wird dabei durch Herzrhythmusstörungen beschränkt.

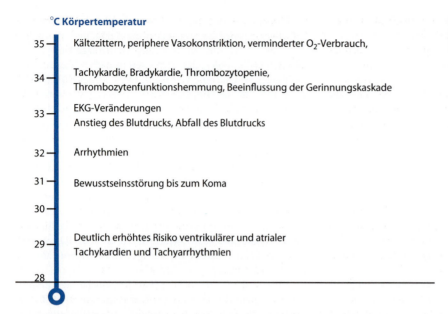

Abb. 17.1. Nebenwirkungen der Hypothermie in Abhängigkeit von der der Körpertemperatur

Für die Hypothermiebehandlung stellen sich 3 wesentliche Probleme, die zu Nebenwirkungen führen können. Durch Kühlung kommt es zu einer Aktivierung des sympathischen Nervensystems und einer zellulären Funktionseinschränkung, die alle Organsysteme betrifft. Außerdem reagiert der Organismus physiologisch mit einer Erhöhung der Stoffwechselrate und des Muskelzitterns. Prinzipiell nimmt der Grad der Nebenwirkung mit der Hypothermietiefe zu (Abb. 17.1).

Unwillkürliches Muskelzittern. Muskelzittern erschwert durch die vermehrte Wärmeproduktion die Kühlung erheblich. Zudem kommt es zu einer Erhöhung des O_2-Bedarfs um 40–100%. Pethidin und Clonidin können Muskelzittern zumindest teilweise unterdrücken. Je nach Hypothermietiefe und individueller Zitterschwelle ist jedoch eine zusätzliche Sedierung und ggf. Muskelrelaxierung notwendig.

Metabolismus. Das Ausschalten des Muskelzitterns führt zu einem Abfall der Stoffwechselrate um 6–10% pro °C Abkühlung. Somit ist der Metabolismus bei einer Körperkerntemperatur von 33°C um nahezu ein Drittel reduziert. Ernährung und Medikamentendosen sollten an diesen reduzierten Metabolismus angepasst werden. Hier muss insbesondere auf Hyperglykämien verwiesen werden, die mit einem schlechteren Outcome intensivmedizinisch behandelter Patienten einhergehen.

Volumen- und Elektrolytstörungen. Hypothermie führt zu teils ausgeprägter Diurese, welche wiederum mit arterieller Hypotonie, Hypovolämie und Elektrolytverlusten einhergeht. Komplizierend kommt bei Patienten mit SAB, Schädelhirntrauma oder raumforderndem ischämischen Infarkt möglicherweise noch ein zentraler Diabetes insipidus, zerebrales Salzverlustsyndrom oder Osmodiurese durch Mannitolgabe hinzu. Elektrolytverluste äußern sich häufig in erniedrigten Serumkonzentrationen für Kalium, Magnesium, Kalzium und Phosphat. Folge können beispielsweise Herzrhythmusstörungen sein oder – von Tierexperimenten abgeleitet – bei erniedrigten Magnesiumwerten eine sekundäre Hirnschädigung.

Blutgasanalyse. Verschiedenen Beatmungsstrategien beeinflussen den intrakranialen Druck und den zerebralen Blutfluss. Bei der sog. Alpha-stat-Beatmung wird ein normaler pH von 7,4 und p_aCO_2 von 40 mmHg angestrebt. Bei der pH-stat-Strategie werden Normalwerte für die aktuelle Körpertemperatur des Patienten angestrebt. Letzteres führt zu einem höheren zerebralen Blutfluss und bei grenzwertigen intrakraniellen Drücken ggf. auch zu Hirndruckkrisen. Empfehlungen für eine bestimmte Beatmungsstrategie können mangels Datenlage nicht gegeben werden.

Herzrhythmusstörungen. Bradykarde Herzrhythmusstörungen sind unter Hypothermie sehr häufig und werden über einer verlangsamte Depolarisation der Sinusschrittmacherzellen vermittelt. Sie sind daher atropinresistent, bedürfen in der Regel aber auch keiner weiteren Intervention. Unterhalb einer Körpertemperatur von 31°C kommt es gehäuft zu atrialen Rhythmusstörungen. Ventrikuläre Störungen treten bei noch tieferen Temperaturen auf.

Blutungsdiathese. Hypothermie induziert eine milde Blutungsdiathese mit verlängerter Blutungszeit. Ursache ist die Hemmung nahezu aller Bestandteile der Koagulationskaskade.

Insgesamt erscheint das Blutungsrisiko jedoch gering, da in größeren Studien weder für SAB noch für Schädelhirntrauma oder ischämischen Schlaganfall von intrakraniellen Blutungskomplikationen berichtet wurde.

Immunsuppression. Hypothermie unterdrückt sowohl in vitro als auch in vivo die spezifische und unspezifische Immunreaktion, was die erhöhten Infektionsraten unter Hypothermie in Studien für zerebrale Ischämie und SHT erklärt.

17.5.1 Kältezittern

Kältezittern limitiert – wie bereits ausführlich beschrieben – die Hypothermietiefe und Möglichkeit der Hypothermiebehandlung wacher Patienten. Im Folgenden werden Möglichkeiten zur Therapie des Muskelzitterns beschrieben (Übersicht bei [10]).

Anästhetika. Anästhesie vermindert prinzipiell die köpereigene Temperaturkontrolle. Halothan, Isofluran und Enfluran gehören zur Gruppe der Thermogeneseinhibitoren und vermindern die maximale adrenalininduzierte Thermogenese brauner Adipozyten. Darüber hinaus reduzieren sie die Zitterschwelle proportional zur Schwelle für Vasokonstriktion. Zu den Nicht-Thermogeneseinhibitoren gehören Substanzen wie Propofol, Pentobarbital und NO, die allerdings auch die Zitterschwelle vermindern.

Opioide. Opioide greifen in wesentlichen Stellen des zentralen Nervensystems an, die an der Temperaturkontrolle beteiligt sind. Zu nennen sind hier Hypothalamus, der dorsale Raphenucleus, der Locus coeruleus und das Rückenmark. Am effektivsten zur Verminderung der Zitterschwelle hat sich bisher Meperidin erwiesen. In einer Metaanalyse von 5 Studien mit insgesamt 250 Patienten führten 12,5–35 mg postoperativ zu einer guten Kontrolle des Shiverings [F3].

α$_2$-Agonisten. Der Hypothalamus sowie der Locus coeruleus weisen eine hohe Dichte an α$_2$-Adrenorezeptoren auf. Hier scheinen Substanzen wie Clonidin zu greifen. Clonidin vermindert nachweislich die Zitterschwelle und die Vasokonstriktionsschwelle der Haut.

Weitere, weniger gut untersuchte Substanzen gehören zur Gruppe der 5-HT-Aufnahmeinhibitoren, 5-HAT-Agonisten, Cholinomimetika und NMDA-Antagonisten.

Oberflächenwärme. Vasokonstriktion und Kältezittern sind negativ linear zur Hauttemperatur. Pro 4°C Zunahme der mittleren Hauttemperatur lässt sich die Zitterschwelle um 1°C senken. Verschiedene Studien belegen die positiven Effekte der Oberflächenwärme (z. B. Handschuhe, fokale Gesichtswärme).

Generelle Empfehlungen und Aussagen über die wirkliche Effektivität können jedoch nicht gegeben werden.

  Fazit

Bisher kann Hypothermie lediglich bei einer genau definierten Subgruppe von Patienten nach Herzkreislaufstillstand empfohlen werden. Für weitere Empfehlungen fehlen bisher große kontrollierte Studien. Hier ist insbesondere der ischämische Schlaganfall zu nennen. Besonders wichtig erscheint es, zumindest im Tierversuch genaue Behandlungsmodalitäten zu definieren. Hier sind die Dauer, Tiefe, Wiedererwärmungsrate, Elektrolythaushalt und Beatmungsverfahren zu definieren. Eine deutliche Einschränkung für die Anwendung der Hypothermie stellt dar, dass die Patienten aufgrund der Grunderkrankung oder der Hypothermietiefe im allgemeinen Intensivpflichtig sind. So erfordert zumindest ausgeprägtes Kältezittern und Dyskomfort die Sedierung und mechanische Beatmung. Wenn es möglich ist, durch bestimmte Medikamente die Zitterschwelle bei kritisch Kranken zu erhöhen, wäre ein Einsatz am wachen Patienten möglich. Somit könnte Hypothermie auch bei leicht betroffenen Patienten auf Normalstationen oder Überwachungsstationen ohne Beatmungskapazität wie z. B. Stroke Units durchgeführt werden.

Literatur

F1: International Liaison Committee on Resuscitation.Resuscitation. 2005 International Consensus on Cardiopulmonary Resuscitation and Emergency Cardiovascular Care Science with Treatment Recommendations. Part 4: Avanced life support. 2005;67:213-47.

F2: De Georgia MA, Krieger DW, Abou-Chebl A, Devlin TG, Jauss M, Davis SM, Koroshetz WJ, Rordorf G, Warach S. Cooling for Acute Ischemic Brain Damage (COOL AID): a feasibility trial of endovascular cooling. Neurology. 2004;63:312-7.

F3: P.M. Kranke, L.H.M. Eberhart, N.M. Roewer and M.R.M. Tramer, Single-dose parenteral pharmacological interventions for the prevention of postoperative shivering: a quantitative systematic review of randomized controlled trials. [miscellaneous article], *Anesth Analg* 2004. **99**, pp. 718–727.

1. Bernard SA, Gray TW, Buist MD, Jones BM, Silvester W, Gutteridge G, Smith K. Treatment of comatose survivors of out-of-hospital cardiac arrest with induced hypothermia. N Engl J Med 2002; 346: 557-563.
2. Clifton GL, Miller ER, Choi SC, Levin HS, McCauley S, Smith KR Jr, MuizelaarJP, Wagner FC Jr, Marion DW, Luerssen TG, Chesnut RM, Schwartz M. Lack of effect of induction of hypothermia after acute brain injury. N Engl J Med. 2001 Feb 22;344(8):556-63.
3. Georgiadis D, Schwarz S, Kollmar R, Schwab S. Endovascular cooling for moderate hypothermia in patients with acute stroke. First results of a novel approach. Stroke 2001; 32:2550-2553.
4. Guluma KZ, Hemmen TM, Olsen SE, Rapp KS, Lyden PD. A trial of therapeutic hypothermia via endovascular approach in awake patients with acute ischemic stroke: methodology. Acad Emerg Med. 2006 Aug;13(8):820-7.

5. Hajat C, Hajat S, Sharma P. Effects of poststroke pyrexia on stroke outcome : a meta-analysis of studies in patients. Stroke. 2000 Feb;31(2):410-4.
6. Henderson WR, Dhingra VK, Chittock DR, Fenwick JC, Ronco JJ. Hypothermia in the management of traumatic brain injury. A systematic review and meta-analysis. Intensive Care Med. 2003 Oct;29(10):1637-44.
7. Hypothermia after Cardiac Arrest Study Group. Mild therapeutic hypothermia to improve the neurological outcome after cardiac arrest. N Engl J Med 2002; 346: 549-556.
8. Jordan JD, Carhuapoma JR. Hypothermia: Comparing technology. J Neurol Sci. 2007 May 25
9. Kollmar R, Schwab S. Hypothermiebehandlung des Schlaganfalls-Status und Perspektiven [Hypothermia Treatment of Stroke-Status and Perspectives]. Akt Neurol 2003; 487-496.
10. Mahmood MA, Zweifler RM. Progress in shivering control. J Neurol Sci. 2007 May 17;
11. Marion DW, Penrod LE, Kelsey SF, Obrist WD, Kochanek PM, Palmer AM, Wisniewski SR, DeKosky ST. Treatment of traumatic brain injury with moderate hypothermia. N Engl J Med. 1997 Feb 20;336(8):540-6.
12. McIntyre LA, Fergusson DA, HÅbert PC, Moher D, Hutchison JS. Prolonged therapeutic hypothermia after traumatic brain injury in adults: a systematic review. JAMA. 2003 Jun 11;289(22):2992-9.
13. Polderman KH. Application of therapeutic hypothermia in the ICU: opportunities and pitfalls of a promising treatment modality. Part 1: Indications and evidence. Intensive Care Med. 2004 Apr;30(4):556-75. Epub 2004 Feb 6. Review.
14. Polderman KH. Application of therapeutic hypothermia in the intensive care unit. Opportunities and pitfalls of a promising treatment modality--Part 2: Practical aspects and side effects. Intensive Care Med. 2004 May;30(5):757-69. Epub 2004 Feb 6. Review.
15. Schwab S, Georgiadis D, Berrouschot J, Schellinger PD, Graffagnino C, Mayer SA. Feasibility and safety of moderate hypothermia after massive hemispheric infarction. Stroke 2001; 32: 2033-2035.
16. Schwab S, Schwarz S, Spranger M, Keller E, Bertram M, Hacke W. Moderate hypothermia in the treatment of patients with severe middle cerebral artery infarction. Stroke 1998; 29: 2461-2466.
17. Todd MM, Hindman BJ, Clarke WR, Torner JC; Intraoperative Hypothermia for Aneurysm Surgery Trial (IHAST) Investigators. Mild intraoperative hypothermia during surgery for intracranial aneurysm. N Engl J Med. 2005 Jan 13;352(2):135-45.
18. van der Worp HB, Sena ES, Donnan GA, Howells DW, Macleod MR. Hypothermia in animal models of acute ischaemic stroke: a systematic review and meta-analysis. Brain. 2007

Akute Niereninsuffizienz und Nierenersatzverfahren

K. Sydow

18.1 Akute Niereninsuffizienz – 230

18.2 Nierenersatzverfahren – 233

Literatur – 238

Die akute Niereninsuffizienz ist ein in der Intensivmedizin häufiges Krankheitsbild. Es tritt in fast der Hälfte der Fälle im Rahmen eines Multiorganversagens oder eines septischen Schockgeschehens auf [33], wobei die Prognose trotz der Möglichkeit der maschinellen Nierenersatzverfahren von der Grunderkrankung abhängig ist. Darüber hinaus ist die akute Niereninsuffizienz ein unabhängiger Risikofaktor für die Mortalität von Intensivpatienten [17, 19].

18.1 Akute Niereninsuffizienz

▪▪▪ Definition

Die akute Niereninsuffizienz ist durch einen akuten Abfall der glomerulären Filtrationsrate (GFR) mit einhergehender Akkumulation harnpflichtiger Substanzen (Harnstoff, Kreatinin) definiert. Die **glomeruläre Filtrationsrate** (GFR) ist das Flüssigkeitsvolumen, das von allen Glomeruli pro Zeiteinheit filtriert wird. Normalerweise beträgt die GFR 120 ml/min/1,73 m² Körperoberfläche, als Maß dient die Kreatininclearance (normal: 100–160 ml/min). Die **Kreatininclearance** zeigt eine physiologische Abnahme mit zunehmendem Alter und bei eingeschränkter Nierenfunktion schon früh pathologische Werte. Das akute Nierenversagen kann anurisch, oligurisch, norm-, aber auch polyurisch verlaufen.

Das **RIFLE-Schema** (Risk of renal dysfunction, Injury to the kidney, Failure of kidney function, Loss of kidney function, End Stage Kidney Disease) stellt eine aktuelle Klassifikation der akuten Niereninsuffizienz dar [2].

▪▪▪ Ätiologie und Pathogenese

Die akute Niereninsuffizienz wird aufgrund ihrer Ätiologie in eine prärenale, eine intrarenale und eine postrenale Form unterteilt.

Die **prärenale Form** der akuten Niereninsuffizienz stellt die häufigste Form dar. Ursächlich ist eine renale Minderperfusion, die einen Abfall der glomerulären Filtrationsrate zur Folge hat. Zu Grunde liegen kann
- ein absoluter oder relativer Volumenmangel, z. B. durch eine Blutung oder eine Flüssigkeitsverschiebung,
- eine systemische Vasodilatation, z. B. durch Sepsis oder Anaphylaxie,
- ein vermindertes Herzzeitvolumen, z. B. durch eine Linksherzinsuffizienz,
- eine Beeinflussung der renalen Autoregulation, z. B. durch ACE-Hemmer oder nichtsteroidale Antiphlogistika (NSAID), aber auch
- eine Abnahme des renalen Perfusionsdrucks, z. B. im Rahmen eines abdominellen Kompartmentsyndroms.

Die **intrarenale (intrinsische) Form** der akuten Niereninsuffizienz kann Folge einer direkten Schädigung des Nierenparenchyms im Rahmen
- einer akuten ischämischen Tubulusschädigung,
- einer toxischen Medikamentenwirkung, durch z. B. Antibiotika wie Aminoglykoside, Vancomycin oder Antimykotika wie Amphotericin B,
- einer kontrastmittelinduzierten Tubulusschädigung oder
- exzessiver Myoglobinkonzentrationen (Crush-Niere)

sein.

Auch glomeruläre Erkrankungen (z. B. Glomerulonephritiden), vaskuläre Veränderungen (z. B. Stenosen der Nierenarterien oder Thrombosen der Nierenvenen) oder Aggravationen chronischer Nierenerkrankungen (z. B. Schrumpf-, Zystennieren) können Ursache eines intrarenalen Nierenversagens sein, sind jedoch in der Intensivmedizin eher von untergeordneter Bedeutung.

Die **postrenale Form** der akuten Niereninsuffizienz wird durch eine Harnabflussbehinderung hervorgerufen, die ihre Ursache im Bereich
- beider Ureteren (Tumore, Nephrolithiasis, Blutkoagel etc.) bzw.
- des Blasenhalses (Prostataadenom, -karzinom etc.)

haben kann.

Eine insuffizient therapierte prä- oder postrenale Form der akuten Niereninsuffizienz führt im weiteren Verlauf zu einer Schädigung des Nierenparenchyms und damit zu einer intrarenalen Form der Niereninsuffizienz.

Die **Inzidenz** der akuten Niereninsuffizienz liegt bei etwa 50 Fällen pro 1 Million Einwohnern und Jahr. Im intensivmedizinischen Bereich steigt die Inzidenz des akuten Nierenversagens auf bis zu 25%, wobei die Letalität bei 50–80% liegt und die Komorbidität entscheidend den Behandlungserfolg mitbestimmt [31, 33].

Chronische Risikofaktoren für eine akute Niereninsuffizienz sind höheres Lebensalter, Hypertonus, Diabetes mellitus, vor bestehende Herz-, Leber oder Nierenerkrankung sowie eine arterielle Verschlusskrankheit.

Als **akute Risikofaktoren** gelten Volumenmangel, septisches Schockgeschehen, akute Herzinsuffizienz, disseminierte intravasale Gerinnung, akute Pankreatitis, Rhabdomyolyse, Hämolyse sowie eine Therapie mit potenziell nephrotoxischen Pharmaka wie Aminoglykosiden, Amphotericin B, Cyclosporin A, Röntgenkontrastmittel und Furosemid oder auch eine Therapie mit vasoaktiven Substanzen, die zu einer Beeinträchtigung der renalen Autoregulation führen. Bei einem Glasgow Coma Score (GCS) <10 steigt das Risiko, ein akutes Nierenversagen zu erleiden, signifikant an [36].

▪▪▪ Symptomatik

Klinisch imponiert in den meisten Fällen eine Oligurie (<0,5 ml Urin/ kgKG/h). In Folge dessen kann es zu einer Hypervolämie mit der Gefahr einer kardialen Dekompensation kommen. Des

18.1 Akute Niereninsuffizienz

Weiteren imponiert eine Hyperkaliämie in Verbindung mit einer metabolischen Azidose, die Herzrhythmusstörungen induzieren kann.

Die Urämie kann Auswirkungen auf unterschiedliche Organe haben, die dann zu weiteren Symptomen führen können:
- gastrointestinal: Motilitätsstörungen, Gastritis, Peritonitis etc.,
- neurologisch: Somnolenz, Koma, Verwirrtheit, Hirnödem, etc.,
- immunologisch: erhöhte Infektanfälligkeit sowie
- hämatologisch: Anämie, Thrombozytenfunktionsstörungen.

Ein akutes Nierenversagen imponiert durch 3 Stadien:
- Induktionsstadium:
  es kommt zu einer Abnahme der Nierendurchblutung und damit zu einer Reduktion der glomulären Filtrationsrate.
- Erhaltungsstadium:
  initiale Phase in der Regel oligo-anurisch, meist von einer polyurischen Phase gefolgt.
- Erholungsstadium:
  im besten Fall kommt es zu einer vollständigen Erholung der Nierenfunktion.

Diagnostik

Die Quantifizierung der Diurese mittels einer Harnableitung weist im Fall einer oligo-anurischen Verlaufsform auf die Diagnose einer akuten Niereninsuffizienz hin. Ein 24-Stunden-Sammelurin ermöglicht die Bestimmung der Kreatininclearance, um neben der Bestimmung des Serumkreatinins und des Serumharnstoffs das Ausmaß des Nierenversagens zu erfassen. Die weitere Diagnostik richtet sich nach der Ätiologie.

So ist für die Diagnostik der **prärenalen** Form das Herzkreislaufmonitoring (Messung des arteriellen sowie des zentralvenösen Drucks, des Herzzeitvolumens, ggf. auch des pulmonalarteriellen Verschlussdrucks) entscheidend.

Ein **postrenales** Nierenversagen wird durch eine Ultraschalluntersuchung der ableitenden Harnwege erfasst, die bei jedem akutem Nierenversagen durchgeführt werden sollte.

Die Diagnostik eines **intrarenalen** Nierenversagens gestaltet sich schwieriger. Die Messung der Urinosmolarität sowie des Natrium- und Kreatiningehaltes im Urin mit Hilfe eines 24-Stunden-Sammelurins geben hier wichtige differenzialdiagnostische Hinweise (Tab. 18.1).

Bei Verdacht auf eine vaskuläre Genese des Nierenversagens ist eine Duplexsonographie der Nieren indiziert, bei Verdacht auf eine glomeruäre Genese eine Nierenbiopsie.

Therapie und Prophylaxe

> **Wichtig**
>
> Mit Hilfe einer Ultraschalluntersuchung der Nieren und der ableitenden Harnwege sollte immer eine postrenale Ursache ausgeschlossen werden.

Diese gibt auch Hinweise auf vorbestehende Nierenerkrankungen, die aggravieren und dadurch ursächlich für eine akute Niereninsuffizienz werden können. Ansonsten ist eine Optimierung der renalen Perfusion unter Vermeidung nephrotoxischer Substanzen oberstes Therapieziel.

> **Praxistipp**
>
> Dabei steht eine suffiziente Volumentherapie im Vordergrund.

Die Volumentherapie sollte am zentralen Venendruck bzw. am pulmonalarteriellen Verschlussdruck orientiert sein. **Kristalloide** Flüssigkeiten stellen hier die Therapie der Wahl zur Sicherstellung einer Normovolämie dar. Sind Kolloide zur Aufrechterhaltung eines adäquaten Perfusionsdrucks erforderlich, können zusätzlich gelatinehaltige Lösungen oder Hydroxyethylstärke mit niedrigem (z. B. HAES 130/0,4) bis mittleren Molekulargewicht (z. B. HAES 200/0,5) unter täglicher Kontrolle des kolloidosmotischen Drucks eingesetzt werden [13, 22, 30]. Die VISEP-Studie erbrachte bei Patienten mit schwerer Sepsis Hinweise auf eine erhöhte Inzidenz des akuten Nierenversagens durch Verwendung einer HAES 200/0,5-Lösung [24], so dass bei diesen Patienten HAES-Lösungen mit niedrigem Molekulargewicht (z. B. HAES 130/0,4) oder gelatinehaltige Lösungen von Vorteil sein könnten.

> **Wichtig**
>
> Die Aufrechterhaltung des renalen Perfusionsdrucks ist ein weiterer integraler Bestandteil der Therapie des akuten Nierenversagens, wobei ein mittlerer arterieller Druck von mindestens 70 mmHg angestrebt werden sollte.

Tab. 18.1. Kriterien zur Differenzierung zwischen prä- und intrarenalem Nierenversagen

Parameter	Prärenales Nierenversagen	Intrarenales Nierenversagen
Urin-Osmolarität (mosmol/l)	>500	<350
Urin-Natrium (mmol/l)	<10–20	>40
Urin-Kreatinin/Serum-Kreatinin	>20	<20
Urin-Osmolarität/Serum-Osmolarität	>1,2	<1,2
Serum-Harnstoff/Serum-Kreatinin	>40	<20–30

Hierzu ist oftmals neben einer adäquaten Volumenzufuhr die Applikation vasoaktiver Substanzen erforderlich.

Eine intravenöse Gabe von **Dopamin** in einer Dosierung von 1–3 µg/kgKG/min führt über eine Stimulation von Dopamin-1-Rezeptoren zu einer Zunahme des renalen Blutflusses, zu einer Hemmung der Natriumrückresorption und damit zu einem geringeren tubulären O_2-Verbrauch. Folge dieser Dopamin-1-Rezeptor-Stimulation ist eine gesteigerte Diurese. Aus diesem Grund wurde Dopamin lange Zeit in der sog. »Nierendosis« zur Prophylaxe und Therapie des akuten Nierenversagens eingesetzt. Allerdings konnte kein positiver Effekt von Dopamin auf den Verlauf und die Prognose des akuten Nierenversagens gezeigt werden [29]. So konnte eine Metaanalyse zeigen, dass Dopamin zwar die Diurese erhöht, die Mortalität aber nicht beeinflusst [9]. Dem gegenüber stehen die potenziellen Dopaminnebenwirkungen. So bewirkt Dopamin bereits in niedriger Dosierung kardiale Arrhythmien, erhöht den myokardialen O_2-Verbrauch, induziert tierexperimentell eine mesenteriale Minderperfusion [27] mit der Gefahr einer bakteriellen Translokation und interferiert mit der hypophysären-hypothalamischen Achse [35].

> **Wichtig**
>
> Es gibt keine Indikation für Dopamin zur Therapie des akuten Nierenversagens [15, 16].

Bei einer sepsisinduzierten systemischen Vasodilatation kommt als Katecholamin der Wahl **Noradrenalin** zum Einsatz. Noradrenalin führt über eine Stimulation von α-Rezeptoren an den Nierengefäßen zu einer Vasokonstriktion. Daher wurde es lange Zeit bei Patienten mit einem akuten Nierenversagen gemieden. Vieles spricht jedoch dafür, dass durch eine Anhebung des renalen Perfusionsdrucks die renale Vasokonstriktion kompensiert wird, so dass die Nierendurchblutung unverändert bleibt oder sich sogar verbessert [23]. Aus diesem Grund gilt bei Vorliegen einer akuten Niereninsuffizienz – eine adäquate Hydrierung vorausgesetzt – Noradrenalin als Katecholamin der Wahl zur Anhebung des arteriellen Mitteldrucks [16].

> **Wichtig**
>
> Tritt ein akutes Nierenversagen im Rahmen eines Multiorganversagens auf, so hat die Therapie der Grunderkrankung, z. B. die Sanierung eines septischen Fokus, oberste Priorität.

Schleifendiuretika vom Furosemid-Typ blockieren den Natrium-Kalium-Chlorid-Ko-Transporter mit konsekutiver Hemmung der Natrium-Chlorid-Rückresorption im aufsteigenden Teil der Henle-Schleife und führen somit zu einer Steigerung des Harnzeitvolumens und einer Reduktion des renalen O_2-Verbrauchs. Dies kann bei einer oligurischen Verlaufsform eines akuten Nierenversagens eine Konversion in eine polyurische Verlaufsform bewirken, damit die Flüssigkeitsbilanzierung erleichtern und eine Hyperkaliämie vermeiden. Gesicherte Daten, inwieweit Schleifendiuretika vom Furosemid-Typ in der Lage sind, die Dauer bzw. die Prognose eines akuten Nierenversagens positiv zu beeinflussen, fehlen jedoch.

Somit sind Schleifendiuretika vom Furosemid-Typ zur symptomatischen Steigerung des Harnvolumens indiziert, ohne dass eine funktionelle Verbesserung des akuten Nierenversagens zu erwarten ist. Aufgrund der nephro- und ototoxischen Furosemidnebenwirkungen ist eine Dosislimitierung auf 40 mg/h indiziert [4].

Diuretika vom Benzothiazid-Typ blockieren den Natrium-Chlorid-Kanal im distalen Tubulus und reduzieren damit – mit Ausnahme von Xipamid – die glomeruläre Filtrationsrate. Sie antagonisieren jedoch die durch Schleifendiuretika induzierte vermehrte Rückresorption von Natrium und Wasser im distalen Tubulus, so dass eine Kombination von Schleifen- und Thiaziddiuretika (sequenzielle Nephronblockade) bei einem kurzfristigen akuten Nierenversagen sinnvoll erscheint [4].

Mannitol erhöht als osmotisches Diuretikum die tubuläre Flussrate und ist somit bei einem durch myoglobininduzierten Nierenversagen (Rhabdomyolyse) indiziert, da es die tubuläre Obstruktion vermindert.

Des Weiteren ist bei einer Rhabodomyolyse neben einer ausreichenden Hydrierung eine forcierte Diurese (>300 ml/h) und eine Alkalisierung des Urins (Urin-pH >6,5) angezeigt, um die Löslichkeit des Myoglobins zu erhöhen und damit einer tubulären Obstruktion vorzubeugen.

> **Praxistipp**
>
> Bei einer kontrastmittelinduzierten Nephropathie ist eine ausreichende Hydrierung entscheidend.

So soll bereits 12 Stunden vor Gabe des Kontrastmittels mit einer kontinuierlichen i.v.-Infusion von 1 ml/kgKG/h kristalloider Lösungen begonnen werden, die bis 12 Stunden nach Kontrastmittelgabe beibehalten wird [6]. Des Weiteren soll – wann immer möglich – auf die Verwendung ionischen Kontrastmittels verzichtet werden [1].

Ein protektiver Effekt wird für die orale Gabe von N-Acetylcystein als antioxidative Substanz diskutiert [32], so dass von einigen Autoren bei Patienten, die ein hohes Risiko haben, eine kontrastmittelinduzierte Nephropathie zu erleiden (vorbestehende chronische Niereninsuffizienz, Diabetes mellitus) eine N-Acetylcystein-Gabe empfohlen wird [1]. Eine Metaanalyse aus demselben Jahr konnte jedoch keinen signifikanten Einfluss einer N-Acetylcystein-Gabe auf die Inzidenz einer kontrastmittelinduzierten Nephropathie zeigen [21], so dass die Flüssigkeitsgabe die entscheidende präventive Maßnahme zu sein scheint.

Für die Prophylaxe eines aminoglykosidinduzierten Nierenversagens ist die einmal tägliche Applikation der Substanzen unter täglicher Bestimmung der Serumspiegel und Berücksichtigung der Obergrenzen von entscheidender Bedeutung. So sollen die Serumtalspiegel bei Genta- und Tobramycin 1 mg/l nicht überschreiten [28].

Bei der Therapie mit Amphothericin B gelten ein Serumnatriumspiegel im hochnormalen Bereich sowie die Verwendung liposomaler Verabreichungsformen als nephroprotektiv.

> **Praxistipp**
>
> Generell sollten alle bei einem Patienten mit akuter Niereninsuffizienz angewandten Pharmaka auf ihre Kumulation bei eingeschränkter Nierenfunktion überprüft und ggf. zur Vermeidung von Nebenwirkungen gemäß der Kreatininclearance des Patienten in ihrer Dosis reduziert werden.

Wenn möglich, sollte die Dosierung der angewandten Pharmaka unter Kontrolle ihrer Serumspiegel (Drug monitoring) erfolgen.

Experimentellen Ansätze mit natriuretischen Peptiden, Adenosinantagonisten, Kalziumantagonisten und Wachstumsfaktoren fehlen sichere Daten, die eine klinische Anwendung bei der Therapie der akuten Niereninsuffizienz rechtfertigen [10, 11].

Fazit

Zusammenfassend lässt sich sagen, dass für die Therapie der akuten Niereninsuffizienz eine Stabilisierung der hämodynamischen Situation, eine Vermeidung potenziell nephrotoxischer Substanzen sowie die Therapie der Grunderkrankung, z. B. die Sanierung eines septischen Fokus, entscheidende Therapiepfeiler darstellen.

18.2 Nierenersatzverfahren

▪▪▪ Indikationen

Ist mit oben aufgeführten konservativen Maßnahmen die akute Niereninsuffizienz nicht suffizient zu therapieren, ist die Indikation für ein Nierenersatzverfahren gegeben. Im Wesentlichen stehen 2 Aspekte im Vordergrund:
— die Flüssigkeitselimination und
— die Elimination von Urämietoxinen.

Empfohlen wird der Beginn eines Nierenersatzverfahrens bei folgenden Parametern:
— klinisch relevante Hypervolämie mit der Gefahr einer kardialen Dekompensation,
— Hyperkaliämie >7 mmol/l,
— therapieresistente metabolische Azidose (pH <7,1),
— urämiebedingte Organkomplikationen wie Perikarditis, Hirnödem, Pleuraerguss etc.

— Serumharnstoff >200–300 mg/dl bei Polyurie (Urinproduktion >2,5 l/Tag),
— Serumharnstoff >150 mg/dl bei Oligo-Anurie.

Bei einer persistierenden Oligurie ist die Indikation zu einem Nierenersatzverfahren eher frühzeitig zu stellen, da dies mit einem verbesserten Outcome einhergehen kann [3, 12].

Arterio-venöse vs. veno-venöse Nierenersatzverfahren

Bei den **arterio-venösen Verfahren** sind sowohl ein arterieller als auch ein venöser Gefäßzugang erforderlich. Treibende Kraft ist die arterio-venöse Druckdifferenz, so dass die Eliminationsleistung blutdruckabhängig und damit inkonstant ist. Bei einer systemischen Hypotension sind somit arterio-venöse Verfahren nicht durchführbar. Aus diesem Grund wurden sie zugunsten der **veno-venösen Verfahren** weitgehend verlassen. Hierbei sind großlumige venöse Gefäßzugänge erforderlich (V. jugularis interna, V. subclavia oder V. femoralis). In der Regel wird in eines dieser Gefäße ein Doppellumenkatheter eingebracht. Der Druckgradient wird über eine Rollerpumpe aufgebracht, die eine blutdruckunabhängige und damit konstante Eliminationsleistung erbringt, jedoch Luftdetektoren sowie Luftfallen erforderlich macht.

Intermittierende vs. kontinuierliche Nierenersatzverfahren

Die Domäne der **intermittierenden Verfahren** ist der kreislaufstabile, mobile Patient mit einem akuten Nierenversagen.

Da in der Intensivmedizin jedoch häufig kreislaufinstabile Verhältnisse vorherrschen, stellen hier die **kontinuierlichen Verfahren** die schonendere Therapieoption dar, da die geringeren Volumenverschiebungen eine größere hämodynamische Stabilität zur Folge haben. Des Weiteren ermöglichen die kontinuierlichen Verfahren eine größere Flüssigkeitszufuhr, wie z. B. im Rahmen einer parenteralen Ernährung erforderlich. Kontinuierliche Verfahren sollten insbesondere dann angewandt werden, wenn intrakranielle Drucksteigerungen vermieden werden sollen, wie bei Patienten mit Schädelhirntraumen oder drohendem Hirnödem, da es bei den diskontinuierlichen Verfahren durch die zyklischen Flüssigkeitsverschiebungen zu einem zyklischen Hirnödem kommen kann.

Nachteil der kontinuierlichen Verfahren ist die Notwendigkeit einer kontinuierlichen Antikoagulation aufgrund der Aktivierung des Komplementsystems und der Thrombozyten durch den Kontakt des Bluts mit Fremdoberflächen. In der Regel wird Heparin in den zuführenden Schenkel des Nierenersatzgeräts zugegeben. Ziel ist eine Verlängerung der partiellen Thromboplastinzeit (PTT) je nach Blutungsrisiko um 10–60 Sekunden. Alternativ kann die ACT (activated clotting time) bettseitig bestimmt werden, die je nach Blutungsrisiko zwischen 120 und 250 Sekunden liegen sollte. Bei einer heparininduzierten Thrombozytopenie (HIT Typ 2) kann Danaparoid (**Ca-**

ve: Kreuzreaktionen mit Heparin in 10% der Fälle), Prostazyklin, Argatroban oder regional Natriumzitrat zur Antikoagulation verwendet werden.

Bei letztgenanntem Verfahren, das bei blutungsgefährdeten Patienten von Vorteil sein kann, wird extrakorporal Natriumzitrat zugeführt, das mit den Kalziumionen stabile Chelatkomplexe bildet, so dass extrakorporal die plasmatische Gerinnung inhibiert wird. Das Monitoring erfolgt über die Bestimmung des ionisierten Kalziumspiegels, der extrakorporal in einen Bereich zwischen 0,2–0,3 mmol/l gesenkt werden sollte. Durch Kalziumglukonatzugabe in den venösen Blutschlauch wird eine strikte regionale Antikoagulation erreicht und eine systemische Hypokalzämie verhindert, das systemisch gemessene ionisierte Kalzium sollte im Normbereich (1,1–1,3 mmol/l) liegen.

Hirudin wird bei einem akuten Nierenversagen aufgrund seiner renalen Elimination mit konsekutiver Blutungsgefahr nicht empfohlen [20].

Da bei den intermittierenden Verfahren aufgrund kürzerer Standzeiten ein geringerer Antikoagulantienbedarf besteht, können diese Verfahren bei Patienten mit einem erhöhten Blutungsrisiko von Vorteil sein.

Studien, die einen Vorteil kontinuierlicher gegenüber intermittierender Nierenersatzverfahren in Bezug auf die Mortalität oder die Krankenhausverweildauer zeigen konnten, stehen jedoch aus [18, 34].

Die Frage, ob septische Patienten durch die kontinuierlichen Verfahren von einer Toxin- und Mediatorelimination profitieren, ist noch nicht abschließend geklärt [5].

Hämodialyse

Das Funktionsprinzip der **veno-venösen Hämodialyse** (Abb. 18.1) beruht auf einer semipermeablen Membran, entlang derer auf der einen Seite heparinisiertes Blut, auf der anderen Seite im Gegenstromprinzip Dialysat fließt. Die Clearance gelöster Stoffe erfolgt im Wesentlichen durch **Diffusion** entlang ihres Konzentrationsgradienten, in geringerem Ausmaß durch Osmose entlang ihres transmembranösen Druckgradienten. Durch **Ultrafiltration** wird isotone Flüssigkeit entfernt.

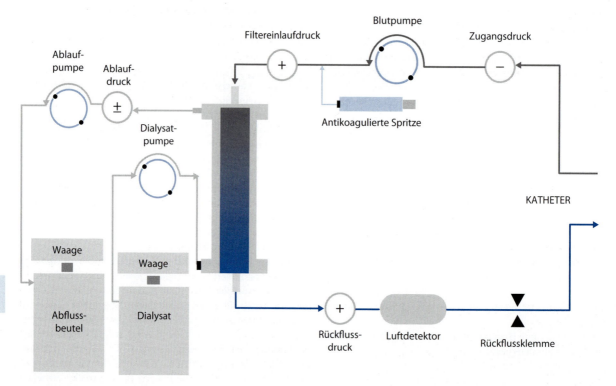

Abb. 18.1. Flussschema der kontinuierlichen veno-venösen Hämodialyse CVVHD. (Mit freundlicher Genehmigung der Firma Gambro GmbH, Planegg)

18.2 Nierenersatzverfahren

> **Wichtig**
>
> Eliminiert werden durch die Hämodialyse vorwiegend Substanzen mit niedrigem Molekulargewicht wie Kalium, Harnstoff und Kreatinin, da sich bei einem niedrigen Molekulargewicht deutlich schneller ein Konzentrationsausgleich entlang der semipermeablen Membran einstellt als bei höherem Molekulargewicht.

Substanzen mit höherem Molekulargewicht wie Toxine oder Mediatoren werden deutlich schlechter, oberhalb eines Molekulargewichts von 7.000 Dalton gar nicht mehr eliminiert.

Voraussetzung zur Anwendung einer Hämodialyse ist eine Wasseraufbereitungsanlage, da ein Dialysatfluss von 500–2000 ml/min erforderlich ist. Das Dialysat kommt in seiner physiologischen Zusammensetzung dem Plasmawasser nahe und kann als Puffersubstanz Acetat, Laktat oder Bikarbonat enthalten. Azetathaltige Lösungen wirken negativ inotrop und vasodilatierend, so dass beim Intensivpatienten bikarbonathaltige Lösungen bevorzugt werden sollten. Hierbei ist allerdings zu beachten, dass Bikarbonat separat zugeführt werden muss, um ein Ausfallen von Karbonat zu verhindern. Als Dialysemembranen sind Zellulosemembranen und synthetische Membranen (Polysulfon, Polyacrylnitril, Polyamid) erhältlich. Letztere gehen mit einer geringeren Komplement- und Granulozytenaktivierung einher und sollten bevorzugt werden. Der »Cut-off«-Wert einer Membran gibt das Molekulargewicht der kleinsten Moleküle an, die gerade nicht mehr die Membran permeieren können. Er beträgt bei Zellulosemembranen 3.000–5.000 Dalton, bei synthetischen Membranen 20.000–40.000 Dalton.

Die veno-venöse Hämodialyse wird entweder als kontinuierliches (**CVVHD**) oder als intermittierendes Verfahren eingesetzt.

Vorteile einer intermittierenden Hämodialyse
- Gute Mobilisierbarkeit des Patienten
- Effiziente Kaliumelimination,
- Durchführbarkeit auch ohne Heparin, wenn das System zuvor einmalig mit Heparin gespült wurde
- Geringere Traumatisierung der zellulären Blutbestandteile beim kurzfristigen Einsatz von Rollerpumpen (geringere Inzidenz von Thrombozytopenien)

Nachteile einer intermittierenden Hämodialyse
- Unerwünschte Kreislaufinstabilitäten durch den plötzliche Flüssigkeitsentzug
- Osmotischer Gradient durch die rasche Elimination harnpflichtiger Substanzen, der zum Hirnödem mit Kopfschmerzen, Übelkeit, Verwirrtheit und Krampfanfällen (**Dysäquilibriumsyndrom**) führen kann

Bei einem stabilen Patienten ist eine intermittierende Dialyse mit einer Behandlungsdauer von 4 Stunden 3-mal/Woche meist ausreichend. Bei einem intensivpflichtigen Patienten ist jedoch oftmals eine höhere Therapiefrequenz bis hin zu täglichen Behandlungen erforderlich [26].

Hämofiltration

Bei der **veno-venösen Hämofiltration** (Abb. 18.2) erfolgt die Clearance gelöster Stoffe durch **Konvektion**, d. h. durch Transport im Ultrafiltrat. Eine Ultrafiltration setzt ein, wenn der auf eine Membran wirkende hydrostatische Druck den kolloidosmotischen Druck übersteigt. Mit steigendem Transmembrandruck nimmt die Ultrafiltration linear zu. Die Filtrationsrate sinkt mit steigendem Hämatokrit und steigender Plasmaproteinkonzentration. Die »Cut-off«-Werte gängiger Hämofiltrationsmembranen liegen zwischen 10.000 und 40.000 Dalton. Da das Molekulargewicht der meisten Plasmaproteine bei ca. 50.000 Dalton liegt, ist das Ultrafiltrat in der Regel proteinfrei. Das Filtrat wird durch ein Substituat ersetzt, das in seiner Zusammensetzung den physiologischen Komponenten des Plasmawassers nahe kommt, wobei als Puffersubstanz Azetat, Laktat oder Bikarbonat verwendet wird. Auf azetathaltige Lösungen sollte aus o. g. Gründen verzichtet werden, laktathaltige Lösungen sollten bei einer Laktatämie >4 mmol/l aufgrund einer Beeinträchtigung der myokardialen Kontraktilität bzw. bei Leberfunktionsstörungen nicht verwendet werden. Von Seiten der Elektrolytzusammensetzung des Substituats sollten die aktuellen Serumspiegel und das erwünschte Therapieziel Berücksichtigung finden.

> **Wichtig**
>
> Die Hämofiltration bewirkt eine gute Elimination mittelmolekularer Substanzen, in Bezug auf die Elimination kleinmolekularer Substanzen ist sie der Hämodialyse unterlegen.

Auch für die Hämofiltration werden verschiedene Membranen angeboten, wobei auch hier die synthetischen Membranen aufgrund einer geringeren Komplement- und Granulozytenaktivierung (verbesserte Biokompatibilität) bevorzugt werden sollten.

Unterschieden wird bei der Hämofiltration zwischen Prä- und Postdilution. Dies bezieht sich auf die Lokalisation der Substitutionslösungszufuhr in Bezug auf den Filter. Eine Zufuhr der Substitutionslösung hinter dem Filter (**Postdilution**) geht im Vergleich zu einer Zufuhr vor dem Filter (**Prädilution**) mit der Möglichkeit einer genaueren Bilanzierung und einem geringeren Verbrauch an Substitutionslösung und damit niedrigeren Materialkosten einher. Bei der Prädilution werden sowohl der Hämatokrit als auch die Eiweißkonzentration im Filter gesenkt, eine längere Standzeit des Filters ist die Folge. Allerdings geht dies mit einer geringeren Eliminationsleistung und damit einer geringeren Effektivität einher.

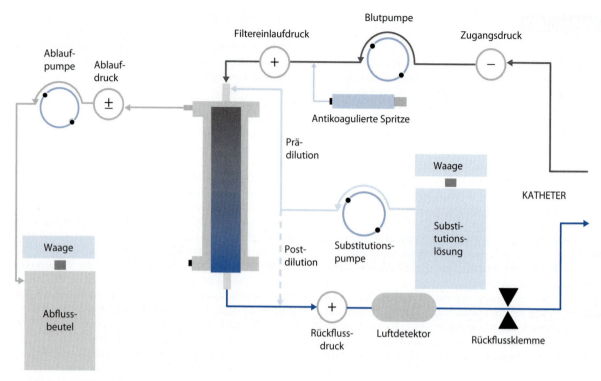

Abb. 18.2. Flussschema der kontinuierlichen veno-venösen Hämofiltration CVVH. (Mit freundlicher Genehmigung der Firma Gambro GmbH, Planegg)

Die veno-venöse Hämofiltration wird in der Regel kontinuierlich (**CVVH**) oder intermittierend durchgeführt, wobei die maximale Laufzeit der meisten Filter herstellungsbedingt 72 Stunden beträgt. Ein Dysäquilibriumsyndrom tritt deutlich seltener auf als bei der Hämodialyse, da die extrazelluläre Osmolarität geringer beeinträchtigt wird.

Das Austauschvolumen bei einer kontinuierlichen Hämofiltration sollte bei 24–48 l/Tag liegen. Je höher das Austauschvolumen, desto größer ist auch die Clearance der harnpflichtigen Substanzen und damit die Effektivität des Verfahrens. Studien konnten bei einem Austauschvolumen von 35 ml/kgKG/h (ca. 60 l/Tag bei einem 75 kg schweren Patienten) im Vergleich zu einem Austauschvolumen von 20 ml/kgKG/h eine geringere Mortalität zeigen [25].

Hämodiafiltration

Die veno-venöse **Hämodiafiltration** (Abb. 18.3) ist eine Kombination aus Hämodialyse und Hämofiltration. Ihr Funktionsprinzip beruht sowohl auf Diffusion und Osmose als auch auf Konvektion, so dass hohe Clearance-Raten sowohl im nieder- als auch im mittelmolekularen Bereich erzielt werden.

> **Wichtig**
>
> Die Hämodiafiltration wird in der Regel veno-venös als kontinuierliches (**CVVHDF**) oder intermittierendes Verfahren durchgeführt und stellt das effizienteste Nierenersatzverfahren dar.

Hybridverfahren

In den letzten Jahren wurden sog. Hybridverfahren entwickelt, die die Vorteile der intermittierenden Hämodialyse mit denen der kontinuierlichen Hämofiltration vereinigen. Eines dieser Hybridverfahren stellt die »Slow low efficiency daily dialysis« (SLEDD) dar. Es handelt sich hierbei um eine intermittierende Dialysebehandlung, die über 8–12 Stunden täglich durchgeführt wird und bei guter Bedienbarkeit im Vergleich zu den kontinuierlichen Verfahren kosten sparend ist [8].

■■■ Komplikationen der Nierenersatzverfahren

Nierenersatzverfahren sind invasive Verfahren und damit entsprechend komplikationsträchtig. Auftreten können:
- Hypo- oder Hypervolämie durch Bilanzierungsfehler mit konsekutiver Hypo- oder Hypertonie,

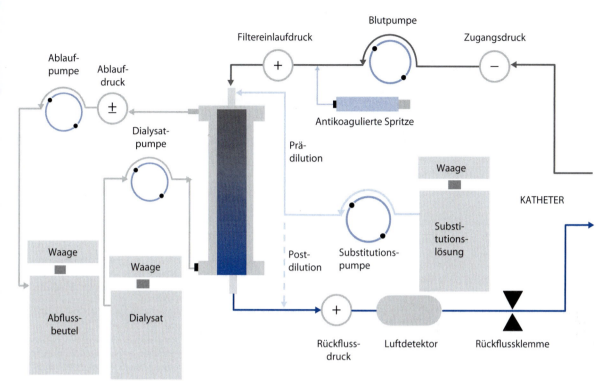

◘ **Abb. 18.3.** Flussschema der kontinuierlichen veno-venösen Hämodiafiltration CVVHDF. (Mit freundlicher Genehmigung der Firma Gambro GmbH, Planegg)

- Elektrolytstörungen wie Hypo- oder Hyperkaliämie durch inadäquate Dialysat- oder Substitutionslösungen,
- Katheterkomplikationen wie Thrombose, Embolie oder Kathetersepsis,
- Hypothermie durch Abkühlung des Blutes im Filter- und Schlauchsystem,
- intravasale Hämolyse,
- Luftembolien durch Gefäßpunktion im Niederdrucksystem mit dem Einsatz von Rollerpumpen,
- Blutungskomplikationen durch die notwendige Antikoagulation,
- Glukose- und Aminosäureverluste (40–80 g Glukose- und 6–15 g Aminosäurenverlust pro Tag bei kontinuierlichen Verfahren mit Umsätzen von 24–48 l/Tag [7]), Fette werden nicht in nennenswertem Umfang eliminiert.

Monitoring der Nierenersatzverfahren

Aufgrund der Invasivität der Verfahren ist ein engmaschiges Monitoring v. a. beim Einsatz kontinuierlicher Verfahren erforderlich:

- engmaschige Kontrollen der Serumelektrolyte, v. a. der Serumkaliumwerte, sowie der Gerinnungsparameter zur Vermeidung von Blutungskomplikationen insbesondere beim Einsatz kontinuierlicher Nierenersatzverfahren,
- Bestimmung von Serumharnstoff und Serumkreatinin zur Überprüfung der Effektivität der Nierenersatzverfahren,
- engmaschige Überwachung metabolischer Parameter wie Serum-pH-Wert und BE,
- kontinuierliches Temperaturmonitoring,
- exakte, stündliche Bilanzierung mit täglicher Bestimmung des Körpergewichtes.

Bei allen Nierenersatzverfahren ist eine Anpassung der Dosierung von Medikamenten erforderlich, bei denen die renale Clearance einen relevanten Anteil an der Gesamtkörper-Clearance hat. Hierzu stehen zahlreiche Tabellen und Listen z. B. »Freiburger Liste« [14] zur Verfügung, mit Hilfe derer eine Dosiskorrektur für zahlreiche Medikamente durchgeführt werden kann.

▷▷ Fazit

Zusammenfassend lässt sich festhalten, dass im intensivmedizinischen Bereich kontinuierliche Nierenersatzverfahren von Vorteil sind.
Die veno-venöse Hämodialyse ist bei der Elimination kleinmolekularer Substanzen wie Kalium indiziert, wird oftmals intermittierend eingesetzt und ermöglicht dadurch zum einen eine

Mobilisation des Patienten, zum anderen werden Blutungskomplikationen reduziert.

Die veno-venöse Hämofiltration hat ihre Vorteile im mittelmolekularen Bereich, wird meistens kontinuierlich eingesetzt und ermöglicht so eine in Bezug auf die kardiovaskuläre und metabolische Stabilität schonendere Elimination der harnpflichtigen Substanzen.

Die veno-venöse Hämodiafiltration stellt als Kombination das effektivste Verfahren dar. Entscheidend ist jedoch unabhängig von der Art des jeweiligen Nierenersatzverfahrens die verabreichte Dosis (Austauschvolumen).

Literatur

1. Asif A, Epstein M (2004) Prevention of radiocontrast-induced nephropathy. Am J Kidney Dis 44: 12 – 24
2. Bellomo R, Ronco C, Kellum JA, Mehta RL, Palevsky P and the ADQI workgroup (2004) Acute renal failure – definition, outcome measures, animal models, fluid therapy and information technology needs. Crit Care 8: R204 – R212
3. Bent P, Tan HK, Bellomo R, Buckmaster J, Doolan L, Hart G, Silvester W, Gutteridge G, Matalanis G, Raman J, Rosalion A, Buxton BF (2001) Early and intensive continuous hemofiltration for severe renal failure after cardiac surgery. Ann Thorac Surg 71: 832 – 837
4. Brater DC (1998) Diuretic therapy. N Engl J Med 339: 387 – 395
5. Cole L, Bellomo R, Hart G, Journois D, Davenport P, Tipping P, Ronco C (2002) A phase II randomized, controlled trial of continuous hemofiltration in sepsis. Crit Care Med 30: 100 – 106
6. Cox CD, Tsikouris JD (2004) Preventing contrast nephropathy: What ist the best strategy? J Clin Pharmacol 44: 327 – 337
7. Druml W (1999) Metabolic aspects of continuous renal replacement therapies. Kidney Int 56: S56 – S61
8. Fliser D, Kielstein JT (2004) A single-pass batch dialysis system: an ideal dialysis method for the patient in intensive care with acute renal failure. Curr Opin Crit Care 10: 483 – 488
9. Friedrich JO, Adhikari N, Herridge MS, Beyene J (2005) Meta-analysis : Low-dose dopamine increases urine output but does not prevent renal dysfunction or death. Ann Intern Med 142: 510 – 524
10. Gabriel A, Müller E, Tarnow J (2001) Therapie des akuten Nierenversagens – Konzepte und Kontroversen (Teil I – Pharmakologische Behandlung und experimentelle Therapieansätze). Anästhesiol Intensivmed Notfallmed Schmerzther 36: 134 – 142
11. Gabriel A, Müller E, Tarnow J (2001) Therapie des akuten Nierenversagens – Konzepte und Kontroversen (Teil II – Extrakorporale Nierenersatzverfahren und Peritonealdialyse). Anästhesiol Intensivmed Notfallmed Schmerzther 36: 195 – 204
12. Gettings LG, Reynolds HN, Scalea T (1999) Outcome in post-traumatic acute renal failure when continuous renal replacement therapy is applied early vs. late. Intensive Care Med 25: 805 – 813
13. Jakob SM (2004) Prevention of acute renal failure – fluid repletion and colloids. Int J Artif Organs 27: 1043 – 1048
14. Keller E (1995) Einfluß der kontinuierlichen Nierenersatztherapie auf die Pharmakokinetik von Arzneimitteln. Anästhesiologie und Intensivmedizin 36: 300 – 306
15. Kellum Ja, Decker J (2001) Use of dopamine in acute renal failure: a meta-analysis. Crit Care Med 29: 1526 – 1531
16. Lameire NH, De Vriese AS, Vanholder R (2003) Prevention and nondialytic treatment of acute renal failure. Curr Opin Crit Care 9: 481 – 490
17. Levy EM, Viscoli CM, Horwitz RI (1996) The effect of acute renal failure on mortality. JAMA 275: 1489 – 1494
18. Mehta RL, McDonald B, Gabbai FB, Pahl M, Pascual MTA, Farkas A, Kaplan M for the collaborative group for treatment of ARF in the ICU (2001) A randomized clinical trial of continuous versus intermittent dialysis for acute renal failure. Kidney Int 60: 1154 – 1163
19. Metnitz PG, Krenn CG, Steltzer H, Lang T, Ploder J, Lenz K, Le Gall JR, Druml W (2002) Effect of acute renal failure requiring renal replacement therapy on outcome in critically ill patients. Crit Care Med 30: 2051 – 2058
20. Morath C, Miftari N, Dikow R, Hainer C, Zeier M, Schwenger V, Weigand MA (2006) Nierenersatztherapie auf der Intensivstation. Anästhesist 55: 901 – 914
21. Pannu N, Manns B, Lee H, Tonelli M (2004) Systematic review of the impact of N-acetylcysteine on contrast nephropathy. Kidney Int 65: 1366 – 1374
22. Ragaller MJR, Theilen H, Koch T (2001) Volume replacement in critically ill patients with acute renal failure. J Am Soc Nephrol 12: S33 – S39
23. Redl-Wenzl EM, Armbruster C, Edelmann G, Fischl E, Kolacny M, Wechsler-Fördös A, Sporn P (1993) The effects of norepinephrine on hemodynamics and renal function in severe septic shock states. Intensive Care Med 19: 151 – 154
24. Reinhart K, Bloss F, Engel C for the german competence network sepsis (2006) Hydroxyethyl starch and ringer´s lactate for fluid resuscitation in patients with severe sepsis – results from the VISEP study. Int Care Med 32 Suppl 1: 213
25. Ronco C, Bellomo R, Homel P, Brendolan A, Dan M, Piccinni P, La Greca G (2000) Effects of different doses in continuous veno-venous haemofiltration on outcomes of acute renal failure: a prospective randomised trial. Lancet 355: 26 – 30
26. Schiffl H, Lang SM, Fischer R (2002) Daily hemodialysis and the outcome of acute renal failure. N Engl J Med 346: 305 – 310
27. Segal JM, Phang PT, Walley KR (1992) Low-dose dopamine hastens onset of gut ischemia in a porcine model of hemorrhagic shock. J Appl Physiol 73: 1159 – 1164
28. Simon S, Stille W (2000) Antibiotikatherapie in Klinik und Praxis. Schattauer, Stuttgart New York
29. Singer I, Epstein M (1998) Potential of dopamine A-1 agonists in the management of acute renal failure. Am J Kidney Dis 31: 743 – 755
30. Suttner S, Boldt J (2004) Beeinflusst die Gabe von Hydroxyethylstärke die Nierenfunktion? Anästhesiol Intensivmed Notfallmed Schmerzther 39: 71 – 77
31. Swartz RD, Messana JM, Orzol S, Port FK (1999) Comparing continuous hemofiltration with hemodialysis in patients with severe acute renal failure. Am J Kidney Dis 34: 424 – 432
32. Tepel M, van der Giet M, Schwarzfeld C, Laufer U, Liermann D, Zidek W (2000) Prevention of radiographic-contrast-agent-induced reductions in renal function by acetylcysteine. N Engl J Med 343: 180 – 184
33. Uchino S, Kellum JA, Bellomo R, Doig GS, Morimatsu H, Morgera S, Schetz M, Tan I, Bouman C, Macedo E, Gibney N, Tolwani A, Ronco C (2005) Acute renal failure in critically ill patients – a multinational, multicenter study. JAMA 294: 813 – 818
34. Uehlinger DE, Jakob SM, Ferrari P, Eichelberger M, Huynh-Do U, Marti HP, Mohaupt MG, Vogt B, Rothen HU, Regli B, Takala J, Frey FJ (2005)

Comparison of continous and intermittent renal replacement therapy for acute renal failure. Nephrol Dial Transplant 20: 1630 – 1637
35. Van den Berghe G, de Zegher F (1996) Anterior pituitary function during critical illness and dopamine treatment. Crit Care Med 25: 1580 – 1590
36. Vivino G, Antonelli M, Moro ML, Cottini F, Conti G, Bufi M, Cannata F, Gasparetto A (1998) Risk factors for acute renal failure in trauma patients. Intensive Care Med 24: 808 – 814

Sepsis und Multiorganversagen

A. Meier-Hellmann, G. Burgard

19.1 Sepsis bei neurologisch/neurochirurgischen Patienten – 244

19.2 Therapeutische Strategien – 244
19.2.1 Supportive Therapie – 244
19.2.2 Adjuvante Therapie – 249
19.2.3 Zusammenfassung – 250

Literatur – 251

Sepsis, septischer Schock und sepsisinduziertes Multiorganversagen haben einen wesentlichen Anteil an der Mortalität von Patienten auf Intensivstationen [1, 70]. Trotz vieler Weiterentwicklungen auf dem Gebiet der Intensivmedizin hat sich die Letalität der Sepsis (35–70%) in den letzten Jahren nicht wesentlich geändert [98]. Die verschiedenen Aspekte der Pathophysiologie bei Sepsis sind Thema unzähliger Untersuchungen und Veröffentlichungen der letzten Jahre. Obwohl viele der so gewonnenen Erkenntnisse dazu beigetragen haben, das Krankheitsbild der Sepsis besser zu verstehen, haben nur wenige auch neue oder verbesserte Therapieansätze hervorgebracht. So sind das Zusammenspiel und die Bedeutung der verschiedenen Mediatoren des inflammatorischen Systems heute besser bekannt. Wesentliche therapeutische Optionen haben sich daraus bisher aber nicht ergeben. Ein wichtiger Bestandteil der Therapie bei Sepsis und Multiorganversagen ist daher nach wie vor eine adäquate und differenzierte Kreislauftherapie.

■■■ Definition

Als Sepsis bezeichnet man einen Krankheitszustand, der durch eine Infektion und eine gleichzeitige generalisierte Entzündungsantwort des Erkrankten hervorgerufen wird. Mit dieser heute international anerkannten Definition wird dem Umstand Rechnung getragen, dass neben der infektiösen Ursache auch die Wirtsreaktion erheblich zum Krankheitsverlauf beitragen kann.

> **Wichtig**
>
> Unter Sepsis wird eine akute inflammatorische Wirtsantwort infektiöser Ätiologie verstanden, die dadurch charakterisiert ist, dass es dem Wirt nicht gelingt, die Entzündungsantwort mit ihren destruktiven Teilkomponenten lokal zu begrenzen.

■■■ Diagnose

1992 wurden die Symptome definiert, die bei einer generalisierten Entzündungsreaktion auftreten können. Bei einer Sepsis müssen, neben einer Infektion, immer mindestens 2 dieser Symptome vorliegen [14].

Diagnose einer Sepsis

1. Vorhandensein von mindestens 2 SIRS-Kriterien:
   - Fieber: Temperatur >38°C oder Hypothermie: Temperatur <36°C
   - Tachykardie: Herzfrequenz >90/min
   - Tachypnoe: >20 Atemzüge/min oder Hyperventilation: p_aCO_2 <4,3 kPa (=33 mmHg), Beatmungspflichtigkeit (dieses Kriterium ist in der Originalpublikation nicht genannt, wurde in den letzten Jahren aber ebenfalls benutzt)
   - Leukozytose >12.000/μl oder Leukopenie <4.000/μl oder Linksverschiebung im Differenzialblutbild (unreife/Gesamtzahl der neutrophilen Granulozyten >0,1)
2. Die Ursache des SIRS muss eine Infektion sein
   - Infektion mikrobiologisch gesichert oder nach klinischen Kriterien hoch wahrscheinlich
3. Zeichen einer Organdysfunktion
   - Mindestens eine Organdysfunktion muss vorliegen, wobei die Organdysfunktion nur gewertet werden kann, wenn sie nicht durch ein anderes Ereignis (z. B. Blutung, Medikamente usw.) erklärbar ist
   - Akute Enzephalopathie: reduzierte Vigilanz, Desorientiertheit, Unruhe, Delir
   - Arterielle Hypotension: systolischer Blutdruck zumindest 1 h <90 mmHg bei einem zuvor normotensiven Patienten oder ein anhaltender Blutdruckabfall >40 mmHg gegenüber dem Ausgangswert
   - Relative oder absolute Thrombozytopenie: Thrombozytenabfall >30% in 24 h oder Thrombozytenzahl <100.000/μl
   - Arterielle Hypoxämie: p_aO_2 <10 kPa (= 75 mmHg) unter Atmung von Raumluft oder P_aO_2/F_iO_2 <33 kPa (=250 mmHg) unter O_2-Supplementierung
   - Renale Dysfunktion/Oligurie: Urinausscheidung <0,5 ml/kgKG für 2 h oder Abfall der Kratininclearance
   - Metabolische Azidose: negativer base excess >5 mmol/l oder eine Laktatkonzentration oberhalb des lokal üblichen Normwertes

Diagnose eines Septischen Schocks

- Die Kriterien 1. und 2. und
- zumindest 2 h bestehender systolischer arterieller Blutdruck <90 mmHg trotz adäquater Flüssigkeitstherapie oder Notwendigkeit des Einsatzes von Vasopressoren um den mittleren arteriellen Blutdruck auf >60 mmHg anzuheben

Treten 2 oder mehr dieser Symptome auf, ohne dass eine Infektion vorliegt, so spricht man von einem »systemic inflammatory response syndrome« (SIRS). Beispiele für typische äußere Reize, die ein solches SIRS auslösen können, sind Verbrennung, Polytrauma oder das schwere Schädelhirntrauma. Es wurde immer wieder kritisiert, diese Kriterien seien zwar sehr sensitiv, aber auch zu unspezifisch, da mehr als 60% der Patienten einer Intensivstation die Kriterien eines SIRS erfüllen [63]. Allerdings korrelieren Schweregrad von SIRS und Sepsis offenbar gut mit der Sterblichkeit der betroffenen Patienten. Diese beträgt 7%, wenn ein SIRS mit 2 Symptomen vorliegt und steigt auf über 40% beim septischen Schock [18]. Es hat zwar Versuche gegeben, die Kriterien zu präzisieren bzw. die Definition zu erweitern [48], eine verbindliche überarbeitete Definition liegt derzeit jedoch nicht vor.

Wichtig ist, zu wissen, dass eine Körpertemperatur oder eine Leukozytenzahl im Normbereich eine Sepsis nicht ausschließt. Eine anderweitig nicht zu erklärende Organfunktionsstörung in Zusammenhang mit einer Infektion muss immer an das Vorliegen einer Sepsis denken lassen. Insbesondere auch akute Veränderungen der Vigilanz und Desorientiertheit, Symptome die häufig als Medikamenten- oder Alkoholentzug fehlgedeutet werden, können erste Zeichen einer septischen Enzephalopathie sein.

> **Wichtig**
>
> Das Vorliegen unauffälliger etablierter Parameter einer Infektion (Körpertemperatur, Leukozytenzahl, Blutkultur) schließt eine Sepsis nicht aus. Verwirrtheit und Vigilanzstörungen können erste Zeichen einer septischen Enzephalopathie sein.

■ ■ ■ Pathophysiologie
Pathophysiologie der Entzündung

Verschiedene Triggersubstanzen, wie Endotoxin, aktivieren zelluläre (Monozyten-Makrophagen, Lymphozyten, Endothelzellen usw.) und humorale (Komplement-, Gerinnungs-, Kininsystem) Abwehrsysteme. Die Aktivierung dieser Systeme führt u. a. über die Freisetzung von pro- und antiinflammatorischen Zytokinen zu einer direkten Zellschädigung. Außerdem kommt es zu einer Veränderung des nutritiven Blutflusses mit einer konsekutiven Gewebehypoxie und sekundärer Zellschädigung.

Das kardiovaskuläre System bei Sepsis

Inflammatorische Mediatoren, wie TNFα oder Interleukin I können die Bildung der induzierbaren NO-Synthase massiv stimulieren. Dies führt zu einer prompten Produktion von **NO**, einem potenten Vasodilatator, der praktisch überall im Körper gebildet wird. Unter dem Einfluss von NO kann es in der Sepsis zu einer unkontrollierten arteriellen Vasodilatation mit Abfall des systemischen vaskulären Widerstandes und zur Hypotonie kommen. Außerdem bewirkt NO eine Dilatation venöser Gefäße mit konsekutivem venösem Pooling von intravaskulärer Flüssigkeit [92]. Allerdings ist die übermäßige Vasodilatation nicht in allen Organen nachweisbar.

Während der Sepsis kommt es auch zur Freisetzung von endothelialen Substanzen, die vasokonstriktiv wirken. **Endothelin** oder **Leukotriene** führen gerade in mesenterialen oder pulmonalen Gefäßen zu einer möglicherweise deletären Vasokonstriktion [8]. Überdies kommt es zu einem Verschluss zahlreicher Kapillaren, vermutlich durch aktivierte Leukozyten und Erythrozyten. Dieser Verschluss führt zu einer nachweisbaren Rarefizierung des Kapillarbettes mit Hypoperfusion ganzer Organe oder Organbezirke [75]. Neben der Veränderungen der Gefäßweite wird mediatorbedingt auch die Endothelpermeabilität deutlich höher [80]. Bei diesem als »capillary leak syndrome« bezeichneten Zustand kommt es zu erheblicher Sequestration von Flüssigkeit und von Proteinen aus dem Intravasalraum in das Interstitium.

Beide Effekte, die übermäßige Vasodilatation mit venösem Pooling und der Verlust von Flüssigkeit aus dem Intravasalraum, führen zu einem erheblichen **intravasalem Volumenmangel**, der leicht mehrere Liter betragen kann. Die auf diese Weise dem Kreislaufsystem entzogene Flüssigkeit fehlt bei der Versorgung der Organe. Der Volumenmangel steht einer gesteigerten Anforderung an das kardiozirkulatorische System entgegen, denn aufgrund metabolischer Veränderungen muss ein gestiegener Substratbedarf gedeckt werden.

Beim Gesunden können erhöhter Volumenbedarf und Volumenmangel zumindest kurzfristig durch Steigerung der myokardialen Pumpleistung mit Anstieg des Herzzeitvolumens (HZV) kompensiert werden. Auch während der Sepsis kommt es häufig zu einem deutlichen Anstieg des HZV. Patienten, die ihr HZV auf supranormale Werte steigern können, haben eine bessere Prognose als diejenigen, die dies, z. B. wegen einer vorbestehenden Herzerkrankung, nicht können [74, 82, 83]. Die gemessene Steigerung des HZV entspricht aber nur in seltenen Fällen der Größe, die tatsächlich erreicht werden müsste, wenn man den Abfall des systemisch-vaskulären Widerstandes berücksichtigt [56]. Offensichtlich kommt es bereits in der Frühphase der Sepsis zu einer myokardialen Schädigung, die eine adäquate Anpassung des HZV an den Bedarf verhindert. Diese myokardiale Schädigung hat als »**septische Kardiomyopathie**« Einzug in die Literatur gehalten.

> **Wichtig**
>
> Während der Sepsis kommt es einerseits NO-vermittelt zu einer übermäßigen Vasodilatation, andererseits aber auch zu einer Vasokonstriktion vieler Gefäßbezirke. Es entsteht ein erheblicher Volumenmangel. Zusätzlich wird das Kapillarbett kleiner, so dass die O_2-Versorgung der Organe bei gleichzeitig gesteigertem Bedarf nicht adäquat ist. Eine septische Kardiomyopathie bedingt ein nicht adäquates HZV.

Bedeutung des regionalen Blutflusses

Die Veränderungen der Organperfusion und des O_2-Mangels betreffen im Prinzip jedes Organ. Häufige Störungen, deren Vorliegen auch in der Schweregradeinteilung der Sepsis berücksichtigt wird, sind das ARDS, das akute Nierenversagen, die septische Kardiomyopathie und Enzephalopathie. Der genaue Pathomechanismus jeder einzelnen dieser Störungen ist noch nicht geklärt. Beim ARDS kommt es wahrscheinlich zu einer mediatorvermittelten Mikrozirkulationsstörung mit Lungenödem. Gleichzeitig wird die hypoxische pulmonale Vasokonstriktion beeinträchtigt. Neben dem ARDS wird insbesondere der adäquaten Oxygenierung des Splanchnikusgebietes von einigen Autoren eine besondere Bedeutung zugeschrieben. Es wird diskutiert, dass ein gastrointestinales Versagen über den Mechanismus einer Keimtranslokation eine bestehende Sepsis unterhalten bzw. neue septische Episoden hervorrufen kann [22, 95].

19.1 Sepsis bei neurologisch/neurochirurgischen Patienten

Es liegen nur sehr wenige systematische Daten über die Inzidenz von Infektionen und Sepsis bei neurologisch/neurochirurgischen Patienten vor. Es treten häufiger nosokomiale Pneumonien und katheterassoziierte Harnwegsinfektionen auf, während die Inzidenz der Sepsis eher geringer zu sein scheint [99]. Allerdings fehlen systematische Erhebungen aus großen Patientenkollektiven, um hier eindeutige Aussagen machen zu können. Offensichtlich ist auch das Gehirn in der Lage, TNFα zu produzieren bzw. freizusetzen und trägt bei entsprechender Schädigung direkt zur Entstehung einer generalisierten Entzündungsantwort bei [55]. Dies könnte auch erklären, dass nach Schlaganfall ein SIRS auftritt, das durch Lysetherapie abgeschwächt werden kann [7].

Über den Stellenwert dieser Phänomene gibt es praktisch überhaupt keine Daten. Eine aktuelle britische Studie, die den Zusammenhang zwischen Primärversorgung und Outcome bei Kindern mit Meningokokkenmeningitis untersucht hat, legt die Schlussfolgerung nahe, dass die Letalität steigt, wenn typische Zeichen der Sepsis, wie Schock oder Organversagen, nicht rechtzeitig erkannt und behandelt werden [58].

19.2 Therapeutische Strategien

Im Rahmen der Therapie septischer Patienten können 3 therapeutische Ansätze unterschieden werden:

I. Kausale Therapie:
Hierbei handelt es sich um die Beseitigung der Ursache der Sepsis, d. h. beispielsweise um die chirurgische Sanierung einer Weichteilinfektion oder einer Peritonitis oder die Entfernung infizierten Kathetermaterials. Auch die Therapie mit Antibiotika kann zu den kausalen Ansätzen in der Sepsistherapie gerechnet werden. Diese Maßnahmen müssen möglichst schnell ergriffen werden.

Ein verspäteter Beginn der kausalen Therapie verschlechtert die Prognose des Patienten entscheidend.

Auf Strategien im Rahmen der kausalen Therapie, wie z. B. den Einsatz von Antibiotika und chirurgischen Strategien zur Fokussanierung soll in diesem Kapitel nicht eingegangen werden.

II. Supportive Therapie:
Unter supportiver Therapie versteht man alle intensivmedizinischen Maßnahmen, die zu einer Korrektur bzw. Wiederherstellung gestörter Organfunktionen führen. In erster Linie geht es hier um die Therapie des Kreislaufversagens, aber auch um organersetzende Verfahren, wie die Hämodialyse bzw. -filtration oder die enterale bzw. parenterale Ernährung.

Die frühe, konsequente und adäquate Therapie einer gestörten Hämodynamik kann das Auftreten von Organversagen verhindern [49].

III. Adjuvante Therapie:
Zur adjuvanten Therapie zählen Maßnahmen, die direkt in die Entzündungsantwort eingreifen. Bestimmte als schädigend erkannte Substanzen, wie TNFα oder NO, können pharmakologisch gezielt blockiert werden. Andere möglicherweise antiinflammatorische Faktoren wie AT III oder aktiviertes Protein C können substituiert werden. Allein die Therapie mit aktiviertem Protein C hat einen positiven Einfluss auf die Mortalität der Sepsis gezeigt. Alle anderen bisher getesteten adjuvanten Therapieansätze sind ineffektiv [98].

19.2.1 Supportive Therapie

Wichtigster therapeutischer Ansatz zur Verbesserung des O_2-Angebots ist der Ausgleich des meist massiven Volumenmangels. Reagiert das Herz auf Volumengabe nicht mit einer Steigerung der Pumpleistung, so können Inotropika eingesetzt werden. Allerdings gibt es keine sicheren Erkenntnisse über das Maß einer adäquaten Pumpleistung. Zur Behandlung der ausgeprägten generalisierten Vasodilatatation mit Hypotonie ist in der Regel die Gabe von Vasopressoren erforderlich.

Andere Maßnahmen sind die Verminderung des globalen O_2-Verbrauchs durch Analgosedierung oder die Zufuhr von Substraten via enteraler oder parenteraler Ernährung bei gesteigertem Metabolismus. Wenn es zum Ausfall einzelner Organe kommt, muss geprüft werden, ob und wie ein apparativer Organersatz zum Einsatz kommt. Die am häufigsten eingesetzten Verfahren in der Sepsis sind dabei die maschinelle Beatmung und Hämodialyse bzw. -filtration.

Zielparameter der hämodynamischen Therapie

Aufgabe des kardiovaskulären Systems ist die bedarfsadaptierte Versorgung aller Organe mit Sauerstoff und anderen lebensnotwendigen Substraten, sowie der Abtransport von Stoffwechselprodukten zu den Orten der Elimination. Idealerweise sollten Zielgrößen der hämodynamischen Therapie daher Parameter der peripheren Perfusion und Organfunktion sein. Die periphere Perfusion und Organfunktion unter klinischen Bedingungen sicher zu beurteilen ist jedoch nur mit erheblichen Einschränkungen möglich.

Parameter, die potenziell anzeigen können, ob eine adäquate Versorgung der Peripherie gegeben ist und deshalb auch als Zielparameter der hämodynamischen Therapie bei Sepsis empfohlen werden, sind:
- ein MAD ≥65 mmHg,
- eine Urinausscheidung von ≥0,5 ml/kgKG/h,
- ein Serumlaktat von <2,2 mmol/l und
- eine zentralvenöse O_2-Sättigung (ScvO$_2$) >70% [24].

Die Bedeutung einer adäquaten und schnellen Wiederherstellung eines angemessenen O_2-Angebots ist eindrucksvoll in einer Untersuchung gezeigt worden [66]. Patienten, bei denen versucht wurde, in den ersten 6 h der Therapie die kontinuierlich über einen zentralvenösen Fiberoptikkatheter gemessene ScvO$_2$ >70% anzuheben hatten eine statistisch signifikant bessere Überlebensrate.

Grundsätzlich muss betont werden, dass bereits die oben genannten Parameter wie arterieller Blutdruck, Herzfrequenz und Urinausscheidung wichtige Informationen für die Steuerung der Therapie geben können. Zeichen der Kreislaufzentralisation, ein erniedrigter arterieller Blutdruck, eine erhöhte Herzfrequenz und eine verringerte Urinausscheidung sind häufig Zeichen eines Volumenmangels. Eine deutlich erniedrigte ScvO$_2$ (<60% bei Abnahme aus der oberen Hohlvene) kann ein Zeichen für eine massive Erniedrigung des HZV sein. Insbesondere, wenn sich die genannten Parameter nach Volumengabe normalisieren, darf davon ausgegangen werden, dass ein Volumenmangel vorlag und die Volumengabe eine sinnvolle therapeutische Maßnahme war.

Die Frage, ob und welches der sog. erweiterten Monitoringverfahren (Pulmonalarterienkatheter, transpulmonale Indikatorverdünnung, Echokardiographie) zur Anwendung kommen sollte, wird kontrovers diskutiert. Kann durch eine Therapie mit Volumen alleine kein suffizienter Kreislauf wiederhergestellt werden und lassen sich die oben genannten Parameter nicht normalisieren, erscheint der Einsatz von Verfahren, die eine genauere Einschätzung der kardialen Vorlast erlauben, sinnvoll.

Wichtig hierbei ist, dass nicht unkritisch vorgegebene Parameter der myokardialen Vorlast angestrebt werden. Insbesondere die sog. Füllungsdrücke (ZVD, PCWP) werden von vielen weiteren Faktoren beeinflusst (intrathorakaler Druck, myokardiale Compliance) so dass neuere volumetrische Parameter, die mittels der transpulmonalen Thermodilution erfasst werden (intrathorakales Blutvolumen, globalenddiastolisches Volumen) zur Abschätzung der myokardialen Vorlast besser geeignet sind [69, 93].

Das Konzept, das globale O_2-Angebot primär als Zielparameter in der Kreislauftherapie der Sepsis anzusehen und ein möglichst hohes O_2-Angebot zu erzielen, muss kritisch hinterfragt werden. Als gesichert gilt, dass Patienten, die im Rahmen einer Sepsis in der Lage sind, einen sog. »hyperdynamen Kreislauf« mit erhöhtem O_2-Angebot zu entwickeln, eine bessere Prognose haben, als Patienten, die – in der Regel aufgrund einer kardialen Vorerkrankung – hierzu nicht in der Lage sind [74, 82, 83]. Im Rahmen der Volumentherapie im Sinne einer Optimierung der kardialen Vorlast einen hyperdynamen Kreislauf anzustreben, ist sicherlich sinnvoll. Einen hyperdynamen Kreislauf durch den Einsatz hochdosierter Katecholamine erzwingen zu wollen, scheint nicht nur ohne Effekt [29, 39], sondern unter Umständen auch kontraproduktiv zu sein [35].

Bei der Frage welcher arterielle Perfusionsdruck für verschiedene Organe als adäquat angesehen werden kann, müssen Vorerkrankungen wie Hypertonus und arterielle Verschlusskrankheit berücksichtigt werden. Darüber hinaus ist bei vielen neurologischen bzw. neurochirurgischen Grunderkrankungen ein erhöhter arterieller Druck erforderlich um eine adäquate zerebrale Perfusion zu gewährleisten.

 Fazit

Zielkriterien zur Stabilisierung der globalen Hämodynamik.
- arterieller Mitteldruck ≥65 mmHg,
- Urinausscheidung ≥0,5 ml/kgKG/h,
- Serumlaktat <2,2 mmol/l,
- ScvO$_2$ >70%.

Die Messung des HZV ist in ihrer Effektivität nicht belegt, sie erscheint aber sinnvoll. Dabei ist nicht der einzelne gemessene Wert von Bedeutung, sondern die Frage, ob sich das HZV mit einer bestimmten Therapie steigern lässt, und ob diese Steigerung zu einer Erholung der Organfunktion führt. Zur Abschätzung der myokardialen Vorlast sind die Füllungsdrücke (ZVD oder PAOP) den neueren volumetrischen Parametern (ITBV, GEDV) unterlegen.

Volumentherapie

Alle vorliegenden Erkenntnisse unterstützen die Empfehlung, frühzeitig mit einer Flüssigkeitstherapie zu beginnen. Sobald die Diagnose SIRS oder Sepsis gestellt ist, sollte diese Therapie eingeleitet werden, noch bevor der Patient auf die Intensivstation verlegt wird, bzw. ein invasives Monitoring eingeleitet wird. Dabei kann z. B. eine »fluid challenge« mit Bolusgaben von 500–1000 ml kristalloider oder 300–500 ml kolloider Lösungen über 30 min vorgenommen werden. Nach jedem Bolus ist zu prüfen, ob z. B. der Blutdruck angestiegen ist oder mehr Urin produziert wird. Diese Vorgehensweise erlaubt auch, zu erkennen, ob der Patient eine Volumentherapie kardial überhaupt toleriert [90].

> **Praxistipp**
>
> Die Flüssigkeitsmenge, die in der Akutphase infundiert werden muss, kann mehrere Liter betragen.

Grundlegendes Prinzip der Volumentherapie ist die Optimierung der myokardialen Vorlast. Es sollte solange Volumen appliziert werden, bis dies nicht mehr mit einer weiteren Steigerung des Herzzeitvolumens einhergeht bzw. eine Verschlechterung des pulmonalen Gasaustausches eintritt.

Die Frage ob kolloidale oder kristalloide Flüssigkeiten verabreicht werden sollten, ist nach wie vor nicht geklärt. Drei Metaanalysen konnten keine eindeutigen Unterschiede [12, 89] zwischen beiden Substanzklassen bzw. einen leichten Vorteil von Kristalloiden [72] aufzeigen. Der sehr kostenintensive Einsatz von Humanalbumin als Volumenersatzmittel ist nicht gerechtfertigt. Zwei Metaanalysen haben gegensätzliche Ergebnisse in Bezug auf die Mortalität ergeben [67, 91]. 2004 wurde erstmalig eine ausreichend große, randomisierte Studie zum Vergleich Humanalbumin vs. Kochsalzinfusion in der Intensivmedizin publiziert [28]. In dieser Studie konnte kein Unterschied zwischen den Infusionsstrategien bzgl. der Mortalität gefunden werden. Bezüglich des Einsatzes von Hydroxyethylstärke (HES) legen die Ergebnisse der bisher unveröffentlichten beendeten multizentrischen randomisierten VISEP-Studie des vom BMBF unterstützten Kompetenznetzwerkes Sepsis (SepNet) nahe, dass HES-Lösungen bei septischen Patienten nicht verwendet werden sollten. In der VISEP-Studie wurde die Effektivität und Sicherheit von HES (HES 10%; 200/0,5) im Vergleich zu einer Ringer-Laktat-Lösung bei Patienten mit schwerer Sepsis bzw. septischem Schock untersucht (VISEP-Studie; [www.clinicaltrials.org]). Als Zielkriterien für die hämodynamische Stabilisierung waren ein arterieller Mitteldruck von mindestens 70 mmHg, ein ZVD von mindestens 8 mmHg und eine $ScvO_2$ von mindestens 70% vorgegeben. Um diese zu erreichen, erhielten die Patienten in der HES-Gruppe zusätzlich große Mengen an Ringer-Laktat-Lösungen. In der Ringer-Laktat-Gruppe erhielten die Patienten dagegen ausschließlich Ringer-Laktat-Lösungen. Primärer Endpunkt war die 28-Tages-Mortalität. Die Studie wurde anlässlich einer geplanten Interimsanalyse nach Einschluss von 600 Patienten bei nicht unterschiedlicher 28-Tages-Mortalität (26,7% vs. 24,1%; p=0,48) vorzeitig beendet, da in der HES-Gruppe häufiger ein akutes Nierenversagen (34,9% vs. 23,2%; p=0,003) aufgetreten war. Patienten in der HES-Gruppe mussten zudem häufiger mit Nierenersatzverfahren behandelt werden (31,0% vs. 18,6%; p < 0,001). Ob bei moderneren HES-Präparaten ebenfalls mit derart ungünstigen Effekten auf die Nierenfunktion gerechnet werden muss, ist nicht geklärt.

Letztendlich scheint eine adäquate Volumensubstitution, d. h. die Menge des zugeführten Volumens wichtiger als die Frage welches Volumenersatzmittel zugeführt wird [2, 78].

 Fazit

> Eine adäquate Volumentherapie ist die wichtigste Maßnahme im Rahmen der hämodynamischen Stabilisierung septischer Patienten. Das Unterschätzen des Volumenbedarfs und damit eine nicht ausreichende Volumensubstitution ist vermutlich einer der häufigsten Fehler in der Behandlung von Patienten mit Sepsis.

Sicherstellung eines optimalen Hämoglobingehalts

Eine internationale Expertengruppe hat, basierend auf den Daten einer Untersuchung [36], für Patienten mit schwerer Sepsis einen Hb-Wert von 4,3 mmol/l (7,0 g/dl) als Trigger für eine Bluttransfusion vorgeschlagen. Bei Patienten im septischen Schock erlaubt die Datenlage leider keine begründbare Angabe eines wie auch immer definierten Triggers [78].

Andererseits wurde zum Erzielen einer $ScvO_2$ >70% ein Hämatokritwert >30% angestrebt [66]. Dieser Widerspruch bezüglich des geeigneten Transfusiontriggers bei septischen Patienten wird auch in den aktuellsten Empfehlungen betont [24]. Es muss jedoch beachtet werden, dass in [36] mit der Gabe von Volumen, Dobutamin und Transfusionen drei wesentliche Strategien zur Verbesserung des O_2-Angebotes angewandt wurden. Ob eine dieser Strategien primär zu bevorzugen ist, oder ob eine einzelne Strategie möglicherweise sogar kontraproduktiv ist, kann mit dem angewandten Studiendesign nicht beantwortet werden.

Aufgrund der vielfältig beschriebenen ungünstigen Effekte einer Bluttransfusion sowohl auf die Mikrozirkulation [51] als auch auf die Immunkompetenz [41, 85] bei kritisch Kranken scheint die Empfehlung gerechtfertigt, eine Transfusion erst dann durchzuführen, wenn weniger problematische Maßnahmen (Volumentherapie und Dobutamin zur Steigerung des HZV) nicht das gewünschte O_2-Angebot ermöglichen.

Ob bei neurologischen und neurochirurgischen Patienten mit Schädelhirntrauma, Schlaganfall oder subarachnoidalen Blutungen unabhängig von den oben genannten Überlegungen höhere Transfusionstrigger angewandt werden sollten, ist nicht eindeutig geklärt. Auch hier muss aber darauf hingewiesen werden, dass eine Erhöhung des Hämatokrits die zerebrale Gewebeoxygenierung nicht zwingend verbessert [76].

Therapie mit vasoaktiven Substanzen
Vasopressoren

Die NO-vermittelte globale Vasodilatation mit konsekutiver Hypotonie lässt sich durch Volumengabe häufig nicht vollständig ausgleichen. Die Bereitstellung eines adäquaten Perfusionsdrucks ist in dieser Situation nur durch die Gabe eines Vasopressors möglich. Obwohl theoretisch verschiedene Vasopres-

19.2 Therapeutische Strategien

soren geeignet sind und häufig sowohl Dopamin als auch Noradrenalin als gleichwertige Vasopressoren empfohlen werden, scheint Noradrenalin die geeignetere Substanz zu sein. Sowohl für Adrenalin als auch für Dopamin konnten ungünstige Effekte auf die intestinale Perfusion gezeigt werden [47, 50, 54, 57]. Ferner ist gezeigt worden, dass Dopamin die Konzentration verschiedener Hormone der neurohypophysären Achse zu senken vermag, was möglicherweise die Ursache für eine oft therapeutisch nicht zu beherrschende Katabolie ist. Des Weiteren kann Dopamin über eine Beeinflussung von Schilddrüsenhormonen die myokardiale und vaskuläre Funktion beeinträchtigen [86]. Obwohl der zugrunde liegende Mechanismus nicht geklärt ist, konnte gezeigt werden, dass der Einsatz von niedrig dosiertem Dopamin mit gastrointestinalen Motilitätsstörungen assoziiert ist [25].

Die Empfehlung, Dopamin und Adrenalin nicht als primäre Vasopressoren bei Sepsis einzusetzen wird von einer Datenerhebung im Rahmen der SOAP-Studie (Sepsis Occurrence in Acutely Ill Patients) unterstützt [69a]. In diese Datenerhebung gingen die Daten von mehr als 3000 Patienten aus 198 europäischen Intensivstationen ein. Patienten, die im Rahmen der Schocktherapie Adrenalin oder Dopamin erhielten, hatten im Vergleich zum Gesamtkollektiv der Patienten eine höhere Sterblichkeit. Ein solcher Effekt konnte für Noradrenalin nicht gezeigt werden. Es muss jedoch deutlich betont werden, dass es sich nicht um eine prospektive und randomisierte Studie handelt und die Daten sicherlich nicht beweisend sind.

Eine jüngst publizierte multizentrische Untersuchung an 330 septischen Patienten zum Vergleich einer Monotherapie mit Adrenalin versus einer Kombinationstherapie mit Dobutamin und Noradrenalin konnte keine Unterschiede zwischen beiden vasoaktiven Konzepten finden [5a].

Da bei septischen Patienten häufig ein Vasopressinmangel vorliegt, wird der Einsatz von Vasopressin neuerdings diskutiert [46]. So kann mit Vasopressin der arterielle Mitteldruck zuverlässig auch dann gesteigert werden, wenn dies mit Noradrenalin nicht gelingt [59]. Über die Stimulierung vaskulärer V1-Rezeptoren kommt es allerdings auch zu einer deutlichen Perfusionsminderung im mesenterialen und hepatischen Stromgebiet [43, 52, 87, 88].

Im Rahmen einer längerfristigen Anwendung von Vasopressin bleibt eine Reihe von Fragen offen. Eine wichtige Frage ist, ob Vasopressin zur Therapie einer Hypotonie im Sinne eines Vasopressors oder aber zur Substitution bei einem absoluten oder relativen Vasopressinmangel eingesetzt werden sollte. Ob eine Substitutionstherapie sinnvoll ist und ob es einen qualitativen Unterschied zwischen einer niedrig dosierten Substitutionstherapie und einer höher dosierten Vasopressortherapie gibt, ist nicht eindeutig geklärt. Obwohl Vasopressin in höherer Dosierung (>0,04 E/min) bei schwersten Schockzuständen eine Stabilisierung der globalen Hämodynamik ermöglicht, ist doch davon auszugehen, dass dieses mit einer Verschlechterung der Perfusionsverhältnisse auf Ebene der Mikrozirkulation erkauft wird. Auch für niedrig dosiertes Vasopressin konnten jedoch ungünstige Effekte auf die intestinale Perfusion gezeigt werden.

Auch die zur Zeit noch nicht publizierten Ergebnisse der multizentrischen kanadischen VASST- (»Vasopressin in Septic Shock«) Studie an 776 Patienten lassen viele Fragen offen: so konnte ein Überlebensvorteil nur für solche Patienten aufgezeigt werden, die zum Zeitpunkt des Einschlusses mit weniger als 0,14 µg/min Noradrenalin behandelt wurden. Bei Patienten mit ausgeprägtem Noradrenalinbedarf war ein solcher Überlebensvorteil jedoch nicht nachweisbar.

Aufgrund dieses potenziell gefährlichen Effekts sollte Vasopressin deshalb derzeit – wenn überhaupt – nur als ultima ratio bei anderweitig nicht zu stabilisierenden Patienten eingesetzt werden.

Fazit

Noradrenalin ist der Vasopressor der ersten Wahl bei der Behandlung der volumenrefraktären Hypotonie in der Sepsis. Alle anderen vasopressorischen Substanzen haben erhebliche Nebeneffekte auf die Perfusion im Magendarmtrakt und sind deshalb derzeit nicht zu empfehlen. Obwohl im septischen Schock ein Vasopressinmangel vorliegt, sollte die Substanz nur dann in Betracht gezogen werden, wenn Patienten anderweitig nicht zu stabilisieren sind.

Inotropika

Kann durch Volumengabe das HZV nicht in dem Maße gesteigert werden, wie es für die definierten Endpunkte der Therapie ($ScvO_2$, Diurese etc.) erforderlich wäre, so ist die Therapie mit Inotropika zu erwägen. Hier ist das β_1-mimetische **Dobutamin** Medikament der ersten Wahl. Die Steigerung des globalen Blutflusses [65] führt zu einer Zunahme des hepatischen Blutflusses und der Perfusion der Magenmukosa [31]. Auch die glomeruläre Filtrationsrate wird unter Dobutamin erhöht [26].

Phosphodiesterasehemmer haben ausgeprägte inotrope und vasodilatatorische Effekte. Sie bewirken deshalb einen Anstieg des HZV bei deutlicher Reduzierung der kardialen Füllungsdrücke und pulmonaler wie systemischer Gefäßwiderstände. Deshalb werden sie in der Behandlung der schweren Herzinsuffizienz verwendet.

Im Rahmen der Therapie septischer Patienten führte **Enoximon** zu einem gesteigerten O_2-Angebot und -verbrauch. Ob auch selektive Effekte auf die regionale Perfusion vorliegen, kann derzeit nicht sicher beantwortet werden. Für Enoximon konnte aber gezeigt werden, dass es im Vergleich zu Dobutamin mit einem höheren O_2-Verbrauch im Splanchnikusgebiet, einer verbesserten Lidocain-Abbaufunktion und einer geringeren hepatischen TNFα-Freisetzung einhergeht [42]. Neben einer Erhöhung des pulmonalen Shuntvolumens und einer ausgeprägten Vasodilation, die häufig den zusätzlichen Einsatz von Vasopressoren erforderlich macht, sind die lange Halbwertzeit

(z. B. für Milrinon 20–45 min) und damit die schlechte Steuerbarkeit die wesentlichen Nachteile.

> **Praxistipp**
>
> Deshalb sollte der Einsatz von Phosphodiesterasehemmern Situationen vorbehalten bleiben, in denen die myokardiale Insuffizienz, z. B. bei Patienten mit entsprechender kardialer Vorerkrankung, im Vordergrund steht oder eine konventionelle Behandlung bei längerer Therapiedauer aufgrund einer »down Regulation« der Katecholaminrezeptoren nicht mehr effektiv ist.

Andere positiv inotrope Substanzen, wie das bereits diskutierte Adrenalin oder Dopamin, sollten aufgrund der beschriebenen ungünstigen Effekte nicht primär eingesetzt werden. Die Gabe von niedrig dosiertem Dopamin zur Verbesserung der Nierenfunktion wird aufgrund fehlender Wirksamkeit bei auch in dieser niedrigen Dosierung zu erwartenden Nebenwirkungen auf den Intestinaltrakt heute nicht mehr empfohlen [24]. Auch das Konzept Dopexamin zur gezielten Verbesserung der intestinalen Perfusion zu verabreichen, konnte bis heute nicht hinreichend belegt werden. Da es sogar Hinweise auf potenziell ungünstige intestinale Nebenwirkungen gibt, sollte Dopexamin daher nicht eingesetzt werden [53, 84].

 Fazit

> Dobutamin ist das Katecholamin der Wahl zur Therapie der eingeschränkten Pumpfunktion bei Sepsis.
> Phosphodiesterasehemmer können angewandt werden, wenn Dobutamin aufgrund einer verminderten Ansprechbarkeit der Katecholaminrezeptoren ineffektiv ist, oder wenn, bei Patienten mit myokardialer Insuffizienz, der nachlastsenkende Effekt erwünscht ist.

Ernährung des septischen Patienten

Enterale Ernährung ist ein wichtiger Stimulus für mukosales Wachstum. Eine Reihe von prospektiv randomisierten Studien konnte demonstrieren, dass die Mortalität und die Liegedauer auf gemischten Intensivstationen gesenkt werden konnte, wenn frühzeitig – innerhalb der ersten zwölf Stunden – enteral ernährt wurde [37, 97]. Ob die eindrucksvollen Ergebnisse auch bei septischen Patienten erzielt werden können, ist unklar.

Allerdings gibt es auch keine gegenteiligen Daten, so dass mit dem enteralen Kostaufbau frühzeitig begonnen werden kann, wenn keine Kontraindikationen (Oberbauchchirurgie etc.) vorliegen.

Ob der Einsatz sog. immunmodulierender Sondenlösungen, die Arginin, Glutamin und/oder Fischöl enthalten, tatsächlich einen günstigen Effekt auf die Inzidenz und den Verlauf von Infektionen hat, ist nicht eindeutig geklärt. Im Sinne einer prophylaktischen Anwendung konnte gezeigt werden, dass die Inzidenz von Infektionen bei Anwendung immunmodulierender Lösungen tatsächlich geringer ist [38]. Im Rahmen der Therapie ist eine immunmodulierende Ernährung jedoch fragwürdig. Der Einsatz von L-Arginin hat sogar zu einer erhöhten Mortalität bei septischen Patienten geführt [10].

Substitution von Kortikosteroiden

Die hochdosierte Gabe von Kortikosteroiden zur Therapie der Sepsis muss eindeutig abgelehnt werden. Zwei große Studien haben keinen bzw. sogar einen ungünstigen Effekt einer solchen Therapie gezeigt [15, 79].

Ganz anders sieht die Situation jedoch bei einer sog. Substitutionstherapie mit Steroiden aus. Obwohl bei kritisch Kranken primär im Rahmen einer Stressreaktion die Serumkortisolspiegel erhöht sind, kommt es im weiteren Verlauf häufig zu einer Störung der Hypothalamus-Hypophysen-Nebennierenrinden-Achse. Dies führt dazu, dass eine situationsgerechte adäquate Kortisolausschüttung in späteren Phasen des septischen Schocks oft nicht mehr möglich ist. Es konnte gezeigt werden, dass die Substitution von Hydrokortison bei Patienten im septischen Schock zu einer kürzeren Dauer einer Vasopressorentherapie führt [13]. Ferner konnte bei mit Hydrokortison substituierten Patienten eine kürzere Behandlungsdauer und eine geringere Inzidenz von Organversagen gezeigt werden [16]. Entscheidend und eine Therapieempfehlung rechtfertigend war aber sicher eine Multicenterstudie an 299 Patienten. Diese Studie zeigte einen Überlebensvorteil von 30% bei Patienten, die einen negativen Kortikotropin-Test hatten und mit 200 mg Hydrokortison pro Tag behandelt wurden [5]. Aktuell sind nun jedoch die Daten einer weiteren europäischen Multicenterstudie (CORTICUS-Study) bekannt geworden [78a]. Diese Studie an ca. 500 Patienten hat keinen Überlebensvorteil durch eine Therapie mit niedrig dosiertem Hydrokortison gezeigt. Die mit Hydrokortison therapierten Patienten entwickelten jedoch häufiger erneute Infektionen. Es darf daher davon ausgegangen werden, dass die derzeitige klare Empfehlung Patienten im septischen Schock mit niedrig dosiertem Hydrokortison zu behandeln abgewandelt wird und diese Therapie nur noch bei Patienten, die anderweitig nicht zu stabilisieren sind, empfohlen wird.

 Fazit

> Der Einsatz hochdosierter Kortikosteroide ist eindeutig abzulehnen. Die Effektivität einer Substitutionstherapie mit Hydrokortison ist bislang lediglich in einer kleineren Multicenterstudie nachgewiesen worden. Die Ergebnisse einer weiteren europäischen Mulicenterstudie liegen noch nicht vor. Bis weitere Erkenntnisse vorliegen, scheint eine routinemäßige Substitution von Hydrokortison bei Patienten im septischen Schock aber gerechtfertigt.

Hämofiltration zur Elimination von Mediatoren der Sepsis

In der initialen Phase der Sepsis lassen sich erhöhte Serumspiegel proinflammatorischer Mediatoren nachweisen, und es konnte in vielen Studien gezeigt werden, dass ein hoher Plasmaspiegel von TNF-α und Interleukin-1β mit einer geringeren Überlebenswahrscheinlichkeit korreliert. Daher wurde eine unspezifische Eliminierung verschiedener proinflammatorischer Verbindungen durch extrakorporale Eliminationstechniken wie die kontinuierliche Hämofiltration oder Hämodiafiltration, durch Hämodialyse, Plasmaaustausch oder Blutaustausch als unterstützende Therapie beim schweren septischen Schock vorgeschlagen.

Bisher stehen gute randomisierte Studien mit einer Kontrollgruppe aus, die die Verbesserung der Prognose von septischen Patienten durch verschiedene Verfahren der extrakorporalen Mediatorelimination belegen, so dass diese Verfahren derzeit als Routinemaßnahme nicht empfohlen werden können [30].

Weitere therapeutische Ansätze

Weitere therapeutische Ansätze, die zum Ziel haben, die Mikrozirkulation zu stabilisieren, sind der Einsatz von hypertonen Lösungen (HTS; [33]), von Prostazyklin [44, 45, 71], von N-Acetylcystein (NAC; [64, 68, 77]), von L-N-Methylarginine (LMNA; [4, 6, 34, 61, 96]) oder von Methylenblau [17, 21, 73]. Eine klinische Wirksamkeit dieser Therapieansätze ist bis heute nicht hinreichend bewiesen und ihr Einsatz ist somit nicht gerechtfertigt.

Auch der Einsatz von Selen kann aufgrund der vorliegenden Daten nicht empfohlen werden. Sowohl eine Metaanalyse von 7 kleineren Studien als auch die Daten einer noch nicht publizierten Multicenterstudie konnten keinen signifikanten Effekt auf die Mortalität bei Sepsis zeigen [40].

 Fazit

Sämtliche therapeutische Ansätze, die eine Verbesserung der Mikrozirkulation (HTS, Prostazyklin, NAC, LMNA, Methylenblau, Selen) zum Ziel haben, sind in ihrer Effektivität nicht gesichert.

19.2.2 Adjuvante Therapie

Anti-Tumornekrosefaktor-Strategien

Tumornekrosefaktor α (TNFα) spielt eine entscheidende Rolle in der Mediatorenkaskade der Sepsis. Hohe TNFα-Spiegel sind mit einer schlechten Prognose assoziiert [20, 23]. Tierexperimentell konnte gezeigt werden, dass Antikörper gegen TNFα die Letalität in entsprechenden Sepsismodellen dramatisch senken [11, 81]. Diese Erkenntnisse haben dazu geführt, dass Anti-TNFα-Strategien die am meisten in großen klinischen Untersuchungen getesteten Strategien sind. Die meisten dieser Studien haben jedoch nicht zeigen können, dass die Anwendung eines Antikörpers gegen TNFα oder von löslichen TNFα-Rezeptoren mit einem Überlebensvorteil septischer Patienten assoziiert ist. Lediglich die MONARCS-Studie, die die Wirksamkeit eines Antikörperfragments (Afelimomab) an 2.634 septischen Patienten untersucht hat, konnte einen positiven Effekt in der Afelimomab-Gruppe zeigen [60]. Bei allen untersuchten Patienten konnte die Mortalität um 3,6%, bei einer Untergruppe von Patienten mit erhöhten Interleukin-6-Spiegeln (998 Patienten) sogar um 6,9% gesenkt werden. Ob diese Substanz jedoch in nächster Zeit klinisch verfügbar sein wird, ist derzeit nicht absehbar.

Antithrombin III, aktiviertes Protein C, Tissue Factor Pathway Inhibitor

Sepsis-assoziierte Zytokine führen zu einer pathologisch gesteigerten Aktivierung des plasmatischen Gerinnungs- und Fibrinolysesystems. Diese Aktivitätssteigerung führt zu einer disseminierten Fibrinablagerung, die eine der Ursachen des sepsisassoziierten Multiorganversagens ist und zu einem Verbrauch von Gerinnungsfaktoren, der eine erhöhte Gerinnungsneigung zur Folge hat. Physiologische Gerinnungsinhibitoren wie Antithrombin III (AT III), aktiviertes Protein C und Tissue Factor Pathway Inhibitor (TFPI) inaktivieren prokoagulatorische Faktoren sowie die Thrombinbildung und können somit die Folgen der oben genannten Aktivierung des Gerinnungssystems begrenzen. Alle 3 Strategien zeigten in kleineren Studien potentiell günstige Effekte. In großen, multizentrischen Untersuchungen konnte jedoch nur für aktiviertes Protein C eine Effektivität belegt werden.

In einer Untersuchung an 2.300 Patienten konnte für hochdosiertes AT III keine Überlegenheit bezüglich der 28-Tage-Mortalität im Vergleich zu Placebo gezeigt werden. Lediglich ein Subkollektiv von Patienten, die keine niedrig dosierte Heparintherapie erhielten, schien von einer Therapie mit AT III zu profitieren [94].

Eine große Multicenterstudie zur Effektivität von TFPI konnte ebenfalls keinen letalitätssenkenden Effekt zeigen [3].

Klinischer Stellenwert von aktiviertem Protein C

Die Studie zur Effektivität von rekombinanten humanen aktivierten Protein C (Drotrecogin-α) zeigte an 1690 Patienten einen klaren Effekt auf die Überlebensrate (PROWESS-Studie; [9]). Mit aktivierten Protein C behandelte Patienten hatten im Vergleich zu einer Placebogruppe eine 6,1% niedrige Letalität. Die Tatsache, dass die Inzidenz schwerer Blutungen in der Gruppe der mit aktivierten Protein C behandelten Patienten mit 3,5% höher als in der Placebogruppe mit 2,0% war, zeigt aber auch, dass diese Substanz sehr kritisch eingesetzt werden muss. Drotrecogin-α ist sowohl in den USA als auch in Europa zugelassen. Da diese Substanz somit verfügbar ist, soll auf Überlegungen zum klinischen Einsatz näher eingegangen werden.

In der primären Untersuchung wurden Patienten eingeschlossen, die die Kriterien einer schweren Sepsis bzw. eines septischen Schocks erfüllten. Entgegen der eigentlichen Definition mussten in dieser Untersuchung jedoch drei der SIRS-Kriterien erfüllt sein. Ferner durfte der Beginn des zur Diagnose führenden Organversagens nicht älter als 48 h sein. Eine Reihe von Nebenerkrankungen sowie alle Bedingungen, die mit einem erhöhten Blutungsrisiko einhergehen, waren Ausschlusskriterien. Diese relativ engen Kriterien im Rahmen der PROWESS-Studie haben dazu geführt, dass relativ wenige operative Patienten eingeschlossen wurden (Patienten mit Pneumonie >50%). Das Ergebnis der PROWESS-Studie kann somit nicht repräsentativ für alle Patienten mit Sepsis sein.

Eine Post-hoc-Analyse der Studiendaten hat gezeigt, dass eine Effektivität von Drotecogin-α bei Patienten mit nur einem Organversagen zweifelhaft ist, was dazu geführt hat, dass die Zulassung dieser Substanz derzeit nur für Patienten mit mindestens 2 Organversagen vorliegt. Um zu vermeiden, dass Drotecogin-α unkritisch eingesetzt wird und bei einzelnen Patienten möglicherweise mehr Schaden als Nutzen bewirkt, sollte diese neue Substanz deshalb sehr kritisch unter strenger Beachtung der Kontraindikationen eingesetzt werden.

Weitere in der Folge der PROWESS-Studie durchgeführte Studien und Fallserien haben gezeigt, dass das Blutungsrisiko möglicherweise höher als vermutet ist. Aktiviertes Protein C wird daher bezüglich des Nutzen-Risiko-Verhältnisses sehr kontrovers diskutiert [27a]. Dies hat u. a. dazu geführt, dass obwohl die PROWESS-Studie wegen des frühen Nachweises der Wirksamkeit vorzeitig abgebrochen wurde, zur Zeit eine ähnlich designte Studie begonnen wird um den Stellenwert von aktiviertem Protein C erneut zu untersuchen.

  Fazit

> Mit aktivierten Protein C steht erstmals eine gesicherte adjuvante Therapiestrategie zur Verfügung stehen. Auf Grund der potenziellen Nebenwirkungen (erhöhte Blutungsneigung) sollte diese Substanz unter strenger Beachtung der Kontraindikationen angewandt werden.

Weitere immunmodulatorische Therapieansätze

Neben den oben genannten gegen TNFα gerichteten Strategien und der Therapie mit aktivierten Protein C gibt es eine Reihe weiterer immunmodulatorischer Ansätze. Diese Ansätze wie z. B. Antikörper gegen Endotoxin, Antikörper gegen verschiedenen Interleukine, plättchenaktivierenden Faktor oder Granulozyten-Kolonie-stimulierenden Faktor (G-CSF) werden teilweise gerade in großen Phase-III-Studien überprüft und sind somit noch weit davon entfernt, als Standard in der Sepsistherapie diskutiert zu werden.

Immunglobuline

Zur Frage der Effektivität einer Therapie mit Immunglobulinen liegen nur wenige, oft relativ kleine und methodisch unzureichende Studien vor. Eine aktuelle Metaanalyse von 20 Studien mit insgesamt 1711 Patienten zeigt einen Überlebensvorteil bei mit Immunglobulinen behandelten Patienten. Werden jedoch nur die 4 methodisch höherwertigen Studien mit insgesamt 763 Patienten betrachtet, kann ein solcher Effekt nicht aufgezeigt werden [62]. Unter Berücksichtigung der Tatsache, dass insbesondere bei kleineren Untersuchungen die Wahrscheinlichkeit, dass diese auch veröffentlicht werden bei einem positiven Studienergebnis deutlich größer ist [19,27] und somit die vorliegende Metaanalyse mit hoher Wahrscheinlichkeit positive Studien überbewertet, kann der Einsatz von Immunglobulinen zur Zeit nicht empfohlen werden [78].

  Fazit

> Für den Einsatz von Immunglobulinen in der Sepsistherapie gibt es derzeit keine auf klaren Studienergebnissen basierende Grundlage. Auf Grund der hohen Kosten sollte von einer Therapie mit Immunglobulinen abgesehen werden.

19.2.3 Zusammenfassung

Die wichtigsten Maßnahmen im Rahmen der Therapie der Sepsis und Multiorganversagen können wie folgt zusammengefasst werden:

- I. Kausale Therapie:
  - Fokussuche, chirurgische Herdsanierung, Entfernung von infiziertem Fremdmaterial, Antibiotikatherapie.
- II. Sicherstellung eines adäquaten Volumenstatus:
  - Optimierung der des HZV, Art des Volumenersatzmittels sekundär, Endpunkte der Organfunktion (Diurese, Laktat) und der globalen Perfusion ($ScvO_2$) beachten.
- III. Sicherstellung eines adäquaten O_2-Angebots und Korrektur einer eingeschränkten myokardialen Pumpfunktion:
  - Das optimale DO_2 muss titrierend, für jeden Patienten individuell ermittelt werden. Zur Entscheidung, ob ein weiterer DO_2-Anstieg sinnvoll ist, müssen die Endpunkte der peripheren Perfusion und Organfunktion (z. B. Diurese, Laktat, $ScvO_2$) beachtet werden. Zur Therapie der eingeschränkten Pumpfunktion ist Dobutamin Katecholamin der Wahl.
- IV. Sicherstellung eines adäquaten Perfusionsdrucks:
  - Noradrenalin ist das Katecholamin der Wahl. Auch der optimale Perfusionsdruck muss unter Beachtung von Parametern der peripheren Perfusion und Organfunktion (z. B. Diurese, Laktat) individuell ermittelt werden. Auf keinen Fall darf ein nicht adäquater Perfusiondruck toleriert werden, um potenzielle Nebenwirkungen von Vasopressoren auf die regionale Perfusion

zu vermeiden, zumal diese Nebenwirkungen bei Noradrenalin, einen adäquaten Volumenstatus vorausgesetzt, mit hoher Wahrscheinlichkeit nicht auftreten.
- V. Adjuvante Therapie:
  - Bei Patienten im septischen Schock (Vasopressorenbedarf) ist eine Substitutionstherapie mit Hydrokortison (300 mg/24 h) gerechtfertigt. Die Therapie mit aktiviertem Protein C (Drotrecogin-α) kann als gesichert bezeichnet werden. Indikationen und Kontraindikationen sollten hierbei streng beachtet werden.

 Fazit

Die Letalität des septischen Schocks wird nach wie vor mit Werten zwischen 35–70% angegeben. Die Tatsache, dass diese hohe Letalität in den letzten Jahren trotz vieler intensivmedizinischer Weiterentwicklungen nicht entscheidend gesenkt werden konnte und viele Ansätze, wie z. B. die Therapie mit spezifischen Antikörpern in klinischen Studien enttäuscht haben, zeigt, dass die Prognose der Sepsis durch intensivmedizinische Therapie per se nur schwer zu beeinflussen ist. Diese Einstellung ist möglicherweise auch eine der Ursachen für eine einzigartige Polypragmasie in der Therapie. So werden häufig mit großer Selbstverständlichkeit therapeutische Ansätze gemacht, die in keiner Weise in klinischen Studien überprüft wurden, teilweise erhebliche Kosten verursachen und darüber hinaus gravierende potenzielle Nebenwirkungen haben.

Eine Multicenterstudie, die primär überprüfen sollte, ob ein Monitoring mittels der gastralen Tonometrie einen Effekt auf das Outcome bei kritisch Kranken hat, hat einen interessanten Aspekt demonstrieren können [31]. Obwohl lediglich durch eine Post-hoc-Analyse bei einer Subpopulation der in die Untersuchung eingeschlossenen Patienten nachweisbar, konnte gezeigt werden, dass Patienten, bei denen der pH-Wert der gastralen Mukosa überwacht wurde eine geringere Letalität aufwiesen. Selbstverständlich kann hierfür nicht die Überwachung eines hämodynamischen Parameters per se ursächlich gewesen sein, sondern offensichtlich müssen bei diesen Patienten auch andere Therapiestrategien zur Anwendung gekommen sein. Die Therapie der in der genannten Studie eingeschlossenen Patientengruppen unterschied sich im Wesentlichen in 3 Punkten: Bei den Patienten mit der geringeren Letalität wurde signifikant häufiger:
- eine zusätzliche Volumentherapie mit kristalloiden Flüssigkeiten,
- eine Optimierung der HB-Konzentration durch entsprechende Transfusionen und
- eine Verbesserung des globalen O_2-Angebotes mittels Dobutamin vorgenommen.

Wahrscheinlich beeinflussen die relativ preiswerten intensivmedizinischen Basismaßnahmen die Prognose unserer Patienten entscheidend. Sie müssen jedoch konsequent und engmaschig angewandt werden. Im Hinblick auf die Polypragmasie in der Sepsistherapie erscheint deshalb die Empfehlung gerechtfertigt, häufiger den »Mut« zu haben, auf nicht gesicherte, teure und potenziell gefährliche Maßnahmen zu verzichten und dafür um so intensiver die einfachen und wenig umstrittenen Basismaßnahmen umzusetzen.

Literatur

1. (1990) From the Centers for Disease Control. Increase in National Hospital Discharge Survey rates for septicemia--United States, 1979-1987. JAMA 263:937-938
2. (1996) Third European Consensus Conference in Intensive Care Medicine. Tissue hypoxia: How to detect, how to correct, how to prevent. Societe de Reanimation de Langue Francaise. The American Thoracic Society. European Society of Intensive Care Medicine. Am J Respir Crit Care Med 154:1573-1578
3. Abraham E, Reinhart K, Opal S et al. (2003) Efficacy and safety of tifacogin (recombinant tissue factor pathway inhibitor) in severe sepsis: a randomized controlled trial. JAMA 290:238-247
4. Allman KG, Stoddart AP, Kennedy MM et al. (1996) L-arginine augments nitric oxide production and mesenteric blood flow in ovine endotoxemia. Am J Physiol 271:H1296-301
5. Annane D, Sebille V, Charpentier C et al. (2002) Effect of treatment with low doses of hydrocortisone and fludrocortisone on mortality in patients with septic shock. JAMA 288:862-871
5a. Annane D, Vignon P, Renault A et al. (2007) Norepinephrine plus dobutamine versus epinephrine alone for management of septic shock: a randomised trial. Lancet 370(9588):676-684
6. Aruoma OI, Halliwell B, Hoey BM et al. (1989) The antioxidant action of N-acetylcysteine: its reaction with hydrogen peroxide, hydroxyl radical, superoxide, and hypochlorous acid. Free Radic Biol Med 6:593-597
7. Audebert HJ, Rott MM, Eck T et al. (2004) Systemic inflammatory response depends on initial stroke severity but is attenuated by successful thrombolysis. Stroke 35:2128-2133
8. Battistini B, Forget MA, Laight D (1996) Potential roles for endothelins in systemic inflammatory response syndrome with a particular relationship to cytokines. Shock 5:167-183
9. Bernard GR, Vincent JL, Laterre PF et al. (2001) Efficacy and safety of recombinant human activated protein C for severe sepsis. N Engl J Med 344:699-709
10. Bertolini G, Iapichino G, Radrizzani D et al. (2003) Early enteral immunonutrition in patients with severe sepsis: results of an interim analysis of a randomized multicentre clinical trial. Intensive Care Med 29:834-840
11. Beutler B, Milsark IW, Cerami AC (1985) Passive immunization against cachectin/tumor necrosis factor protects mice from lethal effect of endotoxin. Science 229:869-871
12. Bisonni RS, Holtgrave DR, Lawler F et al. (1991) Colloids versus crystalloids in fluid resuscitation: an analysis of randomized controlled trials. J Fam Pract 32:387-390
13. Bollaert PE, Charpentier C, Levy B et al. (1998) Reversal of late septic shock with supraphysiologic doses of hydrocortisone. Crit Care Med 26:645-650
14. Bone RC, Balk RA, Cerra FB et al. (1992) Definitions for sepsis and organ failure and guidelines for the use of innovative therapies in sep-

sis. The ACCP/SCCM Consensus Conference Committee. American College of Chest Physicians/Society of Critical Care Medicine. Chest 101:1644-1655
15. Bone RC, Fisher CJ, Jr., Clemmer TP et al. (1987) A controlled clinical trial of high-dose methylprednisolone in the treatment of severe sepsis and septic shock. N Engl J Med 317:653-658
16. Briegel J, Forst H, Haller M et al. (1999) Stress doses of hydrocortisone reverse hyperdynamic septic shock: a prospective, randomized, double-blind, single-center study. Crit Care Med 27:723-732
17. Brown G, Frankl D, Phang T (1996) Continuous infusion of methylene blue for septic shock. Postgrad Med J 72:612-614
18. Brun-Buisson C, Doyon F, Carlet J et al. (1995) Incidence, risk factors, and outcome of severe sepsis and septic shock in adults. A multicenter prospective study in intensive care units. French ICU Group for Severe Sepsis. JAMA 274:968-974
19. Callaham ML, Wears RL, Weber EJ et al. (1998) Positive-outcome bias and other limitations in the outcome of research abstracts submitted to a scientific meeting. JAMA 280:254-257
20. Casey LC, Balk RA, Bone RC (1993) Plasma cytokine and endotoxin levels correlate with survival in patients with the sepsis syndrome. Ann Intern Med 119:771-778
21. Cobb JP, Natanson C, Quezado ZM et al. (1995) Differential hemodynamic effects of L-NMMA in endotoxemic and normal dogs. Am J Physiol 268:H1634-42
22. Dahn MS, Lange P, Lobdell K et al. (1987) Splanchnic and total body oxygen consumption differences in septic and injured patients. Surgery 101:69-80
23. Debets JM, Kampmeijer R, van der Linden MP et al. (1989) Plasma tumor necrosis factor and mortality in critically ill septic patients. Crit Care Med 17:489-494
24. Dellinger RP, Carlet JM, Masur H et al. (2004) Surviving Sepsis Campaign guidelines for management of severe sepsis and septic shock. Intensive Care Med 30:536-555
25. Dive A, Foret F, Jamart J et al. (2000) Effect of dopamine on gastrointestinal motility during critical illness. Intensive Care Med 26:901-907
26. Duke GJ, Briedis JH, Weaver RA (1994) Renal support in critically ill patients: low-dose dopamine or low-dose dobutamine? Crit Care Med 22:1919-1925
27. Easterbrook PJ, Berlin JA, Gopalan R et al. (1991) Publication bias in clinical research. Lancet 337:867-872
27a. Eichacker PQ, Natanson C (2007) Increasing evidence that the risks of rhAPC may outweigh its benefits. Intensive Care Med 33(3):426-34
28. Finfer S, Bellomo R, Boyce N et al. (2004) A comparison of albumin and saline for fluid resuscitation in the intensive care unit. N Engl J Med 350:2247-2256
29. Gattinoni L, Brazzi L, Pelosi P et al. (1995) A trial of goal-oriented hemodynamic therapy in critically ill patients. SvO2 Collaborative Group. N Engl J Med 333:1025-1032
30. Grootendorst AF, van Bommel EF (1993) The role of hemofiltration in the critically-ill intensive care unit patient: present and future. Blood Purif 11:209-223
31. Gutierrez G, Clark C, Brown SD et al. (1994) Effect of dobutamine on oxygen consumption and gastric mucosal pH in septic patients. Amer J Respir Crit Care Med 150:324-329
32. Gutierrez G, Palizas F, Doglio G et al. (1992) Gastric intramucosal pH as a therapeutic index of tissue oxygenation in critically ill patients. Lancet 339:195-199
33. Hannemann L, Korell R, Meier-Hellmann A et al. (1993) Hypertone Lösungen auf der Intensivstation. Zentralbl Chir 118:245-249
34. Harrison PM, Wendon JA, Gimson AE et al. (1991) Improvement by acetylcysteine of hemodynamics and oxygen transport in fulminant hepatic failure. N Engl J Med 324:1852-1857
35. Hayes MA, Timmins AC, Yau EH et al. (1994) Elevation of systemic oxygen delivery in the treatment of critically ill patients. N Engl J Med 330:1717-1722
36. Hebert PC, Wells G, Blajchman MA et al. (1999) A multicenter, randomized, controlled clinical trial of transfusion requirements in critical care. Transfusion Requirements in Critical Care Investigators, Canadian Critical Care Trials Group. N Engl J Med 340:409-417
37. Heyland DK, Cook DJ, Guyatt GH (1993) Enteral nutrition in the critically ill patient: a critical review of the evidence. Intensive Care Med 19:435-442
38. Heyland DK, Cook DJ, Guyatt GH (1994) Does the formulation of enteral feeding products influence infectious morbidity and mortality rates in the critically ill patients? A critical review of the evidence. Crit Care Med 22:1192-1202
39. Heyland DK, Cook DJ, King D et al. (1996) Maximizing oxygen delivery in critically ill patients: a methodologic appraisal of the evidence. Crit Care Med 24:517-524
40. Heyland DK, Dhaliwal R, Suchner U et al. (2005) Antioxidant nutrients: a systematic review of trace elements and vitamins in the critically ill patient. Intensive Care Med 31:327-337
41. Hill GE, Frawley WH, Griffith KE et al. (2003) Allogeneic blood transfusion increases the risk of postoperative bacterial infection: a meta-analysis. J Trauma 54:908-914
42. Kern H, Schroder T, Kaulfuss M et al. (2001) Enoximone in contrast to dobutamine improves hepatosplanchnic function in fluid-optimized septic shock patients. Crit Care Med 29:1519-1525
43. Klinzing S, Simon M, Reinhart K et al. (2003) High-dose vasopressin is not superior to norepinephrine in septic shock. Crit Care Med 31:2646-2650
44. Kreimeier U, Frey L, Dentz J et al. (1991) Hypertonic saline dextran resuscitation during the initial phase of acute endotoxemia: effect on regional blood flow. Crit Care Med 19:801-809
45. Kreimeier U, Messmer K (1991) Zum Einsatz hypertoner Kochsalzlösungen in der Intensiv- und Notfallmedizin--Entwicklungen und Perspektiven. Klin Wochenschr 69 Suppl 26:134-142
46. Landry DW, Levin HR, Gallant EM et al. (1997) Vasopressin deficiency contributes to the vasodilation of septic shock. Circulation 95:1122-1125
47. Levy B, Bollaert PE, Charpentier C et al. (1997) Comparison of norepinephrine and dobutamine to epinephrine for hemodynamics, lactate metabolism, and gastric tonometric variables in septic shock: A prospective, randomized study. Intensive Care Med 23:282-287
48. Levy MM, Fink MP, Marshall JC et al. (2003) 2001 SCCM/ESICM/ACCP/ATS/SIS International Sepsis Definitions Conference. Crit Care Med 31:1250-1256
49. Lundberg JS, Perl TM, Wiblin T et al. (1998) Septic shock: an analysis of outcomes for patients with onset on hospital wards versus intensive care units. Crit Care Med 26:1020-1024
50. Marik PE, Mohedin M (1994) The contrasting effects of dopamine and norepinephrine on systemic and splanchnic oxygen utilization in hyperdynamic sepsis. JAMA 272:1354-1357
51. Marik PE, Sibbald WJ (1993) Effect of stored-blood transfusion on oxygen delivery in patients with sepsis. JAMA 269:3024-3029

Literatur

52. Martikainen TJ, Tenhunen JJ, Uusaro A et al. (2003) The effects of vasopressin on systemic and splanchnic hemodynamics and metabolism in endotoxin shock. Anesth Analg 97:1756-1763
53. Meier-Hellmann A, Bredle DL, Specht M et al. (1999) Dopexamine increases splanchnic blood flow but decreases gastric mucosal pH in severe septic patients treated with dobutamine. Crit Care Med 27:2166-2171
54. Meier-Hellmann A, Reinhart K, Bredle DL et al. (1997) Epinephrine impairs splanchnic perfusion in septic shock. Crit Care Med 25:399-404
55. Moller K, Tofteng F, Qvist T et al. (2005) Cerebral output of cytokines in patients with pneumococcal meningitis. Crit Care Med 33:979-983
56. Müller-Werdan U, Prondzinsky R, Witthaut R et al. (1997) The heart in sepsis and MODS. Wien Klin Wochenschr 109:3-24
57. Neviere R, Mathieu D, Chagnon JL et al. (1996) The contrasting effects of dobutamine and dopamine on gastric mucosal perfusion in septic patients. Am J Respir Crit Care Med 154:1684-1688
58. Ninis N, Phillips C, Bailey L et al. (2005) The role of healthcare delivery in the outcome of meningococcal disease in children: case-control study of fatal and non-fatal cases. BMJ 330:1475-????
59. O'Brien A, Clapp L, Singer M (2002) Terlipressin for norepinephrine-resistant septic shock. Lancet 359:1209-1210
60. Panacek EA, Marshall JC, Albertson TE et al. (2004) Efficacy and safety of the monoclonal anti-tumor necrosis factor antibody F(ab')2 fragment afelimomab in patients with severe sepsis and elevated interleukin-6 levels. Crit Care Med 32:2173-2182
61. Petros A, Bennett D, Vallance P (1991) Effect of nitric oxide synthase inhibitors on hypotension in patients with septic shock. Lancet 338:1557-1558
62. Pildal J, Gotzsche PC (2004) Polyclonal immunoglobulin for treatment of bacterial sepsis: a systematic review. Clin Infect Dis 39:38-46
63. Rangel Frausto MS, Pittet D, Costigan M et al. (1995) The natural history of the systemic inflammatory response syndrome (SIRS). A prospective study. JAMA 273:117-123
64. Rank N, Michel C, Haertel C et al. (2000) N-acetylcysteine increases liver blood flow and improves liver function in septic shock patients: results of a prospective, randomized, double-blind study. Crit Care Med 28:3799-3807
65. Reinelt H, Radermacher P, Fischer G et al. (1997) Effects of a dobutamine-induced increase in splanchnic blood flow on hepatic metabolic activity in patients with septic shock. Anesthesiology 86:818-824
66. Rivers E, Nguyen B, Havstad S et al. (2001) Early goal-directed therapy in the treatment of severe sepsis and septic shock. N Engl J Med 345:1368-1377
67. Roberts I (1998) Human albumin administration in critically ill patients: systematic review of randomised controlled trials. Br Med J 317:235-240
68. Rubanyi GM, Vanhoutte PM (1986) Superoxide anions and hyperoxia inactivate endothelium-derived relaxing factor. Am J Physiol 250: H822-7
69. Sakka SG, Bredle DL, Reinhart K et al. (1999) Comparison between intrathoracic blood volume and cardiac filling pressures in the early phase of hemodynamic instability of patients with sepsis or septic shock. J Crit Care 14:78-83
69a. Sakr Y, Reinhart K, Vincent JL et al. (2006) Does dopamine administration in shock influence outcome? Results of the Sepsis Occurrence in Acutely Ill Patients (SOAP) Study. Crit Care Med 34(3):589-597
70. Sands KE, Bates DW, Lanken PN et al. (1997) Epidemiology of sepsis syndrome in 8 academic medical centers. Academic Medical Center Consortium Sepsis Project Working Group. JAMA 278:234-240
71. Scheeren T, Radermacher P (1997) Prostacyclin (PGI2): new aspects of an old substance in the treatment of critically ill patients. Intensive Care Med 23:146-158
72. Schierhout G, Roberts I (1998) Fluid resuscitation with colloid or crystalloid solutions in critically ill patients: A systematic review of randomised trials. BMJ 316:961-964
73. Schneider F, Lutun P, Hasselmann M et al. (1992) Methylene blue increases systemic vascular resistance in human septic shock. Preliminary observations. Intensive Care Med 18:309-311
74. Shoemaker WC, Appel PL, Kram HB et al. (1988) Prospective trial of supranormal values of survivors as therapeutic goals in high-risk surgical patients. Chest 94:1176-1186
75. Sielenkämper AW, Meyer J, Kloppenburg H et al. (2001) The effects of sepsis on gut mucosal blood flow in rats. Eur J Anaesthesiol 18:673-678
76. Smith MJ, Stiefel MF, Magge S et al. (2005) Packed red blood cell transfusion increases local cerebral oxygenation. Crit Care Med 33:1104-1108
77. Spies CD, Reinhart K, Witt I et al. (1994) Influence of N-acetylcysteine on indirect indicators of tissue oxygenation in septic shock patients: results from a prospective, randomized, double-blind study. Crit Care Med 22:1738-1746
78. Sprung CL, Bernard GR, Dellinger RP (2001) Guidelines for the management of severe sepsis and septic shock. Intensive Care Med
78a. Sprung CL et al. (2007) Am J Resp Crit Care Med 175:A507
79. The Veterans Administration Systemic Sepsis Cooperative Study Group (1987) Effect of high-dose glucocorticoid therapy on mortality in patients with clinical signs of systemic sepsis. N Engl J Med 317:659-665
80. Tiruppathi C, Naqvi T, Sandoval R et al. (2001) Synergistic effects of tumor necrosis factor-alpha and thrombin in increasing endothelial permeability. Am J Physiol Lung Cell Mol Physiol 281:L958-L968
81. Tracey KJ, Fong Y, Hesse DG et al. (1987) Anti-cachectin/TNF monoclonal antibodies prevent septic shock during lethal bacteraemia. Nature 330:662-664
82. Tuchschmidt J, Fried J, Astiz M et al. (1992) Elevation of cardiac output and oxygen delivery improves outcome in septic shock. Chest 102:216-220
83. Tuchschmidt J, Fried J, Swinney R et al. (1989) Early hemodynamic correlates of survival in patients with septic shock. Crit Care Med 17:719-723
84. Uusaro A, Ruokonen E, Takala J (1995) Gastric mucosal pH does not reflect changes in splanchnic blood flow after cardiac surgery. Br J Anaesth 74:149-154
85. Vamvakas EC (2004) White blood cell-containing allogeneic blood transfusion, postoperative infection and mortality: a meta-analysis of observational 'before-and-after' studies. Vox Sang 86:111-119
86. Van den Berghe G, de Zegher F (1996) Anterior pituitary function during critical illness and dopamine treatment. Crit Care Med 24:1580-1590
87. Van Haren FM, Rozendaal FW, van der Hoeven JG (2003) The effect of vasopressin on gastric perfusion in catecholamine-dependent patients in septic shock. Chest 124:2256-2260

88. Varga C, Pavo I, Lamarque D et al. (1998) Endogenous vasopressin increases acute endotoxin shock-provoked gastrointestinal mucosal injury in the rat. Eur J Pharmacol 352:257-261
89. Velanovich V (1989) Crystalloid versus colloid fluid resuscitation: a meta-analysis of mortality. Surgery 105:65-71
90. Vincent JL, Gerlach H (2004) Fluid resuscitation in severe sepsis and septic shock: An evidence-based review. Crit Care Med 32:S451-S454
91. Vincent JL, Navickis RJ, Wilkes MM (2004) Morbidity in hospitalized patients receiving human albumin: a meta-analysis of randomized, controlled trials. Crit Care Med 32:2029-2038
92. Vincent JL, Zhang H, Szabo C et al. (2000) Effects of nitric oxide in septic shock. Am J Respir Crit Care Med 161:1781-1785
93. Von Spiegel T, Wietasch G, Bursch J et al. (1996) HZV-Bestimmung mittels transpulmonaler Thermodilution. Eine Alternative zum Pulmonaliskatheter? Anaesthesist. 45:1045-1050
94. Warren BL, Eid A, Singer P et al. (2001) Caring for the critically ill patient. High-dose antithrombin III in severe sepsis: a randomized controlled trial. JAMA 286:1869-1878
95. Wilmore DW, Goodwin CW, Aulick LH et al. (1980) Effect of injury and infection on visceral metabolism and circulation. Ann Surg 192:491-504
96. Wright CE, Rees DD, Moncada S (1992) Protective and pathological roles of nitric oxide in endotoxin shock. Cardiovasc Res 26:48-57
97. Zaloga GP (1999) Early enteral nutritional support improves outcome: hypothesis or fact? Crit Care Med 27:259-261
98. Zeni F, Freeman B, Natanson C (1997) Anti-inflammatory therapies to treat sepsis and septic shock: a reassessment. Crit Care Med 25:1095-1100
99. Zolldann D, Poetter C, Hilker R et al. (2003) Periodische Surveillance nosokomialer Infektionen auf zwei neurologischen Intensivstationen. Ein wertvolles Instrument fur das intensivmedizinische Qualitatsmanagement. Anaesthesist 52:690-696

Thromboembolieprophylaxe

E. Keller, Ö. Yaldizli, T. Bombeli

20.1 Risikoadaptierte Thromboseprophylaxe – 257
20.1.1 Spezialfälle – 257
20.1.2 Mechanische Prophylaxe – 257
20.1.3 Medikamentöse Prophylaxe – 260

Literatur – 264

Neurochirurgische Patienten tragen ein hohes Risiko für tiefe Beinvenenthrombosen (TBVT) und Lungenembolien (LE): Die Inzidenz klinisch manifester TBVT ohne medikamentöse Prophylaxe beträgt 4,3%, subklinischer TBVT 19–50% [8]. LE treten bei 1,5–5% mit einer Mortalität von 9–50% auf [8]. Das höchste Risiko besteht bei Patienten mit hirneigenen Tumoren, v. a. in den ersten 2 Monaten. Die Inzidenz von TBVT beträgt hier bis zu 45% [8]. In einer kürzlich erschienen retrospektiven Analyse von 9.489 Gliompatienten, fanden sich bei 7,5% eine symptomatische LE [22]. Bei Patienten mit ischämischem Schlaganfall stellt die LE mit einer Inzidenz von bis zu 25% eine der häufigsten Todesursachen dar [12].

Dieser hohen Inzidenz von thromboembolischen Ereignissen bei Neurointensivpatienten stehen die fatalen Konsequenzen einer intrakraniellen oder intraspinalen Blutungskomplikation gegenüber. Daher wird die medikamentöse Thromboembolieprophylaxe bei Neurointensivpatienten häufig kontrovers diskutiert, zum Teil sogar gänzlich abgelehnt: Nach einer Umfrage von 58 Neurochirurgen in Großbritannien setzen 29% der befragten Neurochirurgen eine medikamentöse Prophylaxe postoperativ überhaupt nicht ein [7].

Die wissenschaftliche Evidenz reicht in der Frage der Thromboembolieprophylaxe von neurochirurgischen Patienten nicht aus, um individuell zu einer Entscheidung zu gelangen. Hier sind dann oft Fingerspitzengefühl und Erfahrung gefragt. Dieses Buchkapitel stellt konkrete und praktikable Empfehlungen für den Klinikalltag vor. Sie sollten als diskutable Vorschläge betrachtet werden und beruhen nicht nur auf wissenschaftlichen Daten, sondern auch auf persönlicher Erfahrung.

Bei allen Patienten sollte trotz allgemeingültiger Richtlinien eine Risikoabwägung unter Berücksichtigung der Grunderkrankung, Begleiterkrankungen, Zeitpunkt der Operation und Individualfaktoren erfolgen: Das Einblutungsrisiko, insbesondere intrakraniell und intraspinal mit möglichen fatalen Konsequenzen, sollte gegenüber dem Thromboembolierisiko abgewogen werden.

■■■ Pathogenese

Ausschlaggebend für die Entstehung von Thrombosen ist die Imbalance zwischen thrombogenen und protektiven Mechanismen [13]. Eine Aktivierung der Gerinnungskaskade, wie sie bei Operationen, Traumen, und malignen Erkrankungen auftreten [13], erfolgt durch zytokinvermittelte Aktivierung oder Schädigung des vaskulären Endothels oder durch die direkte Freisetzung von Gewebethromboplastin und anderen prokoagulatorisch wirkenden Zellbestandteilen aus Zellnekrosen wie beim Hirninfarkt [20]. In der frühen postoperativen Phase ist die Fibrinolyse oft gehemmt. Die venöse Stase durch Immobilisation, durch Narkosen mit Weitstellung der venösen Gefäße (insbesondere in Sitzposition) ist zusätzlich von großer Bedeutung.

■■■ Risikofaktoren für venöse Thromboembolien

Unter Thrombophilie versteht man eine erworbene oder hereditäre Gerinnungsstörung, bei der das Auftreten von thromboembolischen Erkrankungen erhöht ist. Die klinische Penetranz und allfällige Kombinationen solcher Risikofaktoren bestimmen das individuelle Thromboserisiko. Venöse Thromboembolien sind keine mono- sondern multikausale Erkrankungen. Für die Evaluation eines individuellen Thromboserisikos ist es daher wichtig, möglichst alle Risikofaktoren zusammen mit deren unterschiedlicher Relevanz zu berücksichtigen.

Risikofaktoren für venöse Thromboembolien
- Grundkrankheiten mit besonders hohem Risiko
    - Ischämischer Schlaganfall
    - Hirntumor
    - Traumatische Rückenmarkverletzung
    - Langzeitoperationen
    - Operationen in Sitzposition
    - Längere Immobilisation
        - Guillain-Barré, Myasthenia gravis, »Critical Illness Polyneuropathie«
        - Hemiparese, Hemiplegie nach Schlaganfall
        - Reduzierte Bewusstseinslage
- Zusätzliche Risikofaktoren
    - Thromboseanamnese
        - Persönliche Thromboseanamnese
        - Familiäre Belastung
    - Adipositas (>30 kgKG/m^{2}KÖF)
    - Alter >50 Jahre
    - Malignome
    - Gelenkimmobilisation (Gips)
    - Langdauernde Transporte
    - Heparininduzierte Thrombozytopenie (HIT II)
    - Myeloproliferative Erkrankungen (Polycythämia vera, essenzielle Thrombozythämie)
    - Erythrozytopathien (Paroxysmale nächtliche Hämoglobinurie, Sichelzellanämie)
    - Nephrotisches Syndrom
    - Antiphospholipid-Antikörper-Syndrom
    - M. Behcet
    - Orale Kontrazeptiva, Hormonersatztherapie
    - Wochenbett, Schwangerschaft
    - Hereditäre Thrombophilien
        - Antithrombin-Mangel
        - Protein-C-Mangel
        - Protein-S-Mangel
        - Aktivierte Protein C (APC) -Resistenz (FV-Leiden-Mutation)
        - Prothrombin-Genmutation G20210A
        - Seltene

20.1 Risikoadaptierte Thromboseprophylaxe

Folgende risikoadaptierte Thromboseprophylaxe hat sich an der Neurochirurgischen Klinik, Universitätsspital Zürich bewährt. Aufgrund krankheits- und operationsbedingten-, sowie patienteneigenen Risikofaktoren werden 3 Risikogruppen unterschieden (◘ Tab. 20.1 bis ◘ Tab. 20.3).

20.1.1 Spezialfälle

Patienten nach Subarachnoidalblutungen (SAB)

Patienten nach SAB können nur der Gruppe mit niedrigem Risiko zugerechnet werden, wenn sie keine Paresen aufweisen oder nicht länger immobilisiert sind. Der weit größere Anteil der SAB-Patienten gehört zur Gruppe mit mittlerem oder hohem Risiko. Eine Prophylaxe mit Heparin soll bei aneurysmatischer SAB erst nach Ausschalten der Blutungsquelle (Clipping/Coiling des Aneurysmas) erfolgen.

Wir empfehlen bei Patienten mit nichtaneurysmatischer SAB während der ersten 72 h nach der Blutung abzuwarten. Bei immobilen Patienten mit typischer perimesenzephaler Blutung beginnen wir dann mit unfraktioniertem Heparin (UFH) 10.000 IE/24 h kontinuierlich i.v. (nicht aPTT wirksam), weil hier die Nachblutungsrate vernachlässigbar ist [24].

Bei atypischer SAB sollte bis zur Zweitangiographie oder zum definitiven Ausschluss einer Blutungsquelle abgewartet werden.

Patienten nach intrazerebralen Blutungen (ICB)

Bei Patienten nach hypertensiver ICB wird bei fehlender Nachblutung eine vorsichtige Prophylaxe ebenfalls mit UFH 10.000 IE/24 h kontinuierlich i.v. begonnen. Wegen der hohen Inzidenz spontaner Rezidivblutungen erfolgt bei Patienten mit ICB bei Verdacht auf eine Amyloidangiopathie keine medikamentöse Thromboseprophylaxe bei möglichst frühzeitiger Mobilisation.

Patienten nach Schädelhirntrauma (SHT)

Bei Patienten mit Polytrauma oder traumatischen Querschnittverletzungen ist das Thromboembolierisiko hoch. Bei Patienten nach SHT ist die Häufigkeit eines progredienten intrazerebralen Hämatoms in den CT-Folgeuntersuchungen mit 23% hoch. Erste Fallserien weisen darauf hin, dass Enoxaparin, begonnen 24 h nach Trauma oder Kraniotomie die Nachblutungsneigung nicht erhöhen soll [17]. Erste Erfahrungen mit V.-cava-Filtern (▶ Kap. 20.1.2) bei Patienten mit Polytrauma und SHT sind positiv [18].

20.1.2 Mechanische Prophylaxe

Stütz- und Kompressionsstrümpfe, Frühmobilisation

Der protektive Mechanismus besteht in der Verminderung der venösen Stase. Hinweise, dass pneumatische Kompressionsstrümpfe den konventionellen Stützstrümpfen überlegen sein könnten liegen vor. In einer Studie mit 151 Patienten mit intrazerebralen Blutungen zeigte sich, dass bei Patienten die kombiniert mit elastischen Strümpfen und pneumatischer Kompression behandelt wurden mit 4,7% signifikant weniger häufig dopplersonographisch tiefe Beinvenenthrombosen auftraten als bei Patienten, die mit elastischen Strümpfen alleine behandelt wurden (15,9%; [14]).

V.-cava-Filter

V.-cava-Filter dienen zur Prävention von LE und werden transvenös eingesetzt, bei Vorliegen von Kontraindikationen zur Antikoagulation (AK) oder bei Komplikationen der AK. Die verschiedenen Filtertypen sind in Bezug auf die Verhinderung einer LE alle etwa gleich wirksam (LE-Inzidenz liegt bei 2,6–3,8%). Hinsichtlich der Inzidenz von Thrombosen an der Implantationsstelle (23–36%) und V.-cava-Thrombosen (3,6–11,2%), die allerdings durch Kollateralisation klinisch meist asymptomatisch verlaufen, gibt es Unterschiede unter den Filtertypen [11]. Bisher liegt nur eine kontrollierte Studie mit einer Verlaufsbeobachtung über 2 Jahre vor. Die Beobachtungszeiten größerer Patientenserien sind noch zu kurz, um das langfristige Nutzen/Risiko-Verhältnis abzuschätzen [5, 23]. Erste Erfahrungen mit temporären, wieder entfernbaren Filtern (z. B. Günter-Tulip-Filter) bei kleineren Patientenserien scheinen viel versprechend zu sein [11].

Nach Abwägung von Nutzen (langfristiger Schutz vor LE-Rezidiven) und Risiko von Langzeitkomplikationen (Thrombosen) empfiehlt es sich, bei neurochirurgischen Patienten mit höhergradigen Gliomen oder Hirnmetastasen, mit kurzer Lebenserwartung und hohem Tumorrezidivrisiko die Filter zu belassen. Bei allen anderen Patienten wird, nach Anlage eines V.-cava-Filters meist perioperativ nach einigen Tagen auf eine medikamentöse AK umgestellt und der Filter, falls möglich innerhalb der ersten 14 Tage nach Anlage wieder entfernt.

Tab. 20.1. Thromboembolieprophylaxe bei Neurointensivpatienten mit niedrigem Thromboserisiko

Risiko ohne Thromboseprophylaxe[a]	Kriterien	Medikamentöse Prophylaxe ohne Operation	Medikamentöse Prophylaxe präoperativ	Medikamentöse Prophylaxe 12–24 h postoperativ	Medikamentöse Prophylaxe 24–72 h postoperativ	Medikamentöse Prophylaxe >72 h postoperativ
Distale TBVT <10% Proximale TBVT <1% Fatale LE <0,01%	– Grundkrankheit mit kleinem Risiko – Isoliertes Schädelhirntrauma[b] – Subarachnoidalblutung[b] – Intrazerebrale Blutung[b] – Diskushernie[b] – Kleine Operation (<60 min., z. B. Anlage Ventrikeldrainage, Shunt) – Alter <40 Jahre – Keine zusätzlichen Risikofaktoren	Keine medikamentöse Prophylaxe erforderlich, sofern der Patient am 1. postoperativen Tag mobilisiert werden kann. Bei notwendiger Immobilisation erfolgt die Behandlung wie bei Patienten mit mittlerem Thromboserisiko.				

[a] Prozentzahlen geben die ungefähre Thrombosehäufigkeit an, wenn keine Prophylaxe durchgeführt wird; [b] Wenn keine Immobilisation und keine Paresen; [c] Bei SAB medikamentöse Prophylaxe erst nach Ausschalten der Blutungsquelle; [d] Keine Heparinprophylaxe bei Patienten mit ICB bei Amyloidangiopathie
TBVT Tiefe Beinvenenthrombose; *LE* Lungenembolie; *SAB* Subarachnoidalblutung; *ICB* Intrazerebrale Blutung; *AVM* Arteriovenöse Missbildung; *LMWH* Low Molecular Weight Heparin; *UFH* unfraktioniertes Heparin; *aPTT* aktivierte partielle Thromboplastinzeit
Eine **mechanische Prophylaxe** mit Kompressionsstrümpfen und einer konsequenten Frühmobilisation (sofern möglich) ist zwingend erforderlich.

Tab. 20.2. Thromboembolieprophylaxe bei Neurointensivpatienten mit mittlerem Thromboserisiko

Risiko ohne Thromboseprophylaxe[a]	Kriterien	Medikamentöse Prophylaxe ohne Operation	Medikamentöse Prophylaxe präoperativ	Medikamentöse Prophylaxe 12–24 h postoperativ	Medikamentöse Prophylaxe 24–72 h postoperativ	Medikamentöse Prophylaxe >72 h postoperativ
Distale TBVT 10–40% Proximale TBVT 2–10% Fatale LE 0,1–0,8%	Grundkrankheit mit kleinem Risiko SAB[c], ICB[d] AVM-Embolisation Operation <4 h Alter >40 Jahre	**LMWH:** 2.500–5.000 IE Dalteparin s.c. *oder* **UFH:** 10.000 IE/ 24 h kont. i.v. (nicht aPTT-wirksam)	**LMWH:** 2.500–5.000 IE Dalteparin s.c. bis 24 h präoperativ *oder* **UFH:** 10.000 IE/ 24 h kont. i.v. bis 4 h präoperativ (nicht aPTT-wirksam)	Keine *oder* **UFH:** 10.000 IE/ 24 h kont. i.v. (nicht aPTT-wirksam; nach Kontroll-CT)	**LMWH:** 2.500–5.000 IE Dalteparin s.c. (nach Kontroll-CT) *oder* **UFH:** 10.000 IE/ 24 h kont. i.v. (nicht aPTT-wirksam; nach Kontroll-CT)	**LMWH:** 2.500–5.000 IE Dalteparin s.c. *oder* **UFH:** 10.000 IE/ 24 h kont. i.v. (nicht aPTT-wirksam)

[a] Prozentzahlen geben die ungefähre Thrombosehäufigkeit an, wenn keine Prophylaxe durchgeführt wird; [b] Wenn keine Immobilisation und keine Paresen; [c] Bei SAB medikamentöse Prophylaxe erst nach Ausschalten der Blutungsquelle; [d] Keine Heparinprophylaxe bei Patienten mit ICB bei Amyloidangiopathie
TBVT Tiefe Beinvenenthrombose; *LE* Lungenembolie; *SAB* Subarachnoidalblutung; *ICB* Intrazerebrale Blutung; *AVM* Arteriovenöse Missbildung; *LMWH* Low Molecular Weight Heparin; *UFH* unfraktioniertes Heparin; *aPTT* aktivierte partielle Thromboplastinzeit
Eine **mechanische Prophylaxe** mit Kompressionsstrümpfen und einer konsequenten Frühmobilisation (sofern möglich) ist zwingend erforderlich.

20.1 Risikoadaptierte Thromboseprophylaxe

Tab. 20.3. Thromboembolieprophylaxe bei Neurointensivpatienten mit hohem Thromboserisiko

Risiko ohne Thromboseprophylaxe[a]	Kriterien	Medikamentöse Prophylaxe ohne Operation	Medikamentöse Prophylaxe präoperativ	Medikamentöse Prophylaxe 12–24 h postoperativ	Medikamentöse Prophylaxe 24–72 h postoperativ	Medikamentöse Prophylaxe >72 h postoperativ
Distale TBVT 40–80% Proximale TBVT 10–30% Fatale LE 1–5%	■ Grundkrankheit mit hohem Risiko – Ischämischer Schlaganfall – Hirntumor – Traumatische Rückenmarkverletzung – Diskushernie mit Immobilisation – Langzeitoperation – Operation in Sitzposition – Längere Immobilisation ■ Zusätzliche Risikofaktoren ■ Thrombophilie	**LMWH:** 5.000–7.500 IE Dalteparin s.c. oder **UFH:** 9 IE/kgKG/h kont. i.v. (aPTT-Ziel: obere Norm) Bei hohem Einblutungsrisiko: V.-cava-Filter	**LMWH:** 5.000–7.500 IE Dalteparin s.c. bis 24 h präoperativ oder **UFH:** 9 IE/kgKG/h kont. i.v. bis 4 h präoperativ (aPTT-Ziel: obere Norm) Bei hohem Einblutungsrisiko: V.-cava-Filter	**LMWH:** 5.000–7.500 IE Dalteparin s.c. (nach Kontroll-CT) oder **UFH:** 9 IE/kgKG/h kont. i.v. (nach Kontroll-CT; aPTT-Ziel obere Norm) Bei hohem Einblutungsrisiko: V.-cava-Filter	**LMWH:** 5.000–7.500 IE Dalteparin s.c. (nach Kontroll-CT) oder **UFH:** 9 IE/kgKG/h kont. i.v. (nach Kontroll-CT; aPTT-Ziel obere Norm) Bei hohem Einblutungsrisiko: V.-cava-Filter	**LMWH:** 5.000–7.500 IE Dalteparin s.c. oder **UFH:** 9 IE/kgKG/h kont. i.v. (aPTT-Ziel: obere Norm) Bei hohem Einblutungsrisiko: V.-cava-Filter

[a] Prozentzahlen geben die ungefähre Thrombosehäufigkeit an, wenn keine Prophylaxe durchgeführt wird; [b] Wenn keine Immobilisation und keine Paresen; [c] Bei SAB medikamentöse Prophylaxe erst nach Ausschalten der Blutungsquelle; [d] Keine Heparinprophylaxe bei Patienten mit ICB bei Amyloidangiopathie
TBVT Tiefe Beinvenenthrombose; *LE* Lungenembolie; *SAB* Subarachnoidalblutung; *ICB* Intrazerebrale Blutung; *AVM* Arteriovenöse Missbildung; *LMWH* Low Molecular Weight Heparin; *UFH* unfraktioniertes Heparin; *aPTT* aktivierte partielle Thromboplastinzeit
Eine **mechanische Prophylaxe** mit Kompressionsstrümpfen und einer konsequenten Frühmobilisation (sofern möglich) ist zwingend erforderlich.

20.1.3 Medikamentöse Prophylaxe

Verabreichung von Heparinen

In einer multizentrischen, randomisierten, doppelblinden Studie bei 307 neurochirurgischen Patienten wurde gezeigt, dass im Vergleich zu Stützstrümpfen der Einsatz von LMW- (»low molecular weight«) Heparin (40 mg Enoxaparin, verabreicht innerhalb 24 h postoperativ) das Risiko von proximalen TBVT von 13% auf 5% senkt [1]. Eine Metaanalyse zeigte mit der Anwendung einer kombinierten medikamentösen und mechanischen Prophylaxe eine Reduktion des relativen Risikos für thromboembolische Ereignisse um 45% [10].

> LMWH ist wegen der einfacheren subkutanen Verabreichungsmöglichkeit, der fehlenden Notwendigkeit zur Monitorisierung und einfacheren Dosierbarkeit zum Goldstandard geworden.

Das Blutungsrisiko scheint bei LMWH geringer zu sein als bei UFH, wie große Metaanalysen gezeigt haben [19]. UFH, kontinuierlich i.v. verabreicht, weist allerdings bei hohem Einblutungsrisiko und bei potenziell anstehenden Notfalleingriffen den Vorteil auf, dass es mit einer Halbwertszeit von 2 Stunden unmittelbar gestoppt und vollständig durch Protaminsulfat antagonisiert werden kann.

Perioperatives Management bei Patienten unter oraler Antikoagulation

Empfehlungen zum praktischen Vorgehen bei Patienten unter Antikoagulation sind in ◘ Tab. 20.4 und ◘ Tab. 20.5 dargestellt.

Stehen Patienten vor neurochirurgischen Elektiveingriffen unter oraler AK, sollten Cumarine früh genug, mindestens 5 Tage präoperativ, gestoppt werden. Bei einem INR <2,0 sollte mit UFH in therapeutischer Dosierung begonnen werden. Die Heparinisierung sollte 4–6 h vor dem Eingriff gestoppt werden. Bei Patienten mit hohem Einblutungsrisiko und stattgehabter TBVT oder LE innerhalb der letzten 3 Monate sollte die Anlage eines V.-cava-Filters erwogen werden.

Postoperativ sollte vor dem erneuten Einsatz von UFH eine CT-Kontrolle erfolgen. Thromboembolie- und Einblutungsrisiko müssen zusammen mit dem Operateur individuell abgewogen werden.

> **Praxistipp**
>
> Nach unserer Erfahrung empfiehlt sich bei strenger Indikation zur Antikoagulation die Heparinisierung innerhalb der ersten 24 h (z. B. am Morgen des 1. postoperativen Tages) in halber Dosierung ohne Bolusgabe.

Bei fehlenden Blutungskomplikationen kann das Heparin am 2. Tag postoperativ auf eine therapeutische Dosierung gesteigert werden.

> **Wichtig**
>
> Bei Notfall-Patienten mit SAB, chronischem oder subakutem Subduralhämatom, ICB, malignem Mediainfarkt und SHT soll entsprechend dem hohem Nachblutungsrisiko der Quick-Wert möglichst innerhalb von wenigen Stunden >60% angehoben werden. Ist die Verabreichung von FFP ungenügend (insbesondere bei möglichst schnell zu erfolgender Notfallkraniotomie) oder durch Volumenüberlastung limitiert, sollte Prothrombin-Komplex-Konzentrat (PPSP) verabreicht werden.

Prothrombin-Komplex-Konzentrat wird aus gepooltem humanem Plasma gewonnen und enthält alle Vitamin-K-abhängigen Gerinnungsfaktoren, Protein C und S sowie zur Minimierung der prothrombotischen Potenz minimal Heparin und Antithrombin.

> **Wichtig**
>
> Als Richtlinie zur initialen Dosisberechnung gilt:
> PPSP-Dosis (IE) =
> kgKG × gewünschter Quick-Wert-Anstieg (%) × 1,2.

Eine rasche präoperative Quickanhebung (>50%) kann meist durch eine Einzeldosis von PPSP 30 IE/kgKG langsam i.v. (1 ml/min) erreicht werden.

Nebenwirkungen
Blutungen
Heparin in niedriger Dosierung

In der Studie bei 307 neurochirurgischen Patienten traten in der Placebo-, als auch in der Heparingruppe (Enoxaparin 1×40 mg s.c., Therapiebeginn früher als 24 h postoperativ) gleich häufig, in je 4 Fällen, intrazerebrale Blutungen auf (Enoxaparin 2,6%, Kontrolle 1,9% [1]). Bei einer retrospektiven Analyse an 872 neurochirurgische Patienten, die täglich mit 2×5.000 IE UFH s.c. behandelt wurden, fanden sich bei 4 Patienten relevante Nachblutungen [25]. In einer retrospektiven Fallserie von 1.564 Patienten (Heparin 3×5.000 IE s.c., Therapiebeginn früher als 24 h postoperativ) fanden sich bei 31 Patienten (2,0%) klinisch manifeste intrakranielle Hämatome [21]. In einer Serie von Tumorpatienten wurde gezeigt, dass 40 mg Enoxaparin s.c., verabreicht unmittelbar vor Anästhesieinduktion, die Inzidenz postoperativer Nachblutungen signifikant auf 11% erhöht [6], so dass auf eine medikamentöse Prophylaxe unmittelbar präoperativ verzichtet werden sollte.

Wir empfehlen, nach sorgfältiger individueller Risikoabwägung, bei Patienten mit mittlerem und hohem Risiko 12–24 h postoperativ, nach Besprechung einer ersten postoperativen CT-Untersuchung mit dem Operateur, die Heparinprophylaxe zu beginnen.

20.1 Risikoadaptierte Thromboseprophylaxe

Tab. 20.4. Thromboembolieprophylaxe bei Neurointensivpatienten unter Antikoagulation mit geringem Blutungsrisiko

Kriterien	Medikamentöse Prophylaxe ohne Operation	Medikamentöse Prophylaxe präoperativ	Medikamentöse Prophylaxe 12–24 h postoperativ	Medikamentöse Prophylaxe 24–72h postoperativ	Medikamentöse Prophylaxe >72 h postoperativ
– Mechanische Herzklappe – Chronisches Vorhofflimmern – Akute Koronarischämie – Sinusvenenthrombosen – Armvenenthrombosen	Weiterführung der Cumarintherapie oder UFH: 80 IE/kgKG als Bolus i.v., gefolgt von 18 IE/kgKG/h kontinuierlich i.v. (aPTT-Ziel: 1,5- bis 2,5-mal verlängert)	Cumarintherapie 5 Tage präoperativ stoppen. Bei INR <2,0 UFH 80 IE/kgKG als Bolus i.v., gefolgt von 18 IE/kgKG/h kontinuierlich i.v. bis 6 h präoperativ (aPTT-Ziel: 1,5- bis 2,5-mal verlängert)	12 h postoperativ (nach Kontroll-CT) Beginn mit **UFH** 9 IE/kgKG/h kontinuierlich i.v. (aPTT-Ziel: obere Norm)	**UFH** 18 IE/kgKG/h kontinuierlich i.v. (aPTT-Ziel: 1,5- bis 2,5-mal verlängert)	Cumarintherapie beginnen UFH-Gabe stoppen wenn INR>2,0
Durchgemachte TBVT/LE in letzten 3 Monaten	Weiterführung der Cumarintherapie oder Cumarintherapie stoppen bei INR <2,0 **UFH** 80 IE/kgKG als Bolus i.v., gefolgt von 18 IE/kgKG/h kontuierlich i.v. (aPTT-Ziel 1,5- bis 2,5-mal verlängert)	Cumarintherapie 5 Tage präoperativ stoppen. Bei INR <2,0 UFH 80 IE/kgKG als Bolus i.v., gefolgt von 18 IE/kgKG/h kontinuierlich i.v. bis 6 h präoperativ (aPTT-Ziel: 1,5- bis 2,5-mal verlängert)	12 h postoperativ (nach Kontroll-CT) Beginn mit **UFH** 9 IE/kgKG/h kontinuierlich i.v. (aPTT-Ziel: obere Norm)	**UFH** 18 IE/kgKG/h kontinuierlich i.v. (aPTT-Ziel 1,5- bis 2,5-mal verlängert)	Cumarintherapie beginnen UFH-Gabe stoppen wenn INR >2,0

[a]Keine Heparinprophylaxe bei aneurysmatischer SAB oder AVM mit unversorgter Blutungsquelle; bei nicht aneurysmatischer SAB und bei Patienten mit ICB bei Amyloidangiopathie keine Heparinprophylaxe zumindest in ersten Tagen

SAB Subarachnoidalblutung; *ICB* Intrazerebrale Blutung; *AVM* Arteriovenöse Missbildung; *UFH* unfraktioniertes Heparin; *aPTT* aktivierte partielle Thromboplastinzeit
Eine **mechanische Prophylaxe** mit Kompressionsstrümpfen und einer konsequenten Frühmobilisation (sofern möglich) ist zwingend erforderlich.

Tab. 20.5. Thromboembolieprophylaxe bei Neurointensivpatienten unter oraler Antikoagulation mit hohem Blutungsrisiko (z. B. SAB, ICB, Hemisphäreninfarkt, SHT)

Kriterien	Medikamentöse Prophylaxe ohne Operation	Medikamentöse Prophylaxe präoperativ	Medikamentöse Prophylaxe 12–24 h postoperativ	Medikamentöse Prophylaxe 24–72 h postoperativ	Medikamentöse Prophylaxe >72 h postoperativ
– Mechanische Herzklappe – Chronisches Vorhofflimmern – Akute Koronarischämie – Sinusvenenthrombosen – Armvenenthrombosen	Cumarintherapie stoppen FFP und Vitamin K bis INR<2,0	Cumarintherapie stoppen FFP und Vitamin K, evtl. Prothrombin-Komplex-Konzentrat (PPSP) bis INR<2,0	Engmaschige INR-Kontrolle keine medikamentöse Prophylaxe	Engmaschige INR-Kontrolle Einsatz von **UFH**: 9 IE/kgKG/h kontinuierlich i.v. (nach Kontroll-CT; PTT-Ziel: obere Norm; individuell abwägen	Engmaschige INR-Kontrolle Einsatz von **UFH**: 9 IE/kgKG/h kontinuierlich i.v. (nach Kontroll-CT; PTT-Ziel: obere Norm; individuell abwägen
Durchgemachte TBVT/LE in letzten 2 Wochen	V.-cava-Filter	V.-cava-Filter	V.-cava-Filter	V.-cava-Filter	V.-cava-Filter

[a]Keine Heparinprophylaxe bei aneurysmatischer SAB oder AVM mit unversorgter Blutungsquelle; bei nicht aneurysmatischer SAB und bei Patienten mit ICB bei Amyloidangiopathie keine Heparinprophylaxe zumindest in ersten Tagen

SAB Subarachnoidalblutung; *ICB* Intrazerebrale Blutung; *AVM* Arteriovenöse Missbildung; *UFH* unfraktioniertes Heparin; *aPTT* aktivierte partielle Thromboplastinzeit; *FFP* Fresh Frozen Plasma
Eine **mechanische Prophylaxe** mit Kompressionsstrümpfen und einer konsequenten Frühmobilisation (sofern möglich) ist zwingend erforderlich.

> **Praxistipp**
>
> Wird früh innerhalb der ersten 24 h mit der medikamentösen Prophylaxe begonnen, bevorzugen wir UFH 10.000 IE/24 h kontinuierlich i.v. (Antagonisierbarkeit). Bis 24 h präoperativ und >24 h postoperativ wird LMWH, z. B. 5.000–7.500 IE Dalteparin s.c. verabreicht.

Heparin in therapeutischer Dosierung

Bei einer Literaturübersicht, bei der das Einblutungsrisiko neurochirurgischer Patienten mit Indikation zur vollen Antikoagulation untersucht wurde, wurde gezeigt, dass Heparin erst am 3. postoperativen Tag oder später in therapeutischer Dosierung eingesetzt mit einem deutlich geringeren Einblutungsrisiko einhergeht [15].

Als mögliche Erklärung der erhöhten Blutungsgefahr unmittelbar postoperativ wird die Wundheilung nach Hirnoperation angeführt: Die inflammatorische Phase (Tag 0–2) sei wesentlich abhängig von der Thrombusbildung, während die anschließende fibroblastische Wundheilung (Tag 2–4), unabhängig von der Gerinnung abläuft [15].

> **Praxistipp**
>
> Bei strenger Indikation zur AK empfehlen wir innerhalb der ersten 24 h postoperativ in halber therapeutischer Dosierung mit UFH 9 IE/kgKG/h kontinuierlich i.v. zu beginnen und am 3. Tag postoperativ das Heparin auf eine therapeutische Dosis zu erhöhen.

Heparinneutralisierung

Bei Blutungskomplikationen kann zur Terminierung der antikoagulatorischen Wirkung von UFH als Antidot **Protamin** (Protaminsulfat oder Protaminhydrochlorid) langsam über 5 min. i.v. verabreicht werden.

Protamin bildet mit Heparin einen Komplex, wodurch die gerinnungshemmende Wirkung von Heparin blockiert wird. Als Regel gilt, dass 1 ml Protamin die Wirkung von ca. 1.000 IE Standardheparin neutralisiert. Für die richtige Protamindosis muss die Halbwertszeit des Heparins und die Applikationsart berücksichtigt werden; d. h. es muss abgeschätzt werden, wie groß die noch zirkulierende UFH-Menge ist. Nach Verabreichung von Protamin soll weiter nach den aPTT-Werten verfahren werden.

> **Wichtig**
>
> Bei Übertitrierung kann Protamin die Thrombozytenfunktion hemmen und dann selbst eine verstärkte Blutungsbereitschaft verursachen.

LMWH lässt sich mit Protamin nur ungenügend oder gar nicht antagonisieren, da bei LMWH nur die Anti-IIa-Aktivität, nicht aber die Anti-Xa-Aktivität aufgehoben wird. Hier scheint die Gabe von rekombinantem Faktor VIIa i.v. viel versprechend zu sein. Zurzeit existieren hierzu aber leider nur Fallserien [16]. Auch die Wirkung des seit kurzem verfügbaren Fondaparinux (Arixtra), einem selektiven Faktor-Xa-Inhibitor, eingesetzt v. a. zur Thromboseprophylaxe bei heparininduzierter Thrombozytopenie, scheint durch die Gabe von rekombinantem Faktor VIIa aufzuheben zu sein [2]. Rekombinanter Faktor VIIa wirkt über direkte Bindung an die Oberfläche von aktivierten Thrombozyten und führt zur Bildung einer stabilen, lokalen Gerinnsels. Ursprünglich war Faktor VIIa zur Therapie von Blutungen bei angeborener Hämophilie entwickelt worden [9)].

Heparininduzierte Thrombozytopenie

Die Heparin-induzierte Thrombozytopenie (HIT) tritt in 2 Formen auf.

HIT I ist die nichtimmunologische Form, beginnt meist innerhalb der ersten 2 Tage nach Heparintherapiebeginn, ist in der Regel asymptomatisch und führt zu einer milden Thrombozytopenie (100.000–150.000/ul).

HIT II ist die immunologische Form und ist charakterisiert durch einen Thrombozytenabfall <100.000/ul oder um >50% innerhalb 5–10 Tagen nach Start der Heparintherapie und den Nachweis von heparinabhängigen, thrombozytenaktivierenden Antikörpern und/oder Anti-Plättchenfaktor-4 (PF4)-Antikörpern [3].

Die HIT I ist klinisch nicht relevant und bedarf keiner Maßnahmen.

Venöse Thrombosen und primäre LE sind die häufigsten Komplikationen einer HIT II. Ohne Therapie liegt die Mortalität bei 20–30%, während sie mit Alternativantikoagulantien immer noch bei 6–12% liegt.

Labortests, die eine HIT definitiv beweisen oder ausschließen sind nicht verfügbar. Sowohl funktionelle Methoden wie der Plättchenaggregationstest (PAT), als auch immunologische Methoden (Nachweis von Anti-PF4/Heparin-Antikörper mittels ELISA) sind bezüglich der Sensitivität und Spezifität limitiert, so dass auch wegen der zeitlichen Verzögerung der Laboruntersuchungen die Diagnose klinisch gestellt werden muss.

Zu den diagnostischen Kriterien gehören:
1. Thrombozytenabfall unter Heparin in Abwesenheit anderer Thrombozytopenieursachen,
2. Thromboseausdehnung oder Neuauftreten von Thrombosen unter Heparin und
3. die Erholung der Thrombozytopenie nach Absetzen des Heparins.

> **Wichtig**
>
> Die Therapie der HIT II besteht im Absetzen des Heparins und Wechsel auf Danaparoid (Orgaran), rekombinantes Hirudin (Lepuridin: Refludan) oder neuerdings Fondaparinux (Arixtra).

Fazit

Einerseits ist die Notwendigkeit einer mechanischen und medikamentösen Thromboembolieprophylaxe bei Neurointensivpatienten unbestritten, andererseits können Blutungskomplikationen, wie sie für konventionelles Heparin dosisabhängig beschrieben sind, zu fatalen Ausfällen führen. Bei allen Patienten steht die individuelle Risikoabwägung im Vordergrund: Das Einblutungssrisiko wird gegenüber dem Thromboembolierisiko abgewogen. Bei Hochrisikopatienten und absoluten Kontraindikationen zur Antikoagulation soll die Einlage eines Cava-Schirms diskutiert werden.

Literatur

1. Agnelli G, Piovella F, Buoncristiani P et al. (1998) Enoxaparin plus compression stockings compared with compression stockings alone in the prevention of venous thromboembolism after elective neurosurgery. N Engl J Med 339:80-85
2. Bijsterveld NR, Moons AH, Boekholdt SM (2002) Ability of recombinant factor VIIa to reverse the anticoagulant effect of the pentasaccharide fondaparinux in healthy volunteers. Circulation 106:2550-2554
3. Bombeli T (2002) Management von Thrombosen und Blutungen. Ein klinisches Vademecum. Bern, Göttingen, Toronto, Seattle, Verlag Hans Huber.
4. Brisman R, Mendell J (1973) Thromboembolism and brain tumors. J Neurosurg 38:337-338
5. Decousus H, Leizorovicz A, Parent F et al. (1998) A clinical trial of vena caval filters in the prevention of pulmonary embolism in patients with proximal deep-vein thrombosis. Prevention du risque d'embolie pulmonaire par interruption cave study group. N Engl J Med 338:409-415
6. Dickinson LD, Miller LD, Patel CP et al. (1998) Enoxaparin increases the incidence of postoperative intracranial hemorrhage when initiated preoperatively for deep venous thrombosis prophylaxis in patients with brain tumors. Neurosurgery 43:1074-1081
7. Gnanalingham KK, Holland JP (2003) Attitudes to the use of prophylaxis for thrombo-embolism in neurosurgical patients. J Clin Neurosci 10(4):467-9
8. Hamilton MG, Hull RD, Pineo GF (1994) Venous thromboembolism in neurosurgery and neurology patients. Review. Neurosurgery 34:280-295
9. Ingerslev J, Vanek T, Culic S (2007) Use of recombinant factor VIIa for emergency reversal of anticoagulation. J Postgrad Med 53(1):17-22
10. Iorio A, Agnelli G (2000) Low-molecular-weight and unfractionated heparin for prevention of venous thromboembolism in neurosurgery. A meta-analysis. Arch Intern Med 160:2327-2332
11. Keller IS, Meier C, Pfiffner R et al. (2007) Clinical Comparison of Two Optional Vena Cava Filters J Vasc Interv Radiol 18:505–511
12. Kelly J, Rudd A, Lewis R, Hunt BJ (2001) Venous thromboembolism after acute stroke. Stroke 32(1):262-7
13. Kujath P (2001) Perioperative Thromboseprophylaxe. Bremen, London, Boston, UNI-MED
14. Lacut K, Bressollette L, Le Gal G (2005) Prevention of venous thrombosis in patients with acute intracerebral hemorrhage. Neurology 65:865-869
15. Lazio BE, Simard JM (1999) Anticoagulation in neurosurgical patients. Review. Neurosurgery 45:838-848
16. Ng HJ, Koh LP (2003) Successful control of postsurgical bleeding by recombinant factor VIIa in a renal failure patient given low molecular weight heparin and aspirin. Ann Hematol 82: 257-8
17. Norwood SH, McAuley CE, Berne JD et al. (2002) Prospective evaluation of the safety of Enoxaparin prophylaxis for venous thromboembolism in patients with intracranial hemorrhagic injuries. Arch Surg 137:696-701
18. Platz A, Ertel W, Helmy N et al. (2001) Erfahrungen mit dem Einsatz eines potentiell temporären Vena cava-Filters bei mehrfachverletzten Patienten. Chirurg 72:717-722
19. Palmer AJ, Schramm W, Kirchhof B, et al. (1997) Low molecular weight heparin and unfractionated heparin for prevention of thromboembolism in general surgery: a meta-analysis of randomised clinical trials. Haemostasis 27:65-74
20. Powers SK, Edwards MS (1985) Prevention and treatment of thrmoboembolic complications in a neurosurgical patient. In: Wilkins RH, Rengachary SS (Hrsg) Neurosurgery. New York, McGraw-Hill, S 406-410
21. Raabe A, Gerlach R, Zimmermann M et al. (2001) The risk of haemorrhage associated with early postoperative heparin administration after intracranial surgery. Acta Neurochir (Wien) 143:1-7
22. Semrad TJ, O'Donnell R, Wun T et al. (2007) Epidemiology of venous thromboembolism in 9489 patients with malignant glioma. J Neurosurg 106(4):601-8
23. Streiff MB (2000) Venal caval filters: A comprehensive review. Blood 15:3669-3677
24. Van Gijn J, Rinkel GJ (2001) Subarachnoid haemorrhage: diagnosis, causes and management. Brain 124(2):249-78
25. Wen DY, Hall WA (1998) Complications of subcutaneous low-dose heparin therapy in neurosurgical patients. Surg Neurol 50:521-525

Immunmodulatorische Therapie und Plasmaaustausch

P. Flachenecker, E. Klinker, R. Gold

21.1 Glukokortikosteroide – 266

21.2 Intravenöse Immunglobuline – 267

21.3 Plasmaaustauschbehandlung – 268

Literatur – 272

Chronisch-neuroimmunologische Erkrankungen wie die Myasthenia gravis oder das akute Guillain-Barré-Syndrom können sich rasch verschlechtern und damit die Behandlung auf der Intensivstation erforderlich machen. Neben symptomatischen Maßnahmen, wie der Überwachung der Atemfunktion und ggf. Einleitung und Durchführung der mechanischen Beatmung, kommt einer am Schweregrad der Erkrankung orientierten adäquaten Immuntherapie eine entscheidende Rolle zu, da sie den Krankheitsverlauf und damit die Notwendigkeit der Intensivbehandlung günstig beeinflussen und abkürzen kann. Für die Belange der Intensivmedizin kommen Glukokortikosteroide (GS), üblicherweise hoch dosiert und intravenös gegeben, intravenöse Immunglobuline (IVIg) und die Plasmaaustauschbehandlung zum Einsatz. Im Folgenden werden die Prinzipien dieser Therapien besprochen.

21.1 Glukokortikosteroide

▪▪▪ Wirkmechanismen

Glukokortikosteroide (GS) wirken sowohl auf genomischer als auch auf nicht-genomischer Ebene [16]. Die genomischen Effekt werden bereits bei relativ niedriger Dosis beobachtet: die lipophilen GS diffundieren durch die Zellmembran, binden an den ubiquitär vorhandenen zytosolischen Glukokortikoidrezeptor, der eng mit dem Hitzeschock-Protein HSP 90 assoziiert ist, und gelangen dann mit Hilfe spezifischer Transporterproteine in den Zellkern. Hier binden sie an definierte Strukturen der DNA und initiieren bzw. hemmen die Transkription verschiedener Gene und somit die Synthese von Zytokinen, Rezeptoren und insbesondere Lipocortin-1, dem als Inhibitor der Phospholipase A_2 große Bedeutung in der Hemmung von Entzündungsmediatoren zukommt [15]. Durch diesen schrittweisen Prozess ist es verständlich, dass die genomisch vermittelten Effekte zeitlich verzögert einsetzen und mindestens 30 Minuten, oft sogar Stunden brauchen, um die volle Wirkung zu entfalten. Bei steigender Dosis (bis 50 mg Methylprednisolon bzw. 75 mg Prednisolon) kommt es zunächst zu einer Zunahme der genomischen Effekte durch die zunehmende Rezeptorbindung. Höhere Dosierungen zwischen 10^{-6} und 10^{-9} mol/l entfalten zusätzliche, nicht-genomische Effekte, die rasch auftreten und sowohl rezeptorvermittelte Mechanismen als auch unspezifische Änderungen der physikalisch-chemischen Eigenschaften der Zellmembran und der Aktivität membranassoziierter Proteine umfassen [6].

Tierexperimentell konnte durch die Kortisonpulstherapie der programmierte Zelltod, die Apoptose, die zu einer schonenden Abräumreaktion der Entzündungszellen führt, sowohl im entzündeten Nervensystem *in situ* als auch im Muskel induziert werden [34, 35]. Damit lässt sich möglicherweise die bessere Wirksamkeit der hoch dosierten GS-Pulstherapie gegenüber der niedrig dosierten, oralen Therapie erklären [6]; zudem ist diese Art der Behandlung besser verträglich [12].

▪▪▪ Pharmakokinetik

Zur Beurteilung von Wirkstärke und Wirkungsdauer eines Kortikoids wird oft die sog. Glukokortikosteroiddosisäquivalenz herangezogen, wobei die bisherigen Standardpräparate vorwiegend bezüglich ihrer *in vitro* gemessenen Entzündungshemmung verglichen wurden. Definitionsgemäß wird für Cortisol die relative glukokortikoide und mineralokortikoide Potenz mit 1 angesetzt. Bei Methylprednisolon beträgt die relative glukokortikoide Potenz 5, die mineralokortikoide Potenz aber 0. Demgegenüber steht das Prednisolon mit einer glukokortikoiden Potenz von 4 und einer mineralokortikoiden Potenz von 0,6 (Übersicht bei [16]). Die Plasmahalbwertszeit dieser Substanzen liegt zwischen 1 und 2 Stunden. Durch Fluorierung verlängert sich die Halbwertszeit auf bis zu 7 Stunden, und auch die relative glukokortikoide Potenz steigt wie beim Dexamethason auf 25 an.

> **Praxistipp**
>
> Bei der Auswahl des therapeutisch geeigneten GS empfiehlt es sich, v. a. im Bereich der Langzeitanwendung, Substanzen mit möglichst geringer mineralokortikoider Nebenwirkung wie z. B. Methylprednisolon zu wählen.

Darüber hinaus ist Methylprednisolon dem Prednisolon und Prednison auch unter pharmakokinetischen Gesichtspunkten überlegen, da es nur an Albumin bindet und kein nichtlineares Bindungsverhalten aufweist [1]. Diese Faktoren dürften jedoch bei der hoch dosierten Pulstherapie eher eine untergeordnete Rolle spielen, wobei noch nicht geklärt ist, ob für die nicht-genomischen Steroidwirkungen die Äquivalenzstärken nicht neu definiert werden müssen [6].

▪▪▪ Nebenwirkungen

Wir unterscheiden **reversible Nebenwirkungen** wie Gewichtszunahme mit cushingoidem Aussehen, Dyspepsie, vermehrte Reizbarkeit, Hypokaliämie, arterielle Hypertonie, metabolische Entgleisung mit Diabetes mellitus bis hin zu Steroidmyopathie, Magenulzera und Psychosen von irreversiblen Nebenwirkungen [19].

Zu den praktisch **irreversiblen Symptomen** zählen die Hautatrophie, Osteoporose, Katarakt, Glaukom und die sehr seltenen aseptischen Osteonekrosen wie z. B. die Hüftkopfnekrose. Für die Nebenwirkungen prädisponieren zum Teil biologische Faktoren. So ist Alter ein Risikofaktor für Katarakt und Osteoporose, weibliches Geschlecht für Osteoporose. Die klassischen, in der Regel Langzeitnebenwirkungen sollen durch alternierende Gaben kurz- bis mittellang wirkender Kortikoide, angepasst an den zirkadianen Rhythmus, verringert werden, obwohl dies wissenschaftlich umstritten bleibt. Die Einführung der hoch dosierten Kortisonpulstherapie in der Neurologie stellt einen weiteren entscheidenden Schritt zur besseren Verträglichkeit der Behandlung dar, weil Langzeitnebenwirkungen entfallen [36].

▪▪▪ Praktische Durchführung

Erstmals wurde die intravenöse Pulstherapie 1985 für die **Multiple Sklerose** (MS) beschrieben und kann als etabliertes Verfahren bei MS-Schüben und Optikusneuritis gelten. Es hat sich bewährt, initial 500–1000 mg Methylprednisolon über 3–5 Tage intravenös als Kurzinfusion zu geben, und danach die Dosis auf 1 mg/kgKG zu reduzieren, um über die genomischen Wirkmechanismen die Entzündungsreaktion weiter zu unterdrücken. Bei persistierenden, funktionell starken Beeinträchtigungen kann die intravenöse Behandlungsdauer auf 5 Tage ausgedehnt werden, anschließend kann eine nochmalige Pulstherapie mit 5×2 g zusätzlich wirksam sein [25].

Ein ähnliches Vorgehen empfiehlt sich bei perakuten Verlaufsformen von **chronischen Neuritiden** (CIDP), **Myositiden** und gelegentlich auch **Myasthenien**: initial werden hier 250–500 mg über 3–5 Tage intravenös verabreicht. Die Fortführung der oralen Therapie ist bei diesen Erkrankungen dann obligat, wobei in der Regel frühzeitig eine Langzeitimmunsuppression mit Azathioprin oder anderen Substanzen eingeleitet wird, um so GS einzusparen und die Nebenwirkungen der Steroide möglichst gering zu halten.

> **Wichtig**
>
> Als Besonderheit ist die initiale Verschlechterung von Myastheniepatienten nach Steroidgabe zu berücksichtigen, die wahrscheinlich auf einer Störung der neuromuskulären Erregungsübertragung beruht.

Deshalb sollten Patienten mit myasthener Krise unter Steroidtherapie sorgfältig überwacht und gegebenenfalls zuvor durch Maßnahmen wie Plasmaaustausch (▶ Kap. 21.3) stabilisiert werden. Bei sorgfältiger Prüfung der Indikation, rascher Dosissenkung und entsprechendem Therapiemonitoring sind die Nebenwirkungen gering und meist gut beherrschbar.

> **Wichtig**
>
> Eine GS-Dauertherapie ist heute bei neurologischen Autoimmunerkrankungen nur selten nötig und sinnvoll.

Zur Vermeidung bzw. Minimierung von unerwünschten Wirkungen muss bei Patienten mit Neigung zur Gastritis oder gar einer Ulkusanamnese die Indikation streng gestellt und die prophylaktische Verordnung gastroprotektiver Substanzen wie Antazida, die mit der Steroidgabe und Resorption nicht interferieren (z. B. Maaloxan oder Ulcogant), H_2-Blockern (z. B. Zantic) oder Protonenpumpenblockern (Antra) überlegt werden. Ansonsten reichen oft Zwischenmahlzeiten mit Milchprodukten aus, um Hyperazidität und »gastritische Symptome« zu vermeiden. Vor Einleitung einer Steroidtherapie sollte man durch Blutbild, Urinstatus und evtl. Röntgenthorax das Vorliegen einer Infektion oder einer klinisch inapparenten Lungentuberkulose ausschließen.

21.2 Intravenöse Immunglobuline

Intravenöse Immunglobuline (IVIg) werden aus gepoolten Seren von 5.000–60.000 Spendern hergestellt, gefolgt von weiteren, herstellerspezifischen Reinigungsschritten und speziellen nachgeschalteten Methoden [26]. Spenderselektion und Einzelspendertestung sowie komplizierte Herstellungs- und Inaktivierungsprozesse gewährleisten, dass das Risiko der Übertragung einer Infektion durch die heute verfügbaren Präparate äußerst klein ist: so beträgt beispielsweise die Abreicherung durch Inaktivierungsprozesse für HIV mindestens 10^{20}, für Prionen 10^{10} infektiöse Einheiten. Eine Bedeutung bei neurologischen Autoimmunerkrankungen haben nur IgG-Präparate erlangen können.

▪▪▪ Wirkmechanismen

Eine Reihe von In-vitro- als auch In-vivo-Studien haben multiple Wirkmechanismen der IVIg auf das Immunsystem nachweisen können. Dazu gehören die Neutralisation von komplementvermittelten Effekten und Hemmung der überschießenden Komplementaktivierung, die Hemmung der pathogenen Antikörperproduktion von B-Zellen sowie die erhöhte Katabolie von pathogenem IgG über protektive Fc-Rezeptoren, die Internalisation von Fc-Rezeptoren, die Inhibition von $CD5^+$-B-Zellen durch anti-CD5-Antikörper, lösliche HLA-Klasse-II-, CD4-Moleküle und Zytokine, die Neutralisation von Superantigenen und infektiösen Erregern sowie antiidiotypische Effekte auf T-Zellen und die Verminderung der Produktion proinflammatorischer Zytokine wie IL-1, IL-6 oder IFN-γ [13]. Von besonderer Bedeutung für neuroimmunologische Erkrankungen dürften Mechanismen der Modulation der Komplementinaktivierung und der Makrophagenaktivität zählen; letzteres wird durch Internalisation von Fc-Rezeptoren sowie Neutralisierung von proinflammatorischen Zytokinen erreicht. Allerdings ist zu bedenken, dass mit der IVIg-Gabe mehrere der erwähnten Mechanismen zum Zuge kommen können und erst im Zusammenspiel die klinische Wirkung entfalten können, auch wenn sie als Einzelwirkung nur eine untergeordnete Rolle spielen mögen und die relative Bedeutung je nach Erkrankung variiert. Beim Guillain-Barré-Syndrom wurde erstmals ein spezifischer Effekt von IVIg über die vermutlich direkte antiidiotypische Neutralisation pathogener Antikörper bioelektrisch beschrieben [5, 18].

Pharmakokinetik

Ein 70 kg schwerer Patient erhält bei einem Therapiezyklus üblicherweise innerhalb von 3–5 Tagen insgesamt bis zu 140 g an IVIg. Dies stellt etwa die 3fache Menge des im Plasma vorhandenen körpereigenen IgG (ca. 40 g) dar und entspricht etwas mehr als 65% des Gesamtgehalts an IgG im Extrazellulärraum (170 g). Bis zur Umverteilung durch Diffusion ins Interstitium wird kurzzeitig der IgG-Gehalt im Plasma etwa verdoppelt [10]. Entsprechend der Pharmakokinetik von IgG fallen diese erhöhten Konzentrationen exponenziell ab, und die IgG-Spiegel normalisieren sich theoretisch innerhalb von 3–6 Wochen [10]. Wahrscheinlich führt die Hypergammaglobulinämie jedoch zu einem beschleunigten Abbau von IgG, darunter auch pathologischer Autoantikörper [43]. Die relativ lange Halbwertszeit des IgG von 7–20 Tagen ermöglicht es, mit derart hohen Dosen unter klinisch annehmbaren Bedingungen zu arbeiten.

Nebenwirkungen

Typische Nebenwirkungen der IVIg-Therapie sind kardiovaskuläre Komplikationen und Thrombembolien, renale Komplikationen, Leberfunktionsstörungen, aseptische Meningitiden und Kopfschmerzen, unspezifische Allgemeinreaktionen und sehr seltene Virusinfektionen wie die Hepatitis C, die nur mit einem Präparat auftrat und seither nie mehr beschrieben wurde.

Die häufig vorkommenden Probleme nach Gabe von IVIg sind in den meisten Fällen leichter Natur, schwere Zwischenfälle treten selten oder nur bei Nichtbeachtung entsprechender Sicherheitsbestimmungen und Kontraindikationen wie z. B. IgA-Mangel auf. Dabei sind meist solche Patienten gefährdet, die älter sind und schwere kardiovaskuläre Vorerkrankungen haben. Bei diesen Patienten kann durch die Vergrößerung des Plasmavolumens eine vorbestehende Herzinsuffizienz dekompensieren, was im Zusammenhang mit der erhöhten Plasmaviskosität ein akutes Nierenversagen begünstigen kann [29].

Die häufigste, aber sicherlich nur leichte Nebenwirkung stellt der Kopfschmerz dar, der bei bis zu 48% der Patienten auftreten kann [8]. Meist können die Symptome durch eine Verlangsamung der Infusionsgeschwindigkeit oder durch Einsatz nicht-opioidhaltiger Analgetika bewältigt werden. Selbst bei schweren Formen trat rasche Erholung der Patienten ein.

Fazit

> Insgesamt stellt die Therapie mit IVIg bei Berücksichtigung der Risikofaktoren eine wirksame und gut verträgliche Therapieform dar.

Praktische Durchführung

IVIg sind Mittel der Wahl beim Guillain-Barré-Syndrom, der chronischen Polyneuritis (CIDP) und der multifokalen motorischen Neuropathie; bei der Myasthenia gravis, der Dermatomyositis und dem Stiff-person-Syndrom können sie als Reservemedikament eingesetzt werden [37]. Die bei diesen Indikationen gebräuchlichste Dosierung, nämlich 0,4 g/kgKG über 3–5 Tage, folgt jener für die idiopathische (immun) thrombozytopenische Purpura (ITP). Diese Dosis wurde empirisch festgelegt und später durch die Erfahrungen großer kontrollierter Therapiestudien vorerst als sinnvoll bestätigt [29]. Es muss sich aber in Dosisfindungsstudien noch zeigen, ob die Therapie mit 0,4 g/kgKG über 3–5 Tage wirklich optimal ist. So gibt es Hinweise darauf, dass eine immunmodulatorische Wirkung mit seltenen Gaben, aber hohen Dosen besser erzielbar ist als die gleiche oder höhere Dosis, verteilt auf mehrere Gaben. So werden heute 1 g/kgKG über 2 Tage oder sogar die gesamte Dosis von 2 g/kgKG an einem Tag gegeben, was eine Individualisierung der IVIg-Therapie erlaubt. In Einzelfällen können IVIg mit anderen Immuntherapeutika kombiniert werden. So legen die Ergebnisse einer holländischen Studie nahe, bei älteren Patienten mit rasch progredientem GBS IVIg mit einer hochdosierten Kortikosteroidtherapie zu kombinieren [41].

21.3 Plasmaaustauschbehandlung

Die Plasmaaustauschbehandlung (therapeutischer Plasmaaustausch TPA, Plasmaaustausch PA, »plasma exchange« PE) ist eine Form der therapeutisch angewandten Hämapherese, deren Ziel es ist, krankheitsvermittelnde, im Plasma gelöste großmolekulare Substanzen (z. B. Antikörper, Immunkomplexe, Kryoglobuline, Lipoproteine u. a.) effektiv zu entfernen.

Beim Plasmaaustausch wird der durch ein Apheresverfahren separierte Plasmaanteil des Blutes in toto verworfen und durch eine geeignete Lösung substituiert. Zu berücksichtigen ist hierbei, dass durch die unselektive Elimination der gesamten Plasmafraktion neben der erwünschten Depletion der pathogen wirksamen Faktoren auch die physiologischen Plasmaproteine, wie z. B. Gerinnungsfaktoren, in entsprechendem Ausmaß verloren gehen [3].

In den vergangenen Jahrzehnten wurden zunehmend Verfahren zur Plasmadifferenzialtrennung (z. B. Präzipitationsbehandlungen, Sekundärfiltration, Adsorptionsverfahren) entwickelt, die je nach Krankheitsentität und Art des Pathogens eine elektivere Elimination erlauben. Dennoch ist bislang der Plasmaaustausch mit ca. 70% der angewandten therapeutischen Hämapheresen die häufigste Behandlungsmethode geblieben [3].

Die Indikation zum TPA ergibt sich als Akutintervention im Bereich der Neurologie v. a. bei Krankheiten, die autoantikörpervermittelt auftreten und bei denen als Folge eines rasch progredienten Verlaufs eine beatmungspflichtige respiratorische Insuffizienz droht oder bereits eingetreten ist. Weitaus seltener stellt sich die Indikation z. B. bei der thrombotisch-thrombozytopenischen Purpura (TTP), die jedoch von dem frühzeitigen Beginn einer Plasmaaustauschtherapie profitiert.

Seit Mitte der 1980er Jahre wurden verschiedene Indikationskataloge entwickelt, die in verschiedenen Übersichten (u. a. [24, 40]) veröffentlicht wurden. Hier wie auch in Empfehlungen für die therapeutische Hämapherese der Fachgesellschaft der Transfusionsmediziner (DGTI) und 2003 als Apheresestandard der Deutschen Arbeitsgemeinschaft für Klinische Nephrologie e.V. veröffentlicht, werden u. a. die myasthene Krise, das akute Guillain-Barré-Syndrom (GBS) sowie die TTP als gesicherte Indikationen für den Plasmaaustausch aufgeführt. Mittlerweile gibt es auch Hinweise darauf, dass der schwere MS-Schub bei Versagen der Glukokortikosteroidtherapie wirkungsvoll mit einer Plasmapherese behandelt werden kann [32, 33].

▪▪▪ Wirkmechanismen

Bei der Plasmaaustauschbehandlung geht man davon aus, dass die vorliegende Erkrankung im ursächlichen Zusammenhang mit krankhaften oder krankhaft vermehrten plasmatischen Blutbestandteilen steht und die pathogenetisch relevanten Substanzen mit einer Behandlung effizient entfernt werden können [39].

Der Austausch eines einfachen Plasmavolumens – 40–50 ml/kgKG, das sind ca. 2500–3500 ml – führt zu einer Absenkung von rein intravasal befindlichen Substanzen, die nicht mit der Substitutionslösung zugeführt werden, um ca. 60 % des Ausgangswertes. Um eine Reduktion von IgG um ca. 80% des Ausgangswertes zu erreichen, sind erfahrungsgemäß 5 einfache Plasmaaustausche innerhalb von 10–14 Tagen unter gleichzeitiger immunsuppressiver Therapie erforderlich [3, 9].

Bei der Autoimmunerkrankung Myasthenia gravis hat sich gezeigt, dass die durch eine Plasmaaustauschbehandlung erreichte klinische Besserung der Patienten mit einer Verminderung des zirkulierenden Anti-AchR-Antikörper-Titers assoziiert ist und dass ein Wiederanstieg des Autoantikörpertiters einem klinischen Rezidiv vorangehen kann [17].

Patienten, bei denen mittels Immunadsorption (Staphylokokkenprotein A) selektiv IgG entfernt wurden, zeigten klinisch mindestens vergleichbar gute Remissionen wie beim Plasmaaustausch [2, 11]. Deshalb beruht im Falle der Myasthenie der therapeutische Effekt beider Verfahren wohl vornehmlich auf der Entfernung der Autoantikörper. Da jedoch interindividuell der absolute Titer des Autoantikörpers nicht gut mit der Schwere der Erkrankung korreliert und eine Plasmaaustauschbehandlung selbst bei »seronegativen« Patienten (Myasthenie-Anti-AchR-Antikörper im Routinetest nicht nachweisbar, häufig Antikörper gegen die Tyrosinkinase MUSK vorhanden [42]) ähnlich wirksam ist, kann angenommen werden, dass die Entfernung anderer humoraler Faktoren, wie z. B. Zytokine, Komplementkomponenten, Immunkomplexe und anderer Mediatoren ebenfalls eine relevante immunmodulatorische Rolle spielt.

Basierend auf diesen Überlegungen führen wir bei Patienten mit Myasthenie eine sequenzielle Therapie mit initial einem Plasmaaustausch, gefolgt von 2 Immunadsorptionen (Tryptophanpolyvinylalkoholsäulen, semiselektive Ig-Adsorption) durch, die dann bei inkompletter klinischer Besserung wiederholt werden kann. Die Auswertung von 90 Patienten mit myasthener Krise, die zwischen 1992 und 2000 in der Neurologischen Universitätsklinik Würzburg behandelt wurden, zeigt, dass die Einbeziehung der Immunadsorption in den Therapiezyklus bei besserem funktionellem Outcome die stationäre Aufenthaltsdauer um etwa eine Woche abkürzen kann.

Auch beim akuten GBS, für dessen Immunpathogenese es zahlreiche Hinweise gibt, wenn auch die Identifizierung des auslösenden Antigens noch aussteht, ist ein Ansprechen auf den therapeutischen Plasmaaustausch belegt, allerdings ohne signifikanten Vorteil gegenüber einer Behandlung mit intravenösen Immunglobulinen (IVIg; [4, 29]). Ein positiver klinischer Effekt des TPA in der myasthenen Krise bzw. bei rasch progredientem akuten GBS ist nach 3–5 Behandlungen zu erwarten.

Interessante Befunde liefert eine Untersuchung zur Wirksamkeit der Plasmaaustauschbehandlung bei schweren MS-Schüben: hier waren therapeutische Effekte nur bei dem immunpathologischen Subtyp II, also dem Subtyp, bei dem im MS-Herd-Antikörper gefunden werden können, nicht aber bei anderen Subtypen der Erkrankung nachweisbar [20].

Bei der TTP liegt die Rationale des Plasmaaustausches zum einen in der Entfernung von Antikörpern gegen eine von-Willebrand-Faktor spaltende Protease, zum anderen in der Zufuhr des beim Patienten inhibierten Enzyms durch Frischplasma als Austauschlösung.

▪▪▪ Technische Voraussetzungen

Therapeutische Hämapheresen werden entweder mit universell einsetzbaren Zellseparatoren, deren Trennmechanismus auf einer Differenzialzentrifugation beruht, oder mit Membranplasmaseparatoren durchgeführt. Beide Systeme sind in der Lage, nahezu zellfreies Plasma abzutrennen, unterscheiden sich aber in den erforderlichen Entnahmeflussgeschwindigkeiten und der Menge des separierbaren Plasmavolumens. So sind bei Apheresen am Zellseparator grundsätzlich für eine effiziente Plasmatrennung geringere Bluteinlassflussraten erforderlich und die Menge des prozessierbaren Plasmavolumens ist verfahrenstechnisch nicht begrenzt.

Bei allen kontinuierlich arbeitenden Systemen wird über 2 venöse Gefäßzugänge ein extrakorporaler Kreislauf aufgebaut. Das Blut wird dabei kontinuierlich über den Entnahmeschenkel unter Zufuhr eines Antikoagulanz der Zentrifugationskammer zugeführt, die gewünschte Fraktion abgetrennt und die korpuskulären Blutbestandteile zusammen mit der Ersatzlösung dem Patienten wieder zurückgeführt. Neben diesen Geräten sind diskontinuierlich funktionierende Systeme im Einsatz, bei denen Entnahme- und Retransfusionsphasen sich abwechseln und die daher nur einen Gefäßzugang erfordern.

Die eingesetzten Geräte verfügen alle über computergesteuerte Rollerpumpen und Ventile sowie vollautomatische interne Überwachungssysteme. Während des gesamten Verfahrens besteht auch bei automatischen Programmen jederzeit die Option, Geräteeinstellungen und Parameter der jeweiligen Situation und therapeutischen Notwendigkeit anzupassen und so die Therapie individuell zu steuern.

Grundsätzlich dürfen nur Geräte zur therapeutischen Hämapherese eingesetzt werden, die entsprechend dem Medizinproduktegesetz (MPG) zugelassen und geprüft sind (CE-Kennzeichnung). Des Weiteren dürfen nur entsprechend qualifizierte Personen als Operatoren tätig werden, die in den angewandten extrakorporalen Verfahren ausreichend erfahren sind (vgl. Medizinprodukt-Betreiberverordnung, § 2,2).

Antikoagulation

Die Antikoagulation bei der Hämapherese mit extrakorporalem Kreislauf verfolgt 2 Ziele:
- zum einen muss die Gerinnung im Schlauchsetsystem zuverlässig verhindert werden, um einen freien Durchlauf des Blutes durch das System und damit einen ungehinderten Prozedurverlauf zu gewährleisten,
- zum anderen ist eine Komplentaktivierung zu unterbinden.

Dies kann mit Zitratlösungen (ACD-A), Heparin oder einer Kombination aus Zitrat und Heparin erreicht werden, wobei v. a. Zitrat auch wegen seiner Fähigkeit, kalziumabhängige Schritte der Komplementaktivierung zu verhindern, breite Anwendung findet. Grundsätzlich sollten die eingesetzten gerinnungshemmenden Substanzen möglichst kurz wirksam und damit gut steuerbar sein, um eine unerwünschte länger dauernde Blutungsgefährdung des Patienten zu vermeiden. Vorbestehende Gerinnungsstörungen bzw. therapeutische Antikoagulation müssen bei Wahl und Dosierung individuell berücksichtigt werden.

Bei Einsatz von Zellseparatoren und einfachem Plasmaaustausch ohne anschließende Sekundärtrennung z. B. über Adsorber reicht in aller Regel die alleinige Zitratantikoagulation aus, die meist in einem Verhältnis von 1:12 bis 1:15 über eine eigene Rollerpumpe der Vollblut führenden Entnahmeleitung kontinuierlich zugeleitet wird. Werden selektive Apheresesysteme an die Primärtrennung angeschlossen, ist häufig eine Mischantikoagulation mit Heparin zusätzlich sinnvoll und notwendig, um Zitrat einzusparen und damit unerwünschte Nebenwirkungen zu verhindern (s. u.). Da im Falle von Sekundärtrennverfahren das separierte Plasma nicht verworfen, sondern, nach elektiver Elimination von bestimmten Plasmabestandteilen, dem Patienten wieder zurückgeführt wird, kommt es hier zu einer Rezirkulation des Zitrats in den Kreislauf und damit zu einer stärkeren Verminderung des ionisierten Kalziums.

▪▪▪ Nebenwirkungen

Rein verfahrenstechnische Nebenwirkungen, wie Luft- und Gerinnselembolien oder Hämolysen, sind heutzutage bei den hohen Sicherheitsstandards der Geräte, sachgerechter Handhabung durch entsprechend qualifiziertes Personal und unter adäquater Antikoagulation sehr selten. Treten sie jedoch ein, bedeuten sie ernstzunehmende Komplikationen.

Häufiger dagegen werden, auch in Abhängigkeit vom eingesetzten Aphereseverfahren, Nebenwirkungen beobachtet, die auf die Antikoagulation mit Zitrat zurückzuführen sind. Die zitratvermittelte passagere Hypokalzämie mit ihren unerwünschten Effekten auf die neuromuskuläre Reizübertragung spielt insbesondere bei großvolumigen Plasmaaustauschbehandlungen gegen Frischplasma, z. B. in der Behandlung der TTP, oder bei Sekundärtrennverfahren mit Rezirkulation des patienteneigenen, zitrathaltigen Plasmas eine Rolle, weniger jedoch beim einfachen Plasmaaustausch gegen zitratfreie Plasmaersatzlösungen. Symptome wie z. B. Kribbelparästhesien bis hin zu Muskelkrämpfen, Kopfschmerzen, Übelkeit und u. U. erst im späteren Verlauf der Behandlung rasch auftretende hypotone Kreislaufreaktionen sind die Folge. Als zuverlässige und sichere Prophylaxe in diesen Situationen hat sich die intravenöse, kontinuierliche Infusion (Retransfusionsschenkel) von ca. 20–40 ml/h 5% Kalziumglukonat über die Dauer der Behandlung bewährt oder ergänzend die Antikoagulation des Patientenblutes durch eine zusätzliche Gabe von Heparin als Bolus oder Dauerinfusion (s. o.). Zudem sollte ein Auskühlen des Patienten während der Prozedur vermieden werden.

Hyper- und hypovolämische Kreislaufreaktionen als Folge einer inadäquaten Flüssigkeitsbilanzierung können in den meisten Fällen durch Berücksichtigung vorbestehender Herzkreislauferkrankungen und ein entsprechendes Monitoring dieser Funktionen während der Therapie verhindert werden. Sie stellen bei kontinuierlich arbeitenden Zellseparatoren mit verfahrensbedingt nur geringen Volumenschwankungen (im Gegensatz zu diskontinuierlichen Verfahren) selten ein Problem dar. Vasovagale hypotone Reaktionen ereignen sich dagegen meist unvorbereitet, sind aber häufig durch Schocklagerung und/oder zügige Volumensubstitution zu beherrschen.

Das Extrakorporalvolumen bei Zellseparatoren beträgt gewöhnlich nicht mehr als 180–200 ml, das passagere Defizit an Erythrozyten kann jedoch bei deutlich anämischen Patienten in Abhängigkeit von der klinischen Situation eine Substitution erforderlich machen.

Allergische und anaphylaktoide Reaktionen treten je nach verwendeter Substitutionslösung in unterschiedlicher Häufigkeit auf. Sie ereignen sich bei TPA gegen Frischplasma deutlich öfter, während bei Austausch gegen Humanalbumin, Hydroxyäthylstärke und physiologische Kochsalzlösung derartige Unverträglichkeitsreaktionen selten vorkommen.

Hinzuweisen bleibt auf die Gefahr schwerer, hypotoner Kreislaufreaktionen, begleitet von Flush, Bradykardie, und Dyspnoe, die als Arzneimittelinteraktion unter ACE-Medikation v. a. bei Anwendung von Adsorbern in der Sekundärseparation beschrieben, aber auch gehäuft beim einfachen TPA mit alleiniger Humanalbuminsubstitution beobachtet wurden [27].

21.3 Plasmaaustauschbehandlung

> **Praxistipp**
>
> Es wird empfohlen, ACE-Hemmer mindestens 24 h vor extrakorporaler Hämapherese abzusetzen und diese Patienten auf ein anderes Medikament einzustellen.

Insgesamt handelt es sich bei dem TPA um ein gut verträgliches, komplikationsarmes Therapieverfahren, vorausgesetzt, die Patienten werden entsprechend ihres Krankheitszustandes adäquat überwacht und betreut. Eine notfallgemäße Versorgung sollte jederzeit gewährleistet sein.

▪▪▪ Praktische Durchführung
Patientenvorbereitung und -überwachung

Jeder Patient ist über das geplante Aphereseverfahren und zusätzlich über die hierbei einzusetzenden Blutprodukte durch den zuständigen Aphereseeart aufzuklären, eine schriftliche Einwilligung muss eingeholt werden. Ist der Patient selbst nicht aufklärungsfähig (z. B. bei Beatmung, Sedierung, usw.), muss das Verfahren vom Vormundschaftsgericht genehmigt werden. Im Übrigen muss vor der Behandlung eine Anamnese relevanter Vorerkrankungen und -behandlungen einschließlich der medikamentösen Therapie erfolgt sein und die aktuellen Untersuchungsdaten wie EKG, Labor (v. a. Blutgruppenbefund, Blutbild, Elektrolyte, Gerinnungsparameter incl. Fibrinogen) zur Verfügung stehen. Die Kreislauffunktionen des Patienten sollten kontinuierlich überwacht und der Apothekverlauf in einem Protokoll dokumentiert werden.

Gefäßzugänge

An modernen Zellseparatoren ist ein Blutfluss von 40–100 ml/min üblich, wobei für die praktische Durchführung einer Plasmaaustauschbehandlung technisch bereits 20 ml/min ausreichen, dann allerdings mit einer entsprechend verlängerten Verfahrensdauer. Als Gefäßzugänge werden prinzipiell periphere Venen bevorzugt, idealerweise die Kubitalvenen, die mit einer ausreichend dimensionierten Dialysenadel (16 G) punktiert werden. Für die Retransfusionsseite eines Zwei-Nadel-Verfahrens kann meist auch eine Verweilkanüle (z. B. am kontralateralen Unterarm oder Handrücken, 18 G) gelegt werden.

Lässt sich ein kontinuierlicher Blutfluss von wenigstens 40 ml/min nicht realisieren, muss der Patient mit einem geeigneten zentralen Venenkatheter (ZVK) versorgt werden (empfehlenswert ist z. B. ein doppellumiger Sheldon-Katheter). In diesen Fällen ist eine sorgfältige, aseptische Pflege des Katheters unerlässlich, um infektiöse bzw. septische Komplikationen bei den ohnehin meist immun kompromittierten Patienten zu vermeiden.

Austauschvolumen und Frequenz

Beim auszutauschenden Volumen orientiert man sich heute primär am zirkulierenden Plasmavolumen des Patienten. Aufgrund einer exponentiellen Eliminationskinetik der Plasmaproteine nimmt jenseits des 1- bis 1,5fachen Plasmavolumens (40–60 ml/kgKG) die Effizienz der Therapie bei steigendem Risiko von Komplikationen rasch ab [3]. Die Frequenz und Intervalle der Behandlungen richten sich – neben der klinischen Durchführbarkeit – theoretisch in erster Linie nach den biokinetischen Parametern, der Bindungsavidität pathogener Autoantikörper im Gewebe, dem Verteilungsvolumen und der Halbwertszeit des zu entfernenden pathologischen Agens sowie der krankheitstypischen Regenerations- und Restitutionsgeschwindigkeit. Im Übrigen muss der Verlust an physiologischen Plasmaproteinen berücksichtigt werden. Dabei hat sich bewährt, Fibrinogen als Indikatorsubstanz zu bestimmen, dessen Wert vor TPA bei mindestens 1,2 g/l (Methode nach Clauss) liegen sollte, um ein relevantes Blutungsrisiko zuverlässig auszuschließen. In der Regel werden bei Patienten ohne Lebersynthesestörungen Intervalle von 24–48 Stunden als ausreichend und sicher angesehen. Die empfohlene Häufigkeit der Austausche liegt bei insgesamt 4–6, muss aber auch hier vom klinischen Effekt abhängig gemacht werden. Bei der TTP sollte die erste Behandlungsphase intensiviert mit z. B. 5 TPA an aufeinander folgenden Tagen durchgeführt werden, wobei bei Substitution gegen Frischplasma (»fresh frozen plasma« = FFP, quarantänegelagert oder als virusinaktiviertes Solvent-Detergent (SD)-Plasma) grundsätzlich auch größere Austauschvolumina (z. B. 2faches Plasmavolumen) möglich sind. Das weitere Vorgehen richtet sich dann auch hier nach dem klinischen Effekt und dem Anstieg der Thrombozyten.

Substitutionslösung

Üblicherweise setzen wir heutzutage zur Substitution des entfernten Plasmas 5% Humanalbumin (anteilig ca. 50–70% des Austauschvolumens) in Kombination mit 0,9% NaCl, (anteilig ca. 15–20%) und 6% Hydroxyethylstärke (MG 130–200 KDa, anteilig ca. 30–35%) ein. Hiermit lässt sich ein 1- bis 1,5facher TPA problemlos substituieren [14, 21, 22, 27, 31]. Die Anwendung von FFP oder SD-Plasma als Substitutionslösung sollte nicht zuletzt auch wegen der anfallenden Kosten und der erhöhten Nebenwirkungsrate auf die seltene, in diesem Zusammenhang einzige Indikation bei TTP beschränkt bleiben (vgl. Leitlinien zur Therapie mit Blutkomponenten und Plasmaderivaten der Bundesärztekammer, 2001).

Wir weisen darauf hin, dass bei jeder Anwendung von Blutprodukten (hier FFP und Humanalbumin) alle Vorgaben der gültigen Hämotherapierichtlinien (basierend auf dem Transfusions- und Arzneimittelgesetz) hinsichtlich Aufklärung, Verabreichung, Dokumentation und Meldung unerwünschter Ereignisse berücksichtigt werden müssen.

 Fazit

Der Immuntherapie kommt eine wichtige Rolle bei der Behandlung vital bedrohlicher neuroimmunologischer Erkrankungen zu. Bei Beachtung der Risikofaktoren und Nebenwirkungen können diese Therapien mit vertretbarem Risiko durchgeführt werden und verkürzen bei Auswahl des geeigneten Verfahrens und der geeigneten Dosis die Dauer der Intensivbehandlung. Die Differenzialtherapie einzelner Krankheitsbilder ist in den entsprechenden ► Kap. 35 bis 41 ausführlich beschrieben.

Literatur

1. Barth J, Möllmann HW, Wagner T, Hochhaus G, Derendorf H. Problematik des Äquivalenzbegriffes bei der Therapie mit Glucocorticoiden. Ein Vergleich der klinischen Pharmakokinetik und Pharmakodynamik von Prednisolon und Methylprednisolon. Dtsch Med Wochenschr 1994; 119: 1671-1676
2. Benny WB, Sutton DM, Oger J, Bril V, McAteer MJ, Rock G. Clinical evaluation of a staphylococcal protein A immunoabsorption system in the treatment of myasthenia gravis patients. Transfusion 1999; 39: 682-687
3. Brecher ME. PlasmaExchange: Why We Do What We Do. J Clin Apheresis 2002,17: 207-211
4. Bril V, Ilse WK, Pearce R. Pilot trial of immunoglobulin versus plasma exchange in patients with Guillain-Barré-Syndrome. Neurology 1996, 46: 100-103
5. Buchwald B, Ahangari R, Weishaupt A, Toyka KV. Intravenous immunoglobulins neutralize blocking antibodies in Guillain-Barré syndrome. Ann Neurol 2002; 51: 673-680
6. Buttgereit F, Wehling M, Burmester GR. A new hypothesis of modular glucocorticoid actions. Steroid treatment of rheumatic diseases revisited. Arthritis Rheumatism 1998; 41: 761-767
7. Buttgereit F, Burmester GR, Brand MD. Bioenergetics of immune functions: fundamental and therapeutic aspects. Immunol Today 2000; 21: 192-199
8. Dalakas MC. Controlled studies with high-dose intravenous immunoglobulin in the treatment of dermatomyositis, inclusion body myositis, and polymyositis. Neurology 1998; 51: S37-S45
9. Dau PC. Plasmapheresis therapy in myasthenia gravis. Muscle and Nerve 1980, 3: 468-482
10. Fateh-Moghadam A, Wick M, Besinger U, Geursen RG. High-dose intravenous gammaglobulin for myasthenia gravis. Lancet 1984; 1: 848-849
11. Flachenecker P, Mansouri Taleghani B, Gold R, Grossmann R, Wiebecke D, Toyka KV. Treatment of severe myasthenia gravis with protein A immunoadsorption and cyclophospamide. Transfus Sci 1998; 19 (suppl): 43-46
12. Flachenecker P, Toyka KV, Gold R. Glukokortikoid-Therapie neurologischer Autoimmunerkrankungen. Münch Med Wschr 1999; 141: 230-234
13. Gold R, Stangel M, Dalakas MC. Drug insight: the use of intravenous immunoglobulin in neurology – therapeutic considerations and practical issues. Nature Clin Practice Neurology 2007, 3: 36-44
14. Goss GA, Weinstein R. Pentastarch as Partial Replacement Fluid for Therapeutic Plasma Exchange: Effect on Plasma Proteins, Adverse Events During Treatment and Serum Ionized Calcium. J Clin Apheresis 1999, 14:114-121
15. Goulding NJ, Guyre PM. Glucocorticoids, lipocortins and the immune response. Curr Opin Immunol 1993; 5: 108-113
16. Hatz HJ, editor. Glucocorticocoide. Immunologische Grundlagen, Pharmakologie und Therapierichtlinien. Stuttgart: Wissenschaftliche Verlagsgesellschaft mbH, 1998
17. Hohlfeld R, Toyka KV. Therapies. In: de Baets MH, Oosterhuis HJGH, editors. Myasthenia gravis. Boca Raton: CRC Press, 1993: 235-261
18. Jacobs BC, O'Hanlon GM, Bullens RW, et al. Immunoglobulins inhibit pathophysiological effects of anti-GQ1b-positive sera at motor nerve terminals through inhibition of antibody binding. Brain 2003; 126: 2220-2234
19. Kaiser H, Kley HH. Kortisontherapie. Stuttgart: Thieme-Verlag, 1992
20. Keegan M, König F, McClelland R, et al. Relation between humoral pathological changes in multiple sclerosis and response to therapeutic plasma exchange. Lancet 2005; 366: 579-582
21. Korach JM, Berger P, Giraud C, Le Perff-Desman C, Chillet P. Role of replacement fluids in the immediate complications of plasma exchange. Intensive Care Med 1998, 24: 452-458
22. Le Conte P, Nikolas F, Adjou C, N'Guyen JM, Billaud E, Moreau P. Replacement fluids in plasmapheresis : cross over comparitiv study. Intensive Care Med 1997, 23: 342-344
23. Leitlinien zur Therapie mit Blutkomponenten und Plasmaderivaten. Deutscher Ärzteverlag 2001
24. McLeod BC. Introduction to the Third Special Issue: Clinical Application of Therapeutic Apheresis. J Clin Apheresis 2000, 15: 1-5
25. Multiple Sklerose Therapie Konsensus Gruppe. Immunmodulatorische Stufentherapie der Multiplen Sklerose. Neue Aspekte und praktische Umsetzung. Nervenarzt 2002, 73: 556-563
26. Olivares-Villagómez D, Wensky AK, Wang YJ, Lafaille JJ. Repertoire requirements of CD4+ T cells that prevent spontaneous autoimmune encephalomyelitis. J Immunol 2000; 164: 5499-5507
27. Owen HG, Brecher ME. Atypical reactions associated with the use of angiotensin-convertin enzyme inhibitors amd apheresis. Transfusion 1994, 34, No.10: 891-894
28. Owen HG, Brecher ME. Partial Colloid Starch Replacement for Therapeutic Plasma Exchange. J Clin Apheresis 1997, 12: 87-92
29. Plasma Exchange/Sandoglobulin Guillain-Barré Syndrome Trial Group. Randomised trial of plasma exchange, intravenous immunoglobulin, and combined treatments in Guillain-Barré syndrome. Lancet 1997; 349: 225-230
30. Richtlinien zur Gewinnung von Blut und Blutbestandteilen und zur Anwendung von Blutprodukten (Hämotherapie), Fassung 2000. Deutscher Ärzte-Verlag
31. Rock G, Sutton DMC, Freedman J, Nair RC and Members of the Canadian Apheresis Group. Pentastarch Instead of Albumin as Replacement Fluid for therapeutic Plasma Exchange. J Clin Apheresis 1997, 12: 165-169
32. Ruprecht K, Klinker E, Dintelmann T, Rieckmann P, Gold R. Plasma exchange for severe optic neuritis: treatment of 10 patients. Neurology 2004; 63; 1081-1083.
33. Schilling S, Linker RA, König FB, Koziolek M, Bähr M, Müller GA, Paulus W; Gärtner J, Brück W, Chan A, Gold R. [Plasma exchange therapy for steroid-unresponsive multiple sclerosis relapses: clinical experience with 16 patients]. Nervenarzt 2006; 77: 430-438
34. Schmidt J, Gold R, Schönrock L, Zettl UK, Hartung HP, Toyka KV. T-cell apoptosis in situ in experimental autoimmune encephalomyelitis following methylprednisolone pulse therapy. Brain 2000; 123: 1431-1441
35. Schneider C, Matsumoto Y, Kohyama K, Toyka KV, Hartung HP, Gold R. Experimental autoimmune myositis in the lewis rat: lack of spontane-

ous T-cell apoptosis and therapeutic response to glucocorticosteroid application. J Neuroimmunol 2000; 107: 83-87
36. Schwid SR, Goodman AD, Puzas JE, McDermott MP, Mattson DH. Sporadic corticosteroid pulses and osteoporosis in multiple sclerosis. Arch Neurol 1996; 53: 753-757
37. Stangel M, Gold R. [Use of i.v. immunoglobulins in neurology: evidence-based consensus]. Nervenarzt 2004; 75, 801-815
38. Toyka KV, Augspach R, Wietholter H, et al. Plasma exchange in chronic inflammatory polyneuropathy: evidence suggestive of a pathogenic humoral factor. Muscle Nerve 1982; 5: 479-484
39. Toyka KV. Neurologische Indikation zur Plasmapherese. Akt Neurol 1984; 11: 114-117
40. Weber U, Riegel W, Köhler H. Therapeutischer Plasmaaustausch 1996. Medizinische Klinik 1997, 92: 615-620
41. Van Koningsveld R, Schmitz PIM, van der Meché FGA, Visser LH, Meulstee J, van Doorn PA, for the Dutch GBS study group. Effect of methylprednisolone when added to standard treatment with intravenous immunoglobulin for Guillain-Barré syndrome: randomised trial. Lancet 2004, 363:192-196
42. Vincent A, Bowen J, Newsom-Davis J, et al. Seronegative generalised myasthenia gravis: clinical features, antibodies and their targets. Lancet Neurol 2003;2:499-106
43. Yu ZY, Lennon VA. Mechanism of intravenous immune globulin therapy in antibody-mediated autoimmune diseases. N Engl J Med 1999; 340: 227-228

Nosokomiale Pneumonie – Antibiotikatherapie und krankenhaushygienische Interventionsstrategien

M. Abele-Horn, F.-A. Pitten

Die Pneumonie ist auch in unserem Zeitalter eine schwere Infektionskrankheit. Sie steht in der Todesursachenstatistik der westlichen Industrieländer an fünfter Stelle und an erster Stelle unter den Infektionskrankheiten. Jede vierte ärztlich diagnostizierte Pneumonie ist nosokomial erworben. Nosokomiale Pneumonien führen neben einer verlängerten Morbidität und erhöhten Mortalität zu einer Verlängerung der Krankenhausverweildauer und zu erheblichen Kosten.

■■■ Definition

Nosokomiale Infektionen sind Erkrankungen mit lokalen oder systemischen Infektionszeichen als Reaktion auf das Vorhandensein von Erregern oder ihrer Toxine, die im zeitlichen Zusammenhang mit einer stationären oder ambulanten medizinischen Maßnahme stehen und davor weder bestanden noch in der Inkubationszeit waren (Infektionsschutzgesetz, § 2). Für epidemiologische Untersuchungen ist dies allerdings zu global und bedarf der Spezifizierung. Deshalb werden heute überwiegend spezifische Definitionen mit genau festgelegten Begriffen verwendet. Am weitesten verbreitet sind die Definitionen der Centers for Disease Control and Prevention [11], an denen sich auch die vom Nationalen Referenzzentrum für Krankenhaushygiene (NRZ) und vom Robert-Koch-Institut (RKI) festgelegte Definition anlehnt [25].

> **Definition**
>
> **Definition der nosokomialen Pneumonie nach den Kriterien des RKI (2003)**
> 1. Rasselgeräusch bei der Auskultation oder Dämpfung bei der Perkussion während der Untersuchung des Thorax und eines der folgenden Kriterien:
>   - Neues Auftreten von eitrigem Sputum oder Veränderung von Aussehen oder Beschaffenheit des Sputums
>   - Mikroorganismus isoliert aus Blutkultur
>   - Isolierung eines ätiologisch in Frage kommenden Erregers aus Trachealsekret, bronchoalveolärer Lavage, Bronchialabstrich oder Biopsieprobe
> 2. Röntgenuntersuchung des Thorax zeigt neues oder progressives Infiltrat, Verdichtung, Kavitation oder pleuralen Erguss und eines der folgenden Kriterien:
>   - Neues Auftreten von eitrigem Sputum oder Veränderung der Charakteristika des Sputums
>   - Mikroorganismus aus Blutkultur isoliert
>   - Isolierung eines ätiologisch in Frage kommenden Erregers aus Trachealsekret, bronchoalveolärer Lavage, Bronchialabstrich (geschützte Bürste) oder Biopsieprobe
>   - Isolierung eines Virus oder Ermittlung von viralem Antigen in Atemwegssekreten
>   - Diagnostischer Einzelantikörper-Titer (IgM) oder vierfacher Titeranstieg (IgG) für den Krankheitserreger in wiederholten Serumproben
>   - Histopathologischer Nachweis einer Pneumonie

■■■ Epidemiologie

Die Inzidenz der nosokomialen Pneumonie liegt in den westlichen Industrieländern bei 0,6–1,0%, die Prävalenzrate zwischen 10% und 20%, d. h. 0,6–1% aller stationären Patienten erkranken während ihres Krankenhausaufenthaltes an einer Lungenentzündung und jeden Tag wird bei 10–20% der stationären Patienten eine nosokomiale Pneumonie diagnostiziert [3]. Nach statistischen Angaben sind 15–20% der nosokomialen Erkrankungen Pneumonien, und die Pneumonie steht an zweiter, auf Intensivstationen sogar an erster Stelle der im Krankenhaus erworbenen Erkrankungen [19]. Die Infektionsrate ist auf Intensivstationen oder auf chirurgischen Stationen größer als auf Normalstationen. Die Erkrankungshäufigkeit an Universitätskliniken und großen Krankenhäusern ist doppelt so groß wie in kleineren Krankenhäusern [6].

Zum Vergleich der eigenen Infektionsraten mit denen anderer Krankenhäuser oder mit Referenzzentren sind prozentuale Angaben weniger gut geeignet; besser ist die Angabe standardisierter Infektionsraten, die zu den Beatmungstagen oder der Behandlungsdauer in Beziehung gesetzt werden (z. B. Infektionsrate pro 1000 Beatmungstage). 1995 betrug die von der CDC ermittelte Anzahl der nosokomialen Pneumonien bei beatmeten Patienten 6,7–24,1 Fälle pro 1000 Beatmungstage auf Intensivstationen und Verbrennungseinheiten. Dagegen lagen die Zahlen bei den nichtbeatmeten Patienten bei 15 Fällen pro 1000 Behandlungstage, wobei die chirurgischen Intensivstationen mehr Infektionen als die internistischen Intensivstationen aufwiesen. Auf Normalstationen wurden 0,9 Fälle pro 1000 Behandlungstage beobachtet [6]. In Deutschland werden seit 1997 die nosokomialen Infektionen mittels des Krankenhaus-Infektions-Surveillance-Systems (KISS) erfasst und analysiert. Es wurden ähnliche Infektionsraten wie in den USA beobachtet [12].

In den USA erkranken jährlich 250.000–300.000 Patienten, in Deutschland 200.000 Patienten an einer nosokomialen Pneumonie [23, 32]. Von diesen Patienten sterben 20–60% an deren Folgen. Bei Infektionen durch *Pseudomonas aeruginosa* kann die Letalität bis zu 80% ansteigen. Bei zwei Drittel der verstorbenen Patienten trägt die Pneumonie als Komplikation ihres terminalen Krankheitsverlaufes zum Tode bei. Ein Drittel der Patienten stirbt jedoch an den Folgen einer pulmonalen Infektion ohne schwere Grunderkrankungen aufzuweisen und wäre ohne diese Infektion nicht verstorben [9]. Bei den nichtbeatmeten Patienten, die überleben, verlängert sich die Liegezeit um durchschnittlich 7–9 Tage, intubierte Patienten mit einer Pneumonie müssen 18–22 Tage länger behandelt werden als Patienten ohne Lungenentzündung.

••• Risiken

Das Infektionsrisiko der nosokomialen Pneumonien wird zum größten Teil von endogenen (85%) und zu einem kleineren Anteil von exogenen Faktoren (15%) bestimmt.

Endogene Risikofaktoren sind patientenspezifisch und hängen maßgeblich von der Grunderkrankung des Patienten, von dessen Alter, Ernährungszustand und Immunstatus ab. Besonders gefährdet sind betagte Patienten (>70 Jahre), ferner Patienten mit Raucheranamnese, chronischen Lungenerkrankungen, pulmonalen Vorerkrankungen, schweren systemischen Grunderkrankungen sowie bewusstseinsgetrübte Patienten. Auch bei Patienten mit Polytrauma, Peritonitis oder ausgedehnten Verbrennungen wurden höhere Pneumonieraten beobachtet.

Exogene Faktoren beinhalten die mangelnde Einhaltung von Hygienevorschriften (Händedesinfektion, Handschuhe, Schutzkittel) durch das medizinische Personal oder den Kontakt mit kontaminierten Geräten (Beatmungsgeräte, Atemluftanfeuchter, Raumluftbefeuchter, Vernebler), die zu einer Übertragung von potenziell pathogenen Keimen auf den Patienten führen können. Dazu kommen die Verabreichung von Immunsuppressiva wie Kortison, welche die Immunabwehr der Patienten herabsetzen, die Gabe von Sedativa oder Narkotika, die das Risiko für eine Aspiration beinhalten sowie eine nicht adäquate antibiotische Therapie, die zu Infektionen mit therapierefraktären resistenten Erregern führen kann [1]. Antazida und Substanzen, die den pH-Wert der Magensäure erhöhen, vergrößern die Konzentration an gramnegativen Bakterien in dem sonst keimarmen Magen. Inwiefern dies zu einem erhöhten Pneumonierisiko führt, ist unklar. Bei den operativen Patienten sind außerdem das Operationsgebiet, die Operationsdauer und die präoperative Verweilzeit zu nennen. Patienten mit thorakalen oder intraabdominellen Eingriffen entwickeln 8- bis 38-mal häufiger eine pulmonale Infektion. Bei einer Operationsdauer von mehr als 5 Stunden und einer präoperativen Verweildauer von mehr als 7 Tagen steigt die Pneumoniehäufigkeit ebenfalls an [30]. Besonders gefährdet sind intensivpflichtige und intubierte Patienten sowie Patienten, die maschinell beatmet werden müssen.

> **Wichtig**
>
> Der wichtigste Risikofaktor für nosokomiale Pneumonien ist die maschinelle Beatmung mit endotrachealer Intubation!

So entwickeln 30–90% der über einen längeren Zeitraum beatmeten Patienten eine Pneumonie. Das Risiko für eine pulmonale Infektion ist bei beatmeten Patienten 20-mal größer als bei nichtbeatmeten; es nimmt mit jedem Beatmungstag um 1–3% zu. Bei einer Beatmungsdauer von bis zu 4 Tagen erkranken 2% der Patienten, nach 5–10 Tagen 25% der Patienten und nach mehr als 10 Tagen 86% der Patienten an einer Pneumonie [17].

••• Ätiologie

Nosokomiale Pneumonien werden zu 85% durch endogene und zu 15% durch exogene Infektionserreger verursacht. Endogene Erreger stammen aus der körpereigenen Flora des Patienten z. B. aus dem Darm oder dem Respirationstrakt, während das Erregerreservoir der exogenen Infektion aus der Umgebung stammt und durch direkten oder indirekten Kontakt auf den Patienten übertragen wird (Tab. 22.1).

Die Keimspektren der nosokomialen Pneumonie wurden in zahlreichen Studien ermittelt. Sie variierten innerhalb der verschiedenen Kliniken und Zeiträume wegen der unterschiedlichen Patientenpopulation und der verschiedenen diagnostischen Methoden. Dennoch besteht dahingehend Übereinstimmung, dass Bakterien die häufigsten Erreger für nosokomiale Pneumonien darstellen. Nach heutigen Erkenntnissen stehen gramnegative Bakterien und *Staphylococcus aureus* als die wesentlichen Infektionserreger im Vordergrund, aber in 20–50% der Fälle wird aus den Untersuchungsmaterialien mehr als ein Keim isoliert.

Das Keimspektrum der Patienten, die zu einem frühen Zeitpunkt, d. h. innerhalb von 5 Tagen nach der stationären Aufnahme an einer Pneumonie erkranken (Early-onset-Pneumonie), unterscheidet sich deutlich vom Keimspektrum der Patienten, die zu einem späteren Zeitpunkt als 5 Tage nach der stationären Aufnahme eine pulmonale Infektion entwickeln (Late-onset-Pneumonie).

Das Keimspekrum der Early-onset-Pneumonie entspricht dem der ambulant erworbenen Pneumonie und besteht in erster Linie aus *Pneumokokken, Haemophilus-Spezies, Moraxellen* und bei betagten Patienten zusätzlich aus gramnegativen Stäbchen (Tab. 22.2).

Das Keimspektrum der Late-onset-Pneumonie setzt sich, wie in zahlreichen Untersuchungen gezeigt werden konnte, zu 55–85% aus *Enterobacteriaceae*, zu 20–30% aus grampositiven Kokken einschließlich *S. aureus* zusammen, 40–60% der Infektionen sind polymikrobiell [12]. Mit andauernder Beatmung

Tab. 22.1. Häufige exogene Infektionserreger der nosokomialen Pneumonien

Reservoir	Erreger
Luft	*Aspergillus spp.*
Wasser	*Legionella spp., Pseudomonas aeruginosa*
Nahrungsmittel	*Enterobacteriaceae, Staphylococcus aureus*
Geräte, Mobiliar, Vernebler	*Staphylococcus aureus, Enterobacteriaceae*
Personal, Mitpatienten	*Haemophilus influenzae, Staphylococcus aureus, Streptococcus pneumoniae, Pseudomonas aeruginosa, Influenza-Viren, RS-Viren*

◘ **Tab. 22.2.** Keimspektrum der Early-onset-Pneumonie

Patientengruppen	Keimspektrum
Erwachsene ohne Grunderkrankung	*Streptococcus pneumoniae, Haemophilus influenzae, Moraxella catarrhalis, Klebsiella pneumoniae, Staphylococcus aureus*
Patienten mit hohem Lebensalter	*K. pneumoniae, S. pneumoniae, S. aureus, H. influenzae, M. catarrhalis,* Anaerobier
Alkoholkranke Patienten	*S. pneumoniae, H. influenzae, K. pneumoniae,* Anaerobier
Patienten mit COPD	*H. influenzae, S. pneumoniae, M. catarrhalis*

nimmt der Anteil an *Pseudomonas aeruginosa, Acinetobacter spp., Stenotrophomonas maltophilia* und resistenten Keimen zu ([27]; ◘ Tab. 22.3).

Anaerobier wurden nur bei Patienten mit Aspirationspneumonie isoliert, sie spielen bei der Beatmungspneumonie keine Rolle [29]. Legionellen, *Mycoplasma pneumonie* oder *Chlamydophila pneumoniae* können bei Ausbrüchen eine Rolle als nosokomiale Pneumonieerreger spielen ebenso wie Adenoviren, Influenzaviren A und B und RS-Viren.

Bei den durch KISS ermittelten beatmungsassoziierten Pneumonien sind die häufigsten Erreger *S. aureus* mit einem Anteil von 24,1%, gefolgt von *P. aeruginosa* mit 16,8% und *Klebsiella pneumoniae* mit 12,1%. Bei den durch *S. aureus* verursachten Infektionen beträgt der Anteil der Methicillin-resistenten *S. aureus*-Stämme (MRSA) im Zeitraum von 1999 bis 2005 21%. Dabei ist insgesamt ein deutlich steigender Trend zu beobachten. So stieg der Anteil von MRSA bei Beatmungspneumonien auf Intensivstationen im ersten Halbjahr 2002 auf 29,5% an [12].

Die Isolierung von opportunistischen Keimen wie koagulasenegative Staphylokokken, Enterokokken, Neisserien und vergrünende Streptokokken wirft die Frage nach einer Kolonisation oder potenziellen Infektion auf. Während Übereinstimmung darüber besteht, dass koagulasenegative Staphylokokken und Enterokokken für die nosokomiale Pneumonie unbedeutend sind, ist die Bedeutung der Neisserien und vergrünenden Streptokokken als Pneumonieerreger unklar [21].

Pilze spielen als Krankheitserreger v. a. bei immunsupprimierten Patienten eine Rolle, insbesonders *Aspergillus fumigatus* bei Patienten mit Neutropenie. Die Isolierung von *Candida spp.* in großer Zahl bei nichtimmunsupprimierten Patienten erfordert eine Abklärung zwischen Kolonisation und Infektion.

Eine Sonderstellung nimmt das Keimspektrum bei **immunsupprimierten Patienten** ein. Bei Patienten mit Störung der zellvermittelten Immunität stehen Nokardien, Legionellen, Mykobakterien, Kryptokokken, Zytomegalieviren, *Pneumocystis jiroveci* (früher *carinii*) im Vordergrund, bei Patienten, die Kortikoide erhalten, muss vorwiegend an Nokardien, Legionellen, *Mycobacterium tuberculosis*, Pilze, *Pneumocystis jiroveci* gedacht werden. Bei neutropenischen Patienten haben Pneumokokken, Streptokokken, *S. aureus, Enterobacteriaceae*, einschließlich *P. aeruginosa* und Aspergillen eine wichtige Bedeutung. Bei Leukämiepatienten oder Patienten nach Knochenmarktransplantation ist an Pneumokokken, *Haemophilus influenzae* aber auch an *Haemophilus*-Spezies zu denken.

■■■ Pathogenese

Potenziell pathogene Erreger erreichen die Lunge hauptsächlich durch Aspiration von Oropharyngealsekret. Das geschieht nicht durch große Volumina, sondern durch **Mikroaspiration**. Die Mikroaspiration kommt nicht nur bei Patienten, sondern auch bei Gesunden im Schlaf (40%) vor; besonders ausgeprägt ist sie bei bewusstlosen oder beatmeten Patienten sowie bei Patienten mit Schluckstörungen (70–80%; [13]).

Unter der Beatmung kann Oropharyngealsekret, das sich oberhalb des Cuffs zwischen Trachealwand und Tubusmanschette ansammelt, in kleinen Mengen in die tiefen Atemwege gelangen und dort eine Entzündung verursachen. Durch gezieltes, regelmäßiges Absaugen oberhalb des Cuffs lassen sich die Sekretansammlungen entfernen und das Infektionsrisiko vermindern. Ob sich durch die Mikroaspiration von Oropharyngealsekret eine Pneumonie entwickelt, hängt von der lokalen Abwehrlage des Patienten sowie von der Pathogenität der oropharyngealen Keime und deren Keimzahl ab.

◘ **Tab. 22.3.** Keimspektrum der Late-onset-Pneumonie

Mikroorganismen	USA	Deutschland
Enterobacteriaceae (*Klebsiella spp., Proteus spp., Enterobacter spp., Escherichia coli*)	19,2%	12,1%
Pseudomonas aeruginosa	20,1%	16,8%
Acinetobacter spp.	11,6%	
Opportunisten	14%	
Staphylococcus aureus	20,1%	24,1%
Streptococcus pneumoniae	1,8%	
Candida spp.	0,7%	

Bei Patienten mit kurzem Krankenhausaufenthalt besteht die oropharyngeale Flora aus apathogenen Keimen, wie vergrünenden Streptokokken, apathogenen Neisserien oder koagulasenegativen Staphylokokken. Der Anteil an pathogenen oder fakultativ pathogenen gramnegativen Erregern macht nur etwa 2% aus [7].

Mit zunehmender Liegedauer und zunehmendem Schweregrad der Erkrankung nimmt der Prozentsatz an pathogenen gramnegativen Bakterien zu. Nach 48 Stunden werden 30–40% der nicht kritisch Kranken und 70–75 % der kritisch Kranken mit gramnegativen Bakterien besiedelt.

> **Wichtig**
>
> Besonders ausgeprägt ist die Besiedlung mit pathogenen Keimen bei Patienten mit Koma, Azidose, Alkoholkrankheit, Urämie, Diabetes mellitus oder bei schlechter Abwehrlage des Patienten.

Mit zunehmender Kolonisation des Oropharynx erhöht sich das Risiko für eine Pneumonie. In einer Studie entwickelten 23% der besiedelten und 3,4% der nichtbesiedelten Patienten innerhalb von einer Woche nach Klinikaufnahme eine Infektion der tiefen Atemwege [26]. Inwieweit die Keime, die durch Mikroaspiration oder Reflux aus dem Gastrointestinaltrakt in den Oropharynx und von da in die tiefen Atemwege gelangen, für die Entstehung der nosokomialen Pneumonie eine Rolle spielen, ist unklar. Der Magen stellt durch den niedrigen pH-Wert des Magensafts eine wirksame Barriere gegen die mit der Nahrung aufgenommen Keime dar und enthält normalerweise aufgrund der bakteriziden Wirkung der Magensäure nur wenige Bakterien. Ein Anstieg des pH-Wertes (>pH 4) begünstigt das Wachstum von Mikroorganismen im Magensaft. Besonders gramnegative Keime erreichen hohe Keimzahlen, die bei einem pH-Wert von 6,0 bis zu 10^7 Kolonie bildende Einheiten (KBE) pro ml ausmachen können.

Viele der beatmeten Patienten erhalten zur Stressprophylaxe **H_2-Blocker oder Sucralfat**. Während H_2-Blocker den pH-Wert der Magensäure anheben und damit zu einer Zunahme der gastrointestinalen bzw. oropharyngealen Kolonisierung führen, wirkt sich Sucralfat nicht auf den pH-Wert und die Kolonisationsrate aus. Gestützt auf zahlreiche Studienergebnisse ging man lange Zeit davon aus, dass die Pneumonierate bei Patienten mit einer Sucralfatprophylaxe signifikant geringer sei als bei Patienten, die mit H_2-Blockern behandelt worden sind [16]. In neueren Untersuchungen ließen sich diese Ergebnisse nicht mehr durchgehend bestätigen [22]. In einem Vergleich von Sucralfat und Ranitidin bei mehr als 1200 beatmeten Patienten bestand kein Unterschied hinsichtlich der Entwicklung einer Beatmungspneumonie [5]; darüber hinaus war in der Ranitidingruppe die Rate an Blutungen signifikant niedriger. Da Patienten, die keine Stressulkusprophylaxe erhielten, die niedrigste Pneumonierate aufwiesen, wird derzeit über die Zurückhaltung der Stressulkusprophylaxe diskutiert [24].

Beatmungs- und Narkosezubehör bzw. Endoskope oder Bronchoskope haben aufgrund der verbesserten Aufbereitungsmethoden nur selten eine Bedeutung für die Entstehung einer nosokomialen Pneumonie. Die einzig relevanten Infektionsquellen sind Vernebler zur endobronchialen Applikation von Medikamenten bzw. als Sauerstoffbefeuchter [28].

▪▪▪ Therapie
Early-onset-Pneumonie

Die initiale Therapie der Early-onset-Pneumonie entspricht den Therapieregimen der ambulant erworbenen Pneumonie [2, 20, 20a]. Sie muss sich gegen *H. influenzae*, Pneumokokken und gramnegative Stäbchen, bei neurochirurgischen Patienten auch gegen *S. aureus* richten ([10]; ◘ Tabelle 22.4).

Bei Infektionen durch Pneumokokken mit eingeschränkter Sensibilität gegenüber Penicillin haben sich Cephalosporine der 2. Generation weniger wirksam als Cephalosporine der 3. Generation erwiesen [15]. Alternativ können auch Chinolone, die

◘ **Tab. 22.4.** Empirische Therapie der nosokomialen Early-onset-Pneumonie

Konstellation	Mittel der Wahl	Alternativen
Milder Verlauf, keine Risikofaktoren	Cephalosporine 2 oder Aminopenicillin + BLI jeweils ± Makrolid[a]	Cephalosporine 3a ± Makrolid[a] Fluorchinolone 3/4
Schwerer Verlauf, Risikofaktoren	Cephalosporine 3a + Fluorchinolon 2/3	Cephalosporine 3a + Flucloxacillin (bei V. a. *S. aureus*) ± Makrolid
Bei V. a. oder Risiko einer *P. aeruginosa*-Infektion	Piperacillin/Tazobactam, Ceftazidim + Ciprofloxacin oder Levofloxacin	Carbapeneme + Fluorchinolon 2/3
Aspiration	Cephalosporine 2/3a + Metronidazol Aminopenicillin + BLI	Cephalosporine 2/3a + Clindamycin

BLI = Betalaktamaseinhibitor; [a] bei V. a. Legionellose

eine Wirksamkeit gegenüber Pneumokokken besitzen, z. B. Levofloxacin oder Moxifloxacin, zum Einsatz kommen. Obwohl Levofloxacin eine gute In-vitro-Wirksamkeit gegen Pneumokokken aufweist, sind Therapieversager beschrieben [8]. In schweren Fällen, bei Patienten mit Risikofaktoren oder bei Intensivpatienten, werden Kombinationen aus Betalaktamantibiotika (Cephalosporine der 3. Generation) mit Chinolonen empfohlen. Auf neurochirurgischen Stationen, bei denen *Staphylococcus aureus* eine Rolle spielt, kann die Kombination von Cephalosporinen der 3. Generation und Flucloxacillin sinnvoll sein.

Eine Therapiedauer von 7–10 Tagen ist in den meisten Fällen ausreichend. Bei der Therapie von Infektionen durch Pneumokokken scheinen je nach Verlauf ca. 7 Tage ausreichend zu sein, für gramnegative Stäbchen 7–10 Tage, für *P. aeruginosa* 14 Tage und für atypische Erreger 10 Tage. Unabhängig davon behandeln manche Autoren bis zu 3 Tagen nach Entfieberung.

Sofort nach der Isolierung und Austestung der für die Pneumonie verantwortlichen Erreger sollte eine gezielte Therapie angestrebt werden. Es sollte ein kostengünstiges Antibiotikum mit einem engen Spektrum und einer geringen Nebenwirkungsrate ausgewählt werden.

Die **intravenöse Therapie** kann bei der Early-onset-Pneumonie auf eine orale Behandlung umgestellt werden (Sequenztherapie), wenn folgende Kriterien erfüllt sind [1; 3]:
- Verbesserung des Hustens und der Dyspnoe bzw. Verbesserung des pulmonalen Gasaustausches,
- Rückgang der Leukozytose,
- Entfieberung,
- Sicherstellung der Resorption antimikrobieller Substanzen aus dem Gastrointestinaltrakt.

Late-onset-Pneumonie

Die kalkulierte Initialtherapie der Late-onset-Pneumonie muss *S. aureus* und die *Enterobacteriaceae*, einschließlich *P. aeruginosa*, erfassen (Tab. 22.5).

Daraus ergibt sich die unverzichtbare Anwendung von Breitbandantibiotika oder kombinierten Therapieregimen, die auch von den Fachgesellschaften empfohlen wird [1; 3].

Die **Vorteile der Kombinationstherapie** sind die Erweiterung des Wirkungsspektrums, eine Verzögerung der Resistenzentwicklung sowie eine verstärkte antibakterielle Aktivität durch einen synergistischen Effekt und dadurch ein schnelleres Ansprechen. Die **Nachteile** bestehen in einem erweiterten Allergie- und Nebenwirkungspotenzial sowie einem hohen Kosten- und Arbeitsaufwand.

Eine **Monotherapie** ist mit Cephalosporinen, Carbapenemen und Chinolonen möglich. Die klinischen Erfolgsquoten entsprechen denen der Kombinationstherapie mit Aminoglykosiden und liegen unabhängig vom verwendeten Antibiotikum zwischen 60% und 90% [26]. Allerdings entwickelten sich unter Monotherapie im Gegensatz zur Kombinationstherapie in 10–20% der Fälle resistente Keime. So wurden unter der Therapie mit Imipenem bis zu 20% der Pseudomonas-Stämme resistent, unter der Therapie mit Cephalosporinen der 3. Generation traten gehäuft resistente Stämme von *Enterobacter cloacae* oder *Citrobacter spp.*, auf und nach der Anwendung von Chinolonen stiegen die Resistenzraten von *S. aureus* und *P. aeruginosa* an [31].

Die **Aspirationspneumonie** muss wegen der ätiologischen Bedeutung der anaeroben Bakterien zusätzlich mit Metronidazol oder alternativ mit Clindamycin behandelt werden. Ausgenommen davon sind Therapieregime mit Carbapenemen oder

Tab. 22.5. Empirische Therapie der nosokomialen Late-onset-Pneumonie

Konstellation	Mittel der Wahl	Alternativen
Milder Verlauf, keine Risikofaktoren	Cephalosporine 3b + Flucloxacillin (bei V. a. *S. aureus*)	Carbapeneme
Schwerer Verlauf, Risikofaktoren	Cephalosporine 3b + Fluorchinolone 2/3 Piperacillin/Tazobactam + Fluorchinolone 2/3 Carbapeneme + Fluorchinolone 2/3 — + Flucloxacillin (bei V. a. *S. aureus*) — + Linezolid oder Vancomycin (bei V. a. *MRSA*)	Aminoglykoside
Aspiration	Carbapenem Piperacillin/Tazobactam	Cephalosporin 3b + Metronidazol
Legionellose — schwerer Verlauf — sehr schwerer Verlauf	Azithomycin, Clarithromycin, Erythromycin Azithromycin + Ciprofloxacin	Ciprofloxacin, Levofloxacin, Moxifloxacin Erythromycin + Rifampicin
Aspergillose	Amphotericin B, Ambisome	Voriconazol, Caspofungin

Risikofaktoren: abdominale Chirurgie, Aspiration, Koma, Schädelhirntrauma, Diabetes mellitus, Niereninsuffizienz, Kortikoidtherapie, langer Aufenthalt auf Intensivstationen, hohes Alter (>70 Jahre), antibiotische Vorbehandlung

Moxifloxacin, da diese Substanzen eine gute Wirksamkeit gegen Anaerobier besitzen. Methicillin-resistente *S. aureus*-Stämme erfordern eine Behandlung mit Vancomycin, alternativ mit Linezolid.

Mittel der Wahl bei der Behandlung der **Legionellose** ist nach neusten Erkenntnissen Azithromycin, alternativ können Fluorochinolone eingesetzt werden.

Zur Therapie von **Aspergillosen** kann Amphotericin B angewandt werden. Wegen der ungünstigen Nebenwirkungen sollte aber besser verträglichen Substanzen wie Ambisome oder Voriconazol, der Vorzug gegeben werden.

Die genannten Empfehlungen sollten so modifiziert werden, dass die Schwere der Infektion, vorbestehende Risikofaktoren oder Grunderkrankungen sowie der Allgemeinzustand der Patienten berücksichtigt werden. Ferner muss der lokalen Resistenzsituation und dem üblicherweise beobachteten Keimspektrum Rechnung getragen werden.

Die Therapiedauer richtet sich nach dem klinischen Bild des Patienten. In der Regel sind bei raschem Abklingen der Symptome und deutlichem Rückgang der Entzündungsparameter 7–10 Tage ausreichend, auch wenn im Röntgenbild noch ein Infiltrat zu sehen ist. Zur Therapie von *P. aeruginosa* oder *Acinetobacter* spp. werden 14–21 Tage empfohlen, Legionellen müssen je nach dem verwendeten Therapieregime 2–3 Wochen behandelt werden.

Der Therapieerfolg hängt sowohl von der Pathogenität der Erreger als auch vom Allgemeinzustand der Patienten ab. Immunsuppression, Bakteriämie, schwere Grunderkrankungen und Befall großer Lungenareale verzögern die rasche Heilung.

> **Praxistipp**
>
> Im Allgemeinen sollte das Fieber unter der adäquaten antibiotischen Behandlung nach 2–5 Tagen zurückgegangen sein, und die Leukozytose sollte innerhalb von 3 Tagen rückläufig sein. Demgegenüber können Röntgenbilder länger als eine Woche nach Krankheitsbeginn auffällig bleiben [2].

Bei Therapieversagen müssen folgende Punkte überprüft werden: richtige Diagnose, Unwirksamkeit des Antibiotikums infolge zu niedriger Dosierung, ungenügender Resorption, Interaktionen mit anderen Arzneimitteln oder Erregerwechsel bzw. das Vorliegen resistenter Keime sowie Pilzinfektionen bei immunsupprimierten Patienten.

> **Wichtig**
>
> Die Late-onset-Pneumonie muss, mit Ausnahme von Chinolonen und Linezolid, in hohen Dosen über den gesamten Behandlungszeitraum parenteral therapiert werden, da die Wirksamkeit der Sequenztherapie nicht durch Studien belegt ist.

▪▪▪ Prävention

Eine effektive Prävention nosokomialer Pneumonien muss das Erregerreservoir und den Infektionsweg aufdecken und die Übertragung von Keimen auf den Patienten sowie die Penetrationsmöglichkeiten für Mikroorganismen in das Lungengewebe unterbinden oder reduzieren [18]. Das größte Präventionspotential ist bei den exogenen Infektionen gegeben, aber auch endogene Infektionen können durch entsprechende Maßnahmen reduziert werden. Dies konnte durch die SENIC-Studie (Study on the Efficacy of Nosocomial Infection Control; [14]) bewiesen werden. Durch Ausschöpfung geeigneter Präventions-, Surveillance- und Kontrollprogramme konnten 13% der nosokomialen Pneumonien bei internistischen und 27% bei chirurgischen Patienten verhindert werden [14]. Insbesondere muss sich das Augenmerk der Prävention von nosokomialen Infektionen auf die Vermeidung einer Fehlbesiedlung des Oropharynx und des oberen Gastrointestinaltrakts, die Reduktion von Makro- und Mikroaspiration sowie die konsequente Einhaltung hygienischer Basismaßnahmen richten.

Die von der Kommission für Krankenhaushygiene und Infektionsprävention am Robert-Koch-Institut aufgestellten evidenzbasierten Empfehlungen zur Prävention von nosokomialen Pneumonien beinhalten im wesentlichen die Schulung des medizinischen Personals zum Vorgehen bei und zur Vermeidung von nosokomialen Pneumonien sowie die Surveillance der Patienten zur Beobachtung von Trends und zur Erkennung von Schwachpunkten im Präventionsregime [4, 24]. Ein weiterer Schwerpunkt liegt bei der Unterbrechung der direkten und indirekten Übertragung von Mikroorganismen sowie die Berücksichtigung und Vermeidung von Risikofaktoren für bakterielle Infektionen. Darüber hinaus wird auf eine Vielzahl von Punkten hingewiesen, bei denen noch kein Konsens besteht. Die Empfehlungen sind unter htpp://www.RKI.de abrufbar.

Literatur

1. American Thoracic Society. Guidelinges for the management of adultes with Hospital-acquired, Ventilator-associated and Healthcare-associated Pneumonia. Am J Respir Crit Care Med 2005; 171: 388–416.
2. Bartlett JG, Dowell SF, Mandell LA, File TM, Musher DM, Fine MJ. Practice guidelines for the management of community-acquired pneumonia in adults. Infectious Disease Society of America. Clin Infect Dis 2000; 31: 347–382.
3. Brodmann KF, Lorenz F, Bauer TT, Ewig S, Trautmann M, Vogel F. Nosokomiale Pneumonie: Prävention, Diagnostik und Therapie.–Konsenspapier der Paul-Ehrlich-Gesellschaft für Chemotherapie (PEG) und der Deutschen Gesellschaft ür Pneumologie (DGP) unter Mitarbeit der Deutchen Gesellschaft für Anästhesiologie und Intensivmedizin (DGAI) Chemotherapie Journal 2003; 12: 33–44.
4. Centers for Disease Control and Prevention (CDC). Guidelines for prevention of nosocomial pneumonia. MMWR 1997; 46: 1–79.
5. Cook D, Guyatt G, Marshall J, Leasa D, Fuller H, Hall R, Peters S, Rutledge F, Griffith L, McLellau A, Wood G, Kirby A. A comparison of

sucralfate and ranitidine for the prevention of upper gastrointestinal bleeding in patients requiring mechanical ventilation. N Engl J Med 1998; 338: 791–797.
6. Craven DE, Steger KA. Epidemiology of nosocomial pneumonia–New perspectives on an old disease. Chest 1995; 108 (Suppl) 1S–16S.
7. Daschner FD. Krankenhausinfektionen in einem Universitätsklinikum. DMW 1981; 106: 101–105.
8. Davidson R, Cavalcanti R, Brunton JL, Bast DJ, de Azavedo JC, Kibsey P, Fleming C, Low DE. Resistance to levofloxacin and failure of treatment of pneumococcal pneumonia. N Engl J Med 2002; 346: 747–750.
9. Fagon JY, Chastre J, Hance AJ, Montravers P, Novara A, Gilbert C. Nosocomial pneumoniae in ventilated patients. A cohort study evaluating attributable mortality and hospital stay. Am J Med 1993; 94: 281–288.
10. Fiel S. Guidelines and critical pathways for severe hospital-acquired pneumonia. Chest 2001; 119 (Suppl 1): 412–418.
11. Garner JS, Emori WR, Horan TC, Hughes JM. CDC definitions for nosocomial infections. Am J Infect Control 1988; 16: 128–140.
12. Gastmeier P, Geffers C, Sohr D, Schwab F, Behnke M, Rüden H. Surveillance nosokomialer Infektionen: Aktuelle Daten und Interpretationen. Wien Klin Wochenschr 2003; 115: 99–103.
13. George DL. Epidemiology of nosocomial pneumonia in intensive care unit patients. Clin Chest Med 1995; 16: 29–44.
14. Haley RW, Quade DH, Freeman HE, the CDC SENIC Planning Committee. Study on the efficacy of nosocomial infection control (SENIC Project): Summary of study design. Am J Epidemiol 1980; 111: 472–480.
15. Heffelfinger JD, Dowell SF, Jorgensen JH, Klugman KP, Mabry LR, Musher DM, Plouffe JF, Rakowsky A, Schuchat A, Whitney GG. Management of communitiy-acquired pneumonia in the era of pneumococcal resistance: a report from the Drug-Resistant Streptococcus pneumoniae Therapeutic Working Group. Arch Intern Med 2000; 160: 1399–1408.
16. Kappstein I, Schulgen G, Friedrich T, Hellinger P, Benzing A, Geiger K, Daschner FD. Incidence of pneumonia in mechanically ventilated patients treated with sucralfate or cimetidine as prophylaxis for stress bleeding: bacterial colonization of the stomach. Am J Med 1991; 91 (Suppl 2A): 125S–131S.
17. Kollef MH. The prevention of ventilator-associated pneumonia. N Engl J Med 1999; 340: 627–634.
18. Kommission für Krankenhaushygiene und Infektionsprävention am Robert-Koch-Institut. Prävention der nosokomialen Pneumonie. Bundesgesundheitsbl Gesundheitsforsch Gesundheitsschutz 2000; 43: 302–309.
19. Lode HM, Schaberg T, Raffenberg M, Mauch H. Nosocomial pneumonia in the critical care unit. Crit Care Clin 1998; 14: 119–133.
20. Mandell LA, Marrie TJ, Grossmann RF, Chow AW, Hyland RA. Canadian guidelines for the initial management of adults with communitiy-acquired pneumonia: an evidence–based update by the Canadian Infectious Diseases Society and the Canadian Thoracic Society. The Candian Community-Acquired Pneumonia Working Group. CID 2000; 31: 383–421.
20a Mandell LA, Wunderink RG, Anzueto A et al. Infectious Diseases Society of America/American Thoracic Society Consensus Guidelines on the Management of Community-Acquired Pneumonia in Adults. CID 2007; 44: S27–72.
21. Marik PE, Careau P. The role of anaerobes in patients with ventilator-associated pneumonia and aspiration pneumonia: a prospective study. Chest 1999; 115: 178–183.
22. Prod'hom G, Leuenberger P, Koerfer J, Blum A, Chiolero R, Schaller MP, Parret C, Spinnler O, Blondel J, Siegrist H, Saghafi L, Blanc D, Francisi P. Nosocomial pneumonia in mechanically ventilated patients receiving antacid, rantidine, or sucralfate as prophylaxis for stress ulcer. Ann Intern Med 1994; 120: 653–662.
23. Rello J, Rue M, Jubert P, Muses G, Sonora R, Valles J, Niederman MS. Survival in patients with nosocomial pneumonia impact of the severity of illness and the etiologic agent. Crit Care Med 1997; 25: 1862–1867.
24. RKI. Vorwort zur 16. Lieferung (Feb. 2000) der Loseblattsammlung: Richtline für Krankenhaushygiene und Infektionsprävention, Verlag Urban & Fischer, München.
25. RKI. Definitionen nosokomialer Infektionen (CDC-Definitionen). RKI, 4. Aufl, Berlin 2003
26. Scheld WM, Mandell GL. Nosocomial pneumoniae: Pathogenesis and recent advances in diagnosis and therapy. Rev Infect Dis 1991; 13: Suppl 9: 743–751.
27. Strausbaugh L. Nosocomial Respiratory Tract Infections. In: Mandell, Douglas, Bennett's (eds.) Principles and Practice of Infectious Diseases, Churchill Livingstone, 5. ed., 2005; 301.
28. Tablan OC, Anderson LJ, Arden NH, Breimann RF, Butler JC, Mc Neil MM, and the Hospital Infection Control Practices Advisory Committee. Guidelines for prevention of nosocomial pneumonia. Infect Control and Hosp Epidemiol 1994; 15: 587-627.
29. Trouillet JL, Chastre J, Vuagnat A, Joly-Guillon ML, Lombaux D, Dombret MC, Gibert C. Ventilator-associated pneumonia caused by potentially drug-resistant bacteria. Am J Respir Crit Care Med 1998; 157: 531–539.
30. Unertl K, Ruckdeschel G, Lechner S, Strohmeier E, Jensen U. Nosokomiale postoperative und posttraumatische Pneumonien. In: Aktuelle Aspekte der bakteriellen und nichtbakteriellen Pneumonien. Lode H, Kemmrich B, Klastersky B (Hrsg.) Stuttgart: Thieme Verlag 1984; 39–43.
31. Unertl K, Lenhart FP, Fort H, Peter K. Systemic antibiotic treatment of nosocomial pneumonia. Intensive Care Med 1992; 18: 28–34.
32. Vincent JL, Bihari DJ, Suter PM, Bruning HA, White J, Nicolas-Chanoin MH, Wolff M, Spencer RC, Hemmer M. The prevalence of nosocomial infections in intensive care units in Europe – Results of the European Prevalence of infection in intensive Care (EPIC) Study. JAMA 1995; 274: 639–644.

Vergiftungen

T. Zilker

23.1 Vergiftungen durch Antidepressiva – 284
23.1.1 Trizyklische bzw. Tetrazyklische Antidepressiva (TCA) – 284
23.1.2 Monoaminoxidaseinhibitoren (MAO-Hemmer) – 286
23.1.3 Serotonin-Reuptake-Hemmer und das Serotoninsyndrom – 288

23.2 Vergiftung durch Lithiumsalze – 290

23.3 Vergiftungen durch Neuroleptika – 292

23.4 Vergiftungen durch Carbamazepin – 293

23.5 Vergiftungen durch Benzodiazepine – 294

23.6 Vergiftungen durch Zolpidem – 296

23.7 Vergiftungen durch Zopiclon – 296

Literatur – 297

In einem Lehrbuch für neurologische Intensivmedizin erscheint es sinnvoll, Vergiftungen, die vorwiegend das ZNS beeinflussen zu besprechen. Dabei handelt es sich um Vergiftungen durch Sedativa und Psychopharmaka.

23.1 Vergiftungen durch Antidepressiva

Da Patienten mit depressiven Erkrankungen auch mit Antidepressiva behandelt werden, ist es verständlich, dass Antidepressiva häufig für suizidale Handlungen Verwendung finden. Unter den verschiedenen Antidepressiva sind die zyklischen Antidepressiva und die unspezifischen Monoaminoxidasehemmer die bei weitesten gefährlichsten Substanzen. Im Gegensatz dazu sind die selektiven Serotonin-Reuptake-Hemmer deutlich weniger toxisch.

23.1.1 Trizyklische bzw. Tetrazyklische Antidepressiva (TCA)

Die TCA blockieren die Wiederaufnahme von Noradrenalin und Serotonin und in geringerem Maße die von Dopamin in die präsynaptische Nervenzelle. Dadurch erhöhen sie die Verfügbarkeit dieser Monoamine im synaptischen Spalt und steigern so die Wirkung am postsynaptischen Rezeptor. Dieser Mechanismus ist für die therapeutische antidepressive Wirkung notwendig, kann jedoch nach einer Überdosierung schwere toxische Effekte hervorrufen. Die TCA haben eine bekannte muskarinische Wirkung, die für die Nebenwirkungen im therapeutischen Bereich verantwortlich sind.

> **Wichtig**
>
> Die wirklich gefährliche Wirkung der TCA im Vergiftungsfall besteht in einem membranstabilisierenden Effekt am Myokard.

Der schnelle Natriumkanal an der Myokardzelle [30] wird blockiert. Dieser Natriumkanal ist verantwortlich für die Depolarisation in der sog. Phase 0 des Aktionspotentials. Die Hemmung dieses Natriumkanals führt zu einer Verzögerung der Depolarisation jeder einzelnen Myokardzelle. Dadurch wird die Reizleitung im Myokard verzögert, es kommt zu **ventrikulären Arrhythmien** [36]. Über diesen Natriumkanal wird auch der Natrium-Kalzium-Austausch an den Myokardzellmembranen reguliert. Wird er blockiert, kommt es zu einer Reduktion der intrazellulären Kalziumkonzentration und zu einer Verminderung der Kontraktilität des Herzens. Auch der Kaliumkanal wird beeinflusst, es kommt zu einer Hemmung des Kaliumausstroms, was eine Verlängerung der Repolarisation bedeutet [23]. Nach einer anfänglichen α-adrenergen Überstimulation kommt es zu einer Blockade der α-adrenergen Rezeptoren, wodurch, in der Spätphase der Vergiftung, eine Hypotension entsteht.

Aufgrund einer zentralen anticholinergen Wirkung und einer Erhöhung der Noradrenalin- und Serotoninkonzentration im präsynaptischen Spalt kommt es einerseits zu einer Sedierung, andererseits aber auch zu einer Übererregung im ZNS. Koma, Delir und zerebrale Krampfanfälle sind die Folge [17].

Schwere Vergiftungen mit TCA liegen vor, wenn die aufgenommene Dosis die Tagesmaximaldosis um das 5- bis 10fache überschreitet. Da aufgrund des anticholinergen Effekts die Magenentleerung verlangsamt ist, ist der Wirkungseintritt etwas verzögert, dann aber schnell progredient. Dies bedeutet, dass die Giftwirkung nach 6 Stunden bereits lebensbedrohliche Ausmaße annimmt. Die kritische Phase dauert dann 24 Stunden lang.

■■■ Symptomatik

Bei leichten Intoxikationen sieht man v. a. eine periphere antimuskarinische Wirkung. Bei mittelschweren Vergiftungen kommt es zu Störungen im ZNS, bei schweren Vergiftungen nimmt die Kardiotoxizität bedrohliche Ausmaße an.

Damit zeigt die **leichte Vergiftung** eine Mydriasis, Sinustachykardie, einen trockenen Mund, warme, trockene Haut, Blasenentleerungsstörung, verschwommenes Sehen und eine verminderte Darmmotilität.

Mittelschwere Vergiftungen zeichnen sich durch Müdigkeit bis Somnolenz, einen erhöhten Muskeltonus, gesteigerte Muskeldehnungsreflexe und/oder delirante Zustände aus.

Bei **schweren Vergiftungen** liegen ein tiefes Koma mit Hypoventilation und häufig auch generalisierte Krampfanfällen vor. Die Stammhirnreflexe können vorübergehend verschwinden ohne das dies eine irreversible Schädigung des Gehirns bedeutet [3]. Bei der schweren Vergiftung ist das Leben des Patienten durch ein Kreislaufversagen bedroht. Am Myokard finden sich verschiedene Formen von Überleitungsstörungen, es kommt zu ventrikulären Arrhythmien. Die Kontraktilität des Herzens ist reduziert. Im EKG zeigt sich eine Verlängerung der PQ-Zeit, die intraventrikuläre Erregungsausbreitung ist verlangsamt, was man an einer Verbreiterung des QRS-Komplexes und einer Verlängerung der QT-Zeit mit Abflachung oder sogar Inversion der T-Welle erkennen kann. Torsade-de-Pointes-Tachykardien werden bei schweren Vergiftungen gesehen. Knoten- und Kammertachykardien können ebenfalls auftreten. Die Häufigkeit von Kammerflimmern liegt bei 1%.

Einige Fälle wurden in der Literatur beschrieben, bei denen es mit Verzögerung zu Rhythmusstörungen kommt, d. h., dass auch bei Wiedererlangen des Bewusstseins bis zu 24 Stunden nach dem Erwachen noch Rhythmusstörungen auftreten können. Obwohl anzunehmen ist, dass dies v. a. bei Patienten mit vorgeschädigtem Myokard der Fall war, muss daraus abgeleitet werden, dass Patienten mit TCA-Vergiftung – nach dem Erwachen oder grundsätzlich – mindestens 24 Stunden auf der Intensivstation verbleiben sollten [5]. Während der epileptischen Krampfanfälle oder auch durch den Verlust des Bewusstseins kann es zur Aspiration kommen, in deren Gefolge ein Lungenversagen mit Multiorganversagen auftreten kann.

■■■ Diagnostik

Mit einfachen immunologischen Methoden kann der Plasma-TCA-Spiegel quantitativ erfasst werden. Eine Bestimmung im Urin kann die Diagnose absichern und von anderen Vergiftungen, wie z. B. Kokain-, Neuroleptika-, Ecstasyvergiftungen, unterscheiden. Eine strenge Korrelation zwischen Plasmaspiegel und dem Schweregrad gibt es nicht. Dennoch können die Plasmaspiegel zur Beurteilung des Verlaufs wertvoll sein. Kommt es bei wiederholter Bestimmung des Spiegels zu einem Anstieg, so ist dies das Zeichen für eine Nachresorption. Kommt es dagegen zu einem raschen Abfall, so hat der Patient die kritische Phase überstanden. Ein grober Wert, bei dem mit einer kritischen Vergiftung zu rechnen ist, liegt bei 1 mg/l.

EKG-Ableitung und EKG-Monitoring

Die Ableitung eines EKG bei der TCA-Vergiftung gibt wertvolle Hinweise für die einzuschlagende Therapie. Die Vergiftung ist dann kritisch, wenn der QRS-Komplex auf mehr als 0,11 s verbreitert ist. Bei einer Verbreiterung über 0,16 s ist mit schweren ventrikulären Rhythmusstörungen zu rechnen, allerdings kommt es manchmal auch ohne Verbreiterung des QRS-Komplexes schon zu Krampfanfällen. Neben der Beurteilung des QRS-Komplexes ist auch die Vermessung der QT-Zeit wichtig. Bei einer Verlängerung der QT-Zeit ist immer ein intensivmedizinisches Monitoring angezeigt [6, 27].

■■■ Therapie

Alle Patienten mit TCA-Vergiftung sollten 24 Stunden auf einer Intensivstation einem Herzkreislaufmonitoring unterzogen werden.

Die Therapie richtet sich nach dem Schweregrad der Vergiftung. Die meisten Patienten erholen sich rasch. Neben der Monitorüberwachung bedürfen sie einer Infusion zur ausreichenden Flüssigkeitszufuhr. Eine Blasenkatheterisierung ist wegen der Blasenentleerungsstörung häufig notwendig. Sollten sich die Patienten in einem Koma befinden, dauert es meistens länger als 1 Tag. Ob der Patient im Koma beatmungspflichtig ist, hängt vom Ergebnis seiner Blutgasanalyse ab. Da die Atmung erst bei schweren Vergiftungen beeinträchtigt ist, reicht in der Regel die O_2-Zufuhr über eine Nasensonde oder Maske.

Das Auslösen von Erbrechen ist bei der TCA-Vergiftung nicht erlaubt, da die TCA antiemetisch wirken. Eine Magenspülung kommt in aller Regel zu spät, auch für die TCA-Vergiftung gilt die 1-Stunden-Regel, d. h. dass eine Magenspülung nur innerhalb der ersten Stunde nach Giftaufnahme wirksam ist. Die Effektivität der Gabe von Medizinalkohle ist experimentell nachgewiesen. Sie muss bei komatösen Patienten über eine nasogastrale Sonde unter strenger Vermeidung einer Aspiration erfolgen. Die Kohledosis beträgt 30–50 g. Da für die vollständige Giftabsorption ein 10facher Überschuss ausreichend ist, dürfte eine einmalige Dosis ausreichen. Bei Patienten, die krampfen oder sich in einem tiefen Koma befinden, ist eine Schutzintubation angezeigt, die Patienten müssen dann sediert und beatmet werden.

Therapie der kardiovaskulären Toxizität

Die effektivste Therapie für die kardiovaskuläre Toxizität bei der TCA-Überdosierung besteht in der Gabe von **Natriumbikarbonat**. Für Vergiftungen beim Menschen liegen hierüber gute klinische Studien nicht vor, es gibt jedoch eine Reihe von Fallberichten, bei denen Natriumbikarbonat erfolgreich eingesetzt wurde. Die Dosis liegt bei 50 ml einer 1-molaren Lösung, erweist sich diese als nicht effektiv, so sollte die Natriumbikarbonatgabe auf 2 ml/kgKG einer 1-molaren Lösung erweitert werden. Es ist darauf zu achten, dass der pH im arteriellen Blut auf 7,5 angehoben wird.

> **Wichtig**
>
> Natriumbikarbonat muss als Bolus und nicht als Dauerinfusion verabreicht werden.

Der Zweck der Therapie ist sowohl das Serumnatrium an die oberste Norm oder leicht darüber anzuheben und den Blut-pH ins Alkalische zu verschieben. Nur wenn diese Effekte erreicht werden, ist mit einer Wirksamkeit zu rechnen [30]. Die Indikation für die Natriumbikarbonatgabe ist dann gegeben, wenn eine Hypotension oder eine supraventrikuläre bzw. ventrikuläre Arrhythmie vorliegt. Ob eine prophylaktische Gabe bei QRS-Verbreiterung mit Normotonie und ohne Rhythmusstörungen das Auftreten kardiovaskulärer Komplikationen verhindern kann, bleibt unklar, dennoch möchten wir empfehlen, bei Patienten, bei denen eine QRS-Verbreiterung über 0,14 s vorliegt, eine Natriumbikarbonattherapie einzuleiten.

> **Wichtig**
>
> Antiarrhythmika der Klasse Ia und Phenytoin etwa zur Behandlung der Krämpfe sind kontraindiziert.

Eine unkomplizierte Hypotension kann meistens mit der Gabe von Kristalloiden behandelt werden. Vor zu hohen Volumina ist zu warnen, da aufgrund der kardiodepressiven Wirkung der TCA ein Pumpversagen mit Lungenödem auftreten kann. Bleibt nach der Gabe von isotonischer Kochsalzlösung eine Hypotonie bestehen, sollten **Katecholamine** zur Anwendung kommen. Sprechen die Patienten auf eine evtl. therapeutische Dosis von Dopamin oder Noradrenalin nicht an, muss ein invasives kardiovaskuläres Monitoring erfolgen, um die Katecholamine richtig dosieren zu können. Im Tierversuch hat sich das Adrenalin dem Noradrenalin überlegen gezeigt, weil es zu weniger Rhythmusstörungen führen soll [20]. Gelingt es nicht, das Kreislaufversagen mit hohen Dosen an Vasopressoren zu überwinden, muss auch daran gedacht werden, eine extrakorporale Zirkulation mittels eines sog. »ventricel assist device« zur Anwendung zu bringen.

Therapie der Herzrythmusstörungen
Bei der Mehrzahl der Patienten liegt aufgrund des anticholinergen Syndroms eine Tachykardie vor, die eigentlich keiner Therapie bedarf. Besteht jedoch ein ausgeprägtes zentrales anticholinerges Syndrom mit Tachykardie und sind die Kreislaufverhältnisse in Ordnung und der QRS-Komplex unter 0,14 s, kann die Gabe von Physostigmin erwogen werden. Diese Maßnahmen werden allerdings in der angelsächsischen Literatur abgelehnt, während im deutschen Sprachraum von einzelnen Autoren zugeraten wird [28].

> **Wichtig**
>
> Jegliche ventrikuläre Tachykardie bedarf der Natriumbikarbonatgabe.

Ist diese allein nicht ausreichend, kann Lidocain oder besser Amiodaron eingesetzt werden. Es gibt einzelne Fälle, bei denen eine ventrikuläre Tachykardie nach TCA-Vergiftung mit einer »Overdrive«-Stimulation erfolgreich beseitigt werden konnte. Auch Magnesiumsulfat wurde schon mit Erfolg für die Therapie der ventrikulären Arrhythmie nach Amitriptylinvergiftung eingesetzt [21].

Therapie der ZNS-Toxizität
Steht das **Koma** bei der TCA-Vergiftung im Vordergrund, so ist je nach Komatiefe eine endotracheale Intubation als Schutzmaßnahme notwendig. Sollten nach Intubation und O_2-Gabe die Blutgase nicht zufrieden stellend sein, so müssen die Patienten beatmet werden. Dazu müssen sie meist noch weiter sediert werden.

Beim Bestehen einer **deliranten Symptomatik** bevorzugen wir eindeutig die Benzodiazepine gegenüber dem Physostigmin weil, wie oben erwähnt, die Kardiotoxizität des Physostigmins nicht abzuschätzen ist. Durch die Gabe der Benzodiazepine kann sich zwar das Koma verstärken, wenn der Patient schon beatmet werden muss, stellt dies kein Problem dar.

Zerebrale Krampfanfälle, so lang sie wiederholt oder langfristig auftreten, müssen mit Benzodiazepinen behandelt werden. Die Dosis ist so lange zu steigern, bis der Krampfanfall sistiert. Selbstverständlich kann man auch eine Sedierung mit Propofol durchführen, wodurch die Krämpfe unterdrückt werden und eine Beatmung ermöglicht wird. Selten kann es notwendig sein, die Patienten zu relaxieren. Dies ist dann der Fall, wenn die Krampfanfälle nicht zu durchbrechen sind und wenn eine exzessive Hyperthermie mit Temperaturen über 41°C auftritt. Mit Folgeschäden der TCA-Vergiftung ist nur dann zu rechnen, wenn ein hypoxischer Hirnschaden im Verlauf der Vergiftung aufgrund der Kreislaufinsuffizienz aufgetreten sein sollte.

23.1.2 Monoaminoxidaseinhibitoren (MAO-Hemmer)

Die Monoaminoxidasehemmer gehören zu den älteren Antidepressiva. Sie wurden noch vor den TCA eingesetzt. Heutzutage gibt es nur noch einige seltene Indikationen für ihre Anwendung. Diese sind besonders die sog. atypischen Depressionen mit verlängerter Schlafdauer, Appetitsteigerung und Gewichtszunahme, die posttraumatische Belastungsstörung, manche Phobien und Narkolepsien. Auch bei der Parkinson-Erkrankung haben sie eine gewisse Bedeutung. Sie interagieren mit tyraminhaltigen Lebensmitteln und haben deshalb keine große Verbreitung mehr. Manchmal sind sie noch wirksam, wenn alle anderen Antidepressiva versagt haben.

■■■ Wirkmechanismus der MAO-Hemmer
Die Monoaminoxidase ist ein Enzym, das die Neurotransmitter Noradrenalin, Adrenalin und Serotonin abbaut. Es gibt 2 Typen dieses Enzyms: Die **MAO-A**, kommt in noradrenergen und serotonergen Nervenendigungen, die **MAO-B** in dopaminausschüttenden Neuronen vor. Die Inhibition des Abbaus ist vermutlich für die antidepressive Wirkung verantwortlich. Durch die medikamentös ausgelöste Hemmung der MAO-A können sich hohe Neurotransmitterkonzentrationen in den Nervenendigungen aufbauen, die dann ihre antidepressive Wirkung entfalten.

> **Wichtig**
>
> Die unspezifischen MAO-Hemmer inhibieren nicht selektiv und irreversibel MAO-A und MAO-B.

Neben den unspezifischen irreversiblen MAO-A- und MAO-B-Hemmern wurden reversible MAO-Hemmer entwickelt. Das wichtigste Medikament dieser Gruppe ist **Moclobemid**. Eine Moclobemidvergiftung mit tödlichem Ausgang ist nicht bekannt, so dass eine reine Vergiftung mit reversiblen MAO-A Hemmern relativ ungefährlich erscheint.

Die nicht selektiven irreversiblen MAO-A Hemmer sind erheblich toxischer und führen zu einem Anstieg von Noradrenalin, Serotonin und Dopamin im ZNS. Dadurch kommt es zu einer Herabregulierung der postsynaptischen Serotonin- und der adrenergen Rezeptoren, während die postsynaptischen Dopaminrezeptoren unbeeinflusst bleiben.

Nach Beginn der Therapie mit MAO-Hemmern dauert es mindestens 10 Tage bis diese Veränderungen im ZNS eingetreten sind. Nach Absetzen dauert es noch Wochen, bis sich der alte Zustand wiederhergestellt hat.

23.1 Vergiftungen durch Antidepressiva

> **Wichtig**
>
> Die unspezifischen MAO-Hemmer sind deshalb so besonders gefährlich, weil sie zu einer massiven Überstimulation des sympathischen Nervensystems führen.

Auf der einen Seite wird der Abbau der entsprechenden Neurotransmitter gehemmt, auf der anderen Seite wird aber auch über eine indirekte sympathikomimetische Wirkung die Ausschüttung dieser Neurotransmitter aus dem präsynaptischen Vesikel stimuliert. So führen die MAO-Hemmer anfangs zu einer Freisetzung von Noradrenalin aus den postganglionären synaptischen Neuronen, um sie dann anschließend zu hemmen. Die biphasische Aktivität wird durch Befunde in Tierversuchen belegt, nach denen die kardialen Noradrenalinspeicher letztendlich vollständig verarmen, was zum kardiovaskulären Kollaps führt [13].

▪▪▪ Pharmakokinetik des wichtigsten MAO-Hemmers Tranylcypromin

Tranylcypromin wird sehr rasch resorbiert, seine Halbwertszeit beträgt etwa 2 Stunden. Wegen dieser raschen Eliminationsgeschwindigkeit nimmt der Plasmaspiegel des Medikamentes schnell ab. Dies geht nicht parallel zu einer Verminderung der Wirkung, vielmehr bleibt die Hemmung der Monoaminoxidase lange bestehen. Die irreversible MAO-A Hemmung setzt langsam ein, die maximale Inhibition wird erst nach 7 Tagen erreicht.

▪▪▪ Symptomatik

Ganz im Vordergrund der Vergiftung stehen die **adrenerge Überstimulierung des ZNS und des peripheren sympathische Nervensystems**.

> **Leitsymptome der MAO-Hemmer-Vergiftung**
> - Psychomotorische Unruhe
> - Neuromuskuläre Übererregbarkeit
> - Erhöhte Temperaturen

Diese Symptome treten allerdings mit Verzögerung von mindestens 6 Stunden nach der Aufnahme einer Überdosis ein.

Die Vergiftung mit MAO-Hemmern kann in 4 Phasen eingeteilt werden [25]:
- Die **erste Phase** besteht in einer symptomarmen Latenzzeit. Bei vorbehandelten Patienten kommt es nach Stunden, bei nicht vorbehandelten Patienten nach 24 Stunden zum Vollbild der Vergiftung.
- Die **zweite Phase** kann als Exzitationsphase bezeichnet werden. Die Patienten entwickeln eine starke Unruhe, sie sind desorientiert, es besteht ein Übelkeitsgefühl, die Pupillen sind mydriatisch, man findet einen »Ping-Pong-Nystamus« [11]. Es besteht eine Hyperreflexie und Rigidität der Muskulatur. Das vegetative Nervensystem ist so stark gestört, dass vitale Funktionen beeinträchtigt werden. Dies drückt sich in einem exzessiven Fieberanstieg, Tachykardie und massivem Bluthochdruck aus. Hinzu kommen unwillkürliche Bewegungen, Grimassieren und Opisthotonus. Die Patienten delirieren, was sich in Form von Halluzinationen und Desorientiertheit zeigt. Sie schwitzen, der Speichelfluss ist vermehrt. Es kommt zu tonisch klonischen Krämpfen, die gesamte Muskulatur wird von einem Rigor befallen. Die Hyperthermie in Kombination mit Krampfanfällen führt zur Rhabdomyolyse mit Verbrauchskoagulopathie und Nierenversagen. Durch den kaum beherrschbaren Anstieg des Blutdrucks kann es zum kardialen Lungenödem kommen. Nicht selten treten Hirnblutungen auf.
- In der **dritten Phase** steht die Instabilität des autonomen Nervensystems im Vordergrund. Es kommt zu Kreislaufinsuffizienz und zur zunehmenden Vertiefung des Komas. Diese Phase tritt meist jenseits der 24 Stunden nach Giftaufnahme auf und kann sich in einem plötzlichen Zusammenbruch der vorher bestehenden Hypertonie zeigen. Dies ist Ausdruck der Verarmung an präsynaptischen Neurotransmittersubstanzen mit kaum beherrschbarer Hypotension und Bradykardie.
- In der **vierten Phase** der Vergiftung kommen die Komplikationen, die durch die vorangegangenen Phasen hervorgerufen wurden, zum Vorschein. Diese bestehen in Nieren- und Lungenversagen, Blutungen durch die Gerinnungsstörung und Hämolyse. Der Tod tritt in Form eines Herzstillstandes in Asystolie auf.

▪▪▪ Diagnostik

Der Tranylcyprominspiegel korreliert nur schlecht mit der Toxizität. Andere Laboruntersuchungen müssen zur Beurteilung des Schweregrades Anwendung finden. Typisch sind eine Leukozytose, eine Hyperglykämie und eine metabolische Azidose, gepaart mit einer Hyperkaliämie. Wegen der neuromuskulären Stimulation kommt es zum Kreatinanstieg (CK), eine Myoglobinurie wird beobachtet. Die Gerinnungsstörung wird manifest durch eine Verlängerung der PTT, der Thrombinzeit und einen Abfall der Thrombozyten.

▪▪▪ Therapie

Die Therapie der MAO-Hemmer-Intoxikation ist vorwiegend symptomatisch. Der Patient muss frühzeitig auf eine Intensivstation verbracht werden, auch wenn die anfänglich bestehenden Symptome scheinbar harmlos sind. Wie oben geschildert, kann sich das Krankheitsbild nach einer relativ langen Latenz massiv verschlechtern. Der Patient bedarf eines intravenösen Zugangs, einer exakten Bilanzierung und der Versorgung mit Sauerstoff. Für die primäre Giftentfernung gilt die 1-Stunden-Regel. Medizinalkohle kann verabreicht werden, allerdings ist hierfür häufig eine Sicherung der Atemwege, also eine Intubation, notwendig, um eine Kohleaspiration zu vermeiden.

Sollte sich der Patient in der exzitativen Phase befinden, so bedarf es einer Sedierung mit Benzodiazepinen. Der Patient sollte soweit sediert werden, dass er ohne Schwierigkeiten beatmet werden kann.

> **Praxistipp**
>
> Die Kreislaufinstabilität stellt die größte Gefahr bei der Vergiftung durch MAO-Hemmer dar, deshalb ist ein invasives Kreislaufmonitoring häufig angezeigt.

Aufgrund der Depletion der adrenergen Speicher kann es zum plötzlichen Blutdruckabfall kommen. Damit sollten in der Phase der **Hypertonie** nur blutdrucksenkende Substanzen mit einer kurzen Halbwertszeit eingesetzt werden. Hierfür bietet sich das **Urapidil** an. Urapidil ist ein spezifischer α-Rezeptorenblocker, der einem β-Blocker deshalb vorzuziehen ist, weil bei Verwendung von β-Rezeptorenblockern die α-adrenerge Wirkung verstärkt werden kann. Auch **Nifedipin**, ein blutdrucksenkender Kalziumantagonist wurde bereits erfolgreich für diese Indikation eingesetzt. Als letzte Möglichkeit kann die Blutdrucksenkung durch **Natriumnitroprussid** mit seiner kurzen Halbwertszeit gut gesteuert werden.

> **Wichtig**
>
> Zentral wirkende Antihypertensiva wie Clonidin sind kontraindiziert.

Entwickelt sich eine Hypotonie, so müssen zunächst alle antihypertensiven Substanzen abgesetzt werden. Es muss versucht werden, zunächst durch die Zufuhr von Kristalloiden den Blutdruck stabil zu halten. Gelingt dies nicht, muss der Patient mit Noradrenalin behandelt werden. Dopamin sollte nicht eingesetzt werden. Neben der Hypertension ist die Hyperthermie eine besonders gefürchtete Komplikation der Monoaminoxidasevergiftung.

Die **Hyperthermie** hängt mit der neuromuskulären Hyperaktivität zusammen. Übliche fiebersenkende Medikamente sind nicht wirksam. Eine physikalische Kühlung mit Eiswasser, Kühldecken oder Kühlung über eine extrakorporale Zirkulation, z. B. über eine Dialysemembran, ist der einzige Weg die Temperatur abzusenken. Durch die Gabe von Benzodiazepinen kann die neuromuskuläre Hyperaktivität günstig beeinflusst werden. Die serotoninvermittelte Hyperthermie kann durch **Cyproheptadin** beeinflusst werden. Cyproheptadin steht jedoch nicht in intravenöser Form zur Verfügung. Die Gabe hat also über eine nasogastrale Sonde zu erfolgen [14]. Wenn die Hyperthermie durch all diese Maßnahmen nicht beherrschbar ist, so muss der Patient relaxiert werden. Hierfür eignen sich Vecuronium und Atracurium. Von der Gabe von Pancuronium zur Relaxation wird abgeraten. Als ultima ratio kann auch Dantrolene zum Einsatz kommen, wenn die Hyperthermie anderweitig nicht beherrschbar sein sollte.

Die durch Monoaminoxidase ausgelösten **Krampfanfälle** können in aller Regel mit Lorazepam oder Diazepam durchbrochen werden. Wenn **Benzodiazepine** in hoher Dosis keine Krampfunterbrechung bewirken, so darf **Phenobarbital** in Form von 20 mg/kgKG zur Anwendung kommen.

Sollte es zu einer **Rhabdomyolyse** kommen, so muss zunächst ausreichend Flüssigkeit mit gleichzeitiger Alkalisierung und der Gabe von Furosemid zur Aufrechterhaltung der Nierenfunktion eingesetzt werden. Häufig ist jedoch bei einem sich manifestierenden Nierenversagen eine frühzeitige Hämodialyse, mit der gleichzeitig die Folgen der Rhabdomyolyse behandelt werden können, angezeigt.

Eine **Sinustachykardie** wird in den frühen Phasen der Vergiftung regelhaft beobachtet. Allerdings kann es auch zu **ventrikulären Arrhythmien** kommen, die dann mit Amiodaron behandelt werden müssen. Antiarrhythmika der Klasse III und β-Rezeptorenblocker allein sollten keine Anwendung finden.

> **Wichtig**
>
> Manifestiert sich die MAO-Hemmer-Intoxikation in einer Bradykardie, so ist dies als bedrohliches Zeichen aufzufassen.

Diese kann rasch in eine Asystolie übergehen. Unter solchen Bedingungen kommen zunächst Atropin, Orciprenalin und schließlich Adrenalin in hohen Dosen zum Einsatz. Die kritische Situation kann auch durch das Legen eines Schrittmachers oder als ultima ratio durch extrakorporale Maßnahmen mit einem »ventricel assist device« zu überbrücken versucht werden.

23.1.3 Serotonin-Reuptake-Hemmer und das Serotoninsyndrom

Wegen der hohen Toxizität der trizyklischen bzw. tetrazyklischen Antidepressiva bedeutete die Entwicklung der Serotonin-Reuptake-Hemmer eine Verminderung des Risikos für depressive Patienten. Zwei Substanzklassen wurden entwickelt, zum einen die nicht-selektiven Reuptake-Hemmer, die zusätzlich zur Hemmung der Serotoninwiederaufnahme auch zu einer Hemmung der Aufnahme von Noadrenalin, Adrenalin und Dopamin führen (als SSNRI oder dual wirkende Substanzen klassifiziert) und zum anderen die selektiven Serotonin-Reuptake-Hemmer (SSRI). Zu den ersteren gehören das Venlafaxin, das Mirtazapin, das Duloxetin und das Bupropion, zu den letzteren das Fluoxetin, Fluvoxamin, Paroxetin, Sertralin, Citalopram und Escitalopram.

■■■ Wirkmechanismus

Die Serotonin-Reuptake-Hemmer führen nach der Depolarisation eines Neurons zu einer Erhöhung des Serotonins im synaptischen Spalt, indem sie die Wiederaufnahme des Serotonins in das präsynaptische Neuron hemmen. Der Effekt des Serotonins beruht auf einer spezifischen Interaktion mit den Serotoninrezeptoren, die an den verschiedensten Lokalisationen im Gehirn gefunden werden.

Es gibt 7 Subtypen der Serotoninrezeptoren $5HT_{1-7}$. Von diesen sind bisher 3 Subtypen klinisch definiert, der $5HT_{1a}$-, $5HT_{1D}$- und $5HT_2$-Rezeptor. Für diese Rezeptoren gibt es spezifische Agonisten und Antagonisten. Der Besatz dieser Rezeptoren führt zur Hemmung oder Aktivierung der Adenylzyklase und zu einer Phosphorylierung innerhalb der Zelle. Diese Phosphorylierung beeinflusst die Ionenkanäle an den Hirnzellen. Wie genau die antidpressive Wirkung erzeugt wird, ist noch nicht klar. Die meisten SSRI mit Ausnahme von Fluoxamin weisen kaum aktive Metaboliten auf. Nur der Metabolit des Fluoxetin, das Norfluoxetin, ist pharmakologisch aktiv [32].

■■■ Pharmakokinetik

Die Eliminationshalbwertszeiten der unterschiedlichen SSRI variieren deutlich. So hat das Sertralin eine Halbwertszeit von 1 Tag, das Paroxetin dagegen bis zu 14 Tagen. Alle SSRI werden durch die Zytochrom-P_{450}-Mischoxigenasen oxidiert und renal eliminiert. Nieren- und Leberkranke und ältere Personen haben eine verlängerte Halbwertszeit von Citalopram und Paroxetin. Venlafaxin hat eine Halbwertszeit von nur 4 Stunden. Cimetidin hemmt den Abbau dieser Substanzen.

■■■ Symptomatik

Bei der Vergiftung durch SSRI/SSNRI muss man zwischen den Symptomen einer reinen Überdosierung, die nach Aufnahme der Monosubstanz auftreten, und dem Serotoninsyndrom unterscheiden, das nur selten bei einer Überdosis mit dem Reuptake-Hemmer allein, jedoch viel häufiger bei Mischintoxikationen auftritt.

Die Symptome der akuten Vergiftung ohne Serotoninsyndrom bestehen in Benommenheit bis hin zur Bewusstlosigkeit, wobei ein Koma erst bei höheren Dosen vorkommt. Weitere Zeichen können sein: Schwindel, Kopfschmerzen, extrapyramidal-motorische und grippeähnliche Symptome. Anfangs finden sich Übelkeit und Erbrechen. Die Wirkung auf den Kreislauf manifestiert sich mit Hypotension und Tachykardie. Die bei den TCA so gefürchteten Herzrhythmusstörungen mit Verbreiterung des QRS-Komplexes treten sehr selten auf. An muskulären Symptomen finden sich Tremor und Myoklonien. Gelegentlich können auch zerebrale Krampfanfälle vorkommen. Diese Krampfanfälle werden in der Regel erst bei Dosen über 2 g gesehen, treten dann aber innerhalb des Vergiftungsgeschehens bereits in den ersten 2 Stunden ein. Meist bleibt es bei einem einmaligen epileptiformem Anfall. Sollten EKG-Veränderungen auftreten, so bilden diese sich innerhalb der ersten 12 Stunden nach Vergiftungsbeginn wieder zurück. Lebensbedrohliche Herzrhythmusstörungen wurden bisher bei Vergiftungen mit selektiven Serotonin-Reuptake-Hemmern nicht beschrieben. In der Literatur ist bisher nur ein gesicherter Todesfall dokumentiert, der nach der Einnahme von 3,9 g Citalopram aufgetreten ist.

Das Serotoninsyndrom

Gefährlicher als die reine Vergiftung mit Serotonin-Reuptake-Hemmern, scheint das **Serotoninsyndrom** zu sein. Dies tritt vorwiegend bei Kombinationsvergiftungen auf, die viel häufiger als Monovergiftungen sind. Typische Kombinationsvergiftungen, die zu einem Serotoninsyndrom führen, finden sich bei einer gemeinsamen Aufnahme von SSRI, SSNRI und Monooxidasehemmern oder Trazodon, Buspiron und zyklischen Antidepressiva. Auch eine Kombinationstherapie mit Lithium und SSRI kann zum Serotoninsyndrom führen. Beachtenswert ist, dass ein Serotoninsyndrom auch bereits bei therapeutischen Dosierungen der einzelnen Substanzen in Kombination auftreten kann.

Die Diagnose eines Serotoninsyndroms beruht auf einer Kombination von Symptomen des ZNS, der neuromuskulären Übertragung und des autonomen Nervensystems. Allerdings sind diese Symptome nicht pathognomonisch, da sie auch bei Vergiftungen durch Sympatikomimetika, Monoaminoxidasehemmer, Lithium, Salizylate und Anticholinergika auftreten können. Im Folgenden werden alle jene Symptome aufgeführt, die in mehr als einem Drittel der Fälle beobachtet werden.

Von Seiten des **ZNS** finden sich ein Verwirrtheitszustand mit Desorientierung sowie Unruhe und Reizbarkeit.

Das **autonome Nervensystem** reagiert mit Hyperthermie, starkem Schwitzen, Sinustachykardie und Bluthochdruck.

Die Symptomatik an der **neuromuskulären Übertragung** zeigt sich in Myoklonien, Hyperreflexie, Rigor, Tremor, Ataxie und in einem Verlust der Koordination.

Es ist wichtig das Serotoninsyndrom vom malignen neuroleptischen Syndrom zu unterscheiden, die Symptomatik überlappt sich in weiten Bereichen. Eine Unterscheidungsmöglichkeit besteht darin, dass das maligne neuroleptische Syndrom eine deutliche metabolische Azidose sowie Hepatotoxizität und Nephrotoxizität aufweist. Außerdem fehlen beim malignen neuroleptischen Syndrom die Hyperreflexie und die Myoklonie.

■■■ Diagnostik

Es gibt keine spezifischen Laboruntersuchungen mit denen eine SSRI-, SSNRI-Überdosis oder ein Serotoninsyndrom diagnostiziert werden könnten. Dennoch erscheint es wichtig, die Serumkreatinkinase, das Kreatinin und die Leberserumwerte zu bestimmen, da diese bei geringfügiger Erhöhung auf ein Serotoninsyndrom, bei starker Erhöhung auf ein malignes neuroleptisches Syndrom hinweisen.

Therapie

Es ist meist nur eine symptomatische Therapie möglich. Eine intensivmedizinische Überwachung ist indiziert. Beim Auftreten von zerebralen Krampfanfällen können Benzodiazepine eingesetzt werden, obwohl sich die Krämpfe meist nicht wiederholen. In manchen Fällen mag eine Sedierung mit Respiratortherapie notwendig sein. Bei Vergiftungen mit SSNRI ist eine Monitorüberwachung besonders wichtig, da Herzrhythmusstörungen auftreten können, diese sind nur selten lebensbedrohlich. Vor allem bei Vergiftungen durch Venlafaxin muss mit diesen Herzrhythmusstörungen gerechnet werden [22]. Zur Beherrschung dieser Rhythmusstörungen ist die Gabe von Amiodaron angezeigt. Für die Magenspülung gilt die 1-Stunden-Regel, dies bedeutet, dass in den meisten Fällen keine Magenspülung mehr angezeigt ist, auch kann diese bei noch ansprechbaren Patienten innerhalb der ersten Stunde von Aktivkohle im 10fachen Überschuss zur aufgenommenen Dosis ersetzt werden. Bei sedierten und beatmeten Patienten wird die Kohle repetitiv über eine nasogastrale Sonde in Form von 10 g/h gegeben.

Therapie des Serotoninsyndroms

Beim Serotoninsyndrom ist eine primäre Giftentfernung nicht indiziert, da es sich meist nicht um eine Überdosis sondern um eine Nebenwirkung bei einer Kombinationsingestion von Psychopharmaka handelt. Auch bei einem Serotoninsyndrom ist die Überwachung auf einer Intensivstation notwendig. Die Gabe von Flüssigkeit und Elektrolyten zur Korrektur einer Elektrolytentgleisung bzw. Dehydratation ist angezeigt. Die Agitation, die Übererregbarkeit und die Unruhe der Patienten mit Serotoninsyndrom sind mit Benzodiazepinen zu behandeln. Die Hyperthermie spricht nicht auf Antipyretika an, kann jedoch durch externes Kühlen gut beherrscht werden. Die Rigidität der Muskulatur spricht auf die intravenöse Gabe von Benzodiazepinen an. Auch bei Krampfanfällen im Rahmen eines Serotoninsyndroms sind Benzodiazepine wirksam. Die Dosis liegt dann bei 10 mg Diazepan oder 2 mg Lorazepam, die bei Nichtansprechen in 20minütigen Abständen wiederholt werden kann.

> **Wichtig**
>
> Als **spezifisches Antidot** gegen das Serotoninsyndrom hat sich die Gabe von **Cyproheptadin** bewährt.

Cyproheptadin gibt es allerdings nur in oraler Applikationsform. In Überdosierung kann es selbst zum zentral anticholinergen Syndrom führen, weshalb für seine Anwendung eine Dosisbeschränkung gilt. Die maximale Einzeldosis beträgt 8 mg per os. Diese Dosis darf nur alle 2 Stunden wiederholt werden. Die Tagesmaximaldosis beträgt 32 mg und darf nicht überschritten werden. Der Effekt des Cyproheptadins beruht auf einer antagonistischen Wirkung am $5HT1_A$- und $5HT_2$-Rezeptor. Auch andere Antagonisten wie Methylsergit und β-Rezeptorenblocker wie Propanonol sind gelegentlich zur Therapie des Serotoninsyndroms erfolgreich eingesetzt worden [16].

23.2 Vergiftung durch Lithiumsalze

Lithium wird für die Therapie bipolarer Störungen verwendet. Es ist auch in Kombination mit Neuroleptika bei akuter Manie wirksam und wird als Phasenprophylaktikum bei manisch-depressiven Erkrankungen eingesetzt. Es dient als sog. »Mood-Stabilizer« bei chronisch verlaufenden depressiven Erkrankungen. Lithium hat eine schmale therapeutische Breite und führt deshalb relativ häufig zu iatrogenen oder akzidentellen Vergiftungen. 3 Arten der Vergiftung kommen vor:

- Lithiumvergiftungen bei Patienten, die bisher nicht mit Lithium behandelt wurden, z. B. bei Angehörigen von mit Lithium behandelten Patienten.
- Lithiumvergiftungen bei Patienten, die auf eine Vorbehandlung hin dieses Medikament in suizidaler Absicht einnehmen.
- Lithiumvergiftungen, die langsam durch eine Akkumulation bei geringfügiger Überdosierung oder bei Volumenverlust und Einschränkung der Nierenfunktion entstehen.

Als wichtigstes Lithiumsalz wird das Lithiumcarbonat, seltener Lithiumaspartat oder Lithiumacetat angewendet.

Wirkmechanismus

Es bleibt letztendlich unklar, wie Lithium seine psychotrope Wirkung entfaltet. Lithium beeinflusst die Nervenzellmembranen, die prä- und postsynaptischen Rezeptoren, und die postsynaptische intrazelluläre Signalübertragung. Lithium hemmt die Entstehung von G-Proteinen und interferiert mit den Ionenkanälen, es setzt die Hirninositolkonzentration herab und beeinflusst dadurch die Signaltransduktion für viele Neurotransmitter, auch für Serotonin.

Pharmakokinetik

Lithium wird rasch resorbiert. Spitzenkonzentrationen werden bereits nach 2–3 Stunden erreicht. Bei den Retardpräparaten finden sich diese Spitzenkonzentrationen 5 Stunden nach Einnahme. Die Spitzenkonzentrationen im Serum korrelieren nicht mit der maximalen Wirkung. Dies liegt daran, dass Lithium nur langsam die Blut-Hirn-Schranke durchdringt. Es dauert bis zu 10 Tagen, bevor die Verteilung des Lithiums im gesamten Körper abgeschlossen ist. Lithium ist nicht proteingebunden und hat ein kleines Verteilungsvolumen. Die Halbwertszeit liegt bei ca. 12 Stunden, im Vergiftungsfall verlängert sich die HWZ auf 20 Stunden. Auch bei längerfristigen Lithiumtherapien verlängert sich die HWZ, sie kann dann bis zu 32 Stunden erreichen [9]. Lithium wird nicht metabolisiert und seine Elimination erfolgt ausschließlich über die Niere. Die Nierenclearance beträgt 15–20 ml/min.

■■■ Toxizität

Die erste toxische Wirkung des Lithiums bei Vergiftungen von nicht vorbehandelten Patienten besteht in einer ausgeprägten **gastrointestinalen Symptomatik**. Es entwickeln sich Übelkeit, Erbrechen und Durchfall. Die **neurologischen Symptome** äußern sich zunächst an der neuromuskulären Übertragung. Es kommt zu Tremor, Rigor, zum Faszikulieren der Muskulatur und zur Hyperreflexie mit Kloni. Im ZNS bewirkt Lithium bei Überdosierung zunächst ein delirantes Zustandsbild, dann eine Lethargie, schließlich kommt es zum Koma mit Krampfanfällen.

Entwickelt sich bei einem Patienten eher eine akkumulative Lithiumvergiftung, so stehen muskuläre Schwäche, Tremor, Dysarthrie und Rigor im Vordergrund. Es zeigt sich ein Verwirrtheitszustand, der Patient ist ataktisch, er klagt über verschwommenes Sehen, gelegentlich tritt ein Ohrgeräusch auf. Schließlich kommt es auch zum Koma und Krampfanfall. Am Herzkreislaufsystem manifestiert sich die akute wie auch die chronische Lithiumintoxikation durch eine Hypotension, Sinusknotenarrhythmien, eine Veränderung der T-Welle sowie eine Verlängerung der QT_C-Zeit. Besonders kritisch wirkt Lithium auf die Nierenfunktion. Zunächst entwickelt sich eine Polyurie mit Durstgefühl, ein renaler Diabetes insipidus kann induziert werden. Schwere Lithiumintoxikationen führen zum akuten Nierenversagen.

■■■ Diagnostik

Für die Diagnose einer Lithiumintoxikation ist die Bestimmung des Lithiumspiegels bedeutungsvoll. Der therapeutische Bereich für die Lithiumserumkonzentration liegt zwischen 0,6 und 1,2 mmol/l. Für ältere Personen gilt als oberer therapeutischer Serumspiegel 1,0 mmol/l. Die Toxizität beginnt bereits bei Serumwerten über 1,4 mmol/l. Bei einer Lithiumintoxikation müssen die Serumlithiumspiegel differenziert betrachtet werden. Unmittelbar nach Ingestion können hohe Lithiumspiegel gefunden werden, die wegen der noch nicht abgeschlossenen Verteilung nicht zwingend auf eine Intoxikation hindeuten müssen. Deshalb ist eine serielle Lithiumbestimmung indiziert. Rasch abfallende Lithiumspiegel sprechen dann gegen eine Vergiftung.

Andererseits bedeuten überhöhte Lithiumspiegel bei chronischer Intoxikation, bei der man von einer vollendeten Verteilung ausgehen kann, eine wesentlich kritischere Situation. Die Entscheidung zur invasiven Entgiftung mittels Hämodialyse ist deshalb mit Hilfe der Serumspiegel und dem klinischen Bild zu fällen. Die von uns entwickelten Empfehlung geht dahin, dass alle Patienten mit einem Spiegel >4 mmol/l hämodialysiert werden sollten. Bei Lithiumspiegeln zwischen 2,5 und 4 mmol/l hängt die Dialyseindikation von der gleichzeitig bestehenden klinischen Symptomatik ab. Alle Patienten mit Hypotension und EKG-Veränderungen sowie mit deutlicher ZNS-Symptomatik wie Verwirrtheit, Koma und Krämpfen müssen sofort dialysiert werden. Eine Dialyseindikation kann auch bei Spiegeln zwischen 1,4 und 2,5 mmol/l dann bestehen, wenn eine deutliche neuromuskuläre Symptomatik wie Rigor, Muskelfaszikulieren oder Choreoathetosen vorliegen.

■■■ Therapie

Die primäre Giftentfernung in Form einer Magenspülung macht bei Lithiumintoxikation nur innerhalb der ersten Stunde nach Aufnahme Sinn. Leider ist Medizinalkohle bei Lithiumvergiftungen nicht wirksam, da es zu keiner Adsorption des Lithiums an die Kohle kommt. Nach der Einnahme von Retardpräparaten kann eine gastrointestinale Lavage mit Polyethylenglykol wirksam sein. Klinisch noch nicht eindeutig bewiesen, aber im Tierversuch nachweisbar ist, dass Lithium auch durch die Gabe von Austauscharzen wie Polystyrensulfonat über den Darm zur Ausscheidung gebracht werden kann [34]. Da Patienten mit Lithiumintoxikation in der Regel stark dehydriert sind, ist eine Korrektur des Volumenverlustes mit isotoner Kochsalzlösung, etwa in Form von 10–20 ml/kgKG, die wichtigste Therapie, mit der es gelingt, ohne Hämodialyse Lithium zu eliminieren. Die früher immer empfohlene forcierte Diurese durch Natrium kann nicht länger empfohlen werden, da sie leicht zur einer Hypernatriämie führen kann und zudem die Lithiumausscheidung nicht wirklich beschleunigt. Die zusätzliche Gabe von Diuretika ist in aller Regel unwirksam [12]. Es gibt Diuretika, die Lithium vermehrt zur Ausscheidung bringen, sie eignen sich aber nicht für eine dauerhafte forcierte Diurese.

> **Wichtig**
>
> Thiazid-Diuretika sind absolut kontraindiziert.

Hämodialyse

Als wichtigste therapeutische Maßnahmen der Lithiumintoxikation gelten die Hämodialyse oder die kontinuierliche arteriovenöse Hämodiafiltration [24]. Es ist möglich die spontane Lithiumclearance von ca. 20 ml/min durch diese Maßnahme auf 60–120 ml/min zu steigern [18]. Eine Hämodialyse sollte für 4–5 Stunden durchgeführt werden, die Lithiumspiegel sollten unter 1 mmol/l abgesenkt werden. Die Indikation für weitere Hämodialysen richtet sich dann nach dem »Rebound-Effekt«. Wenn der Lithiumspiegel wieder über 1 mmol/l ansteigt, sollte die Hämodialyse wiederholt werden.

Kreislauftherapie

Die wichtigste Wirkung des Lithiums bei Überdosis auf das Herzkreislaufsystem besteht in einer Hypotension. Diese kann mit isotoner Kochsalzlösung behoben werden. Wenn 10–20 ml/kgKG dieser Lösung keinen Effekt bringen, muss der Patient zunächst mit Dopamin, wenn auch dies nicht ausreichend ist, mit Noradrenalin behandelt werden. Bei den selten auftretenden ventrikulären Arrythmien konnte diese Rhythmusstörung in einzelnen Fällen mit der intravenösen Gabe von Magnesiumsulfat behoben werden.

23.3 Vergiftungen durch Neuroleptika

Obwohl durchaus von unterschiedlicher Struktur und unterschiedlicher Wirksamkeit können die verschiedenen Neuroleptika, da sie bezüglich ihrer Toxizität nicht sonderlich variieren, als eine Gruppe abgehandelt werden. Wichtig ist die Unterscheidung in die älteren klassischen Neuroleptika und die moderneren sog. atypischen Neuroleptika. Todesfälle mit Vergiftungen durch Neuroleptika sind relativ selten. In den USA traten im Jahr 1998 11 Todesfälle durch Neuroleptikamonovergiftungen auf [26].

▪▪▪ Pharmakokinetik

Trotz ihrer unterschiedlichen Struktur haben die verschiedenen neuroleptischen Substanzen eine ähnliche Pharmakokinetik. Sie werden alle gut oral resorbiert, haben eine hohe Proteinbindung, ein großes Verteilungsvolumen und reichern sich im Fettgewebe an. Aufgrund dieser pharmakokinetischen Daten kann die Wirkdauer oft nicht genau vorhergesagt werden und es besteht keine Beziehung zwischen Serumspiegel und klinischem Effekt [10].

▪▪▪ Symptomatik

Im Vordergrund der Neuroleptikavergiftung steht die **ZNS-Wirkung** [2]. In Abhängigkeit vom Schweregrad der Vergiftung findet sich zunächst eine verwaschene Sprache, gefolgt von Somnolenz und Sopor. In dieser Phase sind die Patienten verwirrt oder antriebslos. Bei schweren Formen der Vergiftung kommt es zu Bewusstlosigkeit mit Verlust der Stammhirnreflexe und einer Abschwächung der Muskeldehnungsreflexe. Viele Neuroleptika führen zu einer Absenkung der Krampfschwelle, lösen in der Regel selbst aber keine epileptischen Krampfanfälle aus. Bei Koingestion mit anderen Psychopharmaka können jedoch Krampfanfälle auftreten. Das Dibenzodiazepin Clozapin scheint auch bei Monovergiftung epileptogen zu sein.

Neuroleptika führen zu keiner wesentlichen Atemdepression, es kann jedoch aufgrund des reduzierten Bewusstseinszustandes zur Aspiration kommen, wodurch der Patient beatmungspflichtig werden kann. Nach Vergiftungen mit Chlorpromazin und Thioridazin findet sich häufig eine Miosis [29].

Vegetative Dysregulationen werden nicht selten bei Neuroleptikavergiftungen gefunden. Diese äußern sich in einer Hypotonie oder als Folge eines anticholinergen Syndromes auch als Hyperthermie. Durch eine Wirkung auf die alphaadrenergen Rezeptoren, die durch Neuroleptika gehemmt werden, entwickelt sich eine Vasodilatation mit Blutdruckabfall. Die Vasodilatation löst zusammen mit der anticholinergen Wirkung eine deutliche Tachykardie aus.

Bei Vergiftungen durch **niederpotente Neuroleptika** findet man oft das Vollbild eines anticholinergen Syndroms mit Rötung des Gesichtes, trockener Haut, trockenen Schleimhäuten und Blasenentleerungsstörungen. Thioridazin und in geringerem Maße auch Haloperidol können kardiotoxisch sein. Im EKG manifestiert sich dies, ähnlich wie bei den trizyklischen Antidepressiva, als QT-Zeit-Verlängerung, Abflachung oder Inversion der T-Welle, PQ-Zeit-Verlängerung und QRS-Komplex-Verbreiterung. Es können supraventrikuläre Tachyarrhythmien und ventrikuläre Tachykardien auftreten. Gelegentlich entwickeln sich auch zu sog. Torsade-de-Pointes-Tachykardien.

Mit Vergiftungen durch **atypischen Neuroleptika** gibt es bisher noch keine ausreichenden Erfahrungen. Jedoch scheint bei allen eine dosisabhängige ZNS-Depression, eine Blutdruckabsenkung und eine Reflextachykardie das Vergiftungsbild zu bestimmen. Mit Ausnahme des Quetiapins [1] sind sie weniger kardiotoxisch als die traditionellen Neuroleptika. Vor allem bei der Clozapinintoxikation findet sich ein ausgeprägter Speichelfluss, was ein diagnostischer Hinweis sein kann.

Extrapyramidalmotorisches Syndrom

Ein extrapyramidalmotorisches Syndrom (EPMS) wird sowohl bei therapeutischer Dosis als auch nach Neuroleptikaüberdosis beobachtet. Diese EPMS können entweder akut oder erst Stunden nach der Medikamenteneinnahme auftreten. Sie zeigen sich in Dystonien und Akathisie [35]. Es gibt einen Zusammenhang zwischen Medikamenten, die eine spezielle D_2-Rezeptor-Affinität haben und dem Auftreten der EPMS. Die atypischen Neuroleptika führen in der Regel, mit Ausnahme des Risperidons, nicht zum EPMS. Das Mittel der Wahl bei einem Auftreten dieser Nebenwirkung ist Biperiden. Die Dosis von 5 mg sollte dabei nicht überschritten werden, da sonst ein bereits bestehendes Koma noch verstärkt werden könnte.

▪▪▪ Therapie

Die Therapie der Neuroleptikaintoxikation ist vorwiegend symptomatisch. Die Patienten sollten auf einer Intensivstation mittels EKG-Monitoring überwacht werden. Die evtl. bestehende Hypotension kann zunächst durch die Flüssigkeitszufuhr mit Kristalloiden behandelt werden. Reichen hierfür 20 ml/kgKG nicht aus, sollten die Patienten zunächst mit einer niedrigen Dosis Noradrenalin, einem spezifischen α-adrenergen Agonisten, behandelt werden. Dopamin sollte wegen seines β-adrenergen Effektes keine Anwendung finden. Bei Auftreten von Krämpfen, vorwiegend nach der Vergiftung mit Clozapin oder bei Patienten, die zusätzlich einen Alkoholabusus betrieben haben, sollte intravenös mit Benzodiazepinen wie Lorazepam oder Diazepam oder auch Midazolam behandelt werden. Phenobarbital kommt nur zum Einsatz, wenn die Krämpfe auf Benzodiazepine nicht ansprechen sollten.

Für die primäre Giftentfernung gilt die 1-Stunden-Regel. Bei bewusstlosen Patienten ist eine Intubation und u. U. eine Respiratortherapie notwendig. Nach einer Schutzintubation kann bei nicht ansprechbaren Patienten Medizinalkohle über eine nasogastrale Sonde infundiert werden. Der Versuch, Erbrechen auszulösen ist wegen der antiemetischen Wirkung der Neuroleptika nicht indiziert. Hämodialyse und Hämoperfusion sind wegen der hohen Eiweißbindung und des großen Verteilungsvolumens der Neuroleptika wirkungslos. Beim Auftreten von ventrikulären Tachykardien sollte mit Amiodaron behandelt werden. Treten in seltenen Fällen, v. a. nach Vergiftungen mit Thioridazin, Torsade-de-Pointes-Tachykardien auf [4], steht zur medikamentösen Therapie Isoproterenol oder Magnesiumsulfat zur Verfügung [19]. Bei Patienten, bei denen diese Maßnahmen nicht wirksam sind, kann ein sog. »Overdrive Pacing« mittels Schrittmachersonde versucht werden. Zu beachten ist, dass Antiarrhythmika vom Typ Ia und Typ Ic unter keinen Umständen eingesetzt werden dürfen, weil diese Antiarrhythmika die Wirkung der Neuroleptika am Herzkreislaufsystem verstärken.

23.4 Vergiftungen durch Carbamazepin

Carbamazepin ist ein Antiepileptikum das in jüngerer Zeit eine Erweiterung der Indikation erfahren hat. Es wird inzwischen angewendet bei bipolaren affektiven Störungen, Störungen der Impulssteuerung, Alkoholentgiftung, bei Schizophrenien, bei Schmerz- und »Restless-leg«-Syndrom. Das bedeutet, dass Carbamazepinvergiftungen in letzter Zeit wegen der Griffnähe für psychisch kranke Patienten deutlich zugenommen haben.

▪▪▪ Pharmakologie

Carbamazepin wird relativ schlecht und langsam resorbiert. Spitzenkonzentrationen nach oraler Applikation finden sich in der Regel nach 8 Stunden, können aber auch erst nach 72 Stunden erreicht werden. Das Verteilungsvolumen ist relativ klein, es liegt zwischen 0,5 und 2,0 l/kgKG. Carbamazepin hat eine mittlere Eiweißbindung von 75%. Der Hauptabbauweg erfolgt durch Metabolisierung in der Leber. Das Carbamazepinepoxid, der erste Metabolit besitzt noch eine eigene antikonvulsive Wirkung. Carbamazepin wird in metabolisierter Form im Urin ausgeschieden, nur ein geringer Anteil erscheint als Muttersubstanz. Ungefähr 25% der Metabolite werden über den Stuhl eliminiert, was für eine biliäre und möglicherweise auch enterale Ausscheidung spricht. Durch Enzyminduktion führt Carbamazepin bei längerfristiger Therapie zu einer Verkürzung seiner eigenen Halbwertszeit.

Im Vergiftungsfall kommt es zu einer Sättigungskinetik in der Epoxidbildung, was bedeutet, dass es aufgrund der Überforderung dieses Abbauweges zu einer verlängerten HWZ des originären Carbamazepins kommt. Aus der verzögerten Resorptionskinetik und der Sättigung des Abbaus im Vergiftungsfall erklärt sich die lange Dauer des Vergiftungsbildes, wie sie nach Carbamazepinüberdosis häufig gesehen wird.

▪▪▪ Wirkmechanismus

Carbamazepin und Carbamazepinepoxid scheinen hemmend auf den Natriumkanal der Nervenzelle einzuwirken. Dadurch kommt es zu einer Verlangsamung des Aktionspotentials. Carbamazepin weist einen sedierenden, anticholinergen, antidepressiven, antidiuretischen und muskelrelaxierenden Effekt auf.

▪▪▪ Symptomatik

In Abhängigkeit von der Dosis kann Carbamazepin zur Einschränkung des Bewusstseins bis hin zum Koma führen. Den schweren Intoxikationszeichen laufen Benommenheit, Ataxie, verwaschene Sprache, Dyskinesien und Erbrechen voraus. Ein typisches neurologisches Zeichen für eine Carbamazepinvergiftung ist auch ein Nystagmus, Tremor und eine Dysarthrie. Diese Symptome können bereits im therapeutischen Konzentrationsbereich auftreten. Oft geht dem Koma ein delirantes Zustandsbild voraus.

Die mittelschwere bis schwere Carbamazepinvergiftung ist durch schwankende Bewusstseinszustände gekennzeichnet, was bedeutet, dass der Patient komatös sein kann, erwacht und erneut in ein Koma zurückfällt. Diese Schwankungen werden durch Resorptionsvorgänge erklärt. Carbamazepin führt zu einer reduzierten Darmmotilität. Wird diese Darmmotilität bei Nachlassen der Vergiftungstiefe wieder aktiviert, so wird erneut Carbamazepin resorbiert und das Vergiftungsbild verschlechtert sich wieder. Sehr auffällig sind auch zerebelläre Symptome, die sich in Athetosen, Opisthotonus, Dyskinesien und Ataxie äußern. Durch den anticholinergen Effekt kommt es zur Tachykardie, Mydriasis, Hautrötung und trockenen Schleimhäuten.

Carbamazepin ist weniger kardiotoxisch als die trizyklischen Antidepressiva. Ein Blutdruckabfall, eine Verbreiterung des QRS-Komplexes und eine Verlängerung des QT-Intervalls können auftreten. Gefährliche kardiale Symptome sind: Bradykardie, supraventrikuläre Tachykardie und eine Verbreiterung des QRS-Komplexes, der gelegentlich in Kammerflimmern übergehen kann.

▪▪▪ Diagnostik

Carbamazepin ist leicht mit verschiedenen klinisch-chemischen Methoden zu messen. Der therapeutische Serumspiegel liegt zwischen 4 und 12 mg/l. Eine strenge Korrelation zwischen Carbamazepinkonzentration und der Symptomatik gibt es nicht. Ein Serumspiegel von 40 mg/l und mehr gilt als kritisch. Über dieser Schwelle treten häufig Koma, Krampfanfälle und Ateminsuffizienz auf.

▪▪▪ Therapie

Im Gegensatz zu den meisten Vergiftungen scheint bei der Therapie der Carbamazepinvergiftung eine intestinale Dekontamination Bedeutung zu haben.

> **Wichtig**
>
> Eine Magenspülung kann noch bis zur 4. Stunde nach Giftaufnahme sinnvoll sein.

Da Carbamazepin aufgrund seiner schlechten Wasserlöslichkeit zur Verklumpung neigt, scheint es möglich, die Substanz aus dem Gastrointestinaltrakt zu entfernen oder sie dort zu binden. Für die Bindung eignet sich Medizinalkohle, für die raschere Elimination eine Darmlavage.

Eine gezielte Antidottherapie für die Carbamazepinvergiftung gibt es nicht. Von der nahe liegenden Gabe von Physostigmin ist wegen der Verstärkung der Kardiotoxizität abzuraten. Flumazenil, das sich für die Verbesserung der ZNS-Symptomatik als wirksam erwiesen hat, birgt jedoch die Gefahr der Krampfauslösung in sich. Extrakorporale Entgiftungsverfahren sind immer wieder bei der Carbamazepinvergiftung zum Einsatz gekommen. Obwohl das Carbamazepin ein kleines Verteilungsvolumen hat und die Eiweißbindung nicht so hoch ist, blieb die Menge, die durch Hämoperfusion und Plasmapherese zu entfernen war, zu gering um diese Verfahren zu empfehlen. Patienten mit Atemdepression müssen intubiert und einer Respiratortherapie zugeführt werden. Eine Schutzintubation bei der Carbamazepinvergiftung scheint frühzeitig angezeigt, da dadurch die Gabe der Medizinalkohle über eine gastrointestinale Sonde und die Durchführung der Darmlavage mit Polyethylenglykol unter Verhinderung einer Aspiration sicherer als ohne Intubation durchgeführt werden kann.

Beim Auftreten von Krampfanfällen müssen diese durch die Gabe der bewährten Benzodiazepine, also Lorazepam, Diazepam oder Midazolam kupiert werden. Wichtig ist, dass nach Erwachen des Patienten dieser noch 24 Stunden auf der Intensivstation verbleiben sollte, damit ein Rückfall ins Koma nicht übersehen wird.

23.5 Vergiftungen durch Benzodiazepine

Seit der Einführung der Benzodiazepine in den 1960er Jahren wurden diese zu den meist verschriebenen psychoaktiv zentral wirksamen Medikamenten. Die Benzodiazepine können für die Therapie von Angststörungen, Schlaflosigkeit, Phobien, Panikattacken, zur Beruhigung bei medizinischen Eingriffen, zur Sedierung bei manischen Zuständen, zur Therapie des sog. Jetlags, zur Entspannung der Muskulatur bei erhöhtem Muskeltonus, zur Therapie des neuroleptisch malignen Syndroms, zur Sedierung bei medikamentöser oder drogeninduzierter Agitiertheit, zur antiepileptischen Therapie und zur Therapie von Entzugssydromen eingesetzt werden. Benzodiazepine können jedoch auch zu körperlicher und psychischer Abhängigkeit führen und selbst nach Absetzten entsprechende Entzugssymptome hervorrufen. Natürlich gehören die Benzodiazepine zu den Medikamenten, die bei Suizidversuchen Verwendung finden. Sie werden häufig im Rahmen von parasuizidalen Pausen oder Gesten aufgenommen. Häufig werden sie auch bei Kombinationsintoxikationen in suizidaler Absicht verwendet. Man kann davon ausgehen, dass bei den meisten Hospitalisierungen, die durch Überdosierungen notwendig werden, Benzodiazepine mitbeteiligt sind.

▪▪▪ Wirkmechanismus

Der Neurotransmitter GABA hemmt die neuronale Erregbarkeit indem er den Chloridioneneinstrom durch die Nervenzellmembran selektiv erhöht. Die Bindungsstellen für die Benzodiazepine befinden sich auf dem $GABA_A$-Rezeptor allerdings an einer anderen Untereinheit als die Bindungsstelle für den endogenen Transmitter. Durch die Erregung des GABA-Rezeptors wird ein inhibitorisches postsynaptisches Potential ausgelöst. Dieses Potential wirkt dem Effekt des exzitatorischen postsynaptischen Potentials entgegen, wodurch das Neuron stabilisiert und die Erzeugung von Aktionspotentialen verhindert wird [32].

▪▪▪ Pharmakokinetik

Die Benzodiazepine, von denen es mehr als 20 Derivate im Handel gibt, unterscheiden sich untereinander durch ihre pharmakokinetischen Eigenschaften wie Lipidlöslichkeit, ihre Metabolisierungsrate und durch die Halbwertszeiten der Ausgangssubstanz sowie ihrer Metaboliten. Benzodiazepine werden nach oraler Verabreichung gut resorbiert, die höchsten Plasmakonzentrationen werden bereits nach 1 Stunde erreicht. Wegen ihrer Lipidlöslichkeit können sie rasch ins ZNS eindringen, verteilen sich allerdings auch im Körperfett. Für die Dauer der Wirkung ist der Metabolismus der Benzodiazepine entscheidend. Sie werden in lang wirksame, mittellang wirksame und kurz wirksame Benzodiazepine unterteilt [7].

▪▪▪ Symptomatik

> **Wichtig**
>
> Das Leitsymptom der akuten Benzodiazepinvergiftung ist die Sedierung des Patienten.

Verschiedene Schweregrade einer ZNS-Depression können auftreten. Diese reichen von einer schlichten Benommenheit bis zum tiefen Koma. Es findet sich eine Wirkung auf das Herzkreislaufsystem, die jedoch auch bei starker Überdosierung nur mäßig ausgeprägt ist. Die Mortalitätsrate der Monobenzodiazepinvergiftung liegt bei 0,2% [31]. Werden Alkohol oder andere Sedativa koingestiert, so erhöht sie sich jedoch deutlich. Gefährdet sind ältere Patienten, die gleichzeitig eine chronisch obstruktive Lungenerkrankung haben.

Charakteristisch für eine Benzodiazepinvergiftung ist das sog. »Sleep-like«-Koma. Man findet bei der Untersuchung des Patienten keine anderen Auffälligkeiten außer das er schläft. Die Pupillen sind mittelgroß und reagieren, selten findet sich ein Nystagmus oder eine Augendeviation. Die Darmgeräusche sind vorhanden, der Muskeltonus ist zwar herabgesetzt, die Muskeldehnungsreflexe sind jedoch noch auslösbar. Kurz wirksame, rasch hirngängige Benzodiazepine wie Midazolam können bei zu rascher i.v.-Injektion allerdings einen Atemstillstand hervorrufen.

Schwere Benzodiazepinvergiftungen werden nach der Einnahme von **Flunitrazepam** beobachtet. Flunitrazepam ist stärker atemdepressiv als andere Benzodiazepine [8], auch scheint der sedierende Effekt ausgeprägter zu sein. So haben wir nach Flunitrazepamvergiftung eine Patientin gesehen, die in hockender Position eingeschlafen ist und eine massive Rhabdomyolyse mit Kompartmentsyndrom an den unteren Extremitäten entwickelt hat. Auch nach Benzodiazepinvergiftungen gibt es Aspirations- und hypostatische Pneumonien, je nach Dauer der Liegezeit des Patienten. Selten kommt es bei der Einnahme von Benzodiazepinen zu einem paradoxen Effekt. Die Patienten können sich dann feindselig und aggressiv verhalten und den Untersuchenden bei einem medizinischen Eingriff attackieren [37]. Nach überstandener Benzodiazepinvergiftung findet sich manchmal eine retrograde Amnesie. Der Patient erinnert sich nach dem Erwachen nicht mehr an die Situation, die zum Suizidversuch geführt hat. Auch anterograde Amnesien können vorkommen, d. h. der Patient erinnert sich nicht mehr an das, was er nach der Einnahme des Benzodiazepins getan hat.

▪▪▪ Diagnostik

Benzodiazepine führen in der Regel zu keinen klaren Veränderungen von klinisch-chemischen Untersuchungsparametern. Selten können Hypoglykämien vorkommen, die Plasmaspiegel der Benzodiazepine korrelieren schlecht mit dem Schweregrad der Vergiftung. Zwar können Benzodiazepine im Serum quantifiziert werden und auch per HPLC differenziert werden, vom Ergebnis dieser Untersuchung hängt aber keine therapeutische Entscheidung ab. Sind die Patienten mit Benzodiazepinen vorbehandelt worden oder nehmen sie dieselben chronisch ein, so können hohe Spiegel auch ohne Vergiftungserscheinungen vorgefunden werden. Im Urin ist es möglich Benzodiazepine und ihre Metaboliten mittels eines Immuno-Assays nachzuweisen (CEDIA, Cloned Enzyme Doner Immuno-Assay).

Die Benzodiazepine Lorazepam, Flunitrazepam, Alprazolam und Triazolam gehen nur schlecht in diese Bestimmungsmethode ein. Sie können dennoch nachgewiesen werden, wenn der Urin mit β-Glukuronidase vorbehandelt wird. Dadurch hydrolysiert der Glukunorid-Benzodiazepinmetabolit und wird der Bestimmung zugänglich gemacht.

▪▪▪ Therapie

Benzodiazepinvergiftungen können auf einer Intensivstation oder auf einer Überwachungsstation gut behandelt werden. Die Patienten sollten ein Herzkreislaufmonitoring erhalten. Dabei ist besonders auf die Atemfrequenz und auf die Sauerstoffsättigung zu achten und die Patienten sind vor einer Aspiration durch richtige Lagerung und häufiges Absaugen zu bewahren. Kommt es zur Hypotonie, so kann zunächst mit einer ausreichenden Flüssigkeitszufuhr in Form von Kristalloiden behandelt werden. Bei lang anhaltender Komadauer müssen die Patienten sogar parenteral ernährt werden. Bei hohen Dosen oder bei älteren Patienten, die lang wirksame Benzodiazepine eingenommen haben, kann die Komadauer 1 Woche und mehr betragen. In der Regel sind die Patienten jedoch nach 1–2 Tagen wieder aus dem Koma erwacht. Auch die Gabe von Medizinalkohle an Patienten, die noch bei Bewusstsein aufgefunden werden, hat sich bewährt. Sollten sich die Patienten in einer tiefen Komastufe befinden, so darf die Medizinalkohle nur über eine nasogastrale Sonde nach vorheriger Intubation gegeben werden. Für die Benzodiazepine dürfte eine enterohepatische Rezirkulation bestehen, möglicherweise findet sich auch ein enteroenteraler Stoffaustausch. Wir haben in Einzelfällen mit sehr langen Komata durch die Gabe von Kohle die HWZ des Serumspiegels verkürzen können. Nach Absetzen der Kohle zeigen sich die Serumhalbwertszeiten wieder verlängert.

Antidottherapie

Für die Benzodiazepine gibt es einen spezifischen Rezeptorantagonisten, das Flumazenil, das die Wirkung der Benzodiazepine am $GABA_A$-Rezeptor durch Verdrängung aus der Rezeptorbindung aufhebt. Flumazenil ist sehr rasch wirksam, da es sehr gut fettlöslich ist und die Blut-Hirn-Schranke nach intravenöser Gabe sehr rasch passieren kann. Nach der Gabe von Flumazenil verbessert sich die Bewusstseinslage des Patienten innerhalb von 1–2 Minuten [15]. Es gibt jedoch eine Gefahr bei der Anwendung dieses Antidots. Nach Koingestion prokonvulsiver Substanzen oder bei Bestehen einer Benzodiazepinabhängigkeit können bei seiner Gabe epileptische Krämpfe ausgelöst werden. Der Patient kann auch plötzlich agitiert und aggressiv auf eine Flumazenilgabe reagieren. Flumazenil hat eine kurze Halbwertszeit von etwa 50 Minuten und eine Wirkdauer von 2 Stunden. Da, wie oben erwähnt, die benzodiazepininduzierten Komata über viele Tage andauern können, ist es notwendig, eine Dauerinfusion an Flumazenil zu verabreichen, um ein permanentes Aufklaren des Patienten zu erreichen. Weil der Patient nach Absetzen der Infusion ins Koma zurückfallen kann, ist trotz der Gabe von Flumazenil eine intensivmedizinische Überwachung notwendig. Dies bedeutet, dass der Aufenthalt auf der Intensivstation durch Flumazenil nicht verkürzt werden kann.

Flumazenil wird bei Erwachsenen zwischen 0,5 und 5 mg dosiert. 1 Ampulle enthält 0,5 mg, die Maximaldosis beträgt 10 mg, höhere Dosen haben keinen zusätzlichen Effekt. Wenn man sich entscheidet, Flumazenil als Dauerinfusion anzuwenden, so werden es zwischen 0,1 und 0,2 mg/h gegeben.

Bei der Flumazenilgabe muss beachtet werden, dass die Bewusstseinslage des Patienten verbessert wird, dies aber nicht automatisch bedeutet, dass auch die spontane Ventilation in gleichem Maße verbessert wird. Eine Überwachung der Sauerstoffsättigung ist deshalb während der Flumazenilgabe notwendig.

> **Wichtig**
> Die Gabe von Flumazenil ist bei Patienten mit Kreislaufinsuffizienz und Herzrhythmusstörungen kontraindiziert.

Zuerst muss der Kreislauf stabilisiert werden und die Rhythmusstörungen müssen beseitigt werden, bevor Flumazenil angewandt werden darf, da sonst durch den zusätzlichen Stress des Erwachens, die Rhythmusstörungen verschlimmert werden könnten. Nach unserer Auffassung sollte Flumazenil nicht bei jungen Patienten mit Benzodiazepinvergiftung, auch nicht bei Vergiftungen durch kurz wirksame Benzodiazepine, verabreicht werden. In beiden Fällen sollte bei entsprechend schwerer Vergiftung eine Respiratortherapie der Flumazeniltherapie vorgezogen werden. Die Domäne der Flumazenildauertherapie liegt in der Anwendung bei älteren Patienten, bei denen man, wegen der Gefahr der Pneumonie im Gefolge einer langfristigen Respiratortherapie, eine Beatmung vermeiden möchte. Dies gilt besonders für Patienten mit vorbestehender Lungenerkrankung. Damit ist die Flumazenildauertherapie v. a. bei Patienten mit COPD, die sich mit Benzodiazepinen vergiftet haben, angezeigt. Flumazenil muss dann so hoch dosiert werden, dass eine maschinelle Beatmung vermieden werden kann, da es bei diesen Patienten oft sehr schwer ist, sie von der Maschine wieder abzutrainieren.

23.6 Vergiftungen durch Zolpidem

Zolpidem ist ein Schlafmittel, das in seiner chemischen Struktur mit den Benzodiazepinen nicht verwandt ist, allerdings bindet es ebenfalls an den $GABA_A$-Rezeptor und zwar an einen Rezeptor-Subtyp, der als Omega-Rezepor bezeichnet wird. Im Gegensatz zu den Benzodiazepinen besitzt Zolpidem keine anxiolytische oder muskelrelaxierende Wirkung. Zolpidem wird rasch resorbiert und hat einen schnellen Wirkungseintritt. Die Zolpidemmetaboliten sind inaktiv, die Halbwertszeit des Zolpidems beträgt 2 Stunden. Zolpidem ist wenig lipophil, weshalb es nach Anfluten in das ZNS rasch wieder aus dem Hirn umverteilt wird und so eine kurze Wirkdauer hat. Dem Zolpidem wird bisher ein geringes Suchtpotential zugewiesen, obwohl es meines Erachtens nur eine Frage der Zeit ist, bis klare Abhängigkeitserkrankungen auch vom Zolpidem manifest werden.

▪▪▪ Symptomatik

Das Zolpidem scheint bezüglich seiner ZNS-Wirksamkeit noch sicherer zu sein als die Benzodiazepine. Zu Todesfällen scheint es nur bei gleichzeitiger Koingestion anderer ZNS wirksamer Substanzen zu kommen. Ein Todesfall mit der Aufnahme von 600 mg ohne zusätzliche Koingestion wurde beschrieben. Die Symptome bestehen zunächst bei leichteren Vergiftungen in einer Ataxie, verschwommenem Sehen und mäßiger Hypotonie. Auch wurden bei leichteren Vergiftungen Halluzinationen beobachtet. Bei höherer Dosis kommt es, wie bei den Benzodiazepinen, zu verschiedenen Graden der Bewusstseinsstörung bis hin zu einem tiefen Koma. Selten kann dann auch eine Atemkreislaufdepression auftreten. Die Toxizität des Zolpidems, das sei hier betont, ist jedoch geringer als bei anderen schlafinduzierenden Medikamenten. Meistens finden sich die Patienten nach Intoxikation nur in einem soporösen bis somnolenten Zustand, der sich innerhalb von wenigen Stunden wieder zurückbildet.

▪▪▪ Therapie

Eine Magenspülung ist wegen der geringen Toxizität des Zolpidems nicht angezeigt. Die Gabe von Medizinalkohle sollte in jedem Fall ausreichend sein. Flumazenil kann bei Vergiftungen mit höherem Schweregrad und tieferem Koma eingesetzt werden, es ist ebenfalls im Stande, das Zolpidem aus seiner Rezeptorbindung zu verdrängen. Wegen der kurzen Halbwertszeit des Zolpidem ist hierfür eine einmalige Bolusgabe von 0,2 bis max. 2 mg Flumazenil ausreichend. Dennoch müssen die Patienten auf einer Intensiv- bzw. Überwachungsstation verbleiben und es muss für den Zeitraum von mindestens 8 Stunden ein Herzkreislaufmonitoring durchgeführt werden.

23.7 Vergiftungen durch Zopiclon

Zopiclon ist in seiner Wirkung den Benzodiazepinen noch ähnlicher als Zolpidem. Es ist chemisch weder mit dem Zolpidem noch mit den Benzodiazepinen verwandt. Beim Zopiclon handelt es sich um ein Zyklopyrollonderivat. Auch das Zopiclon bindet an den $GABA_A$-Rezeptor allerdings ebenfalls an eine andere Bindungsstelle als dies die Benzodiazepine tun. Das Zopiclon ist wie das Zolpidem rasch wirksam und hat eine kurze Wirkdauer. Allerdings hat es im Gegensatz zu Zolpidem antikonvulsive muskelrelaxierende Wirkung. Aus diesem Grund besteht beim Zopiclon eine größere Gefahr als beim Zolpidem, dass es zu einer kombinierten zentralen und peripher bedingten Hypoventilation kommt. Durch die Wirkung auf den Sympatikuskern im ZNS, kommt es bei einer Zopiclonvergiftung leichter als bei einer Zolpidemvergiftung zum Blutdruckabfall und zentraler Minderperfusion. Damit ist das Zopiclon in seiner Toxizität etwa den Benzodiazepinen gleichzusetzen.

▪▪▪ Symptomatik

Eine Überdosis an Zopiclon führt zu verschiedenen Schweregraden der ZNS-Depression. Typisch für die Anfangsphase der Vergiftung ist ein trockener Mund mit bitterem Geschmack. Bei starker Überdosis kommt es zur zentralen und peripheren Atemdepression mit Hypoxämie, in deren Gefolge auch ein Lungenödem auftreten kann. Vereinzelt wurden Fälle beobachtet, bei denen es zur AV-Blockierung kam. Die ZNS-Wirkung des Zopiclons wird, wie nach Einnahme von Benzodiazepinen und Zolpidem, durch Alkohol wesentlich verstärkt. Nach der Ingestion von 350 mg Zopiclon wurden Todesfälle durch Atemstillstand beobachtet. Zopiclon führt gelegentlich auch zu einem hirnorganischen Psychosyndrom mit aggressivem Verhalten, visuellen und akustischen Halluzinationen. Ähnlich wie bei den Benzodiazepinen kann nach einer Zopiclonvergiftung eine retrograde Amnesie auftreten.

Therapie

Die Therapie der Zopiclonvergiftung ähnelt weitgehend der einer Benzodiazepinvergiftung. Eine Magenspülung ist innerhalb der ersten Stunde nach Substanzaufnahme nur bei einer glaubhaft aufgenommenen hohen Dosis sinnvoll und sollte bei noch ansprechbaren Patienten durch die Gabe von Medizinalkohle ersetzt werden. Auch Patienten mit Zopiclonvergiftung müssen auf einer Intensivstation überwacht werden, wo ein Herzkreislaufmonitoring und eine Pulsoxymetrie möglich sind. Zopiclon hat eine Eliminationshalbwertszeit von 5 Stunden. Sie ist bei Patienten mit Lebererkrankung und bei älteren Patienten deutlich länger. Auch bei der Zopiclonvergiftung ist die Antidotgabe in Form von Flumazenil wirksam. Zopiclon hat eine längere HWZ als Zolpidem, so dass eine einmalige Dosierung von Flumazenil in der Regel nicht ausreichend ist. Die empfohlene Dosis liegt bei 0,2 mg über 30 s sowie weiteren 0,3 mg, wenn auf diese Anfangsdosis keine Reaktion erfolgt. Bei der Zopiclonvergiftung ist die Höchstdosis von Flumazenil, die angewandt werden kann, 3 mg. Von höheren Dosen ist kein zusätzlicher Effekt zu erwarten. Die Therapie der Kreislaufinsuffizienz bei der Zopiclonvergiftung besteht in der Gabe von Kristalloiden in Form von 10–20 ml/kgKG Ringerlösung. Wenn sich die Kreislaufsituation daraufhin nicht verbessert, so müssen Katecholamine zum Einsatz kommen.

Literatur

1. Balit CR, Isbister GK, Hackett LP, Whyte IM (2003) Quetiapine poisoning: A case series. Ann Emerg Med 6: 751–758
2. Barry D, Meyskens FL, Becker CE (1973) Phenothiazine poisoning: A review of 48 cases. Calif Med 118: 1–5
3. Biggs JT, Spiker DG, Petit JM, et al. (1977) Tricyclic antidepressant overdose: Incidence of symptoms. JAMA 238: 135
4. Buckley NA, Whyte IM, Dawson AH (1995) Thioridazine has greater cardiotoxicity in overdose than other neuroleptics. J Toxicol Clin Toxicol 33: 199–204
5. Callaham M, Schumaker H, Pentel P (1988) Phenytoin prophylaxis of cardiotoxicity in experimental amitriptyline poisoning. J Pharmacol Exp Ther 245: 216–220
6. Caravati EM, Bossart PJ (1991) Demographic and electrocardiographic factors associated with severe tricyclic antidepressant toxicity. Clin Toxicol 29: 31–43
7. Charney DS, Mihic SJ, Harris R (2001) Hypnotics and sedatives. In: Hardman JG, Limbird LE, Gilman AG (eds) Goodman and Gilman's the Pharmacological Basis of Therapeutics, 10th ed. New York, McGraw-Hill, pp 399–427
8. Drummer OH, Syrjanen M:, Cordner SM (1993) Deaths involving the benzodiazepine flunitrazepam. Am J Forensic Med Pathol 14: 238–243
9. Dyson EH, Simpson D, Prescott LF, et al. (1987) Self-poisoning and therapeutic intoxication with lithium. Hum Toxicol 6: 325–329
10. Ereshefsky L (1999) Pharmacologic and pharmacokinetic consideration in choosing an antipsychotic. J Clin psychiatry 60 Suppl 10: 20–30
11. Erich JL, Shih RD, O'Connor RE (1995) »Ping-pong« gaze in severe monoamine oxidase inhibitor toxicity. J Emerg Med 13: 653–655
12. Eyer F, Pfab R, Felgenhauer N et al. (2006) Lithium Poisoning: Pharmacokinetics and clearance during different therapeutic measures. J Clin Psychopharmacol 26: 325–330
13. Goldberg ND, Shindeman FE (1963) Species differences in the cardiac effects of monoamine oxidase inhibitor. J Pharmacol Exp Ther 136: 142–151
14. Graudins A, Stearman A, Chan B (1998) Treatment of the serotonin syndrome with cyproheptadine. J Emerg Med 16: 615–619
15. Gueye PN, Hoffmann JR, Taboulet P, et al. (1996) Empiric use of flumazenil in comatose patients: Limited applicability of criteria to define low risk. Ann Emerg Med 27: 730–735
16. Guze BH, Baxter LR Jr (1986) The serotonin syndrome: Case responsive to propranolol. J Clin Psychopharmacol 6: 119–120
17. Hulten BA, Heath A (1982) Clinical aspects of tricyclic antidepressant poisoning. Acta Med Scand 213: 275
18. Jaeger A, Sauder P, Kopferschmitt J, et al. (1993) When should dialysis be performed in lithium poisoning? A kinetic study in 14 cases of lithium poisoning. Clin Toxicol 31: 429–447
19. Kemper A, Dunlop R, Pietro D (1983) Thioridazine-induced torsades de pointes successful therapy with isoproterenol. JAMA 249: 2931–2934
20. Knudsen K, Abrahamsson J (1993) Effects of epinephrine and norepinephrine on hemodynamic parameters and arrhythmias during a continuous infusion of amitriptyline in rats. Clin Toxicol 31: 461–471
21. Knudsen K, Abrahamsson J (1994) Effect of epinephrine, norepinephrine, magnesium sulphate and milrinone on survival and the occurence of arrhythmias in amitriptyline poisoning in the rat. Crit Care Med 22: 1851–1855
22. Kokan L, Dart RC (1996) Life threatening hypotension from venlafaxine overdose (abstract) J Toxicol Clin. Toxicol 34: 559
23. Langou RA, Van Dyke C, Tahan SR (1980) Cardiovascular manifestations of tricyclic antidepressant overdose. Am Heart J 100: 458–463
24. Leblanc M, Raymond M, Bonnardeaux A, et al. (1996) Lithium poisoning treated by high- performance continuous arteriovenous and venovenous hemodiafiltration. Am J kidney Dis 27: 365–372
25. Linden CH, Rumack BH, Strehlke C (1984) Monoamine oxidase inhibitor overdose. Ann Emerg Med 13: 1137–1143
26. Litovitz TL, Klein-Schwartz W, Caravati EM, et al. (1999) 1988 annual report of the American Association of Poison Control Centers Toxic Exposure Surveillance System. Am J Emerg Med 17: 435–487
27. Litovitz TL, Troutman WH (1983) Amoxapine overdose-seizures and fatalities. JAMA 250: 1069
28. Mach von MA, Weilemann LS (2003) Aktuelle Therapie von Intoxikationen. Dtsch Med Wochenschr 128: 1779–1781
29. Mitchell AA, Lovejoy FH, Goldman P (1976) Drug ingestions associated with miosis in comatose children. J Pediatr 89: 303–305
30. Pentel PR, Benowitz NL (1986) Tricyclic antidepressant poisoning: Management of arrhythmias. Med Toxicol 1: 101–121

31. Serfaty M, Masterton G (1993) Fatal poisonings attributed to benzodiazepines in Britain during the 1980s. Br J Psychiatry 163: 386–393
32. Sivilotti L, Nistri A (1991) GABA receptor mechanisms in the central nervous system. Prog Neurobiol 36: 35–92
33. Smith LM, Peroutka SJ (1986) Differential effects of 5-hydroxytryptamine 1A selective drugs on the 5-HAT behavioral syndrome. Pharmacol Biochem Behav 24: 1513–1519
34. Smith SW, Ling LL, Haistenson CE (1991) Whole-bowel irrigation as a treatment for acute lithium overdose. Ann Emerg Med 20: 536–539
35. Trosch RM (2004) Neuroleptic-induced movement disorders: Deconstructing extrapyramidal symptoms. J Am Geriatr Soc 12 (Suppl): 266–271
36. Wit AL, Cranefield PF, Hoffman BF (1972) Slow conduction and re-entry in the ventricular conducting system. Circ Res 30: 11
37. Wysowski DK, Barash D (1991) Adverse behavioural reactions attributed to triazolam in the Food and Drug Administration's Spontaneous Reporting System. Arch Intern Med 151: 2003–2008

Diagnose des Hirntodes und Therapiebeendigung

C.J.G. Lang

24.1 Das Konzept des Hirntodes – 300
24.1.1 Hirntoddiagnostik – 302
24.1.2 Therapiebeendigung – 302
Literatur – 303

24.2 Anhang: Richtlinien zur Feststellung des Hirntodes – 305
24.2.1 Einleitung – 305
24.2.2 Definition, Diagnose – 305
24.2.3 Praktische Entscheidungsgrundlagen – 305
24.2.4 Anmerkungen – 309
24.2.5 Kommentar – 312
24.2.6 Hinweise zur Organ- und Gewebeentnahmen bei toten Spendern gemäß Transplantationsgesetz – 312

Jahrhunderte lang kannte man menschlichen Tod als irreversibles Herzkreislaufversagen und erloschene Atmung. Die Folgen der Hämostase, des Sauerstoffmangels und der Erschöpfung des muskulären Energiesubstrates waren in den Signa mortis, nämlich Leichenflecken und Totenstarre, erfahrbar. Schließlich folgten Fäulnis und Verwesung. Der Tod des menschlichen Gehirns war damit eo ipso einbegriffen.

Fortschritte im Bereich medizinischer Technologie, insbesondere die Vervollkommnung der künstlichen Beatmung, schufen die Voraussetzungen dafür, kardiopulmonale Funktionen auch beim Ausfall der Gehirnfunktionen einschließlich Atemstillstand aufrechtzuerhalten, selbst wenn keine Hoffnung auf die Wiedererlangung irgendeiner Gehirntätigkeit mehr bestand. Diese Situation führte zur Überlegungen, die schließlich in die Formulierung des Hirntodkonzepts als dem Ende menschlichen Lebens mündeten.

Dieses Konzept ist nicht neu. Es stammt, ebenso wie die Einführung der ärztlichen Leichenschau, aus dem frühen 19. Jahrhundert [3]. Bichat verwendet sogar ausdrücklich den Terminus »Hirntod« [4]. Neu ist aber, dass der Hirntod seit der Beschreibung durch Mollaret und Goulon [10, 11] auf Intensivstationen weltweit beobachtet und bestimmt werden konnte. Zeitlich fiel diese Entwicklung mit dem Aufkommen der Transplantationsmedizin zusammen, deren Wurzeln ebenfalls in das 19. Jahrhundert zurückreichen, obwohl sie eine separate Entwicklungslinie aufweist [13]. Deren rasches Wachstum und die Verpflanzung auch unpaariger vital unverzichtbarer Organe wären jedoch ohne diese Koinzidenz nicht möglich gewesen. Inzwischen werden rund 70% aller parenchymatösen Organe zu Transplantationszwecken von Hirntoten entnommen.

In der zweiten Hälfte des 20. Jahrhunderts wurden die medizinischen, ethischen, juristischen und praktischen Aspekte des Verständnisses des Hirntodes weiterentwickelt, wobei die gesellschaftliche Diskussion oft kontrovers und emotional geführt wurde. Tatsache ist, dass das Hirntodkonzept unter den Nationen der Welt zunehmend Anhänger gewinnt und eine Sicherheit der Feststellung bietet, die der einer herkömmlichen Leichenschau vermutlich überlegen ist.

Diese Entwicklung war an die Notwendigkeit geknüpft, ein theoretisches Fundament des Hirntodes sowie reliable und praktikable Kriterien seiner Feststellung zu entwickeln und gleichzeitig die sich daraus ergebenden sozialen und rechtlichen Implikationen zu berücksichtigen.

24.1 Das Konzept des Hirntodes

Die Entwicklung von Kriterien zur Feststellung des Hirntodes ist eine primär medizinische Frage, die v. a. auf diagnostische Sicherheit und die Verlässlichkeit der damit implizierten Prognose abhebt. Davon zu trennen ist die Frage der sozialen Implikationen, die neben einem nahe liegenden juristischen auch einen durchaus philosophisch-weltanschaulichen Aspekt hat und sich im wesentlichen auf das Problem zuspitzen lässt, ob ein Mensch, dessen Hirn abgestorben ist, als tot betrachtet werden darf. Auch Religionen und Konfessionen haben sich des Themas angenommen.

> **Definition**
>
> Nach der Definition des wissenschaftlichen Beirats der Bundesärztekammer [21] versteht man unter Hirntod den Zustand der irreversibel erloschenen Gesamtfunktion des Großhirns, des Kleinhirns und des Hirnstamms, bei dem die Herzkreislauffunktion künstlich durch kontrollierte Beatmung aufrechterhalten wird.

In dieser Form wurde die Definition auch in das Transplantationsgesetz übernommen [14]. Ähnlich hatte bereits das Ad-hoc-Kommittee zur Überprüfung der Definition des Hirntodes der Medizinischen Hochschule der Harvard-Universität 1968 den Hirntod als irreversibles Koma definiert und empfohlen, dann vom Hirntod zu sprechen, wenn das Gehirn nicht mehr funktionstüchtig ist und keine Aussicht auf Wiedererlangung seiner Funktionen besteht [1]. Abweichend davon wird in England und dem Vereinigten Königreich eine Definition verfochten, die auf einen permanenten Funktionsverlust nur des Hirnstamms abhebt [12]. In diesem Zusammenhang wird von »Hirnstammtod« gesprochen. Dieser genügt den deutschen Anforderungen an die Todesfeststellung jedoch nicht [19].

Historisch gesehen waren die sog. Harvard-Krierien von 1968 der Vorläufer für zahlreiche nationale Regelungen. In Deutschland veröffentlichte die Chirurgenvereinigung 1969 als erste medizinische Fachgesellschaft kodifizierte Kriterien. Der wissenschaftliche Beirat der Bundesärztekammer publizierte erstmalig 1982 Empfehlungen, die 1986 und 1991 fortgeschrieben wurden. Die aktuelle Fassung datiert von 1997/1998 und ist im Wortlaut im Anhang aufgeführt. Die bisherige Entwicklung zeigte, dass manche der ursprünglich sehr strengen Regelungen ohne Verlust an Sicherheit etwas gelockert werden konnten und dass eine Reihe unterschiedlicher apparativer Zusatzuntersuchungen zusätzliche Gewissheit verschaffen oder Beobachtungszeiten abkürzen kann. Eine Übersicht über die unterschiedliche Handhabung der Hirntoddiagnostik in verschiedenen Ländern und deren juristischen Status sind in Tab. 24.1 aufgeführt [15].

Obwohl es also selbst auf konzeptueller Ebene und – wie weiter unten ausgeführt – auch auf operationaler Ebene gewisse Unterschiede gibt, besteht doch in allen Ländern, in denen das Hirntodkonzept eingeführt und anerkannt ist, Übereinstimmung dahingehend, dass eine bei den Regularien entsprechender Ursache und dem Ausschluss möglicher reversibler Bedingungen festgestellte Hirnstammareflexie mit Apnoe, die über einen ausreichend langen Zeitraum besteht und/oder

24.1 Konzept des Hirntodes

Tab. 24.1. Kriterien der Hirntodfeststellung in Europa und dem Vereinigten Königreich (UK)

Land	Stunden nach Beginn	Stunden bis zur Testwiederholung	Anzahl der untersuchenden Ärzte	Bestätigende Untersuchungen	Art der Zusatzuntersuchungen
Belgien	6	nd	3	optional	EEG zweimal, EP, CA
Dänemark	6 (bei Anoxie 24)	2; zwingend erforderlich	2	optional	CA
Deutschland	nd	12 (primär), 72 (sekundär) oder Zusatzuntersuchungen	2	optional, zwingend bei infratentorieller Läsion	EEG, EP, TCD, CA oder N
Finnland	nd	nd	1	optional	EEG, CA
Frankreich	nd	nd	2	zwingend erforderlich	2-mal EEG, CA
Griechenland	nd	8	3	zwingend erforderlich	EEG, N, CA
Italien	6 (bei Anoxie 24)	6	1 oder mehr (3)	zwingend erforderlich	3-mal EEG
Jugoslawien	nd	3	3	optional	EEG, EP, CA
Luxemburg	nd	Nd	1	zwingend erforderlich	EEG, EP, CA oder N
Niederlande	nd	Nd	1 oder mehr (Neurologe/Neurochirurg)	zwingend erforderlich	EEG oder CA
Österreich	nd	12	1 oder 2	optional	EEG, TCD, CA
Polen	nd	3	1	keine	entfällt
Portugal	nd	2-24; zwingend erforderlich	2	optional	EEG, EP, CA
Slowakei	nd	nd	3	zwingend erforderlich	EEG, TCD, CA
Spanien	6 (bei Anoxie 24)	6	1	optional	EEG oder CA
Schweden	nd	2	2	zwingend erforderlich	CA (im Abstand von 30 min)
Schweiz	5 (bei Anoxie 48)	6; zwingend erforderlich	3	hilfreich, aber nicht verlangt	EEG, EP, CA oder N
Vereinigtes Königreich (UK)	6 (bei Anoxie 24)	nach Ermessen des Untersuchers	2	keine	entfällt

Alle Länder verlangen ausdrücklich eine bekannte Ätiologie des Komas, keine Intoxikation, Hypothermie oder schockbedingtes Koma, eine Hirnstammareflexie und eine Apnoe. Diverse Sonderregelungen für Kleinkinder und Säuglinge.

EEG = Elektroenzephalogramm; *EP* = Evozierte Potenziale; *CA* = zerebrales Angiogramm; *N* = nuklearmedizinische Hirnperfusionsuntersuchung; *TCD* = Transkranieller Doppler; nd = nicht definiert.

durch apparative Zusatzuntersuchungen bestätigt wurde, die Diagnose des Hirntodes erlaubt und jeden Zweifel an der Irreversibilität dieses Zustandes ausräumt.

Diese von entsprechend erfahrenen Medizinern erhobene Tatsachenfeststellung ermöglicht nach der Diagnose des Hirntodes als sicherem Todeszeichen [19] auch die Feststellung des Todes der betreffenden Person und zwingt damit zur Beendigung aller weiteren medizinischen auf den Erhalt dieses Zustandes gerichteten Maßnahmen, es sei denn, es stünde noch die Entnahme transplantierbarer Organe an. Die Voraussetzungen zur Transplantation sind von Land zu Land unterschiedlich gefasst, meist entweder im Sinne einer **Widerspruchslösung** – wie z. B. in Österreich – oder – wie hierzulande – einer **erweiterten Zustimmungs- bzw. Informationslösung**.

Die Entnahme von Augen zum Zweck einer Hornhauttransplantation ist von der Hirntodfeststellung unberührt, da sie über eine kurze Zeitspanne auch von einem Leichnam im Zustand des Kreislaufstillstands erfolgen kann, sie bedarf aber ebenfalls der Zustimmung.

24.1.1 Hirntoddiagnostik

Die Hirntoddiagnostik hat durchaus eigenständigen Wert, unabhängig von einer möglichen Organentnahme, sichert sie doch nachprüfbare und höchsten juristischen wie medizinischen Standards entsprechende Fakten, die das vollständige und dauerhafte Erloschensein der Hirnfunktionen und die Sinnlosigkeit weiterer medizinischer Maßnahmen im Interesse des Betroffenen belegen, zum Therapieabbruch zwingen und damit Ressourcen für die Behandlung anderer Patienten freisetzen.

Das Procedere ist grundsätzlich dreistufig:

- Zunächst wird geprüft, ob überhaupt die Voraussetzungen für eine Hirntoddiagnostik lege artis gegeben sind, d. h. ob nicht Bedingungen vorliegen, wie z. B. eine Barbituratintoxikation, die eine Hirntoddiagnostik ausschließen. Dazu gehört auch, sich über die Ursache des Zustandes Rechenschaft zu geben, d. h. eine Diagnose zu sichern. In vielen Fällen ist dazu eine zerebrale Bildgebung (kraniales Computertomogramm CCT, Magnetresonanztomogramm MRT) erforderlich.
- Im zweiten Schritt erfolgt die klinische Prüfung auf eine apnoische Hirnstammareflexie nach den aktuellen Richtlinien. Diese Diagnostik wird in Deutschland von zwei besonders qualifizierten Ärzten durchgeführt, die nicht mit der Entnahme von Organen oder primär mit der Betreuung Transplantierter befasst sein dürfen, um Interessenskonflikte auszuschließen.
- Erst im dritten Schritt erfolgt der Nachweis der Irreversibilität durch eine angemessene Beobachtungszeit, die bis zu drei volle Tage umfassen kann, und/oder durch eine apparative Zusatzuntersuchung, meist ein Elektroenzephalogramm (EEG; [2]). Nähere Einzelheiten regeln die Richtlinien (▶ Kap. 24.4, Anhang).

Erst nach Abschluss des dritten Teils und der Unterzeichnung beider Protokolle durch mindestens 2 Untersucher steht der Hirntod fest. Diese Feststellung ermächtigt zur Ausstellung eines Totenscheins und zum unverzüglichen Therapieabbruch (Einstellung der Beatmung), die, falls die Voraussetzungen dafür gegeben sind, auch bis nach einer Organentnahme aufgeschoben werden kann. Mit der Protokollierung des Hirntodes und der Ausstellung des Totenscheines wird gleichzeitig der Tod des Patienten mit allen rechtlichen Implikationen [9] festgestellt, d. h. der Erbfall tritt ein, eine evtl. Lebensversicherung auf den Todesfall wird fällig, eine Ehe erlischt und die Krankenkasse ist von der Leistungspflicht über den Todestag hinaus befreit.

> **Wichtig**
>
> Eine Fortsetzung ärztlicher Maßnahmen über den Hirntod hinaus können ohne die Möglichkeit einer Organtransplantation oder Rettung eines Ungeborenen weder Patient noch Angehörige verlangen.

Der Herzstillstand tritt nach Beendigung der Beatmung in aller Regel durch Erschöpfung des O_2-Vorrates innerhalb von Minuten ein und führt damit zum Kreislaufstillstand, dessen Folgen seit jeher als Anzeichen des Todes geläufig sind. Wie frühere Erfahrungen gezeigt haben, ist selbst unter optimalen Voraussetzungen eine Aufrechterhaltung von Herzkreislauffunktionen unter Beibehaltung der Beatmung über den festgestellten Hirntod hinaus nur befristet möglich; in den meisten Fällen ist selbst unter fortgesetzter Maximaltherapie der Eintritt des Herzkreislaufversagens eine Frage von Tagen. Zur Rettung eines lebensfähigen Fötus kann es ethisch vertretbar sein, von dieser Möglichkeit Gebrauch zu machen, wobei die bereits autonom ablaufenden Funktionen des Ungeborenen diejenigen des hirntoten mütterlichen Organismus noch längerfristig stützen können.

24.1.2 Therapiebeendigung

Ob und wann in offensichtlich aussichtslosen Fällen bei nicht hirntoten Patienten, z. B. solchen in einem apallischen Syndrom (persistierender vegetativer Zustand) oder vergleichbaren Zuständen eine Therapiereduktion, -minimierung oder -beendigung zulässig ist, ist eine schwierige medizinische und ethische Frage.

Verschiedene Universitäten haben dazu eigene medizinethische Beratungsstellen eingerichtet, die allerdings dem Arzt und den Angehörigen die Entscheidung und Verantwortung nicht abnehmen können. In Deutschland besteht weitgehender Konsens darüber, dass etwa bei persistierendem Koma ohne Aussicht auf die Wiedererlangung des Bewusstseins, aber bei beispielsweise erhaltener Atmung, darauf verzichtet werden kann, interkurrente Erkrankungen zu behandeln, nicht aber darauf, dem Betreffenden die Ernährungsgrundlage zu erhalten. Es ist für all diese schwierigen Entscheidungen eine wesentliche Erleichterung, wenn Vorausverfügungen oder Absichtserklärungen des Betroffenen selbst, z. B. in Form eines Patiententestaments, verfügbar sind. Auch diesem ist aber je nach Umständen und Voraussetzungen nicht in jedem Fall sklavisch zu folgen, da der behandelnde Arzt kein bloßer Erfüllungsgehilfe des Patienten, sondern vielmehr dazu aufgerufen ist, im jeweils besten und wohlverstandenen Interesse des Patienten zu handeln. Dies kann z. B. bei subjektiver Aussichtslosigkeit im Rahmen einer schweren Depression eine entscheidende Rolle spielen.

Fälle, die den Weg in die Schlagzeilen gefunden haben, sind z. B. diejenigen von Karen Quinlan, Paul Brophy oder anderen, wo Angehörige unter Einschaltung von Gerichten versuchten, eine Beendigung der Therapie oder Nahrungszufuhr zu erzwingen [15]; es ist aber durchaus vorstellbar und bereits vorgekommen, dass in entgegengesetzt gelagerten Fällen wider ärztliche Einschätzung und gesunden Menschenverstand die Fortführung einer Therapie erzwungen werden sollte. Die Richtschnur ärztlichen Handelns muss unter kritischster Abwägung der jeweiligen medizinischen Möglichkeiten der vernünftig nachvollziehbare Wille und das wohlverstandene Interesse des Patienten unter Berücksichtigung von Einstellungen und Auskünften der maßgeblichen Angehörigen oder des Betreuers sein. In bestimmten Situationen, etwa bei schwerster irreversibler Hirnschädigung, aber noch vorhandener Restatmung, kann auch eine Therapieminimierung bis hin zur Beendigung der Beatmung zulässig sein, wenn alle Aspekte mit sämtlichen maßgeblich Beteiligten geprüft und der Schluss gezogen wurde(n), dass die festgestellten Fakten ein solches Vorgehen vertreten lassen, eine Verlängerung des Zustandes sinnlos oder unzumutbar ist und das Vorgehen dem tatsächlichen oder mutmaßlichen Willen des Patienten entspricht.

Auch bei der Behandlung Sterbender hat der Arzt das Selbstbestimmungsrecht und die menschliche Würde des Patienten zu wahren. Patienten, die im Sterben liegen, haben das Recht auf eine angemessene Betreuung, insbesondere auf schmerzlindernde Behandlung. Sie können über Art und Ausmaß diagnostischer und therapeutischer Maßnahmen selbst entscheiden. Wenn sie entscheidungsfähig sind, können sie den Behandlungsabbruch oder das Unterlassen lebensverlängernder Maßnahmen verlangen. Auch hier greifen Patientenverfügungen, Vorsorgevollmachten und Betreuungsverfügungen [6]. Eine gezielte Lebensverkürzung durch Maßnahmen, die den Tod herbeiführen oder das Sterben beschleunigen sollen, ist unzulässig und mit Strafe bedroht, auch wenn der Patient sie verlangt.

Bei Patienten, die nicht entscheidungsfähig sind, muss auf ihren mutmaßlichen Willen abgestellt werden. Zur Ermittlung des mutmaßlichen Willens sind insbesondere frühere schriftliche oder mündliche Äußerungen des Patienten und seine sonstigen erkennbaren persönlichen Wertvorstellungen zu berücksichtigen. Eine wesentliche Rolle nimmt dabei die Befragung von Ehepartnern oder Lebensgefährten, Angehörigen und Freunden sowie von anderen nahe stehenden Personen über die mutmaßlichen Behandlungswünsche des Patienten ein. Patienten können für den Fall, dass sie nicht mehr entscheidungsfähig sind, vorsorglich im Rahmen einer sog. Patientenverfügung [7] auf lebenserhaltende oder lebensverlängernde Maßnahmen verzichten. Der in einer Patientenverfügung niedergelegte Wille ist für den Arzt im Grundsatz bindend [5].

Die Ermittlung des Patientenwillens sollte also hierarchisch in 4 Stufen erfolgen (◘ Abb. 24.1):
— Tatsächlicher, aktuell erklärter Wille des aufgeklärten und einwilligungsfähigen Patienten. Falls dies nicht möglich ist,
— vorausverfügter, schriftlich oder mündlich erklärter Wille, der fortwirkend und verbindlich geäußert worden ist und sich auf die aktuelle Situation beziehen sollte. Falls auch dies nicht vorliegt,
— individuell-mutmaßlicher Wille, wie er aus früheren Äußerungen, persönlichen Wertvorstellungen u. ä. zu ermitteln ist. Nur, falls auch dies nicht möglich,
— allgemein-mutmaßlicher Wille, wie er sog. »allgemeinen Wertvorstellungen« entspricht.

Bei einer Patientenverfügung muss der Arzt im Einzelfall jedoch genau prüfen, ob die konkrete Situation derjenigen entspricht, die sich der Patient beim Abfassen der Verfügung vorgestellt hatte und ob der in der Patientenverfügung geäußerte Wille im Zeitpunkt der ärztlichen Entscheidung nach wie vor aktuell ist. Der Patient kann in einer Patientenverfügung Vertrauenspersonen benennen und den Arzt ihnen gegenüber von der Schweigepflicht entbinden (Vorsorgevollmacht; [7]). Informationen zu Patientenverfügungen können beispielsweise bei Landesgesundheitsbehörden, Ärztekammern, Kirchengemeinden, Wohlfahrtsverbänden, Verbraucherzentren, Patientenorganisationen oder Sozialstationen angefordert werden [8]. Nach jüngster Rechtsprechung des Bundesgerichtshofes wird allerdings verlangt (Az. XII ZB 2/03), dass der Betreuer (Betreuungsverfügung; [7]) oder Bevollmächtigte, sofern die Umsetzung des Patientenwillens das Unterlassen oder den Abbruch lebensverlängernder Maßnahmen betrifft, die Genehmigung des Vormundschaftsgerichts einholt. Ob diese Regelung Bestand haben wird, bleibt abzuwarten.

Literatur

1. Ad hoc Committee of the Harvard Medical School to examine the definition of brain death: a definition of irreversible coma. JAMA 1968;205:337-340
2. Besser R (als Vorsitzender der Hirntodkommission der DGKN). Empfehlungen der Deutschen Gesellschaft für klinische Neurophysiologie (Deutsche EEG-Gesellschaft) zur Bestimmung des Hirntodes. Klin Neurophysiol 2001;32:39-41
3. Bichat X. Recherches physiologiques sur la vie et la mort. Frankreich 1800

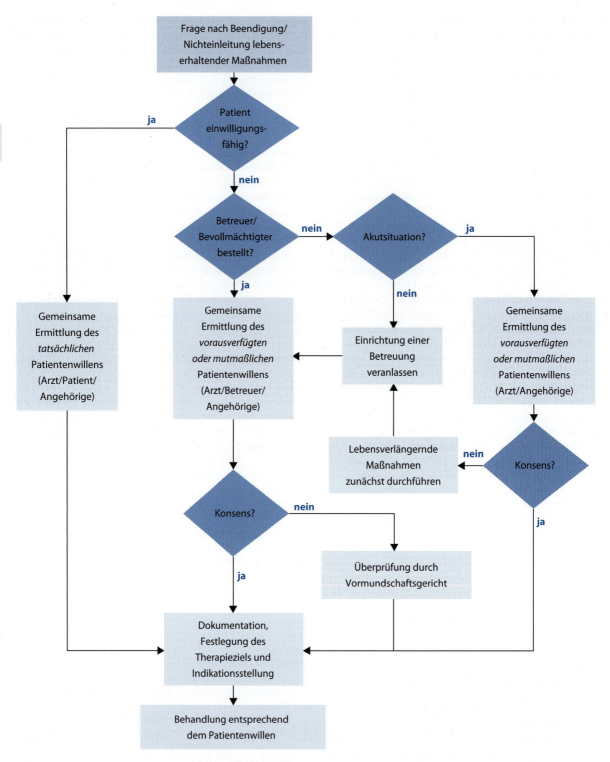

Abb. 24.1. Entscheidungsdiagramm für die Frage nach Beendigung/Nichteinleitung lebensverlängernder Maßnahmen.

4. Boehm R (Übersetzer) Xavier Bichat. Physiologische Untersuchungen über den Tod. Klassiker der Medizin, herausgegeben von Karl Sudhoff. Barth, Leipzig 1912
5. Borasio GD, Putz W, Eisenmenger W. Verbindlichkeit von Patientenverfügungen gestärkt. Dt Ärztebl 2003;100:B1716-B1718
6. Bundesärztekammer. Grundsätze der Bundesärztekammer zur ärztlichen Sterbebegleitung. Dt. Ätzteblatt 2004;101:A1298 – A1299
7. Bundesärztekammer. Empfehlungen der Bundesärztekammer und der zentralen Ethikkommission bei der Bundesärztekammer zum Umgang mit Vorsorgevollmacht und Patientenverfügung in der ärztlichen Praxis. Dt. Ärzteblatt 2007;104:A891 – A896
8. Bundesministerium für Gesundheit und soziale Sicherung und Bundesministerium der Justiz. Patientenrechte in Deutschland. Leitfaden für Patienten und Ärzte. Berlin 2003
9. Laufs A. Arztrecht. 5. Auflage. Beck, München 1993
10. Mollaret P, Bertrand I, Mollaret H. Coma Dépassé et Nécroses Nerveuses Centrales Massives. Rev Neurol (Paris) 1959;101:116-139
11. Mollaret P, Goulon M. Le Coma Dépassé (Mémoire Préliminaire). Rev Neurol (Paris) 1959;101:3-15
12. Pallis C, Harley DH. ABC of Brainstem Death. 2. Aufl. BMJ Publishing Group. London 1996
13. Schott H. Die Chronik der Medizin. Chronik-Verlag, Dortmund 1993
14. Transplantationsgesetz vom 5.11.1997. Bundesgesetzblatt Teil I Nr. 74, Bonn, 11.11.1997, S. 2631ff.
15. Wijdicks EFM. Brain Death. Lippincott Williams & Wilkins, Philadelphia 2001
16. Wissenschaftlicher Beirat der Bundesärztekammer. Kriterien des Hirntodes. Entscheidungshilfen zur Feststellung des Hirntodes. Dt Ärztebl 1982;79:35-41
17. Wissenschaftlicher Beirat der Bundesärztekammer. Kriterien des Hirntodes. Entscheidungshilfen zur Feststellung des Hirntodes. Fortschreibung der Stellungnahme des Wissenschaftlichen Beirates »Kriterien des Hirntodes« vom 9. April 1982. Dt Ärztebl 1986;83:2940-2946
18. Wissenschaftlicher Beirat der Bundesärztekammer. Kriterien des Hirntodes. Entscheidungshilfen zur Feststellung des Hirntodes. Zweite Fortschreibung am 29. Juni 1991. Dt Ärztebl 1991;88:B-2855-B-2860
19. Wissenschaftlicher Beirat der Bundesärztekammer. Der endgültige Ausfall der gesamten Hirnfunktion (»Hirntod«) als sicheres Todeszeichen. Dt Ärztebl 1993;90:B-2177-B-2179
20. Wissenschaftlicher Beirat der Bundesärztekammer. Kriterien des Hirntodes. Entscheidungshilfen zur Feststellung des Hirntodes. Dritte Fortschreibung 1997. Dt Ärztebl 1997;94:B-1032-B-1039
21. Wissenschaftlicher Beirat der Bundesärztekammer. Richtlinien zur Feststellung des Hirntodes. Dritte Fortschreibung 1997 mit Ergänzungen gemäß Transplantationsgesetz (TPG). Dt Ärztebl 1998;95:B-1509-B-1516

24.2 Anhang: Richtlinien zur Feststellung des Hirntodes

24.2.1 Einleitung

Die folgenden Richtlinien sind verpflichtende Entscheidungsgrundlagen für den Arzt, der die unteilbare Verantwortung für die Feststellung des Hirntodes trägt.

Mit dem Hirntod ist naturwissenschaftlich-medizinisch der Tod des Menschen festgestellt. Wird vom Arzt ein äußeres sicheres Zeichen des Todes festgestellt, so ist damit auch der Hirntod nachgewiesen.

Die Erfüllung der Voraussetzungen, die obligate Feststellung von Bewusstlosigkeit (Koma), Hirnstammareflexie und Atemstillstand (Apnoe) sowie die vorgesehenen Beobachtungszeiten oder geeignete ergänzende Untersuchungen geben dem Arzt die Sicherheit, den Hirntod festzustellen und zu dokumentieren.

Der Hirntod kann in jeder Intensivstation auch ohne ergänzende apparative Diagnostik festgestellt werden (Ausnahmen: Kindesalter, primäre infratentorielle Hirnschädigung, ▶ Kap. 24.4.4 und ▶ Anmerkung 6).

24.2.2 Definition, Diagnose

Der Hirntod wird definiert als Zustand der irreversibel erloschenen Gesamtfunktion des Großhirns, des Kleinhirns und des Hirnstamms. Dabei wird durch kontrollierte Beatmung die Herz- und Kreislauffunktion noch künstlich aufrechterhalten.

Die Diagnose des Hirntodes erfordert
- die Erfüllung der Voraussetzungen,
- die Feststellung der klinischen Symptome: Bewusstlosigkeit (Koma), Hirnstammareflexie und Atemstillstand (Apnoe) sowie
- den Nachweis der Irreversibilität der klinischen Ausfallssymptome.

Das diagnostische Vorgehen wird nachfolgend beschrieben (◘ Abb. 24.2).

24.2.3 Praktische Entscheidungsgrundlagen

1. Voraussetzungen

1.1. Vorliegen einer akuten schweren primären oder sekundären Hirnschädigung (hierzu ist eine kraniale Bildgebung wünschenswert, aber nicht obligat).

Bei der primären Hirnschädigung ist zwischen supratentoriellen und infratentoriellen Schädigungen zu unterscheiden (▶ Anmerkung 1).

1.2. Ausschluss von Intoxikation, dämpfender Wirkung von Medikamenten, neuromuskulärer Blockade, primärer Unterkühlung, Kreislaufschock, Koma bei endokriner, metabolischer oder entzündlicher Erkrankung als möglicher Ursache oder Mitursache des Ausfalls der Hirnfunktion im Untersuchungszeitraum (▶ Anmerkung 2). (Gibt es keinen ernstzunehmenden Hinweis auf eine dieser Ursachen, muss sie auch nicht ausgeschlossen werden).

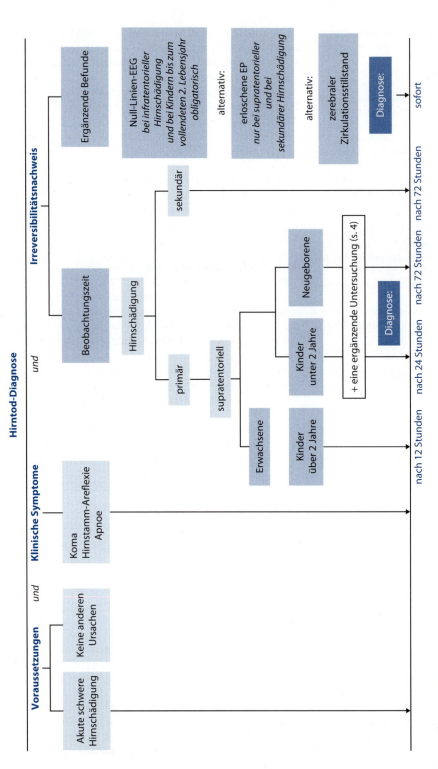

Abb. 24.2. Hirntoddiagnostik.

2. Klinische Symptome des Ausfalls der Hirnfunktion (▶ Anmerkung 3a und 3b)

2.1. Bewusstlosigkeit (Koma).
2.2. Lichtstarre beider ohne Mydriatikum mittel- bis maximal weiten Pupillen.
2.3. Fehlen des okulozephalen Reflexes (Puppenkopf-Phänomen).
2.4. Fehlen des Kornealreflexes.
2.5. Fehlen von Reaktionen auf Schmerzreize im Trigeminusbereich.
2.6. Fehlen des Pharyngeal- und Trachealreflexes.
2.7. Ausfall der Spontanatmung (▶ Anmerkung 3b).

Die übrige neurologische und vegetative Symptomatik ist zu berücksichtigen (▶ Anmerkung 4). Die Erfüllung der Voraussetzungen und alle geforderten klinischen Symptome müssen übereinstimmend und unabhängig von zwei qualifizierten Ärzten (▶ Anmerkung 5) festgestellt und dokumentiert werden (◻ Abb. 24.3).

3. Nachweis der Irreversibilität der klinischen Ausfallssymptome

Bei primären supratentoriellen oder bei sekundären Hirnschädigungen muss die Irreversibilität der klinischen Ausfallssymptome nachgewiesen werden. Entweder
— durch weitere klinische Beobachtungen während angemessener Zeit (▶ Abschn. 3.1) oder
— durch ergänzende Untersuchungen (▶ Abschn. 3.2).

Bei primären infratentoriellen Hirnschädigungen (▶ Anmerkung 1) kann der Hirntod erst beim Vorliegen eines Null-Linien-EEG oder beim Nachweis des zerebralen Zirkulationsstillstandes festgestellt werden.

3.1. Zeitdauer der Beobachtung
Die Irreversibilität des Hirnfunktionsausfalls und damit der Hirntod ist erst dann nachgewiesen, wenn die klinischen Ausfallssymptome (▶ Abschn. 2)
— bei Erwachsenen und bei Kindern ab dem 3. Lebensjahr
   – mit primärer Hirnschädigung nach mindestens 12 Stunden,
   – mit sekundärer Hirnschädigung nach mindestens 3 Tagen,
— erneut übereinstimmend nachgewiesen worden sind.

3.2. Ergänzende Untersuchungen
Sie können nicht allein den irreversiblen Hirnfunktionsausfall nachweisen. Die Irreversibilität der klinischen Ausfallssymptome (▶ Abschn. 2) kann – außer durch die Verlaufsbeobachtung – alternativ nachgewiesen werden durch
— Null-Linien-EEG oder
— Erlöschen evozierter Potenziale oder
— zerebralen Zirkulationsstillstand.

3.2.1. EEG
Ergibt eine standardisierte EEG-Ableitung eine hirnelektrische Stille (sog. Null-Linien-EEG) (▶ Anmerkung 6), so kann die Irreversibilität des Hirnfunktionsausfalls ohne weitere Beobachtungszeit festgestellt werden.

3.2.2. Evozierte Potenziale
Bei primären supratentoriellen und bei sekundären Hirnschädigungen kann unter bestimmten Bedingungen das Erlöschen der intrazerebralen Komponenten der frühen akustischen (FAEP) oder der zerebralen und der hochzervikalen Komponenten der somatosensibel evozierten Potenziale (SEP) die Irreversibilität des Hirnfunktionsausfalls beweisen und eine weitere Beobachtungszeit ersetzen (▶ Anmerkung 7).

3.2.3. Zerebraler Zirkulationsstillstand
Dieser kann bei ausreichendem Systemblutdruck (gewünscht werden mindestens 100 mmHg systolisch) mittels Dopplersonographie oder durch zerebrale Perfusionsszintigraphie nachgewiesen werden (▶ Anmerkung 8). Bei zerebralem Zirkulationsstillstand kann die Irreversibilität des Hirnfunktionsausfalls ohne weitere Beobachtungszeit festgestellt werden.

Wurde bei einer zur Klärung der Art der Hirnschädigung oder zur Therapieentscheidung durchgeführten selektiven Angiographie (▶ Anmerkung 8) ein zerebraler Zirkulationsstillstand nachgewiesen, so kann die Irreversibilität des Hirnfunktionsausfalls ohne weitere Beobachtungszeit festgestellt werden.

Trotz irreversibel erloschener Gesamtfunktion des Gehirns kann seine Zirkulation teilweise erhalten sein, wenn der intrakranielle Druck nicht stark genug angestiegen ist, z. B. bei großer offener Schädelhirnverletzung, aber auch bei sekundären Hirnschäden (oder bei Enzephalitiden). Es muss dann die Irreversibilität des Hirnfunktionsausfalls durch Verlaufsbeobachtung oder durch neurophysiologische Befunde nachgewiesen werden.

4. Besonderheiten bei Kindern vor dem 3. Lebensjahr

Bei Frühgeborenen (unter 37 Wochen postmenstruell) ist das den Richtlinien zugrunde liegende Konzept der Hirntodfeststellung bisher nicht anwendbar.

Bei reifen Neugeborenen (0–28 Tage), Säuglingen (29–365 Tage) und Kleinkindern bis zum vollendeten 2. Lebensjahr (366–730 Tage) gelten die unter 1. genannten Voraussetzungen und die unter 2. beschriebenen klinischen Ausfallssymptome. Ihre Überprüfung erfordert jedoch wegen der reifungsbedingten pathophysiologischen Umstände besondere Kenntnisse und Erfahrungen.

Die Beobachtungszeit der klinischen Ausfallssymptome beträgt unabhängig von ihrer Ursache
— bei reifen Neugeborenen mindestens 72 Stunden,
— bei Säuglingen und Kleinkindern mindestens 24 Stunden.

Protokoll zur Feststellung des Hirntodes

Name _____ Vorname _____ geb.: _____ Alter: _____

Klinik: _____

Untersuchungsdatum: _____ Uhrzeit: _____ Protokollbogen-Nr.: _____

1. Voraussetzungen:
1.1 Diagnose _____

    Primäre Hirnschädigung: _____ supratentoriell _____ infratentoriell _____

    Sekundäre Hirnschädigung: _____

    Zeitpunkt des Unfalls/Krankheitsbeginns: _____

1.2. Folgende Feststellungen und Befunde bitte beantworten mit ja oder nein

		Metabolisches oder	
Intoxikation	ausgeschlossen: _____	endokrines Koma	ausgeschlossen: _____
Relaxation	ausgeschlossen: _____	Schock	ausgeschlossen: _____
Primäre Hypothermie	ausgeschlossen: _____	Systolischer Blutdruck	_____ mmHg

2. Klinische Symptome des Ausfalls der Hirnfunktion
2.1 Koma _____
2.2 Pupillen weit / mittelweit
        Lichtreflex beidseits fehlt _____ 2.5 Trigeminus-Schmerz-Reaktion beidseits fehlt _____
2.3 Okulo-zephaler Reflex beidseits
        (Puppenkopf-Phänomen) fehlt _____ 2.6 Pharyngeal-/Tracheal-Reflex fehlt _____
2.4 Korneal-Reflex beidseits fehlt _____ 2.7 Apnoe-Test bei art. $p_a CO_2$ _____ mmHg erfüllt _____

3. Irreversibilitätsnachweis durch 3.1 oder 3.2
3.1 Beobachtungszeit:
Zum Zeitpunkt der hier protokollierten Untersuchungen bestehen die obengenannten Symptome seit _____ Std.
Weitere Beobachtung ist erforderlich
mindestens 12/24/72 Stunden ☐ja ☐nein _____ _____ _____
                                                                                                        Datum Uhrzeit Arzt

3.2 Ergänzende Untersuchungen:
3.2.1 Isoelektrisches (Null-Linien-) EEG,
30 Min. abgeleitet: ☐ja ☐nein _____ _____ _____
                                                                                                        Datum Uhrzeit Arzt

3.2.2 Frühe akustisch evozierte Hirnstamm-
potentiale Welle III - V beidseits erloschen ☐ja ☐nein _____ _____ _____
                                                                                                        Datum Uhrzeit Arzt

    Medianus-SEP hochzerv. + zerebr. beids. erloschen ☐ja ☐nein _____ _____ _____
                                                                                                        Datum Uhrzeit Arzt

3.2.3 Zerebraler Zirkulationsstillstand beidseits festgestellt durch:
Dopplersonographie: _____ Perfusionsszintigraphie: _____ Zerebrale Angiographie: _____

Datum _____ Uhrzeit _____ untersuchender Arzt: _____ _____
                                                                                                               Name Unterschrift

Abschließende Diagnose:
Aufgrund obiger Befunde, zusammen mit den Befunden der Protokollbögen Nr. _____, wird

der Hirntod und somit der Tod des Patienten festgestellt am: _____ um _____ Uhr.

Untersuchender Arzt: _____ _____
                                    Name Unterschrift

Für die geforderte zweimalige Untersuchung ist je ein Protokollformular auszufüllen.
Nach den Richtlinien zur Feststellung des Hirntodes des Wissenschaftlichen Beirates der Bundesärztekammer. Dritte Fortschreibung 1997 mit Ergänzungen gemäß Transplantationsgesetz (TPG) 1998 (Deutsches Ärzteblatt Heft 30 v. 24.07.1998)

Art.-Nr. 02280 Deutscher Ärzte-Verlag GmbH, 50859 Köln, Dieselstraße 2, Telefon (02234) 7011-0, Telefax (02234) 7011470

Abb. 24.3. Protokoll zur Feststellung des Hirntodes.

Die Irreversibilität der klinischen Ausfallssymptome ist nur dann nachgewiesen, wenn bei den erforderlichen mindestens 2 Untersuchungen jeweils zusätzlich

- entweder ein Null-Linien-EEG (▶ Anmerkung 6) oder
- das Fehlen der FAEP (▶ Anmerkung 7) oder
- dopplersonographisch ein zerebraler Zirkulationsstillstand (▶ Anmerkung 9)

festgestellt worden ist. Das Perfusionsszintigramm muss als ergänzende Untersuchung nur einmal, und zwar nach der 2. klinischen Feststellung der Ausfallssymptome durchgeführt werden. Anders als mit dem EEG befassen sich bisher nur wenige Literaturmitteilungen mit dem Nachweis der Irreversibilität der klinischen Ausfallssymptome im

- 1. Lebenshalbjahr mittels Untersuchung der FAEP oder Dopplersonographie
- 1. Lebensmonat mittels Perfusionsszintigraphie

24.2.4 Anmerkungen

Anmerkung 1: Art der Hirnschädigung

Primäre Hirnschädigungen, insbesondere Hirnverletzungen, intrakranielle Blutungen, Hirninfarkte, Hirntumoren oder akuter Verschlusshydrozephalus, betreffen das Gehirn unmittelbar und strukturell.

Bei primären infratentoriellen Prozessen wird auf die Besonderheiten der Symptomfolge hingewiesen, die den Nachweis eines Null-Linien-EEGs (▶ Anmerkung 6) oder des zerebralen Zirkulationsstillstandes (▶ Anmerkung 8) zwingend erforderlich machen.

Sekundäre Hirnschädigungen betreffen das Gehirn mittelbar über den Stoffwechsel und können die Folge z. B. von Hypoxie, von kardial bedingtem Kreislaufstillstand oder langandauerndem Schock sein (vergleiche Kommentar).

Anmerkung 2: Einschränkung der Voraussetzungen

Durch Vorgeschichte und Befund muss sichergestellt sein, dass keiner der unter 1.2. beschriebenen Faktoren die Ausfallssymptome zum Untersuchungszeitpunkt erklärt. Die Bedeutung zentral dämpfender Medikamente für die Ausfallssymptome lässt sich beurteilen durch die

- Zuordnung von bisher verabreichten Medikamenten zu den vorher erhobenen Befunden,
- Wirkung von Antidots,
- medikamentös nicht unterdrückbaren neurophysiologischen Befunde,
- Untersuchung der Hirndurchblutung.

Bei den hier diskutierten Hirnschädigungen gibt es derzeit für die Beurteilung medikamentöser Einflüsse auf bestimmte Befunde keine gesicherten Konzentrationswirkungsbeziehungen der meisten zentral dämpfenden Medikamente.

Im Zweifelsfall muss innerhalb der Hirntoddiagnostik ein zerebraler Zirkulationsstillstand nachgewiesen werden.

Anmerkung 3a: Untersuchung von Koma und Hirnstammareflexie

Der hier zu fordernde Komagrad ist definiert als Bewusstlosigkeit ohne Augenöffnung und ohne andere zerebrale Reaktion auf wiederholten adäquaten Schmerzreiz (▶ Anmerkung 4). Starker Druck auf die supraorbitalen Nervenaustrittspunkte oder Schmerzreize an der Nasenschleimhaut lösen keine motorische und keine vegetative Reaktion aus (**Cave**: Gesichtsschädelverletzung). Bei dem okulozephalen Reflex fehlt bei plötzlicher, passiver Kopfseitwärtsdrehung (**Cave**: HWS-Instabilität) die normale Bulbusabweichung zur Gegenseite (Puppenkopf-Phänomen) und jede andere Augenbewegung. Alternativ kann eine beiderseitige kaltkalorische Vestibularisprüfung vorgenommen werden; auch dabei muss jede Augenbewegung fehlen. Wartezeit zwischen den Spülungen beider Seiten: 5 Minuten.

Prüfung des Pharyngealreflexes durch mehrfache Spatelberührung im Rachen, des Trachealreflexes durch Reiz mit einem in den Trachealtubus bis zur Carina eingeführten Katheter.

Anmerkung 3b: Prüfung des Atemstillstandes

Der Apnoe-Test ist für die Feststellung des Hirntodes obligatorisch. Er kann wegen der physiologischen Wirkung der Hyperkapnie erst als letzte klinische Untersuchung des Hirnfunktionsausfalls durchgeführt werden. Ein zentraler Atemstillstand liegt vor, wenn bei bisher gesunden Menschen bei einem $p_aCO_2 \geq 60$ mmHg keine Eigenatmung einsetzt.

Die Hyperkapnie von mindestens 60 mmHg kann je nach einer O_2-Gaswechselstörung entweder durch Diskonnektion vom Respirator oder durch Hypoventilation herbeigeführt werden. Hinreichende Oxygenation ist durch intratracheale O_2-Insufflation oder Beatmung mit reinem Sauerstoff zu gewährleisten. (In besonderen Fällen, in denen die Erzielung einer adäquaten Hyperkapnie schwierig oder sehr langwierig ist, kommt auch die künstliche Anreicherung des zur Beatmung verwendeten Gasgemisches mit CO_2 in Betracht).

Für Patienten, deren Eigenatmung aufgrund kardiopulmonaler Vorerkrankungen an einem CO_2-Partialdruck von mehr als 45 mmHg adaptiert ist, gibt es keine allgemein anerkannten Werte des p_aCO_2 für den Apnoe-Test. In diesen Fällen ist der Funktionsausfall des Hirnstamms zusätzlich durch apparative Untersuchung zu belegen (▶ Abschn. 3). Dies gilt auch, wenn ein Apnoe-Test wegen Thoraxverletzungen oder ähnlicher Traumata nicht durchführbar ist.

Auch bei Anenzephalen muss innerhalb der Hirntoddiagnostik der Atemstillstand nachgewiesen werden.

Anmerkung 4: Übrige neurologische und vegetative Symptomatik

Beim Hirntoten können spinale Reflexe und Extremitätenbewegungen (z. B. Lazarus-Zeichen) sowie die Leitfähigkeit des peripheren Abschnittes von Hirnnerven, die periphere Erregbarkeit und spontane Entladungen im Elektromyogramm der Gesichtsmuskeln vorübergehend noch erhalten bleiben oder wiederkehren, so lange der Körperkreislauf und die Beatmung aufrecht erhalten werden. Der über den Hirnstamm verlaufende Blinzelreflex (Blinkreflex) erlischt klinisch mit der Hirnstammareflexie.

Diagnostische Einschränkungen durch Blutdruckanstieg oder Fieber sind nicht bekannt geworden. Mit Eintritt des Hirntodes kann, je nach Temperatur von Umgebung und Beatmungsluft, die Körperkerntemperatur abfallen (als Hypothermie gilt allgemein eine Körperkerntemperatur von unter 32°C). Der Zeitpunkt des Auftretens eines Diabetes insipidus variiert; sein Fehlen schließt die Diagnose des Hirntodes nicht aus.

Das Fortbestehen einer Schwangerschaft widerspricht nicht dem eingetretenen Hirntod der Mutter. Eine Schwangerschaft wird endokrinologisch von der Plazenta und nicht vom Gehirn der Mutter aufrechterhalten.

Anmerkung 5: Qualifikationsanforderungen an die zwei Untersucher

Die beiden den Hirntod feststellenden dokumentierenden Ärzte müssen gemäß den Anforderungen der »Richtlinien zum Inhalt der Weiterbildung« über eine mehrjährige Erfahrung in der Intensivbehandlung von Patienten mit schweren Hirnschädigungen verfügen (optimal: fakultative Weiterbildung neurologischer Intensivmedizin, Facharztanerkennung). Nach dem endgültigen, nicht behebbaren Stillstand von Herz und Kreislauf kann der Hirntod von jedem approbierten Arzt durch äußere sichere Todeszeichen (z. B. Totenflecke, Totenstarre) indirekt nachgewiesen werden.

Anmerkung 6: EEG-Untersuchung

Das EEG soll in Anlehnung an die Richtlinien der Deutschen Gesellschaft für klinische Neurophysiologie (DGKN, früher Deutsche EEG-Gesellschaft, [2]) abgeleitet werden und muss von einem darin erfahrenen Arzt (optimal: entsprechende Anerkennung durch die Deutsche Gesellschaft für klinische Neurophysiologie, früher Deutsche EEG-Gesellschaft) kontrolliert und beurteilt werden:

- Die Registrierung muss mindestens 30 Minuten kontinuierlich einwandfrei auswertbar und artefaktarm erfolgen.
- Abgeleitet werden kann mit Klebe- oder mit Nadelelektroden. Stahlnadelelektroden können Polarisationseffekte zeigen. Daher muss für die gewählte Kombination aus Verstärker und Elektrode eine technisch stabile EEG-Ableitung über entsprechend lange Zeiten sichergestellt sein.
- Die Elektroden sind nach dem 10-20-System zu setzen. Die Ableitprogramme sollen auch Abgriffe mit doppelten Elektrodenabständen beinhalten, z. B. Fp1-C3, F3-P3 usw. Bei digitalen Systemen mit referenzieller Registrierung sind für die Darstellung Programme zu verwenden, die obige Empfehlung berücksichtigen.
- Die Elektrodenübergangswiderstände sollen zwischen 1 kΩ und 10 kΩ liegen und möglichst gleich niedrig sein. Die Messungen der Übergangswiderstände sollen die Referenzelektrode(n) und die Erdungselektrode(n) einschließen. Die Werte der Widerstände müssen zu Beginn und Ende der Aufzeichnung dokumentiert werden. Widerstände unter 1 kΩ können durch Flüssigkeits- oder Elektroden-Gel-Brücken verursacht werden.
- Die Registrierung soll mit Standardfiltereinstellungen erfolgen: untere Grenzfrequenz 0,53 Hz (Zeitkonstante 0,3 s), obere Grenzfrequenz 70 Hz, bei digitalen Systemen mit steilen Filterflanken entsprechend höher. Um auch sehr langsame Frequenzen zu erfassen, ist mindestens 10 Minuten mit einer unteren Grenzfrequenz von 0,16 Hz oder darunter (Zeitkonstante von 1 s oder länger) zu registrieren.
- Die Ableitung soll mit der Verstärkereinstellung von 5 bzw. 7 µV/mm begonnen werden. Die der Beurteilung zugrunde liegenden, mindestens 30-minütigen EEG-Abschnitte, müssen mit höherer Verstärkung, teilweise mit einer Empfindlichkeit von wenigstens 2 µV/mm aufgezeichnet werden. Bei digitaler EEG-Technik muss die Auswertung mit einer Auflösung von 2 µV/mm möglich sein. Die Geräteeichung soll mit einem Signal erfolgen, dessen Höhe der Amplitude des zu erwartenden Signals entspricht, z. B. 20 µV bei einer Empfindlichkeit von 2 µV/mm. Die Eichsignale müssen am Beginn, bei jeder Änderung und am Ende der Ableitung aufgezeichnet werden. Steht kein entsprechend kleines Eichsignal zur Verfügung, muss das Eichsignal mit der Standardeinstellung aufgezeichnet und jede Verstärkeränderung dokumentiert werden.
- Der Rauschpegel des EEG-Gerätes muss so gering sein, dass eine sichere Abgrenzung von EEG-Potenzialen um 2 µV möglich ist.
- Die Ableitung muss mit mindestens 8 EEG-Kanälen erfolgen. Zusätzlich ist kontinuierlich das EKG aufzuzeichnen. Andere als EKG-Artefakte müssen sicher identifiziert und vom EEG abgegrenzt werden.
- Zu Beginn der Ableitung soll die Funktionstüchtigkeit der einzelnen Verstärker durch das Auslösen von Artefakten (Berühren der Elektroden) überprüft werden.

Anmerkung 7: Multimodal evozierte Potenziale

Die Untersuchungen sollen in Anlehnung an die Richtlinien der Deutschen Gesellschaft für klinische Neurophysiologie durchgeführt werden und müssen von einem in der Methode erfahrenen Arzt ausgeführt und einwandfrei dokumentiert werden.

Folgende **FAEP-Muster** weisen bei primären supratentoriellen und bei sekundären Hirnschädigungen die Irreversibilität

der klinischen Ausfallssymptome gemäß den Voraussetzungen nach:
- Der progrediente, konsekutive Verlust der Wellen mit schließlich bilateralem Ausfall aller Komponenten,
- der progrediente konsekutive Ausfall der Wellen III bis V mit ein- oder beidseitig erhaltenen Wellen I oder I und II,
- isoliert erhaltene Wellen I oder I und II.

Stimulation: Geschirmte Kopfhörer mit überprüfter Reizpolarität und bekanntem, vom Hersteller belegten Frequenzgang (alternativ pneumatisch arbeitende Kopfhörer, wobei die Latenzen um die Laufzeit im Schlauch zu korrigieren sind).
- Klickreize 100 µs Dauer, Reizfrequenz 10–15 Hz, ungerade Wiederholungsrate,
- Sog- und Druckreize müssen getrennt gemittelt und gespeichert werden; falls dies technisch nicht möglich ist, sollen nur Sogpulse verwendet werden,
- Schalldruck 95 Dezibel HL; kontralaterales Ohr mit 30 Dezibel unter Klickschalldruck verrauschen.

Analysezeit: 10 ms, zur Artefaktabgrenzung (50 Hz) 20 ms.
Filtereinstellung (bei 6 dB/Oktave Filter): untere Grenzfrequenz 100–150 Hz, obere Grenzfrequenz 3000 Hz.
Elektronenposition: Vertex (Cz), Referenz am ipsilateralen Ohrläppchen oder Mastoid (Welle I bei Ableitung mit Nadelelektrode aus dem Gehörgang besser zu identifizieren).
Elektroden: Sowohl Nadel- als auch Klebeelektroden. Der Elektrodenwiderstand soll 5 kΩ nicht überschreiten.
Mittelungsschritte: 1000–2000. Jede Messung muss mindestens einmal wiederholt werden, um die Wellen reproduzierbar zu belegen. Auf eine wirksame Artefaktunterdrückung ist zu achten.

Die hochzervikalen **SEP** erlöschen entsprechend dem kraniokaudal fortschreitenden Zirkulationsausfall nicht notwendigerweise gleichzeitig mit dem EEG und den FAEP. Wenn keine Halsmarkschädigung vorliegt, weisen folgende SEP-Muster bei primären supratentoriellen und bei sekundären Hirnschädigungen die Irreversibilität der klinischen Ausfallssymptome gemäß den Voraussetzungen nach:
- Ausfall der Komponente N13 (ableitbar über HWK 2) bei Fehlen des kortikalen Primärkomplexes bei Fz-Referenz.
- Abbruch der Kette der Far-field-Potenziale spätestens nach der Komponente N11/P11 bei extrakranieller Referenz und Ableitung über der sensiblen Rinde.

Stimulation: Rechteckimpulse, Dauer 0,1–0,2 ms, Frequenz 3–5 Hz, Reizstärke 2–3 mA über der motorischen Schwelle, Kathode proximal.
Analysezeit: Bei Armnervenstimulation 40–50 ms, bei fehlender Reizantwort zu verdoppeln.
Filtereinstellung (bei 6 dB/Oktave Filter): Untere Grenzfrequenz für kortikales SEP 5–10 Hz, für spinales SEP 20–50 Hz; obere Grenzfrequenz 1000–2000 Hz.
Elektrodenposition: Referenz Fz: Erb-Punkt, Dornfortsätze C7 und C2, kortikal C3', C4'; Referenz Hand: C3,' C4.'

Elektrodenarten: Sowohl Nadel- als auch Klebeelektroden, Elektrodenwiderstand nicht über 5 kΩ.
Mittelungsschritte: 512–2048, mindestens einmal reproduziertes Potenzial. Auf eine wirksame Unterdrückung von Artefakten ist zu achten.

Anmerkung 8: Zerebraler Zirkulationsstillstand

Der irreversible Hirnfunktionsausfall ist meistens Folge eines zerebralen Zirkulationsstillstandes. Bei großen offenen Schädelhirnverletzungen und vereinzelt bei sekundären Hirnschädigungen kommt es aber, wenn der intrakranielle Druck nicht stark genug ansteigt, nicht zu einem zerebralen Zirkulationsstillstand. In diesen Fällen ist die Irreversibilität des Hirnfunktionsausfalles entweder durch Verlaufsbeobachtung oder neurophysiologische Befunde nachzuweisen.

Dopplersonographie

Der zerebrale Zirkulationsstillstand kann mit der Dopplersonographie durch transkranielle Beschallung der Hirnbasisarterien und Untersuchung der extrakraniellen hirnversorgenden Arterien von einem mit dieser Methode speziell erfahrenen Untersucher bewiesen werden, wenn bei mindestens zweimaliger Untersuchung im Abstand von wenigstens 30 Minuten einer der folgenden Befunde beidseitig dokumentiert wird:

1. Biphasische Strömung (oszillierende Strömung) mit gleich ausgeprägter antero- und retrograder Komponente oder kleine frühsystolische Spitzen, die kleiner als 50 cm/s sind, und sonst fehlende systolische und diastolische Strömung in den Aa. cerebri mediae, Aa. carotides internae intrakraniell, sowie in den übrigen beschallbaren intrakraniellen Arterien und in den extrakraniellen Aa. carotides internae und Aa. vertebrales.
2. Ein Fehlen der Strömungssignale bei transkranieller Beschallung der Hirnbasisarterien kann nur dann als sicheres Zeichen eines zerebralen Kreislaufstillstandes gewertet werden, wenn der selbe Untersucher einen Signalverlust bei zuvor eindeutig ableitbaren intrakraniellen Strömungssignalen dokumentiert hat und an den extrakraniellen hirnversorgenden Arterien ebenfalls ein zerebraler Kreislaufstillstand nachweisbar ist.

Perfusionsszintigraphie

Hierbei müssen Radiopharmaka verwendet werden, deren diagnostische Sicherheit validiert worden ist, wie das Tc-99m-Hexamethylpropylenaminoxim (HMPAO).

Statische Szintigraphien erfassen die Gewebsdurchblutung durch den über viele Stunden in nahezu unveränderter Konzentration »getrappten« hydrophilen Tracer. Die fehlende Aufnahme des Radiopharmakons kann nicht medikamentös oder stoffwechselbedingt sein.

Szintigraphische Kriterien des Hirntodes sind die fehlende Darstellung der zerebralen Gefäße, der zerebralen Perfusion und der Anreicherung im Hirngewebe.

Die Szintigraphie muss in verschiedenen Ansichten und kann auch in tomograpischer Technik erfolgen. Nach Bolusinjektion des Radiopharmakons erfolgt zunächst die Darstellung der großen kranialen Gefäße von ventral, anschließend erfolgen statische Szintigraphien zur Erfassung der Gewebsdurchblutung.

Eine Qualitätskontrolle soll in vitro durch die Bestimmung der Markierungsausbeute (möglichst größer als 90%) mittels Dünnschichtchromatographie erfolgen. Zusätzlich sollte durch Szintigraphien von Thorax und Abdomen die Prüfung der physiologischen Verteilung des Radiopharmakons als In-vivo-Kontrolle vorgenommen werden.

Angiographie

Die Indikationsstellung der selektiven arteriellen Angiographie setzt Möglichkeiten therapeutischer Konsequenzen voraus. Bei einer selektiven arteriellen Angiographie entsprechend ▶ Abschn. 3.2.3 muss eine Darstellung beider Karotiden und des vertebrobasilären Kreislaufs erfolgen. Wenn dabei ein eindeutiger Stillstand des injizierten Kontrastmittels an der Hirnbasis oder am Anfangsteil der großen Hirnarterien erkennbar ist, so liegt ein zerebraler Zirkulationsstillstand vor. Dabei muss die Lage des Katheters dokumentiert sein und bei der Untersuchung von Erwachsenen ein ausreichender arterieller Blutmitteldruck >80 mmHg, bei Kindern bis zur Pubertät >60 mmHg bestanden haben.

24.2.5 Kommentar

Etwaige Zweifel an klinischen oder ergänzenden Untersuchungsbefunden erfordern in jedem Falle eine weitere Beobachtung und Behandlung.

Die auf wenige Minuten begrenzte Wiederbelebungszeit des Gehirns ist grundsätzlich kürzer als diejenige des Herzens. Zeitgrenzen für die Irreversibilität eines elektrokardiographisch als Kammerflimmern oder Asystolie dokumentierten Herzstillstandes können wegen der stark variablen Bedingungen nicht angegeben werden. In jedem Fall führt ein Herzkreislaufstillstand früher zum Hirntod als zur Irreversibilität des Herzstillstandes.

Todeszeitpunkt

Festgestellt wird nicht der Zeitpunkt des eintretenden, sondern der Zustand des bereits eingetretenen Todes. Als Todeszeit wird die Uhrzeit registriert, zu der die Diagnose und Dokumentation des Hirntodes abgeschlossen sind.

Geltungsbereich und Protokollierung

Die beschriebene Todesfeststellung durch Nachweis des Hirntodes ist unabhängig von einer danach medizinisch möglichen Organentnahme.

Die zur Diagnose des Hirntodes führenden klinischen und apparativen ergänzenden Untersuchungsbefunde sowie alle Umstände, die auf ihre Ausprägung Einfluss nehmen können, müssen mit Datum und Uhrzeit sowie den Namen der untersuchenden Ärzte dokumentiert werden. Die Aufzeichnung der Befunde ist auf dem Protokollbogen (siehe Muster) vorzunehmen; dieser ist im Krankenblatt zu archivieren.

Auch der indirekte Nachweis des Hirntodes durch äußere sichere Todeszeichen muss von 2 Ärzten bestätigt werden. Diese Bestätigung (siehe »Hinweise zur Organ- und Gewebeentnahmen bei toten Spendern gemäß Transplantationsgesetz«) ist zusammen mit der amtlichen Todesbescheinigung (Leichenschauschein) aufzubewahren. Die Protokollierung über Ort, Zeit und Teilnehmer des zu führenden Gespräches mit den Angehörigen ist notwendig.

24.2.6 Hinweise zur Organ- und Gewebeentnahmen bei toten Spendern gemäß Transplantationsgesetz

Das Transplantationsgesetz macht in §3, Absatz 1, Nr. 2 die Todesfeststellung, in §3 Absatz 2, Nr. 2 die Hirntodfeststellung zur unerlässlichen Voraussetzung jeder Organ- und Gewebeentnahme bei toten Spendern. Die Todesfeststellung muss nach »Regeln«, die Hirntodfeststellung nach »Verfahrensregeln« erfolgen, »die dem Stand der Erkenntnisse der medizinischen Wissenschaft entsprechen«.

Die Forderung an die Todesfeststellung wird sowohl durch den Nachweis des Hirntodes, des inneren sicheren Todeszeichens, als auch durch den Nachweis äußerer sicherer Todeszeichen erfüllt, wobei die Hirntodfeststellung gemäß den »Richtlinien zur Feststellung des Hirntodes« des wissenschaftlichen Beirates der Bundesärztekammer erfolgen muss (§16, Absatz 1, Nr. 1 Transplantationsgesetz). Wenn der Tod durch den Nachweis des Hirntodes festgestellt wurde, erfüllt die vorgeschriebene Protokollierung die beiden Bestimmungen gemäß §3, Absatz 1, Nr. 2 und §3, Absatz 2, Nr. 2 des Transplantationsgesetzes. Unabhängig davon muss die amtliche Todesbescheinigung (Leichenschauschein) zusätzlich ausgestellt werden (siehe Bestätigung im Original und Abbildung).

Wenn der Tod durch äußere sichere Todeszeichen festgestellt wurde, ist damit auch der Hirntod nachgewiesen. Gleichwohl muss in Folge von §3, Abs. 2, Nr. 2 in Verbindung mit §5, Absatz 1 des Transplantationsgesetzes auch der indirekt nachgewiesene Hirntod von 2 Ärzten bestätigt werden, wenn Organe und Gewebe zur Transplantation entnommen werden sollen. Die Bestätigung (siehe Muster) ist entsprechend der allgemeinen Aufbewahrungspflicht nach §10 (Muster)Berufsordnung 1997 zu archivieren und ersetzt nicht die amtliche Todesbescheinigung. Alle Vorschriften des Transplantationsgesetzes über die Entnahme von Organen und Geweben bei toten Spendern einschließlich der Vorschriften über die Information oder die Befragung der Angehörigen und einschließlich der Dokumentationspflichten gelten unabhängig von Ort und Zeit des ärztlichen Eingriffs nach der Todesfeststellung und damit beispielsweise auch für die Hornhautentnahme in Instituten der Rechtsmedizin, der Pathologie oder in anderen Einrichtungen.

Wissenschaftlicher Beirat der Bundesärztekammer. Richtlinien zur Feststellung des Hirntodes. Dritte Fortschreibung 1997 mit Ergänzungen gemäß Transplantationsgesetz (TPG; [21])

Spenderkonditionierung und Organprotektion

D. Bösebeck, D. Mauer, C. Wesslau

25.1 Eignung zur Organspende – 316

25.2 Neue Behandlungsziele – 316

25.3 Pathophysiologische Veränderungen im Hirntod – 316
25.3.1 Temperaturdysregulation – 317
25.3.2 Störung der endokrinen Funktionen – 317
25.3.3 Mangel des antidiuretischen Hormons (ADH) – 317
25.3.4 Hypotone Kreislaufdysregulation – 317

25.4 Lungenprotektive Beatmung und Therapie – 319

Literatur – 319

Die Organtransplantation ist eine erfolgreiche, etablierte Therapie für Patienten mit terminalem Organversagen [9, 10, 42, 43]. Der Mangel an Spenderorganen, aber auch eine inadäquate Therapie der gestörten Homöostase nach Eintritt des Hirntodes verhindert eine oftmals lebensrettende, zeitnahe Behandlung von rund 12.000 Patienten auf der Warteliste in Deutschland. Im Jahr 2006 wurden nur knapp 4000 Organe von hirntoten Spendern gewonnen [10].

Diese Anzahl könnte gesteigert werden, denn Fortschritte in der Organkonservierung, Transplantationstechnik und der immunsuppressiven Therapie ermöglichen eine Ausweitung der Spenderkriterien und des -alters. Eine offizielle Altersbegrenzung zur Organspende existiert nicht, vielmehr entscheiden die aktuellen Organfunktionen beim Spender und die medizinische Dringlichkeit beim Empfänger über die Eignung eines Organs zur Transplantation [21, 37].

Die Einleitung der Hirntoddiagnostik bei Patienten mit Hirnstammareflexie auf neurochirurgischen Intensivstationen, eine konsequente Fortführung der organprotektiven Intensivtherapie und eine gezielte, organbezogenen Diagnostik sind von zentraler Bedeutung für eine höhere Anzahl und Qualität potenziell transplantierbarer Organe. Die auf den Intensivstationen tätigen Ärzte und Schwestern leisten hierdurch einen wichtigen Beitrag für das Überleben schwerkranker Menschen [2, 23, 24].

Eine gründliche und vollständige Risikoabwägung verbunden mit einer optimalen, organprotektiven Intensivtherapie kann aus einem Risikospender einen Spender machen, der seine Organe zum Nutzen der Empfänger weitergeben kann!

25.1 Eignung zur Organspende

Jeder beatmete Patient mit diagnostiziertem Hirntod ist medizinisch ein potenziell geeigneter Multiorganspender.

Kontraindikationen sind System- oder Infektionserkrankungen, die eine vitale Bedrohung für die Empfänger darstellen [6, 7, 20, 31, 35]:
- HIV-Infektion,
- akute Infektion mit disseminierter und invasiver Infektion durch Viren, Bakterien und Pilze und die systemische Infektion mit multiresistenten Erregern,
- floride Tuberkulose
- Creutzfeldt-Jakob-Erkrankung und Erkrankungen durch andere Prionen (wie Kuru, Gerstmann-Straussler-Scheinker-Syndrom, die das tödlich verlaufende familiäre Insomniesyndrom verursachen und Patienten, die mit dem aus der menschlichen Hypophyse gewonnenen Wachstumshormon behandelt wurden),
- nicht kurativ behandelte Malignome.

Zu den **Ausnahmen** zählen die nicht außerhalb des ZNS metastasierenden, primären Hirntumore (benigne Meningiome, hypophysäre Adenome, Akustikusneurinome, Kraniopharyngeome, Astrozytome Grad I und II, Oligodendrogliome Grad A und B sowie Basaliome), das Carcinoma in situ des Gebärmutterhalses und das Basaliom.

25.2 Neue Behandlungsziele

Die auf die pathophysiologischen Veränderungen nach Hirntodeintritt gerichtete, organprotektive Intensivtherapie leitet die erfolgreiche Behandlung mehrerer Organempfänger ein. Sie trägt dazu bei, morphologische Schäden zu vermeiden und die Qualität und Quantität der gespendeten Organe zu verbessern. Ziel ist eine Optimierung der Organperfusion und -oxygenierung [1, 8, 16, 24, 38, 39].

Die Neuausrichtung des Behandlungsziels setzt die Kenntnis der zu erwartenden pathophysiologischen Änderungen im Hirntod voraus.

> **Wichtig**
>
> Ohne die Homöostase wiederherstellende Therapie kommt es bei 20% der Hirntoten innerhalb von 6 bzw. bei 50% innerhalb von 24 Stunden zu einem Herzkreislaufstillstand.

25.3 Pathophysiologische Veränderungen im Hirntod

Tierexperimentelle und klinische Studien zeigen, dass Störungen der zentralen neurohumoralen Regulation und die Freisetzung inflammatorischer Mediatoren bereits sehr frühzeitig auftreten [12, 19, 30, 39]. Aktivierte Enzymsysteme (Lipasen, Proteasen, NO-Synthetasen) und freie Sauerstoffradikale schädigen Zelloberflächen. Der exzessive Anstieg endogener Katecholamine steigert die myokardialen Kontraktilität, aber auch den O_2-Verbrauch. Dadurch können fokale myokardiale Nekrosen bis zum Herzinfarkt entstehen, die nicht immer im EKG sichtbar sind [1, 16, 28].

In einer zweiten, wenig später auftretenden Phase, kommt es durch Ausschüttung proinflammatorischer Zytokine zu einer generalisierten – auch die Organe betreffenden – Entzündungsreaktion mit den bekannten Auswirkungen auf die Hämodynamik.

Additiv führt der Verlust aller zentralen sympathoadrenergen Funktionen – mit peripherer Vasoplegie, Abfall des Herzzeitvolumens und des arteriellen Mitteldruckes – unbehandelt zu progredienten Organperfusionsstörungen [30, 34, 39, 40, 41].

25.3.1 Temperaturdysregulation

Die Aufhebung der zirkadianen Temperaturschwankungen und die Poikilothermie mit Temperaturabfall sind häufige Störungen nach Hirntodeintritt. Unbehandelt führt der Temperaturverlust zu Komplikationen, die den Transplantationserfolg beeinträchtigen können. Diese sind im Einzelnen [1]:
- Adaptive Funktionseinschränkung der Organe,
- Kontraktilitätsabnahme und zunehmende Arrhythmieneigung des Herzens,
- Hyperglykämie durch verminderte Insulinausschüttung und -wirkung,
- verminderte Erythrozytenflexibilität mit Verschlechterung der Mikrozirkulation und erschwerter O2-Abgabe an die Zellen,
- erhöhtes Infektions- und Pankreatitisrisiko sowie
- Gerinnungsstörungen.

Erste Maßnahmen bestehen in der **Vermeidung des passiven Wärmeverlustes** durch Zudecken mit Metallfolien oder Warmluftgeräten (z. B. Bair-Hugger). Häufig kann eine ausreichende Körpertemperatur (>35°C rektal) nur durch Anwärmen der Infusionslösung im Wasserbad oder speziell in Infusionswärmern erzielt werden.

25.3.2 Störung der endokrinen Funktionen

Durch den Hirntod kommt es zu einer Unterbrechung des Regelkreises Hypothalamus, Hypophyse, Schilddrüse und Nebennieren mit einem konsekutiven Mangel der im Hypophysenhinterlappen gespeicherten und freigesetzten Hormone (antidiuretisches Hormon [ADH, Vasopressin], Oxytocin), sowie der im Hypophysenvorderlappen gebildeten Hormone (somatotropes Hormon [STH], thyreoideastimulierendes Hormon [TSH]) und adrenokortikotropes Hormon [ACTH]). Die Serumspiegel der in den Zielorganen produzierten Hormone Cortisol, Thyroxin und Trijodthyronin können dadurch ebenfalls vermindert sein [1, 15, 25, 29].

Cortisol- und Schilddrüsenhormonmangel führen, über eine Beeinträchtigung des myokardialen Zellmetabolismus und einer konsekutiven Einschränkung der Myokardkontraktilität, zu Störungen der Hämodynamik. Die nach dem Hirntod eintretende Entzündungskaskade wird durch den Mangel an Cortisol noch verstärkt.

25.3.3 Mangel des antidiuretischen Hormons (ADH)

Für die Intensivbehandlung eines potenziellen Organspenders ist es entscheidend, über den Ausfall der hypothalamisch-hypophysären Hormonsekretion und dessen Folgen Bescheid zu wissen. Der Diabetes insipidus centralis entsteht durch das Versiegen der ADH-Synthese und -sekretion und führt, aufgrund fehlender Wasserrückresorption, zu exzessiver Diurese eines verdünnten Urins (spezifisches Gewicht <1005 g/l). In der Folge entwickeln sich eine Hypovolämie, eine Hypernatriämie (hypertone Dehydratation) und eine Hypokaliämie [38, 41].

Ein ADH-Mangel ist nicht bei allen Hirntoten zu beobachten, da die Hypophyse von Blutgefäßen aus der A. carotis interna unterhalb des Perfusionsstillstandes versorgt werden kann.

Therapie des Diabetes insipidus

Bei Urinmengen über 5 ml/kgKG/h, mit einem spezifischen Gewicht unter 1005 g/l, ist die sofortige, intravenöse Applikation von Desmopressin (Minirin) die Therapie der Wahl [18, 22, 26, 32, 40]. Wegen des schnellen und effektiven Wirkungseintritts bei intravenöser Applikation (Dosierung: 2–4 µg bei Erwachsenen i.v. als Bolus) ist sie der subkutanen oder nasalen Gabe vorzuziehen. In der Regel kommt es nach ca. 20 Minuten zu einem deutlichen Rückgang der Diurese.

Bleibt die Wirkung aus sollte, vor einer weiteren Miniringabe, der Blutzuckerspiegel (osmotische Diurese) kontrolliert und ggf. korrigiert werden.

Therapie der Elektrolytstörungen

Ein drastischer Rückgang der Diurese, oder in seltenen Fällen eine sich entwickelnde Anurie, sind passager und Zeichen einer noch bestehenden Hypovolämie. Während die Hypokaliämie durch Kaliumsubstition gut korrigiert werden kann, ist die Normalisierung erhöhter Serumnatriumwerte oft schwierig und zeitaufwendig.

Die empfohlene Volumensubstitution erfolgt, unter engmaschiger Laborkontrolle (Elektrolyte, Blutzucker),
- bei Hypovolämie (ZVD <7 mmHg) mit Hypernatriämie: Glukose-5%-Lösung ggf. in Kombination mit 10%iger natriumfreier HAES-Lösung und Insulinsubstitution.

Besteht eine Iso- oder Hypervolämie (ZVD >10 mmHg) mit Hypernatriämie, führt die alleinige Gabe von elektrolytfreien Lösungen zur Überwässerung. In diesen Fällen muss die hypertone Hyperhydratation durch Furosemidgaben und Substitution der stündlich ausgeschiedenen Urinmenge durch Glukose-5%-Infusionen behandelt werden.

25.3.4 Hypotone Kreislaufdysregulation

Der Ausfall der zentralen Kreislaufregulation und die durch den Hormonmangel verursachten Störungen im Flüssigkeits- und Energiehaushalt führen in der Regel zu einer katecholaminpflichtigen, hypotonen Kreislaufdysregulation. Zusammenfassend lassen sich als dominierende Ursachen feststellen [40, 42]:
- relativer Volumenmangel durch Vasoplegie nach Sympathikusausfall,

- Volumendefizit durch:
  - dehydrierende Maßnahmen während der Hirndrucktherapie,
  - ADH-Mangel und unbehandelten Diabetes insipidus bzw. osmotische Diurese bei Hyperglykämie,
- Aktivierung des Mediatorensystems und generalisierte Entzündungsreaktion,
- Myokardschädigung bzw. -insuffizienz durch:
  - Katecholaminexzess während des Hirntodeintritts,
  - Trauma oder Reanimation,
- Cortisol- oder Schilddrüsenhormonmangel.

Volumentherapie

Der **differenzierte Volumenersatz**, unter engmaschiger Kontrolle der hämodynamischen Parameter, steht zu Beginn der kreislaufstabilisierenden Therapie [10, 24]. Konflikte zwischen der Aufrechterhaltung der Nieren- und kardiopulmonalen Funktion (Volumengabe vs. Volumenrestriktion) können entstehen. Geeignet sind kristalloide und kolloide Volumenersatzlösungen in einem Verhältnis von 2:1, unter Kontrolle des kolloidosmotischen Drucks.

Differenzierte Volumentherapie in der organprotektiven Intensivtherapie des Organspenders [1, 10, 24]
- Infusionstherapie unter ausgeglichener Bilanzierung der Ein- und Ausfuhr
- Volumenersatztherapie: kombinierte Gabe von Kristalloiden und Kolloiden 2:1
- Blutgabe falls:
  - Hk <20% bei stabiler Kreislaufsituation
  - Hk <30% bei instabiler Kreislaufsituation
  - in Abhängigkeit von Alter, Vorerkrankungen und geplanter Transplantation
- FFP als Volumenersatz nur bei gleichzeitiger Gerinnungsstörung
- HA 5% als Volumenersatz nicht indiziert

Zur **Aufrechterhaltung der Sauerstofftransportkapazität** ist auch an die Transfusion von Erythrozytenkonzentraten zu denken. Der kritische Hämatokrit für die Organe ist nicht ausreichend untersucht und muss vom Alter, Vorerkrankungen und dem Krankheitsverlauf abhängig gemacht werden. Bei stabiler Kreislaufsituation ist ein Hämatokritwert über 20%, bei Kreislaufinstabilität (Dopamin >10 μg/kgKG/min; Arterenol >0,1–0,2 μg/kgKG/min) ein Wert über 30% anzustreben.

Zur Vermeidung von Permeabilitätsödemen, v. a. der Lungen, ist bei einem Gesamteiweißgehalt unter 3,5 g/l bzw. einem Albuminwert unter 2,5 g/l die Gabe von synthetischen Kolloiden, zur Erhöhung des kolloidosmotischen Druckes, angezeigt.

Katecholamintherapie und Hormongabe

Sind durch die alleinige Volumengabe keine ausreichenden Perfusionsdrucke (mittlerer arterieller Druck [MAD] >70 mmHg) zu erreichen, können Noradrenalingaben den, durch den Sympathikusverlust bedingten, Abfall des peripheren Widerstands ausgleichen. Bei Herzinsuffizienz oder hämodynamischer Instabilität, ohne Hinweis auf eine inflammatorische Reaktion (CRP im Normbereich), ist die zusätzliche Gabe von Dobutamin sinnvoll [14, 24, 34].

In retrospektiven Untersuchungen gelang eine drastische Reduktion der Katecholamindosis nach Kortisongabe. Steigt der Bedarf an Katecholaminen bei niedrigem peripheren Gefäßwiderstand (PVR) und/oder sind die inflammatorischen Parameter (CRP, Leukozyten, Procalcitonin) erhöht, ist die Gabe von 100 mg/h Methylprednisolon oder 12,5 mg/h Hydrokortison angezeigt [4, 5, 13, 34, 39]. Hydrokortisongaben bei Patienten im septischen Schock verkürzen die Dauer der Vasopressorentherapie und haben eine verminderte Inzidenz von Organversagen zur Folge [4]. Auch geringe Dosen (200–300 mg/Tag) supprimieren die inflammatorische Reaktion [3, 5].

Einige Autoren bevorzugen die Gabe von T3-Schilddrüsenhormon (Liothyronin, Thyrotardin) als Monotherapie oder, zusammen mit Insulin und Vasopressin, als Cocktail. Die empfohlene Dosierung liegt bei 2–3 Gaben von jeweils 2–4 μg Liothyronin alle 5–10 Minuten, bis eine Kreislaufstabilisierung erreicht ist. Anschließend werden kontinuierlich 2 μg/h Liothyronin, bis zum Ende der Organentnahme, zugeführt [17, 26, 27].

Wichtig

Da aussagekräftige prospektiv randomisierte Studien fehlen, kann die routinemäßige Monogabe von T3 derzeit nicht empfohlen werden [33].

Die **hämodynamischen Zielparameter** entsprechen den aus der Intensivtherapie bekannten Größen.

Zielparameter in der organprotektiven Intensivtherapie des Organspenders [10, 37, 41]
- MAP: 70–90 mmHg
- ZVD: 7–9 mmHg
- Diurese: 1–2 ml/kgKG/h
- p_aO_2: >100 mmHg
- S_aO_2: >95%
- Normaler Elektrolyt- und Säure-Basen-Haushalt
- Hämatokrit: 20–30%
- Blutzucker: <180 mg/dl

Studien zu Validierung für hirntote Organspender stehen noch aus.

Zur **Überwachung und Therapie** sind neben einer arteriellen Kanüle zur kontinuierlichen Blutdruckmessung, ein (mehrlumiger) zentraler Venenkatheter (ZVK), Temperaturmessung, Blasenkatheter, Pulsoxymetrie sowie großlumige periphere Venülen notwendig.

Die zentralvenöse Sättigung ist ein guter Steuerungsparameter. Wir empfehlen, bei kritischen oder älteren Organspendern mit kardialen Vorerkrankungen, eine differenzierte Kreislaufüberwachung mit einem Pulmonalarterienkatheter oder dem »Pulse Contour Cardiac Output« (PiCCO) System.

25.4 Lungenprotektive Beatmung und Therapie

In Deutschland werden derzeit bei nur ca. 20% der Organspender die Lungen für eine Transplantation gewonnen [10]. Häufig kommt es im Rahmen akuter zerebraler Ereignisse zur Aspiration und nosokomialen pulmonalen Infektion.

Diese sind, wie die Beatmungsdauer, keine absoluten Kontraindikationen zur Lungenentnahme. Entscheidend ist die Funktion der Lunge unter Berücksichtigung des Beatmungsverfahrens, der Röntgen-/CT- und Bronchoskopiebefunde.

Internationale Studien konnten eindrucksvoll belegen, dass die Transplantationsergebnisse von Lungen mit erweiterten Spenderkriterien sich, bei adäquater Therapie, nicht von denen »optimaler Spender« unterscheiden [2, 11, 13, 36].

Eine konsequente Fortführung der Bronchialtoilette durch Mukolyse, Sekretabsaugung und Bronchoskopie, Lagerungsmaßnahmen – bis hin zu 180°-Bauchlage – zur Prophylaxe von Atelektasen, sowie eine effektive Befeuchtung der Atemgase sind wichtige Maßnahmen bei einem Organspender, insbesondere bei geplanter Lungentransplantation [14, 22, 24, 40].

Um eine sichere Oxygenierung zu gewährleisten, ist eine druckkontrollierte Beatmung mit dem niedrigsten F_iO_2 und einem positiven endexspiratorischen Druck (PEEP von 5–10 cm H_2O), unter Beachtung der individuellen pathophysiologischen Situation, empfehlenswert. Ein PEEP-Verlust, durch Diskonnektion (besser: geschlossenes Absaugsystem, Abklemmen des Tubus vor Wechsel des Beatmungssystems) ist zu vermeiden, damit keine Atelektasen entstehen.

Klinische Erfahrungen belegen, dass vor geplanter Lungentransplantation die hochdosierte Steroidsubstitution (Einmalgabe von 14,5 ± 0,6 mg/kgKG Methylprednisolon) nicht nur zu einem deutlich verbesserten Oxygenierungsindex vor der Organentnahme, sondern auch zu einer signifikanten Steigerung der Anzahl transplantierbarer Lungen führt (31% [n=25/80] vs. 8% [n=3/38], p=0,0053). Unter Berücksichtigung dieser positiven Effekte der Methylprednisolonbehandlung auf die Lungenfunktion sollte bei geplanter Lungenentnahme die Substitutionstherapie frühzeitig beginnen [13, 14].

Zielwerte für die pulmonale Therapie, zur Aufrechterhaltung eines ausreichenden O_2-Angebotes und Vermeidung negativer Auswirkungen auf die Kreislaufsituation und die O_2-Bindungskurve, sind ein O_2-Partialdruck (p_aO_2) von ca. 100 mmHg, eine O_2-Sättigung von über 95% und ein normaler Kohlendioxidpartialdruck (p_aCO_2; [36, 40]).

 Fazit

Der Transplantationserfolg beginnt mit der Spendererkennung und der frühzeitigen Einleitung organprotektiver, intensivmedizinischer Maßnahmen.
Diese leisten einen wichtigen Beitrag für die Steigerung der Qualität und Quantität der dringend für Transplantationen benötigten Spenderorgane.

Literatur

1. Ali MJ (1994) Essentials of organ donor problems and their management. Anesthesiol Clin North America 12: 655-671
2. Bhorade SM, Vigneswaran W, McCabe MA, Garrity ER (2000) Liberalization of donor criteria may expand the donor pool without adverse consequence in lung transplantation. J Heart Lung Transplant 19 : 1199-1204
3. Bollaert P-E, Charpentier C, Levy B, Debouverie M, Audibert G, Larcan A (1998) Reversal of late septic shock with supraphysiologic dose of hydrocortisone. Crit Care Med 26: 645-650
4. Briegel J, Forst H, Haller M et al. (1999) Stress doses of hydrocortisone reverse hyperdynamic septic shock: a prospective, randomized, double-blind, single-center study. Crit Care Med 27:723-732
5. Briegel J, Kellermann W, Forst H et al. (1994) Low-dose hydrocortisone infusion attenuates the systemic inflammatory response syndrome. Clin Investig 72: 782-787
6. Brown P, Gajdusek DC, Gibbs CJ, Asher DM (1985). Potential epidemic of Creutzfeldt-Jakob disease from human growth hormone therapy. N Engl J Med 313: 728-731
7. Buell JF, Trofe J, Hanaway MJ et al. (2001) Transmission of donor cancer into cardiothoracic transplant recipients. Surgery 130: 660-666
8. Delmonico FL, Reese JC (1998) Organ donor issues for the intensive care physician. J Intensive Care Med 13: 269-279
9. Deutsche Stiftung Organtransplantation (Hrsg.) (2003) Jahresbericht der Region Mitte 2002, Neu-Isenburg, pp 26-28
10. Deutsche Stiftung Organtransplantation (Hrsg.) (2006) Organspende und Transplantation in Deutschland – Jahresbericht 2006, Neu-Isenburg
11. Fisher AJ, Dark JH, Corris PA (1998) Improving donor lung evaluation: a new approach to increase organ supply for lung transplantation. Thorax 53: 818-820
12. Fisher AJ, Donnelly SC, Hirani N et al. (1999) The effect of donor lung inflammation on outcoming human lung transplantation. Thorax 54: A63
13. Follette DM, Rudich SM, Babcock WD (1998) Improved oxygenation and increased lung donor recovery with high-dose steroid administration after brain death. J Heart Lung Transplant 17: 423-429

14. Follette DM, Rudich SM, Bonacci C et al. (1999) Importance of an aggressive multidisciplinary management approach to optimize lung donor procurement. Transplant Proc 31: 169-170
15. Goarin J-P, Cohen S, Riou B, Jacquens Y, Guesde R, Le Bret F, Aurengo A, Coriat P (1996) The effects of triiodothyronine on hemodynamic status and cardiac funktion in potential heart donors. Anesth Analg 83: 41-47
16. Halejcio-Delophont P, Siaghy EM, Devaux Y, Richoux JP, Bischoff N, Carteaux JP, Ungureanu-Longrois D, Burlet C, Villemot JP, Mertes PM (1998) Consequences of brain death on coronary blood flow and myocardial metabolism. Transplant Proc 30: 2840-2841
17. Jeevanandam V, Todd B, Hellmann S, Eldridge C, McClurken J, Addonizio P (1993) Use of triiodothyronine replacement therapy to reverse donor myocardial dysfunction: creating a larger donor pool. Transplant Proc 25: 3305-3306
18. Kinoshita Y, Yahata K, Yoshioka T, Onishi S, Sugimoto T (1990) Long-term renal preservation after brain death maintained with vasopressin and epinephrine. Transplant Int 3: 15-18
19. Kolin A, Norris JW (1984) Myocardial damage from acute cerebral lesions. Stroke 15: 990-993
20. Kumar P, Pearson JE, Martin DH et al. (1987) Transmission of human immunodeficiency virus by transplantation of a renal allograft, with development of the acquired immunodeficiency syndrome. Ann Int Med 106: 244-245
21. Lòpez-Navidad A, Cabellero F (2003) Extended criteria for organ acceptance. Strategies for achieving organ safety and for increasing organ pool. Clin Transplant 17: 308-324
22. Martini C, Procaccio F, Lusenti F, De Angelis C (2002) Treatment of the potential organ donor. Organs and Tissues 2: 99-107
23. Mauer D, Gabel D, Smit H, Kirste G (2005) Der Schlüssel liegt im Krankenhaus. Deutsches Ärzteblatt 5: 260-264
24. Mauer D, Nehammer K, Bösebeck D, Wesslau C (2003) Die organprotektive Intensivtherapie bei postmortalen Organspendern. Intensivmed 40: 574-584
25. Novitzky D (1991) Triiodothyronine replacement, the euthyroid sick syndrome, and organ transplantation. Transplant Proc 23: 2460-2462
26. Novitzky D, Cooper DKC (1988) Results of hormonal therapy in human brain-dead potential organ donors. Transplant Proc 20: 59-62
27. Novitzky D, Cooper DK, Chaffin JS, Greer AE, DeBault LE, Zuhdi N (1990) Improved cardiac allograft function following triiodothyronine therapy to both donor and recipient. Transplantation 49: 311-316
28. Novitzky D, Cooper DKC, Reichart B (1987) Hemodynamik and metabolic responses to hormonal therapy in brain-dead potential organ donors. Transplantation 43: 852-854
29. Novitzky D, Cooper DKC, Reichart B (1987) The value of hormonal therapy in improving organ viability in the transplant donor. Transplant Proc 19: 2037-2038
30. Novitzky D, Wicomb WN, Rose AD, Cooper DKC, Reichart B (1987) Pathophysiology of pulmonary oedema following experimental death in Chacma Baboon. Ann Thorac Surg 43: 288-294
31. Penn I (1994) The problem of cancer in organ transplant recipients: an overview. Transpl Sci 4: 23-32
32. Pennefather SH, Bullock RE, Mantle D, Dark JH (1995) Use of low dose arginine vasopressin to support brain-dead organ donors. Transplantation 59: 58-62
33. Randell TT, Höckerstedt KAV (1993) Triiodothyronine treatment is not indicated in braindead multiorgan donors: a controlled study. Transplant Proc 25: 1552-1553
34. Rosendale JD, Kauffmann HM, McBride MA, Chabalewski FL, Zaroff JG, Garrity ER, Demonico FL, Rosengard BR (2003) Aggressive pharmacologic donor management results in more transplanted organs. Transplantation 75: 482-487
35. Samual D, CastainGD, Adam R et al. (1988) Fatal acute HIV infection with aplastic anaemia, transmitted by liver graft. Lancet 1: 1221-1222
36. Straznicka M, Follette DM, Eisner MD, Roberts PF, Menza RL, Babcock WD (2002) Aggressive management of lung donors classified as unacceptable: excellent recipient survival one year after transplantation. Thorac Cardiovasc Surg 124: 250-258
37. Sung RS, Guidinger MK, Lake CD et al. (2005) Impact of the expanded criteria donor allocation system on the use of expanded criteria donor kidneys. Transplantation 79: 1257-1261
38. Szmalc FS, Kittur DS (2000) Organ donor maintenance and procurement. Current Opinion in Organ Transplantation 5: 232-236
39. Wesslau C., Eferer K, Krüger R, et al (1998) Untersuchungen von ausgewählten hämodynamischen, endokrinologischen und Entzündungsparametern beim Organspender und deren mögliche Beeinflussung durch die Gabe von Methyprednisolon. Transplantationsmedizin (suppl) 1998; 130
40. Wood KE, Becker BN, McCartney JG, D'Alessandro AM, Coursin DB (2004) Care of the potential donor. N Engl J Med 351: 2730-2739
41. Yoshioka T, Sugimoto H, Uenishi M et al. (1986) Prolonged hemodynamic maintenance by the combined administration of vasopressin and epinephrine in brain death: a clinical study. Neurosurgery 18: 565-567
42. Zaroff JG, Rosengard BR, Armstrong WF, Babcock WD, D'Alessandro A, Dec GW, Edwards NM, Higgins RS, Jeevanadum V, Kauffman M, Kirklin JK, Large SR, Marelli D, Peterson TS, Ring S, Robbins RC, Russell SD, Taylor DO, Van Bakel A, Wallwork J, Young JB (2002) Consensus conference report: maximising use of organs recovered from the cadaver donor. Circulation 106: 836-841

Reanimation

M. Bernhard, P. Teschendorf, B.W. Böttiger

26.1 Praktisches Vorgehen bei einer Reanimation – 325
26.1.1 Atemwege und Beatmung – 325
26.1.2 Kreislauf – 326
26.1.3 Medikamentenapplikation – 328

26.2 Algorithmus der Reanimation – 331
26.2.1 Reanimationsablauf bei Kammerflimmern und pulsloser ventrikulärer Tachykardie – 331
26.2.2 Reanimationsablauf bei Asystolie und pulsloser elektrischer Aktivität – 332
26.2.3 Komplikationen der Reanimation – 333

26.3 Postresuscitation Care – 333
26.3.1 Beatmungstherapie – 333
26.3.2 Kardiovaskuläre Stabilisierung – 334
26.3.3 Elektrolyt- und Säure-Base-Haushalt – 334
26.3.4 Maßnahmen zur neurologischen Rehabilitation – 334

Literatur – 335

> In Europa werden die Maßnahmen der kardiopulmonalen Reanimation gemäß der Leitlinien des International Liaison Committee on Resuscitation (ILCOR) modifiziert nach den Leitlinien des European Resuscitation Council (ERC) durchgeführt [9]. Auf Intensivstationen aller Fachrichtungen gelten für professionell ausgebildetes Personal insbesondere die erweiterten Maßnahmen der kardiopulmonalen Reanimation (CPR; [15]). Die hier dargestellten Empfehlungen orientieren sich an diesen Leitlinien, die für Standardsituationen entworfen wurden. In besonderen Situationen kann es von Vorteil sein, die beschriebenen Algorithmen zu verlassen, ein solches Vorgehen sollte jedoch immer begründet erfolgen.

Jährlich erleiden rund 350.000 Menschen in der Europäischen Union einen prähospitalen Kreislaufstillstand [18]. Die exakte Anzahl der Patienten, die innerklinisch einen Herzkreislaufstillstand erleiden und die unter intensivmedizinischen Bedingungen reanimiert werden müssen, ist unbekannt. Dem gegenüber ist jedoch bekannt, dass weniger als 20% der Patienten, die innerklinisch einen Kreislaufstillstand erleiden, überleben und das Krankenhaus wieder verlassen [15].

Das ärztliche und nichtärztliche Personal von intensivmedizinischen Behandlungseinheiten wird häufig direkt bettseitig mit Kreislaufstillständen konfrontiert und kann den Patienten sofort unter intensivmedizinischen Bedingungen einer Therapie zuführen. Darüber hinaus wird das Intensivstationspersonal oft in der Funktion des sog. »Reanimationsteams« auf der peripheren Station mit Kreislaufstillständen konfrontiert.

Sowohl auf Intensivstationen als auch auf peripheren Stationen sind Überlebensrate und neurologisches Ergebnis eines Herzkreislaufstillstandes insbesondere von einer guten Organisationsstruktur, dem Ausbildungs- und Trainingszustand des Personals, der Dauer des Kreislaufstillstandes und der elektrokardiographischen Manifestation abhängig [2, 19].

▪▪▪ Symptomatik

Nach Sistieren der Kreislauffunktion zeigt sich nach 10–15 s eine Bewusstlosigkeit (Kollaps), ggf. nach 15–45 s zerebrale Krämpfe und nach 30–120 s eine Pupillenerweiterung. Der Patient im Kreislaufstillstand hat ein blasses bis zyanotisches Hautkolorit, bei bestimmten Intoxikationen kann auch eine rosige Hautfarbe imponieren (z. B. CO-Vergiftung). Darüber hinaus kann die Symptomatik durch die zugrunde liegende Ursache modifiziert sein (◘ Tab. 26.1).

▪▪▪ Ätiologie und Pathophysiologie

Die kardialen Ursachen eines präklinischen Kreislaufstillstandes dominieren mit 70–90% gegenüber den nichtkardialen Ursachen mit 10–30% (◘ Tab. 26.1; [22, 28]). Die meisten innerklinisch überlebenden Patienten weisen infolge einer primären myokardialen Ischämie einen beobachteten und unter Monitorkontrolle eingetretenen Kreislaufstillstand mit Kammerflimmern (KF) als initialem EKG-Rhythmus auf und können umgehend mittels Defibrillation erfolgreich behandelt werden [15].

Von diesen Patienten unterscheiden sich solche, die auf der peripheren Station einen Kreislaufstillstand erleiden, im Wesentlichen dadurch, dass hier zumeist keine kardiale Ursache, sondern – häufig vom Stationspersonal unbemerkt – eine langsam und progredient verlaufende Verschlechterung des Allgemeinzustandes mit Hypoxie und Hypotension eintritt [15]. Der zugrunde liegende EKG-Rhythmus dieser Patienten ist meistens eine Asystolie oder pulslose elektrische Aktivität (PEA), die mit einer niedrigen Überlebenswahrscheinlichkeit assoziiert sind [15].

Letztendlich führt das Sistieren der Makro- und Mikrozirkulation beim Kreislaufstillstand zu einer Hypoxie mit Schädigung der Endorgane. Die Organe weisen dabei unterschiedlich lange Hypoxietoleranzen auf. Das Gehirn hat die kürzeste Ischämietoleranz [16]. Eine erfolgreiche Reanimation des Herzens ist auch nach mehr als 15–25 min noch möglich, vergleichbares gilt für die Niere und andere Organe. Die Ischämietoleranz kann durch Hypothermie, Kindesalter und Intoxikationen mit Barbituraten oder therapeutische Antikoagulation verlängert sein. Hingegen führen Hyperglykämie, Fieber und Reperfusionsstörungen zu einer verkürzten Ischämietoleranz [20, 26].

Der Kreislaufstillstand und die CPR werden zunehmend auch als Ischämie-Reperfusions-Störung angesehen, wobei insbesondere Phänomene im Bereich der Mikrozirkulation (z. B. Endothelzellschädigung, verstärkter zellulärer Kalziumeinstrom, Bildung von Sauerstoffradikalen, Erhöhung der Blutviskosität, Aktivierung von Blutgerinnung, Leukozyten und Thrombozyten, Freisetzung von Eicosanoiden und Zytokinen) pathophysiologische Relevanz besitzen [1, 5, 11]. Die-

◘ **Tab. 26.1.** Ursachen des Kreislaufstillstandes. (Mod. nach [22, 28])

Ätiologie	Ursache
Kardial: 70–90%	– Myokardinfarkt – Herzrhythmusstörungen – Perikardtamponade – Lungenembolie
Nichtkardial: 10–30%	– Blutung – Intoxikation – Metabolische Entgleisung/Elektrolytstörung – Elektrounfall – Ersticken/Ertrinken – Zentrale Atemdepression – Spannungspneumothorax – Schwere Hypovolämie – Anaphylaxie

se Reperfusionsphänomene verursachen zusätzlich zur Hypoxie eine weitere Schädigung der Endorgane. Insbesondere die mikrozirkulatorische Reperfusion des Gehirns ist von prognostischer Bedeutung. Experimentelle Daten legen nahe, dass die Wiederbelebungszeit des Gehirns nach Ischämie bei adäquater Reperfusion erheblich verlängert werden kann [17]. Infolge eines Kreislaufstillstandes lassen sich trotz suffizienter Wiederherstellung eines Spontankreislaufs Störungen und Einschränkungen der frühen Reperfusion bis hin zur kompletten Nichtreperfusion in relevanten Bereichen der Mikrozirkulation beobachten (»No-reflow«-Phänomen; [10, 13]). Hierfür wird eine Kombination der oben genannten Phänomene als ursächlich formuliert. Das Ausmaß der Reperfusionsstörung korreliert mit der Zeitdauer des Kreislaufstillstandes und mit dem arteriellen Blutdruck in der frühen Reperfusionsphase [10]. Neue Ansätze befassen sich daher mit der positiven Beeinflussung der Reperfusion nach Kreislaufstillstand durch hyperosmolare Lösungen, Antikoagulanzien und Fibrinolytika [3]. Eine Gabe von Barbituraten oder von Kalziumantagonisten führte in klinischen Studien nicht zur Verbesserung des neurologischen Ergebnisses und der Überlebensrate [6, 7].

▪▪▪ Diagnostik

Die Prognose von Patienten, die einen Kreislaufstillstand erleiden, ist entscheidend von der Dauer bis zum Beginn effektiver Maßnahmen abhängig. Der Zeitaufwand für die Evaluation des Patientenzustandes und des Erkennens einer reanimationspflichtigen Kreislaufsituation (der sog. »Primärcheck«) sollte daher keinesfalls 10–15 s überschreiten. Auf der Intensivstation ist die Diagnostik eines Kreislaufstillstandes aufgrund des vorhandenen Monitorings sehr viel einfacher als der nachfolgend für Situationen in nichtintensivmedizinischen Einheiten beschriebene Ablauf (z. B. im »Reanimationsteam« auf der peripheren Station). Die strikte Einhaltung des unten beschriebenen Primärchecks ist für ein rasches Erkennen eines Kreislaufstillstandes daher von wesentlicher Bedeutung.

Primärcheck
Kontrolle der Bewusstseinslage

Im Vordergrund steht die Feststellung der Bewusstlosigkeit, initial erfolgt daher die laute und deutliche Ansprache und die taktile Stimulation des Patienten (z. B. Berühren an der Schulter, Schütteln, Schmerzreiz). Bereits zu diesem Zeitpunkt sollten weitere Mitarbeitern zur Hilfe herbeigerufen werden.

Atemkontrolle

Die Atemkontrolle dient zum einen der Überprüfung auf eine vorhandene Atmung und zum anderen der Bestätigung eines freien Atemweges. Der Kopf wird dabei überstreckt und das Kinn hochgezogen (Esmarch-Handgriff), um einen durch die Zunge verlegten Atemweg frei zu machen. Dabei wird gleichzeitig versucht ein Atemgeräusch über Mund und Nase zu hören, den Atemluftstrom zu fühlen und stattfindende Thoraxexkursionen zu sehen (»Hören-Sehen-Fühlen«). Fremdkörper und regurgitierte Flüssigkeiten müssen aus dem Mund-Rachen-Raum entfernt werden. Die Überprüfung der Atemfunktion sollte nicht mehr als 10 s in Anspruch nehmen. Eine vorliegende Schnappatmung darf nicht als suffiziente Eigenatmung fehlinterpretiert werden.

> **Wichtig**
>
> Da die Atemkontrolle auch für den Geübten schwierig sein kann, darf bei der Durchführung keine Zeit verloren werden, denn bei Vorliegen einer Pulslosigkeit sind auch noch kurzfristig vorhandene Atemexkursionen für die Primärtherapie nicht relevant.

Pulskontrolle

Für Laien und nichtprofessionelles Personal sind die sog. Kreislaufzeichen (»signs of life«: z. B. Husten, Pressen, Spontanbewegungen) der führende Hinweis, um einen vorhandenen Spontankreislauf bei einem Patienten zu vermuten. Professionelles intensivmedizinisches Personal fahndet gleichzeitig nach den Kreislaufzeichen und führt eine manuelle Palpation der A. carotis zur Pulskontrolle durch (Gesamtdauer der Pulskontrolle max. 10 s; [15]).

> **Wichtig**
>
> Niemals dürfen beide Karotiden zeitgleich palpiert werden. Auf Grund der Zentralisation erfolgt im Rahmen eines Kreislaufstillstandes keine Pulskontrolle an peripheren Arterien (z. B. A. radialis).

Unmittelbar nach der Diagnosestellung Herzkreislaufstillstand erfolgt die Aufnahme von Thoraxkompressionen und von Beatmungen (Kompressionsventilationsverhältnis: 30:2), auch wenn zu diesem Zeitpunkt der vorliegende EKG-Rhythmus noch unbekannt sein sollte. Ein CPR-Zyklus umfasst dabei einen 2-minütigen Zeitraum von Thoraxkompressionen und Beatmungen.

Nach Feststellung eines palpablen Pulses bei der Pulskontrolle müssen die Atmung gesichert und der Blutdruck sofort kontrolliert werden. Auch bei palpablem Puls kann der Blutdruck unzureichend für die Perfusion der Vitalorgane sein.

Fremdanamnese und Pupillenkontrolle

Weitere Maßnahmen im Rahmen des initialen Primärchecks, die jedoch den CPR-Beginn keinesfalls verzögern sollten, sind die Fremdanamnese möglicher Begleitpersonen und die Pupillenkontrolle (z. B. weit, entrundet). Das Ergebnis der Pupillenkontrolle hat jedoch keine Relevanz für den Beginn einer CPR. Die Erkenntnisse aus der Fremdanamnese bei unbekanntem Patienten können wichtige Hinweise für das vorangegangene

Tab. 26.2. Potenziell reversible Ursachen und spezifische Therapieoptionen [15]

Ursachen	Therapieoption
Hypoxie	Intubation und Beatmung mit 100% Sauerstoff, Lagekontrolle des Tubus und Ausschluss von Fehllagen
Hypovolämie	Volumengabe, ggf. chirurgische Sanierung der Blutungsursache
Hyperkaliämie	Gabe von Glukose und Insulin (unter Kontrolle der Blutglukosekonzentrationen und der Elektrolyte), Gabe von Kalzium (unter Kontrolle der Elektrolyte)
Hypokaliämie	Gabe von Kalium (unter Kontrolle der Elektrolyte)
Hypokalzämie	Gabe von Kalzium (unter Kontrolle der Elektrolyte)
Azidose	Pufferung mit Natriumbikarbonat (unter Kontrolle von Elektrolyten und Blutgasanalyse)
Schwere Hypothermie	Extrakorporale Zirkulation
Spannungspneumothorax	Entlastung, Thoraxdrainage
Herzbeuteltamponade	Perikardpunktion (sonographisch gestützt)
Lungenembolie und Myokardinfarkt	Thrombolyse
Intoxikation	Ggf. Antidotapplikation, Magenspülung, Hämodialyse, etc.

Geschehen und potenziell reversible Ursachen liefern (z. B. Intoxikation, Trauma, Tab. 26.2).

> **Wichtig**
>
> Die Trias Bewusstlosigkeit, Atemstillstand und fehlende Kreislaufzeichen (Atmung, Puls, Bewegungen, Husten) führt zur Arbeitsdiagnose »Kreislaufstillstand«.

EKG-Diagnostik

Bei Patienten im Kreislaufstillstand werden grundsätzlich Kammerflimmern (KF) und pulslose ventrikuläre Tachykardie (pulslose VT) als Rhythmen mit Defibrillationsindikation und Asystolie und pulslose elektrische Aktivität (PEA) als Rhythmen ohne Defibrillationsindikation unterschieden.

Es wird eine Rhythmusanalyse durchgeführt, sobald ein EKG-Defibrillationsgerät zur Verfügung steht. Die EKG-Diagnostik wird dabei mittels Defibrillatorelektroden (Paddles) durchgeführt. EKG-Klebeelektroden werden erst nach Beginn der CPR angebracht, es sei denn, ein EKG ist bereits angeschlossen (z. B. im Rahmen des kontinuierlichen EKG-Monitorings auf einer Intensivstation).

> **Wichtig**
>
> Bei jeder EKG-Rhythmusanalyse werden die Thoraxkompressionen für wenige Sekunden unterbrochen, um das Auftreten von Artefakten bei der Rhythmusanalyse auszuschließen und eindeutig zwischen Rhythmen mit und ohne Defibrillationsindikation zu unterscheiden.
> Jede Unterbrechung der Thoraxkompressionen muss so kurz wie möglich gehalten werden.

Kammerflimmern und pulslose ventrikuläre Tachykardie

Kammerflimmern (KF) ist im EKG gekennzeichnet durch eine chaotische elektrische Aktivität mit nicht klar erkennbaren QRS-Komplexen wechselnder Amplitude und Frequenz.

Die pulslose ventrikuläre Tachykardie (pulslose VT) ist gekennzeichnet durch eine Tachykardie mit breiten QRS-Komplexen, die auf Grund fehlender Herzauswurfleistung nicht mit einem tastbaren Puls einhergeht. Sowohl bei der pulslosen VT als auch bei KF muss möglichst rasch eine Defibrillation durchgeführt werden.

Asystolie und pulslose elektrische Aktivität (PEA)

Eine Asystolie ist durch das Fehlen jeglicher QRS-Komplexe im EKG gekennzeichnet. Bei einer Asystolie im EKG können Artefakte mit feinem KF verwechselt werden. Darüber hinaus muss ein Ableitungsfehler ausgeschlossen werden, deshalb ist es notwendig, durch Ableitungswechsel, Amplitudenkontrolle und

Kontrolle der Kabel und Elektroden die Asystolie zu verifizieren. Bestehen Zweifel darüber, ob eine Asystolie oder sehr feines KF vorliegt, so wird nicht defibrilliert, da es unwahrscheinlich ist, durch Defibrillation sehr feines KF in einen perfundierenden EKG-Rhythmus zu überführen. Die Weiterführung einer effektiven CPR kann zu einer Amplitudenzunahme bei sehr feinem KF führen und so die Chancen verbessern erfolgreich zu defibrillieren.

Eine pulslose elektrische Aktivität (PEA) ist im EKG dadurch gekennzeichnet, dass trotz vorhandener QRS-Komplexe kein palpabler Herzauswurf vorliegt. Auch bei der PEA ist eine Defibrillation nicht indiziert.

26.1 Praktisches Vorgehen bei einer Reanimation

Grundsätzlich gilt bei allen Formen des Kreislaufstillstandes, dass frühzeitig die Unterstützung von weiterem Personal angefordert werden muss. Für das Überleben eines Kreislaufstillstandes sowie zur Verhinderung eines neurologischen Funktionsverlustes sind vier Faktoren von essenzieller Bedeutung:
— Frühstmöglicher CPR-Beginn mit optimalen und möglichst ununterbrochenen Thoraxkompressionen und Beatmungen,
— frühestmögliche Defibrillation bei KF und pulsloser VT,
— Applikation von Adrenalin sowie die
— Therapie potenziell reversibler Ursachen.

Dabei sind verschiedene dieser Maßnahmen immer noch Gegenstand aktueller Forschung. Auf besondere Aspekte bei der Durchführung und der Indikation für einzelne dieser Maßnahmen wird in den untenstehenden Abschnitten genauer eingegangen (◘ Tab. 26.2).

26.1.1 Atemwege und Beatmung

Freimachen der Atemwege
Nach der Atemwegskontrolle (»Hören-Sehen-Fühlen«) muss der Atemweg freigemacht und freigehalten werden. Die Reklination des Kopfes führt zur Lösung der Zunge von der Rachenhinterwand und verhindert so eine Verlegung des Atemwegs. Dabei kommt der Esmarch-Handgriff zur Anwendung, bei dem mit beiden Händen der Unterkiefer vorgezogen wird. Eine Inspektion des Rachens ist durchzuführen, um ggf. Fremdkörper und regurgitierte Flüssigkeit entfernen zu können.

Bei einer möglichen Verletzung der Halswirbelsäule (z. B. nach Sturz, Gewalteinwirkung) ist eine übermäßige Kopfreklination kontraindiziert, und der Körper sollte in Neutralposition belassen werden. Der Esmarch-Handgriff kann in diesen Fällen unter Verwendung einer achsengerechten Stabilisation mittels der »manuellen In-Line-Stabilisation« (MILS) durch einen zweiten Helfer durchgeführt werden. Die Sicherung des Atemweges hat höhere Priorität als eine potenzielle zervikale Rückenmarkverletzung [15].

Beatmung
Innerklinisch, insbesondere in einer Intensivbehandlungseinheit, müssen schnellstmöglich ein Beatmungsbeutel mit Maske, Reservoir und O_2-Quelle sowie das Equipment zur Intubation verfügbar sein. Mittels eines Beatmungsbeutels mit Reservoir und O_2-Quelle (10–15 l O_2/min) lässt sich eine inspiratorische O_2-Konzentration von 85% erreichen [15].

Maskenbeatmung
Grundsätzlich gilt, dass nach jeweils 30 Thoraxkompressionen 2 Beatmungen von jeweils 1 s vorgenommen werden. Wichtigstes Effektivitätskriterium ist die sichtbare Thoraxexkursion. Thoraxkompressionen werden bei der Maskenbeatmung im Sinne einer »synchronisierten CPR« zur Beatmung unterbrochen, um eine Mageninsufflation zu verhindern. Jede Unterbrechung der Thoraxkompressionen muss dabei so kurz wie möglich gehalten werden.

Intubation
Die endotracheale Intubation gilt als die optimale Methode zur Sicherung des Atemwegs, zum Aspirationsschutz und optional zur Medikamentenapplikation. Die Komplikationsrate bei Intubationsversuchen durch unzureichend trainierte und versierte Anwender ist hoch (z. B. hohe Rate an Fehlintubationen). Langdauernde Intubationsmanöver sollten vermieden werden. Der Zeitaufwand für die Intubation darf nicht mehr als 30 s betragen, da bei Unterbrechung der Thoraxkompressionen die zerebrale und koronare Perfusion sistiert. Gelingt die Intubation nicht innerhalb von 30 s, so wird das Manöver abgebrochen und die Maskenbeatmung fortgesetzt. Ein erneuter Intubationsversuch sollte frühestens nach Beendigung des nächsten 2-minütigen CPR-Zyklus durchgeführt werden. Gelingt die Intubation nicht, so müssen alternative Methoden zur Atemwegssicherung zur Anwendung kommen.

Unmittelbar nach erfolgreicher Intubation erfolgt, unter unverzüglich fortgesetzten Thoraxkompressionen, die Kontrolle der Tubuslage durch Auskultation, Kapnometrie bzw. Ösophagusdetektor. Bestehen Zweifel über die korrekte endotracheale Tubuslage, sollte der Tubus sofort entfernt (»If in doubt, take it out!«) und die Maskenbeatmung fortgesetzt werden, denn ösophageale Fehlintubationen während CPR sind nicht selten und stets fatal.

Auf eine gründliche Tubusfixierung nach erfolgreicher Intubation (oder Anwendung einer alternativen Methode zur Atemwegssicherung) ist zu achten.

> **Wichtig**
>
> Nach erfolgreicher Intubation werden pro Minute 10 Beatmungshübe verabreicht. Die Thoraxkompressionen werden nun kontinuierlich mit einer Frequenz von 100/min durchgeführt und zur Beatmung nicht mehr unterbrochen.

Die Beatmung mit einer O_2-Konzentration von 100% mit einem Notfallrespirator ist grundsätzlich möglich, jedoch muss dabei ein volumenkontrolliertes Beatmungsmuster gewählt und die Druckbegrenzung großzügig eingestellt werden. Dieses Vorgehen entlastet ein Teammitglied, das dann für weitere Aufgaben zur Verfügung steht. Häufig wird jedoch eine manuelle Beutelbeatmung (mit Reservoir und O_2-Zuleitung) des intubierten reanimationspflichtigen Patienten gewählt, da im Rahmen der Thoraxkompression rasch die am Respirator eingestellte Druckbegrenzung überschritten wird und so ein ausreichendes Atemminutenvolumen nicht sicher garantiert werden kann (Hypoxiegefahr). Eine Übersicht zur Beatmung bietet ◘ Tab. 26.3.

Alternative Methoden zur Sicherung des Atemweges

Als alternative Methoden zur Atemwegssicherung in Reanimationssituationen werden von den Fachgesellschaften die Larynxmaske, der Combitubus und der Larynxtubus angesehen [15]. Nach Einbringen einer dieser Alternativen zur Atemwegssicherung werden die Thoraxkompressionen nicht mehr zur Beatmung unterbrochen und entsprechend die Thoraxkompressionen mit einer Frequenz von 100/min und die Beatmungen mit 10/min durchgeführt.

Eine Überführung der alternativen Atemwegssicherung in eine endotracheale Intubation kann nach hämodynamischer Stabilisierung im weiteren Verlauf unter kontrollierten intensivmedizinischen Bedingungen durchgeführt werden.

26.1.2 Kreislauf

Präkordialer Faustschlag

Ein präkordialer Faustschlag aus rund 20 cm Höhe auf die untere Sternumhälfte kann bei KF mit dem Ziel einer Konversion in einen perfundierenden Rhythmus unmittelbar nach beobachtetem Kollaps unter Monitorkontrolle sinnvoll sein, wenn nicht augenblicklich ein Defibrillator verfügbar ist [15].

Thoraxkompressionen

> **Wichtig**
>
> Der kontinuierlichen und möglichst ununterbrochenen Durchführung von Thoraxkompressionen wird in den aktuellen ERC-Leitlinien ein besonders hoher Stellenwert beigemessen [15].

Ziel ist die Generierung eines Minimalkreislaufs und eines koronaren und zerebralen Perfusionsdrucks zur Gewährleistung der Durchblutung von Gehirn und Herz. Jede Unterbrechung der Thoraxkompressionen führt zu einem raschen Abfall der Perfusionsdrücke, so dass Unterbrechungen so kurz wie möglich zu halten sind. Suffiziente Thoraxkompressionen und Beatmungen haben daher oberste Priorität, um die Aufrechterhaltung des lebensnotwendigen Minimalkreislaufes zu gewährleisten.

Die Effektivität der Thoraxkompressionen ist dabei im Wesentlichen von der optimalen Durchführung abhängig, da sonst Komplikationen wie Rippenfrakturen oder Rupturen von intrathorakalen oder intraabdominellen Organen auftreten können (◘ Tab. 26.4). Die Thoraxkompressionen werden senkrecht zum Sternum durchgeführt. Als optimaler Druckpunkt wird die

◘ **Tab. 26.3.** Beatmung bei Reanimation [15]

Beatmungsparameter	
Tidalvolumen	Ziel: »sichtbare Thoraxexkursionen«
Inspirationsdauer	1,0 s
Beatmungsfrequenz	10/min
Inspiratorische Sauerstoffkonzentration (F_iO_2)	1,0

◘ **Tab. 26.4.** Thoraxkompressionen. (Mod. nach [12,15])

Kompressionsparameter	
Kompressionsfrequenz	100/min
Druckpunkt	Zentrum des Brustkorbes
Tiefe der Thoraxkompression	4–5 cm
Kompressions-dekompressionsverhältnis	1:1
Kompressionsventilationsverhältnis bei Maskenbeatmung	30:2 synchronisiert = unterbrochen zur Ventilation
Kompressionsventilationsverhältnis nach Intubation oder Sicherung des Atemweges mit einer alternativen Methoden (LT, CT, LM)	30:2 nicht synchronisiert

Tab. 26.5. Notfallmedikamente bei der Reanimation. (Mod. nach [15])

Medikament	Wirkung	Dosierung	Besonderheiten
Adrenalin	Sympathomimetikum, α- und β-Rezeptoren, Steigerung des koronaren und zerebralen Perfusionsdrucks	1 mg alle 3–5 min i.v. oder i.o. (alternativ: 3 mg auf 10 ml Aqua dest. verdünnt tracheal, wenn initial kein i.v.- oder i.o.-Zugang verfügbar ist)	Intravenöse, intraossäre und tracheale Applikation möglich, Applikation bei allen Formen des Kreislaufstillstandes
Atropin	Parasympathikolytikum	Empfohlene Maximaldosis: 3 mg i.v. als Bolus	Intravenöse, intraossäre und tracheale Applikation möglich, Atropin bewirkt Frequenzbeschleunigung, Applikation bei Asystolie und PEA (Frequenz <60/min)
Amiodaron	Antiarrhythmikum der Klasse III	300 mg einmalig i.v., ggf. Wiederholung mit 150 mg i.v. und nachfolgender Dauerinfusion mit 900 mg/24 h	Antiarrhythmikum der 1. Wahl, Applikation bei KF und pulsloser VT
Lidocain	Antiarrhythmikum der Klasse Ib	1,0–1,5 mg/kgKG i.v.	max. Dosierung 3 mg/kgKG, bei höheren Dosierungen sinkt die Defibrillierbarkeit. Einsatz nur dann, wenn Amiodaron nicht zur Verfügung steht. Kein Einsatz, wenn vorweg Amiodaron gegeben wurde.
Magnesium	Membranstabilisierung	8 mmol = 2 g 50% Magnesiumsulfatlösung i.v.	Applikation bei Hypomagnesiämie (z. B. Diuretikatherapie) und Torsade-de-pointes-Tachykardien
Natriumbikarbonat	Chemische Alkalisierung und Pufferung saurer Valenzen	Nach längerer CPR, wenn pH<7,1 und BE –10 mmol/l 50 mval (=50 ml Natriumbikarbonat 8,4%)	Einsatz nur bei prolongierter Reanimation und möglichst gemäß Blutgasanalyse. Katecholamine flocken bei gleichzeitiger Gabe mit Natriumbikarbonat über ein Infusionssystem aus und werden inaktiviert, daher ist ein separater venöser Zugang notwendig.
Kalzium	Kalziumersatz	2–4 mg/kgKG i.v.	Generelle Gabe von Kalzium bei der CPR nicht empfohlen, nur in Sonderfällen geeignet, Gabe bei Hypokalzämie, Hyperkaliämie und Intoxikationen mit Kalziumantagonisten
Thrombolytika (z. B. Urokinase, rt-PA, Tenecteplase)	Lyse bei thrombembolischen Ereignis	Je nach Thrombolytikum	Gabe bei Lungenembolie und anderen thrombembolischen Ereignissen nach einer Fall-zu-Fall-Entscheidung, bei Thrombolyse unter CPR Fortführung der CPR für 60–90 min.

für den routinemäßigen Einsatz von Adrenalin oder anderen Vasopressoren eine Verbesserung im Überleben bis zur Krankenhausentlassung belegen. Bislang gibt es also keine wissenschaftlichen Beweise, dass Adrenalin das Ergebnis verbessert. Dennoch wird Adrenalin auch weiterhin nach den neuen ERC-Leitlinien zur CPR empfohlen. Eine Übersicht zu Adrenalin ist Tab. 26.5 zu entnehmen.

> **Wichtig**
>
> Bei allen Formen des Kreislaufstillstandes wird 1 mg Adrenalin alle 3–5 min während der CPR gegeben.

Höhere Adrenalindosen werden nicht empfohlen.

Eine tracheale Applikation ist indiziert, wenn kein venöser (oder intraossärer) Zugang zur Verfügung steht; hierbei werden 2–3 mg auf 10 ml Aqua dest. verdünnt über den Tubus appliziert. Es muss berücksichtigt werden, dass die Resorption des Adrenalins bei Gabe über den Tubus sehr variabel ist. Bei trachealer Applikation sollte, um eine Verteilung des Adrenalins in die Lungenperipherie zu erreichen, die Lunge des Patienten (unter Sistieren der Thoraxkompressionen) 3-mal gebläht werden.

Amiodaron

Amiodaron ist ein Antiarrhythmikum der Klasse III und das Antiarrhythmikum der 1. Wahl bei KF/pulsloser VT. Amiodaron wird als Bolusinjektion von 300 mg bei defibrillationsrefraktärem KF/pulsloser VT nach 3 erfolglosen Defibrillationen eingesetzt. Bei persistierendem defibrillationsrefraktären KF/pulsloser VT wird die Gabe von weiteren 150 mg empfohlen, gefolgt von der kontinuierlichen Zufuhr von 900 mg/24 h. Eine Übersicht zu Amiodaron ist ◘ Tab. 26.5 zu entnehmen.

Es muss berücksichtigt werden, dass auch für Antiarrhythmika die Evidenz hinsichtlich eines Überlebensvorteils im Rahmen der CPR limitiert ist. Für kein Antiarrhythmikum konnte bislang gezeigt werden, dass das Überleben bis zur Krankenhausentlassung erhöht werden kann, jedoch führt die Gabe von Amiodaron im prähospitalen Setting zu einer erhöhten Überlebensrate bis zur Krankenhausaufnahme.

Lidocain

Lidocain wurde von Amiodaron als Antiarrhythmikum der 1. Wahl abgelöst. Lidocain wird in einer Dosierung von 100 mg (1,0–1,5 mg/kgKG) bei defibrillationsrefraktärem KF/pulsloser VT nach 3 erfolglosen Defibrillationen nur noch dann angewendet, wenn Amiodaron nicht zur Verfügung steht. Die Gesamtdosis von Lidocain sollte 3 mg/kgKG in der 1. Stunde nicht überschreiten. Lidocain sollte nicht appliziert werden, wenn zuvor Amiodaron gegeben wurde. Eine Übersicht zu Lidocain ist ◘ Tab. 26.5 zu entnehmen.

Atropin

Auch für Atropin gibt es keine überzeugende Studienlage im Rahmen der CPR. Dennoch wird Atropin bei der Asystolie, der pulslosen elektrischen Aktivität mit einem EKG-Rhythmus unter 60/min und bei instabilen Patienten mit Sinusbradykardien, atrialen Bradykardien oder nodalen Bradykardien eingesetzt. Die volle Vagusblockade soll mit einer einmaligen Applikation von 3 mg Atropin i.v. erreicht werden. Eine Übersicht zu Atropin ist ◘ Tab. 26.5 zu entnehmen.

Magnesium

Magnesium wird bei CPR dann empfohlen, wenn defibrillationsrefraktäres KF/pulslose VT im Zusammenhang mit einer möglichen Hypomagnesiämie steht. Darüber hinaus kann Magnesium bei Torsades-de-pointes-Tachykardien und Digoxinintoxikationen indiziert sein. Bei defibrillationsrefraktärem KF/pulsloser VT werden 2 g Magnesiumsulfat (=4 ml 50% Magnesiumsulfat = 8 mmol) gegeben. Eine Übersicht zu Magnesium ist ◘ Tab. 26.5 zu entnehmen.

Natriumbikarbonat

Der Kreislaufstillstand führt zu einer kombinierten respiratorischen und metabolischen Azidose. Die beste Behandlung der Azidose besteht in effektiver Thoraxkompression und Ventilation. Natriumbikarbonat wird nur dann gegeben, wenn eine schwere Azidose (pH <7,1; Basedefizit (BE) <−10 mmol/l), schwere Hyperkaliämie oder eine Intoxikation mit trizyklischen Antidepressiva vorliegen. In diesen Fällen wird mit einer geringen Menge Natriumbikarbonat gepuffert (Dosierung: 50 ml einer 8,4% Natriumbikarbonatlösung).

Es erfolgt keine »blinde« Pufferung, sondern es soll möglichst eine Blutgasanalyse (BGA) vorliegen. Zu berücksichtigen ist, dass die arterielle Blutgasanalyse die Gewebeazidose nicht korrekt reflektiert, daher sollte – wenn möglich – eine zentralvenöse BGA vorgenommen werden. Darüber hinaus sollten Katecholamine niemals gleichzeitig zusammen mit Natriumbikarbonat über ein System infundiert werden, da die Katecholamine sonst durch eine chemische Reaktion deaktiviert werden können.

> **Wichtig**
>
> Für Natriumbikarbonat ist demnach ein separater Gefäßzugang zu wählen. Die tracheale Gabe von Natriumbikarbonat ist streng kontraindiziert.

Kalzium

Kalzium wird bei CPR nicht routinemäßig eingesetzt, da es den Reperfusionsschaden im Bereich der Mikrozirkulation verstärken kann. Die Gabe von Kalzium kann bei Hyperkaliämie, Hypokalzämie oder der Intoxikation mit Kalziumantagonisten in Erwägung gezogen werden. Kalzium wird in einer Dosierung von 10 ml einer 10% Lösung appliziert, ggf. kann die Gabe wiederholt werden.

Thrombolyse

Beim Erwachsenen ist ein Kreislaufstillstand zumeist das Resultat eines thrombembolischen Ereignisses im Sinne einer akuten Myokardischämie oder einer Lungenembolie (>70% aller Fälle). Dabei weisen experimentelle Daten darauf hin, dass die ausgeprägte Aktivierung der Blutgerinnung nach einem Kreislaufstillstand zur Bildung von Fibrinablagerungen und Mikrothromben führt. Durch eine thrombolytische Intervention kommt es zur Auflösung der dem Kreislaufstillstand ursächlich zugrunde liegenden Embolie im Rahmen der Lungenembolie oder der lokalen Thrombose beim Myokardinfarkt. Zusätzlich führt auch die mit der Thrombolyse assoziierte Verminderung der Blutviskosität zu einer generellen Verbesserung der mikrozirkulatorischen Reperfusion. Die Thrombolyse ist bislang keine Routinemaßnahme bei CPR [15].

Eine zunehmende Anzahl von Studien zeigt jedoch, dass eine Thrombolyse bei Patienten mit Lungenembolien und Myokardinfarkten zur Stabilisierung beitragen kann [17]. Erste klinische Studien unterstützen diese Annahme [3], daher wird aktuell diese Hypothese im Rahmen der groß angelegten internationalen multizentrischen TROICA (Thrombolysis in Cardiac Arrest) Studie untersucht [25]. Eine Thrombolyse muss im Rahmen der CPR bei Lungenembolien erwogen werden, wenn akut keine anderen Behandlungsalternativen in Form der Embolektomie oder interventioneller Katheterverfahren verfügbar sind. Die Indikationsstellung muss auf Grund der möglichen Komplikationen (z. B. Blutung) in jedem Einzelfall individuell beurteilt und abgewogen werden [23, 24]. Als Thrombolytika können z. B. Urokinase (Dosierung: 2–3 Mio. I.E.) bzw. rt-PA (Dosierung: 2×50 mg/15–30 min.) bzw. gewichtsadaptiert Tenecteplase eingesetzt werden.

> **Wichtig**
>
> Nach Verabreichung eines Thrombolytikums im Rahmen der CPR sollten die Reanimationsmaßnahmen für mindestens 60–90 min fortgesetzt werden.

Es muss berücksichtigt werden, dass die Thrombolyse unter Reanimation bislang eine Einzelfallentscheidung unter Berücksichtigung der individuellen Patientensituation und Vorgeschichte (z. B. Zustand nach Kraniotomie als Kontraindikation) darstellt.

26.2 Algorithmus der Reanimation

Im Kreislaufstillstand werden grundsätzlich EKG-Rhythmen mit Defibrillationsindikation (KF/pulslose VT) und ohne Defibrillationsindikation (Asystolie/PEA) unterschieden (◘ Abb. 26.1). Der wesentliche Unterschied in der Behandlung liegt in der Notwendigkeit von Defibrillationen und der Gabe von Antiarrhythmika bei Rhythmen mit Defibrillationsindikation. Im Management beider Gruppen wird ansonsten in gleicher Art und Weise vorgegangen:
- Durchführung möglichst kontinuierlicher Thoraxkompressionen,
- Sicherung des Atemweges und Durchführung der Ventilation,
- Etablierung eines venösen Gefäßzugangs,
- Applikation von Adrenalin,
- Suche nach reversiblen Ursachen für einen Kreislaufstillstand.

26.2.1 Reanimationsablauf bei Kammerflimmern und pulsloser ventrikulärer Tachykardie

Bei Kammerflimmern (KF) und pulsloser ventrikulärer Tachykardie (pulslose VT) ist die Defibrillation die zentrale therapeutische Maßnahme neben Thoraxkompressionen und Beatmung (30:2). Die Reihenfolge der Maßnahmen der CPR bei KF und pulsloser VT gliedern sich folgendermaßen:
- Primärcheck.
- Alarmierung von weiteren Teammitgliedern (ggf. Anforderung eines Defibrillators).
- Thoraxkompressionen und Beatmung (30:2).
- Rhythmusanalyse, sobald ein Defibrillator verfügbar ist.
- Biphasische Einzeldefibrillation mit 150–200 Joule, alternativ monophasische Einzeldefibrillation mit 360 Joule.
- Nach Defibrillation sofortige Wiederaufnahme der Thoraxkompressionen und Beatmungen für 2 min, dann erst Rhythmusanalyse.
- Bei fortbestehendem KF/pulsloser VT erneute (2.) biphasische Einzeldefibrillation mit 200 Joule, alternativ monophasische Einzeldefibrillation mit 360 Joule.
- Nach Defibrillation sofortige Wiederaufnahme von Thoraxkompressionen und Beatmung für 2 min, dann erst Rhythmusanalyse.
- Bleibt KF/pulslose VT weiterhin bestehen: Gabe von 1 mg Adrenalin und erneute (3.) biphasische Einzeldefibrillation mit 200 Joule, alternativ monophasische Einzeldefibrillation mit 360 Joule.
- Nach Defibrillation sofortige Fortsetzung der Thoraxkompressionen und Beatmungen für 2 min, dann erst Rhythmusanalyse.
- Bleibt KF/pulslose VT weiterhin bestehen, folgen weitere Adrenalin-Einzeldefibrillation-CPR-Sequenzen; 1 mg Adrenalin alle 3–5 min.
- Nach der 3. Defibrillation muss die Gabe von Amiodaron (300 mg) vorbereitet werden und in der Phase der Rhythmusanalyse vor der möglichen 4. Defibrillation verabreicht werden.
- Applikationen von 1 mg Adrenalin erfolgt alle 3–5 min, d. h. vor jeder zweiten weiteren Defibrillation.

Nach jeder Defibrillation werden Thoraxkompressionen und Beatmungen sofort wieder aufgenommen, d. h. der Erfolg einer gelungenen Defibrillation wird erst nach einem 2-minütigen CPR-Zyklus kontrolliert. Diese Änderung im Vergleich zu früheren Empfehlungen leitet sich von der Überlegung ab, das selbst bei wiederhergestelltem Eigenrhythmus einige Zeit vergeht, bis ein adäquater Blutfluss und -druck vom Herzen eigenständig aufgebaut und als Puls getastet werden kann. Um zu verhindern, dass in dieser Phase des langsamen Druckaufbaus das zerebrale oder myokardiale Gewebe durch den minimalen Blutfluss weiter geschädigt wird, muss die erste Phase des langsamen Druckaufbaus durch die Generation eines Blutflusses

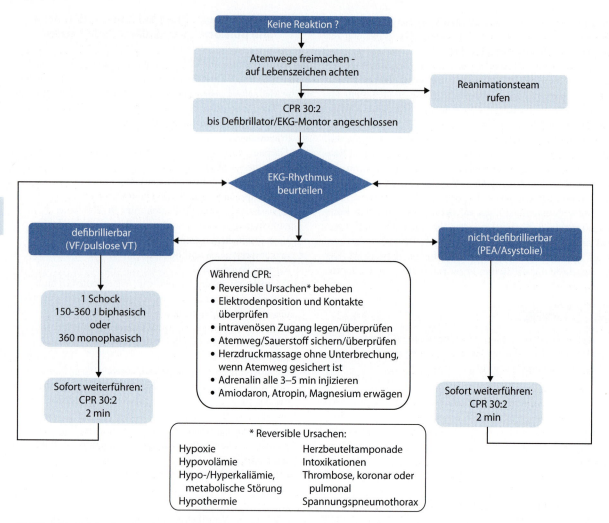

Abb. 26.1. Universeller Algorithmus der kardiopulmonalen Reanimation. Nach der Initiierung der Basismaßnahmen mit sofortigen Thoraxkompressionen und Beatmung erfolgt die Rhythmusanalyse. Bei Vorliegen eines Kammerflimmers (KF) oder einer pulslosen ventrikulären Tachykardie (pulslose VT) erfolgt das Vorgehen gemäß der linken Seite des Algorithmus, wird eine Asystolie oder pulslose elektrische Aktivität (PEA) festgestellt, so erfolgt das Management gemäß der rechten Seite des Algorithmus. (Aus: Dirks (2007) Die Notfallmedizin. Springer, Heidelberg Berlin).

durch Thoraxkompressionen kompensiert werden. Thoraxkompressionen in der Phase eines konvertierten und perfundierenden Eigenrhythmus führen nicht zu einer erhöhten Rate an wiederauftretenden KF [15]. Hingegen kann eine nach Defibrillation aufgetretene Asystolie durch Thoraxkompressionen wieder in KF überführt werden.

Tritt bei der Rhythmusanalyse ein potenziell perfundierender Rhythmus auf, folgt die Pulskontrolle. Sollten bei der Pulskontrolle kein Puls evaluierbar sein oder Zweifel darüber bestehen, ob tatsächlich ein palpabler Puls vorliegt, so wird erneut ein 2-minütiger CPR-Zyklus durchgeführt und dann wieder eine Rhythmusanalyse und ggf. eine Pulskontrolle vorgenommen.

Bei eindeutiger Identifikation eines Pulses wird der Blutdruck des Patienten gemessen und weiter nach ▶ Kap. 26.3 »Postresuscitation Care« verfahren. Bei einem Wechsel des Rhythmus in eine Asystolie/PEA wird entsprechend vorgegangen.

26.2.2 Reanimationsablauf bei Asystolie und pulsloser elektrischer Aktivität

Asystolie und pulslose elektrische Aktivität (PEA) stellen die beiden EKG-Manifestationen eines Herzkreislaufstillstandes ohne Defibrillationsindikation dar.

PEA bezeichnet das Vorhandensein eines potenziell mit einem Auswurf assoziierten Rhythmus, bei dem jedoch die Zeichen eines Kreislaufstillstandes, insbesondere ein nicht palpabler Puls, vorliegen. Häufig haben diese Patienten Herzkontraktionen, diese sind aber zu schwach, um einen effektiven Auswurf zu generieren. Auch wird eine PEA häufig durch potenziell reversible Ursachen ausgelöst (◘ Tab. 26.2), nach denen im Rahmen der CPR bei PEA unbedingt gefahndet und die einer Therapie zugeführt werden müssen. Dies ist insbesondere deswegen von besonderer Wichtigkeit, da ein Überleben von Patienten mit Asystolie oder PEA nur dann wahrscheinlich ist, wenn eine reversible Ursache für den Kreislaufstillstand beseitigt werden kann.

Sowohl bei der Asystolie als auch bei der PEA wird wie folgt vorgegangen:
- Thoraxkompressionen und Beatmungen (30:2).
- 1 mg Adrenalin so rasch wie möglich applizieren.
- Sicherung des Atemweges.
- Kontrolle des EKG-Rhythmus nach einem 2-minütigen CPR-Zyklus.
- Bei fortbestehender Asystolie/PEA Fortführung der CPR-Maßnahmen.
- 1 mg Adrenalin alle 3–5 min.

Die Applikation von 3 mg Atropin erfolgt bei der Asystolie und der PEA (wenn die Frequenz <60/min beträgt), obwohl es keinen sicheren wissenschaftlichen Beleg für den Nutzen gibt.

Findet sich bei Rhythmuskontrolle ein potenziell mit einem Auswurf assoziierter Eigenrhythmus, folgt die Pulskontrolle von nicht mehr als 10 s Dauer. Sollte kein Puls tastbar sein oder sollten Zweifel bestehen, ob ein palpabler Puls vorliegt, so wird erneut ein 2-minütiger CPR-Zyklus durchgeführt und dann wieder eine Rhythmuskontrolle und ggf. eine Pulskontrolle durchgeführt. Bei eindeutiger Identifikation eines Pulses wird der Blutdruck des Patienten gemessen und die weitere Versorgung des Patienten nach ▶ Kap. 26.3 »Postresuscitation Care« vorgenommen. Bei einem Wechsel des Rhythmus in eine KF/pulslose VT wird entsprechend vorgegangen.

Beim Nachweis einer Asystolie muss immer, ohne die Thoraxkompressionen zu unterbrechen, überprüft werden, ob die EKG-Kabel korrekt angelegt wurden. Darüber hinaus wird bei einer Asystolie immer nach P-Wellen im EKG gefahndet, da bei deren Vorhandensein möglicherweise die Schrittmachertherapie erfolgreich ist. Jedoch besteht kein Benefit durch Pacing bei Asystolie ohne P-Wellen.

Besteht bei der Rhythmusanalyse Zweifel darüber, ob eine Asystolie oder ein besonders feines KF vorliegt, sollte nicht defibrilliert werden. Stattdessen werden Thoraxkompressionen und Beatmungen für 2 Minuten fortgesetzt. Die Begründung für dieses Vorgehen liegt darin, dass Defibrillationen bei sehr feinem KF nicht wirkungsvoll sind, aber durch Thoraxkompressionen und Beatmungen die Amplitude von KF erhöht werden kann und so die Chance auf die Überführung des KF in einen perfundierenden Spontanrhythmus durch eine spätere Defibrillation gesteigert wird. Darüber hinaus wird dem Myokard ein unnötiger Schaden infolge der Defibrillation und den durch die Unterbrechung der Thoraxkompressionen sinkenden Blutfluss zugeführt.

26.2.3 Komplikationen der Reanimation

Bei der Standard-CPR treten in ca. 13% der Fälle Rippenfrakturen auf, und in 7% kommt es zur Regurgitation von Mageninhalt [27]. Durch die Reanimationsmaßnahmen kann es darüber hinaus im Einzelfall zu Sternumfrakturen, Milz-, Leber- und Zwerchfellverletzungen kommen. Auch bei initial erfolgreicher Stabilisierung muss daher immer auch die Möglichkeit einer intrathorakalen bzw. intraabdominellen Blutung in Betracht gezogen werden. Neben dem üblichen Monitoring bzw. den indizierten invasiven Überwachungsmaßnahmen sind nach initialer Stabilisierung zur frühzeitigen Erfassung von Reanimationskomplikationen eine Röntgenaufnahme des Thorax, regelmäßige Laborkontrollen (Hämoglobin, Hämatokrit) und ggf. eine Sonographie des Abdomens notwendig.

26.3 Postresuscitation Care

Die Wiederherstellung eines spontanen Kreislaufes (ROSC – Return of spontaneous circulation) nach erfolgreicher CPR ist nur der erste Schritt zu einer vollständigen neurologischen Erholung. In der Postreanimationsphase sind die optimale und kontinuierliche Überwachung und Stabilisierung aller Organfunktionen Aufgabe der intensivmedizinischen Versorgung. Das intensivmedizinische Management von Patienten nach Kreislaufstillstand beinhaltet:
- Beatmungstherapie,
- kardiovaskuläre Stabilisierung,
- Optimierung des Elektrolyt- und Säure-Base-Haushalts,
- Maßnahmen zur neurologischen Rehabilitation.

26.3.1 Beatmungstherapie

Patienten nach Herzkreislaufstillstand sind Intensivpatienten und müssen meistens in der Postreanimationsphase kontrolliert beatmet werden. Direkt nach Aufnahme des Patienten mit ROSC auf der Intensivstation wird eine Lagekontrolle des Tubus (Auskultation, Röntgenthorax, Kapnometrie) durchgeführt. Des Weiteren müssen durch ein entsprechendes Monitoring (Pulsoxymetrie, Kapnometrie, Blutgasanalysen) hypoxische Episoden und Hypo-/Hyperkapnie durch Hypo-/Hyperventilation vermieden werden, da diese zu weiteren kardialen Schäden bzw. sekundären Hirnschäden führen können.

Ziel der mittels Blutgasanalyse (BGA) kontrollierten Beatmung sind normale Werte der arteriellen O_2-Sättigung und eine Normokapnie. Darüber hinaus ist eine Analgosedierung zur Stressabschirmung unter kontinuierlicher hämodynamischer Kontrolle durchzuführen (z. B. Propofol, Alfentanil, Remifentanil). Eine Analgosedierung (ggf. auch die Gabe von Muskelrelaxanzien) ist in der Postreanimationsphase v. a. dann notwendig, wenn Husten und Pressen des beatmeten Patienten unterdrückt werden sollen, da dies den intrakraniellen Druck erhöhen kann. Es liegen keine Daten vor, die den Vorteil einer längerfristigen Analgosedierung bei Patienten mit ROSC demonstrieren. Darüber hinaus steigt die Inzidenz an Pneumonien bei einem Sedierungszeitraum über 48 h nach prä- bzw. innerklinischer Reanimation.

Nur nach ausgesprochen kurzen Phasen mit Kreislaufstillstand erlangt der Patient seine volle neurologische Funktionsfähigkeit zurück und muss nicht intubiert und beatmet werden. Auch bei diesen Patienten sollte eine Sicherstellung des O_2-Angebotes durch die O_2-Zufuhr über eine Gesichtsmaske (mit Reservoir) garantiert werden. Darüber hinaus sind eine kontinuierliche pulsoxymetrische Überwachung zur Vermeidung hypoxischer Episoden und wiederholte BGA-Kontrollen notwendig. Beim Vorliegen oder der Entwicklung neurologischer Beeinträchtigungen im Verlauf sollte der Patient intubiert und beatmet werden.

In der Postreanimationsphase wird die Anfertigung einer Röntgenthoraxaufnahme mit folgenden Fragestellungen empfohlen:
- Lagekontrolle von Tubus und zentralvenösen Zugängen,
- Ausschluss eines Lungenödems,
- Ausschluss einer Magenüberblähung nach Masken-Beutel-Beatmung,
- Ausschluss von Komplikationen durch Thoraxkompressionen (z. B. Pneumothorax, Rippenfrakturen).

Ein nach Maskenbeatmung und entsprechender Luftinsufflation dilatierter Magen kann die Beweglichkeit des Zwerchfells einschränken und durch die resultierende Steigerung der Lungencompliance zu konsekutiv erhöhten Beatmungsdrücken führen. Daher ist das Einführen einer Magensonde sinnvoll. Darüber hinaus ist eine Vielzahl reanimationspflichtiger Notfallpatienten nicht nüchtern und daher per se aspirationsgefährdet.

26.3.2 Kardiovaskuläre Stabilisierung

Die eruierbaren Ursachen von Kreislaufstillständen (z. B. Myokardinfarkt, Lungenembolie) müssen in der Postreanimationsphase einer adäquaten Behandlung zugeführt werden (z. B. Thrombolyse, Katheterintervention). Selbstverständlich müssen auch andere kreislaufrelevante und potenziell reversible Ursachen einer sofortigen kausalen Therapie zugeführt werden (◘ Tab. 26.2).

Patienten mit ROSC sind häufig hämodynamisch instabil mit hypotensiven Episoden, Links- oder Rechtsherzversagen bzw. kardialen Arrhythmien. Das kardiovaskuläre Monitoring von Patienten nach ROSC beinhaltet daher:
- kontinuierliche EKG-Überwachung,
- invasive Blutdruckmessung,
- ggf. invasive bzw. nichtinvasive Messung des Cardiac Output,
- Anlage eines Blasendauerkatheters.

Der arterielle Mitteldruck (MAP) sollte in der frühen Reperfusionsphase nicht hypotensiv sein, ggf. ist die kontinuierliche Zufuhr von Katecholaminen notwendig. Vor dem Hintergrund des Fehlens evidenzbasierter Daten wird empfohlen einen MAP anzustreben, bei dem eine ausreichende Urinproduktion besteht. Experimentelle Daten zeigen, dass durch einen leicht erhöhten MAP die zerebrale Reperfusion günstig beeinflusst wird. Bei Rechtsherzversagen kann die Zufuhr von Volumen bzw. bei Linksherzversagen die Applikation von Diuretika und Vasodilatatoren notwendig werden. Klinisch sind auf Zeichen einer Herzinsuffizienz, eines Multiorganversagens bzw. einer Darmischämie zu achten, die dann einer entsprechenden intensivmedizinischen Therapie zugeführt werden müssen.

26.3.3 Elektrolyt- und Säure-Base-Haushalt

Der Elektrolyt- und Säure-Base-Haushalt sollte engmaschig kontrolliert werden. Dabei werden Elektrolytstörungen ausgeglichen und eine Azidose gepuffert.

26.3.4 Maßnahmen zur neurologischen Rehabilitation

Folgende Parameter sollten regelhaft in der Postreanimationsphase kontrolliert werden [15]:
- neurologischer Befund,
- Elektrolyt- und Säure-Base-Haushalt,
- Blutglukosekonzentration,
- Temperatur,
- Biomarker (S100, NSE).

Neurologische Befunderhebung

In der Postreanimationsphase müssen regelmäßig neurologische Untersuchungen vorgenommen werden. Es gibt keine zuverlässigen klinischen Testverfahren, die das neurologische Ergebnis oder das Überleben in den ersten Stunden nach ROSC vorhersagen. Am dritten Tag eines Komas nach Kreislaufstillstand sind bis zu 50% der Patienten verstorben [15]. Als unabhängige Prädiktoren mit hoher Spezifität für ein schlechtes neurologisches Ergebnis (Tod oder vegetativer Status) gelten fehlende Pupillenreflexe auf Licht und fehlende Reaktionen auf

Schmerzreize am dritten Tag des Komas bei Patienten nach Kreislaufstillstand.

Nicht selten treten bei Patienten nach ROSC Krampfanfälle oder Myoklonien auf. Länger anhaltende Krampfanfälle können zu zerebralen Schäden führen und erhöhen den zerebralen Metabolismus massiv. Eine Therapie ist mit Benzodiazepinen, Phenytoin, Propofol oder Barbituraten durchzuführen, parallel müssen ggf. medikamentenassoziierte hypotensive Episoden durch Katecholamine abgefangen werden. Ein Status epilepticus und ein Status myoklonus können mit einem schlechten neurologischen Ergebnis assoziiert sein.

Die Gabe von sog. Neuroprotektiva (Barbiturate, Kortikosteroide, Kalziumantagonisten) hat sich bislang auf Grund fehlender positiver Wirkungen auf das neurologische Ergebnis klinisch nicht durchgesetzt.

Blutglukosekonzentrationen

Eine Hyperglykämie ist mit einem schlechteren neurologischen Outcome nach CPR assoziiert, entsprechend ist die Blutglukosekonzentration engmaschig zu kontrollieren und mittels intensivierter Insulintherapie auf Werte im Normbereich (80–110 mg/dl) einzustellen.

Temperaturkontrolle und therapeutische Hypothermie

Temperaturerhöhungen sind bei Patienten nach ROSC nicht selten. Eine Temperaturerhöhung über 37°C ist mit einem schlechten neurologischen Ergebnis assoziiert, daher sollten Patienten nach Kreislaufstillstand mit >37°C in den ersten 72 h unbedingt aktiv gekühlt und antipyretisch therapiert werden.

Patienten, die eine leichte Hypothermie von ≥33°C aufweisen, sollten nicht aktiv wiedererwärmt werden.

Der Einsatz einer therapeutischen milden Hypothermie nach Kreislaufstillstand wird in folgenden Situationen empfohlen [15]:

»Unconscious adult patients with spontaneous circulation after out-of-hospital cardiac arrest should be cooled to 32°C to 34°C for 12 to 24 hours when the initial rhythm was ventricular fibrillation.
Such cooling may also be beneficial for other rhythms or in-hospital cardiac arrest.«

Demzufolge sind alle bewusstlosen Patienten mit Kammerflimmern als primärem Rhythmus nach erfolgreicher Reanimation möglichst rasch zu kühlen. Wahrscheinlich profitieren auch Patienten mit anderen Rhythmen von einer solchen Maßnahme. Das Aufwärmen sollte langsam mit 0,25–0,5°C/h erfolgen. Shivering ist durch adäquate Sedierung und ggf. Muskelrelaxanzien zu unterbinden. Mögliche Komplikationen einer milden therapeutischen Hypothermie müssen entsprechend behandelt werden: Infektionen, kardiovaskuläre Instabilität, Koagulopathien, Hyperglykämien, Elektrolytstörungen (Hypophosphatämie, Hypomagnesämie).

Biomarker

Biomarker (z. B. neuronenspezifische Enolase (NSE), Astrozytenprotein S100) zeigen im Verlauf eine gute, aber gleichzeitig auch eingeschränkte Sensitivität und Spezifität. Erhöhte Spiegel dieser Biomarker können unspezifisch sein, bei niedrigen Serumkonzentrationen kann jedoch immer von einer günstigen Prognose für den Patienten ausgegangen und die intensivmedizinische Therapie weiter fortgesetzt werden [4, 21].

Literatur

1. Adrie C, Adib-Conquy M, Laurent I, et al. Successful cardiopulmonary resuscitation after cardiac arrest as a »sepsis-like« syndrom. Circulation 2002;106:562-568
2. Böttiger BW, Grabner C, Bauer H, et al. Long term outcome after out-of-hospital cardiac arrest with physician staffed emergency medical services: the Utstein style applied to a midsized urban/suburban area. Heart 1999;82:674-679
3. Böttiger BW, Bode C, Kern S, et al. Efficacy and safety of thrombolytic therapy after initially unsuccessful cardiopulmonary resuscitation: a prospective clinical trial. Lancet 2001(a);357:1583-1585
4. Böttiger BW, Möbes S, Glätzer R, et al. Astroglial protein S-100 is an early and sensitive marker of hypoxic brain damage and outcome after cardiac arrest in humans. Circulation 2001(b);103:2694-2698
5. Böttiger BW, Padosch SA, Martin E. Cerebral resuscitation – Pathophysiology, experimental approaches and clinical perspectives. Med Intens Rat 2001(c),4:151-158
6. Brain Resuscitation Clinical Trial I Study Group. Randomized clinical study of thiopental loading in comatose survivors of cardiac arrest. N Engl J Med 1986;314:397-403
7. Brain Resuscitation Clinical Trial II Study Group. A randomized clinical study of a calcium-entry blocker (lidoflazine) in the treatment of comatose survivors of cardiac arrest. N Engl J Med 1991;324:1225-1231
8. Deakin CD, Nolan JP. European Resuscitation Council Guidelines for Resuscitation 2005. Section 3. Electrical therapies: Automated external defibrillators, defibrillation, cardioversion and pacing. Resuscitation 2005; 67 Suppl 1, S25-S37
9. European Resuscitation Council Guidelines for Resuscitation 2005. Resuscitation 2005; 67 Suppl 1, S1-S189
10. Fischer M, Hossmann KA. No-reflow after cardiac arrest. Intensive Care Med 1995;21:132-141
11. Gando S, Nanzaki S, Morimoto Y, Kobayashi S, Kemmotsu O. Out-of-hospital cardiac arrest increases soluble vascular endothelial adhesion molecules and neutrophil elastase associated with endothelial injury. Intensive Care Med 2000;26:38-44
12. Handley AJ, Koster R, Monsieurs K, et al. European Resuscitation Council Guidelines for Resuscitation 2005. Section 2. Adult basic life support and use of automated external defibrillators. Resuscitation 2005; 67 Suppl 1, S7-S23
13. Hossmann KA. Ischemia-mediated neuronal injury. Resuscitation 1993;26:225-235
14. Müller D, Arntz H. Pathophysiologie des Kammerflimmerns und Mechanismen der Defibrillation. Notfall Rettungsmed 2003;6:373-378

15. Nolan JP, Deakins CD, Soar J, Böttiger BW, Smith G. European Resuscitation Council Guidelines for Resuscitation 2005. Section 4. Adult advanced life support. Resuscitation 2005; 67 Suppl 1, S39-S86
16. Padosch SA, Vogel P, Böttiger BW. Neuronale Apoptose nach zerebraler Ischämie – Grundlagen, Pathophysiologie und Interventionsmöglichkeiten. Anaesthesist 2001:50:905-920
17. Padosch SA, Motsch J, Böttiger BW. Thrombolyse während der kardiopulmonalen Reanimation. Anaesthesist 2002:51:516-532
18. Popp E, Sterz F, Böttiger BW. Therapeutische milde Hypothermie nach Herzkreislaufstillstand. Anaesthesist 2005; 54:96-106
19. Sandroni C, Ferro G, Santangelo S, et al. In-hospital cardiac arrest: survival depends mainly on the effectiveness of the emergency response. Resuscitation 2004;62:291-297
20. Sieber FE, Traystman RJ. Special issues: glucose and the brain. Crit Care Med 1992;20:104-114
21. Snyder-Ramos SA, Böttiger BW. Molecular markers of brain damage – clinical and ethical implications with particular focus on cardiac arrest. Restor Neurol Neurosci 2003;21:123-139.
22. Spaulding CM, Joly L, Rosenberg A, et al. Immediate coronary angiography in survivors of out-of-hospital cardiac arrest. N Engl J Med 1997;336:1629-1633
23. Spöhr F, Böttiger BW. Thrombolytic therapy during or after cardiopulmonary resuscitation. Efficacy and safety of a new therapeutic approach. Minerva Anestesiol 2003(a);69:357-364
24. Spöhr F, Böttiger BW. Safety of thrombolysis during cardiopulmonary resuscitation. Drug Safety 2003(b);26:367-79
25. Spöhr F, Arntz HR, Bluhmki E, et al. International multicentre trial protocol to assess the efficacy and safety of tenecteplase during cardiopulmonary resuscitation in the patients with out-of-hospital cardiac arrest: The Thrombolysis in Cardiac Arrest (TROICA) Study. Eur J Clin Invest 2005;35:315-323
26. Vaagenes P, Ginsberg M, Ebmeyer U, et al. Cerebral resuscitation from cardiac arrest: pathophysiologic mechanisms. Crit Care Med 1996;24[suppl2]: S57-68
27. Wolcke BB, Mauer DK, Schoefmann MF, et al. Comparison of standard cardiopulmonary resuscitation versus the combination of active compression-decompression cardiopulmonary resuscitation and an inspiratory impedance threshold device for out-of-hospital cardiac arrest. Circulation 2003;108:2201-2205
28. Zipes DP, Wellens HJ. Sudden cardiac death. Circulation 1998;98:2334-2351

Besonderheiten der perioperativen Phase und der interventionellen Therapie

27 Perioperatives Vorgehen – 339
O. Detsch, K. Sickmann, D. Haux, A. Unterberg

28 Interventionelle neuroradiologische Techniken – 351
M. Hartmann

29 Intrathekale Therapie, Pumpen, Pumpenversagen – 371
V. M. Tronnier, J. Bardutzky

Perioperatives Vorgehen

O. Detsch, K. Sickmann, D. Haux, A. Unterberg

27.1 Präoperative Vorbereitung des Patienten, Prämedikation – 340
27.1.1 Abschätzung des perioperativen Risikos – 340
Literatur – 344

27.2 Postoperative Überwachung – 345
27.2.1 Intensivmedizinische Überwachung – 345
27.2.2 Basismonitoring – 346
27.2.3 Ursachen und Auftreten postoperativer Komplikationen – 347
27.2.4 Bildgebende Diagnostik – 348
27.2.5 Prophylaktische Maßnahmen – 349
Literatur – 349

27.1 Präoperative Vorbereitung des Patienten, Prämedikation

O. Detsch, K. Sickmann

Die Narkose bei Patienten, die sich einem Eingriff am Gehirn unterziehen, stellt eine Besonderheit der anästhesiologischen Praxis dar, da das zentrale Nervensystem gleichzeitig Zielorgan der chirurgischen Therapie und der Anästhetika ist. Der gründlichen präoperativen Evaluation des Patienten im Rahmen des neuroanästhesiologischen Konzepts kommt neben der ärztlichen auch eine juristische Bedeutung zu (ärztliche Sorgfaltspflicht). Art und Umfang der präoperativen Untersuchungen bzw. Maßnahmen ergeben sich aus der Anamnese und körperlichen Untersuchung sowie dem OP-Risiko und der Dringlichkeit des geplanten Eingriffs.
Nach Auswertung der vorhandenen Befunde entscheidet der Anästhesist, ob darüber hinaus ein EKG, Röntgenaufnahme des Thorax oder Laboruntersuchungen oder weitergehende apparative Untersuchungen bzw. Konsile erforderlich sind. Dabei ist die grundlegende Anforderung an ein Konsil, dass es die fachspezifische Diagnostik und Therapievorschläge zur Verbesserung der Leistungsfähigkeit bzw. zur perioperativen Risikominimierung umfasst. Es sollten immer nur Konsile und Untersuchungen durchgeführt werden, die einen direkten Einfluss auf das perioperative Vorgehen erwarten lassen. Bei bekannten Risiken sollte der Patient der Anästhesie möglichst früh vor der Operation vorgestellt werden.

Das Risiko, an einer Anästhesie bedingten Komplikation zu versterben, wird heute mit unter 0,02% angegeben, wobei kardiovaskuläre (und pulmonale) Vorerkrankungen im Vordergrund stehen. Die Einteilung in **ASA-Klassen** (»American Society of Anesthesiologists«; ◘ Tab. 27.1) dient v. a. der Beschreibung des Allgemeinzustandes, wobei die perioperative Mortalität mit den ASA-Klassen korreliert. ◘ Tab. 27.2 erläutert anhand von Beispielen die Begriffe »leichte« (ASA II) und »schwere« Allgemeinerkrankung (ASA III) der ASA-Klassifikation; sie ist eine modifizierte Übersetzung aus der englischen NICE-Leitlinie (Preoperative tests. Clinical guideline 3. NHS; www.nice.org.uk).

Neurochirurgische Patienten mit verlangsamten Reaktionen, Bewusstseinstrübung oder Desorientierung sollten mindestens der ASA-Gruppe III zugeordnet werden. In der Neurochirurgie ist häufig mit langen Operationszeiten zu rechnen; komplizierte Lagerungstechniken (z. B. sitzende oder Parkbanklagerung), verlangsamte und bewusstseinsgetrübte Patienten, intrakranielle Druckerhöhung und Blutungen, zerebrale Krampfanfälle, endokrine Symptome bei Hypophysentumor oder Stammhirnreaktion bei mechanischer Reizung (Herzrhythmusstörungen oder Blutdruckinstabilität) zählen zu weiteren Besonderheiten.

27.1.1 Abschätzung des perioperativen Risikos

Das Ziel eines Prämedikationsgesprächs ist nicht die allumfassende allgemeinmedizinische Abklärung eines Patienten, sondern die zielgerichtete Abschätzung des perioperativen Gesamtrisikos, welches sich aus
- patientenbezogenem Anästhesierisiko,
- Operationsrisiko sowie
- Operationsdringlichkeit

ergibt.

Das perioperative Gesamtrisiko bestimmt die notwendigen Voruntersuchungen. Das Risiko einer Operation bei einem Patienten kann ggf. durch eine **präoperative Verbesserung der Leistungsfähigkeit** (= Reduktion des Anästhesierisikos) und/oder durch die **Änderung des operativen Vorgehens** (= Reduktion des Operationsrisikos) gezielt vermindert werden. Das Gesamtrisiko bestimmt auch die Auswahl des Anästhesieverfahrens, das Ausmaß des intraoperativen Monitorings (z. B. arterielle Druckmessung, zentraler Venenkatheter, Blasendauerkatheter) und die unmittelbare postoperative Nachbehandlung (Intensiv-, Intermediate-Care- oder Normalstation).

Es bewährt sich, das Operationsrisiko für die, an einer Klinik typischerweise durchgeführten, Eingriffe festzulegen [3]. Dabei sollte die interdisziplinäre Einschätzung in niedriges, mittleres und hohes Operationsrisiko u. a. von Dauer, Invasivität, potenziellen intra- und postoperativen Komplikationen, Blutverlust und Lagerung bestimmt werden. Die Einschätzung sollte den Empfehlungen der AAC/AHA folgen, nach denen die Art des chirurgischen Eingriffs und der damit verbundene hämodynamische Stress wesentlich sind [1]. So gilt in unserer Klinik z. B. die Operation eines Karpaltunnelsyndroms als Eingriff mit geringem Risiko, die Operation eines lumbalen Bandscheibenvorfalls oder eines abgegrenzten, oberflächennahen Hirntumors als mittleres Risiko und die Operation eines Schädelbasistumors als hohes Risiko.

◘ **Tab. 27.1.** American Society of Anesthesiologists (ASA)-Klassifikation

I	Normaler, sonst gesunder Patient
II	Patient mit leichter Allgemeinerkrankung
III	Patient mit schwerer Allgemeinerkrankung
IV	Patient mit schwerer Allgemeinerkrankung, die eine konstante Lebensbedrohung darstellt
V	Moribunder Patient, dessen Tod innerhalb von 24 h zu erwarten ist (mit oder ohne Operation)

27.1 Präoperative Vorbereitung des Patienten, Prämedikation

Tab. 27.2. Modifizierte NICE-Leitlinie

	ASA II Patient mit leichter Allgemeinerkrankung	ASA III Patient mit schwerer Allgemeinerkrankung
Körperliche Belastbarkeit	Keine Einschränkung	Eingeschränkte Belastbarkeit
Angina pectoris	Gelegentlicher Gebrauch von Nitro-Spray (2- bis 3-mal/Monat)	Regelmäßiger Gebrauch von Nitro-Spray (2- bis 3-mal/Woche) oder instabile Angina pectoris
Hypertonus	Gut eingestellt (RR <160/90 mmHg); ein Antihypertensivum	Schlecht eingestellt, Mehrfachmedikation
Diabetes mellitus	Gut eingestellt, keine offensichtlichen diabetischen Komplikationen	Schlecht eingestellt, diabetische Komplikationen, z. B. pAVK (Claudicatio) oder kompensierte Niereninsuffizienz (Kreatinin >1,2 mg/ml)
COPD	Produktiver Husten; gut eingestellt mit Dosieraerosolen (kein Giemen); nur selten akute Atemwegsinfektionen	Kurzatmig bereits bei geringer Belastung (ein Stockwerk steigen); mehrmals im Jahr akute Atemwegsinfektionen
Asthma bronchiale	Gut eingestellt mit antiobstruktiver Therapie; keine Einschränkung der Aktivitäten des täglichen Leben (ATL)	Schlecht eingestellt; Einschränkung der ATL; hohe Steroiddosis o. ä.; mehrfache Klinikeinweisungen aufgrund des Asthmas
Nierenfunktionseinschränkung	Serumkreatinin: 1,2–2,0 mg/dl	Serumkreatinin: >2,0 mg/dl; Hämo- oder Peritonealdialyse

Anamnese

Ziel der anästhesiologischen Voruntersuchung ist die Erfassung des individuellen Anästhesierisikos. Bei der Anamnese steht die Abschätzung der körperlichen Leistungsfähigkeit im Vordergrund. Dabei kann eine gute körperliche Belastbarkeit angenommen werden, wenn ein Patient 2–3 Stockwerke ohne Unterbrechung steigen oder 30 min joggen bzw. schwimmen kann. Eine eingeschränkte Belastbarkeit bedeutet, dass der Patient nicht ohne Unterbrechung ein Stockwerk steigen, in der Ebene höchstens 500 m spazieren gehen kann, sich nicht selbst versorgen kann (Putzen, Waschen, Kochen, Einkaufen, Körperpflege etc.), bettlägerig ist und/oder sich nur noch zur Toilette oder im Haus bewegt.

> **Wichtig**
>
> Bei der Anamnese und Durchsicht der (Vor)befunde sind besonders die wichtigsten Prädiktoren für kardiovaskuläre Komplikationen in der perioperativen Phase zu berücksichtigen, wie koronare Herzerkrankung (KHE), Herzinsuffizienz, zerebrovaskuläre Insuffizienz/Apoplex, (insulinpflichtiger) Diabetes mellitus und Niereninsuffizienz.

Darüber hinaus werden weitere Vorerkrankungen des **kardiovaskulären** (Herzrhythmusstörungen, pAVK und thromboembolische Ereignisse, Vitien) und **respiratorischen Systems** (Asthma, COPD, Emphysem, Cor pulmonale, Tuberkulose, Pneumonie) angesprochen (außerdem: Hepatitis, Blutungsneigung, Krampfleiden, Lähmungen, Depressionen, Schilddrüsen-, Muskel-, Skelett- und Augenerkrankungen). Bei der Frage nach vorausgegangenen Operationen interessieren **Allergien** (Latex, Antibiotika, Jod etc.), Intubationsprobleme, Kreislauf- und Atmungskomplikationen, intraoperative Wachheit (»awareness«), Disposition zur malignen Hyperthermie und das Auftreten von postoperativer Übelkeit und Erbrechen. Die Anamnese sollte schriftlich dokumentiert und mit der Aufklärung des Patienten verbunden werden.

Untersuchung

Zunächst sollte der körperliche Zustand des Patienten beurteilt werden (Allgemein- und Ernährungszustand, Adipositas, Kachexie); der Zahnstatus (saniert, Prothese, wackelnde Zähne) wird erhoben, Kopf und Hals werden inspiziert. Die Schwierigkeit der endotrachealen Intubation kann anhand der Mallampati-Einteilung beurteilt werden. Das Größenverhältnis des Zungengrundes zum Rachen und die thyreomentale Distanz (normal >7 cm) können Hinweise auf eine schwierige endotracheale Intubation liefern. Die Halswirbelsäule sollte mindestens um jeweils 35° beug- und streckbar sein. Eine Auskulation von Herz und Lunge sollte die Untersuchung abschließen. Die Aussagekraft des Allen-Testes bei geplanter arterieller Kanülierung ist fraglich, er wird jedoch noch von einigen Autoren aus forensischen Gründen empfohlen.

Präoperative Screeninguntersuchungen versus gezielte Untersuchungen

Es gibt keinen Beweis, dass ungezielte Routine- (Screening)untersuchungen das perioperative Risiko eines Patienten vermindern. Anamnese und gründliche Untersuchung sowie Auswertung der Krankenunterlagen sind die präoperativen Screeningmethoden und können apparative Untersuchungen weitgehend ersetzen. Beispielsweise wird beim Marburger-Modell zur Stratifizierung des Anästhesierisikos das kardiale perioperative Risiko anhand von 5 Kernfragen evaluiert:
- Belastbarkeit?
- Myokardinfarkt oder Koronarintervention?
- Angina pectoris oder Dyspnoe?
- Diabetes mellitus?
- Patientenalter?

Die Antworten auf diese einfachen Fragen entscheiden in Abhängigkeit vom Operationsrisiko und der Operationsdringlichkeit, ob überhaupt EKG-, Thoraxröntgenaufnahme und/oder Labor erforderlich sind [3]. Für die Festlegung einer fixen Altersgrenze, oberhalb derer Untersuchungen beim klinisch unauffälligen Patienten (ASA I) von Nutzen sind, gibt es keine Erkenntnisse; daher wird in unserer Klinik in Abwandlung des Marburger-Modells die Anforderung von Untersuchungen grundsätzlich nicht vom Patientenalter bestimmt.

Ein EKG bzw. eine Thoraxröntgenaufnahme wird nur bei bekannter oder vermuteter kardialer bzw. pulmonaler Pathologie durchgeführt. Vorbefunde jünger als 6 Monate gelten als ausreichend. Die Wertigkeit der Thoraxröntgenaufnahme bei kompensierten kardialen Vorerkrankungen wird allerdings häufig überschätzt. Grundsätzlich gilt, dass nur die Befunde, die eindeutig als pathologisch und behandlungswürdig erachtet werden, bei elektiven Eingriffen (konsiliarisch) abgeklärt werden sollten. In den Zweifelsfällen, wo z. B. eine zuverlässige Anamneseerhebung nicht möglich ist, werden bei uns EKG und Labor (kleines Blutbild, Kreatinin, Natrium, Kalium, GPT, Quick/INR, aPTT, Blutglukose) durchgeführt.

Wie bei EKG und Thoraxröntgenaufnahme gilt unabhängig vom Lebensalter, dass bei Patienten ohne auffällige Anamnese (ASA I) aus unserer anästhesiologischen Sicht keine Laboruntersuchungen notwendig sind. Bei Patienten mit bekannten oder vermuteten Begleiterkrankungen (ASA II/III) können folgende Untersuchungen angefordert werden:
- Nierenerkrankung: Krea, K, Na (evtl. kleines Blutbild),
- Herzkreislauferkrankung: Krea, K, Na (evtl. kleines Blutbild),
- Anämie (Blutung, Tumor, Infekt): kleines. Blutbild,
- Diabetes mellitus: Blutglukose (BZ; ggf. Krea, K, Na),
- Leberfunktionsstörung: GPT (evtl. AP), Quick/INR, kleines Blutbild,
- Gerinnungsstörung: Quick/INR, aPTT, Thrombozyten,
- Schilddrüsenfunktionsstörung: TSH basal, fT3, fT4,
- Steroid-, Diuretika-, Digitalis-, Laxanzieneinnahme: K, Na.

Bei der Analyse des Wasser- und Elektrolythaushaltes des neurochirurgischen Patienten ist an die vorbestehende Dehydratation mit Elektrolytstörungen durch unzureichende Flüssigkeitsaufnahme oder Erbrechen bei erhöhtem ICP zu denken.

Wenn bei der Prämedikation bereits ältere Laboruntersuchungen vorhanden sind, so kann auf die erneute Bestimmung verzichtet werden, sofern nicht damit zu rechnen ist, dass sich die Werte in der Zwischenzeit relevant veränderten. Häufig wird angegeben, dass Laborwerte nicht älter als 3 Monate sein sollten; dieser Zeitraum kann im Einzelfall durchaus überschritten werden.

Die Begründung der präoperativen Blutgruppenbestimmung unterliegt nicht selten einem Missverständnis: es geht nicht darum, bereits die Blutgruppe zu kennen, um im Transfusionsfall die passenden A/B/0-Konserven zur Hand zu haben, sondern es geht darum, potenzielle präformierte Blutgruppenantikörper zu entdecken, um im akuten Transfusionsfall die für die Abklärung dieses Antikörpers benötigte Zeit zu vermeiden (ca. 1–4 h). Daher sollte die Indikation zur präoperativen Blutgruppenbestimmung großzügiger als zur Anforderung von Erythrozytenkonzentraten gestellt werden.

> **Praxistipp**
>
> Bei Eingriffen in (halb)sitzender Lagerung besteht die Gefahr einer perioperativen Luftembolie Ein offenes Foramen ovale mit der Gefahr einer paradoxen Embolie und dem Eindringen von Luft in das arterielle System sollte mittels transösophagealer Echokardiographie präoperativ ausgeschlossen werden.

Information und Aufklärung

Der volljährige, willens- und einsichtsfähige Patient willigt selbst in die Behandlung ein. Die Gesprächsführung sollte auf konkrete Interessen des Patienten ausgerichtet sein. Bei der Information über den zu erwartenden Blutverlust bzw. Fremdbluttransfusionen sowie Lagerungsschäden überschneiden sich Verantwortungsbereich von Anästhesisten und Neurochirurgen. Empfohlen wird in Deutschland die Verwendung standardisierter Anamnese- und Aufklärungsbögen. Die Risiko- und Sicherungsaufklärung und Einwilligung zur Anästhesie müssen schriftlich dokumentiert werden. Diese handschriftliche Dokumentation wird typischerweise auf dem Aufklärungsbogen durchgeführt, welcher in der Patientenakte verbleibt.

> **Praxistipp**
>
> Es sollten keine Zahlenangaben zu den Häufigkeiten einzelner Anästhesierisiken dokumentiert werden. Bei der Aufklärung gilt der Grundsatz: Was nicht handschriftlich dokumentiert ist, hat im Zweifelsfall nicht stattgefunden.

Falls ein volljähriger Patient beim Prämedikationsgespräch eindeutig als nicht einwilligungsfähig erscheint (verwirrt, nicht zur Person, Ort und/oder Zeit orientiert), muss die Dringlichkeit des Eingriffs mit der operativen Abteilung geklärt werden. In dringlichen Fällen kann auch bei nicht einwilligungsfähigen Patienten ein Eingriff schnellstmöglich durchgeführt werden. Es gilt der Grundsatz: Die Dringlichkeit des Eingriffs entscheidet über das Vorgehen (d. h. ob operiert werden kann oder ob zuerst eine Betreuung eingerichtet werden muss). Für nichtdringliche Eingriffe gilt, dass sie erst durchgeführt werden dürfen, wenn die rechtskräftige Einwilligung vorliegt, d. h. eine Betreuung eingerichtet und der Betreuer aufgeklärt wurde sowie anschließend eingewilligt hat.

> **Wichtig**
> Entgegen landläufiger Meinung können selbst engste Familienangehörige nicht rechtskräftig in die Anästhesie einwilligen; nur der amtlich bestellte Betreuer ist hierzu befugt

Es ist aber selbstverständlich immer sinnvoll, das Gespräch mit den Familienangehörigen zu suchen und diese über die geplanten Maßnahmen zu informieren.

Betreute Patienten müssen soweit aufgeklärt werden, wie es ihre Einsichtsfähigkeit zulässt. Gehören Entscheidungen über ärztliche Behandlungen zum Aufgabenkreis des Betreuers, ist dieser zusätzlich zum Patienten aufzuklären und dessen Einwilligung einzuholen; bei fehlender Einsichtsfähigkeit des Betreuten ist allein der Betreuer aufzuklären.

Prämedikation und Wahl des Anästhesieverfahrens

Das Prämedikationsgespräch dient nicht zuletzt der Herstellung eines Vertrauensverhältnisses und der Linderung von Ängsten; deshalb ist dies für den Patienten mindestens so bedeutsam wie die medikamentöse Prämedikation.

Heute erfolgt die medikamentöse Prämedikation überwiegend mit Benzodiazepinen. Diese wirken anxiolytisch, sedativ-hypnotisch, zentral muskelrelaxierend und antikonvulsiv. Am Abend vor der Operation kann der Patient beispielsweise 20–40 mg Dikaliumclorazepat (20 mg ab 60 Jahren; 10 mg ab 70 Jahren) erhalten.

Am Operationstag hat sich die Gabe von Midazolam (7,5 mg Tablette; Dosisreduktion auf 3,75 mg bei älteren Patienten) 30–45 min präoperativ durchgesetzt. Bei **Kindern** kann Midazolam neben der oralen Gabe (0,5 mg/kgKG) auch nasal oder rektal verabreicht werden. **Säuglinge** bis zum 6. Monat (bzw. 6 kgKG) erhalten keine sedierende Prämedikation.

Patienten mit Erkrankungen der Wirbelsäule oder mit intrakraniellen Prozessen ohne erhöhten intrakraniellen Druck und ohne Bewusstseinstrübung können in der genannten Weise prämediziert werden. **Bewusstseinsgetrübte und/oder Patienten mit erhöhtem intrakraniellen Druck** dürfen präoperativ keine Sedativa oder Opioide erhalten, da diese Patienten auf zentral dämpfende Substanzen besonders empfindlich reagieren (Atemdepression mit resultierender Hyperkapnie und Zunahme der Hirndurchblutung und des intrakraniellen Druckes). Bei **Epileptikern** kann gelegentlich auch mit einem lang wirkenden Barbiturat (Phenobarbital) unter Beibehaltung der antikonvulsiven Therapie prämediziert werden. Als medikamentöse Prophylaxe bei Patienten mit **Aspirationsgefahr** (Magenatonie, Stenosen, Reflux, Schwangere) empfiehlt sich am Vorabend und Operationstag die Gabe von 300 mg Ranitidin oder 400 mg Cimetidin.

Gegenwärtig kann für die Wahl des Anästhesieverfahrens in der Neurochirurgie keine allgemeingültige Empfehlung ausgesprochen werden. Betont werden muss dagegen die Notwendigkeit eines flexiblen und individuell abgestimmten Vorgehens unter Berücksichtigung von Größe und Lokalisation der Läsion, Höhe des ICP, neurologischer Funktion und intraoperativer Lagerung.

Präoperative Dauermedikation

Die Fortsetzung der Dauermedikation in der perioperativen Phase ist für die meisten Medikamente unbedenklich und in einigen Fällen sogar dringend zu empfehlen. Die wenigen Ausnahmen beziehen sich auf Medikamente, die die Hämostase (z. B. ASS, Clopidogrel, Ticlopidin) beeinträchtigen, Einfluss auf den Glukosestoffwechsel (Antidiabetika) haben oder mit Narkosemitteln negativ interagieren (z. B. MAO-Hemmer). Grundsätzlich sollten die Patienten möglichst bald nach einer Operation die gewohnte orale Medikation wieder einnehmen; dies gilt besonders für Herzkreislaufmedikamente.

Bei **Diabetikern** sind eine kurze Nahrungskarenz und damit frühe Position auf dem Operationsprogramm empfehlenswert. Perioperativ wird der Blutzucker regelmäßig überwacht. Da bei der **Metformineinnahme** die Gefahr einer perioperativen Laktazidose (besonders bei renaler Funktionsstörung, i.v.-Kontrastmittelgabe, hohem Alter, Einnahme von nichtsteroidalen Antirheumatika) besteht, sollte es 48 h vor einem Eingriff abgesetzt werden. Die Einnahme bis 24 h vor einem Eingriff gilt als vertretbar, wenn die Operation mit einem geringen Trauma einhergeht und ohne obige Risikokonstellation geplant ist. Metformin sollte frühestens 2 Tage postoperativ wieder angesetzt werden. **Orale Antidiabetika** (Sulfonyharnstoffpräparate) bzw. **Retardinsuline** werden bis zum Vortag wie gewohnt eingenommen. Verzögerungsinsuline sollten perioperativ auf Altinsulin umgestellt werden. Beim nichtinsulinpflichtiger Diabetiker kann der Blutzucker durch die Gabe von 10%iger Glukose oder Altinsulin korrigiert werden. Beim insulinpflichtigen Diabetiker können verschiedene Substitutionsschemata angewandt werden, die in jeder Klinik interdisziplinär festgelegt werden sollten.

Antihypertensiva dürfen präoperativ nicht abgesetzt werden; beim plötzlichen Absetzen besteht die Gefahr des Rebound-Effektes v. a. bei β-Blockern.

> **Praxistipp**
>
> Im Gegensatz hierzu sollten ACE-Inhibitoren und Angiotensin-II-Rezeptor-Antagonisten am Operationstag nicht gegeben werden; die Weitergabe sollte nur bei schlecht eingestelltem Hypertonus und wenig traumatisierenden Operationen erwogen werden.

Bei Dauertherapie mit Diuretika kann eine K^+-Kontrolle am Vortag sinnvoll sein. Eine Behandlung mit Digitalispräparaten wird fortgeführt, der Serumspiegel sollte ggf. kontrolliert werden.

Die **antikonvulsive Therapie** wird beibehalten, wenn nicht gleichzeitig die Lokalisation eines epileptogenen Fokus geplant ist. Zur Therapiesteuerung sind Bestimmungen der Serumkonzentration des Antiepileptikums (z. B. Carbamazepin, Phenytoin, Valproinsäure, Phenobarbital) hilfreich. Zur Reduktion perifokaler Ödeme oder bei Patienten mit Hypophysentumor erfolgt häufig eine Therapie mit **Glukokortikoiden** (z. B. Dexamethason). Diese wird perioperativ unter Kontrolle des Blutzuckers fortgesetzt. Bei länger bestehender Einnahme von Steroiden oberhalb der Cushingschwelle sollte eine perioperative Substitution mit 100–300 mg Hydrokortison stattfinden. Die Indikation hierzu sollte großzügig gestellt werden.

Trizyklische Antidepressiva und selektive Serotoninwiederaufnahmehemmer können bei Notwendigkeit bis zum Vortag weitergegeben werden. Monoaminooxidase- (MAO-)Hemmer der ersten Generation (Tranylcypromin, Jatrosom) sollten präoperativ möglichst früh abgesetzt werden. Sie stellen eine Kontraindikation für Pethidin, Tramadol und Dextrometorphan (wegen möglicher exzitatorischer Reaktionen, auch Atemdepression und Koma) und für indirekte Sympathikomimetika (z. B. Ephedrin, Etilefrin [Effortil]; wegen möglicher hypertensiver Krisen) dar. Das langwirksame Tranylcypromin sollte ggf. auf den kurzwirksamen MAO-Hemmer Meclobemid (Aurorix) möglichst 14 Tage vor einer Operation in Rücksprache mit dem Psychiater umgesetzt werden; Meclobemid stellt eine Kontraindikation für Pethidin dar.

Bei einer Lithiumtherapie sollten der Serumspiegel und das Serumnatrium kontrolliert werden. Ovulationshemmer werden wegen der erhöhten Emboliegefahr v. a. bei Vorhandensein weiterer Risikofaktoren einige Wochen präoperativ abgesetzt.

Marcumarpatienten (wegen Vorhofflimmern, Herzinsuffizienz, tiefe Venenthrombose etc.) werden in Absprache mit dem Operateur 3–5 Tage vorher auf s.c. verabreichtes niedermolekulares Heparin bzw. Heparinperfusor umgestellt (engmaschige Quick/INR-Kontrollen). Bei dringlichen bzw. Notfalleingriffen kann der Quick-Wert durch Gabe von Konakion oder Gerinnungsfaktoren (Prothrombinkomplex, PPSB) angehoben werden. Thrombozytenaggregationshemmer (ASS) werden 7–10 Tage vorher abgesetzt (erhöhtes Blutungsrisiko). Auch die geht mit einem prokoagulatorischen Rebound-Effekt einher und damit einer Erhöhung des kardiovaskulären Risikos. Ob auch hier die Gabe eines niedermolekularen Heparins gerechtfertigt ist, muss im Einzelfall diskutiert werden

Literatur

1. Eagle KA, Berger PB, Calkins H et al. ACC/AHA Guideline Update for Perioperative Cardiovascular Evaluation for Noncardiac Surgery--Executive Summary. A report of the American College of Cardiology/American Heart Association Task Force on Practice Guidelines (Committee to Update the 1996 Guidelines on Perioperative Cardiovascular Evaluation for Noncardiac Surgery). Anesth Analg 2002; 94: 1052-64
2. Fleisher LA. Preoperative cardiac evaluation. Anesthesiology Clin N Am 2004; 22: 59-75
3. Kerwat KM, Kratz CD, Olt C, Christ M, Ziring M, Wulf H, Geldner G. Marburg model for optimization of stratification of the anaesthesiological risk. Anaesthesist 2004; 53: 856-61
4. Krane E. Guidelines for the pediatric preoperative anesthetic evaluation. http://pedsanesthesia.stanford.edu/guide/guideline-preop.pdf
5. Kratz CD, Christ M, Maisch B, Kerwat KM, Olt C, Zielke A, Hellinger A, Wulf H, Geldner G. Premedication visits. Economising at the cost of the patient? Anaesthesist 2004; 53: 862-70
6. Leitlinie zur anästhesiologischen Voruntersuchung. Anästh Intensivmed 1998; 39: 204-205
7. Müllenheim J, Schlack W. Perioperative Therapie mit Betablockern und ACE-Hemmern: Wann – wann nicht? Anästh Intensivmed 2004; 45: 607-619
8. National Institute for Clinical Excellence. Preoperative tests. The use of routine preoperative tests for elective surgery. Clinical Guideline 3. NHS; www.nice.org.uk
9. Smetana GW, Cohn SL, Lawrence VA. Update in perioperative medicine. Ann Intern Med 2004; 140: 452-61
10. Pasternak LR et al. Practice advisory for preanesthesia evaluation: A report by the American Society of Anesthesiologists task force on preanesthesia evaluation. Anesthesiology 2002; 96: 485-496; www.anesthesiology.org
11. Zarbock A, Prien T, Van Aken H, Meißner A. Umgang mit Dauermedikation in der perioperativen Phase. Anästh Intensivmed 2004; 45: 361-371

Leitlinien

Entschließung zur anästhesiologischen Voruntersuchung der Deutschen Gesellschaft für Anästhesiologie und Intensivmedizin (DGAI) (http://www.dgai.de/06_1_00tabelle.htm)

Empfehlungen des wissenschaftlichen Arbeitskreises Neuroanästhesie der DGAI: Monitoring bei neurochirurgischen Operationen in sitzender oder halbsitzender Position (http://www.dgai.de/06_1_00tabelle.htm)

Internetadressen

http://www.dgai.de Deutsche Gesellschaft für Anästhesiologie und Intensivmedizin (DGAI)
http://www.bda.de Bund Deutscher Anästhesisten (BDA)
http://www.asahq.org American Society of Anesthesiologists (ASA)
http://www.snacc.org Society of Neurosurgical Anesthesia and Critical Care
http://www.rcoa.ac.uk Royal College of Anaesthetists
http://www.virtual-anaesthesia-textbook.com

27.2 Postoperative Überwachung

D. Haux, A. Unterberg

Die postoperative Überwachung stellt einen elementaren Bestandteil der Aufgaben der (neuro)chirurgischen Intensivmedizin dar. Nur so können Komplikationen rasch erkannt und adäquat therapiert werden.
Nicht alle neurochirurgischen Eingriffe erfordern eine intensivmedizinische Überwachung. Nach komplikationslosen extrakraniellen und kleineren intrakraniellen Eingriffen (z. B. ventrikuloperitonealer Shunt, stereotaktische Biopsie, Implantation eines Rickham-Reservoirs) ist in der Regel eine Verlegung über den Aufwachraum auf eine Normalstation ausreichend. Diese Patienten bedürfen einer symptombezogenen klinischen Kontrolle sowie einer Laborkontrolle am Folgetag.
Eine erhöhte Aufmerksamkeit ist bei größeren intrakraniellen Eingriffen notwendig. Insbesondere Patienten nach intrakraniellen Tumorresektionen, Operationen an der Schädelbasis und im Bereich großer Blutgefäße müssen in der postoperativen Akutphase unter kontinuierlicher Beobachtung stehen.
Bei erhöhtem Operations- und Narkoserisiko sowie schweren kardialen oder pulmonalen Vorerkrankungen oder bei unerwarteten intraoperativen Komplikationen, etwa starkem Blutverlust, Herzkreislaufinstabilität oder respiratorischen Problemen, bedürfen die Patienten ebenfalls der engmaschigen Überwachung, die über die Möglichkeiten einer Normalstation hinausgeht.
Die Dauer einer intensiven postoperativen Überwachung sollte mindestens 6–24 Stunden betragen [11, 14]. Im Folgenden soll speziell auf die intensivmedizinische Überwachung von Patienten nach elektiven neurochirurgischen Eingriffen eingegangen werden. Die Überwachung von akuten neurochirurgischen Notfällen (Schädelhirntrauma, Subarachnoidalblutung etc.) kann als Teil der jeweiligen spezifischen Therapie gelten, weshalb hierauf an dieser Stelle nicht gesondert Bezug genommen werden.

27.2.1 Intensivmedizinische Überwachung

Die postoperative intensivmedizinische Überwachung unterscheidet sich nicht grundsätzlich von der Behandlung anderweitig intensivpflichtiger Patienten. Sie ist in der Regel kürzer und endet in der Mehrzahl der Fälle am Morgen des ersten postoperativen Tages.

Übergabe des Patienten

Grundsätzlich ist für die postoperative Überwachung die Kenntnis des präoperativen Status eines Patienten (neurologische Symptomatik, Begleiterkrankungen etc.) entscheidend, um direkte postoperative Komplikationen und eine entsprechende Verschlechterung sofort erkennen und darauf adäquat reagieren zu können. Das setzt eine detaillierte Übergabe durch den Operateur selbst sowie den Anästhesisten an das zuständige ärztliche und pflegerische Personal voraus. Der Aufnahmestatus umfasst den präoperativen internistischen und neurologischen Status, Art und Dauer der Narkose und Besonderheiten wie Katecholaminpflichtigkeit, Flüssigkeitsbilanz und Blutverlust, Art der Operation, Besonderheiten des Operationsverlaufs und postoperative Zusatzmedikation (Antibiotika, Kortikoide, Antikonvulsiva, Mannitol etc.). Alle prä- und intraoperativ angelegten Katheter und Drainagen (zentralvenöse und arterielle Zugänge, Blasenkatheter, Magensonde, Wund- und Liquordrainagen) müssen auf Funktionsfähigkeit geprüft und dokumentiert werden.
Die anschließende klinische Überwachung erfolgt in stündlichen Abständen mit der Dokumentation der Parameter des Basismonitorings und zerebralen Monitorings (Tab. 27.3), auf die im Folgenden näher eingegangen wird sowie der Flüssigkeitsbilanzierung.

Der wache Patient

Im Normalfall kann auch nach intrakraniellen Eingriffen die Narkose bereits im Operationssaal beendet und der Patient extubiert werden. Ist der Patient im Verlauf neurologisch und internistisch unauffällig, muss eine bildgebende Kontrolle des Operationssitus nicht unbedingt erfolgen. Bei unkomplizierten supratentoriellen Eingriffen ist eine weitere klinische Überwachung auf einer Normalpflegestation oft ausreichend.

Der intubierte Patient

Prinzipiell ist auch nach intrakraniellen Eingriffen eine möglichst zügige Extubation, im Idealfall noch im Operationssaal, anzustreben. Eine Nachbeatmung kann unter Umständen erforderlich sein bei:
— bereits präoperativer Intubationpflichtigkeit des Patienten (z. B. erhöhter ICP beim Schädelhirntrauma),
— kardiorespiratorischer Instabilität nach Operation in Seitenlage (Atelektasen),
— Luftembolie nach sitzender Lagerung,

Tab. 27.3. Zusammenstellung der Monitoringparameter in der neurochirurgischen Intensivmedizin

Basismonitoring	Herzfrequenz Arterieller Blutdruck (invasiv/nichtinvasiv) ZVD Pulsoxymetrie Beatmungsparameter (Atemfrequenz, F_iO_2, PEEP, p_{max}) Körpertemperatur
Blutgasanalyse	p_aO_2, p_aCO_2, Säure-Basen-Haushalt, Blutzucker, Elektrolyte, Hb, Hkt
Labor	Blutbild, Elektrolyte, Gerinnung, Serumosmolalität, Nierenwerte
Neurologischer Status	Bewusstseinslage GCS Pupillenweite und Lichtreaktion Paresen Hirnnervenausfälle Aphasie
Zerebrales Monitoring	Intrakranieller Druck (ICP) Zerebraler Perfusionsdruck (CPP)
Multimodales zerebrales Monitoring (MCM)	Oxygenierung ($p_{ti}O_2$, $S_{jv}O_2$) zerebraler Blutfluss (CBF) Metabolismus (Mikrodialyse) Elektrophysiologie (EEG, EP, EcoG)

ZVD zentraler Venendruck; F_iO_2 inspiratorische Sauerstofffraktion; *PEEP* positiver endexpiratorischer Druck; p_{max} maximaler inspiratorischer Druck; p_aO_2 (CO_2) arterieller O_2- (CO_2-)Partialdruck; *Hb* Hämoglobin; *Hkt* Hämatokrit; *GCS* Glasgow Coma Scale; $p_{ti}O_2$ zerebraler Gewebssauerstoffpartialdruck, $S_{jv}O_2$ jugularvenöse Sauerstoffsättigung; *EEG* Elektroenzephalogramm; *EP* evozierte Potenziale; *EcoG* Elektrokortigographie.

- Hypothermie,
- intrakraniellen Komplikationen (Verletzung von Hirnnerven, starke intraoperative Hirnschwellung etc.).

Muss ein Patient postoperativ nachbeatmet werden, ist besonders auf eine seitengleiche Ventilation mit ausreichender Oxygenierung, Normokapnie und ausgeglichenem Säure-Basen-Haushalt zu achten. Die Kontrolle der Pupillen ersetzt einen ausführlichen neurologischen Status, bis der Patient ausreichend wach und kontaktfähig ist.

Immer sollte eine zügige Extubation angestrebt werden, denn die engmaschige klinisch-neurologische Untersuchung ist die beste Überwachung (Tab. 27.4).

Die Extubation stellt für den Patienten immer eine besondere Stresssituation dar. Sie sollte deshalb zügig, aber ruhig und routiniert durchgeführt werden. Auch sollte der Patient über alle Schritte (Absaugung, Hustenreiz) informiert werden. Insbesondere ist darauf zu achten, dass es zu keinem extremen Blutdruckanstieg kommt. Dies kann durch eine ausreichende Analgesie oder kurzwirksame Antihypertensiva (z.B. Urapidil) sichergestellt werden.

Ist eine längere Nachbeatmung über mehrere Stunden erforderlich – insbesondere nach pulmonalen Zwischenfällen – sollte ein Röntgenbild des Thorax angefertigt werden, um Belüftungsstörungen oder Komplikationen eines zentralen Venenkatheters (Pneumo- oder Hämatothorax) auszuschließen und dessen Lage zu überprüfen.

Tab. 27.4. Kriterien zur postoperativen Extubation [8]

Adäquater neurologischer Status	– Hustenreflex – Schluckreflex – Patient befolgt gezielt Aufforderungen
Stabile pulmonale Situation	– p_aO_2 >70 mmHg – F_iO_2 ≤0,4 – PEEP ≤7 mbar – p_aCO_2 ≤40 mmHg – druckunterstützte Spontanatmung (Druckunterstützung <9 mmHg)
Stabile hämodynamische Verhältnisse	– Normotonie – Patient ist nicht hochdosiert katecholaminpflichtig
Fehlen sonstiger Kontraindikationen	– Hypothermie (<36°C) – metabolische Entgleisung

27.2.2 Basismonitoring

Das Basismonitoring ist bei jedem neurochirurgischen Intensivpatienten unverzichtbar für die Kontrolle der Vitalparameter und umfasst (Tab. 27.3):

- EKG,
- Blutdruckmessung,
- Pulsoxymetrie,
- Körpertemperatur,
- regelmäßige Blutgasanalysen,
- Laborkontrolle und
- klinisch neurologische Untersuchung.

Patienten nach intrakraniellen Eingriffen sollten bereits präoperativ regulär mit einem zentralen Venenkatheter und einem arteriellen Katheter ausgestattet sein, über die Blutentnahmen für Labor- und Blutgasanalysen sowie eine kontinuierliche invasive Blutdruckmessung erfolgen können. Als Zielwerte sollten Normotonie, Normovolämie (MAP ≥75 mmHg, Hkt 0,35–0,45) sowie eine ausreichende Oxygenierung (S_aO_2 >94% bzw. p_aO_2 >70 mmHg) und Normokapnie (p_aCO_2 35–45 mmHg) angestrebt werden. Systolische Blutdruckspitzen über 160 mmHg sollten vermieden werden, um das Nachblutungsrisiko nicht zu erhöhen.

Klinisch-neurologische Untersuchung

Die neurologische Überwachung umfasst bei elektiven intrakraniellen Eingriffen in der Regel die Kontrolle und gewissenhafte Dokumentation des neurologischen Status. Besonderes Augenmerk ist hier auf erkrankungs- und operationsspezifische Symptome zu richten. Als orientierender Status hat sich auch in der postoperativen Überwachung der Glasgow Coma Scale Score (GCS) bewährt.

Die Kontrolle der Pupillenweite und Lichtreaktion ist beim intubierten Patienten essenziell. Die stündlichen Kontrollen werden von geschultem Pflegepersonal durchgeführt, da dies kontinuierlich am Patientenbett tätig ist. Bei Eintreten einer Veränderung wird der zuständige Arzt benachrichtigt, der die erforderlichen Schritte einleitet.

Erweitertes kardiozirkulatorisches Monitoring

Zusätzlich zu den Parametern des Basismonitoring kann in Einzelfällen ein erweitertes kardiozirkulatorisches Monitoring erforderlich sein. Pulmonalarterienkatheter (PA-Katheter) sind seit langem im Einsatz und ermöglichen über Ballonokklusion und Thermodilution bzw. direkte Volumenmessung die Bestimmung von Herzzeitvolumen, Vor- und Nachlast des Herzens. Die Indikation in der postoperativen Überwachung bleibt beschränkt auf kardiopulmonal instabile Patienten nach ausgedehnten Eingriffen und ist in der Neurochirurgie sicherlich eine Seltenheit. Es gibt Hinweise, dass der PA-Katheter die Mortalität von chirurgischen Patienten mit hohem Operationsrisiko durch Lungenarterienembolien erhöht, ohne den Aufenthalt auf der Intensivstation zu verkürzen [13]. Eine eingehende Schulung im Umgang mit dem PA-Katheter ist für die korrekte Anwendung erforderlich [5].

Eine andere Methode bestimmt die kardiale Vor- und Nachlast über die Berechnung der Pulskonturanalyse durch transthorakale Thermodilution (PiCCO) mittels einfachem zentralen Venenkatheter und arteriellem Femoralarterienkatheter. Sie zeigt eine gute Übereinstimmung mit den herkömmlichen Werten eines PA-Katheters bei deutlich geringerem Komplikationsrisiko [12]. Langzeitergebnisse hierzu stehen jedoch noch aus.

Zerebrales Monitoring

Die Überwachung von intrakraniellem Druck (ICP) und zerebralem Perfusionsdruck (CPP) sind mittlerweile gut etabliert in der Behandlung und Überwachung von bewusstlosen Patienten mit intrakraniellen Verletzungen oder intrakraniellen Blutungen [1]. Bei Patienten, die mit einer intraventrikulären Liquordrainage ausgestattet wurden, kann der ICP über die Wassersäule der Ableitung ermittelt werden. Alternativ kommen Piezo-elektrische intraparenchymale Katheter oder Kombinationskatheter verschiedener Anbieter zum Einsatz.

Im Bedarfsfall steht bei komatösen Patienten auch ein erweitertes oder multimodales zerebrales Monitoring mit zusätzlicher Überwachung von zerebraler Perfusion, Hirngewebeoxygenierung und zerebralem Stoffwechsel zur Verfügung. Dieses spielt nach elektiven Operationen zumeist keine Rolle.

27.2.3 Ursachen und Auftreten postoperativer Komplikationen

Eine Nachblutung stellt die am meisten gefürchtete postoperative Komplikation dar, gefolgt von Ödem, ischämischen Läsionen durch Gefäßverschlüsse oder direkte operative Manipulation sowie Infektionen. Letztere treten meist verzögert auf. Liquorfisteln können zu Wundheilungsstörungen und Infektionen führen.

Neurologische Defizite

Unter den spezifisch neurochirurgischen Komplikationen finden sich in erster Linie unerwartete fokale neurologische Ausfälle neben allgemeinen Symptomen des erhöhten intrakraniellen Drucks. In Abhängigkeit von Ursache und Lokalisation variieren Zeitpunkt des Auftretens und Progredienz der Symptomatik. Ischämische Läsionen durch einen intraoperativen Gefäßverschluss werden meist unmittelbar postoperativ symptomatisch und nehmen im Verlauf zu, während Nachblutungen oder Infektionen mit entsprechender Verzögerung auftreten.

Das postoperative Hirnödem hat einen eher protrahierten Verlauf mit einem Gipfel um den 2. oder 3. postoperativen Tag. Es kann neben diffusen neurologischen Symptomen wie Kopfschmerzen oder Vigilanzminderung auch umschriebene Defizite (Paresen, Aphasie, etc.) hervorrufen. Besonders häufig sind die Entfernung von Meningeomen und Metastasen mit ödematöser Schwellung vergesellschaftet.

Speziell bei Operationen der hinteren Schädelgrube in sitzender Position kann es durch Abfließen von Liquor zur Ausbildung eines erheblichen Pneumatozephalus kommen. Die einströmende Luft erwärmt sich auf Körpertemperatur und dehnt sich entsprechend aus (Gay-Lussac-Gesetz). Je nach Ausmaß der intrakraniellen Luftansammlung kann ein Spannungspneumatozephalus entstehen, der eine Entlastung über ein frontales Bohrloch erforderlich macht, um eine Herniation oder den Einriss von Brückenvenen mit subduraler Blutung zu vermeiden. Klinisch präsentiert sich ein relevanter Pneumatozephalus meist durch eine fehlende Wachreaktion vor Extubation.

Postoperative Nachblutung

Postoperative Nachblutungen treten meist innerhalb der ersten 6–12 Stunden auf [10, 14]. Sie bleiben zunächst häufig asymptomatisch und werden erst durch eine rasche Verschlechterung (Vigilanzminderung, Paresen, Aphasie, Hirnnervendefizite, Krampfanfälle) manifest. Als Risikofaktoren kommen neben Blutdruckkrisen höheres Lebensalter, postoperative Erniedrigung von Quick, Fibrinogen und Thrombozyten in Betracht [4].

Ursache für eine postoperative Nachblutung ist meist eine unzureichende Blutstillung im Operationsgebiet oder eine postoperative Gerinnungsstörung. Selten kommt es bei neurochirurgischen Eingriffen zu so ausgeprägtem intraoperativem Blutverlust, dass es zu Verbrauchskoagulopathien kommt. Symptome einer postoperativen Nachblutung können sein:

- Zeichen des erhöhten intrakraniellen Druckes (Vigilanzminderung, Übelkeit, Erbrechen),
- Desorientiertheit,
- fokale neurologische Defizite (Paresen, Sprachstörungen, Visusstörungen, Halbseitensymptomatik),
- epileptische Anfälle.

Die Gesamthäufigkeit intrakranieller supratentorieller Nachblutungen schwankt zwischen 1 und 7% [4, 10, 14]; zur Lokalisationsverteilung: ◘ Tab. 27.5. Infratentoriell wird eine Inzidenz kleiner als 1% beschrieben [7]. Die raumfordernde intrakranielle Nachblutung stellt immer eine potenziell lebensbedrohliche Komplikation dar. Sie erfordert eine umgehende Evakuierung des Hämatoms sowie die Normalisierung der Gerinnung. Lediglich kleine, nicht raumfordernde Blutungen bei stabiler Gerinnungssituation erlauben ein konservatives Vorgehen. Insbesondere im Bereich des Temporalmuskels können große extrakranielle Hämatome entstehen, die eine chirurgische Revision rechtfertigen, da sie zu schmerzhaften Funktionseinschränkungen und Trismus führen können.

Störungen des Wasser- und Elektrolythaushalts

Störungen des Wasser- und Elektrolythaushaltes können prinzipiell nach jedem intrakraniellen Eingriff auftreten. Ein erhöhtes Risiko besteht insbesondere bei Eingriffen im Bereich der Sellaloge (Kraniopharyngeom, Hypophysentumor, etc.) durch eine meist temporäre Insuffizienz der Hypophyse. Eine für die akute postoperative Überwachung relevante Störung betrifft in der Regel die Sekretion von Adiuretin (ADH) und ACTH, während andere Hormonstörungen erst nach längerer Zeit in Erscheinung treten. Klinische Manifestationen sind Diabetes insipidus, Syndrom der inadäquaten ADH-Sekretion (SIADH) oder das zerebrale Salzverlustsyndrom (CSWS; ▶ Kap. 39.7). Eine postoperative Bilanzierung der Ein- und Ausfuhr sowie Kontrolle der Elektrolyte sind unerlässlich für die Therapie der entsprechenden Störungen (Desmopressingabe, Natriumsubstitution oder Flüssigkeitsrestriktion) ▶ Kap. 14.

Die postoperative Nebennierenrindeninsuffizienz (NNRI) durch fehlende ACTH-Stimulation (tertiäre oder sekundäre NNRI) kann eine akut lebensbedrohliche Addison-Krise (Hyponatriämie, Dehydratation, Schock, Bewusstseinstrübung) auslösen und muss durch prophylaktische Substitution mit Kortikosteroiden vermieden werden. Nach Operationen im Bereich der Hypophyse oder des Hypothalamus empfiehlt sich daher generell direkt postoperativ die Gabe von Hydrokortison. Diese Substitution muss bis zu einer endokrinologischen Nachuntersuchung der hypothalamisch-hypophysären Hormonachsen etwa 3 Monate postoperativ fortgesetzt werden.

Lagerungsschäden

Lagerungsschäden werden häufig erst bei pflegerischen Prozeduren offenbar und müssen dokumentiert werden. Meist handelt es sich hierbei um Druckstellen (Dekubitus I), die keiner spezifischen Therapie bedürfen. Arterielle und venöse Thrombosen sind bei adäquater antithrombotischer Prophylaxe selten, können jedoch zu schwerwiegenden Folgen wie Lungenembolie oder peripheren Durchblutungsstörungen führen. Die Kontrolle der peripheren Pulse ist daher unerlässlich. Neu aufgetretene Paresen an den klassischen Nervenkompressionslokalisationen wie Oberarm, Axilla, Fibulaköpfchen können ebenfalls peripher bedingt sein. Hier gibt die neurologische Untersuchung und ggf. elektrophysiologische Zusatzuntersuchung weiteren Aufschluss.

◘ **Tab. 27.5.** Verteilung intrakranieller Nachblutungen nach supratentoriellen Eingriffen [10, 14].

Lokalisation	Häufigkeit
Intraparenchymale Hämatome	43–60%
Epidurale Hämatome	28–33%
Intraselläre Hämatome	5%
Gemischte Hämatome	8%
Heterotope Hämatome	0,26%

27.2.4 Bildgebende Diagnostik

Bei unkompliziertem Operationsverlauf oder kleineren Eingriffen, etwa stereotaktischen Biopsien, ist prinzipiell keine bildgebende Kontrolle erforderlich [15].

Generell sollte bei Neuauftreten einer fokal-neurologischen Symptomatik, von Krampfanfällen oder Zeichen des erhöhten intrakraniellen Druckes eine Kontroll-CT angefertigt werden. Auch eine Vigilanzverschlechterung und eine zunehmende Orientierungsstörung stellen insbesondere bei normaler Elektrolyt- und Flüssigkeitsbilanz eine Indikation zur CT-Kontrolle dar. Komplizierte supratentorielle Eingriffe und andere intraoperative Auffälligkeiten wie eine erschwerte Präparation, erhöhte intraoperative Blutungsneigung oder ausgeprägte Hirnschwellung können im Einzelfall die Entscheidung für eine postoperative bildgebende Diagnostik begünstigen.

Im Vergleich zu supratentoriellen Komplikationen äußern sich raumfordernde Nachblutungen nach infratentoriellen Eingriffen wegen des geringeren Reservevolumens eher in Form von Störungen der Atmungs- und Kreislaufregulation sowie vegetativer Störungen. Da dies einen potenziell lebensbedrohlichen Zustand mit drohender transforaminaler Herniation darstellt, muss eine unverzügliche CT-Diagnostik erfolgen und die Blutung evakuiert werden.

> **Wichtig**
>
> Aus diesem Grund sollte nach einem Eingriff in der hinteren Schädelgrube die Indikation zur Kontroll-CT eher großzügig gestellt werden.

Bei Verdacht auf eine intraoperative Gefäßverletzung oder postoperative Durchblutungsstörung etwa durch venöse Thrombosen empfiehlt sich die Darstellung der Hirnperfusion mittels Perfusions-CT, CT-Angiographie, Kernspintomographie (diffusionsgewichtete und Perfusionssequenzen) oder digitale Subtraktionsangiographie.

27.2.5 Prophylaktische Maßnahmen

Durch prophylaktische perioperative Maßnahmen lassen sich viele allgemeinchirurgische oder anästhesiologische Komplikationen im Vorfeld verhindern.

Prophylaxe thrombembolischer Ereignisse

Die Thrombose tiefer Beinvenen (BVT) stellt als Quelle von Embolien der Lunge oder (bei offenem Foramen ovale) des Gehirns eine ernst zu nehmende Komplikation dar. Risikofaktoren hierfür sind die Operationsdauer, Dauer der postoperativen Immobilisierung, die Gabe von hochdosierten Glukokortikoiden und begleitende Komplikationen (Gerinnungsstörungen, erhöhte Blutviskosität). Eine Thromboseprophylaxe mit Kompressionsstrümpfen und subkutaner Applikation von niedrig dosierten unfraktionierten oder fraktionierten Heparinen ist in der Regel ausreichend [2, 3]. Eine höher dosierte Heparinisierung kann bei stark erhöhtem Risiko (BVT in der Anamnese, kardiale Thromben) angezeigt sein und muss im Einzelfall mit dem postoperativen Nachblutungsrisiko abgewogen werden.

Stressulkusprophylaxe

Stressulzera treten häufig bei Patienten mit verlängertem Intensivaufenthalt oder intrakraniellen Verletzungen auf. Endoskopisch lassen sich Erosionen der gastrointestinalen Mukosa innerhalb von 24 Stunden nach Trauma nachweisen, wovon bis zu 17% klinisch manifeste Blutungen auslösen. Gastrointestinale Blutungen sind mit einer Mortalitätsrate von bis zu 50% assoziiert. Magensäure und Pepsin scheinen eine entscheidende Rolle bei der Pathogenese des Stressulkus zu spielen. Eine Prophylaxe mit Protonenpumpenblockern oder H_2-Antagonisten ist daher bei Patienten mit hochdosierter Kortikoidgabe und prolongierter Intensivpflichtigkeit empfohlen [9].

Analgesie

Der postoperative Wundschmerz äußert sich auch beim wachen Patienten oft nur durch einen Anstieg der Herz- und Atemfrequenz sowie des arteriellen Blutdrucks. Speziell letzterer kann das Risiko einer Nachblutung erhöhen. Meist wird eine ausreichende Schmerzfreiheit durch die 6- bis 8-stündliche Gabe von nichtsteroidalen Antiphlogistika erreicht, wobei Metamizol aufgrund des geringeren Risikos für gastroduodenale Ulzera der Vorzug zu geben ist. Alternativ können Opioide (z. B. Piritramid) verabreicht werden. Dabei muss jedoch deren atemdepressiver Wirkung Rechnung getragen werden, so dass sie nur bei ausreichend wachen und respiratorisch stabilen Patienten zur Anwendung kommen sollten.

Narkosenachwirkung

Postoperatives Erbrechen ist eine häufige Nebenwirkung nach einer Vollnarkose und sollte zur Vermeidung von Blutdruckspitzen und intrakraniellen Druckanstiegen vermieden werden. Ein erhöhtes Risiko für postoperativen Schwindel und Erbrechen (»postoperative nausea and vomiting«, **PONV**) sind abhängig von Geschlecht, einer positiven Anamnese bzgl. PONV und Nausea, Rauchen, Narkosedauer, Gebrauch von Opioiden und Art des Eingriffes. Es kann über verschiedene Rezeptoren vermittelt werden (Dopamin-Typ-II-, Serotonin-Typ-3-, Histamin-, muskarinerge und cholinerge Typ-1-Rezeptoren).

Bei Hochrisikopatienten lässt sich das PONV-Risiko durch den prophylaktischen Einsatz von zwei oder mehr der folgenden Wirkstoffe verringern: Scopolamin, Neuroleptika (Promethazin, Droperidol), Serotoninantagonisten (Ondansetron) oder Dexamethason sowie Hypnotika wie Propofol [6].

Literatur

1. Guidelines for the management of severe traumatic brain injury. VI. Indications for intracranial pressure monitoring. J.Neurotrauma 24 Suppl 1:S37-S44, 2007
2. Agnelli G: Prevention of venous thromboembolism in surgical patients. Circulation 110:IV4-12, 2004
3. Epstein NE: A review of the risks and benefits of differing prophylaxis regimens for the treatment of deep venous thrombosis and pulmonary embolism in neurosurgery. Surg.Neurol. 64:295-301, 2005
4. Gerlach R, Raabe A, Scharrer I, et al: Post-operative hematoma after surgery for intracranial meningiomas: causes, avoidable risk factors and clinical outcome. Neurol.Res. 26:61-66, 2004
5. Gnaegi A, Feihl F, Perret C: Intensive care physicians' insufficient knowledge of right-heart catheterization at the bedside: time to act? Crit Care Med. 25:213-220, 1997
6. Golembiewski J, Chernin E, Chopra T: Prevention and treatment of postoperative nausea and vomiting. Am.J.Health Syst.Pharm. 62:1247-1260, 2005
7. Grumme T, Koudstaal PJ: Komplikationen in der Neurochirurgie. Band 2: Kraniale, zerebrale und neuropädiatrische Chirurgie. Blackwell Wissenschaftsverlag, Berlin Wien, 1995,
8. Kiening KL, Haux D, Steiner T, et al: Handbuch Intensivmedizin des Neurozentrums am Universitätsklinikum Heidelberg. Berlin, Heidelberg, New Yorck: Springer Verlag, 2006,
9. Lu WY, Rhoney DH, Boling WB, et al: A review of stress ulcer prophylaxis in the neurosurgical intensive care unit. Neurosurgery 41:416-425, 1997
10. Palmer JD, Sparrow OC, Iannotti F: Postoperative hematoma: a 5-year survey and identification of avoidable risk factors. Neurosurgery 35:1061-1064, 1994
11. Piek J, Unterberg A: Grundlagen neurochirurgischer Intensivmedizin, ed 2. Aufl. W. Zuckschwerdt Verlag, München Bern Wien New Yorck, 1995,
12. Sakka SG, Klein M, Reinhart K, et al: Prognostic value of extravascular lung water in critically ill patients. Chest 122:2080-2086, 2002
13. Sandham JD, Hull RD, Brant RF, et al: A randomized, controlled trial of the use of pulmonary-artery catheters in high-risk surgical patients. N.Engl.J.Med. 348:5-14, 2003
14. Taylor WA, Thomas NW, Wellings JA, et al: Timing of postoperative intracranial hematoma development and implications for the best use of neurosurgical intensive care. J.Neurosurg. 82:48-50, 1995
15. Warnick RE, Longmore LM, Paul CA, et al: Postoperative management of patients after stereotactic biopsy: results of a survey of the AANS/CNS section on tumors and a single institution study. J.Neurooncol. 62:289-296, 2003

Interventionelle neuroradiologische Techniken

M. Hartmann

28.1 Angioplastie und Stent bei Gefäßstenosen – 352
28.1.1 Stentgeschützte perkutane Angioplastie der A. carotis – 352
28.1.2 Intrakranielle Angioplastie – 355

28.2 Endovaskuläre Therapie zerebraler Aneurysmen – 360
28.2.1 Endovaskuläre Therapie der Vasospasmen – 361

28.3 Interventionelle Therapie von arteriovenösen Gefäßmissbildungen – 364

Literatur – 367

Neuroradiologisch-interventionelle Eingriffe werden in Kathetertechnik durchgeführt. Der Zugang ist meist perkutan transfemoral. Je nach Art der Erkrankung und den Präferenzen des Interventionalisten wird der Eingriff am wachen Patienten oder in Vollnarkose durchgeführt.

Der neuroradiologischen Intervention geht in aller Regel eine diagnostische digitale Subtraktionsangiographie (DSA) voraus. Diese wird entweder in der gleichen Sitzung oder in einem engen zeitlichen Intervall im Voraus durchgeführt, v. a. dann, wenn nichtinvasive diagnostische Verfahren, wie Doppler- bzw. Duplexsonographie, MR-Angiographie oder CT-Angiographie Fragen offen lassen. Grundsätzlich sollten aber vor der invasiven DSA die nichtinvasiven Methoden zur Klärung ausgeschöpft werden. Eine biplanare Angiographieanlage bietet wesentliche Vorteile für die Planung und Durchführung der Interventionen. Die 3D-Rotations-DSA hat weitere Vorteile hinsichtlich der Beurteilung der Gefäßanatomie und Gefäßpathologie, v. a. bei intrakraniellen Aneurysmen und Gefäßstenosen.

Zuerst wird über eine in die Femoralarterie eingelegte sog. Schleuse ein Diagnostikkatheter über einen Führungsdraht in den Aortenbogen vorgeführt. Von hier erfolgt dann die selektive Sondierung der supraaortalen Äste. Je nach Anatomie der Gefäßabgänge stehen unterschiedlich geformte und drehstabile Diagnostikkatheter zur Verfügung.

Für die intrakraniellen Gefäße ist eine superselektive Sondierung notwendig. Diese erfolgt mit Mikrodraht und Mikrokatheter über einen Außenkatheter bzw. einen Schleusenkatheter in sog. Koaxialtechnik. Der Außenkatheter wird je nach Gefäßregion in die A. carotis interna, externa oder A. vertebralis vorgeführt, um so eine stabile Führung für das Mikrokathetersystem zu gewährleisten. Um eine Thrombenbildung zu vermeiden müssen der Koaxialkatheter und der Mikrokatheter kontinuierlich mit NaCl plus Heparin gespült werden. Lässt es die Grunderkrankung zu, sollte die Gerinnungszeit während der gesamten Intervention auf den 2 bis 2,5fachen Normalwert angehoben werden (PTT 60–65 s, ACT 250–300 s).

Die neuroradiologischen Interventionstechniken sind abhängig von der zu behandelnden Krankheit unterschiedlich und werden im Folgenden in den einzelnen Abschnitten in ihren Grundzügen beschrieben. Für die intraarterielle Lyse wird auf die entsprechenden Kapitel verwiesen (▶ Kap. 30, 31).

28.1 Angioplastie und Stent bei Gefäßstenosen

28.1.1 Stentgeschützte perkutane Angioplastie der A. carotis

Die Indikationen zur stentgeschützten perkutanen transluminalen Angioplastie (SPAC = stent-protected percutaneous angioplasty) entsprechen denen der gefäßchirurgischen Behandlung (CEA = carotid endarterectomy). Anamnese und ein exakter neurologischer Befund sind Grundvoraussetzungen für die korrekte Indikationsstellung. Grundsätzlich sollten nach dem derzeitigen Stand des Wissens nur symptomatische atherosklerotische Stenosen mit SPAC behandelt werden. Durch zwei multizentrische, randomisierte Studien [1, 2] konnte die sekundär prophylaktische Wirksamkeit der CEA symptomatischer Stenosen (NASCET über 50%, ECST über 70% bei unterschiedlicher Definition des Stenosegrads) der A. carotis interna (ACI) und der Karotisgabel im Vergleich zur konservativen medikamentösen Therapie nachgewiesen werden. Zugleich wurden erstmals verlässliche, d. h. unter Studienbedingungen kontrollierte, Daten zum perioperativen Komplikationsrisiko der CEA ermittelt. Ein hochsignifikanter Behandlungseffekt zeigte sich für symptomatische Stenosen über 70% aber auch, wenngleich weniger deutlich, für symptomatische Stenosen über 50% unter der Vorraussetzung, dass die perioperative Komplikationsrate weniger als 7% beträgt [3].

Die endovaskuläre Behandlung der Karotisstenose wurde viele Jahre mit großer Zurückhaltung betrachtet, da ein hohes Risiko behandlungsbedingter Thromboembolien befürchtet wurde. In Anbetracht zunehmender PTA-Erfahrung von koronaren und peripheren Stenosen, der Weiterentwicklung der Technik in Kombination mit Applikation eines Stents und in Kenntnis der gewonnen Komplikationsraten in offenen Fallserien (kombinierte Morbiditäts- und Mortalitätsraten zwischen 1 und 10%) war es gerechtfertigt, die SPAC als Alternative zur CEA in Betracht zu ziehen. In der folgenden Übersicht sind die möglichen Vorteile und Nachteile der SPAC gegenüber der CEA aufgeführt.

> **SPAC oder CEA**
> **Vorteile der SPAC gegenüber der CEA**
> — Geringere Invasivität
> — Geringeres hämodynamisches Ischämierisiko durch kurze Gefäßverschlusszeit
> — Therapieoption für Patienten mit hohem operativen Behandlungsrisiko
> — Vermeidung chirurgischer Behandlungskomplikationen, wie z. B. Verletzung von Hirnnerven, Hämatome oder Infektionen
>
> **Potenzielle Nachteile und Risiken**
> — Höheres Emboliserisiko mit konsekutivem Schlaganfall
> — Akuter Gefäßverschluss durch Thrombose, Dissektion und Spasmus
> — Unzugänglichkeit der Stenose wegen Gefäßelongation
> — Kontrastmittelbedingte Komplikationen
> — Punktionsbedingte lokale Komplikationen, wie z. B. Nervenverletzung, Hämatome oder Infektionen

Es muss von der SPAC eine mindestens gleiche Effektivität und Sicherheit wie von der CEA gefordert werden. Einzelzentrumsberichte und einige multizentrische Register sprechen dafür, dass diese Therapie technisch sicher und mit einem vertretbaren periprozeduralen Risiko durchführbar ist [4, 5]. Für den wissenschaftlichen Beweis zum Stellenwert der endovaskulären Therapie, sind aber kontrollierte, randomisierte Studien unerlässlich. Die bisher zu diesem Thema durchgeführten randomisierten Studien haben jedoch zum Teil erhebliche methodische Mängel [6]. Dies ist der Grund, warum vier große randomisierte Studien begonnen wurden.

SPACE-Studie

Die SPACE-Studie [7] ist eine deutsch-österreichisch-schweizerische Multicenterstudie. Sie sollte klären, ob die SPAC der CEA in der Behandlung symptomatischer hochgradiger Karotisstenosen in Bezug auf die periprozedurale Komplikationsrate nicht unterlegen ist. Insgesamt nahmen 1214 Patienten (Intention-to-treat-Gruppe) mit symptomatischer Karotisstenose teil. Patienten mit einer hochgradigen atherosklerotischen Stenose ($\geq 50\%^{NASCET}$ oder $\geq 70\%^{ECST}$) und klinischen Symptomen – entweder Amaurosis fugax, transitorisch ischämische Attacke (TIA) oder Hirninfarkt – in den letzten 180 Tagen konnten eingeschlossen werden.

Der primäre Endpunkt der SPACE-Studie war die Rate ipsilateraler Schlaganfälle (sowohl ischämisch als auch hämorrhagisch) mit Symptomdauer über mehr als 24 h oder Tod jedweder Ursache zwischen Randomisierung und Tag 30 (±3 Tage) nach der Intervention. Das Behandlungszentrum bestand aus drei Fachdisziplinen: Neurologie, Gefäßchirurgie und endovaskuläre Abteilung. Die an der Studie teilnehmenden Ärzte mussten eine entsprechende Erfahrung nachweisen.

Die die Patienten betreuenden Neurologen mussten über eine entsprechende Erfahrung in der Behandlung von Schlaganfallpatienten verfügen und ihre Befähigung zur Duplexsonographie der Kopf- und Halsgefäße nach den vom Komittee »Neurology Quality Standards« festgelegte Kriterien nachweisen. Dies setzte die Möglichkeit voraus, notwendige klinische und duplexsonographische Vor- und Nachuntersuchungen aller Studienpatienten durchzuführen und die postoperative Überwachung der endovaskulär behandelten Patienten auf einer neurologischen oder neurologisch betreuten, intensivmedizinisch geführten Station zu gewährleisten. Damit war auch eine objektive und vom Therapeuten unabhängige Erhebung des technischen und klinischen Erfolges gewährleistet.

Der Interventionalist und der Gefäßchirurg mussten, um an der Studie teilnehmen zu können, 25 konsekutive, elektive Behandlungen der ACI mit Operationsdatum, Operationsindikation und Behandlungsergebnis (nach Morbidität und Mortalität aufgeschlüsselt) ad personam nachweisen. Dem endovaskulären Therapeuten war es freigestellt, die SPAC mit oder ohne Protektionssystem durchzuführen.

Ergebnisse SPACE-Studie

Im Gesamtkollektiv von 1214 Patienten traten in der Intention-to-treat-Auswertung in der SPAC-Gruppe 6,92% und der CEA-Gruppe 6,45% primäre Endpunktereignisse (ipsilateraler Schlaganfall oder Tod jedweder Ursache zwischen Randomisierung und Tag 30) auf. Das 95%-Konfidenzintervall (95%-CI) der absoluten Risikodifferenz reicht von –1,94% bis +2,87%, somit konnte weder eine Nichtunterlegenheit noch eine Äquivalenz bewiesen werden. Weder bei dem primären noch einem der sekundären Endpunkte fanden sich signifikante Unterschiede zwischen beiden Behandlungsmodalitäten. In der kurzfristigen Sekundärprävention gab es keinen Unterschied zwischen beiden Armen.

Der Endpunkt »ipsilateraler Hirninfarkt oder vaskulärer Tod zwischen Randomisierung und 6 Monaten« trat in 7,4% der CAS-Patienten und bei 6,5% der CEA-Patienten auf (Odds Ratio 1,16; 95%-CI 0,74–1,82).

Zusammenfassend kann man sagen, dass in der Hand eines erfahrenen Interventionalisten mit dokumentiert niedriger Komplikationsrate die stentgeschützte Angioplastie eine alternative Behandlungsmethode zur CEA ist und dass die Karotis-CEA die etablierte Standardtherapie der symptomatischen ACI-Stenose bleibt.

Bestimmung des Stenosegrads

Für die angiographische Bestimmung des Stenosegrads hat sich die NASCET-Methode durchgesetzt. Hierbei wird der Stenosegrad aus dem Verhältnis der maximalen Stenose zum normalen Gefäßdurchmesser distal der Stenose berechnet (◘ Abb. 28.1).

Präinterventionelle Bildgebung

Vor jeder geplanten Intervention ist eine zerebrale Bildgebung mit der Computertomographie (CT), besser noch der Magnetresonanztomographie (MRT) unerlässlich. Folgende Fragen müssen beantwortet werden:
- Liegt ein Infarkt im Versorgungsgebiet der vorgeschalteten Stenose vor?
- Wie groß ist der Infarkt?
- Wie alt ist der Infarkt?
- Liegen andere intrakranielle Erkrankungen vor wie: Blutung, Aneurysma, AVM/AVF oder nachgeschaltete intrakranielle Stenosen?

Zur konventionellen MRT sinnvolle Ergänzungen, die präinterventionell zum Standardprotokoll gehören sollten, sind: diffusionsgewichtete Aufnahmen mit ADC-Parameterbildern zur Einschätzung des Infarktalters. Findet man bei asymptomatischen Patienten Infarkte im Versorgungsgebiet der vorgeschalteten hochgradigen Stenose (stumme Infarkte), wird die Stenose als symptomatisch eingestuft. Eine intrakranielle »Time of Flight« (ToF)-MRT-Angiographie und eine Kontrastmittel verstärkte Aortenbogenangiographie liefern zusätzliche Informationen über den gesamten Gefäßverlauf, über vor- und nach-

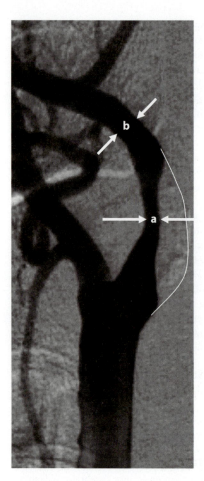

Abb. 28.1. Bestimmung des Stenosegrads nach der NASCET-Methode.

geschaltete Stenosen sowie andere intrakranielle Gefäßerkrankungen. Gleichzeitig kann anhand der MR-Aortenbogenangiographie die zu behandelnde Stenose vermessen werden und man bekommt nichtinvasiv einen Eindruck über den Zugang der zu behandelnden Stenose. Damit ist eine aufwendige und invasive Angiographie präinterventionell in der überwiegenden Zahl der Fälle obsolet und man kann sich bei der Intervention auf das erkrankte Gefäß konzentrieren.

Konsequenzen aus der präinterventionellen Bildgebung

Zeigt die Bildgebung einen großen frischen territorialen Infarkt, sollte die ursächliche Karotisstenose erst nach einem Intervall von 2–4 Wochen behandelt werden. Grund ist, dass die Ischämie bedingte Gefäßalteration mit einem erhöhten Risiko für einen postinterventionellen Reperfusionsschaden (zerebrales Ödem, Hirnblutung) einhergeht.

Tandemstenosen, d. h. Stenosen im gleichen Gefäßterritorium haben bei gleichzeitiger Behandlung kein höheres Risiko für einen Reperfusionsschaden als singuläre Stenosen.

▪▪▪ Praktisches Vorgehen
Peri- und intraprozedurale Medikation

Die peri- und intraprozedurale Medikation basiert auf Erfahrungen aus den Koronarinterventionen und ist für die extrakranielle und intrakranielle Angioplastie plus Stent identisch. Diese Medikation ist zwingend notwendig, um das Risiko intra- und periprozeduraler thromboembolischer Komplikationen zu minimieren.

Die Behandlung beginnt **mindestens 3 Tage** vor der Intervention:
- ASS 100 mg/24 h p.o. plus
- Clopidogrel 75 mg/24 h p.o. sowie
- niedermolekulares Heparin 2×0,5 mg/kgKG/24 h.

Bei dringlicher Therapiebedürftigkeit kann die Intervention auch nach einer raschen Aufsättigung (sog. »loading dose«) am Tag der Intervention mit 300 mg ASS und 600 mg Clopidogrel durchgeführt werden.

Nach Legen des arteriellen Zugangs wird der Ausgangswert der ACT (activated cloting time) bestimmt und eine körpergewichtsadaptierte intravenöse Heparinisierung durchgeführt (Tab. 28.1) mit dem Ziel, die ACT auf einen Wert von über 250 s anzuheben.

Die Behandlung der Stenose wird unter Atropinschutz (0,25–0,5 mg Atropinsulfat) durchgeführt, da durch Irritation des Karotissinus am Bulbus caroticus eine Bradykardie bis hin zur Asystolie auftreten kann. Um einem Blutdruckabfall entgegenzuwirken, ist auf eine ausreichende Hydrierung zu achten. Auch hypertensive Entgleisungen unmittelbar nach der Behandlung sind möglich. Trotz aller Vorsorgemaßnahmen kann eine sofortige Behandlungsnotwendigkeit der o. g. Reaktionen notwendig werden. Die Anwesenheit eines intensivmedizinisch erfahrenen Neurologen oder eines Anästhesisten wird daher dringlich empfohlen.

Postinterventionell wird die Thrombozytenaggregationshemmung mit ASS 100 mg/24 h und Clopidogrel 75 mg/24 h für mindestens 4 Wochen fortgesetzt. Danach wird bei dopplersonographischem Normalbefund eine Dauertherapie mit einem Thrombozytenaggregationshemmer lebenslang durchgeführt.

Tab. 28.1. Körpergewichtsadaptierte intrainterventionelle Heparinisierung

ACT-Ausgangswert (Sekunden)	Heparinbolus i.v. pro kgKG
<150	80 IE
150–200	60 IE
>200	40 IE

Stentbehandlung

Nach Legen der Schleuse wird unter Durchleuchtung die A. carotis communis mit einem Schleusenkatheter sondiert und die Stenose in mindestens 2 Ebenen dargestellt und vermessen. Auch die intrakranielle Zirkulation wird in 2 Ebenen dokumentiert. Mit Hilfe eines unter Durchleuchtung eingefrorenen Bildes (sog. »Road map oder Trace«) wird die Stenose mit einem Mikrodraht (0,014") vorsichtig passiert, das Stentträgersystem nachgeführt und mittig in der Stenose abgesetzt. Die heute verwendeten selbstexpandierenden Stents legen sich nach Zurückziehen der Schutzhülle harmonisch der Gefäßinnenwand an. Der Stent stabilisiert dabei die aufgebrochene Plaque und verhindert gleichzeitig das Auftreten einer Dissektion.

Normalerweise reicht die Radialkraft dieser Stents aber nicht aus, um die Stenose zu beseitigen. Deshalb muss die Reststenose mit einem geeigneten Ballonkatheter aufdilatiert werden. Dies geschieht kontrolliert über einen Manometer am proximalen Ballonkatheterende. Bei abgangsnahen Stenosen ist das »Überstenten« der A. carotis externa unproblematisch (Abb. 28.2).

In den meisten Fällen ist die primäre Stentimplantation möglich. Nur sehr starre und filiforme Stenosen müssen mit einem kleinen Ballonkatheter vordilatiert werden, um sekundär den Stent implantieren zu können.

Der Therapieerfolg der SPAC wird angiographisch in 2 Ebenen dokumentiert, einschließlich der intrakraniellen Gefäße.

Protektionssysteme

Die Gefahr von Plaqueembolien bei der Behandlung atherosklerotischer Karotisstenosen besteht bei der CEA und SPAC [8, 9]. Zur Vermeidung derartiger Komplikationen wird für die SPAC ohne wissenschaftliche Evidenz der Einsatz von Protektionssystemen propagiert. Unterschiedliche Techniken stehen zur Verfügung. Filter, die distal der Stenose eingebracht werden, sollen durch schirmartiges Öffnen Partikel abfangen. Temporär, proximal oder distal der Stenose platzierte Ballons sollen Partikel in einem Totraum auffangen, der dann vor Ballondeflation gespült bzw. aspiriert wird, wodurch die potenziell darin gefangenen emboligenen Partikel beseitigt werden sollen.

Protektionssysteme haben aber auch ein eigenes Risiko, indem sie den Eingriff technisch komplexer machen und ihn verlängern. Zusätzlich verdoppeln sie die Materialkosten. Typische Komplikationen sind mechanische Interaktionen mit dem Stent, Thrombose im Filter und eine hämodynamische Intoleranz beim Einsatz von Ballons. Die publizierten Fallserien, die den Einsatz von Protektionssystemen propagieren haben einen hohen Anteil an asymptomatischen Stenosen (bis zu 50%), die wahrscheinlich ein geringeres Risikoprofil als symptomatische Patienten haben.

Bei einer Befragung von 29 Zentren, die SPAC mit Protektion durchführen, berichteten 8 Zentren von einem Anstieg der Morbiditäts- und Mortalitätsrate, in 3 Zentren sogar um 100% [4]. Demgegenüber stehen Berichte mit niedriger emboliebedingter Komplikationsrate auch ohne den Einsatz von Protektionssystemen [10]. Die SPACE-Studie zeigte ebenfalls keinen Vorteil beim Einsatz von Protektionssystemen. 27% der Patienten wurden mit und 73% ohne Protektionssystem behandelt. Ein primäres Endpunktereignis trat bei 7,29% der mit Protektion und bei 6,73% der Patienten ohne Protektion auf. Der Unterschied war nicht signifikant: »odds ratio« (95%CI): 1,09 (0,53–2,25). Die Daten zeigen, dass der klinische Nutzen dieser Methode nicht evident ist [11].

  Fazit

> Zusammenfassend kann aus den bisher vorliegenden Daten geschlossen werden, dass die endovaskuläre Therapie sicher und effektiv ist. In der Hand eines erfahrenen Interventionalisten mit nachgewiesen niedriger Komplikationsrate ist die stentgeschützte Angioplastie eine Behandlungsalternative bei symptomatischen Karotisstenosen. Langzeitergebnisse für die SPAC stehen bislang aus. Die vorliegenden Daten sollten nicht auf Patienten mit asymptomatischer Karotisstenose übertragen werden. Hierfür sind eigene Studien notwendig.

28.1.2 Intrakranielle Angioplastie

Patienten mit intrakranieller atherosklerotischer Stenose haben ein deutlich erhöhtes Schlaganfallsrisiko. Sie sind für 8–10% der Schlaganfälle verantwortlich [12, 13, 14, 15]. Die primäre Behandlung bei intrakraniellen symptomatischen Stenosen ist die Therapie der Risikofaktoren. Diese sind in erster Linie Bluthochdruck, Diabetes mellitus, Hypercholesterinämie und Rauchen. Die Sekundärprophylaxe besteht in der antithrombotischen Therapie mit Thrombozytenaggregationshemmern.

Trotz konservativer Therapie werden 10–29% der Patienten erneut symptomatisch. Eine Subgruppenanalyse des prospektiven Arms der **WASID-Studie** hat gezeigt, dass Patienten mit einer hochgradigen intrakraniellen Stenose (≥70%) ein besonders hohes Risiko für einen erneuten Schlaganfall im Territorium der stenotischen Arterie haben. Das kumulative Risiko nach 12 Monaten lag bei diesen Patienten bei 23%. Dabei spielte es keine Rolle, ob die Stenose durch eine TIA oder einen Schlaganfall symptomatisch wurde. Auch die Stenoselokalisation und die frühere Einnahme antithrombotischer Medikamente hatte keine prognostische Bedeutung [16]. Eine alternative Therapieoption ist daher für diese Patienten dringend notwendig.

Durch die zunehmende Erfahrung in der interventionellen Therapie atherosklerotischer Gefäßstenosen – Karotiden und Koronararterien – einhergehend mit der technischen Weiterentwicklung von gefäßrevaskularisierenden Interventionsmaterialien, sind auch intrakranielle atherosklerotische Stenosen mittlerweile interventionell behandelbar.

Eine erfolgreiche Behandlung bedarf einer klaren Indikationsstellung, einer standardisierten medikamentösen und interventionellen Therapie und einer kompetenten Nachsorge.

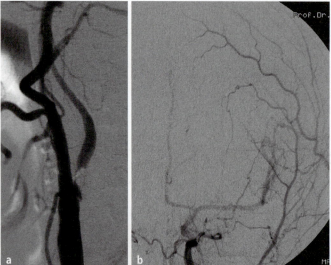
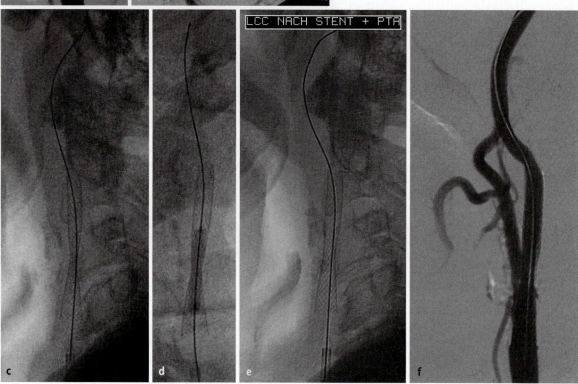

Abb. 28.2a-g. Stentgeschützte perkutane Angioplastie bei hochgradiger atherosklerotischer Stenose der A. carotis: **a** Filiforme, athersklerotische Abgangsstenose der LCI (linke Carotis interna). **b** Vor der Behandlung füllen sich die intrakraniellen Gefäße gegenüber den Externaästen verzögert und sind schwächer kontrastiert. **c** Nach primärer Stentimplantation sieht man noch eine Taillierung des Stents entsprechend einer residuellen Stenose. **d** Die Abbbildung zeigt den inflatierten PTA-Ballon während der Dilatation. **e** Nach PTA hat der Stent nur noch eine minimale Taillierung. **f** Die Abschlussaufnahmen der Karotisbifurkation zeigen einen regelrechten Befund mit normal weitem Gefäßlumen.

28.1 Angioplastie und Stent bei Gefäßstenosen

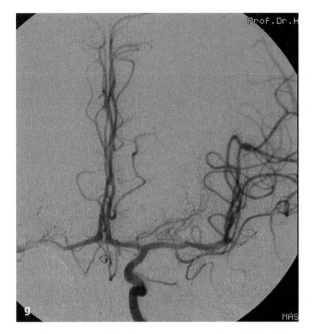

Abb. 28.2a-g. Stentgeschützte perkutane Angioplastie bei hochgradiger atherosklerotischer Stenose der A. carotis: **g** die intrakranielle Perfusion ist im Vergleich zum Ausgangsbefund normal.

Eine enge interdisziplinäre Zusammenarbeit zwischen Neurologen und Neurointerventionalisten ist notwendig. Für eine optimale periprozedurale Betreuung der Patienten ist eine Stroke Unit oder neurologische Intensivstation unabdingbar. Die meisten Interventionen, v. a. im vertebrobasilären Stromgebiet und in den supraophthalmischen Gefäßen, sollten nur in Intubationsnarkose durchgeführt werden. Wie bei der stentgeschützten Angioplastie in anderen Gefäßterritorien muss eine suffiziente Thromboembolieprophylaxe durchgeführt werden (▶ Kap. 28.1).

Ballonangioplastie (PTA)

Nach der Erstbeschreibung der endovaskulären Behandlung intrakranieller Stenosen mit Ballonangioplastie (PTA) durch Sundt et al. [17] sind zahlreiche retrospektive Fallserien aus Einzelzentren publiziert worden. Trotz der in der Hand des Erfahrenen Neurointerventionalisten hohen technischen Erfolgsrate, ist diese Methode mit erheblichen periprozeduralen Risiken behaftet. Diese sind in erster Linie das »Recoiling« der Stenose, die Gefäßdissektion, der akut oder verzögert auftretende Gefäßverschluss durch ein Wandhämatom bzw. eine lokale Thrombusbildung und die Gefäßruptur [18, 19]. Mori et al. [20, 21] konnten zeigen, dass das Morbiditäts- und Mortalitätsrisiko und die Rezidivstenoserate umso größer sind, je komplexer die Stenose nach Lokalisation, Morphologie und Erreichbarkeit (LMA-Klassifikation) ist.

Um das lokale Komplikationsrisiko zu minimieren, wird empfohlen, die Angioplastie mit einem im Vergleich zum gesunden Gefäßdurchmesser kleineren Dilatationsballon durchzuführen und diesen langsam zu inflatieren. Nachteile der Ballondilatation sind aber residuelle Stenosen von mehr als 50% durch elastisches Recoil in 16% der Fälle und die Gefahr einer periprozeduralen Dissektion [22].

Stentgeschützte Angioplastie

Auch die stentgeschützte PTA intrakranieller Gefäßstenosen ist noch immer ein experimentelles Verfahren und daher auch Gegenstand heftiger Diskussion. Sie bietet aber gegenüber der reinen Ballonangioplastie den Vorteil des Gefäßwandschutzes. Durch das unmittelbare Einbringen eines Stents, meist ohne Vordilatation, werden die Gefahr der Dissektion und das Auftreten eines Wandhämatoms, das das Gefäß einengt bzw. verschließt, verringert. Zudem senkt bzw. verhindert der Stent das Recoiling der elastischen Stenose und senkt damit die Rate der hämodynamisch relevanten residuellen Stenosen. Das Risiko der lokalen intraluminalen Thrombose und der Gefäßruptur besteht aber weiterhin. Als Fremdkörper im Organismus erhöht der Stent sogar das Risiko der Thrombenbildung. Mit der Entwicklung wirksamer peri- und intraprozeduraler antithrombotischer Therapien konnte dieses Problem weitgehend gelöst werden (▶ Kap. 28.1, »Peri- und intraprozedurale Medikation«). Die technische Weiterentwicklung der Koronarstents mit niedrigem Profil und höherer Biegsamkeit ermöglichte den »Off-label«-Gebrauch dieser Materialien intrakraniell. Dennoch bleibt eine nicht unerhebliche Zahl von Läsionen unerreichbar. Optimierte Stents für den intrakraniellen Einsatz sind daher dringend notwendig [23].

Die erste prospektive aber nicht randomisierte Multicenterstudie zur Behandlung intrakranieller atherosklerotischer Stenosen mit einem optimierten ballonexpandierbaren Stentsystem (BES) war die sog. **SSYLVIA-Studie** [24]. In diese wurden 61 Patienten mit angiographisch mindestens 50% symptomatischer Stenose eingeschlossen. Allerdings waren darunter auch 18 extrakranielle Vertebralisstenosen, die hinsichtlich des Interventionsrisikos und dem klinischen Verlauf getrennt betrachtet werden müssen. Die technische Erfolgsrate betrug über 95% und die periprozedurale Komplikationsrate lag bei 6,6%. Vier Patienten (6,6%) erlitten innerhalb der Studiennachbeobachtungszeit (12 Monate) einen ipsilateralen Schlaganfall. Daraus ergibt sich eine jährliche Schlaganfallsrate von insgesamt 13,2%.

Die Evaluierung der Restenoserate und ihrer möglichen Prädiktoren ist ein besonderes Verdienst der SSYLVIA-Studie. Die angiographisch bestimmte intrakranielle Restenoserate (≥ 50%) lag nach 6 Monaten bei 30%. Aber in nur 39% war sie symptomatisch. Stenosen durch neointimale Hyperplasie nach Stenting haben wahrscheinlich auch intrakraniell ein geringeres thromboembolisches Risiko [25]. Risikofaktoren für das Auftreten einer Restenose nach 6 Monaten sind nach dieser Studie:

Diabetes mellitus, eine residuelle Stenose von mehr als 30% und ein kleiner Gefäßdurchmesser.

Die »off-label« eingesetzten Ballon expandierbaren Stents haben beim Einsatz in den intrakraniellen Gefäßen dem Stentdesign inhärente Nachteile wie eingeschränkte Flexibilität und sie müssen mit hohen Inflationsdrücken implantiert werden. Sie passen sich schlecht an unterschiedliche Gefäßdurchmesser an; besonders an Gefäßaufzweigungen, wie der vertebrobasiläre Übergang und das Karotis-T, ist dies die Regel.

> **Wichtig**
>
> Risiken bei Behandlung intrakranieller Stenosen mit BES sind: Unerreichbarkeit distaler Stenosen, Abrutschen oder Verlust des Stents vom Ballonkatheter und Gefäßverletzung.

Die Gefahr der Gefäßruptur ist gerade bei den intrakraniellen Gefäßen besonders groß, da sie keine Adventitia besitzen und die Lamina muscalris nur inkonstant ausgebildet ist. Vorsichtiges Inflatieren des Ballons bei niedrigen Drücken mit bewusster Unterdilatation ist daher dringlich angeraten. Da der Fluss proportional zur 4. Potenz des Gefäßdurchmessers zunimmt, ist eine Normalisierung des Gefäßlumen nicht notwendig.

Ein viel versprechendes neues Konzept sind selbstexpandierende Stents. Das sog. WINGSPAN-System ist ein für die intrakranielle Zirkulation optimiertes System und verbindet die Vorteile der Ballonangioplastie und Stentbehandlung. Die Stenose wird mit einem zum kleineren normalen gesunden Gefäßdurchmesser unterdimensionierten Ballonkatheter vorsichtig bei niedrigen Drücken (<6 atm) vordilatiert. Danach wird der sehr flexible Stent (WINGSPAN) über einen Wechselmikrodraht in einem Mikrokatheter zur Stenose navigiert und freigesetzt. Durch die Radialkraft des Nitinolstents, kommt es zu einer weiteren Remodellierung der atherosklerotischen Plaque (⬛ Abb. 28.3).

Vorteile dieser Technik sind wegen der hohen Flexibilität des Stents, dass damit Stenosen erreichbar sind, die mit den starren, auf Ballon montierten Stents nicht erreichbar wären. Zudem ist durch die Prädilatation bei niedrigen Dilatationsdrücken (max. 6 atm) und gleichzeitig unterdimensioniertem PTA-Ballon die Gefäßwandtraumatisierung geringer. Der selbstexpandierende Stent hat den Vorteil, dass er sich unterschiedlichen Gefäßdurchmessern problemlos anpasst (⬛ Abb. 28.4).

In der **WINGSPAN-Studie** [26] lag die technische Erfolgsrate bei 100% und die prozedurale bei 98% (eine Reperfusionsblutung bei 44 behandelten Patienten). Es kam zu keinen durch das Stentsystem bedingten unerwünschten Ereignissen. Der durchschnittliche Stenosegrad vor Beginn der Behandlung lag bei 75% und konnte nach Ballonangioplastie auf 50% reduziert werden. Die Implantation des selbstexpandierenden Stents führte zu einer weiteren Reduktion des Stenosegrades auf 32%. Nach 6 Monaten wurde eine weitere Reduktion des durchschnittlichen Stenosegrades auf 28% beobachtet, als Ausdruck der fortdauernden remodellierenden Eigenschaften des selbstexpandierenden Stents über Monate. Die angiographische Rezidivstenoserate (>50%) nach 6 Monaten lag bei nur 7,5% und alle Rezidivstenosen waren asymptomatisch. Man muss wissen, dass die in der WINGSPAN-Studie behandelten Stenosen sämtlich einfache und kurze Stenosen waren. Die klinische Erfahrung wird noch zeigen müssen, wie hoch in der Praxis das Behandlungs- und Rezidivstenosrisiko ist, wenn auch komplexere Stenosen behandelt werden. Die Studie hat aber gezeigt, dass mit flexiblen selbstexpandierenden Stentsystemen im Vergleich zu ballonexpandierbaren Stents die akute periprozedurale Sicherheit deutlich verbessert werden kann. Die ipsiaterale Schlaganfalls- und Mortalitätsrate lag nach 30 Tagen bei 4,4% und nach 6 Monaten bei 6%.

Diese Erfahrungen werden durch das multizentrische, prospektive US-Register [27] bestätigt. Eine Nachbeobachtung über 13 Monate (Spanne 7–22 Monate) von 29 Patienten mit einem primären Stenosegrad von ≥70% (WINGSPAN-Studie) erbrachte eine kombinierte Rate von Schlaganfall und neurologischem Tod von 10,3%. Verglichen mit dem kumulativen Risiko nach 12 Monaten von 23% in der Hochrisikogruppe der **WASID-Studie** [16] scheint die endovaskuläre Behandlung atherosklerotischer Stenosen eine echte sekundärprophylaktische Alternativtherapie bei dieser Hochrisikogruppe zu sein.

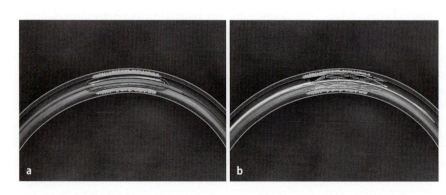

⬛ **Abb. 28.3.** Schema der Vordilatation und Stentplatzierung mit dem WINGSPAN-System. **a** In einem ersten Schritt wird die Stenose mit einem unterdimensionierten PTA-Ballon vordilatiert. **b** Danach erfolgt die Freisetzung des selbstexpandierenden Stents, der zu einer weiteren Remodellierung der Plaque führt.

28.1 Angioplastie und Stent bei Gefäßstenosen

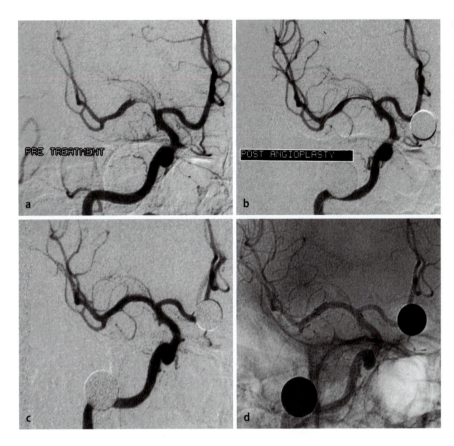

■ **Abb. 28.4a-d.** Angioplastie- und Stenttherapie bei hochgradiger Mediastenose. **a** Hochgradige symptomatische Mediahauptstammstenose. **b** Nach Angioplastie mit einem zum gesunden Gefäßdurchmesser unterdimensionierten PTA-Ballon sieht man bereits eine deutliche Aufweitung des Gefäßlumens mit aber noch beträchtlicher residueller Stenose. **c** Deutliche zusätzliche Remodellierung der atherosklerotischen Stenose nach Implantation des selbstexpandierenden Stents ohne residuelle Stenose. Unverändert sind die überstenteten lentikulostriären Äste und die A. cerebri anterior durchgängig. **d** Auf dem unsubtrahierten DSA-Bild nach Stent sieht man die röntgendichten proximalen und distalen Stentmarker.

Medikamentenbeschichtete Stents

Klinische Studien mit medikamentenbeschichtete Stents (»drug eluting stents«, DES) in der intrakraniellen Zirkulation existieren nicht. Die viel versprechenden Erfahrungen aus der Koronarangioplastie mit guten Ergebnissen bis zu 2 Jahren nach Stentimplantation stammen von Patienten mit Eingefäßerkrankung und relativ unkomplizierter Stenosemorphologie. Andererseits gibt es Berichte über schwere Nebenwirkungen wie Hypersensivitätsreaktion und späte Stentthrombose [28, 29, 30, 31]. Durch die verzögerte Endothelialisierung sind Patienten, die mit medikamentenfreisetzenden Stents behandelt wurden, einem längeren Stentthromboserisiko ausgesetzt als Patienten mit unbeschichteten Stents. Aufgrund dieser Nebenwirkungen wird von Fachgesellschaften für Patienten mit DES nach Koronarintervention bei unkomplizierten Läsionen eine doppelte Thrombozytenaggregationshemmung bis zu 12 Monaten nach Stentimplantation empfohlen [32, 33]. Bei komplexen Interventionen oder Hochrisikopatienten sollte diese 24 Monate oder ggf. dauerhaft erfolgen, was aber mit einer erhöhten Rate an Blutungskomplikationen einhergeht.

Bedenkt man zudem den Unterschied im Gefäßwandaufbau zwischen Koronarien und intrakraniellen Gefäßen, sind vor Anwendung der DES Daten zu potenziell toxischen Effekten auf das neuronale Gewebe notwendig. Levy et al. [34] konnten tierexperimentell keine toxischen Effekte auf neuronales Gewebe bis zu 30 Tagen nach DES-Implantation nachweisen. Langzeitergebnisse sind aber notwendig und stehen bislang aus.

Aufgrund dieser Daten bzw. fehlenden Daten kann derzeit die Behandlung intrakranieller Stenosen mit DES, außerhalb klinischer Studien, nicht empfohlen werden.

  Fazit

Eine sorgfältige Patientenauswahl mit klarer Indikationsstellung, eine standardisierte medikamentöse Therapie, ein erfahrener Neurointerventionalist und eine kompetenten Nachsorge sind Grundvoraussetzungen, um die intrakranielle Angioplastie plus Stent mit einem akzeptablen Risiko für den Patienten durchzuführen. Die Einführung optimierter Stentdesigns v. a. flexibler, selbstexpandierender Stents hat das periprozedurale Risiko deutlich gesenkt. Langzeitergebnisse zum sekundär prophylaktischen Nutzen der intrakraniellen Angioplastie stehen noch aus. Für die stentgeschützte PTA kommen derzeit nur Patienten in Betracht, die unter medikamentöser Therapie symptomatisch sind. Patienten mit einer hochgradigen Stenose (>70%) sind nach den vorliegenden Daten die primäre Zielgruppe für diese Therapie.

Für asymptomatische Stenosen besteht derzeit keine Indikation für eine endovaskuläre Behandlung.

28.2 Endovaskuläre Therapie zerebraler Aneurysmen

Ziel der Aneurysmatherapie ist die Beseitigung der Blutungsgefahr (SAB) durch komplette Ausschaltung der Aussackung aus der Hirnzirkulation. Seit der Einführung der elektrolytisch ablösbaren Platinspiralen (»Guglielmi detachable coils«, GDC) 1991 [35], steht eine Technik zur Verfügung, die kontrollierter, sicherer und effektiver als die zuvor angewandte Ballontechnik oder das Einbringen freier Spiralen, den endovaskulären Verschluss von Aneurysmen unter Erhalt des Trägergefäßes erlaubt.

Neben elektrolytisch ablösbaren Spiralen stehen auch mechanisch ablösbare Spiralen zur Verfügung. Vorteil dieser Technik ist, egal ob elektrolytisch oder mechanisch ablösbar, dass vor Absetzen der Spirale angiographisch das Ergebnis kontrolliert und ggf. die Spirale repositioniert, ausgetauscht oder entfernt werden kann. Die zunehmende Erfahrung und die technischen Weiterentwicklungen haben gezeigt, dass die endovaskuläre Aneurysmatherapie mit Platinspiralen nicht nur eine Ergänzung, sondern eine echte Alternative in der Therapie dieser Erkrankung darstellt. Grundsätzlich sind Aneurysmen in nahezu jeder Lokalisation endovaskulär therapierbar – selbst im Stadium der akuten SAB [36, 37, 38].

> **Wichtig**
>
> Die endovaskuläre Therapie ist die Methode der Wahl für solche intrakraniellen Aneurysmen, die endovaskulär behandelt werden können.

In großen Zentren werden mittlerweile bis zu 80% der Aneurysmen endovaskulär behandelt. Für Aneurysmen im vertebrobasilären Stromgebiet ist die endovaskuläre Behandlung die primäre Therapieoption.

ISAT-Studie

ISAT war eine internationale randomisierte, prospektive Studie, die die endovaskuläre und die neurochirurgische Therapie bei rupturierten intrakraniellen Aneurysmen verglich [39]. 9559 Patienten mit einer SAB wurden gescreent. Davon wurden nur 2143 Patienten randomisiert einer der beiden Behandlungsarme zugeführt. Primärer Endpunkt war das Patientenoutcome nach einem Jahr. Die primäre Hypothese war, dass die endovaskuläre Behandlung den Anteil von Patienten mit einem mRS-Wert von 3–6 um 25% im Vergleich zur chirurgischen Gruppe reduzieren würde.

Die Aneurysmalokalisation der randomisierten Patienten war überwiegend am Ramus communicans anterior oder an der intrakraniellen A. carotis interna. Die randomisierten Patienten waren vor Therapie überwiegend in einem guten klinischen Zustand (94% WFNS Grad I–III). Nach einer Interimsanalyse wurde die Studie vorzeitig gestoppt, da der Vorteil der endovaskulären gegenüber neurochirurgischen Therapie signifikant war. 23,7% der interventionell und 30,6% der chirurgisch behandelten Patienten hatten nach einem Jahr einen Rankingwert zwischen 3 und 6. Die absolute Risikoreduktion durch die endovaskuläre Therapie lag bei 8,7% und die relative Risikoreduktion bei 26,8% [40].

Andauernder Gegenstand der Diskussion ist die hohe Rekanalisierungsrate nach endovaskulärer Behandlung im Vergleich zur neurochirurgischen Therapie. Die Daten zeigen aber auch, dass die Rezidivblutungsrate mit 0,16–0,2% pro Jahr so niedrig ist, dass ein klinisch relevanter negativer Aspekt offenbar nie erreicht wird. Zusammenfassend kann man sagen, dass die Studie überzeugend nachgewiesen hat, dass die endovaskuläre Therapie rupturierter Aneurysmen die Behandlung der ersten Wahl sein sollte. Die geringe Zahl der randomisierten Patienten mit einem rupturierten Aneurysma der hinteren Zirkulation lässt den Schluss zu, dass die beteiligten Studienzentren auch ohne bestehende Evidenz sozusagen a priori davon überzeugt waren, dass Aneurysmen der hinteren Zirkulation primär endovaskulär behandelt werden sollten.

Präinterventionelle Maßnahmen und Voraussetzungen

Vor jeder endovaskulären Aneurysmatherapie muss ein kranielles CT angefertigt werden.

Beurteilt werden müssen:
- Ausmaß der SAB.
- Intrazerebrales Hämatom?
- Bedrohliche Hirnschwellung?
- Drainagepflichtige Liquorzirkulationsstörung?

Eine biplanare digitale Subtraktionsangiographieanlage, mit hoher räumlicher und Kontrastauflösung, sowie die Möglichkeit des sog. Road-mapping (eingefrorenes Gefäßbild unter Durchleuchtung) sind Grundvoraussetzung für eine sichere und effektive Behandlung. 3D-Angiographietechniken (DSA oder CTA) sind extrem hilfreich, besonders in komplexen anatomischen Lokalisationen (z. B. Mediatrifurkation). Außerdem kann mit dieser Technik die Aneurysmamorphologie, die Aneurysmagröße und Weite des Aneurysmahalses leicht bestimmt werden.

Unabhängig von der steten technischen Weiterentwicklung der Interventionsmaterialien ist die endovaskuläre Aneurysmatherapie eine schwierige und herausfordernde Technik, verbunden mit bestimmten Komplikationsrisiken, die jeder Interventionalist ebenso kennen und deren Therapie beherrschen muss. Die entscheidende prädiktive Variable ist die Erfahrung und die manuelle Geschicklichkeit des Operateurs, egal welche Therapie durchgeführt wird. In der täglichen Diskussion um die beste Therapieoption für das einzelne Aneurysma ist daher eine Menge an Ehrlichkeit verlangt und eine realistische Einschätzung der eigenen technischen Möglichkeiten und Fähigkeiten. Dies gilt auch für das adäquate Management von technischen und thromboembolischen Komplikationen sowie die Therapie des Vasospasmus.

Peri- und postprozedurales Management

Die Interventionen werden grundsätzlich in Vollnarkose durchgeführt. Einzelne Zentren behandeln Aneurysmen in Lokalanästhesie. Technisch ist dies zwar möglich, im Falle einer intraprozeduralen Aneurysmaruptur oder Thromboembolie ist die Fortführung der Therapie wegen heftigster Kopfschmerzen, Bewusstseinstrübung und Unruhe des Patienten aber extrem schwierig, ja sogar unmöglich.

Zur Prophylaxe thromboembolischer Komplikationen sollte eine körpergewichtsadaptierte Heparinisierung durchgeführt werden. Bei rupturierten Aneurysmen beginnen wir damit nach Einbringen der ersten Platinspirale, bei nichtrupturierten Aneurysmen unmittelbar nach Legen des femoralen arteriellen Zugangs. Die ACT sollte dabei intraprozedural zwischen 250 und 300 s liegen. Zunehmend setzt sich die Erkenntnis durch, dass die pathologische Aggregation von Thrombozyten für die Mehrzahl der thrombotischen Ereignisse während der Intervention verantwortlich ist. Bei vorher nichtrupturierten Aneurysmen gehen daher mehr und mehr Gruppen dazu über, eine Prämedikation mit Acetylsalicylsäure (ASS) und Clopidogrel 3 Tage vor dem Eingriff zu beginnen. Die ist besonders auch dann sinnvoll, wenn es sich um ein breitbasiges Aneurysma handelt und evtl. ein Stent zum Schutz des Trägergefäßes bei der Behandlung eingesetzt werden muss.

Zeigt das präinterventionelle CT eine beginnende Liquorzirkulationsstörung, sollte eine Ventrikeldrainage vor der endovaskulären Therapie angelegt werden. Präinterventionell angelegt, stellt dies keine Kontraindikation für eine intrainterventionelle Heparinisierung oder intraprozedurale Gabe von Thrombozytenaggregationshemmern dar. Die Heparinisierung sollte postinterventionell für weitere 24 h fortgeführt werden.

Lokale Thrombenbildung am Aneurysmahals im Trägergefäß entsteht durch Plättchenaggregate. Da diese frischen Plättchenaggregate durch rtPA praktisch nicht beeinflussbar sind, geht man zunehmend dazu über zunächst den Blutdruck anzuheben. Hilft im weiteren Verlauf die i.v.-Gabe von ASS nicht, ist die Gabe von GP-IIb/IIIa-Blocker (Reopro oder Aggrastat) intravenös eine Therapieoption.

Nach der Therapie sollte der Patient auf einer Intensivstation weiterbehandelt werden. Nach SAB ist eine Intensivüberwachung von mindestens 7 Tagen notwendig. Patienten mit nichtrupturiertem Aneurysma und unkomplizierter Therapie können, je nach Dauer der Intervention/Narkose bereits im Angiographieraum extubiert werden, sollten dann aber auch für mindestens 24 h auf einer Intensivstation oder einer Stroke Unit von einem neurovaskulär erfahrenen Team überwacht werden.

Besonders auf die Entstehung von symptomatischen Vasospasmen muss geachtet werden, die vor Auftreten einer Ischämie behandelt werden müssen. Hierzu bedarf es einer regelmäßigen Erhebung des neurologischen Status, transkranieller Dopplerunstersuchungen und einer kontinuierlichen kardiopulmonalen Überwachung. Ggf. ist auch ein invasives Neuromonitoring notwendig.

In neuster Zeit zeichnet sich ein Trend ab, dass auch mit CTA, CT-Perfusion und funktionellen MR-Techniken wie Diffusions- und Perfusions-MRT nichtinvasiv Vasospasmen nachgewiesen werden können und hilfreiche Informationen für die Therapieentscheidung liefern.

Vor Entlassung sollte jeder Patient eine MR-Untersuchung mit MR-Angiographie als Ausgangsbefund für weitere Kontrollen bekommen. Wegen der im Vergleich zum Clipping höheren Rekanalisierungsrate sollten alle Patienten nach 6 Monaten eine weitere MR-angiographische Kontrolle bekommen. Ist der Befund unverändert konstant, ohne Anhalt für eine Reperfusion, sollten weitere MR-angiographische Kontrollen im 12-monatigen Abstand erfolgen. Bei unklarem MR-angiographischen Kontrollbefund oder dem eindeutigen Nachweis einer Reperfusion muss erneut eine konventionelle DSA durchgeführt werden. Die MR-angigraphische Nachsorge sollte mindestens über 3 Jahre fortgesetzt werden. Empfehlenswert ist es, die Kontrolluntersuchungen immer am gleichen Zentrum unter standardisierten Modalitäten durchzuführen.

Risiken

Das wesentliche Risiko sind thromboembolische Komplikationen in distale Hirngefäße durch Embolien aus dem Katheter, durch wandadhärentes thrombotisches Material aus dem Aneurysma, v. a. bei großen Aneurysmen oder durch lokale Thrombenbildung am eingebrachten Embolisationsmaterial (Platinspiralen und Stent), die im schlimmsten Fall auch zum Trägergefäßverschluss führen kann. Auch katheterinduzierte Vasospasmen können zu Minderperfusion führen, gefolgt von hämodynamischer Infarzierung oder Thrombenbildung mit embolischen Infarkten. Zur durch Katheter induzierten Spasmenprophylaxe führen wir mit Beginn der Intervention eine i.v.-Therapie mit Kalziumantagonisten durch. Alternativ können diese auch der Führungskatheterspülflüssigkeit beigegeben werden.

28.2.1 Endovaskuläre Therapie der Vasospasmen

Ballonangioplastie

Nach erfolgreicher Ausschaltung rupturierter Aneurysmen ist der Vasospasmus, der in ca. 70% der Patienten mit SAB auftritt und in ca. 30% symptomatisch wird, die ernstzunehmendste und eine schwer behandelbare Komplikation. Symptomatische Vasospasmen werden primär konservativ mit Kalziumantagonisten und Triple-H-Therapie behandelt (▶ Kap. 32). Bei trotz maximaler konservativer Therapie weiterhin bestehenden Vasospamen ist die endovaskuläre Ballonangioplastie effektiv [41]. Vorsicht ist bei bereits bestehender Infarktdemarkation im Versorgungsgebiet des zu behandelnden vasospastischen Gefäßes geboten, da die Gefahr eines Reperfusionsschadens mit ICB besteht und die drohende Noxe den Nutzen überwiegt. Weitere Risiken der Ballonangioplastie sind die intrakranielle Gefäßdissektion mit sekundärem Gefäßverschluss und die Gefäßruptur, weswegen diese Therapie nur von erfahrenen Neurointerventionalisten durchgeführt werden sollte.

Mit den zur Verfügung stehenden weichen und flexiblen Dilatationsballons sind die basalen Hirnarterien, die infra- u. supraophthalmische A. carotis interna, der Mediahauptstamm, die vertebrobasilären Gefäße und teilweise auch kräftige proximale P1- und A1-Segmente therapierbar. Nach der eigenen Erfahrung und nach Fallberichten aus der Literatur ist der Effekt der Angioplastie bei suffizienter Dilatation anhaltend. Periphere Vasospasmen sind mit diesem Verfahren aber nicht behandelbar.

Durch intraarterielle Infusion von Kalziumantagonisten können zwar auch periphere Vasospasmen erreicht werden, die Therapie ist aber auf Dauer wenig erfolgversprechend, da ihre Wirkung nur vorübergehend ist. Zudem können sie mit kardiopulmonalen Nebenwirkungen verbunden sein.

Aneurysmaverschluss: Behandlungstechnik

Unmittelbar nach der diagnostischen Angiographie wird in Koaxialtechnik über den Führungskatheter ein am distalen Ende speziell markierter Mikrokatheter über einen weichen Mikrodraht im Aneurysma platziert. Die Aneurysmamorphologie und -größe bestimmen die Wahl der einzubringenden Platinspiralen. Diese werden unter kontinuierlicher Durchleuchtung durch den Mikrokatheter in das Aneurysma geschoben und nach angiographischer Kontrolle der korrekten Lage durch Anlegen eines schwachen Gleichstroms an der Sollbruchstelle elektrolytisch abgelöst. Danach wird sukzessiv das Aneurysma mit weiteren Platinspiralen aufgefüllt, bis es dicht gepackt vom Blutfluss abgekoppelt ist (◘ Abb. 28.5).

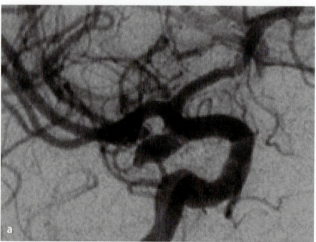
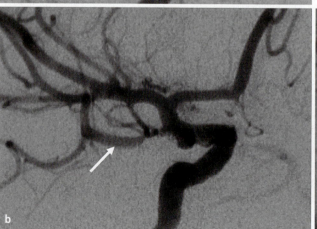
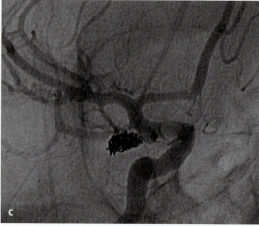

◘ **Abb. 28.5a–c.** Endovaskuläre Aneurysmabehandlung: **a** Die diagnostische Angiographie zeigt ein schmalhalsiges Aneurysma der A. carotis interna am Abgang des R. com. posterior. **b** Nach Embolisation mit Platinspiralen komplette Ausschaltung des Aneurysma bei erhaltenem R. com post. (*Pfeil*). **c** Auf der unsubtrahierten DSA sieht man gut die Platinspiralen im Aneurysma.

Mit der Einführung sehr weicher Spiralen, sog. Soft- und Ultra-soft-Coils ist die Sicherheit dieser Therapie deutlich gestiegen und auch frisch rupturierte Aneurysmen können damit sicher behandelt werden. Dennoch kann es in Einzelfällen zur intraproziduralen Aneurysmaruptur kommen; meistens passiert dies bei der Aneurysmasondierung mit dem Draht oder Mikrokatheter oder beim Absetzen der ersten Spirale. Diese Situation kann aber fast immer mit dem kompletten Entwickeln und Ablösen der ersten Spirale beherrscht werden [42].

Die wesentlichen Faktoren, die das Vorgehen der endovaskulären Therapie bestimmen sind die Aneurysmagröße und das Verhältnis zwischen Aneurysmasack- und Aneurysmahalsdurchmesser (»ratio-sac-neck«, RSN). Besonders geeignet für einen kompletten Verschluss und dichtes Packen der Spiralen im Aneurysma sind kleine Aneurysmen (<15 mm) und mittelgroße Aneurysmen (≥15 und <25 mm) mit einem guten RSN von ≥1,5. Bei breitbasigen Aneurysmen besteht die Gefahr, dass die Platinspiralen in das Trägergefäß prolabieren und zu Durchblutungsstörungen führen.

Unterschiedliche Techniken können hier Abhilfe schaffen. Ein technischer Fortschritt war die Einführung der **3D-Spiralen**. Diese schaffen als erste Spirale im Aneurysma durch ihre 3D-Form eine Art Käfig, der verhindert, dass später eingeführte Spiralen in das Trägergefäß vorfallen. Ist auch durch diese Technik der Halt der Spiralen im Aneurysma nicht sicher, kann die

sog. **Remodelling-Technik** [43] eingesetzt werden. Hierbei wird ein Ballonkatheter im Trägergefäß so platziert, dass er den Aneurysmahals komplett überbrückt. Während der Entwicklung der Spiralen wird er kurzzeitig inflatiert und nach Ballondeflation verbleiben die modellierten Spiralen im Aneurysma. Durch die technische Weiterentwicklung der Ballonkatheter (Hyperform und Hyperglide) sind auch breitbasige Aneurysmen mit komplexer Gefäßanatomie, an der Basilarisspitze, der Mediatrifurkation oder des Ramus com. anterior behandelbar. Diese Ballons sind so weich, dass sie sich im Trägergefäß platziert gefahrlos auch in den Aneurysmahals hineinwölben können. Diese Technik ist hervorragend geeignet bei Aneurysmen mit breitbasigem Hals und davon abgehenden Gefäßen, die erhalten bleiben müssen.

Die neueste Entwicklung in der Behandlung breitbasiger Aneurysmen sind **selbstexpandierende Stents** mit geringer Radialkraft. Der sehr flexible Stent wird im Trägergefäß so implantiert, dass dieser den Aneurysmahals komplett überbrückt [44]. In einem zweiten Schritt wird dann der Mikrokatheter über einen Mikrodraht durch die Stentmaschen in das Aneurysma navigiert und in üblicher Technik das Aneurysma mit Spiralen ausgefüllt (Abb. 28.6).

Nachteil der stentgeschützten Behandlung ist, dass die Patienten periprozedural eine 2fache Thrombozytenaggregationshemmung erhalten müssen (ASS 500 mg und Clopidogrel

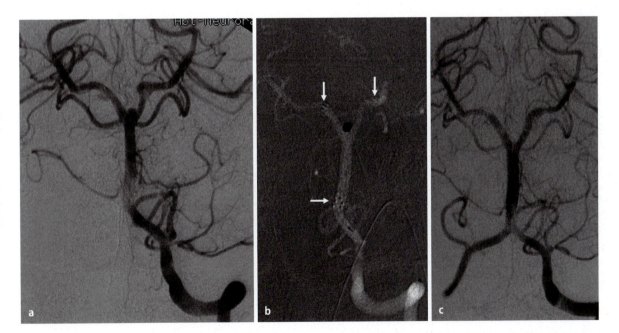

Abb. 28.6a-c. Behandlung eines breitbasigen Basilarisspitzenaneurysma mit Rekonstruktion der Basilarisspitze mit 2 selbstexpandierbaren Stents: **a** die diagnostische DSA zeigt ein kleines breitbasiges Aneurysma der Basilarisspitze. **b** Nach Implantation zweier Neuroformstents in Y-Technik ist die Basilarisspitze rekonstruiert, der Hals des Aneurysma schmalhalsig und Platinspiralen konnten sicher in das Aneurysma eingebracht werden. Die weißen Pfeile zeigen auf die proximalen und distalen röntgendichten Marker der Neuroformstents. **c** Die Kontrollangiographie am Ende der Behandlung zeigt, dass das Aneurysma komplett verschlossen ist.

225 mg als Loading-Dose). Bei elektiven Eingriffen sollte 3 Tage vor dem Eingriff mit der thrombozytenaggregationshemmenden Therapie begonnen werden (täglich ASS 1x100 mg p.o., Clopidogrel 1x75 mg p.o., und dieselbe Dosierung auch am Tag des Eingriffs vor der Intervention). Diese doppelte Thrombozytenaggregation sollte, um eine Stentthrombose zu verhindern, für 4 Wochen fortgesetzt werden. Danach kann auf eine Monotherapie mit ASS 100 mg/24 h oder Clopidogrel 75 mg/24 h auf unbestimmte Zeit umgestellt werden. Die postinterventionelle Thrombozytenaggregationshemmung nach Stent wird bislang aus der Erfahrung bei PTA und Stent atherosklerotischer Stenosen abgeleitet. Wahrscheinlich ist eine analoge Behandlung nach 30 Tagen nicht nötig, da der Stent dann endothelialisiert ist, und eine Monotherapie mit ASS 100 mg/24 h für 6 Monate ausreichend ist. Kontrollierte Daten hierzu fehlen bislang.

Eine weitere technische Neuentwicklung sind **beschichtete Platinspiralen**. Hier stehen derzeit zwei unterschiedliche Produkte zur Verfügung.

Die sog. Hydrogel-Coils sind mit einem Superabsorber beschichtet, der bei Kontakt mit Blut aufquillt und somit zu einer Zunahme des Materialvolumens im Aneurysma führt. Die Rationale ist, dass dadurch das Aneurysmalumen besser ausgefüllt ist und damit die Wahrscheinlichkeit einer Rekanalisierung gesenkt wird.

Andere Coils sind mit bioaktiven Substanzen wie Proteoglycan beschichtet. Die Beschichtung induziert die Ansiedelung von Makrophagen und das Einwandern von glatten Muskelzellen, was binnen Wochen zu einem bindegewebigen Umbau des Thrombus im Aneurysma führen soll. Auch hiervon verspricht man sich langfristig eine geringe Rekanalisationsrate.

Für derartige Produkte fehlen bislang aber Langzeitergebnisse aus kontrollierten Studien, die diese gewünschten Effekte beim Menschen bestätigen.

Riesenaneurysmen (≥25 mm). Diese sind ein schwieriges Problem. Nach endovaskulärer Behandlung kommt es trotz initial komplettem Verschluss regelhaft zu einer Kompaktierung der Platinspiralen und Verschieben derselben in das oft ausgedehnt thrombosierte Aneurysmakompartiment mit Reperfusion und wiederholten Retherapien.

Für diese Aneurysmen bietet sich bei geeigneter Lokalisation, z. B. paraophthalmischer, kavernöser Abschnitt der ACI eine endovaskuläre Therapie durch Verschluss des Trägergefäßes mit ablösbarem Ballon an. Diese Behandlung ist schnell, im Vergleich zur Behandlung mit Platinspiralen billig und effektiv. Zuvor muss aber unbedingt durch eine Probeokklusion des zu verschließenden Gefäßes sichergestellt werden, dass ein definitiver Verschluss ohne neurologisches Defizit toleriert wird. Die Probeokklusion sollte über 20–30 min unter neurologischem, dopplersonographischem Monitoring und mit medikamentöser Provokation einer Hypotonie durchgeführt werden.

Nach einem definitiven Trägergefäßverschluss ist in den darauf folgenden 3 Tagen auf eine stabile Kreislaufsituation und ausreichende Hydrierung zu achten. Die Patienten sollten zudem über 3 Tage langsam mobilisiert werden, um hypotone Krisen mit zerebraler Minderperfusion zu vermeiden.

 Fazit

Die endovaskuläre Therapie von zerebralen Aneurysmen kann sowohl chirurgisch durch Clipping als auch endovaskulär durch Coiling erfolgen. Die Daten aus der Literatur lassen keine generelle Überlegenheit einer Behandlungsform zu. Die Therapie eines Aneurysmas sollte derzeit individuell und im interdisziplinären Konsens der behandelnden Fachdisziplinen Neurochirurgie und Neuroradiologie entschieden werden.

28.3 Interventionelle Therapie von arteriovenösen Gefäßmissbildungen

Die intrakraniellen echten Gefäßmalformationen werden klassifiziert nach pialen AV-Malformationen, duralen AV-Fisteln, Kavernomen und kapillären Teleangiektasien. Einer endovaskulären Therapie zugänglich sind nur die AV-Malformationen und die duralen AV-Fisteln. Piale AV-Malformationen haben das höchste Blutungsrisiko. Nach Autopsiestudien liegt die Häufigkeit von pialen AV-Malformationen bei 0,4–4,3%.

Durch eine Blutung werden 50% der AV-Malformationen erstmals symptomatisch. Bislang ist es noch nicht möglich, das individuelle Blutungsrisiko anhand radiologischer Kriterien zuverlässig abzuschätzen. Stenosen in den Drainagevenen oder angiomassoziierte Aneurysmen sind aber möglicherweise prognostisch bedeutsam. Grundsätzlich sollte die allgemein anerkannte und einfach zu handhabende Klassifikation von Spetzler u. Martin [45] verwendet werden, da sie die interdisziplinäre Diskussion zwischen den einzelnen Fachdisziplinen (Neurochirurgie, Strahlentherapie und interventionelle Neuroradiologie) über die Behandlungsstrategie erleichtert.

Bei den duralen AV-Fisteln kann man das individuelle Blutungsrisiko anhand der venösen Drainage abschätzen. Die derzeit gebräuchlichste Klassifikation ist die nach Cognard [46].

> **Klassifikation der duralen AVF nach Cognard**
> - **Grad I**: AV-Kurzschluss mit venöser Drainage in einem großen duralen Sinus mit antegradem Fluss
> - **Grad II**: wie bei Grad I, nur mit schlechtem antegraden Fluss
>   - **Grad IIa**: mit Reflux in den Sinus
>   - **Grad IIb**: Reflux in eine kortikale Vene allein
> - **Grad III**: direkte Drainage in eine kortikale Vene ohne venöse Ektasie
> - **Grad IV**: direkte Drainage in eine kortikale Vene mit venöser Ektasie
> - **Grad V**: Drainage in eine spinale Vene

Danach drainieren Typ-I-Läsionen nur antegrad in durale Sinus, bei Typ-II-Läsionen kommt es schon zu retrogradem Fluss in die Sinus. Typ-III-Läsionen drainieren ausschließlich in kortikale Venen und Typ IV-Fisteln haben zudem eine Ektasie der kortikalen Venen. Bei der Typ-V-Fistel erfolgt die Drainage in spinale perimedulläre Venen. Dabei kommt es nach dieser Einteilung zu Blutungen ausschließlich in solchen Fisteln, die in kortikale Venen drainieren. Der Ort der dAVF prädisponiert zu bestimmten venösen Drainagetypen und kann daher für eine Blutungsrisikoabschätzung herangezogen werden (Tab. 28.2).

■■■ Diagnostik

Bereits das **Nativ-CT** gibt bei den meisten AV-Malformationen Hinweise auf das Vorliegen einer Gefäßmalformation. Sie sind leicht hyperdens, ein Teil kann jedoch auch hypo- oder isodens sein. Lineare, schollige oder stippchenförmige Verkalkungen sind nicht selten. Nach Kontrastmittelgabe kommt es zu einer kräftigen serpentinenartigen Kontrastierung der Gefäße, wobei die dilatierten Drainagevenen besonders deutlich zu sehen sind.

Die **MRT** hat die nichtinvasive Diagnostik weiter verbessert. Bereits auf nativen Aufnahmen sind die abnormen Gefäße anhand von typischen flussbedingten Signalauslöschungen erkennbar. Stattgehabte Blutungen sind besonders gut auf T2-gewichteten Aufnahmen durch Hämosiderinablagerungen zu sehen.

Die **intraarterielle DSA** ist diagnostisch trotz der rasanten Weiterentwicklung der CTA- und MRA-Techniken unverzichtbar. Art und Anzahl der zuführenden Blutgefäße, die Hämodynamik und der Drainagetyp sind bisher nur katheterangiographisch exakt zu analysieren. Auch die möglicherweise mit einer höheren Blutungsneigung verbundenen angiomassoziierten Aneurysmen oder Stenosen der Drainagevenen sind nur so zuverlässig diagnostizierbar. Grundsätzlich sollte eine Angiographie aller hirnversorgenden Blutgefäße durchgeführt werden; auch die Darstellung des A.-carotis-externa-Kreislaufs ist obligat. Kontrastmittelglobalinjektionen in die A. carotis communis oder nur in den Aortenbogen sind nicht hilfreich [48].

■■■ Therapie

Die Therapieentscheidung und Behandlungsstrategie sollte immer in interdisziplinärer Absprache zwischen Neurochirurgen, Neurointerventionalisten und Strahlentherapeuten getroffen werden.

Die Wahl der Therapie ist abhängig vom operativen Behandlungsrisiko und vom Blutungsrisiko der AV-Malformation [49]. Die Wahl von Zeitpunkt und Art der Behandlung wird erschwert durch den individuell unterschiedlichen Spontanverlauf. DAVM sind keine statischen Läsionen, es sind spontane Regressionen und Heilungen möglich, aber auch progrediente Verläufe mit Übergängen von Low-Risk- zu High-Risk-Fisteln.

> **Wichtig**
>
> Eine zwingende Behandlungsindikation besteht jedoch nach einer Blutung.

Angiome des Hirnstamms und der Stammganglien sind primär eine Domäne der Strahlentherapie.

Ziel der AVM- und AVF-Therapie ist es, den Angiomnidus bzw. den Fistelpunkt komplett zu verschließen. Werden nur die arteriellen Feeder verschlossen, besteht die Gefahr der Revaskularisation durch Ausbildung von Umgehungskreisläufen. Tritt das Embolisat in die abführenden Venen über besteht die Gefahr der venösen Infarzierung und Stauungsblutung. Die Therapie von AV-Missbildungen erfolgt in üblicher koaxialer Technik über den transfemoralen Zugang. Der Angiomnidus liegt oft weit distal vom Gefäßostium und die angiomversorgenden Gefäße haben oft einen meanderförmig geschlängelten Verlauf. Für die oft aufwendige superselektive Sondierung stehen unterschiedlichste Mikrokatheter und Mikrodrähte zur Verfügung.

Zwei wesentliche Sondierungstechniken werden unterschieden:
- die flussunabhängige und
- die flussgesteuerte.

Tab. 28.2. Blutungsrisiko nach Lokalisation der dAVF

Lokalisation	Blutungsrisiko in [%]
Vordere Schädelgrube	84%
Sinus cavernosus	<1%
Tentorium/Foramen magnum	70%
Sinus transversus, sigmoideus, confluens	15%

Bei der flussunabhängigen Sondierung wird der Mikrokatheter über einen Mikrodraht handgesteuert navigiert. Dagegen wird bei der flussgesteuerten Technik das lange weiche und sehr flexible distale Ende des Mikrokatheters, nachdem es den Führungskatheter schubgesteuert verlassen hat, drahtlos vom Blutfluss zum Angiomnidus bzw. Fistelpunkt mitgezogen. Vor Beginn der Embolisation muss sichergestellt werden, dass keine hirnparenchymversorgenden Gefäße aus dem pränidalen angiomversorgenden Gefäß abgehen. Limitierend für die Embolisation sind oft multiple kleine Angiomzuflüsse, die als Seitenäste aus funktionell wichtigen Gefäßen entspringen (sog. »en passant Feeder«).

Die Behandlung wird prinzipiell in Intubationsnarkose durchgeführt. Die Weiterentwicklung der Embolisationsmaterialen und Mikrokathetertechniken führt zu einer steigenden Zahl der erfolgreichen endovaskulären Angiomverschlüsse [50]. Auch größere AV-Angiome können immer häufiger komplett und dauerhaft ausgeschaltet werden (Abb. 28.7). Fluss- und drahtgesteuerter Katheter werden in den Angiomnidus eingebracht. Von dort aus wird das Flüssigembolisat in den Nidus injiziert.

Durch die intranidale Katheterplatzierung und Verwendung neuer Embolisationsmaterialien (Onyx), ist mit den neueren Materialien weniger zu befürchten, dass hirnversorgende Gefäße verschlossen werden. Dadurch wird das intraprozedurale ischämische Schlaganfallrisiko deutlich reduziert. Möglicherweise steigt durch diese neue Behandlungstechnik das Risiko einer intraprozeduralen Blutung, die aber normalerweise endovaskulär stillbar ist. Die rheologischen Eigenschaften neuerer Embolisate ermöglichen es, auch große Angiome über eine Katheterposition komplett zu verschließen. Sehr selten kann es zu einem »Festkleben« des Katheters im onyxgefüllten Angiomfeeder kommen. Es gelingt aber fast immer, durch Zug den Katheter doch noch zu entfernen.

> **Praxistipp**
>
> Ist dies nicht möglich, wird der Mikrokatheter im Gefäßsystem belassen und an der Leiste unter dem Hautniveau abgeschnitten. Unter Thrombozytenaggregationshemmung endothelialisiert der Mikrokatheter nach wenigen Wochen. Diese Technik führt praktisch nie zu Komplikationen.

Prinzipiell sollte jede endovaskuläre Angiomtherapie mit einem erfahrener Neurochirurgen abgesprochen sein und dieser sollte auch wissen, dass er unter Umständen notfallmäßig eingreifen muss.

Die AVM- und AVF-Embolisation kann auch mit Mikropartikeln und Spiralen durchgeführt werden. Der Verschluss der Gefäßmissbildung mit Partikeln ist meist nur vorübergehend und sollte deshalb nur präoperativ durchgeführt werden. Beim Einsatz von Mikrospiralen sind die Berichte über die Erfolgsraten in der Literatur widersprüchlich.

Die **duralen Gefäßmissbildungen** zwischen A. carotis interna und Sinus cavernosus nehmen unter therapeutischen Gesichtspunkten eine Sonderstellung ein. Im Gegensatz zu den traumatischen Fisteln zwischen A. carotis interna und Sinus cavernosus sind die duralen AV-Malformationen an dieser Stelle oft sehr

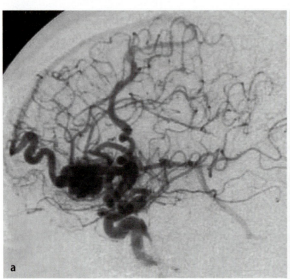 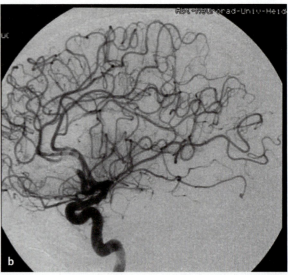

Abb. 28.7a,b. Embolisation einer AVM: **a** Das seitliche Angiogramm vor Behandlung zeigt die links frontal gelegen Gefäßmalformation mit früher venöser Drainage zum Sinus sagittalis superior und zur V. Labbée. **b** Nach Embolisation mit Kleber ist das Angiom komplett ausgeschaltet und es sind keine früh drainierende Venen mehr nachweisbar. (Mit freundlicher Genehmigung von Prof. Dr. S. Hähnel, Heidelberg).

komplex und bekommen viele Zuflüsse aus dem A.-carotis-interna- und oft auch aus dem A.-carotis-externa-Kreislauf, gar nicht so selten auch bilateral. Diese Fisteln werden heute häufig über einen transvenösen Zugang, manchmal auch über einen transvenösen und transarteriellen Zugang behandelt. Eine genauere Darstellung der unterschiedlichen Typen von A.-carotis-Sinus-cavernosus-Fisteln und deren dezidierter Behandlung lässt diese Übersichtsarbeit jedoch nicht zu. Hier muss auf einschlägige Literatur verwiesen werden [51].

Eine besondere Form der Fisteln sind die **duralen AV-Fisteln** (dAVF). Eine Therapieindikation besteht bei Typ-I- und -IIa-Fisteln bei hohem Leidensdruck des Patienten durch unerträgliche Ohrgeräusche und bei steigendem Augeninnendruck mit drohendem Visusverfall. Ab einem Fisteltyp Grad IIb und höher ist eine Therapie unabhängig von den subjektiven Beschwerden und dem Visus indiziert, da hier durch venösen Reflux und venöser Stauung das intrazerebrale Blutungsrisiko erhöht ist. Die Therapie der Wahl ist die neuroradiologisch interventionelle Fistelokklusion.

Die **transarterielle** Embolisation kann mit Partikeln und Kleber erfolgen. Nachteil der Partikelembolisation ist, dass der Erfolg wegen Rekanalisation meist nur von kurzer Dauer ist. Besser ist es daher die arteriellen Feeder mit Gewebeklebern zu verschließen. Dies ist bei Verwendung von Flüssigembolisaten, heute im Wesentlichen von Onyx, dauerhaft zu erreichen.

Der **transvenöse** Therapieansatz besteht im Verschluss des Sinus auf Höhe der Fistelpunkte. Dabei muss peinlichst genau die venöse Drainage berücksichtigt werden und sichergestellt sein, dass die Drainage über die gegenseitigen Sinus oder bereits bestehende Umgehungskreisläufe gewährleistet ist. Je nach Drainagemuster der dAVM kann ein Quersinus verschlossen und so eine dauerhafte Heilung erreicht werden.

Die **posttraumatische direkte A.-carotis-Sinus-cavernosus-Fistel** kann neuroradiologisch interventionell durch das Einbringen von ablösbaren Ballons in den Sinus cavernosus erfolgreich behandelt werden. Dazu wird nach angiographischer Bestimmung des Fistelpunktes transarteriell ein Ballonkatheter zum Fistelpunkt vorgeführt und über den Fistelpunkt in den Sinus cavernosus gebracht. Dabei zieht der hohe Fistelfluss den teilinflatierten Ballon in die Fistel hinein, der dann komplett inflatiert und abgesetzt wird. Manchmal sind mehrere Ballons für den definitiven Verschluss notwendig. Eine Therapie mit Platinspiralen ist in gleicher Weise auch möglich und erfolgreich.

Bei **spontanen dAVF** ist meist der transvenöse Zugang erfolgreich. Dabei kann der Sinus cavernosus transfemoral über die V. jugularis und dann den Sinus petrosus, Plexus basivertebralis oder Plexus pterygoideus erreicht werden. Über den Sinus intercavernosus ist auch – z. B. bei Verschluss der ipsilateralen V. jugularis – eine Sondierung mit dem Mikrokatheter von der Gegenseite aus möglich. Ablösbare Platinspiralen sind das Material der Wahl, mit dem erfolgreich ein dauerhafter Fistelverschluss gelingt. Bei überwiegender Drainage in die V. ophthalmica superior ist auch ein retrograder Zugang über die V. facialis zur V. ophthalmica und schließlich zum Sinus cavernosus möglich. Bei schwierigem oder unmöglichem transjugulärem Zugang kann die V. ophthalmica superior direkt punktiert werden. Bei ausgedehnten Fisteln, v. a. posttraumatisch, bleibt als therapeutische Ultima Ratio manchmal nur der definitive Verschluss der A. carotis interna auf der betroffenen Seite ober- und unterhalb des Fistelpunktes. Zuvor muss aber ein Probeokklusionstest durchgeführt werden.

 Fazit

Die Therapie von AV-Gefäßmalformationen ist eine multidisziplinäre Domäne. Es sollten immer alle beteiligten Fachdisziplinen – Neurochirurgie, interventionelle Neuroradiologie und Strahlentherapie – an der Entscheidungsfindung beteiligt sein und gemeinsam eine Therapiestrategie festlegen.

DAVF sind primär eine Domäne der endovaskulären Therapie. Unkomplizierte dAVF (Grad I und II nach Cognard) müssen nicht behandelt werden und die Therapieindikation ist im Wesentlichen vom Leidensdruck des Patienten abhängig. Dabei besteht nach Blutung einer AV-Malformation eindeutig eine Therapieindikation. Mit der Verfügbarkeit neuer Embolisationsmaterialien und Mikrokatheter für die Angiomembolisation steigt der Anteil an Angiomen, die komplett endovaskulär behandelt werden können, stetig an – bei gleichzeitiger Reduktion des Therapierisikos.

Wenn AV-Malformationen nur subtotal embolisiert werden können, ist die endovaskuläre Therapie dennoch ein wichtiger Teil der Therapie, da sie die operative komplette Ausschaltung erleichtert oder gar erst ermöglicht.

Literatur

1. North American Symptomatic Carotid Endarterectomy Trial Collaborators. Beneficial effect of carotid endarterectomy in symptomatic patients with high-grade carotid stenosis. N Engl J Med. 1991 Aug 15; 325(7):445-53.
2. MRC European Carotid Surgery Trial: interim results for symptomatic patients with severe (70-99%) or with mild (0-29%) carotid stenosis. European Carotid Surgery Trialists' Collaborative Group. Lancet. 1991 May 25; 337(8752):1235-43.
3. Rothwell PM, Eliasziw M, Gutnikov SA, et al. Analysis of pooled data from the randomised controlled trials of endarterectomy for symptomatic carotid stenosis. Lancet. 2003 Jan 11; 361(9352):107-16.
4. Wholey MH, Al-Mubarek N, Wholey MH. Updated review of the global carotid artery stent registry. Catheter Cardiovasc Interv. 2003; 60:259-66.
5. Theiss W, Hermanek P, Mathias K, et al. Pro-CAS: a prospective registry of carotid angioplasty and stenting. Stroke 2004; 35: 2134–2139.
6. Ringleb P, Hennerici M, Hacke W. Stentprotected angioplasty of symptomatic carotid artery stenoses: The European point of view. Int J Stroke 2006; 01: 94–96.
7. Ringleb PA, Allenberg JR, Berger J, et al. 30 day results from the SPACE trial of stent-protected angioplasty versus carotid endarterectomy

8. Crawley F, Clifton A, Buckenham T, et al. Comparison of hemodynamic cerebral ischemia and microembolic signals detected during carotid endarterectomy and carotid angioplasty. Stroke. 1997 ;2:2460-2464.
9. Whitlow PL, Lylyk P, Londero H, et al. Carotid artery stenting protected with an emboli containment system. Stroke. 2002; 33:1308-14.
10. Koch C, Kucinski T, Eckert B, et al. Endovascular therapy of high-degree stenoses of the neck vessels-stent-supported percutaneous angioplasty of the carotid artery without cerebral protection. Röfo. 2002; 174:1506-10.
11. Eckert B, Zeumer H. Editorial comment--Carotid artery stenting with or without protection devices? Strong opinions, poor evidence! Stroke. 2003; 34:1941-3.
12. WASID Study Group: Prognosis of patients with symptomatic vertebral or basilar artery stenosis. The Warfarin-Aspirin Symptomatic Intracranial Disease (WASID) Study Group. Stroke. 1998; 29:1389-92.
13. Chimowitz MI. Angioplasty or stenting is not appropriate as first-line treatment of intracranial stenosis. Arch Neurol. 2001 Oct;58(10):1690-2.
14. Chimowitz MI, Lynn MJ, Howlett-Smith H, et al. Comparison of warfarin and aspirin for symptomatic intracranial arterial stenosis. N Engl J Med. 2005; 352:1305-1316.
15. Thijs VN, Albers GW. Symptomatic intracranial atherosclerosis: outcome of patients who fail antithrombotic therapy. Neurology 2000; 55:490-497.
16. Kasner SE, Chimowitz MI, Lynn MJ, et al. Predictors of ischemic stroke in the territory of asymptomatic intracranial arterial stenosis. Circulation. 2006; 113:555–563.
17. Sundt TM Jr, Smith HC, Campbell JK, et al. Transluminal angioplasty for basilar artery stenosis. Mayo Clin Proc 1980; 55:673-680.
18. Higashida RT, Tsai FY, Halbach VV, et al. Transluminal angioplasty for atherosclerotic disease of the vertebral and basilar arteries. J Neurosurg 1993; 78:192-198.
19. Marks MP, Marcellus M, Norbash AM, et al. Outcome of angioplasty for atherosclerotic intracranial stenosis. Stroke 1999; 30:1065-1069.
20. Mori T, Fukuoka M, Kazita K, et al. Follow-up study after intracranial percutaneous transluminal cerebral balloon angioplasty. AJNR Am J Neuroradiol 1998; 19:1525-1533.
21. Mori T, Kazita K, Chokyu K, et al. Short-term arteriographic and clinical outcome after cerebral angioplasty and stenting of carotid and atherosclerotic occlusive disease. AJNR Am J Neuroradiol 2000; 21:249-254.
22. Connors JJ, Wojak JC. Percuteneous transluminal angioplasty for intracranial atherosclerotic lesions: evolution of technique and short-term results. J Neurosurg 1999; 91:415-423.
23. Hartmann M, Jansen O. Angioplasty and stenting of intracranial stenosis. Current Opinion in Neurology 2005; 18:39–45.
24. Lutsep HL, Barnwell SL, Mawad M, et al. Stenting of symptomatic atherosclerotic lesions in the vertebral or intracranial arteries (SSYLVIA): study results. Stroke 2003; 34:253.
25. Schillinger M, Exner M, Mlekusch W, et al. Acute-phase response after stent implantation in the carotid artery: association with 6-month in-stent restenosis. Radiology 2003; 227:516–521.
26. Bose A, Hartmann M, Henkes H, et al. A Novel, Self-Expanding, Nitinol Stent in Medically Refractory Intracranial Atherosclerotic Stenoses. The Wingspan Study. Stroke 2007; 38:1531-7.
27. Fiorella D, Levy EI, Turk AS, et al. US Multicenter Experience With the Wingspan Stent System for the Treatment of ICAD: Periprocedural Results. Stroke 2007; 38:881-887.
28. Virmani R, Guagliumi G, Farb A, et al. Localized hypersensitivity and late coronary thrombosis secondary to a sirolimus-eluting stent: should we be cautious? Circulation 2004; 109:701–705.
29. Virmani R, Farb A, Guagliumi G, Kolodgie FD. Drug-eluting stents: caution and concerns for long-term outcome. Coronary Artery Disease 2004; 15:313–318.
30. Guagliumi G, Farb A, Musumeci G, Valsecchi O, Tespili M, Motta T, et al. Images in cardiovascular medicine. Sirolimus-eluting stent implanted in human coronary artery for 16 months: pathological findings. Circulation 2003; 107:1340–1341.
31. FDA advises physicians of adverse events associated with Cordis Cypher coronary stents.US Food, and Drug Administration Public Health Web Notification 2003; T03–71 October 29.
32. Silber S, Böhm M, Gottwik M, et al. Positionspapier der DGK zur koronaren Stentimplantation. Vermeidung von Tod und lebensbedrohlichen Komplikationen durch zusätzliche Gabe von Clopidogrel. Herz 2006; 31:83–4.
33. Grines CL, Bonow RO, Casey DE Jr, et al. Prevention of premature discontinuation of dual antiplatelet therapy in patients with coronary artery stents. J Am Coll Cardiol 2007; 49:734–9.
34. Levy EI, Hanel RA, Howington JU, et al. Sirolimus-eluting stents in the canine cerebral vasculature: a prospective, randomized, blinded assessment of safety and vessel response. J Neurosurg 2004; 100:688–694.
35. Guglielmi G, Vinuela F, Dion J, Duckwiler G. Electrothrombosis of saccular aneurysms via endovascular approach. Part 2: Preliminary clinical experience. J Neurosurg 1991; 75: 8–14.
36. Byrne JV, Sohn MJ, Molyneux AJ, Chir B. Five-year experience in using coil emolization for ruptured intracranial aneurysms: outcomes and incidence of late rebleeding. J Neurosurg 1999; 90:656–663
37. Vinuela F, Duckwiler G, Mawad M. Guglielmi detachable coil embolization of acute intracranial aneurysm: perioperative anatomical and clinical outcome in 403 patients. J Neurosurg. 1997; 86:475-82.
38. Cognard C, Weill A, Spelle L, Piotin M, Castaings L, Rey A, Moret J. Long term angiographic follow-up of 169 intracranial berry aneurysms occluded with detachable coils. Radiology 1999; 212: 348–356.
39. Molyneux A, Kerr R, Stratton I, et al. International Subarachnoid Aneurysm Trial (ISAT) of neurosurgical clipping versus endovascular coiling in 2143 patients with ruptured intracranial aneurysms: a randomised trial. Lancet 2002; 360:1267–1274.
40. Molyneux A, Kerr R, Yu LM, et al. International subarachnoid aneurysm trial (ISAT) of neurosurgical clipping versus endovascular coiling in 2143 patients with ruptured intracranial aneurysms: a randomised comparison of effects on survival, dependency, seizures, rebleeding, subgroups, and aneurysm occlusion. Lancet 2005; 366: 809–817.
41. Jestaedt L, Pham M, Bartrsch A, et al. Efficacy of balloon angioplasty in the treatment of vasospasm after aneurysmal SAH. Clin Neuroradiol 2007; 17:180-186.
42. Doerfler A, Wanke I, Egelhof T, et al. Aneurysmal rupture during embolization with Guglielmi detachable coils: causes, management, and outcome. AJNR Am J Neuroradiol. 2001; 22:1825-32.
43. Moret J, Cognard C, Weill A, Castaings L, Rey A. Reconstruction technic in the treatment of wide-neck intracranial aneurysms. Long term angiographic and clinical results. Apropos 56 cases. J Neuroradiol 1997; 24: 30–44.

44. Wanke I, Doerfler A, Schoch B, et al. Treatment of Wide-Necked Intracranial Aneurysms with a Self-Expanding Stent System: Initial Clinical Experience. AJNR Am J Neuroradiol 2003; 24:1192–1199.
45. Spetzler RF, Martin NA, Carter LP, et al. Surgical management of large AVM's by staged embolization and operative excision. J Neurosurg. 1987; 67:17-28.
46. Cognard C, Gobin YP, Pierot L, et al. Cerebral dural arteriovenous fistulas: clinical and angiographic correlation with a revised classification of venous drainage. Radiology 1995; 194:671-680.
47. Spetzler RF, Martin NA. A proposed grading system for arteriovenous malformations. J Neurosurg 1986; 65: 476-483.
48. Wanke I, Panagiotopoulos V, Forsting M. Das Risiko intrazerebraler Gefäßmissbildungen. Fortschr Röntgenstr 2007; 179:365-372.
49. Nataf F, Meder JF, Roux FX, et al. Angioarchitecture associated with haemorrhage in cerebral arteriovenous malformations: a prognostic statistical model. Neuroradiology. 1997; 39:52-8.
50. Jahan R, Murayama Y, Gobin YP, et al. Embolization of arteriovenous malformations with Onyx: clinicopathological experience in 23 patients. Neurosurgery. 2001; 48:984-95.
51. Forsting M (editor). Intracranial vascular malformations and aneurysms. Springer, Berlin Heidelberg. 2004.
52. Ogilvy CS, Stieg PE, Awad I, et al. Recommendations for the management of intracranial arteriovenous malformations: a statement for healthcare professionals from a special writing group of the Stroke Council, American Stroke Association. Stroke. 2001; 32:1458-71.

Intrathekale Therapie, Pumpen, Pumpenversagen

V. M. Tronnier, J. Bardutzky

29.1 Pumpen – 372
29.1.1 Extern tragbare Pumpensysteme – 372
29.1.2 Implantierte Medikamentenpumpen – 372

29.2 Komplikationen der intrathekalen Therapie – 373
29.2.1 Akute medikamentöse Komplikationen – 373

29.3 Besonderheiten bei neurologischen Erkrankungen – 376
29.3.1 Management des akuten Baclofenentzugs – 376

Literatur – 378

Die Verabreichung von epiduralen oder intrathekalen Opiaten zur postoperativen Analgesie ist eine Technik, die sich in Operationssälen, Entbindungsstationen und Intensivstationen zunehmender Beliebtheit erfreut. Patienten, die eine Epidural- oder Intrathekal- (Spinal)anästhesie erhalten haben, werden häufig auf Intensivstationen postoperativ nachbetreut. Teilweise wird die Therapie dort zur postoperativen Analgesie fortgeführt. Deshalb müssen Ärzte und Pflegepersonal über die Wirkungen der epiduralen Analgetika und Koanalgetika sowie über die zu bedienenden Katheter- und Pumpensysteme Kenntnisse besitzen, den analgetischen Effekt bestimmen und im Falle von Komplikationen und Nebenwirkungen intervenieren können.

Patienten mit neurologischen Erkrankungen (Multiple Sklerose, Dystonie, Stiff-man-Syndrom) können mit intrathekalen Baclofenpumpen versorgt werden. Auch hier gilt es, die Interaktionen mit anderen Substanzen zu berücksichtigen und im Falle von Über- und Unterdosierungen entsprechend zu handeln.

Während die postoperative Analgesie in der Regel über extern tragbare Pumpensysteme erfolgt, deren Handhabung eher unkompliziert ist, ist der Zugang zu implantierten Pumpen für den Intensivmediziner schwieriger. Programmiergeräte, spezielle Nadeltypen zur Befüllung oder notfallmäßigen Entleerung müssen vorhanden sein. Im Notfall muss als ultima ratio die Explantation einer Pumpe erfolgen.

29.1 Pumpen

Nachdem Mitte der 1970er Jahre zunächst die Opioidrezeptoren und wenig später die endogenen Liganden, die Enkephaline, Endorphine und Dynorphin entdeckt wurden, erfolgte bereits 1979 die erste klinische peri(epi)durale und intrathekale Anwendung von Opiaten [4, 17, 20]. Ende der 1980er Jahre wurde die intrathekale Therapie von Baclofen zur Behandlung der Spastik eingeführt [13].

29.1.1 Extern tragbare Pumpensysteme

Diese Pumpen werden in der Schmerztherapie und Onkologie eingesetzt, um die Therapie ambulanter Patienten zu unterstützen. Die Pumpen sind über einen Port (intravenös, intrathekal, für die Chemotherapie evtl. auch intraarteriell) oder über liegende Peridural- oder Intrathekalkatheter angeschlossen und dienen eher der kurzfristigen Schmerztherapie (postoperativ oder Terminalstadium) oder intermittierenden Chemotherapie. Letztlich sind sie, mit auf den Intensivstationen eingesetzten Perfusoren vergleichbar und können durch diese ersetzt werden. Im Rahmen der Schmerztherapie muss lediglich der Applikationsweg hinsichtlich der Opiatäquivalentsdosis berücksichtigt werden. Als Regel gilt näherungsweise:

> **Wichtig**
>
> Opiatäquivalentdosis:
> Morphin 300 mg oral ≈ 100 mg i.v. ≈ 10 mg epidural ≈ 1 mg intrathekal ≈ 0,1 mg intraventrikulär.

Im Folgenden werden einige auf dem Markt befindliche externe Pumpensysteme kurz vorgestellt.

Pumpen mit einem Elastomer-Ballonantrieb

Die Arzneimittellösung wird in einen elastischen Kunststoffbeutel unter Druck eingefüllt. Der resultierende Druck fördert die Lösung, geregelt über eine Präzisionskapillare in den Katheter. Die Fördergenauigkeit liegt bei ±10% der angegebenen Werte. Es sind sehr hohe Förderraten bis 100 ml/h möglich.

- Fa. Baxter: Infusoren und Intermates
- Fa. Graseby: Surefuser Systeme
- Fa. Logomed: Homepump C, Eclipse

Pumpen mit einem mechanischen Antrieb

Diese Pumpen arbeiten mechanisch im Sinne einer Federpumpe oder einer Spritzenpumpe mit Uhrwerk. Der Medikamentenbeutel ist ebenfalls über eine Kapillare, die den Fluss regelt mit dem Katheter verbunden. Druckplatten, die von Federn angetrieben werden pressen den Medikamentenbeutel zusammen. Eventuell reguliert der Federdruck selbst die Applikationsmenge. Die Fördergenauigkeit variiert zwischen 5 und 20%.

- Fa. Braun: Perfusor ME
- Fa. Fresenius: Ultraflow II
- Fa. Vygon: Springfuser-Pumpen

Pumpen mit elektromechanischem Antrieb

Die meisten Pumpen (Ausnahme Pegasus: Doppelkolben) arbeiten mit einem Rollermotor bzw. einem Peristaltiksystem. Hierzu werden mikroprozessorgesteuerte Walzen über einen weichen Schlauch, der das Medikamentenreservoir mit dem Katheter verbindet, geführt. Diese Pumpen sind in der Lage neben einer konstanten Applikationen auch Boli durch den Patienten abzurufen. Die Kolbenventilpumpe saugt motorgesteuert, bei jedem Hub aus dem Medikamentenreservoir eine gewisse Menge des Medikaments, die sie bei Kompression in den Katheter weiterbefördert. Die Fördergenauigkeit ist hier mit ±2–5% deutlich besser. Die Flussraten gehen von 0,1–100ml/h.

- Fa. Alaris: Imed und Ivac Pumpen
- Fa. Logomed: Walkmed und Pegasus
- Fa. SIMS: Graseby und Deltec Pumpen

29.1.2 Implantierte Medikamentenpumpen

Dies sind die typischen »Schmerz- oder Spastikpumpen«, die subkutan in den Bauchraum implantiert werden und über einen subkutanen Katheter das Medikament in der Regel intrathekal, selten peridural applizieren.

Auch hier existieren unterschiedliche Pumpentypen, die kurz beschrieben werden.

Pumpen mit einem Gasdruckförderprinzip

In diesen Pumpen werden die unterschiedlichen Aggregatzustände von Flüssigkeiten und Gasen ausgenutzt. Das Gehäuse besteht aus einem Medikamentenreservoir und davon durch eine Membran getrennt, einem Raum für den Druckgastreiber, meist Halogenkohlenwasserstoffe. Das sich ausdehnende Gas übt auf die Membran des Medikamentenreservoirs einen konstanten Druck aus, der das Medikament durch eine Präzisionskapillare oder einen Chip gesteuert in den Katheter treibt. Die Pumpe kommt ohne elektrischen Antrieb aus. Das Reservoir wird perkutan durch ein Septum gefüllt. Ein Zusatzseptum erlaubt einen direkten Zugang zum Katheter und damit zum Spinalraum (Liquoraspiration, Bolusgaben). Die Fördermengen liegen zwischen ca. 100 µl/h und mehreren Millilitern/h. Die Genauigkeit liegt bei ±10% und ist von der Temperatur und dem atmosphärischen Druck abhängig.

— Fa. Codman: Archimedes
— Fa. Medtronic: Isomed

Pumpen mit elektronischer Steuerung

Diese Pumpen arbeiten mit einem elektronischen Steuersystem, das perkutan geregelt werden kann. Die Steuereinheit treibt eine Rollerpumpe an. Damit sind komplexe Applikationsmuster (kontinuierlich, repetitiver Bolus, kontinuierlich komplex) möglich. Der Nachteil liegt zurzeit noch im relative kleinen Medikamentenreservoir und der Notwendigkeit des Pumpentauschs nach Ablauf von mehreren Jahren. Die Flussgenauigkeit ist extrem hoch, auch niedrigste Flussraten können programmiert werden (0,048 ml/24 h)

— Fa. Medtronic: Synchromed II

Während die elektronische Pumpe eine »Nothaltfunktion« hat, die mit dem entsprechenden Steuergerät aufgerufen werden kann, ist bei gasdruckbetriebenen Pumpen im Falle einer Überdosierung der Pumpeninhalt abzupunktieren, im Zweifelsfalle, die Pumpe zu explantieren.

29.2 Komplikationen der intrathekalen Therapie

Komplikationen der intrathekalen Therapie müssen in medikamentöse akute oder chronische, chirurgische und hardwarebedingte Komplikationen unterschieden werden.

29.2.1 Akute medikamentöse Komplikationen

Hier sollen die Komplikationen bei den am häufigsten eingesetzten Präparaten (Opiate und Baclofen) angeführt werden. Probleme bei Kombinationstherapien sind in der weiterführenden Literatur nachzulesen [19].

Eine wichtige Rolle bei den medikamenteninduzierten Nebenwirkungen spielen die pharmakokinetischen Eigenschaften der intrathekal verabreichten Substanz (Tab. 29.1; [15]). Lipophile Substanzen wie Sufentanil (Oktanol-Wasser-Koeffizient ca. 1000-mal größer als Morphin) werden rascher aus dem ZNS eliminiert, können aber dagegen im Plasma akkumulieren und können bei entsprechenden Plasmaspiegeln auch zu einer Atemdepression führen.

Die intrathekalen Äquivalenzdosen sind geschätzt, bzw. aus tierexperimentellen Studien abgeleitet.

> **Wichtig**
>
> Äquivalenzdosen:
> 1 mg Morphin ≈ 10 mg Pethidin ≈ 17 mg Methadon ≈ 20 µg Sufentanil ≈ 100 µg Fentanyl.

Zur Behebung postoperativer Schmerzen sollte eine Initialdosis von 0,1 mg–0,5 mg Morphin gegeben werden. Bei lipophilen Substanzen mit hoher Eliminationsrate und lokaler Effekti-

Tab. 29.1. Unterschiedliche physikochemische Eigenschaften von intrathekal verabreichten Substanzen

Substanz	Molekulargewicht	pH-Wert	pK_a-Wert	Oktanol-Wasser-Koeffizient
Baclofen	214	5,7	3,74–9,53	0,1
Morphin	285	4,78	8,9	0,7
Hydromorphon	322	3,5–5,5	8,1–9,5	1,28
Bupivacain	288	5,9	8,1	27,5
Fentanyl	336	5,73	8,4	717,0
Sufentanil	386	3,5–6,0	8,0	2842,0

vität spielt die Lage der Katheterspitze eine größere Rolle als bei hydrophilen Substanzen wie Morphin. Um häufige Boli zu vermeiden, ist für lipophile Substanzen wie Fentanyl oder Sufentanil eine Applikation über einen Perfusor zu bevorzugen (z. B. 1 mg Fentanyl/24 h).

> **Wichtig**
>
> Die gefährlichste Nebenwirkung oder Komplikation bei akuter intrathekaler Opiatgabe ist die Atemdepression.

Diese tritt jedoch unterhalb einer Dosis von 0,2–0,4 mg Morphin praktisch nicht auf. Gaben von mehr als 0,5 mg Morphin intrathekal führen in 80% zu Pruritus, 53% Übelkeit und Erbrechen, 43% Harnretention und 43% Müdigkeit in der perioperativen Phase bei gynäkologischen Eingriffen [1].

> **Therapie von akuten Opiatnebenwirkungen**
> - Opiatantagonisten
>   - Naloxon (kurzwirkend, daher ggf. öfter wiederholen) 0,4 mg i.v.
>   - Naltrexon (längerwirkend) 3–6 mg p.o.
> - Gemischte Agonisten/Antagonisten
>   - Nalbuphin: 5–10 mg i.v. (Übelkeit, Pruritus, Harnretention)
>   - Butorphanol: 1–2 mg i.v.
> - Symptomatische Therapie
>   - Droperidol: 0,5–1 mg i.v. (Übelkeit)
>   - Transdermales Scopolamin (Übelkeit)
>   - Metoclopramid: 10 mg i.v. (Übelkeit)
>   - Diphenhydramin: 12,5–25 mg i.v. (Pruritus)
>   - Clonazepam: 1–2 mg i.v. (Myoklonus)

Eine **Baclofenüberdosis** ist durch Benommenheit, verwaschene Sprache und Doppelbilder bzw. Verschwommensehen sowie epileptischen Anfällen gekennzeichnet. Die Behandlung besteht in der Gabe von intravenösem Physostigmin.

> **Therapie der akuten Baclofenüberdosierung**
> - Erwachsene: 1–2 mg Physostigmin über 5–10 min iv.
> - Kinder: 0,02 mg/kgKG Physostigmin, nicht schneller als 0,5 mg/min wegen Krampf- und Bradykardiegefahr

Da Physostigmin eine Halbwertzeit von ca. 20 min hat, sind wiederholte Gaben notwendig.

Bei akzidenteller intrathekaler Überdosierung von Baclofen kann ein sofortiges Aspirieren von 30–40 ml Liquor hilfreich sein. Bei Nichtansprechen auf diese Maßnahmen kann eine Intubation notwendig werden.

Zur Behandlung einer akuten Baclofenunterdosierung ▶ Kap. 29.3.

Seit 2006 ist in Deutschland das intrathekale Medikament Ziconotid (Prialt) zugelassen. Hierbei handelt es sich um die synthetische Herstellung eines neurotoxischen Gifts der Kegelschnecke Conus magus (sog. ω-Conotoxin, ein spezieller Kalziumantagonist). Diese Substanz wird bei neuropathischen Schmerzen eingesetzt, die auf Opiate (auch intrathekale) nicht mehr ansprechen. Überdosierungserscheinungen äußern sich, soweit bekannt, in Übelkeit, Harnretention, Ataxien, Parästhesien, Verwirrtheitszustände und Somnolenz. Das Medikament ist in extrem geringen Dosen (im Mikrogrammbereich/Tag) wirksam und sollte über eine elektronisch steuerbare Pumpe appliziert werden. Ein Antidot ist nicht bekannt.

Chronische medikamentöse Komplikationen

In einer Metaanalyse konnten folgende Häufigkeiten von Nebenwirkungen unter chronischer intrathekaler Morphintherapie identifiziert werden ([21]; ◘ Tab. 29.2).

An weiteren Nebenwirkungen unter chronischer Gabe sind hormonelle Störungen (Amenorrhö, Libidoverlust), Ödeme, Obstipation Polyarthralgie, Asthma und Schwitzen zu nennen.

Chirurgische Komplikationen

Chirurgische Komplikationen sind relativ selten. Neben postpunktionellen Kopfschmerzen werden Serome, um die Pumpe herum, immer wieder berichtet, benötigen aber in der Regel keiner Interventionen. Das Meningitisrisiko wird mit ca. 3% beziffert, das Risiko einer subkutanen Liquorfistel mit 10%. Einzelfälle über epidurale Hämatome mit konsekutiver Rückenmark- oder Caudasymptomatik sind beschrieben.

Thrombozytenaggregationshemmer sollten daher, wie bei anderen Eingriffen mindestens 1 Woche vor Implantation abgesetzt werden. Bei Patienten mit hochdosierter intrathekaler Morphintherapie sind Rückenmarkskompressionen durch Ausbildung eines Granuloms an der Katheterspitze beschrieben [19]. Daher ist bei neurologischer Verschlechterung im Sinne

◘ **Tab. 29.2.** Nebenwirkungshäufigkeiten unter chronischer intrathekaler Morphintherapie. (Mod. nach [21])

Symptom	Häufigkeit
Übelkeit und Erbrechen	25%
Sedierung	17%
Harnretention	19%
Pruritus	17%
Myoklonus	18%
Atemdepression	3%

29.2 Komplikationen der intrathekalen Therapie

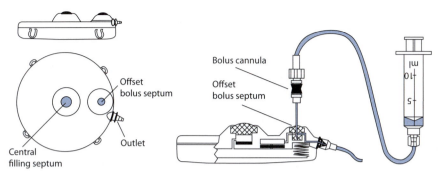

Abb. 29.1. Schematische Darstellung der Befüllung des Sideports. (Mit freundl. Genehmigung der Fa. Codman).

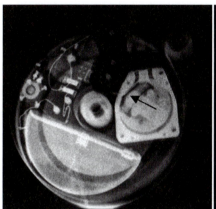 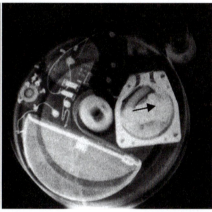

Abb. 29.2. Durch Programmierung eines Bolus dreht sich der Rotor des Motors um 90°.

von Gefühlsstörungen, Paresen oder neuen Blasenmastdarmstörung (bei unveränderter Dosis) ein MRT anzufertigen.

Hardware bedingte Komplikationen

Die häufigsten Komplikationen betreffen den Spinalkatheter. Die Inzidenz einer Diskonnektion, eines Abknickens oder einer Katheterobstruktion wird mit 5–18% angegeben. Die Migration des Katheters sogar noch häufiger [21]. Deshalb ist bei Anlage des Katheters darauf zu achten, dass er mindesten 15 cm im Intraspinalraum zu liegen kommt. Zusätzlich ist eine Fixierung an der lumbalen Aponeurose hilfreich, kann aber nicht immer das Herausrutschen des Katheters aus dem Spinalkanal verhindern. Ein Röntgen des Abdomens und der thorakolumbalen Wirbelsäule in 2 Ebenen erlaubt in der Regel die Darstellung des gesamten Pumpen- und Kathetersystems. Die Aspiration von Liquor über den Sideport bestätigt die intrathekale Katheterlage. Eine Kontrastmittelinjektion sollte erst nach Aspiration des Sideports erfolgen, um eine unbeabsichtigt Bolusinjektion des Katheterinhalts zu vermeiden. Für die Sideportinjektion werden Spezialnadeln benötigt. Die Hersteller bieten daher sog. »Bolusinjektionssets« (die Nadeln unterscheiden sich von denen der üblichen Nachbefüllungssets) an, um eine versehentliche Füllung über den Sideport zu verhindern (Abb. 29.1).

Bei Gasdruckpumpen ist darauf zu achten, dass die Förderrate von der Außentemperatur und dem atmosphärischen Druck abhängt. (Temperatur von 39°C: Flussratenabweichung ca. 5%; Höhe: 1000 m ü. Meereshöhe ca. 6%, 2000 m ca.10%).

MRT-Untersuchungen bis 1,5 T können bei allen gängigen implantierbaren Pumpen ohne Gefahr durchgeführt werden. Bei der programmierbaren Pumpe sistiert der Rollermotor, sodass während der Untersuchung kein Medikament zugeführt wird. Systematische Untersuchungen zum Verhalten in Überdruckkammern gibt es nicht. Fehlfunktionen und Flussratenveränderungen sind aber anzunehmen [9].

Mechanische Dysfunktionen betreffen v. a. die programmierbare Pumpe. Batterieerschöpfungen nach einigen Jahren können zur verminderten Abgabe der Medikation führen. In der Regel wird diese Batterieerschöpfung aber während des Programmierens bzw. Abfragens des Pumpenstatus angezeigt. In Einzelfällen ist jedoch auch ein fehlerhaftes Sistieren des Motors oder ein Batterieausfall beschrieben [21]. Radiologisch kann die Funktion des Rollermotors durch Programmierung eines Bolus überprüft werden (Abb. 29.2).

29.3 Besonderheiten bei neurologischen Erkrankungen

Die intrathekale Therapie mit Baclofen wird bei einer Reihe neurologischer Erkrankungen mit Spastizität oder zentral bedingter Muskeltonuserhöhung eingesetzt. Die Höhe der intrathekalen Dosis variiert je nach Grunderkrankung und individuellen Bedürfnissen. Fehler bei der Berechnung der Dosis, der Befüllung der Pumpe oder Dysfunktion des Pumpensystems können zu Über- oder Unterdosierung führen. Während Überdosierungen zu einer verstärkten Muskelhypotonie, Atemdepression, epileptischen Anfällen und Koma führen können [7], wird bei Unterdosierungen von den Patienten über eine Zunahme der Spastizität und Dystonie bis hin zu präimplantierten Werten berichtet.

In seltenen Fällen verursacht der akute Baclofenentzug jedoch lebensbedrohliche Symptome mit Anfällen, Halluzinationen und Symptomen, die man fälschlicherweise für eine maligne Hyperthermie oder ein malignes neuroleptisches Syndrom halten könnte [3, 8, 14]. Die Patienten weisen neben einer erhöhten generellen Rigidität und Spastik v. a. Fieber, labile (niedrige) Blutdruckwerte und Bewusstseinsstörungen auf. Im weiteren Verlauf entwickeln sich eine Rhabdomyolyse bei erhöhten Plasmakreatininwerten und schließlich Leber- und Nierenversagen mit disseminierten Gerinnungsstörungen und Tod [6, 11]. Die Problematik der Diagnostik und Therapie soll in einem exemplarischen Fall geschildert werden.

> **Kasuistik**
> Bei diesem Patienten mit Stiff-man-Syndrom (SMS) wurde 1996 im Alter von 36 Jahren aufgrund zunehmender Krankheitsprogression und Toleranzentwicklung auf orale Antispastika eine Pumpe mit elektronischer Steuerung (Synchromed, Medtronic Inc. Minneapolis, MA, USA) zur intrathekalen Baclofen (ITB)-Applikation implantiert. Unter einer Baclofendosis von 632 µg/24 h konnte eine stabile Phase mit befriedigender Mobilität über 5 Jahre erreicht werden, wesentliche autonome Störungen traten nicht auf.
> Ein Tag vor Einlieferung in unsere Notaufnahme entwickelte der Patient progressive, meist durch heftige Myoklonien eingeleitete Spasmen an den Beinen, die sich innerhalb weniger Stunden nach kranial bis in die Arme ausbreiteten. Diese Attacken waren mit heftigem Schwitzen, Hyperthermie, arterieller Hypertonie und Tachykardie assoziiert. Repetitive Bolusgaben von 10 mg Diazepam konnten weder die Spasmen noch die sympathotone Entgleisung effizient durchbrechen. Aufgrund zunehmender respiratorischer Insuffizienz wurde eine mechanische Beatmung erforderlich. Trotz rascher Sedierung und Relaxierung kam es zu einer ausgeprägten Rhabdomyolyse und innerhalb ▼
>
> eines Tages entwickelte der Patient ein Multiorganversagen mit Verbrauchskoagulopathie.
> Die Diagnostik des Pumpenkathetersystems war unauffällig: die Füllmenge und Pumpenprogrammierung waren korrekt, Liquor konnte problemlos über den Sideport aspiriert werden und in radiologischen Kontrollen zeigte sich eine korrekte Lage der Pumpe und des Katheters. Die Programmierung eines Bolus demonstrierte eine regelrechte Funktion des Rotors (Abb. 29.2) und nach Injektion von 5 ml Kontrastmittel über den Sideport konnte dieses an der Katheterspitze ohne sichtbare Leckage detektiert werden. In der Annahme eines regelrecht funktionierenden Pumpensystems wurde die tägliche ITB-Dosis kontinuierlich von 632µg auf 1200 µg erhöht, jedoch ohne wesentlichen Erfolg. Nach Stabilisierung des klinischen Zustandes unter maximaler Intensivtherapie erfolgte eine operative Exploration des Pumpensystems. Es zeigte sich eine kleine Fissur des Katheters an der Konnektionsstelle zur Pumpe, die positionsabhängig zum Austritt der Baclofenlösung führte. Nach Wechsel des Katheters und einer Fortführung der ITB-Infusion mit einer Dosis von 500 µg/24 h kam es zu einer raschen Besserung der motorischen und vegetativen Symptome bis auf das Niveau vor Aufnahme. Der Patient konnte nach insgesamt 10 Wochen stationären Aufenthalts entlassen werden [2].

Dieser Fallbericht verdeutlicht eindrucksvoll die Problematik und Limitationen in der Diagnostik und Therapie des akuten ITB-Entzugsyndroms. Bei jedem Patienten mit einer ITB-Pumpe, der die Symptome Fieber, neue Zunahme des Muskeltonus und vegetative Störungen (initial meist sympathoton) über mehrere Stunden bietet, muss an einen akuten Baclofenentzug gedacht werden. Wird die Diagnose nicht rasch gestellt oder die Therapie nicht rechtzeitig und adäquat eingeleitet, kann dieses Syndrom innerhalb von 1–3 Tagen zu einem Multiorganversagen mit evtl. letalem Ausgang führen, unabhängig von der jeweiligen Grunderkrankung oder der zuvor applizierten Baclofendosis.

29.3.1 Management des akuten Baclofenentzugs

Generell wird folgendes Vorgehen für das Management des akuten ITB-Entzugs empfohlen (Tab. 29.3; [5]).

Diagnostische Limitationen

Die Diagnostik muss unverzüglich durchgeführt werden und sollte eine Zeitdauer von wenigen Stunden nicht überschreiten. Die Überprüfung des Füllungs- und Programmierungsstatus der Pumpe, Röntgenaufnahmen sowie die Kontrolle der Rotor-

29.3 Besonderheiten bei neurologischen Erkrankungen

Tab. 29.3. Management des akuten ITB-Entzugs

Notfalltherapie	Überprüfung der Pumpenkomponenten
Intensivüberwachung; Intubation und Kreislaufunterstützung sofern erforderlich.	Kontaktaufnahme zu Arzt, der für intrathekale Gabe verantwortlich ist oder nächstmöglichen Arzt, der sich mit intrathekaler Baclofengabe auskennt.
Applikation von oralem oder enteralem Baclofen (>120 mg/24 h in 6–8 Einzeldosen)	Bei programmierbaren Pumpen: Abfragen des Pumpenstatus; Röntgen des Pumpen- und Kathetersystems (Katheterdislokation, -abriss, -knick), evtl mit Kontrastmitteldarstellung in den Sideport der Pumpe, um Leckage oder Katherruptur darzustellen.
Ein, mit der intrathekalen Baclofentherapie erfahrener Arzt sollte die ursprüngliche Dosis durch Wiederauffüllen des Pumpenreservoirs oder Bolusapplikation wiederherstellen. Bei programmierbaren Pumpen kann Bolusfunktion eingestellt werden, ansonsten ist eine Bolusgabe über einen Sideport möglich. Evtl. intrathekale Gabe von Baclofen über Lumbalpunktion oder Extrakatheter.	Ggf. Entleerung des Pumpenreservoirs und Neufüllung in geeigneter Konzentration; bei programmierbaren Pumpen: Überprüfung der Motorfunktion (Abb. 29.2)
Intravenöse Gabe von Benzodiazepinen bis intrathekale Baclofengabe wiederhergestellt ist oder der gewünschte therapeutische Effekt erreicht ist.	Unverzügliche chirurgische Revision zum Ersatz oder Korrektur der Pumpe oder Systemkomponenten

funktion (Abb. 29.2) können in kurzer Zeit absolviert werden. In 14 von 16 Patienten mit akutem ITB-Entzug konnte die Ursache mittels dieser Untersuchungsschritte identifiziert werden [5]. Dennoch können Löcher und kleine Abknickungen des Katheters in den Röntgenaufnahmen übersehen werden und radiologische Projektionsfehler können zu Fehlinterpretationen der Rotorfunktion führen.

Kommt es innerhalb 3–4 Stunden nach einem programmierten Baclofenbolus (100 μg) über die Pumpe zu keiner klinischen Besserung, deutet dies auf eine Störung des Pumpensystems hin. Dieser Verdacht kann durch ein positives Ansprechen nach direkter Baclofenapplikation über eine Lumbalpunktion bestätigt werden.

Aussagen über die Durchgängigkeit oder eine mögliche Leckage können nur anhand Kontrastmittelinjektion oder Infusion eines Radionukleotids über die Pumpe getroffen werden. Für letzteres sind serielle Aufnahmen über mehrere Stunden notwendig. Beide Methoden sind jedoch für eine Notfallsituation nur unzureichend etabliert und setzen einen recht stabilen klinischen Zustand des Patienten voraus. Zudem können sich kleine Löcher oder, wie im Fallbeispiel gezeigt, eine positionsabhängige Leckage einer Detektion entziehen.

Zusammenfassend haben dieser und andere Fallberichte [18] gezeigt, dass anhand einer negativen Evaluation des Systems mit nicht invasiven Methoden eine Katheterdysfunktion nicht sicher auszuschließen ist. Kleine Fissuren oder Abknickungen können oft erst während einer operativen Freilegung identifiziert werden. Deshalb sollte bei jedem Patient mit persistierendem Verdacht eines akuten Baclofenentzugs trotz fehlendem Fehlernachweis eine umgehende operative Exploration erfolgen.

In ca. 20% der Patienten mit akutem ITB-Entzug war sogar die die chirurgische Exploration unauffällig, ein Austausch des Katheters resultierte jedoch in einem erneuten Ansprechen auf die Baclofentherapie [16]. Deshalb sollte stets ein Austausch des Katheters erfolgen.

Therapieempfehlung

Der akute ITB-Entzug ist ein lebensbedrohlicher Notfall, insbesondere für SMS-Patienten. 60% diese Patienten zeigen bereits spontan vegetativen Störungen und rund 10% versterben plötzlich, die meisten aufgrund einer Entgleisung des autonomen Nervensystems [10, 12]. Ein akuter ITB-Entzug kann bei diesen Patienten innerhalb weniger Stunden zu einem autonomen Versagen führen.

Die einzige effektive Therapie besteht neben einer intensivmedizinischer Versorgung in einer baldmöglichsten Wiederherstellung der kontinuierlichen ITB-Applikation in nahezu derselben Dosierung wie vor der Unterbrechung.

> **Praxistipp**
>
> Ist dies nicht sofort möglich, kann ein Versuch mit hochdosiertem oralen oder enteralen Baclofen unternommen werden: >120 mg/24 h in 6–8 Einzeldosen oral oder enteral.

Erlaubt der klinische Zustand eine orale oder enterale Applikation nicht, erscheint die intravenöse Gabe von Benzodiazepinen (z. B. Clonazepam oder Diazepam) am sinnvollsten, um eine rasche zentrale GABA-erge Inhibition wiederherzustellen. Diese können kontinuierliche oder intermittierend gegeben werden, wobei sich die Dosierung nach dem Therapieziel richtet.

> **Praxistipp**
>
> Therapieziel: Muskelrelaxierung, Normothermie und kardiovaskuläre Stabilisierung:
> initial 1,0 mg Clonazepam i.v. oder 10 mg Diazepam i.v., dann Titration entsprechend der klinischen Antwort.

Die Möglichkeit zur Beatmung muss dabei jederzeit gewährleistet sein und die Indikation sollte großzügig gestellt werden.

In Einzelfällen wurde auch über den erfolgreichen Einsatz von Dantrolen (oral oder iv.) zur klinischen Stabilisierung berichtet [6]. Es ist aber zu bedenken, dass Dantrolen zwar den Muskeltonus reduziert, im Gegensatz zu Benzodiazepinen aber keinen Einfluss auf den Verlust der zentralen GABA-Rezeptoraktivierung hat.

 Fazit

> Die Kenntnis über die intrathekale Therapie mit Opiaten und Baclofen und das neu zugelassene Ziconotid (Prialt) ist für jeden Intensivmediziner essenziell. Während die medikamentösen Komplikationen der Opiattherapie in der Regel bekannt sind und bei Erkennen rasch und erfolgreich therapiert werden können, ist das akute Baclofenentzugssyndrom eine bisher wenig beachtete aber lebensbedrohliche Komplikation. Nicht nur die medikamentöse Behandlung, sondern auch der Umgang mit den gebräuchlichen Pumpsystemen ist für das Patientenmanagement von entscheidender Bedeutung

Literatur

1. Abboud, T. K., S. M. Shnider, et al. (1984). »Intrathecal administration of hyperbaric morphine in labour.« Br J Anaesth 56: 1351-1360.
2. Bardutzky, J., V. Tronnier, et al. (2003). »Intrathecal baclofen for stiff-person syndrome: life-threatening intermittent catheter leakage.« Neurology 60: 1976-1978.
3. Barker, I. and I. S. Grant (1982). »Convulsions after abrupt withdrawal of baclofen.« Lancet 2: 556-557.
4. Behar, M., F. Magora, et al. (1979). »Epidural morphine in treatment of pain.« Lancet 1: 527-529.
5. Coffey, R. J., T. S. Edgar, et al. (2002). »Abrupt withdrawal from intrathecal baclofen: recognition and management of a potentially life-threatening syndrome.« Arch Phys Med Rehabil 83: 735-741.
6. Green, L. B. and V. S. Nelson (1999). »Death after acute withdrawal of intrathecal baclofen : case report and literature review.« Arch Phys Med Rehabil 80: 1600-1604.
7. Haubenstock, A., K. Hruby, et al. (1983). »Baclofen intoxication: report of 4 cases and review of the literature.« Clin Toxicol 20: 59-68.
8. Kofler, M. and L. A. Arturo (1992). »Prolonged seizure activity after baclofen withdrawal.« Neurology 42: 697-698.
9. Lavon, H., A. Shupak, et al. (2002). »Performance of infusion pumps during hyperbaric conditions.« Anesthesiology 96: 849-856.
10. Meinck, H. M. and P. D. Thompson (2002). »Stiff man syndrome and related conditions.« Mov Disord 17: 853-866.
11. Meinck, H. M., V. Tronnier, et al. (1994). »Intrathecal baclofen treatment for stiff-man syndrome: pump failure my be fatal.« Neurology 44: 2209-2210.
12. Mitsumoto, H., M. J. Schwartzman, et al. (1991). »Sudden death and paroxysmal autonomic dysfunction in stiff man syndrome.« J Neurol 238: 91-96.
13. Müller, H., J. Zierski, et al. (1988). Local-Spinal Therapy of Spasticity. Berlin, Springer Verlag.
14. Ng, W. K., M. D. Winkelmann, et al. (2000). »Rhabdomyolysis and hyperthermia associated with intrathecal baclofen in the absence of pump or catheter defect.« Am J Phys Med Rehabil 79: 214.
15. Paice, J. and A. Williams (1985). Intraspinal drugs for pain. Cancer pain management. D. McGuire and C. Yarbro. New York, Jones & Bartlett: 131-158.
16. Penn, R. D., M. M. York, et al. (1995). »Catheter systems for intrathecal drug delivery.« J Neurosurg 83: 215-217.
17. Samii, K., J. Feret, et al. (1979). »Selective spinal analgesia.« Lancet I: 1142.
18. Schurch, B. (1993). »Errors and limitations of the multimodality checking method of defective intraspinal pump systems. Case report.« Paraplegia 31: 611-615.
19. Tronnier, V. (2005). Neuromodulation bei chronischen Schmerzzuständen. Elektrische Neuromodulation und rückenmarksnahe Opioidapplikation. 2. Auflage. Bremen-London-Boston, Unimed Verlag.
20. Wang, J. K., L. A. Nauss, et al. (1979). »Pain relief by intrathecally applied morphine in man.« Anesthesiology 50: 149-150.
21. Williams, J. E., G. Louw, et al. (2000). »Intrathecal pumps for giving opioids in chronic pain: a systematic review.« Health Technol Assess 4: (32).

Spezielle Krankheitsbilder

30 Mediainfarkt – 381
D. Georgiadis, P. Schellinger, S. Schwab, V. Caso, R. Baumgartner

31 Basilaristhrombose – Ischämie des hinteren Kreislaufs – Hirnstammsyndrome – 403
P.D. Schellinger, T. Brandt, T.E. Mayer, G. Schulte-Altedorneburg

32 Blutungen – 417
S. Schwarz, G.F. Hamann, H.H. Steiner, A. Unterberg, O.W. Sakowitz, G. Ranaie, D. Haux, S. Hähnel

33 Sinusthrombose – 461
M. Mäurer, G. F. Hamann, M. Liebetrau, O. Busse

34 Hypoxisch-ischämische Enzephalopathie – 481
W. Müllges

35 Infektionen – 491
H.-W. Pfister, M. Klein, E. Schmutzhard, U. Meyding-Lamadé, J. Sellner, S. Menon, F. Martinez-Torres, R. Helbok, B. Pfausler, A. Grabowski, B. Kress

36 Autoimmunerkrankungen – 557
B. Storch, P. Berlit

37 Hirntumoren – 577
M. Weller, U. Schlegel

38 Anfallsleiden – 589
S. Noachtar, H.-M. Meinck

39 Metabolische Störungen – 609
C.S. Padovan, H.-J. Kolb, A. Straube, F. Erbguth, M. Maschke, C. Klawe, D. Sander, M.J. Hilz, T. Ziemssen, W. Fogel, W.H. Oertel, M. Bettendorf

40 Neuromuskuläre Erkrankungen – 679
R. Gold, W. Müllges, H.-C. Hansen, M. Anetseder, T. Metterlein, C.R. Müller, E. Hund, M. Winterholler, K.V. Toyka

41 Trauma – 723
E. Rickels, A. Unterberg

42 Hydrozephalus – 743
B. Orakcioglu, J. Tilgner

Mediainfarkt

D. Georgiadis, P. Schellinger, S. Schwab, V. Caso, R. Baumgartner

30.1 Ischämie des vorderen Kreislaufs – 382

30.2 Reperfusion der Hirngefäße durch Thrombolyse – 382
30.2.1 Intravenöse Thrombolyse – 382
30.2.2 Intraarterielle Thrombolyse – 383
30.2.3 Kombinierte intravenöse und intraarterielle Thrombolyse – 384
30.2.4 Ultraschallgestützte Thrombolyse – 384
30.2.5 Intravenöse Thrombolyse mit GP-IIb/IIIa-Rezeptorantagonisten – 385
30.2.6 Kombination von i.v.-Thrombolyse und GP-IIb/IIIa-Rezeptorantagonisten – 385

30.3 Spezifische Aspekte der Intensivbehandlung – 385
30.3.1 Künstliche Beatmung – 385
30.3.2 Ernährung – 386
30.3.3 Antihypertensiva – 386
30.3.4 Medikamentös induzierte arterielle Hypertonie – 387
30.3.5 Erhöhter intrakranieller Druck – 388
Literatur – 394

30.4 Seltene Ursachen des Mediainfarkts – 396
30.4.1 Nicht arteriosklerotische Gefäßveränderungen – 396
30.4.2 Vaskulitiden – 398
30.4.3 Prothrombotische Zustände – 398
30.4.4 Weitere seltene Ursachen eines Mediainfarkts – 399
Literatur – 400

30.1 Ischämie des vorderen Kreislaufs

D. Georgiadis, P. Schellinger, S. Schwab

■■■ Diagnostik

Die Erstuntersuchung von Patienten mit akutem Schlaganfall sollte sich auf folgende Bereiche konzentrieren:
- Vitalfunktionen,
- neurologische Symptome, Schwere der neurologischen Funktionsstörungen auf der Basis von validierten Schlaganfallskalen,
- Zeitpunkt des Symptombeginns, potenzielle Eignung für spezifische Behandlungen,
- laborchemische Parameter, wie Elektrolyte, BZ, Blutbild und Gerinnungsparameter.

Die Überwachung von Patienten mit akutem Schlaganfall sollte auf jedem Fall eine kontinuierliche EKG-Registrierung, eine kontinuierliche Evaluierung der O_2-Sättigung mittels Transkutansonde und regelmäßige Blutdruckkontrollen umfassen. Die Bedeutung von Normoxie und Normokapnie ergibt sich aus pathophysiologischen Erwägungen: Normoxie könnte die metabolische Funktion in der Penumbra aufrechterhalten und anaerobe Prozesse reduzieren. Hyperkapnie auf der anderen Seite würde zu einer Dilatation der Arteriolen in nicht betroffenem Gehirngewebe führen, und dadurch die Blutversorgung des Infarktgebiets, in welchem die Arteriolen bereits unter Ruhebedingungen maximal dilatiert sind, reduzieren (Steal-Phänomen). Die Zufuhr von Sauerstoff über Nasensonde oder Maske (**Cave:** COPD) ist empfehlenswert. Ein individuell angepasstes Blutdruckmanagement ist erst nach Kenntnis der Ätiologie des Schlaganfalls möglich (ischämische vs. hämorrhagische Genese). Vorab können nur Extremwerte vorsichtig korrigiert werden. Daher ist es von größter Wichtigkeit, die hierfür erforderliche Bildgebung zügig einzuleiten. Der neurologische Befund sollte an Hand von Skalen (insbesondere NIHSS) festgehalten werden, um objektivierbare Verlaufskontrollen zu ermöglichen.

30.2 Reperfusion der Hirngefäße durch Thrombolyse

Das Ziel der Akuttherapie des ischämischen Schlaganfalls besteht darin, die minderperfundierte und reversibel geschädigte Penumbra vor dem Übergang in eine irreversible Schädigung zu bewahren. Eine Behandlungsmöglichkeit besteht in der Reperfusion des verschlossenen Hirngefäßes durch Fibrinolytika (z. B. rekombinanter Gewebeplasminogenaktivator [rt-PA], Urokinase), Thrombolytika (Glykoprotein- [GP-]IIb/IIIa-Inhibitoren, wie Abciximab und Tirofiban), oder eine Kombination dieser Substanzen.

30.2.1 Intravenöse Thrombolyse

Nach der 1995 erfolgten Veröffentlichung der »National Institute of Neurological Disorders and Stroke (NINDS) Studie« [1] wurde die intravenöse Thrombolyse mit rt-PA (IVT) in den meisten westlichen Industrienationen als anerkannte Therapie für einen ischämischen Schlaganfall innerhalb von 3 Stunden nach Beginn der Symptome eingeführt. NINDS zeigte dass 11–13% mehr Patienten aus der Verum- verglichen mit der Placebogruppe nach 3 Monaten kein oder ein geringes neurologisches Defizit aufwiesen. Entsprechend müssen 7 Patienten behandelten werden, damit ein Patient nach 3 Monaten kein oder nur ein geringes neurologisches Defizit aufweist (»number needed to treat«, NNT). Dagegen wurde die Schlaganfallmortalität nicht reduziert. Der Vorteil der IVT ließ sich auch noch nach 12 Monaten nachweisen [2]. Die »Alteplase Thrombolysis for Acute Noninterventional Therapy in Ischemic Stroke (ATLANTIS) Studie« [3] zeigte keinen Vorteil für die Durchführung einer IVT im 3–5 Stundenfenster, während die Inzidenz von asymptomatischen, symptomatischen und fatalen intrakraniellen Blutungen (ICH) bei thrombolysierten Patienten signifikant höher war.

Eine Metaanalyse der NINDS-, European-Australasian Acute Stroke Study (ECASS) I, II- und ATLANTIS-Studien konnte zeigen, dass die IVT bis zu einem 4,5 Stundenfenster das neurologische Ergebnis nach 3 Monaten signifikant verbessert (odds ratio für gutes Outcome im 3–4,5 Stundenfenster 1,40 (1,05–1,85); [4]). Allerdings nimmt die NNT mit zunehmendem Zeitfenster zu und beträgt bei thrombolytischer Behandlung im 3–4,5 Stundenfenster 25 Patienten. Die Wirksamkeit von IVT im 3–4,5 Stundenfenster wird aktuell in der ECASS-III-Studie untersucht.

Die Hauptnebenwirkung der IVT ist die symptomatische intrakranielle Blutung. Sie fand sich bei 6,4–8,8% der Patienten, die in Phase-III-Studien (NINDS, ECASS I, ECASS II, ATLANTIS A und B) untersucht wurden, und bei 5,1% von 2529 Patienten im Rahmen einer Metaanalyse von Phase-IV-Studien [5]. Symptomatische intrakranielle Blutungen führten in fast 50% der Fälle zum Tod, während die Überlebenden meist ein schweres Defizit zeigten [1]. Dies ist der wichtigste Grund dafür, dass die Indikation zur IVT unter strikter Beachtung der Einschluss- und Ausschlusskriterien erfolgen sollte. Auch sollte die IVT durch erfahrene Ärzte in dafür spezialisierte Zentren durchgeführt werden, da sonst eine Zunahme der Schlaganfallmortalität auftreten kann [6].

Die Behandlungskriterien für IVT haben sich in den letzten Jahren verändert; so konnte gezeigt werden, dass geringes [7] (»National Institute of Health Stroke Scale (NIHSS) Score« <10 Punkte) oder regredientes [8] neurologisches Defizit oder Patientenalter >80 Jahren [9] keine Kontraindikationen darstellen. Zusätzlich gilt das Vorliegen von frühen Infarktzeichen im CCT nicht mehr als Kontraindikation für eine IVT, da eine Reevaluation der NINDS-Studie gezeigt hat, dass diese CCT-Zeichen zwar mit der Schwere des neurologischen Defizits korrelieren, jedoch kein unabhängiger Prädiktor für rtPA-bedingte Nebenwirkungen wie eine intrakranielle Blutung darstellen [10].

Eine neue Entwicklung ist der Einsatz von modernen MRT-Techniken zur Selektion von Patienten für eine Thrombolysetherapie. Die Rationale hierfür ist, mit Hilfe der Perfusions- und Diffusions-Sequenzen ein bildmorphologisches Surrogat für das potenziell durch eine Therapie noch rettbare Gewebe zu schaffen. Dabei wird durch die Perfusionsdarstellung das minderversorgte Gewebe dargestellt, während das diffusionsgeminderte Areal den bereits irreversibel geschädigten Infarktkern zeigt. Die Differenz dieser beiden Areale ergibt das MRT-Korrelat der ischämischen Penumbra und damit das Gewebe, welches zwar kritisch minderperfundiert, jedoch noch nicht irreversibel geschädigt ist und somit das pathophysiologische Zielgewebe einer Therapie darstellt. Auch wenn sich in neueren Untersuchungen zeigt, dass es sich bei diesem Modell um eine Vereinfachung handelt, hat sich dieses als »Mismatch-Konzept« bezeichnete Vorgehen zur Selektion für die Thrombolyse in mehreren prospektiven und kleineren randomisierten Studie bewährt.

In einer nicht randomisierten Open-label-Studie an 139 Patienten wurde der Einfluss der Thrombolyse auf MRT-Parameter und das klinische Ergebnis innerhalb eines 6 Stundenzeitfensters untersucht [11]. Trotz eines späteren Lysezeitpunkts und eines höheren Schweregrades erreichten die behandelten Patienten häufiger ein unabhängiges Ergebnis nach 3 Monaten (mRS 0–2; [11]). Eine weitere kürzlich veröffentlichte Arbeit verglich Patienten, die in einem erweiterten Zeitfenster bis zu 6 Stunden MRT-basiert lysiert wurden, mit den gepoolten Ergebnissen der großen CT-basierten rtPA-Studien. 38% der 174 MRT-basiert behandelten Patienten dieser Studie waren dabei später als 3 Stunden (3–6 Stunden) behandelt worden. Dennoch zeigte sich bei den MRT-basiert lysierten Patienten ein signifikant besseres klinisches Ergebnis sowohl verglichen mit den Placebopatienten als auch mit den mit rtPA behandelten Patienten der großen randomisierten Studien. Zudem war die Inzidenz von sICB signifikant geringer [12].

In einer Studie an 382 konsekutiv in einem Zentrum behandelten Patienten wurde die CT-basierte Lyse innerhalb des 3 Stundenzeitfensters mit der MRT-basierten Lyse unter 3 Stunden und jenseits der 3 Stunden verglichen. Auch in dieser Studie hatten MRT-basiert behandelte Patienten ein besseres klinisches Ergebnis bei einer signifikant reduzierten Blutungskomplikationsrate. In der multivariaten Analyse zeigte sich die MRT-basierte Behandlung als unabhängiger Prädiktor für eine geringe sICB-Rate. Das Zeitfenster war dabei unter Verwendung des MRT-basierten Auswahlverfahrens kein signifikanter Prädiktor [13].

> **Wichtig**
>
> Diese Studien zeigen, dass die MRT-basierte Lyse auch in einem erweiterten Zeitfenster sicherer und mindestens so effektiv ist, wie die CT-basierte Standardlyse innerhalb eines 3 Stundenzeitfensters. Dies ist in einer großen prospektiven Fallserie mit 1210 Patienten erneut bestätigt [14]. Im Vergleich zu innerhalb von 3 Stunden nach CT-Kriterien unselektiv lysierten Patienten haben hoch selektierte Patienten MRT-basiert eine 47%ig erhöhte Chance auf ein gutes Endergebnis bei einem halbierten Risiko für symptomatische Blutungen.

Gerade im erweiterten Zeitfenster, evtl. jedoch bereits innerhalb der 3 Stunden, ist die Auswahl der Patienten wichtiger als die arbiträre Orientierung am Zeitfenster. Inwieweit die absoluten Zahlen thrombolysierter Patienten jenseits der 3 Stunden durch die Selektion erhöht werden kann, bleibt offen – liegt aber »gefühlt« bei 30–50%.

30.2.2 Intraarterielle Thrombolyse

Die Sicherheit und Wirksamkeit der lokalen intraarterielle Thrombolyse (IAT) bei Verschluss des Hauptstamms (M1) oder eines Hauptasts (M2) der A. cerebri media (MCA) wurde bisher in einer kontrollierten Studie – »Pro-Urokinase for Acute Cerebral Thromboembolism (PROACT) II« – untersucht [15]. Im Rahmen dieser Studie wurden 180 Patienten innerhalb von 6 Stunden nach Auftreten der Schlaganfallsymptome entweder mit IAT (rekombinante pro-Urokinase und i.v.-Heparin, 121 Patienten) oder i.v.-Heparin (59 Patienten) behandelt. Der Anzahl von selbstständigen Patienten nach 3 Monaten war in der Verumgruppe signifikant höher als in der Placebogruppe (40% vs. 25%; NNT: 7). Einen Einfluss auf die Schlaganfallmortalität fand sich auch in dieser Studie nicht. Die Rate von symptomatischen Hirnblutungen nach 24 Stunden war 10% in der Verum- und 2% in der Placebogruppe. Die niedrige Anzahl von Kontrollpatienten in der PROACT-II-Studie ist der Hauptgrund, weshalb die IAT bis jetzt nicht zugelassen wurde.

Die Ergebnisse von PROACT II wurden jedoch in einer Berner Beobachtungsstudie bestätigt, in der sogar 59% von 100 Patienten nach 3 Monaten selbstständig waren [16]. Die Mortalität (13 vs. 25%) und die Rate von symptomatischen Hirnblutungen innerhalb von 24 Stunden (4 vs. 10%) war in der Berner Untersuchung geringer als in der PROACT-II-Studie. Diese Unterschiede könnten durch den tieferen medianen NIHSS-Score (14 vs. 17), das jüngere mittlere Patientenalter (59 vs. 64 Jahre) und die geringere mediane Latenz zum Zeitpunkt des Behandlungsbeginns (4 vs. 5 Stunden) der Berner Patienten bedingt sein. Außerdem wurden 82 von 100 Berner Patienten nicht mit

Heparin sondern mit Aspirin (250–500 mg) behandelt. Eine Bestätigungsstudie ist derzeit nicht geplant.

Das »Interventional Management of Stroke (IMS) Studienprogramm« kombiniert die i.v.-Lyse mit der i.a.-Lyse und mechanischer »Device-assistierten« Rekanalisation. IMS 3 randomisiert derzeit in einer groß angelegten Studie mit 900 geplanten Patienten. Zahlreiche Devices (MERCI-»Korkenzieher«, Penumbra-Absaugsystem, EKOS-Ultraschallkatheter) sind FDA-zugelassen oder haben ein CE-Mark. Keines dieser Devices hat sich einer rigorösen Effektivitätsstudie unterzogen, es wurde lediglich demonstriert, dass man mit mehr oder weniger hinlänglicher Sicherheit das Device an den Thrombus manövrieren kann und Gerinnsel prinzipiell beseitigt werden können. Die Reperfusionsraten sind oft nicht wesentlich besser, manchmal sogar schlechter gewesen als in PROACT II. Der Einsatz beim lyseresistenten proximalen Gefäßverschluss scheint im Rahmen eines individuellen Heilversuches jedoch gerechtfertigt.

Vergleichsstudien zwischen IVT und IAT liegen nicht vor, sodass derzeit unklar ist, welche Therapie effizienter oder sicherer ist. Innerhalb der ersten 3 Stunden ist die intravenöse Lyse Standard. Auch die i.a.-Lyse ist prinzipiell ein Selektionsalgorithmus für Patienten im erweiterten Zeitfenster ähnlich der MR-basierten Lyse. Bei höheren angiographischen Erfolgsraten sind sicher auch höhere Komplikationsraten zu berücksichtigen.

Basierend auf den oben genannten Studien sind folgende Parameter Prädiktoren für das klinische Ergebnis nach IAT [16, 17]:

- neurologisches Defizit vor Therapiebeginn,
- Alter,
- Gefäßrekanalisation,
- Größe der Hypodensität im CCT und
- Diabetes mellitus.

30.2.3 Kombinierte intravenöse und intraarterielle Thrombolyse

Die Haupteinschränkung der IVT ist das 3 Stundenfenster, während ein Nachteil der IAT darin besteht, dass mehr als 1 Stunde benötigt wird, bis das Fibrinolytikum am Ort des Thrombus appliziert werden kann. Daher stellt die Kombinationsbehandlung mit IVT/IAT eine interessante Alternative dar. Diese Kombinationstherapie wurde im Rahmen des »Emergency Management of Stroke (EMS) Bridging Trial« evaluiert (0,6 mg/kgKG rtPA i.v. über 30 min, bis auf maximal 60 mg; Unterbrechung der i.v.-Gabe nach Beginn der Angiographie und i.a.-Verabreichung der restlichen rt-PA Menge). Dabei wurden 17 Patienten mit IVT/IAT und 18 Patienten mit i.v.-Placebo und IAT behandelt. Es konnte gezeigt werden, dass die Rekanalisationsrate bei IVT/IAT signifikant höher als bei IAT ist [18].

Die Nachfolgestudie (»Interventional Management of Stroke Study; IMS«) hat eine Kombination von IVT (60 mg rtPA innerhalb des 3 Stundenfensters) und IAT (22 mg rt-PA innerhalb des 5 Stundenfensters) gegen die Ergebnisse der NINDS-Studie verglichen. 80 Patienten wurden behandelt. Die 3 Monatsmortalität war 16%, verglichen zu 24% in der Placebo- und 21% in der Verumgruppe der NINDS-Studie. Die Inzidenz von symptomatischer ICB war 6,3% und somit vergleichbar mit der NINDS-Verumgruppe (6,8%). Das Outcome war signifikant besser verglichen zu der NINDS-Placebogruppe (mRS 0,1 bei 30% vs. 18% von Patienten; [19]).

Die IMS II verwendete das gleiche Protokoll, mit der Ausnahme, dass ein EKOS-Mikrokatheter, mit der Fähigkeit, niederfrequenten Ultraschall zu emitieren, bei einem Teil der Patienten verwendet wurde. Insgesamt wurden 81 Patienten in der Studie eingeschlossen; von denen wurden 26 nur mit IVT behandelt, weitere 19 mit kombinierter IVAT/IAT ohne und 36 mit Verwendung des EKOS-Katheters (Ultraschallapplikation bei 33 der 36 Patienten). Die Ergebnisse waren mit den Ergebnissen der IMS-Studie vergleichbar (3 Monatsmortalität 16%; symptomatische ICH 9,9%; mRS 0,1 33%; [20]). Der Hintergrund von IMS II war im Wesentlichen, den EKOS-Katheter als zusätzliche Option zum MERCI-Retriever für IMS III zu testen. Aktuell wird in der IMS-III-Studie rekrutiert, im Rahmen dessen IVT mit der kombinierten IVT/IAT mit oder ohne EKOS- oder MERCI-Katheter verglichen wird.

30.2.4 Ultraschallgestützte Thrombolyse

Bei der ultraschallgestützten Thrombolyse wird während der IVT die verschlossene Hirnarterie durch eine am Schädel fixierte oder vom Untersucher gehaltene konventionelle uUIT-CD-Ultraschallsonde kontinuierlich beschallt. Die gegenwärtig verwendete Ultraschallfrequenz ist 2 MHz; diese wird seit Jahren in der klinischen Routine ohne jegliche Nebenwirkungen benutzt; niederfrequenter, hochenergetischer Ultraschall führte zu vermehrten Blutungskomplikationen. Der Ultraschall induziert Veränderungen im Fibrinnetzwerk des Thrombus und ermöglicht somit die Ausbildung von kleinen sog. »microstreams« von Plasma durch den Thrombus. Hierdurch wird der Theorie nach auch die Penetration und somit die Wirkung von rtPA im Thrombus verbessert. Präliminäre Daten einer kleinen, kontrollierten monozentrischen Studie zeigen, dass die ultraschallgestützte Thrombolyse zu einer höheren Rekanalisationsrate und einer signifikant höheren Zahl von Patienten mit einem guten funktionellen Ergebnis zu resultieren scheint [21].

Die im 2004 veröffentlichte »Combined Lysis Of Thrombus in Brain ischemia using transcranial Ultrasound and Systemic TPA (CLOTBUST) Studie« zeigte anhand 126 Patienten (63 rt-PA, 63 rtPA und einstündige Ultraschallapplikation), dass die transkranielle, ultraschallassistierte Thrombolyse in Kombination mit IVT sicher ist (kein erhöhtes Hirnblutungsrisiko) und signifikant häufiger zu kompletter Gefäßrekanalisation (46% vs. 18%) führt, verglichen mit Patienten die lediglich mit IVT behandelt werden. Das 3-Monatsoutcome wurde allerdings nicht signifikant beeinflusst [22]. Eine europäische Multicenterstudie mit ähnlichem Protokoll (»TRanscranial UltraSound enhanced Thrombolysis«) wurde 2007 eingeleitet und befindet sich noch in der Rekrutierungsphase.

Der Ansatz der Ultraschall unterstützten Thrombolyse könnte zudem durch den Einsatz von sog. »Mikrobubbles« erweitert werden. Hierbei werden kleinste gas- oder luftgefüllte Mikrosphären – normalerweise als Ultraschallkontrastmittel eingesetzt – verwendet um den Ultraschalleffekt intravasal zu verstärken. In einer Pilotstudie an 111 Patienten konnte bereits gezeigt werden, dass in den mit einer Kombination aus Ultraschall und Mikrobubbles behandelten Patienten die Rekanalisierungsrate im Vergleich zur Ultraschall-rtPA-Kombination und zur alleinigen rtPA-Behandlung weiter verbessert werden kann. Eine Phase-II-Sicherheitsstudie hierzu wird derzeit durchgeführt (TUCSON; »Transcranial Ultrasound in Clinical SONothrombolysis«).

30.2.5 Intravenöse Thrombolyse mit GP-IIb/IIIa-Rezeptorantagonisten

GP-IIb/IIIa-Rezeptorantagonisten könnten eine zukünftige Thrombolysemöglichkeit, insbesondere im 3- bis 6-Stundenfenster, darstellen. Im Rahmen der »Abciximab in Emergent Stroke Treatment Trial (AbESTT)« wurden je 200 Patienten mit akutem ischämischem Schlaganfall im 6-Stundenfenster zu einer Infusionsbehandlung mit Abciximab (Bolus von 0,25 mg/kgKG gefolgt von 12-stündiger Infusion einer Dosis von 0,125 µg/kgKG/min) oder Placebo randomisiert. Nach 3 Monaten zeigten mehr Patienten kein oder nur ein geringes neurologisches Defizit in der Verum- als in der Placebogruppe (48,5 vs. 40%), wobei dieses Ergebnis statistisch nicht signifikant war. Es zeigte sich außerdem, dass Abciximab eine relativ sichere Therapie ist, da es zu einer statistisch nichtsignifikanten Häufung von Hirnblutungen kam (3,6 vs. 1,0%; [23]).

Die darauf folgende Phase-III-Studie AbESTT II, in der insgesamt 1800 Patienten eingeschlossen werden sollten, wurde jedoch aus Sicherheitsbedenken abgebrochen. In einer weiteren Multicenterstudie »Safety of Tirofiban in Acute Ischemic Stroke (SaTIS)« wird aktuell die Sicherheit des GP-IIb/IIIa-Rezeptorantagonisten Tirofiban (verabreicht als 48-Stundendauerinfusion) beim akuten ischämischen Schlaganfall untersucht. Erste Ergebnisse zeigten keinen Einfluss auf das klinische Outcome, aber eine signifikante Reduktion der Mortalität 5–6 Monate nach Ereignis.

30.2.6 Kombination von i.v.-Thrombolyse und GP-IIb/IIIa-Rezeptorantagonisten

Die Machbarkeit einer Kombinationstherapie mit IVT und Tirofiban wurde bei 37 retrospektiv untersuchten Patienten gezeigt [24]. Die thrombolytische Therapie bestand aus einem i.v. rtPA-Bolus (24 ± 9 mg; Bereich, 20–50 mg), gefolgt von i.v. Tirofiban (Bolus von 0,4 µg/kgKG/min während 30 Minuten, danach Infusion mit 0,1 µg/kgKG/min während mindestens 24 Stunden). Derzeit werden in verschiedenen Studien weitere Kombinationstherapien untersucht, z. B. Reteplase plus Abciximab (»Reopro Retavase Reperfusion of Stroke Safety Study; ROSIE«) oder rtPA plus Eptifibatide (»CLEAR«).

> **Praxistipp**
>
> Für das praktische Vorgehen sollte man sich an den Leitlinien der nationalen und internationalen Fachgesellschaften orientieren. Innerhalb des 3-Stundenzeitfensters ist die Therapie der Wahl mit Level-I-Evidenz die systemische Thrombolyse mit rtPA. Applikation von systemischer Thrombolyse im 3–4,5 Stunden Fenster verbessert zwar das Outcome, ist aber mit einer erhöhten Blutungsgefahr assoziiert und sollte als Individualentscheidung nach genauer Risiko-Abwägung erfolgen. Falls institutionelle Algorithmen zur Add-on-IA-Lyse implementiert sind, sollte im 3-Stundenzeitfenster in jedem Fall mit der vollen Dosis analysiert werden. Sobald der Interventionalist vor Ort am Thrombus ist, kann das bis dahin nicht verwendete rtPA lokal verabreicht werden und/oder zusätzlich ein Device benutzt werden. Unseres Erachtens müssen die Gründe für ein Abweichen von einer zugelassenen und empfohlenen Therapie gut dokumentiert werden.

Jenseits des 3-Stundenzeitfensters sind neben Einschluss in Studien verschiedene Algorithmen denkbar: MR-basierte Lyse bei Mismatch, i.a.-Lyse, Bridging-MR oder CT/PCT/CTA basiert, Einsatz von Devices mit oder ohne Lyse und/oder GP-IIa/IIIb-Antagonisten analog zur Therapie von Basilaristhrombosen (s. dort). Falls keine Studie in Frage kommt und keine erweiterte Bildgebung sowie kein Neurointerventionalist zur Verfügung stehen kann auch nach 3 Stunden bis mindestens 4,5 Stunden i.v. lysiert werden. Auch hier sollten keine Frühzeichen auf dem Nativ-CT vorliegen.

30.3 Spezifische Aspekte der Intensivbehandlung

30.3.1 Künstliche Beatmung

Der Prozentsatz von Patienten mit akutem ischämischen Infarkt, die im Akutstadium maschinell beatmet werden, beträgt 5–6%. Die Gesamtprognose von Patienten, die mit akutem Schlaganfall beatmungspflichtig werden, gilt als insgesamt schlecht

(Mortalität zwischen 49% und 93%). Die Identifizierung relevanter prognostischer Faktoren für diese Patientengruppe ist daher essenziell. Glasgow Coma Scale (GCS) Scores <10 wurden in einer Reihe von Studien als geeignetster Prädiktor für eine erhöhte Mortalität beschrieben; andere Faktoren waren fortgeschrittenes Alter, das Fehlen von Hirnstammreflexen und Intubation auf Grund einer respiratorischen Insuffizienz.

> **Wichtig**
>
> Ganz offensichtlich sind diese Daten jedoch als Handlungsrichtlinien bei individuellen Patienten ungeeignet.

Die Einstellung des Beatmungsgerätes bei Patienten mit akutem ischämischem Schlaganfall sollte so gewählt werden, dass potenzielle negative Auswirkungen auf CPP oder ICP vermieden werden. Ein höherer PEEP führt zu einem erhöhten intrathorakalen Druck und einem verminderten venösen Rückfluss und könnte den zerebralen Perfusionsdruck (CPP) durch Absenken des mittleren arteriellen Blutdruckes (MAD) nachteilig beeinflussen. Setzt man eine intakte zerebrale Autoregulation voraus, so würde ein Absinken des MAD über eine Erweiterung der zerebralen Arteriolen kompensiert. Dies wäre jedoch mit einem intrakraniellen Druckanstieg verbunden. Basierend auf diesen Überlegungen wurde von der Verwendung eines höheren PEEP-Levels abgeraten. Allerdings wurde gezeigt, dass eine adäquate venöse Füllung, die u. a. anhand des zentralen Venendruckes (ZVD) einfach zu evaluieren ist, eine ausreichende Maßnahme darstellt, um diesen Mechanismus zu unterbinden [25]. Eine weitere Studie konnte zeigen, dass Veränderungen der I:E-Ratio von 1:2 nach 1:1 weder den ICP noch den CPP beeinflussen, und daher bei Patienten mit akutem Schlaganfall unbedenklich sind.

30.3.2 Ernährung

Die Ernährung bei hospitalisierten Patienten mit akutem Schlaganfall ist ein wichtiges allerdings in der täglichen Praxis oft unterschätztes Anliegen: Davalos et al. berichteten über eine Eiweißmangelernährung bei 16% der 104 Patienten, die mit akutem Schlaganfall aufgenommen wurden. In derselben Patientenstichprobe fand sich nach einer Woche bei 26% und nach 2 Wochen bei 35% ein Eiweißmangel. Fehlernährung wurde bei dieser Studie überdies als Prädiktor für ein schlechtes Outcome identifiziert [26]. Ähnliche Beobachtungen stammen von Gariballa et al. 96 Patienten mit akutem Schlaganfall wurden bei Aufnahme und nach 2 Wochen hinsichtlich ihres Ernährungszustandes untersucht; 51 Patienten dieser Gruppe wurden erneut nach 4 Wochen evaluiert. Der Ernährungsstatus verschlechterte sich signifikant im Untersuchungszeitraum. Die Serumalbuminkonzentrationen zeigten eine signifikante Korrelation mit der Häufigkeit infektiöser Komplikationen und waren ein unabhängiger Prädiktor der Mortalität innerhalb der ersten 3 Monate nach Erkrankungsbeginn [27].

Ein hyperkataboler Metabolismus auf Grund einer allgemeinen Stressreaktion oder einer neuroendokrinen Antwort auf die Hirnschädigung wurden von Davalos et al. als Ursache eines veränderten Kohlenhydratstoffwechsels angesehen [26] und wären eine mögliche Erklärung für die beobachtete Fehlernährung. Obwohl im Rahmen dieser Studien keine intensivpflichtigen Schlaganfallpatienten untersucht wurden, wird dennoch deutlich, wie wichtig die adäquate Ernährung bei Patienten mit akutem Schlaganfall ist.

Der Ruheenergiebedarf eines Patienten wird mittels indirekter Kalorimetrie oder alternativ als basaler Energiebedarf (BEE) basierend auf der Harris-Benedict-Gleichung ermittelt. Bardutzky et al. zeigten eine signifikante Korrelation zwischen Ruheenergiebedarf – mittels indirekter Kalorimetrie ermittelt – und BEE bei mechanisch beatmeten Patienten mit akutem Schlaganfall. Allerdings sank dieser signifikant, wenn die Patienten mit moderater Hypothermie behandelt wurden [28].

30.3.3 Antihypertensiva

Die optimale Einstellung des Blutdruckes ist essenziell beim akuten Schlaganfall. Die Richtlinien der »American Heart Association« aus dem Jahre 1994 schlagen vor, dass der Blutdruck bei den meisten Patienten mit ischämischem Schlaganfall nicht abgesenkt werden sollte. Ein MAD <130 mmHg oder systolische RR-Werte <220 mm Hg sollten danach toleriert werden [29]. Diese Empfehlung stimmt mit den Richtlinien der Europäischen SchlaganfalIinitiative überein [30]. Dieses Kapitel beschäftigt sich mit der Wirkweise, und den möglichen Rückwirkungen auf den intrakraniellen Druck und den zerebralen Blutfluss der am meisten verwendeten Antihypertensiva auf der Intensivstation.

Periphere Vasodilatatoren

Vasodilatatoren wirken über eine Relaxation der arteriellen und venösen glatten Muskelzellen. Dieser Effekt wird von einer barorezeptorvermittelten Tachykardie begleitet. Vasodilatatoren entfalten ihre Wirkung auch in der zerebralen Muskulatur und erhöhen so potenziell den CBF und ICP. Bei Patienten mit akutem Schlaganfall sind die zerebralen Gefäße, die zu geschädigten Hirnregionen führen, allerdings maximal dilatiert. Das führt dazu, dass die Anwendung von Vasodilatatoren zu einer Gefäßerweiterung in strukturell intakten Hirnregionen führt und so eine Umverteilung des CBF bewirkt mit einem Steal-Phänomen aus den geschädigten Regionen. Dadurch kann eine ischämische Vorschädigung verschlechtert werden. Obwohl dieses pathophysiologische Konzept bislang in klinischen Studien nicht untersucht wurde, sehen die meisten Therapeuten aus diesem Grund vom Einsatz der Vasodilatatoren bei Patienten mit akutem Schlaganfall ab.

Die am meisten eingesetzten Vasodilatatoren sind **Nitroglycerin** und **Dihydralazin**. Bislang gibt es keine klinische Studie, die die Wirkung von Nitroglycerin oder Dihydralazin bei Patienten mit akutem Schlaganfall untersucht hat. Es ist allerdings bekannt, dass Nitroglycerin eine dilatierende Wirkung auf die zerebralen Arterien hat, und sowohl im Tierversuch als auch bei anästhesierten Patienten mit intrazerebralen Tumoren zum ICP-Anstieg geführt hat. Gleiches gilt für Dihydralazin bei Patienten mit Schädelhirntrauma. Daher kann der Einsatz von beiden Substanzen bei Patienten mit erhöhtem ICP nicht empfohlen werden.

Adrenerge Substanzen

Urapidil ist ein α_1-Rezeptorantagonist, der einen zentralen und einen peripheren Effekt hat, und dadurch keine Tachykardien verursacht. Experimentelle Studien berichteten, dass Anwendung von Urapidil einen bereits erhöhten ICP in verschiedenen Tiermodellen nicht weiter erhöht. Allerdings handelte es sich dabei nicht um zerebrale Ischämiemodelle. Bisherige klinische Ergebnisse stammen aus einer einzigen intraoperativen Studie mit 8 Patienten, die an einem intrazerebralen Tumor operiert wurden. Diese zeigte, dass der durch Urapidil hervorgerufene Blutdruckabfall den ICP nicht beeinflusst [31].

Clonidin stimuliert α_2-adrenerge, inhibitorische Neurone in der Medulla oblongata und reduziert über diesen Mechanismus den Sympatikotonus und dadurch auch den arteriellen Blutdruck, die Herzfrequenz und die kardiale Ejektionsfraktion. Zusätzlich besitzt Clonidin sedative and analgetische Eigenschaften. Es kann sowohl oral als auch subkutan und intravenös (einmalige Gabe oder Infusion) appliziert werden. Abruptes Absetzen führt zu einem »Rebound-Effekt«. Der Einfluss von Clonidin auf den CBF bleibt unklar, da bisherige Ergebnisse klinischer Studien (an Patienten mit Hirntumoren oder Schädelhirntrauma) widersprüchlich waren. Gleiches gilt für die Wirkung des Clonidin auf den ICP und auf die CO_2-Reaktivität. Diese Tatsache, zusammen mit der in den meisten Fällen unerwünschten sedierenden Wirkung, limitiert die Anwendbarkeit von Clonidin bei Patienten mit akutem Schlaganfall.

Propranolol ist ein nichtselektiver β-Rezeptorantagonist. Seine Administration führt zu einem Abfall des arteriellen Blutdruckes, der Herzfrequenz und der Herzauswurfleistung. Bisherige Studien zeigen keinen Effekt von Propranolol auf den ICP bei Patienten mit intrakranieller Blutung oder Kopftrauma und auch keinen Einfluss auf den CBF bei Patienten mit chronischer arterieller Hypertonie. Allerdings wurde der Effekt von Propranolol bei Patienten mit akutem Schlaganfall bislang nicht untersucht. Propranolol kann entweder oral oder als langsame intravenöse Injektion appliziert werden, so dass seine Anwendbarkeit auf der IPS begrenzt ist.

Labetalol ist ein gemischter α- und β-Rezeptorantagonist. Es reduziert den MAD durch eine Abnahme des peripheren Gefäßtonus, während die β-Rezeptorblockade die reflektorische Tachykardie verhindert. Labetalol zeigte keinen Einfluss auf ICP im Tiermodell (Tiere mit intrakranieller Hypertonie oder ICB) oder in klinischen Studien bei hypertensiven Patienten. Zu besonderen Effekten bei Patienten mit akutem Schlaganfall liegen bislang keine Studien vor. Labetalol kann als kontinuierliche intravenöse Infusion verabreicht werden kann, was seine Anwendbarkeit auf der ITS begünstigt.

Kalziumkanalblocker

Kalziumkanalblocker verursachen eine Vasodilatation und wirken dabei stärker auf Arterien als auf Venen. Gleichzeitig senken sie die Herzfrequenz und die myokardiale Kontraktilität und verzögern die atrioventrikuläre Überleitung. Dies kann zu einer myokardialen Depression, einem atrioventrikulären Block, einer Bradykardie, einem Herzversagen und sogar einem Herzstillstand führen. **Nifedipin** und **Nimodipin** sind die am meisten eingesetzten Kalziumkanalblocker. Nifedipin führte im Tiermodell (Tiere mit intrakranieller Hypertonie) zu Anhebungen des ICP. Ein gleicher Effekt wurde auch in einer Studie von 10 Patienten mit Schädelhirntrauma oder zerebrovaskulären Erkrankungen beschrieben [32].

Im Rahmen der »Intravenous Nimodipine West European Stroke Trial (INWEST)« wurde der Effekt von zwei Nimodipindosen (1 mg/h und 2 mg/h) bei Patienten mit akutem ischämischen Schlaganfall untersucht [33]. Die Patienten wurden retrospektiv in »total anterior circulation stroke (TACI)« oder »non-TACI« unterteilt. Das Outcome war nicht unterschiedlich zwischen TACI-Patienten, die mit Nimodipin behandelt wurden und denen, die lediglich Placebo erhielten. Bei non-TACI-Patienten wurde jedoch ein signifikant schlechteres Outcome in der mit Nimodipin behandelten Gruppe festgestellt. Zusammenfassend sprechen die vorliegenden Ergebnisse gegen eine Verwendung von Kalziumkanalblockern bei Patienten mit akutem ischämischem Schlaganfall.

ACE-Hemmer

Verschiedene ACE-Hemmer wurden in den vergangenen Jahren entwickelt. Derzeit ist **Enalapril** als einzige Substanz auch intravenös applizierbar und daher für den Einsatz auf der IPS von Bedeutung. Enalapril hat keinen Effekt auf den CBF bei Patienten ohne struktureller Hirnschädigung, oder bei Patienten mit unilateralen hochgradigen Stenosen der A. carotis interna [34]. Kobayashi et al. beobachteten einen mittleren CBF-Anstieg um 8% bei Patienten mit chronischen zerebralen Infarkt [35]. Diese Befunde zeigen, dass Enalapril – v. a. auf Grund der geringen Nebenwirkungen – eine attraktive Alternative zur Behandlung der Hypertonie bei Patienten mit akutem Schlaganfall darstellt.

30.3.4 Medikamentös induzierte arterielle Hypertonie

Obwohl die vorhandenen Richtlinien die Toleranzgrenzen für erhöhte Blutdruckwerte vorgeben, liefern sie keine Therapieempfehlungen für normo- oder hypotensive Patienten. Wenn man bedenkt, dass die zerebrale Autoregulation im Infarktgebiet aufgehoben ist, so dass der zerebrale Blutfluss sich passiv nach dem arteriellen Blutdruck verändert, erscheint es plausibel, dass Blutdruckerhöhungen auch die zerebrale Perfusion im Infarktgebiet verbessern sollten. Lisk et al. zeigten eine enge Beziehung zwischen der Reduktion des arteriellen Blutdrucks und dem Abfall des zerebralen Blutflusses bei 16 hypertensiven Patienten mit akutem ischämischen Infarkt (72 Stunden nach Symptombeginn; [36]).

Im Rahmen einer Pilotstudie untersuchten Rordorf et al. [37] den Einfluss von induzierter arterieller Hypertonie bei Patienten mit akutem Schlaganfall. Zielblutdruck wurde als mindestens 160 mmHg definiert, oder als Erhöhung von >20% vom Initialwert. Eingeschlossen wurden Patienten die keine Thrombolytika erhielten. Angina-pektoris-Anamnese, stattgehabter Herzinfarkt oder ischämische EKG-Veränderungen dienten als Ausschlusskriterien. Der Blutdruck sollte auf jedem Fall 200 mmHg nicht überschreiten. Eine Verbesserung des NIHSS wurde bei 7/13 Patienten während der Phenylephrininfusion beobachtet. Weiterhin konnte an 6 Patienten eine Blutdruckgrenze zur Aufrechterhaltung der klinischen Verbesserung aufzeigt werden. Diese lag im Durchschnitt bei 174 (±15) mmHg. Im Rahmen einer retrospektiven Studie aus der gleichen Arbeitsgruppe wurden 33 Patienten mit akutem ischämischen Schlaganfall, die auf einer Intensivstation mit Phenylephrin behandelt wurden, mit 30 weiteren verglichen, die keine Vasopressoren erhielten. Aus diesem Vergleich wurde abgeleitet, dass die Anwendung von Phenylephrin mit keinen Nebenwirkungen behaftet ist.

Schwarz et al. untersuchten den Einfluss von akuten Anstiegen des MAD – durch Norepinephrin induziert – an 19 Patienten mit schwerem, ischämischen Infarkt. Es wurde
- ein leichter ICP-Anstieg und
- ein signifikanter Anstieg des CPP und der mittleren Flussgeschwindigkeit der MCA über der betroffenen Hemisphäre beobachtet.

Keine hämorrhagischen Komplikationen oder kardialen Nebenwirkungen wurden beschrieben. Danach könnte ein induzierter Hypertonus die Perfusion in der betroffenen Hemisphäre verbessern, ohne zusätzliche Risiken für den Patienten [38]. Über ähnliche Beobachtungen berichteten Marzan et al. [39]: Induzierte arterielle Hypertonie mit Norepinephrin bei 34 Schlaganfallpatienten über eine mittlere Dauer von 96 Stunden war weder mit einer Häufung intrakranieller Blutungen, noch mit kardialen Nebenwirkungen assoziiert. Diese ersten Befunde zur induzierten Hypertonie beim akuten Schlaganfall liefern interessante Ansätze für das Blutdruckmanagement, müssen jedoch durch weitere Studien validiert werden. Bis dann sollte die induzierte arterielle Hypertonie nur im Rahmen von klinischen Studien oder als individueller Heilversuch bei Patienten mit dokumentierter zerebraler Minderperfusion eingesetzt werden.

Bislang haben keine fundierten Studien die Wirkungen und Nebenwirkungen verschiedener Katecholamine bei Patienten mit akutem Schlaganfall vergleichend untersucht, so dass auch hier keine abschließende Empfehlung möglich ist. Norepinephrin ist das Medikament der Wahl in unserer Klinik, da es nicht – wie die meisten Katecholamine sonst – zu Tachykardien oder Arrhythmien führt.

30.3.5 Erhöhter intrakranieller Druck

Zur Behandlung des erhöhten intrakraniellen Drucks ▶ Kap. 13.

Hier werden nur spezifische Aspekte der Hirndruckbehandlung bei Patienten mit raumforderndem ischämischem Schlaganfall diskutiert. Eine aktuelle ausführliche Übersicht findet sich bei Bardutzky u. Schwab [40].

Lagerung

Das traditionelle Konzept, Patienten mit erhöhtem ICP in einer 15–30° Kopfhochlage zu lagern, basiert zwar auf nachvollziehbaren pathophysiologischen Überlegungen, konnte jedoch in verschiedenen Studien an Patienten mit Schädelhirntrauma nicht belegt werden. In der bisher einzigen Studie zu diesem Thema an Patienten mit ischämischem Schlaganfall resultierte die Anhebungen des Oberkörpers von 0° auf 30° zu einer geringfügigen, aber signifikanten ICP-Reduktion. Gleichzeitig sank aber der MAD ebenfalls signifikant ab, so dass die leichte ICP-Reduktion auf Kosten einer stärkeren Verminderung des CPP ging [41]. Natürlich reichen diese preliminären Ergebnisse nicht aus, um eine Oberkörperflachlagerung zu propagieren. Da die Überlegenheit einer Körperposition noch nie eindeutig belegt wurde, betrachten wir es als adäquat, die optimale Oberkörperlagerung individuell für jeden Patienten nach den ICP- und CPP-Werten anzupassen anstatt – wie derzeit auf vielen Intensivstationen üblich – bei einer kategorischen Oberkörperanhebung von 30° zu verharren.

Medikamentöse Therapie
Mannitol

Mannitol ist ein Osmotherapeutikum, das zu einer Erhöhung der Serumosmolalität führt, und so den osmotischen Gradienten zwischen Blut und Hirngewebe erhöht. Zusätzlich wird die ICP-Senkung durch Mannitol auf eine Verbesserung der rheologischen Eigenschaften des Blutes durch Reduktion des Hämatokrits und eine verbesserte CSF-Absorption zurückgeführt. Eine intakte Bluthirnschranke ist essenziell zur Aufrechterhaltung des osmotischen Gradienten. Die Migration osmotisch wirksamer Substanzen durch eine gestörte Bluthirnschranke kann den osmotischen Gradienten umkehren und so ein bestehendes Hirnödem verschlimmern (»Rebound-Effekt«). Dieser Effekt wurde anhand von Tiermodellen (kortikale Kälteläsionen bei Katzen, bzw. Ziegen) demonstriert.

Die Volumenreduktion betrifft die gesunde Hemisphäre in stärkerem Ausmaß als die geschädigte. Dies wurde nicht nur anhand von Tiermodellen sondern auch im Rahmen einer klinischen Studie an 7 Patienten mit raumforderndem MCA-Infarkt gezeigt [42]. Theoretisch könnte dieser Effekt zu einer Erhöhung des Druckgradienten zwischen den Hemisphären führen und dadurch die Verlagerung und Herniation von Hirngewebe beschleunigen. Eine solche Erhöhung des Druckgradienten ist allerdings ein pathophysiologisches Modell, welches bislang weder in klinischen noch in Tierstudien bestätigt wurde.

Ein kürzlich veröffentlichter Cochrane-Bericht analysierte die Wirksamkeit von Mannitol bei Patienten mit akutem, ischämischem Schlaganfall [43]. Insgesamt wurden 4 Studien mit dieser Fragestellung identifiziert; drei davon waren methodisch verwertbar, während die Aussagen der vierten Studie auf Grund methodischer Schwierigkeit nur begrenzt verwertbar waren. Eine retrospektive multizentrische Beobachtungsstudie untersuchte den Einfluss von Mannitol auf die 30-Tage- und 1-Jahres-Mortalität und das neurologische Outcome an 805 Patienten mit akutem Schlaganfall (ischämisch, n=666), die innerhalb 72 Stunden aufgenommen wurden. Die Autoren beobachteten ein signifikant schlechteres Outcome und eine höhere Mortalität bei Patienten, die mit Mannitol behandelt wurden. Es muss jedoch erwähnt werden, dass die 2 Patientengruppen sehr unterschiedlich waren (v. a. Behinderungsgrad/Abhängigkeit vor dem Akutereignis bei 13,5% der Patienten, die Mannitol erhielten, verglichen zu 3,6% bei den unbehandelten Patienten), und die Gründe für die Mannitolapplikation nicht nachvollziehbar waren (nur 3% der Patienten erhielten Mannitol aufgrund neurologischer Verschlechterung).

Zwei klinische Studien haben die Wirksamkeit von Mannitol zur Behandlung akuter ICP-Erhöhungen bei Patienten mit malignem MCA-Infarkt untersucht. Beide konnten belegen, dass die Verwendung von Mannitol in der Mehrzahl der Fälle (in 10 von 1439, respektive 20/20 Episoden [44]) zu einer ICP-Senkung führt. Zusätzlich wurde im Rahmen der Studie ein positiver Einfluss auf CPP und O_2-Partialdruck im Hirngewebe bei 11/20 Messungen beobachtet. Die langfristige Wirkung der Mannitolgaben auf das Outcome oder die Mortalität wurde nicht untersucht.

Glycerol

Glycerol ist ein weiteres Osmotherapeutikum; sein Hauptunterschied zu Mannitol ist die Tatsache, dass es im Gehirnparenchym metabolisiert werden kann und somit theoretisch zu keinem oder nur geringerem Rebound-Effekt führen sollte. Im Rahmen einer SPECT-Studie an 57 Patienten mit akutem Schlaganfall konnte belegt werden, dass Glycerol sowohl den zerebralen Blutfluss im Infarktgebiet, als auch die neuronale Funktion (evaluiert anhand EEG-Ableitungen und neurologischer Untersuchungen) verbesserte; gleichzeitig sank der Gewebesauerstoffverbrauch [45]. Eine MRT-Studie an 6 Patienten mit raumforderndem MCA-Infarkt konnte belegen, dass die Glycerolgabe das Volumen der betroffenen Hemisphäre reduzierte, ohne die gesunde Hemisphäre zu beeinflussen [46].

Eine neulich veröffentlicht Cochrane-Analyse identifizierte 10 randomisierte Studien über die Wirksamkeit von Glycerol bei Patienten (insgesamt 482 Patienten in der Verum- und 463 in der Placebogruppe) mit akutem Schlaganfall (ischämisch oder hämorrhagisch) [47]. Ein statistisch nicht signifikanter Trend für das Überleben war evident. Dieser Unterschied war marginal signifikant, wenn die Analyse sich nur auf Patienten mit (gesichertem oder postuliertem) ischämischen Schlaganfall beschränkte. Allerdings war der Mortalitätsunterschied während des Beobachtungszeitraums aber nicht am Ende evident. Die 2 Studien, die auch funktionelles Outcome untersuchten, konnten keinen nennenswerten Effekt von Glycerol zeigen. Bis auf Hämolysen wurden keine gravierenden Nebenwirkungen beschrieben. Zusätzlich muss erwähnt werden, dass Glycerol nur in einer dieser Studien zur Hirndrucktherapie verwendet wurde.

Hypertone Kochsalzlösungen

Die Wirksamkeit hypertoner Salzlösungen bei der Behandlung der intrakraniellen Druckerhöhung nach SHT wurde in zahlreichen Studien aufgezeigt. Schwarz et al. [48] verglichen die Wirksamkeit der Kombination von hypertoner Kochsalzlösung (10%) und HAES (HS-HES) mit 40 g Mannitol bei 9 Patienten mit raumforderndem ischämischem Schlaganfall. Die Behandlung wurde initiiert, wenn akute ICP-Krisen (ICP >25 mmHg, Anisokorie oder beides) auftraten und wurde als erfolgreich betrachtet, wenn sie zu einer >10% ICP-Senkung oder zur Isokorie führte. HS-HES war bei 16/16 und Mannitol bei 10/14 ICP-Krisen wirksam. Beide Substanzen führten zu einer Erhöhung der Serumosmolarität, während HS-HES-Anwendung zu einem Anstieg und Mannitolanwendung zu einem Abfall des Serumnatriumspiegels führte.

Quereshi et al. [49] fanden eine günstige Wirkung auf den ICP nach Infusion von 3%-iger Kochsalzazetatlösung bei Patienten mit SHT (n=8) und postoperativem Hirnödem (n=6), aber nicht bei Patienten mit nichttraumatischen intrazerebralen Blutungen (n=8) oder ischämischem Schlaganfall (n=6). Zu anderen Schlussfolgerungen kam eine kürzlich veröffentlichte Studie, welche die Wirksamkeit hypertoner Salzlösung bei 8 Schlaganfallpatienten mit erhöhtem ICP untersuchte. In allen Fällen war die Standardbehandlung mit Mannitol ohne Effekt. Die Infusion von 75 ml 10%-iger Salzlösung über 15 min hingegen führte bei allen Patienten zu einem Absinken des ICP. Es traten keine Nebenwirkungen auf [50].

Fazit

Fasst man die oben geschilderten Studien zusammen, so kann daraus kein generelles, allgemein gültiges Regime zum Einsatz von Osmotherapeutika abgeleitet werden. Existierende Daten beschränken sich auf wenige Studien mit geringer Patientenzahl. Insbesondere bleibt unklar, ob Osmotherapeutika die langfristige Prognose oder das Outcome von Schlaganfallpatienten positiv beeinflussen.

Tromethamin

Tromethamin (THAM, TRIS-Puffer) erwies sich als geeignete Substanz zur ICP-Senkung bei Tieren mit traumatisch bedingtem Hirnödem [51]. Es wirkt durch Übertritt in die zerebrospinalen Liquorräume, reduziert die zerebrale Azidose und führt so über eine Vasokonstriktion zu einer Reduktion des ICP. Eine prospektive, randomisierte klinische Studie, die 149 Patienten mit schweren Kopfverletzungen einschloss, die über 5 Tage THAM oder ein Placebopräparat erhielten, zeigte, dass die THAM-Therapie in den ersten Behandlungstagen zu einer signifikant geringeren Inzidenz von ICP-Werten >20 mmHg führte und bei einer signifikant geringeren Anzahl von Patienten aus der THAM-Gruppe ein Barbituratkoma erforderlich wurde. Dennoch, fanden sich keine Unterschiede im Outcome der Patientengruppen 3, 6 oder 12 Monate nach dem Akutereignis [52]. Keine Studien haben bisher den Einsatz von THAM bei Patienten mit ischämischem Schlaganfall untersucht.

Indomethacin

Indomethacin ist ein antiinflammatorisches Mittel mit potenter vasokonstriktorischer Wirkung. Sein Effekt auf dem ICP wurde erst in 2 klinischen Studien evaluiert. Die erste beinhaltete 5 Patienten mit SHT und erhöhtem ICP, welcher durch Barbiturate oder Hyperventilation nicht zu senken war. Eine lang andauernde (bis 7 h) ICP-Senkung wurde bei allen Patienten beobachtet. Allerdings war damit ein CPP-Abfall assoziiert [53]. Die zweite Studie berichtete über signifikante ICP-Senkungen und CPP-Anstiege bei 11 Patienten (SHT, n=10: SHB, n=1) mit erhöhtem ICP nach Bolusgabe von Indomethacin. Indomethacindauerinfusion resultierte ebenfalls in einer ICP-Abnahme, aber nicht einem CPP-Anstieg. Ein ICP-Rebound wurde nach Absetzen des Indomethacins beobachtet [54]. Keine bisherige Studie hat die Wirkung von Indomethacin bei Patienten mit raumforderndem Schlaganfall untersucht. Es existiert lediglich ein Fallbericht, wonach Indomethacinbolusgaben sowohl den ICP als auch den CPP positiv beeinflussten. Dieser Effekt war meistens auf eine Stunde beschränkt. Eine kontinuierliche Indomethacinverabreichung war nicht erfolgreich [55].

Barbiturate

Die Hauptwirkung der Barbiturate besteht darin, den zerebralen Metabolismus und Blutfluss zu reduzieren; ihre Wirkung auf den ICP scheint weniger gleichförmig zu sein als bei anderen Medikamenten. Sehr wenige klinische Studien haben die Wirksamkeit von Barbituraten zur ICP-Senkung bei Patienten mit raumforderndem MCA-Infarkt untersucht. Steiner et al. [44] beobachteten zwar eine ICP-Senkung bei insgesamt 7 Applikationen, diese war jedoch bei den meisten Patienten mit einer Senkung von CPP und O_2-Partialdruck im Hirngewebe assoziiert. Schwab et al. [56] belegten die hirndrucksenkende Wirkung von Thiopental bei 50 von 60 Patienten mit raumfordernden MCA-Infarkten, bei denen Osmotherapie und Hyperventilation erfolglos waren. Die beobachteten ICP-Reduktionen waren allerdings kurzlebig und in den meisten Fällen mit CPP-Abfällen assoziiert (im Durchschnitt 9 mmHg). Die Mortalität bei dieser Studie war sehr hoch (92%). Die hohe Mortalitätsrate könnte teilweise durch den Einschluss von Patienten mit schlechter Gesamtprognose bei ausgedehnten Hirnschädigungen und den konsekutiven Einsatz der Barbiturate als Ultima-ratio-Therapie nach Ausschöpfen aller anderen therapeutischen Optionen bedingt war. Nichtsdestotrotz sprechen die Ergebnisse dieser Studie gegen einen routinemäßigen Einsatz von Barbituraten bei Patienten mit ischämischem Schlaganfall.

Es bleibt zu diskutieren, ob THAM und Barbiturate zur kurzfristigen Behandlung einer ICP-Krise vor definitiver chirurgischer Versorgung (Hemikraniektomie) einen Stellenwert haben. Dem steht gegenüber, dass die Hemikraniektomie heutzutage eher früh und nicht bei Einklemmungssymptomen durchgeführt wird.

Glukokortikoide

Der Einsatz von Glukokortikoiden beim akuten Schlaganfall wurde neulich in einer Veröffentlichung der Cochrane Library evaluiert [57]. Sieben Studien, die insgesamt 453 Patienten einschlossen, wurden für die Analyse berücksichtigt. Der Beobachtungszeitraum variierte dabei zwischen 1 und 11 Monaten, in nur einer Studie erhielten die Patienten ein CCT zum Ausschluss eines hämorrhagischen Schlaganfalls. Die Autoren kommen zu der Schlussfolgerung, dass die Behandlung mit Kortikosteroiden keinen Effekt auf die Mortalität oder das funktionelle Outcome der Überlebenden ein Jahr nach dem Akutereignis hat. Beschriebene Nebenwirkungen waren gastrointestinale Blutungen, Infektionen und Hyperglykämien. Es besteht die Möglichkeit, dass die Einbeziehung von Patienten mit hämorrhagischen Infarkten die Ergebnisse früherer Studien beeinflusst hat. Es wäre denkbar, dass eine Untergruppe von Patienten mit ischämischen Infarkten (besonders Patienten mit großen Infarkten und vasogenem Begleitödem) von einer Kortikosteroidtherapie profitieren könnte. Gleichzeitig entmutigt allerdings die hohe Nebenwirkungsrate der früheren Studien die weitere klinische Forschung in diesem Feld.

  Fazit

> Bisher existieren wenige Studien über die medikamentöse Therapie des raumfordernden Hirnödems bei Patienten mit ischämischem Schlaganfall. Anhand der Studienlage lässt sich eine Überlegenheit von Glycerol gegenüber Mannitol vermuten; daher, und wegen der geringen Nebenwirkungen, betrachten wir das Glycerol als Therapie der ersten Wahl. Bei ungenügender oder fehlender Wirksamkeit stellen hypertone Kochsalzlösungen die zweite Therapieoption dar, gefolgt von THAM. Die Verwendung von Barbituraten oder Glukokortikoiden sollte wegen den teilweise schwerwiegenden Komplikationen und der nicht belegten Wirksamkeit unterlassen werden. Indomethacin sollte nur im Rahmen von Studien eingesetzt werden.

Hyperventilation

Hyperventilation (HV) führt über eine Reduktion des arteriellen CO_2-Partialdruckes (p_aCO_2) zu einer Vasokonstriktion und reduziert über diesen Mechanismus den zerebralen Blutfluss, das zerebrale Blutvolumen und folglich auch den ICP. Da die metabolische Autoregulation in ischämischen Hirnregionen nicht intakt ist, ist die Vasokonstriktion auf die Gefäße limitiert, die gesundes Hirngewebe versorgen, was theoretisch zu einer Umverteilung des zerebralen Blutflusses führen könnte (umgekehrtes Steal-Phänomen). Die Wirkung der Hypokapnie beim akuten ischämischen Schlaganfall wurde am Affenmodell untersucht; es konnte kein Einfluss auf die Mortalität und den Schweregrad neurologischer Ausfallsymptome gezeigt werden [58]. Allerdings muss bedacht werden, dass der Anstieg des p_aCO_2 im Gefäß und Liquorraum nach Beendigung der HV eine Vasodilatation zur Folge hat und somit einen Rebound-Effekt am ICP auslösen kann.

Im Rahmen einer randomisierten Studie konnte bei Patienten mit schwerem SHT gezeigt, dass HV-Therapie – im Unterschied zur Kombinationsbehandlung von HV und THAM – allein nicht geeignet ist, alkalische pH-Werte im Liquorraum aufrecht zu erhalten [59]. Daher sollte die HV entweder für kurze Interventionen verwendet oder mit THAM kombiniert werden. Für den akuten Schlaganfall bleibt die Wirksamkeit dieses Behandlungsregimes allerdings noch offen.

Hemikraniektomie

Die am häufigsten eingesetzte neurochirurgische Technik besteht in der Entfernung eines Knochendeckels mit einem Mindestdurchmesser von 12 cm, dies schließt die Squama frontalis, parietalis, temporalis und Teile der Squama occipitalis ein. Die Dura wird dabei initial an der Begrenzung der Kraniotomie fixiert, um das Auftreten epiduraler Blutungen zu verhindern und sukzessive eröffnet. Ein bikonvexer Durapatch aus lyophilisiertem Kadaver oder homologer temporaler Faszie wird dann auf die eröffnete Schädeldecke platziert. Obwohl die Größen der Durapatches variieren, werden Duraabdeckungen mit einer Länge von 15–20 cm und einer Breite von 2,5–3,5 cm am häufigsten verwendet.

Im Jahre 2004 wurde eine Literaturübersicht von insgesamt 12 Studien veröffentlicht (129 Patienten, plus 9 aus der eigenen Klinik; [60]). Die Follow-up-Zeit betrug mindestens 4 Monate. Ein mRS von 0 oder 1 wurde bei 7%, von 2 oder 3 bei 35% und zwischen 4 und 6 bei 58% der Patienten beobachtet. Die Mortalität betrug 24%. Es muss jedoch erwähnt werden, dass das Durchschnittsalter der Patienten 50 Jahre war, während 54% der Patienten >50 Jahre alt waren. Die Mortalität war signifikant niedriger bei jüngeren Patienten (<50 Jahren), verglichen mit den älteren (32 vs. 14%). Gleiches galt für das Outcome (mRS ≤4 in 68% vs. 20%).

Die erste randomisierte Studie (The Hemicraniecomy And Durotomy On Deterioration From Infarction-Related Swelling Trial; HeADDFIRST) randomisierte 26 Patienten zwischen 2000 and 2003. Noch sind die Ergebnisse unveröffentlicht. Eine weitere Studie (Hemicraniectomy For Malignant Middle Cerebral Artery Infarcts; HeMMI) wurde auf den Philippinen initiiert; Ergebnisse liegen noch nicht vor. Zusätzlich wurden drei europäische Studien zwischen 2001 und 2004 begonnen. Zwei davon (Decompressive Surgery for the Treatment of Malignant Infarction of the Middle Cerebral Artery; DESTINY [61] und Trial of Early Decompressive Craniectomy in Malignant Middle Cerebral Artery Infarction; DECIMAL [62]) wurden Ende 2005 frühzeitig nach Rekrutierung von 32, respektive 38 Patienten beendet, während die dritte (Hemicraniectomy After Middle Cerebral Artery Infarction With Life-Threatening Edema Trial; HAMLET [63]) noch weitergeführt wird.

Die **DECIMAL-Studie** [62] wurde auf Empfehlung des Safety Boards beendet, sowohl wegen sehr langsamer Rekrutierung als auch wegen deutlicher Mortalitätsunterschiede. Einschlusskriterien waren Alter zwischen 18 und 55 Jahren, Symptombeginn maximal 24 Stunden vor Studieneinschluss und maligner MCA-Infarkt, definiert als NIHSS ≥16 und reduziertem Bewusstseinsgrad (≥1 Punkte bei NIHSS Item 1a), Infarkt >50% des MCA-Versorgungsgebiets im CCT und Infarktvolumen >145 cm^3 im DWI. Zwanzig Patienten wurden kraniektomiert während 18 nur eine medikamentöse Therapie erhielten. Interessanterweise wurde eine Duraplastik nur bei 11/20 Patienten durchgeführt. Ein mRS ≤3 wurde bei 25% der kraniektomierten und 5,6% der konservativ behandelten Patienten (p=0,2) bei der 6-Monats- und bei 50% respektive 22,2% der Patienten bei der 12-Monats-Kontrolle (p=0,1) erreicht. Wenn das Outcome nicht dichotomisiert wurde, waren die Unterschiede zwischen den 2 Gruppen sowohl bei der 6-Monats- (p=0,01) als auch bei der 12-Monats-Kontrolle (p=0,002) signifikant. Gleiches galt wenn das Outcome zwischen mRS ≤4 und mRS >4 dichotomisiert wurde [62].

DESTINY [61] benutzte ähnliche Einschlusskriterien; die Altersgrenze war jedoch 60 Jahre, die Infarktausdehnung sollte mindestens $2/3$ des MCA-Versorgungsgebietes auf dem CCT betragen und der Symptombeginn durfte maximal 36 Stunden vor Einschluss zurückliegen. Ein DWI war nicht erforderlich. Diese Studie wurde abgebrochen, nachdem bereits nach 32 Patienten eine statistisch signifikante Reduktion der 30-Tage-Mortalität beobachtet wurde; diese betrug 12% für die 17 kraniektomierten und 53% für die konservativ behandelten Patienten (p=0,02). 6- und 12-Monats-Mortalität waren ebenfalls signifikant unterschiedlich (18% respektive 53%). Unterschiede im Outcome waren bei einem »cut-off« von mRS ≤3 nicht signifikant (gutes Outcome bei 47% der kraniektomierten und 27% der konservativ behandelten Patienten; p=0,2); wenn der »cut-off« auf mRS ≤4 gesetzt wurde, waren die Outcomeunterschiede signifikant (77% vs. 33%, p=0,03).

HAMLET (Hemicraniectomy After Middle Cerebral Artery Infarction With Life-Threatening Edema Trial; [63]) ist die einzige Hemikraniektomiestudie, die sich noch in der Rekrutierungsphase befindet. Die Einschlusskriterien sind fast identisch mit denen der DESTINY-Studie, mit dem einzigen Unterschied, dass Patienten bis 96 Stunden nach Symptombeginn randomisiert werden können.

Nach der vorzeitigen Beendigung der DESTINY- und DECIMAL-Studien wurde beschlossen, die Daten dieser Studien zusammen mit den vorläufigen Daten aus der HAMLET-Studie zu analysieren. Insgesamt wurden Daten von 93 Patienten evaluiert (DECIMAL, n=38; DESTINY, n=32; HAMLET, n=28). Primärer Endpunkt war das Outcome nach einem Jahr, dichotomisiert als mRS ≤4 vs. mRS ≤3. Sekundäre Endpunkte waren Mortalität nach einem Jahr und Outcome dichotomisiert als mRS ≤3 vs. mRS 4–6. Signifikante Unterschiede zwischen den beiden Gruppen wurden für alle Endpunkte festgestellt; die absolute Risikoreduktion für den primären Endpunkt betrug 51%. Die »number needed to treat« war 2 für Überleben oder Überleben mit einem mRS ≤4 und 4 für Überleben mit einem mRS ≤3. Outcome war zwischen Patienten, die innerhalb der ersten 24 Stunden kraniektomiert wurden und Patienten mit Operationslatenzen zwischen 24–48 Stunden nicht unterschiedlich [64].

> **Wichtig**
>
> Wenn man die Ergebnisse dieser Analyse zusammenfasst wird klar, dass der Unterschied zwischen den beiden Gruppen daraus resultiert, dass kraniektomierte Patienten signifikant häufiger überleben, allerdings mit einer mäßigen bis erheblichen Behinderung. Daher sollten die potenziellen residualen neurologischen Symptome mit dem Patienten und/oder seiner Familie ausführlich erörtert werden.

Da keine rein medizinisch basierte Entscheidung möglich ist, sollten die individuellen Vorstellungen des Patienten, wie sie sich vor der Erkrankung dargestellt hätten, und seiner Familie vom Überleben mit Behinderungen berücksichtigt werden. Dennoch gilt jetzt als gesichert, dass die frühe Dekompressionsoperation Leben rettet und schwere Behinderung reduziert.

Auch nach der Veröffentlichung dieser Studien bleiben einige Fragen ungeklärt. Als erstes ist der ideale Zeitpunkt für eine Dekompressionschirurgie weiterhin ungewiss. Da der klinische Verlauf eines Patienten mit malignem MCA-Infarkt (>²/₃ des MCA-Territoriums) gut vorhersehbar ist, erscheint es wenig sinnvoll, die klinische Verschlechterung des Patienten abzuwarten und die Patienten erst dann für die Intervention auszuwählen. Es sollte dringend berücksichtigt werden, dass einige Stunden zwischen dem Entschluss zur chirurgischen Intervention und dem tatsächlichen Eingriff verstreichen können, während die Operation weitere 3 Stunden dauert. Somit wird der Patient einem unnötigen Risiko zusätzlicher Druckschädigung und mesenzephaler Ischämie ausgesetzt, wodurch sich sein klinischer Status und Gesamtprognose drastisch verschlechtern.

Als zweites bleibt die Altersgrenze für eine dekompressive Kraniektomie unklar. Die bisher veröffentlichten Ergebnisse der obengenanten Analyse können zu dieser Frage nichts beitragen, da das Durchschnittsalter der eingeschlossenen Patienten mit 45 Jahren sehr niedrig war [64]. Allerdings sprechen die Ergebnisse der Literaturübersicht [60] eindeutig dafür, dass Patienten die jünger als 50 Jahre sind eine niedrigere Mortalität und ein besseres Outcome haben. Ähnliche Ergebnisse existieren aus einer retrospektiven Erhebung von 8 deutschen Kliniken [65]. Daten von insgesamt 188 kraniektomierten Patienten mit einem Durchschnittsalter von 57 Jahren (Range 17–78 Jahre) wurden analysiert. Alter >50 Jahren war ein unabhängiger Prädiktor sowohl für Mortalität als auch für schlechtes Outcome [65].

 Fazit

Zusammenfassend bleibt die Indikationsstellung zur Kraniektomie eine individuelle Entscheidung. Unter der Voraussetzung, dass der operative Eingriff unmittelbar nach neurologischer Verschlechterung erfolgen kann, betrachten wir es als vertretbar, diesen nicht blind anhand der initialen Infarktgröße durchzuführen. Aus unserer Sicht ist die Einhaltung einer rigiden Altersgrenze zur Umsetzung einer dekompressiven Behandlung nicht sinnvoll. Vielmehr sollten Lebensqualität und soziales Umfeld des Patienten vor dem Infarkt mit berücksichtigt werden.

Moderate Hypothermie

Die erste klinische Studie zur Wirksamkeit der moderaten Hypothermie (MH; 33°C) bei Patienten mit schweren MCA-Infarkten wurde im Jahr 1998 veröffentlicht [66]. MH wurde im Mittel 14 Stunden nach dem Symptombeginn induziert und über 72 Stunden aufrechterhalten. Die Mortalität betrug 44%; Patienten, die die Behandlung überlebten, erzielten ein günstiges Gesamtoutcome mit einem mittleren Barthel-Index von 70, und dies, obwohl bei allen eingeschlossenen Patienten die Kriterien eines malignen MCA-Infarkts erfüllt waren. Obwohl durch die Hypothermie der ICP während der Behandlung signifikant reduziert werden konnte, kam es sekundär in der Aufwärmphase zu einem ICP-Anstieg, der das anfängliche Drucklevel gelegentlich überschritt und eine zusätzliche Therapie mit Osmotherapeutika erforderlich machte. Die Aufwärmperiode stellt eine kritische Phase der Behandlung dar, da die O_2-Zufuhr dem O_2-Bedarf auf Grund der hohen metabolischen Anforderungen nicht nachzukommen vermag. Der sprunghafte ICP-Anstieg nach der Aufwärmung könnte auch als hypermetabolische Antwort nach induzierter Hypothermie gedeutet werden; eine Komplikation, wie sie auch nach kardiopulmonaler Bypasschirurgie beschrieben wurde.

Ähnliche Befunde wurden auch in einer neueren Multicenterstudie veröffentlicht, die 50 Patienten mit Infarkten, die mindestens das gesamte MCA-Stromgebiet betrafen und mit MH behandelt wurden, prospektiv verfolgte: die Gesamtmortalität betrug 38% und lag bei 8% während der eigentlichen Hypothermiephase sowie bei 30% während der Aufwärmphase. Letztere wurde bei allen Fällen durch einen therapierefraktären

Anstieg des ICP ausgelöst. Das Outcome der Patienten lag bei 28 (NIHSS) und bei 2,9 (mRS) 4 Wochen respektive 3 Monate nach dem Akutereignis [67]. Krieger et al. [68] berichteten von ersten Ergebnissen bei 10 Patienten mit akutem ischämischem Schlaganfall (NIHSS 20±3), die nach Thrombolyse mit MH (32°C) behandelt wurden. Die Mortalität lag bei 33%, während der mRS 3 Monate nach Ereignis bei 3±2 lag. Eine langsame, kontrollierte Erwärmung kann in einigen Fällen den kritischen ICP-Anstieg verhindern.

Die Hypothermie hat Auswirkungen auf praktisch jedes Organsystem. Ventrikuläre Ektopien und Kammerflimmern begrenzen die Hypothermiebehandlung, allerdings treten diese Komplikationen nur bei Temperaturen unter 30°C auf. Pneumonien war die einzige schwerwiegende Komplikation der MH in der Studie von Schwab et al. [66]. Die häufigsten Nebenwirkungen der MH aus der oben erwähnten Multicenterstudie waren Thrombozytopenie (70%), Bradykardie (62%) und Pneumonie (48%). Während der MH-Behandlung verstarben 4 Patienten (8%) in Folge einer schweren Koagulopathie, nicht therapierbarem Herzversagen oder unkontrollierbarer, intrakranieller Hypertonie [67]. In der Studie von Krieger et al. [68] traten folgende Komplikationen auf: Bradykardie (n=5), ventrikuläre Ektopie (n=3), Hypotonie (n=3), Meläna (n=2) und Infektionen (n=4). Insgesamt 4 Patienten mit chronischem Vorhofflimmern entwickelten Kammerflattern und 3 Patienten erlitten einen Myokardinfarkt während der MH [68].

Anfänglich wurde die Hypothermie durch Oberflächenkühlung mit Kältedecken, Alkoholanwendung auf exponierten Hautflächen und Eispackungen auf Achselhöhlen, Nacken und Leiste erreicht [66, 67]. Diese Vorgehensweise bedeutet eine äußerst intensive und aufwendige Versorgung der Patienten sowohl für den Beginn der MH-Behandlung als auch für die Aufrechterhaltung der Zieltemperatur. Eine Alternativtechnik basiert auf endovaskulärer Kühlung [68, 69]. Hierfür wird ein zentraler Zugang mit einem gesonderten Lumen, das mit einer sterilen, physiologischen Kochsalzlösung in einem geschlossenen System durchspült wird, gelegt. Dieses System ist an ein mobiles Temperaturregelungssystem angeschlossen, das neben dem Patientenbett platziert ist. Es besteht aus einem Wasserbad mit einer veränderbaren Temperatur. Eine Pumpe lässt die Salzlösung durch das Wasserbad zirkulieren. Der Katheter wird in der Regel in die V. femoralis eingeführt und bis zur V. cava inferior vorgeschoben. Erste Ergebnisse dieser Kühlungstechnik waren viel versprechend, da die Zieltemperatur nach 3±1 Stunden erreicht war (zwischen 2–4,5 Stunden) und Abweichungen von der Zieltemperatur selten vorkamen (>0,2°C oder >0,3°C während 21% bzw. 10% der Behandlungszeit; [69]). Die Vorzüge der neuen Technik gegenüber der herkömmlichen Oberflächenkühlung müssen jedoch in groß angelegten Studien evaluiert werden.

Im Rahmen einer kürzlich veröffentlichten Studie wurde endovaskuläre Kühlung auf 33°C bei wachen Patienten durchgeführt. Hierbei wurde ausgenutzt, dass Kältezittern vornehmlich durch Oberflächenkühlung und Aktivierung der Temperaturrezeptoren in der Haut induziert wird. Die Patienten erhielten gleichzeitig Buspiron und Meperidin; Muskelzittern wurde zusätzlich durch die Anwendung einer Wärmedecke unterdrückt. Es konnte gezeigt werden, dass diese Methode effizient ist (Erreichen der Zieltemperatur nach durchschnittlich 1,7 Stunden) und vom Patienten gut toleriert wird [70]. Der enorme Vorteil dieser Methode wäre, dass die Hypothermie nicht unter intensivmedizinischen Bedingungen durchgeführt werden müsste und daher einer Vielzahl von Patienten zugänglich gemacht werden könnte. Allerdings muss erwähnt werden, dass die Dauer der Hypothermie nur 24 Stunden betrug und dass die Studienergebnisse sich lediglich auf 10 Patienten beschränkten.

Vergleich von Hemikraniektomie und moderater Hypothermie

Hemikraniektomie und MH stellen viel versprechende Behandlungskonzepte bei raumfordernden zerebralen Infarkten dar. Bislang verglich nur eine Studie die Effektivität beider Verfahren hinsichtlich der Parameter Mortalität und ICP-Senkung. Insgesamt wurden 36 Patienten mit schwerem, akutem ischämischen Schlaganfall eingeschlossen; davon wurden 17 mit einer Hemikraniektomie und 19 mit MH behandelt. Die Zuteilung zur Behandlungsgruppe erfolgte je nach betroffener Hemisphäre, Patienten mit Schädigung der nichtdominanten Hemisphäre wurden hemikraniektomiert, während Patienten mit Schädigung der dominanten Hemisphäre der MH-Gruppe zugeteilt wurden. Alter, Geschlecht, CCT-Befund und Bewusstseinsgrad sowie Zeitpunkt der Erkrankung bis zum Behandlungsbeginn waren in beiden Gruppen ähnlich verteilt.

Signifikante Unterschiede, die initial hinsichtlich des NIHSS evident waren (MH: 20 [22–26] und HKE: 17 [20–22]), konnten nach Korrektur der Aphasiewerte nicht mehr nachgewiesen werden (MH: 17 [19–23] und HKE: 17 [20–22]). Die Mortalität betrug 12% für HKE und 47% für MH. Dabei starb ein Patient aus der MH-Gruppe an einer Sepsis und drei starben an therapierefraktären Erhöhungen des ICP in der Aufwärmphase. Die Dauer der Maschinenbeatmung und der Aufenthalt auf der neurologischen Intensivstation unterschieden sich nicht in den beiden Behandlungsgruppen, während die Dauer der Katecholaminbehandlung und die Maximaldosis von Katecholaminen in der MH-Gruppe signifikant größer waren. Das Fazit der Studie war, dass die HKE gegenüber der MH bei Patienten mit akutem ischämischen Schlaganfall eine geringere Mortalität aufweist und zu weniger Komplikationen führt [71]. Noch bleibt dieses Ergebnis in Studien mit größeren Patientenzahlen zu bestätigen.

Literatur

1. The National Institute of Neurological Disorders and Stroke rtPA Study Group. Tissue plasminogen activator for acute ischemic stroke. N Engl J Med 1995;333:1581-1587.
2. Kwiatkowski TG, Libman RB, Frankel M, Tilley BC, Morgenstern LB, Lu M, Broderick JP, Lewandowski CA, Marler JR, Levine SR, Brott T. Effects of tissue plasminogen activator for acute ischemic stroke at one year. N Engl J Med 1999;340:1781-1787.
3. Clark WM, Wissman M, Albers GW, Jhamandas JH, Madden KP, Hamilton S, for the ATLANTIS Study Investigators. Recombinant tissue-type plasminogen activator (alteplase) for ischemic stroke 3 to 5 hours after symptom onset. The ATLANTIS Study: a randomized controlled trial. JAMA 1999;282:2019-2026.
4. Vahedi K, Hofmeijer J, Juettler E, Vicaut E, George B, Algra A, Amelink GJ, Schmiedeck P, Schwab S, Rothwell PM, Bousser MG, van der Worp HB, Hacke W; DECIMAL, DESTINY, and HAMLET investigators: Early decompressive surgery in malignant infarction of the middle cerebral artery: a pooled analysis of three randomised controlled trials. Lancet Neurol 2007;6:215-222.
5. Graham GD. Tissue plasminogen activator for acute ischemic stroke in clinical practice: a meta-analysis of safety data. Ann Neurol 2002;52:S24.
6. Heuschmann PU, Berger K, Misselwitz B, Hermanek P, Leffmann C, Adelmann M, Buecker-Nott HJ, Rother J, Neundoerfer B, Kolominsky-Rabas PL. Frequency of thrombolytic therapy in patients with acute ischemic stroke and the risk of in-hospital mortality. The German Stroke Registers Study Group. Stroke 2003;34:1106-1113.
7. The National Institute of Neurological Disorders Stroke rtPA Stroke Study Group: Recombinant Tissue Plasminogen Activator for Minor Strokes: The National Institute of Neurological Disorders and Stroke rtPA Stroke Study Experience. Ann Emerg Med. 2005;46:243-252
8. Baumann CR, Baumgartner RW, Gandjour J, von Buedingen CH, Siegel AM, Georgiadis D: Good Outcomes in Ischemic Stroke Patients Who Receive Intravenous Tissue Plasminogen Activator Despite Significant Improvement of Symptoms. Stroke 2006;37:1332-1333
9. Tanne D, Gorman MJ, Bates VE, Kasner SE, Scott P, Verro P, Binder JR, Dayno JM, Schultz LR, Levine SR: Intravenous tissue plasminogen activator for acute ischemic stroke in patients aged 80 years and older : the tPA stroke survey experience. Stroke 2000;31:370-375
10. Patel SC, Levine SR, Tilley BC, Grotta JC, Lu M, Frankel M, Haley ECJ, Brott TG, Broderick JP, Horowitz S, Lyden PD, Lewandowski CA, Marler JR, Welch KMA, for the National Institute of Neurological Disorders and Stroke rtPA Stroke Study Group. Lack of clinical significance of early ischemic changes on computed tomography in acute ischemic stroke. JAMA 2001;286:2830-2838.
11. Röther J, Schellinger PD, Gass A, Siebler M, Villringer A, Fiebach JB, Fiehler J, Jansen O, Kucinski T, Schoder V, Szabo K, Junge-Hülsing GJ, Hennerici M, Zeumer H, Sartor K, Weiller C, Hacke W. Effect of intravenous thrombolysis on mri parameters and functional outcome in acute stroke <6h. Stroke. 2002;33:2438-2445
12. Thomalla G, Schwark C, Sobesky J, Bluhmki E, Fiebach JB, Fiehler J, Zaro Weber O, Kucinski T, Juettler E, Ringleb PA, Zeumer H, Weiller C, Hacke W, Schellinger PD, Rother J. Outcome and symptomatic bleeding complications of intravenous thrombolysis within 6 hours in mri-selected stroke patients: Comparison of a german multicenter study with the pooled data of atlantis, ecass, and ninds tpa trials. Stroke. 2006;37:852-858
13. Köhrmann M, Jüttler E, Schwark C, Fiebach JB, Huttner HB, Siebert S, Ringleb PA, Schellinger PD, Hacke W: MRI based thrombolysis is at least as safe and effective as CT based treatment within and beyond the 3h time window. Lancet Neurology 2006; 5: 661-667.
14. Schellinger PD, Thomalla G, Fiehler J, Köhrmann M, Molina CA, Neumann-Häfelin T, Ribo M, Singer O, Zaro-Weber O, Sobesky J:MRI Based Thrombolysis Within An Extended Time Window Is At Least As Safe And Effective As Standard CT Based Treatment - A Multicenter Study Of 1210 Patients. Stroke 2007; 38(10): 2640-2645.
15. Furlan A, Higashida R, Wechsler L, Gent M, Rowley H, Kase C, Pessin M, Ahuja A, Callahan F, Clark WM, Silver F, Rivera F, for the PROACT Investigators. Intra-arterial prourokinase for acute ischemic stroke. The PROACT II study: a randomized controlled trial. JAMA 1999;282:2003-2011.
16. Arnold M, Schroth G, Nedeltchev K, Loher T, Remonda L, Stepper F, Sturzenegger M, Mattle HP. Intra-arterial thrombolysis in 100 patients with acute stroke due to middle cerebral artery occlusion. Stroke 2002;33:1828-1833.
17. Wechsler LR, Roberts R, Furlan AJ, Higashida RT, Dillon W, Roberts H, Rowley HA, Pettigrew LC, Callahan III AS, Bruno A, Fayad P, Smith WS, Firszt CM, Schulz GA, for the PROACT II Investigators. Factors influencing outcome and treatment effect in PROACT II. Stroke 2003;34:1224-1229.
18. Lewandowski CA, Frankel M, Tomsick TA, Broderick J, Frey J, Clark W, Starkman S, Grotta J, Spilker J, Khoury J, Brott T. Combined intravenous and intraarterial r-TPA versus intraarterial therapy of acute ischemic stroke: Emerging Management of Stroke (EMS) Bridging Trial. Stroke 1999;30:2598-2605.
19. IMS Study Investigators (2004) Combined intravenous and intra-arterial recanalization for acute ischemic stroke: the Interventional Management of Stroke Study. Stroke 35: 904–911
20. IMS II Trial Investigators: The Interventional Management of Stroke (IMS) II Study. Stroke 2007;38:2127-35.Ernst R, Pancioli A, Tomsick T, Kissela B, Woo D, Kantner D, Jauch E, Carrozzella J, Spilker J, Broderick J. Combined intravenous and intra-arterial recombinant tissue plasminogen activator in acute ischemic stroke. Stroke 2000;31:2552-2557.
21. Eggers J, Koch B, Meyer K, König I, Seidel G. Effect of ultrasound on thrombolysis of middle cerebral artery occlusion. Ann Neurol 2003;53:797-800.
22. Alexandrov AV, Molina CA, Grotta JC, Garami Z, Ford SR, Alvarez-Sabin J, Montaner J, Saqqur M, Demchuk AM, Moyé LA, Hill MD, Wojner AW; CLOTBUST Investigators: Ultrasound-enhanced systemic thrombolysis for acute ischemic stroke. N Engl J Med 2004;351:2170–2178
23. Abciximab Emergent Stroke Treatment Trial (AbESTT) Investigators. Emergency administration of abciximab for treatment of patients with acute ischemic stroke: results of a randomized phase 2 trial. Stroke 2005;36:880-890.
24. Seitz RJ, Hamzavi M, Junghans U, Ringleb PA, Schranz C, Siebler M. Thrombolysis with recombinant tissue plasminogen activator and tirofiban in stroke. Preliminary observations. Stroke 2003;34:1932-1935.
25. Georgiadis D, Schwarz S, Baumgartner RW, Veltkamp R, Schwab S: Influence of positive end-expiratory pressure on intracranial pressure and cerebral perfusion pressure in patients with acute stroke. Stroke 2001;32(9):2088-2092

26. Davalos A, Ricart W, Gonzalez-Huix F, Soler S, Marrugat J, Molins A, Suner R, Genis D: Effect of malnutrition after acute stroke on clinical outcome. Stroke 1996;27(6):1028-1032
27. Gariballa SE, Parker SG, Taub N, Castleden CM: Influence of nutritional status on clinical outcome after acute stroke. Am J Clin Nutr 1998;68(2):275-281
28. Bardutzky J, Georgiadis D, Kollmar R, Schwab S. Energy expenditure in ischemic stroke patients treated with moderate hypothermia. 2004 Jan;30(1):151-154
29. Adams HP Jr, Brott TG, Crowell RM, Furlan AJ, Gomez CR, Grotta J, Helgason CM, Marler JR, Woolson RF, Zivin JA, Feinberg W, Mayberg M: Guidelines for the management of patients with acute ischemic stroke. A statement for healthcare professionals from a special writing group of the Stroke Council, American Heart Association. Stroke 1994;25:1901-1914
30. Hacke W, Kaste M, Skyhoj Olsen T, Orgogozo JM, Bogousslavsky J: European Stroke Initiative (EUSI) recommendations for stroke management. The European Stroke Initiative Writing Committee. Eur J Neurol 2000;7(6):607-623
31. Van Aken H, Puchstein C, Anger C, Lawin P: The influence of urapidil, a new antihypertensive agent, on cerebral perfusion pressure in dogs with and without intracranial hypertension. Intensive Care Med 1983;9(3):123-126
32. Tateishi A, Sano T, Takeshita H, Suzuki T, Tokuno H: Effects of nifedipine on intracranial pressure in neurosurgical patients with arterial hypertension. J Neurosurg 1988;69(2):213-215
33. Ahmed N, Näsman P, Wahlgren NG: Effect of intravenous nimodipine on blood pressure and outcome after acute stroke. Stroke 2000;31:1250-1255.
34. Patel RV, Ramadan NM, Levine SR, Welch KM, Fagan SC: Effects of ramipril and enalapril on cerebral blood flow in elderly patients with asymptomatic carotid artery occlusive disease. J Cardiovasc Pharmacol 1996;28(1):48-52
35. Kobayashi S, Yamaguchi S, Okada K, Suyama N, Bokura K, Murao M: The effect of enalapril maleate on cerebral blood flow in chronic cerebral infarction. Angiology 1992;43(5):378-388
36. Lisk DR, Grotta JC, Lamki LM, Tran HD, Taylor JW, Molony DA, Barron BJ: Should hypertension be treated after acute stroke? A randomized controlled trial using single photon emission computed tomography. Arch Neurol 1993;50:855-862
37. Rordorf G, Koroshetz WJ, Ezzeddine MA, Segal AZ, Buonanno FS: A pilot study of drug-induced hypertension for treatment of acute stroke. Neurology 2001;56:1210-1213
38. Schwarz S, Georgiadis D, Aschoff A, Schwab S: Effects of induced hypertension on intracranial pressure and cerebral perfusion in patients with large hemispheric stroke. Stroke 2002;33:998-1004
39. Marzan AS, Hungerbuhler HJ, Studer A, Baumgartner RW, Georgiadis D: Feasibility and safety of norepinephrine-induced arterial hypertension in acute ischemic stroke. Neurology 2004;62:1193
40. Bardutzky J, Schwab S. Antiedema therapy in ischemic stroke. Stroke. 2007;38:3084-3094
41. Schwarz S, Georgiadis D, Aschoff A, Schwab S: Effects of body position on intracranial pressure and cerebral perfusion in patients with large hemispheric stroke. Stroke 2002;33(2):497-501
42. Manno EM, Adams RE, Derdeyn CP, Powers WJ, Diringer MN: The effects of mannitol on cerebral edema after large hemispheric cerebral infarct. Neurology 1999;52:583-587.
43. Bereczki D, Liu M, do Prado GF, Fekete I: Mannitol for acute stroke. Cochrane Database Syst Rev. 2001;(1):CD001153
44. Steiner T, Pilz J, Schellinger P, Wirtz R, Friederichs V, Aschoff A, Hacke W: Multimodal online monitoring in middle cerebral artery territory stroke. Stroke 2001;32:2500-2506.
45. Meyer JS, Itoh Y, Okamoto S, Welch KM, Mathew NT, Ott EO, Sakaki S, Miyakawa Y, Chabi E, Ericsson AD. Circulatory and metabolic effects of glycerol infusion in patients with recent cerebral infarction. Circulation 1975;51:701–712
46. Sakamaki M, Igarashi H, Nishiyama Y, Hagiwara H, Ando J, Chishiki T, Curran BC, Katayama Y: Effect of glycerol on ischemic cerebral edema assessed by magnetic resonance imaging. J Neurol Sci 2003;209:69-74.
47. Righetti E, Celani MG, Cantisani T, Sterzi R, Boysen G, Ricci S: Glycerol for acute stroke. Cochrane Database Syst Rev 2004;(2):CD000096.
48. Schwarz S, Schwab S, Bertram M, et al: Effects of hypertonic saline hydroxyethyl starch solution and mannitol in patients with increased intracranial pressure after stroke. Stroke 1998; 29: 1550–1555
49. Qureshi AI, Suarez JI, Bhardwaj A, et al: Use of hypertonic (3%) saline/acetate infusion in the treatment of cerebral edema: Effect on intracranial pressure and lateral displacement of the brain. Crit Care Med 1998; 26: 440–446.
50. Schwarz S, Georgiadis D, Aschoff A, Schwab S: Effects of hypertonic (10%) saline in patients with raised intracranial pressure after stroke. Stroke2002;33(1):136-140.
51. Gaab MR, Seegers K, Smedema RJ, Heissler HE, Goetz C: A comparative analysis of THAM (Tris-buffer) in traumatic brain oedema. Acta Neurochir Suppl (Wien) 1990;51:320-323.
52. Wolf AL, Levi L, Marmarou A, Ward JD, Muizelaar PJ, Choi S, Young H, Rigamonti D, Robinson WL: Effect of THAM upon outcome in severe head injury: a randomized prospective clinical trial. J Neurosurg 1993;78(1):54-59.
53. Jensen K, Ohrstrom J, Cold GE, Astrup J: The effects of indomethacin on intracranial pressure, cerebral blood flow and cerebral metabolism in patients with severe head injury and intracranial hypertension. Acta Neurochir (Wien) 1991;108:116–121.
54. Biestro AA, Alberti RA, Soca AE, Cancela M, Puppo CB, Borovich B: Use of indomethacin in brain-injured patients with cerebral perfusion pressure impairment: preliminary report. J Neurosurg 1995;83:627-630.
55. Schwarz S, Bertram M, Aschoff A, Schwab S, Hacke W. Indomethacin for brain edema following stroke. Cerebrovasc Dis 1999;9:248–250.
56. Schwab S, Spranger M, Schwarz S, Hacke W: Barbiturate coma in severe hemispheric stroke: useful or obsolete? Neurology 1997;48(6):1608-1613.
57. Qizilbach N, Lewington SL, Lopez-Arrieta JM: Corticosteroids for acute ischemic stroke Cochrane Database Syst Rev. 2002;(2):CD000064.
58. Michenfelder JD, Milde JH. Failure of prolonged hypocapnia, hypothermia, or hypertension to favorably alter acute stroke in primates. Stroke 1977;8(1):87-91.
59. Muizelaar JP, Marmarou A, Ward JD, Kontos HA, Choi SC, Becker DP, Gruemer H, Young HF: Adverse effects of prolonged hyperventilation in patients with severe head injury: a randomized clinical trial. J Neurosurg 1991;75(5):731-739.
60. Gupta R, Connolly ES, Mayer S, Elkind MS. Hemicraniectomy for massive middle cerebral artery territory infarction: A systematic review. Stroke 2004;35:539–543.

61. Jüttler E, Schwab S, Schmiedek P, Unterberg A, Hennerici M, Woitzik J, Witte S, Jenetzky E, Hacke W; DESTINY Study Group. Decompressive Surgery for the Treatment of Malignant Infarction of the Middle Cerebral Artery (DESTINY): a randomized, controlled trial. Stroke 2007;38:2518-2525.
62. Vahedi K, Vicaut E, Mateo J, Kurtz A, Orabi M, Guichard JP, Boutron C, Couvreur G, Rouanet F, Touzé E, Guillon B, Carpentier A, Yelnik A, George B, Payen D, Bousser MG; DECIMAL Investigators: Sequential-design, multicenter, randomized, controlled trial of early decompressive craniectomy in malignant middle cerebral artery infarction (DECIMAL Trial). Stroke 2007;38:2506-2517.
63. Hofmeijer J, Amelink GJ, Algra A, van Gijn J, Macleod MR, Kappelle LJ, van der Worp HB; HAMLET investigators. Hemicraniectomy after middle cerebral artery infarction with life-threatening Edema trial (HAMLET). Protocol for a randomised controlled trial of decompressive surgery in space-occupying hemispheric infarction. Trials 2006;7:29.
64. Vahedi K, Hofmeijer J, Juettler E, Vicaut E, George B, Algra A, Amelink GJ, Schmiedeck P, Schwab S, Rothwell PM, Bousser MG, van der Worp HB, Hacke W; DECIMAL, DESTINY, and HAMLET investigators. Early decompressive surgery in malignant infarction of the middle cerebral artery: a pooled analysis of three randomised controlled trials. Lancet Neurol 2007;6:215-222.
65. Uhl E, Kreth FW, Elias B, Goldammer A, Hempelmann RG, Liefner M, Nowak G, Oertel M, Schmieder K, Schneider GH: Outcome and prognostic factors of hemicraniectomy for space occupying cerebral infarction. J Neurol Neurosurg Psychiatry 2004;75:270-274.
66. Schwab S, Schwarz S, Spranger M, Keller E, Bertram M, Hacke W: Moderate hypothermia in the treatment of patients with severe middle cerebral artery infarction. Stroke 1998;29(12):2461-2466.
67. Schwab S, Georgiadis D, Berrouschot J, Schellinger PD, Graffangino C, Mayer SA: Feasibility and safety of moderate hypothermia after massive hemispheric infarction. Stroke 2001;32:2033-2035.
68. Krieger DW, De Georgia MA, Abou-Chebl A, Andrefsky JC, Sila CA, Katzan IL, Mayberg MR, Furlan AJ: Cooling for acute ischemic brain damage (cool aid): an open pilot study of induced hypothermia in acute ischemic stroke. Stroke 2001;32(8):1847-1854.
69. Georgiadis D, Schwarz S, Kollmar R, Schwab S: Endovascular cooling for moderate hypothermia in patients with acute stroke: first results of a novel approach. Stroke 2001;32:2550-2553.
70. Guluma KZ, Hemmen TM, Olsen SE, Rapp KS, Lyden PD: A trial of therapeutic hypothermia via endovascular approach in awake patients with acute ischemic stroke: Methodology. Acad Emerg Med 2006;13:820-827.
71. Georgiadis D, Schwarz S, Aschoff A, Schwab S: Hemicraniectomy and moderate hypothermia in patients with severe hemispheric stroke. Stroke 2002;33:1584-1588.

30.4 Seltene Ursachen des Mediainfarkts

V. Caso, R. Baumgartner

30.4.1 Nicht arteriosklerotische Gefäßveränderungen

Dissektion der zervikalen hirnversorgenden Arterien

Spontane Dissektionen der zervikalen A. carotis interna (sICAD) oder A. vertebralis (sVAD) sind eine der häufigsten Schlaganfallursachen bei unter 50-jährigen Patienten [1, 2]. Eine sICAD verursacht zerebrale oder retinale Ischämien in 73%, lokale Symptome auf der Seite der Dissektion (Kopf- oder Nackenschmerzen, Horner-Syndrom, pulsatiler Tinnitus, Parese der Hirnnerven IX-XII) in 75%, oder sie bleibt asymptomatisch in 8% [3]. Eine sVAD führt zu einer vertebrobasilären Ischämie in 77%, isolierten Kopf- und/oder Nackenschmerzen in 12%, einer zervikalen Radikulopathie in 1%, und bleibt asymptomatisch in 8% [4]. Eine spinale Ischämie tritt bei <1% der Patienten mit sVAD auf (unveröffentlichte Beobachtungen).

Die Diagnose einer sICAD erfolgt durch die zervikale Kernspintomographie (MRT) in Fettsuppressionstechnik (Wandhämatom) oder Kernspinangiographie (flammenförmiger Verschluss, »string sign«, zervikale Stenose oder dissezierendes Aneurysma). Die diagnostische Zuverlässigkeit von MRT und MR-Angiographie zur Erfassung einer sVAD ist gering, weshalb die Referenzmethode die Katheterangiographie ist [5]. Die Farbduplexsonographie (FDS) ist eine zuverlässige Methode zur Erfassung von sICAD, die eine Ischämie verursacht hat (Sensitivität 95–96%, Spezifität 94%; [4, 6]), nicht jedoch zur Erfassung von sICAD die keine Ischämie bzw. nur lokale oder keine klinischen Symptome verursacht hat (Sensitivität 69–71%) [4, 7]. Die diagnostische Zuverlässigkeit der FDS zur Erfassung einer sVAD und des Spiral-CT zur Diagnose einer sICAD ist unklar.

Spontane Dissektionen der zervikalen Arterien (sCAD) waren keine Kontraindikation für eine intravenöse Thrombolyse (IVT) mit Gewebeplasminogenaktivator in kontrolliert-randomisierten Schlaganfallstudien. In einer multizentrischen Beobachtungsstudie fanden sich bei 32 Patienten mit sICAD und Schlaganfall, die mit IVT behandelt wurden, keine Hinweise für neue lokale Symptome, Subarachnoidalblutung, Aneurysmabildung oder Gefäßruptur [8]. Kleine Serien zeigten die Machbarkeit der lokalen intraarterialler Thrombolyse bei sCAD. In der Schlaganfallprävention sollen arterioarterielle Embolien verhindert werden, da dies der häufigste Pathomechanismus ist [10]. Eine Metaanalyse fand keinen Vorteil der oralen Antikoagulation im Vergleich zu Aspirin [11]. Antithrombotika werden meist für 3–6 Monate gegeben; eine längere Gabe erscheint nicht angezeigt, da das jährliche Schlaganfallrisiko infolge eines Dissektionsrezidivs lediglich 0,16–0,17% beträgt [12, 13]. Das jährliche Langzeitrisiko für ipsilaterale Schlaganfälle bei sICAD mit persistierenden und rekanalisierten hochgradigen Stenosen oder Verschlüssen der zervikalen ICA ist gleich tief (0,7% bzw. 0,3%), weshalb Antithrombotika als Schlaganfallprävention fast immer genügen [12]. Langzeitbeobachtungsstudien haben gezeigt, dass mit Antithrombotika (meist Aspirin) behandelte zervikale dissezierende Aneurysmen nicht rupturieren und keine Ischämien oder neuen Lokalsymptome verursachen [14, 15, 16]. Entsprechend genügt meist Aspirin als Therapeutikum.

Fibromuskuläre Dysplasie (FMD)

Die FMD ist eine Arteriopathie, die Nierenarterien, die zervikale ICA oder VA und selten intrakranielle Arterien befällt. Sie ist ein Risikofaktor für CAD und intrakranielle Aneurysmen und damit für Schlaganfälle [17]. Es ist unklar, ob und wie eine FMD lokale Thrombosen und damit ischämische Hirnschläge verursacht. Die Diagnose wird durch den Nachweis von perlschnurartigen Gefäßveränderungen in der Katheterangiographie gestellt; die Sensitivität der MRA ist geringer und die FDS ist für die Diagnosestellung nicht geeignet [3].

Moya-Moya-Syndrom

Das Moya-Moya-Syndrom ist durch bilaterale Stenosen oder Verschlüsse der terminalen ICA und ein abnormales vaskuläres Netzwerk, die sog. Moya-Moya-Gefäße, an der Hirnbasis gekennzeichnet [18]. Das Moya-Moya-Syndrom tritt weltweit auf, aber selten außerhalb von Asien. In Japan, gibt es für den Krankheitsbeginn 2 Häufigkeitsmaxima; das erste Maximum ist in der frühen Kindheit und führt meist zu ischämischen Schlaganfällen; das zweite ist in der 4. Lebensdekade und resultiert meist in hämorrhagischen Schlaganfällen. In den USA scheint die Krankheit anders zu verlaufen, indem die ersten Symptome in der frühen 4. Lebensdekade auftreten und es sich meist um ischämische Hirnschläge handelt [19]. Das Moya-Moya-Syndrom tritt isoliert oder zusammen mit anderen Erkrankungen wie Sichelzellanämie, Neurofibromatose oder Down-Syndrom und nach kranieller Bestrahlung auf. Die Diagnose kann zuverlässig mit der MRA gestellt werden. Die Therapie besteht in der Revaskularisation, z.B. durch einen extrakraniellen-intrakraniellen Bypass, wodurch ischämische und möglicherweise auch hämorrhagische Schlaganfälle verhindert werden.

Zerebrale autosomal dominante Arteriopathie mit subkortikalen Infarkten und Leukenzephalopathie (CADASIL)

Die CADASIL wird durch eine Mutation des Notch-3-Gens, das auf dem Chromosom 19 liegt, verursacht [20]. Die häufigste **Erstmanifestation** ist eine Migräne mit Aura. Schlaganfälle (meist lakunär) und TIA treten bei 85% der Patienten auf, durchschnittlich im Alter von 49 Jahren. Eine Demenz entwickelt sich in $2/3$ der Fälle, durchschnittlich im Alter von 60 Jahren, und bei 90% der Patienten kurz vor dem Tode. Sie ist immer mit Pyramidenbahnzeichen, einer Pseudobulbärparalyse, Gangstörungen und/oder Urininkontinenz assoziiert. In 20–30% präsentieren sich die Patienten mit Affektstörungen, meist einer Depression oder bipolaren Affektpsychose.

Die Bildgebung zeigt punktförmige oder noduläre ischämische Infarkte in der Pons, den Basalganglien und insbesondere der subkortikalen weißen Substanz. Untersuchungen der zerebralen Arterien und die Lumbalpunktion sind meist normal. Die Histologie der zerebralen und leptomeningealen Arteriolen zeigt eine Lumeneinengung und verdickte Gefäßwand mit abnormalen Muskelzellen und eosinophilem Material. Gleiche vaskuläre Befunde finden sich auch in der Leber, Niere, Milz, Muskulatur und Haut. Die Diagnose wird mittels Hautbiopsie und/oder dem Nachweis der Mutation des Notch-3-Gens gestellt.

Andere nicht arteriosklerotische Gefäßveränderungen

Die **chronische Strahlenenzephalopathie** tritt Monate bis Jahre nach einer Hirnbestrahlung auf. Es entwickeln sich fokal-neurologische Defizite und epileptische Anfälle. In der Bildgebung zeigen sich Infarkte und Läsionen der weißen Substanz. Die Ursache der Schlaganfälle ist eine radiogene Vaskulopathie und möglicherweise eine Autoimmunreaktion mit allergischer Vaskulitis. Die Krankheit verläuft chronisch progredient, z. T. unterbrochen von partiell reversiblen, akuten Verschlechterungen. Eine erfolgreiche Therapie ist nicht bekannt.

Die **radiogene Makroangiopathie der extrakraniellen zerebralen Arterien**, die im Bestrahlungsfeld lagen, führt zu einer beschleunigten Atherosklerose. Klinisch kommt es zu arterioarteriellen Embolien im Versorgungsgebiet der betroffenen Arterien, sehr selten zu einer Gefäßruptur [21]. Die Diagnose erfolgt durch den Nachweis einer atypisch und im Bestrahlungsfeld lokalisierten, oft langstreckigen Atherosklerose. Die Behandlung besteht in der Senkung von erhöhten Serumcholesterinwerten und Stenting bei hochgradiger Karotisstenose.

Tumorassoziierte ischämische Schlaganfälle sind seltener als sinovenöse Thrombosen. Mögliche Ursachen sind eine marantische Endokarditis, disseminierte intravaskuläre Koagulation, Hyperkoagulabilität bei Polyzythämiamia vera oder Thrombozythämie, thrombotische Mikroangiopathie und durch eine Chemotherapie bedingte Koagulopathie [22].

Die **hereditäre Endotheliopathie mit Retinopathie, Nephropathie und Schlaganfall (HERNS)** beginnt typischerweise mit einem progredienten Visusverlust in der 3.–4. Lebensdekade. Etwa 4–10 Jahre später folgen Schlaganfälle und Zeichen der renalen Dysfunktion. Jeder 2. Patient hat eine Migräne in der Anamnese. Fundoskopisch finden sich ein Ausfall von Makulakapillaren, dilatierte, tortuöse und teleangiektatische Gefäße und kapilläre Shunts. Die Bildgebung zeigt meist frontoparietal lokalisierte, Kontrastmittel aufnehmende Hirnläsionen mit perifokalem Ödem. Ursache und Therapie der vermutlich autosomal-dominant vererbten Vaskulopathie sind nicht bekannt.

30.4.2 Vaskulitiden

Eine Vaskulitis führt durch Obstruktion des Gefäßlumens zu einer Ischämie des versorgten Gewebes. Die vaskulitischen Syndrome sind sehr heterogen und überlappen oft.

Die primär systemischen Vaskulitiden werden in ▶ Kap. 36 ausführlich erörtert.

Infektiöse Vaskulitiden

Ein **Herpes zoster ophthalmicus (HZO)** kann nach 2–6 Wochen von einer kontralateralen **Hemiplegie wegen einer Vaskulopathie der Hirnbasisarterien** gefolgt sein [23, 24]. Das Varizella-Zoster-Virus (VZV) kann andere Nerven betreffen, denen ZNS-Defiziten folgen. In 47% kommt vor, während oder nach dem Schlaganfall eine Enzephalopathie hinzu. Der Liquor zeigt oft eine mäßige mononukleäre Pleozytose und eine leichte Eiweißerhöhung sowie Antikörper gegen VZV-Antigene und -DNA. Die Bildgebung zeigt meist Mediainfarkte, die Angiographie Stenosen, Verschlüsse und seltener mykotische Aneurysmen der Hirnbasisarterien [24]. Die **VZV-assoziierte Vaskulopathie der kleinen zerebralen Arterien** tritt fast ausschließlich bei Patienten mit kompromittiertem Immunsystem auf [25]. Die neurologischen Symptome bestehen aus einer progressiven Enzephalopathie mit Kopfschmerzen und fokal-neurologischen Defiziten. Der Liquorbefund gleicht dem der HZO-Vaskulopathie. In der Bildgebung finden sich multiple oberflächliche und tiefe Infarkte mit bevorzugtem Befall der weißen Substanz [25]. Die Angiographie kann gleiche Befunde bei der HZO-Vaskulopathie zeigen.

Die Therapie besteht bei immunokompetenten Patienten aus Valaciclovir (1 g oral 3-mal täglich für 7 Tage) oder Famciclovir (500 mg oral 3-mal täglich für 7 Tage; [15]). Bei immunokomprommitierten Patienten wird Aciclovir i.v. (10 mg/kgKG 3-mal täglich für 7 Tage) empfohlen [25, 26]. Die zusätzliche Gabe von Steroiden wegen des möglichen zusätzlichen Vorliegens einer granulomatösen Angiitis ist umstritten. Als Antithrombotikum erscheint Aspirin angezeigt.

Varizellen können selten nach einer Latenz von 1–3 Monaten zum gleichen Syndrom wie bei der HZO-Vaskulopathie führen, eine Enzephalopathie wird jedoch nicht beobachtet [24]. Die Liquor-, bildgebenden und angiographischen Befunde gleichen denen der HZO-Vaskulopathie. Die Patienten wurden teilweise mit Aciclovir und/oder Steroiden und/oder Aspirin behandelt.

ZNS-Mykosen (Aspergillose, Candidiasis, Kokkidiodmykose, Cryptokokkose, Histoplasmose, Mukomykose) führen sehr selten zu Vaskulitiden mit Schlaganfällen.

Insbesondere eine **subarachnoidale Zystizerkose** kann eine Vaskulitis mit Hirnschlag verursachen. Sie befällt die Hirnbasisarterien der vorderen Hirnzirkulation oder kleine Perforatoren und führt zu territorialen bzw. lakunären Infarkten [27].

Andere entzündliche Ursachen von Schlaganfällen

Der **Morbus Behçet** führt selten zu zerebrovaskulären Symptomen, meist sinovenösen Thrombosen. Schlaganfälle sind eine ausgesprochene Rarität [28].

Die **Colitis ulcerosa** und der **Morbus Crohn** sind selten mit ischämischen Schlaganfällen assoziiert [29]. Die Pathomechanismen umfassen Thrombosen, kardiale Embolien, Mikroangiopathie, Vaskulitis, Gerinnungsstörungen, Thrombozytose, Plättchenaktivierung [29]. Die antithrombotische Therapie richtet sich nach dem Stadium der Darmkrankheit und der vermuteten Schlaganfallursache.

Isolierte Angiitis des zentralen Nervensystems (IANS)

Die IANS (granulomatöse Angiitis des ZNS, GANS; primäre Angiitis des ZNS, PACNS; zerebrale granulomatöse Angiitis) befällt kleine leptomeningeale und parenchymatöse zerebrale Arterien und Venen [30]. Die Symptome sind Kopfschmerzen, fluktuierendes Bewusstsein, mnestische Strörungen bis zu einer Enzephalopathie und ischämische Infarkte, seltener epileptische Anfälle, Hirnnervenparesen.

Die BSG ist in 30% erhöht. Bei der Lumbalpunktion findet sich meist eine Pleozytose mit Eiweißerhöhung. Die zerebrale Bildgebung zeigt unspezifische Befunde in bis zu 80%. Suggestiv für eine IANS sind fokale oder multifokale ischämische Infarkte, die in multiplen Hirnarealen mit Kontrastmittelaufnahme und fokaler Hirnatrophie assoziiert sind, oder die Kombination von ischämischen Infarkten und Blutungen. Lineare und gepunktete Muster von leptomeningealer Kontrastmittelanreicherung im Bereiche von hemisphärischen und penetrierenden Gefässen zeigen sich in 60%. Die Angiographie zeigt typischerweise multiple Stenosen und gelegentlich Verschlüsse, kann jedoch in bis zu 50% normal sein. Die Diagnose erfolgt durch eine Biopsie von Hirn- und leptomeningealem Gewebe [31].

Therapeutisch werden Steroiden alleine oder in Kombination mit Cyclophosphamid gegeben. Der Behandlungserfolg wird durch die Regredienz der klinischen, Liquor-, MRT- oder angiographischen Abnormitäten beobachtet.

30.4.3 Prothrombotische Zustände

Prothrombotische Zustände entstehen durch vererbte oder erworbene Koagulapathien. Sie führen häufiger zu venösen als zu arteriellen Thrombosen und Embolien.

Antiphospholipidantikörpersyndrom (APS)
▶ Kap. 33.2

Sneddon-Syndrom (SS)

Das SS ist durch die Kombination Livedo racemosa der Haut und zerebrale Ischämien bei fehlenden Hinweisen für eine Kollagenose, entzündliche oder infektiöse Erkrankungen definiert

[32]. Die Livedo racemosa bezeichnet eine erythematös bis violett gefärbte, irreguläre, netzartige Struktur in der Haut des unteren Rumpfs, Gesäßes und proximalen Oberschenkels. Sie geht den zerebralen Ischämien um durchschnittlich 10 Jahre voraus.

Die Ursache sind Verschlüsse von kleinen bis mittelgroßen Hautarterien. Die oft rezidivierenden TIA und Schlaganfälle können in allen Gefäßgebieten lokalisiert sein. Die wenigen Autopsien zeigen neben kortikalen oder subkortikalen Hirninfarkten keine Hinweise für vaskuläre oder perivaskuläre Entzündung und selten Abnormitäten der kleinen oder mittelgroßen Arterien. Eine arterielle Hypertonie findet sich in 60–80%, eine Erkrankung der Herzklappen in 36–61%. Das Lupus antikoagulans und Anticardiolipin-Antikörper finden sich in etwa 30% und eine Herzklappenkrankheit in etwa 60% der Fälle. Pathogenetisch werden eine Hyperkoagulabilität und eine selten autoptisch gesicherte zerebrale Mikroangiopathie angenommen. Das SS ist eine Ausschlussdiagnose, der bioptische Nachweis der Livedo racemosa wird gefordert. Die antithrombotische Therapie ist beim APS beschrieben (Kap. 33.2).

Andere prothrombotische Zustände

Die **Prothrombin-G20210A-Mutation** ist ein Schlaganfallrisikofaktor bei jungen Patienten [33], insbesondere bei Foramen ovale ohne bekannte Schlaganfallursache. Die Diagnose wird durch den Nachweis der spezifischen DNA-Mutation gestellt.

Ein **nephrotisches Syndrom**, insbesondere infolge einer idiopathischen membranösen Glomerulonephritis, hat ein hohes Thromboserisiko. Die Thrombosen betreffen meist das venöse System und seltener zerebrale Arterien.

Eine **Hyperviskosität** des Bluts entsteht durch eine Erhöhung des Hämatokrit oder der Fibrinogenspiegel und vergrößert das Schlaganfallrisiko. Hyperviskositätssyndrome entstehen durch Veränderungen des Blutplasma (M. Waldenström, Paraproteinämien, kongenitale Hyperfibrinogenämie), eine Zunahme der Blutzellen (primäre oder sekundäre Polycythaemia vera, Leukämie) oder eine verminderten Verformbarkeit der Erythrozyten (Sichelzellanämie, Sphärozytose, Hämoglobinopathie). Die Beobachtung des Verlaufs im Hinblick auf eine invasive Therapie bei Sichelzellanämie erfolgt durch regelmäßiges Monitoring der Blutflussgeschwindigkeiten der Hirnbasisarterien mittels transkranieller Ultrasonographie.

30.4.4 Weitere seltene Ursachen eines Mediainfarkts

Drogenmissbrauch

Kokain ist eine wichtige Ursache zerebraler Ischämien und Blutungen bei jungen US-Amerikanern [34]. Bei der Pathogenese zerebraler Ischämien werden die Konstriktion von Hirngefäßen, kardiale Embolien (Herzrhytmusstörung, Myokardinfarkt, Kardiomyopathie) und eine prothrombotische Diathese angenommen. Auch **Amphetamine**, **LSD** und **Heroin** sind als Ursache von hämorrhagischen und ischämischen Schlaganfällen beschrieben worden. Die pathogenethischen Hypothesen umfassen plötzlicher Blutdruckanstieg, eine Interferenz mit den Koagulationsfaktoren und eine zerebrale Vaskulitis.

Migräneassoziierter Schlaganfall

Die International Headache Society hält die Migräne als mögliche Ursache eines ischämischen Schlaganfalls fest [35]. Dieser ähnelt einer Migräne mit Aura, die sich nicht von früheren Attacken unterscheidet, aber bei der die neurologischen Symptome länger als 60 Minuten andauern und die zerebrale Bildgebung eine passende ischämische Läsion zeigt. Es handelt sich um eine Ausschlussdiagnose, wobei oft schwierig zu unterscheiden ist, ob es sich um einen Schlaganfall mit begleitender Migräne oder um einen migränebedingten Hirnschlag handelt.

Die Pathogenese ist unklar; es werden Vasospasmen, Ischämien während der Aura, Anomalien der Plättchenfunktion oder Gerinnung diskutiert.

In der Sekundärprävention erscheint Aspirin angezeigt; Triptane und Ergotamine werden gemieden.

Vasospasmus

Ein Vasospasmus von zerebralen Arterien kann primär (Call-Fleming-Syndrom [36], Vasospasmen bei Kopfschmerzen) oder sekundär auftreten. Vasospasmen stellen eine Ausschlussdiagnose dar, insbesondere muss eine zerebrale Embolie ausgeschlossen werden. Das **Call-Fleming-Syndrom** befällt vorwiegend Frauen während der Geburt oder 1–2 Wochen postpartal. Die Symptome beginnen mit akuten, heftigen Kopfschmerzen und Übelkeit. Tage später kommen oft eine Rindenblindheit, ein Balint-Syndrom, Flimmerskotome, Verwirrtheit, Aphasie, Apraxie, Dysarthrie, Hemiparese, Taubheit oder Ataxie dazu. Die Laborbefunde sind normal, die Lumbalpunktion kann ein erhöhtes Eiweiß zeigen. Die zerebrale Bildgebung zeigt multiple ischämische Infarkte in den Wasserscheiden- und den posterioren Hirnarealen, die typischerweise die Sehrinde aussparen. Die Angiographie zeigt an den Hirnbasisarterien multifokale Einengungen und Erweiterungen. Die klinischen Defizite erholen sich meist innerhalb von Tagen bis Wochen.

Vaspasmen bei Kopfschmerzen (z. B. Migräne mit und ohne Aura, anstrengungsinduzierte Kopfschmerzen, Thunderclap-Kopfschmerzen) können zu identischen klinischen Symptomen und Befunden wie beim Call-Fleming-Syndrom führen. Es ist unklar, ob es sich um unterschiedliche Krankheitsbilder handelt, allzumal Patienten mit Call-Fleming-Syndrom oft an einer Migräne leiden. Beide Erkrankungen sind Ausschlussdiagnosen.

Sekundäre Vasospasmen treten bei Subarachnoidalblutung, unrupturierten intrakraniellen Aneurysmen, Schädelhirntrauma, neurochirurgischem Eingriff, bakterieller Meningitis, Medikamenten (Ergotderivate wie Bromocryptin, Ergotamin und Lisurid; nasal verabreichtes Ephedrin oder Phenylpropanolamin; Sumatriptan; intravenöses Immunglobulin), Drogenkonsum (Kokain, Amphetamine, Heroin, Marihuana), Tumoren, Hyperkalzämie, Eklampsie und Porphyrie auf.

Andere seltene Ursachen

Die **mitochondriale Enzephalopathie mit Laktatazidose und schlaganfallähnlichen Episoden (MELAS)** ist eine seltene Schlaganfallursache bei unter 45-jährigen Patienten. Als Ursache finden sich in der mitochondrialen DNA Mutationen, deren Nachweis die Diagnosestellung erlaubt [37]. Die zerebralen Symptome umfassen fokal-neurologische Defizite, Verwirrung und Halluzinationen, Kopfschmerzen, Epilepsie, Taubheit und Erbrechen. Eine progressive Verschlechterung der kognitiven Funktionen, aber auch selektive neuropsychologische Defizite wurden beobachtet. Die konventionelle zerebrale Bildgebung zeigt mikrozystische Dilatationen der Großhirncortex, während die diffusionsgewichtigen MRT die Differenzialdiagnose zum ischämischen Infarkt erlaubt.

Die **akute posteriore multifokale plakoide Pigmentepitheliopathie (APMPPE)** führt bei jungen Erwachsenen zu akuter oder subakuter Visusminderung, Skotomen und Metamorphopsien, die Wochen nach akuten oder chronischen Infekten (Kollagenose, Sarkoidose, etc.) auftreten. Beide Augen sind gleichzeitig oder seriell betroffen. Fundoskopisch finden sich gelb oder grau bis weiß gefärbte, plakoide Läsionen; weitere okuläre Befunde umfassen eine Uveits, Papillitis, und Vaskulitis, Ablösung, Ödem und Blutungen der Netzhaut sowie Episkleritis. Ein Schlaganfall tritt meist Wochen nach Beginn der APMPPE auf. Die zerebrale Bildgebung zeigt unspezifische Befunde zeigt, in der Angiographie finden sich oft multiple, segmentale Stenosen der Hirnbasisarterien. Die Lumbalpunktion zeigt eine Pleozytose und leichte Eiweißerhöhung zeigen. Steroide und Cyclophosphamid oder Azathioprin werden als Therapie verwendet.

Ein **M. Fabry (Angiokeratoma corporis diffusum)** ist eine seltene, X-chromosomal vererbte, Störung des Sphyngolipidmetabolismus. Bei Hemizygoten und Heterozygoten treten gehäuft ischämische Schlaganfälle auf, meist im vertebro-basilären Strömungsgebiet. Autoptisch finden sich:
- eine Verdickung der Gefäßwand von Arterien des Circulus Willisi,
- eine Lumeneinengung und intrazelluläre Ablagerungen in Arterien und Arteriolen, und
- oft eine Dolichoektasie der Basilaris und Vertebrales.

Die Schlaganfallursachen umfassen die Obstruktion kleiner zerebraler Arterien und Arteriolen, die intrakranielle Dolichoektasie, kardiale Embolien und ein prothrombotischer Zustand. Schlaganfallrezidive sind häufig, präventiv werden je nach Ursache Thrombozytenaggregationshemmer oder eine Antikoagulation eingesetzt.

Die Diagnose des M. Fabry erfolgt durch den Nachweis einer verminderten Aktivität der Alpha-Galaktosidase (α-GAL) A bei Männern und von Mutationen des α-GAL A Gens bei Frauen, da diese oft eine normale α-GAL A Aktivität zeigen [38, 39, 40]. Die kausale Therapie besteht in der Substitution der α-GAL A [39, 40]

Literatur

1. L eys D, Bandu L, Henon H, Lucas C, Mounier-Vehier F, Rondepierre P, Godefroy O. Clinical outcome in 287 consecutive young adults (15 to 45 years) with ischemic stroke. Neurology. 2002;59:26-33.
2. Nedeltchev K, Auf der Maur T, Georgiadis D, Arnold M, Caso V, Mattle HP, Schroth G, Remonda L, Sturzenegger M, Fischer U, Baumgartner RW. Ischemic stroke in young adults: Predictors of outcome and recurrence. J Neurol Neurosurg Psychiatry. 2005;76:2191-2195.
3. Baumgartner RW, Arnold M, Baumgartner I, Mosso M, Gönner F, Studer A, Schroth G, Schuknecht B, Sturzenegger M. Carotid dissection with and without ischemic events: Local symptoms and cerebral artery findings. Neurology 2001;57:827-832.
4. Arnold M, Bousser M-G, Fahrni G, Fischer U, Georgiadis D, Gandjour J, Benninger D, Sturzenegger M, Mattle HP, Baumgartner RW. Vertebral artery dissection: Presenting findings and predictors of outcome. Stroke. 2006;37:2499-2503.
5. Arnold M, Kappeler L, Georgiadis D, Berthet K, Keserue B, Bousser MG, Baumgartner RW. Gender differences in spontaneous cervical artery dissection. Neurology. 2006;67:1050-1052.
6. Benninger DH, Georgiadis D, Gandjour J, Baumgartner RW. Accuracy of color duplex ultrasound diagnosis of spontaneous carotid dissection causing ischemia. *Stroke*. 2006;37:377-381.
7. Arnold M, Baumgartner RW, Stapf C, Nedeltchev K, Buffon F, Benninger D, Georgiadis D, Sturzenegger M, Mattle HP, Bousser MG. Ultrasound diagnosis of spontaneous carotid dissection with isolated horner syndrome. Stroke. 2008;39:82-86.
8. Georgiadis D, Schwab S, Engelter S, Sztajzel R, Arnold M, Siebler M, Lyrer P, Baumgartner RW. Intravenous thrombolysis in patients with acute stroke due to spontaneous carotid dissection. Neurology. 2005;64:1612-1614.
9. Georgiadis D, Baumgartner RW. Thrombolysis in cervical artery dissection. In: Baumgartner RW, Bogousslavsky J, Caso V, Paciaroni M, eds. Handbook on cerebral artery dissection. Basel: Karger; 2005:140-146.
10. Benninger DH, Georgiadis D, Kremer C, Studer A, Nedeltchev K, Baumgartner RW. Mechanism of ischemic infarct in spontaneous carotid dissection. Stroke 2004;35:482-485.
11. Lyrer P, Engelter S. Antithrombotic drugs for carotid artery dissection. Stroke 2004;35:613-614.
12. Kremer C, Mosso M, Georgiadis D, Stöckli E, Benninger D, Arnold M, Baumgartner RW. Carotid dissection with permanent and transient occlusion or severe stenosis: Long-term outcome. Neurology 2003;60:271-275.
13. Touzé E, Gauvrit JY, Moulin T, Meder JF, Bracard S, Mas JL, for the Multicenter Survey on Natural History of Cervical Artery Dissection. Risk of stroke and recurrent dissection after a cervical artery dissection. A multicenter study. Neurology 2003;61:1347-1351.
14. Guillon B, Brunerau L, Biousse V, Djouhri H, Lévy C, Bousser MG. Long-term follow-up of aneurysms developed during extracranial internal carotid artery dissection. Neurology. 1999;53:117-122.
15. Touzé E, Randoux B, Méary E, Arquizan C, Meder J-F, Mas J-L. Aneurysmal forms of cervical artery dissection. Associated factors and outcome. Stroke. 2001;32:418-423.

16. Benninger DH, Gandjour J, Georgiadis D, Stöckli E, Arnold M, Baumgartner RW. Benign long-term outcome of conservatively treated cervical aneurysms due to carotid dissection. Neurology. 2007;69:486-487.
17. Schievink WI. Spontaneous dissection of the carotid and vertebral arteries. N Engl J Med 2001;344:899-906.
18. Takeuchi K, Shimizu K. Hypogenesis of bilateral internal carotid arteries. No To Shinkei 1957;9:37-43.
19. Chiu D, Shedden P, Bratina P, Grotta JC. Clinical features of moyamoya disease in the United States. Stroke 1998;29:1347-1351.
20. Tournier-Lasserve E, Joutel A, Melki J, al E. Cerebral autosomal dominant arteriopathy with subcortical infarcts and leukoencephalopathy maps to chromosome 19q12. Nat Genetics 1993;3:256-259.
21. Dorresteijn LDA, Kappelle AC, Boogerd W, Klokman WJ, Balm AJM, Keus RB, van Leeuwen FE, H B. Increased risk of ischemic stroke after radiotherapy on the neck in patients younger than 60 years. J Clin Oncol 2001;20:282-288.
22. Baumgartner RW, Mattle HP, Czerny T. Stroke in cancer. Cambridge: Blackwell, 1998.
23. Brissaud E. Du zona ophthalmique avec hémiplégie croisée. J Med Chir 1896;3:209-225.
24. Bischof M, Baumgartner RW. Herpes zoster related vasculopathy and other viral vasculopathies. In: Caplan L, ed. Cambridge UK: Cambridge University Press; 2008:(in press).
25. Amlie-Lefond C, Kleinschmidt-DeMasters BK, Mahalingam R, Davis LE, Gilden DH. The vasculopathy of varicella zoster virus encephalitis. Ann Neurol 1995;37:784-790.
26. Balfour HHJr. Antiviral drugs. N Engl J Med 1999;340:1255-1268.
27. Barinagarrementeria F, del Brutto OH. Neurocysticercosis and pure motor hemiparesis. Stroke 1998;19:1156-1158.
28. Shimizu T, Ehrlich GE, Inaba G, Hayashi K. Behçet's disease. Semin Arthr Rheumat 1979;8:223-260.
29. Talbot RW, Heppell J, Dosois RR, Beart JRW. Vascular complications of inflammatory bowel disease. Mayo Clin Proc 1986;61:140-145.
30. Cravioto H, Feigin I. Noninfectious granulomatous angiitis with a predilection for the nervous system. Neurology 1959;9:599-609.
31. Moore PM. Diagnosis and management of isolated angiitis of the central nervous system. Neurology 1989;39:167-173.
32. Sneddon IB. Cerebro-vascular lesions and livedo reticularis. Br. J. Dermatol 1965;77:777-782.
33. De Stefano V, Chiusolo P, Paciaroni K, Casorelli I, Rossi E, Molinari M, Servidei S, Tonali PA, Leone G. Prothrombin G20210A mutant genotype is a risk factor for cerebrovascular ischemic disease in young patients. Blood 1998;91:3562-3565.
34. Sloan MA, Kittner SJ, Feeser BR, Gardner J, Epstein A, Wozniak MA, Wityk RJ, Stern BJ, Price TR, Macko RF, Johnson CJ, Earley CJ, Buchholz D. Illicit drug-associated ischemic stroke in the Baltimore-Washington Young Stroke Study. Neurology 1998;50:1688-1693.
35. Headache Classification Committee of the International Headache Society (IHS). Classification and diagnostic criteria for headache disorders. Cephalalgia 2004;24(suppl 1):1-96.
36. Call GK, Fleming ML, Sealfon S, Levine H, Kistler JP, Fisher CM. Reversible cerebral segmental vasoconstriction. Stroke 1988;19:1159-1170.
37. Mongini T, Doriguzzi C, Chiado-Piat L, Silvestri G, Servidei S, Palm L. MERRF/MELAS overlap syndrome in a family with A3242G mtDNA mutation. Clin Neuropathol 2002;21:72-76.
38. Mapes CA, Anderson RL, Sweeley CC, Desnick RJ, Krivit W. Enzyme replacement in fabry's disease, an inborn error of metabolism. Science. 1970;169:987-989.
39. Eng CM, Guffon N, Wilcox WR, Germain DP, Lee P, Waldek S, Caplan L, Linthorst GE, Desnick RJ, International Collaborative Fabry Disease Study Group. Safety and efficacy of recombinant human alpha-galactosidase A-replacement therapy in Fabry›s disease. N Engl J Med. 2001;345:9-16.
40. Schiffmann R, Kopp JB, Austin H A 3rd, Sabnis S, Moore DF, Weibel T, Balow JE, Brady RO. Enzyme replacement therapy in Fabry disease: A randomized controlled trial. JAMA. 2001;285:2743-2749.

Basilaristhrombose – Ischämie des hinteren Kreislaufs – Hirnstammsyndrome

P.D. Schellinger, T. Brandt, T.E. Mayer, G. Schulte-Altedorneburg

Ischämien des hinteren Kreislaufs schließen Infarkte im Versorgungsgebiet der Aa. vertebrales, der A. basilaris und der Aa. posteriores ein. Die klinische Befundkonstellation ist äußerst variabel, was an dem Variantenreichtum der Blutversorgung (variables Oberflächensystem vs. pontines Binnensystem, variable Kollateralisierung) aber auch an der hohen Dichte von Kerngebieten und Faserbahnen liegt [1]. Während Infarkte der A. vertebralis (VA) und der PCA häufig mit leichten oder allenfalls mittelschweren neurologischen Ausfällen einhergehen, ist der akute Basilarisverschluss (thrombotisch oder embolisch) sowie das Basilarisspitzensyndrom eine lebensbedrohliche Erkrankung, bei der die Chance auf ein gutes klinisches Endergebnis ohne eine rechtzeitige Rekanalisation verschwindend gering ist. Im Folgenden werden die Symptomatik und die verschiedenen Therapieoptionen der vertebrobasilären Ischämien erörtert. Rekanalisationstechniken bei Basilarisverschlüssen schließen die intravenöse Lyse und neuroradiologisch-interventionelle Therapieverfahren – alleine oder in Kombination – ein. Bei raumfordernden Kleinhirninfarkten ist die chirurgische Dekompression der hinteren Schädelgrube eine Option. Im Übrigen entsprechen Therapie und Sekundärprophylaxe sowie die Risikofaktoren derjenigen bei Ischämien des Karotisterritoriums. Daher wird nicht dezidiert auf Ätiologie, Pathogenese und Epidemiologie eingegangen, hier kann die einschlägige Literatur zur Hand genommen werden.

■■■ Pathogenese und Ätiologie

Die Pathogenese der Ischämie im hinteren Kreislauf unterscheidet sich im Gegensatz zu früheren Annahmen nicht von der des vorderen. Bei **jüngeren Patienten** ist dies am häufigsten eine kardiale Embolie, bei z. B. Rechts-Links-Shunt bei atrioseptalem Defekt, offenem Foramen ovale oder Klappenvitium. Die zweithäufigste Ursache bei Patienten unter 45 Jahren sind Dissektionen der A. vertebralis (zumeist distal der Atlasschleife im V3-Segment bis zum Duradurchtritt, seltener nach intrakraniell in das V4-Segment reichend). Eine Assoziation mit chiropraktischen Manövern ist bei diesen Patienten häufig [2]. Bei **älteren Patienten** ist dagegen die lokale Atherothrombose die häufigste Ursache mit bestimmten vaskulären Prädilektionsstellen: Der proximale Vertebralisabschnitt (V1-Segment) insbesondere der Abgang der A. vertebralis (V0-Segment), der vertebrobasiläre Übergang mit der kaudalen A. basilaris und dem Endabschnitt der A. vertebralis (V4-Segment) sowie das mittlere Segment der A. basilaris. **Seltene Ursachen** sind eine luetische Vaskulitis sowie eine transiente migräneassoziierte Vasokonstriktion.

> **Wichtig**
>
> Vertebrobasiläre Ischämien (inklusive TIA) bringen im Vergleich zum vorderen Kreislauf ein eher höheres Rezidivrisiko mit sich, sie benötigen also früh eine effektive Prophylaxe und Therapie zugrunde liegender Faktoren [3].

In einer Arbeit [4] über 180 Patienten, die aufgrund einer Basilaristhrombose einer intraarteriellen Thrombolysetherapie zugeführt wurden, war die Ursache der Basilaristhrombose eine vorbestehende Stenose in 35%, eine arterioarterielle Embolie bei vorgeschalteter Stenose bzw. Dissektion in 10% und eine kardiale (aortale) Embolie in 55% der Fälle.

Hinsichtlich der **Ätiologie** von Hirnstamminfarkten kann man (bei fehlendem Nachweis eines Gefäßverschlusses) pragmatisch von makroangiopathischen Infarkten (embolisch, arterioarteriell bzw. thrombotisch) ausgehen, wenn die Infarktareale keil- oder strichförmige Defekte aufweisen, die die Hirnstammoberfläche erreichen [1]. Für (kardiale) Embolien in die Basilarisspitze sprechen eine Infarzierung nach obigem Muster ohne den Nachweis arteriosklerotischer Wandveränderungen sowie der pathognomonisch bilaterale Befall apikaler Hirnstammstrukturen wie der Thalami und der PCA-Territorien. Mikroangiopathische (lakunäre) Infarkte sind hingegen typischerweise kleine oval äre oder konfluierende Läsionen in der Basis pontis. Bei unilateralen isolierten thalamischen Infarkten bleibt die Ätiologie häufig ungewiss [1].

■■■ Symptomatik

Die klinische Symptomatik bei Ischämien des hinteren Stromgebiets ist vielfältig. Im Wesentlichen treten die typischen zerebellären Symptome alleine oder kombiniert mit nukleären oder supranukleären Hirnnervenausfällen, Sehstörungen sowie Ausfällen aller Bahnen des Hirnstamms auf. Zusätzlich ist bei thalamischem Befall eine Bewusstseinsstörung typisch (◘ Tab. 31.1 und ◘ Tab. 31.2).

Symptome und Syndrome

Kennzeichnend für das **Wallenberg-Syndrom** – der Infarzierung der dorsolateralen Medulla oblongata – ist der Nachweis eines ipsilateralen zentralen Horner-Syndroms (Ptosis und Miosis, vermindertes Schwitzen), eine kontralaterale dissoziierte Sensibilitätsstörung an Stamm und Extremitäten für das Temperatur- und Schmerzempfinden, Vertigo, Nausea, Heiserkeit, Dysphagie, eine ipsilaterale Lähmung des Stimmbandes und des Gaumensegels sowie Schmerzen, Brennen und ein vermindertes Empfinden über der ipsilateralen Gesichtshälfte. Paresen gehören nicht zum Wallenberg-Syndrom. Eine seltenere Ursache für das Wallenberg-Syndrom ist ein Verschluss der A. cerebelli inferior posterior (PICA).

Isolierte **Verschlüsse der A. cerebelli inferior anterior** (AICA) sind sehr selten. Wegen der Variabilität des Versorgungsgebietes der AICA, das rostrale Strukturen der Medulla oblongata, der Basis pontis sowie rostrale Kleinhirnanteile umfasst, zieht ein Verschluss – etwa auf dem Boden arteriosklerotischer Veränderungen in der A. basilaris – Vertigo, Nausea, Nystagmus, eine ipsilaterale Ataxie, eine Fazialisparese oder auch einen Tinnitus nach sich.

Auch ein alleiniger **Verschluss der A. cerebelli superior** ist sehr selten. Häufiger sind aber ein- oder beidseitige (Teil)verschlüsse

Tab. 31.1. Klinische Symptomatik in Abhängigkeit vom betroffenen Gefäß

Betroffenes Gefäß	Symptomatik
A. vertebralis (VA) und A. cerebelli posterior inferior (PICA)	– Mit Hirnstamminfarkt: Wallenberg-Syndrom (s. unten) – Ohne Hirnstamminfarkt (nur Kleinhirn): Schwindel, (Hemi)ataxie, Übelkeit, Erbrechen, ggf. Raumforderungszeichen – Unilateraler VA-Verschluss häufig asymptomatisch bei normaler kontralateraler VA
A. cerebelli anterior inferior (AICA)	Gang- und Standataxie, Hemiataxie, Hirnnervenausfälle V–VIII, Hypakusis (A. labyrinthi), Nystagmus, Opsoklonus
A. cerebelli superior (SUCA)	Gang- und Standataxie, Hemiataxie, okulomotorische Hirnnerven, Dysarthrophonie, dissoziierte Sensibilitätsstörung
A. basilaris (BA)	Bewusstseinstrübung aller Grade, (multiple) Hirnnervenausfälle, Tetraparese, Ataxie, Sehstörungen bis zur kortikalen Blindheit, gekreuzte Hirnstammsyndrome (s. unten), vertikale Blickparese, Nystagmen, psychomotorische Unruhe, Orientierungsstörungen, Beuge-Streck-Synergismen
A. cerebri posterior (PCA)	Hemi- oder Quadrantenanopsie, Sensibilitätsstörungen, Kopfschmerzen (meningeale Beteiligung), flüssige Aphasie, Gedächtnisstörungen, andere neuropsychologische Ausfälle, leichtgradige Paresen (je nach Ausdehnung des Versorgungsgebietes)

der A. cerebelli superior (SUCA) bei Basilarisspitzenembolien zu beobachten, die dann klassischerweise zu einem ipsilateralen zentralen Horner-Syndrom, Störungen von Stand und Gang (Astasie und Abasie), einer kontralateralen dissoziierten Sensibilitätsstörung, Ataxie und Tremor führen können.

Die Ausfallsymptomatik bei einer **Thrombose der A. basilaris** hängt von der Höhe des Verschlusses und des dadurch betroffenen Hirnstammterritoriums ab. Die typische Symptomatik eines bilateralen intrakraniellen Vertebralisverschlusses, bzw. eines kaudalen Basilarisverschlusses sind Schwindel, Übelkeit, Schluckstörung und Dysarthrie. Bei einer Beteiligung des Brückenfußes besteht initial eine Hemi- häufiger aber eine symmetrische oder asymmetrische Tetraparese. Durch den Verschluss des vertebrobasilären Überganges kann zusätzlich ein raumfordernder Kleinhirninfarkt im PICA-Territorium entstehen, der zu einer raschen Bewusstseinstrübung führen kann. Darüber hinaus ist initial bei einer zusätzlichen Infarzierung der lateralen Medulla oblongata (Wallenberg-Syndrom) durch die Ausfälle der kaudalen Hirnnerven ein Blickrichtungsnystagmus, eine Hemiataxie eine dissoziierte Sensibilitätsstörung sowie ein ipsilaterales Horner-Syndrom nachweisbar. Zusätzlich kann ein pathologisches Atemmuster vorliegen.

Ein **mittbasilärer Verschluss mit einer Ischämie im Ponsbereich** führt dagegen häufig zu einer raschen Bewusstseinstrübung, einer schweren Hemi- oder Tetraparese, ggf. mit Beugesynergismen der Arme sowie ipsilateraler Fazialislähmung und okulomotorischen Ausfällen: Stecknadelpupillen, internukleäre Ophthalmoplegie, ipsilaterale Blickparese bis hin zu dem sog. »one and a half syndrome«, bei der lediglich eine abduzierende Bewegung eines einzigen Auges möglich ist. Soweit nicht die Paresen ganz im Vordergrund stehen, kann zusätzlich eine Hemiataxie durch die Betroffenheit der Kleinhirnstiele bzw. des AICA-Territoriums auffallen.

Ein **distaler Basilarisverschluss** (sog. »top of the basilar syndrome«) führt durch den Verschluss der aus der Basilarisspitze und aus den proximalen P1-Segmenten der Aa. cerebri posteriores austretenden paramedianen Perforatoren häufig rasch zum Koma in Verbindung mit den Zeichen einer Mittelhirnläsion (z. B. ipsilaterale Okulomotoriusparese). Weitere Zeichen der Ischämie des oberen Hirnstammes sind eine »skew deviation« und eine vertikale Blickparese. Zusätzlich besteht meist eine schwere Hemiparese bzw. seltener eine Tetraparese oder Hemiataxie (mit Betroffenheit des SUCA-Territoriums). Wie bereits oben erwähnt, führen Thrombusmigrationen bei distalen vertebrobasilären Embolien zu Infarkten im A.-cerebri-posterior-Territorium mit konsekutiver Hemianopsie oder – im Falle einer bilateralen okzipitalen Infarzierung – zur kortikalen Blindheit.

Darüber hinaus kann es bei einer **ausgedehnten Basilaristhrombose**, die jedoch Teile des Tegmentum pontis ausspart, zum sog. »Locked-in-Syndrom« (schwere Tetraparese bis -plegie, Ausfall aller motorischen Hirnnervenfunktionen bei erhaltener Perzeption) kommen, bei dessen Vorliegen der Patient sich zwar weder sprachlich noch motorisch äußern kann, aber wegen der erhaltenen Funktion des Fasciculus longitudinalis dorsalis und der Formatio reticularis pontis wach und kontaktfähig bleibt und eine Kommunikation mit der Umwelt lediglich über Augenbewegungen möglich ist.

Raumfordernde Kleinhirninfarkte sind durch eine Hemiataxie, eine rasche Bewusstseinsstörung in Kombination mit einer Abduzensparese, einem Nystagmus und einer Hemiataxie charakterisiert.

Tab. 31.2. Gekreuzte Hirnstammsyndrome

Name	Lokalisation	Symptome
Weber-Syndrom	Ventraler Mittelhirnfuß, Ncl. oculomotorius, Tractus corticospinalis	Ipsilaterale Okulomotoriusparese, kontralaterale Hemiparese inklusive fazialer Parese
Nothnagel-Syndrom	Ncl. ruber	Ipsilaterale Okulomotoriuslähmung (inkonstant), kontralaterale Hemiparese, Haltungs- u. Intentionstremor, Hemiathetose u. -chorea, skandierende Sprache
Benedikt-Syndrom	Wie Weber-Syndrom mit dorsaler Ausdehnung	Ipsilaterale Okulomotoriusparese, kontralaterale Hemiparese inklusive fazialer Parese, Tremor
Claude-Loyez-Syndrom	Unterer Nuc. ruber, ähnlich wie Benedikt-Syndrom	Ipsilaterale Okulomotoriusparese, kontralaterale Hemiparese, Hemirigor, Hemiataxie, und Intentionstremor
Millard-Gubler-Syndrom	Pons, Kerne der Hirnnerven (VI), VII und VIII, Tractus corticospinalis	Faziale Parese, kontralaterale Hemiparese, ggf. ipsilaterale Abduzensparese, selten konjugierte Blicklähmung zur Gegenseite bei Mitbeteiligung des ipsilateralen M. rectus internus
Foville-Syndrom	Ähnlich wie Millard-Gubler	Blickparese, nukleäre Fazialisparese, gekreuzte Hemiparese Koerber-Salus-Elschnig-Syndrom (Nystagmus retractorius, vertikale Blickparese, Pupillenstörungen bei mesenzephalen Erkrankungen)
Raymond-Cestan-Syndrom	Dorsale Pons	Abduzenslähmung, kontralaterale Hemiparese
Wallenberg-Syndrom (dorsolaterales Oblongata-Syndrom)	Medulla oblongata dorsolateral	Ipsilaterales zentrales Horner-Syndrom (Ptosis, Miosis, Anhidrose), kontralaterale dissoziierte Sensibilitätsstörung (Stamm und Extremitäten), Nystagmus, Schwindel, Übelkeit, Heiserkeit, Dysphagie, ipsilaterale Stimmband- und Gaumensegellähmung, Schmerzen und Brennen über der ipsilateralen Gesichtshälfte

Den oben aufgeführten klinischen Syndromen liegen zumeist makroangiopathische Läsionen zugrunde. Daneben können sich aber auch durch den Verschluss einzelner perforierender Arterien, etwa im Versorgungsgebiet der paramedianen Perforatoren, lakunäre Syndrome entwickeln. Hierbei können das Vorliegen eines isolierten sensorischen und/oder motorischen Defizits (oftmals eine kontralaterale Hemiparese der oberen Extremität) sowie eine Dysarthrie fälschlicherweise auf eine supratentorielle Läsion hindeuten.

Die **typischen gekreuzten Hirnstammsyndrome** sind zwar lokalisatorisch wichtig, aber die Eponyme häufig nicht hilfreich, da sie auswendig gelernt werden müssen und die Eigennamen der Erstbeschreiber oder Betroffenen bei der Topodiagnostik nicht helfen; für eine (nicht lexikalisch vollständige) Übersicht ▣ Tab. 31.2. Es sei angemerkt, dass viele der Eponyme Syndrome bei Fällen beschreiben, in denen die Ätiologie nicht ischämisch sondern entzündlich oder neoplastisch war. Klinisch am relevantesten sind sicher das obere (mesenzephal), mittlere (pontin) und untere (medullär) gekreuzte Syndrom (Weber, Millard-Gubler, Wallenberg).

Verlauf

Beidseitige hochgradige Verengungen oder **Verschlüsse der A. vertebralis** können zu einer hämodynamisch bedingten transitorisch ischämischen Attacke (TIA) mit einem Tonusverlust, Schwindel, Nystagmus und Doppelbildern führen. Bei einem Verschluss der VA im intraduralen Segment mit einer Verlegung der Perforatoren zur lateralen Medulla oblongata entsteht das laterale oder dorsolaterale Medulla-oblongata-Syndrom (Wallenberg-Syndrom). Häufig ist der einseitige VA-Verschluss asymptomatisch oder wird bei schnell regredienten oligosymptomatischen Schwindelsymptomen vielfach nicht erkannt.

Der **Verschluss der A. basilaris** mit akut aufgetretenen und progredienten Hirnstammsymptomen hat in der Regel eine schlechte Prognose. Autopsiestudien bezüglich des natürlichen Verlaufs von Basilarisverschlüssen zeigen ausgedehnte Hirnstamminfarkte. Während früher ein Basilarisverschluss als selten angesehen wurde, konnte dieser mit der Einführung der digitalen Subtraktionsangiographie (DSA) in den letzten Jahrzehnten sehr viel häufiger nachgewiesen werden. Die Mortalität angiographisch nachgewiesener Basilarisverschlüsse liegt ohne rekanalisierende Maßnahmen bei etwa 80–90% [5–8]. Der raumfordernde Kleinhirninfarkt hat ohne dekompressive Operation eine ähnlich hohe Mortalität mit ca. 80%, wobei zur operativen Entlastung der hinteren Schädelgruppe wenige Daten vorliegen [9].

Es steht außer Zweifel, dass die rasche Rekanalisation der A. basilaris und Reperfusion der abhängigen Kleinhirn-, Hirnstamm- und supratentoriellen Gefäßterritorien der stärkste Prädiktor für ein gutes klinisches Endergebnis ist [10, 11]. Die in mehreren Serien berichtete hohe Mortalitätsrate trotz technisch erfolgreicher Rekanalisation zeigt jedoch, dass die Rekanalisation zwar eine wesentliche aber nicht alleinige Voraussetzung für ein vergleichsweise günstiges neurologisches Outcome ist [4, 6]. Hohes Lebensalter und der präinterventionelle neurologische Status korrelieren reziprok mit der Überlebensrate.

> **Wichtig**
>
> Als wesentliche Faktoren für eine erfolgreiche endovaskuläre Rekanalisation haben sich die Verschlusslänge der A. basilaris bzw. das Thrombusvolumen sowie möglicherweise die Kollateralversorgung herausgestellt.

Kurzsegmentale Verschlüsse können wegen der günstigeren pialen Kollateralversorgung relativ lange Zeit ohne größeren Perfusionsschaden bleiben, was das zum Teil sehr gute funktionelle Outcome nach endovaskulärer Rekanalisation erklärt. Im Gegensatz zum vorderen Kreislauf gibt es bei der durch einen akuten Basilarisverschluss verursachten Hirnstammischämie keine prospektiven Ergebnisse zur Abhängigkeit des Outcome von der Verschlussdauer, so dass die Entscheidung für oder gegen eine aggressive Therapie eher vom Ausmaß der bereits in den Schnittbildverfahren (v. a. DWI-MRT) nachweisbaren ischämischen Areale und nicht primär vom Symptombeginn abhängt.

> **Wichtig**
>
> Es gibt jedoch Hinweise, dass sich die Prognose nach einer Komadauer von mehr als 6 Stunden deutlich verschlechtert [4].

▪▪▪ Diagnostik

Aufgrund der schlechten Prognose einer unbehandelten Basilaristhrombose und dem nicht immer klassischem Vollbild der Symptomatik müssen schon Verdachtsmomente dazu Anlass geben, die Diagnosestellung oder ihren Ausschluss rasch voranzutreiben. Das stellt den Anspruch an eine Screeningdiagnostik, hinreichend sensitiv und spezifisch zu sein. Die **digitale Subtraktionsangiographie** (DSA) ist zwar der diagnostische Goldstandard, aber heutzutage sicher kein Screeningverfahren mehr. Das bedeutet, dass die Diagnose einer Basilaristhrombose nicht invasiv gestellt werden muss, bevor eine in der Regel therapeutische DSA als Intervention angeschlossen wird. Nicht invasive Verfahren im regelmäßigen Einsatz sind die Doppler- und Duplexsonographie, CT-Angiographie (CTA) und MR-Angiographie (MRA).

Im Anschluss an die neurologische Untersuchung und die Stabilisierung des Patienten sollte zwar die übliche laborchemische Differenzialdiagnostik bei »unklarer« Bewusstseinsstörung (Elektrolytentgleisung, (Alkohol)intoxikation, diabetisches/hypoglykämisches Koma, Z. n. Krampfanfall etc.) initiiert werden, eine **CT** ist jedoch die dringendste Notfalldiagnostik zum Ausschluss einer intrakraniellen Blutung (ICB). Die Standardschichtdicke in der hinteren Schädelgrube beträgt höchstens 4 mm.

Ein **neurovaskulärer Ultraschall** (extra- und transkraniell) kann vom Erfahrenen innerhalb weniger Minuten durchgeführt werden, die Untersuchung ist jedoch wenig spezifisch und sensitiv, da die A. basilaris (BA) nicht in ihrer gesamten Länge beurteilt werden kann und die Schallbedingungen Akutsituation eingeschränkt sein können. Ein Widerstandsprofil im Bereich der distalen A. vertebralis möglicherweise auch in der proximalen A. basilaris (Eindringtiefe ab 80–85 mm bei Verwendung der »konventionellen« TCD und ab 65–75 mm bei Verwendung der farbkodierten Farbduplexsonographie [TCCD] mit einem Messvolumen von 3–5 mm) sowie ein Signalverlust im Bereich der A. basilaris sind typische Zeichen in der Dopplersonographie für einen Basilarisverschluss. Im Falle einer Okklusion im kaudalen oder im mittleren Abschnitt der A. basilaris kann eine deutlich erhöhte Pulsatilität (oder sogar ein Pendelfluss) im Dopplerspektrum beider Aa. vertebrales im V2-Segment (Pars transversaria) als ein dringender Hinweis gewertet werden.

> **Wichtig**
>
> Im Bereich des distalen Basilarisabschnitts hat die transkranielle Dopplersonographie jedoch eine eingeschränkte Sensitivität [12].

In der Regel sind hier indirekte Hinweise eine proximal reduzierte Flussgeschwindigkeit in der A. basilaris bzw. bilateral reduzierte Flussgeschwindigkeiten in den Aa. cerebri posteriores bei transtemporaler Beschallung nachweisbar. Wenn auch der Einsatz von Ultraschallkontrastmitteln bzw. Signalverstärkern die farbduplexsonographische Darstellung des intrakraniellen vertebrobasilären Stromgebietes erheblich verbessert und somit zu einer höheren diagnostischen Sicherheit des Untersuchers bei Gefäßverschlüssen und -stenosen beiträgt, kann oftmals ein distaler Basilarisverschluss sonographisch weder sicher diagnostiziert noch ausgeschlossen werden. Eine frühere Vergleichsstudie zwischen Ultraschall (TCD) und CTA zeigte, dass die Ultraschalluntersuchung nur in 7/19 Patienten mit vertebrobasilärer Ischämie diagnostisch war, die CTA aber in 18/19 (1 Patient wegen zu starken Verkalkungen nicht beurteilbar) eine sichere Diagnose zuließ [13]. In einer anderen klinisch-pathoanatomischen Studie konnte gezeigt werden, dass auch bei elektiver Verwendung der der TCD überlegenen TCCD nur die proximalen $2/3$ der BA gut beurteilbar sind [12]. Fazit ist, wenn sich innerhalb weniger Minuten der klare Befund eines Basilarisverschlusses ergibt, muss ohnehin eine Schnittbilddiagnostik (CT oder MRT) angeschlossen werden, um das potenzielle Ausmaß schon vorliegender Ischämien abzubilden.

Generell besteht Einigkeit darüber, dass die Screeningdiagnostik bei dem klinischen Verdacht auf eine Basilaristhrombose schnell sein muss, den **Ausschluss der beiden wichtigsten Differenzialdiagnosen**, der Hirnstamm-ICB und der Kleinhirnblutung, liefern muss und eine möglichst präzise Darstellung des Gefäßstatus ermöglicht. Bei schweren, schon mehrere Stunden bestehenden Defiziten ist das Ausmaß schon vorhandener Infarzierungen für die Indikationsstellung zur Therapie eine relevante Frage. Hierzu ist für den Blutungsausschluss und den Nachweis eines Gefäßverschlusses eine Nativ-CT in Kombination mit einer CTA ausreichend; um das Ausmaß möglicher ischämischer Areale detektieren zu können, ist die Durchführung einer feinschichtigen MRT des Hirnstamms mit diffusionsgewichteten Sequenzen unbedingt erforderlich [1, 14].

> **Wichtig**
>
> Trotz moderner Schlaganfallsequenzprotokolle liefert die MRT beim Nachweis vertebrobasilärer Ischämien – am ehesten aufgrund der Kleinheit der Hirnstammstrukturen und damit der Befunde – keine so hohe Detektionsrate wie im Karotisstromgebiet.

Beim Vorliegen ausgedehnter Hirnstamm- und/oder Thalamusinfarkte sollte die Einleitung einer aggressiven Reperfusionstherapie und/oder Entlastungstherapie unter Berücksichtigung der Prognose im Team (Neurologe, Neuroradiologe, ggf. Neurochirurg) kritisch diskutiert werden. Bei einer (nahezu)kompletten Infarzierung des vertebrobasilären Territoriums sollte primär eine konservative bzw. palliative Therapie in Betracht gezogen werden. Die Zusammenschau von Alter, Zeitfenster, Infarktausdehnung, und Komorbiditäten sowie die interdisziplinäre Absprache erleichtern die Therapieentscheidung. Im Falle einer Hirnstamm-TIA oder einer leichteren Hirnstammsymptomatik ist die MRT im Verlauf nach negativem Initial-CT die Methode der Wahl für den Nachweis eines umschriebenen (strategischen) Infarktareals.

Das perfusionsgewichtete MRT kann prinzipiell ebenfalls zur Diagnosesicherung einer Ischämie (Posteriorterritorien, Thalamus, Kleinhirnterritorien, weniger gut im Hirnstamm) beitragen, hat jedoch aufgrund der kleineren Infarktvolumina und vielfältigeren Verschlusstypen nicht den Stellenwert wie in der Ischämiediagnostik des vorderen Kreislaufes. Ein potenzieller Vorteil der »multimodalen« MRT und MRA gegenüber der Kombination aus CT und CTA ist der Nachweis einer vertebrobasilären Dissektion anhand des intramuralen Hämatoms im frühen subakuten Stadium. Andererseits kann es bei der Verwendung der Time-of-flight-(TOF)-MRA zu einer Überschätzung zugrunde liegender Stenosen – insbesondere bei Tandemstenosen – wegen der erheblich verlangsamten Flussgeschwindigkeiten kommen. Die kontrastverstärkten (CE-)MRA-Techniken sind der CTA als gleichwertig anzusehen. Die schnelle und weite Verfügbarkeit der Multi-Slice-CT-Geräte stellt einen wesentlichen Vorteil gegenüber der Kernspintomographie dar.

Trotz der erheblichen technischen Fortschritte aller aufgeführten nicht- und semiinvasiven Verfahren (MRA, CTA und Duplexsonographie), die zu einer deutlichen Verbesserung der Bildqualität und damit diagnostischen Aussagefähigkeit geführt haben, bleibt die digitale Subtraktionsangiographie (DSA) in vielen Fragestellungen der Goldstandard. Insbesondere für die Indikationsstellung zu einer endovaskulären Therapie (z. B. lokale Fibrinolyse und/oder mechanische Rekanalisation mit Stentimplantation) ist eine exakte Diagnostik mittels DSA unabdingbar.

> **Diagnostik in Kürze**
> - Bei Verdacht auf eine vertebrobasiläre Ischämie insbesondere auf eine Basilaristhrombose sind die CT mit CTA oder die MRT mit MRA die Screeningverfahren der Wahl und in der Akutsituation als gleichwertig anzusehen.
> - Im 3-Stunden-Zeitfenster, in dem eine vollständige intravenöse oder zumindestens teilweise (Bridging) intravenöse Thrombolyse sinnvoll ist, reichen CT und CTA als initiale Diagnostik aus.
> - Ist zur Prognoseabschätzung das Ausmaß der ischämischen Hirnstamm-/Kleinhirnschädigung entscheidungsrelevant, so ist die MRT mit diffusionsgewichteten Bildern und erweiterten Angiographie- und Perfusionstechniken die Methode der ersten Wahl.
> - Bei dem Nachweis eines Basilarisverschlusses sollte sich in jedem Fall eine digitale Subtraktionsangiographie aus diagnostischer und therapeutischer Sicht anschließen (Ausnahme der moribunde bzw. palliativ zu behandelnde Patient).

▪▪▪ Therapie
Basistherapie

Viele Patienten mit einer akuten Hirnstammischämie haben eine eingeschränkte Kooperationsfähigkeit, zum einen weil sie unruhig, zum anderen weil sie vom Bewusstseinsstatus reduziert sind. Die Entscheidung, sedierende Medikation einzusetzen, sollte auf Grund der Notwendigkeit des Bewusstseinmonitorings und der möglichen Intubationspflicht zurückhaltend getroffen werden und es sollten nur kurz wirksame Substanzen (z. B. niederpotente Neuroleptika) oder antagonisierbare Substanzen (wie kurz wirksame Benzodiazepine, z. B. Midazolam) eingesetzt werden.

Auf Grund der breiten Differenzialdiagnose von einer Intoxikation bis zu einem postiktalen Zustand sollte bei Patienten mit dem Verdacht auf eine Basilarisischämie die notwendige Labordiagnostik und die nichtinvasive vaskuläre Diagnostik vor der Entscheidung zur DSA durchgeführt werden. Während in früheren Zeiten elektrophysiologische Untersuchungen (SEP und AEP) auch zur akuten Diagnostik eingesetzt wurden, so dienen diese Untersuchungen heute eher zur Bestimmung der Prognose im Verlauf.

Die Indikation zur endotrachealen Intubation sollte dennoch abhängig von dem GCS-Score großzügig gestellt werden. Ist der Patient intubiert, entstehen keine weiteren Verzögerungen bei einer bildgebenden Diagnostik und ggf. schnell einzuleitenden Intervention. Unabhängig von der Intubation sollten mindestens 2 großlumige Venenkatheter, ggf. ein zentralvenöser V.-basilica-Katheter gelegt werden. Auch die Anlage eines Blasendauerkatheters ist sinnvoll. Das intensivmedizinische Monitoring umfasst die üblichen Kreislauf- und Atmungsparameter

Zeitpunkt, Art und Dosis einer adjuvanten antithrombotischen Therapie hängt von der gewählten rekanalisierenden Therapie ab. Die meisten Patienten mit einer Basilaristhrombose sind intensivpflichtig und müssen daher auf einer geeigneten neurologischen Intensivstation aufgenommen werden. Von dort aus müssen dann auch potenzielle Komplikationen wie z. B. Einblutungen, Liquorzirkulationsstörungen etc. behandelt werden.

Intravenöse Thrombolyse

Im Gegensatz zur vorderen Zirkulation hat sich die intravenöse Thrombolyse beim akuten Basilarisverschluss und beim akuten vertebrobasilären Infarkt bislang nicht durchgesetzt (◘ Abb. 31.1).

Lediglich wenige, kleine retrospektive Serien, die abgesehen von einer Studie über rund 50 Patienten, nicht mehr als 10 Patienten umfassten und methodische Mängel aufwiesen, liegen bislang vor. In der größeren Arbeit wurden 50 Patienten mit einem MR-angiographisch und klinisch vermuteten Verschluss der A. basilaris ausschließlich intravenös lysiert und hatten bei leicht niedrigeren Rekanalisationsraten (im Vergleich zu i.a.-Lyse) ein vergleichbares Outcome [15]. Bei 52% der Patienten wurde hier eine Rekanalisation erreicht, nach 3 Monaten hatten 24% ein unabhängiges Outcome. Zu Recht wurde kritisiert, dass in den meisten Serien die Rekanalisationsraten aber auch die Endergebnisse der intraarteriellen Thrombolysetherapie sowie der Pilotergebnisse mechanischer Rekanalisationsverfahren besser zu sein scheinen. Zudem bleibt unklar, ob tatsächlich in allen Fällen der obigen Studie tatsächlich eine Basilaristhrombose bestand, da die TOF-MRA wenig sensitiv für langsame und schwache Blutflüsse ist. Abgesehen davon ist anzumerken, dass nach den vorliegenden Daten mindestens 10-mal so viele Patienten lokal lysiert wurden wie systemisch [16]. Demgegenüber steht, dass innerhalb des 3-Stunden-Zeitfensters auch Patienten mit einem vertebrobasilären Schlaganfallsyndrom in die NINDS-Studie eingeschlossen wurden und – soweit das beurteilbar ist – profitierten.

Aufgrund der hohen Bevölkerungsdichte in Deutschland und der engen Anbindung auch kleinerer Krankenhäuser an neurointerventionelle Zentren ist die primäre und ausschließliche Durchführung einer intravenösen Thrombolyse mit 0,9 mg/kgKG rtPA bis maximal 90 mg nur in ausgewählten Situationen denkbar. Verfügt ein Krankenhaus über keine neuroendovaskulären Möglichkeiten, so ist in einem solchen Fall die Gabe von intravenösem rtPA die einzige mögliche Therapie vor bzw. während des Transportes in ein Zentrum der Maximalversorgung. Ähnliches trifft für Patienten im 3-Stunden-Zeitfenster zu. Ob nun primär die volle i.v.-Dosis verabreicht wird oder eine »Bridging-Dosis« von 0,6 mg/kgKG bis maximal 60 mg bleibt individuell überlassen [18]. Vorteil der »Bridging-Therapie« ist, dass einerseits eine Lyse früh begonnen wird und andererseits die Möglichkeit bestehen bleibt, dass der Neurointerventionalist eine Restdosis Thrombolytikum selektiv intraarteriell applizieren kann.

Patienten, die innerhalb des »3-Stunden-Fensters« zur Aufnahme kommen, können mit der vollen Dosis, d. h. mit der für den vorderen Kreislauf angewandten, lysiert und der Patient direkt in das Katheterlabor verlegt werden. Sobald der Neuroradiologe den Mikrokatheter unmittelbar an den Thrombus navigiert hat, wird die intravenöse Lyse gestoppt und die Restdosis des Thrombolytikums steht dem Interventionalisten zur i.a.-Gabe fakultativ gefolgt von mechanischen Rekanalisationsmethoden zur Verfügung. Erfolgt die Aufnahme des Patienten jenseits der 3 Stunden nach dem Symptombeginn, wird ein »Bridging« mit einer i.v.-rtPA-Gabe in einer Dosis von 0,6 mg/kgKG durchgeführt und der Patient wie oben beschrieben direkt in das Katheterlabor verlegt (s. unten). Auf diese Art und Weise wird schnellstmöglich anbehandelt und dem Patienten eine zugelassene effektive Therapie im 3-Stunden-Zeitfenster nicht vorenthalten.

Der Durchführung einer i.v.-Lyse muss unseres Erachtens eine DSA in Interventionsbereitschaft folgen. Sollte die i.v.-Lyse erfolgreich gewesen sein, kann auf eine Intervention verzichtet werden, andernfalls die schnellstmögliche interventionelle Reperfusion initiiert werden. Auch wenn in peripheren Häusern ohne Interventionsmöglichkeit i.v. »anlysiert« wird, muss eine sofortige Verlegung ggf. unter laufender Lyse in ein Haus der Maximalversorgung mit Interventionsmöglichkeit erfolgen.

Neuroradiologische Interventionen, intraarterielle Lyse

Nach der Einführung der selektiven intraarteriellen Thrombolyse 1982 wurden zahlreiche Fallserien verschiedenster Arbeitsgruppen zur endovaskulären thrombolytischen und mechanischen Rekanalisationstherapie publiziert [4, 19]. Während

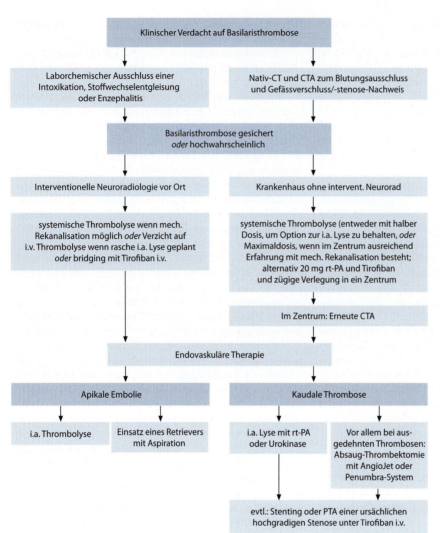

Abb. 31.1. Flussdiagramm zum Vorgehen für die Rekanalisation einer Basilaristhrombose. (Aus: Schulte-Altedorneburg G, Mayer TE [2007] Management des akuten Basilarisverschlusses. Radiologe 47: 355–358).

die meisten Serien über lediglich 10–90 Patienten berichteten, wurde kürzlich eine retrospektive Studie über 180 mulizentrisch akquirierte Patienten, die aufgrund einer Basilaristhrombose mit einer i.a.-Thrombolyse behandelt worden waren, publiziert [4]. Sämtliche Studien hatten ein retrospektives oder offen prospektives Design ohne oder mit historischen Kontrollgruppen und unterschiedlichen Therapieregimen (Substanz, Intervention, Add-on-Medikation etc.). Damit hat die interventionelle Therapie bei der Basilaristhrombose trotz der – verglichen mit allen anderen Therapieformen – erheblich suffizienteren Datenlage formal einen Evidenzgrad III. Demgegenüber steht das klinische Wissen um die Prognose bei natürlichem Verlauf, die die Durchführung einer randomisierten Studie verbietet [11]. Eine kleine australische Studie, in der die Gabe von Urokinase gegen Heparin getestet wurde, wurde nach der Rekrutierung von 16 Patienten gestoppt, wobei 7 der 8 Patienten in der Heparingruppe sowie 4 der 8 Patienten in der Urokinasegruppe ein schlechtes Outcome hatten oder verstarben [20]. Die gesamte »sample size« wären 65 Patienten gewesen (absolute Effektgröße 35%, 2-seitiges α 0,05, Power 0,8) um diese Frage zu beantworten.

Da häufig die alleinige intraarterielle Thrombolyse mit oder ohne Manipulation mit Hilfe des Mikrokatheters nicht ausreicht, werden seit wenigen Jahren anstelle der intraarteriellen Thrombolyse verschiedene, erfolgversprechende endovaskuläre Instrumente (Devices) zur mechanischen Rekanalisation eingesetzt. Zudem werden vermehrt auch in der Akutsituation perkutane transluminale Angioplastien (PTA) und Stentimplantationen bei zugrunde liegenden Stenosen des vertebrobasilären Stromgebiets. Die wesentlichen Vorteile der mechanischen Re-

Tab. 31.3. Übersicht über Devices

Devicename	Prinzip
Merci-Retriever-Concentric	»Korkenzieher«, wird in IMS-3 verwendet, in USA zur Thrombusentfernung zugelassen, klinische Effektivität nicht gezeigt, hohe Komplikations- und Mortalitätsraten
Angiojet	Wasserstrahlabsaugverfahren: zertrümmert Thrombus. Gegenwärtig nur noch extrakraniell eingesetzt
EKOS	Ultraschall, in IMS-2 und IMS-3 verwendet
EPAR	Laser, photoakustischer Effekt: Lichtenergie wird in akustische Energie umgewandelt
Penumbra	Absaugsystem mit Disruptor und Körbchen, geeignet für intrakranielle Verschlüsse, Studie noch nicht publiziert
Stentname	**Prinzip**
Neuroform	Selbstexpandierend
Wingspan	Selbstexpandierend

kanalisation gegenüber der intraarteriellen Thrombolyse sollen die raschere Gefäßrekanalisation sowie die niedrigeren Blutungsraten und die geringere Migration von Thrombusmaterial in die weiter distal gelegenen Abschnitte des vertebrobasilären Stromgebiets sein. Verschiedene solcher Rekanalisationsdevices sind mittlerweile zugelassen bzw. mit einem »CE-Mark« versehen. Einige Systeme und deren Wirkprinzipien ◘ Tab. 31.3.

Alle Serien, wie auch eine kürzlich publizierte Metaanalyse zeigten, dass ein günstiges Outcome für den Patienten (Unabhängigkeit im täglichen Leben) mit einer mindestens partiellen besser vollständigen Rekanalisation assoziiert war. Rekanalisationsraten in den Fallserien reichten von 40–100% – im Mittel etwa 60% – konsistent mit den Resultaten von PROACT II [21]. Überleben ohne Rekanalisation fand sich in 0–20% gegenüber 40–80% bei den Patienten mit Rekanalisation. In einer weiteren Metaanalyse [10] zeigte sich für die i.a.-Thrombolyse (n=344 Patienten) eine Rate von 76% für Abhängigkeit oder Tod bei Rekanalisationsraten von 65% (i.v.-Lyse nur 53%). Ohne eine wenigstens partielle Rekanalisation betrug die Rate guter Outcomes in der Metaanalyse nur 2% gegenüber 38% mit Rekanalisation. Die i.v.-Lyse war der i.a.-Lyse in dieser Metaanalyse hinsichtlich des Outcomes und der Mortalität nicht (signifikant) unterlegen, wobei diese Ergebnisse aufgrund der eingeschränkten Vergleichbarkeit der Patientenkollektive mit Vorsicht interpretiert werden müssen [16].

> **Wichtig**
>
> Der Stellenwert der alleinigen i.v.-Lyse bei der Basilaristhrombose ist derzeit als gering einzustufen und bestimmten Situationen vorbehalten. Die interventionelle Therapie allein oder in Kombination mit einer i.v.-Lyse ist zum jetzigen Zeitpunkt als Therapie der Wahl zu bezeichnen.

Analog zum oben bereits diskutierten »Bridging-Konzept« wurde eine Studie durchgeführt, in der die Gabe von intravenösem Abciximab mit einer intraarteriellen rtPA-Therapie und etwaiger Stentangioplastie kombinierten. Die Ergebnisse wurden mit einer historischen Kontrollgruppe verglichen (lokale rtPA-Gabe als Monotherapie). Hierbei zeigte sich für die Kombinationstherapie eine höhere vollständige Rekanalisierungsrate, ein besseres klinisches Ergebnis und eine signifikant geringere Mortalität (38% vs. 68%; [22]).

Es sei dabei erwähnt, dass ein »Bridging-Konzept« mit primärer intravenöser Gabe von Tirofiban (Aggrastat), Abciximab (Reopro) oder Eptifibatide (Integrilin) aus pharmakologischer Sicht wenig sinnvoll erscheint, da die thrombo- und fibrinolytische Aktivität dieser Substanzen gering ist. In der Kardiologie werden sie vorwiegend zur Offenhaltung von durch PTCA rekanalisierten Gefäßen eingesetzt. Die Gabe von GP-IIb/IIIa-Antagonisten ist aber aus unserer Sicht nach Rekanalisation, nach Stentimplantation oder bei immer wieder auftretenden Reverschlüssen unter lokaler Lyse eine weitere Option. Allerdings wurden in Studien zur intravenösen Gabe von Abciximab hohe Blutungsraten bei Schlaganfällen berichtet (Abbest 2; [25]). Verglichen mit den Fallserien zur lokalen Lysetherapie scheinen Blutungskomplikationen unter Tirofiban weniger häufig aufzutreten. Schulte-Altedorneburg et al. [16] fanden in einer kürzlich publizierten Arbeit über 143 Patienten eine Blutungsrate von 32% nach intraarterieller Thrombolyse, wobei bei 58% der Patienten eine komplette und bei 22% eine partielle Rekanalisation des vertebrobasilären Stromgebiets erreicht werden konnte. Systematische Vergleichsuntersuchungen der Blutungsraten nach Thrombolytikum- und GP-IIb/IIIa-Antagonistengabe liegen jedoch nicht vor.

Andere bisher nicht publizierte Daten zur Kombinationstherapie von rtPA (i.a.-Lyse) und Abciximab i.v. zeigen zwar höhere Rekanalisationsraten dafür aber auch höhere Blutungsraten ohne Unterschiede beim klinischen Endergebnis. Da ohne eine Rekanalisation kein gutes Endergebnis zu erwarten ist, sollte allgemein eine (Teil)rekanalisation um (fast) jeden Preis erreicht werden.

Therapieformen zur Rekanalisation einer Basilaristhrombose

- Intravenöse Thrombolyse mit rtPA, 0,9 mg/kgKG über 1 h, 10% als Bolus; maximale Gesamtdosis 90 mg
- Intraarterielle lokale Thrombolyse mit rtPA (z. B. 30 mg/h), Maximalgrenze wie bei i.v.-Lyse oder Urokinase (250.000–1.500.000 IU)
- Mechanische Rekanalisation durch Einsatz eines Retrievers (z. B. Goose Neck Snare, Catch, Phenox Clot Retriever, Merci-Retriever, Penumbra-System) bei gleichzeitiger Aspiration bzw. AngioJet, Penumbraaspirationssystem
- Kombination einer systemischen Thrombolyse (Dosierung s. oben) und mechanischen Rekanalisation
- Kombination einer systemischen Thrombolyse (»Bridging dose«, z. B. 0,6 mg/kgKG, 20% als Bolus, Rest über 30–60 min) und einer i.a.-Thrombolyse (Restdosis 0,3 mg/kgKG bis zur i.v.-Maximaldosis)
- Kombination einer GP-IIb-/IIIa-Inhibitorengabe (z. B. Tirofiban [Aggrastat]: 0,4 µg/kgKG/min über 30 min, dann Dauertherapie mit 0,1 µg/kgKG/min) oder Abciximab (0,25 mg/kgKG gefolgt von einer 12-stündigen Infusion mit 0,125 µg/kgKG/min) mit lokaler Thrombolyse (z. B. 15 mg/h rtPA) und/oder mechanischen Rekanalisationsverfahren

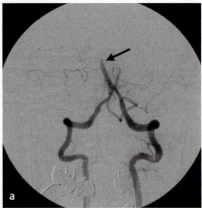
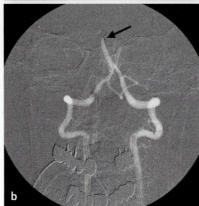
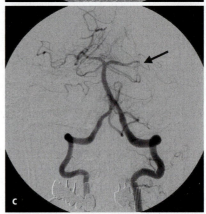

Ob die Kotherapie mit GP-IIb/IIIa-Antagonisten oder anderen Thrombolytika als rtPA Vorteile bergen, ist nicht geklärt. Üblicherweise wird entweder rtPA (20–40 mg, mancherorts auch mehr) oder Urokinase (250.000–1,5 mio IU) verwendet. Es gibt zwar Hinweise, dass die Rekanalisationsrate nach intraarterieller rtPA-Gabe etwas höher ist als nach Urokinasegabe; dieser potenzielle Vorteil von rtPA wird aber möglicherweise mit einer höheren Blutungsrate als nach Urokinasegabe erkauft.

Ob bei der Akutbehandlung der Basilaristhrombose Heparine (UFH oder LMWH) oder Plättchenhemmer (ASS, Plavix, Dipyridamol – alleine oder in Kombination) sinnvoll sind, ist ebenfalls unklar.

In Anlehnung an das Vorgehen beim ischämischen Infarkt im vorderen Stromgebiet sehen wir in Erlangen nach einer Thrombolyse (i.v., i.a., i.v./i.a.) für 24 h von einer Heparinisierung ab. Sind hingegen lokale Protokolle mit GP-IIb/IIIa-Antagonistengabe vorhanden, werden diese über einen Zeitraum von 12–72 h (je nach Substanz) infundiert. Clopidogrel und ASS werden im Falle einer Stentimplantation verabreicht, während die Gabe von ASS oder des Kombinationspräparates aus ASS und Dipyridamol (Aggrenox) oder Clopidogrel mono (Plavix, Iscover) zur frühen Sekundärprophylaxe 24 h nach alleiniger i.v.-, i.v.-i.a.- oder i.a.-Lyse ohne Stentimplantation sinnvoll erscheint.

Abb. 31.2a-c. Digitale Subtraktionsangiographie: **a** Nachweis einer Basilarisspitzenembolie; **b** Einbringung zweier Koaxialkatheter in das distale zervikale Segment der A. vertebralis beidseits sowie eines Clot-Retrievers (Goose Neck Snare) über die linke A. vertebralis; **c** nach Thrombektomie unter bilateraler Aspiration Rekanalisation der A. basilaris, der Aa. cerebelli superiores beidseits sowie des P1-Segments der A. cerebri posterior beidseits und der Thalamoperforatoren. Persistierender Verschluss des P2-Segments links. (Aus: Schulte-Altedorneburg G, Mayer TE [2007] Management des akuten Basilarisverschlusses. Radiologe 47: 355–358).

Bei proximalen oder mittbasilären Basilarisverschlüssen liegt dem akuten thrombotischen Verschluss nicht selten eine arteriosklerotische höhergradige Stenose zugrunde, so dass die Gefahr einer frühen Reokklusion trotz initial erfolgreicher Thrombolyse hoch ist [23]. Es bietet sich daher in diesen Fällen die primäre endovaskuläre Behandlung mit einer Entfernung des okkludierenden Thrombus und einer Beseitigung der zugrunde liegenden arteriosklerotischen Stenose auch im extrakraniellen Abschnitt der A. vertebralis an (◘ Abb. 31.2 bis ◘ Abb. 31.4). Die Kombination aus Dilatation und Implantation eines Stents hat die Gefahr einer Gefäßruptur oder -dissektion deutlich verringert. Auch wenn es hierzu keine formalen vergleichenden Studien gibt, hat sich die PTA mit Stenting nach Clopidogrel/ASS-Aufsättigung in interventionellen Zentren zu einem etablierten Verfahren entwickelt [24].

Die vorliegenden retrospektiven Studie haben eindrucksvoll gezeigt, dass mit rekanalisierenden Substanzen und Interventionen behandelte Patienten eine deutlich niedrigere Morbidität und Mortalität haben als solche die lediglich eine konservative Therapie erhalten haben [11]. Gegenwärtig wird in den USA und Kanada die dritte »Interventional Management of Stroke« Studie (IMS-3) durchgeführt. Hier werden im 3-Stunden-Zeit-

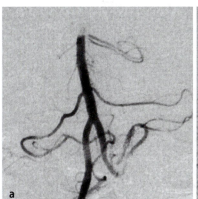 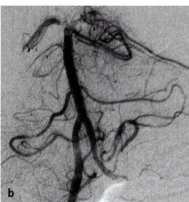 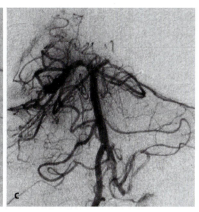

◘ **Abb. 31.3a–c.** Verschluss der A. basilaris: **a** Basilarisspitzenembolie (»Top of the Basilar«); **b** partielle Rekanalisation nach i.v.-Bridging mit 0,6 mg/kgKG rtPA; **c** nahezu komplette Rekanalisation (bis auf P2-Segment der PCA links) nach weiteren 20 mg rtPA-i.a.-Lyse.

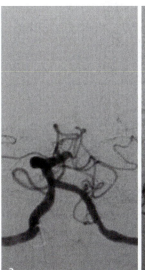 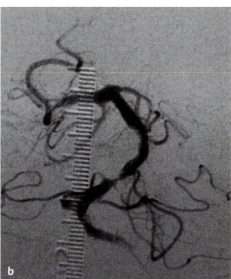 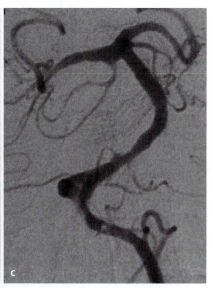

◘ **Abb. 31.4a–c.** Basilarisverschluss: **a** Mittbasilärer Verschluss; **b** partielle Rekanalisation nach i.a.-Lyse mit 40 mg rtPA, Darstellung einer höchstgradigen Stenose; **c** komplette Rekanalisation und weitgehende Sanierung der Basilarisstenose (noch leichte Taillierung) nach PTA und Stenteinlage (Wingspan).

fenster bei Patienten mit intrakraniellen Verschlüssen der vorderen oder hinteren Zirkulation eine i.v.-Thrombolyse mit rtPA (0,9 mg/kgKG) gegen eine i.v.-»Bridging Dosis« (0,6 mg/kgKG) plus i.a.-Lyse (bis 22 mg rtPA mit oder ohne EKOS- oder MERCI-Device) untersucht. Geplant sind 900 Patienten, Ende November 2007 waren 100 Patienten rekrutiert.

 Fazit

> Zusammenfassend ist die Intervention mittels intravenöser und/oder intraarterieller Rekanalisationsverfahren die einzige lebensrettende – wenn auch nicht durch randomisierte Studien nachgewiesene – Maßnahme. Vor dem Hintergrund der sehr schlechten Prognose des unbehandelten Basilarisverschlusses ist ein therapeutischer Aktivismus trotz der fehlenden Level-I-Evidenz angemessen. Ein Zeitfenster zur Behandlung ist hierbei noch nicht etabliert. Nach den Ergebnissen der Studien scheint es auch gerechtfertigt in Situationen, in denen eine intraarterielle lokale Intervention nicht durchführbar ist, eine systemische Lysetherapie durchzuführen. Die zukünftige Durchführung einer randomisierten Studie zu unterschiedlichen Therapieformen der Basilaristhrombose ist problematisch und müsste beim Studiendesign insofern der schlechten Spontanprognose Rechnung tragen, dass die Einrichtung eines Placeboarms praktisch nicht möglich ist.

Raumfordernder Kleinhirninfarkt

Patienten mit Infarkten im Bereich der hinteren Schädelgrube bedürfen nur selten einer intensivmedizinischen Behandlung und operativen Dekompressionstherapie. In einigen Fällen führt jedoch ein großer Kleinhirninfarkt (meistens durch eine Infarzierung des Stromgebietes der A. cerebelli inferior posterior) in den ersten 48–96 Stunden aufgrund seiner Schwellung zu einer Kompression des Hirnstamms und des Mittelhirns und/oder zu einer Liquorzirkulationsstörung. Patienten mit einem ausgedehnten Kleinhirninfarkt im CT oder MRT sollten daher auf einer Intensivstation überwacht werden. Eine Bewusstseinsstörung ist dabei als Zeichen einer Hirnstammkompression und/oder Liquorzirkulationsstörung zu werten. In diesen Fällen sollte die Indikation zur Dekompression und Liquorableitung mittels externer Ventrikeldrainage (EVD) frühzeitig und rasch gestellt werden.

> **Wichtig**
>
> Die alleinige Anlage einer EVD ist aus unserer Sicht pathophysiologisch aufgrund der zu erwartenden Hirnstammkompression nicht zu rechtfertigen.

In einer Multicenterstudie (German Austrian Cerebellar Infarction Study; [9]) wurde die operative Therapie (Kraniektomie oder EVD) mit dem konservativen Vorgehen bei raumfordernden Kleinhirninfarkten verglichen. Es fanden hierbei keine Unterschiede im Outcome. Die Studie hat jedoch einige methodische Schwächen. Als wichtigster Prognosefaktor zeigte sich auch in dieser Studie die Verschlechterung des Bewusstseinszustands des Patienten. In den verschiedenen Subgruppen bestanden erhebliche Unterschiede bezüglich des initialen Schweregrads des Infarkts. Zudem existierte für die schwerste Gruppe verständlicherweise keine nicht operierte Kontrollgruppe.

 Fazit

> Zusammenfassend existieren keine randomisierten Studien zur Dekompressionstherapie nach ausgedehntem Kleinhirninfarkt. Aufgrund der klinischen Erfahrung und der Ergebnisse nicht randomisierter Studien ist jedoch eine frühzeitige Trepanation in Kombination mit der Anlage einer EVD bei Patienten mit klinischer Verschlechterung und Zeichen der Raumforderung in den Schnittbildverfahren zu empfehlen.

Literatur

1. Schulte-Aledorneburg G, Bruckmann H: [Imaging techniques in diagnosis of brainstem infarction]. Nervenarzt 2006;77:731-743; quiz 744.
2. Schellinger PD, Schwab S, Krieger D, Fiebach JB, Steiner T, Hund EF, Hacke W, Meinck HM: Masking of Vertebral Artery Dissection by Severe Trauma to the Cervical Spine. Spine 2001;26:314-319.
3. Flossmann E, Rothwell PM: Prognosis of vertebrobasilar transient ischaemic attack and minor stroke. Brain 2003;126:1940-1954.
4. Schulte-Altedorneburg G, Hamann GF, Mull M, Kuhne D, Liebetrau M, Weber W, Bruckmann H, Mayer TE: Outcome of acute vertebrobasilar occlusions treated with intra-arterial fibrinolysis in 180 patients. AJNR Am J Neuroradiol 2006;27:2042-2047.
5. Hacke W, Zeumer H, Ferbert A, Brückmann H, DelZoppo G: Intraarterial thrombolytic therapy improves outcome in patients with acute vertebrobasilar occlusive disease. Stroke 1988;19:1216-1222.
6. Brandt T, von Kummer R, Muller Kuppers M, Hacke W: Thrombolytic therapy of acute basilar artery occlusion. Variables affecting recanalization and outcome. Stroke 1996;27:875-881.
7. Schulte-Altedorneburg G, Mayer TE: [Management of acute basilar artery occlusion]. Radiologe 2007;47:355-358.
8. Pfefferkorn T, Mayer TE, Schulte-Altedorneburg G, Bruckmann H, Hamann GF, Dichgans M: [Diagnosis and therapy of basilar artery occlusion]. Nervenarzt 2006;77:416-422.
9. Jauss M, Krieger D, Hornig C, Schramm J, Busse O: Surgical and medical management of patients with massive cerebellar infarctions: results of the German-Austrian Cerebellar Infarction Study. J Neurol 1999;246:257-264.
10. Lindsberg PJ, Mattle HP: Therapy of basilar artery occlusion: a systematic analysis comparing intra-arterial and intravenous thrombolysis. Stroke 2006;37:922-928.
11. Schellinger PD, Hacke W: Intra-arterial thrombolysis is the treatment of choice for basilar thrombosis: pro. Stroke 2006;37:2436-2437.
12. Schulte-Altedorneburg G, Droste DW, Popa V, Wohlgemuth WA, Kellermann M, Nabavi DG, Csiba L, Ringelstein EB: Visualization of the

basilar artery by transcranial color-coded duplex sonography : comparison with postmortem results. Stroke 2000;31:1123-1127.
13. Brandt T, Knauth M, Wildermuth S, Winter R, von Kummer R, Sartor K, Hacke W: CT angiography and Doppler sonography for emergency assessment in acute basilar artery ischemia. Stroke 1999;30:606-612.
14. Schellinger PD: The evolving role of advanced MR imaging as a management tool for adult ischemic stroke: a Western-European perspective. Neuroimaging Clin N Am 2005;15:245-258, ix.
15. Lindsberg PJ, Soinne L, Tatlisumak T, Roine RO, Kallela M, Happola O, Kaste M: Long-term outcome after intravenous thrombolysis of basilar artery occlusion. Jama 2004;292:1862-1866.
16. Schulte-Altedorneburg G, Reith W, Bruckmann H, Dichgans M, Mayer TE: Thrombolysis of basilar artery occlusion--intra-arterial or intravenous: is there really no difference? Stroke 2007;38:9; author reply 10-11.
17. Muller R, Pfefferkorn T, Vatankhah B, Mayer TE, Schenkel J, Dichgans M, Sander D, Audebert HJ: Admission facility is associated with outcome of basilar artery occlusion. Stroke 2007;38:1380-1383.
18. The IMS 2 Investigators: The Second Interventional Management of Stroke Study. In International Stroke Conference. Orlando, FL, USA, 2006.
19. Zeumer H, Hacke W, Kolmann HL, Poeck K: [Local fibrinolysis in basilar artery thrombosis (author's transl)]. Dtsch Med Wochenschr 1982;107:728-731.
20. Macleod MR, Davis SM, Mitchell PJ, Gerraty RP, Fitt G, Hankey GJ, Stewart-Wynne EG, Rosen D, McNeil JJ, Bladin CF, Chambers BR, Herkes GK, Young D, Donnan GA: Results of a multicentre, randomised controlled trial of intra-arterial urokinase in the treatment of acute posterior circulation ischaemic stroke. Cerebrovasc Dis 2005;20:12-17.
21. Furlan A, Higashida R, Wechsler L, Gent M, Rowley H, Kase C, Pessin M, Ahuja A, Callahan F, Clark WM, Silver F, Rivera F: Intra-arterial prourokinase for acute ischemic stroke. The PROACT II study: a randomized controlled trial. Prolyse in Acute Cerebral Thromboembolism. Jama 1999;282:2003-2011.
22. Eckert B, Koch C, Thomalla G, Kucinski T, Grzyska U, Roether J, Alfke K, Jansen O, Zeumer H: Aggressive therapy with intravenous abciximab and intra-arterial rtPA and additional PTA/stenting improves clinical outcome in acute vertebrobasilar occlusion: combined local fibrinolysis and intravenous abciximab in acute vertebrobasilar stroke treatment (FAST): results of a multicenter study. Stroke 2005;36:1160-1165.
23. Becker KJ, Monsein LH, Ulatowski J, Mirski M, Williams M, Hanley DF: Intraarterial thrombolysis in vertebrobasilar occlusion. AJNR Am J Neuroradiol 1996;17:255-262.
24. Weber W, Mayer TE, Henkes H, Kis B, Hamann GF, Schulte-Altedorneburg G, Brueckmann H, Kuehne D: Stent-angioplasty of intracranial vertebral and basilar artery stenoses in symptomatic patients. Eur J Radiol 2005;55:231-236.
25. Adams HP, Jr., Effron MB, Torner J, et al. Emergency administration of abciximab for treatment of patients with acute ischemic stroke: results of an international phase III trial: Abciximab in Emergency Treatment of Stroke Trial (AbESTT-II). Stroke 2008; 39:87-99.

Blutungen

S. Schwarz, G.F. Hamann, H.H. Steiner, A. Unterberg, O.W. Sakowitz, G. Ranaie, D. Haux, S. Hähnel

32.1 Intrazerebrale Blutungen – 418
32.1.1 Perifokales Hirnödem – 422
32.1.2 Akutversorgung und Erstdiagnostik – 423
32.1.3 Diagnostik – 426
32.1.4 Therapie – 427
32.1.4 Neurochirurgische Techniken – 433
Literatur – 436

32.2 Subarachnoidalblutung – 437
Literatur – 452

32.3 Spinale Blutung – 453
Literatur – 460

32.1 Intrazerebrale Blutungen

S. Schwarz, G.F. Hamann, H.H. Steiner, A. Unterberg

Die intrazerebrale Blutung (ICB) ist nach dem ischämischen Infarkt die zweithäufigste Schlaganfallursache. Die Prognose ist bei der Mehrheit der Patienten ungünstig. Etwa 50% der Patienten stirbt an den Folgen der Blutung, meist innerhalb der ersten 30 Tage. Die überlebenden Patienten sind häufig schwer behindert. Nur ca. 20% der Patienten sind nach 6 Monaten unabhängig. Im Vergleich zu Patienten mit schweren ischämischen Schlaganfällen ist aber auch nach einer großen ICB eine unerwartet gute Erholung möglich.

Durch die akute raumfordernde Wirkung der Blutung und sekundäre Effekte wie Liquorzirkulationsstörung oder perifokales Hirnödem kann es neben lokaler Gewebedestruktion zum generalisierten Hirndruckanstieg mit Dislokation und Kompression entfernter Abschnitte des Gehirns wie bei der transtentoriellen Herniation kommen.

Aufgrund der geringen Zahl großer systematischer Studien beruhen die aktuellen Therapieempfehlungen weitgehend auf theoretischen Überlegungen, Beobachtungen an kleinen Patientenkollektiven oder Ergebnissen aus Tiermodellen. Es gibt keine Behandlung der ICB, deren Wirksamkeit in einer randomisierten kontrollierten Studie nachgewiesen worden wäre. Insbesondere die Indikationen für konservative oder operative Behandlung werden kontrovers diskutiert.

Trotz Verbesserungen im Akutmanagement von Schlaganfallpatienten und Innovationen im Bereich der intensivmedizinischen Grundversorgung konnte in den letzten Jahren keine durchgreifende Verbesserung der Mortalität nach ICB erreicht werden [8].

■■■ Epidemiologie

ICB sind Ursache von 5–15% aller Schlaganfälle. Die jährliche Inzidenz der ICB zeigt eine deutliche Abhängigkeit von der untersuchten Bevölkerung:
- Ostasien/Japan: 61/100.000 Einwohner,
- hispanische US-Bevölkerung: 35/100.000 Einwohner,
- afroamerikanische Bevölkerung: 32/100.000 Einwohner,
- kaukasische Bevölkerung: 7–15/100.000 Einwohner.

Mit zunehmendem Alter steigt die Inzidenz an. Aufgrund der Bevölkerungsentwicklung wird daher eine Zunahme der Inzidenz von ICB in den nächsten Jahren erwartet.

■■■ Ätiologie
Hypertensive Blutung

Bluthochdruck ist die häufigste Ursache der ICB, gefolgt von Gerinnungsstörungen, meist infolge Antikoagulanzientherapie, und der zerebralen Amyloidangiopathie. Der Anteil von Blutungen vermutlich hypertensiver Genese, die sog. »spontane ICB«, schwankt in älteren Studien zwischen 50–70%. Seit der breiten Verfügbarkeit von Angiographie, Computertomographie (CT) und Kernspintomographie (MR) werden zunehmend auch andere Blutungsursachen diagnostiziert (◘ Übersicht).

Ursachen intrazerebraler Blutungen
- Bluthochdruck
- Gerinnungsstörungen
  - Therapie mit Antikoagulanzien
  - Fibrinolysetherapie
  - Koagulopathien
- Zerebrale Amyloidangiopathie
- Aneurysmen
- Tumor, Metastasen
- Venen- oder Sinusthrombose (Stauungsblutung)
- Hämorrhagischer Infarkt
- Gefäßanomalien
  - Teleangiektasien
  - Kavernome
  - Angiome
  - AV-Malformationen
  - Durafistel
- Vaskulitis
- Karotisdesobliteration
- Drogen
  - Alkoholexzess
  - Amphetamine
  - Kokain

Auf eine Angabe von Häufigkeiten wird verzichtet, da diese in den verschiedenen Studien stark variieren.

In den letzten Jahren nahmen andere Blutungsursachen als Bluthochdruck, insbesondere antikoagulanzienassoziierte Blutungen bei älteren Patienten, relativ zu [22]. Bei den meisten Patienten mit spontaner ICB ist während der ersten Tage nach der Blutung der Blutdruck erhöht; nicht selten auf extreme Werte, die schwer zu behandeln sind. Bei fehlender Hypertonieanamnese kann nicht immer geklärt werden, ob eine nicht bekannte Hypertonie bestanden hatte oder ob die erhöhten Blutdruckwerte Folge einer Reaktion auf die Blutung sind. In Analogie zur Subarachnoidalblutung kommt es zumindest bei großen ICB zu einer massiven Aktivierung des sympathischen Systems. Eine Untersuchung des Augenhintergrundes kann Hinweise auf einen unentdeckten Bluthochdruck geben. Bluthochdruck kann bei vielen Patienten mit anderer Blutungsursache als Kofaktor gefunden werden.

Die Pathogenese hypertensiver Blutungen wird mit degenerativen Veränderungen in Form einer Lipohyalinose der Wand perforierender Arterien erklärt, die zur Ausbildung von Mikroaneurysmen führen. Ein plötzlicher Anstieg des zerebralen Blutflusses bringt die pathologisch veränderten Gefäße zur Ruptur. Die Stammganglien sind neben Kleinhirn und Pons aus anatomischen Gründen die typische Lokalisation hypertensiver Blutungen. Die lentikulostriären und pontinen Äste entspringen direkt aus großen Gefäßen und weisen einen relativ geringen Durchmesser auf, so dass an dieser Stelle ein starkes Druckgefälle resultiert. Traditionell werden im Klinikjargon hypertonieassoziierte Blutungen in Stammganglien, Kleinhirn und Pons als »typisch« bezeichnet, im Unterschied zu den »atypischen« lobären Blutungen bei Patienten ohne Bluthochdruckanamnese.

Zerebrale Amyloidangiopathie

Die zerebrale Amyloidangiopathie (CAA) wird bei ca. 15% der Patienten als Blutungsursache angenommen. Angaben zur Häufigkeit schwanken in Abhängigkeit vom Patientenkollektiv und der angewandten diagnostischen Kriterien beträchtlich. Die weit verbreiteten Boston-Kriterien zur Diagnose CAA-assoziierter Blutungen sind in nachfolgender Übersicht zusammengefasst.

Kriterien der »Boston Cerebral Amyloid Angiopathy Group« für die Diagnose von Blutungen infolge zerebraler Amyloidangiopathie (CAA; [36])

Sichere CAA
Die postmortale pathologische Untersuchung ergibt
- Lobäre, kortikale oder kortikosubkortikale Blutung
- Schwere CAA mit assoziierter Vaskulopathie
- Fehlen anderer Ursachen

Wahrscheinliche CAA mit unterstützender Pathologie
Klinische Daten und pathologische Untersuchung (Hirnbiopsie) ergeben
- Lobäre, kortikale oder kortikosubkortikale Blutung
- Gewisses Ausmaß (»a certain degree«) an CAA im Biopsat
- Fehlen anderer Ursachen

Wahrscheinliche CAA
Klinische Daten und MR/CT-Befunde ergeben
- Multiple Blutungen lobär, kortikal oder kortikosubkortikal (inkl. Kleinhirn)
- Alter ≥55 Jahre
- Fehlen anderer Ursachen

Mögliche CAA
Klinische Daten und MR/CT-Befunde ergeben
- Singuläre lobäre, kortikale oder kortikosubkortikale Blutung
- Alter ≥55 Jahre
- Fehlen anderer Ursachen

Die Inzidenz CAA-assoziierter Blutungen steigt linear mit dem Alter. CAA-assoziierte Blutungen sind mit der Alzheimer-Erkrankung assoziiert. Bei Patienten unter 55 Jahren ist eine CAA unwahrscheinlich.

Die Blutungen liegen lobär, häufig direkt subkortikal oder kortikosubkortikal und haben deswegen gelegentlich Anschluss an den Subarachnoidalraum. Infratentorielle Blutungen werden selten auf CAA zurückgeführt, was an den diagnostischen Problemen der CAA oder aber auch an einer »self fulfilling prophecy« liegen kann, da bei Hirnstamm- und Kleinhirnblutungen meist eine hypertensive Ätiologie vermutet wird.

In der histologischen Untersuchung ist die CAA durch Amyloidablagerungen in der Wand kleiner und mittelgroßer kortikaler arterieller Gefäße gekennzeichnet, die zu starren und fragilen Rohren deformiert werden. Die CAA ist mit den Apolipoprotein-E-Allelen ε2 und ε4 assoziiert. Diese Assoziation ist nicht streng, so dass eine Genotypisierung im Einzelfall diagnostisch unzuverlässig und in der Klinikroutine entbehrlich ist.

Patienten mit CAA haben häufig eine Hypertonieanamnese. Ob bei diesen Patienten der Bluthochdruck oder die CAA der entscheidende Mechanismus ist oder ob es sich hier um Kofaktoren handelt, kann dann nicht sicher differenziert werden. Rezidivblutungen oder mehrere simultane Blutungen sind ein typischer Befund bei der Amyloidangiopathie, ebenso wie kleine, petechiale Blutungen, die v. a. in der MR gut dargestellt werden können.

Eine definitive Diagnose ist nur durch die pathologische Untersuchung möglich. Aufgrund fehlender therapeutischer Konsequenzen ist der Verdacht auf CAA keine Indikation zur Hirnbiopsie, sofern nicht andere Differenzialdiagnosen in Frage kommen. Zudem liefert auch die Hirnbiopsie oft zweideutige Befunde, da sich Amyloidablagerungen nicht selten auch bei völlig gesunden älteren Menschen finden. Die Verdachtsdiagnose CAA kann aufgrund dieser diagnostischen Schwierigkeiten zu Lebzeiten nur selten gesichert werden, ist jedoch bei typischer Lokalisation, höherem Lebensalter und Fehlen weiterer Risikofaktoren wahrscheinlich.

Gefäßanomalien

Gefäßanomalien – venöses oder kavernöses Angiom, arteriovenöse Malformation, Durafisteln, Teleangiektasien und Aneurysmen – liegen ungefähr 5% aller ICB zugrunde. Sie kommen bei jüngeren Patienten relativ häufiger vor. Der Verdacht auf Gefäßanomalien ergibt sich bei jüngeren Patienten mit subkortikalen Blutungen, einer familiären Anamnese von AV-Malformationen oder mit einer kontrastmittelanreichernden Raumforderung im CT bzw. entsprechenden MR-Befunden. Die Diagnose wird durch eine intraarteriell Arteriografie, evtl. in Kombination mit MR, gesichert. Blutungen aus Hämangioblastomen bei der von Hippel-Lindau-Erkrankung sind typischerweise im Kleinhirn lokalisiert.

Gerinnungsstörungen, Antikoagulation und Thrombozytenaggregationshemmer

Gerinnungsstörungen sind Ursache von 10–25% aller ICB. Am häufigsten wird die Gerinnungsstörung durch Antikoagulanzien verursacht. Der Anteil dieser Subgruppe von Blutungen ist in den letzten Jahren aufgrund der zunehmenden Indikationsstellung zur Antikoagulation stark gestiegen. Untersuchungen hierzu sind schwer vergleichbar, da jeweils unterschiedliche Ziele für die Antikoagulation definiert wurden.

Die Inzidenz einer ICB unter Therapie mit Kumarinen liegt im Bereich von 1% pro Jahr. In einer Studie mit 3862 Patienten unter Kumarintherapie ereigneten sich bei 6,8% der Patienten Blutungskomplikationen, davon 1,6% intrakraniell [7]. Häufig liegen bei dieser Patientengruppe zusätzliche Risikofaktoren, wie arterielle Hypertonie, vor. Blutungen infolge von Gerinnungsstörungen sind typischerweise lobäre Blutungen mit einer hohen Rate von frühen Nachblutungen und hoher Mortalität. Das Blutungsrisiko steigt bereits bei einer geringgradig erhöhten Prothrombinzeit bzw. INR, ab einer INR über 3,0 massiv an. Auch unter Thrombozytenaggregationshemmern, die zur Sekundärprophylaxe kardiovaskulärer Ereignisse gegeben werden, ist das Risiko für eine ICB erhöht [35]. Eine Vormedikation mit Thrombozytenaggregationshemmern ist ebenso wie eine Blutung unter Antikoagulanzientherapie mit einem schlechteren Outcome assoziiert.

Die Häufigkeit von ICB nach Lyse eines Myokardinfarkts liegt zwischen 0,17 und 1,4%. Unter einer Therapie mit Heparinen treten ICB fast ausschließlich nach akuten Hirninfarkten auf, meist als hämorrhagische Transformation des ischämisch geschädigten Infarktareals. Wegen der erhöhten Blutungsrisikos unter Heparin wurde die Heparintherapie bei ischämischem Schlaganfall verlassen; Heparin wird heute beim ischämischen Schlaganfall allenfalls noch bei besonderer Indikation eingesetzt. Auch in einer niedrigen Dosis zur Thromboembolieprophylaxe erhöhen Heparine in der Akutphase nach ischämischem Schlaganfall das Blutungsrisiko.

> **Praxistipp**
>
> Unter einer Heparintherapie ohne zerebrovaskuläre Indikation ist das Risiko einer ICB gering.

Symptomatische ICB nach fibrinolytischer Therapie ischämischer Schlaganfälle sind Hauptursache für eine frühe Mortalität nach der Lysetherapie. Allerdings ist insgesamt keine Mortalitätserhöhung durch die Fibrinolysetherapie im Vergleich zu Placebo gegeben, da unter Placebo vermehrt raumfordernde Mediainfarkte mit hoher Mortalität auftreten. Je nach verwendetem Medikament, Dosis und Indikationsstellung liegt das Risiko für intrazerebrale Blutungen nach Fibrinolyse beim Schlaganfall im Allgemeinen zwischen 6 und 35%. In der Mehrzahl handelt es sich dabei lediglich um eine hämorrhagische Transformation von Infarktarealen als Folge der Reperfusion in ischämisch geschädigtes Gewebe, die klinisch meist asymptomatisch bleibt. Die Prognose wird durch diese Art von Blutungen nicht wesentlich beeinflusst. Symptomatische parenchymatöse Blutungen nach Fibrinolyse sind seltener; die Häufigkeit dieser Blutungen beträgt je nach Definition ca. 2–8%. Das Blutungsrisiko ist bei der Fibrinolyse v. a. dann stark erhöht, wenn die initiale CT bereits Frühzeichen eines großen Infarkts ($>1/3$ des Mediaterritoriums) zeigt. Wahrscheinlich erhöht auch eine ausgeprägte zerebrale Mikroangiopathie das Blutungsrisiko nach Fibrinolyse.

Sympathomimetische Drogen

Die Pathogenese von Blutungen nach Konsum sympathomimetischer Drogen ist ungeklärt. Als auslösende Mechanismen werden Blutdruckspitzen infolge Freisetzung von Katecholaminen, nekrotisierende Vaskulitis und Vasospasmen mit nachfolgenden Reflow-Phänomenen diskutiert. Bei einem erheblichen Teil dieser Patienten finden sich zusätzlich strukturelle vaskuläre Läsionen.

> **Praxistipp**
>
> Beschrieben wurden Blutungen v. a. nach Kokain, Crack, Phencyclidin und Amphetaminen inkl. Ecstasy. Besonders bei jungen Patienten ohne andere disponierende Faktoren sollte bei der Diagnose ICB eine Drogenanamnese und ggf. eine Untersuchung in Blut oder Urin durchgeführt werden.

MAO-Inhibitoren können, v. a. in Verbindung mit sympathomimetischen Substanzen oder Alkohol, eine ICB verursachen. Übermäßiger Alkoholkonsum ist ebenfalls ein disponierender Faktor. Alkoholexzesse in der unmittelbaren Vorgeschichte sind über hierdurch verursachte Blutdruckspitzen und Veränderungen im Gerinnungssystem mit akuter ICB assoziiert. Dies wurde insbesondere in skandinavischen Ländern, wo das Trinkverhalten durch gelegentlichen, massiven Alkoholkonsum charakterisiert ist, und bei US-amerikanischen Collegestudenten (ritualisiertes »binge drinking«) untersucht. Auch chronischer, mäßiger Alkoholkonsum in sozial akzeptiertem Umfang ist mit einem, wenn auch sehr geringfügig, erhöhtem Risiko für ICB assoziiert.

Andere Ursachen

Intrazerebrale Blutungen nach Karotisendarteriektomie sowie nach Korrektur von Herzanomalien werden durch den postoperativ abrupt erhöhten Perfusionsdruck erklärt. Blutdruckspitzen gelten auch als Auslöser vereinzelt berichteter ICB bei zahnärztlichen Eingriffen, Trigeminusreizen und Kälteexposition.

Blutungen in ein ischämisches Infarktareal als Folge der Reperfusion in ein ischämisch geschädigtes Gefäßbett kommen häufig (bis zu 15%) vor. Der hämorrhagische Infarkt ist daher eine typische Differenzialdiagnose der primären ICB, die auch mit modernen bildgebenden Verfahren nicht immer ge-

32.1 Intrazerebrale Blutungen

klärt werden kann. In unklaren Fällen kann die MR mit diffusions- und perfusionsgewichteten Bildern Zusatzinformationen geben. Der typische Befund eines sekundär hämorrhagischen Infarkts ist eine weite Zone einer Diffusionsstörung um die Blutung, wie sie bei primären Blutungen nicht zu erwarten ist.

Septische Nekrosen der Arterienwand und »mykotische« (der Begriff »mykotisch« ist historisch gewachsen und deutet nicht auf eine Pilzinfektion hin) Aneurysmen sind Mechanismen der Blutungen bei infektiöser Endokarditis. ICB treten sekundär bei Gehirntumoren, im Rahmen von Schädelhirntraumen und als Stauungsblutungen bei Sinusvenenthrombose auf.

Blutungen bei Sinusthrombose sind in der Regel von einem ausgedehnten Ödem umgeben. In einzelnen Fällen kann dies jedoch fehlen, so dass die Blutung bei diesen Patienten leicht als primäre ICB verkannt wird.

Häufig liegen verschiedene Risikofaktoren gleichzeitig vor, z. B. zerebrale Amyloidangiopathie und arterielle Hypertonie; bei diesen Patienten kann eine Interaktion mehrerer Mechanismen als Blutungsursache angenommen werden.

■■■ Lokalisation

Studien über die Lokalisation von ICH kamen zu unterschiedlichen Ergebnissen. Grob zusammengefasst, liegen lobäre und Putamenblutungen bei jeweils ca. 35% der Patienten vor, gefolgt von Thalamus- (15%), Kleinhirn- (10%) und Hirnstammblutungen (5%).

Die Verteilung der Blutungslokalisation ist altersabhängig. Bei jüngeren Patienten, bei denen hypertensive Blutungen ungewöhnlich sind, kommen lobäre Blutungen häufiger vor als bei alten Patienten, die überwiegend hypertensive Blutungen an »typischer« Lokalisation in den Stammganglien entwickeln.

■■■ Pathophysiologie

Die initiale Gefäßruptur führt zur Extravasation von Blut in das Hirnparenchym. Das Hämatom verursacht eine lokale Druckerhöhung, die zur Ruptur von Gefäßen in der Umgebung führt, so dass sich das Hämatom wie ein »rollender Schneeball« vergrößert. Das Hämatom breitet sich vorzugsweise entlang von Faserbündeln aus. Für den Stillstand der Blutung ist neben der Hämostase ein mit der Blutungsgröße zunehmender Gegendruck von dem umgebenden komprimierten Gewebe und, bei großen Blutungen, der generalisierte intrakranielle Druckanstieg verantwortlich.

Bis vor wenigen Jahren nahm man an, dass die ICB ein akutes Ereignis von wenigen Minuten Dauer sei, und eine sekundäre Verschlechterung wurde mit den Folgen der Raumforderung und des perifokalen Hirnödems erklärt. Analysen engmaschiger serieller CT-Untersuchungen zeigten dagegen, dass eine frühe Blutungsextension bzw. eine erneute Blutung v. a. in den ersten 6 Stunden, aber auch in den ersten Tagen nach Einsetzen der Symptomatik häufig vorkommt und einen wesentlichen Prädiktor für ein ungünstiges Outcome darstellt (◘ Abb. 32.1; [8]).

Bei 18–38% der Patienten, deren erstes CT bzw. MR innerhalb von 3 Stunden nach Symptombeginn hergestellt wurde, zeigte sich in den Verlaufsuntersuchungen eine Volumenzunahme, meist sogar innerhalb der ersten Stunde.

> **Wichtig**
>
> Die Gefahr einer Blutungszunahme ist unmittelbar nach Diagnosestellung am größten.

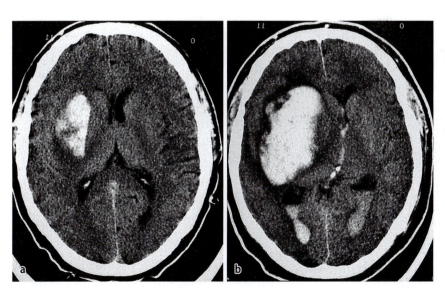

◘ **Abb. 32.1a,b.** 58-jähriger Alkoholiker mit Thrombopenie (57.000/μl) und einer spontanen INR von 2,6: **a** große putaminale Blutung. Der GCS-Score bei Aufnahme beträgt 10. 2 Stunden später kommt es zu einer massiven Befundverschlechterung, der Patient ist jetzt komatös (GCS 4). **b** Die wiederholte CT ergibt eine erhebliche Volumenzunahme der Blutung. Der Patient verstirbt einen Tag später.

In einer prospektiven Studie ereignete sich bei 26% der Patienten während der ersten Stunde nach dem initialen CT eine Blutungszunahme, und bei zusätzlichen 12% der Patienten im Verlauf der nächsten 20 Stunden [5]. Die Patienten befinden sich also gerade dann in einer höchst vulnerablen Phase, wenn sie im Krankenhaus zwischen den verschiedenen diagnostischen Schritten (CT, MR, Notaufnahme, Intensivstation) im Rahmen der Akutevaluation umhertransportiert werden. Ob das Blutungsvolumen bei diesen Patienten schrittweise oder kontinuierlich zunimmt, bleibt im Einzelfall ungeklärt.

In kontrastmittelunterstützten CT-Untersuchungen kann bei einem Teil der Patienten eine aktive Blutung zum Zeitpunkt der Untersuchung nachgewiesen werden [12]. Gerinnungsstörungen sowie eine Prämedikation mit Antikoagulanzien oder Thrombozytenaggregationshemmern prädisponieren zu einer Blutungsexpansion. Die Begünstigung einer Hämatomexpansion durch eine unkontrollierte arterielle Hypertonie erscheint zwar plausibel, ist aber bisher nicht eindeutig nachgewiesen werden [1].

Die Ausdehnung der Blutung in das Ventrikelsystem kann bei Behinderung des Liquorabflusses durch koaguliertes Blut zum Hydrozephalus führen. In mehreren Studien wurde eine ventrikuläre Blutungsexpansion durchgehend mit einer schwereren Symptomatik und einer schlechteren Prognose assoziiert, auch dann, wenn es nicht zu einer Liquorzirkulationsstörung durch die Blutung gekommen war.

Eine Liquorzirkulationsstörung kann auch ohne Ventrikeleinbruch entstehen, wenn bei raumfordernden mittellinien-nahen Stammganglienblutungen oder sehr großen lobären Blutungen der III. Ventrikel, das Foramen Monroi oder der Aquaeductus Sylvii komprimiert werden.

32.1.1 Perifokales Hirnödem

In den letzten Jahren ist die perifokalen Ödemzone in den Mittelpunkt des Interesses getreten. In Abhängigkeit von der Größe der ICB entwickelt sich bei den meisten Patienten mit ICB innerhalb der ersten 24–48 Stunden eine ödematöse Randzone, die weit größer als die eigentliche Blutung werden kann (◘ Abb. 32.2).

Bei unbekanntem Symptombeginn kann anhand des Ausmaßes des perifokalen Ödems eine grobe Abschätzung des Alters der Blutung vorgenommen werden. Das perifokale Ödem ist ein wichtiger Mechanismus für die Entstehung eines fokalen und, bei großen Blutungen, generalisierten Hirndruckanstiegs sowie die Ursache einer sekundären klinischen Verschlechterung. Ein typisches Beispiel ist die vorübergehende Aphasie bei Stammganglienblutungen.

Das perifokale Hirnödem ist daher ein möglicher wichtiger Angriffspunkt zukünftiger spezifischer Therapien. Der Verlauf des perifokalen Hirnödems bei ICB jenseits der ersten 3 Tage ist schlecht untersucht. Im Unterschied zum Hirnödem nach ischämischen Infarkt, das sich nach einer Woche weitgehend zurückgebildet hat, kann das perifokale Hirnödem nach ICB seine maximale Ausprägung erst nach einer Woche oder sogar noch später entwickeln.

Die **Pathophysiologie des perifokalen Hirnödems** nach ICB ist nicht sicher geklärt [40]. Prinzipiell wird eine ischämische oder eine entzündliche Genese bzw. die Kombination beider Mechanismen vermutet.

Tierversuche legen nahe, dass im angrenzenden Gewebe eine Randzone kompletter Ischämie entsteht, umgeben von einem Gebiet relativer Ischämie, vergleichbar der Penumbra bei ischämischen Infarkten. Die Ischämie wird als Folge me-

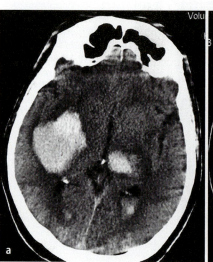
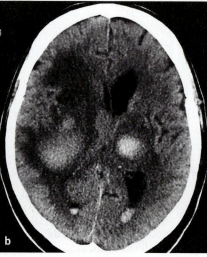

◘ **Abb. 32.2a,b.** 60-jähriger Patient: **a** mit bilateraler Stammganglienblutung nach Fibrinolyse eines Myokardinfarkts. **b** Nach 10 Tagen sind die Blutungen bereits in Resorption begriffen, es hat sich ein massives perifokales, im CT hypodenses, Ödem gebildet, das das Volumen der Blutungen bei weitem übertrifft. Der rechte Seitenventrikel ist komprimiert, der linke Seitenventrikel erweitert infolge einer Liquorzirkulationsstörung durch Blockade des Foramen Monroi oder Kompression des III. Ventrikels.

chanischer Kompression der perifokalen Mikrozirkulation und der Freisetzung vasokonstriktorisch wirksamer Substanzen aus dem Hämatom interpretiert. Neben der Ischämie wurden eine Reihe anderer Faktoren wie immunologische Phänomene, Leukotriene und exzitatorische Transmitter, v. a. Glutamat, für die Entstehung des perifokalen Hirnödems verantwortlich gemacht. Möglicherweise sind zumindest für einen Teil des Neuronenuntergangs in der Randzone der Blutung Apoptosephänomene verantwortlich. Hier wären Angriffspunkte für Therapieansätze wie NMDA-Antagonisten, hyperbarer Sauerstoff, Kalziumantagonisten oder Immunsuppressiva gegeben, die im Tierversuch z. T. erfolgreich eingesetzt wurden. Im Tierversuch, wie auch in kleinen SPECT-Studien beim Menschen, wurde gezeigt, dass eine frühe chirurgische Hämatomevakuation die Entwicklung des perifokalen Ödems verringert.

Beim Menschen lieferten Untersuchungen der perifokalen Ödemzone mit SPECT, PET, MR und CT sowie Perfusions-CT unterschiedliche Ergebnisse. Hierfür sind neben den Limitationen der jeweiligen Methode selbst eine Reihe verschiedener Gründe, wie unterschiedliche Untersuchungszeitpunkte, kurzes oder überhaupt kein Follow-up, heterogene Einschlusskriterien und die in allen Fallserien kleine Fallzahl, verantwortlich.

Vermutlich gelangen in der perifokalen Ödemzone im Verlauf der ersten Tage nach ICB sequenziell unterschiedliche Mechanismen Bedeutung, was die Inkonsistenz der Befunde beim Menschen erklären könnte. Systematische Untersuchungen, bei denen eine größere Zahl von Patienten im Verlauf der ersten Tage wiederholt untersucht wurde, liegen nicht vor. Bedenkt man die methodischen Schwierigkeiten und den großen Aufwand einer PET-Untersuchung mit ^{15}O-markiertem Wasser, diejenige Methode, mit der der lokale zerebrale Blutfluss (CBF), die metabolische Rate ($CMRO_2$) und die O_2-Extraktionsrate (OEF) derzeit mit der größten Zuverlässigkeit dargestellt werden kann, verwundert es, dass es überhaupt gelungen ist, 19 Patienten in der Akutphase einer ICB hiermit zu untersuchen [41]. In dieser Fallserie zeigte sich ein reduzierter Metabolismus in der perifokalen Ödemzone ohne Zeichen einer Ischämie. Diese Ergebnisse werden von einem Teil der Studien mit SPECT und MR bestätigt. Andere Autoren fanden Anhaltspunkte für eine perifokale Ischämiezone als wahrscheinlich wesentlichen Mechanismus des perifokalen Hirnödems. Eine Mikrodialysestudie fand Veränderungen in der Randzone der spontanen ICB, die große Ähnlichkeiten mit der Umgebung traumatischer Blutungen aufweisen [31].

32.1.2 Akutversorgung und Erstdiagnostik

■■■ Symptomatik

Die klinischen Symptome hängen wesentlich von Größe und Lokalisation der Blutung ab. Eine sichere Unterscheidung von ischämischen Hirninfarkten ist v. a. bei kleineren Blutungen nur durch radiologische Diagnostik möglich. Die neurologischen Defizite entwickeln sich bei ICB im Vergleich zu Infarkten häufig schlagartig und sind oft mit starken Kopfschmerzen assoziiert. Eine langsame Progredienz der Symptomatik ist jedoch keine Seltenheit. Daher darf bei Patienten mit akutem Schlaganfallsyndrom eine Therapie mit gerinnungshemmenden Substanzen oder Thrombozytenaggregationshemmern keinesfalls begonnen werden, bevor eine Blutung radiologisch sicher ausgeschlossen wurde.

Klinische Symptome weisen auf die Lokalisation der Blutung hin. Typische Symptome in Abhängigkeit von der Lokalisation sind in folgender Übersicht zusammengefasst.

> **Typische Symptomatik in Abhängigkeit von der Lokalisation der Blutung**
> - Putamen
>   - Kontralaterale Hemiparese
>   - Konjugierte Blickdeviation zur Läsionsseite
>   - Homonyme Hemianopsie
>   - Aphasie bei ICB auf der sprachdominanten Seite
> - Thalamus
>   - Kontralaterale sensible Hemisymptomatik
>   - Initial Bewusstseinstrübung bis zum Koma
>   - Hemiparese
>   - Hemiataxie (bis zu 20%)
>   - Okulomotorische Symptome durch Druckwirkung auf das Mittelhirn (enge, nicht reagierende Pupillen mit Parinaud-Syndrom)
>   - Choreoathetose
>   - Häufig schwere neuropsychologische Defizite (Hypersomnie, Abulie, Verhaltensstörungen und mnestische Defizite)
> - Ncl. caudatus
>   - Hemiparese
>   - Oft Ventrikeleinbruch, gelegentlich initial mit Nackensteife (Differenzialdiagnose: Subarachnoidalblutung)
> - Pons
>   - Initial Bewusstseinstrübung bis zum Koma
>   - Tetraparese
>   - Beuge- und Strecksynergismen
>   - Beidseitige Hirnnervenausfälle bei medianen Läsionen
>   - Laterale paramediane Lokalisation: gelegentlich bis auf Hemiparese oligosymptomatisch
>   - Tegmentale Lokalisation: meist internukleäre Ophthalmoplegie, Anisokorie sowie kontralaterale Hemiparese

▼

- Mittelhirn
  - Initial Bewusstseinstrübung bis zum Koma
  - Parinaud-Syndrom
  - Okulomotoriusparese
  - Horner-Syndrom
  - Internukleäre Ophthalmoplegie
- Medulla oblongata
  - Initial Bewusstseinstrübung bis zum Koma
  - Schwindel
  - Schluckstörungen
  - Heiserkeit
  - Tetraparese
- Kleinhirn
  - Hemiataxie
  - Horizontaler Spontannystagmus
  - Dysarthrie
  - Oft rasche Progredienz durch Druckzunahme in der hinteren Schädelgrube mit Verlegung des 4. Ventrikels
  - Variable Hirnstammsymptome bei Druck auf den Hirnstamm

Die klinische Manifestation **lobärer Blutungen** variiert je nach der Lokalisation. Kleine Blutungen können asymptomatisch sein oder Einzelsymptome wie homonyme Hemianopsie, Monoparesen oder Aphasie verursachen.

Bewusstseinstrübung, Pupillenstörungen und respiratorische Insuffizienz infolge transtentorieller Herniation können bei raumfordernden **supratentoriellen Blutungen** bereits früh auftreten, wogegen diese Symptome auch nach einem massivem ischämischem Schlaganfall erst nach 2–5 Tagen als Folge des sich entwickelnden postischämischen Hirnödems entstehen. Manche Patienten mit ICB erreichen die Klinik nicht mehr lebend oder tief komatös.

Bei **Kleinhirnblutungen** muss zwischen den Symptomen durch die Störung der Kleinhirnfunktion selbst (wie Ataxie, Schwindel und Blickmotorikstörung), Symptomen infolge der raumfordernden Wirkung auf den Hirnstamm (Hirnnervensymptome, sensomotorische Defizite, Bewusstseinstrübung) und Symptomen infolge einer Liquorzirkulationsstörung durch Kompression der Liquorabflusswege unterschieden werden.

> **Wichtig**
>
> Bei Kleinhirnblutungen ist Bewusstseinstrübung als Zeichen einer Beteiligung des Hirnstamms prognostisch ungünstig.

Eine sekundäre klinische Verschlechterung in den ersten Tagen nach Symptombeginn ist häufig. In diesem Fall muss eine sofortige erneute Bildgebung klären, ob die Befundverschlechterung durch eine Größenzunahme der Blutung, eine Liquorzirkulationsstörung oder durch die Entwicklung eines perifokalen Ödems hervorgerufen wird.

■■■ Primärtherapie

Jede ICB muss, auch bei milder klinischer Symptomatik, als lebensbedrohender Notfall angesehen und entsprechend behandelt werden. Eine spezifische Therapie ist vor Diagnosestellung nicht möglich. Die Aufgabe des Haus- oder Notarztes beschränkt sich darauf, für den schnellstmöglichen, sicheren Transport in eine geeignete Klinik zu sorgen. Die Sicherung der Vitalfunktionen hat Vorrang vor allen weiterführenden Untersuchungen. Routinemaßnahmen sind venöser Zugang, Pulsoxymetrie, EKG-Monitoring und Bestimmung der Gerinnungsparameter.

> **Erstversorgung von Patienten mit intrazerebraler Blutung**
>
> 1. Venöser Zugang
> 2. Notfalllabor, insbesondere Gerinnungsparameter
> 3. EKG-Monitoring, Pulsoxymetrie
> 4. 2 l O_2/min via Nasensonde bei normaler O_2-Sättigung, bei Bedarf mehr
> 5. Großzügige Indikationsstellung zur Intubation bei Ateminsuffizienz oder Bewusstseinstrübung
> 6. Blutdrucksenkung (erst nach Sicherung der Diagnose) bei Werten >180/90 mmHg: zunächst 5 mg Nitrendipin p.o., bei Erfolglosigkeit 37,5–75 µg Clonidin bzw. 12,5 mg Urapidil i.v. Keine Senkung auf hypotone Werte
> 7. Bei Bradykardie <45/min 0,5–1 mg Atropin i.v., bei Erfolglosigkeit Dobutamin, Beginn mit 3,5 µg/kgKG/min
> 8. Nach Sicherung der Vitalfunktionen ohne Verzögerung CT oder MR
> 9. Bei Gerinnungsstörungen: Substitution von Gerinnungsfaktoren bzw. Thrombozyten

Auch bei ausreichender peripherer O_2-Sättigung werden zur Optimierung des O_2-Angebots im Gehirn prophylaktisch 2l O_2/min über eine Nasensonde insuffliert.

Bei respiratorischer Insuffizienz sollte zur Vermeidung zerebraler Hypoxie frühzeitig, also vor Erreichen kritischer arterieller Blutgase, intubiert werden. Bei bewusstseinsgetrübten Patienten mit beeinträchtigten Schutzreflexen wird die Indikation zur Intubation zur Sicherung der Atemwege ebenfalls großzügig gestellt. Die Intubation soll schonend erfolgen, um einen plötzlichen Hirndruckanstieg durch Pressen oder Blutdruckanstieg zu verhindern. Daher wird eine Magensonde erst nach der Intubation gelegt. Ein Blutdruckabfall nach der Intubation wird sofort mit Infusion von Volumen, bei Erfolglosigkeit mit Katecholaminen, behandelt, um den zerebralen Perfusionsdruck aufrecht zu halten. Depolarisierende Muskelrelaxanzien können durch initiale Faszikulationen zu einer intrakraniellen

Drucksteigerung führen und sollten daher nicht ohne Präcurarisierung gegeben werden.

Raumfordernde Blutungen verursachen häufig initiale autonome Regulationsstörungen, meist in Form bradykarder Arrhythmien. Bei Frequenzabfall unter 45/min wird 0,5–1 mg Atropin i.v. gegeben, bei Persistenz der Symptomatik Dobutamin, zunächst in einer Dosierung von 3,5 µg/kgKG/min.

Hämostatische Therapie

Bei Gerinnungsstörungen oder schwerer Thrombopenie wird die Substitution von Gerinnungsfaktoren bzw. Thrombozyten unmittelbar nach Eintreffen in der Klinik begonnen, um eine Expansion der Blutung zu verhindern. Da aus mehreren Studien gut bekannt ist, dass die Gefahr einer erneuten bzw. prolongierten Blutung in den ersten Stunden nach Symptombeginn am größten ist, darf diese Notfallmaßnahme nicht verzögert werden und sollte noch in der Notaufnahme, sofort nachdem die pathologischen Laborwerte bekannt geworden sind, eingeleitet werden. Ziel ist die möglichst rasche Normalisierung der abnormen Gerinnung. Prothrombinkomplexkonzentrate in Kombination mit Vitamin K sind Frischplasmen vorzuziehen, da die Normalisierung der INR damit schneller erreicht werden kann und die Gefahr einer Volumenüberlastung entfällt [15, 20]. Die Dosis orientiert sich am Ausgangswert der INR.

Bei einer Thrombopenie <50.000 werden Thrombozyten infundiert. Heparin wird mit Protaminsulfat antagonisiert. Bei Markumarblutungen sollte gleichzeitig mit den Prothrombinkomplexkonzentraten mit Vitamin K antagonisiert werden. Die Therapie mit Vitamin K alleine ist keinesfalls ausreichend, da mehrere Stunden bis zum Wirkungseintritt vergehen. Vor einer möglichen Operation muss die INR mit Gerinnungsfaktoren normalisiert werden. Unter diesen Voraussetzungen sind operative Eingriffe wie Ventrikeldrainage oder operative Hämatomausräumung möglich [34].

In zwei randomisierten klinischen Studien wurde in den letzten Jahren die Effektivität des Gerinnungsfaktors VII (rFVIIa) bei akuter ICB untersucht. In der ersten Phase-II-Studie kam es unter aktiver Therapie sowohl zu einer geringeren Blutungsexpansion als auch zu einem besseren klinischen Outcome [24]. In der größeren Phase-III-Nachfolgestudie konnte das Ergebnis einer geringeren Blutungszunahme unter Therapie mit rFVIIa zwar reproduziert werden; das klinische Outcome war jedoch zwischen den beiden Gruppen nicht unterschiedlich [25]. Grundsätzlich scheint das Konzept der Verhinderung der frühzeitigen Blutungsausbreitung durch die frühe Gabe von Faktor VII ein sinnvoller Ansatz zu sein, der sich in den klinischen Studien auch nachweisen ließ. Unter Therapie mit Faktor VII besteht ein erhöhtes Risiko für thromboembolische Komplikationen [9]. Allerdings hat sich entgegen der Erwartungen diese Hämatombegrenzung nicht in einen klinischen Vorteil übersetzt. Eine Therapie von Patienten mit intrazerebralen Hämatomen außerhalb von klinischen Studien ist daher derzeit nicht gerechtfertigt.

Eine aktuelle größere retrospektive Analyse deutet auf positive Effekte einer akuten antifibrinolytischen Therapie mit Tranexamsäure hin [37]. Eine Therapieempfehlung kann aber wegen methodischer Schwächen aus dieser Arbeit nicht abgeleitet werden.

Blutdruckmanagement

Untersuchungen des prognostischen Werts erhöhter Blutdruckwerte bei Aufnahme und im weiteren Verlauf erbrachten widersprüchliche Ergebnisse. Die Mehrzahl der Patienten mit ICB präsentiert sich akut mit einer oft massiven Hypertonie. Richtlinien zur Behandlung von ICB empfehlen eine Einstellung auf Werte im hochnormalen bzw. leicht hypertensiven Bereich, obwohl es keinesfalls erwiesen ist, dass die Therapie erhöhten Blutdrucks mit einer geringeren Rate von Nachblutungen und einer besseren Prognose verbunden ist. Wahrscheinlich sind insbesondere akute krisenhafte Blutdruckspitzen und weniger ein durchgehend erhöhter Blutdruck für das Auftreten erneuter Blutungen verantwortlich.

Einige Arbeiten legen nahe, dass eine zu rasche oder zu weitgehende Blutdrucksenkung (unter einen Mitteldruck von 84 mmHg) ungünstig sein könnte. PET-Untersuchungen zeigten zudem, dass die lokale zerebrale Autoregulation nach ICB meist intakt ist. Die Blutdruckeinstellung ist aufgrund der begleitenden sympathikoadrenergen Stressreaktion oft schwierig. Obwohl evidenz-basierte Studien fehlen, sollte aus pathophysiologischen Gründen der systolische Blutdruck unter Werten von 160–180 mmHg gehalten werden.

Verbindliche Richtwerte sind nicht etabliert; Richtlinien empfehlen unterschiedliche Vorgehensweisen. In den aktuellen Richtlinien der American Stroke Association [4] wird vorgeschlagen, notfallmäßig eine akute Blutdrucksenkung mit intravenösen Antihypertensiva erst bei Werten >200 mmHg systolisch (MAP >150 mmHg) zu beginnen. Bereits bei Werten >180 mmHg systolisch (MAP >130 mmHg) soll eine akute Blutdrucksenkung unter Hirndruckmonitoring nur dann erfolgen, wenn gleichzeitig Hinweise auf einen erhöhten Hirndruck vorliegen. Bei Werten >180 mmHg systolisch (MAP >130 mmHg) ohne Hinweis auf eine Hirndruckerhöhung soll der Blutdruck nur langsam und vorsichtig auf Zielwerte um 160/90 mmHg gesenkt werden.

> **Praxistipp**
>
> Insbesondere bei großen Blutungen soll der Blutdruck nicht zu rasch oder gar auf hypotensive Werte gesenkt werden, um bei erhöhtem intrakraniellen Druck einen ausreichenden zerebralen Perfusionsdruck, v. a. in der Randzone der Blutung, zu gewährleisten.

In diesem Zusammenhang muss betont werden, dass diese Richtlinien nicht auf solider wissenschaftlicher Evidenz, sondern auf Konsens beruhen. So wurde z. B. der Vorteil eines ICP-Monitorings bei ICB nie nachgewiesen. 2008 wurde die INTER-

ACT-Studie veröffentlicht, in der Patienten randomisiert entweder konventionell (Ziel-Blutdruck 180mmHg) oder intensiv bludrucksenkend (Ziel-Blutdruck 140mmHg) behandelt wurden [1]. Es ergaben sich Trends zugunsten einer geringereren Hämatomexpansion unter der intensiven Blutdrucksenkung; das klinische Outcome war jedoch in beiden Gruppen vergleichbar. Eindeutige Therapieempfehlungen können aus dieser Studie nicht abgeleitet werden. In den nächsten Jahren werden die Ergebnisse einer weiteren randomisierten Studie (ATACH) zur Blutdrucktherapie bei ICB erwartet.

Über die Wahl des Antihypertensivums bei ICB gibt es bisher keine Daten aus validen prospektiven Studien. Wegen der einfachen Applikationsart wird bei der initialen Präsentation in der Notaufnahme oft 400–800 mg Nitroglycerin, 5–10 mg Nifedipin bzw. 5 mg Nitrendipin oral oder sublingual angewendet. Dieses Vorgehen ist jedoch nicht unproblematisch, da es dabei, v. a. unter Nifedipin, zu einer überschießenden Blutdrucksenkung kommen kann.

> **Praxistipp**
>
> Eine kontinuierliche intravenöse Therapie unter engmaschigem Monitoring, möglichst kontinuierlich intraarteriell, ist bei massiver interventionsbedürftiger Hypertonie der intermittierenden Bolusgabe vorzuziehen.

In jedem Fall sollte mit einer kleineren Dosis angefangen werden, um eine abrupte Blutdrucksenkung zu vermeiden. Die Wahl des Antihypertensivums unterliegt starken regionalen Schwankungen. In den **USA** sind der Kalziumantagonist Nicardipin und der kombinierte α/β-Blocker Labetalol häufig verwendete Medikamente der ersten Wahl, die in Europa jedoch nicht als intravenöse Präparation zur Verfügung stehen. In **Europa** wird oft der α-Rezeptorantagonist Urapidil (initial 12,5 mg) eingesetzt, der bei kontinuierlicher Infusion allerdings wegen ausgeprägter Tachyphylaxie in vielen Fällen schnell an Wirkung verliert und deswegen häufig bereits nach wenigen Stunden mit anderen Medikamenten ergänzt oder ersetzt werden muss. Bei unruhigen Patienten kann Clonidin (initial 75 µg) wegen der sedierenden Nebenwirkung erwünscht sein. Bei Vasodilatanzien wie Nifedipin, Nitroglycerin und Nitroprussid werden aus theoretischen Überlegungen ICP-erhöhende Effekte vermutet, so dass diese Medikamente als zweite Wahl betrachtet werden müssen.

Indikationen für die Aufnahme auf die Intensivstation

Da häufig eine sekundäre Verschlechterung durch prolongierte Blutung, Hirnödem und Liquorzirkulationsstörung auftritt, sollte die Indikation zur Aufnahme auf die Intensivstation oder auf eine Monitoringstation bzw. Stroke Unit weit gestellt werden. Patienten mit initialer Bewusstseinstrübung oder mit ausgedehnten ICB müssen intensivmedizinisch überwacht und behandelt werden. Bei exzessiver Hypertonie ist eine adäquate Blutdrucküberwachung und -therapie häufig nur mit einer kontinuierlichen invasiven Blutdruckmessung möglich. Ergeben sich aus dem initialen CT Hinweise auf eine Liquorzirkulationsstörung, z. B. bei Blutungen mit Ventrikeleinbruch oder bei Verdacht auf eine Kompression des III. Ventrikels bzw. Foramen-Monroi-Blockade, ist ebenfalls eine intensivmedizinische Überwachung notwendig, oft nach sofortiger Anlage einer externen Ventrikeldrainage.

32.1.3 Diagnostik

Radiologische Diagnostik

Für die Erstdiagnostik sind sowohl CT als auch MRT geeignet. Mit beiden Verfahren kann eine ICB mit hoher Sensitivität und Spezifität erkannt werden [23].

Die **CT** hat den Vorteil, dass sie weit einfacher und schneller durchgeführt werden kann. Falls sich in der nativen CT der Verdacht auf eine symptomatische Blutung ergibt, kann die Untersuchung unmittelbar im Anschluss an die Nativ-CT innerhalb weniger Minuten mit einer kontrastmittelangehobenen CT bzw. mit CT-Angiographie und -venographie ergänzt werden. Eine Sinusthrombose oder ein Aneurysma kann mit diesen Verfahren mit großer Zuverlässigkeit erkannt werden. Nachteile der CT im Vergleich mit der MR sind die Strahlenbelastung, Kontrastmittelnebenwirkungen sowie die schlechtere Darstellung des Hirnparenchyms.

Mit der **MR** incl. MR-Angiographie können symptomatische Blutungen besser differenziert werden. Nachteile der MR sind die höheren Kosten sowie die längere Untersuchungszeit. Die reine MR-Untersuchungszeit beträgt weniger als 20 Minuten, in der Praxis ist dieser Zeitraum jedoch oft nicht realistisch. Schwer kranke und instabile Patienten können in der MR schlechter überwacht werden. Bei unruhigen Patienten limitieren Bewegungsartefakte die Untersuchung; sedierende Medikamente sollten bei dieser Patientengruppe möglichst vermieden werden. Aneurysmen werden im Vergleich zur CT-Angiographie mit der MR-Angiographie vermutlich weniger zuverlässig dargestellt.

Anhand der CT- oder MR-Aufnahmen sollte eine grobe Bestimmung des Blutungsvolumens vorgenommen werden. Im klinischen Alltag wird oft nur der maximale Blutungsdiameter gemessen. Der maximale Blutungsdurchmesser ist allerdings kein sehr zuverlässiges Maß für die tatsächliche Blutungsgröße, da die meisten Blutungen irregulär begrenzt sind. Eine wesentlich genauere **Abschätzung des Blutungsvolumens** gelingt mit der einfachen Formel:

$$\frac{a \times b \times c}{2},$$

wobei a, b, und c die maximalen Durchmesser in den 3 Ebenen angeben. Das hierdurch ermittelte Volumen in [ml] ist bei Vorliegen einer vorwiegend ovalären Blutung im Vergleich zu computergestützten volumetrischen Analysen vergleichsweise zuverlässig und für klinische Fragestellungen ausreichend.

Bei Blutungen im Stammganglienbereich mit Bluthochdruckanamnese bei älteren Patienten reicht das Nativ-CT meist aus. Bei atypisch lokalisierter Blutung oder fehlender Bluthochdruckanamnese ist zur Klärung der Differenzialdiagnose eine weitere Diagnostik erforderlich. Bei einigen Patienten, z. B. bei großen arteriovenösen Malformationen, kann bereits die kontrastmittelangehobene CT die Diagnose sichern. Oft wird aber eine MR oder eine Angiographie notwendig sein, um behandelbare Blutungsursachen möglichst schnell zu identifizieren.

Der Stellenwert der nichtinvasiven MR- oder CT- Angiographie ist im Einzelfall umstritten. Die Differenzialdiagnose einer Sinusthrombose kann mit beiden Verfahren adäquat untersucht werden, die Sensitivität der CT-Angiographie für Aneurysmen ist vermutlich ähnlich gut wie die der Angiographie. Obwohl die konventionelle Angiographie durch die nichtinvasiven Verfahren immer mehr in den Hintergrund gedrängt wird, sollte das in geübten Händen geringe Risiko der zerebralen Angiographie die Indikation bei unklarer Blutungsursache großzügig stellen lassen.

> **Wichtig**
>
> Eine rasche Angiographie oder CT-Angiographie ist bei Verdacht auf zerebrale Aneurysmen indiziert.

Der Verdacht ergibt sich v. a. bei Blutungen in den Vorzugslokalisationen wie Temporallappen und Sylvi-Fissur, medianer Frontallappen und Interhemisphärenspalt sowie immer bei begleitender Subarachnoidalblutung. Falls arteriovenöse Malformationen als Blutungsursache in Frage kommen, ist es sinnvoll, die Angiographie in einigem Abstand zur ICB (z. B. 4 Wochen) durchzuführen oder zu wiederholen, da die pathologischen Gefäßstrukturen im Akutstadium durch die raumfordernde Wirkung der Blutung komprimiert und damit oft nicht nachweisbar sein können.

32.1.4 Therapie

■■■ Allgemeine konservative Therapie

Ziele der konservativen Therapie sind Aufrechterhaltung der Vitalfunktionen, Optimierung des O_2-Angebots im Gehirn, Kontrolle der Risikofaktoren für eine Nachblutung und die Senkung erhöhten intrakraniellen Drucks.

Blutdruckeinstellung

Indikationen und Probleme der Blutdrucktherapie wurden bereits diskutiert. Urapidil, und, wenn sedierende Nebenwirkungen in Kauf genommen werden können, Clonidin als Dauerinfusion sind gut steuerbare Medikamente zur Behandlung einer arteriellen Hypertonie über 180 mmHg in den ersten Tagen nach Symptombeginn. Alternativ können β-Blocker, z. B. Metoprolol, eingesetzt werden. Häufig werden β-Blocker in fixer Kombination mit einem Vasodilatator, z. B. Dihydralazin, verabreicht, um einer Bradykardie entgegenzuwirken.

Behandlung epileptischer Anfälle

Epileptische Anfälle werden im Vergleich zum ischämischen Schlaganfall bei ICB häufiger beobachtet. Eine große aktuelle Studie ergab eine Inzidenz von 7,5% in der Akutphase der ICB – weit weniger, als in früheren Arbeiten angenommen wurde [32]. Epileptische Anfälle bei ICB sind in einigen Arbeiten als Prädiktor für ein ungünstiges Outcome beschreiben worden. Die meisten Anfälle ereignen sich innerhalb der ersten 72 Stunden und sind mit lobärer Lokalisation assoziiert. Nicht selten sind epileptische Anfälle das Initialsymptom der ICB. Es handelt sich in der Regel um selbstlimitierende, fokal eingeleitete, sekundär generalisierte Anfälle. Allerdings sind auch nichtkonvulsive Anfälle nicht ungewöhnlich, weswegen bei allen Patienten mit akuter ICB und unerklärter Bewusstseinstrübung oder deutlichen Vigilanzschwankungen ein EEG, am besten als kontinuierliches EEG-Monitoring, zur Diagnose bzw. zum Ausschluss nichtkonvulsiver Anfälle abgeleitet werden muss.

> **Praxistipp**
>
> Bei epileptischen Anfällen wird 2 mg (bei Status epilepticus bis zu 0,1 mg/kgKG) Lorazepam, alternativ 10–20 mg Diazepam oder 1–2 mg Clonazepam i.v. gegeben.

Für die Dauertherapie sind Benzodiazepine weniger geeignet, da sie die Beurteilbarkeit der Vigilanz unmöglich machen.

> **Wichtig**
>
> Mittel der ersten Wahl nach der Initialtherapie mit Benzodiazepinen ist unverändert **Phenytoin**.

Beim Status epilepticus oder einer Serie epileptischer Anfälle werden initial 15 mg/kg/KG Phenytoin mit einer Infusionsgeschwindigkeit von 50 mg/min verabreicht. In weniger dramatischen Fällen sollte diese Initialdosis über einen längeren Zeitraum (z. B. 8 h) infundiert werden, um die Rate an Nebenwirkungen zu verringern. Die weitere Dosierung richtet sich individuell nach Klinik und Serumspiegel. Die antikonvulsive Therapie sollte auch ohne Anfallsrezidive für 2–3 Monate beibehalten werden, wobei bei einer prolongierten Therapie von Phenytoin überlappend auf ein längerfristig besser verträgliches Antiepileptikum, z. B. Carbamazepin, Lamotrigin, Valproat oder Gabapentin, gewechselt werden sollte.

Bei Kontraindikationen für Phenytoin (z. B. AV-Blockierungen oder Bradykardie) ist **Valproat** (10–20 mg/kgKG iv. Bolus, gefolgt von 1,5 g/24 h iv.), das wegen der geringeren Rate akuter Nebenwirkungen zunehmend Verwendung findet, eine sinnvolle Alternative. Nach eigener Erfahrung ist Valproat bei dieser Indikation im Vergleich mit Phenytoin weniger effektiv.

Die Datenlage für **Levetiracetam**, das auch als Infusionslösung erhältlich, ist noch nicht ausreichend, um das Medikament für diese Indikation empfehlen zu können. In den USA ist Phenytoin von der weit besser verträglichen Pro-Drug **Fosphenytoin** abgelöst werden; dieses Medikament wird jedoch in Europa nicht vermarktet.

Eine prophylaktische antikonvulsive Therapie ohne vorausgegangene Anfälle wird nicht empfohlen.

Blutzuckereinstellung

Erhöhte Blutzuckerwerte sind mit einer schlechteren Prognose assoziiert [11]. Ob die diabetische Stoffwechsellage selbst zur Verschlechterung der Prognose beiträgt oder lediglich Ausdruck einer Stressreaktion bei großen Blutungen ist, wird unterschiedlich beurteilt. Allgemein wird die Blutzuckereinstellung auf Normalwerte empfohlen, ohne dass Untersuchungen vorliegen, die einen Vorteil dieses Regimes nachweisen konnten.

In der Akutphase ist Insulin oralen Antidiabetika vorzuziehen. Bei Patienten ohne bekannten Diabetes mellitus normalisiert sich die Stoffwechsellage nach einigen Tagen häufig, so dass eine dauerhafte antidiabetische Therapie nicht immer notwendig ist. Hypoglykämie soll vermieden werden, da es hier zu einer Stressreaktion mit vermehrter Ausschüttung von Katecholaminen und Kortikoiden, zu einer Zunahme des zerebralen Blutflusses mit Anstieg des ICP und zu neuronalen Schäden infolge eines gestörten Hirnmetabolismus kommen könnte.

Thromboseprophylaxe und Mobilisation

Patienten mit ICB haben ein stark erhöhtes Risiko für tiefe Venenthrombosen und Lungenembolien: Bei 16% eines Kollektivs von Patienten mit ICB, die nur mit Thrombosestrümpfen behandelt wurden, fand sich eine asymptomatische tiefe Beinvenenthrombose [19]. Allgemeine Maßnahmen sind Kompressionsstrümpfe, intermittierende pneumatische Kompression, regelmäßige physiotherapeutische Maßnahmen und frühzeitige Mobilisierung.

> **Wichtig**
>
> Für die früher oft geübte Praxis, Patienten mit ICB zu immobilisieren (»strenge« Bettruhe), gibt es keine Basis.

Patienten mit ICB sollten so früh wie möglich mobilisiert werden, wobei die Mobilisation im Einzelfall allerdings bei instabilen Patienten durch Blutdruckschwankungen mit der Gefahr hypertensiver Entgleisungen limitiert wird. Low-dose-Heparin (5000 IE s.c. alle 12 h) verringert das Risiko thromboembolischer Komplikationen. Niedermolekulares Heparin senkt das Thromboserisiko ähnlich effektiv wie unfraktioniertes Heparin, ist aber nach unserer Meinung bei Patienten mit ICB wegen der schlechteren Steuerbarkeit und fehlenden Möglichkeit der Antagonisierung weniger günstig. Über das mögliche Risiko einer Hämatomexpansion unter einer Therapie mit Heparinen zur Thromboseprophylaxe liegen keine zuverlässigen Daten vor. Wir beginnen bei bettlägerigen Patienten mit einer prophylaktischen Therapie mit unfraktioniertem Heparin am 3. Tag nach Symptombeginn.

Fortführung der Antikoagulation

Ein ungelöstes und umstrittenes Problem ist die Frage, ob und wann eine bestehende Antikoagulation aus internistischer Indikation nach einer ICB fortgeführt werden soll. Daten aus systematischen Studien zu diesem Thema gibt es nicht. Es ist allgemeiner Konsens, dass eine Antikoagulation zur Prophylaxe bei Vorhofflimmern nach einer spontanen primären ICB unterbrochen und auch zu einem späteren Zeitpunkt nicht wieder fortgeführt werden soll, da der Nutzen hier geringer als das Risiko einer erneuten Blutung eingeschätzt wird. Aspirin ist eine Behandlungsoption, die ein geringes Blutungsrisiko, aber auch eine geringere Effektivität bietet.

Schwieriger ist die Entscheidung bei Patienten mit einer absoluten Indikation zur Antikoagulation, z. B. nach Herzklappenersatz. Hier muss individuell ein sinnvoller Weg zwischen der Gefahr der Hirnblutung und dem Risiko thromboembolischer Komplikationen gefunden werden.

Bei **Patienten mit Aortenklappenersatz** unterbrechen wir die Antikoagulantientherapie für 48 Stunden und geben Heparin in der niedrigsten vertretbaren Dosis i.v (Ziel-PTT 50–60 sec). Bei **Patienten mit Mitralklappenersatz**, die ein sehr hohes Thromboembolierisiko haben, wird nach der Antagonisierung der Markumartherapie Heparin i.v. (PTT ca. 60 sec) ohne Unterbrechung gegeben.

> **Praxistipp**
>
> Aufgrund der besseren Steuerbarkeit ist es empfehlenswert, die Markumartherapie zu antagonisieren und auf Heparin umzustellen.

Für die Markumarantagonisierung werden Gerinnungsfaktoren in Kombination mit Vitamin K verwendet; Frischplasmen sind wegen der Gefahr der Volumenbelastung und der verzögerten Wirkung auf die INR zweite Wahl. Die Gefahr einer erneuten Blutung sinkt mit zunehmendem Abstand zum ersten Ereignis rasch, so dass bei unkomplizierten Fällen mit absoluter Indikation einer Antikoagulation, sofern keine operativen Maßnahmen geplant sind, nach 7–10 Tagen die orale Antikoagulation wieder aufgenommen wird. Der Patient und die Angehörigen müssen über die hohe Gefahr einer erneuten ICB aufgeklärt werden, wenn die Antikoagulation aus dringenden Gründen fortgeführt werden muss.

Monitoring des intrakraniellen Druckes (ICP)

Der Stellenwert eines invasiven ICP-Monitorings bei ICB ist ungeklärt. Der gemessene ICP korreliert nur bedingt mit klinischem Verlauf, Prognose und Bewusstseinslage. Wiederholt

32.1 Intrazerebrale Blutungen

wurde der ICP als Kriterium für die Entscheidung zu einem operativen Vorgehen und zur Therapiekontrolle hirndrucksenkender Maßnahmen eingesetzt. Eine Verbesserung der Prognose bei so behandelten Patienten ist aber nicht bewiesen. Bei Patienten mit externer Ventrikeldrainage kann sehr einfach eine kontinuierliche ICP-Messung erfolgen. Eine mögliche, experimentelle Indikation zum ICP-Monitoring liegt bei großen Blutungen mit ausgedehntem Hirnödem vor.

Therapie erhöhten Hirndrucks

Kortikosteroide, z. B. Dexamethason, werden häufig bei Patienten mit Hirnödem bei Hirntumoren eingesetzt. Bei ICB liegt keine Studie vor, die den Nutzen einer Kortisontherapie zeigt. In einer kontrollierten Studie mit 93 ICB-Patienten war kein Vorteil der Kortisontherapie nachweisbar; dafür traten in der behandelten Gruppe häufiger Komplikationen auf, v. a. Infektionen und Blutzuckerentgleisungen, so dass die Studie vorzeitig abgebrochen wurde [33].

> **Wichtig**
>
> Der Einsatz von Kortison bei ICB ist daher nach der gegenwärtig vorliegenden Literatur **nicht** gerechtfertigt.

Obwohl Studien, die den Nutzen einer **Osmotherapie** bei ICB-Patienten zeigen, völlig fehlen, wird diese Strategie in vielen Zentren verfolgt. Eine neuere kontrollierte Studie mit Glyzerin und Mannitol [28] ergab ebenso wie ältere Arbeiten keine Vorteile für die behandelte Patientengruppe. In Metaanalysen konnten weder für Glyzerin noch für Mannitol Vorteile gezeigt werden. Die Osmotherapie ist potenziell gefährlich, da bei nicht intakter Bluthirnschranke die Substanzen in das Hämatom gelangen könnten und durch Umkehr des osmotischen Gradienten sogar eine Zunahme der Raumforderung (Rebound-Effekt) bewirken könnten.

Bei akutem Anstieg des ICP ist eine Osmotherapie möglicherweise sinnvoll, z. B. bei klinischen Zeichen der transtentoriellen Einklemmung. In Anlehnung an das Vorgehen beim akuten subduralen Hämatom wird in solchen Situationen hoch dosiert 0,6 g/kgKG Mannitol als Bolus infundiert. Dieses Vorgehen erscheint dann sinnvoll, wenn eine operative Entlastung geplant ist.

Bei großen Blutungen mit ausgedehntem perifokalen Ödem im CT kann ein experimenteller Behandlungsversuch mit Glycerol (z. B. 4×250 ml/d Glycerol 10% i.v.) oder Mannitol (z. B. 4×125 ml Mannitol 15% i.v.) unternommen werden. Die Wirksamkeit dieser Therapie ist allerdings nicht belegt; die vorgeschlagenen Dosierungen sind arbiträr. Eine Verminderung des Hirnödems ist vorübergehend zu erwarten. Danach sollte die Dosis nach ca. 3 Tagen schrittweise über ca. 4–5 Tage ausgeschlichen werden. Aufgrund der völlig unsicheren Effektivität dieses Vorgehens sollten Osmotherapeutika nicht eingesetzt werden, wenn Gesichtspunkte gegen diese Therapie sprechen,

v. a. bei kardialer Vorschädigung der oft älteren und multimorbiden Patienten.

Hyperkapnie und Hypoxie bewirken eine zerebrale Vasodilatation und dadurch einen Anstieg des ICP und sollen deshalb vermieden werden. Um einen ausreichend hohen pO_2 im Gehirn zu erzielen, soll der p_aO_2 möglichst im hochnormalen Bereich liegen (>90 mmHg). Hypokapnie sollte ebenfalls vermieden werden.

Hyperventilation, THAM (Tris-Puffer) oder Barbiturate sind bei ICB nicht gut untersucht. Aus theoretischen Gründen erscheint der Nutzen sehr fragwürdig.

 Fazit

Die Indikation zur medikamentösen, den ICP senkenden Therapie oder zur Hyperventilation besteht hauptsächlich bei akuten ICP-Krisen, z. B. bei Zeichen der transtentoriellen Einklemmung zur Überbrückung des Zeitraums bis zu einer operativen Entlastung, falls dies in Erwägung gezogen wird. Vorteile einer Dauertherapie sind unbewiesen und erscheinen wenig wahrscheinlich.

Behandlung erhöhter Körpertemperatur

Wie bei ischämischem Schlaganfall und einer Vielzahl anderer Erkrankungen des ZNS ist Fieber bei Aufnahme und während der ersten Tage nach ICB mit einer schlechten Prognose assoziiert. Ursachen des Fiebers sind meist infektiöse Komplikationen wie Harnwegs- oder pulmonale Infektionen.

Möglicherweise kann es bei mittelliniennahen Stammganglienblutungen und intraventrikulären Blutungen zu »zentralem Fieber« kommen. Pathophysiologie und Inzidenz dieses Phänomens sind weitgehend ungeklärt. »Zentrales Fieber« ist eine Ausschlussdiagnose und sollte erst nach dem sorgfältigen Ausschluss behandelbarer infektiöser Ursachen gestellt werden.

Obwohl der Nutzen dieses Vorgehens nicht bewiesen ist, gilt die allgemeine Empfehlung, dass erhöhte Körpertemperatur vermieden und Fieber (>37,5°C) sofort und aggressiv symptomatisch behandelt werden soll. Wenn, was in der Praxis häufig vorkommt, mit nichtsteroidalen Antiphlogistika (Paracetamol, Metamizol) keine rasche Fiebersenkung erreicht wird, wird frühzeitig eine externe Kühlung versucht. Insbesondere bei »zentralem Fieber« mit gestörter Temperaturregulation ist mit externer Kühlung bei vielen Patienten eine rasche Temperatursenkung möglich. Ob eine Senkung der Körpertemperatur auf hypotherme Werte das Outcome günstig beeinflusst, wurde bisher nicht untersucht.

Antipyretika mit negativen Veränderungen im Gerinnungssystem (wie ASS und ähnliche) werden bei Patienten mit ICB vermieden.

Zusätzliche radiologische Diagnostik

Bei Verschlechterung der Bewusstseinslage oder Zunahme der neurologischen Defizite wird umgehend eine erneute radiologische Diagnostik durchgeführt, um schnell auf mögliche Komplikationen wie Liquoraufstau oder Nachblutung reagieren zu können. Bei allen Blutungen mit Ventrikeleinbruch oder mittelliniennahen Blutungen mit Gefahr einer Behinderung des Liquorabflusses sollte ein Verlaufs-CT nach 24–72 Stunden als Routinemaßnahme durchgeführt werden. Bei kleinen lobären oder putaminalen Blutungen ohne Ventrikeleinbruch ist ein Verlaufs-CT nicht erforderlich, sofern die klinische Symptomatik stabil bleibt.

Die transkranielle B-mode-Sonographie ist eine viel versprechende Methode zum nichtinvasiven Bedside-Monitoring intrakranieller Blutungen. Aufgrund technischer Probleme und hoher Anforderungen an den Untersucher ist die Methode in der Routine noch nicht etabliert.

■■■ Prognose

In den letzten Jahrzehnten wurden eine Reihe von Untersuchungen über prognostische Faktoren veröffentlicht, die heterogene Ergebnisse ergaben. Leider ist bis heute nicht möglich, aufgrund des Aufnahmebefundes den klinischen Verlauf und die Prognose vorherzusagen. Hohes Blutungsvolumen (>60 ml), Lokalisation in Hirnstamm und Stammganglien vs. lobär sowie Ventrikeleinbruch und Hydrozephalus wurden konsistent als Prädiktoren eines ungünstigen Verlaufs nach supratentoriellen Blutungen beschrieben.

Die Letalität bei einem Hämatomvolumen >60 ml beträgt bei lobären Blutungen 75% und bei tiefen Stammganglienblutungen 95%. Patienten mit kleinen lobären Blutungen <10 ml haben in der Regel ohne spezifische Behandlung eine exzellente Prognose, sofern nicht andere ungünstige Faktoren vorliegen. 75% aller Kleinhirnblutungen mit einem Volumen >30 ml sind fatal, und die meisten Patienten mit pontinen Blutungen >5 ml versterben [18].

Patienten mit Blutungen infolge Gerinnungsstörungen inklusive einer Therapie mit Antikoagulanzien oder Thrombozytenaggregationshemmern haben allgemein eine schlechtere Prognose, da diese Blutungen im Mittel ein größeres Volumen aufweisen und zu Nachblutungen disponieren.

Ob hohes Alter oder hypertensive Blutdruckwerte bei Aufnahme prognostisch ungünstige Faktoren sind, wird uneinheitlich beurteilt. Dagegen ist Fieber bei der Präsentation und im weiteren Verlauf mit einer ungünstigen Prognose assoziiert. Bei Aufnahme komatöse Patienten (GCS ≤6) haben eine schlechte Prognose, völlig unabhängig vom weiteren Management.

Die funktionelle Prognose hängt v. a. von der Blutungslokalisation ab. Patienten mit großen supratentoriellen Hämatomen der dominanten Hemisphäre erreichen meist kein gutes funktionelles Outcome. Dasselbe kann auch für Patienten mit Thalamusblutungen zutreffen, die oft nur mit erheblichen neuropsychologischen Defiziten überleben.

Operative Therapie

Die operative Therapie der spontanen intrazerebralen Blutung ist ein seit Jahren heftig umstrittenes Problem. Konsens besteht weder in Bezug auf die Operationstechnik noch für die Indikationsstellung. In mehreren Fallserien und randomisierten Studien ist es bisher nicht gelungen, einen Nutzen der operativen Hämatomausräumung bei Patienten mit ICB nachweisen. Regional werden ganz unterschiedliche Strategien verfolgt: Während in einigen Zentren die Mehrzahl der Patienten mit intrazerebraler Blutung operiert wird, wird andernorts die Indikation zur Hämatomausräumung restriktiv oder überhaupt nicht gestellt.

> **Wichtig**
>
> Einigkeit besteht lediglich darüber, dass Patienten mit **Hirnstammblutungen** wegen der sehr hohen Mortalität nicht von dem Versuch einer Hämatomausräumung profitieren.

Das Konzept der Hämatomausräumung erscheint einleuchtend: Die Operation verkleinert die intrakranielle Raumforderung, der erhöhte intrakranielle Druck normalisiert sich umgehend. Außerdem könnte sich die Entfernung des Hämatoms günstig auf sekundäre Schäden auswirken, die durch die Störung des regionalen Blutflusses und entzündliche Vorgänge infolge toxischer Abbauprodukte aus dem Hämatom entstehen.

Kritiker der Operation wenden dagegen ein, bei kleinen Blutungen sei die Prognose ohnehin günstig, so dass hier eine Operation allenfalls zusätzliche Schäden anrichten könne, da zwangsläufig gesundes Gewebe verletzt werden müsse, um zu der Blutung zu gelangen. Patienten mit großen Blutungen könnten zwar mit einer sofortigen Hämatomausräumung am Leben erhalten werden, der resultierende Zustand sei aber meistens wenig wünschenswert (◘ Abb. 32.3).

Therapie des Hydrozephalus

Eine häufige Komplikation intrazerebraler Blutungen und eine wesentliche Ursache sekundärer Schäden und dauerhafter Morbidität ist der Hydrocephalus obstructivus infolge Kompression oder Verlegung der Liquorabflusswege durch intraventrikuläres Blut.

Bei bis zu 40% aller Patienten mit ICB kommt es zum Einbruch der Blutung in das Ventrikelsystem. Obwohl die Menge des intraventrikulären Bluts die Entwicklung einer Liquorzirkulationsstörung wesentlich beeinflusst, können auch kleine intraventrikuläre Blutungen, v. a. im III. oder IV. Ventrikel, einen Hydrozephalus erzeugen. Noch Wochen nach der Blutung ist durch Abbauprodukte des Bluts eine Behinderung der Liquorresorption in den Pacchionini-Granulationen mit der Folge eines verzögerten Hydrocephalus aresorptivus möglich.

Externe Ventrikeldrainage (EVD)

Auch ohne ausgeprägter kontrollierter Studien besteht allgemeiner Konsens, dass ein Hydrozephalus in der Regel sofort operativ behandelt werden sollte. Ein abwartendes Verhalten unter engmaschiger klinischer und radiologischer Kontrolle kann

32.1 Intrazerebrale Blutungen

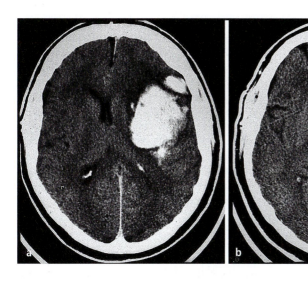

Abb. 32.3a,b. Operative Hämatomausräumung bei einem 60-jährigen Patienten mit **a** hypertensiver putaminaler Blutung. Der initiale GCS beträgt 8. **b** Ein Tag nach der Hämatomausräumung sind nur noch geringe Reste der Blutung sichtbar, die Raumforderung hat sich weitgehend zurückgebildet. Der Patient überlebt schwer behindert mit einer globalen Aphasie und hochgradigen Hemiparese rechts (Rankin 5).

nur im Ausnahmefall bei wachen Patienten mit beginnendem Hydrozephalus empfohlen werden, da das Risiko einer schnellen Dekompensation bei diesen Patienten hoch ist. Die EVD führt neben der sofortigen Druckentlastung zu einer schnelleren Klärung intraventrikulärer Blutungsanteile und ermöglicht ein Monitoring des intrakraniellen Drucks (ICP; ▶ Kap. 7.3 und ▶ Kap. 42).

Die EVD wird in der Regel über ein frontales Bohrloch in das Vorderhorn eines Seitenventrikels eingelegt. Bei Foramen-Monroi-Blockade oder ausgedehnter intraventrikulärer Hämatome mit völliger Tamponade beider Seitenventrikel kann die Drainage beider Seitenventrikel notwendig sein. Das Drainagesystem wird auf einer Höhe von ca. 15 cm über Foramen-Monroi-Niveau justiert. Bei Überdrainage besteht das Risiko einer Nachblutung, da der Gegendruck abnimmt und eine Sogwirkung entstehen kann. Das System kann durch den blutigen Liquor leicht verstopfen und muss daher in kurzen Intervallen auf Durchgängigkeit überprüft werden.

> **Praxistipp**
>
> Am ersten Tag nach der Anlage wird ein CT zur Beurteilung der Ventrikelweite und der Lage der Drainage durchgeführt. Lässt der Abfluss stark blutigen Liquors nach, wird die EVD abgeklemmt und ein Monitoring des ICP über die Ableitung durchgeführt. Steigt der ICP, unabhängig von kurzfristigen Episoden (z. B. durch Husten oder Pressen) über 20 cmH$_2$O, wird die Drainage wieder geöffnet. Bleibt der ICP bei geschlossener Ableitung im Bereich unter 20 cmH$_2$O, wird nach 24 Stunden ein CT durchgeführt. Bei normaler Ventrikelweite kann die EVD dann entfernt werden.

Bei persistierender Liquorzirkulationsstörung wird ein permanenter Shunt angelegt. Dies ist aber erst sinnvoll, wenn der Liquor nicht mehr blutig und das Liquoreiweiß nicht wesentlich erhöht ist, da es sonst rasch zu einer Obstruktion des Shuntsystems kommen kann.

Allgemeine Risiken der EVD sind eine Blutung im Stichkanal (<1%) und die Ventrikulitis (2–30%). Das Risiko einer Ventrikulitis steigt mit der Liegedauer. Die Drainage kann behindert werden, wenn der Katheter durch Blutgerinnsel verlegt wird. Versuche, einen nicht mehr durchgängigen Katheter wieder frei zu spülen, sind meist nicht erfolgreich und mit dem Risiko einer Hirndruckerhöhung und Infektion verbunden. In diesem Fall muss die EVD entfernt und ein zweiter Katheter platziert werden. Auch die zweite EVD versagt bei einem Teil der Patienten, v. a. bei ausgedehnten intraventrikulären Blutungen, z. B. wenn der erreichbare Anteil der Ventrikel vollständig mit Blut verlegt ist und der zweite Katheter sofort wieder von dem Blutgerinnsel verstopft wird.

> **Wichtig**
>
> Es gibt einen Anteil von Patienten mit nicht behandelbarem Hydrozephalus. Bei diesen Patienten ist die intraventrikuläre Fibrinolyse oft einzige therapeutische Option.

Bei liegender EVD sollte der Liquor täglich auf Infektzeichen (Zellzahl, Grampräparat) untersucht werden. Die Interpretation der Liquoranalyse ist oft schwierig, da als Folge der Blutbeimengung und Abbaureaktionen der Blutung eine Pleozytose auch ohne Infektion häufig vorkommt. Eine Infektion ist gesichert, wenn Bakterien im Grampräparat sichtbar sind, und wahrscheinlich, wenn es im Verlauf zu einem deutlichen Anstieg der Leukozyten kommt.

Intraventrikuläre Fibrinolyse

Wiederholt wurden in Tierexperimenten und kleinen klinischen Serien Fibrinolytika (Urokinase oder rt-PA) zur Behandlung intraventrikulärer Hämatome eingesetzt ([30]; ◘ Abb. 32.4 und ◘ Abb. 32.5).

Die CLEAR-IVH-Studie [14] ergab, dass die intraventrikuläre Fibrinolyse zu einer schnelleren Clearance des intraventrikulären Bluts führt und damit die Liegedauer der EVD verkürzt, die Versagerquote der EVD reduziert und Komplikationen wie Infektion, wiederholte EVD-Anlagen und die Notwendigkeit eines permanenten Shunts verringern kann. Das Risiko der intraventrikulären Fibrinolyse wird insgesamt als gering berichtet. Blutungskomplikationen kommen aber vereinzelt vor. Vor Beginn der Fibrinolyse müssen Angiome oder Aneurysmen als Ursachen ausgeschlossen sein. Durch die wiederholten Manipulationen am System und die Injektion von Fibrinolytika ist das Infektionsrisiko erhöht. In den bisher publizierten Arbeiten wurde rtPA in einer Dosis von insgesamt 2–20 mg/24 h und Urokinase in einer Dosis von 10.000–96.000 IE/24 h eingesetzt. Diese Studien zeigen übereinstimmend eine schnellere Clearance des intraventrikulären Bluts. Eine Shuntanlage wird aber nicht in jedem Fall verhindert (◘ Abb. 32.5).

Größere Studien, die überzeugend den Vorteil einer intraventrikulären Fibrinolyse auf die Prognose nachweisen, fehlen. Deshalb kann die intraventrikuläre Fibrinolyse außerhalb klinischer Studien derzeit nur als individueller Therapieversuch bei anders nicht behandelbarem Hydrozephalus empfohlen werden.

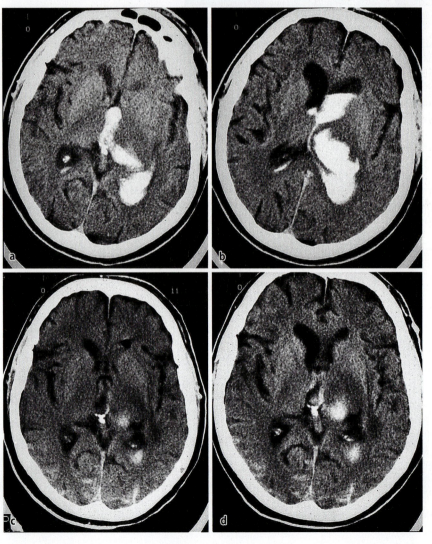

◘ **Abb. 32.4a–d.** 66-jährige Patientin mit **a, b** kleiner Thalamusblutung links und deutlichem Ventrikeleinbruch. Es wird eine intraventrikuläre Fibrinolyse mit insgesamt 12 mg rtPA durchgeführt. **c, d** Nach 9 Tagen hat sich die intraventrikuläre Blutung weitgehend zurückgebildet. Ein Shunt wird nicht notwendig. Nach einem Jahr ist die Patientin nur geringfügig behindert (Rankin 2).

32.1 Intrazerebrale Blutungen

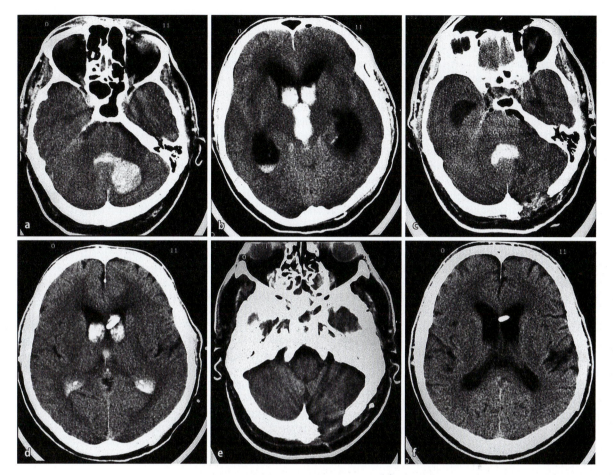

Abb. 32.5. 63-jährige Patientin mit **a, b** hypertensiver Kleinhirnblutung mit Ventrikeleinbruch und Hydrocephalus obstructivus. Bei Aufnahme ist die Patientin somnolent, der GCS beträgt 11. Wenige Stunden nach Aufnahme wird eine Hämatomausräumung durchgeführt und wegen des massiven Ventrikeleinbruchs simultan eine externe Liquordrainage gelegt. Zur Klärung des intraventrikulären Bluts wird eine intraventrikuläre Fibrinolyse durchgeführt (insgesamt 24 mg rtPA). Die CT im Verlauf (**c, d** nach 1 Tag; **e, f** nach 21 Tagen) zeigen einen regelrechten Befund nach der Operation, einen Rückgang des Hydrozephalus und eine fast vollständige Reduktion der intraventrikulären Blutung. Obwohl die Liquorabflusswege frei erscheinen, benötigt die Patientin wegen eines verzögerten Hydrocephalus aresorptivus einen Shunt. Die Patientin erholt sich gut, nach einem Jahr ist sie nahezu beschwerdefrei.

32.1.4 Neurochirurgische Techniken

Techniken der Hämatomausräumung
Supratentorielle Blutungen

Die **konventionelle chirurgische Hämatomausräumung** wird über eine kleine osteoplastische Trepanation über der Stelle, an der das Hämatom über den kürzesten Weg erreichbar ist, durchgeführt. Für die optimale Lokalisation der Kortikotomie kann eine intraoperative Ultraschalldiagnostik hilfreich sein.

Funktionell wichtige Regionen wie die Zentral- oder Sprachregion werden gemieden. Bei Stammganglienblutungen wird neben dem frontalen der vordere temporale Zugang verwendet. In der Regel kann der Knochendeckel am Ende des Eingriffs wieder eingesetzt werden; nur im Fall einer bereits präoperativ manifesten Einklemmungssymptomatik ist eine großflächige osteoklastische Trepanation sinnvoll. Das Hämatom wird über die kortikale Inzision durch vorsichtiges Spülen und Absaugen entfernt. Wichtig ist eine sorgfältige Blutstillung und ggf. Koagulation der rupturierten Ursprungsgefäße zur Vermeidung von Nachblutungen. Bei Tumorverdacht wird eine Biopsie angeschlossen, bei Verdacht auf ein Angiom wird das abnorme Gefäßkonvolut reseziert. Amyloidblutungen haben generell ein erhöhtes Rezidivblutungsrisiko und bieten oft erhebliche Probleme bei der intraoperativen Blutstillung.

Um das Operationstrauma zu reduzieren, wurden in den letzten Jahren neue Techniken erprobt. Seitdem 1978 die Technik der **stereotaktischen Aspiration** über eine Bohrlochtrepanation eingeführt wurde, fand dieses Verfahren, v. a. in Japan, bei größeren Kollektiven Anwendung. Häufig kann dabei jedoch nur ein Teil des Hämatoms abgesaugt werden. Deshalb werden zusätzlich Fibrinolytika eingesetzt, oder die koagulierten Anteile des Hämatoms werden, um sie besser absaugen zu können, durch mechanische Manipulationen fragmentiert. Die Aspirationskanüle wird über mehrere Tage im Hämatom belassen und in regelmäßigen Abständen mit Urokinase oder rtPA gespült, bis das Blut weitgehend entfernt ist. Ein **Nachteil** gegenüber der konventionellen Hämatomausräumung ist die erschwerte Blutstillung mit einem theoretisch erhöhten Nachblutungsrisiko. Im Vergleich mit der offenen Operation kann meist eine geringere Reduktion des Hämatomvolumens erreicht werden. Als **Vorteile** werden die einfache Durchführbarkeit in Lokalanästhesie und ein geringeres Operationstrauma sowie möglicherweise ein postoperativ besseres funktionelles Outcome genannt. In einer randomisierten Studie [38] wurde die stereotaktische Aspiration mit Hilfe von rtPA mit konservativer Therapie verglichen. In der Interventionsgruppe konnte eine mäßige Volumenreduktion der Blutung erzielt werden, Unterschiede im Outcome waren aber zwischen den beiden Gruppen nicht ersichtlich. Endoskopische Techniken ergaben ebenfalls keine signifikant besseren Behandlungsergebnisse.

 Fazit

Der Stellenwert der »minimal invasiven« chirurgischen Techniken bei intrazerebralen Blutungen ist noch unklar. Eine kontrollierte Studie, die »minimal invasives« mit konventionell chirurgischem und konservativem Vorgehen verglich, konnte kein verbessertes Outcome nachweisen.

Kleinhirnblutungen

Im Unterschied zu supratentoriellen Blutungen führen die meisten Autoren zusätzlich zu der Hämatomausräumung eine großflächige osteoklastische subokzipitale Trepanation mit oder ohne Resektion des Atlasbogens durch; andere wiederum verzichten auf eine Hämatomausräumung ganz und beschränken sich ausschließlich auf eine dekompressive Operation ohne Hämatomausräumung. Bei großen Blutungen (>80% einer Hemisphäre) kann anstelle der Hämatomausräumung eine Lobektomie durchgeführt werden.

Wegen der Gefahr der »upward herniation«, der Verlagerung von Hirngewebe durch den Tentoriumsschlitz nach rostral, ist die alleinige Anlage einer Ventrikeldrainage bei Kleinhirnblutungen problematisch. Bei Patienten mit kleinen ventrikelnahen, typischerweise im Vermis lokalisierten, Blutungen mit Ventrikeleinbruch und Hydrozephalus kann die Ventrikeldrainage allerdings auch als alleiniges operatives Vorgehen ohne Hämatomausräumung eingesetzt werden. Die Ventrikeldrainage sollte zur Vermeidung einer »upward herniation« auf eine Höhe von 15–20 cm über dem Foramen-Monroi-Niveau justiert werden.

Indikationen zur operativen Hämatomausräumung
Supratentorielle Blutungen

Die Indikation zur operativen Hämatomausräumung ist seit langem Gegenstand heftiger Kontroversen. Ältere randomisierte Studien konnten keinen Vorteil einer Hämatomausräumung gegenüber der konservativen Behandlung nachweisen (◘ Abb. 32.6; [2, 3, 6, 16, 26, 27, 29, 38, 42]). Nur eine Studie [2], wo im Unterschied zu den anderen Studien keine konventionelle Operation, sondern eine endoskopische Hämatomeva-

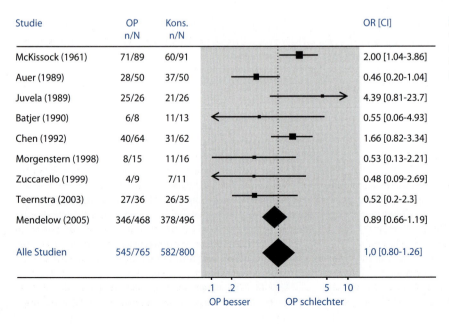

◘ Abb. 32.6. Operative vs. konservative Behandlung der spontanen intrazerebralen Blutung in Bezug auf die Wahrscheinlichkeit für Tod oder schwere Behinderung.

kuation durchgeführt wurde, zeigte eine signifikante Reduktion der Mortalität unter operativer Therapie; für den Endpunkt »Tod oder Abhängigkeit« ergab sich ein nicht signifikanter positiver Trend zugunsten der Intervention. Die Methode und die Ergebnisse dieser Studie wurden jedoch wiederholt kritisiert, so dass sie nicht uneingeschränkt berücksichtigt werden kann. Dasselbe gilt für eine Studie aus dem Jahr 1961 [26], also aus der prä-CT-Ära, die kaum auf die heutigen Verhältnisse übertragbar ist. Die anderen Studien waren klein und verwendeten unterschiedliche Einschlusskriterien und Behandlungsmethoden, was die Vergleichbarkeit und Aussagekraft limitiert.

Die Diskussion um die Indikationsstellung zur operativen Hämatomausräumung erhielt nach der Veröffentlichung der STICH-Studie neue Nahrung [27]. In dieser multizentrischen Studie wurden 1033 Patienten mit supratentorieller ICH randomisiert konservativ oder operativ behandelt. Das Outcome zwischen den beiden Gruppen war nicht unterschiedlich; lediglich für die Untergruppe der Patienten mit lobären Blutungen ergaben sich Hinweise auf ein besseres Outcome nach einer operativen Hämatomausräumung. Aufgrund zahlreicher methodischer Schwierigkeiten wird die Aussagekraft der STICH-Studie kontrovers diskutiert.

Neben den randomisierten Therapiestudien gibt es eine Vielzahl z. T. großer unkontrollierter Untersuchungen [13]. Die Ergebnisse sind heterogen; insgesamt kann aber aus diesen Studien kein durchgehender Vorteil einer Operation abgeleitet werden. Oft wird angegeben, dass Patienten mit großen lobären Blutungen am ehesten von einer frühzeitigen Operation profitieren; diese Annahme geht aber aus den Daten nicht eindeutig hervor.

Zusammengefasst, belegen die bisherigen Daten für supratentorielle Blutungen keine Vorteile einer operativen Hämatomausräumung. Allerdings haben sämtliche Studien zahlreiche methodische Probleme. Ob mit besserer Indikationsstellung oder neueren OP-Techniken wie der stereotaktischen Aspiration [39], ggf. mit gleichzeitiger Fibrinolyse, was Gegenstand der noch rekrutierenden MISTIE-Studie ist, günstigere Ergebnisse erzielt werden, bleibt abzuwarten. In der STICH-II-Studie wird derzeit der Nutzen einer operativen Hämatomausräumung bei der Subgruppe von Patienten mit lobärer Blutung untersucht.

Kleinhirnblutungen

Obwohl im Unterschied zur supratentoriellen Blutung bis jetzt keine kontrollierte Studie zur Hämatomausräumung bei Kleinhirnblutungen unternommen wurde, wird der Nutzen einer operativen Behandlung bei dieser Indikation überraschenderweise kaum in Frage gestellt. Auch hier sind akzeptierte Indikationen für ein operatives Vorgehen nicht etabliert. Grundsätzlich können 2 Strategien unterschieden werden, die sich entweder an der klinischen Symptomatik oder vorwiegend an radiologischen Befunden orientieren.

Der optimale Zeitpunkt der Operation bei wachen Patienten wird uneinheitlich beurteilt. Einige Autoren empfehlen abzuwarten, bis eine klinische Befundverschlechterung eintritt. Die meisten Arbeiten schlagen aber auch bei einem günstigen klinischen Ausgangsbefund eine sofortige Notfalloperation vor, bevor es zu einer klinischen Verschlechterung gekommen ist.

Seitdem eine kleine Pionierarbeit aus der Frühzeit der CT-Diagnostik bei nur 10 Patienten suggerierte, dass Patienten mit einem maximalen Hämatomdurchmesser von >3 cm unter konservativer Therapie unabänderlich eine schlechte Prognose haben [21], wird diese Zahl, deren Validität nie in einer prospektiven Studie untersucht wurde, häufig als Indikation zur Operation herangezogen. In anderen Serien wurden die Bewusstseinslage bzw. der Glasgow Coma Scale Score, die Morphologie der Cisterna quadrigemina oder des IV. Ventrikels und die Blutungslokalisation als wichtige Parameter für die Indikationsstellung herangezogen.

Nach anderen Empfehlungen [18] sollten Patienten mit einem nicht mehr abgrenzbaren IV. Ventrikel sofort einer Hämatomausräumung unterzogen werden, unabhängig vom klinischen Befund. Der Größe der Blutung selbst messen diese Autoren eine geringere Bedeutung zu als der Morphologie des IV. Ventrikels.

Aus den heterogenen Daten lassen sich keine eindeutigen Empfehlungen ableiten. Die Prognose der Kleinhirnblutungen ist nicht gut untersucht. Die meisten Arbeiten zu diesem Thema zeigen bei Patienten mit großen Blutungen und ungünstigen Aufnahmebefunden sowohl unter konservativer als auch unter operativer Therapie eine hohe Mortalität. Wache Patienten mit kleinen Blutungen haben auch ohne Intervention eine gute Prognose. Die Richtlinien der American Heart Association [4] empfehlen eine Operation bei Patienten mit großen (>3 cm) Kleinhirnblutungen, die sich sekundär neurologisch verschlechtern, die Zeichen einer Hirnstammkompression haben oder einen Hydrozephalus infolge einer Liquorabflussstörung.

Eine kontrollierte prospektive Studie ist aufgrund der dürftigen Datenlage nicht nur gerechtfertigt, sondern dringend erforderlich. Wegen der relativ geringen Inzidenz von Kleinhirnblutungen, fehlender finanzieller Interessen und der frustrierenden Ergebnisse randomisierter Studien bei supratentoriellen Blutungen ist aber kaum damit zu rechnen, dass in naher Zukunft eine solche Studie initiiert wird.

Empfehlungen zur operativen Hämatomausräumung

Evidenz-basierte Empfehlungen für die operative Hämatomausräumung existieren nicht. Der Nutzen einer Hämatomausräumung ist für keine Indikation klar belegt. Für die Wahl der Operationstechnik kann keine Empfehlung gegeben werden; dies sollte von der Expertise des jeweiligen Operators abhängig gemacht werden. Die Konsensusrichtlinien der American Heart Association [4] zur Indikationsstellung der Operation sind sehr zurückhaltend und empfehlen nur bei **Kleinhirnblutungen >3 cm Durchmesser mit neurologischer Verschlechterung oder Zeichen der Hirnstammkompression oder Liquorab-**

flussstörung eine Hämatomausräumung. Eine mögliche Indikation wird darüber hinaus bei **lobären Blutungen, die weniger als 1 cm unter der Hirnoberfläche liegen**, gesehen. Alle weiteren Indikationen für eine Hämatomausräumung sind als experimentell zu betrachten.

Falls eine operative Hämatomausräumung in Betracht gezogen wird, sollten unserer Meinung nach folgende Gesichtspunkte bei der Indikationsstellung zur Hämatomausräumung berücksichtigt werden:

- Initial komatöse Patienten oder Patienten mit bilateralen Pupillenstörungen profitieren nicht von einer Operation.
- Insbesondere bei großen Blutungen der dominanten Hemisphäre sollte bei schlechtem Ausgangsbefund Zurückhaltung herrschen.
- Bei Nachweis einer Liquorzirkulationsstörung wird eine externe Ventrikeldrainage angelegt, falls die zuvor genannten Gesichtspunkte nicht gegen den Eingriff sprechen.
- Patienten mit kleinen Blutungen ohne Bewusstseinstrübung oder Pupillenstörung haben auch ohne Operation eine gute Prognose.
- Bei Thalamus- und Hirnstammblutungen ist eine Operation im Allgemeinen nicht sinnvoll.
- Patienten mit großen Kleinhirnblutungen (>3 cm), die sich progredient neurologisch verschlechtern, profitieren nach klinischer Erfahrung von einer sofortigen Hämatomausräumung.
- Bei Patienten mit supratentoriellen Blutungen, die sich progredient verschlechtern, kann eine operative Hämatomausräumung in Erwägung gezogen werden.

Literatur

1. Andersen CS for the INTERACT Investigators (2008) Intensive blood pressure reduction in acute cerebral haemorrhage trial (INTERACT): a randomised pilot trial. Lancet Neurol 7:391-399
2. Auer LM, Deinsberger W, Niederkorn K, Gell G, Kleinert R, Schneider G, Holzer P, Bone G, Mokry M, Korner E, et al. (1989) Endoscopic surgery versus medical treatment for spontaneous intracerebral hematoma: a randomized study. J Neurosurg 70:530-535
3. Batjer HH, Reisch JS, Allen BC, Plaizier LJ, Su CJ (1990) Failure of surgery to improve outcome in hypertensive putaminal hemorrhage. A prospective randomized trial. Arch Neurol 47:1103-1106
4. Broderick JP, Connolly S, Feldmann E, Hanley D, Kase C, Krieger D, Mayberg M, Morgenstern L, Ogilvy CS, Vespa P, Zuccarello M (2007) Guidelines for the management of spontaneous intracerebral hemorrhage in adults. 2007 update. Stroke 38:2001-2023
5. Brott T, Broderick J, Kothari R, Barsan W, Tomsick T, Sauerbeck L, Spilker J, Duldner J, Khoury J (1997) Early hemorrhage growth in patients with intracerebral hemorrhage. Stroke 28:1-5
6. Chen X, Yang H, Czerhig Z (1992) A prospective randomised trial of surgical and conservative treatment of hypertensive intracranial haemorrhage. Acta Acad Med Shanghai 19:237-240
7. Coon WW, Willis PW (1974) Hemorrhagic complications of anticoagulant therapy. Arch Intern Med 133:386-392
8. Davis SM, Broderick J, Hennerici M, Brun NC, Diringer MN, Mayer SA, Regtrup K, Steiner T (2006) Hematoma growth is determinant of mortality and poor outcome after intracerebral hemorrhage. Neurology 66:1175-1181
9. Diringer MN, Skolnick BE, Mayer SA, Steiner T, Davis SM, Brun NC, Broderick JP (2008) Risk of thromboembolic events in controlled trials of rFVIIa in spontaneous intracerebral hemorrhage. Stroke 39:850-856
10. Flaherty ML, Haverbusch M, Sekar P, Kissela B, Kleindorfer D, Moomaw CJ, Sauerbeck L, Schneider A, Broderick JP, Woo D (2006) Long-term mortality after intracerebral hemorrhage. Neurology 66:1182-1186
11. Fogelholm R; Murros K, Rissanen A, Avikainen S (2005) Admission blood glucose and short term survival in primary intracerebral haemorrhage. A population based study. J Neurol Neurosurg Psychiatry 76:349-353
12. Goldstein JN, Fazen LE, Snider R, Schwab K, Greenberg SM, Smith EE, Lev MH, Rosand J (2007) Contrast extravasation on CT angiography predicts hematoma expansion in intracerebral hemorrhage. Neurology 68:889-894
13. Hankey GJ, Hon C (1997) Surgery for primary intracerebral hemorrhage: is it safe and effective? A systematic review of case series and randomized trials. Stroke 28:2126-2132
14. Hanley D for the CLEAR IVH Investigative Team (2007) Results of CLEAR IVH B: Dose-response for 3rd and 4th ventricular blood clearance. Cerebrovasc Dis 23:54 (abstract)
15. Huttner HB, Schellinger PD, Hartmann M, Köhrmann M, Juettler E, Wikner J, Mueller S, Meyding-Lamade U, Strobl R, Mansmann U, Schwab S, Steiner T (2006) Hematoma growth and outcome in treated neurocritical care patients with intracerebral hemorrhage related to oral anticoagulant therapy. Stroke 37:1465-1470
16. Juvela S, Heiskanen O, Poranen A, Valtonen S, Kuurne T, Kaste M, Troupp H (1989) The treatment of spontaneous intracerebral hemorrhage. A prospective randomized trial of surgical and conservative treatment. J Neurosurg 70:755-758
17. Kase CS, Caplan LR, Hrsg. (1994) Intracerebral Hemorrhage. Butterworth-Heinemann, Boston London Oxford
18. Kirollos RW, Tyagi AK, Ross SA, van Hille PT, Marks PV (2001) Management of spontaneous cerebellar hematomas: a prospective treatment protocol. Neurosurgery 49:1378-1386
19. Lacut K, Bressollette L, Le Gal G, Etienne E, De Tinteniac A, Renault A, Rouhart F, Besson G, Garia JF, Mottier D, Oger E. Prevention of venous thrombosis in patients with acute intracerebral hemorrhage. Neurology 65:865-869
20. Lee SB, Manno EM, Layton KF, Wijdicks EFM (2006) Progression of warfarin-associated intracerebral hemorrhage after INR normalization with FFP. Neurology 67:1272-1274
21. Little JR, Tubman DE, Ethier R (1978) Cerebellar hemorrhage in adults. Diagnosis by computerized tomography. J Neurosurg 48:575-579
22. Lovelock C, Molyneux A, Rothwell P; on behalf of the Oxford Vascular Study (2007) Change in incidence and aetiology of intracerebral haemorrhage in Oxfordshire, UK, between 1981 and 2006: a population-based study. Lancet Neurol 6:487-493
23. Masdeu, JC, Irimia P, Asenbaum S, Bogousslavsky J, Brainin M, Chabriat H, Herholz K, Markus HS, Martínez-Vila E, Niederkorn K, Schellinger PD, Seitz RJ (2006) EFNS guideline on neuroimaging in acute stroke. Report of an EFNS task force. Eur J Neurol 13:1271-1283
24. Mayer SA, Brun NC, Begtrup K, Broderick J, Davis S, Diringer MN, Skolnick BE, Steiner T (2005) Recombinant activated factor VII for acute intracerebral intracerebral hemorrhage. N Engl J Med 352;777-785

25. Mayer SA for the FAST Trial Investigative Team (2008) Efficacy and safety of recombinant activated factor VII for acute intracerebral hemorrhage. N Engl J Med 358:2127-2137
26. McKissock W, Richardson A, Taylor J (1961) Primary intracerebral haemorrhage: a controlled trial of surgical and conservative treatment in 180 unselected cases. Lancet 2:221-226
27. Mendelow AD, Gregson BA, Fernandes HM, Murray GD, Teasdale GM, Hope DT, Karimi A, Shaw MDM, Barer DH (2005) Early surgery versus initial conservative treatment in patients with spontaneous supratentorial intracerebral haematomas in the international surgical trial in intracerebral haemorrhage (STICH): a randomised trial. Lancet 365:387-389
28. Misra UK, Kalita J, Ranjan P, Mandal SK (2005) Mannitol in intracerebral hemorrhage. A randomized controlled study. J Neurol Sci 234:41-45
29. Morgenstern LB, Frankowski RF, Shedden P, Pasteur W, Grotta JC (1998) Surgical treatment for intracerebral hemorrhage (STICH): a single-center, randomized clinical trial. Neurology 51:1359-1363
30. Naff NJ, Hanley DF; Keyl PM, Tuhrim S, Kraut M, Bederson J, Bullock R, Mayer SA, Schmutzhard E (2004) Intraventricular thrombolysis speeds clot resolution: Results of a pilot prospective, randomized, double-blind controlled trial. Neurosurgery 54:577-581
31. Nilsson OG, Polito A, Saveland H, Ungerstedt U, Norstrom CH (2006) Are primary supratentorial hemorrhages surrounded by a biochemical penumbra? A microdialysis study. Neurosurgery 59:521-528
32. Passero S, Rochi R, Rossi S, Ulivelli M, Vatti G (2002) Seizures after spontaneous intracerebral hemorrhage. Epilepsia 43:1175-1180
33. Poungvarin N, Bhoopat W, Viriyavejakul A, Rodprasert P, Buranasiri P, Sukondhabhant S, Hensley M, Strom BL (1987) Effects of dexamethasone in primary supratentorial intracerebral hemorrhage. N Engl J Med 316:1229-1233
34. Rubinstein AA, Wijdicks EFM (2007) Determinants of outcome in anticoagulation-associated cerebral hematoma requiring emergency evacuation. Arch Neurol 64:203-206
35. Saloheimo P, Ahonen M, Juvela S, Pythinen J, Savolainen E-R, Hillbom M (2006) Regular Aspirin-use preceding the onset of primary intracerebral hemorrhage is an independent factor for death. Stroke 37:129-133
36. Smith EE, Greenberg SM (2003) Clinical diagnosis of cerebral amyloid angiopathy: validation of the Boston criteria. Curr Atheroscler Rep 5:260-26
37. Sorimachi T, Juji Y, Morita K, Tanaka R (2007) Predictors of hematoma enlargement in patients with intracerebral hemorrhage treated with rapid administration of antifibrinolytic agents and strict blood pressure control. J Neurosurg 106;250-254
38. Teernstra OPM, Evers SMA, Lodder J, Leffers P, Franke CL, Blaauw G (2003) Stereotactic treatment of intracerebral hematoma by means of a plasminogen activator. A multicenter randomized controlled trial (SIPCHA). Stroke 34:968-974
39. Vespa P, McArthur D, Miller C, O'Phelan K, Frazee, J, Kidwell C, Saver J, Starkman S, Martin N (2005) Frameless stereotactic aspiration and thrombolysis of deep intracerebral hemorrhage is associated with reduction of hemorrhage volume and neurological improvement. Neurocritical Care 2:274-281
40. Wagner KR (2007) Modeling intracerebral hemorrhage. Glutamate, nuclear factor-κB signaling and cytokines. Stroke 38:753-758
41. Zazulia AR, Diringer MN, Videen TO, Adams RE, Yundt K, Aiyagari V, Grubb RL, Powers WJ (2001) J Cereb Blood Flow Metab 21:804-810
42. Zuccarello M, Brott T, Derex L, Kothari R, Sauerbeck L, Tew J, Van Loveren H, Yeh HS, Tomsick T, Pancioli A, Khoury J, Broderick J (1999) Early surgical treatment for supratentorial intracerebral hemorrhage: a randomized feasibility study. Stroke 30:1833-1839

32.2 Subarachnoidalblutung

H.H. Steiner, O.W. Sakowitz, G. Ranaie, A.W. Unterberg

Mit der Einführung mikrochirurgischer sowie interventionell-neuroradiologischer Behandlungsmethoden und der Entwicklung in der anästhesiologisch-intensivmedizinischen Versorgung ist die Prognose der akuten Subarachnoidalblutung in den letzten Jahren deutlich verbessert worden.

Zuverlässige epidemiologische Zahlen für die Erkrankungshäufigkeit finden sich insbesondere für die Aneurysmablutungen. So wird die jährliche Rate von Neuerkrankungen bei der aneurysmatisch verursachten Subarachnoidalblutung in den USA mit 17.000 Patienten/Jahr angegeben [21], dies entspricht etwa 6–10% aller an einem Schlaganfall erkrankten Personen. Weltweit wird die jährliche Inzidenz für die Subarachnoidalblutung auf dem Boden einer Aneurysmaruptur zwischen 7 und 15 Neuerkrankungen pro 100.000 Einwohner und Jahr eingeschätzt, dabei werden für Finnland und Japan die höchsten Inzidenzraten (bis 22,5/100.000/Jahr) angenommen, während für den chinesischen Raum mit 2 Blutungen/100.000/Jahr sehr niedrige Zahlen angegeben werden. Die Häufigkeit intrakranieller Aneurysmen in der Allgemeinbevölkerung ist insgesamt sehr unsicher, aus Autopsiestudien sind zwischen 0,2 und 9% zufällig entdeckter Aneurysmen bekannt. Im Gegensatz zu der verminderten Neuerkrankungsrate bei den intraparenchymatösen Hämatomen und den ischämischen Hirninfarkten aufgrund der verbesserten Diagnostik und prophylaktischen Behandlung hat sich die Häufigkeit der Subarachnoidalblutungen in den letzten Jahren nicht vermindert.

Die klinische Bedeutung der Subarachnoidalblutung zeigt sich in einer Zusammenstellung für das Gebiet der USA [2]. Hier wird in einem 4-Jahreszeitraum von insgesamt 27.334 Todesfällen nach einer Subarachnoidalblutung bei Aneurysmaruptur ausgegangen, dies entspricht einer jährlichen Rate von 6834 Verstorbenen allein in den USA. Nur etwa 7000 von jährlich 17.000 betroffenen Patienten, also 41%, weisen ein günstiges klinisches Ergebnis auf [21].

Die Aneurysmablutung betrifft Patienten aller Altersgruppen. Dabei sind mit der höchsten Wahrscheinlichkeit Patienten zwischen dem 40. und 64. Lebensjahr betroffen, Aneurysmablutungen bei Kindern sind selten. Frauen erkranken häufiger als Männer, mehrfache Aneurysmen sind in etwa 15% der Fälle festzustellen. Deutliche Hinweise gibt es darauf, dass auch zirkadiane und jahreszeitliche Einflüsse von Bedeutung sind. So gibt es einen morgendlichen Blutungsgipfel, auch zeigen Subarachnoidalblutungen zwei Häufigkeitsgipfel im Winter und im Frühjahr [15].

■■■ Ätiologie und Pathogenese

Die akute Subarachnoidalblutung zeigt einen plötzlichen Erkrankungsbeginn aus voller Gesundheit heraus. Die Blutung verteilt sich in den subarachnoidalen Räumen zwischen der Gehirnoberfläche und der Arachnoidea. Entsprechend dem Verlauf der intrakraniellen Arterien und den Erweiterungen des Subarachnoidalraums verteilt sich die Blutung oft in einem bestimmten Muster innerhalb der basalen Zisternen, der Fissura Sylvii und des Interhemisphärenspalts. In schweren Fällen kann es zu einem Einbruch der Blutung in das Ventrikelsystem oder auch zu einer intraparenchymatösen Blutung kommen.

In über 80% der Fälle wird die Subarachnoidalblutung von einer Aneurysmaruptur hervorgerufen. Andere Ursachen, wie zerebrale oder spinale Angiome, sind wesentlich weniger häufig. Subarachnoidalblutungen ohne fassbare vaskuläre Ursache sind mit etwa 10% selten anzutreffen (◘ Tab. 32.1).

Die Aneurysmen der intrakraniellen Gefäße sind in der Regel sackförmig.

Fusiforme Aneurysmen sind wesentlich seltener, mit arteriosklerotischen Veränderungen verknüpft und vorwiegend im hinteren Kreislauf lokalisiert. Neben der Gefahr der Blutung resultiert aus fusiformen Aneurysmen auch eine mögliche Gefahrenquelle mit thromboembolischen Insulten. Insgesamt ist die Behandlung fusiformer Aneurysmen schwierig, da oft eine Sanierung des sich über einen längeren Gefäßabschnitt erstreckenden Befunds nicht erreicht werden kann.

Sackförmige Aneurysmen machen sich bis zu ihrer Ruptur klinisch meist nicht bemerkbar, sodass der Betroffene davon keine Symptome zeigt. Erst mit dem Blutungsereignis kommt es zu plötzlichen Symptomen durch den perakuten Anstieg des intrakraniellen Drucks. Gelegentlich sind lokale Ausfallserscheinungen durch die Lokalisation des blutenden Aneurysma, wie z. B. an der A. communicans posterior mit einer Okulomotoriusparese, vorhanden.

Aneurysmen entwickeln sich langsam über Jahre und Jahrzehnte. Sie werden im allgemeinen »kongenital«, also angeboren, genannt, da sie einer Gefäßwandschwäche zugeordnet werden, die sich jedoch nur langsam über Jahre vergrößert und eine Aussackung entwickelt, die dann eine Blutung provoziert. Daher sind Aneurysmablutungen bei Kindern und Jugendlichen selten.

Die pathophysiologischen Grundlagen sind noch nicht vollständig geklärt. So gibt es keinen Beweis dafür, dass tatsächlich Störungen des Wandaufbaus bei späteren Aneurysmaträgern bereits mit der Geburt vorgelegen haben. Manche Autoren sprechen sogar von erworbenen Aneurysmen, führen als mögliche Risikofaktoren Zigarettenrauchen, schweren Alkoholabusus und auch den Gebrauch oraler Kontrazeptiva an. Auch die Rolle genetischer Faktoren bleibt unsicher, allerdings werden besondere familiäre Dispositionen beschrieben. Daneben ist bei anderen kongenital auftretenden Erkrankungen, wie etwa der fibromuskulären Dysplasie oder dem Marfan- bzw. Ehlers-Danlos-Syndrom die häufige Kombination mit einem intrakraniellen Aneurysma bekannt. Bei Untersuchungen am Bindegewebe von Patienten mit Subarachnoidalblutungen fanden sich mit bis zu 33% häufig ultrastrukturelle Veränderungen, ähnlich denen des Marfan-Syndroms [8]. Auch bei arteriovenösen Malformationen sind häufig Aneurysmen an den zuführenden Arterien auftretend.

Sack- oder beerenförmige Aneurysmen entwickeln sich in der Regel an den Aufgabelungen der intrakraniellen Arterien im Bereich des Circulus arteriosus Willisii (◘ Abb. 32.7). Zum Zeitpunkt der Blutung sind etwa 70% der Aneurysmen kleiner als 12 mm im Durchmesser, 25% zwischen 10 und 25 mm mes-

◘ **Tab. 32.1.** Ursachen der Subarachnoidalblutung (außer Gefäßmalformationen)

Ursache	Klinische Beispiele
Traumen	Schädelhirnverletzung, Strangulation, Strahlenunfall, Elektrotrauma, Höhenkrankheit, Barotrauma
Gefäßerkrankungen	Amyloidose, Arteriosklerose, Arteritis, kongophile Angiopathie, Thromboembolie, Hypertonie, Kollagenosen
Blutkrankheiten	Agranulozytose, aplastische Anämie, Thrombozytopenie, Polyzytaemia vera, Hämophilie, Leukämie, Leberkrankheiten und Antikoagulanzientherapie
Infektionen	Virale, bakterielle, mykotische und tuberkulöse Meningitis, Meningoenzephalitis, Neurolues, Malaria
Intoxikationen	Alkohol, Amphetamin, Sympathomimetika, Blei, MAO-Hemmer, Narkotika, Kohlenmonoxid, Kokain
Tumoren	Gliome, Ependymome, Metastasen, Melanome, Hämangioblastome, Chorionkarzinome, M. Hodgkin und Tumoren des hämatopoetischen Systems
Venöse Thrombosen	Infektion, Schwangerschaft, Kontrazeptiva

32.2 Subarachnoidalblutung

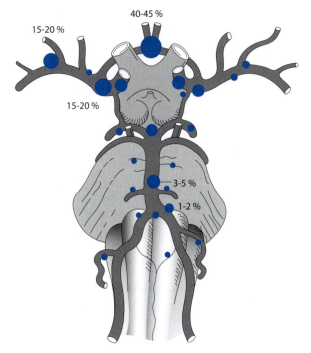

Abb. 32.7. Häufigste Prädilektionsstellen für sakkuläre Aneurysmen am Circulus arteriosus Willisii und an den Aufzweigungen der intrakraniellen Arterien. (Aus: Poeck u. Hacke [2006] Neurologie, Springer Heidelberg Berlin).

send und nur 2–4% größer als 25 mm. Wenn auch der genaue Zeitpunkt der Entstehung von Aneurysmen nicht endgültig definiert werden kann, gilt die Annahme eines zugrunde liegenden Defekts in der Tunica muscularis der Hirngefäße als gesichert. Hohe Flussraten und der hohe arterielle Druck können dann zur Ausbildung eines Aneurysma führen und später die Blutung einleiten. Intrakranielle Gefäße sind im Gegensatz zu anderen Arterien des Körpers besonders gefährdet, da eine verstärkende Adventitia bei diesen Gefäßen fehlt. Jedoch erklärt der Defekt in der Muskelschicht der Gefäße die Blutung nicht ausschließlich, eine Schädigung der elastischen Hüllstrukturen muss wahrscheinlich hinzutreten.

Hauptrisiko nach eingetretener aneurysmatischer Subarachnoidalblutung ist die mit großer Wahrscheinlichkeit eintretende Rezidivblutung, die mit einer hohen Mortalität von über 70% einhergeht. Dabei liegt in den ersten 7 Tagen nach der Erstblutung das tägliche Nachblutungsrisiko bei etwa 2%, kumulativ beträgt dieses 25% innerhalb der ersten 3–4 Wochen nach dem initialen Ereignis. Danach beträgt das Blutungsrisiko unter 2% pro Jahr, dies entspricht der jährlichen Rupturrate bei asymptomatischen, nicht rupturierten Aneurysmen [17].

Zur Entstehung der zerebralen Gefäßspasmen sind verschiedene pathophysiologische Vorstellungen entwickelt worden, die jedoch auch heute eine Klärung der molekularen Ursachen der Spasmogenese nicht ermöglichen. Bisherige Überlegungen fokussieren auf zwei grundlegende Mechanismen:
- zum einen auf die während der Erythrozytenlyse freiwerdenden vasoaktiven, potenziell spasmogenen Substanzen, die eine intakte Gefäßwand beeinflussen,
- zum anderen werden entzündliche Veränderungen in den Gefäßwänden verantwortlich gemacht.

Für letztere Annahme sprechen nachgewiesene Spiegel aktivierter Komponenten des Komplementsystems im Plasma und im Liquor der betroffenen Patienten. Auch zeigen sich Komplementablagerungen in histologisch untersuchten Gefäßwänden. Die Freisetzung spasmogener Metabolite aus lysierten Erythrozyten wird seit Beginn aller Spasmendiskussionen als mögliche Erklärung herangezogen. Experimentell können Hämoglobin, sowie dessen Abbauprodukte Oxyhämoglobin und Deoxyhämoglobin, durch die Bindung von Stickstoffmonoxid (NO) eine Imbalance zwischen vasodilatatorischen und -konstriktorischen Mechanismen hervorrufen. Die bekanntesten und umfassend untersuchten Substanzen kommen aus der Gruppe der Endotheline, Polypeptide mit vasokonstriktorischen Effekten [38]. Auch Plasminen und Prostaglandinen werden gefäßverengende Wirkungen zugesprochen, während andere Untersuchungen auf eine Blockierung vasodilatativer Peptide wie der Substanz P oder dem Calcitonin-gene-related Peptide (CGRP) durch entsprechende Antagonisten hinweisen. Jüngste Untersuchungen weisen auf eine Korrelation niedriger Serummagnesiumspiegel mit späteren zerebralen Ischämien hin [45].

■■■ Symptomatik

Die klassische Symptomatik des rupturierten Hirngefäßaneurysma ist pathognomonisch für das Krankheitsbild und kaum falsch zu deuten.

> **Wichtig**
>
> Der plötzliche, perakut einsetzende und vernichtende Kopfschmerz, gefolgt von einer möglicherweise nur kurzen, aber auch längeren Bewusstseinsstörung und dem Auftreten von Nackensteifigkeit ist typisch.

Trotzdem werden bis zu 30% der Patienten nicht entsprechend diagnostiziert und demnach nicht behandelt. Auch kleinere Ereignisse, sog. Warnblutungen, sind häufig, werden in retrospektiven klinischen Serien mit einer Frequenz von bis zu 50% angegeben.

Andere Symptome sind unterschiedlich, neben dem bereits genannten Kopfschmerz finden sich auch ganz unspezifische Schmerzangaben im Bereich der Brust, der Wirbelsäule und auch der Beine, resultierend aus der subarachnoidalen Ausbreitung der Blutung im Spinalkanal.

Demgegenüber sind Lokalsymptome als Warnzeichen für ein sich vergrößerndes Aneurysma eher selten. Genannt wur-

Tab. 32.2. Klinische Stadien der akuten Subarachnoidalblutung

	Nach Hunt & Hess		Nach der WFNS (World Federation of Neurological Surgeons)	
Grad	Klinische Befunde		Glasgow Coma Skale	Motorisches Defizit
I	Leichter Kopfschmerz/Meningismus, kein neurologisches Defizit		15	Keines
II	Mäßiger bis schwerer Kopfschmerz, Meningismus, kein neurologisches Defizit außer Hirnnervenstörungen, keine Bewusstseinsveränderungen		13–14	Keines
III	Somnolenz oder Verwirrtheit und/oder neurologische Ausfälle		13–14	Vorhanden
IV	Sopor, schwere neurologische Ausfälle, vegetative Störungen		7–12	Keines oder vorhanden
V	Koma, Strecksynergismen, moribunder Patient		3–6	Keines oder vorhanden

de bereits die Störung des N. oculomotorius bei den entsprechenden Aneurysmen an der A. carotis interna. Weitere Symptome sind Sehverschlechterung durch Glaskörpereinblutungen (»Terson-Syndrom«), epileptische Anfälle oder auch Zeichen einer exogenen Psychose.

Die häufigsten Fehldiagnosen beziehen sich v. a. auf Erkrankungen der Wirbelsäule mit dem immer wieder genannten HWS-Syndrom. Daneben werden auch andere Erkrankungen von der Virusinfektion über die Migräne, bis hin zur Arthritis oder auch dem Myokardinfarkt genannt.

Neben der typischen Symptomatik der Aneurysmablutung, wie sie eingangs bereits aufgeführt wurde, wird die Blutung oft von vegetativen Symptomen, wie Übelkeit und auch Erbrechen, begleitet, die in Abhängigkeit von der Schwere der Blutung stehen. Die Dauer der Bewusstlosigkeit, die bei 50% der Fälle initial auftritt, ist entscheidend für die Einschätzung des Schweregrades der Blutung. Die meisten Patienten erwachen wieder aus der Bewusstlosigkeit, etwa 15–25% verbleiben im Koma oder versterben initial an der Schwere der Blutung.

In Abhängigkeit von der Aneurysmalokalisation, der Verteilung und des Volumens des subarachnoidalen Bluts und der primären intrakraniellen Druckerhöhung entstehen unterschiedliche Schweregrade. Da der Schweregrad der Blutung unzweideutig die Prognose des betroffenen Patienten mitbestimmt, sind zahlreiche Versuche für die Einteilung des Schweregrades der Subarachnoidalblutung unternommen worden, die alle Vorteile und Nachteile besitzen. Durchgesetzt hat sich letztlich – trotz vielerorts vorgetragener Bedenken – die von Hunt u. Hess [12] bereits im Jahre 1968 entwickelte Klassifikation, ergänzt durch eine Kombination mit der Glasgow Coma Skale ([41]; ◘ Tab. 32.2).

■■■ Diagnostik
Kranielle Computertormographie (CT)

Die CT-Untersuchung ist die wesentlichste und erste diagnostische Untersuchung in der Diagnostik der akuten Subarachnoidalblutung (◘ Abb. 32.8). Die Computertomographie hat eine hohe Sensitivität und Spezifität, kann schnell und ohne größeren Aufwand durchgeführt und auch bei schweren Verlaufsformen mit komatösen Patienten eingesetzt werden. Das Verteilungsmuster des subarachnoidalen Bluts kann mit einer Genauigkeit von bis zu 70% auf die Lokalisation der möglichen Blutungsquelle hinweisen. Die Untersuchung mittels Dünnschicht und 3-D-Computertomogramm (sog. Angio-CT) lässt das zugrunde liegende Aneurysma nach Kontrastmittelgabe in einem hohen Prozentsatz erkennen (◘ Abb. 32.9). Für die Diagnostik von Komplikationen der Subarachnoidalblutung, wie einem konsekutiven Hydrozephalus, ist die CT-Untersuchung unerlässlich.

Die Sensitivität der CT-Untersuchung hängt wesentlich ab vom Zeitintervall der Untersuchung seit dem Eintritt der Blutung. Während am Tage der Blutung in über 90% der Fälle die Diagnose gestellt werden kann, fällt die diagnostische Sicherheit mittels der CT-Untersuchung auf annähernd 50% am 5. Tag. Das Aneurysma selbst wird im Nativ-CT in einem geringen Prozentsatz der Fälle dargestellt, dann im Wesentlichen, wenn es sich um größere Aneurysmen mit mehr als 10 mm Durchmesser handelt.

Der Nachweis subarachnoidalen Bluts in den CT-Untersuchungen in den ersten 4 Tagen nach Beginn der Blutung ist nicht nur für die definitive Diagnostik erforderlich, er kann auch über die Menge des nachgewiesenen Bluts und deren Verteilung in den basalen Zisternen das Ausmaß des eintretenden Vasospasmus vorhersagen. In der gebräuchlichen Einteilung nach Fisher wird der Zusammenhang zwischen Blutvolumen und Prognose verdeutlicht. Blutungen mit Tamponade der basalen Zisternen, Ausdehnung in den Interhemisphärenspalt, Verteilung über der

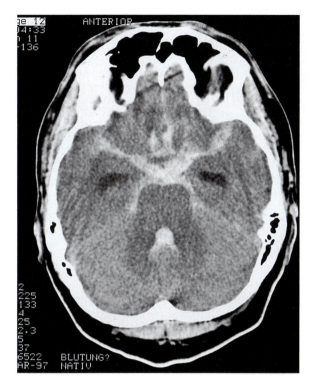

Abb. 32.8. Akute Subarachnoidalblutung mit Beteiligung der Optikuszisterne, der sylviischen Fissur und des Interhemisphärenspalts (hyperdense Areale). Erweiterung der Temporalhörner als Hinweis auf einen Hydrozephalus.

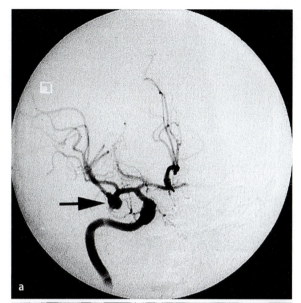

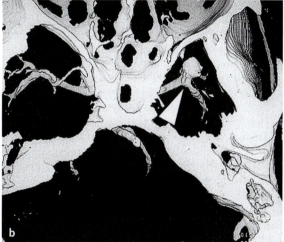

Abb. 32.9a,b. Aneurysma der Mediatrifurkation (M2-Segment) rechts mit schmalem Hals und mit Projektion nach temporokaudal. Konventionelle Darstellung **a** in der DSA und **b** in der dreidimensionalen Angio-CT.

Haube und mit Blutanteilen in den Ventrikeln (Fisher IV) zeigen zu über 80% kritische Vasospasmen. Davon werden mehr als $^2/_3$ der betroffenen Patienten auch mit zerebralen Ischämien symptomatisch. Oft korreliert die Menge des mittels CT nachgewiesenen Bluts mit dem klinischen Grad der Blutung. So haben komatöse Patienten in den Stadien IV und V häufig massive Blutbeimengungen in den Zisternen und über der Hemisphäre.

Die Lumbalpunktion ist durch die Computertomographie in der Diagnostik der Subarachnoidalblutung in die zweite Reihe gedrängt worden. Sie sollte auf solche Fälle beschränkt bleiben, bei denen trotz klinischen Verdachts eine Subarachnoidalblutung in der CT-Untersuchung nicht nachgewiesen werden kann. Dann gelingt durch die Untersuchung des lumbal entnommenen Liquors die Ausschlussdiagnose oder der Beweis einer stattgehabten Blutung. Dabei ist die Blutbeimengung im lumbalen Liquor innerhalb von Minuten nach eingetretener Blutung nachweisbar. Nach einem Maximum der Höhe der roten Blutzellen in den ersten 24 Stunden verschwinden diese regelmäßig in den nächsten 7–10 Tagen in Abhängigkeit von der Menge der initialen Einblutung. Xanthochromer Liquor kann in der Regel nicht innerhalb der ersten 12 Stunden nach der Blutung nachgewiesen werden, ist dann aber regelmäßig nachweisbar und persistiert bis zu 4 Wochen. Erythrophagen finden sich noch nach mehreren Monaten im Liquor. Auf diese Weise kann auch nach längerem Intervall bei normaler CT-Untersuchung eine eingetretene Blutung nachgewiesen werden.

Angiographie

Die zerebrale Panangiographie, heute eine digitale Subtraktionsangiographie mit 3-D-Rotationstechnik ist nach wie vor die klinische Standarduntersuchung für die Diagnostik einer zugrunde liegenden Gefäßmissbildung (Abb. 32.9 und Abb. 32.10).

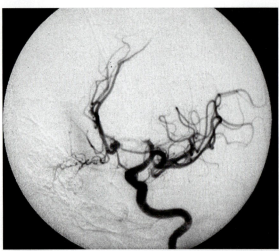 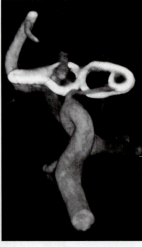

Abb. 32.10. Linksseitige DSA mit Darstellung eines zweigelappten Aneurysma der A. communicans anterior (A1/A2-Segment) mit Projektion nach kranialkontralateral. Auf der rechten Bildseite dreidimensionale Angiographie postoperativ mit Ausschaltung des Aneurysma durch einen fenestrierten Clip und regelrechten Perfusionsverhältnissen des A1/A2-Segments.

Der Nachweis mittels Angiographie sollte in mindestens 2 Ebenen gelingen, um falsche positive Befunde durch Darstellung von Gefäßschlingen zu vermeiden, und sollte möglichst unmittelbar nach Diagnosestellung der Blutung durchgeführt werden. Die zuweilen vorgetragene Befürchtung, die intravasale Druckerhöhung durch das eingebrachte Kontrastmittel könnte zu einer Rezidivblutung am Aneurysma führen, hat sich auch in der größten, bisher publizierten Serie einer Multicenteruntersuchung nicht bestätigen lassen können [19]. Hier wurde bei nur 7 von 5484 Patienten während der angiographischen Untersuchung eine Rezidivblutung ausgelöst. Auf der anderen Seite wird die diagnostische Sensitivität der Angiographie bei später, sog. verzögerter Untersuchung deutlich vermindert, da der dann vorhandene Vasospasmus eine klare Darstellung des rupturierten Aneurysmas verhindern kann. Insgesamt sind die Komplikationsraten der Angiographie in den dafür erfahrenen neuroradiologischen Abteilungen sehr niedrig. Tödliche Komplikationen werden nur mit etwa 0,1% angegeben.

Bei negativer Primärangiographie und Vorliegen einer qualitativ hochwertigen Untersuchung beträgt die Chance, bei einer zweiten Angiographie doch noch eine Gefäßfehlbildung zu entdecken, lediglich 1–2%. In einer eigenen Serie wurden bei 69 von 623 Patienten perimesenzephale SAB diagnostiziert. Alle hatten eine unauffällige erste DSA. 38 der 69 Patienten erhielten eine zweite DSA nach im Mittel 7 (3–23) Tagen. Bei keinem der 38 Patienten zeigte die zweite DSA einen pathologischen Befund. Entsprechend wird vorgeschlagen, bei präpontinen Subarachnoidalblutungen keine Reangiographie durchzuführen [14]. Diese Regel gilt es in einer größeren prospektiven Serie zu überprüfen.

Zwischen 10 und 20% der Patienten zeigen multiple Aneurysmen, wobei gelegentlich die Definition des für das aktuelle Blutungsereignis verantwortlichen Aneurysma Schwierigkeiten bereiten mag. Wichtige Einzelkriterien für die Festlegung des rupturierten Aneurysma sind: das größte Aneurysma, Unregelmäßigkeiten an der Aneurysmawand, lokale Gefäßspasmen, Lokalisation der Blutkoagel im CT sowie fokal-neurologische Defizite, wie etwa eine Störung des N. oculomotorius.

MR- und CT-Angiographie

Möglicherweise wird durch die MR-Angiographie oder die bereits erwähnte Angio-CT (Abb. 32.9) in der Zukunft eine konventionelle Angiographie nicht mehr in allen Fällen erforderlich werden, zumal auch kleine Aneurysmen zwischenzeitlich mittels dieser Untersuchungstechnik nachweisbar sind. Aus praktischen Gesichtspunkten ist die MR-Angiographie noch wenig in die akute Diagnostik integriert, da gerade Patienten in schlechter klinischer Verfassung und dem dadurch erforderlichen intensiven Monitoring sich nur schlecht für eine aufwändige MR-Untersuchung eignen. Eine Zusammenfassung über die notwendigen diagnostischen und therapeutischen Schritte findet sich in Abb. 32.11.

Verlauf

Wie aus den eingangs genannten Zahlen ersichtlich, erreichen nur 30% aller an einer aneurysmatischen Subarachnoidalblutung erkrankten Patienten ein gutes klinisches Ergebnis [15]. Die 30-Tages-Letalität erreicht rund 40%, die meisten Patienten sterben in den ersten 2 Tagen nach der Blutung. Ein großer Anteil der überlebenden Patienten, zwischen 25–50% in unterschiedlichen Studien, bleibt schwer behindert. Negative prognostische Faktoren sind eine vorbestehende Hypertonie, ein früherer Nikotinabusus und natürlich ein ungünstiger klinischer Schweregrad. Bei Subarachnoidalblutungen ohne nachweisbares Aneurysma ist die Prognose besser. Insbesondere Patienten mit einer präpontinen und perimesenzephalen Subarachnoidalblutung stellen eine abgrenzbare Subgruppe mit günstiger Prognose dar [37].

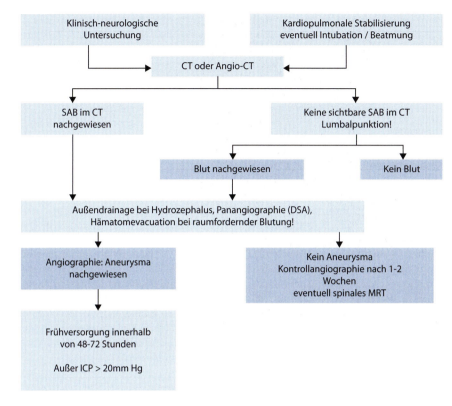

Abb. 32.11. Algorithmus für Diagnose und Therapie der akuten Subarachnoidalblutung. Bei Nachweis einer raumfordernden Blutung evtl. Angio-CT anstatt Angiographie zum Nachweis einer Gefäßmissbildung und sofortiger operativer Hämatomentlastung sowie Aneurysmaausschaltung. Frühversorgung mikrochirurgisch oder endovaskulär. *CT* Computertomographie; *Angio-CT* 3-D-Computertomographie; *MRT* Magnetresonanztomographie; *DSA* Digitale Subtraktionsangiographie; *ICP* Intrakranieller Druck.

Wesentliche Prädiktoren für einen ungünstigen Verlauf sind zerebrale Ischämien durch den Vasospasmus, die initiale Schwere der Hirnschädigung durch die primäre Blutung sowie die Komplikationen der durchgeführten Behandlungen insgesamt. Rezidivblutungen, die früher einen wesentlichen Anteil an der Mortalität der Erkrankung einnahmen, sind im Rahmen der mehr und mehr durchgeführten Frühversorgung in den Hintergrund getreten. Der einzige Weg, um eine solche Rezidivblutung zu verhindern, ist der Verschluss des Aneurysmasacks durch operative oder interventionell neuroradiologische Versorgung.

Neben den direkten Blutungsfolgen, wie etwa den intrakraniellen Hämatomen und dem posthämorrhagischen Hydrozephalus, können auch Elektrolyt- und Stoffwechselentgleisungen sowie kardiopulmonale Komplikationen einen wesentlichen Einfluss auf die Schwere der Erkrankung nehmen.

Nicht zuletzt und wesentlich beeinflusst wird Morbidität und Letalität durch die Häufigkeit und die Intensität des Vasospasmus, der wiederum in etwa 30% der Fälle definitive neurologische Ausfallserscheinungen auf dem Boden einer Minderperfusion bewirkt. Obwohl der Vasospasmus seit langem bekannt ist, Therapieansätze entwickelt und auch positive Behandlungsergebnisse erzielt worden sind, stellt diese Komplikation der akuten Subarachnoidalblutung die nach wie vor bestimmende Einflussgröße auf das Behandlungsergebnis der betroffenen Patienten dar.

■■■ Therapie
Primärbehandlung

Die primäre Behandlung orientiert sich an der allgemeinen klinischen Stabilisation des Patienten, in der Verhinderung einer Nachblutung bis zur endgültigen Versorgung des Aneurysma und in der Beobachtung eines möglicherweise sich entwickelnden Hydrozephalus. Grundsätzlich gilt vor der Aneurysmaversorgung absolute Bettruhe, daneben sollte der Schutz der Atemwege zur Vermeidung einer Aspiration vorrangiges Ziel der Behandlung sein. Auch die kardiopulmonale Stabilisierung ist obligat, um eine suffiziente Oxygenierung zu gewährleisten. Im Zweifelsfall und bei den schweren klinischen Verläufen von Subarachnoidalblutungen bei komatösen Patienten sollte die Entscheidung zur Intubation und kontrollierten Beatmung ohnehin nicht hinausgezögert werden, da sonst zusätzliche, sekundäre Hirnschäden durch die Hypoxie zu erwarten sind.

Die Einstellung der Blutdruckwerte bis zur endgültigen Versorgung des Aneurysma ist nicht gänzlich unumstritten, exzessiv erhöhte Blutdruckwerte sollten jedoch vermieden werden und gegebenenfalls medikamentös mit Bevorzugung der zerebral wirksamen Kalziumantagonisten, wie dem Nimodipin (1,0–2,0 mg/h intravenös oder 6×60 mg per os), behandelt werden. Subnormale Blutdruckwerte sind allerdings kontraindiziert [46]. Bisher ist nur für die orale Therapie mit Nimodipin nicht aber die intravenöse Applikation eine positive Evidenz gegeben, was an niedrigeren Fallzahlen in den Studien liegt. Falls möglich sollte die Gabe daher oral erfolgen.

Hydrozephalus

Ein Liquoraufstau wird entweder durch den Einbruch der Aneurysmablutung in das Ventrikelsystem direkt oder im Verlauf des Übertritts von Blutpartikeln aus den subarachnoidalen Zisternen in den intraventrikulären Raum verursacht. In beiden Fällen muss von einem Okklusivhydrozephalus ausgegangen werden. Eine andere Entstehungsmöglichkeit des posthämorrhagischen Hydrozephalus sind die nach Verteilung der subarachnoidalen Blutung über den Hemisphären auftretenden Resorptionsstörungen an den Pacchioni-Granulationen, die für annähernd 20% der Hydrozephalusentwicklungen verantwortlich zeichnen. Für die Behandlung des Hydrozephalus ist der Entstehungsmechanismus nicht entscheidend, da die operativen Maßnahmen identisch sind. Wesentlich ist die Erhöhung des intrakraniellen Drucks, der zu sekundären Hirnschäden führen kann.

Der Hydrozephalus nach Subarachnoidalblutung ist durch eine blutige Tingierung des Liquors gekennzeichnet, die eine unmittelbare, d. h. dauerhafte Hirnwasserableitung über eine interne Ableitung mit Shuntanlage unmöglich macht. So muss zur Entlastung des Gehirns eine temporäre Maßnahme mittels Außenableitung veranlasst werden, dabei wird über ein paramedian-präkoronar gelegenes Bohrloch ein Silikonkatheter in das Vorderhorn eines Seitenventrikels eingeführt und extravulneral nach außen in ein Auffangsystem abgeleitet.

> **Wichtig**
> Wichtig ist dabei die Einstellung der Ableithöhe, die direkten Einfluss auf die intrakraniellen Druckwerte nimmt.

Bei größerem Volumen der abfließenden Liquormenge reduziert sich der intrakranielle Druck (ICP) entsprechend deutlicher. Ziel ist die Einstellung eines normotonen ICP, insbesondere bei gleichzeitigem Vorliegen von Gefäßspasmen. Die notwendigen absoluten Liquorvolumina, die zu einer Normalisierung der intrakraniellen Druckwerte erforderlich sind, zeigen eine erhebliche interindividuelle Schwankung, sodass eine Orientierung nur anhand der gemessenen ICP-Werte möglich wird. Verwendet werden meist Ventrikelkatheter mit integrierten Druckaufnehmern, um eine kontinuierliche Druckmessung bei offener Drainage zu ermöglichen. Die Lumbalpunktion zur Druckentlastung wird kontrovers diskutiert. Einerseits wird postuliert, dass durch die Schaffung eines kraniokaudalen Gradienten Blutabbauprodukte und potenziell spasmogene Substanzen leichter eliminiert werden können [22]. Bei den zumeist vorliegenden Okklusivhydrozephali hingegen ist die lumbale Liquorentnahme sinnlos und gefahrvoll (untere Einklemmung). In einer aktuellen Untersuchung [13] konnte jedoch gezeigt werden, dass die simultane Anlage einer EVD und einer lumbalen Drainage die Notwendigkeit von EVD-Wechseln mit zusätzlichen potenziellen Komplikationen sowie die Shuntpflichtigkeit (33% vs. 18%) signifikant reduzieren kann.

Insgesamt wird bei etwa 70% der Subarachnoidalblutungen eine temporäre Ableitung notwendig, bei schweren Blutungen der Grade IV und V (Hunt & Hess) ist praktisch immer eine Liquordrainage erforderlich. Eine dauerhafte Ableitung mit implantierten Shuntsystemen, in der Regel über ventrikuloperitoneale Drainagen, benötigen letztlich 20–25% der Patienten. So wird der Patient über einen Zeitraum von einigen Tagen durch Reduktion der Drainagemengen entwöhnt. Kommt es zu keinem pathologischen Anstieg des ICP und zeigt die CT-Untersuchung keine persistierende Erweiterung der Hirnkammern, kann die Ableitung gezogen werden. Ist eine dauerhafte Drainagepflichtigkeit offensichtlich und der Liquor nicht mehr blutig, kann die Shuntimplantation erfolgen. Wegen der Infektionsgefährdung des Patienten durch die liegende Außenableitung muss in Fällen, in denen eine längere Liegedauer der Drainage, so bei längerem Persistieren eingebluteten Liquors, erforderlich ist auch ein Wechsel der Ableitung veranlasst werden.

> **Wichtig**
> Grenzwerte für die Liegedauer von Außendrainagen sind Intervalle von 7 Tagen, danach steigt die Infektionsrate stark an.

Intrakranielle Hämatome

Neben der Ausbreitung der Blutung im Subarachnoidalraum kann es auch zu Parenchymblutungen oder auch subduralen Blutungen kommen. Insbesondere Aneurysmen der A. cerebri media erzeugen nicht selten größere, raumfordernde Hämatome, die zu den klinischen Zeichen der Einklemmung führen und eine sofortige Intervention fordern [40]. Solche schweren Subarachnoidalblutungen – meist Grad V – in der Verbindung mit einer raumfordernden intrazerebralen Blutung haben jedoch eine wesentlich bessere Prognose als Grad-IV/V-Blutungen ohne begleitendes Hämatom (Abb. 32.12).

Meistens erzwingt die Dringlichkeit der Hämatomevakuation eine operative Versorgung ohne angiographische Diagnostik. Allerdings wird durch die bereits erwähnte dreidimensionale CT-Untersuchung ohne größeren, zusätzlichen Aufwand oft eine Aneurysmadarstellung erreicht, die für die Notfallversorgung ausreichend ist. Die intrakranielle Blutung kann dann – in Verbindung mit der Versorgung des Aneurysma – ausgeräumt werden. Die zusätzliche Gabe von Fibrinolytika wie Urokinase und rtPA hat sich für diese Indikation nicht durchgesetzt. Bei massiver Hirnschwellung muss zunächst das Häma-

32.2 Subarachnoidalblutung

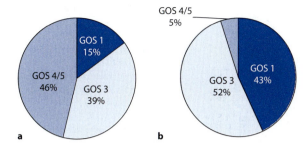

Abb. 32.12a,b. Ergebnisse für die Aneurysmaversorgung von Patienten der Hunt & Hess Stadien IV und V. **a** Deutliche bessere Behandlungsergebnisse zeigen sich bei Patienten mit raumfordernden intrakraniellen Blutungen, mit gutem und sehr gutem Therapieerfolg (GOS 4 und 5) in 46% (n=38). **b** Patienten ohne intrakranielle Blutung (n=38) schneiden ungünstiger ab. *GOS* Glasgow Outcome Scale; 1= tot, 2=vegetatives Überleben, 3=deutliche neurologische Beeinträchtigung, auf Hilfe angewiesen, 4=einige Einbußen, jedoch selbstständig und unabhängig, 5= unauffällig und vollständig arbeitsfähig.

tom entleert werden, auch wenn eine denkbare Reruptur des Aneurysma während dieser Maßnahme dessen Ausschaltung erheblich erschwert.

Ausschaltung des Aneurysmas

Wenn auch die endovaskuläre Ausschaltung von Aneurysmen sich als ernsthafte Alternative zur operativen Behandlung entwickelt hat, so gilt die Clippung des Aneurysma mittels mikrochirurgischer Intervention (Abb. 32.10), wie sie 1936 erstmals beschrieben wurde, nach wie vor als eine effektive und sichere Maßnahme zur Verhinderung einer Rezidivblutung. Auch das sog. »trapping«, die Ausschaltung des Gefäßes vor und nach der aneurysmatischen Aussackung, ist eine sichere Methode, jedoch nur an manchen Stellen, wie etwa der A. communicans anterior, durchführbar. Die Umhüllung der Rupturstelle mittels Muskel oder Baumwollwatten, das »wrapping«, ist weniger effizient, reduziert zwar das Risiko einer Blutung, verhindert diese jedoch nicht.

Trotz immer wieder geführter Diskussionen über den besten Zeitpunkt der Aneurysmaausschaltung hat sich zwischenzeitlich die Frühoperation innerhalb der ersten 48 bis höchstens 72 Stunden nach Blutung durchgesetzt [23]. Kritiker des frühen Eingriffes konnten den Nachweis dadurch bedingter, zusätzlicher neurologischer Schädigungen nicht führen [19]. Auch haben spätere, separate Analysen aus der gleichen Datenerhebung gezeigt, dass doch eine günstigere Prognose mit einer frühen operativen oder endovaskulären Intervention einhergeht [10]. Für die Frühoperation spricht zudem die Tatsache, dass diese dann vor dem Auftreten zerebraler Gefäßspasmen durchgeführt werden kann. Bei verzögerter Operation werden demgegenüber eine gewisse Anzahl von Patienten den Zeitpunkt der Aneurysmaversorgung nicht mehr erleben, da vorher eine Nachblutung eingetreten ist. Wenn auch heute meist Frühoperationen durchgeführt werden, darf nicht verschwiegen werden, dass der Beweis der Überlegenheit der Frühoperation durch eine randomisierte Studie bislang nicht belegt ist.

Auch bei Patienten mit schweren Subarachnoidalblutungen Grad IV und V nach Hunt & Hess wird über gute Ergebnisse nach früher Aneurysmaversorgung berichtet. So berichtete Bailes bereits im Jahre 1990 über eine frühe – operative – Aneurysmaversorgung von Patienten mit kontrollierbarem ICP und anschließender aggressiver Volumentherapie. In dieser Untersuchung fand sich bei 12 von 20 Grad-IV- und 7 von 15 Grad-V-Patienten ein gutes Behandlungsergebnis mit der Fähigkeit zu einer unabhängigen Lebensführung [3]. In einer eigenen Untersuchung (Abb. 32.12) finden sich ähnliche Ergebnisse [39].

Der operative Zugang zur Ausschaltung des Aneurysma orientiert sich an der Lokalisation der Fehlbildung und an der Projektion des Aneurysmadoms. Standardzugänge für die Lokalisationen des **vorderen Kreislaufs** sind die pterionalen Zugänge ggf. unter Einbeziehung einer subtemporalen Erweiterung (Basilarisspitzenaneurysmen). An der vorderen Hirnarterie kann die Freilegung subfrontal-supraorbital oder präkoronar-paramedian über den Interhemisphärenspalt (Pericallosa-Aneurysmen) erfolgen. Im **hinteren Kreislauf** sind die Zugänge entweder subtemporal oder suboccipital-retromastoidal ausgerichtet, bei Bedarf auch in der Kombination beider Freilegungen. An der A. vertebralis muss ggf. der extrakranielle Verlauf zumindest in einzelnen Abschnitten dargestellt werden.

Grundsätzlich hat ein erfolgreiches Aneurysmaclipping eine hohe Langzeiteffektivität, die Quote an Rezidivblutungen bleibt auch in Studien mit sehr langer Beobachtungszeit weitgehend unter 1%. Allerdings sind Untersuchungen bekannt, die von einer bis zu 10fach erhöhten Reblutungsrate geclippter Patienten im Vergleich zur Normalbevölkerung nach 20 Jahren ausgehen [44].

In einer prospektiven Untersuchung an 246 mikrochirurgisch (MC) sowie 115 endovaskulär (EV) behandelten Patienten nach Subarachnoidalblutung im Zeitraum 11/97 bis 12/01 konnten wir die günstigen Ergebnisse der Frühversorgung nochmals dokumentieren. Das Patientenkollektiv umfasste in der MC-Gruppe 139 Männer und 222 Frauen (1:1,6) mit einem initialen Hunt & Hess I und II bei 197 Patienten (60,1%), vom Grad III bei 74 Patienten und vom Grad IV und V bei 90 Patienten (22,5%). Bei den endovaskulär therapierten Patienten (45 Männer und 70 Frauen; m/w 1:1,5) befanden sich 59 (59,2%) im Stadium I und II, 25 im Stadium III und 31 Patienten (25,9%) im Stadium IV und V. Aneurysmagröße und -lokalisation sowie das Durchschnittsalter (51,4 vs. 52,9 Jahre) verhielten sich zwischen beiden Gruppen nicht unterschiedlich, jedoch wurden deutlich mehr Aneurysmen des hinteren Kreislaufes endovaskulär behandelt und der Anteil schwerer Subarachnoidalblutungen war in der Gruppe der endovaskulären Patienten höher (26,8% vs. 23,8%).

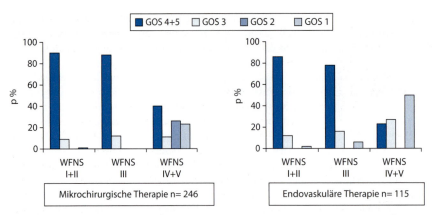

Abb. 32.13. Ergebnisse der Frühversorgung nach Aneurysmaruptur. Insbesondere in den guten Stadien I bis III nach H&H zeigen sich weitgehende gute und nicht differierende Ergebnisse für beide Behandlungsmethoden. *MC* mikrochirurgisches Clipping; *EV* endovaskuläre Therapie; *I* bis *V* Graduierung nach H&H; *GOS* Glasgow Outcome Scale; 1= tot, 2=vegetatives Überleben, 3=deutliche neurologische Beeinträchtigung, auf Hilfe angewiesen, 4=einige Einbußen, jedoch selbstständig und unabhängig, 5= unauffällig und vollständig arbeitsfähig.

Direkte operativ verursachte Komplikationen mit konsekutiven zerebralen Perfusionsstörungen fanden sich in 14 Fällen (5,7%) bei den operativ Behandelten sowie in 20 Fällen (17,1%) der Gruppe der endovaskulär Therapierten. Die Ausfälle waren bei 7 (MC) bzw. 5 Patienten (EV) jeweils rückbildungsfähig. Insgesamt waren die Behandlungsergebnisse für beide Behandlungsgruppen weitgehend gleichwertig (Abb. 32.13). Für die 246 mikrochirurgisch behandelten Patienten betrug die Gesamtletalität 6,8%, im Stadium I und II für diese Untersuchung 0%. Die endovaskuläre Gruppe mit 115 Patienten wies eine Gesamtletalität von 19,2% bei einem im Vergleich größeren Anteil von schweren Blutungen auf. Im Stadium I und II konnten bei den endovaskulär behandelten Patienten ebenfalls keine tödlichen Verläufe festgestellt werden.

Die neuroradiologischen, endovaskulären Therapieformen haben zwischenzeitlich einen festen Platz in der Behandlung rupturierter Aneurysmen erlangt. Heute werden Platincoils eingesetzt, um eine Okklusion des Aneurysma zu erreichen (Abb. 32.14). Um ein Abschwemmen der Platincoils zu verhindern, kann die Embolisation unter dem Schutz eines Ballons erfolgen oder auch mittels eingebrachter Stents eine Gefäßrekonstruktion versucht werden [30]. Die bisherigen Behandlungserfolge sind viel versprechend [29]. Einige Untersuchungen, wie die große ISAT-Studie [26, 27], sprechen für einen signifikanten Vorteil der endovaskulären Therapie im Vergleich zur operativen Behandlung von solchen Aneurysmen, die sich durch beide Methoden behandeln lassen. Allerdings ist die Datenerhebung mit niedriger Randomisierungsrate, deutlicher Subgruppenbildung und der Einbeziehung sehr kleiner Aneurysmen und überwiegend guter WFNS-Grade in dieser Multicenterstudie erheblicher Kritik unterzogen worden. Die zuletzt genannte Studie [27] ist allerdings die einzige randomi-

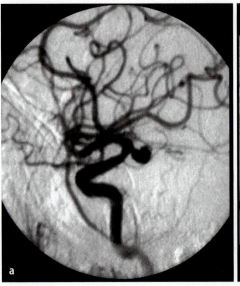
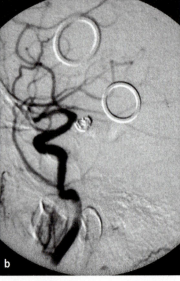

Abb. 32.14a,b. Endovaskuläre Therapie eines Aneurysma der A. carotis interna links am Abgang der A. communis posterior. **a** Präinterventionelle Angiographie, **b** postinterventionell kompletter Verschluss der Aneurysma durch eingebrachte Platinspiralen.

sierte Studie und überblickt zwischenzeitlich einen Verlauf von 7 Jahren. Andere, nicht randomisierte Untersuchungen finden demgegenüber höhere Raten von zerebralen Perfusionsdefiziten nach endovaskulärer Therapie [9].

Die Komplikationsraten der endovaskulären Therapie sind keinesfalls vernachlässigbar, wie aktuelle Untersuchungen zeigen [7, 27, 29, 34]. Die Verschlussquote von Aneurysmen wird je nach Größe und Lokalisation mit etwa 60–90% vollständiger Okklusion angegeben, bei unvollständigem Verschluss sind Rezidivblutungen beobachtet worden. In eigenen Untersuchungen fanden sich 7 (6%) Nachblutungen bei teil verschlossenen Aneurysmen, die aktualisierte Nachbewertung der ISAT-Studie geht von einer Nachblutungsquote von 2,6% (von 1073 Patienten) aus [27]. Frühere Erwartungen, durch die eingelegten Coils käme trotz primärer Teilokklusion eine Thrombosierung des Aneurysma zustande, haben sich nicht bewahrheitet [20].

In eigenen Untersuchungen zu Therapiemodalitäten in unterschiedlichen Aneurysmalokalisationen können für die distalen Aneurysmen bessere Therapieerfolge und niedrigere Komplikationszahlen für die mikrochirurgische Versorgung bestätigt werden [39]. Proximale Aneurysmen wie an der A. carotis interna sind jedoch mit gutem Erfolg endovaskulär zu behandeln. Auch kombinierte, interdisziplinäre Strategien sind denkbar. Durch ergänzende Techniken wie die ballonassistierte Coilapplikation oder stentgeschützte Versorgung von breitbasigen Aneurysmen lassen sich weitere Verbesserungen dieser Methode sicher erreichen.

> **Wichtig**
>
> Die Domäne der endovaskulär-interventionellen Therapie sind die Aneurysmen des hinteren Kreislaufes, da hier die mikrovaskulären Zugänge immer mit einer höheren Morbidität einhergehen.

Auf der anderen Seite sind Aneurysmen mit ungünstiger Geometrie (z. B. hoher Hals-Dom-Quotient), schwieriger endovaskulärer Zugänglichkeit oder Aneurysmen der A. cerebri media für die endovaskuläre Therapie weniger geeignet.

Die Entscheidung für eine interventionelle oder chirurgische Versorgung sollte von der Erfahrung und Komplikationsrate des jeweiligen Therapeuten abhängig gemacht werden. Weiterhin hat es sich als vorteilhaft erwiesen, nach Durchführung der DSA die Versorgung des Aneurysma interdisziplinär zu besprechen und im Konsens eine Entscheidung zu finden (▶ Kap. 28). Die weitere Versorgung nach Ausschaltung des oder der Aneurysmen muss auf einer neurologischen oder neurochirurgischen Intensivstation erfolgen, wo Erfahrung in der Prävention und im Management der Komplikationen nach aneurysmatischer SAB besteht.

Zusätzliche Maßnahmen, wie extra-intrakranielle Bypassoperationen bei vermutlicher Umstellung der Perfusionsverhältnisse durch die geplante Maßnahme (z. B. »trapping«) oder Eingriffe in Herzkreislaufstillstand mit Vollheparinisierung, Herzlungenmaschinen und Hypothermie, sind Einzelfällen vorbehalten.

Vasospasmus

Gefäßspasmen, die sich innerhalb von 2–3 Tagen nach Eintritt der Blutung entwickeln können, stellen nach wie vor einen wesentlichen und unverändert kritischen Punkt in der Behandlung der Subarachnoidalblutung dar (Übersicht bei [35]). Die aus historischer Sicht ersten Beobachtungen des Vasospasmus wurden im Rahmen von angiographischen Untersuchungen gemacht, bestätigten den Beginn nach 2- bis 3-tägigem Intervall und eine Dauer von 5–20 Tagen. Die Häufigkeit des angiographischen Vasospasmus wird zwischen 40 und 60% angegeben. Dabei haben asymptomatische Spasmen einen Anteil von 30%.

Die Definition für den symptomatischen Vasospasmus ist eindeutig, das Auftreten neurologischer Ausfallserscheinungen auf dem Boden von Perfusionsstörungen definiert sich in einem sog. »delayed ischemic neurological deficit« (DIND). Einhergehend mit dem klinischen Auftreten der Symptome können auch Erhöhungen der Flussgeschwindigkeiten in der transkraniellen Doppleruntersuchung (TCD) zerebraler Gefäße beobachtet werden (dopplersonographischer Vasospasmus). Dabei werden Flussgeschwindigkeiten <100 cm/s als unkritisch beschrieben, Werte zwischen 100 und 120 cm/s als subkritisch und Werte >160 cm/s als kritisch definiert.

> **Wichtig**
>
> Zu beachten ist hier, dass die Angabe von Flussgeschwindigkeiten im nicht winkelkorrigierten TCD nicht lege artis ist und besser die maximal schallbare Frequenz in kHz angegeben werden sollte.

Die Bedeutung der gemessenen Befunde wird jedoch kontrovers diskutiert. So kann ein neurologisches Defizit im Rahmen eines DIND auch ohne nachweisbare Flussbeschleunigung auftreten, umgekehrt können hohe Flussgeschwindigkeiten in der Dopplersonographie ohne klinische Zeichen einhergehen. Für die A. cerebri media scheinen die dopplersonographischen Werte am zuverlässigsten zu sein [24].

Insbesondere von operativ-neurochirurgischer Seite wurde der Entfernung von Blutkoageln in den Liquorräumen als Spasmusinitiatoren ein wesentliches Moment in der Behandlung oder in der Vermeidung der Gefäßengstellung beigemessen. Der direkte Beweis der Wirksamkeit einer ausgedehnten Blutkoagelentfernung aus den basalen Zisternen konnte bislang nicht geführt werden, zumal das Entfernen selbst nicht ohne Risiko ist. Klinische Phase-II-Studien einer Lyse der extravasalen Blutung mittels intrazisternal verabreichten rtPA, waren bislang ohne überzeugend positives Ergebnis. Ein experimenteller Therapieansatz ist die Gabe von Nitroprussidnatrium intrazisternal oder -thekal, jedoch stehen sichere Behandlungserfolge aus [42].

Mittlerweile sind verschiedene neuroprotektive Substanzen bei der Subarachnoidalblutung untersucht worden. Die erfolgreichste Substanz aus dieser Gruppe stellt der **Kalziumkanalblocker Nimodipin** dar, der in zahlreichen, auch prospektiv randomisierten Studien als effizient nachgewiesen werden konnte [4]. Dies gilt nach Metaanalysen nur für die orale Applikation, falls eine orale Gabe nicht möglich ist, sollte pragmatisch eine intravenöse Gabe erfolgen. Allerdings dürfen Nebenwirkungen der Therapie nicht verschwiegen werden. So führen die Kalziumantagonisten zu einer Erniedrigung des Blutdrucks und müssen über Volumenzufuhr und ggf. Sympathomimetikagabe kompensiert werden. Die parenterale Applikation zieht wegen des hohen Alkoholgehalts der Lösung oft Transaminasenerhöhungen nach sich, die jedoch nur selten einen Therapieabbruch zur Folge haben. Neben schwerwiegenden gastrointestinalen Komplikationen des Nimodipin mit Subileus, ist insbesondere die Entwicklung von pulmonalen Shunts mit Abfall des arteriellen O_2-Partialdrucks gefürchtet.

Die Anwendung von **Kortikosteroiden** wird kontrovers beurteilt. **Glukokortikosteroide**, wie Dexamethason, werden mit dem Ziel verordnet, das Hirnödem und die begleitende Entzündungsreaktion zu reduzieren. Eine jüngere Metaanalyse ergab, dass es gegenwärtig an wissenschaftlicher Evidenz für die Benutzung dieser Substanzen bei SAB-Patienten mangelt [6]. **Aminosteroide**, wie Tirilazad, sind potente Inhibitoren der Lipidperoxidation ohne glukokortikoide Wirksamkeit. Zwei randomisierte, kontrollierte Doppelblindstudien wurden durchgeführt, um die Wirksamkeit bei SAB-Patienten aller Grade zu untersuchen. Eine signifikante Reduktion der Mortalität fand sich zunächst bei männlichen SAB-Patienten, konnte aber später nicht reproduziert werden [10, 18]. Zusätzliche Studien mit höherer Dosierung bei Frauen führten zwar insgesamt zu einem verringerten Auftreten des Vasospasmus, eine Verbesserung des klinischen Endergebnisses konnte jedoch nicht gezeigt werden.

Statine wurden ursprünglich als Inhibitoren der hepatischen 3-Hydroxy-3-methylglutaryl-Coenzym-A Reduktase zur Behandlung von Fettstoffwechselstörungen eingeführt. Darüber hinaus werden diesen Medikamenten lang- und kurzfristige perfusionsverbessernde Wirkungen zugeschrieben. Erste klinische Untersuchungen bei SAB-Patienten zeigten eine Verringerung des Auftretens und der Schwere des Vasospasmus [43]. Wie zuvor angeführt, wird dem Endothelinsystem mit seinen einzelnen Rezeptorsubtypen eine übergeordnete Rolle in der Entwicklung der zerebralen Vasospasmus zugeschrieben [1, 38]. Erste Ergebnisse für den Endothelinrezeptorantagonisten Clazosentan sind viel versprechend mit einer Verringerung des Auftretens und der Schwere des angiographischen Vasospasmus [47].

Neben der Verwendung der Kalziumkanalblocker ist die besonders in den angelsächsischen Ländern konsequent durchgeführte sog. »**HHH-Therapie**« weitgehend akzeptiert, zumal im Rahmen der Frühoperationen eine solche Therapie erst möglich geworden ist. Fallkontrollstudien lassen eine Minimierung auftretender ischämischer Defizite unter arterieller **Hypertension**, **Hypervolämie** und **Hämodilution** erkennen. Kontrollierte Studien über diese Therapie liegen jedoch nicht vor, auch ist die Bedeutung der einzelnen Faktoren nicht genau bekannt. Aus praktischen Gesichtspunkten wird eine Erhöhung des systolischen arteriellen Blutdrucks auf Werte zwischen 160 und 180 mmHg angestrebt, was einem mittleren Druck von 110 mmHg entspricht. Die Hypervolämie wird anhand des zentralen Venendrucks (bis etwa 12 mmHg) kontrolliert. Die Hämodilution hat als Zielvorstellung einen Hämatokrit um 30% (Tab. 32.3).

Schlägt trotz maximaler Therapie und einer bis zu den angegebenen Zielwerten durchgeführten HHH-Therapie die Behandlung nicht an, kann in ausgewählten Fällen fokal-segmental auftretender Gefäßspasmen an den großen Arterien auch eine **transluminale Katheterangioplastie** in Erwägung gezogen werden. Die Erfolge einer solchen Therapie lassen sich jedoch noch nicht endgültig beurteilen, zumal viele Spasmen wegen ihres generalisierten Auftretens ohnehin nicht dieser Behandlung zugänglich gemacht werden können [5].

In einigen nordamerikanischen Zentren ist in den vergangenen Jahren die Therapie des symptomatischen Vasospasmus mit einer intraarteriellen Gabe von **Papaverin** propagiert worden. Anfänglich optimistische Berichte über eine Besserung des klinisch-neurologischen Zustandsbilds konnten in einer Studie an 31 Patienten nicht bestätigt werden. Daher wird aktuell die Gabe von intraarteriellem Papaverin nicht empfohlen [33].

Die Behandlung des Vasospasmus ist ohne den Einsatz intensivmedizinischer Verfahren (Tab. 32.3) und insbesondere eines ausgedehnten (Neuro)monitoring (Tab. 32.4) nicht denkbar.

Kleinere Blutungen und günstige Stadien benötigen lediglich eine klinische Überwachung des Patienten für den Zeitraum evtl. Hirngefäßspasmen bis zum 14. Tag, davon die ersten 5–7 Tage auf einer Intensiv- oder Überwachungsstation. Ein besonderes Monitoring ist sonst zunächst nicht erforderlich.

Schwere Blutungen sind grundsätzlich unter intensivmedizinischen Bedingungen zu versorgen. Neben dem regulären kardiopulmonalen Monitoring ist hier auch eine kontinuierliche Überwachung des intrakraniellen Drucks angezeigt. Nicht nur Perfusionsstörungen mit Hirnschwellung oder ein Hirnödem aufgrund von Elektrolytstörungen, auch der posthämorrhagische Hydrozephalus können zu einer Erhöhung des intrakraniellen Druckes (ICP) führen. Oft wird sich die Anlage einer externen Ventrikeldrainage anbieten, die sowohl eine Liquordrainage als auch eine kontinuierliche ICP-Messung ermöglicht. Zudem wird so der blutige Liquor ausgewaschen.

Da schwere Blutungen in aller Regel auch mit einer länger währenden Bewusstseinsstörung einhergehen, ist die rechtzeitige Erkennung einer sekundären klinischen Verschlechterung (z. B. im Rahmen des Vasospasmus) erschwert. In diesen Fäl-

Tab. 32.3. Intensivmedizinische Maßnahmen bei der akuten Subarachnoidalblutung

Invasive Verfahren	Allgemein: Venöser/zentralvenöser Zugang, arterieller Zugang, bei bewusstlosen Patienten zusätzlich: endotrachealer Tubus mit kontrollierter Beatmung, Magensonde, Blasenkatheter, PiCCO, Pulmonaliskatheter in besonderen Fällen Zentralnervös: Ventrikelkatheter bei Hydrozephalus, bei bewusstlosen Patienten zusätzlich: Hirndruckmesssonde, Parenchymsonde, Thermodilution-Sonde zur CBF-Messung, Mikrodialysekatheter
Monitoring	Kardiopulmonal: Herzfrequenz, Blutdruck (+ mittlerer arterieller Druck), ZVD, pO_2, pCO_2, pH, BE, Blutchemie, EKG, Röntgenthoraxaufnahme, in ausgewählten Fällen: PiCCO, PCWP Zentralnervös: Transkranieller Doppler, evozierte Potenziale, bei bewusstlosen Patienten zusätzlich: Hirndruckmessung (ventrikulär/epidural), CPP, Parenchymmessung (z. B. O_2, pH, Temperatur, exzitatorische Aminosäuren), zentralnervöse O_2-Sättigung, eventuell CBF
Spezifische Medikation	Nimodipine 2 mg/h i.v. oder 360 mg/24 h p.o. Dexamathason 24 mg/24 h nur postoperativ Antiepileptika fakultativ
Triple-H-Therapie (nach Ausschaltung der Blutungsquelle)	**Hypervolämie**: z. B. Hydroxyaethylstärke (HAES steril 10% 500–1000 ml/Tag) oder Albumin 5% (4- bis 6-mal 250 ml/24 h) **Hypertonie**: z. B. Dobutamine (2,5–10 µg/kgKG/min), Dopamin (5–20 µg/kgKG/min) oder auch Noradrenalin (0,1 µg/kgKG/min) **Hämodilution**: z. B. Elektrolytlösungen (3–8 l/24 h), NaCl 0,9% oder/und Sterofundin

ZVD zentraler Venendruck, *BE* Basenexcess, *PiCCO* pulse-integrated continuous cardiac output, *PCWP* pulmonary capillary wedge pressure, *CPP* central perfusion pressure, *CBF* cerebral blood flow.

---

len sollte ein zusätzliches apparatives Monitoring in Erwägung gezogen werden, um eine kritische Perfusionsminderung mit konsekutiver metabolischer Dysregulation, zellulärem Energieversagen, Zusammenbruch der Ionenhomöostase, Kalziumeinstrom, mitochondrialer Dysfunktion und Untergang des betroffenen Hirngewebes, rechtzeitig zu erkennen. Dieses **erweiterte zerebrale Monitoring** bezieht sich auf Veränderungen der Hirnfunktion (EEG, Elektrokortikogramm), der Perfusion (bildgebende Verfahren, Thermodiffusionssonden), der Gewebeoxygenierung (O_2-Partialdruckmessung im Hirngewebe, $p_{ti}O_2$) sowie des Metabolismus (zerebrale Mikrodialyse). Eine umfangreiche, kritische Darstellung aller Verfahren würde jedoch den Rahmen dieses Kapitels sprengen; Details können einer Übersichtsarbeit [35] entnommen werden.

Die Bedeutung des TCD für die Abschätzung der Hirndurchblutung ist gerade in der letzten Zeit wieder umstritten und wird ambivalent bewertet. So zeigen manche Untersuchungen von zerebraler Durchblutung und Flussgeschwindigkeit in den Gefäßen sogar eine Verbesserung der Durchblutung bei erhöhten Werten im transkraniellen Doppler und nicht immer eine Minderdurchblutung. Deshalb ist die dopplersonographische Untersuchung und ihre Ergebnisse im Kontext zu beurteilen (z. B. Flusserhöhungen bei »HHH«-Therapie) und von Geübten durchzuführen.

Die **zerebrale Mikrodialyse** ist ein biochemisches Monitoringverfahren zur Erfassung interstitieller Konzentrationen von Neurometaboliten im Gewebe. Über intraparenchymatös eingebrachte Mikrodialysekatheter (doppellumige Mikrokatheter mit einer semipermeablen Membran an der Spitze) können exzitatorische Aminosäuren, wie Glutamat oder Aspartat, oder andere Substanzen wie Glukose bzw. Laktat/Pyruvat oder Glycerol, gemessen werden (▶ Kap. 7). Die bislang erworbenen Erfahrungen mit dieser Methode als Monitoring einer drohenden regionalen Ischämie sind positiv [36]. In einer vergleichenden Untersuchung zur TCD und zur Angiographie wird der zerebralen Mikrodialyse eine hohe Spezifität, jedoch eine geringere Sensitivität in der Diagnostik eines DIND bescheinigt [48]. Allerdings sind die Schwächen der Methode, dass es sich um eine lokoregionale Messung handelt, die einen hohen apparativen und Personalaufwand mit sich bringt. Ob die Mikrodialyse daher eine Routine- oder Standardmethode wird, muss zunächst offen bleiben [31].

Im allgemein-intensivmedizinischen Management müssen neben den bereits erwähnten Elektrolyt- und Wasserhaushaltsentgleisungen insbesondere Herz-, Kreislauf- und Lungenfunktion überwacht werden.

Bei den Veränderungen des Elektrolythaushalts spielen insbesondere **Hyponatriämien** (<130 mval/l) eine entscheidende Rolle, die sich bei fast 30% der Patienten nachweisen lassen. Während in früheren Jahren als mögliche Ursache eine inadäquate ADH-Sekretion vermutet wurde, wird aktuell doch eher eine verstärkte Natriurese diskutiert. Ursächlich könnte eine mechanische Irritation des Hypothalamus verantwortlich sein. Klinische Symptome umfassen Bewusstseinsstörungen, Aste-

Tab. 32.4. Obligate und fakultative Verfahren des zerebralen Neuromonitorings

Methode	Wichtigkeit	Risiken, Probleme	Aufwand
Obligate Verfahren			
Klinisches Monitoring			
Pupillen	++	Läsion der Sehbahn	-
Reaktion auf Außenreize	+	Analgosedierung	-
Basismonitoring			
EKG	+	Keine	-
MAP invasiv	++	Selten Thrombosen	++
ZVD	++	Punktion/Infektion	+
$F_{et}CO_2$	+	Keine	-
SpO_2	+	Bei Zentralisation	-
Temperatur	+	Messort	-
Klinische Chemie			
Blutgase	+	Keine	+
Blutzucker	+	Keine	-
Na^+	+	Keine	-
Osmometrie	+	Keine	-
ICP-Messung			
Ventrikulär	+++	Infektion, Blutung	+++
Intraparenchymatös	+++	Infektion, Drift, Preis	+++
Epidural	++	Messfehler, Infektion	+
Fakultative Verfahren			
TCD	++	Interpretation	+
Zerebrale Oxygenierung			
Zentrale O_2-Sättigung ($ScjVO_2$)	+	Punktion; Interpretation	+++
$p_{ti}O_2$	++	Punktmessung	+++
NIRS (near infrared spectroscopy)	0 (+)	z. Zt. nicht empfohlen	+
Gewebemessungen			
pH_t	+	Geringe Erfahrungen	+++
Mikrodialyse	+	Geringe Erfahrungen	+++
Hirndurchblutung (Thermosonde)	++	Klinische Erprobung	+++
Elektrophysiologie			
EEG	++	Unspezifisch	++
BaEP	++	Artefakte	++
SEP	++	Artefakte	++

Wichtigkeit: +++ sehr wichtig, ++ empfohlen, + sinnvoll, *0* z. Zt. nicht sinnvoll; Aufwand: +++ sehr hoch, ++ hoch, + niedrig, *0* praktisch keiner.

32.2 Subarachnoidalblutung

Tab. 32.5. Nichtneurochirurgische Komplikationen nach Subarachnoidalblutung

Komplikation	Zeitpunkt	Häufigkeit	Therapie
Hyponatriämie	2–10 Tage	bis 33%	Flüssigkeit i.v. (0,9%ige NaCl-Lösung)
Herzrhythmusstörungen	bis 10 Tage	bis 35%	Keine generelle Therapieempfehlung, selten bedrohlich
Neurogenes Lungenödem	Unklar	Selten	PEEP-Beatmung, Diuretika, β-Blocker, Chlorpromazin
Epilepsie	bis 3 (–6) Wochen	5–10%	Carbamazepin, Phenytoin, Valproat

rixis, Herdsymptome und epileptische Anfälle, die bei raschem Abfall der Natriumspiegel auf Werte unter 125 mval/l auftreten. In der Therapie der Hyponatriämie muss zunächst der Volumenverlust korrigiert werden, vorwiegend über die Gabe isotoner oder leicht hypertoner NaCl-Lösungen (z. B. 0,9%ige NaCl-Lösung) um den zentralnervösen Druck wieder auf Werte um 10 mmHg zu normalisieren. Wenn eine Natriurese vorliegt, ist eine Flüssigkeitsrestriktion wie bei SIADH kontraindiziert. Beim Ausgleich einer schweren Hyponatriämie (Natrium <125 mval/l) ist bei zu rascher Kompensation die Gefahr einer Myelinolyse gegeben, deswegen sollte die maximale Korrektur nicht mehr als 1 mval/l/h und insgesamt weniger als 12 mval/l/24 h betragen. Falls sich die Stoffwechselentgleisung als therapieresistent erweisen sollte, kann zur Hemmung der Natriurese Fludrocortison (2-mal 150–200 µg/Tag) gegeben werden [28].

Die Subarachnoidalblutung ist häufig von **kardialen Arrhythmien** und **EKG-Veränderungen** begleitet, die ätiologisch auf eine Stimulation des sympathischen Nervensystems zurückgeführt werden. Repolarisationsstörungen im EKG und Sinusarrhythmien sind die häufigsten Störungen, jedoch sind lebensbedrohliche Komplikationen sehr selten. Kardiale Ereignisse, die lange auf eine außerhalb des Herzens gelegene Beeinflussung der Erregungsleitung hin interpretiert wurden, sind möglicherweise doch kardialen Ursprungs, wenn auch über Mediatoren, wie etwa einer Erhöhung der zirkulierenden Katecholamine verursacht. Die genaue Rolle dieser Mechanismen ist nach wie vor nicht vollständig geklärt. Die Therapie ist rein symptomatisch.

Das **neurogene Lungenödem** entwickelt sich sehr rasch, ist selten, aber lebensbedrohlich. Die Ursache ist unbekannt, möglicherweise spielt eine Sympathikusaktivierung eine Rolle. Klinisch besteht eine akute Dyspnoe, Zyanose und rosafarbenes Sputum. Therapeutisch werden der endexspiratorische Druck positiv gehalten (PEEP-Beatmung) und Diuretika verabreicht. Gerade bei älteren Patienten kann die »HHH«-Therapie zu Komplikationen führen, die unter Umständen auch invasives hämodynamisches Monitoring, wie einen PiCCO-Katheter, erfordern. Zwar profitieren zahlreiche Patienten mit schweren Subarachnoidalblutungen von einer aggressiven Therapie und oft kann dadurch eine weitgehende klinische Erholung gewährleistet werden. Andererseits soll bei irreversibel geschädigten neurologischen Funktionen die Therapie dann auch beendet und nicht um jeden Preis fortgesetzt werden.

Das Terson-Syndrom mit teilweise erheblichen Glaskörpereinblutungen findet sich in rund 10–20% der Patienten und kann zu Einbußen der Sehschärfe einerseits sowie zu weiteren Komplikationen wie einer proliferativen Vitreoretinopathie und zum Katarakt führen. In manchen Fällen sowie immer bei der Vitreoretinopathie besteht eine Operationsindikation. Tab. 32.5 zeigt die wichtigsten nichtneurochirurgischen Allgemeinkomplikationen nach Subarachnoidalblutung und ihre Behandlung.

Prognose

In der Behandlung der akuten Subarachnoidalblutung sind die erreichten Fortschritte moderner Behandlungskonzepte unübersehbar. Rezidivblutungen, die für einen großen Teil der tödlichen Verläufe verantwortlich gewesen sind, konnten durch die Frühversorgung mittels mikrochirurgischer oder endovaskulärer Therapie der Aneurysmen minimiert werden. Heute sind Zweitblutungen seltener geworden und beschränken sich überwiegend auf übersehene oder verkannte Subarachnoidalblutungen. Auch schwere Blutungen der Stadien IV und V mit raumfordernden intrakraniellen Hämatomen oder Hämatozephalus sind nicht grundsätzlich mit einer infausten Prognose verknüpft, sondern können zumindest in einem Teil der Fälle erfolgreich behandelt werden. Der in Folge der Blutung auftretende Vasospasmus ist mit der Weiterentwicklung der Intensivtherapie nicht vollständig verschwunden, lässt sich jedoch in seinen Auswirkungen auf die zerebrale Perfusion und damit auf das Behandlungsergebnis insgesamt deutlich reduzieren.

Die Qualität der Behandlungsergebnisse ist noch nicht abschließend zu bewerten, da die vorliegenden klinischen Bewertungsmaßstäbe für die Ergebnisbeurteilung, insbesondere im neuropsychologischen Bereich, nicht ausreichen. So sind kognitive Einbußen bei vielen Patienten vorhanden, entgehen jedoch einer auch subtilen neurologischen Untersuchung. Neuropsychologische Studien, obwohl sie für alle verwendeten Therapiemodalitäten bekannt sind und auch deutliche Einbußen selbst bei den guten Ergebnissen nach GOS 4 und 5 zeigen [25], werden selbst in größeren randomisierten Studien nicht berücksichtigt.

Die unverändert hohe Morbidität und Letalität einer prinzipiell gutartigen Erkrankung regt die Diskussion über eine prophylaktische Ausschaltung nicht rupturierter Aneurysmen immer wieder an. Obwohl in einigen Studien der natürliche Verlauf von bislang nicht rupturierten Aneurysmen, insbesondere kleineren, als weniger risikoreich eingeschätzt wird als die prozedurale Komplikationsquote bei der Ausschaltung [16, 49], müssen im Hinblick auf die größere Anzahl kleinerer Aneurysmen mit Subarachnoidalblutungen [26] Entscheidungen über eine chirurgische oder endovaskuläre Ausschaltung nicht rupturierter Aneurysmen im individuellen Einzelfall getroffen werden.

Literatur

1. Ahmad I, Imaizumi S, Shimizu H (1996) Development of Calcitonin Gene-Related Peptide Slow-Release Tablet implanted in CSF Space for Prevention of cerebral vasospasm after experimental subarachnoid hemorrhage. Acta Neurochir 138: 1230-1240
2. Ayala C, Croft JB, Greenlund KJ (2002) Sex differences in US mortality rates for stroke and stroke subtypes by race/ethnicity and age, 1995-1998. Stroke 33: 1197-1201
3. Bailes JE, Spetzler RF, Hadley MN (1990) Management morbidity and mortality of poor-grade aneurysm patients. J Neurosurg 72: 559-566
4. Barker FG, Ogilvy S (1996) Efficacy of prophylactic Nimodipine for delayed ischemic deficit after subarachnoid hemorrhage: A metaanalysis. J Neurosurg 84: 405-414
5. Elliott JP, Newell DW, Can DJ (1998) Comparison of balloon angioplasty and papaverin infusion for the treatment of vasospasm following aneurysmal subarachnoid hemorrhage. J Neurosurg 88: 277-284
6. Feigin V, Anderson N, Rinkel G, et al (2005) Corticosteroids for aneurysmal subarachnoid haemorrhage and primary intracerebral haemorrhage. Cochrane Database Syst Rev: CD004583
7. Fuse A, Rodesch G, Alvarez H (2000) Endovascular management of intradural berry aneurysms. Review of 203 consecutive patients managed between 1993 and 1998. Morphological and clinical results at mid-term follow-up. Intervent Neuroradiol 6: 27-40
8. Grond-Ginsbach C, Schnippering H, Steiner HH, Brandt T (2002) Ultrastructural connective tissue aberrations in patients with intracranial aneurysms. Stroke 33: 2192-2196
9. Gruber A, Ungersbock K, Reinprecht A, et al. (1998) Evaluation of cerebral vasospasm after early surgical and endovascular treatment of ruptured intracranial aneurysms. Neurosurgery 42:258–267
10. Haley EC, Kassell NF, Torner JV (1992) The international Cooperative Study on the timing of Aneurysm Surgery. The North American Experience. Stroke 23: 205-214
11. Haley EC, Kassell NF, Apperson-Hansen C, et al. (1997) A randomized, double-blind, vehicle-controlled trial of tirilazad mesylate in patients with aneurismal subarachnoid haemorrhage: a cooperative study in North America. J Neurosurg 86:467–474
12. Hunt WE, Hess RM (1968) Surgical risk as related to time of intervention in the repair of intracranial aneurysms. J Neurosurg 28: 14-20
13. Huttner, HB, Nagel S, Tognoni E, Köhrmann M, Jüttler E, Schellinger PD, Schwab S, Bardutzky J (2007) Lumbar drainage for communicating hydrocephalus in ICH patients with severe ventricular hemorrhage. Stroke 38: 183-187
14. Huttner HB, Hartmann M, Kohrmann M, Neher M, Stippich C, Hahnel S, Kress B. (2006) Repeated digital substraction angiography after perimesencephalic subarachnoid hemorrhage? J Neuroradiol. 33:87-89
15. Inagawa T (2002) Seasonal variation in the incidence of anuerysmal subarachnoid hemorrhage in hospital- and community-based studies. J Neurosurg 96: 497-509
16. International Study of unruptured intracranial aneurysms Investigators (1998) Unruptured intracranial aneurysms – risk of rupture and risks of surgical intervention. N Engl J Med 339: 1725-1733
17. Juvela S, Porras M, Poussa K (2000) Natural history of unruptured intracranial aneurysms: probability of and risk factors for aneurysm rupture. J Neurosurg 93: 379-387
18. Kassell NF, Haley EC jr, Apperson-Hansen C (1996) Randomized, double-blind, vehicle-controlled trial of Tirilazad mesylate in patients with aneurysmal subarachnoid hemorrhage: A cooperative study in Europe, Australia, and New Zealand. J Neurosurg 84: 221-228
19. Kassell NF, Torner JC, Haley EC, Jane JA (1990) The international cooperative study on the timing of aneurysm surgery, part 1 and part 2. J Neurosurg 73: 18-47
20. Kim SJ, Choi IS (2000) Midterm outcome of partially thrombosed intracranial aneurysms treated with guglielmi detachable coils. Intervent Neurorad 6: 13-26
21. Kissela BM, Sauerbeck L, Woo D, Khoury J, Carrozzella J, Pancioli A (2002) Subarachnoid hemorrhage: A preventable disease with a heritable component. Stroke 33: 1321-1326
22. Klimo P Jr, Kestle JR, MacDonald JD, Schmidt RH (2004) Marked reduction of cerebral vasospasm with lumbar drainage of cerebrospinal fluid after subarachnoid hemorrhage. J Neurosurg 100:215-24
23. Laidlow JD, Siu KH (2002) Ultra-early surgery for aneurysmal subarachnoid hemorrhage outcomes for a consecutive series of 391 patients not selected in grade or age. J Neurosurg 97: 250-258
24. Lysakowski C, Walder B, Costanza MC, et al. (2001) Transcranial Doppler versus angiography in patients with vasospasm due to a ruptured cerebral aneurysm: A systematic review. Stroke 32:2292–2298.
25. Mayer SA, Kreiter KT, Copeland D, Bernardini GL, Bates JE, Peery S, Claassen J, Du YE, Connolly ES (2002) Global and domain-specific cognitive impairment and outcome after subarachnoid hemorrhage. Neurology 59: 1750-1758
26. Molyneux A, Kerr R, Stratton I (2002) International Subarachnoid Aneurysm Trial (ISAT) of neurosurgical versus endovascular coiling in 2143 patients with ruptured intracranial aneurysms: a radnomized trial. Lancet 360: 1267-1274
27. Molyneux AJ, Kerr RS, Yu LM, Clarke M, Sneade M, Yarnold JA, Sandercock P, International Subarachnoid Aneurysm Trial (ISAT) Collaborative Group (2005) International subarachnoid aneurysm trial (ISAT) of neurosurgical clipping versus endovascular coiling in 2143 patients with ruptured intracranial aneurysms: a randomised comparison of effects on survival, dependency, seizures, rebleeding, subgroups, and aneurysm occlusion. Lancet 366: 809-817
28. Mori T, Katayama Y, Kawamata T (1999) Improved efficiency of hypervolemic therapy with inhibition of natriuresis by fludrocortisone in patients with aneurismal subarachnoid hemorrhage. J Neurosurg 91: 947-952
29. Murayama Y, Nien YL, Duckwiler G, Gobin YP, Jahan R, Frazee J (2003) Guglielmi detachable coil embolization of cerebral aneurysms: 11 years' experience. J Neurosurg 98: 959-966
30. Pelz DM (2003) Advances in interventional neuroradiology. Stroke 34: 357-358

31. Peerdeman SM, van Tulder MW, et al. (2003) Cerebral microdialysis as a monitoring method in subarachnoid hemorrhage patients, and correlation with clinical events--a systematic review. J Neurol 250:797–805.
32. Poeck K, Hacke W (2001) Neurologie, 11. Auflage Springer Berlin Heidelberg New York Tokyo, 274
33. Polin RS, Hansen CA, German P (1998) Intra-arterially administered papaverine for the treatment of symptomatic cerebral vasospasm. Neurosurgery 42: 1256-1264
34. Raftopoulos C, Mathurin P, Boscherini D (2000) Prospective analysis of aneurysm treatment in a series of 103 consecutive patients when endovascular treatment is considered the first option. J Neurosurg 93: 175-182
35. Sakowitz OW, Unterberg AW (2006) Detecting and treating microvascular ischemia after subarachnoid hemorrhage. Curr Opin Crit Care 12:103-11
36. Sarrafzadeh AS, Sakowitz OW, Kiening KL, Benndorf G, Lanksch W, Unterberg AW (2002) Bedside microdialysis: a tool to monitor cerebral metabolism subarachnoid hemorrhage patients? Crit Care Med 30: 1062-1070
37. Schievink WI (1997) Intracranial aneurysms. N Engl J Med 336: 28-40
38. Seifert V, Loeffler BM, Zimmermann M (1995) Endothelin concentrations in patients with aneurysmal subarachnoid hemorrhage. J Neurosurg 82: 55-61
39. Steiner HH, Ranaie G, Jansen O (2000) Evaluation of complication rate after early surgical and endovascular treatment of ruptured intracranial aneurysms (abstract). Zentralbl Neurochir 61 Suppl 1: 19-20
40. Steiner HH, Unterberg A (1999) Die akute Subarachnoidalblutung. In: Neurologische Intensivmedizin, Schwab S, Krieger D, Hacke W (Hrsg), Springer Verlag Berlin-Heidelberg-New York, S 404-421
41. Teasdale GM, Drake CG, Hunt W, Kassell N, Sano K, Pertuiset B, De Villiers JC (1988) A universal subarachnoid hemorrhage scale: report of a committee of the World Federation of Neurosurgical Societies. J Neurol Neurosurg Psychiatry 51: 1457
42. Thomas JE, Rosenwasser RH, Armonda RA (1999) Safety of intrathecal sodium nitruprusside for the treatment and prevention of refractory cerebral vasospasm and ischemia in humans. Stroke 30: 1409-1416
43. Tseng MY, Czosnyka M, Richards H, et al (2005) Effects of acute treatment with pravastatin on cerebral vasospasm, autoregulation, and delayed ischemic deficits after aneurysmal subarachnoid hemorrhage: a phase II randomized placebo-controlled trial. Stroke 36:1627–1632.
44. Tsutumi K, Ueki K, Usui M (1998) Risk of recurrent subarachnoid hemorrhage after complete obliteration of cerebral aneurysms. Stroke 29: 2511-2513
45. Van den Berg WM, Algra A, van der Sprenkel (2003) Hypomagnesemia after aneurysmal subarachnoid hemorrhage. Neurosurgery 52: 276-281
46. Van Gijn J, Wijdicks EFM (1998) Medical management of aneurysmal subarachnoid hemorrhage. In: Ginsberg MD, Bogousslavsky J: Vertebrovascular disease: Pathophysiology, diagnosis, management. Blackwell Science Vol II, S 1964-1978
47. Vajkoczy P, Meyer B, Weidauer S, Raabe A, Thome C, Ringel F, Breu V, Schmiedek P (2005) Clazosentan (AXV-034343), a selective endothelin A receptor antagonist, in the prevention of cerebral vasospasm following severe aneurysmal subarachnoid hemorrhage: results of a randomized, double-blind, placebo-controlled, multicenter phase IIa study. J Neurosurg 103:9-17.
48. Unterberg AW, Sakowitz OW, Sarrafzadeh AS, et al (2001) Role of bedside microdialysis in the diagnosis of cerebral vasospasm following aneurysmal subarachnoid hemorrhage. J Neurosurg 94:740–749.
49. Wiebers DO, Whisnant JP, Huston J, Meissner I, Brown RD, Piepgras DG, Forbes GS, Thielen K, Nichols D, peaco J, Jaeger L, Kassell NF, Torner JC (2003) Unruptured intracranial aneurysms: natural history, clinical outcome, and risks of surgical and endovascular treatment. Lancet 362: 103-110

32.3   Spinale Blutung

H.H. Steiner, D. Haux, S. Hähnel

Im Vergleich mit den Blutungen des intrakraniellen Raumes gehören spinale Blutungen zu den seltenen Hämorrhagien. Die klinische Bedeutung der raumfordernden intraspinalen Blutung liegt in ihrem akuten Verlauf mit fortschreitenden neurologischen Ausfällen. Nur bei rechtzeitiger Erkennung der zu Beginn oft verschleierten Symptomatik, wie lokalen Wirbelsäulenschmerzen, ist eine erfolgreiche therapeutische Maßnahme überhaupt möglich.

Eine spinale Einblutung mit Lähmung des Rückenmarks als Form einer spinalen Apoplexie wurde erstmals 1682 von G J. Duverny in den »Histoire de l'Académie Royale des Sciences« erwähnt, der eine ungewöhnliche Lähmung der abhängigen Körperpartien bei erhaltenem Bewusstsein nach Weichteiltrauma im Nacken berichtete. Dabei wurde nach Umdrehen des Verletzten »eine große Menge Blut, seitlich herausquellend aus dem Rückenmarkskanal festgestellt ohne dass eine eigentliche Verletzung der Nervenstrukturen selbst festzustellen gewesen wäre« [12]. Die erste klinische Diagnose eines spinalen Hämatoms erfolgte durch Jackson 1869 [6], die erste erfolgreiche operative Behandlung wurde 1911 publiziert [9].

Trotz der Fortschritte in Diagnostik und Therapie sind Fehldeutungen und damit auch unbehandelte spinale Blutungen nicht selten [7], sodass die notwendige rasche Entlastung oft nicht oder zu spät erfolgt und damit eine mögliche Erholung der funktionellen Ausfälle nicht mehr möglich ist. Eine bessere Kenntnis der Früh- und Warnsymptome der spinalen Blutung scheint daher dringend geboten.

▪▪▪ Inzidenz und Epidemiologie

Zwischen 1826 und 1996 sind 613 Fälle spinaler Blutungen in der Literatur dokumentiert worden [7]. Somit ist die Inzidenz von spinalen Hämatomen in der Bevölkerung sehr niedrig. Selbst unter der Annahme, dass einige Fälle nicht erkannt oder veröffentlicht wurden, dürfte die Fallzahl von 613 eine größere Steigerung über 170 Jahre nicht erfahren.

Tab. 32.6. Epidemiologie, Ätiologie und Klinik der spinalen Blutungen

Blutungslokalisation	Ätiologie und Pathophysiologie	Klinik
Epiduralhämatom (EDH)	Gemischt arteriovenös, meist thorakal; vielfältige Verursachung durch: Gerinnungsstörungen, Traumata, Gefäßverletzung (z. B. Periduralanästhesie), Gefäßerkrankungen (Vaskulitis) und mechanische Ursachen (manuelle Therapie)	Meist Beginn mit ausstrahlenden Schmerzen, subakut- oder perakuter Beginn eines (in)kompletten Querschnittsyndroms
Subduralhämatom (SDH)	Wegen der geringen Anzahl von Gefäßen im Subduralraum selten; Ursachen und bevorzugte Lokalisation wie beim EDH	Wie beim EDH
Subarachnoidalblutung (SAB)	Insgesamt selten, da nur <1% aller SAB intraspinal auftreten; bei höher gelegenen Blutungen sind intrakranielle Symptome möglich; häufigste Ursachen sind Gefäßmissbildungen oder auch spinale Tumoren wie Ependymome	Akute Rückenschmerzen mit radikulärer Ausstrahlung und Meningismus. Bei Verdacht und negativem MRT-Befund: Lumbalpunktion
Hämatomyelie	Selten, mit Ausdehnung in der grauen Substanz; Ursachen sind meist Traumata oder SAB	Akute, komplette (schlaffe) Para-/Tetraplegie; je nach Lokalisation auch Symptome wie beim Spinalis-anterior-Syndrom

Die Inzidenz von spinalen Blutungen bei Patienten mit Antikoagulantientherapie allein oder nach Spinalanästhesie bei antikoagulierten Patienten wird sehr unterschiedlich, zwischen 0,1 und 3% liegend angegeben [2]. Demgegenüber sind von anderen Autoren im genannten Kontext höhere Angaben mit 11–12% spinalen Blutungen unter Antikoagulation genannt worden [11]. Für Patienten mit Spinalanästhesie unter einer Low-dose-Heparinisierung wird das Risiko einer spinalen Blutung mit 1:15.000 angegeben [14].

Die Häufigkeiten anderer Ursachen einer spinalen Blutung, wie durch Trauma, Gefäßmalformationen, Tumore oder ohne fassbare Ätiologie bewegen sich in einem niedrigen Bereich und sind noch seltener als Blutungen unter Antikoagulationstherapie. Insgesamt dürfte die jährliche Inzidenz spinaler Blutungen bei etwa 0,1 Ereignissen pro 100.000 Einwohnern im Jahr liegen [13]. Eine Übersicht über mögliche Lokalisationen der Blutung und auslösende oder generierende Faktoren zeigt **Tab. 32.6**.

▪▪▪ Symptomatik

Klassische Symptome der spinalen Blutung sind v. a. zu Beginn lokale Rückenschmerzen mit unterschiedlich heftiger radikulärer Schmerzausbreitung. Sub- aber auch perakut tritt ein komplettes oder bei weniger schwerwiegenden Verläufen inkomplettes Querschnittsyndrom hinzu, welches in Abhängigkeit von der Wirbelsäulenlokalisation zu einer Para- oder Tetraparese bei dem betroffenen Patienten führt. Bei fast allen spinalen Blutungen, auch wenn nur geringe neurologische Ausfälle sonst zu beklagen sind, können vegetative Ausfälle mit Blasen- und Mastdarmstörungen hinzutreten. Diese sind für die klinische Prognose der Erkrankung von entscheidender Bedeutung, Blasenentleerungsstörungen von längerer Dauer als 24 Stunden bilden sich praktisch nie zurück. Basis einer zielgerichteten neuroradiologischen Diagnostik ist die möglichst exakte klinische Höhenlokalisation der vermuteten Einblutung, die dennoch oft einige Segmente oberhalb der klinisch vermuteten Höhe gelegen ist.

Spinale Blutungen in Höhe des Halsmarks mit fortschreitender neurologischer Beeinträchtigung sind besonders bedrohlich, da sie nicht nur eine hochgradige Tetraparese verursachen können, sondern auch über die Störung der Zwerchfellinnervation oder bei Ausdehnung des Hämatoms in den intrakraniellen Raum über eine Kompression der Medulla oblongata zu einer Atemdepression und damit zum Tode führen können.

▪▪▪ Diagnostik
Kernspintomographie

Wichtigste Untersuchung bei Vorliegen einer spinalen Blutung ist heute zweifelsfrei die spinale Kernspintomographie (MRT), die neben dem direkten Nachweis einer epiduralen, subduralen oder intramedullären Blutung auch Hinweise auf die mögliche Blutungsursache geben kann (**Abb. 32.15**). Zudem ist MR-tomographisch in der Regel eine genaue Aussage über die Konfiguration der Blutung und v. a. über die segmentale Ausdehnung der Blutung möglich, was insbesondere bei den epiduralen Blutungen (**Abb. 32.16**) für die operative Entlastung eine wesentliche Rolle spielt.

Computertomographische Untersuchungen (CT) sind daher bei der Abklärung der akuten spinalen Symptomatik, selbst wenn es eine aufgrund des neurologischen Befundes segmental genau zuzuordnende Lokalisation abzuklären gilt, weitgehend verlassen worden. Auch eine myelographische Darstellung (mit oder ohne Myelo-CT) wird in der Notfalldiagnostik nicht mehr

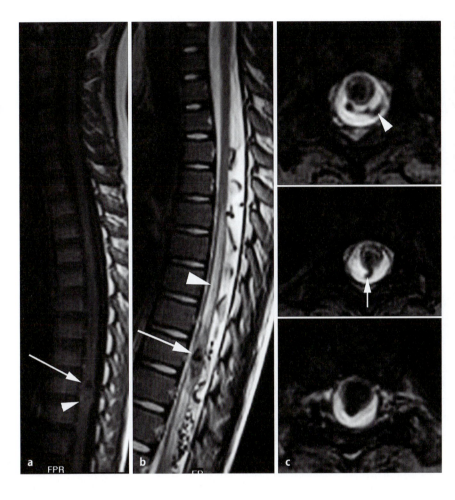

Abb. 32.15a-c. Intramedulläre arteriovenöse Malformation mit Rückenmarksblutung bei einem 6-jährigen Jungen. **a** Auf den sagittalen T1-gewichteten Aufnahmen erkennt man frisches intramedulläres Blut im Stadium des Deoxyhämoglobins (1–3 Tage alt) als leicht raumfordernde Signalminderung (*Pfeil*). Kaudal davon inhomogen hohes Signal, das durch ein Zusammenspiel aus älteren Hämatomanteilen und Flusseffekten zustande kommt (*Pfeilspitze*). **b** Auf den sagittalen T2-gewichteten Aufnahmen zeigt sich ein ausgedehntes Rückenmarksödem (*Pfeilspitze*) als Folge der venösen Kongestion und der akuten Raumforderung durch die Blutung. Die intramedulläre Blutung im Stadium des Deoxyhämoglobins ist deutlich hypointens (*Pfeil*). Dorsal des Rückenmarks zeigen sich zahlreiche erweiterte drainierende Venen als tubuläre bis girlandenartige signalarme Strukturen (sog. »flow voids«). **c** Die erweiterten drainierenden Venen sind auch auf den axialen T2-gewichteten Aufnahmen erkennbar (*Pfeilspitze*), hier sieht man auch die Austrittsstelle einer drainierenden Vene aus dem Rückenmark (*Pfeil*).

durchgeführt, selbst wenn von manchen Autoren die Spezifität der Methode bei sehr kleinen AV-Malformationen teilweise höher als die der MRT eingeschätzt wird [10]. Die Aussagekraft der MRT wird dadurch eingeschränkt, dass dünnkalibrige Spinalarterien nicht ausreichend erfasst werden und gefäßsimulierende Liquorpulsationen immer wieder zu falsch positiven Befunden führen.

Angiographie

Für die Diagnostik spinaler Gefäßmissbildungen ist die selektive Katheterangiographie, heute als digitale Subtraktionsangiographie mit 3D-Rotationsdarstellung, unersetzlich, insbesondere auch zur Festlegung des therapeutischen Prozedere. Neben den zuführenden arteriellen Gefäßen können das Ausmaß des arteriovenösen Kurzschlusses und die Lage und die Ausdehnung der drainierenden Venen festgehalten werden (• Abb. 32.17). Auch liefert die spinale Angiographie die Grundlage für eine Klassifikation dieser Läsionen nach Lokalisation, arteriellem Zufluss und venöser Drainage.

■■■ Ätiologie

Die Ursachen spinaler Blutungen sind sehr unterschiedlich und bleiben im Einzelfall auch ungeklärt, können je nach der verantwortlichen Ätiologie verschiedenartige Blutungslokalisationen hervorrufen (• Tab. 32.6). Teilweise wird das Zusammenwirken mehrerer Faktoren, sieht man von spinalen Angiomen als Verursachern einmal ab, gefordert, um überhaupt eine Hämorrhagie im Spinalkanal hervorrufen zu können [4]. Letztlich müssen einige spinale Blutungen hinsichtlich ihrer Ätiologie ungeklärt bleiben oder die mögliche Ursache lässt sich nicht beweisen [7]. Für manche Krankheitsentitäten lässt sich jedoch ein deutlicher Zusammenhang zur Blutung darstellen.

Spinale Tumoren

Spinale Tumoren zeigen nur selten eine spinale Blutung im Rahmen der Erstmanifestation. So kommen bei den häufigen Tumoren des Spinalkanals, wie den Neurinomen oder Meningeomen Blutungen so gut wie nie vor. Typisch blutungsverursachende Tumoren können neben den Ependymomen, die gele-

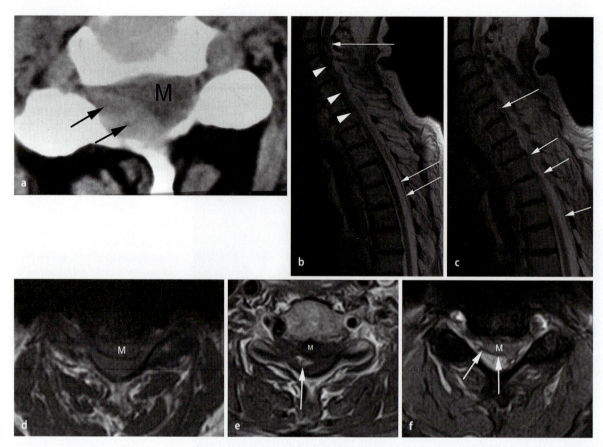

Abb. 32.16a–f. Epidurale Hämatome. **a** Im axialen CT zeigt sich eine nach vorn konvex, gegenüber frischem Blut isodense Raumforderung (*Pfeile*), die das Myelon (*M*) komprimiert und nach vorn verlagert. **b** Sagittale T2-gewichtete MRT-Aufnahmen zeigen die nach vorn verlagerte und vom Periost abgehobene Lamina externa Durae matris (*Pfeile*) und das nach vorn verlagerte Myelon (*Pfeilspitzen*). **c** Der überwiegende Anteil des Hämatoms ist weniger als 24 h alt und zeigt sich daher hyperintens auf T2-gewichteten Aufnahmen und **d** isointens auf T1-gewichteten Aufnahmen (Stadium des Oxyhämoglobins). **e** Einzelne Hämatomanteile sind älter als 3 Tage und im Stadium des Methämoglobins (hohes Signal auf T1-gewichteten Aufnahmen). Das epidurale Hämatom liegt auch hier typischerweise im hinteren Anteil des Spinalkanals im Unterschied zu meist vorn gelegenen Subduralhämatomen; das Myelon wird komprimiert und nach vorn verlagert. **f** Die Lamina externa Durae matris ist auf axialen T2-gewichteten Aufnahmen hypointens (Pfeile).

gentlich eine spinale Subarachnoidalblutung auslösen, Gefäßprozesse wie Hämangioblastome (Abb. 32.18) sein, die sowohl extra- als auch intradural anzutreffen sind. Eher zu Hämorrhagien neigen auch Tumoren mit höherem Malignitätsgrad aus der Reihe der intramedullär liegenden gliomatösen Prozesse, oder sarkomatöse Tumoren, die überwiegend extradural gelegen sind. Mit am häufigsten sind spinale Blutungen bei metastatischen, extraduralen Tumoren anzutreffen, hier sind in erster Linie die Hypernephrome zu nennen.

Trauma

Zwar sind traumatische Ereignisse oft in die Entstehung von spinalen Blutungen verwickelt, stellen jedoch selten die alleinige Verursachung von Hämorrhagien dar. Die meist epidural gelegenen Einblutungen (Tab. 32.6 und Abb. 32.17) entstehen in der Regel unter Mitwirkung anderer Faktoren wie v. a. Gerinnungsstörungen. Auch iatrogen, zum Beispiel im Rahmen einer Manualtherapie, können solche Hämatome entstehen. Lediglich bei Kleinkindern können nach Verletzungen insbesondere im Bereich der HWS spinale Blutungen häufiger ohne Komorbiditätsfaktoren entstehen [8].

Dyskrasien und Koagulopathien

Gefäßerkrankungen oder Störungen der Blutgerinnung zählen mit zu den häufigen Verursachern von Blutungen im Spinalkanal, neben den iatrogen verursachten Gerinnungsstörungen können auch kongenitale oder erworbene Koagulopathien eine Rolle spielen.

32.3 Spinale Blutung

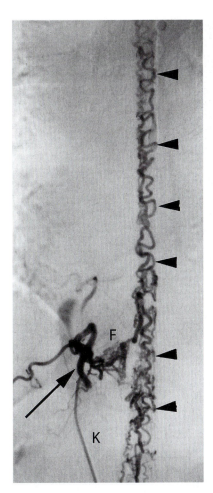

Abb. 32.17. Spinale durale arteriovenöse Fistel. Die arteriovenöse Fistel (*F*) wird aus duralen Ästen einer Radikulararterie (*Pfeil*) gespeist und befindet sich meist im Foramen intervertebrale. Die arterielle Katheterangiographie in digitaler Subtraktionstechnik (DSA) ist hervorragend geeignet, die zu- und abführenden Gefäße darzustellen. Zur selektiven DSA muss diese Radikulararterie mit dem Katheter (*K*) sondiert werden. Neben der Fistel zeigen sich dilatierte und zeitlich verfrüht kontrastierende perimedulläre Venen (*Pfeilspitzen*).

Lumbalpunktion oder spinale Anästhesiemethoden

Die Häufigkeit neurologischer Verschlechterungen nach spinalen Manipulationen wird allgemein zwischen 1:10.000 und 1:15.000 liegend angegeben [7], operationswürdige Einblutungen sind mit einer Inzidenz von bis zu 1:150.000 für die Epiduralanästhesie noch seltener. Die häufigsten Blutungslokalisationen sind epidural gelegene Hämatome.

Gefäßmissbildungen

Neben Kavernomen (Abb. 32.18) zählen arteriovenöse Malformationen (AVM) des Spinalkanals zu den häufigsten Ursachen einer spinalen Blutung. Dabei werden unterschiedliche Gefäßprozesse unter diesem Oberbegriff zusammengefasst und entsprechend ihrer arteriellen Zuflüsse und venösen Drainage in verschiedene Subtypen klassifiziert [5]. Heute verwendet man überwiegend die Einteilung nach Anson-Spetzler aus dem Jahre 1992 [1], die folgende Klassifikation vornimmt:

Typ-I-AVM sind durale Fisteln (syn: »dural arteriovenous fistulas«, DAVF), die sich typischerweise an der dorsalen Zirkumferenz des thorakolumbalen Abschnitts des Rückenmarks finden lassen. Die arterielle Versorgung erfolgt über durale Äste (rami spinales), dabei liegt der Kurzschluss in der Dura mater am duralen Segment einer V. radikularis (Abb. 32.17). Der Abfluss erfolgt über die Oberflächenvenen des Rückenmarks nach kranial oder kaudal, der venöse Druck ist deutlich erhöht, weswegen oft ein Rückenmarksödem und in der Folge eine hypoxische Schädigung des Rückenmarks resultiert (Abb. 32.19). Blutungen sind eher seltener, kommen aber vor [5].

Typ-II-AVM sind die früher als spinale Angiome bezeichneten vom Glomustyp, die sich klinisch mit einer Subarachnoidalblutung oder einer Hämatomyelie präsentieren (Abb. 32.15). Die Versorgung erfolgt direkt über Rückenmarksarterien, die Drainage über perimedulläre Venen.

Typ-III-AVM sind sehr seltene juvenile Gefäßmalformationen, die große Abschnitte intramedullärer Bereiche umfassen und meist auch die umgebenden vertebralen Strukturen mit einbeziehen. Auftretende Blutungen können ein verheerendes Ausmaß annehmen und nicht selten eine perakute und irreversible Para- oder Tetraplegie abhängiger Körperpartien hervorrufen.

Typ-IV-AVM sind perimedulläre Fisteln, die über Zuflüsse der Rückenmarksarterien versorgt werden und gleichfalls über die perimedullären Venen drainiert werden. Ein Glomus- oder Angiomknoten fehlt. Wie bei den DAVF sind Blutungen eher selten, da die Rückenmarkshypoxie im Vordergrund steht [3].

▪▪▪ Therapie

Die einzig mögliche Therapie bei Vorliegen einer raumfordernden spinalen Blutung ist die operative Entlastung von Rückenmark oder Cauda equina. In der Regel erfolgt die Entlastung über eine dorsale Freilegung der Wirbelsäule, je nach Ausdehnung der Blutung (Abb. 32.16) muss auch eine entsprechend groß gehaltene Laminektomie durchgeführt werden. Der ventrale Zugang kommt nur in wenigen Lokalisationen in Frage, so bei ventral im Zervikalbereich gelegenen Hämatomen. Ist die Ursache der Blutung bekannt, wie z. B. bei Angiomen, muss sich die operative Freilegung an der zugrunde liegenden Pathologie orientieren.

Während die Beseitigung einer raumfordernden spinalen Blutung mit neurologischem Querschnittsyndrom ausschließlich operativ erfolgen kann, können in der Therapie einiger Blu-

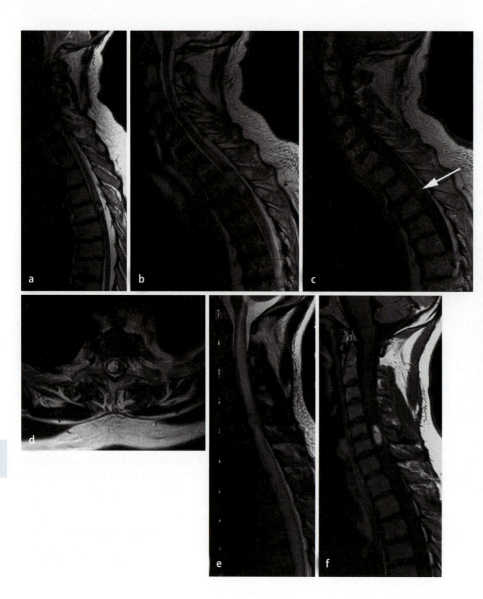

Abb. 32.18 a-f. Intramedulläre kavernöse Hämangiome (Kavernome) (**a-d**). Tpyisch ist für Kavernome, dass sie von einem durchgehenden Hämosiderinsaum umgeben sind, der sich hypointens auf T2gewi. Aufnahmen (**a**, **b**, **d**) zeigt. Das Binnensignal der mehr oder weniger raumfordernden Gefäßmissbildungen ist meist inomomgen (**b**, **d**), was durch Blut in verschiedenen Abbaustadien und Verkalkung verursacht ist. Die Binnenstruktur ist typischerweise »wabig, »maulbeer«- oder »popkornartig« (**a**, **b**, **d**). Kontrastmittelaufnahmen sind meist nicht nachweisbar. Blut im Stadium des Methämoglobins zeigt sich auch hier als Hyperintensität auf T1gewi. Aufnahmen (**c**; Pfeil). Hämangioblastome (**e-f**). Sagittale Aufnahmen zeigen ein ausgeprägtes Rückenmarksödem mit hohem Signal (T2gewi., **e**) und die kräftige Kontrastmittelaufnahme des soliden Tumorknotens (T1gewi., **f**).

tungsursachen endovaskuläre Behandlungsstrategien zum Zuge kommen. Dies gilt in erster Linie für die Behandlung duraler Fisteln (AVM-Typ-I), aber auch bei anderen spinalen Angiomen (AVM-II bis IV) tragen endovaskuläre Verfahren zumindest im Rahmen einer Größenreduktion der Gefäßmissbildung bei.

Prognose

Wesentlich für die Prognose einer spinalen Blutung sind zum einen die Schwere der eingetretenen neurologischen Symptomatik und zum anderen die frühzeitige und vollständige Dekompression betroffener Rückenmarksegmente. Akut aufgetretene Querschnittsyndrome bedürfen immer einer notfallmäßigen Klärung, denn eine denkbare Intervention mit Entlastung des Rückenmarks muss rasch durchgeführt werden, um eine Erholung der funktionellen Störungen überhaupt zu ermöglichen. Dies belegen auch eigene Daten aus der Heidelberger Klinik über einen Zeitraum von 10 Jahren, wobei hier neben spinalen Blutungen auch andere Ursachen einer akuten Querschnittslähmung beinhaltet sind (Tab. 32.7). Während 15 von 17 Patienten (88%) die innerhalb von 6 Stunden nach Eintritt der akuten Querschnittsymptomatik operiert wurden, eine vollständige klinische Remission aufwiesen, konnten sich nur 10 von 16 (62%) Patienten, die innerhalb von 12 Stunden und 7 von 28 Patienten (25%), die am ersten Tag nach Eintritt der neurologischen Symptomatik entlastet wurden, komplett erholen. Bei Patienten, die erst nach einem Intervall von 24 Stun-

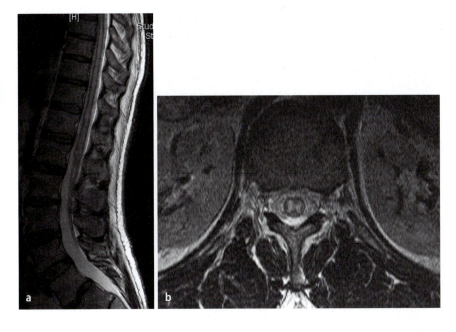

Abb. 32.19a,b. Rückenmarksödem als Folge einer venösen Kongestion bei spinaler duraler arteriovenöser Fistel. Das Ödem betrifft in diesem Fall hauptsächlich die zentral gelegene graue Substanz und zeigt sich als Hyperintensität auf **a** sagittalen und **b** axialen T2-gewichteten Aufnahmen.

den operativ entlastet worden sind, kam es nur in wenigen Fällen zu einer kompletten Remission (2 Patienten von 26; 8%). In der gleichen Gruppe zeigten 20 Patienten überhaupt keine klinische Verbesserung (77%).

Auch das Ausmaß des neurologischen Defizits vor der Operation spielt eine entscheidende Rolle für die Beurteilung der postoperativen Erholung. Während in der dargestellten Gruppe von 87 Patienten mit komplettem Querschnittssyndrom nur 34 (40%) eine komplette Remission aufwiesen, waren bei 57 Patienten mit inkomplettem sensomotorischen Querschnitt immerhin 34 (60%) nach Ablauf von sechs Monaten ohne neurologisches Defizit.

Weitere **Kofaktoren für eine schlechtere Prognose** sind eine rasche Geschwindigkeit der Entwicklung des neurologischen Defizits, eine höhere Lokalisation der spinalen Blutung, eine größere Ausdehnung der Blutung über mehrere Segmente und ein höheres Alter der betroffenen Patienten [7]. Dabei darf jedoch nicht unberücksichtigt bleiben, dass auch in prognostisch ungünstigen Fällen eine positive Beeinflussung der Prognose eintreten kann ([15]; Tab. 32.7).

Die gegebene Übersicht verdeutlicht die Heterogenität des Krankheitsbildes der spinalen Blutung mit seinen unterschiedlichen – oder gänzlich unbekannten – Ursachen, den ungeklärten pathophysiologischen Abläufen und der unverändert nicht günstigen Prognose. Auch das sehr breit gefächerte Altersspektrum der betroffenen Patienten mit unterschiedlichen Komorbiditätsfaktoren macht eine abschließende Bewertung schwierig. Als gesichert kann jedoch zum jetzigen Zeitpunkt gelten, dass

Tab. 32.7. Behandlungsergebnisse in Abhängigkeit vom Zeitintervall der Entlastung nach Symptombeginn (kompletter Querschnitt, n=87, 1991-2001)

Zeitpunkt (in h) der Entlastung	Vollständige Remission	Partielle Remission	Ohne klinische Erholung	Subgruppe (n)
1–6 h	15	2	0	17
7–12 h	10	6	0	16
13–24 h	7	8	13	28
24–48 h	2	2	13	17
<4 Tage	0	1	5	6
>4 Tage	0	1	2	3

nach Auftreten einer spinalen Blutung mit Kompression von Rückenmark und Cauda equina nur bei sehr rascher Diagnostik und sofort eingeleiteter Therapie eine irreversible Funktionseinbuße mit hochgradiger Morbidität und bei zervikal lokalisierten Hämatomen hoher Letalität verhindert werden kann.

Literatur

1. Anson JA, Spetzler RF (1992) Classification of spinal arteriovenous malformations and implications for treatment. BNI Quarterly 8: 2-8
2. Busse O, Hamer J, Paal G, Piotrowski W (1972) Spontane epidurale spinale Hämatome während und nach Anticoagulantienmedikation. Nervenarzt 6:318–322
3. Dam-Hieu P, Mineo JF, Bostan A, Nonent M, Besson G (2001) Concurrent spinal dural and intradural arteriovenous fistula. J Neurosurg 95 (Spine 1): 96-99
4. Fliedner E, Sartor K (1977) Über ein akutes spontanes spinales epidurales Hämatom. Fallbericht. Nervenarzt 48:603–607
5. Han PP, Theodore N, Porter RW, Detwiler PW, Lawton MT, Spetzler RF (1999) Subdural hematoma from a type I spinal arteriovenous malformation. J Neurosurg 90: 255-257
6. Jackson R (1869) Case of spinal apoplexy. Lancet 2:5–6
7. Kreppel D, Antoniadis G, Seeling W (2003) Spinal hematoma: a literature survey with meta-analysis of 613 patients. Neurosurg Rev 26: 1-49
8. Lawton TM, Porter RW, Heiserman JE, Jacobowitz R, Sonntag VKH, Dickman CA (1995) Surgical management of spinal epidural hematoma: relationship between surgical timing and neurological outcome. J Neurosurg 83:1–7
9. Mattle H, Sieb JP, Rohner M, Mumenthaler M (1987) Nontraumatic spinal epidural and subdural hematomas. Neurology 37:1351–1356
10. Mull (1996) Spinale Krankheiten – Krankheiten der Blutgefäße. In: Sartor K (Hrsg) Neuroradiologie. Thieme Stuttgart-New York, S 235-240
11. Oldenkott P, Preger R, Todorow S (1981) Spinale epidurale Hämatome und Antikoagulantienbehandlung. Med Welt 32: 46–49
12. Plagne R (1961) L'hématome extra-dural rachidien non traumatique (hématome épidural spontané). Thèse pour le Doctorat en Médecine (Diplôme d'Etat). Université de Clermont, Faculté mixte de Médecine et de Pharmacie
13. Rohde V, Küker W, Reinges MHT, Gilsbach JM (2000) Microsurgical treatment of spontaneous and non-spontaneous spinal epidural haematomas: neurological outcome in relation to aetiology. Acta Neurochir 142: 787-794
14. Tryba M (1993) Rückenmarksnahe Regionalanästhesie und niedermolekulare Heparine: pro. Anästhesiol Intensivmed Notfallmed Schmerzther 28:179–181
15. Vandermeulen EPE, Vermylen G, van Aken H (1993) Epidural and spinal anaesthesia in patients receiving anticoagulant therapy. Baillieres Clin Anaesthesiol 7:663–689

Sinusthrombose

M. Mäurer, G. F. Hamann, M. Liebetrau, O. Busse

33.1 Sinusvenenthrombose und idiopathische
intrakranielle Drucksteigerung (Pseudotumor cerebri) – 462
33.1.1 Sinusvenenthrombose – 462
33.1.2 Idiopathische intrakranielle Drucksteigerung – 469
Literatur – 470

33.2 Neurologisch-intensivmedizinische Komplikationen der
Schwangerschaft und des Wochenbetts – 471
33.2.1 Neurologische Folgen von schwangerschaftsbedingten Erkrankungen – 471
33.2.2 Schwangerschaftsbedingte Komplikationen
vorbestehender neurologischer Erkrankungen – 474
33.2.3 Auftreten neurologischer Erkrankungen in der Schwangerschaft – 475
33.2.4 Besonderheiten neurologischer
intensivmedizinischer Maßnahmen in der Schwangerschaft – 478
Literatur – 478

33.1 Sinusvenenthrombose und idiopathische intrakranielle Drucksteigerung (Pseudotumor cerebri)

M. Mäurer, G. F. Hamann

Die Thrombose zerebraler und duraler Hirnvenen kann durch die Erhöhung des intrakraniellen Druckes (u. a. Ödem, Stauungsblutung, Aggravation durch epileptische Anfälle) zu lebensbedrohlichen Zuständen führen. Eine rechtzeitige Diagnosestellung und Einleitung einer Therapie ist daher von größter Wichtigkeit. Die Diagnosestellung ist im Vergleich zu früheren Jahren durch moderne bildgebende Verfahren, insbesondere durch die Kernspintomographie, deutlich verbessert worden. Jedoch sind die frühen Symptome einer Sinusvenenthrombose meist recht unspezifisch, was die Gefahr birgt, die Erkrankung zu übersehen. Im Zweifelsfall sollte daher auch immer an die Möglichkeit einer Erkrankung der Hirnvenen gedacht werden.

Auch die idiopathische intrakranielle Drucksteigerung (syn. Pseudotumor cerebri) geht mit einer Erhöhung des intrakraniellen Druckes einher, was keinesfalls immer als harmlos einzustufen ist, wie die Alternativbezeichnung »benigne intrakranielle Drucksteigerung« suggeriert. Die idiopathische intrakranielle Drucksteigerung stellt eine Ausschlussdiagnose dar, die erst dann angenommen werden sollte, wenn andere Ursachen einer intrakraniellen Drucksteigerung ausgeschlossen wurden. Auf der anderen Seite gibt es auch eine Reihe von Erkrankungen in deren Gefolge es zu einem symptomatischen Anstieg des intrakraniellen Drucks kommen kann. Hier wäre unter anderem der Residualzustand nach einer Sinusvenenthrombose zu nennen.

33.1.1 Sinusvenenthrombose

▪▪▪ Ätiologie

Die Sinusvenenthrombose ist eine seltene Erkrankung mit heterogenen Ursachen. Grundsätzlich kann man zwischen blanden und septischen Sinusvenenthrombosen unterscheiden. Die septischen Sinusvenenthrombosen nehmen ihren Ausgang häufig von lokalen Infektionen im HNO-Bereich, v. a. einer Sinusitis oder Otitis media, aber auch von eitrigen Infektionen im Gesichtsbereich (Gesichtsfurunkel). Auch systemische Infektionen können als Ursache für septische Sinusvenenthrombosen in Frage kommen.

Weitaus häufiger als septische Sinusvenenthrombosen sind die blanden Sinusvenenthrombosen, für deren Entstehung häufig Gerinnungsstörungen verantwortlich sind. Frauen sind hiervon häufiger betroffen als Männer, wobei dies v. a. auf das Auftreten von Sinusvenenthrombosen während der Schwangerschaft, im Wochenbett oder durch die Einnahmen von Kontrazeptiva zurückzuführen ist. In der älteren Bevölkerung ist das Auftreten von blanden Sinusvenenthrombosen eher selten, hier stehen dann als Ursachen eine maligne Grunderkrankung oder die Exsikkose im Vordergrund. Auch lokale Ursachen, wie z. B. ein Gefäßwandschaden hervorgerufen durch ein lokales Trauma, ein in den Sinus einwachsendes Meningiom oder eine Gefäßwandentzündung, können zur Entstehung einer Thrombose der Hirnvenen beitragen. Meist muss wahrscheinlich von der Kombination mehrerer Bedingungen als Ursache ausgegangen werden. Darüber hinaus gibt es – vor dem Hintergrund zahlreicher Einzelfallbeschreibungen – wahrscheinlich nahezu keine Situation, die nicht mit einer Sinusvenenthrombose in Verbindung gebracht wurde (◘ Tab. 33.1).

Es ist allerdings unklar, ob tatsächlich eine kausale Beziehung oder nur eine Koinzidenz vorliegt. Nach Literaturangaben muss davon ausgegangen werden, dass in ca. 25% der Fälle die Ursache letztlich nicht geklärt werden kann.

▪▪▪ Pathophysiologie

Anders als arterielle Thromben, die plötzlich zu Gefäßverschlüssen führen und häufig klar definierte klinische Syndrome hervorrufen, entstehen venöse Thromben allmählich durch ein gestörtes Gleichgewicht von gleichzeitig ablaufenden prothrombotischen und thrombolytischen Prozessen. Am häufigsten sind der Sinus sagittalis superior und die lateralen Sinus (transversus, sigmoideus) betroffen. Die Bildung von venösen Thromben ruft eine venöse Stauung hervor, die verschiedene Auswirkungen haben kann. Zum einen kann es lokal zu venös bedingten ischämischen oder hämorrhagischen Infarkten kommen, die sich keinem typischen Bild einer arteriellen Ischämie oder intrazerebralen Blutung zuordnen lassen. Zum anderen führt der gestörte venöse Abfluss zu einem globalen Anstieg des intrazerebralen Drucks mit den damit verbundenen klinischen Symptomen der intrazerebralen Drucksteigerung, bis hin zu manifesten Einklemmungssymptomen. Dadurch, dass das intrazerebrale venöse System eine ausgedehnte Kollateralisierung besitzt, kann sich die venöse Stauung anfangs nur sehr begrenzt auswirken. Das ist der Grund dafür, dass der Beginn der klinischen Symptomatik häufig schleichend und unspezifisch ist und sich die Beschwerden manchmal über einen längeren Zeitraum entwickeln können.

In etwa 40% der Fälle führt der blockierte venöse Abfluss des Bluts zu einer intrakraniellen Blutung. Hierbei ist die häufigste Form die intrazerebrale Stauungsblutung, aber auch Blutungen in das Ventrikelsystem, Subduralblutungen und Subarachnoidalblutungen können vorkommen. Bei der durch die venöse Abflussstörung hervorgerufenen Blutung muss man sich klarmachen, dass die Persistenz der Thrombose den hohen Druck, der zur Stauungsblutung führt, erzeugt und Maßnahmen, die die Thrombose beseitigen, letztlich die Blutungsneigung senken können. Damit grenzt sich die venös bedingte Stauungsblutung pathophysiologisch von arteriell bedingten intrakraniellen Ein-

33.1 Sinusvenenthrombose und idiopathische intrakranielle Drucksteigerung (Pseudotumor cerebri)

Tab. 33.1. Berichtete Ätiologien und Risikofaktoren

Ätiologie	Erkrankungen
Septisch-infektiös	
Lokale Infektionen	– Sinusitis – Otitis media, Mastoiditis – Gesichtsfurunkel – Dentogene Infektion – Orbitale Zellulitis – Lemiere's disease – Rhinozerebrale Mukomykose
Sepsis und systemische Infektionen	– Bakterielle, virale, parasitäre (Malaria, Trichinose), mykotische (Aspergillose), HIV
Blande	
Lokal	– Trauma – Neurochirurgische Operation – Tumor – Arachnoidealzyste, Katheterinfusion in V. jugularis v. a. bei beidseitiger Lage
Hormonelle Faktoren	– Schwangerschaft, Wochenbett – Orale Kontrazeption – Kortisontherapie – Androgentherapie – Ovarielle Überstimulation
Andere Medikamente	– L-Asparaginase und andere zytostatische Therapien ε-Aminocapronsäure – »Granulocyte-macrophage colony stimulating factor« (rh-GM-CSF)
Drogen	– Ecstasy – Inhalationsdrogen
Gerinnungsstörungen	– AT-III-Mangel (relevant wohl ab etwa <30–50% der Norm) – Protein-C-Mangel (relevant wohl ab etwa <30–50% der Norm) – Protein-S-Mangel (relevant wohl ab etwa <30–50% der Norm) – Zirkulierende Immunkomplexe – DIC – Heparin- oder heparinoidinduzierte Thrombopenie – Protein-C-Resistenz (Faktor V-Leiden Mutation) – Cardiolipinantikörper – Hereditärer »tissue plasminogen activator« (t-PA)-Mangel
Prädisponierende Faktoren	
Herzerkrankungen	– Kongenitale Herzerkrankungen – Herzinsuffizienz – Schrittmacher
Gastrointestinale Erkrankungen	– Leberzirrhose – M. Crohn – Colitis ulcerosa
Vaskulitiden	– Systemischer Lupus erythematodes – Arteriitis temporalis – Wegener-Granulomatose – M. Behçet

◻ **Tab. 33.1.** (Fortsetzung)

Ätiologie	Erkrankungen
Hämatopoetische Erkrankungen	– Polyzythämie – Posthämorrhagische Anämie – Sichelzellanämie – Paroxysmale nächtliche Hämoglobinurie
Thrombozytopathien, maligne Erkrankungen	– Alle Tumoren im Magen-Darm-Trakt – Lymphom – Leukämie – Karzinoid – Histiozytose X
Andere	– Operativer Eingriff, insbesondere »neck dissection« – Ausgeprägte Dehydratation – Nephrotisches Syndrom – Frühkindliche Asphyxie – Parenterale Injektionen – Homozystinurie bei Neugeborenen – Sturge-Weber Syndrom – V.-jugularis-Katheter (v. a. bei beidseitiger Lage) – Thyreotoxikose

blutungen ab, bei denen gerinnungshemmende Maßnahmen zu einer Zunahme der Blutungsneigung führen.

▪▪▪ Prognose und Verlauf

Die Sinusvenenthrombose wurde in der Vergangenheit häufig als fatale Erkrankung eingestuft, was unter anderem daran liegt, dass in der prä-MRT-Ära überwiegend die klassischen schweren Sinusvenenthrombosen erkannt wurden. Die meisten neueren Arbeiten stimmen jedoch darin überein, dass die große Mehrzahl der Patienten mit Sinusvenenthrombosen, die heutzutage mit modernen bildgebenden Verfahren diagnostiziert werden, eine gute Prognose aufweist. So zeigt die im Jahr 2004 an 624 Patienten durchgeführte »International Study on Cerebral Vein and Dural Sinus Thrombosis (ISCVT)«, dass die Letalität der Erkrankung deutlich unter 10% liegt [7].

Im Mittel lag die Zeit zwischen Symptombeginn und Tod bei 13 Tagen und zwischen Diagnose und Tod bei 5 Tagen. Der Tod war in den meisten Fällen auf die primär neurologische Ursache der transtentoriellen Herniation zurückzuführen und teilt sich zu gleichen Teilen auf eine unilateralen Raumforderung und ein diffuses Hirnödem als Einklemmungsursache auf. Insbesondere die Verschlechterung eines bestehenden fokalen Defizits bzw. das Neuauftreten eines fokalen Defizits gingen mit einer erhöhten Letalität einher.

Im Gegensatz dazu war es bei 79% der Patienten am Ende der im Mittel 16-monatigen Verlaufsuntersuchung zu einer kompletten Erholung gekommen, entsprechend einem Wert von 0–1 auf der modifizierten Rankin-Skala. Nur ein sehr geringer Prozentsatz der Patienten wies ein permanentes Defizit auf, das in Behinderung und Abhängigkeit resultierte. Als prognostisch ungünstige Faktoren konnten die Autoren ein Alter >37 Jahre, männliches Geschlecht sowie neuropsychologische Auffälligkeiten oder ein Wert von <9 auf der Glasgow Coma Scale bei Aufnahme identifizieren. Weiterhin hatte die Thrombose der inneren Hirnvenen eine schlechtere Prognose. Grundsätzlich war auch das Vorhandensein einer malignen Grunderkrankung mit einer ungünstigeren Prognose assoziiert.

Insbesondere die Prognose von älteren Patienten war deutlich schlechter als die jüngerer Patienten. Hier zeigten nur 49% eine komplette Erholung, 27% starben und 22% waren dauerhaft auf Hilfe angewiesen. Darüber hinaus erscheint es als eine wichtige Beobachtung, dass die klinische Präsentation von Sinusvenenthrombosen bei älteren Patienten weniger durch die Kopfschmerzsymptomatik dominiert wird, als vielmehr durch das Auftreten neuropsychologischer Defizite.

Die Rezidivrate von zerebralen Sinusvenenthrombosen ist als gering einzustufen. In einer 2006 veröffentlichten Studie lag die Rezidivrate bei deutlich unter 5% und war damit sogar vorteilhafter als bei Patienten mit einer tiefen Beinvenenthrombose [11]. Auch die Überlebensrate von Patienten mit Sinusvenenthrombose war innerhalb dieser Studie höher als bei Patienten mit tiefer Beinvenenthrombose, sie wurde jedoch negativ durch eine maligne Grunderkrankung oder ein höheres Lebensalter der Patienten beeinflusst.

33.1 Sinusvenenthrombose und idiopathische intrakranielle Drucksteigerung (Pseudotumor cerebri)

▪▪▪ Symptomatik

Die klinische Symptomatik der Sinusvenenthrombose ist extrem variabel und weist oft eine subakute und schleichende Symptomausprägung auf.

> **Wichtig**
>
> Kopfschmerz ist mit ca. 90% das häufigste Symptom von Sinusvenenthrombosen.

Der Kopfschmerz kann in seltenen Fällen (<5%) auch einen perakuten Charakter besitzen und damit vergleichbar zu einem Kopfschmerz bei Subarachnoidalblutung sein. Des Weiteren sind Krampfanfälle – fokal wie generalisiert – ein häufiges Erstsymptom bei Patienten mit Sinusvenenthrombosen. Die Häufigkeit liegt bei ungefähr 40%, bei peripartalen Sinusvenenthrombosen wahrscheinlich sogar fast doppelt so hoch.

Im Langzeitverlauf konnte gezeigt werden, dass ca. 5% der Patienten eine symptomatische Epilepsie entwickeln und 11% der Patienten über persistierende Kopfschmerzen klagten.

Neben Kopfschmerzen und Krampfanfällen sind fokal neurologische Defizite in bis zu 60% aller Fälle anzutreffen. Typische Symptome sind zentrale motorische oder sensible Defizite, auch die Aphasie oder eine Hemianopsie gehören zum klinischen Spektrum.

> **Praxistipp**
>
> Bei Patienten mit fokal neurologischen Defiziten, die im Zusammenhang mit Kopfschmerzen und Krampfanfällen auftreten, muss immer eine Sinusvenenthrombose differenzialdiagnostisch berücksichtigt werden.

Das Syndrom einer isolierten intrakraniellen Drucksteigerung mit Kopfschmerzen, Übelkeit und Erbrechen sowie einer Sehstörung auf der Basis eines bilateralen Papillenödems ist eine alternative Präsentationsform einer Sinusvenenthrombose, die in 20–40% der Fälle anzutreffen ist. Schließlich kann sich eine Sinusvenenthrombose auch initial mit einer Bewusstseinstrübung bis hin zum Koma manifestieren. Üblicherweise kommt dies im Zusammenhang mit einer Thrombose der inneren Hirnvenen und bilateraler Einbeziehung des Thalamus vor. Diese Kondition ist grundsätzlich mit einer ungünstigen Prognose verknüpft.

▪▪▪ Diagnostik
Bildgebende Verfahren

Bei klinischem Verdacht auf eine Sinusvenenthrombose sollte die gewählte Diagnostik in der Lage sein, die Thrombose nachzuweisen, die Gewebebeteiligung abzubilden und Risikofaktoren für das Entstehen der Thrombose zu identifizieren. Zum Nachweis der Sinusvenenthrombose galt lange Zeit die 4-Gefäß-Angiographie (DSA) als Goldstandard. Der typische Befund ist der direkte Nachweis eines Füllungsdefektes in den Venen oder Sinus in Kombination mit den indirekten Zeichen eines Umgehungskreislaufs und einer verlängerten venösen Drainage. Der Vorteil der Methode liegt unbestritten darin, dass mit einer hohen Sensitivität auch isolierte Thrombosen kortikaler Venen dargestellt werden können. Demgegenüber steht jedoch der Nachteil der Invasivität der Methode.

> **Wichtig**
>
> Daher ist heute die **Magnetresonanzangiographie** (MRA) die Methode der Wahl für die Diagnostik und Verlaufskontrolle von Sinusvenenthrombosen (◘ Abb. 33.1).

Ein besonderer Vorteil der Methode liegt zudem darin, dass sie mit einer **Magnetresonanztomographie** (MRT) des Gehirns kombiniert werden kann. Dies ist ohnehin erforderlich, da nur durch den Vergleich der Parenchymdarstellung mit der MRA eine Unterscheidung zwischen einer Aplasie des Sinus oder eines thrombotischen Verschlusses möglich ist. Im konventionellen MRT führt fließendes Blut zum sog. »flow void«, einer Signalabschwächung innerhalb des Blutgefäßes. Das Fehlen der Signalabschwächung kann somit als Hinweis für eine Thrombose gedeutet werden, die dann mit der MRA verifiziert werden kann, bei der die Bewegung der Protonen im Blutfluss zur Darstellung der Gefäße benutzt wird.

Mit der konventionellen **zerebralen Computertomographie** (CCT) alleine kann eine Sinusvenenthrombose nicht sicher bewiesen werden. Da die CCT jedoch das bei weitem am häufigsten eingesetzte bildgebende Verfahren in der Primärdiagnostik ist, sind Hinweise, die sich aus der CCT auf ein Sinusvenenthrombose ergeben von praktischer Bedeutung. Zu nennen wäre hier das direkte Zeichen eines hyperdensen Sinus im Nativ-CT, oder das sog. »empty triangle sign« in der kontrastverstärkten CCT. Hier ist der Thrombus im Bereich des Confluens sinuum ausgespart und von Kontrastmittel umspült, was zu einem typischen triangulären bzw. v-förmigen Muster führt. Es muss aber erwähnt werden, dass diese direkten Hinweise auf eine Sinusvenenthrombose im CCT eine relativ niedrige Sensitivität und Spezifität aufweisen.

Atypische Stauungsblutungen können als indirekte Zeichen einer venösen Stauung vorliegen. Auch ein generalisiertes oder fokales Hirnödem kann neben einer Vielzahl von Differenzialdiagnosen als indirektes Zeichen einer Sinusvenenthrombose gefunden werden. Insgesamt finden sich bei bis zu 80% der Patienten mit Sinusvenenthrombose direkte oder indirekte Hinweise in der CCT – eine relativ hohe aber nicht ausreichende Sensitivität. Die CCT bietet jedoch über die konventionelle Darstellung hinaus die Möglichkeit zur Durchführung einer **CT-Venographie**. Hier können mit der Spiral-CT-Technik nach Injektion von i.v.-Kontrastmittel Quellbilder generiert werden, auf denen sich kortikale Venen, Brückenvenen und Sinus darstellen lassen. Auf Basis dieser Quellbilder können wie bei der DSA oder MRA

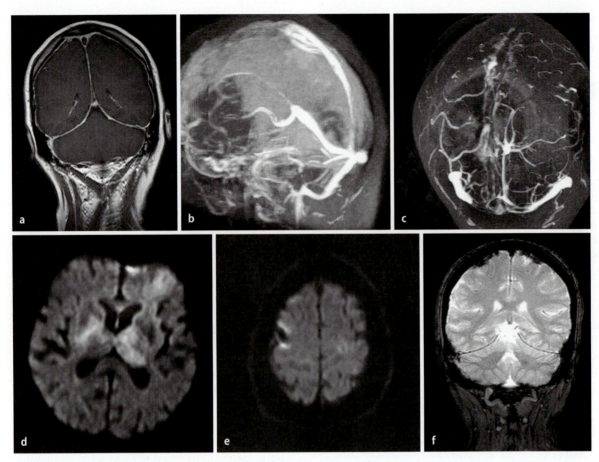

◘ **Abb. 33.1a-f.** Bildgebende Verfahren bei Sinusvenenthrombose: **a** T1-MRT nach Gadolinumgabe bei einer 49jährigen Patientin mit einer SVT nach einem Liquorunterdrucksyndrom. Deutlich sichtbar die Thrombusaussparung im Sinus sagittalis superior. **b** Venöse MRA mit Nachweis des Verschlusses des vorderen Anteils des Sinus sagittalis superior bei einer 49jährigen Patientin mit einer SVT nach einem Liquorunterdrucksyndrom. **c** Venöse MRA mit Nachweis eines Verschlusses des gesamten Sinus sagittalis superior und des Confluens sinuum bei einer 34jährigen Patientin 6 Wochen postpartal. **d** DWI-MRT mit Nachweis von bithalamischen Diffusionstörungen bei einer Thrombose der inneren Hirnvenen bei einer 79jährigen Patientin mit starker Exsikkose und zunehmender Eintrübung. **e** DWI-MRT mit Nachweis von kleinen kortikalen Diffusionsveränderungen bei thrombosierten kortikalen Venen (*schwarz*) bei einer 34jährigen Patientin 6 Wochen postpartal. **f** T_2-MRT mit Nachweis der kortikal thrombosierten Venen bei einer 34jährigen Patientin 6 Wochen postpartal. (Mit freundlicher Genehmigung von Prof. Wernecke, RNS Wiesbaden).

dreidimensionale Rekonstruktionen erstellt werden und venöse Verschlüsse identifiziert werden. Somit stellt die CT-Venographie ein alternatives nicht invasives Verfahren zur MRA da, dessen Vorteile im Vergleich zur MRA in kurzen Untersuchungszeiten und der geringeren Artefaktanfälligkeit liegt. Ein Nachteil liegt jedoch in der Verwendung von Kontrastmittel und Röntgenstrahlen. Welches Verfahren nun angewendet wird, ist allerdings im Einzelfall immer von der technischen Ausstattung und der Erfahrung des Untersuchers abhängig.

> **Praxistipp**
>
> Da die Diagnose mit hoher Dringlichkeit zu stellen ist, ist grundsätzlich die Methode vorzuziehen, die rascher verfügbar ist. Bei nicht eindeutigen Befunden mit den nichtinvasiven Verfahren, insbesondere bei Verdacht auf eine isolierte Venenthrombose kortikaler Venen, sollte eine Angiographie zur Klärung durchgeführt werden.

Therapie

Für die Behandlung der Sinusvenenthrombose stehen in der klinischen Praxis die kontrovers diskutierte PTT-wirksame Vollheparinisierung bzw. gewichtsadaptierte Gabe von niedermolekularem Heparin sowie die orale Antikoagulation zur Verfügung. Daneben existieren auch aggressivere Maßnahmen zur Thrombusbeseitigung, wie der Einsatz systemischer oder lokaler Lysetherapien Wichtig sind darüber hinaus auch die symptomatischen Ansätze, wie Kontrolle von erhöhtem intrakraniellen Druck und epileptischen Anfällen.

Heparin

Durch die Gabe von Heparin soll das Fortschreiten einer Sinusvenenthrombose verhindert werden, v. a. durch die Verhinderung von Appositionsthromben und Expansion der Thrombose in kollaterale Gefäße. Auf der anderen Seite besteht aufgrund der hohen Anzahl intrazerebraler Blutungen im Rahmen von Sinusvenenthrombosen die Befürchtung, eine Verschlechterung der Gesamtsituation durch die Antikoagulation zu verursachen und das Risiko extrakranieller Blutungskomplikationen in Kauf nehmen zu müssen.

Es existieren nur zwei kleinere kontrollierte Fallserien, die die Effektivität und Sicherheit von Heparin mit Placebo bei Patienten mit Sinusthrombose verglichen haben [3, 4]. In der ersten Studie [4] wurden 20 Patienten (10 pro Behandlungsgruppe) untersucht. Hier zeigten 8 Patienten in der Heparingruppe eine komplette Remission, während das in der Placebogruppe nur bei einem Patienten der Fall war. Auch hinsichtlich der Todesfälle war das Ergebnis der Behandlungsgruppe günstiger: Während in der Placebogruppe 3 Patienten verstarben, überlebten alle Patienten der Behandlungsgruppe. Diese Studie wurde jedoch wiederholt kritisiert: zum einen wegen der kleinen Stichprobengröße, zum anderen wegen der Verwendung eines nicht validierten klinischen Scores.

Eine zweite randomisierte Studie [3] hat die Wirkung von gewichtsadaptiertem niedermolekularen Heparin (Nadroparin s.c. 2×90 IU anti-Xa/kgKG/24 h) mit Placebo in einer Stichprobe von 60 Patienten mit Sinusvenenthrombose verglichen. Nach 3 Monaten zeigen 3 Patienten der Behandlungsgruppe (10%) und 6 Patienten (21%) der Placebogruppe einen ungünstigen Verlauf (Tod, bzw. Barthel-Index <15), was einer nicht signifikanten absoluten Risikoreduktion von 11% für die Behandlung mit niedermolekularem Heparin entspricht. Allerdings traten unter Behandlung mit niedermolekularem Heparin bei den 15 Patienten mit vorbestehender intrakranieller Blutung keine weiteren Blutungskomplikationen oder sekundären Verschlechterungen auf.

Eine Metaanalyse beider Studien ergab eine 13% absolute und eine 54% relative Risikoreduktion für Tod und permanente Abhängigkeit unter Behandlung mit einer antikoagulatorischen Therapie. Obwohl diese Ergebnisse keine statistische Signifikanz erreichen konnten, zeigte sich dennoch ein Trend zugunsten der Antikoagulation. Darüber hinaus konnte die Sicherheit der Therapie in Bezug auf das intrazerebrale Blutungsrisiko belegt werden.

Auch wenn die Studienergebnisse somit keine eindeutigen Antworten geben und der Nutzen der Antikoagulation weiterhin nicht zweifelsfrei bewiesen ist, so ergeben sich doch folgende Schlussfolgerungen für die klinische Praxis:

- Patienten mit einer symptomatischen Sinusvenenthrombose sollten in der Akutphase entweder mit gewichtsadaptiertem niedermolekularen Heparin (180 U anti-Xa/kgKG/24 h verteilt auf 2 Dosen) oder mit unfraktioniertem intravenösem Heparin (Ziel-PTT etwa das 2fache des Ausgangswertes) behandelt werden.
- Eine begleitende intrazerebrale Stauungsblutung stellt dabei keine Kontraindikation für die Heparingabe dar.
- Die Dauer der Heparinbehandlung ist ungeklärt. Im Allgemeinen sollte so lange behandelt werden bis sich die klinische Symptomatik zurückgebildet oder zumindest stabilisiert hat.

Die Frage, ob unfraktioniertes oder niedermolekulares Heparin zu bevorzugen ist, ist ebenfalls auf der Basis der Studiendaten nicht eindeutig zu beantworten. Es scheint belegt, dass extrazerebrale Blutungskomplikationen unter niedermolekularem Heparin seltener auftreten und der Patient unter niedermolekularem Heparin besser zu mobilisieren ist. Demgegenüber steht die bessere Steuerbarkeit von unfraktioniertem intravenösem Heparin, was v. a. bei schwerkranken Patienten von Vorteil ist.

> **Praxistipp**
>
> Dementsprechend sollte niedermolekulares Heparin bevorzugt bei unkomplizierten Fällen eingesetzt werden.

Liegen Gesichtspunkte vor, die gegen eine Antikoagulation sprechen (Schwangerschaft, Z. n. Operation) sollte angesichts der unsicheren Studienlage auf eine Therapie mit Heparin verzichtet werden.

Sekundärprophylaxe

Gesicherte Daten über den Nutzen und die optimale Dauer einer längerfristigen oralen Antikoagulation bei Patienten mit Sinusvenenthrombose existieren nicht. Trotzdem ist es eine häufig anzutreffende Praxis, dass Patienten mit einer Sinusvenenthrombose in Anlehnung an das Vorgehen bei tiefer Beinvenenthrombose über einen Zeitraum von etwa 6 Monaten antikoaguliert werden. Die ISCVT-Studie [7] hat einen mittleren Zeitraum von 7,7 Monaten mit oraler Antikoagulation nach Entlassung aus der Akutbehandlung nachgewiesen. Eine kürzlich publizierte MRT basierte Studie an 33 Patienten [1] konnte zeigen, dass es unter einer Langzeitantikoagulation bei der überwiegenden Mehrzahl der Patienten innerhalb der ersten 4 Monate zu einer Rekanalisation kommt. Somit bieten diese Daten einen gewissen Anhalt hinsichtlich der Länge der Antikoagulation, wobei allerdings keine Daten dazu existieren, ob eine fehlende oder inkomplette Rekanalisation tatsächlich das Rezidivrisiko von Sinusvenenthrombosen erhöht.

Angesichts des generell sehr niedrigen Rezidivrisikos nach Sinusvenenthrombose und dem Risiko von Blutungskomplikationen unter oraler Antikoagulation, stellt sich jedoch die Frage, ob eine generelle längerfristige Antikoagulation sinnvoll ist.

Im Allgemeinen haben sich aber für die Praxis folgende Überlegungen durchgesetzt, die kürzlich auch als EFNS-Leitlinien publiziert wurden [4]. Demnach sollte bei Patienten, bei denen ein (transienter) Risikofaktor oder prädisponierender Faktor identifiziert werden konnte, eine orale Antikoagulation für 3 Monate durchgeführt werden. Es wird dabei vorausgesetzt, dass eine zugrunde liegende Erkrankung adäquat behandelt wird und Risikofaktoren, wie z. B. Nikotinabusus, ausgeschaltet werden. Bei Patienten mit idiopathischer Sinusvenenthrombose oder dem laborchemischen Nachweis einer milden angeborenen Gerinnungsstörung (heterozygot Faktor V Leiden, Prothrombin-G20210A-Mutation) ist eine orale Antikoagulation für 6 Monate anzuraten. Eine unbefristete orale Antikoagulation sollte bei rezidivierenden zerebralen Sinusvenenthrombosen oder dem Nachweis einer schweren angeborenen Gerinnungsstörung erwogen werden.

Thrombolyse

Es gibt derzeit keine gesicherten Daten zum Einsatz der lokalen oder systemischen Lysetherapie bei Sinusvenenthrombose. Einzelfallberichte haben zwar gezeigt, dass die Lysetherapie das Potenzial einer schnellen Rekanalisierung des venösen Kreislaufes besitzt, jedoch lassen sich hieraus keine Schlüsse hinsichtlich Wirksamkeit und Sicherheit dieser therapeutischen Option ziehen. In 2 unkontrollierten Studien [9, 12] wurden insgesamt 21 Patienten mit einer lokalen Thrombolyse behandelt, indem ein Mikrokatheter über einen transvenösen Zugang direkt in den Thrombus platziert wurde. Zusammengenommen konnte bei 15 der 21 Patienten eine schnelle Rekanalisation erreicht werden, 14 der 21 Patienten erholten sich klinisch komplett. Es kam jedoch bei 2 Patienten zu extrakraniellen Blutungskomplikationen und bei 2 Patienten kam es zu einer Verschlechterung bei vorbestehender intrazerebraler Blutung. Somit muss das Risiko von Blutungskomplikationen bei der Thrombolyse höher eingestuft werden als unter Heparintherapie, insbesondere im Falle einer intrazerebralen Blutung durch die Sinusvenenthrombose.

> **Wichtig**
> Aufgrund dieser Risiken einer endovaskulären Therapie bei einer grundsätzlich recht günstigen Prognose der Erkrankung unter konservativer Therapie können rekanalisierende Verfahren nicht generell empfohlen werden.

Es ist lediglich auf der Basis der derzeitigen Datenlagen vertretbar, dass Patienten, die sich unter einer konservativen Therapie verschlechtern, im Sinne eines individuellen Heilversuches mit einer lokalen thrombolytischen Therapie behandelt werden.

Symptomatische Therapie

Häufige Probleme bei zerebralen Venenthrombosen stellen symptomatische Krampfanfälle und eine Steigerung des intrakraniellen Druckes dar. Ein erhöhter intrakranieller Druck sollte in erster Linie durch eine kausale Therapie, die zu einer Beseitigung der venösen Abflussstörung führt, behandelt werden. Falls die Erkrankung jedoch zu einer Einklemmung führt, was nur in weniger als 20% der Fälle zu erwarten ist, so kann eine **antiödematöse Therapie** nach allgemeinen Leitlinien begonnen werden. Dies umfasst die 30°-Hochlagerung des Oberkörpers, eine milde Hyperventilation und ggf. die Gabe osmotischer Diuretika. Für die Gabe von Steroiden bei Sinusvenenthrombose gibt es keine Evidenz. Eine Flüssigkeitsrestriktion sollte vermieden werden, da dies zu einem möglichen Anstieg der Blutviskosität führen könnte.

In schweren Fällen kann im Rahmen von großen intrazerebralen Stauungsblutungen eine transtentorielle Herniation drohen. Hier kann eine **operative Dekompressionsbehandlung** (analog dem malignen Mediainfarkt) als Ultima Ratio in Betracht gezogen werden, allerdings sind Seitenentscheidungen schwierig und zum Teil auch bilaterale Dekompressionsbehandlungen nötig.

Bei Patienten, bei denen die Sinusvenenthrombose zu einer isolierten Drucksteigerung mit Papillenödem und drohender Visusminderung führt, können repetitive Lumbalpunktionen (vor Antikoagulation) durchgeführt werden. Des Weiteren kann der Einsatz von **Acetazolamid** erwogen werden, auch wenn hier keine kontrollierten Daten vorliegen.

Zerebrale Krampfanfälle treten bei fast 50% der Patienten mit Sinusvenenthrombose auf. Es herrscht jedoch Uneinigkeit darüber, was die Effektivität einer prophylaktischen antiepileptischen Therapie angeht. Befürworter der prophylaktischen Therapie führen die hohe Inzidenz von zerebralen Anfällen auf und weisen auf den negativen Effekt von Krampfanfällen mit einer möglichen Verschlechterung der metabolischen Situation des Gehirns und des ICP hin.

Es scheint so zu sein, dass frühe symptomatische Anfälle insbesondere bei Patienten mit einem fokalen Ödem und/einer fokalen ischämischen/hämorrhagischen Läsion auftreten. Daher ist eine prophylaktische Behandlung von Krampfanfällen in der Akutphase, insbesondere bei Patienten mit fokalen neurologischen Defiziten, angezeigt.

Das Risiko einer residualen Epilepsie ist – wie bereits oben ausgeführt – im Vergleich mit der hohen Anzahl von Krampfanfällen in der Akutphase, eher gering. Nach aktuellen Studien [8] manifestieren sich die späten Anfälle in der Regel im ersten Jahr. Wesentliche Prädiktoren sind hämorrhagische Läsionen in der initialen Bildgebung und frühe symptomatische Krampfanfälle. Bei diesen Patienten kann eine längerfristige antiepileptische Therapie für ein Jahr durchgeführt werden, während bei Patienten ohne diese Risikofaktoren ein rasches Ausschleichen der antiepileptischen Therapie nach der akuten Phase vertretbar ist. Grundsätzlich existieren jedoch keine evidenzbasierten Daten zur optimalen Dauer der Therapie von Patienten mit symptomatischen Anfällen im Rahmen der Sinusthrombose. Prinzipiell ist ein Vorgehen analog zu anderen symptomatischen Epilepsien sinnvoll.

33.1.2 Idiopathische intrakranielle Drucksteigerung

> **Wichtig**
>
> Die idiopathische intrakranielle Drucksteigerung (syn. Pseudotumor cerebri) ist durch eine intrakranielle Druckerhöhung, die nicht durch eine fokale Läsion bedingt ist, gekennzeichnet.

In Folge der Druckerhöhung kann es zu **holozephalen Kopfschmerzen** und beidseitigen **Stauungspapillen** mit Sehstörungen kommen. In seltenen Fällen wurden auch Störungen anderer Hirnnerven beschrieben.

Für die neurologische Intensivmedizin ist das Krankheitsbild letztlich von untergeordneter Bedeutung, jedoch ist das Syndrom der idiopathischen Drucksteigerung insofern wichtig, als es eine wichtige Differenzialdiagnose zur Sinusvenenthrombose darstellt, insbesondere wenn diese mit einer generalisierten intrakraniellen Druckerhöhung einhergeht.

▪▪▪ Epidemiologie, Ätiologie, Pathogenese

Die Inzidenz der Erkrankung beträgt ca. 1–2/100.000 Patienten und betrifft zumeist übergewichtige Frauen im gebärfähigen Alter. Männer sind deutlich seltener betroffen, das Geschlechterverhältnis variiert zwischen 4:1 bis 15:1. Die Ätiologie der Erkrankung ist letztlich unklar. Es existiert eine Vielzahl von Fallberichten, die einen kausalen Zusammenhang zwischen bestimmten Medikamenten, internistischen Erkrankungen oder metabolischen Parametern postulieren. Letztlich ist jedoch davon auszugehen, dass es sich wohl meist um zufällige Koinzidenzen handelt.

Unbestritten ist jedoch der Zusammenhang der idiopathischen intrakraniellen Drucksteigerung mit Übergewicht und Adipositas (Body Mass Index >26). Pathogenetisch wird daher darüber spekuliert, ob ein erhöhter intraabdomineller Druck bei Adipositas sekundär über eine Erhöhung des pleuralen Drucks und des kardialen Füllungsdrucks zu einer nicht okklusiven venösen Abflussstörung im Gehirn führt.

▪▪▪ Diagnostik

Die typische klinische Manifestation der idiopathischen intrakraniellen Drucksteigerung findet sich üblicherweise bei übergewichtigen jungen Frauen und besteht aus Kopfschmerzen und retrobulbären Schmerzen, die nicht auf eine konventionelle Schmerztherapie ansprechen sowie aus transienten Sehstörungen und einem pulssynchronen Tinnitus. Eine augenärztliche Untersuchung ist dringend zu empfehlen und zeigt in der Regel eine Stauungspapille und Gesichtsfelddefekte. Bei etwa 25% der Patienten kommt es zu schweren Sehstörungen bis hin zur Erblindung.

Die Diagnose wird durch den Nachweis eines erhöhten Liquordrucks unterstützt. Bei den zumeist adipösen Patienten beträgt der Grenzwert 25 cmH_2O, bei nicht adipösen Patienten, die die o. g. Symptome erhöhter ICP-Werte aufweisen, gilt 20 cmH_2O als oberster Grenzwert.

> **Wichtig**
>
> Die Diagnose ist grundsätzlich eine Ausschlussdiagnose.

Eine gründliche Untersuchung ist daher unerlässlich, um die Vielzahl symptomatischer Ursachen für eine intrakranielle Drucksteigerung auszuschließen. Insbesondere gehört die **MRA** zum Ausschluss einer Sinusvenenthrombose mittlerweile zum diagnostischen Standardprogramm. Nachfolgende Übersicht zeigt die diagnostischen Kriterien für eine idiopathische intrakranielle Drucksteigerung nach Maßgaben der Internationalen Kopfschmerzgesellschaft (IHS; [16]).

> **IHS-Klassifikation der idiopathischen intrakraniellen Drucksteigerung**
> - Wacher Patient mit unauffälligem neurologischen Befund oder folgenden Auffälligkeiten:
>   - Papillenödem
>   - Vergrößerung des blinden Fleckes
>   - Gesichtsfelddefekt
>   - Abduzensparese
> - Erhöhter Liquordruck (>25 cmH_2O bei Adipositas, >20 cmH_2O bei Normalgewicht) bei der Lumbalpunktion oder bei der epiduralen Druckmessung
> - Normaler Liquorbefund
> - Ausschluss andere Hirnerkrankungen
> - Keine metabolischen, endokrinen und hormonellen Ursachen einer intrakraniellen Drucksteigerung

▼

> Für eine idiopathische intrakranielle Drucksteigerung sprechen Kopfschmerzen, die in einem engen zeitlichen Zusammenhang mit der intrakranielle Drucksteigerung stehen und sich auf Druckentlastung durch LP zurückbilden. Der Kopfschmerz sollte progredient sein und mindestens eines der folgenden Merkmale aufweisen:
> — Tägliches Auftreten
> — Diffuser nicht pulsierender Kopfschmerz
> — Schmerzzunahmen bei Husten, Pressen, Niesen

Therapie

Da Ätiologie und Pathogenese der idiopathischen intrakraniellen Drucksteigerung nicht exakt bekannt sind, existieren keine eindeutigen kausalen Behandlungsverfahren. Am ehesten könnte noch die kontrollierte Gewichtsabnahme nach den derzeitigen pathogenetischen Vorstellungen als kausale Therapiemaßnahme gesehen werden, die auch zu einer Senkung des Liquoreröffnungsdrucks führen kann. In der Praxis besteht jedoch häufig ein hohes Motivationsproblem und professionelle Hilfe bei der Zusammenstellung und Beibehaltung von Diäten ist nicht selten notwendig.

Über die reine Gewichtsabnahme hinaus existieren auch medikamentöse Maßnahmen, die zu einer Absenkung des intrakraniellen Druckes führen und als symptomatische Maßnahmen v. a. dann eingesetzt werden sollten, wenn bereits leichte Sehstörungen vorliegen. In erster Linie wäre hier **Azetazolamid** zu nennen, ein Carboanhydrasehemmer, der zu einer Reduktion der Liquorproduktion führt. In der Regel verursachen höhere Dosierungen eine starke Übelkeit, so dass das Medikament langsam eindosiert und gesteigert werden sollte. Die Anfangsdosis beträgt 250 mg 2-mal/Tag, die Steigerung erfolgt nach Verträglichkeit, wobei Dosen >2 g/Tage selten toleriert werden.

Das neue Antiepileptikum **Topiramat** führt ebenfalls über eine Blockade der Carboanhydrase zu einer Senkung der Liquorproduktion. Erste offene Studien [12a, 12b] bestätigen den Effekt von Topiramat bei der idiopathischen intrakraniellen Drucksteigerung, wobei der inhibitorische Effekt auf die Carbonanhydrase eher geringer als bei Azetazolamid ausgeprägt ist. Der durch die Topiramatgabe induzierte Gewichtsverlust macht die Substanz jedoch zu einer interessanten therapeutischen Alternative, da diese Nebenwirkung bei Patienten mit idiopathischer Drucksteigerung durchaus willkommen ist.

Bei ausgeprägten oder rasch progredienten Sehstörungen kann versucht werden, durch ausgeprägtes Ablassen von Liquor (~50 ml) eine Verbesserung zu erzielen. Auch die Gabe von Osmotherapeutika wie **Mannitol** kann erwogen werden. Da diese Maßnahmen jedoch nur von kurzer Dauer sind, sollte bei schweren Visusstörungen oder einem therapierefraktärem Kopfschmerz eine chirurgische Maßnahme erwogen werden. Hier stehen in erste Linie die Anlage eines lumboperitonealen oder ventrikuloperitonealen Shunts sowie die operative Fensterung der Optikusscheide zur Verfügung.

Literatur

1. Baumgartner RW, Studer A, Arnold M, Georgiadis D. Recanalisation of cerebral venous thrombosis. J Neurol Neurosurg Psychiatry. 2003; 74: 459-61.
2. Canhao P, Ferro JM, Lindgren AG, Bousser MG, Stam J, Barinagarrementeria F; ISCVT Investigators. Causes and predictors of death in cerebral venous thrombosis. Stroke. 2005;36:1720-5.
3. De Bruijn SF, Stam J. Randomized, placebo-controlled trial of anticoagulant treatment with low-molecular-weight heparin for cerebral sinus thrombosis. Stroke. 1999; 30:484-8.
4. Einhäupl K, Bousser MG, de Bruijn SF, Ferro JM, Martinelli I, Masuhr F, Stam J. EFNS guideline on the treatment of cerebral venous and sinus thrombosis. Eur J Neurol. 2006;13:553-9.
5. Einhäupl KM, Villringer A, Meister W, Mehraein S, Garner C, Pellkofer M, Haberl RL, Pfister HW, Schmiedek P. Heparin treatment in sinus venous thrombosis. Lancet. 1991; 338: 597-600.
6. Ferro JM, Canhao P, Bousser MG, Stam J, Barinagarrementeria F; ISCVT Investigators. Cerebral vein and dural sinus thrombosis in elderly patients. Stroke. 2005; 36:1927-32.
7. Ferro JM, Canhao P, Stam J, Bousser MG, Barinagarrementeria F; ISCVT Investigators. Prognosis of cerebral vein and dural sinus thrombosis: results of the International Study on Cerebral Vein and Dural Sinus Thrombosis (ISCVT). Stroke. 2004; 35:664-70.
8. Ferro JM, Correia M, Rosas MJ, Pinto AN, Neves G; Cerebral Venous Thrombosis Portuguese Collaborative Study Group [Venoport]. Seizures in cerebral vein and dural sinus thrombosis. Cerebrovasc Dis. 2003;15:78-83.
9. Frey JL, Muro GJ, McDougall CG, Dean BL, Jahnke HK. Cerebral venous thrombosis: combined intrathrombus rtPA and intravenous heparin. Stroke. 1999; 30: 489-94.
10. Girot M, Ferro JM, Canhao P, Stam J, Bousser MG, Barinagarrementeria F, Leys D; ISCVT Investigators. Predictors of outcome in patients with cerebral venous thrombosis and intracerebral hemorrhage. Stroke. 2007;38:337-42.
11. Gosk-Bierska I, Wysokinski W, Brown RD, Karnicki K, Grill D, Wiste H, Wysokinska E, McBane RD. Cerebral venous sinus thrombosis: Incidence of venous thrombosis recurrence and survival. Neurology 2006; 67:814-9.
12. Kim SY, Suh JH. Direct endovascular thrombolytic therapy for dural sinus thrombosis: infusion of alteplase. AJNR Am J Neuroradiol. 1997;18: 639-45.
12a Pagan FL, Restrepo L, Balish M, Patwa HS, Houff S. A new drug for an old condition? Headache. 2002 Jul-Aug;42(7):695-6.
12b Palacio E, Rodero L, Pascual J. Topiramate-responsive headache due to idiopathic intracranial hypertension in Behçet syndrome.Headache. 2004 May;44(5):436-7.
13. Schwarz S, Daffertshofer M, Schwarz T, Georgiadis D, Baumgartner RW, Hennerici M, Groden C. Aktuelle Probleme der Diagnose und Therapie zerebralen Venen- und duraler Sinusthrombosen. Nervenarzt. 2003;74:639-53.
14. Skau M, Brennum J, Gjerris F, Jensen R. What is new about idiopathic intracranial hypertension? An updated review of mechanism and treatment. Cephalalgia. 2006; 26: 384-99.

15. Stam J, De Bruijn SF, DeVeber G. Anticoagulation for cerebral sinus thrombosis. Cochrane Database Syst Rev. 2002;(4):CD002005.
16. The International Classification of Headache Disorders, 2nd edition, Cephalgia 2004; 24 (suppl. 1): 9 – 160.

33.2 Neurologisch-intensivmedizinische Komplikationen der Schwangerschaft und des Wochenbetts

G.F. Hamann, M. Liebetrau, O. Busse

Die Schwangerschaft und die postpartale Periode sind besondere physiologische Situationen für den weiblichen Organismus mit vielfältigen Veränderungen. Das Nervensystem kann direkt oder indirekt z. B. über Veränderungen des Immunsystems oder der Gerinnungsverhältnisse mit betroffen sein. Grundsätzlich sind neurologisch-intensivmedizinischen Komplikationen in Schwangerschaft und Wochenbett selten [29]. Da sie aber oft schwerwiegend sind und Schwangere sowie ungeborenes oder neugeborenes Kind gleichzeitig gefährden, haben sie eine große Bedeutung. Entscheidungen bzgl. eines Schwangerschaftsabbruchs oder therapeutischen Interventionen mit Gefährdung des Feten oder der Mutter bedürfen der interdisziplinären Beratung zwischen Gynäkologen, Kinderärzten und Neurologen. Die Kombination einer relativ seltenen Situation und dem gleichzeitigen Betroffensein zweier Menschen bei einer Erkrankung macht die neurologisch-intensivmedizinische Behandlung Schwangerer zu einer besonderen Angelegenheit. Extremsituationen, wie Geburt eines gesunden Kindes durch eine hirntote Mutter nach Schädelhirntrauma, bedürfen individueller am jeweiligen Fall orientierter medizinischer und ethischer Überlegungen. In solchen Fällen kann die Einschaltung einer Ethikkommission zur Beratung und Konsensbildung hilfreich sein [16].

33.2.1 Neurologische Folgen von schwangerschaftsbedingten Erkrankungen

Die häufigsten neurologischen Komplikationen in der Schwangerschaft finden sich bei der Präeklampsie/Eklampsie. Meist werden Neurologen nicht zur Behandlung der Präeklampsie hinzugezogen, sondern erst bei Auftreten fokal-neurologischer Symptome oder des Vollbilds der Eklampsie.

Präeklampsie/Eklampsie

Die Präeklampsie ist eine komplexe Störung, die in der Regel nach der 20. Schwangerschaftswoche auftritt und durch folgende Symptome definiert ist:
- Hypertonie (>140/90 mmHg),
- Proteinurie mit mehr als 0,3 g/l Protein im 24-Stunden-Sammelurin,
- generalisierte Ödeme (v. a. an Beinen, Armen und im Gesicht).

Die Ödeme müssen noch nach 12-stündiger Bettruhe nachweisbar sein. Alternativ liegt eine Gewichtszunahme von mehr als 2 kg in einer Woche vor.

Die Symptome der Präeklampsie können sehr variieren – mit einer Beteiligung unterschiedlicher Organsysteme, wie Lungenödem, akutem Nierenversagen, Leberblutungen oder Verbrauchskoagulopathie, die jeweils für sich alleine genommen zu einer intensivmedizinischen Behandlung führen können. Zu den neurologischen Symptomen der Präeklampsie gehören:
- Kopfschmerzen,
- akute Verwirrtheitssyndrome und
- typischerweise Sehstörungen [33].

> **Wichtig**
> Aus einer Präeklampsie kann sich jederzeit eine Eklampsie entwickeln.

Eine Eklampsie liegt dann vor, wenn zusätzlich neben den oben erwähnten Symptomen epileptische Anfälle auftreten. Die Inzidenz der Präeklampsie beträgt etwa 6–8% aller Schwangerschaften und erhöht sich auf etwa 30% bei Mehrlingsschwangerschaften [10]. Die Präeklampsie ist häufiger bei Nullipara sowie unterernährten Frauen. Bis zu 15% der mütterlichen Todesfälle stehen im Zusammenhang mit der Präeklampsie/Eklampsie.

Eklamptische **epileptische Anfälle** können sich als fokal-motorische sowie tonisch-klonisch generalisierte Anfälle äußern. Diese können sowohl vor, als auch während und nach der Geburt auftreten. In seltenen Fällen können epileptische Anfälle noch eine Woche nach Entbindung auftreten. Differenzialdiagnostisch ist aber immer an andere auslösende Mechanismen der epileptischen Anfälle zu denken.

Zu den weiteren neurologischen Symptomen der Präeklampsie/Eklampsie gehören **Sehstörungen**. Am Auge selbst können diese durch ein Papillenödem, einen Vasospasmus, retinale Blutungen und Ödeme oder einen Zentralarterienverschluss bedingt sein. Sehstörungen können auch durch kortikale Veränderungen, wie Ödeme, ischämische Infarkte oder Einblutungen, verursacht werden. Bei $2/3$ der Patientinnen findet sich eine Erhöhung des Kreatinin und des Harnstoffs.

> **Wichtig**
> Bei einer schweren Präeklampsie/Eklampsie mit drohendem Organversagen oder drohenden bzw. manifesten Hirndruckzeichen sollten die Patientinnen auf einer Intensivstation weiter betreut werden.

Die kranielle **Bildgebung** zeigt auch bei Patientinnen mit Eklampsie ohne fokal-neurologische Defizite häufig Auffälligkeiten. Idealerweise bietet sich hier die Kernspintomographie an. Die Computertomographie hat bis zu 75% der Fälle Auffälligkeiten bei der Eklampsie gezeigt [4]. In der Kernspintomographie fanden sich neben fokalen Hirnödemen, der sog. posterioren Leukenzaphalopathie, Grenzzoneninfarkte und bilaterale Hypodensitäten in den Basalganglien [28]. Die meisten dieser Veränderungen sind komplett reversibel. Das EEG ist bei den meisten Patientinnen mit Eklampsie auffällig. Zu fokalen und generalisierten Verlangsamungen gesellen sich in unterschiedlichem Ausmaß epilepsietypische Potenziale.

■■■ Pathophysiologie

Die Ursachen der Präeklampsie/Eklampsie sind bisher nicht genau bekannt, verschiedene Mechanismen werden jedoch diskutiert. Zum einen gibt es Hinweise dafür, dass Anomalien der Plazentation ursächlich beteiligt sind. Die fetalen Trophoblasten, die für das invasive Wachstum in die mütterlichen Spiralarterien verantwortlich sind, scheinen in ihrer Funktion beeinträchtigt zu sein. Somit kann nicht ausreichend Blut in die intervillösen Räume transportiert werden, was zu einer verminderten uteroplazentaren Durchblutung führt. Typischerweise kommt es zu einer hyperdynamen Kreislaufsituation mit einem deutlich über der Norm liegenden Herzzeitvolumen [9].

Der periphere Gefäßwiderstand ist bei der Präeklampsie in der Regel erniedrigt. Zusätzlich fehlt der, physiologischerweise bei Schwangeren vorliegende, Anstieg des intravasalen Blutvolumens. Dies kann durch eine generalisierte Vasokonstriktion der Kapazitätsgefäße bedingt sein [30], möglicherweise stellt diese Vasokonstriktion aber nur die Folge eines verminderten intravasalen Volumens dar. Durch das verminderte Volumen kommt es zu Hämokonzentration mit Abnahme des plasmatischen Anteils. Bei Patientinnen mit Präeklampsie wurde zudem eine verminderte Toleranz gegenüber Angiotensin II und Katecholaminen gefunden, was gerade bei einer vorbestehenden chronischen Hypertonie zu einer Verschlechterung der Hypertonie führen kann. Die sog. »Break through«-Theorie geht von einer schweren Bluthirnschrankenstörung durch die exzessive Hypertonie aus, hierbei kommt es zu mikrovaskulären Integritätsverlusten und Extravasation von Plasma- und Blutbestandteilen [30].

Zusätzlich scheinen immunologische Vorgänge bei der Pathogenese von Bedeutung zu sein. So wurden in der Plazenta und verschiedenen anderen Organen sowie im mütterlichen Serum Immunkomplexe gefunden. Durch diese könnte es zu einem endothelialen Zellschaden kommen [26, 32]. Durch die hieraus resultierende gestörte Bluthirnschranke lassen sich die morphologischen Veränderungen, wie das diffuse Hirnödem oder die parenchymatösen Blutungen ableiten. Zerebrale Ischämien haben ihren Ursprung vermutlich in dem u. a. durch den endothelialen Zellschaden vermittelten Vasospasmus. All diese Veränderungen führen wiederum zu einer Erniedrigung der Krampfschwelle und erhöhen die Gefahr epileptischer Anfälle. Des Weiteren scheinen Gerinnungsstörungen, endokrine Störungen, Mangelernährungen sowie genetische Prädispositionen bei der Pathogenese der Präeklampsie/Eklampsie beteiligt zu sein.

■■■ Therapie

Die Therapie der Präeklampsie und Eklampsie muss rasch und effektiv erfolgen, um das Leben der Mutter und des Fetus nicht zu gefährden. Die Indikation zur Aufnahme auf einer Intensivstation sollte großzügig gestellt werden. Neurologische Schäden können durch eine rasche Kontrolle des arteriellen Blutdrucks reduziert werden. Der Blutdruck sollte Werte annehmen, in denen die zerebrale Autoregulation erhalten ist. Eine Hypotension sollte vermieden werden. Kommt es zu neurologischen Komplikationen, wie z. B. einer intrakraniellen Blutung, muss sich die Therapie an der üblichen Therapie dieser Komplikationen orientieren, wie z. B. Monitoring und Therapie des erhöhten intrakraniellen Drucks.

Zur **Anfallsprophylaxe** war es lange Zeit nicht klar, ob Magnesiumsulfat oder Phenytoin als klassisches Antikonvulsivum verabreicht werden sollte. Jahrzehntelang wurde Magnesium zur Anfallsprophylaxe gegeben, obgleich es keine gesicherten Daten gab. In den 1980er Jahren löste Phenytoin das Magnesium ab. Mitte der 1990er Jahre sind jedoch 2 große randomisierte Studien erschienen [10, 23], die beide einen positiveren Effekt für Magnesiumsulfat zeigten, weshalb dieses als Mittel der Wahl zur Anfallsprophylaxe und direkten Anfallsbehandlung verwendet werden sollte. Magnesiumsulfat sollte nicht überdosiert werden, da es sonst zu einer Ateminsuffizienz sowie zum Herzstillstand bei Mutter und Kind kommen kann. Als Anhaltspunkt für eine beginnende Überdosierung kann das Verschwinden der Muskeleigenreflexe angesehen werden. Regelmäßige Serumspiegelkontrollen von Magnesium sind notwendig.

> **Wichtig**
>
> In der Behandlung der Präeklampsie ist Magnesium der Nimodipingabe deutlich überlegen.

Weniger Patientinnen hatten einen epileptischen Anfall unter Magnesium gegenüber Nimodipin (risk ratio für Nimodipin 3,2; 95%-CI 1,2–9,1). Allerdings war die fetale Mortalität unbeeinflusst [2]. Ein Status epilepticus muss jedoch rasch durchbrochen werden, da dieser Zustand für Mutter und Kind akut lebensbedrohend ist. Bei schwerer Präeklampsie/Eklampsie nach der 36. Schwangerschaftswoche sollte die Indikation zur Entbindung großzügig gestellt werden und relativ rasch erfolgen. Zwischen der 30. und der 36. SSW muss die Entscheidung von verschiedenen Faktoren abhängig gemacht werden.

> **Kriterien zur Entbindung bei schwerer Präeklampsie**
> - Trotz Therapie ein Hypertonus ≥160/100 mmHg
> - Oligurie, beginnendes Nierenversagen
> - Zunehmender Kreatininanstieg im Serum
> - Thrombozyten <50 G/l
> - LDH >1000 U/l
> - Wiederholte Spätdezelerationen
> - Abnehmende Kindsbewegungen
> - Umgekehrter diastolischer Fluss in der umbilikalen Dopplersonographie

Die Gabe von Diuretika sollte vermieden werden, da sowieso schon ein vermindertes intravasales Volumen vorliegt und Diuretika dies noch verstärken. Vielmehr sollte bei akutem Nierenversagen eine rasche Entbindung angestrebt werden. Auf die PTT-wirksame Gabe von Heparin sollte ebenfalls verzichtet werden, da ein positiver Effekt bisher nicht gezeigt worden ist, die Rate von intrazerebralen Blutungen jedoch erhöht ist.

Fruchtwasser- und Luftembolien

Fruchtwasserembolien können das klinische Bild einer Lungenembolie, eines akuten Cor pulmonale und auch einer disseminierten intravasalen Koagulation erzeugen. Entsprechende Symptome (Dyspnoe und Schock) mit sekundären neurologischen Ausfällen (insbesondere Bewusstseinsstörungen) werden festgestellt. Allgemein intensivmedizinische Maßnahmen (Beatmung mit hohem O_2-Gehalt und Lungenödemtherapie) sind wichtig.

Die **Luftembolie**, die früher v. a. bei illegalen Abtreibungen und ansonsten nach orovaginalen Sexualpraktiken nach der Geburt beobachtet wird, trägt zu etwa 1% aller maternalen Todesfälle bei. Nach einer Phase mit Übelkeit und Kollaps kommt es zu zerebralen Symptomen bei Rechts-links-Shunts (wie offenes Foramen ovale etc.), wie Krampfanfällen und bei multiplen Infarkten zum Tod. Therapeutisch wird eine Linksseitenlage empfohlen, um weitere Luftembolien zu vermeiden. Beatmung und evtl. Druckkammerbehandlung (reduziert die Luftblasengröße) können sinnvoll sein [38].

Postpartale zerebrale Vaskulopathie

Eine Sonderform der zerebrovaskulären Störungen in der Schwangerschaft ist die postpartale zerebrale Vaskulopathie. Es ist unklar, ob es sich wirklich um ein eigenständiges Krankheitsbild, um eine schwangerschaftsverbundene Sonderform einer zerebralen Vaskulitis oder um eine Variante der Eklampsie mit vasospastischen Veränderungen handelt.

In einer weiter gefassten Definition ist die »postpartum cerebral vasculopathy«, auch »reversible arteropathy of pregnancy« genannt, eine Störung bei der es meist in den ersten 2 Wochen nach einer Entbindung (Sektio) zu mulifokalen neurologischen Ausfällen evtl. kombiniert mit epileptischen Anfällen kommt.

Die **Ursache** bleibt unklar, immunologische, hormonelle und eine vasospastische Genese werden diskutiert [41]. Ein Zusammenhang mit der Einnahme von vasokonstriktiven Substanzen, wie Triptanen, Ergotaminderivaten und ähnlichem, lässt eine vasospastische Genese dieser Erkrankungsform vermuten. Das oben Ausgeführte zur Eklampsie legt aber nahe, dass eine Abgrenzung zu eklamptischen Gefäßveränderungen im Einzelfall sehr schwierig sein kann, zumal bei beiden Erkrankungsgruppen eine Reversibilität von klinischen und radiologischen Befunden beschrieben wurde [41].

Fasst man die Definition enger und folgt einer kürzlich veröffentlichten Arbeit [12], dann beinhaltet die postpartale Vaskulopathie die folgenden klinischen Charakteristika:
- intrazerebrale Blutungen (einzeln oder multipel),
- keine Hinweise auf eklamptische Störungen von Seiten des Labors, des Blutdrucks oder der Niere,
- gute Prognose ohne erneutes Auftreten von neurologischen Störungen oder Blutungen und Infarkten.

Diese Definition beruht allerdings nur auf der Beschreibung von zwei neuen Fällen und mehreren Literaturfällen, deren Gemeinsamkeiten zusammengefasst wurden. Es wird postuliert, dass es sich eher um ein eigenständiges Erkrankungsbild mit Unterscheidung zur primären zerebralen Vaskulitis handelt. Zusatzuntersuchungen, wie TCD, MRA oder DSA, zeigen eine diffuse Vaskulopathie mit weit reichenden und generalisierten Vasospasmen mit segmentalen Stenosen. Diese schwere Vaskulopathie ist voll reversibel. Interessanterweise tritt diese Komplikation überwiegend bei Patientinnen nach Sektio auf. Die Hämatome liegen meistens kortikal oder zumindest oberflächlich lokalisiert. Bis zu 81% der Patientinnen zeigen eine Liquorpleozytose.

Posteriore Leukenzephalopathie

Die posteriore Leukenzephalopathie ist von verschiedenen Erkrankungen bekannt, so nach Transplantationen, Cyclosporinnebenwirkungen, hypertensiver Enzephalopathie und anderen. Ähnliche Bilder wurden auch bei Schwangerschaften und eklamptischen Bildern beobachtet. Man vermutet eine Störung der dynamischen Autoregulation der zerebralen Gefäße. Eine aktuelle Übersicht findet sich bei Striano et al. [34].

Systemische Komplikationen

Zu den Komplikationen zählen u. a. eine schwere Sepsis, schwere Schockzustände sowie große Blutverluste. Je nach Schwere des Krankheitsbildes verläuft die Mitbeteiligung des ZNS und so sind alle Abstufungen von leichten fokal-neurologischen Defiziten, über eine schwere Hypoxie, bis hin zum Hirntod denkbar. Da sich die neurologischen Folgen der schwangerschaftsbedingten Komplikationen nicht von denen anderer Erkrankungen unterscheiden, wird auf die entsprechenden Kapitel verwiesen.

33.2.2 Schwangerschaftsbedingte Komplikationen vorbestehender neurologischer Erkrankungen

Die häufigsten Probleme bei vorbestehenden neurologischen Erkrankungen in der Schwangerschaft betreffen nicht intensivmedizinisch relevante Situationen. Besonders seien hier die multiple Sklerose, Kopfschmerzen, neuromuskuläre Erkrankungen (z. B. Karpaltunnelsyndrom oder Myositiden), Bewegungsstörungen oder psychiatrische Erkrankungen genannt [25]. Hier sei auf gängige Handbücher und Artikel verwiesen. Einige besondere Probleme werden im Folgenden dargestellt.

Epilepsie

Der Effekt der Schwangerschaft auf die Rate epileptischer Anfälle ist sehr variabel. Etwa 30% der Patientinnen hat eine Anfallsratenerhöhung, wobei Werte zwischen 4 und 75% in der Literatur publiziert werden [35]. Andere Autoren sprechen von einem unveränderten Verlauf bei 40–50%, Verschlechterungen bei 25–50% und einem kleinen Prozentsatz von Verbesserungen in der Schwangerschaft.

Progesteron wirkt eher anfallsunterdrückend und Östrogene eher anfallsauslösend, womit die Datenlage sehr widersprüchlich ist. Die stärkste Anfallsratenerhöhung tritt im ersten Trimenon auf, hier werden Einflüsse des β-HCG diskutiert. Dementsprechend ist auch das Auftreten eines Status epilepticus in dieser Phase am wahrscheinlichsten. Neben der veränderten Hormonlage spielen andere Faktoren eine Rolle bei der Beeinflussung der Anfallsrate: metabolische Veränderungen (Gewichtszunahme, Flüssigkeitsverschiebungen, Plasmaproteinveränderungen etc.), Schlafstörungen, Complianceabnahme (z. B. durch Erbrechen, Angst vor Missbildungen durch Antiepileptika), Stress und Angst.

Zur allgemeinen Diagnostik und Therapie der epileptischen Syndrome ▶ Kap. 38.

> **Wichtig**
>
> Generell wird empfohlen: wenn irgend möglich Anfallsfreiheit oder Statusdurchbrechung mit der geringsten möglichen Antiepileptikadosis und als Monotherapie zu erreichen. Allerdings ist die Durchbrechung eines Status wesentlich wichtiger für das Ungeborene und die werdende Mutter als evtl. medikamentöse Nebenwirkungen.

So führt auch ein einzelner Anfall schon zur z. T. lang andauernden Herzfrequenzabnahme beim Feten aufgrund einer passageren Ischämie. Die früher mitgeteilte maternale (30%) und fetale (50%) Letalität im Status epilepticus [17] erscheint zwar heute zu hoch, verdeutlicht aber eindrucksvoll die Gefährlichkeit der Situation.

Myasthenia gravis

Das Risiko des Auftretens einer Myasthenia gravis ist in der Schwangerschaft nicht erhöht. Maternales und fetales Risiko sind gegenüber normalen sonst gesunden Schwangeren nicht verändert. Etwa je ein Drittel der Patienten mit Myasthenia gravis ist unter den Bedingungen einer Schwangerschaft klinisch unverändert, verbessert oder verschlechtert. Im Wochenbett kommt es regelmäßig zu einem Rückfall, da der endogene Steroidspiegel rasch abfällt und damit Autoimmunprozesse wieder aufflammen können. Eine begleitende Mastitis, Endometritis, ein pulmonaler oder Harnwegsinfekt kann zur postpartalen Verschlechterung weiter beitragen.

Wichtig ist es einige in der Schwangerschaft häufig verwendete Pharmaka zu vermeiden, da die myasthene Symptomatik sich rasch unter ihrer Gabe verschlechtern kann. An erster Stelle ist hier Magnesium zu nennen.

> **Wichtig**
>
> Magnesium kann in hohen Dosen auch bei sonst Gesunden eine myasthene Symptomatik auslösen, bei Patienten mit vorbestehender Myasthenie treten z. T. dramatische und fulminante Verschlechterungen mit Beatmungspflicht auf.

Weitere Pharmaka wie Antibiotika, neuromuskuläre Blocker, Sedativa oder Narkotika werden nicht schwangerschaftsspezifisch verwendet, hier sei auf die allgemeinen Richtlinien verwiesen.

Zur **Geburtsanästhesie** sind regionale Verfahren wie Epi- oder Periduralanästhesie allgemeinanästhetischen Methoden vorzuziehen. Unter der Geburt sollte regelmäßig die Vitalkapazität kontrolliert werden, Cholinesterasehemmer sollten während dieser Zeit i.v. appliziert werden (z. B. Neostigmin).

Die Behandlungsrichtlinien sind grundsätzlich denen bei Myasthenie ohne Schwangerschaft anzupassen. **Cholinesteraseinhibitoren** und **Kortikoide** sind Mittel der ersten Wahl. Kortikoide sind v. a. im ersten Trimenon besonders vorsichtig einzusetzen. Andere Immunsuppressiva wie Azathioprin oder Cyclophosphamid sollten wegen ihrer Teratogenität vermieden werden. Kortikoide sollten so niedrig wie möglich eingesetzt werden. Eine **myasthene Krise** kann mit Immunglobulinen oder Plasmapherese behandelt werden [11]. Wichtig ist zu erwähnen, dass eine Myasthenie keinesfalls die Fähigkeit zur Wehenentwicklung stört, da die glatte Muskulatur nicht betroffen ist. Es kann jedoch durch Beteiligung der quergestreiften Bauchmuskulatur zur Verzögerungen in der Austreibungsphase kommen.

In etwa 15–20% kommt es beim Neugeborenen zu einer myasthenen Symptomatik nach der Geburt durch diaplazentare Antikörperübertragung von der Mutter [27]. Hier ist die frühzeitige Information zur Mitbetreuung durch erfahrene Neonatologen wichtig. Stillen ist dagegen für das Neugeborene ungefährlich.

33.2.3 Auftreten neurologischer Erkrankungen in der Schwangerschaft

Generell können natürlich Erkrankungen aus dem gesamten Spektrum der Neurologie erstmals in der Schwangerschaft auftreten. Dieses Kapitel soll sich auf die typischen und pathophysiologisch mit der Schwangerschaft verbundenen meist zerebrovaskuläre Erkrankungen beschränken.

Arterielle Hirninfarkte

Über die Häufigkeit von Hirninfarkten in der Schwangerschaft liegen sehr unterschiedliche Angaben vor. Normal hat das Kollektiv der Frauen zwischen 20 und 40 Jahren eine sehr niedrige Schlaganfallrate (10–15/100.000). Ein maternaler Schlaganfall tritt mit einer Rate von 1/3000 Schwangerschaften auf, somit scheint das Risiko verdreifacht. Andere Arbeiten berichten von einem ca. 10- bis 13fach erhöhtem Schlaganfallrisiko bei einer Schwangerschaft [27, 38]. Das höchste Risiko besteht wohl an den 2 Tagen vor der Geburt, dem Tag danach und im gesamten Wochenbett. Das Wochenbett hat eine nochmalig erhöhte Schlaganfallrate (evtl. aufgrund des Blutverlusts über die große Wundfläche des Uterus mit entgegenlaufenden, hyperkoagulatorischen Gerinnungsveränderungen). Es werden insbesondere Mediainfarkte und Basilaristhrombosen beobachtet.

Prokoagulatorische Veränderungen werden allgemein auch unabhängig vom Wochenbett als sehr relevant für schwangerschaftsbedingte Schlaganfälle angesehen, wichtig sind:
- Erhöhung von Fibrinogen, Faktor VIII und XII, Thrombinaktivität,
- reduzierte Protein-C- und -S-Aktivität und Fibrinolyseaktivität [38].

Eine Fall-Kontroll-Studie fand bei schwangeren Schlaganfallpatientinnen gehäuft (83%) eine Thrombophilie wie durch die Faktor-V-Leiden-Mutation, die Methylentetrahydrofolatreduktase-C677T-Mutation, die Prothrombin-G20210A-Mutation oder den Protein-C- und -S-Mangel [20]. In der Kontrollgruppe fand sich nur in 17% der Fälle eine Thrombophilie. Allerdings bleibt der kausale Zusammenhang zwischen Thrombophilie und Schlaganfall im Einzelfall unklar.

Besonderes Interesse hat in den letzten Jahren das **Antiphospholipidantikörpersyndrom** geweckt. Hierbei kommt es zu schwangerschaftsbedingten Schlaganfällen, allgemein zu zerebrovaskulären Erkrankungen und zu einer erhöhten Abortrate.

Neben diesen hämostasiologischen Störungen können **kardiale Störungen** ursächlich sein. Alle klassischen Herzerkrankungen mit Emboliemöglichkeit können beobachtet werden, häufig wird ein offenes Foramen ovale mit oder ohne Vorhofseptumaneurysma, eine Endokarditis oder ein Vorhofflimmern gesehen. Bei Afroamerikanerinnen wird eine Schwangerschaftskardiomyopathie mit wandständigen Thromben beobachtet, betroffen sind mehrgebärende Frauen über 30 Jahre im letzten Trimenon [8]. Etwa 25% aller Schlaganfälle sind durch arterielle Veränderungen bedingt, wobei eine vorzeitige Arteriosklerose bei den klassischen Risikoprofilpatienten gesehen wird, ansonsten sind Dissektionen und Vaskulitiden häufigere Diagnosen. Eine seltene, aber iatrogene, Ursache ist bei Vasospasmen durch die Verabreichung von Bromocriptin (welches ein Ergotaminderivat ist) zum Abstillen im Wochenbett beschrieben worden, andere Autoren sehen keinen Einfluss von Bromocriptingaben [18].

▪▪▪ Diagnostik

Bei der Diagnostik ist eine CCT-Untersuchung mit Abschirmung des Uterus bedenkenlos möglich. Der MRT ist der Vorzug zu geben. Ultraschallverfahren der hirnversorgenden und intrakraniellen Gefäße sind nach derzeitigem Kenntnisstand unproblematisch. Bei allen diagnostischen Verfahren ist daran zu denken, dass durch längere Rückenlagephase ein V.-cava-Syndrom ausgelöst werden kann.

▪▪▪ Therapie

Die Therapie basiert im Wesentlichen auf Erfahrungswerten. Die Akuttherapie sollte möglichst auf der Stroke Unit unter Monitoring erfolgen und unterscheidet sich dadurch nicht von anderen Schlaganfällen. Thrombolyse ist möglich und sinnvoll, wenn die sonstigen Indikationen der i.v.-Lyse stimmen).

Bei **Indikationen zur Antikoagulation** ist Marcumar mit Vorsicht einzusetzen, es ist im ersten Trimenon wegen der Teratogenität abzulehnen und unmittelbar vor der Geburt wegen seiner schlechten Steuerbarkeit kaum einsetzbar. Heparin hat den Vorteil die Plazenta nicht zu passieren, ist besser steuerbar und kann als relativ sicher angesehen und benützt werden [13]. Auf die Gefahr der Osteoporose bei Daueranwendung sei hingewiesen. Blutungen treten unter Heparin in der Schwangerschaft in bis zu 10% auf. Zusätzlich sei auf eine leicht erhöhte Rate von Früh- und Totgeburten sowie das Auftreten eines HAT (heparinassoziierte Thrombozytopenie)-Syndroms hingewiesen. Acetylsalicylsäure in niedriger Dosierung (80–100 mg) sei ebenfalls sicher [31], aber auch hier wird von einer erhöhten Totgeburtrate berichtet. Überblick über Möglichkeiten und Gefahren einer antithrombotischen Therapie in der Schwangerschaft ◘ Tab. 33.2 [15].

Eine praktikable Lösung für Patienten mit hohem Schlaganfallrisiko oder einem Schlaganfall in einer früheren Schwangerschaft kann sein, eine subkutane Heparinisierung für das erste Trimenon und die peripartale Phase im Wochenbett durchzuführen [21]. Hierbei kann die Intensität der Heparinisierung der jeweiligen Situation angepasst werden. Heparin passiert nicht die Plazenta und ist daher als nicht toxisch für den Embryo anzusehen. Dann kann für das zweite und dritte Trimenon

Tab. 33.2. Wesentlichen Gefahren einer antithrombotischen Therapie in der Schwangerschaft

Medikament	Maternale Gefahren	Fetale Gefahren
Heparin	Blutungen, HAT, Osteoporose	keine
Marcumar	Blutungen	Embryopathie, v. a. bei Einnahme zwischen 6–12 Wochen, Gefahr der ZNS-Missbildungen
Aspirin	keine	Sicher im zweiten und dritten Trimenon

wegen der Gefahr der Osteoporose bei lang dauernder Heparingabe auf ASS umgestellt werden. Neuere Antithrombotika, wie Clopidogrel, sollten – wenn möglich – nicht in der Schwangerschaft eingesetzt werden.

Obwohl es keine sicheren epidemiologischen Erkenntnisse zur Rezidivrate von Schlaganfällen in der Schwangerschaft gibt, ist v. a. dann erhöhte Vorsicht geboten, wenn die wahrscheinliche Ursache, z. B. ein Antiphospholipidsyndrom oder eine hereditäre Thrombophilie fortbesteht. In solchen Fällen ist das Rezidivrisiko in nachfolgenden Schwangerschaften wahrscheinlich erhöht und weitere Schwangerschaften sollten, wenn überhaupt, dann unter regelmäßiger Überwachung erfolgen. Eine ausführliche Studie mit 489 jungen Schlaganfallpatientinnen konnte kein erhöhtes Rezidivrisiko für schwangere Frauen nachweisen. 187 der Frauen wurden schwanger und hatten keine besonderen Probleme in dieser Schwangerschaft. Die meisten Schlaganfälle traten in der Wochenbettphase auf, hier war das relative Risiko 9,7 (95%-CI: 1,2–78,9; [20]).

Sinus- und Hirnvenenthrombosen

Obwohl als typische zerebrovaskuläre Komplikation der Schwangerschaft angesehen, ist die Sinus- und Hirnvenenthrombose in der westlichen Bevölkerung viel seltener als arterielle Hirninfarkte in der Schwangerschaft. Man rechnet mit ca. 1 Erkrankung auf ca. 10.000 Schwangerschaften. In Indien ist mit einer 40- bis 50fach höheren Inzidenz zu rechnen, was zu einer Schlaganfallrate von ca. 1 bei 480 Schwangerschaften führt. Dort sind 95% aller schwangerschafts- und wochenbettbedingten Schlaganfälle Sinus- oder Hirnvenenthrombosen. Insgesamt machen schwangerschaftsbedingte Sinusvenenthrombosen ca. 20% aller SVT aus [3].

Kortikale Venenthrombosen treten gehäuft in der Schwangerschaft und zu 80% in den ersten 2 postpartalen Wochen auf. Neben dem prokoagulatorischen Umstellungseffekt sind Infektionen, paroxysmale nächtliche Hämoglobinurien, Antiphospholipidsyndrome oder hämatologische Veränderungen (Sichelzellanämie, Leukämien etc.) prädisponierende Faktoren.

Die klinische **Symptomatik** unterscheidet sich nicht von Venenthrombosen außerhalb der Schwangerschaft. Das MRT ist ideal für die Diagnosestellung in der Schwangerschaft geeignet. Die Heparinisierung ist ebenso wie bei anderen Fällen von zerebralen Venenthrombosen zur Behandlung in der Schwangerschaft indiziert. In seltenen Fällen ist die operative Dekompression, v. a. bei bilateralem Sinus-transversus- und Sinus-sagitalis-Thrombosen, nicht zu vermeiden. Die Schwangerschaft ist hierzu keine Kontraindikation.

Die **Prognose** ist schlechter als vielfach angenommen, die Letalität liegt bei 20–30%, 10–20% der Überlebenden haben neurologische Defizite [36].

Intrazerebrale Blutungen

Primäre intrazerebrale Blutungen treten bei 1 bis 6,1/100.000 Schwangerschaften auf [1], sie sind mit einer hohen Letalität von 20–40% verbunden und haben einen Anteil von 7–10% an der maternalen Gesamtmortalität [1, 41]. Das relative Risiko einer intrakraniellen Blutung scheint während der Schwangerschaft mit 2,5fach nur leicht erhöht zu sein, während in der postpartalen Zeit ein relatives Risiko von 28,3fach beschrieben wurde [18].

Ursächlich für eine ICB kann die Eklampsie, eine disseminierte intravasale Koagulation (DIC) oder ein metastasierendes Chorionkarzinom sein. Natürlich ist auch in der Schwangerschaft die Hypertonie (z. B. im Rahmen der Eklampsie) der Hauptrisikofaktor. Bei Eklampsie können auch multiple ICB vorkommen [8].

Die **Prognose** einer ICB hängt von der Lokalisation und Ausdehnung ab. Im Vergleich zu ischämischen Schlaganfällen bzw. Hirn und Sinusvenenthrombosen zeigen intrakranielle Blutungen eine deutlich erhöhte Letalität in der Schwangerschaft [22].

Subarachnoidalblutung (SAB)

Es findet sich ca. 1/10.000 Schwangerschaften eine Subarachnoidalblutung. Das Risiko ist ca. 3fach erhöht. Ursächlich könnte die hormonellinduzierte Gefäßwandveränderungen mit Aufweichung und Verlust von elastischen Bindegewebsfasern sein. Meist finden sich die Blutungen im 2. und 3. Trimenon. Unter der Geburt finden sich keine vermehrten SAB [16].

> **Wichtig**
>
> Etwa 50% aller intrakraniellen Blutungen in der Schwangerschaft werden durch eine SAB verursacht.

Falls ein **Aneurysma** nachgewiesen wird, liegen die maternale Mortalität bei 13–35% und die fetale Mortalität bei 7–25%. Bei arteriovenösen Missbildungen scheint das Risiko etwas geringer zu sein (8–28% und 9–18%; [40, 41]). Wird ein Aneurysma während der Schwangerschaft durch eine SAB symptomatisch, wird eine **Aneurysmaklippung** (»early surgery«) empfohlen. Das Strahlenrisiko einer Angiographie ist in Anbetracht der Schwere der Erkrankung zu vernachlässigen. Die Nachblutungsrate, fetale und maternale Mortalität werden reduziert. Ist das Aneurysma geklippt, besteht keine Kontraindikation eine ganz normale Geburt durchzuführen. Die Blutungsgefahr auch unter exzessiven Pressphasen ist gegenüber der normalen Schwangeren nicht verändert [41].

Das Vorgehen bei **inzidenziellen Aneurysmen** ist jedoch wesentlich unklarer. Allgemein wird eine Klippung bei Aneurysmen größer 7 mm empfohlen. Über den Einsatz von neuroradiologisch interventionellen Verfahren liegen noch keine guten Erfahrungen für ihren Einsatz in der Schwangerschaft vor, wobei es keine grundsätzlichen Einwände gegen diese Prozedur gibt.

Etwa 65% der Aneurysmarupturen treten im letzten Trimenon oder der postpartalen Phase auf, unter der Geburt selbst ist eine SAB eher selten, obwohl zu bedenken ist, dass unter der Austreibungsphase der Geburt intrakranielle Druckanstiege auf über 50 cmH$_2$O beobachtet wurden [7]. Sollte aus allgemeinmedizinischen Gründen oder der sehr ungünstigen Lage eine Operation eines Aneurysma nicht möglich sein, wird empfohlen die Geburt mit möglichst schonender Methode und ohne wesentliche hämodynamische Belastung durchzuführen [41]. Die jeweils beste Methode sollte im Einzelfall mit dem Gynäkologen und dem Kinderarzt besprochen werden, neben Forceps- und Saugglocke kommt insbesondere die Sektio in Frage.

> **Wichtig**
>
> Anästhesiologische Methoden zur Neuroprotektion bei Aneurysma- oder Angiomoperation, wie Hypothermie oder Hypotension, können grundsätzlich eingesetzt werden, aber ein fetales Monitoring wird v. a. bei der induzierten Hypotonie dringend empfohlen, um frühzeitig fetale Bradykardien zu erfassen.

Arteriovenöse Angiome sollten in der Schwangerschaft nur sehr zurückhaltend angegangen werden, da die schwangerschaftsbedingten Veränderungen der Hämodynamik eine erschwerte Operabilität, bzw. erhöhte Nachblutungsrate bedingen.

Schwierig ist die medikamentöse Hirndrucktherapie, Steroide sind nicht effektiv, hyperosmolare Substanzen können zur fetalen Exsikkose führen. Nimodipingabe sollte, wenn möglich vermieden werden. Die Frühoperation oder in schweren Fällen eine operative Dekompression erscheinen als Auswege.

Hypophyseninsuffizienz

Das früher gefürchtete Sheehan-Syndrom ist bei verbesserter Geburtsführung heute seltener. Es tritt typischerweise unmittelbar vor, unter oder unmittelbar nach der Geburt auf. Klassische Symptome sind:

- Hypotonie,
- Kollaps,
- Hyponatriämie und
- Hypoglykämie.

Die initiale allgemeine Schwäche ist nach einer anstrengenden Geburt nicht wegweisend.

Insbesondere Patientinnen mit stärkerem Blutverlust unter der Geburt sind durch die am ehesten ischämisch bedingte Nekrose der Adenohypophyse gefährdet. Die frühe Kortikosteroidsubstitution und die weitere Hormonersatztherapie sind entscheidend.

Guillain-Barré-Syndrom (GBS)

Das GBS ist in der Schwangerschaft nicht häufiger, als außerhalb der Schwangerschaft. Es erkranken ca. 0,75 bis 2/100.000 Schwangeren, d. h. es in Deutschland mit ca. 14 schwangeren GBS-Patientinnen pro Jahr zu rechnen [5]. Etwa 1% aller Patienten mit einem akuten GBS bekommt dies in der Schwangerschaft (13% im ersten, 47% im zweiten und 40% im dritten Trimenon) sowie im Wochenbett. Oft scheinen hier CMV-Infektionen Auslöser zu sein [27].

Alle intensivmedizinischen Maßnahmen diagnostischer und therapeutischer Art können bei den Schwangeren mit GBS in üblicher Weise durchgeführt werden. Etwa 34% der Schwangeren werden beatmungspflichtig. Immunglobuline ebenso wie Plasmapherese können eingesetzt werden, auch wenn keine spezifischen Untersuchungen zum Einsatz bei Schwangeren vorliegen. Frühere Untersuchungen berichten über eine erhöhte Mortalität von ca. 13% bei den Schwangeren. Da diese Daten von vor dem Einsatz der heute üblichen immunmodulativen Therapie stammen, ist anzunehmen, dass heutige Zahlen niedriger liegen.

> **Wichtig**
>
> Eine Indikation zum Schwangerschaftsabbruch besteht nicht.

Das Kind ist postpartal in der Regel nicht auffällig und hat keine polyradikulitischen Symptome. Die Geburtsphase ist bei schweren GBS-Fällen erschwert und der Einsatz von Zange und Saugglocke oder einer Sektio sind zu erwägen.

Chronische GBS-Formen in der Schwangerschaft sind wohl häufiger als akute, ihr Verlauf wird durch die Schwangerschaft zusätzlich verschlechtert [25].

Wernicke-Enzephalopathie

Selten wird bei länger andauerndem Schwangerschaftserbrechen (Hyperemesis gravidarum) mit und ohne begleitende Sondennährung eine Wernicke-Enzephalopathie beobachtet. Häufig tritt dies in der 12–16. SSW auf. Fodrouyante Verläufe sind beschrieben, wo es rasch zur Entwicklung einer Bewusstseinsstörung und nachfolgendem Koma mit Tod kam. Entscheidend ist die rasche i.v.-Gabe von 100 mg Vitamin B1 sofort beim Erkrankungsverdacht [16].

33.2.4 Besonderheiten neurologischer intensivmedizinischer Maßnahmen in der Schwangerschaft

Neurologisch-intensivmedizinische Maßnahmen in der Schwangerschaft müssen sowohl unter neurologischen Gesichtspunkten, als auch unter gynäkologisch-pädiatrischen Gesichtspunkten erfolgen [6]. Deshalb sollte je nach Einzelfall eine intensivmedizinische Maßnahme abgewogen werden.

Medikamente

Selbstverständlich sollten einer Schwangeren so wenig Medikamente wie möglich in der niedrigstmöglichen Dosis verabreicht werden [13, 37]. Bei speziellen Fragestellungen sei an die Beratungsstelle für Medikamente in der Schwangerschaft an der Universitätsfrauenklinik Ulm (Tel.: 0731/502-7625) verwiesen.

Thrombolyse

Die thrombolytische Therapie ist in der Schwangerschaft bereits angewendet worden, obgleich nur sehr wenige Erfahrungen mit der Lysetherapie bei zerebralen Ischämien vorliegen. Zu bedenken ist, dass eine Schwangerschaft ein Ausschlusskriterium bei den großen Thrombolysestudien war und eine Kontraindikation der Zulassung bei rtPA darstellt. Eine Übersicht über die Verwendung von Thrombolytika in der Schwangerschaft findet sich in [35]. Von 172 Frauen zeigten 8,1% Blutungskomplikationen, es kam in 5,8% der Fälle zu einer Frühgeburt, die kindliche Todesrate betrug 5,8% und die mütterliche Todesrate 1,2%. Die Autoren empfahlen die Thrombolyse nicht während der Schwangerschaft durchzuführen. Diese Daten stellen nach Meinung anderer Autoren [13] kein außerordentlich hohes Risiko für Mutter und Kind dar. Bei einem zu erwartendem schweren Defizit bei der Mutter könnte eine Thrombolyse evtl. selektiv intraarteriell durchgeführt werden. Weitere Erfahrungsberichte von Schwangeren mit Lyse sind veröffentlicht [24, 39], die Ergebnisse sind maternal akzeptabel (7 von 8 Patientinnen hatten ein gutes Outcome), allerdings überlebten nur 2 Feten gesund.

Sicherlich muss die Entscheidung zur Lysetherapie als Einzelfallentscheidung unter Würdigung aller Aspekte gestellt werden. Eine umfassende Aufklärung ist unabdingbar.

Antiepileptische Medikation

Bei schwangeren Frauen mit bekannter Epilepsie können die antikonvulsiven Medikamente meist nicht abgesetzt werden, da die Gefährdung sowohl der Mutter, als auch des Kindes durch die entstehenden Anfälle meist größer ist, als die Gefahr einer Missbildung bei fortdauernder antikonvulsiven Therapie. Die Gefahr einer Missbildung wird bei Einnahme von Antikonvulsiva mit 7% im Vergleich zu 2–3% in der Normalbevölkerung angegeben.

> **Praxistipp**
>
> Jedoch sollte wenn möglich auf das Antikonvulsivum Valproinsäure wegen deutlich erhöhter Missbildungsrate verzichtet werden.

Des Weiteren sollte möglichst eine Monotherapie in möglichst niedriger Dosierung fortgeführt werden, um das Auftreten von Grand-Mal-Anfällen zu verhindern.

Literatur

1. Bateman BT, Schumacher HC, Bushnell CD, Pile-Spellman J, Simpson LL, Sacco RL, Bernan MF. Intracerebral hemorrhage in prgenancy. Neurology 2006; 67: 424- 429.
2. Belfort MA, Anthony J, Saade GR, Allen JC for the nimodipine study group. A comparison of magnesium sulfate and nimodipine for the prevention of eclampsia. NEJM 2003; 348: 304- 311.
3. Bousser M.-G., Russel R.R.: Cerebral venous thrombosis. Saunders, London, Philadelphia, Toronto, Sidney, Tokyo, 1997.
4. Brown C.E., Purdy P., Cunningham F.G.: Head computed tomographic scans in women with eclampsia. Am J Obstet Gynecol 159 (1988) 915-920.
5. Chan LYS, Hang-Yuet M, Leung TN. Guillan-Barre syndrome in pregnancy. Acta Obstet Gyn Scand 2004; 83: 319- 323.
6. Devinsky O., Feldmann E., Hainline B.: Neurological complications of pregnancy. Advances in Neurology, Vol 64. Raven Press, New York, 1994.
7. Digre K.B., Varner M.W.: Diagnosis and treatment of cerebrovascular dissorders in pregnancy. In: Adams Jr. H.P.: Handbook of cerebrovascular diseases. Marcel Dekker, New York, Basel, Hong-Kong, 1993, pp 255- 286.
8. Druislane F.W., Wang A.-M.: Multifocal cerebral hemorrhage in eclampsia and severe pre-eclampsia. J Neurol 244 (1997) 194- 198.
9. Easterling T.R., Benederti T.J., Schmucker B.C. et al.: Maternal hemodynamics in normal and preeclamptic pregnancies: a longitudinal study. Obstet Gynecol 76 (1990) 1061- 1069.
10. Eclampsia trial collaborative group: Which anticonvulsant for women with eclampsia? Evidence from the collaborative eclampsia trial. Lancet 345 (1995) 1455- 1463.
11. Ferrero S, Pretta S, Nicoletti A, Petrera P, Ragni N. Myasthenia gravis: management issues during pregnancy. Eur J Obstet Gyn Reprod Bio 2005; 121: 129- 138.

12. Geocadin RG, Razumovsky AY, Wityk RJ, Bhardwaj A, Ulatowski JA. Intracerebral hemorrhage and postpartal cerebral vasculopathy. J Neurol Sci 2003; 203: 29- 34
13. Gilmore J., Pennell P.B., and Stern B.J.: Medication use during pregnancy for neurologic conditions, Neurol Clin 16 (1998) 189-205.
14. Janssens E., Hommel M., Mounier-Vehier F., Leclerc X., Guerin du Masgenet B., Leys D.: Postpartum cerebral angiopathy possibly to bromocriptine therapy. Stroke 26 (1995) 128- 130.
15. Jilma B, Kamath S, Lip GYH. Antithrombotic therapy in special circumstances.I- pregnancy and cancer. BMJ 2003; 326: 37- 40.
16. Karnard DR, Guntupelli KK. Neurologic disorders in pregnancy. Crit Care Med 2005; 33 (Suppl), S 362- 371.
17. Kaplan P.W.: Concepts of epilepsy care and pregnancy. In: Neurological problems in pregnant women. American Academy of Neurology, Seattle, 1995.
18. Kittner S.J., Stern B.J., Feeser B.R. et al.: Pregnancy and stroke. N E J M 335 (1996) 768- 774.
19. Kittner S.J.: Reply, Letter to the Editor. N E J M, 336 (1997) 665.
20. Kupferminc MJ, Yair D, Bornstein NM, Lessing JB, Eldor A. Transient focal neurological deficits during pregnancy in carriers of inherited thrombophilia. Stroke 2000; 31: 892- 895.
21. Lamy C, Hamon JB, Coste J, Mas JL for the French study group on stroke in pregnancy. Ischemic stroke in young women. Neurology 2000; 55: 269- 274.
22. Lansak, DL, Kryscio RJ: Risk factors for peripartum and postpartum stroke and intracranial venous thrombosis. Stroke 2000; 31: 1274- 1282.
23. Lukas M.J., Leveno K.I., Cunningham F.G.: Comparison of magnesium sulfate with phenytoine for the prevention of eclampsia. N E J M 333 (1995) 201- 205.
24. Marugappan A, Coplin WM, Al-Sadat AN, McAllen KJ, Schwamm LH, Wechsler LR, KidwellCS, Saver JL, Starkman S, Gobin YP, DuckwilerG, Krueger M, Rordorf G, Broderick JP, Tietjen GE, Levine SR. Thrombolytic therapy in acute ischemic stroke during pregnancy. Neurology 2006; 66: 768- 770.
25. Poser S.: Schwangerschaft bei neurologischen Erkrankungen. Akt. Neurol. 25 (1998) 133- 138.
26. Rappaport V.J., Hirata G., Kim Y.H. et al.: Antivascular endothelial cell antibodies in severe preeclampsia. Am J Obstet Gynecol 162 (1990) 138- 143.
27. Raps E.C., Galetta S.L., Flamm E.S.: Neurointensive care of the pregnant woman. Neurol. Clin. 12 (1994) 601- 612.
28. Raroque H.G., Orrison W.W., Rosenberg G.A.: Neurologic involvement in toxemia of pregnancy: Reversibel MRI lesions. Neurology 40 (1990) 167- 169.
29. Sawle G.V., Ramsay M.M.: The neurology of pregnancy. J. Neurol. Neurosurg. Psychiatry 64 (1998) 711- 725.
30. Schobel H.P., Fischer T., Heuszer K., Geiger H., Schmieder R.E.: Preeclampsia- a state of sympathetic overactivity. N.E.J.M. 335 (1996) 1480- 1485.
31. Sibai B.M., Schneider J.M., Morrison J.C. et al.: The late postpartum eclampsia controversy. Obstet Gynecol 55 (1980) 75- 78.
32. Sibai B.M.: Immunologic aspects of preeclampsia. Clin Obstet Gynecol 34 (1991) 27- 33.
33. Sibai B, Kupferminc M. Pre-eclampsia. Lancet 2005; 365: 785- 799.
34. Striano P, Striano S, Tortora F, deRobertis E, Palumbo D, Elefante A, Servillo G. Clinical spectrum and critical care management of posterior reversible encephalopathy syndrome (PRES) Med Sci Monit 2005; 11: CR549- 553.
35. Turrentine M.A., Braems G., Ramirez M.M.: Use of thrombolytics for the treatment of thromboembolic disease during pregnancy. Obstet Gynecol Surv 50(1995) 534-541.
36. Toglia M.R., Weg J.G.: Venous thromboembolism during pregnancy. N Engl. J Med 335 (1996) 108-114.
37. Yerby M.S., Devinsky O.: Neurologic complications of pregnancy. Neurol. Clin. 12 (1994) 443- 655.
38. Young G.B.: The maternity ward. In: Young G.B., Ropper R., Bolten V.: Coma. 1998.
39. Wiese KM, Talkad A, Mathews M, Wang D. Intravenous recombinant tissue plasminogen activator in a pregnant woman with cardioembolic stroke. Stroke Jun 2006 online
40. Wilterdink J.L., Easton J.D.: Cerebral ischemia and cerebral hemorrhage In: Devinsky O., Feldmann E., Hainline B.: Neurological complications of pregnancy. Advances in Neurology, Vol 64. Raven Press, New York, 1994, pp. 1- 24.
41. Wilterdink JL, Feldmann E. Intracranial hemorrhage. In: Neurological complications of pregnancy. 2. ed. Hainline B, Devinsky O. Lippincott Williams Wilkins, 2002, pp 63- 74

Hypoxisch-ischämische Enzephalopathie

W. Müllges

Das Kapitel behandelt ausschließlich denjenigen Schweregrad einer hypoxisch-ischämischen Enzephalopathie (HIE), der einen Patienten auf die Intensivstation führt. Es handelt sich stets um eine generalisierte Hirnschädigung, deren Ausmaß und Topographie vom Schweregrad einer vorausgegangenen transienten globalen Hypoxie und/oder globalen Ischämie abhängen. Für asphyktische Neugeborene und für Kinder gelten etwas andere Verhältnisse.

▪▪▪ Pathophysiologie
Ursachen
Sowohl isolierte Hypoxämie, wie z. B. bei Kohlenmonoxidvergiftung, als auch isolierte globale Ischämie, wie z. B. im kardiogenen Schock, können zu einer hypoxisch-ischämischen Hirnschädigung führen. Am häufigsten tritt ein kombinierter Mechanismus nach einer, bezogen auf das Herz, primär erfolgreichen kardiopulmonalen Reanimation ein.

> **Häufigere Ursachen einer hypoxisch-ischämischen Enzephalopathie**
> - Primäre Hypoxämie
>   - Anämie
>   - Große Höhe
>   - Schwere Lungenkrankheit
>   - Atelektasen
>   - Ersticken
>   - Kohlenmonoxidvergiftung
>   - Thoraxtrauma
> - Primäre Ischämie
>   - Herzinsuffizienz (Low-output-Syndrom)
>   - Schwere Anämie
> - Kombinierte Hypoxie und Ischämie
>   - Kardiopulmonale Reanimation
>   - Herzversagen mit Lungenödem
>   - Fulminante Lungenembolie; akutes Lungenversagen (ARDS)
>   - Beinaheertrinken
>   - Verschüttung

Mechanismen der hypoxisch-ischämischen Hirnschädigung
Es kommt zunächst durch Versagen der ATP-abhängigen Ionenpumpen zu einem Verlust des Membranpotenzials und zu einer Depolarisation von Neuronen und Gliazellen. Dadurch wird in großen Mengen die exzitatorische Aminosäure Glutamat freigesetzt, die über die Aktivierung von Glutamatrezeptoren wiederum zu einer Überladung der Zellen mit Kalzium führt.

> **Wichtig**
> Der exzessive Kalziuminflux wird durch eine systemische Azidose verstärkt.

Proteolytische Enzyme werden aktiviert, Immunmediatoren werden freigesetzt, es bilden sich freie Radikale, wodurch Membranen, Mitochondrien und Desoxiribonucleinsäuren nekrotisch werden.

Dagegen tritt bei schwächerer Noxe über die Aktivierung von Caspasen ein programmierter Zelltod durch Apoptose ein. Zusätzlich wird das Gefäßendothel hypoxisch geschädigt, was zu einer Störung der Mikrozirkulation führen kann (»No-reflow«-Phänomen). In der Reperfusionsphase kommt es dann u. a. über eine Hochregulation von Zelladhäsionsmolekülen zu einer partiellen Verstopfung der Gefäße.

> **Wichtig**
> Im Tierexperiment kann die »No-reflow«-Phase durch hypotherme Vorbehandlung vermindert werden; supraphysiologische O_2-Konzentrationen wirken sich in der Reperfusionsphase wahrscheinlich ungünstig aus. Eine gleichzeitig bestehende, schwere Hyperkapnie führt zu einer schwereren morphologischen Hirnschädigung.

Sogar nach nur kurzer Hypoxie tritt eine mehrstündige zerebrale Hypoperfusion mit Veränderungen der Bluthirnschranke und konsekutivem Hirnödem ein. Eine sekundäre Hyperperfusion führt zu weiterer Stoffwechselminderung und sekundärem Zelluntergang.

> **Wichtig**
> Daraus leitet sich der oft beobachtete zweigipflige Verlauf des Hirnödems ab, ggf. mit entsprechendem Anstieg des intrakraniellen Drucks.

Wie im Tierexperiment scheinen beim Menschen nach minutenlangem Herzkreislaufstillstand zunächst der Hippocampus, Teile des Neokortex, der Thalamus und die Purkinjezellen des Kleinhirns apoptotisch unterzugehen. Nach länger dauernder Noxe findet man zusätzliche Gliaschäden.

Nach etwa 10-minütiger Anoxie kommt es zum intravitalen Hirntod mit konsekutiver massiver Hirnschwellung, Druckschäden, venösen Stauungsblutungen, herdförmigen Subarachnoidalblutungen sowie hyalinen kapillären Mikrothromben.

▪▪▪ Symptomatik
Perakutphase
Das Syndrom einer **leichten HIE** bei z. B. einer schweren Lungenerkrankung ist durch Aufmerksamkeits- und Gedächtnis-

störungen oder eine oft delirante Verwirrtheitspsychose charakterisiert. Hypoxämie wird ab etwa einem p_aO_2 <60 mmHg als kritisch angenommen, entsprechend einer S_aO_2 <90%. Diese Werte sind von den Komorbiditäten des betroffenen Patienten abhängig. Dieses häufige Syndrom ist bei Beseitigung der Ursache im Regelfall vollständig reversibel.

Bei Herzkreislaufstillstand oder anders verursachter vollständiger **Anoxie** tritt nach 5–10 Sekunden Bewusstlosigkeit ein. Mit der seltenen Ausnahme von am Monitor beobachtetem Kammerflimmern dauert die zugrunde liegende Noxe länger an und führt dann perakut zu einem tiefen schlaffen Koma. Die Pupillen werden maximal weit, die Lichtreaktion erlischt, das Atemmuster ist gestört. Je schwerer die Noxe, desto mehr Hirnstammreflexe fallen aus. Der Kornealreflex scheint dabei relativ lange erhalten zu bleiben. Es kann zu Myoklonien kommen. Seltener treten generalisierte epileptische Anfälle auf. Häufig finden sich eine Bradykardie, eine arterielle Hypotonie und ein prärenales Nierenversagen mit oder ohne reaktive Polyurie.

Subakutphase

Der weitere Verlauf in den nächsten Stunden hängt wesentlich davon ab, wie bald die zerebrale Perfusion und Oxygenierung wieder hergestellt werden können.

Im **günstigsten Fall** kann bereits nach wenigen Stunden ein neurologischer Normalbefund erhoben werden. Bei Erholung werden zunächst die Pupillen wieder eng und reaktiv, die Hirnstammreflexe kehren zurück, ebenso der Muskeltonus und die Eigenreflexe. Der Patient respondiert wieder und erlangt das Wachbewusstsein. Im Übergang von Koma zur Wachheit ist ein apallisches Durchgangssyndrom mehr oder weniger lang zu beobachten.

Im **ungünstigen Fall** bleibt der Patient zunächst komatös. Eine spastische Tonuserhöhung mit positiven Pyramidenbahnzeichen, Beuge- und Strecksynergismen sowie vegetative Entgleisungen mit Hyperthermie, Tachykardie sowie arterieller Hypertonie kündigen einen ungünstigeren Verlauf an, ebenso wie der persistierende Ausfall von Hirnstammreflexen. Bei einigen Patienten entsteht sehr rasch und sehr ausgeprägt ein Hirnödem, was den neurologischen Befund sekundär verschlechtert.

Bei etwa 30% der Patienten können in der Akutphase verschiedene **motorische Entäußerungen** beobachtet werden. Dies sind v. a. Myoklonien, die charakteristischerweise orofazial, pharyngeal, diaphragmal (Singultus) und am Schultergürtel auftreten. Abzugrenzen ist ein hyperaktiver Reflexmyoklonus, der unabhängig von Spikes im EEG in der medullären Formatio reticularis generiert wird. Dies ist ein prognostisch schlechtes Zeichen.

Ein multifokaler kortikaler Aktionsmyoklonus beim Wacherwerden geht dagegen mit synchronisierter Spike-Aktivität im EEG einher. Er bildet sich im Verlauf meist langsam zurück.

■■■ Diagnostik

In **leichten Fällen** ist wegen des unspezifischen diffusen enzephalopathischen Befunds eine differenzialdiagnostische Abgrenzung zu der Vielzahl von medikamenteninduzierten oder metabolischen, seltener entzündlichen Enzephalopathien erforderlich. Bildgebende oder neurophysiologische Zusatzuntersuchungen helfen hier zum Ausschluss anderer Ursachen weiter. Bei Schwerstkranken mit vorbestehender metabolischer oder septischer Enzephalopathie kann es unmöglich sein, die Auswirkungen einer zusätzlichen Hypoxämie klinisch und damit auch prognostisch einzuschätzen.

Vorgehen bei Verdacht auf hypoxisch-ischämische Hirnschädigung

- Leichtere hypoxisch-ischämische Noxe
  - Anamnese
    - Sedierende Medikamente
    - Herzrhythmusstörungen, Herzinsuffizienz
    - Infekt
    - Schlaf-Apnoe-Syndrom
  - Labor
    - Elektrolyte, Blutzucker, Leber- und Nierenwerte
    - Blutbild
    - CRP
    - Osmolarität, Schilddrüsenwerte
    - ggf. Abklärung seltenerer metabolisch-endokriner Ursachen
    - Blutgasanalyse
    - Liquor
  - Ggf. Ausschluss Lungenembolie, Thoraxröntgenaufnahme, EKG, Blutdruck
  - Ggf. Monitoring und kardiologische Funktionstests
  - CCT (Tumorausschluss etc.)
    - Ggf. ergänzt durch MRT
  - EEG (Ausschluss nonkonvulsiver Status etc.)
- Nach schwerer Hypoxie/globaler Ischämie, z. B. Reanimation (intensivmedizinische und kardiale Diagnostik begleitend)
  - Neurologischer Ausgangsbefund
  - CCT
  - Ausgangswert S 100B/NSE innerhalb der ersten 24 Stunden und nach 24 Stunden
  - Medianus-SSEP (ggf. ereigniskorrelierte Potenziale) nach 24 Stunden

---

Nach z. B. kardiopulmonaler **Reanimation** ist die Zuordnung eines Komas als Anoxiefolge naheliegend.

> **Praxistipp**
>
> Allerdings kann ein Herzstillstand auch reflektorische Folge einer zerebralen Massenblutung oder Subarachnoidalblutung sein, die der klinischen Diagnose entgehen, wenn das Koma sehr tief ist. Deshalb empfiehlt sich die frühe Durchführung einer kraniellen Computertomographie (CT).

Bei leichter Hypoxie ist die **CT** diagnostisch wenig ergiebig, bei schwererer Schädigung sind der Verlust der Markrindengrenze und eine Hypodensität der Stammganglien bereits in den ersten Stunden nach Reanimation charakteristisch. Nach **Anoxie** kommt es zu einer diffusen Hypodensität und zu einer Hirnschwellung, die zu Ventrikelkompression und transtentorieller Herniation führen kann. Als Variante können isoliert oder zusätzlich Grenzzoneninfarkte auftreten (Abb. 34.1).

Ist die CT nicht diagnostisch eindeutig, dann ergibt die Magnetresonanztomographie (**MRT**) differenziertere Befunde. Sie zeigt bei nicht exzessiver anoxischer Hirnschädigung in der T1-Wichtung bereits am ersten Tag charakteristische hyperintense bandförmige kortikale Signalabweichungen, bei schwererer Schädigung mit Flair-Sequenzen und in Diffusionswichtung eine generelle Beteiligung von Kortex, Thalamus und Kleinhirn (Abb. 34.2).

MR-spektroskopisch lassen sich nach Reanimation ATP-Mangel und Laktatanstieg nachweisen. Vor allem kortikal fällt N-Acetylaspartat (NAA) steil ab.

HMPAO-SPECT und **PET** zeigen die oben ausgeführten Perfusions- und metabolischen Veränderungen an; die Befunde sind aufgrund der geringen untersuchten Patientenzahlen aber noch nicht weiterführend verwertbar.

Elektrophysiologische Untersuchungen sind innerhalb der ersten 24 Stunden weder diagnostisch noch prognostisch ergiebig. Nach Reanimation können vielfältige EEG-Phänomene (generalisierte Abflachung und Verlangsamung, Rhythmisierung und Episodizität von Graphoelementen, Burst-supression-Muster, α-Koma) beobachtet werden, die sich im Zeitverlauf in fast jedem Fall und meist auch drastisch verändern.

Somatosensible evozierte Potenziale (**SSEP**) müssen als Einzelbefund zunächst mit Vorsicht bewertet werden, da bei globaler HIE auch zusätzliche fokale Hirnläsionen auftreten können, z. B. embolische Infarkte nach Reanimation. Der zervikal generierte N13-Gipfel ist im Regelfall normal. Die Ausprägung der kortikalen N20/P25-Potenziale ist vom zerebralen Blutfluss abhängig. Bei regionaler Hypoxie kommt es zu Abflachung und Verzögerung, die sich nach kurzer Noxe völlig erholen können. Ursache für diese Dynamik sind die wechselnden Perfusions- und Stoffwechselverhältnisse in der frühen Phase nach Reanimation. Ein vollständiger Ausfall der SSEP kann auch einen zerebralen Perfusionsstillstand widerspiegeln.

Akustisch evozierte Potenziale (**BAEP**) sind diagnostisch nicht hilfreich.

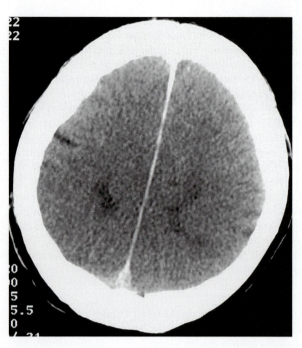

 Abb. 34.1. CCT eines 76jährigen 90 min nach Reanimation. Typischer Befund einer diffusen Hirnschwellung und verwaschener Mark-Rinden-Grenze.

Die **biochemische** Quantifizierung des Untergangs von Neuronen über die Bestimmung der neuronenspezifischen Enolase (**NSE**) ist innerhalb der ersten 24 Stunden diagnostisch und prognostisch noch nicht verlässlich. Die NSE steigt über mehrere Tage nach Reanimation weiter an. Dagegen erreicht das bei Astrogliaschädigung freigesetzte **Protein S 100B** meist innerhalb des ersten Tages nach Reanimation seinen Spitzenwert. Je höher die Werte, desto ausgedehnter der Zelluntergang.

Therapie
Pharmakologische Neuroprotektion

Es gibt eine ganze Reihe tierexperimenteller Untersuchungen (Übersicht in [8]), die einen therapeutischen Effekt von bestimmten Substanzen bei der globalen Ischämie zeigten. Bislang sind diese Substanzen beim Menschen entweder nicht gezielt untersucht worden oder haben sich als unwirksam oder als unverträglich erwiesen.

> **Wichtig**
>
> Randomisierte doppelblinde, kontrollierte Studien mit Thiopental, Kortikosteroiden und Kalziumantagonisten erbrachten keinerlei positiven Effekt auf den Verlauf der HIE (Übersicht in [8]).

34 Hypoxisch-ischämische Enzephalopathie

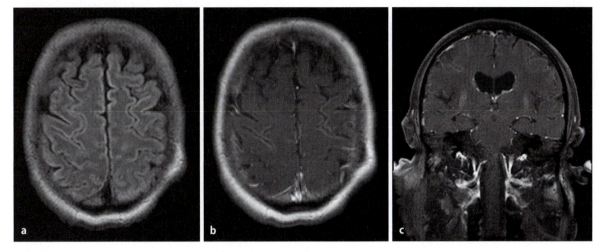

Abb. 34.2a-c. MRT nach zerebraler Hypoxie: **a** FLAIR mit kortikaler Hyperintensität bei laminärer Nekrose. **b** T1 axial post KM nach zerebraler Hypoxie zeigt eine kortikal laminäre Nekrose mit Kontrastmittelaufnahme im subakuten Stadium (10 Tage nach Reanimation). **c** T1 koronar nach KM nach zerebraler Hypoxie zeigt eine ebenso die kortikal laminäre Nekrose mit Kontrastmittelaufnahme im subakuten Stadium (10 Tage nach Reanimation) sowie Schrankenstörung der Stammganglien.

Hypothermie

Zwei Untersuchungen an kleinen Kollektiven wegen Kammerflimmerns reanimierter Patienten mit historischem normothermem Kontrollkollektiv [9] und zwei größere randomisierte Studien ergaben eine deutlich niedrigere Krankenhausletalität, wenn eine Hypothermie invasiv oder mittels Oberflächenkühlung auf 33°C mit Wiederaufwärmen um 1°C/24 h bzw. über 6 Stunden innerhalb der ersten 12–24 Stunden eingeleitet wurde [1, 4]. Die Senkung der Letalitätsrate scheint über 6 Monate anzuhalten. Die bei der Hypothermie als Nebenwirkung gefürchtete Infektanfälligkeit wirkte sich bei diesen Behandlungsprotokollen nicht negativ aus.

> **Wichtig**
>
> Zumindest wenn Kammerflimmern Ursache der hypoxisch-ischämischen Hirnschädigung war, wird moderate Hypothermie über 12–24 Stunden als Leitlinie von der ILCOR empfohlen [9].

Allerdings sind einige Fragen bei dieser aufwändigen Behandlung noch offen, insbesondere nach der mittel- und langfristigen Lebensqualität.

> **Praxistipp**
>
> Sicher scheint, dass bei Reanimierten zumindest streng auf Normothermie zu achten ist.

Supportive Therapie

Eine allgemeine unterstützende Therapie ist mindestens bis zu dem Zeitpunkt, an dem eine infauste Prognose angenommen werden kann, angebracht. Ein rasches Ausgleichen einer systemischen Azidose und bei beatmeten Patienten die Induktion einer leichten hyperkapnischen Alkalose erscheinen sinnvoll. Falls eine antihypertensive Blutdruckeinstellung erforderlich ist, spricht für Clonidin sein zentraler α-adrenerger Agonismus. Die Wirksamkeit einer Osmotherapie ist bei dieser Indikation nicht systematisch untersucht worden. Falls ein Hypnotikum benötigt wird, spricht für die Wahl von Ketamin seine Eigenschaft als nichtkompetitiver NMDA-Rezeptor-Antagonist.

Zur Behandlung motorischer Entäußerungen ► Kap. 38.

■■■ Weiterer Verlauf und Prognose

Im ungünstigsten Fall kommt es durch ein schweres Hirnödem zu einer sekundären Verschlechterung mit Ausbildung eines apallischen Syndroms (»persistent und permanent vegetative state«, PVS) oder sogar zum Hirntod. Hohes Lebensalter scheint eher die langfristige als die kurzfristige Prognose nach einer Reanimation zu verschlechtern.

Generell muss man nach externer Reanimation mit einer Krankenhausfrühletalität um 50% rechnen. Entscheidend dafür scheint die Hirnschädigung zu sein. Allerdings spielt auch eine zugrunde liegende Herzerkrankung eine Rolle. Die mittelfristige Überlebenschance nach elektromechanischer Entkopplung scheint sehr gering, nach Kammerflimmern dagegen deutlich besser.

Nach einem Monat sind nur etwa 5% der reanimierten Patienten weitgehend wiederhergestellt, wobei 20–50% dieser Patienten langfristige kognitive Funktionseinbußen zu verzeichnen haben, insbesondere verminderte Gedächtnisleistung und exekutive sowie räumlich-visuelle Defizite.

Die Letalität steigt mit der Dauer des Komas. Patienten, die nach einem Monat immer noch komatös waren, haben sich nur in sehr seltenen Einzelfällen im weiteren Verlauf verbessert. Dasselbe gilt für Patienten mit permanentem apallischen Syndrom. Nach Schädelhirntraumen wird nach einem Jahr von einem permanenten VS gesprochen, nach globaler Hypoxie nach 3 Monaten. Die durchschnittliche Überlebenserwartung beträgt dann 3–5 Jahre. Metaanalytisch sterben etwa 30% dieser Patienten innerhalb von 6 Monaten, weitere 50% werden bis zum Tod das Bewusstsein nicht wiedererlangen, und 20% werden zwar wieder im Laufe von bis zu 5 Monaten wach, bleiben dann aber bis auf Einzelfälle schwerstbehindert.

In Anbetracht dieses insgesamt ungünstigen Verlaufs nach primär erfolgreicher Reanimation erscheint eine frühzeitige und möglichst exakte Prognosestellung notwendig, um bei Hoffnungslosigkeit den Patienten und ihren Angehörigen einen unnötig verlängerten Leidensweg zu ersparen. In allen Verlaufsbeobachtungen werden Tod und PVS (»permanent vegetative state«, auch apallisches Syndrom nach einem Monat) als ungünstige Prognose zusammengefasst.

Reanimationsparameter

Die Daten und Befunde aus der perakuten Phase liefern für die Prognose nur grobe Indikatoren.

> **Prädiktoren für eine tendenziell ungünstigere Prognose bei Krankenhausaufnahme**
> - Höheres Lebensalter
> - Reanimationsbedingungen
>   - Außerhalb des Krankenhauses
>   - Verzögerter Beginn
>   - Dauer >25 min
>   - Ursache: elektromechanische Entkopplung
> - Bei Krankenhausaufnahme
>   - Blutdruck <90 mmHg systolisch
>   - BZ >300 mg%
>   - Koma, schlaffer Tonus, ausgefallene Lichtreaktion, keine Augenbewegungen (falls nicht sediert)
> - Im Verlauf der ersten Stunden
>   - Im frühen CCT bereits erhebliche Hirnschwellung
>   - Bereits hohe NSE-/S-100B-Werte
>   - Nach Absetzen einer Sedierung kein Aufwachen
>   - Hyperaktiver Reflexmyoklonus
>   - Zunehmende spastische Tonuserhöhung, Strecksynergismen, ausgefallene Hirnstammreflexe
>   - Vegetative Entgleisungen

Die Dauer der Reanimation erscheint im Vergleich zu ihrer schwierig zu messenden Qualität von ungeordneter Bedeutung zu sein.

> **Praxistipp**
>
> Zuverlässiger ist folgende prädiktive Regel [6]:
> Chance aufzuwachen = Motorik + 3×LR + AB + BZ
> - Punktvergabe: Augenbewegungen (AB) auslösbar, Motorik auslösbar, Lichtreaktion auslösbar jeweils ja 1 Punkt bzw. nein 0 Punkte; Blutzucker <300 mg% 1 Punkt oder >300 mg% 0 Punkte.
>
> Die Chance aufzuwachen beträgt:
> - bei 8–9 Punkten 95%;
> - bei 5–7 Punkten 74%;
> - bei 3–4 Punkten 24%;
> - bei 0–2 Punkten 5%.

Auch diese Regel kann eine frühzeitige Therapiebegrenzung kaum begründen. Der postakute Verlauf in den nächsten Tagen erlaubt dann aber eine zuverlässigere Prognostik.

Klinische Befunde

Die Prognose ist umso schlechter, je länger das **Koma** persistiert und je tiefer es ist und bleibt (Tab. 34.1; [12]). Patienten mit guter Erholung können nach 24 Stunden gezielt auf Schmerzreiz oder auf Aufforderung reagieren, während am dritten Tag persistierendes Koma meist in Tod oder PVS mündet.

Ausgefallene **Hirnstammreflexe** sind bereits ab dem ersten Tag nach Reanimation ein ungünstiges Zeichen, eine (nicht medikamentös bedingte) fehlende Pupillenreaktion am dritten Tag fast sicher Zeichen des drohenden Todes.

Ein **Status myoclonicus** scheint eine sehr schlechte Prognose zu haben. Einfache epileptische Anfälle dagegen scheinen die Prognose nicht maßgeblich zu beeinflussen.

Differenziertere neurologische Befunde haben eine noch bessere negative wie positive prädiktive Genauigkeit und lassen darüber hinaus Unregelmäßigkeiten im Krankheitsverlauf erkennen, die auf Anfälle oder auf metabolische und pharmakologische Interferenzen hinweisen können.

Ein Goldstandard ist der Algorithmus, der auf Beurteilung von Wachheit, Hirnstammreflexen und Motorik beruht [5].

Tab. 34.1. Prädiktive Parametern nach Reanimation

	Spezifität (%)	Sensitivität (%)
GCS 3–5 >24 h	54–100	63–82
Keine Lichtreaktion bei Aufnahme	69–100	30–50
Keine Lichtreaktion an Tag 3	100	22–55
Krampf/Moklonus	25–92	16–85
Status epilepticus/myoclonicus	96–100	38–67
Bestenfalls Beugung auf Schmerz bei Aufnahme	30–79	63–95
Bestenfalls Beugung auf Schmerz an Tag 1	42–59	85–87
Bestenfalls Beugung auf Schmerz an Tag 3	29–100	70–100
Bestenfalls Strecken auf Schmerz Tag 3	93–100	56–92
Keine Schmerzabwehrmotorik an Tag 3	100	11–58
α-Koma-EEG	71–100	15–43
α-Koma, BSM, isoelektrisches EEG	71–100	42–84
Medianus-SSEP: Keine N 20 nach den ersten 24 h	100	28–73

Angegeben ist die Wahrscheinlichkeit von Tod oder persistierendem apallischen Syndrom im Beobachtungszeitraum von einem Monat. *BSM* = Burst-suppression-Muster.

Wahrscheinlichkeit für schlechte Prognose: Tod oder permanentes apallisches Syndrom
— Bei Aufnahme
  – Keine Lichtreaktion (LR): 94%
  – LR positiv, schlaffer Tonus: 89%
  – LR positiv, keine Augenbewegungen, Strecken/Beugen: 59%
  – LR positiv, Tonus vorhanden, spontane Augenbewegungen: 41%
— Tag 1
  – Stellreflexe, keine Augenbewegungen: 95%
  – Stellreflexe, Augenbewegungen vorhanden: 77%
  – Mindestens ungerichtete Abwehr, Augen offen: 38%
  – Mindestens ungerichtete Abwehr, Augenbewegungen vorhanden: 37%
  – Wach, LR bereits initial positiv, Augenbewegungen, OCR normal: 0%
— Tag 3
  – Schlaff oder nur Stellreflexe: 93%
  – Abwehrmotorik, keine Augenbewegungen: 61%
  – Abwehr- oder gerichtete Motorik, Augenbewegungen: 8%
— Tag 7
  – Keine Augenbewegungen, keine gerichtete Motorik, kein Augenöffnen: 100%

Regeln für gute Prognose (nicht nach kognitiver Leistungsfähigkeit differenziert)
— Initial: LR positiv und irgendeine Motorik und Augenbewegungen
— Tag 1: Motorik besser als Dezerebrationshaltung, Augenöffnen
— Tag 3: Motorik besser als Dezerebrationshaltung, normale Augenbewegungen
— Tag 7: Befolgen von Aufforderungen

Technische Befunde
Bildgebung

Eine systematische Evaluation von **CT-Befunden** zur Prognostik liegt nicht vor. Die oft bereits kurz nach Reanimation feststellbaren Befunde bestätigen sich und erfahren ggf. eine Erwei-

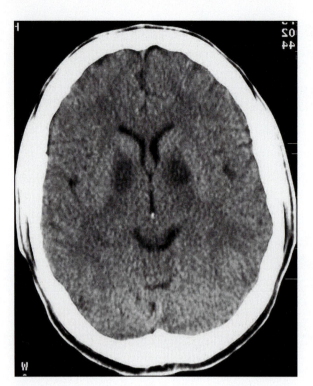

Abb. 34.3. CCT eine Woche nach Reanimation einer 64jährigen Frau. Man erkennt eine immer noch bestehende diffuse Hirnschwellung und den charakteristischen Befund einer symmetrischen elektiven Stammganglienekrose.

terung. Massive Hirnschwellungen nach schwerer Anoxie sind wegen des entsprechenden Anstiegs des intrakraniellen Drucks und Abfallen des Perfusionsdrucks als infaust zu betrachten. Im Falle einer klinischen Stabilisierung sind ab dem zweiten Tag hydodense Stammganglien- und Thalamusläsionen charakteristisch (◘ Abb. 34.3). Längerfristig stellt sich eine Hirnatrophie ein.

Auch **MRT-Untersuchungen** (T1- und T2-Wichtung, Flair-Sequenz) wurden bisher nicht systematisch zur Prognose evaluiert. Diapedeseblutungen im subkortikalen Grau sollen für eine schlechte Prognose sprechen.

Der steile Abfall des NAA in der MR-Spektroskopie in der akuten Phase wird von einem progredienten Cholinanstieg gefolgt, was einer verzögerten Degeneration der weißen Substanz entspricht. Persistieren eines hohen Gewebelaktats über 48 Stunden scheint prognostisch ungünstig zu sein.

Elektrophysiologie

Das **EEG** wird nach 24 Stunden für die Prognostik ergiebiger. Die Befunde ändern sich oft von Tag zu Tag. Prognostisch ungünstig sind ein isoelektrisches EEG, ein Burst-suppression-Muster (BSM) sowie das areaktive α/θ-Koma. Ein reaktives α-Koma macht ein Überleben wahrscheinlicher, aber nur Überleben in einem schlechten, nicht wachen neurologischen Zustand. Die Treffsicherheit der Vorhersage einer ungünstigen Prognose auf Grund von EEG-Befunden liegt innerhalb der ersten Woche zwischen 76–98%. Transiente BSM, nichtreaktives und isoelektrisches EEG sind mit Überleben mit Wachbewusstsein gar nicht selten vereinbar, so dass bei der Angabe einer alleinig EEG-basierten schlechten Prognose Zurückhaltung geboten ist. Als prognostisch günstig gelten rascherer und modulierter Grundrhythmus, erhaltene Reaktivität und auch fokale Begrenzung epilepsietypischer Potenziale.

Später als 24 Stunden nach Reanimation haben **N.-medianus-evozierte SSEP** für die Prognostik bei HIE einen sehr hohen Stellenwert. Der beidseitige Ausfall der N20-Antwort ist prognostisch ungünstig (Tod oder PVS nach einem Monat), wobei metaanalytisch die Spezifität 100% beträgt, allerdings mit 3% falsch positiver Vorhersage. Ein gewisser Prozentsatz der Patienten mit diesem Befund überlebt im permanenten PVS.

> **Praxistipp**
>
> Wenn die N20-Antwort der Medianus-SSEP nach 24 oder 72 Stunden im Koma erhalten ist, gibt die Betrachtung der späteren SSEP-Komponenten weiteren Aufschluss. Ist die N70-Antwort beidseits ausgefallen oder auf über 130 ms verzögert, dann sinkt die Wahrscheinlichkeit weiter, nach einem Monat wach zu sein. Die Zuverlässigkeit dieser Aussage ist aber zu gering, um darauf Therapieentscheidungen zu gründen.

Für das Stellen einer günstigen Prognose müssen die SSEP mindestens einseitig auslösbar sein. Die ausreichend sichere Prädiktion eines günstigen Ausgangs lassen SSEP (N20, N70) aber nicht zu.

Wenn auch noch nicht hinreichend evaluiert, so stellen ereigniskorrelierte Potenziale einen weiteren Baustein zur Absicherung der Prognostik dar. Akustische Serienreize mit einzelnen Abweichungen von der Regelmäßigkeit (»oddball«-Paradigma) führen beim Wachen zu einer P300-Welle, beim Nichtaufmerksamen zu einer sog. Mismatch-Negativität (MMN) ab ca. 130 ms. Lässt sich diese nach 24 Stunden im postanoxischen Koma auslösen, dann korreliert das mit späterem Wachwerden; ist sie ebenso wie die Pupillenreaktion oder der Kornealreflex ausgefallen, ist eine Rückkehr aus dem Koma unwahrscheinlich. Aufgrund der noch relativ kleinen so untersuchten Patientengruppe liegt die Irrtumswahrscheinlichkeit dieser Aussage allerdings noch bei 19%.

Der Stellenwert von **BAEP** ist für die Prognostik nachrangig. Sie spiegeln die Funktion des Hirnstamms und nicht des Kortex wider und werden nach Reanimation meist erst nach Herniation pathologisch.

Tab. 34.2. Vorschlag zur systematischen neurologischen Prognostik nach Reanimation

Zeitpunkt	Klinische Untersuchung	CCT	MRT	EEG	SSEP	NSE/(S100)
Sofort	+	+				+
Tag 1	+			+b	+	+a
Tag 3	+	+c		+b	+	+a
Tag 7	+			+	+	

a nach klinischen Verlauf; b auch zum Ausschluss eines nonkonvulsiven Status epilepticus; c ggf. auch MRT

Laborparameter

GOT, LDH, CK-BB, NSE (neuronenspezifische Enolase) und das Protein S100B steigen nach Reanimation an. Die prognostische Aussagekraft von Liquorwerten ist nicht besser als von Serumwerten.

> **Praxistipp**
>
> Bei leichter hypoxisch-ischämischer Hirnschädigung ist der Nutzen einer Bestimmung von S100B und NSE fraglich, denn die Spiegel korrelieren nur grob mit Funktionsparametern wie z. B. kognitiven Leistungen.

Bei **schwerwiegendem klinischem Befund** können diese Parameter aber zur Prognoseeinschätzung mit herangezogen werden. NSE kann nach Reanimation über mindestens 5 Tage progredient ansteigen. Die maximalen NSE-Werte, ihre Anstiegsgeschwindigkeit und die Verlaufskurve scheinen mit der klinischen Prognose grob überein zustimmen. Eine NSE >33 µg/l nach 24 Stunden im postanoxischen Koma korreliert mit 97% Wahrscheinlichkeit mit einem ungünstigen Ausgang (Tod und PVS nach 1 Monat). Niedrigere Werte garantieren keinesfalls eine gute Prognose.

Serum-S 100B steigt dagegen bereits innerhalb der ersten 24 Stunden nach Reanimation an und fällt dann wieder ab. Wenn S100B über Tage erhöht bleibt oder nach 24 Stunden noch weiter ansteigt, spricht das für eine sehr schlechte Prognose.

Zusammenfassende Bewertung

Alleine mit wiederholter klinisch-neurologischer Untersuchung am ersten und dritten Tag sowie nach einer Woche lässt sich bemerkenswert verlässlich (Tag 3 92%, Tag 7 98%) eine ungünstige neurologische Prognose stellen, sofern der Patient nicht sediert ist. Der Voraussagewert wird durch kardiale und intensivmedizinische Komplikationen eher noch erhöht.

Mit technischen Zusatzuntersuchungen lässt sich die Sicherheit einer Prognoseeinschätzung als ungünstig noch weiter erhöhen und der dazu notwendige Beobachtungszeitraum auf 72 oder sogar nur 24 Stunden abkürzen (Tab. 34.2). In der PROPAC-Studie [13, 14] erwiesen sich die Ableitung der Medianus-SSEP und die Bestimmung der NSE bei persistierendem Koma als ausreichend, wobei diese beiden Parameter nur teilweise korrelierten und einzeln betrachtet jeweils 3% falsch positive (also zu ungünstige) Ergebnisse lieferten.

> **Wichtig**
>
> Sind die SSEP im postanoxischen Koma nach 24 Stunden ausgefallen und liegt die NSE >33 µg/l, dann ist die Prognose schlecht; ist eine dieser beiden Bedingungen nicht erfüllt, müssen die Untersuchungen 72 Stunden nach Reanimation wiederholt werden. Wenn dann beim Komatösen die NSE <33 µg/l liegt und die N20 der Medianus-SSEP darstellbar sind, aber Kornealreflex und Pupillenreaktion auf Licht ausgefallen sind, zusätzlich das EEG flach ist oder ein Burst-suppression-Muster zeigt, ist die Prognose ebenfalls als schlecht einzuschätzen.

Zu beachten ist bei diesem Algorithmus, dass »schlechte Prognose« nicht nur tödlicher Ausgang, sondern auch persistierenden und evtl. permanenten vegetativen Status bedeutet; Letalfaktoren wurden bisher nicht evaluiert. Daher bleiben je nach Weltanschauung, Menschenbild und Verständnis des medizinischen Auftrags die aus solcher Prognosestellung zu ziehenden Behandlungskonsequenzen auch weiterhin diskussionswürdig.

Literatur

1. Bernard SA, Gray TW, Buist MD et al. (2002) Treatment of comatose survivors of out-of-hospital cardiac arrest with induced hypothermia. New Engl J Med 346:557-563
2. Dirnagl U, Iadecola C, Moskowitz MA (1999) Pathobiology of ischemic stroke: an integrated view. Trends Neurosci 22: 391-397
3. Fischer C, Luaute J, Nemoz C, et al. (2006) Improved prediction of awakening or nonawakening from severe anoxic coma using tree-based classification analysis. Crit Care Med 34: 1520-4
4. The Hypothermia after Cardiac Arrest Study Group (2002) Mild therapeutic hypothermia to improve the neurologic outcome after cardiac arrest. New Engl J Med 346:549-556

5. Levy DE, Caronna JJ, Singer BH, et al. (1985) Predicting outcome from hypoxic-ischemic coma. JAMA 253: 1420-1426
6. Longstreth WT, Diehr P, Inui TS (1983) Prediction of awakening after out-of-hospital cardiac arrest. N Engl J Med 308: 1378-82
7. Madl C, Kramer L, Donnavits H et al. (2000) Improved outcome prediction in unconscious cardiac arrest survivors with sensory evoked potentials compared with clinical assessment. Crit Care Med 28: 721-6
8. Müllges W, Stoll G (2002) Hypoxisch-ischämische Encephalopathie. Akt Neurol 29:431-447
9. Nolan JP, Morley PT, Van den Hock TL, Hickey RW (2003) Therapeutic hypothermia after cardiac arrest. Circulation 108: 118-21
10. The Multi-Society Task Force on PVS (1994) Medical aspects of the persistent vegetative state (1). N Engl J Med 330:1499-1508
11. The Multi-Society Task Force on PVS (1994) Medical aspects of the persistent vegetative state (2). N Engl J Med 330:1572-1579
12. Zandbergen EGJ, de Haan RJ, Stoutenbeck CP, et al. (1998) Systematic review of early prediction of poor outcome in anoxic-ischaemic coma. Lancet 352: 1808-1812
13. Zandbergen EGJ, Hijdra A, Koelman JHTM et al. (2006) Prediction of poor outcome within the first three days of postanoxic coma. Neurology 66: 62-8
14. Zandbergen EGJ, Koelman JHTM, deHaan RJ, et al. (2006) SSEPs and prognosis in postanoxic coma. Neurology 67: 583-6

Infektionen

H.-W. Pfister, M. Klein, E. Schmutzhard, U. Meyding-Lamadé, J. Sellner, S. Menon, F. Martinez-Torres, R. Helbok, B. Pfausler, A. Grabowski, B. Kress

35.1	Bakterielle Meningitis	– 492
35.1.1	Meningokokkenimpfung	– 500
35.1.2	Meldepflicht	– 501
	Literatur	– 501
35.2	Hirnabszess und spinale Abszesse	– 502
35.2.1	Hirnabszess	– 502
35.2.2	Spinale Abszesse	– 506
	Literatur	– 508
35.3	Tuberkulose und andere seltenere bakterielle Infektionen des Nervensystems	– 509
35.3.1	Tuberkulose	– 509
35.3.2	Seltene bakterielle Infektionen des Nervensystems	– 511
	Literatur	– 515
35.4	Neuroborreliose und Neurosyphilis	– 516
35.4.1	Neuroborreliose	– 516
35.4.2	Neurosyphilis	– 517
	Literatur	– 517
35.5	Akute Virusinfektionen des ZNS	– 518
	Literatur	– 527
35.6	Chronische virale ZNS-Infektionen	– 527
35.6.1	SSPE (subakute sklerosierende Panenzephalitis)	– 528
35.6.2	Progressive Rötelnpanenzephalitis (PRP)	– 529
35.6.3	Progressive multifokale Leukenzephalopathie (PML)	– 529
	Literatur	– 529
35.7	HIV-Infektion und HIV assoziierte Krankheitsbilder	– 530
35.7.1	HIV-Infektion	– 530
35.7.2	Postexpositionsprophylaxe	– 532
35.7.3	HIV-assoziierte neurologische Komplikationen	– 533
	Literatur	– 535
35.8	Parasitäre Erkrankungen des ZNS	– 536
	Literatur	– 543
35.9	Pilzinfektionen des ZNS	– 544
	Literatur	– 548
35.10	Spinale Entzündungen	– 549
	Literatur	– 555

35.1 Bakterielle Meningitis

H.-W. Pfister, M. Klein

Trotz Weiterentwicklung moderner Antibiotika in den letzten Jahren sind die Letalitätszahlen der bakteriellen (eitrigen) Meningitis weiterhin hoch; Überlebende haben häufig neurologische Residuen. Die ungünstigen klinischen Verläufe der bakteriellen Meningitis sind meist Folge intrakranieller Komplikationen, wie z. B. eines generalisierten Hirnödems, einer zerebrovaskulären arteriellen oder venösen Beteiligung oder eines Hydrozephalus. Als Folge dieser Komplikationen kommt es häufig zu einem Anstieg des intrakraniellen Drucks. Bei schweren, komplizierten klinischen Verläufen der bakteriellen Meningitis kommen oft adjuvante Therapiemaßnahmen (z. B. intravenöse Gabe von hyperosmolaren Substanzen, externe Ventrikeldrainage) zum Einsatz. Bei Nachweis einer meningitisassoziierten septischen Sinus-/Venenthrombose erfolgt die dosisadaptierte intravenöse Heparintherapie.

Kürzlich konnte in einer prospektiven randomisierten, doppelblinden Multicenterstudie bei Erwachsenen mit bakterieller Meningitis ein günstiger Effekt einer intravenösen Dexamethasontherapie im Vergleich zu Placebo nachgewiesen werden. Die Gabe von Dexamethason (unmittelbar vorher oder gleichzeitig mit der ersten Dosis der empirischen Antibiotikatherapie) führte zu einer signifikanten Reduktion der Häufigkeit ungünstiger klinischer Verläufe und der Letalität. Die Subgruppenanalyse zeigte, dass in der Dexamethasongruppe nur 14% der Patienten mit einer Pneumokokkenmeningitis verstarben, im Gegensatz dazu 34% in der Placebogruppe. Zwischenzeitlich durchgeführte Metaanalysen [28, 29, 30] bestätigten, dass die adjuvante Therapie mit Dexamethason die Letalität der bakteriellen Meningitis, insbesondere der Pneumokokkenmeningitis, im Erwachsenenalter senkt; ferner reduzierten Kortikosteroide die Zahl schwerer Hörstörungen und neurologischer Residualsymptome. Aufgrund dieser Daten kann die Gabe von Dexamethason bei erwachsenen Patienten mit dringendem Verdacht auf eine bakterielle Meningitis (d. h. klinischer Verdacht plus trüber Liquor, Nachweis von Bakterien im Liquor in der Gramfärbung oder einer Liquorpleozytose von >1000/μl) empfohlen werden.

Inzidenz

Die jährliche Inzidenz der Meningokokkenerkrankungen beträgt in Industrieländern derzeit etwa 1–4 Erkrankungen/100.000 Einwohner. In Deutschland wurden im Jahr 2006 555 Meningokokkenerkrankungen gemeldet (2005: 627); dies entspricht einer Inzidenz von etwa 0,7 Erkrankungen/100.000 Einwohner. Die Serotypisierung zeigte, dass Serogruppe-B-Meningokokken (ca. 68%) und Serogruppe-C-Meningokokken (ca. 27%) am häufigsten zu beobachten waren.

Genaue epidemiologische Daten zur Inzidenz der Pneumokokkenmeningitis im Erwachsenenalter liegen nicht vor. Bei Kindern liegen die Inzidenzzahlen bei etwa 4/100.000 Kinder unter 5 Jahren [11].

Durch die weite Verbreitung der Haemophilus-influenzae-Typ-B-Impfung ist es in den letzten 10 Jahren zu einem Rückgang der invasiven Haemophilus-influenzae-Typ-B-Erkrankungen, wie z. B. Meningitis und Sepsis, bei Kindern unter 5 Jahren um >99% gekommen [3]. In Deutschland erkranken derzeit nur noch etwa 30 Kinder im Alter bis zu 5 Jahren pro Jahr an einer HiB-Meningitis [5]. Bei den Erkrankten handelt es sich überwiegend um nicht oder inkomplett geimpfte Kinder; etwa 3% der erkrankten Kinder versterben.

Ätiologie

Die häufigsten Erreger einer bakteriellen Meningitis im **Erwachsenenalter** sind *Streptococcus pneumoniae* und *Neisseria meningitidis*. Ferner wird die bakterielle Meningitis verursacht durch: *Listerien* (<5% der Fälle), *Staphylokokken* (je nach Literaturangabe 1–9% der Fälle), gramnegative *Enterobakterien* inkl. *Pseudomonas aeruginosa* (<10% der Fälle) und *Haemophilus influenzae* (1–3%).

Die häufigsten Keime der eitrigen Meningoenzephalitis im **Kindesalter** sind *Pneumokokken* und *Meningokokken* und in der **Neugeborenenperiode** *Streptococcus agalactiae* (Gruppe-B-Streptokokken), gramnegative *Enterobakterien* und *Listerien*.

Meningokokkenmeningitisepidemien werden überwiegend durch Serogruppe-A-Meningokokken verursacht und kommen in Entwicklungsländern vor, z. b. im »Meningitisgürtel« Afrikas (südlich der Sahara und nördlich des Äquators von der Ost- bis zur Westküste) sowie in Südamerika und Asien. *Meningokokken* werden durch Tröpfcheninfektion übertragen, die Inkubationszeit beträgt in der Regel 3–4 Tage, kann aber in einem Bereich zwischen 2 und 10 Tagen liegen.

Die häufigsten Erreger der bakteriellen Meningitis bei **immunsupprimierten Patienten** sind gramnegative *Enterobakterien* inkl. *Pseudomonas aeruginosa*, ferner *Streptococcus pneumoniae* und *Listeria monocytogenes* [14, 20].

Im Erregerspektrum einer **nosokomialen bakteriellen Meningitis** dominieren Staphylokokken (*Staphylococcus aureus* und *Staphylococcus epidermidis*, inkl. methicillinresistente Staphylokokken) und gramnegative *Enterobakterien*.

Anaerobe Bakterien sind häufige Erreger eines Hirnabszesses, jedoch seltene Ursache einer eitrigen Meningitis (<1% der Fälle). Gemischte bakterielle Infektionen finden sich bei etwa 1% der Meningitisfälle, insbesondere bei Patienten mit Immunsuppression, posttraumatischer oder postoperativer Meningitis oder bei parameningealen Infektionsherden [20].

Mehr als 50% der erwachsenen Patienten mit einer bakteriellen Meningitis haben prädisponierende Faktoren oder Grundkrankheiten, insbesondere parameningeale Infektionen (z. B. Otitis oder Sinusitis, Mastoiditis, Hirnabszess oder subdurales Empyem), eine vorausgegangene neurochirurgische Operation,

35.1 Bakterielle Meningitis

Tab. 35.1. Grundkrankheiten oder prädisponierende Faktoren bei 87 erwachsenen Patienten mit Pneumokokkenmeningitis

Grundkrankheiten/prädisponierende Faktoren	n (%)
Otitis, Sinusitis	50 (57,5)
Chronische abwehrschwächende Krankheiten	27 (31,0)
– Chronischer Alkoholismus	14 (16,1)
– Malignome	6 (6,9)
– Diabetes mellitus	5 (5,7)
– Immunsuppressive medikamentöse Therapie	3 (3,4)
– Terminales Nierenversagen	2 (2,3)
– Chronische Hepatitis (Leberzirrhose)	2 (2,3)
Pneumonie	19 (21,3)
Liquorfistel	18 (20,7)
Asplenie	11 (12,6)
Endokarditis	2 (2,3)

einen anamnestischen Hinweis auf ein Schädelhirntrauma mit oder ohne Durafistel, einen septischen Herd, wie z. B. Pneumonie oder eine septische Endokarditis, oder aber Zeichen einer Abwehrschwäche (z. B. Diabetes mellitus, chronischer Alkoholismus, Z. n. Splenektomie, immunsuppressive medikamentöse Therapie, HIV-Infektion) oder eine Malignomerkrankung (◘ Tab. 35.1; [7]).

▬▬▬ Pathophysiologie

Durch die Ergebnisse von tierexperimentellen Studien und Zellkulturuntersuchungen konnte in den letzten Jahren unser Verständnis der komplexen pathophysiologischen Mechanismen des zerebralen Schadens im Verlauf der bakteriellen Meningitis deutlich verbessert werden [9]. Durch eine bessere Kenntnis der Pathogenese und Pathophysiologie der Meningitis können möglicherweise neue adjuvante Therapiestrategien entwickelt werden, um die Prognose der Erkrankung zu verbessern. Wir wissen, dass bestimmte Zellwandkomponenten (z. B. Lipopolysaccharide, Teichonsäuren oder Peptidoglykane), aber auch mikrobielle Toxine (z. B. Pneumolysin) in der Induktion der Entzündungsantwort von entscheidender Bedeutung sind. Bakterien, wie z. B. Pneumokokken, können zu einer Aktivierung des Transkriptionsfaktors NF-Kappa-B führen, entweder direkt (z. B. durch Freisetzung von Wasserstoffperoxid) oder indirekt durch Rezeptoraktivierung (z. B. durch Interaktion von Zellwandkomponenten mit Toll-like-Rezeptoren (TLR) oder mit dem Interleukin-1-Rezeptor und nachfolgender Aktivierung des MyD88-Signalweges).

Anhand von experimentellen und klinischen Studien konnten in den letzten Jahren verschiedene Entzündungsmediatoren identifiziert werden, die im Verlauf der Meningitis von Bedeutung sind, wie z. B. die proinflammatorischen Zytokine Interleukin-1ß, IL-6, Tumor-Nekrose-Faktor-α, Chemokine, Arachidonsäuremetaboliten, plättchenaktivierender Faktor, reaktive Sauerstoffspezies, Stickstoffmonoxid und Peroxynitrit [8]. Verschiedene Oxidanzien, wie z. B. Peroxynitrit, können auf verschiedene Art und Weise zur Entstehung von ZNS-Komplikationen bei der Meningitis führen. So kann es zur Induktion einer Lipidperoxidation oder zur Aktivierung des nukleären Reparaturenzyms Poly-ADP-Ribose-Polymerase (PARP) mit anschließendem Energieverbrauch kommen; beide Signalwege können zu einer endothelialen Dysfunktion und zum Endothelzellschaden führen.

Infolge der endothelialen Funktionsstörung kommt es zu einer Beeinträchtigung der zerebrovaskulären Autoregulation, einer Störung der Kohlendioxidreaktivität zerebraler Gefäße und zu einer Störung der Blut-Hirn-Schranke. Die Entstehung eines vasogenen Hirnödems gehört zu den wichtigsten Ursachen eines erhöhten intrakraniellen Drucks im Verlauf der Meningitis. Ein erhöhter intrakranieller Druck kann in zweierlei Hinsicht gefährlich werden, zum einen durch Entstehung einer zerebralen Einklemmungssymptomatik, zum anderen durch eine Reduktion des zerebralen Perfusionsdrucks mit der Gefahr zerebraler Ischämien.

▬▬▬ Symptomatik

Klinische **Leitsymptome** der bakteriellen (eitrigen) Meningitis sind:
- Kopfschmerzen,
- Meningismus,
- hohes Fieber,
- Übelkeit, Erbrechen und
- Lichtscheu.

Ferner können ein Verwirrtheitssyndrom, eine Vigilanzstörung und epileptische Anfälle auftreten. Etwa 10% der Patienten haben eine Hirnnervenbeteiligung, der Häufigkeit nach des III., VI., VII. und VIII. Hirnnerven. Hörstörungen, die meist Folge einer eitrigen Labyrinthitis sind, finden sich bei etwa 10–20% der Patienten mit bakterieller Meningitis, bei Patienten mit Pneumokokkenmeningitis sogar bei bis zu 30%. Bei etwa 75% der Patienten mit einer Meningokokkenmeningitis ist bei Krankenhausaufnahme ein Exanthem (das Spektrum reicht von einzelnen Petechien bis zu ausgedehnter Purpura mit Hautnekrosen) nachweisbar [1].

Etwa 50% der invasiven Meningokokkenerkrankungen verlaufen als eitrige Meningitis, 25% schwerpunktmäßig als Sepsis, weitere 25% zeigen Mischformen (Meningitis und Sepsis). Bei etwa 10–15% der septischen Erkrankungen treten besonders schwere Formen des septischen Schocks auf, die als Waterhouse-Friderichsen-Syndrom bekannt sind und eine sehr hohe Letalität aufweisen.

∎∎∎ Verlauf

Komplikationen unterschiedlichen Schweregrads kommen bei etwa 50% der erwachsenen Patienten mit einer bakteriellen Meningitis in der Akutphase der Erkrankung vor (◘ Tab. 35.2 und ◘ Tab. 35.3; [7, 18, 20]).

> **Wichtig**
>
> Da die erste Woche der Erkrankung als kritische Zeit im Verlauf der bakteriellen Meningitis angesehen wird, sollen Patienten mit einer bakteriellen Meningitis in der Initialphase der Erkrankung auf einer Intensivstation behandelt werden.

Die wichtigsten zerebralen Komplikationen sind Hirnödem (vasogen, zytotoxisch oder interstitiell), Hydrozephalus (sowohl Verschlusshydrozephalus als auch kommunizierender Hydrozephalus) und zerebrovaskuläre Komplikationen (◘ Abb. 35.1 bis ◘ Abb. 35.3).

Zerebrovaskuläre Komplikationen im arteriellen (Arteriitis, Vasospasmus) und im venösen Bereich (septische Sinus- oder kortikale Venenthrombose) können zu Infarkten mit schweren irreversiblen zerebralen Schäden und zu einem erhöhten intrakraniellen Druck infolge eines zytotoxischen Ödems führen. Weitere Ursachen eines erhöhten intrakraniellen Drucks sind

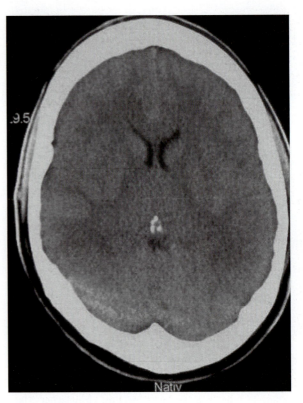

◘ **Abb. 35.1.** Diffuses Hirnödem bei einer Patientin mit Meningokokkenmeningitis.

eine Zunahme des intrakraniellen Blutvolumens durch eine gestörte zerebrovaskuläre Autoregulation oder eine septische Sinus- oder Venenthrombose sowie eine Liquorzirkulationsstörung mit Entstehung eines Hydrozephalus.

Neben den zerebralen Komplikationen können sich folgende extrakranielle Komplikationen in der Akutphase der bakteriellen Meningitis entwickeln: septischer Schock, Verbrauchskoagulopathie, »adult respiratory distress syndrome« (ARDS), Arthritis (septisch und reaktiv), Elektrolytstörungen, wie Hyponatriämie, Syndrom der inadäquaten ADH-Sekretion (SIADH), zerebrales Salzverlustsyndrom oder zentraler Diabetes insipidus, Rhabdomyolyse, Pankreatitis, septische einseitige (selten beidseitige) Endophthalmitis oder Panophthalmitis, Blindheit als Folge einer Vaskulitis und spinale Komplikationen (z. B. Myelitis oder spinale Vaskulitis; [6, 20]).

∎∎∎ Diagnostik

Entscheidend für die Diagnose der bakteriellen Meningitis ist die Liquoruntersuchung. Der eitrig-trübe Liquor zeigt typischerweise eine granulozytäre Pleozytose über 1000 Zellen/μl, eine schwere Blut-Liquor-Schrankenstörung und eine Liquorglukoseerniedrigung (meist <30 mg/dl; Liquor-/Serum-Glukose-Quotient <0,3). Bei Patienten mit extrem niedrigen Li-

◘ **Tab. 35.2.** Zerebrale Komplikationen der bakteriellen Meningitis bei Erwachsenen

Komplikation	Häufigkeit
Hirnödem mit der Gefahr der Einklemmung	10–15%
Zerebrovaskuläre Beteiligung: – Zerebrale arterielle Gefäßkomplikationen: Arteriitis (Stenosen, Kaliberschwankungen), Vasospasmus, fokale kortikale Hyperperfusion, zerebrale Autoregulationsstörung – Septische Sinusthrombosen (überwiegend des Sinus sagittalis superior) und kortikale Venenthrombosen	15–20%
Hydrozephalus (Verschlusshydrozephalus, Hydrocephalus aresorptivus)	10–15%
Vestibulokochleäre Beteiligung (Hörstörungen, Vestibulopathie)	10–30%
Hirnnervenparesen (II., III., VI., VII., VIII. Hirnnerv)	ca. 10%
Zerebritis (Hirnphlegmone)	<5%
Sterile subdurale Effusion[a]	ca. 2%
Hirnabszess, subdurales Empyem[b]	Selten

[a] Insbesondere bei Kindern unter 2 Jahren; [b] insbesondere bei Neugeborenen mit Citrobacter-diversus- oder Proteus-species-Meningitis

35.1 Bakterielle Meningitis

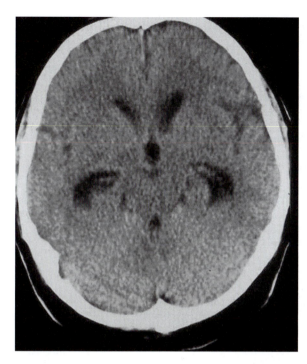

◘ **Abb. 35.2.** Hydrozephalus bei einem Patienten mit Pneumokokkenmeningitis.

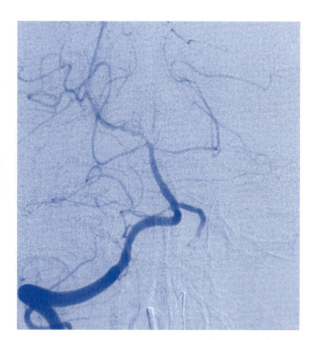

◘ **Abb. 35.3.** Arterielle Gefäßkomplikation bei einem Patienten mit Pneumokokkenmeningitis: Vasospasmus der A. cerebri posterior rechts und fehlende Darstellung der A. cerebri posterior links.

◘ **Tab. 35.3.** Spektrum der Komplikationen bei Pneumokokkenmeningitis (87 erwachsenen Patienten)

Komplikation	n (%)
Diffuses Hirnödem	25 (28,7)
Hydrozephalus	14 (16,1)
Arterielle zerebrovaskuläre Komplikation	19 (21,8)
Venöse zerebrovaskuläre Komplikation	9 (10,3)
Spontane intrakranielle Blutung	8 (9,2)
– Subarachnoidalblutung (bei Vaskulitis)	2 (2,3)
– Subarachnoidal- und intrazerebrale Blutung (bei Vaskulitis)	2 (2,3)
– Intrazerebrale Blutung (bei Sinusthrombose)	1 (0,9)
– Intrazerebrale Blutung (unklarer Ursache)	3 (3,4)
Zerebritis	4 (4,6)
Epileptische Anfälle	24 (27,6)
Hirnnervenparesen	4 (4,6)
Spinale Komplikation (Myelitis)	2 (2,3)
Hörstörung	17 (19,5)[a]
Septischer Schock	27 (31)
Verbrauchskoagulopathie	20 (23,0)
Nierenversagen (Hämofiltration)	10 (11,5)
Adult respiratory distress Syndrome (ARDS)	6 (6,9)

Meningitisassoziierte intrakranielle Komplikationen entwickelten sich bei 65 (74,7%) und systemische Komplikationen bei 33 (37,9%) Patienten.
[a] bezogen auf alle Patienten (bzw. 25,8% der Überlebenden)

quorglukosekonzentrationen (<5 mg/dl) findet sich in der Regel eine sehr große Zahl von Bakterien im Liquor (Bakterienrasen im Gram-Präparat). An einzelnen Zentren wird die Bestimmung von Liquorlaktat (Werte meist >3,5 mmol/l) der Glukosebestimmung vorgezogen. Liquorzellzahlen <1000 Zellen/µl können bei der bakteriellen Meningitis sehr früh im Krankheitsverlauf, bei antibiotisch anbehandelten Patienten, bei fulminanten Krankheitsverläufen und bei abwehrgeschwächten (z. B. leukopenischen) Patienten beobachtet werden.

Der Erregernachweis im Liquor ist mit verschiedenen Methoden möglich:
– mikroskopisch mittels Gram-Färbung (oder Methylenblau-Färbung) und
– bakteriologisch mittels Kultur.

Der Nachweis von Bakterien im Liquor ist mit den genannten Methoden bei 70–90% der Patienten mit eitriger Meningitis möglich. Bei etwa 50% der Patienten mit bakterieller Meningitis sind die Blutkulturen positiv; Blutkulturen müssen deshalb vor Beginn der Antibiotikatherapie angelegt werden. Bei klinischem Verdacht auf eine Meningokokkenerkrankung und negativem mikroskopischen sowie kulturellen Ergebnis kann eine Polymerasekettenreaktion (PCR) zum Nachweis der Meningokokken-DNA im Liquor und im Blut (vorzugsweise EDTA-Blut) in die Wege geleitet werden.

Als Indikationen für den Einsatz von Verfahren zum Antigennachweis klassischer Meningitiserreger (z. B. Antigennachweis von *N. meningitidis*, *S. pneumoniae*, *H. influenzae* und *Streptococcus agalactiae*) gelten [13, 20]:
- Bestätigung unklarer mikroskopischer Liquorbefunde,
- Liquor bei deutlicher Pleozytose und negativem mikroskopischem Befund,
- Liquor eines Patienten mit antibiotischer Vorbehandlung.

Im Blut finden sich eine Leukozytose sowie eine Erhöhung des C-reaktiven Proteins (mögliche Ausnahme: immunsupprimierte Patienten). Die Bestimmung des Serumprocalcitonins ist für die Unterscheidung einer bakteriellen von einer nichtbakteriellen Meningitis hilfreich [23].

Bei jedem Patienten mit bakterieller Meningoenzephalitis muss am Aufnahmetag eine bildgebende Untersuchung durchgeführt werden, in der Regel ein Schädel-CT mit Knochenfenster [20]. Mögliche Befunde, die im Schädel-CT oder -MRT bei einem Patienten mit bakterieller Meningoenzephalitis nachgewiesen werden können, sind in der folgenden Übersicht zusammengefasst.

> **Mögliche Befunde, die im Schädel-CT oder -MRT bei der bakteriellen Meningitis zur Darstellung kommen können**
> - Hirnschwellung (Hirnödem; Hirnvolumenzunahme bei Sinus-/Venenthrombose)
> - Hydrozephalus
> - Infarkte (evtl. hämorrhagisch transformiert) bei zerebraler Vaskulitis oder septisch-embolischer Herdenzephalitis oder Stauungsinfarkte bei Sinus-/Venenthrombose
> - Intrazerebrale Blutung (Blutung bei Verbrauchskoagulopathie; Stauungsblutung bei Venenthrombose)
> - Zerebritis (Hirnphlegmone)
> - Ventrikulitis (Ventrikelempyem)
> - Hirnabszess oder subdurales Empyem (die sekundär zu einer Meningitis geführt haben)
> - Parameningealer Infektionsherd im Knochenfenster (z. B. Sinusitis, Mastoiditis)
> - Intrakranielle freie Luft bei Durafistel
> - Meningeale und ventrikuläre ependymale Kontrastmittelaufnahme

In Absprache mit den HNO-ärztlichen Kollegen erfolgen ggf. eine CCT-Untersuchung in koronarer Schnittführung sowie ein Dünnschicht-CT von Felsenbein und Mastoid.

Für die Diagnostik zerebrovaskulärer Komplikationen werden eingesetzt:
- transkranielle Dopplersonographie (TCD) und
- Kernspintomographie (insbesondere T2-Wichtung, perfusions- und diffusionsgewichtete MRT) sowie
- MR-Angiographie und
- digitale Subtraktionsangiographie.

Zum Nachweis vestibulokochleärer Funktionsstörungen im Verlauf der Meningitis werden folgende Untersuchungen durchgeführt: Audiometrie, akustisch evozierte Hirnstammpotenziale, otoakustische Emissionen und Elektronystagmographie mit Kalorik.

■■■ Allgemeines Vorgehen

Allgemeines Vorgehen im Krankenhaus bei erwachsenen Patienten mit Verdacht auf bakterielle Meningitis: Nach der klinischen Untersuchung sollte bei dringendem Verdacht auf eine bakterielle Meningitis unmittelbar die lumbale Liquorpunktion erfolgen – wenn keine Bewusstseinsstörung und kein fokalneurologisches Defizit vorliegt (◘ Abb. 35.4); nach Abnahme von Blutkulturen werden sofort Dexamethason und Antibiotika gegeben (◘ Tab. 35.4; [20]).

Bei schwer bewusstseinsgestörten Patienten und Patienten mit fokalneurologischem Defizit (z. B. Hemiparese), bei denen der dringende Verdacht auf eine bakterielle Meningitis besteht, ist vor der Liquoruntersuchung ein Schädel-CT mit der Frage eines erhöhten intrakraniellen Drucks (z. B. Hirnabszess, Hydrozephalus) erforderlich. Um keine Zeit durch das Warten auf das CT zu verlieren, sollen bei diesen Patienten bereits unmittelbar nach der Blutentnahme (für das Anlegen einer Blutkultur) Dexamethason und Antibiotika gegeben werden. Danach wird möglichst schnell ein Schädel-CT durchgeführt, anschließend (wenn der CT-Befund nicht dagegen spricht) eine Liquorpunktion [20].

Kontraindikationen für die Liquorpunktion sind computertomographische Zeichen eines erhöhten intrakraniellen Drucks (z. B. generalisiertes Hirnödem, Hydrozephalus, Hirnabszess) und klinische Zeichen der Einklemmung (z. B. komatöser Patient, einseitig erweiterte und nicht lichtreagible Pupille). Allerdings kann eine signifikante Erhöhung des intrakraniellen Drucks mittels CT nicht ausgeschlossen werden [16, 31].

Es muss möglichst bald nach Aufnahme des Patienten eine HNO-ärztliche Konsiliaruntersuchung erfolgen. Wenn klinisch (z. B. Otitis) oder im CT ein parameningealer Entzündungsherd (z. B. Sinusitis) als mögliche Ursache für die bakterielle Meningitis nachgewiesen wird, soll möglichst rasch (wenn möglich am Aufnahmetag) die operative Fokussanierung erfolgen. In Abhängigkeit von der Anamnese und vom klinischen Befund soll nach anderen infektiösen Foci gesucht werden (z. B.

35.1 Bakterielle Meningitis

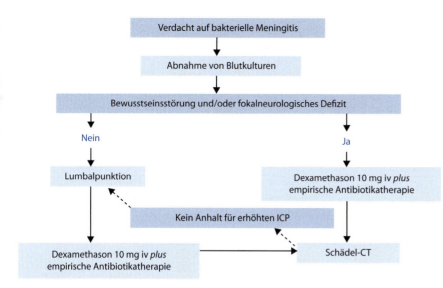

◘ Abb. 35.4. Vorgehen bei Veracht auf bakterielle Meningitis.

Thoraxröntgenaufnahme, Abdomensonographie/CT, Echokardiographie).

Therapie
Antibiotikatherapie der bakteriellen Meningitis

Ist der Erreger nicht bekannt, wird empirisch unter Berücksichtigung des Alters des Patienten, der prädisponierenden Faktoren und der damit wahrscheinlichsten Bakterien behandelt (◘ Tab. 35.4 und ◘ Tab. 35.5; [20]).

Eine Antibiotikatherapie muss bei Patienten mit Verdacht auf bakterielle Meningitis möglichst schnell begonnen werden [2, 22]. Eine Verzögerung der Antibiotikatherapie um mehr als 3 Stunden nach Krankenhausaufnahme muss unbedingt vermieden werden [2]; in einer prospektiven Multicenterstudie bei 156 erwachsenen Patienten mit Pneumokokkenmeningitis konnte nachgewiesen werden, dass eine Verzögerung der Antibiotikatherapie um mehr als 3 Stunden mit einer ungünstigen Prognose vergesellschaftet ist. Ferner wurde in einer retrospektiven Datenanalyse (119 Patienten mit einem Alter ≥16 Jahren und einer bakteriellen Meningitis, 56% hatten eine Pneumokokkenmeningitis), gezeigt, dass Patienten, die später als 6 Stunden nach Krankenhausaufnahme mit Antibiotika behan-

◘ **Tab. 35.4.** Initiale Antibiotikatherapie der bakteriellen Meningitis (ohne Erregernachweis)

Altersgruppe	Empfohlenes Antibiotikaregime
Neugeborene	Cefotaxim + Ampicillin
Kleinkinder und Kinder	Cephalosporin der 3. Generation[a]
Erwachsene	
− gesund, keine Abwehrschwäche, ambulant erworben (»community acquired«)	− Cephalosporin der 3. Generation + Ampicillin[b]
− nosokomial (z. B. nach neurochirurgischer Operation oder Schädelhirntrauma)	− Vancomycin + Meropenem (**oder** Vancomycin + Ceftazidim)[c]
− abwehrgeschwächte, ältere Patienten	− Cephalosporin der 3. Generation + Ampicillin
− Shuntinfektion	− Vancomycin + Meropenem (**oder** Vancomycin + Ceftazidim)[c]

[a] z. B. Cefotaxim oder Ceftriaxon
[b] In Regionen mit einem hohen Anteil penicillinresistenter Pneumokokken (z. B. Frankreich, Spanien, Ungarn, Australien, Neuguinea, Südafrika und in einzelnen Gebieten in Amerika) sollte in der Initialtherapie eine 2er Kombination wie z. B. Ceftriaxon + Rifampicin oder Ceftriaxon + Vancomycin verabreicht werden [12]
[c] einheitliche Empfehlungen liegen in der Literatur nicht vor

Tab. 35.5. Antibiotikatherapie der bakteriellen Meningitis (bei bekanntem Erreger)

Bakterieller Erreger	Üblicherweise wirksame Antibiotika[a]
N. meningitidis	Penicillin G, Ceftriaxon (oder Cefotaxim), Ampicillin, Rifampicin
S. pneumoniae, penicillinempfindlich S. pneumoniae, intermediär penicillinempfindlich (MIC 0,1–1 µg/ml) S. pneumoniae, penicillinresistent (MIC >1 µg/ml)	Penicillin G, Ceftriaxon (oder Cefotaxim) Ceftriaxon (oder Cefotaxim), Meropenem, Cefepim Cefotaxim (oder Ceftriaxon) + Vancomycin **oder** Cefotaxim (oder Ceftriaxon) + Rifampicin
H. influenzae	Ceftriaxon (oder Cefotaxim), Ampicillin
S. agalactiae (Gruppe-B-Streptokokken)	Penicillin G (+ Gentamicin), Ceftriaxon, Ampicillin (+ Gentamicin), Vancomycin
Gram-negative Enterobacteriaceae (z. B. Klebsiella, E. coli, Proteus)	Ceftriaxon (oder Cefotaxim); Meropenem, Cefepim
Pseudomonas aeruginosa	Ceftazidim + Aminoglykosid, Meropenem+ Aminoglykosid, Cefepim + Aminoglykosid, Ciprofloxacin
Methicillinempfindliche Staphylokokken	Cefazolin, Fosfomycin, Rifampicin, Vancomycin, Linezolid[b] (oder Flucloxacillin)
Methicillinresistente Staphylokokken	Vancomycin, Fosfomycin oder Rifampicin (in Kombination mit Vancomycin), Linezolid[b], Trimethoprim-Sulfamethoxazol
Listeria monocytogenes	Ampicillin +Gentamicin, Trimethoprim-Sulfamethoxazol, Meropenem
Bacteroides fragilis	Metronidazol, Meropenem, Clindamycin

[a] Die Wahl der Antibiotika richtet sich nach dem Ergebnis der Resistenzprüfung (Antibiogramm).
[b] Linezolid (Zyvoxid) hat ein dem Vancomycin ähnliches Wirkungsspektrum und ist gut liquorgängig; es wurde erfolgreich bei Staphylokokkeninfektionen des Zentralnervensystems eingesetzt [15, 25]. Der Einsatz von Linezolid kommt in Betracht, wenn Vancomycin kontraindiziert ist oder aufgrund von Nebenwirkungen abgesetzt werden muss. Linezolid und Meropenem sind nicht allein aufgrund ihrer Kosten Reservemedikamente und deshalb vorwiegend bei o. g. Indikationen einzusetzen.

delt wurden, ein 8,4-mal höheres Risiko hatten, an der Meningitis zu versterben [22].

Liegt das Antibiogramm vor, muss die intravenöse Antibiotikatherapie entsprechend angepasst werden (Tab. 35.6 und Tab. 35.7; [20]). Die intraventrikuläre Vancomycingabe kommt für die Therapie einer katheterassoziierten Ventrikulitis in Betracht, die durch Staphylokokken hervorgerufen wird [17].

Die empfohlene Behandlungsdauer mit Antibiotika liegt bei unkompliziertem Verlauf einer H.-influenzae-Meningitis und Meningokokkenmeningitis bei 7–10 Tagen, einer Pneumokokkenmeningitis bei (10–)14 Tagen. In der Behandlung der Listerienmeningitis und der durch gramnegative Enterobakterien verursachten Meningitis wird meist über 3 Wochen (oder länger) therapiert.

Eine routinemäßige Liquorkontrollpunktion ist nicht erforderlich. Bei unbekanntem Erreger und fehlender klinischer Besserung kann eine erneute Liquorpunktion (wenn keine Kontraindikationen bestehen) erwogen werden.

Wenn es innerhalb von 2 Tagen nach Beginn der Antibiotikatherapie zu keiner klinischen Besserung kommt, müssen folgende Ursachen bedacht werden:
- Auftreten von intrakraniellen Komplikationen,
- Persistierender infektiöser Fokus (insbesondere ein nicht sanierter oder unzureichend operierter parameningealer Fokus wie z. B. eine Mastoiditis, Sinusitis oder Otitis media),
- inadäquates Antibiotikaregime (z. B. unwirksames Antibiotikum oder zu niedrige Dosis).

Es müssen dann entsprechende diagnostische Maßnahmen (z. B. Bildgebung, HNO-Konsiliaruntersuchung) in die Wege geleitet werden. Wenn der Erreger der eitrigen Meningitis nicht isoliert werden konnte, sollte bei fehlendem Ansprechen auf die Antibiotikatherapie eine Erweiterung bzw. ein Umsetzen der Antibiotika erwogen werden.

Tab. 35.6. Antibiotikatherapie der bakteriellen Meningitis im Erwachsenenalter: Dosierungsempfehlungen

Antibiotikum (Handelsname)	Tagesdosis (Dosisintervall)
Penicillin G (Penicillin)	20- bis 30-mal 10^6 U/24 h (alle 4–6 h)
Ampicillin (Binotal)	12–15 g/24 h (alle 4–6 h)
Cefotaxim (Claforan)	6–12 g/24 h (alle 8 h)
Ceftazidim (Fortum)	6 g/24 h (alle 8 h)
Ceftriaxon (Rocephin)	4 g/24 h (alle 12 oder 24 h)
Meropenem (Meronem)	6 g/24 h (alle 8 h)
Fosfomycin (Infectofos)	15 g/24 h (alle 8 h)
Rifampicin (Rifa)	600 mg/24 h (alle 24 h)
Vancomycin[a] (Vancomycin)	2 g/24 h (alle 6–12 h)
Ciprofloxacin (Ciprobay)	1,2 g/24 h (alle 8 h)

[a] Serumspiegelbestimmungen erforderlich

Therapie wichtiger intrakranieller Komplikationen

Finden sich Zeichen eines erhöhten intrakraniellen Drucks, müssen ICP-senkende Maßnahmen erfolgen (z. B. Oberkörperhochlagerung auf 30°, Osmotherapie mit Mannit, Sorbit oder Glyzerin, bei beatmeten Patienten Normoventilation, bei sonst nicht beherrschbarem intrakraniellen Druck möglichst kurzzeitige Hyperventilation mit einem Zielwert des pCO_2 um 32 mm-Hg, evtl. Gabe von TRIS-Puffer, Thiopental-Narkose, bei Hydrozephalus externe Liquordrainage; [10, 20]. Es gibt keine systematischen Untersuchungen zur Wirksamkeit einer moderaten Hypothermie (33–36°C) zur ICP-Senkung bei Patienten mit bakterieller Meningitis. Stuporöse oder komatöse Patienten können von einem ICP-Monitoring profitieren ([31]; ▶ Kap. 13). Für die arteriellen zerebralen Gefäßkomplikationen (Arteriitis, Vasospasmus) gibt es bislang keine gesicherten Therapieformen.

Der wissenschaftliche Beleg für die Wirksamkeit einer Antikoagulation septischer Sinus-/Venenthrombosen bei der bakteriellen Meningitis ist nicht gegeben. Prospektive kontrollierte Studien liegen bisher nicht vor. In einer retrospektiven Studie zeigte sich allerdings ein günstiger Effekt der Heparintherapie bei Patienten mit septischer Sinus-cavernosus-Thrombose [26]. Bei Patienten mit meningitisassoziierter Thrombose des Sinus transversus wurde eine erhöhte Blutungsgefahr berichtet [26]. Von den meisten Autoren wird derzeit die Antikoagulation mit intravenösem Heparin (PTT-wirksam) bei kernspintomographisch (oder in der DSA) nachgewiesenen septischen Sinus-/Venenthrombosen in Folge einer bakteriellen Meningitis empfohlen (▶ Kap. 33.1).

Eine Antiepileptikatherapie (z. B. schnelle intravenöse Aufsättigung mit Phenytoin) ist indiziert, wenn epileptische Anfälle auftreten oder im EEG epilepsietypische Muster nachweisbar sind.

Dexamethason

Die Wirksamkeit von Dexamethason wurde in einer europäischen, prospektiven, placebokontrollierten, randomisierten, Multicenterstudie bei 301 Erwachsenen mit bakterieller Meningitis untersucht [4]. Dexamethason (10 mg) oder Placebo wurden in dieser Studie 15–20 Minuten vor der ersten Antibiotikagabe appliziert und dann alle 6 Stunden für insgesamt 4 Tage. In der Studie konnte ein günstiger Effekt der Dexamethasonbehandlung gezeigt werden: Dexamethason führte zu einer signifikanten Reduktion der Letalität und der Häufigkeit ungünstiger klinischer Verläufe. Eine Subgruppenanalyse zeigte, dass Dexamethason nur bei den Patienten mit Pneumokokkenmeningitis wirksam war, nicht bei Meningitiden anderer Ätiologie, wie z. B. der Meningokokkenmeningitis.

Der günstige Effekt von Kortikosteroiden konnte in mehreren Metaanalysen bestätigt werden [28, 29, 30]. In der zuletzt publizierten Metaanalyse wurden die Daten von 18 klinischen Studien (2750 Patienten) ausgewertet [30]. Insgesamt konnte mit Kortikosteroiden die Letalität der bakteriellen Meningitis gesenkt werden; auch war die Häufigkeit schwerer Hörstörungen und neurologischer Residualsymptome mit Kortikosteroiden vermindert.

> **Wichtig**
>
> Subgruppenanalysen zeigten den günstigen Effekt von Kortikosteroiden auf die Letalität nur für die Pneumokokkenmeningitis.

Bei der Meningokokkenmeningitis konnten Letalität und Häufigkeit neurologischer Residuen nur tendenziell mit Dexamethason reduziert werden.

Zusammenfassend kann aufgrund der zur Verfügung stehenden Daten die Gabe von Dexamethason bei erwachsenen Patienten mit Verdacht auf eine bakterielle Meningitis (d. h. klinischer Verdacht plus trüber Liquor, Nachweis von Bakterien im Liquor in der Gramfärbung oder einer Liquorleukozytenzahl von >1000/µl) empfohlen werden; Dexamethason (Fortecortin) sollte in einer Dosis von 10 mg i.v. unmittelbar vor Gabe des Antibiotikums verabreicht werden [20]. Daraufhin wird mit 10 mg Dexamethason alle 6 Stunden für insgesamt 4 Tage behandelt. Es wird eine Behandlung mit Magenschutzmitteln (z. B. Pantoprazol) während der Dauer der Dexamethasontherapie empfohlen, ferner eine Low-dose-Heparinisierung zur Thromboseprophylaxe. Die Nebenwirkungsrate (z. B. gastrointestinale Blutung) scheint unter Dexamethason im Vergleich zu Placebo nicht erhöht zu sein.

> **Wichtig**
>
> Bei Patienten mit einer Meningitis als Folge einer bakteriellen Endokarditis und bei der bakteriellen Meningitis im Neugeborenenalter wird der Einsatz von Kortikosteroiden nicht empfohlen.

Inwieweit Dexamethason die kernspintomographisch (oder angiographisch) nachgewiesenen arteriellen zerebralen Gefäßkomplikationen (Arteriitis, Vasospasmus) beeinflusst, ist bislang unklar.

Aufgrund experimenteller Daten scheint Dexamethason die Liquorgängigkeit von Vancomycin in der Therapie der Pneumokokkenmeningitis ungünstig zu beeinflussen. Daher sollte in Regionen mit hoher Penicillinresistenzrate von Pneumokokken der Kombination Ceftriaxon/Rifampicin gegenüber Ceftriaxon/Vancomycin der Vorzug gegeben werden, wenn gleichzeitig Dexamethason verabreicht wird.

Hygienische Maßnahmen

Patienten mit dem Verdacht auf eine Meningokokkenmeningitis (z. B. petechiales Exanthem, gramnegative Kokken im Liquorgrampräparat) müssen bis 24 Stunden nach Beginn einer adäquaten Antibiotikatherapie isoliert werden [24]. Unterdessen sollen Pflege- und ärztliches Personal grundlegende Hygienemaßnahmen (Tragen von Schutzkitteln, Nasen-Mund-Schutz, Handschuhe, Händedesinfektion) beachten. Bereits bei begründetem Verdacht auf eine Meningokokkenmeningitis soll eine Meldung an die zuständigen Gesundheitsbehörden erfolgen, damit eine lokale Häufung von Erkrankungsfällen rechtzeitig erkannt werden kann. Enge Kontaktpersonen sollen ausfindig gemacht, über das erhöhte Risiko und mögliche Symptome einer Meningokokkenerkrankung (z. B. Fieber, Schüttelfrost, Kopfschmerzen) aufgeklärt und ihnen eine Chemoprophylaxe empfohlen werden (Tab. 35.7).

Nach den Empfehlungen des Nationalen Referenzzentrums für Meningokokken sind enge Kontaktpersonen [24]:
— Alle Haushaltsmitglieder,
— Personen, bei denen der begründete Verdacht besteht, dass sie mit oropharyngealen Sekreten des Patienten in Berührung gekommen sind, z. B. Intimpartner, enge Freunde, evtl. Banknachbarn in der Schule, medizinisches Personal, z. B. bei Mund-zu-Mund-Beatmung, Intubation und Absaugen des Patienten ohne Mundschutz,
— Kontaktpersonen in Kindereinrichtungen mit Kindern unter 6 Jahren – bei guter Gruppentrennung nur die betroffene Gruppe,
— enge Kontaktpersonen in sonstigen Gemeinschaftseinrichtungen, z. B. Internaten, Kasernen.

Tab. 35.7. Chemoprophylaxe der Meningokokkenmeningitis[a]

Antibiotikum und Altersgruppe	Dosierung
Rifampicin (Rifa)[b]	
— Jugendliche und Erwachsene >60 kgKG	600 mg alle 12 h für 2 Tage p.o.
— Kinder älter als 1 Monat	10 mg/kgKG alle 12 h für 2 Tage p.o.
— Neugeborene	5 mg/kgKG alle 12 h für 2 Tage p.o.
Ciprofloxacin (Ciprobay)[b,c]	
— Erwachsene	500 mg als Einzeldosis p.o.
Ceftriaxon (Rocephin)	
— Erwachsene und Kinder ab 12 Jahren	250 mg als Einzeldosis i.m.
— Kinder bis 12 Jahre	125 mg als Einzeldosis i.m.

[a] siehe auch Empfehlungen des Robert Koch-Instituts, Internetadresse: www.rki.de.
[b] nicht bei Schwangeren.
[c] Nicht bei Personen <18 Jahre sowie Schwangeren und stillenden Frauen.

Die Chemoprophylaxe ist indiziert, wenn enge Kontakte mit dem Indexpatienten in den letzten 7 Tagen vor dessen Erkrankungsbeginn stattgefunden haben [24]. Die Chemoprophylaxe sollte möglichst schnell in die Wege geleitet werden, ist sinnvoll bis 10 Tage nach dem letzten Kontakt mit dem aktuell Erkrankten.

▪▪▪ Prognose

Über 20% der Patienten mit einer Pneumokokkenmeningitis und Listerienmeningitis versterben. Die Letalitätszahlen der Meningokokkenmeningitis liegen bei 3–10% ([6, 19, 27]; Tab. 35.8). Der Anteil von neurologischen Residuen (insbesondere Hörstörungen, neuropsychologische Auffälligkeiten, Hemiparese, epileptische Anfälle, seltener Ataxie, Hirnnervenparesen und Sehstörungen wie z. B. homonyme Hemianopsie) liegt bei 20–40% [6, 7].

35.1.1 Meningokokkenimpfung

Die momentan verfügbaren Polysaccharid (PS)-Impfstoffe gegen Meningokokken der Serogruppe A und C (Meningokokkenimpfstoff A+C Merieux) bzw. A, C, Y und W135 (Mencevax ACWY) enthalten als Antigene die jeweiligen Kapselpolysaccharide; sie stehen für die Impfung von Kindern ab 2 Jahren und für Erwachsene zur Verfügung. Für die Serogruppe-C-Meningokokken (MenC) stehen konjugierte Impfstoffe zur Ver-

Tab. 35.8. Letalität der bakteriellen Meningitis im Erwachsenenalter

Art der bakteriellen Meningitis	Letalität
Pneumokokkenmeningitis	25–35%[a]
Meningokokkenmeningitis	3–10%
Listerienmeningitis	20–30%
Staphylococcus-aureus-Meningitis	20–40%
Gramnegative Meningitis	20–30%

[a] In einer Studie konnte die Letalität bei der Pneumokokkenmeningitis im Erwachsenenalter durch Dexamethason von 34% (Placebogruppe) auf 14% gesenkt werden [4].

fügung (Menjugate, NeisVac-C, Meningitec), mit denen bereits Kinder ab dem 3. Lebensmonat geimpft werden können.

Weil das Kapselpolysaccharid der Serogruppe B nicht ausreichend immunogen ist, konnte bislang noch kein Impfstoff gegen Erreger der Serogruppe B, die in Deutschland die Mehrzahl der Meningokokkenerkrankungen verursachen, entwickelt werden.

Die Ständige Impfkommission am Robert-Koch-Institut (STIKO) empfiehlt die Impfung gegen Meningokokken der Serogruppe C mit einem konjugierten Meningokokken-C-Impfstoff für alle Kinder im 2. Lebensjahr zum frühestmöglichen Zeitpunkt [24]. Primäres Impfziel ist es, die Morbidität invasiver Meningokokkenerkrankungen der Serogruppe C und deren Folgen zu vermindern.

Ferner empfiehlt die ständige Impfkommission (STIKO) am Robert-Koch-Institut eine Meningokokkenimpfung für folgende gefährdete Personen bzw. Konstellationen [24]:

— Reisende in Länder mit epidemischem/hyperendemischem Vorkommen der Meningokokkenmeningitis (z. B. für Entwicklungshelfer, Mitarbeiter von Hilfsorganisationen, Expeditionsteilnehmer vor Aufenthalten im »Meningitisgürtel« Afrikas, wo große Epidemien durch Meningokokken der Serogruppe A auftreten).
— Personen mit angeborenen oder erworbenen Immundefekten mit T- und /oder B-zellulärer Restfunktion, insbesondere Komplement-/Properdindefekte, Hypogammaglobulinämie; Asplenie.
— Pilgerreisende nach Mekka (Hadj): Voraussetzung für die Einreise nach Saudi-Arabien ist eine mindestens 10 Tage vorher erfolgte und nicht länger als 3 Jahre zurückliegende Impfung.
— Schüler/Studenten vor Langzeitaufenthalten in Ländern mit empfohlener allgemeiner Impfung für Jugendliche oder selektiver Impfung für Schüler/Studenten.
— Gefährdetes Laborpersonal (bei Arbeiten mit dem Risiko eines Meningokokkenaerosols).

— In Deutschland im Rahmen von Krankheitsausbrüchen oder regionalen Häufungen durch Meningokokken der Serogruppe C auf Empfehlung der Gesundheitsbehörden.

35.1.2 Meldepflicht

Meldepflichtig ist in Deutschland nach dem Infektionsschutzgesetz (IfSG, § 6 Meldepflichtige Krankheiten) der Krankheitsverdacht, die Erkrankung sowie der Tod an Meningokokkenmeningitis oder -sepsis Die namentliche Meldung muss durch den **feststellenden Arzt** unverzüglich, d. h. ohne zeitliche Verzögerung, jedoch innerhalb von 24 Stunden an das Gesundheitsamt erfolgen, das für den Aufenthalt des Betroffenen zuständig ist. Der Meldepflichtige hat dem Gesundheitsamt unverzüglich mitzuteilen, wenn sich eine Verdachtsmeldung nicht bestätigt hat.

Darüber hinaus regelt der § 7 des IfSG die meldepflichtigen Nachweise von Krankheitserregern. Dementsprechend muss der **Leiter des untersuchenden Labors** namentlich den direkten oder indirekten Nachweis von Krankheitserregern melden, soweit die Nachweise auf eine akute Infektion hinweisen. Hierzu zählen z. B.:

— *Haemophilus influenzae* (Meldepflicht nur für den direkten Nachweis aus Liquor oder Blut),
— *Listeria monocytogenes* (Meldepflicht nur für den direkten Nachweis aus Blut, Liquor oder anderen normalerweise sterilen Substraten sowie aus Abstrichen von Neugeborenen) und
— *Neisseria meningitidis* (Meldepflicht nur für den direkten Nachweis aus Liquor, Blut, hämorrhagischen Hautinfiltraten oder anderen normalerweise sterilen Substraten, sowie aus Abstrichen von Neugeborenen).

Literatur

1. Andersen J, Backer V, Voldsgrard P et al. (1997) Acute meningococcal meningitis. Analysis of features of the disease according to the age of 255 patients. J Infect 34: 227-235
2. Auburtin M, Wolff M, Charpentier J et al. (2006) Detrimental role of delayed antibiotic administration and penicillin-nonsusceptible strains in adult intensive care unit patients with pneumococcal meningitis: The PNEUMOREA prospective multicenter study. Crit Care Med 34:2758-2765.
3. Centers for Disease Control (2002) Progress toward elimination of Haemophilus influenzae type b invasive disease among infants and children- United States, 1998-2000. MMWR 51:234-237.
4. De Gans J, van de Beek D for the European Dexamethasone in Adulthood Bacterial Meningitis Study Investigators (2002) Dexamethasone in Adults with Bacterial Meningitis. N Engl J Med 347: 1549-1556
5. DGPI (Deutsche Gesellschaft für Pädiatrische Infektiologie) (2003) Meningitis, 4. Auflage. München: Futuramed; S. 882–889.

6. Durand ML, Calderwood SB, Weber DJ, Miller SI, Southwick FS, Caviness VS, Jr, Swartz MN. (1993) Acute bacterial meningitis. A review of 493 episodes. N Engl J Med 328: 21-28
7. Kastenbauer S, Pfister HW (2003) Pneumococcal meningitis in adults: Spectrum of complications and prognostic factors in a series of 87 cases. Brain 126: 1015-1025
8. Klein M, Koedel U, Pfister HW (2006) Oxidative stress in pneumococcal meningitis: a future target for adjunctive therapy? Prog Neurobiol 80: 269-280
9. Koedel U, Scheld WM, Pfister HW (2002) Pathogenesis and pathophysiology of pneumococcal meningitis. Lancet Infect Dis 2;:721-736.
10. Kramer AH, Bleck TP (2007) Neurocritical care of patients with central nervous system infections. Curr Infect Dis Rep 9:308-314
11. Kries vR, Siedler A, Schmitt HJ, Reinert RR (2000) Proportion of invasive pneumococcal infections in German children preventable by pneumococcal conjugate vaccines. Clin Infect Dis 31: 482-487
12. McCormick AW, Whitney CG, Farley MM et al. (2003) Geographic diversity and temporal trends of antimicrobial resistance in Streptococcus pneumoniae in the United States. Nat Med 9: 424-430.
13. MiQ (Qualitätsstandards in der mikrobiologisch-infektiologischen Diagnostik. Infektionen des Zentralnervensystems. Kniehl E, Dörries R, Geiß HK, Matz B, Neumann-Häfelin D, Pfister HW, Prange H, Schlüter D, Spellerberg B, Spencker FB, Urban&Fischer 2001
14. Mylonakis E, Hohmann EL, Calderwoud SB (1998) Central nervous system infection with Listeria monocytogenes. 33 years' experience at a general hospital and review of 776 episodes from the literature. Medicine 77: 313-336.
15. Ntziora F, Falagas ME. Linezolid for the treatment of patients with central nervous system infection. Ann Pharmacother 2007; 41: 296-308
16. Oliver WJ, Shope TC, Kuhns LR (2003) Fatal lumbar puncture: fact versus fiction- an approach to a clinical dilemma. Pediatrics 112: 174-176.
17. Pfausler B, Spiss H, Beer R et al. (2003) Treatment of staphylococcal ventriculitis associated with external cerebrospinal fluid drains: a prospective randomized trial of intravenous compared with intraventricular vancomycin therapy. J Neurosurg 98: 1040-1044.
18. Pfister HW, Feiden W, Einhäupl KM. (1993) The spectrum of complications during bacterial meningitis in adults: Results of a prospective clinical study. Arch Neurol 50: 575-580
19. Pfister HW (2002) Meningitis. Kohlhammer Stuttgart.
20. Pfister HW, Eiffert H, Nau R, Schmutzhard E, Täuber MG (2008) Bakterielle Meningoenzephalitis. In: Diener HC (Hrsg.) Leitlinien für Diagnostik und Therapie in der Neurologie. 4. Auflage. Thieme Verlag Stuttgart (im Druck)
21. Pfister HW (2007) Bakterielle Infektionen. In: Therapie und Verlauf neurologischer Erkrankungen (Hrsg. Brandt Th, Dichgans J, Diener HC), 5. Auflage, Kohlhammer Stuttgart. S. 519-537
22. Proulx N, Fréchette D, D, Toye B, Chan J, Kravcik S: Delays in the administration of antibiotics are associated with mortality from adult acute bacterial meningitis. Q J Med 2005; 98:291-298.
23. Ray P, Badarou-Acossi G, Viallon A et al.: Accuracy of the cerebrospinal fluid results to differentiate bacterial from non bacterial meningitis, in case of negative gram-stained smear. Am J Em Med 2007; 25:179-184.
24. RKI. Empfehlungen der ständigen Impfkommission (STIKO) am Robert-Koch-Institut/ Stand Juli 2007. Epidemiologisches Bulletin. 2007;30: 267-286
25. Rupprecht T und Pfister HW. Clinical experience with linezolid for the treatment of central nervous system infections. Eur J Neurol 2005; 12:536-642
26. Southwick FS (1995) Septic thrombophlebitis of major dural venous sinuses. Curr Clin Trop Infect Dis 15:179-203
27. Stephens DS, Greenwood B, Brandtzaeg P. Epidemic meningitis, meningococcemia, and Neisseria meningitidis. Lancet 2007; 369: 2196-2210
28. Van de Beek D, deGans J, McIntyre P, Prasad K. Steroids in adults with acute bacterial meningitis: a systematic review. Lancet Infect Dis 2004; 4: 139-143.
29. Van de Beek D, deGans J, McIntyre P, Prasad K. Corticosteroids for acute bacterial meningitis. Cochrane Database Syst Rev 2007; CD004405.
30. Van de Beek D, de Gans J, McIntyre P et al. (2003) Corticosteroids in acute bacterial meningitis. Cochrane Database Syst Rev CD004305
31. Winkler F, Kastenbauer S, Yousry TA et al. (2002) Discrepancy between cranial CT scan and clinically relevant raised intracranial pressure (ICP) in adults with pneumococcal meningitis: should ICP monitoring be performed early? J Neurol 249: 1292-1297.

35.2 Hirnabszess und spinale Abszesse

E. Schmutzhard

35.2.1 Hirnabszess

Die Inzidenz von Hirnabszessen liegt bei 4/10 Mio/Jahr, Männer sind häufiger betroffen als Frauen und das mittlere Lebensalter beträgt 30–45 Jahre. Neben primären Infektionen – bei Zustand nach neurochirurgischen Operationen oder penetrierendem Schädelhirntrauma (Häufigkeit bis zu 20%) – werden sekundäre Infektionen (in 25–30%) bei Herzerkrankungen sowie als Folge anderer Infektionsfoci (Lunge, Niere, Haut) und – bei bis zu 50% – per continuitatem (Otitis media, Mastoiditis, Sinusitis, dentogen) gesehen.

Solitäre Hirnabszesse werden bei primären Infektionen sowie bei Infektionen per continuitatem entdeckt, diese sind häufig polymikrobiell und im Frontallappen bzw. Temporallappen (gelegentlich auch zerebellär) lokalisiert. Sekundäre Infektionen sind häufig multiple Abszesse und typischerweise monomikrobiell bedingt.

Eine Besonderheit nehmen Hirnabszesse bei Immunsuppressionszuständen (AIDS, Z. n. Organtransplantation, immunsuppressive Therapie, zytostatische Therapie, etc.) ein, die häufig multiplen Abszesse zeigen keine eindeutige anatomische Präferenz, die Erreger sind jedoch gegenüber den beim immunkompetenten Patienten gesehenen Hirnabszessen völlig unterschiedlich (▶ Kap. 35.3, ▶ Kap. 35.7, ▶ Kap. 35.8.).

35.2 Hirnabszess und spinale Abszesse

■■■ Ätiologie und Pathogenese

Prädisponierende Faktoren bestimmen die Lokalisation des Hirnabszesses und grenzen das Erregerspektrum weitgehend ein. Die wichtigsten prädisponierenden Faktoren, der Infektionsweg, das typische Erregerspektrum sowie die entsprechend typische Abszesslokalisation sind in ◻ Tab. 35.9, ◻ Tab. 35.10 und ◻ Tab. 35.11 aufgeführt.

Per continuitatem entstehende Hirnabszesse sind meist polymikrobiell bedingt und sind die häufigste Ursache eines Hirnabszesses (50%). In 20% der Hirnabszesse erfolgt die Infektion primär, entweder durch Einbringen der Erreger während einer neurochirurgischen Operation, oder bei penetrierendem Schädelhirntrauma, diese Hirnabszesse sind häufig monomikrobiell, können aber auch polymikrobiell bedingt sein. Sekun-

◻ **Tab. 35.9.** Per continuitatem entstandener Hirnabszess: Prädisponierende Faktoren, typische Erreger und charakteristische Lokalisation

Prädisponierender Faktor	Typische Erreger	Charakteristische Lokalisation
	Meist polymikrobiell: Anaerobe und aerobe Streptokokken, evtl. Bacteroides fragilis, Fusobacterium, Enterobacteriaceae, insbesondere Proteus spp.	
Otitis media/Mastoiditis	Streptokokken	Temporallappen
Selten: Sinusitis sphenoidalis	Bacteroides Enterobacteriaceae Haemophilus spp. Staphylococcus aureus	
Sinusitis frontalis	Fusobacterium	Frontallappen
Sinusitis ethmoidalis	Bacteroides spp.	Dentogen
Sinusitis sphenoidalis	Streptokokokken	

◻ **Tab. 35.10.** Primärer Hirnabszess: Prädisponierende Faktoren, typische Erreger und charakteristische Lokalisation

Prädisponierender Faktor	Typische Erreger	Charakteristische Lokalisation
Zustand nach neurochirurgischer Operation	Staphylococcus aureus, Streptokokken	Im Operationsgebiet
Zustand nach penetrierendem Schädelhirntrauma	Entereobacteriaceae, Clostridium spp	Im Bereich der Verletzung

◻ **Tab. 35.11.** Sekundärer Hirnabszess: Prädisponierende Faktoren, typische Erreger und charakteristische Lokalisation

Prädisponierender Faktor	Typische Erreger	Charakteristische Lokalisation
Kongenitale Herzerkrankungen (Rechts-links-Shunt)	Streptococcus viridans, Streptokokken (insbes. anaerobe), Haemophilus spp.	Multiple, evtl. entsprechend einem Gefäßversorgungsgebiet
Bakterielle Endokarditis	Streptococcus viridans, Enterokokken, Staphylococcus aureus, Candida spp., Aspergillus spp.	
Bakteriämie (ohne identifizierbare Quelle)	Salmonella spp., Staphylococcus aureus, Listeria monocytogenes	Multiple Abszesse
Pulmonale Infektion (Lungenabszess, Bronchiektasien)	Fusobacterium, aerobe und anaerobe Streptokokken, Bacteroides, Staphylococcus aureus, Enterobacteriaceae, Actinomyces spp., Nocardia asteroides	
Urogenitaltrakt	Enterobacteriaceae	
Gastrointestinaltrakt	Staphylococcus aureus	
Hautinfektion	Enterobacteriaceae	

däre Hirnabszesse, mit einer Häufigkeit von 25–30%, sind typisch multipel, häufig einem Gefäßversorgungsgebiet entsprechend lokalisiert und charakteristischerweise monomikrobiell bedingt. Bei 10–15% der Patienten lässt sich keine pathogenetische Ursache finden.

■■■ Symptomatik

Die klassische Symptomtrias von Fieber, Kopfschmerzen und fokalem neurologischen Defizit wird nur bei ca. 50% der Patienten in voller Ausprägung gesehen (◘ Tab. 35.12). Die Dauer der Symptomatik vor der Diagnosestellung eines Hirnabszesses kann nur wenige Stunden, jedoch auch Wochen betragen; im Durchschnitt dauert es 1–2 Wochen bis die Diagnose eines Hirnabszesses nach dem Auftreten der ersten Symptome gestellt wird. Der raumfordernde Effekt des einschmelzenden Prozesses und v. a. das perifokale Hirnödem sind die überwiegende Ursache der neurologischen Symptomatik, 10–20% der Hirnabszesspatienten weisen zum Zeitpunkt der Diagnosestellung bereits eine deutliche Bewusstseinstrübung auf, ein prognostisch ungünstiges Zeichen. Fieber wird bei 50% der Patienten gesehen.

Weiterführende Diagnostik mit Positronenemissionstomographie (PET) oder mit speziellen MR-Techniken (z. B. diffusionsgewichtetes MRT) tragen zur Differenzialdiagnose des Hirnabszesses bei, aber nicht zur ätiologischen erregerspezifischen Einordnung.

◘ **Tab. 35.12.** Klinisch neurologische Symptomatik beim Hirnabszess

Symptom	Häufigkeit
Kopfschmerzen	70%
Fieber	50%
Fokales neurologisches Defizit	50%
Übelkeit, Erbrechen	20–50%
Zerebrale Krampfanfälle (häufig fokal beginnend, sekundär generalisiert, aber auch primär generalisiert)	25–45%
Nackensteifigkeit	25%
Erhöhter ICP (inkl. Papillenödem)	25%

> **Differenzialdiagnosen des Hirnabszesses**
> — Akute bakterielle Meningitis
> — Epidurales oder subdurales Empyem
> — Virale Meningoenzephalitis
> — Primärer Hirntumor (höhergradige Astrozytome)
> — Primäres intrazerebrales Lymphom
> — Metastasen eines extrakraniellen Malignoms
> — In Resorption befindliches intrazerebrales Hämatom
> — Hämorrhagischer venöser Infarkt bei Sinus- bzw. Hirnvenenthrombosen
> — Zerebrale Ischämie im subakuten Stadium
> — Radionekrose

■■■ Diagnostik

Die diagnostische Methode der Wahl sind die zerebrale Computertomographie oder Kernspintomographie. Nach der Phase der Zerebritis zeigt die Formation eines Abszesses mit Bildung einer Bindegewebskapsel eine typische, meist ringförmige Kontrastmittelaufnahme mit perifokalem Ödem und Raumforderung. Parallel zur Beurteilung der zerebralen Strukturen müssen bei Verdacht auf einen per continuitatem entstandenen Hirnabszess die parameningealen Strukturen (Sinus, Mastoidzellen, etc.) genauestens dargestellt werden. Eine HNO-ärztliche und zahnärztliche konsiliarärztliche Untersuchung sind essenziell.

Bei primärem oder sekundärem Hirnabszess zeigen sich in der Bildgebung evtl. Hinweise für eine Schädelosteomyelitis, Knochendefekte oder Frakturen bzw. Operationsresiduen. Ein sekundärer Hirnabszess bedarf weiterführender Diagnostik mit Thoraxröntgenaufnahmen oder Thorax-CT, Ultraschalluntersuchung des Abdomens (evtl. Abdomen-CT), Echokardiographie, kardiologischer, pulmonologischer, internistischer, urologischer und evtl. dermatologischer Untersuchung.

Eine Lumbalpunktion ist bei Patienten mit raumforderndem Hirnabszess kontraindiziert (Einklemmungsgefahr, intraventrikuläre Rupturgefahr), der Liquor cerebrospinalis ist meist nur unspezifisch verändert, daher die Aussagekraft der Liquoruntersuchung wenig hilfreich.

Weiterführende Diagnostik (◘ Tab. 35.13) mit PET oder mit speziellen MR-Techniken (z. B. diffusionsgewichtetes MRT) tragen zwar zur Differenzialdiagnose eines Abszesses von anderen Raumforderungen, zur ätiologischen Differenzialdiagnose allerdings nur wenig bei.

Der aus dem Hirnabszess (stereotaktisch) aspirierte Eiter muss sofort gramgefärbt werden und eine bakteriologische Routinekultur (aerob und anaerob!) angelegt werden. Bei immunkompromitierten Patienten ist eine weitere Kultur auf Pilze und Mykobakterien notwendig.

■■■ Therapie

Die antibiotische Therapie soll so früh wie möglich, d. h. unmittelbar nach der »Keimgewinnung« (Aspiration, neurochirurgische Sanierung) initiiert und in ausreichender Dosis nach empirischen Richtlinien ausgewählt werden. Diese empirische antibiotische Therapie richtet sich nach dem zugrunde liegenden Infektionsweg (◘ Tab. 35.14).

35.2 Hirnabszess und spinale Abszesse

Tab. 35.13. Algorithmus des Vorgehens bei einem CT-(MRT-)gesicherten Hirnabszess

Befund	Prozedere
Hirnabszess (>1 cm Durchmesser), günstig (oberflächlich) gelegen bzw. lebensbedrohliche neurologische Symptomatik	CT- (MRT-)gesteuerte stereotaktische Aspiration + empirische (evtl. schon fokussierte) antibiotische Therapie
Ungünstige Abszesslokalisation, kleiner Abszessdurchmesser und geringe neurologische Ausfallssymptomatik	Empirische (evtl. fokussierte) antibiotische Therapie
Nachweis eines Fremdkörpers (Knochen) in der posttraumatischen Abszesshöhe	Neurochirurgische Sanierung + empirische (evtl. fokussierte) antibiotische Therapie
Multiple ringförmig anspeichernde Raumforderungen beim Immunkompetenten	CT-gesteuerte stereotaktische Biopsie (evtl. empirische/fokussierte antibiotische Therapie)
Multiple ringförmig anspeichernde Raumforderungen beim Immunsupprimierten	Toxoplasmosespezifische Therapie, bildgebende Kontrollen

Tab. 35.14. Empirische antibiotische Therapie entsprechend dem zugrunde liegenden Infektionsfokus

Infektionsweg	Antimikrobielles Chemotherapeutikum
per continuitatem	
Otitis media, Mastoiditis, paranasale Sinusitis (nach Drainage)	Drittgenerationscephalosporin (z. B. Ceftazidim, 3×2 g i.v.) + Metronidazol (4×500 mg i.v.)
Dentogener Fokus, paranasale Sinusitis (nicht drainiert)	Penicillin G (3×10 mio E. i.v.) + Metronidazol (4×500 mg i.v.)
Primäre ZNS-Infektion	
Z. n. penetrierendem Schädelhirntrauma	Drittgenerationscephalosporin (3×2 g i.v. Ceftazidim) + Metronidazol (4×500 mg i.v.), evtl. Vancomycin, Linezolid, Fosfomycin
Nach lang dauernder Intensivpflichtigkeit	Drittgenerationscephalosporin, Alternative: Meropenem (3×2 g i.v.)
Z. n. neurochirurgischer Operation	Penicillinaseresistentes Antistaphylokokkenpenicillin [Oxacillin, Methicillin (3×4 g i.v.) + Metronidazol (4×500 mg i.v.)]
Sekundäre ZNS-Infektion	
Hämatogen, Empyem, Lungenabszess	Drittgenerationscephalosporin (Cefotaxim 3×2 g i.v.) + Metronidazol (4×500 mg i.v.) + evtl. Aminoglykosid, (Amikacin 4×500 mg i.v.)
Urogenitaltrakt – akut – chronisch	– Cefuroxim oder Trimethoprim-Sulfamethoxazol – Drittgenerationscephalosporin
Endokarditis	Penicillin G (6×5 mio E. i.v.) bei *Staphylokokken*: Oxacillin, Methicillin bei *methicillinrestistenten Staphylokokken*: Fosfomycin (3×8 g i.v.) + Rifampicin (600–1200 mg i.v.) Alternative: Vancomycin (4×500 mg i.v.)

Bei Langzeitintensivpatienten (offenes Schädelhirntrauma, Schädelbasisfraktur mit Gesichtsschädelfraktur): **Cave** Enterobacteriacae, methicillinresistenter Staphylococcus aureus (MRSA), Candida

Interdisziplinäre Therapie

Die Indikation für stereotaktische Aspiration bzw. offene neurochirurgische Sanierung ist in ◘ Tab. 35.13 dargestellt. Bei obstruktivem Hydrozephalus bzw. Pyozephalus wird eine externe Ventrikeldrainage angelegt. Eine raschestmögliche Sanierung des initialen Infektionsfokus, der entweder über per continuitatem Route oder im Sinne einer sekundären Infektion zum Hirnabszess geführt hat, ist essenziell und unverzüglich anzustreben.

Adjuvante Therapiestrategien

Die Wirksamkeit von Kortikosteroiden wurde nie prospektiv untersucht. Bei ICP-Erhöhung kann sie im Einzelfall überlegt werden, wie auch eine kurzdauernde Therapie mit hyperosmolaren Substanzen sowie eine neurochirurgisch entlastende Intervention. Wache Patienten mit rezidivierenden zerebralen Anfällen werden mit Diphenylhydantoin oder Carbamazepin antikonvulsiv therapiert. Der Stellenwert neuerer Antiepileptika wie z. B. Topiramat oder Levetiracetam nimmt zu, sie sind aber nicht etabliert.

Die Kombination konventioneller Therapien mit hyperbarer Sauerstofftherapie (HBO) wird zwar angewandt, aber immer noch kontrovers diskutiert.

■■■ Prognose

Bei bis zu 10% der Patienten werden, typischerweise innerhalb von wenigen Wochen nach Beendigung der antibiotischen Chemotherapie, Rezidive gesehen. Abhängig von der Größe und der Lokalisation der Hirnabszesse werden bei 10–70% der Patienten zerebrale Anfälle im Sinne einer Residualepilepsie gesehen. Die Letalität beträgt 5–10% und ist direkt proportional der Störung der Bewusstseinslage (◘ Tab. 35.15).

Ungefähr 65% der überlebenden Patienten sind nach durchschnittlich 5 Jahren zumindest grob neurologisch weitgehend rehabilitiert. Jüngste neuropsychologische Untersuchungen weisen jedoch darauf hin, dass ein breites Spektrum von neuropsychologischen Defiziten, insbesondere einem subkortikalen Muster entsprechend, auch noch nach >10 Jahren bei der überwiegenden Zahl der Patienten mit einem Hirnabszess, teilweise unabhängig von Größe und Lokalisation, besteht.

Der kürzlich publizierte »Imaging Severity Index (ISI)« unterstützt eine frühzeitige potenzielle Prognoseeinschätzung.

◘ **Tab. 35.15.** Einfluss der initialen Bewusstseinslage auf die Letalität des Hirnabszesses

Bewusstseinslage	Letalität (%)
bewusstseinsklar (GCS ≥14)	0
somnolent (GCS 10-13)	4
soporös (GCS 7-9)	59
komatös (GCS <7)	82

35.2.2 Spinale Abszesse

Die überwiegende Zahl der Abszesse im Spinalkanal sind epidural lokalisiert, typischerweise thorakal und/oder lumbal sowie häufig dorsal dem Rückenmark anliegend. Am häufigsten werden sie im höheren Lebensalter (7. Lebensjahrzehnt) gesehen. Sie erstrecken sich meist über nur wenige Wirbelsegmente, können jedoch in Einzelfällen auch deutlich ausgedehnter sein. In sehr seltenen Fällen werden auch ein spinales subdurales Empyem sowie ein intramedullärer Abszess gesehen. Alle 3 Entitäten können häufig mit einer Spondylitis (= vertebrale Osteomyelitis) vergesellschaftet sein bzw. von einer Spondylitis/Spondylodiszitis den Ausgang nehmen.

Nur in seltenen Fällen wird ein Patient mit einem spinalen Abszess intensivpflichtig, dann zumeist bei Abszessausbreitung in den oberen Zervikalmarkbereich oder bei begleitender Meningitis.

Aus diesem Grund wird dieses komplexe Krankheitsbild nur kurz in Hinblick auf Intensivpflichtigkeit dargestellt.

■■■ Ätiologie und Pathogenese

Ventral des Rückenmarks gelegene epidurale Abszesse (auch subdurale Empyeme) haben häufig eine Spondylitis, Spondylodiszitis oder Diszitis als Ursache. Dorsal des Myelons gelegene epidurale Abszesse sind Folge eines neurochirurgischen Eingriffes oder hämatogen entstanden. Nur 20% der spinalen bzw. epiduralen Abszesse finden sich im zervikalen Bereich.

Es gibt eine Reihe allgemeinmedizinischer Erkrankungen, die eine Prädisposition für spinale bzw. epidurale Abszesse darstellen.

> **Allgemeinmedizinische Erkrankungen, die zur Entwicklung eines spinalen/epiduralen Abszesses prädisponieren**
> – Sekundär
>   – Alkoholkrankheit mit Leberzirrhose
>   – Maligne Neoplasien
>   – Nierenversagen
>   – Diabetes mellitus
>   – Intravenöse Drogenabhängigkeit
>   – Chronisch obstruktive Lungenerkrankung
> – Per continuitatem
>   – Retropharyngealer Abszess
>   – Spondylodiszitis
> – Primär
>   – Neurochirurgische oder orthopädische Eingriffe im Bereich der Wirbelsäule/des Rückenmarks

35.2 Hirnabszess und spinale Abszesse

Zwei Drittel aller spinalen Abszesse werden durch *Staphylococcus aureus* verursacht, bis zu 20% durch *aerobe gramnegative Bakterien*. Polymikrobielle spinale Abszesse werden bei bis zu 10% gefunden, bei jedem spinalen Abszess ist jedoch auch *Mycobacterium tuberculosis* (Morbus Pott) in die differenzialdiagnostische Aufarbeitung einzubeziehen, in Einzelfällen werden extrem seltene Bakterien, Pilze oder sogar Helminthen als Auslöser gefunden.

Symptomatik

Ein spinaler Abszess wird dann zu einer akuten potenziell intensivpflichtigen neurologischen Erkrankung, wenn entweder eine Durchwanderungsmeningitis klinisch führend ist, oder bei zervikaler Ausbreitung eine Tetraplegie mit Ateminsuffizienz als führendes neurologisches Symptom besteht.

> **Wichtig**
>
> Die initiale Symptomatik eines spinalen Abszesses ist meist relativ unspezifisch mit schwer zuordenbaren Rückenschmerzen, Krankheitsgefühl und Fieber.

Die Dauer dieser initialen Symptomatik kann Tage, Wochen bis Monate betragen. Während diese unspezifischen Symptome Wochen bis sogar Monate persistieren können, kann der Übergang in ein potenziell lebensbedrohliches Krankheitsbild mit akuter hoher Querschnittssymptomatik und/oder Entwicklung einer akuten bakteriellen Meningitis akut bis perakut verlaufen, da weniger der raumfordernde Effekt als sekundär ischämische (arteriitische) oder thrombophlebitische (venöse Thrombosen) Phänomene mit sekundärer arterieller und/oder venöser Infarzierung einerseits und lokaler Toxinwirkung andererseits zu einer sehr raschen, auch kompletten Funktionsstörung in der entsprechenden Rückenmarkshöhe führen können. Nur selten ist der raumfordernde Effekt der pathogenetisch entscheidende (und damit auch therapierbare) Faktor.

Diagnostik

Bildgebende Verfahren im Sinne eines stufenweisen multimodalen neuroradiologischen Vorgehens sind bei Verdacht auf einen spinalen Abszess essenziell. Das Nativröntgen der Wirbelsäule wird evtl. eine Diszitis/Spondylodiszitis bzw. Spondylitis zeigen. Eine spinale Computertomographie in der appropriaten Höhe mit intravenösem Kontrastmittel visualisiert die spinalen oder auch subduralen Abszesse/Empyeme. Wenn verfügbar, stellt allerdings die MRT die beste bildgebende diagnostische Methode dar. Begleitende paraspinale, paravertebrale Abszesse können mit der MRT und der CT eindeutig identifiziert und v. a. in ihren anatomischen Beziehungen klar dargestellt werden.

Schwierig erscheint die Differenzierung einer tuberkulösen Spondylitis/Spondylodiszitis von einer pyogenen Spondylitis. Einige wesentliche MR-tomographische Parameter zu dieser Differenzierung sind in ◘ Tab. 35.16 aufgeführt. Der Liquor cerebrospinalis zeigt bei klinisch auch eindeutiger Durchwanderungsmeningitis die typischen Zeichen einer bakteriellen Meningitis (► Kap. 35.1).

Die wichtigsten Differenzialdiagnosen des spinalen Abszesses sind:
- Degenerative Bandscheibenveränderungen,
- nicht infektiöse entzündliche Wirbelsäulenerkrankungen,
- spinale Tuberkulose,
- im Einzelfall eine Querschnittmyelitis oder ein spinaler Tumor bzw. maligne Raumforderung im Wirbelsäulen- oder Rückenmarksbereich.

Therapie

Eine akute, progrediente neurologische Symptomatik, die am ehesten (bildgebend) dem raumfordernden Effekt des spinalen Abszesses/Empyems zuzuschreiben ist, erfordert eine unverzügliche **notfallmäßige operative Entlastung**. Parallel dazu muss die bestmögliche erregerorientierte **antibiotische Therapie** eingeleitet werden.

Da Staphylokokken in der überwiegenden Mehrzahl der spinalen Abszesse die Erreger sind, wird sich die empirische antimikrobielle Chemotherapie primär an den Staphylokokken zu orientieren haben. *Staphylococcus aureus* (aber auch gramnegative Erreger) sind typisch bei hämatogener Ausbreitung, bei perforierenden Verletzungen, nach neurochirurgischen Eingriffen (auch lokalen Infiltrationen) sowie bei lokaler Ausbreitung von

◘ **Tab. 35.16.** MRI-Differenzierung einer tuberkulösen von einer pyogenen Spondylitis

	Tuberkulöse Spondylitis	Pyogene Spondylitis
Lokales und heterogenes Enhancement des Wirbelkörpers	100%	6%
Diffuse und homogene Kontrastmittelaufnahme des Wirbelkörpers	0%	94%
Intraossäre Abszessformation mit ringförmiger Kontrastmittelaufnahme	79%	0%
Intradiskale Abszessbildung mit ringförmiger Kontrastmittelaufnahme	9%	64%
Klar umschriebene, definierte paraspinale abnormale Signalintensität	82%	18%

einem Infektionsfokus. Bei hämatogener Streuung muss die empirische antimikrobielle Chemotherapie ein penicillinasefestes Penicillin (z. B. Oxacillin i.v., Floxacillin i.v. 4×4g täglich) oder ein Cephalosporin der ersten Generation (z. B. 3×2 g Cefazolin i.v.), am besten in Kombination mit Fosfomycin (3×8 g i.v.) enthalten. Alternative Therapeutika sind Vancomycin i.v., Rifampicin i.v. und evtl. Linezolid, diese v. a. bei bereits längerdauernder Hospitalisierung und der Gefahr von multiresistenten/methilicillinresisten Staphylokokken. Bei lokaler Ausbreitung von einem Infektionsfokus, evtl. auch nach neurochirurgischen oder Infiltrationseingriffen (neben Staphylokokken auch gramnegative Erreger!) sollte die obige Therapie mit einem Cephalosporin der dritten Generation und evtl. sogar Metronidazol (4×500 mg i.v.) erweitert werden.

Die intensivmedizinischen Maßnahmen einer bakteriellen Meningitis sowie das Management bei hoher spinaler Läsion: ▶ Kap. 35.1, ▶ Kap. 41.2.

■■■ Prognose und Verlauf

Wenn die neurologische Ausfallssymptomatik, insbesondere die Querschnittssymptomatik bereits 2 Tage oder mehr besteht, ist nur mehr bei 50% der Patienten eine Erholungschance gegeben. Eine komplette Paraplegie, v. a. wenn sie als Ausdruck eines vaskulären Geschehens plötzlich aufgetreten ist, zeigt nur noch minimale neurologische Erholungschancen.

Bei allen spinalen Abszessen zusammengenommen, ist zu erwarten, dass sich nur 40% komplett erholen, 25% mit einer radikulären oder diskreten Querschnittsymptomatik und 20% mit einem weitgehend vollständigen Querschnittsyndrom verbleiben. Die Letalität beträgt 10–15%, insbesondere bei Meningitis, Sepsissyndrom oder intensivmedizinischen Komplikationen.

Literatur

1. Agarwal A. Gergits F, Isaacson G (2003) Metastatic intracranial abscesses of bronchopumlonary origin. Pediatr Infect Dis J 22:277-280
2. Baddley JW, Salzman D, Pappas PG (2000) Fungal brain abscess in transplant recipients: epidemiologic microbiologic, and clinical features. Clin Transplant 16:419-424
3. Beloosesky Y, Streifler JY, Eynan N, et al (2002) Brain abscess complicating cerebral infarct. Age Ageing 31:477-480
4. Boviatsis EJ, Kouyialis AT, Stranjalis G, et al (2003) CT-guided stereotactic biopsies of brain stem lesions: personal experience and literature review. Neurol Sci 24:97-102
5. Chang MC, Wu HT, Lee CH, et al (2006) Tuberculous spondylitis and pyogenic spondylitis:comparative magnetic resonance imaging features. Spine 31:782-288
6. Demir MK, Hakan T, Kilicoglu G et al (2007) Bacterial brain abscesses: prognostic value of an imaging severity index. Clin Radiol 62:564-572
7. Esenwein S, Horch C, Meindl R, et al (2003) Der intramedulläre Abszess des Rückenmarks – ein seltenes Krankheitsbild. Falldarstellungen, Behandlungskonzept und Literaturübersicht. Zentralbl Neurochir 64:80-85
8. Jansson AK, Enblad P, Sjolin J (2004) Efficacy and safety of cefotaxime in combination with metronidazole for empirical treatment of brain abscess in clinical practice: a retrospective study of 66 consecutive cases. Eur J Clin Microbiol Infect Dis 23:7-14
9. Kang K, Lim I, Roh JK (2007) Positron emission tomographic findings in a tuberculous brain abscess. Ann Nucl Med 21:303-306
10. Kao PT, Tseng HK, Liu CP, et al (2003) Brain abscess: clinical analysis of 53 cases. J Microbiol Immunol Infect 36:129-136
11. Kupila L, Rantakokoo-Jalava K, Jalava J, et al (2003) Aetiological diagnosis of brain abscesses and spinal infections: application of broad range bacterial polymerase chain reaction analysis. J Neurol Neurosurg Psychiatry 74:728-733
12. Kutlay M, Colak A, Yildiz S, et al (2005) Stereotactic aspiration and antibiotic treatment combined with hyperbaric oxygen therapy in the management of bacterial brain abscess. Neurosurg 57:1140-1146
13. Le Moal G, Landron C, Grollier G, et al (2003) Characteristics of brain abscess with isolation of anaerobic bacteria. Scand J Infect Dis 35:318-321
14. Leuthardt EC, Wippold FJ, Oswood MC, et al (2002) Diffusion-weighted MR imaging in the preoperative assessment of brain abscesses. Surg Neurol 58:395-402
15. Livraghi S, Melancia JP, Antunes jL (2003) The management of brain abscesses. Adv. Tech Stand Neurosurg 28:285-313
16. Lu CH, Chang WN, Lui CC (2006) Strategies for the management of bacterial brain abscess. J Clin Neurosci 13:979-985
17. Lumbiganon P, Chaikitpinyo A (2007) Antibiotics for brain abscesses in people with cyanotic congenital heart disease. Cochrane Database Syst Rev 18:CD004469
18. McClelland S, Hall WA (2007) Postoperative central nervous system infection: incidence and associated factors in 2111 nerosurgical procedures. Clin Infect Dis 45:55-59.
19. Mueller-Mang C, Castillo M, Mang TG, et al (2007) Fungal versus bacterial brain abscesses: is diffusion-weighted MR imaging a useful tool in the differential diagnosis? Neuroradiol 49:651-657
20. Pfister HW, Feiden W, Einhäupl KM (1993) The spectrum of complications during bacterial meningitis in adults: Results of a prospective clinical study. Arch Neurol 50:575-580
21. Pfister HW, Rosen F von, Yoursry T (1996) MRI detection of epidural spinal abscesses at noncontiguous sites. J Neurol 5243:315-317
22. Saez-Llorens X (2003) Brain abscess in children. Semin Pediatr Infect Dis 2003 14:108-114
23. Skoutelis AT, Gogos CA, Maraziotis TE, et al (2000) Managment of brain abscesses with sequential intravenous/oral antibiotic therapy. Eur J Clin Microbiol Infect Dis 19:332-335
24. Su TM, Lan CM, Tsai YD, et al (2003) Multilocated pyogenic brain abscess: experience in 25 patients. Neurosurgery 52:1075-1079
25. Tattevin P, Bruneel F, Clair B, et al (2003) Bacterial brain abscesses: a retrospective study of 94 patients admitted to an intensive care Unit (1980-1999). Am J Med 115:143-146
26. The »Infection in Neurosurgery« Working Party of the British Society for Antimicrobial Therapy (2000) The rational use of antibiotics in the treatment of brain abscess. Br J Neurosurg 14:525-530
27. Tsai YD, Chang WN, Shen CC, et al (2003) Intracranial suppuration: a clinical comparison of subdural empyemas and epidural abscesses. Surg Neurol 59:191-196

28. Tseng JH, Tseng MY (2006) Brain abscess in 142 patients: factors influencing outcome and mortality. Surg Neurol 65:557-562
29. Tung GA, Rogg JM (2003) Diffusion-Weighted Imaging of Cerebritis. Am J Neuroradiol 24:1110-1113
30. Tunkel AR, Pradhan SK (2002) Central nervous system infections in injection drug users. Infect Dis Clin North Am 16:589-605
31. Visani P, Schmutzhard E, Trinka E et al (2006) Subcortical deficit pattern after brain abscess: a neuropsychological study. Eur J Neurol 13:599-603
32. Yilmaz MH, Mete B, Kantarci F et al (2007) Tuberculous, brucellar and pyogenic spondylitis: comparison of magnetic resonance imaging findings and assessment of its value. South Med J 100:613-614
33. Younis RT, Lazar RH, Anand VK (2002) Intracranial complications of sinusitis: a 15-year review of 39 cases. Ear Nose Throat J 81:636-638, 640-642, 644

35.3 Tuberkulose und andere seltenere bakterielle Infektionen des Nervensystems

E. Schmutzhard

35.3.1 Tuberkulose

Weltweit ist die Tuberkulose für 3 Mio. Todesfälle/Jahr verantwortlich, d. h. ca. 30% aller an Tuberkulose erkrankten Menschen versterben an dieser Infektion. Mykobakterien (*Mycobacterium tuberculosis*) können alle Organsysteme des menschlichen Körpers befallen, 4% aller mykobakteriellen Infektionen betreffen das zentrale Nervensystem; dies bedeutet, dass weltweit 600.000 Menschen pro Jahr an einer ZNS-Tuberkulose erkranken. In Europa (wie auch in den USA) beträgt die Inzidenz einer ZNS-Tuberkulose jedoch nur 0,1/100.000 Einwohner/Jahr. In den ärmeren sozialen Schichten Europas und der USA, v. a. aber in Afrika und in Asien ist heute eine ZNS-Tuberkulose zum Teil bei mehr als 50% der Fälle mit HIV assoziiert. Prädisponierende Faktoren für eine ZNS-Tuberkulose sind HIV-Infektionen, Alkoholkrankheit, Diabetes mellitus, eine zugrunde liegende maligne Erkrankung sowie Kortisontherapie.

■■■ Ätiologie und Pathogenese

Mycobacterium tuberculosis ist für den überwiegenden Teil der ZNS-Tuberkulosen verantwortlich, bei HIV-Patienten können andere Mykobakterien (**M**ycobacteria **o**thers **t**han **t**uberculosis – MOTT) eine ZNS-Infektion verursachen, bei denen im Rahmen eines »immune reconstitution syndromes« (IRIS) mit einer akuten Verschlechterung der zentralnervösen Symptomatik zu rechnen ist. Bei 50% der ZNS-Tuberkulosen besteht eine konkommittierende extrakranielle Tuberkulose. Nur sehr selten ist *Mycobacterium bovis* Ursache einer ZNS-Tuberkulose.

Die durch Tröpfcheninfektion aufgenommenen Mykobakterien vermehren sich intrapulmonal und werden bereits frühzeitig hämatogen ausgestreut. Sie können bereits zu diesem Zeitpunkt den Subarachnoidalraum erreichen und mit einer langen Latenz Ausgangspunkt einer ZNS-Tuberkulose sein.

Mycobacterium tuberculosis ist ein obligat aerobes, nicht sporenbildendes unbewegliches Stäbchen, das sich nicht mit konventioneller Gramfärbung, allerdings mit Ziehl-Neelsen-Färbung, Fluorchromfärbung oder Kinyoun-Färbung anfärbt. Die Generationszeit dieser säurefesten Stäbchen ist bis zu 20-mal länger als die anderer Bakterien und beträgt ca. 20 Stunden. Mykobakterielle Kolonien benötigen bis zu 8 Wochen um auf Löwenstein-Jensen- oder Middlebrook-Medium sichtbar zu wachsen.

Eine ZNS-Tuberkulose ist typischerweise eine Meningitis mit zusätzlicher Affektion des Hirnparenchyms und der intrakraniellen Gefäße. Es findet sich eine, vorwiegend basal gelegene granulomatöse Entzündung der Meningen, häufig aggraviert durch ein dickes geleeartiges Exsudat.

■■■ Klinik

Eine ZNS-Tuberkulose kann sich als chronische basale Meningitis, mit ZNS-Tuberkulomen, sehr selten als Pachymeningitis sowie assoziiert mit einer Spondylitis präsentieren.

Die Manifestation einer tuberkulösen Meningitis nimmt typischerweise einen subakuten bis chronischen Verlauf, in seltenen Fällen kann sie sich jedoch akut manifestieren. Charakteristischerweise bestehen über Wochen (bis Monate) unspezifische Prodromalsymptome, Krankheitsgefühl, Übelkeit, Kopfschmerzen sowie subfebrile Temperaturen.

Die klassische Trias einer tuberkulösen Meningitis mit
- Hirnnervenneuropathie,
- Vaskulitis mit zerebraler Ischämie sowie
- Hydrozephalus

findet sich nur selten und kann auch oligosymptomatisch bestehen.

Ein Meningismus kann vorhanden sein, ist jedoch nur selten massiv ausgeprägt. Insbesondere ein Hydrozephalus (mit Bewusstseinstrübung, Koma), aber auch vaskulär ischämische Komplikationen (Halbseitensymptome, Hirnstammsymptome, etc.) führen potenziell zur Intensivpflichtigkeit eines Patienten mit einer ZNS-Tuberkulose.

Tuberkulome, granulomatöse Entzündungsherde, werden in seltenen Fällen durch ihre raumfordernde Wirkung (hintere Schädelgrube), gelegentlich durch Obstruktion der Liquorzirkulation (Hydrocephalus occlusus), häufiger jedoch als Ursache für einen epileptischen Anfall (Status epilepticus) zu einem intensivpflichtigen Krankheitsbild führen.

Symptome einer ZNS-Tuberkulose, die sich für eine Bewusstseinsstörung bis zum Koma verantwortlich zeigen, sind: multiple raumfordernde Prozesse (Tuberkulome), multifokale vaskulär ischämische Läsionen, insbesondere im Bereich der A. basilaris, Hydrocephalus occlusus, evtl. diffuses Hirnödem sowie Zustand nach tonisch-klonisch generalisiertem Anfall bzw. Status epilepticus.

Diagnostik

Die Untersuchung des Liquor cerebrospinalis ist für die Diagnose einer chronischen Meningitis unverzichtbar, der Liquor ist typischerweise klar, bei deutlich erhöhtem Eiweiß auch xanthochrom wirkend. Es findet sich eine geringe bis mäßige gemischtzellige, gelegentlich überwiegend lymphozytäre Pleozytose (bis zu 500 Zellen/µl), bei akuten Verläufen kann auch initial eine granulozytäre Pleozytose bestehen. Das Liquoreiweiß ist auf bis zu 500 mg/dl erhöht, exzessive Eiweißwerte (>1000 mg/dl) werden bei Liquorzirkulationsstörungen gesehen. Die Liquorglukose (bzw. Liquor-/Serum-Glukoseratio) ist bei protrahiertem Verlauf weitgehend normal, bei eher subakuten (akuten) Verläufen gering bis mäßiggradig erniedrigt, sie korreliert mit der Nachweisbarkeit von Erregern im Liquor cerebrospinalis.

Mittels Ziehl-Neelsen-Färbung gelingt der Nachweis von *Mycobacterium tuberculosis* bei 10–25% der Patienten mit chronischer tuberkulöser Meningitis, bei 30–50% der Patienten ist eine Liquorkultur positiv. Seriell angelegte Liquorkulturen erhöhen die Ausbeute auf >50%. Wenngleich die Ergebnisquote des Nachweises von mykobakterieller DNA (mittels PCR) nicht höher liegt als die der Liquorkultur, ist eine PCR trotzdem indiziert, da die Ergebnisse schon nach 24 Stunden vorliegen. Die nested-PCR, insbesondere MPB-64-PCR erhöht die Sensitivität auf 90%, bei vergleichbarer Spezifität.

Weitere diagnostische Methoden, die bereits erfolgreich zum Nachweis von Mykobakterien im Sputum eingesetzt wurden, müssen noch auf ihre Tauglichkeit bei einer ZNS-Tuberkulose überprüft werden, die Liquoradenosindeaminase kann als eine solche komplementäre diagnostische Methode mit einer Spezifität von >90% und einer Sensitivität von ca. 70% gewertet werden.

Bei Patienten mit Bewusstseinsstörung und/oder neurologischer Herdsymptomatik muss jeder Lumbalpunktion eine bildgebende Untersuchung vorgeschaltet werden, dies v. a. in Hinblick auf vaskulitisbedingte Ischämien, auf das Vorhandensein einer basal anspeichernden granulomatösen Meningitis sowie in Hinblick auf einen Hydrocephalus occlusus. Bei letzterem ist eine lumbale Liquorgewinnung kontraindiziert, eine evtl. notwendige Liquordrainage erlaubt die Untersuchung des ventrikulären Liquors. Sowohl die typischen Entzündungszeichen als auch der Erregernachweis sind jedoch beim ventrikulären Liquor häufig unspezifisch bzw. nicht erfolgreich.

Eine transkranielle Dopplersonographie erlaubt das frühzeitige Erkennen einer Arteriitis sowie deren Monitoring. Ein Tuberkulintest ist nicht notwendig, da häufig falsch positiv oder falsch negativ. In seltenen Fällen kann eine meningeale Biopsie indiziert sein, v. a. zur Abgrenzung eines Tuberkuloms oder einer granulomatösen lokalen Meningitis von einem malignen Tumor (z. B. Lymphom).

In der Bildgebung wurden bei Kindern und Jugendlichen bestimmte computertomographische Kriterien definiert, die in Kombination eine Spezifität von nahezu 100% und eine Sensitivität von ca. 80–90% zeigen, bei älteren und alten Patienten mit tuberkulöser Meningitis sind dieses radiologischen Parameter häufig deutlich weniger ausgeprägt.

Eine Hyponatriämie, am ehesten im Sinne eines zerebralen »salt wasting syndromes (CSW)«, bedarf engmaschigsten Monitorings der Elektrolyte und resultiert nicht selten in Intensivpflichtigkeit.

Gerinnungsuntersuchungen zeigen nicht selten einen Zustand der Hyperkoagulabilität, möglicherweise mit einem erhöhten Risiko für zerebrale Infarkte assoziiert.

HIV-positive Patienten mit intrakraniellen Tuberkulomen können im Rahmen des »immune reconstitution syndromes (IRIS)« eine durchaus dramatische klinisch neurologische Verschlechterung erfahren, mit Zunahme der neurologischen Herdsymptomatik und/oder Verschlechterung von epileptischen Anfällen.

Therapie

Die Chronizität der ZNS-Tuberkulose erfordert eine ausreichend lange Therapie. Komplikationen, insbesondere Tuberkulome, Hydrozephalus, Vaskulitis können allerdings ein sich rasch veränderndes, sich plötzlich verschlechterndes klinisch neurologische Bild verursachen, das unverzügliche adjuvante therapeutische Maßnahmen, inklusive neurochirurgischer Interventionen und intensivmedizinische Betreuung erforderlich macht.

Der möglichst frühzeitige Beginn einer spezifischen antimikrobiellen Chemotherapie verbessert entscheidend die Prognose.

> **Wichtig**
>
> Die spezifische Chemotherapie einer ZNS-Tuberkulose besteht mindestens aus einer Dreifachkombination mit Isoniazid, Rifampicin und Ethambutol.

Bei klinisch bereits fortgeschrittenem Stadium oder bei bildgebend ausgedehnten Befunden, wird eine Vierfach-, evtl. Fünffachtherapie empfohlen und die Dreifachkombination mit Pyrazinamid und evtl. Cycloserin ergänzt (Tab. 35.17).

Die Dreifachkombination (Vierfach-/Fünffach-Kombination) wird für mindestens 3–6 Monate gegeben, anschließend eine Zweifachkombinationstherapie für weitere 6–9 Monate. Regelmäßige klinisch neurologische Kontrollen, Neuroimaging- und Liquorkontrollen sind essenziell. Intrakranielle Tuberkulome sind ebenfalls primär konservativ zu therapieren, in Einzelfällen nehmen sie unter der spezifischen Chemotherapie an Größe zu, in solchen Fällen ist eine Vier- bis Fünffachkombinationstherapie bis zum bildgebenden Nachweis einer Größenreduktion durchzuführen.

35.3 Tuberkulose und andere seltenere bakterielle Infektionen des Nervensystems

Tab. 35.17. Chemotherapie der ZNS-Tuberkulose

Medikament	Dosis	Applikation	Nebenwirkungen
Isoniazid	8–10 mg/kgKG/24 h (max. 600 mg/24 h) Einzeldosis	Oral	Periphere Neuropathie (Pyridoxinantagonismus) Sehr selten: Enzephalopathie
Rifampicin	10 mg/kgKG/24 h Einzeldosis	i.v. oder oral	Hepatopathie (selten permanente Leberschädigung) Gastoenteritis
Ethambutol	15–25 mg/kgKG/24 h, aufgeteilt auf 4 Einzeldosen (max. 1600 g/24 h)	Oral	N.-opticus-Schädigung
Pyrazinamid	30 mg/kgKG/24 h in 2 Einzeldosen (max. 2 g/24 h)	Oral	Gastrointestinal Lebertoxizität Arthralgien, Myalgien
Ethionamid	15 mg/kgKG/24 h in 3 Einzeldosen	Oral	Gastrointestinal Lebertoxizität Hyperglykämie bei Diabetikern
Thiacetazone	3 mg/kgKG/24 h in 3 Einzeldosen (max. 150 mg/24 h)	Oral	Keine Nebenwirkungen

Eine frühzeitige externe Liquordrainage bzw. die Implantation eines ventrikuloperitonealen oder ventrikuloatrialen Shunts verhindert bzw. behandelt die hydrozephalusbedingte ICP-Erhöhung. Die endoskopische Ventrikulostomie (3. Ventrikel) ist im Management eines obstruktiven Hydrozephalus bei Patienten mit tuberkulöser Meningitis meist nicht zielführend. Daneben ist auf ausreichende Ernährung, engmaschigste Elektrolytkontrollen (**Cave**: SIADH-/CSW-Syndrom) und entsprechenden Elektrolytausgleich Wert zu legen. Im fortgeschrittenen Stadium einer tuberkulösen Meningitis bzw. bei drohender oder tatsächlicher spinaler Symptomatik ist eine Steroidtherapie (Prednison 1 mg/kgKG) indiziert, wenngleich ein kürzlich vorgelegter Cochrane-Review [30] zum Schluss kommt, dass insbesondere bei HIV-positiven Patienten mit tuberkulöser Meningitis bisher keine Evidenz für eine positive Beeinflussung des Outcomes durch eine Steroidtherapie erbracht werden konnte. Unter INH-Therapie bedarf es einer täglichen Gabe von 50 mg Vitamin B6 (Pyridoxin).

■■■ Prognose

Die Prognose der tuberkulösen Meningitis ist direkt korreliert mit dem Stadium der Erkrankung zum Zeitpunkt des Therapiebeginns. Die Letalität und Langzeitmorbidität liegt bei initial bewusstseinsgetrübten Patienten bei ca. je 30%. Das heißt, dass nur 30% der Patienten im fortgeschrittenen Stadium mit bester spezifischer antimykobakterieller Therapie und allen intensivmedizinischen sowie adjuvanten Therapiestrategien ohne wesentliche neurologische Defizite überlebt.

Sehr hohes Alter, eine koexistierende milliare Aussaat sowie extrem hohe Liquoreiweißspiegel und deutlich erniedrigte Liquorglukosespiegel sind zusätzliche Indikatoren einer schlechten Prognose.

35.3.2 Seltene bakterielle Infektionen des Nervensystems

Die in diesem Kapitel aufgelisteten bakteriellen Erreger einer akuten potenziell intensivpflichtigen Erkrankung des zentralen/peripheren Nervensystems werden in Europa grundsätzlich selten gesehen, präsentieren sich mit unterschiedlichster neurologischer Symptomatik und bedürfen spezifischer diagnostischer Untersuchungstechniken und therapeutischer Strategien. Ein wesentlicher Hinweis sind prädisponierende Faktoren, Anamnese, insbesondere Expositions- und Reiseanamnese sowie das Vorhandensein von systemischen spezifischen Symptomen bzw. Organmanifestationen (■ Tab. 35.18).

Eine Legionellenpneumonie kann in Einzelfällen von einer Zerebellitis gefolgt sein, bei Immunkompromittierten (insbesondere unter Kortisontherapie) können multiple Granulome und/oder Abszesse durch Nocardia-Spezies bedingt sein. Häufig von einer Primärinfektion/Lokalinfektion (pulmonal, zervikofazial) ausgehend, kann sich eine Actinomyces-israelii-Infektion per continuitatem ausbreiten und eine Meningitis, v. a. Zerebritis und Hirnabszessbildung verursachen.

Tab. 35.18. Seltene bakterielle Infektionen des ZNS

Krankheit	Erreger	Vorkommen	Vektor/Übertragung	Prädisponierende Faktoren	Inkubationszeit	Neurologische Symptome/Syndrome	Diagnostik	Therapie	Prognose: Letalität in [%]
Rickettsiosen									
Epidemischer Flecktyphus	Rickettsia prowazeki	Tropen (Höhenlagen)	Laus		7–14 Tage	Enzephalitis, Enzephalopathie, Hirnvenneuritis	Hautbiopsie, PCR, Serologie	Tetracykline, Ciprofloxacin, Choramphenicol	20%
Endemischer Flecktyphus	R. mooseri, R. typhi	Tropen (Höhenlagen)	Rattenfloh		8–12 Tage	Enzephalopathie, Hirnvenneuritis		s. oben	2–5%
Felsengebirgsfleckfieber	R. rickettsi	Nordamerika	Zecken		2–12 Tage	Enzephalitis, Enzephalopathie, Zerebellitis, Hirnstammenzephalitis, Myelitis	Hautbiopsie, PCR, Serologie	s. oben	15–30%, bei Koma 80%
Tsutsugamushi-Fieber	R. tstsughamushi	Südostasien, Australien, Pazifische Inseln	Milbenlarven		10–14 Tage	Enzephalitis	s. oben	s. oben	5–7%
Coxiellose	Coxiella burnetii	Europa (weltweit)				Enzephalitis, Enzephalopathie	Serologie, PCR	s. oben	
Ehrlichiose	E. chaffeensis, E. equi oder, E. phagocytophila	USA, weltweit	Zecken		<10–Tage	Enzephalitis	PCR, Serologie	s. oben	<5%
Bartonellosen									
Oroyafieber	Bartonella bacilliformis	Südamerika (Anden)	Phlebotomen, (Sandmücken)		3–12 Wochen	Enzephalitis, Hirnnervenneuritis, Myelitis, selten: Granulome	PCR, Immunoblot, Serologie	Chloramphenicol, Doxycyclin	bis 80%

35.3 Tuberkulose und andere seltenere bakterielle Infektionen des Nervensystems

Tab. 35.18. (Fortsetzung)

Krankheit	Erreger	Vorkommen	Vektor/Übertragung	Prädisponierende Faktoren	Inkubationszeit	Neurologische Symptome/Syndrome	Diagnostik	Therapie	Prognose: Letalität in [%]
Wohlhynien-Fieber	Bartonella quintana	Europa (weltweit)	Laus	Alkoholkrankheit, Skabies	7–30 Tage	Sekundäre Embolie bei Endokarditis	PCR, Serologie	Doxycyclin, Erythromycin	gut
Katzenkratzkrankheit	B. henselae	weltweit	Katzenkontakt		3–10 Tage	Endokarditis mit sekundären zerebralen Embolien, bazilläre Angiomatose, Radikulitis, (Enzephalitis, (Arteritis)	PCR, Serologie	Trimethoprim-Sulfamethoxazol, Rifampicin, Chloramphenicol, Ciprofloxacin	
Brucellose	Brucella abortus Bang, B. mellitensis, B. suis	weltweit, Afrika, bes. Mittelmeerländer und vorderer Orient, Mittel- und Südamerika	Genuss von Milch, Milchprodukten und Fleisch		Wochen bis Jahre	Akute Neurobrucellose: Meningitis, Enzephalitis, Zerebellitis, Hirnnervenneuritis, Meningovaskulitis, Endokarditis, zerebrale Embolie, Myelitis, Spondylitis Chronische Neurobrucellose: Depressionen, Persönlichkeitsstörungen, psychotische Symptome, Neurasthenie	Kultur: Liquor, Blut, Knochenmarksaspirat (Spezialmedien erforderlich) Serologie	Kombination aus: Doxycyclin + Streptomycin + Ciprofloxacin für 2 Wochen, gefolgt von: Doxycyclin + Rifampicin (mind. 45 Tage, häufig wesentlich länger notwendig [>1 Jahr])	>10% Rezidiv; Letalität <5%

Tab. 35.18. (Fortsetzung)

Krankheit	Erreger	Vorkommen	Vektor/Übertragung	Prädisponierende Faktoren	Inkubationszeit	Neurologische Symptome/Syndrome	Diagnostik	Therapie	Prognose: Letalität in [%]
Mykoplasmeninfektionen	Mycoplasma pneumoniae	Weltweit	Tröpfcheninfektion	Atypische Pneumonie	3–30 Tage (nach Beginn der Pneumonie)	Meningitis, Enzephalitis, Hirnnervenneuritis, Myelitis, Vaskulitis, postinfektiöse Leukenzephalitis (ADEM), Polyradikulitis	Kultur, Serologie, PCR	Tetryzykline, Makrolidantibiotika, Chloramphenicol Postinfektiöse Symptomatik: Plasmapherese, Immunglobuline, Steroide	
Whipple-Erkrankung des ZNS	Tropheryma whippelii	Weltweit	Orale Aufnahme (Wasser, Erde)	Gastrointestinale Symptomatik	?	Demenzielles Syndrom, Ophthalmoplegie, Myoklonien, okulomastikatorische Myorhythmien, hypothalamische Symptomatik Selten: Myelitis, Meningitis, Radikulitis, Myositis Häufig: psychiatrische Symptome	PCR, Kultur, PAS-Färbung (Dünndarm-, Hirnbiopsie)	Kombination von Penicillin G + Streptomycin für 2 Wochen, gefolgt von Trimetoprim-Sulfamethoxazol (>1- bis 2 Jahre) eventuell: Kombination von Doxycyclin 200 mg und Hydroxychloroquin (3 × 200 mg/Tag)	progredient, häufig rapider Verlauf

Literatur

1. Al Deeb SM, Yaqub BA, Sharif HS, et al (1989) Neurobrucellosis: clinical characteristics, diagnosis, and outcome. Neurology 39:498-501
2. Anderson M (2000) Neurology of Whipple's disease. J Neurol Neurosurg Psychiatry 68:2-5
3. Andronikou S, Smith B, Hatherhill M et al (2004) Definitive neuroradiological diagnostic features of tuberculous meningitis in children. Pediatr Radiol 34:876-885
4. Berger JR (1994) Tuberculous meningitis. Curr Opin Neurol 7:191-200
5. Bhigjee AI, Padayachee R, Paruk H et al (2007) Diagnosis of tuberculous meningitis: clinical and laboratory parameters. Int J Infect Dis 11:348-354
6. Boillat N, Greub G (2007) Rickettsiosis: a clinical approach. Rev Med Suisse 16:1222-1227
7. Braakman H, Fed MM, van de Molengraft JJ, et al (2006) Lethal African trypanosomiasis in a traveler: MRI and Neuropathology. Neurology 66:1094-1096
8. Bross JE (1991) Gordon G. Nocardial Meningitis: Case Reports and Review. Rev. Infect Dis 13:160-165
9. Christmann D, Hansmann Y, Remy V, et al (2002) Tick-borne neurological diseases. Rev Neurol 158:993-997
10. Chotmongkol V, Teerajetgul Y, Yodwut C (2006) Cerebrospinal fluid adenosine deaminase activity for the diagnosis of tuberculous meningitis in adults. SE Asian J Trop Med Public Health 37:948-952
11. Dondorp A, Nosten F, Stepniewska K et al (2005) Artesunate versus quinine for treatment of severe falciparum malaria. Lancet 366:715-725
12. Dumler J, Madigan JE, Pusterla N et al (2007) Ehrlichioses in Humans: Epidemiology, clinical Presentations, Diagnosis and Treatment. Clin Infect 45:45-51
13. Feng H, Huang G, Liao X, et al (2004). Endoscopic third ventriculostomy in the management of obstructive hydrocephalus: an outcome analysis. J Neurosurg 100:626-633
14. Fenollar F, Puechal X, Raoult D (2007) Whipple's disease. N Engl Med 356:55-56
15. Garcia Monco JC (2006) Tuberculosis and other mycobacterial Infections. In: Noseworthy JH (ed) Neurological Therapeutics – Principles and Practice, 2nd.ed. Informa Health Care Abingdon, Oxon 1011-1020
16. Godia CE, Esteve CM, Campello RA, et al (2007) Cerebral saltwasting syndrome due to infectious diseases of the central nervous system. Med Clin 128:278-279
17. Golenser J, McQuillain J, Hee L et al (2006) Conventional and experimental treatment of cerebral malaria. Internat J Parasitol 36:583-593
18. Gouriet F, Lepidi H, Habib G et al (2007) From Cat Scratch disease to endocarditis, the possible natural history of Bartonella henselae infection. BMC Inf Dis 7:30-35
19. Jha DK, Mishra V, Choudhary A et al (2007) Factors affecting the outcome of neuroendoscopy in patients with tuberculous meningitis hydrocephalus: a preliminary study. Surg Neurol 68:35-41
20. Kalita J, Misra UK, Ranjan P (2007) Predictors of long-term neurological sequelae of tuberculous meningitis: a multivariate analysis. Eur J Neurol 14:33-37
21. Kasik JE (1999) Central Nervous System Tuberculosis.In: Schlossberg D (ed) uberculosis and nontuberculosis mycobacterial Infections. Saunders, Philadelphia, 175-185
22. Kazar J (2005) Coxiella burnetii infection. Ann NY Academy Sci 1063:105-114
23. Koskiniemi M (1993) CNS manifestations associated with Mycoplasma pneumoniae infections: summary of cases at the University of Helsinki and review. Clin Infect Dis 17: 52-57
24. Lee CH, Lui CC, Liu JW (2007) Immune reconstitution syndrome in a patient with AIDS with paradoxically deteriorating brain tuberculoma. AIDS Patient Care 21:234-239
25. Lin JJ, Harn JH, Hsu YD, et al (1995) Rapid diagnosis of tuberculous meningitis by polymerase chain reaction assay of cerebrospinal fluid. J Neurol 242:147-152
26. Mendel E, Khoo LT, Go JL, et al (1999) Intracerebral Whipple's disease diagnosed by stereotactic biopsy: a case report and review of the literature. Neurosurg 44:203-209
27. Noyola DE, Holder DL, Fishman MA, et al (1999) Recurrent encephalopathy in cat-scratch disease. Pediatr Infect Dis 18:567-568
28. Pappas G, Papadimitriou P, Akriditis N et al (2006) The new global map of human brucellosis. Lancet Infect Dis 6:91-99
29. Pfister HW (2002) Meningits. Kohlhammer, Stuttgart
30. Prasad K, Volmink J, Menon G (2007) WITHDRAWN: Steroids for treating tuberculous meningitis. Cochrane Database Syst Rev 2007 18CD002244
31. Przybojewski, Andronikou S. Wilmshurst J et al (2006) Objective CT criteria to determine the presence of abnormal basal enhancement in children with suspected tuberculous meningitis. Pediatr Radiol 36:687-696
32. Rafi W, Venkataswamy MM, Ravi V et al (2007) Rapid diagnosis of tuberculous meningitis: a comparative evaluation of in-house PCR assays involving three mycobacterial DNA sequences, IS6110-MPB-64 and 65 kDa antigen. J Neurol Sci 252:163-168
33. Raoult D, Birg MI, La Scola B, et al (2000) Cultivation of the bacillus of Whipple's disease. N Engl J Med 342:620-625
34. Renard D, Morales R, Heroum C (2007) Tuberculous meningovasculitis. Neurology 68:1745
35. Roca B, Bahamonde D (2006) Tuberulous Meningitis Presenting with Unusually Severe Hyponatremia. The Mount Sinai J Med 73:1029-1030
36. Schiffer JT, Sterling TR (2007) Timing of antiretroviral therapy initiation in tuberculosis patients with AIDS: a decision analysis. J Acquir Immune Defic Syndr 44:229-234
37. Schmutzhard E (2008) Atypische erregerbedingte Meningoencephalitis. In: Leitlinien für Diagnostik und Therapie in der Neurologie. H C Diener et al (Hrsg), 4. überarbeitete Aufl., Thieme Verlag, Stuttgart (in Druck)
38. Schmutzhard E, Pfister HW (2001) Seltene bakterielle Infektionen des Nervensystems. Akt Neurol 28:373-382
39. Schoeman J, Mansvelt E, Springer P et al (2007) Coagulant and fibrinolytic status in tuberculous meningitis. Pediatr Infect Di J 26:428-431
40. Smego RA Foglia G (1998) Actinomycosis Clin Infect Dis 26:1255-1261
41. Socan M. Beovic B, Kese D (1994) Chlamydia pneumoniae and meningoencephalitis. N Engl J Med 11:331-406
42. Srikanth SG, Taly AB, Nagarajan K, et al (2007) Clinicoradiological features of tuberculous meningitis in patients over 50 years of age. J Neurol Neurosurg Psychiatr 78:536-538
43. Thurtell MJ, Keed AB, Yan M, et al (2007) Tuberculous cranial pachymeningitis. Neurology 68:298-300

35.4 Neuroborreliose und Neurosyphilis

E. Schmutzhard

Neuroborreliose und Neurosyphilis, beides Erkrankungen, die durch Erreger der Familie der *Spiroachetaceae* hervorgerufen werden, sind entzündliche Multisystemerkrankungen, die in einer bestimmten Phase des Krankheitsverlaufes auch das zentrale Nervensystem betreffen können, allerdings in den meisten Fällen keine Intensivpflichtigkeit verursachen.

35.4.1 Neuroborreliose

Die Lyme-Borreliose ist in weiten Teilen Europas und Nordamerikas endemisch. Die Erreger sind Borrelia-burgdorferi-Genuspecies, die menschenpathogenen Genuspecies sind: B. burgdorferi sensu stricto, B. garinii, B. afzelii, B. spielmanii und evtl. B. pacifica. Sie unterscheiden sich in ihrem regionalen Vorkommen sowie in ihrer Organotropie: B. afzelii typischerweise die Haut, B. garinii das Nervensystem involvierend, B. b. sensu stricto weist keine typische Organotropie auf.
Die Vektoren sind Schildzecken, in Europa meistens Ixodes rhizinus (gemeiner Holzbock). Bis zu 30% der Zecken sind Borrelia burgdorferi übertragend. Die saisonale Aktivität der Zecken bestimmt auch das Infektionsrisiko.

■■■ Ätiologie und Pathogenese
Die Übertragung erfolgt durch einen Zeckenstich, nicht nur die adulten Zecken, sondern auch Lymphen und Larven sind dazu in der Lage. Nach einer initial lokalen Ausbreitung kommt es frühzeitig zu einer hämatogenen Disseminierung und zu einer Penetration der Bluthirnschranke. Der durch die Borrelien induzierte Entzündungsprozess geht mit einer Aktivierung der Zytokinkaskade, aber auch mit erregerassoziierten und -getriggerten Autoimmunmechanismen einher.

■■■ Symptomatik
Die lokale Infektion (Erythema migrans) sowie die frühe Disseminierung bedingen nie eine lebensbedrohliche, intensivpflichtige Erkrankung. Die potenziell intensivpflichtige, Symptomatik wird evtl. durch eine Myokarditis, Meningovaskulitis, in sehr seltenen Einzelfällen Myelitis und Polyradikuloneuritis hervorgerufen.
Der überwiegende Prozentsatz der Neuroborreliosen verläuft im Sinne der klassischen Trias (Bannwarth-Garin-Bujadoux-Syndrom):
— Meningitis,
— Radikulitis/Radikuloneuritis,
— Hirnnervenneuritis.

Das Bannwarth-Garin-Bujadoux-Syndrom bedarf keiner intensivpflichtigen diagnostischen oder therapeutischen Strategien. Von den Hirnnerven ist sehr häufig der N. facialis – gerne auch bilateral – betroffen. Eine Myositis sowie die chronische Borrelien-Enzephalomyelitis und die eine Acrodermatitis chronica atrophicans begleitende Polyneuropathie nehmen ebenfalls nie einen intensivpflichtigen Verlauf.
Bei atypischen oder seltenen Krankheitsbildern und positiver Serologie ist immer an eine Koinzidenz einer früher durchgemachten Borreliose/Neuroborreliose und an aktuell andere entzündliche ZNS-Erkrankung zu denken.

■■■ Diagnostik
Die klinische Diagnose einer klassischen Trias ist, bei entzündlichem Liquor, weitestgehend pathognomonisch. Der Liquor cerebrospinalis zeigt eine lymphoplasmazelluläre milde bis mäßige Pleozytose, eine deutliche Eiweißerhöhung, (in den meisten Fällen IgG, IgM und IgA). Der Nachweis der intrathekalen spezifischen Antikörperproduktion beweist die Diagnose »Neuroborreliose«.
Der direkte Erregernachweis gelingt aus dem Liquor nur sehr selten, auch die PCR konnte sich für die Diagnostik der Neuroborreliose noch nicht etablieren. In den Einzelfällen einer parallel zu Neuroborreliose bestehenden Erythema migrans kann eine PCR aus einer Hautbiopsie diagnostisch sein.
Grundsätzlich sind folgende Labormethoden für die Diagnostik einer akuten Neuroborreliose derzeit (noch) nicht geeignet: Antigennachweis aus Körperflüssigkeiten, PCR aus Serum und Urin, Lymphozytentransformationstest (LTT) und der sog. »visual contrast sensitivity« Test (VCS-Test = Graustufentest).
Die Kernspintomographie sowie elektrophysiologische Techniken sind als adjuvante diagnostische Strategien durchaus brauchbar, jedoch wenig spezifisch.

■■■ Therapie
Die Behandlung einer disseminierten bzw. späten Neuroborreliose erfolgt mit Ceftriaxon (1. Tag 4 g, dann 2 g/24 h über mindestens 2 Wochen, i.v.). Alternativen sind Cefotaxim (3×2 g täglich über 2 Wochen) oder Doxycyclin (2×100 mg täglich p.o., über 14–21 Tage).
Die akute Schmerzsymptomatik der klassischen Trias der Neuroborreliose bildet sich sehr rasch zurück, bestehende Paresen brauchen sehr viel länger zur Rückbildung. Während sich die Entzündungszeichen im Liquor cerebrospinalis innerhalb von 2–4 Wochen weitestgehend normalisieren, ändert sich der serologische Befund häufig nur sehr langsam bzw. überhaupt nicht; d. h. eine Serodiagnostik zur Therapie- und Verlaufskontrolle ist nicht geeignet, da die nicht protektiven Antikörper persistieren.

▪▪▪ Prognose

Ein frühzeitiger Therapiebeginn ist für eine günstige Prognose essenziell. Bereits eingetretene zerebrovaskuläre Folgen einer Myokarditis mit sekundärer Embolisierung bzw. einer Meningovaskulitis entsprechen in ihrer Prognose anderen zerebrovaskulärer Ischämien.

Eine sehr häufig gesehene Jarisch-Herxheimer-Reaktion kann in Einzelfällen eine akute, potenziell lebensbedrohliche Symptomatik verursachen und eine Intensivpflichtigkeit bedingen. Die ersten intravenösen Antibiotikaapplikationen sollten immer unter stationären Beobachtungsbedingungen durchgeführt werden.

35.4.2 Neurosyphilis

▪▪▪ Symptomatik

Die im zweiten Stadium gelegentlich beobachtete meningovaskulitische Symptomatik einer Treponema-pallidum-Infektion kann ebenso im Einzelfall eine intensivmedizinische Überwachung oder Betreuung erforderlich machen, wie die sehr seltene Polyradikuloneuritis des Sekundärstadiums.

Tertiäre Verlaufsformen der Syphilis (Tabes dorsalis und progressive Paralyse) werden nur noch sehr selten gesehen und können in Einzelfällen auch intensivpflichtige Symptome bzw. Syndrome verursachen. Neben der Jarisch-Herxheimer-Reaktion, die in diesem Krankheitsstadium nur bei 1–2% zu erwarten ist, kann eine statusartige epileptische Anfallsmanifestation oder ein passageres enzephalitisches Krankheitsbild bei der progressiven Paralyse sowie die sog. Oblongata-Krise (abdominelle Schmerzen, Tachykardie, Bewusstseinsstörung, Atemstörung bis Atemstillstand), die in früheren Jahren gelegentlich die unmittelbare Todesursache eines Patienten mit Tabes dorsalis war, und deren Pathomechanismus unbekannt ist, eine intensivpflichtige Situation bewirken.

▪▪▪ Diagnostik

Die Serodiagnostik mit den spezifischen antitreponemalen Antikörpertests, FTA-ABS und TPHA sowie die IgM erfassenden Verfahren (T.p.-IgM-Elisa, 19S- (IgM)-FTA-ABS-Test) sind von den unspezifischen Testmethoden (VDRL, etc.) abzugrenzen.

Zur definitiven Diagnose bedarf es des positiven Ausfalls spezifischer Tests. Der Liquor cerebrospinalis zeigt in der überwiegenden Zahl der Fälle eine intrathekale IgM-Produktion, gelegentlich auch eine intrathekale IgG- und IgA-Produktion. Bei progressiver Paralyse findet sich fast immer eine Liquorpleozytose, während bei Tabes dorsalis dies nur in 50–75% der Fälle gesehen wird. Eine Meningovaskulitis zeigt ebenfalls in den meisten Fällen eine Pleozytose. Das Gesamtprotein sowie eine intrathekale IgG- (häufig auch IgM- und IgA-)Produktion, ergänzen den Liquorbefund. Die Pleozytose ist häufig lymphozytär, aber auch ein lymphoplasmazelluläres Bild wird gesehen.

Bildgebende Befunde (zerebrale CT- oder MR-Untersuchung) zeigen unspezifische Veränderungen im Sinne einer Arteriitis, zerebraler Ischämie, oder unspezifischer Läsionen in der weißen Substanz.

▪▪▪ Therapie

Jede Form einer Neurosyphilis wird mit hochdosiertem Penicillin G (z. B. 3×10 Mio E. täglich) über mindestens 2 Wochen behandelt. Drittgenerationscephalosporine sowie Doxycyclin sind Alternativen (z. B. bei β-Lactam-Allergien).

▪▪▪ Prognose

Während die meningitische Symptomatik unter antibiotischer Therapie abklingt, entspricht die Prognose von vaskulitischbedingten Hirninfarkten der Prognose anderer zerebrovaskulärer Ischämien. Eine komplette Remission ist im Tertiärstadium in den meisten Fällen nicht mehr zu erreichen.

Literatur

1. Aguero-Rosenfeld ME, Wang G, Schwartz I, Wormser GP (2005) Diagnosis of Lyme borreliosis. Clin Microbiol Rev 18:484-509
2. Augenbraun MH, Rolfs R (1999) Treatment of syphilis in non-pregnant adults. Clin Infect Dis 28:21-28
3. Halperin JJ (2007) Diagnosis and treatment of the neuromuscular manifestations of Lyme disease. Curr Treat Options Neuro 9:93-100
4. Halperin JJ (2006) Is neuroborreliosis a medical emergency? Neurocrit Care 4:260-266
5. Halperin JJ, Shapiro ED, Logigian E, et al (2007) Practice parameter: treatment of nervous system Lyme disease (an evidence based review): report of the Quality of Standards Subcommittee of the American Academy of Neurology. Neurology 69:91-102
6. Libman LJ, Matthews JH (1976) »Oblongata« crises in tabes dorsalis. J Neurol Neurosurg Psychiatry 39:1240-1241
7. Lunemann JD, Martin R, Marques AR (2006) Lyme Disease. In: Noseworthy JH (ed) Neurological Therapeutics-Principles and Practice 2nd ed., Informa Health Care, Abingdon, Oxon 1025-1038.
8. Marra CM, Boutin P, McArthur JC, et al (2000) A pilot study evaluating ceftriaxone and penicillin G as treatment agents for neurosyphilis in human immunodeficiency virus-infected individuals. Clin Infect Dis 30:540-544
9. Richter D, Postic D, Sertour N et al (2006) Delineation of Borrelia burgdorferi sensu lato species by multilocus sequence analysis and confirmation of the delineation of Borrelia spielmanii sp. nov. Int J Syst Evol Microbiol 56:873-881
10. Robertson J, Guy E, Andrews N, et al (2000) European multicenter study of immunoblotting in serodiagnosis of lyme borreliosis. J Clin Microbiol 38:2097-2102
11. Roos K (2006) Neurosyphilis. In: Noseworthy JH (ed) Neurological Therapeutics-Principles and Practice, 2nd. ed, Informa Health Care, Abingdon, Oxon, 1021-1024
12. Schmutzhard E, Pfausler B, Gasse T, et al (1995) Verlauf und Langzeitfolgen der chronischen Neuroborreliose. Wien Med Wochenschr 145:183-186

13. Wilske B (2005) Epidemiology and diagnosis of Lyme Borreliosis. Ann Med 37:568-579
14. Wilske B, Fingerle V, Schulte-Spechtel U (2007) Microbiological and serological diagnosis of Lyme Borreliosis. FEMS Immunol Med Microbiol 49:13-21
15. Wormser GP, Nadelman RB, Dattwyler RJ, et al (2000) Practice guidelines for the treatment of Lyme disease. The Infectious Diseases Society of America. Clin Infect Dis 31:1-14

35.5 Akute Virusinfektionen des ZNS

U. Meyding-Lamadé, J. Sellner, S. Menon

Die **akute lymphozytäre Meningitis** ist häufig durch Viren, aber teilweise auch durch andere Erreger hervorgerufen und stellt die häufigste entzündliche Erkrankung des Nervensystems dar.
Aufgrund des oft blanden Verlaufes bleiben viele Virusmeningitiden undiagnostiziert, so dass eine exakte Inzidenz nicht bekannt ist.
In moderaten Klimazonen sieht man eine signifikante Häufung der Fälle insbesondere in den Sommer- und Herbstmonaten, was das saisonale Vorherrschen von *Enteroviren* und *Arboviren*, den Hauptverursachern der sog. aseptischen Meningitiden, widerspiegelt. Enteroviren stellen hierbei bis zu 90% der Erreger dar. Zu dieser Gattung werden Picornaviren (Coxsackie,- Echo,- Polio, sowie humane Enteroviren 68 und 71) hinzugezählt.
Die klinischen Leitsymptome sind Fieber, Kopfschmerzen und meningeale Reizerscheinungen, die häufig mit einem entzündlichen Liquorprofil assoziiert sind. Dabei zeigen Kinder und alte Menschen gelegentlich kein meningitisches Syndrom. Leichte Benommenheit oder Lethargie sind keine Seltenheit, wobei allerdings das Vorhandensein von stärkeren Bewusstseinsstörungen (z. B. Sopor, Koma), Krampfanfällen oder anderweitig fokal-neurologischen Symptomen an eine Beteiligung des Hirnparenchyms und damit an eine andere Diagnose denken lassen muss.
Im Liquor findet sich eine leichte Pleozytose (25–500 Zellen/μl), hierbei kann in der Frühphase ein granulozytäres Zellbild dem dann charakteristischen lymphozytären Zellbild vorangehen.
Das wichtigste Kriterium bei der Differenzialdiagnose ist der Ausschluss nichtviraler Ursachen, wie z. B. bakterielle Meningitiden, parameningeale Infektionen, infektiöse Meningitiden durch anderweitige Erreger (Tuberkulose, Pilze, Parasiten) sowie neoplastische Meningitiden und nichtinfektiös entzündlichen Erkrankungen (z. B. Sarkoidose, M. Behcet).
Normalerweise haben virale Meningitiden einen Verlauf über 10–14 Tage, nur 10% zeigen einen protrahierten Verlauf.
Im Regelfall wird symptomatisch behandelt, ohne dass eine stationäre Aufnahme erforderlich ist. Ausnahmen gibt es lediglich bei Patienten mit Immunschwäche, mit einer übermäßigen Infektion, die auch anderer Genese (z. B. bakteriell) sein kann, sowie bei Neugeborenen.
Die Prognose für eine Restitutio ad integrum nach einer viralen Meningitis ist in der Regel sehr gut, wobei allerdings bei Kindern und Neugeborenen in machen Fällen kognitive Einschränkungen, Lernstörungen sowie Hörverluste beschrieben worden sind.
Akute virale Meningoenzephalitiden sind seltene Erkrankungen, erfordern aber häufig eine intensivmedizinische Behandlung, rasche Diagnostik und Therapie. Hierbei ist neben dem meningealen Befall zusätzlich das Hirnparenchym (Meningoenzephalitis) durch Viren infiziert, wobei nur selten rein isolierte Enzephalitiden vorkommen. In manchen Fällen kommt zudem der Befall des Rückenmarks (Enzephalomyelitis) oder der Nervenwurzeln (Enzephalomyeloradikulitis) hinzu.
Das Auftreten ist vorwiegend sporadisch, in manchen Regionen Europas sind arthropodenübertragene Enzephalitiden wie die Frühsommermeningoenzephalitis endemisch. Die klinischen Syndrome sind oft unspezifisch und erlauben nur selten eine diagnostische Zuordnung. Die Entwicklung neuer neuroradiologischer und molekularbiologischer Methoden brachte erhebliche Fortschritte für die frühzeitige Identifizierung von ZNS-Infektionen und Monitoring des Therapieeffekts. Trotzdem wird nur bei etwa $1/3$ der Patienten die Ursache der Enzephalitis geklärt, bei einem weiterem $1/3$ wird die Ursache aufgrund von Klinik, des Ansprechens auf Therapie und grenzwertiger serologischer Befunde vermutet. Die Zahl der antiviralen Substanzen nimmt stetig zu, jedoch gibt es weiterhin virale Enzephalitiden, die aufgrund mangelnder spezifischer Therapien häufig letal enden.

■ ■ ■ Ätiologie und Pathogenese

Zu den häufigsten Erregern akuter Meningoenzephalitiden zählen in Europa Enteroviren gefolgt von Arboviren (diverse Alpha-, Flavi-, und Bunyaviren). Darüber hinaus kommen auch Masern-, Mumps-, Epstein-Barr-Viren (EBV), humane immunodefiziente Viren (HIV) und »lymphocytic choriomeningitis« Viren (LCMV) in diesem Zusammenhang vor [11].
Die Infektion erfolgt meist im Rahmen eines systemischen Virusinfekts.
Beim direkten Erregerbefall gelangen die Viren am häufigsten auf hämatogenem Weg ins ZNS. Im Gegensatz zu früheren Annahmen scheinen die Viren die Bluthirnschranke relativ leicht überwinden zu können. Der ZNS-Befall hängt wohl vom Ausmaß der Virämie und die Virämie von der Verfassung des Immunsystems ab. Man vermutet, dass die Viren die Gefäßendothelzellen direkt befallen oder durch Pinozytose/Exozytose durch die Zellen hindurchtransportiert werden. Einige Viren (Rabies, HSV) können durch retrograden axonalen Transport peripherer Nerven in das ZNS gelangen. Sicher müssen mehrere ungünstige Faktoren zusammenwirken, damit sich aus einer der häufigen Virusinfektionen eine Enzephalitis ent-

wickelt. In der Regel gehen die infizierten Nervenzellen zugrunde. Dadurch werden z. B. entzündliche Reaktionen ausgelöst, die weiteren Schaden anrichten können.

Bei Immundefizienten treten gehäuft akute Virusinfektionen und hierbei gelegentlich ZNS-Manifestationen auf:
- Cytomegalie-Virus- (CMV-)Retinitis und -Enzephalitis (3%),
- Varizella-Zoster-Virus- (VZV-)Enzephalitis (5%),
- HSV (4%),
- progressiv multifokale Leukenzephalopathie (PML) im Rahmen einer HIV-Infektion (2%).

Für eine virale Genese eines akut oder subakut entwickelnden ZNS-Prozesses sollten folgende Argumente in Betracht gezogen werden: Epidemien (Mumps, VZV, Polio), Insektenstich- oder Tierbiss (Arboviren bzw. Rabies), Immunsuppression oder Behandlung mit Blut- oder Blutprodukten sowie vorhergehende Auslandsaufenthalte. Saisonale Erkrankungshäufigkeiten helfen eine weitere Eingrenzung häufig auftretender Virusinfektionen, so z. B. Arbovirus- und Enterovirus vermehrt im Sommer und v. a. Mumps- und LCMV-Infektionen im Winter.

Bei Aufenthalten in Südostasien sind insbesondere an die Japanische Enzephalitis und das Nipah-Virus (Paramyxovirus), in Zentral- und Westafrika an das Ebola-Virus und in Nordamerika an das West-Nile-Virus (WNV), St.-Louis-Enzephalitis-Virus, California-Enzephalitis-Virus oder die Toga-Virus-Enzephalitiden zu denken. Eine Übersicht der diversen viralen (Meningo)enzephalitiden findet sich in ◘ Tab. 35.19.

Tab. 35.19. Häufige akute virale (Meningo)enzephalitiden

Viren	Neurologische Manifestation	Klinische Besonderheiten	Diagnostik (1. und 2. Wahl)	Verlauf
Adenoviren	M, ME	Fieber, akute Pharyngitis, Konjunktivitis, epidemische Keratokonjunktivitis, atypische Pneumonie	1. Serologie, 2. Erregerisolation	Gelegentlich schwerer Verlauf bei Kleinkindern und Immunsupprimierten
Arboviren				
FSME	M (25%), ME (75%) nach Zeckenbiss	Neurologische Besonderheiten bei 10% der Infizierten, biphasischer Verlauf	1. ASI, 2. RNA-PCR	Letalität 0,8–2%, gelegentlich schwerer polio-ähnlicher Verlauf
Reisekrankheiten	Eastern Equine Encephalitis (EEE), West Nile Virus Encephalitis, Japanische Enzephalitis, St.-Louis-Enzephalitis, etc.			
Arenaviren				
LCM-Virus (Lymphozytäre Choriomeningitis)	ME, MM, Übertragung durch Nager	Langes Prodromalstadium mit Müdigkeit, Rücken- und Muskelschmerzen	Serologie, PCR	Gelegentlich schwere Verläufe, Letalität 2,5%
Herpesviren				
HSV-1	M, ME	Typische fokale Enzephalitis mit Befall des Temporallappens	1. PCR, 2. ASI	Letalität 80%, seit Möglichkeit der antiviralen Behandlung <20%, jedoch häufig Residualschäden
Varizella-Zoster-Virus (VZV)	ME, Zerebellitis, Vaskulitis	Meist 1–2 Wochen nach Windpockeninfektion, Zoster opthalmicus	1. PCR, 2. ASI	Letalität 5–10%, Residualschäden in 20% der Fälle
	Zosterganglionitis, -radikulitis, selten -myelitis	Herpes-zoster-Exanthem		Postherpetische Neuralgie in 10%, häufig bei Älteren
Epstein-Barr-Virus (EBV)	M, ME (Hirnstammenzephalitis, Zerebellitis, Polyneuritis)	Mononucleosis infectiosa (Pfeiffer-Drüsenfieber)	1. PCR, 2. Serologie	Meist gutartig, Letalität 2–5%

◨ **Tab. 35.19.** (Fortsetzung)

Viren	Neurologische Manifestation	Klinische Besonderheiten	Diagnostik (1. und 2. Wahl)	Verlauf
Zytomegalievirus (CMV)	ME, Myelitis (oft Reaktivierung nach Immunsuppression oder Knochenmarktransplantation, Polyneuritis)	50–60% der Bevölkerung seropositiv, manchmal mit Hepatitis, Myokarditis, Pneumonie	1. PCR, 2. ASI und Antigennachweis im Blut	Schwere Verläufe bei Immunsupprimierten, Auftreten mit (CMV-Pneumonie, -Kolitis, -Retinitis) oder ohne systemischen Befall
Myxoviren				
Influenza-A- und -B-Virus	ME und parainfektiöse EM	Grippe, Bronchitis, Pneumonie, Myalgie, Exanthem	1. Serologie, 2. PCR	Meist gutartiger Verlauf, Letalität 10%
Mumpsvirus	M, ME	gelegentlich Meningitis; vorher Parotitis, Orchitis, Pankreatitis, Oophoritis	1. PCR, 2. ASI	
Masernvirus	Parainfektiöse Enzephalitis	2.–5. (33.) Tag nach makulopapulösem Exanthem, manchmal Bronchopneumonie	1. PCR, 2. ASI	Letalität 10–20%, Defektheilung 50%
Enteroviren				
Coxsackie-A-Virus	M, selten ME	Herpangina, Sommergrippe	1. PCR, Serologie, 2. Erregerisolation	
Poliomyelitis-Virus Typ 1–3	Poliomyelitis	Biphasischer Verlauf mit katarrhalischer Vorphase und paralytisch-meningitischem Stadium	1. PCR, Serologie, 2. Erregerisolation	Letalität 10%, Restparesen bei ca. 30%
Echo-Viren	M, ME	Gastroenteritis, Konjunktivitis, Exanthem, gelegentlich Leberbeteiligung	PCR, Serologie	Vorwiegend gutartige Verläufe
Pockenvirus	EM, meist parainfektiös	Zyklischer Verlauf mit Initialstadium (Fieber, Exanthem) und Eruptionssuppurationsstadium	1. PCR, Serologie, 2. Erregerisolation	Zerebrale Beteiligung 2,7%
Röteln (Rubella-Virus)	Parainfektiöse EM	Rötelnexanthen, nuchale Lymphadenopathie	ASI, PCR	Gute Prognose, Letalität 8%
Rhabdoviren	Tollwut, Lyssa-Enzephalitis	Prodromalstadium mit Kopfschmerz, Fieber, Exzitationsstadium mit Erregungszuständen, paralytisches Stadium und Tod	1. PCR, 2. Abklatschpräparat der Kornea	Letalität 100%

M Meningitis; *ME* Meningoenzephalitis; *MM* Meningoenzephalomyelitis; *EM* Enzephalomyelitis

35.5 Akute Virusinfektionen des ZNS

■■■ Symptomatik

Die klinischen Symptome einer viralen Enzephalitis sind immer diagnostisch wegweisend, andererseits aber nur selten hinreichend spezifisch. In bis zu 60% der Fälle geht einer akuten viralen Enzephalitis ein Prodromalstadium voraus, meist in Form von allgemeiner Abgeschlagenheit, eines grippalen Infekts oder gastrointestinaler Beschwerden. In vielen Fällen setzen die Symptome akut aus voller Gesundheit ein und erreichen bereits am ersten Tag ihren Höhepunkt.

Die **Leitsymptome** der Enzephalitis sind neben Fieber (70%) und Kopfschmerzen meist eine veränderte Bewusstseinslage (Somnolenz, Koma), Verhaltensauffälligkeiten (Desorientiertheit, Psychosen) sowie Nachweis von entweder fokalen oder diffus neurologischen Symptomen (Halbseitensymptome, Dysphasien/Aphasien und Hirnstamm-/Kleinhirnstörung jeweils 20%, epileptische Anfälle 50%).

Bei Aufnahme klagen 65% aller Patienten über Kopfschmerzen und Fieber. Oft fällt in der neurologischen Untersuchung eine begleitende meningeale Reizung (ca. 60%) als Zeichen der **Meningoenzephalitis** auf. Hautveränderungen können Hinweise auf eine Masern, Röteln oder Varizella-Zoster-Enzephalitis sein.

> **Wichtig**
>
> Die meningeale Reizung und die erhöhte Temperatur können bei Säuglingen, immunkompromittierten Patienten oder älteren Menschen fehlen.

Die Symptomatik hängt von der Lokalisation und dem Entwicklungstempo des entzündlichen Prozesses ab. Die Enteroviren führen z. B. zu einem Befall des Hirnstamms mit dem klinischen Bild einer Rhombenzephalitis, das Herpes-Simplex-Virus (HSV) betrifft dagegen v. a. die Temporallappen.

Bei schwerem Verlauf kann es innerhalb weniger Tage zum Tod durch Folgen einer zytotoxischen Hirnschwellung mit konsekutiv erhöhtem intrakraniellem Druck kommen. Etwa $1/3$ aller akuten Enzephalitiden werden zeitweilig auf der Intensivstation behandelt. Die häufigsten Indikationen zur intensivmedizinischen Behandlung sind die Bewusstseinsstörung, epileptische Anfälle sowie Schluck- und Atemantriebsstörungen.

■■■ Diagnostik

Die Prognose viraler Meningoenzephalitiden ist abhängig von der frühen Diagnose und frühzeitigem Therapiebeginn (◘ Tab. 35.19).

Anamnese und Klinik

Eine akute virale Enzephalitis sollte gegenüber einer Enzephalopathie, die durch eine Vielzahl nichtinfektiöser Komponenten eine virale Enzephalitis vortäuschen kann, sicher abgegrenzt werden. Dabei kann die Enzephalopathie metabolische Veränderungen wie Leberinsuffizienz, Niereninsuffizienz, diabetisches Koma, mitochondriale Zytopathien, Anoxie/zerebrale Ischämie, systemische Infektionen, Intoxikationen, paraneoplastische Störungen, maligne Hypertonie, nichtkonvulsiver Status bei Epilepsie sowie bestimmte Nährstoffdefizite beinhalten.

Die Anamnese ist hierbei wie bei allen Erkrankungen unerlässlich und sollte sicherlich auch eine Reiseanamnese beinhalten. Bei klinischer Konstellation von **Kopfschmerzen, Fieber und Bewusstseinsstörung in Kombination mit potenziell fokal-neurologischen Ausfällen** (z. B. Krampfanfälle) muss sofort an eine virale Enzephalitis gedacht werden, wobei z. B. ein abrupter Beginn mit schneller Progredienz durch HSV 1 und Erkrankungen mit biphasischen Verläufen eher durch Enteroviren bedingt sind.

Bei Sicherung einer Enzephalitis sollte des Weiteren eine infektiöse virale Enzephalitis von einer akut disseminierten Enzephalomyelitis (ADEM) unterschieden werden, die anamnestisch häufig eine kürzlich erfolgte Impfung bei Kindern ergibt, visuelle Störungen eines oder beider Augen sowie Zeichen der spinalen Beteiligung und darüber hinaus multifokale Entmarkungsherde in der MRT in beiden Hemisphären aufweist [11].

Die klinische Untersuchung sollte auch das Aufsuchen möglicher Hautveränderungen (VZV) beinhalten.

> **Wichtig**
>
> Gibt die klinische Konstellation Hinweise auf eine Enzephalitis, muss sofort eine empirische, antivirale Therapie begonnen werden.

Neuroradiologie

Die kranielle Computertomographie (CT) und Magnetresonanztomographie (MRT) kann charakteristische Befunde zeigen und erlaubt oft die Abgrenzung anderer Krankheitsbilder [5], allerdings zeigt sich bei bis zu 10% liquorchemisch nachgewiesener HSV-Enzephalitisfälle ein unauffälliger kranieller Computertomographie- oder Magnetresonanztomographiebefund.

Die MRT kann das Ausmaß des entzündlichen Prozesses aufzeigen und bereits auf spezifische Erreger hinweisen:
— HSV-Enzephalitis bei temporalen Marklagerläsionen,
— Japanische Enzephalitis bei thalamischen Blutungen,
— Enterovirus-71-Enzephalitis mit T2-gewichteten hyperintensen Läsionen im Ncl. dentatus des Zerebellum und Hirnstamm,
— multiple Marklagerläsionen bei der PML.

Eine entscheidende Rolle spielt die zerebrale Bildgebung auch zur Verlaufskontrolle bei entstehendem erhöhten ICP, wenn eine Entscheidung über die Anlage einer externen Ventrikeldrainage getroffen werden muss.

Allgemeine Blutuntersuchungen

Bei viralen Infektionen des ZNS ergeben die Blutuntersuchungen entweder einen Normalbefund oder geringfügig erhöhte Entzündungsparameter. Typisch ist eine relative Leukozytose bei normalen, leicht erhöhten oder sogar erniedrigen Gesamtleukozytenzahlen

Liquordiagnostik

Eine Liquoruntersuchung muss bei allen Patienten mit Verdacht auf eine virale Enzephalitis durchgeführt werden, wenn keine Kontraindikationen (erhöhter intrakranieller Druck) vorliegen [3, 17].

Der klassische Liquorbefund ist von der einer viralen Meningitis nicht zu unterscheiden und ist folgendermaßen charakterisiert:

- Geringe bis mäßige Zellzahlerhöhung: 20–1500/µl (selten bis 3000). **Cave:** auch normale Zellzahlen können vorkommen.
- Zytologie: vorwiegend lymphozytäre Pleozytose, initial oft granulozytäres Zellbild. Bei der Kontrollpunktion nach 24–72 h sollte jedoch eine lymphozytäre Pleozytose vorliegen. Eine Persistenz der polymorphkernigen Pleozytose muss an eine bakterielle oder parameningeale Infektion denken lassen (Ausnahme: bestimmte Echoviren, WNV; [7, 8]).
- Leicht erhöhtes Gesamteiweiß: <150 mg/l (selten bis 500 mg/dl). **Cave:** in 40% der Fälle keine Eiweißerhöhung.
- Glukose bzw. Laktat: >60 (L/S in %) bzw. <4 mmol/l.

Die Liquorbefunde einer akuten Virusenzephalitis sind typisch, aber nicht spezifisch und können gelegentlich auch bei folgenden Erkrankungen gefunden werden:
- parainfektiöse Enzephalomyelitis,
- anbehandelten bakterielle Meningitiden,
- parasitären ZNS-Infektionen,
- im Frühstadium der TBC- oder Pilzmeningitis,
- parameningeale Infektionen (Abszess, Empyem).

Liquor-PCR

Mit der Liquorpolymerasekettenreaktion (PCR) können Genombestandteile diverser Erreger, wie z. B. HSV-1, EBV, CMV, VZV und Enteroviren, nachgewiesen werden und bildet den Goldstandard in der Diagnostik der Virusenzephalitiden. Sie kann schnell durchgeführt werden, wobei die Ergebnisse bereits nach ca. 24 Stunden vorliegen. Neuere Studien mit HSV-Enzephalitis haben gezeigt, dass die Sensitivität (ca. 98%) und die Spezifität (ca. 94%) der Liquor-PCR gleich oder sogar besser als die der Hirnbiopsie ist [7].

Dennoch ist meist die PCR nicht rund um die Uhr erhältlich, so dass in der Akutsituation keinesfalls auf das PCR-Ergebnis gewartet werden sollte, sondern bei Verdacht probatorisch antiviral behandelt werden muss.

> **Wichtig**
>
> Eine negative HSV-Liquor-PCR eines Patienten mit klinischem und labortechnisch hohem Verdacht reduziert zwar die Wahrscheinlichkeit, schließt aber damit eine Enzephalitis nie aus!

Erregerspezifische Antikörperdiagnostik

Durch Berechnung des Antikörperindex (AI) kann eine intrathekale Antikörperproduktion festgestellt werden und erlaubt damit den Beweis einer erregerbedingten Meningoenzephalitis. Diese Berechnung ist möglich bei Generierung exakter Laboreinheiten mittels ELISA. Ein AI >1,5 zeigt eine intrathekale Antikörpersynthese an [13].

$$ASI = \frac{(\text{spezifische Antikörper im Liquor}) \times (\text{Serum-IgG})}{(\text{Liquor-IgG}) \times (\text{spezifische Antikörper im Serum})}$$

Die intrathekale Synthese von Antikörpern entwickelt sich meist erst am Ende der 1. Erkrankungswoche. Eine Synthese erregerbedingter Antikörper findet aber auch in der Spätphase neuroviraler Erkrankungen statt (»Liquornarbe«) und führt im klinischen Alltag gelegentlich zur Fehldiagnose einer ZNS-Infektion.

■■■ Differenzialdiagnosen

Erkrankungen, die eine virale Enzephalitis vortäuschen können, sind:
- vaskuläre Erkrankungen (Vaskulitis, zerebraler Infarkt, Sinus-/-Venenthrombose),
- Abszess und Empyem,
- Pilzinfektionen (Kandidose, Kryptokokkose, Aspergillom),
- parasitäre Infektionen (Malaria, Neurozystizerkose, Toxoplasmose),
- rickettsielle Infektionen (Q-Fieber, Rocky Mountain Spotted Fever),
- tuberkulöse Infektionen,
- Tumoren (Metastasen, Meningeosis),
- toxische Enzephalopathie,
- subdurales Hämatom,
- systemischer Lupus Erythematodes (SLE),
- limbische Enzephalitis,
- ADEM,
- Prionen-Erkrankungen.

Wenn nicht virale Ursachen einer Enzephalitis einmal ausgeschlossen sind, gilt es, eine Herpes-simplex-Virus-Enzephalitis (HSVE) von anderen Virusenzephalitiden zu unterscheiden. Dies ist insofern relevant, als das für jede andere Ursache die Therapie lediglich symptomatisch ist, wohingegen bei der HSVE eine spezifische und effektive antivirale Therapie zur Verfügung steht, deren Wirksamkeit besonders dann ausgeprägt ist, wenn sie früh im Verlauf eingesetzt wird.

> **Wichtig**
>
> Eine HSVE sollte dann vermutet werden, wenn die Klinik auf eine Beteiligung mesiotemporaler sowie frontotemporaler Regionen hinweist, einschließlich olfaktorischer und gustatorischer Halluzinationen, Anosmie, Gedächtnisstörungen und Persönlichkeitsveränderungen.

Eine akut aszendierende Parese, die einem Guillain-Barré-Syndrom (GBS) ähnelt, allerdings mit einer Pleozytose einhergeht, kann durch eine FSME-, HIV-Infektion, Rabies oder WNV-Infektion bedingt sein [7].

Verlauf

Aufgrund der verschiedenen Verläufe wird im speziellen auf die wichtigsten Enzephalitiden eingegangen.

Herpes-simplex-Virus-Enzephalitis (HSVE)

Das HSV ist in Westeuropa bei Kindern die älter als 6 Monaten sind und bei Erwachsenen die häufigste Ursache einer sporadischen Enzephalitis.

Bei immunkompetenten Erwachsenen wird die HSVE in 90% der Fälle durch das HSV-1 ausgelöst, während HSV-2 meist nur eine benigne lymphozytäre Meningoenzephalitis, hervorruft, welche auch mehrfach remittieren kann (früher: Mollaret-Meningitis). Bei Neugeborenen und Immuninkompetenten ruft HSV-2 eine diffuse Enzephalitis im Rahmen einer systemischen, hämatogen fortgeleiteten Infektion hervor.

Die durch HSV-1 erzeugte Enzephalitis ist mit einer Inzidenz von 5/100.000 die häufigste sporadische Enzephalitis in Westeuropa [21], ohne saisonale Bevorzugung. Ein $1/3$ aller HSVE-Fälle tritt als Primärinfektion auf. Die Mehrzahl aller Patienten hat jedoch bereits Antikörper gegen HSV, wenngleich nur 10% aller HSVE-Patienten klinische Zeichen einer rekurrierenden HSV-Infektion aufweisen (z. B. Herpes labialis).

Das Virus gelangt vermutlich über die Mund- und Nasenschleimhaut zum Bulbus olfactorius oder Ganglion Gasseri (N. trigeminus) und über durale Nervenäste zur vorderen und mittleren Schädelgrube. Es verursacht eine fokale Enzephalitis, die vorwiegend temporo- und frontobasal gelegen ist und durch hämorrhagische Nekrosen und eine erhebliche Hirnschwellung charakterisiert ist. In Einzelstudien gibt es Hinweise auf virusunabhängige chronisch-progrediente Gewebsuntergänge im Langzeitverlauf der HSVE [12].

Die initialen Symptome können sehr vielfältig sein. Nach einem 1- bis 4-tägigen Prodromalstadium folgt eine variable Phase mit Bewusstseinsstörungen, Persönlichkeitsveränderungen und fokalen neurologischen Symptomen.

Die HSVE kann einen schweren Verlauf mit erhöhtem Hirndruck und letalem Ausgang nehmen. Ohne spezifische Therapie endet sie in 80% der Fälle letal. Die spezifische frühzeitige Therapie kann die Mortalität auf 20% senken, ein Großteil der Überlebenden (90%) behält jedoch leichte bis schwere kognitive Defizite zurück [20].

In der **kraniellen MRT** können morphologische Veränderungen bereits deutlich früher und sensitiver als in der **CCT** nachgewiesen werden, wobei durch diffusionsgewichtete und sog. Flair-Sequenzen ein erheblicher Informationsgewinn durch frühzeitige Charakterisierung enzephalitischer Läsionen herbeigeführt werden kann. Die frontomesiotemporalen Anteile, die insuläre Region, der Gyrus cinguli, der Thalamus sowie der frontobasale Kortex sind mit fokalen Ödemen, manchmal sogar mit vereinzelter Kontrastmittelaufnahme, häufig betroffen.

Es gibt jedoch bildmorphologische Hinweise darauf, dass bei Säuglingen und Kindern im Gegensatz zu Erwachsenen vermehrt extratemporale Läsionen entdeckt werden [19].

EEG-Untersuchungen zeigen bei Liquor-PCR bestätigten HSVE-Fällen in bis zu 90% fokal auf den Temporallappen bezogene Spike- und Slow-wave-Aktivität, die jedoch häufig unspezifisch sind.

Charakteristische **Liquorbefunde** sind eine lymphozytäre Pleozytose von 15–200 (selten bis 700) Zellen/μl. Oft finden sich an Tag 3–6 auch Plasmazellen und eine mononukleäre Pleozytose oder auch eine hämorrhagische Komponente (Erythrozyten, Xanthochromie, Siderophagen). Das Liquoreiweiß ist in über 80% der Fälle erhöht. Mittels PCR kann frühzeitig (Tag 1 oder 2) virusspezifische DNA im Liquor nachgewiesen werden. Allerdings korreliert die Schwere der Erkrankung nicht mit der Zahl der Viruskopien [23].

Falsch-negative Liquor-HSV-PCR-Befunde sind am häufigsten innerhalb der ersten 24–48 Stunden sowie nach 10–14 Tagen nach Krankheitsausbruch.

Die **Therapie** erfolgt bereits bei klinischem Verdacht mit Aciclovir mit einer Dosis von 10 mg/kgKG alle 8 Stunden über 10–14 Tage (Tab. 35.20). Patienten mit Immundefekten oder mangelndem Ansprechen auf die Therapie können mit höheren Dosierungen und längerer Therapiedauer behandelt werden. Bei Aciclovirresistenz oder Unverträglichkeit können Vidarabin oder Foscarnet zum Einsatz kommen.

Aktuell gibt es klinische Studien (Collaborative Antiviral Study Group Trial) über den Einsatz von Valaciclovir in der Therapie der HSVE. In diesen Studien soll die Frage geklärt werden, ob die orale Verabreichung von Valaciclovir für 90 Tage nach Abschluss der intravenösen Aciclovirtherapie das Ausmaß der langfristigen Defizite nach einer HSVE minimieren kann.

Darüber hinaus wird derzeit durch die sog. GACHE- (German Trial of Acyclovir and Corticosteroids in Herpes-simplex-virus-Encephalitis) Studie der Effekt von adjuvantem Dexamethason auf Folgeschäden bei Patienten mit Herpesenzephalitis untersucht.

Da bei der Pathogenese dieser Enzephalitis auch Autoimmunmechanismen eine wichtige Rolle spielen, scheint unter einer kombinierten Therapie mit Aciclovir und Dexamethason die Rate von Patienten mit schlechtem Outcome geringer als unter alleiniger Therapie mit Aciclovir zu sein [10].

Die antivirale Therapie reduziert die Zahl der Viruskopien im Liquor. In den meisten Fällen führt die Aciclovirgabe somit zu einer raschen Reduzierung des Antigennachweises im Liquor, so dass in den meisten Fällen innerhalb von 15 Tagen nach Beginn der Therapie die Liquor-PCR negativ ausfällt [19]. Bei persistierend positiver Liquor-PCR sollte an eine zusätzliche oder alternative antivirale Therapie gedacht werden.

Herpes-zoster (VZV-)Enzephalitis

Die tatsächliche Inzidenz der Herpes-zoster-Enzephalitis ist nicht bekannt. Gefährdet durch schwere Verläufe sind immunsupprimierte Patienten, CMV-seronegative Transplantatempfänger und Malignompatienten während einer Chemotherapie. Ein besonders hohes Risiko besteht für Aids-Patienten im Stadium IV (Chorioretinitis).

Die VZV-Enzephalitis tritt in 1–2 von 10.000 Fällen einer VZV-Infektion auf, meist 1–2 Wochen nach dem typischen Exanthem. Gelegentlich kann sie dem Exanthem auch um bis zu 3 Wochen vorausgehen.

Klinisch kommt es entweder zu einer Meningoenzephalitis oder Zerebellitis im Anschluss an eine Windpockeninfektion oder zu einer Zosterneuritis (Gürtelrose) assoziierten Enzephalitis, die häufiger bei Abwehrgeschwächten vorkommt und als Polioenzephalitis oder seltener als multifokale Leukenzephalopathie verlaufen kann.

Meist beginnt sie 1–2 Wochen nach dem Exanthem, doch gelegentlich kann sie den Windpocken auch um bis zu 3 Wochen vorausgehen. Neuropathologisch finden sich entzündliche Läsionen, hämorrhagische Nekrosen, Vaskulitiden und Infarkte durch Gefäßstenosen und -verschlüsse.

Die kranielle **MRT** zeigt neben multiplen Läsionen in der weißen Substanz ischämische und hämorrhagische Läsionen mit Kontrastmittelenhancement. Ein normales EEG im Akutstadium spricht gegen die Diagnose. Die **EEG**-Veränderungen können bis zu einem Jahr persistieren. Im Liquor findet sich eine lymphozytäre Pleozytose, anfänglich mit einer Granulozytose.

Die Therapie unterscheidet sich nicht von der der HSVE. Die mit Windpocken assoziierte Enzephalitis hat eine Letalität von 30%, meist bedingt durch die oft vorbestehende Immuninkompetenz.

Epstein-Barr-Virus-Enzephalitis

Zerebrale Beteiligungen bei EBV-Infektionen sind meist gutartig.

Das EBV ist ein Herpesvirus, welches verschiedene neurologische Manifestationen verursachen kann (Meningitis, Enzephalitis, Aids-assoziiertes ZNS-Lymphom, Myeloradikulitis und Enzephalomyeloradikulitis). Die neurologischen Erscheinungen der EBV-Infektion treten meistens als Komplikationen der infektiösen Mononukleose (in zirka 5–7% der Fälle) auf. Die Inzidenz der infektiösen Mononukleose selbst liegt bei ca. 8/1000.

Die klassischen **Symptome** einer infektiösen Mononukleose sind Fieber (76%), Pharyngitis (82%) sowie Lymphknotenschwellungen (94%) und Splenomegalie (52%). Neurologische Symptome können sich vor, während und nach den klassischen Symptomen manifestieren [4]. Die EBV-Enzephalitis kann als Meningoenzephalitis, Zerebellitis (insbesondere bei Kleinkindern) und Hirnnervenausfälle in Erscheinung treten. Es wurden auch Polio-ähnliche Krankheitsbilder beschrieben [24]. Schwere Krankheitsverläufe kommen insbesondere bei Kleinkindern und immunsupprimierten Patienten vor. Kontrollierte Studien zur **Behandlung** der EBV-Enzephalitis fehlen. Neben Aciclovir kann auch Ganciclovir gegeben werden.

Frühsommermeningoenzephalitis (FSME)

Das FSME-Virus gehört zu der Gruppe der Arboviren, wobei das Erregerreservoir kleine Wildnager und Vektorzecken darstellen. Die Entwicklungszyklen der Ixodes-ricinus-Zecken führen zu einem saisonalen Auftreten der Erkrankung von März bis Oktober mit Erkrankungsgipfel von April bis Juli.

Durchseuchte Zeckenpopulationen finden sich vornehmlich in Süddeutschland, Österreich, Tschechien, Ungarn und Slowakei [9]. Der im Jahr 2005 beobachtete Anstieg der an das RKI übermittelten FSME-Erkrankungen auf 431 Erkrankungen (in den Jahren 2001–2004 durchschnittlich 262 Fälle) unterstreicht, wie wichtig ein vollständiger Impfschutz ist. Im Jahr 2006 wurde ein weiterer Anstieg auf 541 Fälle dokumentiert. In den letzten Jahren wurden neue Risikogebiete in Deutschland definiert, eine aktuelle Karte ist auf der Website des Robert-Koch-Instituts (www.rki.de) zu finden. In Europa werden bei hoher Dunkelziffer jährlich etwa 10.000–12.000 klinische Fälle beim Menschen registriert.

Derzeit sind 3 Subtypen bekannt (europäisch, östlich, fernöstlich). Die Infektion hinterlässt eine lebenslange Immunität.

Eine **klinische Manifestation** tritt nur in 30% der Fälle auf. Es werden meningitische (50%), meningoenzephalitische (40%) und myelitische (10%) Verlaufsformen beobachtet. Das pathologische Korrelat ist eine fleckförmige Polioenzephalitis mit meningealer Beteiligung. Hauptmanifestationsorte sind Hirnstamm, Dienzephalon, Kleinhirn, Kortex und Vorderhörner des Hals- und oberen Thorakalmarks. Je nach der Verteilung der Herde werden Hirnnervenausfälle, Kleinhirnzeichen, spastische und schlaffe Lähmungen, Krampfanfälle, Hyperkinesien und Myoklonien beobachtet.

Der meist **biphasische Krankheitsverlauf** beginnt mit einer 3–7 Tage andauernden grippeähnlichen Prodromalphase. Bei ca. 10% der infizierten Personen kommt es nach einem kurzen, symptomfreien Intervall zum Übergang in die zweite Krankheitsphase mit neurologischer Symptomatik. Ein erneuter Fieberanstieg (39°C), heftige Kopf- und Gliederschmerzen mit starkem Krankheitsgefühl sind zu beobachten. In der Restitutionsphase kommt es zu kontinuierlicher Besserung innerhalb von 1–3 Wochen. Die Letalität einer manifesten Erkrankung beträgt beim westlichen Erregersubtyp 1–2% (bei der myelitischen Form 20%), beim östlichen Subtyp 20%. Bei 27% der Patienten finden sich lang anhaltende neuropsychologische oder neurologische Defizite.

Eine Virusisolierung gelingt in der Akutphase des katarrhalischen Infektes aus Rachenspülwasser und Liquor, aus Blut nur selten. Anfang 2004 wurde die Falldefinition des Robert-Koch-Instituts für die FSME geändert. Als FSME-Fall gelten nur noch FSME-Virusinfektionen, bei denen ein positiver Befund, welcher mit mindestens einer der 4 folgenden Methoden erhoben wurde, vorliegt:

- Direkter Erregernachweis
  - RNA-Nachweis (z. B. PCR) nur im Blut oder Liquor, post mortem im Organgewebe.
- Indirekter Erregernachweis
  - Nachweis von IgM- und IgG-Antikörpern im Blut oder im Liquor (einmalig deutlich erhöhter Wert).
  - Deutliche Änderung zwischen 2 Proben beim IgG-Antikörpernachweis.
  - Nachweis intrathekal gebildeter FSME spezifischer Antikörper (AI).

Die Postexpositionsprophylaxe wird nicht mehr empfohlen, da Exazerbationen beschrieben sind. Eine **aktive Immunisierung** sollte in Endemiegebieten durchgeführt werden. Die aktive Immunisierung erfolgt mit einem inaktivierten Virusstamm. Es erfolgen 3 Impfungen (jeweils am Abstand von 1–3 Monaten und nach 9–12 Monaten eine Booster-Impfung) die in 98–99% zu einer Serokonversion führen. Daneben gibt es Schnellimmunisierungsschemata. Nach 3–5 Jahren ist eine erneute Booster-Impfung erforderlich. Der empfohlene Zeitpunkt zum Beginn der Impfung ist im Winter, da die Zecken zu diesem Zeitpunkt inaktiv sind.

Eine spezifische antivirale Therapie für die FSME gibt es nicht.

Rabies (Tollwut)

Rabies ist eine der ältesten bekannten Zoonosen. Erreger ist ein Rhabdovirus der Gattung Lyssavirus, welcher alle Säugetiere infizieren kann.

Schätzungen zufolge versterben jährlich ca. 100.000 Menschen an Tollwut. In Deutschland konnte die Tollwut durch systemische Bekämpfungsmaßnahmen nahezu eliminiert werden und ist daher extrem selten. So gab es einen gemeldeten Fall in 1996, einen in 2004 und vier in 2005. Das Reservoir des Rabies-Virus umfasst viele Tierarten, darunter Füchse, Nager und Fledermäuse, wobei die Übertragung auf den Menschen zu über 90% durch Hundebisse erfolgt. Nach Replikation im Muskelgewebe bindet das Virus an den Acetylcholinrezeptor und gelangt über die neuromuskuläre Endplatte und den peripheren Nerven bis zum Vorderhorn, wo es erneut zu einer Virusvermehrung kommt. Danach erfolgt die Ausbreitung zu den Speicheldrüsen über das sympathische Nervensystem. Hierbei ist das limbische System besonders vulnerabel, wobei im Verlauf neben perivaskulären Lymphozyteninfiltraten als typisches Merkmal sog. »Negri-Körperchen« vorkommen.

Die Inkubationszeit liegt zwischen 10 und 20 Tagen (in Einzelberichten bis 6 Jahre). Die Größe der Verletzung steht in umgekehrter Korrelation mit der Länge der Inkubationszeit. Die klassische klinische Präsentation einer enzephalitischen Rabies umfasst Fieber und eine autonome Hyperaktivität mit fluktuierend mentalem Status. In der akuten Phase kommen Krämpfe des Larynx und des Pharynx bei konsekutiver Hydrophobie oder sogar Aerophobie vor.

Der Tod tritt in der Regel im Koma und unter den Zeichen einer Atemlähmung ein, zwischen Auftreten der ersten Symptome und dem Tod liegen maximal 10 Tage.

Bei klinisch manifester Tollwut sterben die Patienten praktisch immer, intensivmedizinische Verfahren können lediglich den Verlauf etwas aufhalten. Bis zum derzeitigen Zeitpunkt wurden in der Literatur nur 5 Patienten beschrieben, die trotz klinisch manifester Erkrankung überlebten, wobei die Gründe dafür unklar bleiben.

Die **Diagnose** wird durch das klinische Bild und den Erregernachweis gestellt. Im Liquor finden sich oft eine Schrankenstörung und eine lymphozytäre Pleozytose. Die Erregerisolierung erfolgt aus dem Speichel, Tränenflüssigkeit, Liquor und Urin. Die rabiesspezifischen Antikörper steigen innerhalb von 2 Wochen an. Gesichert wird die Infektion im Idealfall durch Untersuchung von Hirngewebe des beißenden Tieres.

> **Wichtig**
>
> Der direkte oder indirekte Rabiesnachweis sowie die Verletzung eines Menschen durch ein tollwutkrankes oder -verdächtiges Tier sind meldepflichtig.

Eine spezifische Therapie existiert nicht. Es wird lediglich symptomatisch behandelt.

Menschen, die ein erhöhtes Risiko durch vermehrten Kontakt mit rabiesinfizierten Tieren haben, sollten eine Präexpositionsprophylaxe erhalten. Dabei handelt es sich um einen Aktivrabiesimpfstoff, der intradermal oder intramuskulär am Tag 0, 7, 21 oder 28 appliziert wird.

Enterovirus-Typ-71-Enzephalitis

Enteroviren gehören zu den häufigsten Erregern viraler Meningitiden. Hierbei ist das Enterovirus-Typ-71 ein Erreger der Hand-Fuß-Mund-Krankheit (HFMK), die durch Bläschen und leichtes Fieber gekennzeichnet ist. Nach einem grippeähnlichem Vorstadium kommt es zu Vigilanz- und Verhaltensstörungen, Krampfanfällen, selten auch zu bizarren Verhaltensabnormalitäten. Zu schweren Verläufen neigen v. a. Kleinkinder. Von März bis Dezember 1998 kam es in Taiwan zu einer großen HFMK-Epidemie mit 130.000 gemeldeten Fällen, 406 schweren Verläufen und einer Mortalität von 19,3%. Es wird eine fäkal-orale und aerogene Übertragung angenommen. Zur Vermeidung einer Infektion mit Enterovirus-Typ-71 werden v. a. hygienische Maßnahmen empfohlen. Die Diagnose erfolgt mittels Nachweis von Virus-RNA im Liquor-PCR.Bei potenziell lebensbedrohlichen Verläufen kann das Präparat **Pleconaril** verabreicht werden. Pleconaril ist ein oral applizierbares Virostatikum, das die Replikation von Viren durch einen kapsidbindenden Mechanismus hemmen kann. Eine große Post-hoc-Analyse zeigte, dass Pleconaril den Verlauf der Infektion bei milden Erkrankungsformen lediglich minimal beeinflussen kann, wohingegen Patienten mit einem schweren Verlauf davon profitieren können

Therapie

Wie bereits erwähnt, besteht mit Ausnahme für die HSV-Enzephalitis keine spezifische Therapie für virale Enzephalitiden (Tab. 35.20).

Die **Immunisierung** gegen bestimmte Viren (FSME) ist daher umso bedeutender. Bei ausgewählten Viruserkrankungen (z. B. Rabies, Pocken) nach bereits stattgehabter Infektion ist auch die Gabe von Hyperimmunglobulinen (passive Immunisierung) notwendig.

Bei den meisten viralen Enzephalitiden ist die Therapie symptomatisch ausgerichtet, welches in der Regel ein Monitoring bei intensivmedizinischer Betreuung mit einbezieht. Hierzu gehören die Prophylaxe bzw. die adäquate Behandlung eines erhöhten intrakraniellen Drucks (30–45° Oberkörperhochlagerung, Intubation und Hyperventilation), Fiebersenkung und Kontrolle von Elektrolyt- und Wasserhaushalt, genauso wie eine engmaschige Kontrolle der Atmungsparameter. Im Einzelfall kann eine osteoklastische Trepanation bei schweren Verläufen aufgrund von fokaler Hirnschwellung ein gutes Ergebnis bringen [15].

Eine antikonvulsive Therapie ist bei Anfällen oder beim klinischen Verdacht nicht konvulsiver Anfälle indiziert.

Prognose

Die Prognose viraler Enzephalitiden hängt wesentlich vom Erreger ab. Die HSVE ist in Mitteleuropa unbehandelt mit einer Mortalität von 80% behaftet, die frühzeitige Therapie konnte diese Rate auf 20% senken. Bei vielen Überlebenden bleiben jedoch neuropsychologische Defizite zurück.

Eine komatöse Aufnahme ist für den Patienten ebenso als prognostisch ungünstig zu werten, wie ein im Verlauf einsetzendes Koma, ein erhöhtes Lebensalter bzw. Säuglingsalter sowie der Nachweis einer intrathekalen IgG-Synthese.

Für Erkrankungen, die durch folgende für den Neurologen relevante Viren verursacht werden, besteht eine Meldepflicht: Adenovirus, FSME, Gelbfieber, Influenza, Lassa, Masern, Polio, Rabies.

Tab. 35.20. Antivirale Therapie

	Wirksamkeit	Dosis	Nebenwirkungen	Bemerkungen
Aciclovir (Zovirax)	HSV-1, HSV-2, EBV, VZV, CMV	10 mg/kgKG alle 8 h, Infusionsdauer 1 h *Bei Kreatininclearance*: 50–25 ml/min: alle 12 h; 25–50 ml/min: alle 24 h; <10 ml/min: alle 24 h in ½ Dosis	Schwindel, Verwirrtheit, Schläfrigkeit, Psychosen, epileptische Anfälle, Kopfschmerzen, Niereninsuffizienz	Dauer 10–14 Tage; pro g Aciclovir 1 l Flüssigkeitsausscheidung
Ganciclovir (Cymeven)	s. Aciclovir	5 mg/kgKG, 2 Infusionen/24 h	Wie Aciclovir + Leuko- und Thrombozytopenie	Keine gleichzeitige Gabe von β-Laktamantibiotika wegen Senkung der Krampfschwelle, Probenecid hemmt die Ausscheidung
Vidarabin	HSV-1, HSV-2, VZV	15 mg/kg/24 h als 12-stündige Infusion	Übelkeit, Diarrhö, Erbrechen, Tremor, Ataxie, Psychosen, epileptische Anfälle	Dosisanpassung bei Niereninsuffizienz, Nachteile bei Patienten mit hohem Hirndruck wegen großer Volumenmengen
Foscarnet (Foscavir)	HSV-1, HSV-2, EBV, VZV, CMV	2-mal/24 h 60–90 mg/kgKG i.v. für 2 Wochen	Nephrotoxizität, Verschiebung von K, P, Ca, Kopfschmerzen, Tremor, epileptische Anfälle, Bewusstseinsstörungen	Adäquate Hydratation

Literatur

1. Abzug, M.J., Cloud, G., Bradley, J., Sanchez, P.J., Romero, J., Powell, D., Lepow, M., Mani, C., Capparelli, E.V., Blount, S., Lakeman, F., Whitley, R.J., Kimberlin, D.W., 2003. Double blind placebo-controlled trial of pleconaril in infants with enterovirus meningitis. Pediatr Infect Dis J 22, 335-341.
2. Chaudhuri, A., Kennedy, P.G., 2002. Diagnosis and treatment of viral encephalitis. Postgrad Med J 78, 575-583.
3. Cinque, P., Bossolasco, S., Lundkvist, A., 2003. Molecular analysis of cerebrospinal fluid in viral diseases of the central nervous system. J Clin Virol 26, 1-28.
4. Corssmit, E.P., Leverstein-van Hall, M.A., Portegies, P., Bakker, P., 1997. Severe neurological complications in association with Epstein-Barr virus infection. J Neurovirol 3, 460-464.
5. Falcone, S., Post, M.J., 2000. Encephalitis, cerebritis, and brain abscess: pathophysiology and imaging findings. Neuroimaging Clin N Am 10, 333-353.
6. Haglund, M., Forsgren, M., Lindh, G., Lindquist, L., 1996. A 10-year follow-up study of tick-borne encephalitis in the Stockholm area and a review of the literature: need for a vaccination strategy. Scand J Infect Dis 28, 217-224.
7. Hauser, St.L., 2006. Harrison's Neurology in Clinical Medicine.
8. Henquell, C., Chambon, M., Bailly, J.L., Alcaraz, S., De Champs, C., Archimbaud, C., Labbe, A., Charbonne, F., Peigue-Lafeuille, H., 2001. Prospective analysis of 61 cases of enteroviral meningitis: interest of systematic genome detection in cerebrospinal fluid irrespective of cytologic examination results. J Clin Virol 21, 29-35.
9. Kaiser, R., 2002. Tick-borne encephalitis (TBE) in Germany and clinical course of the disease. Int J Med Microbiol 291 Suppl 33, 58-61.
10. Kamei, S. 2006. Trends in the management of herpes simplex encephalitis. Rinsho Shinkeigaku 46 (11): 950-3.
11. Kennedy, P.G.E., 2005. Viral Encephalitis. J. Neurol. 252: 268 - 272
12. Meyding-Lamade, U.K., Lamade, W.R., Wildemann, B.T., Sartor, K., Hacke, W., 1999. Herpes simplex virus encephalitis: chronic progressive cerebral magnetic resonance imaging abnormalities in patients despite good clinical recovery. Clin Infect Dis 28, 148-149.
13. Reiber, H., Felgenhauer, K., 1987. Protein transfer at the blood cerebrospinal fluid barrier and the quantitation of the humoral immune response within the central nervous system. Clin Chim Acta 163, 319-328.
14. Romero, J.R., Newland, J.G., 2003. Viral meningitis and encephalitis: traditional and emerging viral agents. Semin Pediatr Infect Dis 14, 72-82.
15. Schwab, S., Junger, E., Spranger, M., Dorfler, A., Albert, F., Steiner, H.H., Hacke, W., 1997. Craniectomy: an aggressive treatment approach in severe encephalitis. Neurology 48, 412-417.
16. Sener, R.N., 2002. Diffusion MRI in Rasmussen's encephalitis, herpes simplex encephalitis, and bacterial meningoencephalitis. Comput Med Imaging Graph 26, 327-332.
17. Sivertsen, B., Christensen, P.B., 1996. Acute encephalitis. Acta Neurol Scand 93, 156-159.
18. Thomson, R.B., Jr., Bertram, H., 2001. Laboratory diagnosis of central nervous system infections. Infect Dis Clin North Am 15, 1047-1071.
19. Tyler, KL. 2004. Update on herpes simplex encephalitis. Rev Neurol Dis. 1(4): 169-78.
20. Utley, T.F., Ogden, J.A., Gibb, A., McGrath, N., Anderson, N.E., 1997. The long-term neuropsychological outcome of herpes simplex encephalitis in a series of unselected survivors. Neuropsychiatry Neuropsychol Behav Neurol 10, 180-189.
21. Whitley, R.J., 1990. Viral encephalitis. N Engl J Med 323, 242-250.
22. Whitley, R.J., Gnann, J.W., 2002. Viral encephalitis: familiar infections and emerging pathogens. Lancet 359, 507-513.
23. Wildemann, B., Ehrhart, K., Storch-Hagenlocher, B., Meyding-Lamade, U., Steinvorth, S., Hacke, W., Haas, J., 1997. Quantitation of herpes simplex virus type 1 DNA in cells of cerebrospinal fluid of patients with herpes simplex virus encephalitis. Neurology 48, 1341-1346.
24. Wong, M., Connolly, A.M., Noetzel, M.J., 1999. Poliomyelitis-like syndrome associated with Epstein-Barr virus infection. Pediatr Neurol 20, 235-237.

35.6 Chronische virale ZNS-Infektionen

S. Menon, J. Sellner, U. Meyding-Lamadé

Chronische Entzündungen der Meningen können schwerwiegende neurologische Störungen hervorrufen und sogar tödlich enden, falls nicht erfolgreich behandelt wird. Der Zustand kann dann diagnostiziert werden, wenn eine Entzündung der Hirnhäute über 4 Wochen anhält, welches sich in einem inflammatorischen Liquorprofil widerspiegelt. Die Ursachen sind häufig sehr unterschiedlich und können in 5 Kategorien unterteilt werden:

- meningeale Infektionen,
- maligne Erkrankung,
- nicht infektiöse entzündliche Erkrankungen,
- chemische Meningitis,
- parameningeale Infektionen.

Dabei kann neben den Meningen auch das Hirnparenchym selbst betroffen sein, was dann meist in Kombination als chronische Meningoenzephalitis in Erscheinung tritt.

Die **Leitsymptome** einer chronischen Meningitis sind persistierende Kopfschmerzen, mit oder ohne Nackensteife, Hydrozephalus, Hirnnervenausfälle, Radikulopathien und Persönlichkeitsveränderungen.

Auch systemische Erkrankungen können die Ursache einer chronischen Meningitis darstellen, wobei dann mit zusätzlichen Symptomen zu rechnen ist, auf die gesondert zu achten ist. Im Allgemeinen ist der Verlauf chronisch fortschreitend mit wiederholten Exazerbationen. Vaskulitiden haben meist chronisch progrediente Verschlechterungen mit krisenhaften Zuspitzungen, hingegen sind rezidivierende Krisen mit intermittierender Beschwerdefreiheit typisch für die Mollaret-Meningitis und auch für Abszessrupturen.

Neben einem entzündlich veränderten Liquor mit lymphozytärer Pleozytose von einigen 100 Zellen, Eiweißvermehrung und Glukosereduktion finden sich in der Diagnostik chronischer Meningitiden häufig in der EEG-Untersuchung Allgemeinveränderungen.

Kernspintomographische Untersuchungen mit Kontrastmittel des Gehirns oder des Rückenmarks weisen häufig ein meningeales Enhancement auf, und helfen darüber hinaus eine geeignete meningeale Lokalisation vor potenziell geplanter Biopsie zu identifizieren.

Sollte eine ursachenspezifische Therapie aufgrund fehlenden Erregernachweises nicht zur Verfügung stehen, wird längerfristig mit Kortikosteroiden behandelt.

35.6.1 SSPE (subakute sklerosierende Panenzephalitis)

■■■ Inzidenz und Ätiologie

Die subakute sklerosierende Panenzephalitis (SSPE; Van-Bogaert-Leukenzephalitis) ist eine seltene (1:1.000.000) progrediente demyelinisierende Erkrankung des ZNS assoziiert mit einer chronischen Infektion des Hirnparenchyms mit Masernvirus. SSPE tritt praktisch nur im Kindes- und Jugendalter auf und ist anamnestisch sehr häufig mit einer früh durchgemachten Maserninfektion (vor 2. Lebensjahr 50%, vor 4. Lebensjahr 80%) in Verbindung zu bringen. Allerdings besteht eine recht lange Inkubationszeit (5–10 Jahre) bis sich die typischen Symptome der SSPE zeigen.

■■■ Symptomatik

Die typischen Symptome einer SSPE sind
- Verhaltensstörungen,
- Demenz und
- Persönlichkeitsverfall.

Die sonst für virale ZNS-Infektionen häufig vorkommenden Symptome wie Fieber und Kopfschmerzen bestehen hier nicht. Im weiteren Verlauf der Erkrankung kommen häufig Myoklonien, epileptische Krampfanfälle, Ataxie und Visusstörungen hinzu.

Die SSPE ist nicht kontagiös, weder eine horizontale noch vertikale Übertragung wurde bislang beobachtet. Zur Stadieneinteilung der SSPE ◘ Tab. 35.21.

■■■ Pathogenese und Diagnostik

Die **Pathogenese** ist bislang nicht geklärt. Neuropathologisch liegt eine Panmeningoenzephalitis, d. h. ein entzündlicher Prozess der grauen und weißen Substanz unter Einschluss der Meningen, vor. Histologisch findet man in wechselnder Intensität plasmazytäre und lymphozytäre Infiltrate, ausgedehnten Markscheidenabbau und Gliawucherung. Fettkörnchenzellen durchsetzen diffus das Marklager und füllen die perivaskulären Räume der Gefäße. Man findet auch eosinophile, intranukleäre und intrazytoplasmatische Einschlusskörperchen in Neuronen und Gliazellen.

Die am meisten befallenen Regionen sind das periventrikuläre und subkortikale Marklager.

Eine vor kurzem erschienene Publikation beschrieb Fälle, in denen MRT-Läsionen bei SSPE affektierten Kindern auch im Hirnstamm detektierbar waren [3].

Der **Liquorbefund** ist der einzige auffällige Laborparameter, Klinik und Infektparameter geben keinen Hinweis auf eine Infektion. Im Liquor und Serum finden sich sehr hohe IgG-Titer gegen Masern, der ASI zeigt eine intrathekale Synthese an. Neueste Daten zeigen, dass im Liquor von SSPE-Patienten vermehrte Plasmazellklone (CD-138+-Zellen) krankheitsrelevante Antikörper produzieren, die durch humane IgG rekombinante AK (mAbs) identifiziert werden können [2].

Das **EEG** ist stetes pathologisch und es finden sich alle 5–8 s Gruppen von hohen δ-Wellen, die von rhythmischen Hyperkinesien begleitet sind (Rademecker-Komplexe: charakteristisch, aber nicht pathognomonisch).

■■■ Therapie

Eine kausale Therapie ist nicht bekannt. Die Krankheit lässt sich durch die Masernschutzimpfung vor dem 2. Lebensjahr verhindern.

◘ Tab. 35.21. Klinik und Diagnose der SSPE			
	Stadium 1	**Stadium 2**	**Stadium 3**
Symptomatik	Verhaltensauffälligkeiten, Sprachverfall, Visusstörungen (Chorioretinitis)	Extrapyramidale Störungen, Myoklonien, Ataxie	Bewusstseinsstörungen, Stupor, Koma, Choreoathetose, Tetraspastik, Sehstörungen (kortikale Blindheit, Optikusatrophie) Tod nach Monate/Jahren
EEG	Synchrone, hochamplitudige bi- oder triphasische Wellen, die aus einer relativ flachen Grundaktivität entstehen und rhythmisch alle 5–15 s wiederkehren (Rademecker-Komplexe)		
Liquor	Normale Zellzahl, ausgeprägte intrathekale IgG-, leichte IgM-Produktion, positive oligoklonale Banden, Masern-ASI >1,5. Serum: Erhöhte Masern-AK-Titer		
Neuroradiologie	CCT/MRT: In späteren Stadien ausgeprägte Atrophie und abnormes Signalverhalten in grauer und subkortikaler weißer Substanz, v. a. parieto-okzipital. Zusätzlich abnorme Areale in den Stammganglien		

Es wurden Therapieversuche mit Isoprinosin allein oder in Kombination mit intrathekaler oder intraventrikulärer Gabe von Interferon berichtet, die die Überlebensrate verlängert hätten und bei manchen Patienten eine gewisse klinische Besserung gebracht hätten. Allerdings gab es hierzu nie eine kontrollierte klinische Studie [1].

Die Erkrankung endete früher in 80% der Fälle letal innerhalb von 3 Jahren nach Diagnosestellung. Inzwischen sind durch gezielte Behandlung von Myoklonien, Spastik, Anfällen und weiterer Komplikationen Verläufe über 10 Jahre möglich.

Differenzialdiagnostisch muss an eine progressive Rötelnpanenzephalitis oder auch an Leukenzephalopathien gedacht werden, die einen ähnlichen im Verlauf haben können.

35.6.2 Progressive Rötelnpanenzephalitis (PRP)

▪▪▪ Inzidenz, Ätiologie und Pathogenese

Die progressive Rubellapanenzephalitis ist eine extrem seltene chronisch-progrediente Rötelnerkrankung des ZNS, die überwiegend Jungen mit kongenitalem Rubella-Syndrom (Retardierung, Hörverlust, verzögertem Wachstum, Mikrozephalie, Katarakt und Herzfehlern) betrifft. Es werden auch wenige Fälle berichtet, bei denen eine PRP im Anschluss an eine Rötelnerkrankung während der Kindheit auftrat. Weniger als 20 Fälle sind seit 1980 bekannt. Sie tritt meist zwischen dem 8. und 19. Lebensjahr auf.

Es findet sich eine meningeale, perivaskuläre und parenchymale (mehr weiße als graue Substanz) Entzündung. Die Pathogenese ist bislang ungeklärt, vermutlich spielen die im Serum und Liquor vorliegenden Immunkomplexe eine entscheidende Rolle.

▪▪▪ Symptomatik, Diagnostik, Therapie

Die **Klinik** der PRP äußert sich zunächst in Form einer langsamen Intelligenzminderung. Im Verlauf tritt neben einer globalen Demenz v. a. eine Ataxie hinzu. Kopfschmerzen, Fieber oder Meningismus treten nicht auf. Das Spätstadium ist charakterisiert durch schwere Demenz, spastische Tetraparese und Hirnstammsyndrome.

Zur **Diagnostik** bedient man sich der Liquoruntersuchung, die eine mäßige lymphozytäre Pleozytose, mäßig erhöhtes Protein, deutlich erhöhte Werte für γ-Globuline und Rubella-spezifische oligoklonale Banden aufweist (◘ Tab. 35.22).

Eine gesicherte **Therapie** existiert nicht.

35.6.3 Progressive multifokale Leukenzephalopathie (PML)

▪▪▪ Inzidenz, Ätiologie, Pathogenese

Die PML wurde initial bei Malignompatienten und bei iatrogen immunkompromittierten Patienten beobachtet. Vor dem Ausbruch von Aids war sie eine extrem seltene Erkrankung.

Es wird geschätzt, dass etwa 1% der Aids-Patienten eine PML entwickeln werden, wohingegen mehr als 60% der heute diagnostizierten PML-Fälle Aids-Patienten sind.

Erreger ist das JC-Virus, ein DNA-Virus, welches häufig in der Bevölkerung ist, ohne eine Infektion zu verursachen.

Im Jahre 2005 sind im Rahmen von 2 großen Studien für die Zulassung von **Natalizumab** (Tysabri) für die Therapie der Multiplen Sklerose 2 Fälle von PML aufgetreten, wobei stets eine Kombinationstherapie mit Interferonen oder Azathioprin in diesen Fällen bestand. Bei alleiniger Gabe von Natalizumab wurde kein PML-Fall bisher beschrieben.

Mehrere Fälle von PML wurden auch nach hochwirksamer **Chemotherapie** bei Malignompatienten beschrieben. In den letzten Monaten wurden PML-Fälle auch bei Patienten mit SLE und rheumatoider Arthritis unter Therapie mit **Rituxan** beschrieben.

▪▪▪ Symptomatik, Diagnostik, Prognose

Die klinischen Erscheinungen sind kognitive Störungen (Demenz, Verhaltensauffälligkeiten, Persönlichkeitsveränderungen), Aphasie, Sehstörungen (homonyme Hemianopsien) und psychiatrische Symptome. Die Liquor-PCR kann den Erreger in 90% der Fälle nachweisen. In der kraniellen MRT sind T2-hyperintense Marklagerläsionen nachweisbar. Die PML ist fast immer innerhalb weniger Monate tödlich. In Einzelfällen sind längere Überlebenszeiten beschrieben.

Literatur

1. Hauser, St. 2006. HARRISON`S Neurology in Clinical Medicine
2. Owens, GP., Ritchie AM., Gilden, DH., Borgoon, MP., Becker, D., Bennet, JL., 2007. Neurology, May 22nd, Measles virus-specific plasma cells are prominent in subacute sclerosing panencephalitis CSF. 68 (21): 1815- 19

◘ **Tab. 35.22.** Besonderheiten der PRP

Liquor	Lymphozytäre Pleozytose (0–37 Zellen/µl), mäßige Eiweißerhöhung (600–1420 mg/l), positive oligoklonale Banden, intrathekale Ig-Produktion, Röteln-ASI>1,5
Serum	Erhöhte Röteln-Ak-Titer, zirkulierende Immunkomplexe mit Röteln-IgG und Rubella-Virus-Proteinen
EEG	Verlangsamte Grundaktivität ohne Herdbefund. Gelegentlich Rademecker-Komplexe
CCT/MRT	Erweiterung der inneren Liquorräume und ausgeprägte Kleinhirnatrophie

3. Yilmaz C, Caksen H, Yilmaz N, Güven HS, Bayram I. 2007, May 12 (Epub ahead of print). Two cases of Subacute Sclerosing Panencephalitis associated with Brainstem involvement.

35.7 HIV-Infektion und HIV assoziierte Krankheitsbilder

U. Meyding-Lamadé, F. Martinez-Torres

Aids (»acquired immune deficiency syndrome«) wurde 1981 erstmals beschrieben. Diese übertragbare Krankheit wird vom HIV-Retrovirus verursacht und ist durch eine ausgeprägte Funktionsstörung des Immunsystems gekennzeichnet. Nach Angaben des koordinierten Programms für Aids der Vereinigten Nationen [9] gibt es bereits ca. 37 Mio HIV-Infizierte, davon ca. 24 Mio in Afrika südlich der Sahara. Aids zählt zu den 5 häufigsten infektiösen Todesursachen weltweit.

35.7.1 HIV-Infektion

▄▄▄ Definition und Epidemiologie

Das Retrovirus HIV wird am häufigsten durch Sexualkontakt und durch verunreinigte Injektionsnadeln bei Drogenabhängigen verbreitet. In Ländern, in denen der HIV-Antikörpertest noch nicht zur Verfügung steht, können Blut und kontaminierte Blutprodukte zur HIV-Übertragung führen. Das Virus wird auch vor, während oder nach der Geburt über die infizierte Mutter vertikal übertragen. Das Infektionsrisiko bei medizinischem Personal durch akzidentelle Verletzungen ist eher gering und eine Serokonversion kommt in ca. 0,3% dieser Fälle vor.

▄▄▄ Ätiologie
Erreger

Der Aids-Erreger ist das humane Immundefizienzvirus (HIV). HIV gehört zu den RNS-Retroviren und enthält das Enzym Reversetranskriptase. Es gibt 2 HIV-Typen: der weltweit verbreitetste ist HIV-1. Seltener ist der Typ HIV-2, der seinen Ursprung in Westafrika hatte, nun aber auch weltweit verbreitet ist. Das HI-Virus verursacht eine direkte Beeinträchtigung des Immun- und Nervensystems. Das Immunsystem des HIV-Infizierten bildet Antikörper gegen das Virus, aber dadurch wird dessen Vermehrung nicht gehemmt.

Inkubation

Die HIV-Inkubation wird serologisch und klinisch definiert. Die Inkubation wird serologisch als der Zeitabstand zwischen der Infektion und dem Nachweis von HIV-Antikörper im Serum definiert und dauert zwischen 1–3 (selten 6) Monate. Klinisch wird sie als der Zeitabstand zwischen der Infektion und dem Auftreten von AIDS definiert. Bei Erwachsenen dauert dies meist 10±2 Jahre. Die Inkubationszeit wird bei perinataler Infektion und bei Menschen mit Ernährungsmangel verkürzt.

▄▄▄ Pathogenese

HIV zielt auf die CD4-Rezeptor-tragenden Zellen des Immunsystems: T-Helferzellen (CD4+ Lymphozyten) und mononukleare Zellen wie Makrophagen, Monozyten, Mikroglia und Langerhanszellen der Epidermis. Chemokinrezeptoren sind als Kofaktoren für die virale Penetration in die Zellen zuständig. Durch Zerstörung der T-Helferzellen fällt deren absolute Zahl unter die Normgrenze von 400/µl. Der Quotient T-Helferzellen/T-Suppressorzellen wird deshalb auf Werte <1,2 erniedrigt (Normalwert: 2). Dieser Prozess ist für eine gravierende Immunschwäche zuständig, die im Verlauf der Infektion lebensbedrohliche opportunistische Infektionen und charakteristische Tumore verursacht. Im Frühverlauf der Infektion wird das ZNS von HIV-infizierten Monozyten erreicht. Die HI-Virionen vermehren sich in den Makrophagen und Monozyten des ZNS.

▄▄▄ Symptomatik

Nach einer Klassifikation des CDC (**C**enters for **D**isease **C**ontrol 1993) werden die Stadien der HIV-Infektion aufgrund klinischer Befunde und der absoluten Zahl der T-Helferzellen eingeteilt (◘ Tab. 35.23). Für die Stadieneinteilung gilt die am weitesten fortgeschrittene Kategorie: Eine Rückklassifizierung findet nicht statt. Hierbei wird nicht berücksichtigt, dass die antiretrovirale Therapie Immunrekonstruktionen möglich macht.

Zu der **Kategorie A** gehören das akute retrovirale Syndrom, auch akute HIV-Krankheit genannt, die Latenzphase oder asymptomatische Infektion und das Lymphadenopathiesyndrom (LAS). Das **akute retrovirale Syndrom** tritt nach 3–6 Wochen bei ungefähr 30% der HIV-Infizierten auf. Das Krankheitsbild ähnelt dem einer Mononukleose und besteht aus Fieber, Exanthem, Myalgien, Lymphknotenschwellung, Splenomegalie und Angina. Die Infektion kann auch asymptomatisch verlaufen, obwohl sich die HI-Virionen im lymphatischen Gewebe vermehren. Bei ca. 40% der Patienten tritt das **Lymphadenopathiesyndrom** (LAS) auf. Dies wird durch eine persistierende, mehr als 3 Monate dauernde, generalisierte Lymphadenopathie an mindestens 2 extrainguinalen Stellen definiert.

Zu der **Kategorie B** gehören pathologische Prozesse, die nicht Aids-definierend sind, aber deren Pathogenese v. a. durch Immunsuppression hervorgerufen wird. Zu dieser Kategorie gehören chronische Diarrhö, subfebriles Syndrom, idiopathische thrombozytopenische Purpura, zervikale Dysplasie oder Carcinoma in situ, Candidose (oropharyngeal, vulvovaginal), Herpes zoster, orale Haarleukoplakie, Listeriose und bazilläre Angiomatose. Für eine Progression sprechen ein Anstieg der Viruslast und eine Abnahme der T-Helferzellen.

35.7 HIV-Infektion und HIV assoziierte Krankheitsbilder

Tab. 35.23. Klassifikation der Stadien der HIV-Infektion

Helfer-T-Zellen (Anzahl/µl)	Klinische Kategorien		
	A Asymptomatisch oder akute HIV-Krankheit oder LAS	B Symptomatisch (nicht A oder C)	C Aids-definierende Krankheiten
1 >500	A1	B1	C1
2 200–499	A2	B2	C2
3 <200	A3	B3	C3

Zu der **Kategorie C** gehören die Aids-definierenden Krankheiten oder Aids-Indikatorkrankheiten, die in folgender Übersicht aufgeführt sind.

Aids-definierende Krankheiten
- Bakterielle Pneumonie, periodisch wiederkehrend (≥2 Episoden in 12 Monaten)
- Candidose der Bronchien, Trachea oder Lunge
- Ösophageale Candidose
- Invasives Zervixkarzinom (Bestätigung durch Biopsie)
- Kokkidioidomykose, disseminiert oder extrapulmonal
- Kryptokokkose, extrapulmonal
- Kryptosporidiose, chronische Darmbeteiligung (>1 Monat Dauer)
- Zytomegalievirus (nicht Befall von Leber, Milz oder Lymphknoten)
- HIV-assoziierte Enzephalopathie
- Herpes simplex: chronische Ulzera (>1 Monat Dauer), Bronchitis, Pneumonitis oder Ösophagitis
- Histoplasmose, disseminiert oder extrapulmonal
- Isosporiasis, chronisch, intestinal, >1 Monat bestehend
- Kaposi-Sarkom
- Lymphom, Burkitt, immunoblastisches, primär zerebral
- Mycobacterium avium complex oder M. kansasii, disseminiert oder extrapulmonal
- Mycobacterium tuberculosis, pulmonal oder extrapulmonal
- Mycobacterium, andere oder nicht identifizierte Spezies disseminiert oder extrapulmonal
- Pneumocystis-jiroveci (früher carinii)-Pneumonie (PCP)
- Progressive multifokale Leukenzephalopathie
- Salmonellenseptikämie, rezidivierend
- Zerebrale Toxoplasmose
- Wasting-Syndrom, HIV-bedingt: unbeabsichtigte Gewichtverlust >10% des Körpergewichts assoziiert mit entweder chronische Diarrhö (≥2-mal flüssiger Stuhlgang am Tag, ≥1 Monat) oder mit chronischer Schwäche und dokumentiertem Fieber ≥1 Monat Dauer

▪▪▪ Diagnostik
Der Nachweis von HIV-Antikörper im Serum mittels ELISA und/oder Western-Blot sichert die Diagnose der HIV-Infektion. Die Infektion mit HIV kann während der sog. »Fensterzeit« (zwischen 4 und 12 Wochen nach der Primärinfektion) mittels Polymerasekettenreaktion (PCR) der HIV-Genomsequenzen festgestellt werden, bevor die HIV-Antikörper nachweisbar sind. Entscheidende Parameter für die Prognose der Progression der HIV-Infektion, die in Korrelation mit den klinischen Symptomen mitzurechnen sind, sind die Virusbelastung (Anzahl der HIV-RNA Kopien in Plasma) und die Anzahl der CD4+-T-Helferzellen [5].

> **Wichtig**
>
> Bei bewusstseinsklaren Patienten, muss vor Durchführung eines HIV-Testes das Einverständnis des Betroffenen eingeholt werden.

▪▪▪ Therapie
Die Behandlung von HIV-Aids besteht
1. aus einer spezifisch antiretroviralen Therapie, die in einer Mehrfachkombinationstherapie besteht, der sog. **h**ochaktiven **a**ntiretroviralen **T**herapie oder HAART,
2. aus einer symptomatischen Behandlung der assoziierten Erkrankungen und
3. aus der Prophylaxe opportunistischer Infektionen.

Indikationen für den Anfang einer spezifischen antiretroviralen Therapie sind der klinische und/oder laborchemische Nachweis des Immundefekts (Tab. 35.24).

Ziele der Therapie der HIV-Infektion sind:
1. die HI-Viruslast maximal und dauerhaft zu reduzieren,
2. die Immunfunktion wiederherzustellen,
3. die Lebensqualität zu verbessern,
4. die Entwicklung von Resistenzen zu verhindern und
5. die HIV-assoziierte Morbidität und Mortalität zu reduzieren [10].

Tab. 35.24. Beginn der antiretroviralen Therapie bei Erwachsenen in Abhängigkeit von Viruslast und Anzahl der T-Helferzellen

Klinische Kategorie	CD4+ (Anzahl/µl)	HI-Viruslast in Plasma (C/ml)	Therapieempfehlung
Aids-definierende Krankheiten oder schwerwiegende Symptome	Alle Werte	Alle Werte	Eindeutige Empfehlung
Asymptomatische Patienten	<200	Alle Werte	Eindeutige Empfehlung
	200–350	Alle Werte	Im allgemeinen ratsam
	>350	≥100.000	Im allgemeinen abzulehnen
	>350	<100.000	Keine Therapieempfehlung

Die Behandlung sollte möglichst in Zusammenarbeit mit einem in der HIV-Therapie erfahrenen Arzt oder Zentrum erfolgen. Dafür ist die Mehrfachkombinationstherapie (HAART) mit antiretroviralen Substanzen aus den folgenden Klassen erforderlich: nukleosidanaloge Reverse-Transkriptase-Inhibitoren (NRTI), nichtnukleosidische RT-inhibitoren (NNRTI) und Proteaseinhibitoren (PI).

> **Wichtig**
>
> HAART besteht aus 2 NRTI in Kombination mit entweder einem NNRTI, mit einem PI oder mit zwei PI.

Ziel dieses Kapitels ist es nicht, alle Therapieoptionen detailliert zu beschreiben, da diese einem ständigen Aktualisierungsprozess unterliegen. Dafür verweisen wir auf die Empfehlungen in den »Guidelines for the Use of Antiretroviral Agents in HIV-1-Infected Adults and Adolescents« unter der Website http://aidsinfo.nih.gov/ abrufbar und auf die Empfehlungen des Robert-Koch-Institutes unter der Website http://www.rki.de abrufbar. Hier werden alle antiretroviralen Substanzen und deren wichtigsten Nebenwirkungen genannt. Darüber hinaus werden hier die empfohlenen Kombinationen zur initialen antiretroviralen Therapie und die kontraindizierten Kombinationen erklärt. Eine exzellente Informationsquelle im deutschsprachigen Raum ist das im Internet abrufbare Buch HIV.Net: http://www.hiv.net.

Tab. 35.25. Prognostische Bedeutung der HI-Viruskonzentration im Blut 6 Monate nach Infektion

HIV-1-RNA (Kopien/ml)	Mittlere Zeit bis Aids (Jahren)
501–3.000	>10
3.001–10.000	8,3
10.001–30.000	5,5
>30.000	2,8

> **Wichtig**
>
> Aufgrund ihrer Liquorgängigkeit und klinischen Effizienz bei HIV-Erkrankungen des ZNS sollte die Behandlung immer eines der folgenden Präparate enthalten: AZT, d4T oder NVP.

■■■ Prognose

Die HI-Viruskonzentration im Blut 6 Monate nach der Infektion (»set point«) ist von prognostischer Bedeutung ([11]; ◘ Tab. 35.25). Die Wahrscheinlichkeit Aids 3 Jahre nach der HIV-Infektion zu entwickeln, hängt mit der HI-Viruslast und der T-Helferzellanzahl eng zusammen.

35.7.2 Postexpositionsprophylaxe

Die statistische Wahrscheinlichkeit einer beruflichen HIV-Infektion nach perkutaner Exposition mit Blut von HIV-Infizierten (z. B. Nadelstich- oder Schnittverletzungen) liegt bei ca. 0,3%. Diese Wahrscheinlichkeit steigt bei Expositionsarten unter den folgenden Bedingungen: tiefe Verletzungen, frische und sichtbare Blutspuren an dem penetrierenden Instrument, Verletzung durch eine Kanüle, die früher in einer Vene oder Arterie lag und hohe Viruslast des Quellen-Patienten [3].

Eine medikamentöse **HIV-P**ost**e**xpositions**p**rophylaxe (HIV-PEP) wird deshalb nach perkutanen Verletzungen mit Injektionsnadeln oder mit anderen Hohlraumnadeln und nach Schnittverletzungen unter Beteiligung von Körperflüssigkeiten mit potenziell hoher HI-Viruskonzentration empfohlen [7]. Bei oberflächlichen Verletzungen und bei Kontakt mit Schleimhaut oder verletzter Haut mit Flüssigkeiten mit hoher HI-Viruskonzentration kann eine HIV-PEP angeboten werden.

35.7 HIV-Infektion und HIV assoziierte Krankheitsbilder

Tab. 35.26. HIV-Postexpositionsprophylaxe (PEP)

Allgemeine Maßnahmen
- Bei Stich- oder Schnittverletzung: Blutfluss fördern durch Druck auf das umliegende Gewebe
- Kontamination von geschädigter Haut, bzw. Auge oder Mundhöhle: Intensive Spülung mit nächstmöglich geeignetem Antiseptikum, falls nicht vorhanden: Wasser
- Intensive antiseptische Spülung bzw. Anlegen eines antiseptischen Wirkstoffdepots
- Ggf. systemische, medikamentöse PEP
- Unfalldokumentation (D-Arzt)
- Erster HIV-Ak-Test, Hepatitis-Serologie

Standardkombinationen zur HIV-PEP[a,b]

Zidovudin + Lamivudin entweder als Combivir (2×300/150 mg)	in Kombination mit	Nelvinavir (Viracept, 2×1250 mg)
		oder Indinavir (Crixivan, 3×800 mg)
oder als Retrovir (2×250 mg) **plus** Epivir (2×150 mg oder 1×300 mg)		oder Lopinavir/Ritonavir (Kaletra, 2×400/100 mg)
		oder Efavirenz[b] (Sustiva, 1×600 mg)

[a] Falls Standardmedikamente nicht verfügbar sind, können auch andere zur HIV-Therapie zugelassene Medikamente verwendet werden: Abacavir (Ziagen) und Nevirapin (Viramune) sollten nur in Ausnahmefällen für eine PEP eingesetzt werden.
[b] Efavirenz bei Schwangerschaft kontraindiziert, evtl. nur Zidovudin und Lamivudin

> **Wichtig**
>
> Eine HIV-PEP wird nicht empfohlen bei perkutanem Kontakt mit anderen Körperflüssigkeiten als Blut (z. B. Urin, Speichel) und bei Expositionen von infektiösem Material mit intakter Haut oder Schleimhaut.

Die HIV-PEP (Tab. 35.26) sollte wenn möglich innerhalb der ersten 2 Stunden, keinesfalls später als 12 Stunden nach der Exposition begonnen werden. Die HIV-PEP dauert in der Regel 28 Tage. Die HIV-Serologie sollte nach 6 Wochen sowie nach 3, 6 und 12 Monaten nach der Exposition kontrolliert werden. Berufliche Expositionen mit HIV-Infiziertem Material sind meldepflichtig.

35.7.3 HIV-assoziierte neurologische Komplikationen

Neurologische Komplikationen entwickeln sich vor oder nach dem Auftreten von HIV-Antikörpern. HIV-assoziierte neurologische Komplikationen treten entweder primär von HIV verursacht oder sekundär als opportunistische Infektionen und Neoplasien auf [15]. Zerebrovaskuläre Komplikationen unterschiedlicher Genese sind überdurchschnittlich häufig bei HIV-infizierten Patienten. Die häufigsten HIV-assoziierten neurologischen Erkrankungen und deren Pathogenese, klinischer Verlauf, Diagnostik und Therapie werden in den folgenden Abschnitten beschrieben.

Die **respiratorische Insuffizienz** wegen pulmonaler Komplikationen ist die häufigste Indikation für eine intensivmedizinische Behandlung von HIV-/Aids-Patienten. Eine intensivmedizinische Behandlung von HIV/Aids wegen neurologischer Komplikationen kann erforderlich sein, obwohl viele solcher Komplikationen ambulant gut behandelbar sind. Typische neurologische Komplikationen im Frühstadium sind insbesondere die HIV-Meningoenzephalitis und eine der GBS analogen Polyneuroradikulitis, die häufig im zeitlichen Zusammenhang mit der Serokonversion stehen und gelegentlich die Aufnahme in eine Intensivstation erfordern. Die spät auftretende und langsam progrediente Aids-Enzephalopathie, -Myelopathie und die oft sehr schmerzhafte Polyneuropathie sind in der Regel kein Grund zur intensivmedizinischen Behandlung, aber treten als Begleitkrankheitsbilder auf.

Die lebensbedrohliche Erhöhung des intrakraniellen Drucks wegen Neuroinfektionen oder Neoplasien sind Indikation zur intensivmedizinischen Behandlung von HIV-infizierten Patienten. Die zerebrale Toxoplasmose ist die häufigste Komplikation unter den opportunistischen ZNS-Infektionen. Folgende Erreger sind auch in Westeuropa für die Entstehung opportunistischer ZNS-Infektionen epidemiologisch relevant: Cryptococcus neoformans, Zytomegalievirus und JC-Virus. Das primäre ZNS-Lymphom ist der häufigste im Zusammenhang mit AIDS auftretende Tumor. Bei systemischen HIV-assoziierten Lymphomen tritt eine sekundäre metastatische Mitbeteiligung der Leptomeningen oder des ZNS auf.

Nicht HIV-abhängige Erkrankungen und Unfälle sind auch Gründe für eine intensivmedizinische Behandlung von HIV-Infizierten. In solchen Fällen sollte die Einstellung oder Umstellung der antiretrovirale Therapie in Zusammenarbeit mit einem in der HIV-Therapie erfahrenen Arzt erfolgen. Zu beachten ist die Gefahr der Entwicklung einer Therapieresistenz.

Zerebrale Toxoplasmose

Die zerebrale Toxoplasmose ist die häufigste opportunistische Infektion des ZNS bei HIV-infizierten Patienten in Westeuropa. Diese Erkrankung tritt bei 30% der nicht therapierten Patienten auf und ist in 10% der Fälle die Erstmanifestation von Aids. Die zerebrale Toxoplasmose wird von einer Reaktivierung einer Infektion mit dem Protozoon *Toxoplasma gondii* verursacht, dies wird in erster Linie durch Katzenkot oder unzureichend gebratenes Fleisch übertragen. Toxoplasma gondii bleibt nach einer Primärinfektion als Pseudozyste im Gehirngewebe.

▪▪▪ Symptomatik und Diagnostik

Klinisch kommt es bei 80% der Patienten zu fokalneurologischen Symptomen. Fieber und Kopfschmerz treten bei ungefähr 50% der Patienten auf.

Im kraniellen Computertomogramm (CCT) und kraniellen Magnetresonanztomogramm (MRT) werden bei $^1/_3$ der Patienten eine solitäre Läsion, bei ca. $^2/_3$ der Patienten mehrere Läsionen mit perifokalem Ödem im Marklager mit ringförmiger oder nodulärer Kontrastmittelanreicherung gefunden. Entscheidend für die Diagnose ist das Ansprechen der Symptomatik und der nachweisbaren Läsionen nach Therapie. Wenn es nach 2–4 Wochen Therapie zu keiner Verbesserung kommt, oder es eine Verschlechterung der klinischen oder neuroradiologischen Zeichen gibt, wird eine Hirnbiopsie empfohlen.

▪▪▪ Therapie

Die Therapie besteht in der Regel aus Pyrimethamin plus Sulfalen oder Sulfadiazin in Kombination mit Folinsäure, um eine Myelotoxizität zu verhindern.

Die akute Therapie dauert in der Regel 4–6 Wochen, mindestens aber bis die nachweisbaren Läsionen kein Kontrastmittel anreichern.

> **Praxistipp**
>
> Danach sollte lebenslang eine Rezidiv- oder Sekundärprophylaxe fortgeführt werden.

Manche Autoren empfehlen die Reduktion oder Beendigung der **Sekundärprophylaxe**, wenn erstens die HI-Viruslast dauerhaft unter 20 Kopien/μl bleibt, zweitens die T-Helferzellanzahl dauerhaft über 200/μl bleibt, drittens die Rezidivprophylaxe mehr als 6 Monate dauert und viertens die zerebralen Läsionen im CCT oder MRT nicht mehr nachweisbar sind.

Eine **Primärprophylaxe** ist bei einer T-Helferzellanzahl <200/μl zu empfehlen, v. a. bei Patienten mit einer positiven Toxoplasmaserologie [2].

Die Gabe von Kortison sollte nur im Einzelfall durchgeführt werden (z. B. drohende Einklemmung), da die histologische Abgrenzung zum Lymphom dadurch erschwert wird. Bei epileptischen Anfällen sollten nur Clonazepam oder Gabapentin verwendet werden, weil alle anderen Antikonvulsiva eine negative Interaktion mit HAART zeigen; über Levetiracetam gibt es wenig Daten bei HIV-Patienten.

Zytomegalievirus- (CMV-)Enzephalitis

Die *Zytomegalievirus*enzephalitis wird durch die Reaktivierung einer latenten CMV-Infektion verursacht und wird immunhistologisch bei ca. 40% der verstorbenen Aids-Patienten nachgewiesen. Überwiegend kommt sie bei einer T-Helferzellanzahl <100/μl vor.

▪▪▪ Symptomatik und Diagnostik

Klinisch ist sie durch eine rasch progrediente Enzephalopathie (mit Demenz, psychischen Veränderungen, Gedächtnis- und Konzentrationsstörungen) charakterisiert. Der Nachweis des CM-Virus-Genoms im Liquor mittels PCR sichert die Diagnose [17], dennoch wird häufig die Diagnose erst post mortem durch den Nachweis der typischen Riesenzellen mit Einschlusskörperchen (Eulenaugenzellen) im Gewebe gesichert.

▪▪▪ Therapie

Die Akuttherapie besteht in erster Linie aus Ganciclovir (2×5 mg/kgKG/24 h i.v.) und bei Unverträglichkeit Foscarnet (2×90 mg/kgKG/24 h i.v.). Ganciclovir ist myelotoxisch, deshalb sind regelmäßige Blutbildkontrollen erforderlich. Foscarnet ist nephrotoxisch, aus diesem Grund werden eine ausgeglichene Flüssigkeitsbilanz und eine Bestimmung der Kreatininclearance empfohlen. Fakultativ kann eine Kombination von beiden Substanzen indiziert werden [1].

Eine **Sekundärprophylaxe** mit Ganciclovir (5–6 mg/kgKG i.v. an 5 Tagen der Woche) oder Foscarnet (1×90 mg/kgKG i.v. an 7 Tagen oder 120 mg/kgKG i.v. an 5 Tagen der Woche) wird in der Regel nach ca. 3 Wochen Akuttherapie lebenslang in reduzierter Dosis eingesetzt.

Kryptokokkenmeningoenzephalitis

Die Kryptokokkenmeningoenzephalitis ist eine opportunistische Infektion mit dem Pilz *Cryptococcus neoformans*, deren Ausbreitung nach einer asymptomatischen Besiedelung nach Inhalation von Vogelkot hämatogen aus dem Respirationstrakt erfolgt. Sie tritt bei einer T-Helferzellanzahl <100/μl auf.

▪▪▪ Symptomatik und Diagnostik

Charakteristisch ist ein progredienter Verlauf über Tage oder Wochen mit Kopfschmerzen, Fieber, Übelkeit und Somnolenz. Meningitische Zeichen treten bei nur 30% der Patienten auf. Selten kommt es zu epileptischen Anfällen und fokalneurologischen Zeichen. Der Erregernachweis mittels Tuschepräparat des Liquors gelingt in 75% der Fälle, der Antigennachweis in Serum und Liquor gelingt in >99% der Fälle.

Therapie

Die Akuttherapie besteht aus Amphotericin B + Flucytosin + Fluconazol und dauert in der Regel zwischen 4–6 Wochen. Danach wird eine Konsolidierungstherapie mit Fluconazol oder Itraconazol eingesetzt, bis der Kryptokokkenantigentiter im Liquor um 2 Stufen gefallen ist [14].

Progressive multifokale Leukenzephalopathie (PML)

Die progressive multifokale Leukenzephalopathie (PML) tritt bei HIV-infizierten Patienten, die keine HAART bekommen, mit einer Inzidenz von 2% auf. PML wird durch die Reaktivierung einer latenten Infektion mit dem *Papovavirus JC* verursacht, der eine Entmarkung der weißen Substanz auslöst.

Symptomatik und Diagnostik

Das Krankheitsbild besteht aus progredienten fokalen Symptomen wie Paresen, Ataxie, Gesichtsfelddefekten und Aphasie, die innerhalb von Wochen bis wenigen Monaten zum Tode führen. Im CT und MRT ist es typisch, einzelne oder multiple nicht raumfordernde Marklagerläsionen ohne Kontrastmittelaufnahme nachzuweisen. Der Nachweis des JC-Virus-Genoms im Liquor mittels PCR ist in 80% der Fälle möglich. Eine stereotaktische Hirnbiopsie ist in Einzelfällen für die Diagnose notwendig.

Therapie

Die Therapie der Wahl ist HAART [6], in Einzelfallberichten sind längere Überlebenszeiten als nur wenige Monate möglich.

Primäres ZNS-Lymphom

Das primäre ZNS-Lymphom ist der häufigste im Zusammenhang mit Aids auftretende Tumor des ZNS. Primäre ZNS-Lymphome sind in der Regel hochmaligne B-Zelltyp Non-Hodgkin-Lymphome und fast zu 100% mit dem *Epstein-Barr-Virus* assoziiert. Die wichtigste Differenzialdiagnose ist die ZNS-Toxoplasmose.

Diagnostik

Eine Diagnose mittels neuroradiologischen Verfahren ist nicht spezifisch, denn im Gegensatz zu den ZNS-Lymphomen bei immunkompetenten Patienten können HIV-assoziierte Lymphome ringförmig oder unregelmäßig Kontrastmittel anreichern. Die Präsenz einer positiven EBV-PCR ist hoch spezifisch und macht die Diagnose einer Toxoplasmose sehr unwahrscheinlich.

Therapie

Ohne Behandlung beträgt die mittlere Überlebenszeit nur wenige Wochen. Die Therapie der Wahl besteht aus Ganzhirnradiatio + Dexamethason. Bei Meningeosis lymphomatosa werden intrathekales Methotrexat oder Cytarabin bis zur Sanierung des Liquors verwendet. Bei Patienten in gutem Allgemeinzustand kann eine Chemotherapie durchgeführt werden, z. B. nach dem PCV-Schema [16].

Literatur

1. Anduze-Faris, B.M., Fillet, A.M., Gozlan, J., Lancar, R., Boukli, N., Gasnault, J., Caumes, E., Livartowsky, J., Matheron, S., Leport, C., Salmon, D., Costagliola, D., Katlama, C. (2000). Induction and maintenance therapy of cytomegalovirus central nervous system infection in HIV-infected patients. Aids 14, 517-524.
2. Bucher, H.C., Griffith, L., Guyatt, G.H., Opravil, M. (1997). Meta-analysis of prophylactic treatments againts pneumocystis carinii and toxoplasma encephalitis. J Acquir Immune Defic Syndr Hum Retrovirol 15, 104-114.
3. Cardo, D.M., Culver, D.H., Ciesielsky, C.A., Srivastava, P.U., Marcus, R., Abiteboul, D., Heptonstall, J., Ippolito, G., Lot, F., McKibben, P.S., BII, D.M. (1997). A case-control study of HIVseroconversion in health care workers after percutaneous exposure. Centers for Disease Control and Prevention Needlestick Surveillance Group. N Engl J Med 337, 1485-1490.
4. Centers for Disease Control (1992). 1993 revised classification system for HIV infection and expanded surveillance case definition for AIDS among adolescents and adults. Morbidity and Mortality Weekly Report 41 (RR-17), 1-19.
5. Chaisson, R.E., Keruly, J.C., Moore, R.D. (2000). Association of initial CD4 cell count and viral load with response to highly active antiretroviral therapy. J Am Med Assoc 248, 3128-3129.
6. Dworkin, M.S., Wan, P.C., Hanson, D.L., Jones, J.L. (1999). Progressive multifocal leucoencephalopathy: improved survival of human immunodeficiency virus-infected patients in the protease inhibitor era. J Infect Dis 180, 621-625.
7. Henderson, D.K. (1999). Postexposure chemoprophylaxis for occupational exposures to the human immunodeficiency virus. J Am Med Assoc 281, 931-936.
8. Hoffmann C, Rockstroh JK, Kamps BS (Hsg.). HIV.Net 2007. www.hiv.net. Steinhäuser Verlag, Wuppertal-Beyenburg 2007
9. Joint United Nations Programme on HIV/AIDS (UNAIDS) and World Health Organization (2006). AIDS epidemic update December 2006
10. Louie, M., Markowitz, M. (2002). Goals and milestones during treatment of HIV-1 infection with antiretroviral therapy: a pathogenesis-based perspective. Antiviral Res 55, 15-25.
11. Mellors, J.W., Rinaldo, C.R.J., Gupta, P., White, R.M., Todd, J.A., Kingsley, L.A. (1996). Prognosis in HIV-1 infection predicted by the quantity of virus in plasma. Science 272, 1167-1170.
12. Panel on Antiretroviral Guidelines for Adult and Adolescents. Guidelines for the use of antiretroviral agents in HIV-infected adults and adolescents. Department of Health and Human Services. October 10, 2006; 1-113.
13. Portegies P, Solod L, Cinque P, Chaudhuri A, Begovac J, Everall I, Weber T, Bojar M, Martinez-Martin P, Kennedy PG. Guidelines for the diagnosis and management of neurological complications of HIV infection. Eur J Neurol. 2004 May;11(5):297-304.
14. Saag, M.S., Graybill, R.J., Larsen, R.A., Pappas, P.G., Perfect, J.R., Powderly W.G., Sobel, J.D., Dismukes W.E. (2000). Practice guidelines for the management of cryptococcal disease. Infectious diseases Society of America. Clin Infect Dis 30, 710-718.

15. Sacktor, N., McArthur, J.C. (1997). Prospects for therapy of HIV-associated neurologic diseases. J Neurovirol 3, 89-101.
16. Schabet, M., Herrlinger, U., Weller, M., Bamberg, M., Clemens, R., Dichgans, J. (1997). Neue Entwicklungen in Diagnostik und Therapie primärer Non-Hodgkin-Lymphome des zentralen Nervensystems. Nervenarzt 68, 298-308.
17. Wildemann, B., Haas, J., Lynen, N., Stingele, K., Storch-Hagenlocher, B. (1998). Diagnosis of cytomegalovirus encephalitis in patients with AIDS by quantitation of cytomegalovirus genomes in cells of cerebrospinal fluid. Neurology 50, 693-697.

Empfohlene Websites

Centers for Disease Control, United States Health Department
    http://www.cdc.gov/hiv/resources/guidelines
Hoffmann C, Rockstroh JK, Kamps BS http://www.hiv.net
Joint United Nations Programme on HIV/AIDS (UNAIDS)
    http://www.unaids.org
Robert Koch Institut http://www.rki.de
AIDSinfo: U.S. Department of Health and Human Services (DHHS)
    http://aidsinfo.nih.gov/

35.8 Parasitäre Erkrankungen des ZNS

E. Schmutzhard, R. Helbok

Eine detaillierte Kenntnis der Epidemiologie, der Infektionswege, und v. a. von prädisponierenden Faktoren ist notwendig, um die Diagnose einer parasitären ZNS-Infektion rechtzeitig zu stellen und die entsprechende Therapie einleiten zu können.

◘ Tab. 35.27 listet entsprechend der geographischen Verteilung die wichtigsten Parasiten, die eine ZNS-Infektion bzw. -Infestation verursachen können. Einzelne Parasiten werden weltweit gefunden, andere lediglich in speziellen tropischen Gebieten, wiederum andere grundsätzlich in tropischen Klimaregionen und einzelne vorwiegend in Gegenden mit gemäßigtem Klima.

Parasiten verursachen Krankheitssymptome durch direkte Gewebsinvasion, durch Raumforderung, Gewebehypoxie und Blutung oder indirekt über immunmediierte Mechanismen. Die Diagnose und antiparasitäre Behandlung sind spezifisch für den jeweiligen Erreger und die durch ihn bewirkten Krankheitsmechanismen. Zunehmend prognostisch wichtiger werden adjuvante häufig intensivmedizinische Maßnahmen, die von einer besseren Kenntnis pathophysiologischer Abläufe abgeleitet werden.

◘ **Tab. 35.27.** Intensivneurologisch bedeutsame Parasiten

Geographische Verteilung	Protozoen	Helminthen	Arthropoden
Kosmopolitisch	Acanthamoeba spp.	Strongyloides stercoralis	
	Naegleria spp.	Trichinella spiralis	
	Toxoplasma gondii	Cysticercus cellulosae	
		Sparganum proliferum	
		Toxocara canis	
Tropische Gegenden	Entamoeba histolytica	Schistosoma spp.	
	Plasmodium falciparum	Paragonimus spp.	
Spezielle tropische Gegenden	Trypanosoma spp.	Angiostrongylus	Pentastomatidae
		Filarien	
		Gnathostoma spinigerum	
		Echinococcus granulosus	
		Coenurus cerebralis	
Gemäßigte Klimazonen	Babesia spp.	Anisakis spp.	
		Bailisascaris procyonis	
		Echinococcus granulosus	

35.8 Parasitäre Erkrankungen des ZNS

▪▪▪ Symptomatik

Die neurologische Symptomatik von ZNS-Parasitosen ist sehr breit gefächert und hängt vom spezifischen Parasiten, der Infestations- bzw. Infektionslokalisation, dem Krankheitsstadium und dem Immunstatus des Patienten ab. Nematoden, die eine ZNS-Infestation verursachen, sind *Filarien spp.* und unter mikrofilarizider Therapie entwickeln sich häufig lebensbedrohliche neurologische Symptome.

Toxocara spp., *Trichinella spiralis* und *Trematoden* verursachen nur in seltenen Fällen eine schwerwiegende lebensbedrohliche ZNS-Erkrankung. Vertreter der Zestoden sind überwiegend durch ihre raumfordernde Wirkung (Neurozystizerkose, Echinokokkose) neurologisch auffällig. Eine Übersicht über die klinisch neurologischen Symptome der einzelnen intensivneurologisch bedeutsamen parasitären Infektionen und Infestationen ◘ Tab. 35.28.

◘ **Tab. 35.28.** ZNS-Parasitosen

Pathogen	Übertragungsweg	Klinisch neurologische Symptome	Krankheitsverlauf
PROTOZOEN			
Acanthamoeba spp.	Kontaktlinsen	Granulomatöse Enzephalitis, fokales neurologisches Defizit, Fieber und zerebrale Krampfanfälle	Schleichend selten: fulminant
Babesia spp.	Zecken, Blut	Hämolyse, Hypoxämie, hypoxische Enzephalopathie, Fieber (hauptsächlich bei Splenektomierten)	Fulminant
Entamoeba histolytica	Wasser, Nahrung, fäko-oral	Hirnabszess, fokales neurologisches Defizit, Anfälle, erhöhter intrakranieller Druck (vorausgehende Leberabszesse!)	Fulminant
Naegleria spp.	Transnasal (Swimmingpool, Teich, etc.)	Purulente Meningoenzephalitis	Fulminant
Plasmodium falciparum	Anopheles-Moskitos, Bluttransfusion	Fieber, Koma, Anfälle, diffuse oder fokale Enzephalopathie, Multiorganversagen,	Akut/fulminant
Toxoplasma gondii	Nahrungsmittel, kongenital	Enzephalitis, fokale neurologische Läsionen, Anfälle, Enzephalopathie (bei Immunkompromittierten)	Subakut/chronisch
Trypanosoma brucei, T. gambiense, T. rhodesiense	Tsetse-Fliege (Glossina spp.)	Meningoenzephalitis	Chronisch
Trypanosoma cruzi	Raubwanzen, Laborinfektionen	Meningitis/Meningoenzephalitis, kardioembolische Ischämien	Akut/subakut
HELMINTHEN (Faden-, Spülwürmer)			
Nematoden			
Angiostrongylus cantonensis	Genuss von rohen Schnecken	Meningitis	Akut/subakut
Anisakis spp.	Genuss von rohem Hering	Diffuse und fokale Enzephalopathie	Akut/subakut
Gnathostoma spinigerum	Genuss von ungekochtem Fisch, Schnecken, Hühner- und Entenfleisch	Enzephalomyelitis, Radikulitis, Subarachnoidalblutung	akut/fulminant
Strongyloides stercoralis	Penetration der intakten Haut	Purulente Meningitis, Abszessbildung, häufig mit gramnegativer Sepsis vergesellschaftet (sog. Hyperinfektionssyndrom bei Immunkompromittierten)	Perakut

Tab. 35.28. (Fortsetzung)

Pathogen	Übertragungsweg	Klinisch neurologische Symptome	Krankheitsverlauf
Toxocara canis/cati	Zufällige Ingestion von Toxocara-Eiern (beim Spielen mit Hunden)	Fokale zerebrale, spinale Läsionen	Subakut
Trichinella spiralis	Genuss von ungekochtem/rohem Schweinefleisch	Diffuse und fokale Enzephalopathie	Akut
Zestoden (Bandwürmer)			
Cysticercus cellulosae (Adulte Würmer: Taenia solium)	Fäko-oral, Ingestion von Wurmeiern	Raumfordernde Läsionen (Zysten), obstruktiver Hydrozephalus, diffuse Enzephalopathie, Meningitis, meningovaskuläre Erkrankung, status epilepticus	Chronisch, gelegentlich akut
Echinococcus granulosus	Ingestion von Wurmeiern (von Hunden ausgeschieden)	Raumfordernde Läsionen, Riesenzysten, obstruktiver Hydrozephalus	Chronisch
Sparganum proliferum (Adulte: Diphyllo-bothrium spp.)	Ingestion von infizierten rohen Schnecken oder Froschfleisch	Raumfordernde Läsionen, Zysten, obstruktiver Hydrozephalus	Chronisch
Coenurus cerebralis (Adulte: Taenia multiceps)	Ingestion von Eiern (von Hunden ausgeschieden)	Raumfordernde Läsionen, Zysten, obstruktiver Hydrozephalus	Chronisch
Trematoden (Saugwürmer)			
Paragonimus spp.	Ingestion von rohen Süßwasserkrabben oder Krebsfleisch	Raumfordernde Läsionen, Zysten (teilweise verkalkt), basale Meningitis	Schleichend
Schistosoma spp.	Aktive Penetration der Haut (Zerkarien)	Granulome, raumfordernde Läsionen	Chronisch
Pentastomatidae			
Linguatula spp.	Rohes Schlangenfleisch	Verkalkte raumfordernde Läsionen	Protrahiert

▪▪▪ Diagnostik

Einen allgemeinen Überblick gibt ◘ Tab. 35.29.

Bildgebung

Computertomographische und kernspintomographische Befunde sind häufig unspezifisch. Gelegentlich kann ein fokales oder diffuses Hirnödem beobachtet werden, bei Patienten mit zerebraler Malaria, Trypanosomiasis oder Babesiose sind CT und Kernspintomographie häufig unauffällig. Eine ZNS-Infektion mit Naegleria spp. verursacht, im Sinne einer akuten Meningitis, eine Kontrastmittelanreicherung der Meningen. Einzelne multiple parenchymatöse Hypodensitäten ohne Kontrastmittelanspeicherung werden im CT bei Trichinose, früher Zystizerkose, Acanthamoebeninfektion, Sparganose, Coenurose und bei der frühen Toxoplasmose beobachtet. Ringförmig kontrastmittelspeichernde Läsionen werden bei Infektion bzw. Infestation mit Toxoplasma gondii, Entamoeba histolytica, Acanthamoeba spp., Toxocara spp., Cysticercus cellulosae, Schistosoma spp. und Paragonimus spp. gesehen.

Ein Schädelübersichtsröntgen, Röntgenaufnahmen des Thorax und der Muskeln kann Kalzifikationen und/oder Zystenbildung bei Patienten mit Zestodeninfestation, bestimmten Trematoden- (Paragonimus spp.) oder Nematoden (Trichinella spiralis)-Infestationen gesehen werden. Ein obstruktiver Hydrozephalus kann bei bestimmten Zestoden- und Trematodenerkrankungen, aber auch bei Gnathostoma-spinigerum-Infestation beobachtet werden. Letztere kann auch Ursache einer Subarachnoidalblutung und einer eosinophilen Meningitis sein.

Die Ultraschalluntersuchung kann extrakranielle Manifestationen bestimmter parasitärer Erkrankungen (z. B. Leberabszesse) entdecken.

35.8 Parasitäre Erkrankungen des ZNS

Tab. 35.29. ZNS-Parasitosen: Diagnostik und Differenzialdiagnose

Pathogen	Klinische Befunde	Differenzialdiagnose
PROTOZOEN		
Acanthamoeba spp.	Liquor cerebrospinalis und CCT: unspezifisch, Biopsie von begleitenden Haut-, Sinus- oder Lungenläsionen, Hirnbiopsie	Chronische Meningitis, insbesondere granulomatöse ZNS-Erkrankungen (Tuberkulose, Sarkoidose, Mykose)
Babesia spp.	Blutausstrich (Giemsafärbung): Ringformen intraerythrozytär	Malaria
Entamoeba histolytica	Abszessbildung im CCT, Serologie	Abszess anderer Pathogenese
Naegleria spp.	Purulenter Liquor cerebrospinalis neutrophile Pleozytose, Nativliquoruntersuchung: Amöben-Trophozoiten	Purulente Meningitis
Plasmodium falciparum	Plasmodium falciparum: intraerythrozytäre Ringformen im Blutausstrich (Giemsafärbung), Hämolyse, Multiorganversagen, normaler Liquor cerebrospinalis	Enzephalitis, Meningoenzephalitis, Sepsissyndrom
Toxoplasma gondii	Liquor cerebrospinalis: unspezifisch, CCT: anspeichernde Ringläsionen, Hypodensitäten, Serologie	Enzephalitis, Abszesse, Tumore (z. B. Lymphom)
Trypanosoma brucei, T. gambiense, T. rhodesiense	Liquor cerebrospinalis: plasmazelluläre, Pleozytose (Morulazellen), Nativliquoruntersuchung: mobile Trypanosomen, Blutausstrich: Trypanosomen	Chronische Meningitis (z. B. ZNS-Tuberkulose, Mykose)
Trypanosoma cruzi	Liquor cerebrospinalis: unspezifisch, Serologie, Konzentrationstechniken, Blutausstrich: Giemsafärbung, Xenodiagnose	Akute/subakute Meningitis, bakterielle Endokarditis mit kardiogener Embolisierung
HELMINTHEN (Faden-, Spülwürmer)		
Nematoden		
Angiostrongylus cantonensis	Liquor cerebrospinalis: eosinophile Pleozytose, Larven	Andere Meningitis
Anisakis spp.	CCT: unspezifisch, Eosinophilie	Enzephalitis
Gnathostoma spinigerum	CCT: fokale Läsionen, SAB, Liquor cerebrospinalis: hochgradige Eosinophilie, Xanthochromie, Larven	Meningits, Radikulitis, Enzephalitis, Subarachnoidalblutung
Strongyloides stercoralis	Liquor cerebrospinalis: eitrig, Larven	Purulente Meningitis, gramnegative Sepsis
Toxocara canis/cati	Liquor cerebrospinalis: Eosinophilie, CCT: granulomatöse Läsionen	Neoplasmen, chronisch/subakute granulomatöse entzündliche ZNS-Erkrankung
Trichinella spiralis	Eosinophilie, vorausgehende gastrointestinale Beschwerden, periorbitale Ödeme, Larven in der Muskelbiopsie, erhöhte Muskelenzyme, CCT (oder MRI): unspezifische fokale Läsionen	Enzephalitis
Zestoden (Bandwürmer)		
Cysticercus cellulosae (Adulte Würmer: Taenia solium)	Serologie, Wurmeier im Stuhl, Weichteilröntgen: Kalzifikationen/Zystizerken in der Muskulatur, Liquor cerebrospinalis: unspezifisch/normal, häufig keine Eosinophilie, CCT/MRI: zystische Läsionen (häufig multipel), Kalzifikationen, Hydrozephalus obstructivus (intraventrikuläre Zysten!), unscharf begrenzte Hypodensitäten	Zysten, chronische Meningitis, Enzephalitis, meningovaskuläre Syndrome

Tab. 35.29. (Fortsetzung)

Pathogen	Klinische Befunde	Differenzialdiagnose
Echinococcus granulosus	Liquor cerebrospinalis: normal, nur sehr selten Eosinophilie, CCT/MRI: zystische Läsionen (Scolices können gelegentlich gesehen werden)	Zysten anderer Ursache
Sparganum proliferum (Adulte: Diphyllobothrium spp.)	Liquor cerebrospinalis: unspezifisch/normal, CCT/MRI: multiple Zysten, Larvae migrans visceralis/cutanea (gelegentlich Larven in der Muskulatur)	Zysten, chronische Meningitis, Enzephalitis, meningovaskuläre Syndrome
Coenurus cerebralis (Adulte: Taenia multiceps)	Liquor cerebrospinalis: unspezifisch, CCT: multiple Zysten, selten: Larven in der Muskulatur	Zysten, chronische Meningitis, Enzephalitis, meningovaskuläre Syndrome
Trematoden (Saugwürmer)		
Paragonimus spp.	CT: Seifenblasenzysten (= teilweise verkalkte Zysten)	Chronische Meningitis, andere raumfordernde Läsionen, Zysten, Granulome
Schistosoma spp.	Liquor cerebrospinalis: unspezifisch, gelegentlich Eosinophilie, CCT/MRI: unspezifisch	
Pentastomatidae		
Linguatula spp.	?	Zestoden- und Trematodeninfestation

Elektrophysiologische Untersuchungstechniken

Die elektrophysiologischen Untersuchungstechniken sind zur Differenzierung parasitärer Erkrankungen des zentralen Nervensystems nur von sehr geringer Bedeutung.

Liquordiagnostik und andere Laborparameter

Die Ergebnisse der Liquor cerebrospinalis Untersuchung sind bei ZNS-Parasitosen höchst unterschiedlich und in den meisten Fällen sehr unspezifisch.

Patienten, die mit Naegleria spp. oder Strongyloides stercoralis infestiert sind, zeigen das typische Liquorbild einer purulenten Meningitis mit granulozytärer Pleozytose. Auch Acanthamoeba spp. und E. histolytica können eine eitrige Meningitis verursachen, wenn die Abszessbildung nahe des Subarachnoidalraums liegt. Liquoreiweißkonzentrationen sind häufig erhöht, Glukosekonzentrationen sind unterschiedlich, gelegentlich erniedrigt. Patienten mit einer Trypanosomiasis, vereinzelt auch Patienten mit einer ZNS-Toxoplasmose haben eine lymphozytäre und/oder plasmazelluläre Pleozytose. Bei der afrikanischen Trypanosomiasis (Schlafkrankheit) ist das Liquoreiweiß frühzeitig und deutlich erhöht (insbesondere IgM). Eine eosinophile Pleozytose ist typisch für eine Angiostrongylus cantonensis- oder eine Gnathostoma-spinigerum-Infestation. Alle anderen Wurmerkrankungen des Nervensystems verursachen normalerweise keine Liquoreosinophilie.

Der Liquor ist typischerweise normal bei zerebraler Malaria, Babesiose und bei Wurmerkrankungen des Nervensystems, die einen chronischen Verlauf nehmen. In Einzelfällen können lebende Parasiten im Nativliquorpräparat gesehen werden: z. B. Naegleria spp., Trypanosoma brucei, Strongyloides stercoralis, Gnathostoma spinigerum, Angiostrongylus cantonensis oder Toxocara spp..

Patienten mit zerebraler Malaria oder Babesiose entwickeln nicht selten das klinische Vollbild eines »Sepsissyndroms« mit Multiorganmitbeteiligung im Sinne einer Multiorganmalaria.

Eine Eosinophilie im peripheren Blut kann, muss aber nicht, bei Wurminfestation beobachtet werden. Alle Wurmerkrankungen, bei denen migrierende Larven krankheitsmitbestimmend sind, haben häufiger eine Eosinophilie im peripheren Blut (z. B. Toxocara, Filarien, Trichinella spiralis). Wurmerkrankungen mit Muskelmitbeteiligung (Myositis) können eine erhöhte Kreatinphosphokinase (CK) im peripheren Blut zeigen (Trichinella spiralis, Cysticercus cellulosae).

Mikrobiologie

Plasmodium falciparum, Babesia spp., Trypanosoma spp., Mikrofilarien (inkl. Onchocerca volvulus) können im peripheren Blutausstrich (Giemsa-Färbung) gesehen werden. Nativuntersuchungen des Liquors können bei Trypanosomen, Naegleria spp., Strongyloides stercoralis, Gnathostoma spinigerum, Angiostrongylus cantonensis und Toxocara spp. diagnostisch sein. Eine Muskelbiopsie führt bei Anisakiasis, Sparganose, Coenurose, Trichinose und Zystizerkose nicht selten zur Diagnose.

Serologische Untersuchungstechniken können das diagnostische Ergebnis verbessern, spielen jedoch bei lebensbedrohenden, akuten ZNS-Parasitosen eine eher untergeordnete Rolle.

35.8 Parasitäre Erkrankungen des ZNS

Da bei vielen ZNS-Parasitosen eine systemische Infestation vorhanden sein kann, bis hin zur Multiorganmitbeteiligung (s. Malaria) ist eine interdisziplinäre Diagnostik essenziell. Patienten mit amerikanischer Trypanosomiasis (Chagas-Erkrankung) können unspezifische EKG-Veränderungen inklusive Reizleitungsstörungen oder Arrhythmien etc. haben.

Eine ZNS-Strongyloidiasis ist häufig mit einer gramnegativen Sepsis und eventuell Meningitis vergesellschaftet. Nicht wenige Patienten mit einer ZNS-Parasitose leiden an fokalen und/oder generalisierten zerebralen Krampfanfällen.

■■■ Therapie
Spezifische Chemotherapie

Die spezifischen Chemotherapieempfehlungen siehe ◘ Tab. 35.30.

Viele Patienten mit parasitären Erkrankungen des ZNS können auf normalen neurologischen Stationen behandelt werden, Patienten mit zerebraler Malaria, primärer Amoebenmeningitis, Babesiose, Gnathostomiasis, Strongyloides-Hyperinfektionssyndrom etc. sind allerdings medizinische Notfälle und müssen intensivmedizinisch überwacht und therapiert werden.

In Einzelfällen können auch bei anderen ZNS-Parasitosen erhöhter intrakranieller Druck, Hydrozephalus, intraventrikuläre Zysten, perifokale Ödementwicklung, akute purulente Meningitis, meningovaskuläre Syndrome, hypoxische Enzephalopathien, Hirnstammsyndrome sowie raumfordernde Prozesse der hinteren Schädelgrube und letztlich kardiale Involvierung und Multiorganmitbeteiligung zur Intensivpflichtigkeit beitra-

◘ **Tab. 35.30.** Spezifische Chemotherapien bei ZNS-Parasitosen

Erkrankung	Chemotherapeutisches Agens	Dosis	Dauer
Zerebrale Malaria	Chinin-Dihydrochlorid	Initialer Bolus: 20 mg/kgKG	Über 4 h
		Erhaltungsdosis von 10 mg/kg KG alle 8 Stunden	Für 1 Woche
	Chinidin-Glukonat	Initialer Bolus: 10 mg/kgKG	Über 1-2 h
		Konstante i.v.-Infusion von 0,02 mg/kgKG/min	Für 75 h
		Chinin Sulfat: 650 mg alle 8 h p.o.	Für 3 Tage
	Arthemeter	300 mg i.m.	Tag 1
		150–200 mg i.m.	Tag 2 und 3
	Artesunate	2,4 mg/kg 2×/24 h i.v.	Tag 1
		1×/24 h i.v.	Tag 2 und 3
	Mögliche Kombinationen:		
	Artesunate + Mefloquin		
	Dihydroartemisinin + Trimethoprin + Piperaquine		
Babesiose	Clindamycin +	300–600 mg 4×/24 h i.v.	7–10 Tage
	Chinin	650 mg 3×/24 h p.o.	
Sekundäre zerebrale Amoebiasis (Entamoeba histolytica)	Metronidazol	750 mg 3×/24 h p.o./i.v.	5–10 Tage
	Dehydroemetin	60–80 mg i.m.	5–10 Tage
Primäre Amöbenmeningoenzephalitis (Naegleria fowleri)	Amphotericin B i.v. +	1,0 mg/kgKG/24 h i.v.	?
	Amphotericin B intrathekal	beginnend mit 1,0 mg, dann 0,1 mg an alternativen Tagen (via Reservoir)	?
	Potenzielle Synergie		?
	Kombination von Amphotericin B mit Rifampicin, Miconazol oder Tetrazyklin		

Tab. 35.30. (Fortsetzung)

Erkrankung	Chemotherapeutisches Agens	Dosis	Dauer
Granulomatöse Amöben-Enzephalitis (Acanthamoeba spp.)	Diamidinderivate (Pentamidine)	?	?
	Amphotericin B	?	?
	5-Fluorocytosine	?	?
Chagas-Erkrankung (Trypanosoma cruzi)	Nitrofuranderivat (Nifurtimox)	8–10 mg/kgKG/24 h	3–4 Monate
	Benznidazol (Radanil)	5 mg/kgKG/24 h	2 Monate
Schlafkrankheit	Suramin **dan**n	1 g/24 h (200 mg Testdosis)	Tag: 1, 3, 7, 14, 21
	Melarsoprol (Mel B)	3,6 mg/kgKG/24 h i.v.	3 Tage, Wiederholung nach 1–2 Wochen
	Difluoromethylornithin (DFMO) **dann**	400 mg/kgKG/24 h i.v.	2 Wochen
	Difluoromethylornithin (DFMO)	4×75 mg/kgKG/24 h p.o.	1 Monat
Angiostrongyliasis	Keine gesicherte Therapie		
Anisakiasis	Keine gesicherte Therapie		
Gnathostomiasis	Albendazol	15 mg/kgKG/24 h	?
Strongyloides-stercoralis-Hyperinfektionssyndrom	Thiabendazol	25 mg/kgKG/2×/24 h p.o.	3 Tage
Toxokarose	Thiabendazol	25 mg/kgKG/24 h p.o.	1 Woche
Trichinose	Thiabendazol	25 mg/kgKG/24 h p.o.	1 Woche
	Mebendazol	5 mg/kgKG/24 h p.o.	2 Wochen
	Flubendazol	40 mg/kgKG/24h p.o.	2 Wochen
Neurozystizerkose	Praziquantel **und/oder**	50 mg/kgKG/24 h p.o.	2 Wochen
	Albendazol	15 mg/kgKG24 h p.o.	bis zu 4 Wochen
Coenurose	Keine gesicherte Therapie		
Sparganose	Keine gesicherte Therapie		
Paragonimiasis	Bithionil	50 mg/kgKG/24 h p.o.	1 Monat an alternierenden Tagen
	Praziquantel	50 mg/kgKG p.o.	Einzeldosis
Schistosomiasis			
Schistosoma mansoni, S.haematobium	Praziquantel	40–50 mg/kgKG p.o.	Einzeldosis
Schistosoma japonicum	Praziquantel	20 mg/kgKG/3×/24 h p.o.	über 24 h
Infestation mit Pentastomatidae	Keine gesicherte Therapie		

gen. In allerjüngster Vergangenheit wurden mehrere Studien über Kombinationstherapien bei Multiorganmalaria publiziert.

Adjuvante Therapie

Multiorganversagen bei Plasmodium-falciparum-Malaria oder Babesiose führt zur Beatmungspflichtigkeit, Hämofiltration und evtl. Gesamtblutaustauschnotwendigkeit. Solche Patienten profitieren nicht von einer Antikoagulationstherapie oder Kortikosteroiden. Allerdings sind Steroide als Begleittherapie zu Beginn der anthelminitischen Therapie bei Neurozystizerkose, Trichinose oder Schistosomiasis unverzichtbar. In Einzelfällen (zerebrale Malaria) könnte – analog zur Sepsistherapie – die Verabreichung von aktiviertem rekombinantem Protein C nützlich sein.

Neurochirurgisches Management

Neurochirurgische Interventionen können sowohl zu diagnostischen als auch therapeutischen Zwecken angezeigt sein. Ein akuter Hydrocephalus obstructivus erfordert die schnellstmögliche Anlage einer Liquordrainage. Intraventrikuläre Zysten sollten aus therapeutischen und diagnostischen Gründen exstirpiert werden.

Prognose

Die Prognose von Patienten mit ZNS-Parasitosen ist vom auslösenden pathogenen Agens abhängig. An die 20% der Patienten mit zerebraler Malaria versterben und bis zu 10% tragen ein neurologisches Langzeitdefizit (Paresen, Krampfanfälle) davon. Die Mortalität ist bei allen Formen einer zerebralen Amoebiasis (E. histolytica, freilebende Amoeben) hoch .Ohne Behandlung führt eine afrikanische Trypanosomiasis auf jeden Fall zum Tod, eine ZNS-Infektion mit Trypansoma cruzi trägt bei Kindern eine Mortalität bis zu 12%. Eine Infektion mit Gnathostoma spinigerum verursacht bei knapp 10% einen letalen Verlauf und bei knapp 40% sind neurologische Langzeitfolgen zu erwarten. Eine Toxokarose, eine Trichinose und andere Nematoden- und Trematodeninfestationen sind nur selten mit einem tödlichen Verlauf assoziiert. Die Mortalität bei einem Strongyloides-stercoralis-Hyperinfektionssyndrom beträgt allerdings bis zu 75%.

Der klinische Verlauf, die Langzeitfolgen und letztlich auch die Überlebenschancen sind bei ZNS-Parasitosen von der frühzeitigen Diagnose und dem frühestmöglichen spezifischen Therapiebeginn sowie den allgemeinmedizinischen bzw. intensivmedizinischen supportiven Maßnahmen abhängig.

Literatur

1. Adamolekun B (1995) The aetiologies of epilepsy in tropical Africa. Trop Geogr Med 47:115-117
2. Anonymous (1990) Exchange transfusion in Falciparum malaria. Lancet 1:324-325
3. Aubouy A, Celoron P, Migot-Nabias F (2002) Plasma and in vitro levels of cytokines during and after a Plasmodium falciparum malaria attack in Gabon. Acta Trop 83:195-203
4. Balasegaram M, Harris S, Checchi F et al (2006) Melarsoprol versus eflornithine for treating late-stage Gambian trypanosomiasis in the Republic of the Congo. Bulletin WHO 84, 783-791
5. Barret MP (2002) Problems for the chemotherapy of human African trypanosomiasis. Curr Opin Infec Dis 13:647-651
6. Benach JL, Habicht GS (1981) Clinical characteristics of human babesiosis. J Infect Dis 144:481
7. Best H, Seit HM (1986) Die Echinokokkuserkrankung des Nervensystems.Akt Neurol 13:161-164
8. Braakman H, Fred MM, van de Molengraft JJ, et al (2006) Lethal African trypanosomiasis in a traveler: MRI and neuropathology, Neurology 66:1094-1096
9. Cook GC (1987) Strongyloides stercoralis hyperinfection syndrome; how often is it missed? Q J Med 244:625-629
10. Corpelet C, Vacher P, Coudore F et al (2005) Role of quinine in life-threatening Babesia divergens infection successfully treated with clindamycin. Eur J Clin Microbiol Infect Dis 24:74-75
11. Dauriac-Le Masson V, Chochon F, Demeret S et al (2005) Toxocara canis meningomyelitis. J Neurol 252, 1267-1268
12. Davis TME, White NJ, Looareesuwan S, Silamut K, Warrell DA (1988) Quinine pharmacokinetics in cerebral malaria: predicted plasma concentrations after rapid intravenous loading using a two compartment mode. Trans R Soc Trop Med Hyg 82:542-547
13. Del Brutto OH, Roos KL, Coffey CS et al (2006) Meta-Analysis: Cysticidal Drugs for Neurocysticercosis: Albendazole and Praziquantel. Ann Intern Med 145:43-51
14. Denise H, Barrett MP (2001) Uptake and mode of action of drugs used against sleeping sickness. Biochem Pharmacol 61:1-5
15. Deo I, Robledo L, Meza A, et al (2000) Encephalitis due to a free-living amoeba (Balamuthia mandrillaris), case report with literature review. Surg Neurol 53:611-616
16. Dondorp A, Nosten F, Stepniewska K et al (2005). Artesunate versus quinine for treatment of severe falciparum malaria: a randomised trial. Lancet 366:717-725
17. Ellrodt A, Halfon P, Le Bras P, Halimi P, Bouree P, Desi M, Caquet R (1987) Multifocal central nervous system lesions in three patients with trichinosis. Arch Neurol 44: 432-434
18. Fan KJ, Pezeshkpour GH (1986) Cerebral sparganosis. Neurology 36:1249-1251
19. Fröscher W, Saathof M (1986) Trichinose des Nervensystems. Akt Neurol 13:151-156
20. Garcia HH, Pretell EJ, Gilman RH et al (2004) A trial of antiparasitic treatment to reduce the rate of seizures due to cerebral cysticercosis. N Engl J Med 350:249-258
21. Gjerde IO, Mörk S, Larsen JL, Huldt G, Skeidsvoll H, Aarli JA (1984) Cerebral schistosomiasis presenting as a brain tumor. Eur Neurol 23:229-236
22. Golenser J, McQuillain J, Hee L et al (2006) Conventional and experimental treatment of cerebral malaria. Internat J Parasitol 36:583-593
23. Helbok R, Brenneis C, Beer R et al (2007) A rare case of Toxocara canis cerebral vasculitis. Europ J Neurol 14:117-120
24. Higashi K, Aoki H, Takebayashi K, Molokai H, Sachet Y (1971) Cerebral paragonimiasis. J Neurosurg 34:515-528

25. Horowitz SL, Bentson JR, Benson F, Davos J, Gottlieb B, Pressman B (1983) Intracerebral toxoplasmosis in patients with acquired immunodeficiency syndrome. Arch Neurol 40:649-652
26. Horton RJ (1989) Chemotherapy of Echinococcus infection with albendazole. Trans R Soc Trop Med Hyg 82:97-102
27. Häselbarth K, Tenter AM, Brade V et al (2007). First case of human babesiosis in Germany – Clinical presentation and molecular characterisation of the pathogen. Internat J Med Microbiol 297:197-204
28. Kennedy PG (2004) Human African trypanosomiasis of the CNS: current issues and challenges. J Clin Invest 113:496-504
29. Krishnan A, Karnad DR (2003). Severe falciparum malaria: an important cause of multiple organ failure in Indian intensive care unit patients. Crit Care Med 31:2278-2284
30. Kwiatkowski D, Molineux M, Taylor T, Klein N, Curtis N, Smit M (1991) Cerebral malaria. Lancet 1:1281-1282
31. Lalloo DG, Shingadia D, Pasvol G et al (2007) UK malaria treatment guidelines. J Infect 54:111-121
32. Looareesuwan S, Warrell DA, White NJ, et al (1983) Do patients with cerebral malaria have cerebral edema? A computed tomographic study. Lancet 1:434-437
33. Marr JJ, Docampo R (1986) Chemotherapy for Chagas' disease: a perspective of current therapy and considerations for future research. Rev Infect Dis 8:884-903
34. Michal A, Regli F, Campiche R, Cavallo RJ, de Crousaz G, Oberson R, Rabinowicz T (1977) Cerebral coenurosis. Report of a case with arteritis. J Neurol 216:265-272
35. Molyneux ME, Taylor TE, Wirima JJ, Borgstein A (1989) Clinical features and prognostic indicators in paediatric cerebral malaria: a study of 131 comatose Malawian children. O J Med 71:441-459
36. Onyeyili PA, Onwualu JE (1991) Efficacy of combination of DFMO and diminazene aceturate in the treatment of late-stage Trypanosoma brucei infection in rats. Trop Med Parasitol 42:143-145
37. Pitella JEH (1984) Ischemic cerebral changes in the chronic chagasic cardiopathy. Arq Neuropsiquiatr 42:105-115
38. Poltera AA (1985) Pathology of human African trypanosomiasis with reference to experimental African trypanosomiasis and infections of the central nervous system. Br Med Bull 41:169-174
39. Russegger L, Schmutzhard E (1989) Spinal toxocara abscess. Lancet 2:398
40. Saddler M, Barry M, Ternouth I, Emmanuel J (1990) Treatment of severe malaria by exchange transfusion. N Engl J Med 322:58
41. Schmutzhard E (2000) Entzündliche Erkrankungen des Nervensystems. Thieme, Stuttgart
42. Schmutzhard E (2006) Protozoal Infections. In: Noseworthy JH (ed) Neurological Therapeutics – Principles and Practice. Informa Health Care, Abingdon, Oxon, 1116-1132
43. Schmutzhard E, Mayr U, Rumpl E, Prugger M, Pohl P (1986) Secondary cerebral amebiasis due to infection with Entamoeba histolytica. Eur Neurol 25:161-165
44. Schmutzhard E, Boongird P, Vejjajiva A (1988) Eosinophilic meningitis and radiculomyelitis in Thailand, caused by CNS invasion of Gnathostoma spingerum and Angiostrongylus cantonensis. J Neurol Neurosurg Psychiatry 51:80-87
45. Scowden EB, Schaffner W, Stone WJ (1978) Overwhelming strongyloidiasis: an unappreciated opportunistic infection. Medicine (Baltimore) 57:527-544
46. Silva AA, Roffe E, Santiago H et al (2007) Trypanosoma cruzi-triggered meningoencephalitis is a CCR1/CCR5-independent inflammatory process. J Neuroimmunol 184:156-163
47. Sotelo-Avila C (1987) Naegleria and Acanthamoeba. Free-living amebas pathogenic for man. Perspect Pediatr Pathol 10:51-58
48. Stuiver PC, Ligtheim RJ, Goud TJLM (1989) Acute psychosis after mefloquine. Lancet 2:282
49. Taelman H, Schaechter PJ, Marcelis L (1987) Difluoromethylornithine, an effective new treatment of Gambian trypanosomiasis. Am J Med 82:607-614
50. Tran TH, Dolecek C, Pham PM, et al (2004) Dihydroartemisinin-piperaquine against multidrug-resistant Plasmodium falciparum malaria in Vietnam: randomised clinical trial. Lancet 363:18-22
51. Urbina JA, Docampo R (2003). Specific chemotherapy of Chagas disease : controversies and advances. Trends Parasitol 11:495-501
52. Van Meirvenne N, Le Ray D (1985) Diagnosis of African and American trypanosomiases. Br Med Bull 41:156-161
53. Vazquez V, Sotelo J (1992) The course of seizures after treatment for cerebral cysticercosis. N Engl J Med 327:696-701
54. Warrell DA. Looareesuwan S, Warrell MJ, Kasemarn P, Intaraprasert R, Bunnag D, Harinasuta T (1982) Dexamethasone proves deleterious in cerebral malaria. A double blind trial in 100 comatose patients. N Engl J Med 306:313-319
55. Watt G, Long GW, Ranoa CP, Adapon B, Fernando MT, Cross JH (1989) Praziquantel in treatment of cerebral schistosomiasis. Lancet 2:262-263
56. White NJ. Looareesuwan S, Phillips RE, Chanthavomich P, Warrell DA (1988) Single-dose phenobarbitone prevents convulsions in cerebral malaria. Lancet 2:64-66
57. Wittner M, Rowin KS, Tanowitz HB, Hobbs JF, Saltzman S, Wenz B, Hvisch R, Chisholm E, Healy GR (1982) Successful chemotherapy of transfusion babesiosis. Ann Intern Med 96:601-604
58. World Health Organization (2000) Managment of Servere Malaria: A practical Handbook. Second edition. Geneva: World Health Organization
59. Zlobl TL. (2001) Amebiasis, Prim Care Update 8:65-68

35.9 Pilzinfektionen des ZNS

E. Schmutzhard, B. Pfausler

Pilze verursachen eine Erkrankung des Nervensystems entweder durch Direktinvasion des Gewebes, durch die Freisetzung von Toxinen oder durch die Auslösung pathologischer immunologischer Reaktionen. Die Empfindlichkeit gegenüber Pilzinfektionen wird zum überwiegenden Teil durch die immunologische Kompetenz bedingt, wenngleich geographische, klimatische, berufsexpositionelle und möglicherweise auch hormonelle Faktoren eine zusätzliche wichtige Rolle spielen. Infektionen des Nervensystems werden durch Zygomyzeten, Askomyzeten, Basidiomyzeten und Deuteromyzeten verursacht. Allerdings kann

praktisch jeder Pilz bei Immuninkompetenz krankheitsverursachend sein.
Der Großteil der Patienten mit einer Pilzinfektion des Nervensystems präsentiert sich mit den Symptomen einer chronischen Meningitis, Granulom- und/oder Abszessbildung.

Diagnostik
Bildgebung
Patienten mit ZNS-Mykosen zeigen beim Schädelübersichtsröntgen oder beim **Röntgen** der paranasalen Sinus gelegentlich eine Knochendestruierung, Schleimhautverdickung sowie weichteildichte Gewebsmassen, die sich von den paranasalen Sinus in den intrakraniellen Raum ausbreiten können.

Die zerebrale **CT-Untersuchung** zeigt eine meningeale Anspeicherung, insbesondere im Bereich der basalen Zisternen, Hydrozephalus, Granulome und Abszesse. Eine Begleitvaskulitis führt zu vaskulär-ischämischen CT-Veränderungen inklusive hämorrhagischer Transformierung. Immunkompetente Patienten zeigen häufig eine ringförmige Anspeicherung nach Kontrastmittelapplikation, diese fehlt bei massiv immunkompromittierender Grunderkrankung. Die CT-Veränderungen sind typischerweise unspezifisch und müssen immer im klinischen Zusammenhang gesehen und interpretiert werden.

Die **Kernspintomographiebefunde** ähneln der zerebralen Computertomographie, wenngleich das MR die Weichteilgewebe der Kopf- und Nackenregion besser visualisieren kann. Sowohl die MR-Angiographie als auch die konventionelle zerebrale Panangiographie bestätigen die Diagnose einer Vaskulitis, einer arteriellen Okklusion, mykotischer Aneurysmen oder einer Sinusvenenthrombose. Elektrophysiologische Techniken zeigen unspezifische Veränderungen. Die transkranielle Dopplersonographie kann zum Monitoring einer ZNS-Vaskulitis und evtl. bei erhöhtem intrakraniellen Druck zum Einsatz kommen.

Liquor cerebrospinalis und andere Laborbefunde
Die Analyse des Liquor cerebrospinalis zeigt bei chronischer Meningitis eine Pleozytose von wenigen bis mehrere tausend Zellen/mm^3. Typisch ist ein gemischtzelliges Bild, mononukleär betont, gelegentlich auch polymorphzellig, insbesondere bei abszedierenden Prozessen in der Nachbarschaft der Subarachnoidalräume. Die Ruptur eines mykotischen Aneurysma resultiert in einem hämorrhagischen bzw. xanthochromen Liquor. Nicht selten findet sich bei Pilzmeningitis eine mäßiggradige Eosinophilie. Die Liquor-Serum-Glukoseratio ist üblicherweise geringgradig erniedrigt, Eiweißgehalt im Liquor cerebrospinalis mäßig bis massiv erhöht (bis >1000 mg/dl), letzteres insbesondere bei Arachnoiditis und/oder obstruktivem Hydrozephalus. C-reaktives Protein, Laktat- oder Aminosäurenbestimmung im Liquor sind zur Differenzialdiagnose einer ZNS-Mykose nicht geeignet. Eine zytologische Aufarbeitung hilft eine chronische Pilzmeningitis von einer Meningeosis carcinomatosa oder leukaemica/lymphomatosa zu differenzieren.

Mikrobiologische Befunde
Aspergillus ssp. und *Zygomyzeten* erscheinen im Liquor als Hyphen, während Askomyzeten, *Basidiomyzeten* und *Deuteromyzeten* sich als Hefepilze präsentieren. Histologisch aufgearbeitete Biopsate sind häufig klinisch relevanter als Kulturen, insbesondere da ein positives Pilzkulturergebnis oft erst nach Wochen zu erwarten ist. Gomori-Methenamin-Silberfärbung oder PAS (»periodic acid Schiff«)-Färbung sind zur Direktdarstellung von Pilzen am besten geeignete Färbemethoden. *Cryptococcus neoformans* kann im Tuschepräparat gut visualisiert werden, ist typischerweise von einer Polysaccharidkapsel umgeben und zeigt häufig das Phänomen der Knospung. Bei *Coccidioides-immitis*-Infektionen wurden Laborinfektionen beschrieben, entsprechende Vorsicht bei der diagnostischen Aufarbeitung ist geboten.

Differenzialdiagnosen
Die wichtigsten Differenzialdiagnosen sind in nach folgender Übersicht aufgelistet; sie ist in keiner Weise vollständig, da fast jede entzündliche Hirnerkrankung sich wie eine ZNS-Mykose präsentieren kann.

> **Differenzialdiagnosen einer ZNS-Mykose**
> - Infektiöse Meningoenzephalitis
>   - Bakterielle (insbesondere vorbehandelte)
>   - Mykobakterielle (tuberkulöse)
>   - Brucellose
>   - Spirochetale
>   - Neuroborreliose
>   - Neurosyphilis
>   - Aktinomykose
>   - Nokardiose
>   - Parasitäre
>   - Toxoplasmose
>   - Trypanosomiasis
>   - Toxokarose
>   - Zystizerkose
>   - Granulomatose Amoebenencephalitis
>   - Sekundäre zerebrale Amoebiasis (E. histolytica)
> - Nicht infektiöse Meningoenzephalitis
>   - Parainfektiöse Enzephalitis
>   - Sarkoidose
>   - Behcet-Erkrankung
>   - Vogt-Koyanagi-Harada-Syndrom
>   - Meningitis carcinomatosa
>   - Meningitis leukaemica/lymphomatosa

Intensivneurologisch relevante Pilze: ◘ Tab. 35.31; die wichtigsten diagnostischen Schritte und therapeutischen Möglichkeiten ◘ Tab. 35.32.

Tab. 35.31. Klassifizierung und Klinik von ZNS-Mykosen

Klasse	Spezies	Neurologische Manifestation	Extrazerebrale Manifestation	Klinischer Verlauf
Zygomycetes	Mucor	Meningitis (frontobasal)	Paranasale Sinus	Rasch progredient
	Rhizopus	Meningoenzephalitis, Hirnnerveninvolvierung	Haut, Gastrointestinaltrakt	
	Absidia	Ischämie, Abszess, Sinus-cavernosus-Thrombose	Disseminiert	
Ascomycetes	Histoplasma capsulatum	Basale Meningitis, Hydrozephalus, Granulome	Akut pulmonal, disseminiert pulmonal	Chronisch, undulierend inaktive/reaktivierte Phasen
	Candida spp.	Meningitis, Ventrikulitis, Embolien, mykotische Aneurysmen, Zerebritis, Abzsess, Granulom	Schleimhäute, Haut, Respirationstrakt, Karditis, Endophthalmitis, Osteomyelitis, Leber, Milz, Candidämie, metastasierende systemische Infektion	Meningitis/Abszess: subakut/chronisch; vaskuläre Manifestation: abrupter Beginn
	Blastomyces dermatitidis	Chronische Meningitis, Granulom, Abszess	Lunge, Haut, Subkutangewebe, Knochen/Gelenke, Urogenitaltrakt disseminiert	Akut, chronisch, rezidivierend
	Pseudallescheria boydii	Chronische Meningitis, Abszess	Paranasale Strukturen, Lunge, disseminiert	Chronisch
Basidiomycetes	Cryptococcus neoformans	Chronische Meningitis, Hydrozephalus, Hirnnerveninvolvierung, Granulome	Lunge, Haut, Subkutangewebe disseminiert	Subakut, chronisch
Deuteromycetes	Coccidioides immitis	Basale Meningitis, selten: Granulome	Haut, disseminiert (Muskeln, Skelett), akut pulmonal, chronisch pulmonal	Akut
	Aspergillus spp.	Meningitis, Granulom, Abszesse, septische Sinusvenenthrombose, embolische Infarzierung, Vaskulitis, mykotische Aneurysmen	Paranasale Sinus	Akut, chronisch
	Cladosporium spp.	Abszess, Meningitis	Keine	Subakut, akut
	Sporothrix schenckii	Meningitis, Abszess	Haut, Subkutangewebe, Gelenke, Knochen, Lungen	Chronisch

■■■ Therapie

Patienten mit einer ZNS-Mykose sind häufig immunkompromittiert und zeigen oft eine disseminierte Fungämie oder eine Sepsis mit Multiorganversagen. Aus diesem Grunde muss bei solchen Patienten eine antimykotische Therapie immer mit den entsprechenden supportiven Maßnahmen, inkl. Intensivtherapie, durchgeführt werden. Ausreichende Flüssigkeitszufuhr, frühzeitige Beatmung und Aufrechterhaltung der Diurese sind essenziell.

Spezifische Chemotherapie

Die jeweilig bestmögliche spezifische Chemotherapie: ◘ Tab. 35.32.

35.9 Pilzinfektionen des ZNS

Tab. 35.32. Intensivneurologisch relevante Pilze, Diagnostik und Therapie

Klasse	Spezies	Diagnostik	Therapie	Therapiedauer
Zygomycetes	Mucor	Nasennebenhöhlenröntgen, Lungenröntgen	AmB i.v. 1,0–1,5 mg/kgKG/24 h, liposomales AmB, Posaconazol 3×200 mg/24 h	Entsprechend dem klinischen Verlauf
	Rhizopus	CT (Visceral- und Gesichtsschädel), Liquor		
	Absidia	CT, MRT, Angiographie, Liquor, Biopsie		
Ascomycetes	Histoplasma capsulatum	Thoraxröntgen, CT, MRT, Liquor, Serologie, Biopsie	AmB i.v. 0,5–1,0 kgKG/24 h; Itraconazol 600 mg/24 h gefolgt von 400 mg/24 h	Bis zu 2 Monate
	Candida spp.	Liquor, Kultur und Biopsie, CT, MRT, Angiographie, Serologie (?)	AmB i.v. 6 mg/kgKG/24 h (+ 5 Fc p.o. 150 mg/kgKG/24 h); Fluconazol i.v. 800 mg	Bis 4 Wochen
	Blastomyces dermatitidis	Kultur, Biopsie, Thoraxröntgen, Bronchoskopie, Liquor	AmB i.v. 0,7–1,0 mg/kgKG/24 h; Itraconazol 200 mg/24 h p.o	Bis 50 Tage
	Pseudallescheria boydii	Kultur und Biopsie, Thoraxröntgen, Liquor, CT (MRT)	Itraconazol 400 mg/24 h p.o.; Miconazol 1800 mg/24 h i.v.; liposomales AmB 5 mg/kgKG/24 h	?
Basidiomycetes	Cryptococcus neoformans	Liquor, Tuschefärbung, Antigen/Antikörper, CT (MRT), Thoraxröntgen, Biopsie	AmB i.v. 0,6–1 mg/kgKG/24 h (+ 5 Fc p.o. 150 mg/kgKG/24 h); liposomales AmB 5 mg/kgKG/24 h	Mindestens 6 Wochen
Deuteromycetes	Coccidioides immitis	Expositionsanamnese, Liquor, Kultur, Serologie, CT (MRT), Thoraxröntgen, Biopsie	AmB i.v. 1,5 mg/kgKG/24 h Fluconazol i.v. 800 mg/24 h AmB intrathekal, Beginn mit 0,01 mg, bis auf 0,5 mg 3/Woche	30 Tage 30 Tage Mehrere Monate
	Aspergillus spp.	Schädelröntgen, CT (MRT), Angiographie (MRA), Liquor, Biopsie	AmB i.v. 0,6–1 mg/kgKG/24 h (+ 5 Fc p.o. 150 mg/kgKG/24 h); liposomales AmB 5 mg/kgKG/24 h; Voriconazole (2×6 mg/kgKG/1.Tag. i.v., gefolgt von 2×4 mg/kgKG/24 h i.v., gefolgt von 2×200 mg p.o.)	Bis zu 3 Monaten
	Cladosporium spp.	CT (MRT), Liquor	AmB i.v. 0,6–1 mg/kgKG/24 h (+ 5 Fc p.o. 150 mg/kgKG/24 h)	?
	Sporothrix schenckii	Liquor, Kultur, CT (MRT), Biopsie	AmB i.v. 0,5–1 mg/kgKG/24 h (+ 5 Fc p.o. 150 mg/kgKG/24 h); Itraconazol mg/24 h p.o.	6 Monate

Amphotericin B (AmB) trägt ein hohes Risiko einer renalen Toxizität, führt zu Kaliumverlust und Erhöhung der Transaminasen. 5-Fluorocytosin (5Fc) führt zu einer Knochenmarkssuppression mit Anämie aber auch Thrombozytopenie. Aus diesem Grunde muss ein engstes Labormonitoring der Nierenfunktionswerte, Leberfunktionswerte, Elektrolyte und des gesamten Blutbilds unter einer antimykotischen Therapie gefordert werden.

Praxistipp

AmB-Therapie führt häufig zu akuten Fieberreaktionen, diese werden mit unmittelbar vor der AmB-Therapie verabreichtem Kortison kupiert.

Wenig ist bekannt über die Wirksamkeit von Fluconazol oder anderen Azol-Derivaten (z. B. Itraconazol, Miconazol) bei ZNS-Mykosen. Nur in seltenen Fällen (◘ Tab. 35.32) ist eine intrathekale AmB-Verabreichung indiziert; es sei auf die Notwendigkeit eines langsamen Einschleichens hingewiesen, die Dauer der intrathekalen Verabreichung hängt vom klinischen Verlauf ab. Zu diesem Zwecke ist die Implantation eines Rickham- (oder Ommaya-)Reservoirs in Einzelfällen zu diskutieren. Durch die Einführung von (liposomalen) Formulierungen von AmB oder neuerer Substanzen (Voriconazol, Posaconazol, Echinocandine, Caspofungin), haben sich die Behandlungsmöglichkeiten invasiver (ZNS-)Mykosen erst in den letzten Jahren deutlich verbessert, wobei die neueren Substanzen, wie Micafungin oder Anidulafungin, eine schlechte Bluthirnschrankenpenetration aufweisen.

Neurochirurgische Interventionen

Stereotaktische oder offene Biopsien einerseits, die Implantation eines ventrikuloatrialen oder ventrikuloperitonealen Shunts bei Hydrozephalus andererseits sowie die Implantation eines Rickham- oder Ommaya-Reservoirs zur intraventrikulären Medikamentenapplikation sind im Einzelfall nötige neurochirurgische Therapieschritte.

▪▪▪ Prognose

In vielen Fällen ist die Prognose eines Patienten mit einer ZNS-Mykose trotz antimykotischer Therapie ungünstig, zumindest sehr variabel. Die Mortalität bei Kryptokokkenmeningitis beträgt nur wenige Prozent, während eine ZNS-Aspergillose mit einer Mortalitätsrate von mehr als 80% einhergeht.

Patienten mit ZNS-Mykose erfordern häufig eine besonders langdauernde und auch rezidivierende spezifische Chemotherapie. In vielen Fällen ist die zugrundeliegende immunkompromittierende Erkrankung entscheidend für das Langzeitergebnis und erfordert aus diesem Grunde häufig ein interdisziplinäres Management.

Literatur

1. Abbott SP et al (1995) Fatal cerebral mycoses caused by the ascomycete Chaetomium strumarium. J Clin Microbiol 33:2692-2698
2. Andreoni SC (2004) Medical Mycology Atlas. S-Systems, Milano Bennett JE (1987) Rapid diagnosis of candidiasis and aspergillosis. Rev Infect Dis 9:398-402
3. Black KE, Baden LR (2007) Fungal infections of the CNS: treatment strategies for the immunocompromised patient. CNS Drugs 21:293-318
4. Bouza E, Drever JS, Hewitt WL, Meyer RD (1981) Coccidioidal meningitis. Medicine 60:139-172
5. Centeno RS, Bentson JR, Mancuso AA (1981) CT scanning in rhinocerebral mucormycosis and aspergillosis. Radiology 140:383-389
6. Christophe C, Azzi N, Bouche B, et al (1999) Magnetic resonance imaging and angiography in cerebral fungal vasculitis. Neuropediatrics 30:218-220
7. Cuenca-Estrella M, Gomez-Lopez A, Garcia-Effron G et al (2005) Combined activity in vitro of Caspofungin, amphothericin B, and azole agents against itraconazloe-resistant clinical isolates of Aspergillus fumigatus. Antimicrob Agents Chemother 49:1232-1235
8. De Medeiros BC, de Medeiros CR, Werner B, et al (2002) Central nervous system infections following bone marrow transplantation: an autopsy report of 27 cases. J Haematother Stem Cell Res 9:535-540
9. Diamond RD, Bennett JE (1974) Prognostic factors in cryptococcal meningitis. A study of 111 cases. Ann Intern Med 80:176-181
10. Diekema DJ, Messer SA, Hollis RJ, et al (2003) Activities of caspofungin, itraconazole, posaconazole, ravuconazole, voriconazole, and amphotericin B against 448 recent clinical isolates of filamentous fungi. J Clin Microbiol 41:3623-3626
11. Dismukes WE, Cloud G, Gallis HA, Kerkering TM, Medoff G, Graven PC, Kaplowitz LG, Fisher JF, Gregg CR, Bowies CA (1987) Treatment of cryptococcal meningitis with combination amphotericin B and flucytosine for four as compared with six weeks. N Engl J Med 317:334-341
12. Dupont B (2002) Overview of the lipid formulations of amphotericin B. J Antimicrob Chemother 49:31-36
13. Eng RHK, Bishburg E, Smith SS (1986) Cryptococcal infection in patients with acquired immune deficiency syndrome. Am J Med 81:19-23
14. Fica A, Diaz MC. Luppi M, et al 2003) Unsuccessful treatment with voriconazole of a brain abscess due to Cladophialophora bantiana. Scand J Infect Dis, 35:892-893
15. Friedman JA, Wijdicks EF, Fulgham JR, (2000) Meningoencephalitis due to Blastomyces dermatitidis: case report and literature review. Mayo Clin Proc 75:403-408
16. Glass HC, Wirrell E, Sarnat HB et al (2007). MRI findings in an immunocompromised boy with CNS fungal infection. Can J Neurol Sci 34:88-91
17. Gottfredsson M Perfect JR (2000) Fungal meningitis. Semin Neurol 20:307-322
18. Girmenia C, Martino P (2003) New antifungal drugs and new clinical trials: interpreting results may be difficult. Curr Opin Oncol 15:283-288
19. Herbrecht R, Denning DW, Paterson TF (2002) Voriconazole versus amphotericin B for primary therapy of invasive aspergillosis. N Engl J Med 347:408-415
20. Kowacs PA, Soares Silvado CE, Monteiro De Almeida S, et al (2004) Infection of the CNS by Scedosporium apiospermum after near drowning. Report of a fatal case and analysis of its confounding factors. J Clin Pathol 57:205-207
21. Labadie EL, Hamilton RH (1986) Survival improvement in coccidioidal meningitis by high-dose intrathecal amphotericin B. Arch Intern Med 146:2013-2018
22. Lazo A, Wilner HJ, Metes JJ (1981) Craniofacial mucormycosis: computed tomographic and angiographic findings in two cases. Radiology 139:623-626
23. Lowe JT, Hudson WR (1975) Rhinocerebral phycomycosis and internal carotid artery thrombosis. Arch Otolaryngol 101:100-103
24. Mathews M, Paré L, Hasso A (2007) Intraventricular cryptococcal cysts masquerading as racemose neurocysticercosis. Surg Neurol 67:647-649

25. Mikhael MA, Rushovich Am, Ciric J (1985) Magnetic resonance imaging of cerebral Aspergillosis. Comput Radiol 9:85-89
26. Moosavi M, Bagheri B, Scher RK (2001) Systemic antifungal therapy. Dermatol Clin 19:35-52
27. Mylonakis E, Paliou M, Sax PE, et al (2000) Central nervous system aspergillosis in patients with human iummuno-defficiency virus infection. Medicine 79:269-280
28. Nevado J, De Alarcon A, Hernandez A (2005). Caspofungin: a new therapeutic option for fungal endocarditis. Clin Microbiol Infect 11:248-252
29. Perea JR, Diaz De Rada BS, Quetglas EG, et al (2004) Oral versus intravneous therapy in the treatment of systemic mycosis. Clin Microbiol Infect 1:96-106
30. Pfaffenbach B (1994) Systemic fungal infections in hematologic neoplasms. An autopsy study of 1,053 patients. Med Klin 89:299-304
31. Pfausler, Kampfl A, Berek K, Maier H, Aichner F, Schmutzhard E (1995) Syndrome of the Anterior Spinal Artery as the Primary Manifestation of Aspergillosis. Infection 23:240-242
32. Purkins L, Wood N, Ghahramani P, et al (2003) Coadministration of voriconazole and phenytoin: pharmacokinetic interaction, safety, and toleration. Br J Clin Pharmacol 1:37-44
33. Purkins L, Wood N, Greenhalgh K, et al (2003) The pharmacokinetics and safety of intravenous voriconazole – a novel wide-spectrum antifungal agent. Br J Clin Pharmacol 56:1:2-9
34. Revankar SG, Sutton DA, Rinaldi MG (2004) Primary central nervous system phaeohyphomycocis: a review of 101 cases Clin Infect Dis 38:206-216
35. Rubio MC, de Ocariz IR, Gil J et al (2005) Potential fungicidal effect of voriconazole against Candida spp. Int J Antimicrob Agents 25:264-267
36. Ruchel R, et al (1995) Cerebral Pseudallescheria mycosis after near-drowning Mycoses 38:473-475
37. Sakhuja V, Sud K, Kalra OP, et al (2001) Central nervous system complications in renal transplant recipients in a tropical environment. J Neurol Sci 183:89-93
38. Schmutzhard E (2000) Entzündliche Erkrankungen des Nervensystems. Thieme, Stuttgart
39. Schmutzhard E (2006) Fungal Infections. In: Noseworthy JH (ed) Neurological Therapeutics-Principles and Practice. Informa Healthcare, Abingdon, Oxon, 1085-1115
40. Schmutzhard E, Vejjajiva A (1988) Treatment of cryptococcal meningitis with combination amphotericine B and flucytosine, high dose and long duration. Am J Med 85: 737-738
41. Schmutzhard E, Boongird P, Gerstenbrand F, Jitpimolmard S, Ponglikitmongkol S, Vejjajiva A (1990) Is cryptococcal meningoencephalitis in the tropics a distinct entity? A retrospective study from Thailand. Trop Geogr Med 42:133-139
42. Schwartz S, Ruhnke M, Ribaud P et al (20057) Poor efficacy of amphotericin B-based therapy in CNS aspergillosis. Mycoses 50:196-200
43. Siegal JA, Cacayorinb ED, Nassif AS, et al (2000) Cerebral mucormycosis: proton MR spectroscopy and MR imaging. Magn Reson Imaging 18:915-920
44. Sobel JD (2000) Practice guidelines for the treatment of fungal infections. Clin Infect Dis 30:652-661
45. Van Hal SJ, Clezy K (2005) Emergence of invasive cerebral aspergillosis in an HIV-positive patient on voriconazole therapy. HIV Med 6:45-46
46. Varanasi NL, Baskaran I, Alangaden GJ, et al (2004) Novel effect of voriconazole on conidiation of Aspergillus species. Int J Antimicrob Agens, 23:72-79
47. Vos MJ, Debets-Ossenkopp YJ, Claessen FA, et al (2000) Cerebellar and medullar histoplasmosis. Neurology 54:1441
48. Wenzel R, Del Favero A, Kibbler C et al (2005) Economic evaluation of voriconazole compared with conventional amphotericin B for the primary treatment of aspergillosis in immunocompromised patients. J Antimicrob Chemother 55:352-361
49. Wingard JR, Leather H (2004) A new era of antifungal therapy. Biol Blood Marrow Transplant 10:73-90
50. Wong-Beringer A, Kriengkauykiat J (2003) Systemic antifungal therpay: new options, new challenges. Pharmacotherapy 23:1441-1462
51. Zivkovic (2007). Neuroimaging and neurologic complications after organ transplantation. J Neuroimaging 17:110-23

35.10 Spinale Entzündungen

A. Grabowski, B. Kress, U. Meyding-Lamadé

Die akuten spinalen Entzündungen sind ein potenziell risikoreiches und je nach Erkrankungsentität diagnostisch wie auch therapeutisch schwieriges und teilweise auch prognostisch ungünstiges Krankheitsbild und bedürfen einer dringlichen differenzialdiagnostischen Klärung. Die jährliche Inzidenz einer akuten transversalen Myelitis (ATM) wird mit 1–4 Fällen/1 Mio. Einwohner angegeben und sind damit deutlich seltener als entzündliche Erkrankungen des Gehirns oder der Meningen (geschätzte Inzidenz der viralen Meningoenzephalitis 10–20 Fälle/100.000 Einwohner; [16]). Die ATM betrifft v. a. jüngere Patienten, der Altersgipfel liegt zwischen 10–19 sowie 30–39 Jahren [19].
Die Spondylitis und Spondylodiszitis ist eine Erkrankung älterer Erwachsener. Die Inzidenz einer infektiösen Spondylitis wird auf 1–2 Fälle/100.000 Einwohner geschätzt ([3, 4]; ▶ Kap. 35.2).

▪▪▪ Ätiologie und Pathogenese

Die Einteilung der spinalen Entzündungen kann zunächst unter anatomisch-morphologischen Gesichtspunkten in medulläre Entzündungen und extramedulläre Entzündungen erfolgen (◘ Tab. 35.33). Letztere sind zum überwiegenden Teil erregerbedingt, wohingegen die medullären Entzündungen in erregerbedingte und nicht erregerbedingte Ursachen unterschieden werden können (◘ Tab. 35.34).

Bei der akuten Myelitis kann in über 50% der Fälle keine Ursache gefunden werden. Häufige Ursachen sind v. a. die Multiple Sklerose [5] und virale Entzündungen.

Die extramedullären Entzündungen werden insbesondere durch hämatogene und lokale (per continuitatem) Bakterienaussaat bedingt – z. B. nach Bandscheiben- oder Wirbelsäule-

Tab. 35.33. Anatomisch-morphologische Einteilung spinaler Entzündungen

Medulläre Entzündungen	Extramedulläre Entzündungen
Akute Myelitis (viral, bakteriell, parasitär, parainfektiös, postvakzinal)	Spinaler epiduraler Abszess
Akute idiopathische Myelitis	Spinale Meningitis/Abszess
Neuromyelitis optica	Diszitis/Spondylitis/Spondylodiszitis
Intramedulläre Abszesse	Akute Arthritiden

noperation, lumbaler Drainage – und imponieren als Abszesse, Osteomyelitiden bzw. Spondylitiden und bei Beteiligung des Bandscheibenfachs als Spondylodiszitiden.

Häufigste Erreger sind *Staphylokokken*, *Mycobacterium tuberculosis*, *E. coli spp.*, *Klebsiella spp.*, *Streptokokken* und *Pseudomonaden*. Risikofaktoren für eine spinale Infektion sind neben einer Immunsuppression (HIV, immunsuppressive medikamentöse Therapie), Patienten mit Diabetes mellitus, Alkohol- und Drogenabusus, Traumata und chronischen hepatischen und renalen Erkrankungen [1, 2, 3]. Auch im Rahmen einer systemischen Infektion (Sepsis, Endokarditis) kann es, v. a. bei den genannten Risikogruppen, zu einer zusätzlichen spinalen Manifestation der Infektion kommen.

■■■ Symptomatik

Die Symptomatik akuter Myelitiden und extramedullärer entzündlicher Prozesse hängt im Wesentlichen von der zugrunde liegenden Ätiopathogenese ab und macht sich meist durch akut bis subakut entwickelnde neurologische Defizite bemerkbar. Neben **Sensibilitätsstörungen** (Hypästhesien, Parästhesien, Dysästhesien und Hyperpathien) meist kaudal der Rückenmarksschädigung können **motorische Defizite** und **autonome Störungen** (Blasen- und Mastdarmstörungen, sexuelle Störungen) auftreten. Die Ausfallserscheinungen können lateralisiert sein, aber auch als akute Querschnittsymptomatik imponieren. Eine aufsteigende Myelitis kann zur Beteiligung des Hirnstamms mit Hirnnervenausfällen und Ateminsuffizienz führen und klinisch dem Bild einer »Landry-Paralyse« entsprechen.

Rückenschmerzen – häufig ziehend, stechend oder dumpf – sind v. a. bei **extramedullären Prozessen** im Bereich der Entzündungen zu finden, können aber auch bei einer Myelitis auftreten. **Fieber** kann bei einer lokalen Entzündung zunächst fehlen und sich erst nach hämatogener Streuung entwickeln.

> **Wichtig**
>
> Die Symptome einer spinalen Entzündung können anfangs sehr unspezifisch sein und dadurch die Diagnosestellung erheblich erschweren und verzögern.

Die **Poliomyelitis** verläuft klassischerweise in mehreren Stadien und beginnt zunächst mit Fieber, gefolgt von einem meningitischen Stadium, bis sich dann das paralytische Stadium anschließt. Die mittlerweile seltene **Lues spinalis** mit der Tabes dorsalis (Hinterseitenstrangmyelitis) als Spätstadium der Neurolues geht mit einer progressiven Lähmung, Sensibilitätsstörungen, lanzierenden Schmerzen, Reflexverlust und Blasenstörungen einher.

Eine **FSME-Myelitis** ist häufig mit einer »hohen Querschnittssymptomatik« mit Beteiligung der Arme, der Hirnnerven und des Zwerchfells verbunden und weist eine schlechte Prognose auf [17]. Die **Neuromyelitis optica** (Devic-Syndrom) stellt eine autoimmune Erkrankung dar, die ist durch das klinische Bild ei-

Tab. 35.34. Differenzierung medullärer Entzündungen

Erregerbedingte Myelitis	Nicht erregerbedingte Myelitis
Viren Coxsackie-Viren, Echoviren, FSME, Mumps, HSV-1, HSV-2, VZV, CMV, EBV, HIV, Poliomyelitis-Virus, West-Nil-Virus, Enterovirus 71	**Neuroimmunologische Erkrankungen** Multiple Sklerose, ADEM, Neuromyelitis optica (Devic-Syndrom)
Bakterien Borrelien, Tuberkulose, Mycoplasmen, Treponema pallidum (Lues), Clostridium tetani, selten hämatogene Streuung von Staphylokokken und Streptokokken	**Kollagenosen, rheumatische Erkrankungen und Vaskulitiden** Neurosarkoidose, Neuro-Behcet, Lupus erythematodes, Sjögren-Syndrom, Sharp-Syndrom, Riesenzellarteritis, Periarteritis nodosa, Lues spinalis mit Gefäßbeteiligung
Parasitär selten Echinokokken, Zystizerken	**Parainfektiös und postvakzinal** Masern, Röteln, Mumps, Varizellen, EBV, Pocken, Tollwut
Pilzerkrankungen Aspergillose, Schistosoma	

35.10 Spinale Entzündungen

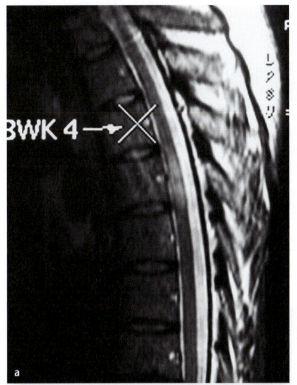
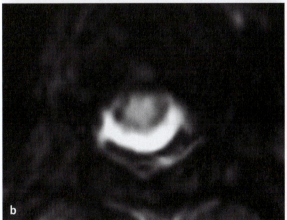

Abb. 35.5a,b. Herpes-Myelitis in Höhe BWK 5.

ner akuten (transversen) Myelitis und einer Optikusneuritis, die vorwiegend jüngere Frauen betrifft, charakterisiert.

Diagnostik

Die Verdachtsdiagnose einer spinalen Entzündung sollte zunächst durch das **klinische Bild** erfolgen. Die Lokalisation der Schädigung ist über die Untersuchung der sensiblen Dermatome, der Myotome und der Muskeldehnungsreflexe möglich.

Hilfreich in der Zuordnung der Höhenlokalisation ist die Untersuchung des Vibrationsempfindens einschließlich der Dornfortsätze. Autonome Störungen können beispielsweise über den analen Sphinktertonus und Blasenentleerungsstörungen mit Restharnbildung oder Inkontinenz erfasst werden. Umschriebene Entzündungen der Wirbelsäule und angrenzender Strukturen gehen häufig mit einem lokalen Klopf- und Stauchungsschmerz einher.

Neben dem klinischen Bild ist die **neuroradiologische Bildgebung** von besonderer Bedeutung für die Diagnosestellung und sollte bei Verdacht einer spinalen Entzündung zeitnah nach erstem Patientenkontakt erfolgen.

Aufgrund der hohen Ortsauflösung, guten Differenzierbarkeit der verschiedenen Gewebe und sensitiven Darstellung entzündlicher Läsionen stellt die **Kernspintomographie** (MRT; Abb. 35.6 und Abb. 35.7) die Untersuchungsmethode der Wahl dar. Entzündliche Läsionen werden besonders gut in T2-gewichteten und T1-gewichteten Aufnahmen nach Kontrastmittelgabe dargestellt. Um die räumliche Ausdehnung zuverlässig beurteilen zu können, müssen Bilder in mindestens 2 Schnittebenen (bevorzugt axiale und sagittale Schnittführung) angefertigt werden (Abb. 35.5). Zum Ausschluss einer zerebralen Beteiligung (v. a. Hirnstamm) ist, auch unter differenzialdiagnostischen Aspekten, bei zervikalen Prozessen eine ergänzende zerebrale MRT sinnvoll.

Falls Kontraindikationen für die MRT-Untersuchung vorliegen, kann bei extramedullären entzündlichen Prozessen alternativ eine Computertomographie mit Kontrastmittel erfolgen. Um die Strahlendosis zu minimieren ist eine vorherige Höhenlokalisation anhand des klinischen Bildes sinnvoll.

Zur weiteren Einordnung des entzündlichen Prozesses ist neben der Bildgebung die **zytologische, chemische, bakteriologische und immunologische Analyse des Liquor** essenziell. Auch wichtige Differenzialdiagnosen zur spinalen Entzündung (z. B. spinale Ischämie) können dadurch abgegrenzt werden (Tab. 35.35).

Bakterielle Entzündungen gehen typischerweise mit einer deutlichen Erhöhung der Zellzahl (>1000 Zellen/μl) und dem Gesamtprotein einher.

Bei Verdacht auf eine bakterielle Infektion muss immer eine Erregerisolierung mittels Liquorkultur oder PCR-Diagnostik angestrebt werden. Wenn der entzündliche Prozess den Subarachnoidalraum noch nicht erreicht hat, ist die Liquordiagnostik in der Regel nicht richtungweisend. In diesem Fall gelingt, v. a. bei systemischen Entzündungszeichen, ein Keimnachweis mittels Blutkultur. Bei klar abgrenzbaren entzündlichen Prozessen (spinaler Abszess, Diszitis) kann auch eine CT-gesteuerte Punktion zum Keimnachweis hilfreich sein und sollte rechtzeitig erfolgen.

Virale Entzündungen weisen neben einer leicht bis moderaten Zellzahlerhöhung (meist 500 bis max. 1000 Zellen/μl) üblicherweise nur eine leichte Eiweißerhöhung auf. Der Nachweis spezifischer Antikörper (IgG und IgM) im Liquor kann auf eine

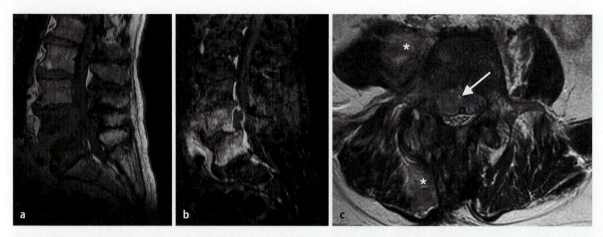

Abb. 35.6a–c. Spondylodiszitis LWK 4 und 5 nach Bandscheibenoperation. **a** (T1w nativ) entzündliche Infiltration und Destruktion des LWK 4 und 5 sowie Infiltration des Zwischenwirbelraums LWK 4/5. **b** (T1w mit Kontrastmittel) Kontrastmittelaufnahme LWK 4/5. Deutlicher Abszess zwischen Wirbelkörper und hinterem Längsband bis LWK 1 reichend. **c** (T2w) entzündliche Infiltrate in der paravertebralen Muskulatur rechts (*), im Wirbelkörper und unter dem hinteren Längsband mit Einengung des Spinalkanals (*Pfeil*).

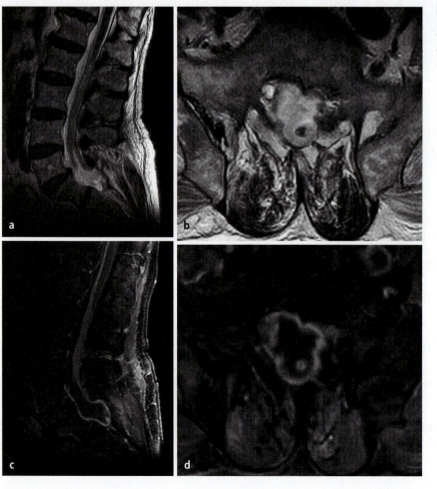

Abb. 35.7a–d. Lumbosakraler Abszess nach spinaler Drainage: **a** und **b** T2w, **c** und **d** T1w fettgesättigt mit Kontrastmittel).

35.10 Spinale Entzündungen

Tab. 35.35. Typische Liquorkonstellationen: Normalbefunde vs. entzündliche Erkrankungen

Parameter	Normalbefund	Bakterielle Entzündung	Virale Entzündung	Sonstige Entzündung
Gesamtprotein (mg/l)	200–500	⇑⇑⇑ (⇑)	Normal bis ⇑	Normal bis ⇑
Glukose-Ratio (Liquor/Serum)	>0,7	⇓	Normal	Normal
Laktat (mmol/l)	<3,5	>3,5	Normal	Normal
Zellzahl (/μl)	<5	>1000	10–1000	Normal oder leichte Pleozytose
Zellbild		Granulozytär	Lymphozytär	

mögliche virale Infektion hinweisen. Eine intrathekale Antikörperbildung kann zuverlässig durch Ermittelung des **antikörperspezifischen Index** (AI) nachgewiesen werden. Eine Wert >1,5 ist verdächtig, Werte >2 sprechen für eine Antikörperbildung innerhalb des zentralen Nervensystems.

Der **Antigennachweis mittels PCR** ist eine schnelle und zuverlässige Methode. Sie kann insbesondere in der Frühphase einer Infektion, wenn die humorale Antikörperantwort noch unzureichend ist, wichtige Informationen liefern. Autoimmune Entzündungen weisen meist nur eine leichte Pleozytose (<100 Zellen/μl), aber auch Schrankenstörungen und Eiweißerhöhungen auf.

Bei der Multiplen Sklerose finden sich bei über 80% der Erkrankten oligoklonale Banden im Liquor.

Die Neuromyelitis optica ist bei über 70% der Patienten spezifische Antikörper gegen Aquaporin 4 (NMO-IgG) im Serum assoziiert [20].

Die Routine-Labordiagnostik mit kleinem Blutbild und C-reaktivem Protein (CRP) ist bei isolierten spinalen Prozessen teilweise nicht richtungweisend und weist oftmals in der Initialphase keine oder nur geringe Entzündungszeichen auf. Dennoch kann die CRP-Erhöhung bei bakteriellen spinalen Entzündungen ein unspezifischer Hinweis sein, der dann eine detaillierte Diagnostik nach sich ziehen sollte.

Besteht der Verdacht einer systemischen Entzündung aus dem Kreis der Kollagenosen, rheumatischen Erkrankungen und der Vaskulitiden, ist der Nachweis spezieller serologischer Antikörper häufig hilfreich.

Vaskulitiden können häufig erst durch die histologische Aufarbeitung von Gefäß- und/oder Nerven- bzw. Muskelbiopsaten und immunhistochemischer Färbung diagnostiziert werden.

Die Diagnostik der funktionellen Schädigung des Nervensystems kann durch **elektrophysiologische Untersuchungen** (v. a. somatosensibel und motorisch evozierte Potenziale) sinnvoll ergänzt werden und besitzt in der Abschätzung der Prognose einen hohen Stellenwert (Abb. 35.8).

■■■ Differenzialdiagnose

Aus klinischer Sicht muss bei akuten sensomotorischen Ausfällen eine **akute Polyradikulitis** (Guillain-Barré-Syndrom) in Betracht gezogen werden. Die Abgrenzung zur Myelitis gelingt meist durch den typischen Liquorbefund einer »zytalbuminären Dissoziation« – mit Erhöhung des Liquorgesamteiweiß bei normaler Zellzahl (► Kap. 40.1).

Auch **medulläre Tumoren** (Gliome, Ependymome, Sarkome, Lipome, Lymphome, Abtropfmetastasen) müssen in die differenzialdiagnostischen Überlegungen einbezogen werden. Aber auch **paraneoplastische Myelopathien** (z. B. beim Bronchialkarzinom und M. Hodgkin) sind beschrieben [8].

Eine **Strahlenmyelopathie** kann bei Bestrahlungsdosen ab 20 Gy mit einer Latenz von mehreren Wochen bis Monaten und Jahren als akute inkomplette bis komplette Querschnittssymptomatik auftreten.

Zu den **vaskulären spinalen Syndromen** zählen v. a. die spinale Ischämien (z. B. nach Aortenoperationen oder Aortendissektion) und spinale arteriovenöse Malformationen, Angiome, Kavernome und durale Fisteln. Letztere gehen häufig mit einer venösen Stauung und Blutungen einher.

Metabolische Myelopathien die akut bis subakut verlaufen können sind insbesondere die funikuläre Myelose bei Vitamin-B_{12}-Mangel und die hepatische Myelopathie bei Leberinsuffizienz [14].

Schwierigkeiten können bei der Unterscheidung einer erregerbedingten von einer parainfektiösen Myelitis auftreten. Bei letztgenannter wird häufig ein symptomfreies Intervall zwischen der vorausgegangenen Infektion und der Myelitis beschrieben.

Die extramedullären Entzündungen müssen von **chronisch-entzündlichen rheumatischen Wirbelsäulenerkrankungen** abgegrenzt werden [18]. Gedacht werden muss an die rheumatoide Arthritis und die seronegative Spondylarthropathie. Zu den letztgenannten zählt man die ankylosierende Spondylitis (M. Bechterew), Psoriasisarthropathie, enteropathische Arthropathie, reaktive Spondylarthropathie und als Sonderform den M. Reiter. Diagnostisch hilfreich ist bei den **chronisch-entzündlichen rheumatischen Wirbelsäulenerkrankungen** der Nachweis

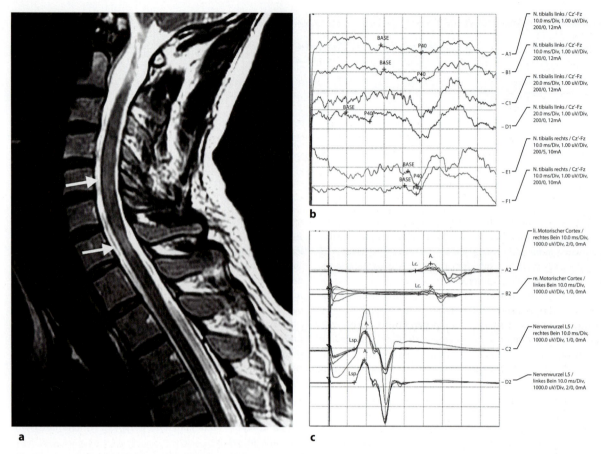

Abb. 35.8a-c. 35-jähriger Patient mit langjähriger Multipler Sklerose: **a** Das MRT (T2w) zeigt myelitische Herde HWK 4–6 und HWK 7 (*Pfeile*). **b** Tibialis-SEP beidseits schlecht ausgeprägt und deutlicher Latenzverzögerung (li. 59 ms, re. 57 ms). **c** Unterschenkel-MEP mit deutlich verlängerter kortikaler Latenz (li. 47 ms, re. 46 ms) bei normaler spinaler Latenz und daraus resultierender erhöhter zentralmotorischer Leitungszeit (li. 33 ms, re. 32 ms).

von Rheumafaktoren und bei den »seronegativen« Spondylarthropathien die häufige Assoziation mit HLA-B27.

Neben den chronisch-entzündlichen Wirbelsäulenerkrankungen müssen auch **extramedulläre Tumoren** (Neurinome, Meningeome, Angiome, Sarkome) **und Metastasen** (z. B. Bronchial-, Mamma-, Prostatakarzinom, Plasmozytom) in die differenzialdiagnostische Aufarbeitung einbezogen werden. Selten können **spinale epidurale Blutungen** bei Gerinnungsstörungen (Antikoagulation!), Zustand nach Trauma, Lumbalpunktion, Periduralkatheter und vaskulären Malformationen eine Querschnittsymptomatik verursachen.

Auch an **degenerative Erkrankungen** mit Wirbelkörperfrakturen, Spinalkanalstenosen und Bandscheibenvorfällen muss bei extramedullären Prozessen gedacht werden.

Therapie

> **Wichtig**
>
> Neben der (erreger)spezifischen Therapie sollten allgemeine Maßnahmen wie Anlage eines Blasenkatheters bei Blasenentleerungsstörungen, Thromboseprophylaxe, Lagerung, frühzeitige Mobilisierung, Physiotherapie und Schmerztherapie von Anfang an durchgeführt werden.

Allgemeine Therapieprinzipien

Die medikamentöse Therapie hängt wesentlich von der zugrunde liegenden Ätiopathogenese bzw. dem Erreger ab. Oftmals gelingt in der initialen Phase keine eindeutige ätiologische Zuordnung oder Erregerisolation, so dass, je nach Dringlichkeit bei akuten Erkrankungen die Wahl der Medikamente empirisch, entsprechend dem klinischen Verlauf, den Ergebnissen der Labor- und Liquordiagnostik und dem zu erwartenden Erregerspektrum, erfolgt.

Bei unsicheren extramedullären Befunden ohne Erregerisolation sollte eine breite antibiotische Kombinationstherapie mit einem ZNS-gängigen Antibiotikum erfolgen.

Im Vordergrund der medikamentösen Therapie steht immer der gezielte Einsatz der Antibiotika bzw. Virustatika. Die Auswahl der Präparate erfolgt entsprechend den Ergebnissen der Blut- und Liquorkulturen bzw. Punktatergebnissen (Antibiogramm anfordern!) und den serologischen bzw. immunologischen Resultaten.

Bei subakut oder chronisch verlaufenden Erkrankungen sollte, wenn es die klinische Situation zulässt, zunächst eine gezielte Diagnostik möglichst mit Erregerisolation und ggf. differenzialdiagnostischer Aufarbeitung angestrebt werden.

Bei bakteriellen Abszessen muss immer (soweit unter anatomischen und funktionellen Gesichtspunkten möglich) zusätzlich zur antibiotischen Therapie eine (neuro)chirurgische Herdsanierung diskutiert und individuell entschieden werden.

Spezielle Therapie

Auch wenn es für die Therapie der **idiopathischen akuten transversen Myelitis** (iATM) keine randomisierten, placebokontrollierten Untersuchungen gibt, die den Einsatz einer Kortisontherapie sicher positiv bewerten ([12, 13], wird in Analogie der Behandlung anderer entzündlicher Erkrankungen und der klinischen Erfahrung häufig eine 3- bis 5-tägige intravenöse Kortisonstoßtherapie mit 500–1000 mg Methylprednisolon durchgeführt. Klinisch schwer betroffene Patienten können evtl. auch von einer aggressiveren Therapie mit Cyclophosphamid und Plasmapherese profitieren [7].

Herpes-simplex- und Varizella-Zoster-assoziierte Myelitiden werden mit Aciclovir behandelt (3×10 mg/kgKG/24 h i.v. für 10–14 Tage). Mittel der Wahl bei **CMV-Infektionen** ist Ganciclovir (2×5 mg/kgKG/24 h i.v.). Bei der seltenen Aciclovir-Unverträglichkeit kann bei HSV, VZV und CMV-Infektion auch Foscarnet (2×90 mg/kgKG/24 h) eingesetzt werden.

Die Therapie der **Neuroborreliose** besteht in einer 2- bis 4-wöchigen Antibiose mit Ceftriaxon (1×2 g/24 h i.v.) oder Cefotaxim (3×2 g/24 h i.v.).

Die **Neurolues** wird mit Penicillin G (25–30 mio. IE/24 h 3- bis 5-mal tägl. i.v.) oder Ceftriaxon 2–4 g/24 h i.v. behandelt, wobei die Therapiedauer abhängig vom Stadium der Erkrankung ist.

Eine **Tuberkulose** wird mit einer mehrmonatigen 4fachen Kombinationstherapie mit Rifampicin, Isoniazid, Ethambutol und Pyrazinamid behandelt.

> **Wichtig**
>
> **Spinale Abszesse** müssen bei progredienten neurologischen Ausfällen bzw. deutlichen Raumforderungszeichen einer raschen operativen Intervention zugeführt werden.

Spondylitiden und Spondylodiszitiden können oft konservativ mittels Ruhigstellung und antibiotischer Therapie behandelt werden. Gut ZNS-gängige Antibiotika bei grampositiven Erregern sind z. B. Fosfomycin, Ceftriaxon, Cefotaxim, Meropenem und Linezolid.

Alternativ können aber auch eine operative Sanierung mit Ausräumung der Bandscheibe und anschließender Stabilisierung notwendig sein. Insbesondere bei Kompression neuraler Strukturen oder Zeichen der Instabilität sollte rechtzeitig ein chirurgisches Vorgehen diskutiert werden.

Die **Neurosarkoidose**, der **Neuro-Behçet** und **Lupus erythematodes** werden immunsuppressiv behandelt. Je nach Schwere der Erkrankung werden Kortison und, v. a. in der Langzeittherapie, auch Methotrexat, Azathioprin, Ciclosporin und Cyclophosphamid eingesetzt.

Prognose

Prognostisch ungünstige Faktoren sind sowohl ein anfänglich rasch progredienter Verlauf und ein Andauern der neurologischen Ausfälle über 3 Monate [19]. Auch der Nachweis von Protein 14-3-3 im Liquor, als Zeichen der neuronalen Schädigung [9], wie auch pathologische motorisch und sensibel evozierte Potenziale, aber auch Denervierungszeichen im EMG sprechen für eine eher ungünstigen Verlauf [10, 11]. 30–50% der Patienten mit einer ATM haben ein schlechtes Outcome, mit bleibender schwerer Behinderung, wobei die Prognose bei Multipler Sklerose besser ist als bei Patienten mit anderen Ursachen eines Querschnittsyndroms [6].

Die Prognose der Spondylitis bzw. Spondylodiszitis und spinaler Abszesse hängt von dem Ausmaß und der Dauer einer Schädigung nervaler Strukturen ab. Der entscheidende Faktor ist daher die frühzeitige Diagnose und Therapie.

Literatur

1. Alhelm, F., et al. (2006). »Spondylitis / Spondylodiszitis.« Radiologe 46: 480-485
2. Belzunegui, J. et al. (1999). »Vertebral osteomyelitis in northern Spain. Report of 62 cases.« Clin Exp Rheumatol 177 (4): 447-452
3. Beronius, M., Bergman, B., Andersson, R. (2001). »Vertebral osteomyelitis in Göteborg, Sweden: a retrospective study of patients during 1990-95.« Scand J Infect Dis 33 (7): 527-32
4. Chelsom, J., Solberg, C.O. (1998). »Vertebral osteomyelitis at a Norwegian university hospital 1987-97: clinical features, laboratory findings and outcome.« Scand J Infect Dis 30 (2): 147-51
5. Cordonnier, C. et al (2003). »Prospective study of patients presenting with acute partial transverse myelopathy.« J Neurol 250 (12): 1447-1452
6. De Seze, J. et al. (2001). »Acute Myelopathies. Clinical. Laboratory and outcome profiles in 79 patients.« Brain 124: 1509-1521
7. Greenberg, B.M. et al. (2007). »Idiopathic transverse myelitis. Corticosteroids, plasma exchange, or cyclophosphamid.« Neurology 68: 1614-1617

8. Honnorat, J., Antoine, J-C. (2007). »Paraneoplastic neurological syndromes.« Orphanet Journal of Rare Diseases 2: 22
9. Irani, D.N., Kerr, D.A.. (2000). » 14-3-3 protein in the cerebrospinal fluid of patients with acute transverse myelitis.« Lancet 355 (9207): 901
10. Kalita, J., Misra, U.K., Mandal, S.K. (1998). »Prognostic predictors of acute transverse myelitis.« Acta Neurol Scand 98 (1): 60-3
11. Kalita, J., Misra, U.K. (2000). »Neurophysiological studies in acute transverse myelitis.« J Neurol 247 (12): 943-8
12. Kalita, J., Misra, U.K. (2001). »Is methyl prednisolone useful in acute transverse myelitis?« Spinal Cord 39: 471-476
13. Krishnan, C. et al. (2004). »Transverse Myelitis: pathogenesis, diagnosis and treatment.« Front Biosci. 9:1483-1499
14. Lewis, M., Howdle, P.D. (2003). »The neurology of liver failure.« Q J Med 96: 623-633
15. Meyding-Lamadé, U. et al. (2005). »Akute spinale Entzündungen.« Intensivmed 42: 337-344
16. Rotbart, H. A. (2000). »Viral meningitis.« Semin Neurol 20 (3): 277-92.
17. Schellinger PD, Schmutzhard E, Fiebach JB, Pfausler B, Maier H, Schwab S. Poliomyelitic-like illness in central european encephalitis. *Neurology*. 2000;55:299-302
18. Schlossbauer, T., Panteleon, A., Becker-Gaab, C. (2006). »Entzündliche Wirbelsäulenerkrankungen als Ursache für Rückenschmerzen.« Radiologe 46: 468-479
19. Transverse Myelitis Consortium Working Group Neurology (2002). »Proposed diagnostic citeria and nosology of acute tranverse myelitis.« Neurology 59: 499–505
20. Wingerchuk, D.M., et al (2007). »The spectrum of neuromyelitis optica.« Lancet Neurol (6): 805–15

Autoimmunerkrankungen

B. Storch-Hagenlocher, P. Berlit

36.1 Sarkoidose – 558
Literatur – 561

36.2 Systemischer Lupus erythematodes (SLE) – 561
Literatur – 565

36.3 Akute demyelinisierende Enzephalomyelitis – 565
Literatur – 568

36.4 Vaskulitis des Nervensystems – 569
36.4.1 Primäre Vaskulitis des Nervensystems
(Isolierte Angiitis des zentralen Nervensystems (IAN)) – 569
36.4.2 Vaskulitiden des Nervensystems bei systemischen Vaskulitiden – 571
36.4.3 Spezielle Krankheitsbilder – 573
Literatur – 575

36.1 Sarkoidose

B. Storch-Hagenlocher

Die Sarkoidose ist eine multisystemische granulomatöse Autoimmunerkrankung unbekannter Ätiologie. Beobachtet wird eine gehäufte Assoziation mit bestimmten HLA-Genen (HLA-B8, HLA-DR17). Aufgrund der Immunreaktionen in den Frühphasen der Erkrankung vermutet man, dass bei einer entsprechenden genetischen Disposition infektiöse und nichtinfektiöse antigene Umgebungsfaktoren in den Zielorganen zu Aktivierung und Expansion von T-Zellen, insbesondere T_{H1}-Zellen führt, die die Immunreaktion initiieren.

Die Prävalenz der Sarkoidose wird für Deutschland mit ca. 43–50/100.000 [17] angegeben. Die Lunge ist mit >90% am häufigsten betroffen, daneben können Haut, Augen (meist mit Uveitis), Tränen- und Speicheldrüsen, Knochen und Gelenke, Herz, Lymphknoten, Leber und Milz befallen sein. Autoptische Befunde weisen in ca. 25% eine Beteiligung des Nervensystems nach [1], die klinisch-manifeste Beteiligung des zentralen oder peripheren Nervensystems liegt jedoch nur zwischen 5 und 16%. Ein isolierter Befall des Nervensystems ist sehr viel seltener. Ein klinisch asymptomatischer Muskelbefall ist dagegen häufig (50–80%), klinisch manifest werden nur 0,5% der Patienten [2, 3]. Die entzündlichen Läsionen zeigen einen engen Bezug zum Gefäßsystem mit Ausbildung von epitheloidzelligen, nicht verkäsenden Granulomen oder undifferenzierter Entzündungsreaktion bei der diffus disseminierten Form.

■■■ Symptomatik

Das klinische Bild der Neurosarkoidose ist höchst variabel (◘ Tab. 36.1, ◘ Tab. 36.2). Die Erkrankung kann akut oder chronisch verlaufen. Sie manifestiert sich solitär, multipel oder diffus disseminierend. Es können drei Grundmuster der Beteiligung des Nervensystems differenziert werden:
- eine leptomeningeale,
- eine parenchymatöse und
- eine vaskuläre Form.

◘ Tab. 36.2. Symptome der Neurosarkoidose

Symptome	Häufigkeit in [%]
Hirnnervenausfälle (v. a. Fazialisparese)	50
Optikusneuritis	38
Kopfschmerzen	30
Krampfanfälle	10
Hypophysenfunktionsstörungen	10
Sensible und motorische Defizite	10
Neuropsychologische Störungen	10
Zerebelläre Symptome	10
Hydrozephalus	5

Am häufigsten kommt es infolge einer basalen Meningitis oder direkt durch Granulome zu einer kranialen Neuropathie mit Hirnnervenausfällen. Besonders häufig betroffen sind der N. opticus, häufig auch beidseitig, der N. oculomotorius, N. abducens, N. trigeminus, N. facialis und des N. vestibulocochlearis. Dementsprechend klagen die Patienten über Visusminderung, Doppelbilder, Sensibilitätsstörungen im Gesicht, Gesichtslähmung, Hör- und Gleichgewichtsstörungen. Stauungspapillen in Kombination mit anderen Hirnnervenausfällen sind sehr suggestiv für das Vorliegen einer Neurosarkoidose [8]. Reine meningeale Symptome können akut oder chronisch sein mit Fieber, Kopfschmerzen und Meningismus. Sie können aber auch zu einer Polyradikulitis führen mit schlaffen Paresen sehr variabler Ausprägung.

Als **Komplikation der leptomeningealen Entzündung** können Liquorzirkulationsstörungen auftreten, meist als Folge basaler Verklebungen und Verklebungen der Pacchioni-Granulationen mit subakuter oder chronischer Symptomentwicklung mit Demenz, Gangstörung und Blaseninkontinenz.

Die **parenchymatöse Form** der Sarkoidose kann sich am gesamten Hirnparenchym manifestieren, dennoch gibt es Prädilektionsstellen für die Granulome. Das periventrikuläre Mark-

◘ Tab. 36.1. Verteilung und Häufigkeit von systemischer Sarkoidose und Neurosarkoidose mit ZNS-Manifestation in der europäischen Bevölkerung

Ausprägung der Erkrankung	Häufigkeit
Systemische Sarkoidose	Inzidenz ca. 20/100.000
Neurosarkoidose mit ZNS-Beteiligung: – Multiorganbeteiligung und zusätzliche neurologische Symptome – Systemische Sarkoidose und klinisch stumme ZNS-Manifestation – Ausschließliche ZNS-Manifestation ohne systemische Beteiligung	– Ca. 5% der systemischen Sarkoidose, Inzidenz 1/100.000 – Ca. 10% der systemischen Sarkoidose, Inzidenz 2/100.000 – Geschätzte Inzidenz 0,2/100.000

lager ist bei der Hälfte der Patienten mit Neurosarkoidose betroffen. Die häufigsten Lokalisationen solitärer oder multipler Läsionen sind der Boden des 3. Ventrikels, das Zwischenhirn, die Hypophyse, das Chiasma und die Ventrikelwand, seltener auch der Hirnstamm und das Kleinhirn. Dementsprechend sind Störungen der Hypothalamus- und Hypophysenfunktion mit Störungen der Sexualfunktionen und Zyklusunregelmäßigkeiten häufig. Kommt es durch Granulome zu einer Behinderung der Liquorpassage, entwickelt sich häufiger perakut ein Verschlusshydrozephalus, der einer raschen Außenableitung bzw. Shuntanlage bedarf.

Bei der **vaskulären Manifestation**, der granulomatösen zerebralen Angiitis, sind die kleineren Arterien betroffen. Das klinische Bild ist geprägt von multiplen Infarkten, diffuser vaskulärer Enzephalopathie, Demenz oder Psychose. Häufige Initialsymptome sind epileptische Anfälle, seltene eine intrakranielle Drucksteigerung durch Sinusvenenthrombosen. Es können jedoch auch nur unspezifische Symptome wie Übelkeit, Erbrechen, Abgeschlagenheit, Gewichtsverlust, Fatigue und mildere kognitive Störungen auftreten.

Nur sehr selten treten spinale Läsionen als primäre oder ausschließliche Manifestation einer Sarkoidose auf. Diese kann als subakute Myelopathie mit lokaler oder diffuser Infiltration verlaufen oder als akute Querschnittmyelitis mit plötzlich auftretender sensomotorischer Paraparese und Sphinkterdysfunktion.

Selten ist das periphere Nervensystem involviert. Betroffen sind dann meist die marklosen Nervenfasern mit konsekutiver Dysregulation des vegetativen Nervensystems. Epineurale oder perineurale Granulome oder eine granulomatöse Vaskulitis finden sich auch bei myelinisierten Nervenfasern. Die neuropathischen Verteilungsmuster sind hierbei sehr variabel.

Diagnostik

Pathognomonische Befunde für eine Sarkoidose kann man nicht erheben. Richtungweisend können Symptomkombinationen sein. Die sichere Diagnose jedoch kann nur histologisch mit dem Nachweis epitheloidzelliger, nicht verkäsender Granulome und Langhans-Riesenzellen gestellt werden, sodass bei Verdacht eine Organbiopsie anzustreben ist. Im Vorfeld sollte sorgfältig eine weitere Organbeteiligung abgeklärt werden. CT-Thorax, evtl. eine bronchoalveoläre Lavage, EKG, dermatologische Untersuchung (Erythema nodosum) und Tuberkulintest (60% negativ, Abgrenzung gegenüber Tuberkulose) sind die Basisuntersuchungen. Hilfreich zum Nachweis einer aktiven extrapulmonalen Sarkoidose kann die Ga-67-Szintigraphie sein [7, 14].

Im **Labor** sind gelegentlich eine Bluteosinophilie, Anämie, Hypergammaglobulinämie, Hyperkalzämie und Hyperkalziurie (durch die Produktion von 1,25-(OH)$_2$-Vitamin D$_3$ in Epitheloidzellen) oder eine Transaminasenerhöhung zu beobachten. Die Bestimmung des »Angiotensin Converting Enzyme« (ACE) aus dem Serum hat nur eine Sensitivität um 60% [4] und Spezifität um 85% [9]. Die Bestimmung des Interleukin-2-Rezeptors im Serum ist ein besserer Verlaufsparameter. Bei Muskelbeteiligung kommt es zu einer milden CK-Erhöhung. Bei akuter Exazerbation sind meist BSG und CRP erhöht.

Bei der Neurosarkoidose zeigt der **Liquor** in ca. 70% pathologische Auffälligkeiten. Eine Pleozytose (10–200 Zellen/µl) und eine Blut-Liquor-Schrankenstörung werden in 40–70% nachgewiesen, oligoklonales IgG in 50–70%. Eine intrathekale IgG-Synthese kann bei untherapierten Patienten in bis zu 80% nachgewiesen werden; eine Behandlung mit Glukokortikoiden reduziert die IgG-Synthese rasch [12]. Glukosewerte können erniedrigt sein (in ca. 20%). Der Stellenwert des ACE-Werts im Liquor ist umstritten.

> **Wichtig**
>
> Fehlender Nachweis von ACE im Liquor schließt eine Neurosarkoidose keineswegs aus.

Lysozym (70%) und β$_2$-Mikroglobulin können erhöht sein [1, 18].

Fast immer lassen sich **kernspintomographische** Veränderungen nachweisen, die entsprechend den Manifestationsformen eine große Variationsbreite aufweisen und für sich genommen unspezifisch sind [17]. Als Ausdruck der leptomeningealen Beteiligung finden sich diffuse leptomeningeale Kontrastmittelanreicherungen, häufig basal und auch spinal. Bei der diffus disseminierenden Form kommt es zu flächigen periventrikulären und subkortikalen Läsionen, die in der T1-Wichtung iso- oder hypointens imponieren und in den T2-gewichteten Aufnahmen hyperintens. Bei diffuser vaskulärer Schädigung reichern die betroffenen Areale häufig zusätzlich Kontrastmittel an.

Die solitär oder multipel nodulär auftretenden Läsionen zeichnen sich scharf gegen das umliegende Gehirngewebe ab und zeigen eine überwiegend homogene Kontrastmittelanreicherung (◘ Abb. 36.1; ◘ Tab. 36.3). Gelegentlich sind auch grobe Verkalkungen beschrieben. Die häufigsten Lokalisationen sind der Boden des 3. Ventrikels, das Zwischenhirn, die Hypophyse und die Ventrikelwand, seltener auch der Hirnstamm und das Kleinhirn.

Bei **spinaler** Manifestation besteht meist eine diffuse fleckige Kontrastmittelanreicherung in Myelon und den Meningen, gelegentlich begleitet von einer Myelonschwellung [6].

Differenzialdiagnostisch müssen andere Autoimmunerkrankungen des Nervensystems ausgeschlossen werden, insbesondere Multiple Sklerose, akute demyelinisierende Enzephalomyelitis und systemischer Lupus erythematodes, granulomatöse Erkrankungen, zerebrale Vaskulitiden sowie Infektionserkrankungen wie Neuroborreliose, Neurolues, HIV, M. Whipple, oder auch Neoplasien, insbesondere Lymphome.

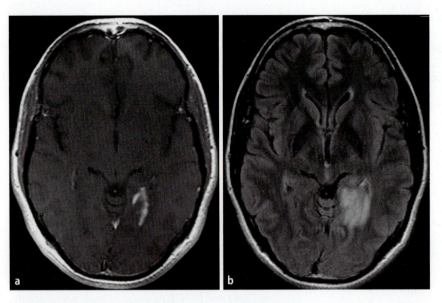

◘ **Abb. 36.1a,b.** Darstellung einer Neurosarkoidose im MRT, 3 Tesla, axiale Schichtung: **a** Signalauffälligkeiten des auf dem Tentorium aufliegenden okzipitotemporalen Kortex links mit hyperintenser Darstellung in der Flair Sequenz. **b** Hier findet sich nach Gadoliniumgabe ein kräftiges, ausgedehntes Enhancement, das den Sulcus auszufüllen scheint. (Mit freundl. Genehmigung von Herrn Prof. Stefan Hähnel; Abt. Neuroradiologie, Neurologie, Universität Heidelberg).

◘ **Tab. 36.3.** Spektrum der MRT-Veränderungen bei intrakranieller Neurosarkoidose

MRT-Veränderungen	Häufigkeit in [%]
Noduläre oder diffuse meningeale Gadoliniumanreicherung	40
Periventrikuläre oder Läsionen der weißen Substanz	40
Multiple supra- und/oder infratentorielle Läsionen	35
Läsionen des Rückenmarks und der Nervenwurzeln	29
Solitäre intraaxiale Granulome	10
Solitäre extraaxiale Granulome	5
Hydrozephalus	4

▪▪▪ Therapie

Die therapeutischen Empfehlungen beruhen bei fehlender Evidenz auf Erfahrungsprinzipien und beinhalten eine Immunsuppression [1].

Das Mittel der 1. Wahl sind **Glukokortikoide**. Nach Diagnosesicherung werden bei unkomplizierten Formen der Neurosarkoidose 0,5–1,5 mg/kgKG/24 h Prednisolon oder Methylprednisolon eingesetzt. Bei gutem Therapieerfolg kann nach 1–3 Monaten eine Dosisreduktion erfolgen. Bei schwerer Symptomatik und akuten Exazerbationen muss eine i.v.-Hochdosistherapie durchgeführt werden mit 500 mg/24 h über mindestens 5 Tage mit anschließender Gabe in o. genannter Dosis. Die Dosisreduktion sollte nicht schneller als 5–10 mg Prednisolon alle 4 Wochen erfolgen.

Spricht die klinische Symptomatik schlecht auf Steroide an, muss eine Kombinationstherapie mit einem anderen Immunsuppressivum eingesetzt werden. Randomisierte Studien hierzu fehlen, es liegen jedoch zu mehreren Substanzen Daten vor. Empfohlen werden **Azathioprin** in einer Anfangsdosis von 50 mg/24 h und einer Steigerung bis 2 mg/kgKG/24 h. Alternativ kann **Methotrexat** (MTX) 7,5–25 mg 1-mal/Woche oral oder parenteral gegeben werden; daneben auch **Ciclosporin** in einer Anfangsdosis von 2-mal 2 mg/kgKG/24 h bei einer Langzeitdosis nach Medikamentenspiegel oder **Hydrochloroquin** 200–400 mg/24 h.

Einzelfallberichte beschreiben einen Therapieerfolg bei Einsatz von Interferon-α [10], eines Tumornekrosefaktor-α-Blockers (Infliximab; [13, 15]) oder von Thalidomid in niedriger Dosierung (50 mg/24 h; [16]) bei therapierefraktärer Sarkoidose.

Die Dauer der Therapie muss sich an der klinischen Symptomatik und der Rückbildung der initial pathologischen Untersuchungsparameter orientieren, bei weiterer Organmanifestation ist dies interdisziplinär zu entscheiden.

Unter dauerhafter immunsuppressiver Therapie sind zunächst wöchentliche Blutbildkontrollen notwendig, nach 2-monatiger Gabe monatlich. Bei Methotrexatgabe sollte eine Folsäuresubstitution (5–10 mg 12–24 h nach Methotrexatgabe) erfolgen.

36.2 Systemischer Lupus erythematodes (SLE)

> **Wichtig**
>
> MTX kann zu einer Hypersensitivitätspneumonitis führen. Bei Dyspnoe muss MTX abgesetzt und weitere Diagnostik (Thoraxröntgen, Lungenfunktion) veranlasst werden. Bei Azathioprin und MTX ist auf Lebertoxizität, bei Ciclosporin auf Nephrotoxizität achten.

Zusätzlich können symptomatische Therapien notwendig werden. Häufiger müssen Hormonsubstitutionen bei Endokrinopathien, die Gabe von Antikonvulsiva oder Antispastika erfolgen. Gelegentlich machen große Raumforderungen oder die Entwicklung eines Hydrozephalus eine neurochirurgische Intervention notwendig.

■ ■ ■ Verlauf und Prognose

Der Verlauf der Neurosarkoidose ist sehr variabel. Spontanremissionen sind beschrieben. Unter Therapie kommt es in $2/3$ der Fälle zu Remissionen, in $1/3$ zu einem chronisch-progredienten Verlauf. 1–5% der Sarkoidosepatienten versterben an den Folgen des schweren pulmonalen, kardialen oder ZNS-Befalls.

Prognostisch günstig ist eine Limitation der Manifestation auf das periphere Nervensystem oder auf Hirnnervenausfälle.

Ungünstige Prognoseparameter sind große parenchymatöse Läsionen oder die Entwicklung eines Hydrozephalus.

Literatur

1. ATS Board of Directors and by the ERS Executive Committee. Statement on sarcoidosis. Joint Statement of the American Thoracic Society (ATS), the European Respiratory Society (ERS) and the World Association of Sarcoidosis and Other Granulomatous Disorders (WASOG). February 1999. Am J Respir Crit Care Med. 1999 Aug; 160(2):736-55.
2. Barnard J, Newman LS. Sarcoidosis: immunology, rheumatic involvement, and therapeutics. Curr Opin Rheumatol. 2001 Jan; 13(1): 84-91.
3. Berger C, Sommer C, Meinck HM. Isolated sarcoid myopathy. Muscle Nerve. 2002 Oct;26(4):553-6.
4. Bunting PS, Szalai JP, Katic M. Diagnostic aspects of angiotensin converting enzyme in pulmonary sarcoidosis. Clin Biochem. 1987 Jun; 20(3): 213-9.
5. Christoforidis GA, Spickler EM, Recio MV, Mehta BM. MR of CNS sarcoidosis: correlation of imaging features to clinical symptoms and response to treatment. AJNR Am J Neuroradiol. 1999 Apr; 20(4): 655-69.
6. Hayat GR, Walton TP, Smith KR Jr, Martin DS, Manepalli AN. Solitary intramedullary neurosarcoidosis: role of MRI in early detection. J Neuroimaging. 2001 Jan; 11(1): 66-70.
7. Hershcovici T, Mekhmandorov S, Beigel Y, Hardoff R. The value of Ga-67 scintigraphy in sarcoid myopathy. Clin Nucl Med. 2001 Jun; 26(6): 540-2
8. Hoitsma E, Faber CG, Drent M, Sharma OP. Neurosarcoidosis: a clinical dilemma. Lancet Neurol. 2004 Jul; 3(7): 397-407
9. Kramers C, Deinum J. Increased serum activity of angiotensin-converting enzyme (ACE): indication of sarcoidosis? A 'Bayesian' approach] Ned Tijdschr Geneeskd. 2003 Mar 15; 147(11): 473-6
10. Leclerc S, Myers RP, Moussalli J, Herson S, Poynard T, Benveniste O. Sarcoidosis and interferon therapy: report of five cases and review of the literature. Eur J Intern Med. 2003 Jul; 14(4): 237-243.
11. Nowak DA, Widenka DC. Neurosarcoidosis: a review of its intracranial manifestation. J Neurol. 2001 May; 248(5): 363-72.
12. Reske D, Petereit HF, Heiss WD. Difficulties in the differentiation of chronic inflammatory diseases of the central nervous system – value of cerebrospinal fluid analysis and immunological abnormalities in the diagnosis. Acta Neurol Scand. 2005; 112: 207-213
13. Roberts SD, Wilkes DS, Burgett RA, Knox KS. Refractory sarcoidosis responding to infliximab. Chest. 2003 Nov; 124(5): 2028-31.
14. Sohn HS, Kim EN, Park JM, Chung YA. Muscular sarcoidosis: Ga-67 scintigraphy and magnetic resonance imaging. Clin Nucl Med. 2001 Jan; 26(1): 29-32
15. Ulbricht KU, Stoll M, Bierwirth J, Witte T, Schmidt RE. Successful tumor necrosis factor alpha blockade treatment in therapy-resistant sarcoidosis. Arthritis Rheum. 2003 Dec; 48(12): 3542-3
16. Walter MC, Lochmuller H, Schlotter-Weigel B, Meindl T, Muller-Felber W. Successful treatment of muscle sarcoidosis with thalidomide. Acta Myol. 2003 May; 22(1): 22-5.
17. Woitalla D, Henkes H, Felber S, Weber W, Janisch W, Kuhne D. Clinical aspects and diagnostic imaging in sarcoidosis of the nervous system. Radiologe. 2000 Nov; 40(11): 1064-76.
18. Zettl UK, Lehmitz R, Mix E. Klinische Liquordiagnostik. Berlin, New York: Walter de Gruyter 2003

36.2 Systemischer Lupus erythematodes (SLE)

P. Berlit

Der systemische Lupus erythematodes (SLE) ist die häufigste systemische Autoimmunerkrankung, mit einer Inzidenz von ca. 7/100.000. In Mitteleuropa ist die Prävalenz mit 10–60/100.000 Einwohner und Jahr hoch, Frauen sind 10-mal häufiger als Männer betroffen. Hauptmanifestationsalter ist das 15. –30. Lebensjahr.

Der SLE ist gekennzeichnet durch eine gestörte Regulation der T- und B-Zell-Immunität, die zum Verlust der immunologischen Toleranz für nukleäre Autoantigene mit Bildung von Antikörpern führt und über die Perpetuierung dieses Prozesses eine zunehmende Ausweitung der Autoreaktivität gegenüber anderen Autoantigenen verursacht.

Klinisch verläuft der SLE typischerweise chronisch progredient mit Schüben. Die multilokulären Organbeteiligungen sind durch eine thrombotische Vasopathie und direkte Antikörpereffekte bedingt; nur selten spielt eine immunkomplexvermittelte Vaskulitis pathogenetisch eine Rolle.

Symptomatik

Zu den allgemeinen **Leitsymptomen** zählen Haut- und Schleimhautveränderungen (insbesondere das Schmetterlingserythem im Gesicht und Photosensibilität), Arthritiden und Serositiden.

Hinzutreten im Verlauf oft eine Nieren- und Muskelbeteiligung, pulmonale Symptome, eine Karditis mit Herzklappenveränderungen und Koronaritis sowie eine Leberbeteiligung.

Diagnostik

Wenn sich klinisch der Verdacht auf eine zerebrale Beteiligung bei systemischer rheumatologischer Erkrankung ergibt, sollten die in folgender Übersicht aufgeführten Laboruntersuchungen erfolgen.

Basisdiagnostik bei Verdacht auf rheumatologische Erkrankung

- Hinweise auf systemische Entzündung: BSG, CRP, Komplementfaktoren C3 und C4, Eiweiß- und Immunelektrophorese, Differenzialblutbild
- Hinweis auf entzündliche Reaktion im Nervensystem: Lumbalpunktion mit Bestimmung oligoklonaler Banden und Erregerdiagnostik (Virusserologie, Borrelienserologie)
- Hinweise auf sonstige Organbeteiligung: Urinstatus, Kreatinin, Harnstoff, Transaminasen
- Hinweis auf Kollagenerkrankung: ANA mit ANA-Differenzierung, ENA-Gruppe (Anti-SSA, Anti-SSB), Rheumafaktor, Kryoglobuline
- Hinweis auf Vaskulitis: ANCA mit Differenzierung in P- und C-ANCA

Dabei sollte praktisch so vorgegangen werden, dass obligat im Serum die Akutphaseproteine bestimmt werden und nach einer sonstigen Organbeteiligung gefahndet wird, Autoantikörperbestimmungen sollten gezielt veranlasst werden (Tab. 36.4).

Antikörperdiagnostik beim SLE

Beim SLE ist eine Vielzahl von Autoantikörpern nachweisbar. In über 95% liegen antinukleäre Antikörper (ANA) vor, die letztlich unspezifisch sind. Die spezifischeren Doppelstrang-DNA-Antikörper sind in 80% vorhanden. Zu den Proteinantikörpern zählen die Histonantikörper, die auf einen medikamentösen Lupus hinweisen können. Blutbildveränderungen sind auf Antikörper gegen Zellmembranen zurückzuführen, wobei die Thrombozytopenie besonders häufig ist. Ein sekundäres Antiphospholipidsyndrom liegt in 25% aller SLE-Fälle vor.

Weitere Autoantikörper können mit bestimmten Organmanifestationen assoziiert seien (ribosomale P-Antikörper: Psychose; Jo-1-Antikörper: Polymyositis; Neuronenantikörper: Epilepsie, Enzephalopathie). Dabei gilt für die spezifischeren Autoantikörper, dass sie sehr wenig sensitiv sind.

Tab. 36.4. Laboruntersuchungen bei Verdacht auf eine Kollagenose

Allgemein	
Serum	Blutbild mit Differenzial-BB, BSG, CRP, Serumelektrophorese, Immunglobuline quantitativ, Immunelektrophorese, C3, C4
Urin	Urinstatus, Eiweiß, Mikroalbumin, Glukose, Kreatininclearance, Immunelektrophorese
Liquor	Zellzahl, Eiweiß, Glukose, oligoklonale Banden, Laktat
Kollagenosen	
Allgemein	ANA, ANA-Differenzierung, ENA, Kryoglobuline
SLE	anti-ds-DNS-Antikörper, Histon-AK
Sjögren-Syndrom	anti-SS-A (Ro), -SS-B (La), RF
Sklerodermie	anti-Scl 70-Ak
Rheumatoide Arthritis	RF
Mixed connective tissue disease	anti-RNP-AK
(Para)infektiöse Vaskulitiden	
Hepatitis B, C, G	Virusserologie, RNA quantitativ, Kryoglobuline
Retrovirusinfektion	Virusserologie, Kryoglobuline
CMV-Infektion	Virusserologie
Borreliose	ELISA, Immunoblot
Medikamentös induzierte Vaskulitis	
Hydralazin, Penicillamin, Propylthiouracil	Assoziation mit p-ANCA möglich

Andererseits sind Antikörper wie die ANA zwar sehr sensitiv, aber häufig völlig unspezifisch erhöht, so auch z. B. im akuten Schub bei der Multiplen Sklerose. Dies bedeutet, dass aus einem isolierten Laborbefund eine Diagnose nicht gestellt werden kann, andererseits nach Autoantikörpern stets gezielt unter Berücksichtigung des klinischen Bildes gesucht werden sollte. Wenn sich pathologische Befunde in der Gerinnungsdiagnostik ergeben, sollte stets nach einem Antiphospholipidsyndrom gefahndet werden: Suche nach Kardiolipinautoantikörpern und Lupus-Antikoagulans.

36.2 Systemischer Lupus erythematodes (SLE)

Tab. 36.5. Autoantikörper bei SLE

Autoantikörper gegen	Frequenz [%]	Klinische Assoziation
Zellkerne (ANA)	≥ 95	Unspezifisch
dsDNA	80	Niere, ZNS
Rheumafaktor	15	Rheumatoide Arthritis, Sjögren-Syndrom
Proteine		
Histon	70	Medikamentöser SLE
Sm	20	Niere, ZNS
U1RNP	25	MCTD, Raynaud, SLE mit Myositis
Ro (SSA)	45	Sjögren-Syndrom, Haut-LE, Lunge
La (SSB)	25	Sjögren-Syndrom, neonataler LE
Ribosomales Protein	20	Psychose, Leber
PCNA (Cyclin)	<5	Nephritis
RA 33	20	Arthritis
Mi 2	<5	Dermatomyositis
Jo 1	<5	Polymyositis
PM-Scl	<5	Myositis + Sklerodermie
Scl 70	<5	Sklerodermie
Zentromer	<5	Akrosklerodermie, CREST
Zellmembranen		
Thrombozyten	80	Thrombozytopenie
Erythrozyten	60	Anämie
Lymphozyten	45	Lymphopenie
Neurone	35	Epilepsie, Enzephalopathie
Sonstige		
Kardiolipin	25	Thrombosen (venös und arteriell), Hirninfarkt

Die Autoantikörper und ihre Bedeutung beim SLE sind in Tab. 36.5 aufgeführt.

Neurologische Leitsymptome

Neurologische Symptome sind bei etwa 20% aller SLE-Patienten zu erwarten (Tab. 36.6). Dabei sind eine Enzephalopathie (60%), epileptische Anfälle (60%) und zerebrovaskuläre Syndrome (40%) am häufigsten. Seltener sind Bewegungsstörungen wie choreatische Syndrome oder Ataxien (20%), Polyneuropathien und Hirnnervenneuropathien (20%). Myelopathien und die Beteiligung der neuromuskulären Synapse in Form einer Myasthenie sind mit jeweils 10% selten.

Neurologische Symptome beim SLE sind pathogenetisch sehr heterogen. Neben vermutlich direkt antikörperbedingten Symptomen (Psychose, Epilepsie, extrapyramidales Syndrom) kommt es auch zu indirekt antikörperbedingten Symptomen (zerebrale Ischämien bei Koagulopathie), vaskulopathisch bedingten Symptomen (Enzephalopathie, Migräne) und unspezifischen Begleitsymptomen (Depression, Angst, Affektlabilität, chronische Müdigkeit). Eine Enzephalopathie kann sekun-

Tab. 36.6. Häufigkeit einer Neuropathie bei Kollagenosen

Diagnose	Häufigkeit der assoziierten Neuropathie
Rheumatoide Arthritis	1–21,5%
Systemischer Lupus erythematodes	6–21%
Sjögren-Syndrom	10–23%
Sklerodermie	14%

där metabolisch bei Organmanifestationen (Leber, Niere) bedingt sein. Hirninfarkte können bei Endokarditis Libmann-Sacks oder sonstigen Klappenveränderungen kardiogen embolischer Genese sein. Schließlich müssen in der Differenzialdiagnose stets Medikamentennebenwirkungen bedacht werden: So können hochdosierte Kortikosteroide zu psychopathologischen Auffälligkeiten führen, eine Chloroquindauertherapie kann eine Polyneuropathie hervorrufen (Übersicht).

Pathogenetische Mechanismen bei Neuro-SLE
- Vaskulitis durch Immunkomplexe
- Direkte Antikörpereffekte
  - Psychose
  - Epileptische Anfälle
- Indirekte Antikörpereffekte
  - Thrombozytopenie
  - Antiphospholipidsyndrom
- Metabolische Störungen
- Komplikationen anderer Organmanifestationen
  - Libmann-Sacks
- Medikamentennebenwirkungen
- Reaktive, psychosomatische Symptome
  - Fatigue
  - Depression
  - Angststörung

Eher selten sind fokale neurologische Symptome durch eine immunkomplexvermittelte Vaskulitis bedingt. Die entzündliche Vasopathie ist in der Regel angiographisch nicht nachweisbar – eine zerebrale Angiographie ist für die Diagnosestellung eines Neuro-SLE nicht hilfreich. Obwohl in einzelnen Studien eine höhere Treffsicherheit für Positronenemissionstomographie (PET) und SPECT beim SLE beschrieben wurde, reicht in der Regel für die Abklärung eines Patienten mit SLE die **MRT** in Verbindung mit einer suffizienten **Serum- und Liquordiagnostik** aus. Problematisch ist die geringe Spezifität der nuklearmedizinischen Methoden bei Fehlen eines Goldstandards.

■■■ Therapie

Durch eine rechtzeitige Therapie lässt sich die Prognose des SLE dramatisch verbessern. Mögliche Todesursachen bleiben Infektionen und Thrombosen; im Frühstadium resultieren diese meist aus der Krankheitsaktivität, später aus der Arteriosklerose als Folgerkrankung.

Prognostisch ungünstige Faktoren sind renale Erkrankung, Thrombozytopenie, sehr aktive Erkrankung zu Beginn und Lungenbeteiligung.

Die Therapie neurologischer Komplikationen des systemischen Lupus erythematodes macht den kombinierten Einsatz von Kortikosteroiden und Immunsuppressiva erforderlich. Da kontrollierte Studien zum Neuro-LE nicht verfügbar sind, wird analog zur immunsuppressiven Therapie renaler Komplikationen verfahren.

> **Wichtig**
> Steroide sind nach wie vor wichtigstes Prinzip der Therapie akuter Schübe.

Sie werden ähnlich wie bei der Multiplen Sklerose in Form einer Pulstherapie mit je 1 g Methylprednisolon über 3–5 Tage mit anschließendem Ausschleichen gegeben. Trotz des Versuchs Steroide einzusparen, benötigen viele Patienten hohe kumulative Dosen.

Die Auswahl des Immunsuppressivums, in der Regel Cyclophosphamid (CYC) oder Azathioprin, wird nach dem Schweregrad der Organbeteiligung getroffen. **Cyclophosphamid** ist die effektivste Substanz zur Behandlung neuropsychiatrischer und renaler Manifestationen.

Der **kombinierte Einsatz von Cyclophosphamid und Steroiden** ist dem alleinigen Einsatz von Steroiden bei der Remissionsinduktion der Lupus-Nephritis sicher überlegen; die gleichzeitige Gabe von Steroiden hat auf der anderen Seite Vorteile gegenüber einer Monotherapie mit Cyclophosphamid. Dabei ist die intermittierende i.v.-Gabe von Cyclophosphamid besser als eine kontinuierliche orale Medikation. Häufig werden monatliche Dosen über 6 Monate verabreicht, dann nach Erzielen einer Remission mit weniger toxischen Substanzen weiterbehandelt. Je nach Aktivität können die anfänglichen Intervalle kürzer gewählt werden. Die Dosis orientiert sich an der Neutrophilenzahl im Nadir. Steroide (z. B. 1-mal 1 g Methylprednisolon i.v.) werden jeweils anlässlich der Cyclophosphamidgabe verabreicht. Bei der Therapie mit Cyclophosphamid ist auf einen ausreichenden Blasenschutz (2–3 l Flüssigkeit pro Tag, Mesna dosisgleich mit Cyclophosphamid aufgeteilt in 3 Einzeldosen) zu achten. Die Kumulativdosis von 30 g Cyclophosphamid darf nicht überschritten werden!

> **Wichtig**
> Bei der hochdosierten Therapie sollte eine Pneumocystis-carinii-Prophylaxe durchgeführt werden.

Infektionen (46%) und eine hämorrhagische Zystitis (33%) sind die wichtigsten therapieassoziierten Komplikationen. Die Zystitis gilt als Präkanzerose mit massiv erhöhtem Risiko für Blasenkrebs.

Azathioprin, das am besten zur Behandlung renaler Manifestationen nach Remissionsinduktion mit CYC untersucht ist, reduziert die Schubrate und hat einen guten Langzeiteffekt, ist aber zur Remissionsinduktion nicht geeignet. **Mycophenolat mofetil** ist wie Azathioprin ein Inhibitor der Purinbiosynthese, kommt aber auch in der Remissionsinduktion zum Einsatz. Im Vergleich zu oralem Cyclophosphamid kombiniert mit Steroiden erzielt Mycophenolatmofetil gleich häufig Remissionen, ist aber etwas weniger toxisch. Alternativ kann **Ciclosporin A** beim therapierefraktären SLE eingesetzt werden, wobei die Dosis mit unter 5 mg/kgKG/24 h relativ niedrig ist. Der Effekt des zur Behandlung von Manifestationen an Haut und Bewegungsapparat verwendeten **Methotrexat** auf neurologische Manifestationen ist nicht untersucht worden.

Kontrollierte Studien zu Immunglobulinen fehlen. Es kann auch zu Exazerbationen kommen. Wenn keine neurologischen Manifestationen vorliegen, wird gerne **Chloroquin** gegeben, das einen steroidsparenden Effekt hat.

Die Behandlung des **sekundären Antiphospholipidsyndroms** erfolgt zusätzlich zur immunsuppressiven Therapie des SLE mit niedrig dosierter Acetylsalicylsäure; sind in der Vorgeschichte Thrombosen oder ein Abort aufgetreten, wird eine orale Antikoagulation mit einer INR von 2–3 empfohlen.

Literatur

1. ACR Ad Hoc Committee on Neuropsychiatric Lupus Nomenclature. The American College of Rheumatology nomenclature and case definitions for neuropsychiatric lupus. Arthritis Rheum 1999; 42: 599-608.
2. Berlit P: Vaskulitis. In: Hamann GF, Siebler M, von Scheidt W (Eds). Schlaganfall. Ecomed Landsberg 2002: 244-267
3. Berlit P, Steinbrecher A. Zerebrale Vaskulitis. Fortschr Neurol Psych 2002; 70: 663-677
4. Chan TM, Li FK, Tang CS, Wong RW, Fang GX, Ji YL, et al. Efficacy of mycophenolate mofetil in patients with diffuse proliferative lupus nephritis. Hong Kong-Guangzhou Nephrology Study Group. N Engl J Med 2000; 343: 1156-62.
5. Illei GG, Austin HA, Crane M, Collins L, Gourley MF, Yarboro CH, et al. Combination therapy with pulse cyclophosphamide plus pulse methylprednisolone improves long-term renal outcome without adding toxicity in patients with lupus nephritis. Ann Intern Med 2001; 135: 248-57.
6. Mok CC, Ho CT, Chan KW, Lau CS, Wong RW. Outcome and prognostic indicators of diffuse proliferative lupus glomerulonephritis treated with sequential oral cyclophosphamide and azathioprine. Arthritis Rheum 2002; 46: 1003-1013.
7. Moore P, Richardson B. Neurology of the vasculitides and connective tissue diseases. J Neurol Neurosurg Psychiat 1998; 65: 10-22
8. Morton SJ, Powell RJ. Management of systemic lupus erythematosus (SLE). Clin Exp Allergy 2001; 31: 686-93.
9. Mosca M, Ruiz-Irastorza G, Khamashta MA, Hughes GR. Treatment of systemic lupus erythematosus. Int Immunopharmacol 2001; 1: 1065-75.
10. Ortmann RA, Klippel JH. Update on cyclophosphamide for systemic lupus erythematosus. Rheum Dis Clin North Am 2000; 26: 363-75, vii.
11. Ruiz-Irastorza G, Khamashta MA, Castellino G, Hughes GR. Systemic lupus erythematosus. Lancet 2001; 357: 1027-32.
12. Sibbitt WL, Jr., Sibbitt RR, Brooks WM. Neuroimaging in neuropsychiatric systemic lupus erythematosus. Arthritis Rheum 1999; 42: 2026-38.
13. Takada K, Illei GG, Boumpas DT. Cyclophosphamide for the treatment of systemic lupus erythematosus. Lupus 2001; 10: 154-61.

36.3 Akute demyelinisierende Enzephalomyelitis

B. Storch-Hagenlocher

Die akute demyelinisierende Enzephalomyelitis (ADEM) ist eine seltene akut-entzündliche, demyelinisierende Erkrankung. Kinder sind häufiger betroffen; bei ihnen tritt die Erkrankung gehäuft parainfektiös nach unspezifischen Infekten der oberen Luftwege auf oder postvakzinal. Das Intervall zwischen Infektion und ersten Symptomen ist variabel, allgemein wird ein Zeitraum zwischen 2 Tagen und 4 Wochen angenommen, auch längere Zeitintervalle sind beschrieben. Im Erwachsenenalter kommt es häufiger spontan zu dieser Erkrankung. Das Erkrankungsalter liegt meist unter 40 Jahren, wenngleich auch Patienten über 70 Jahren beschrieben sind [20].

Die klinische Symptomatik ist in Abhängigkeit von der Lokalisation der Läsionen äußerst variabel. Neben sensiblen und motorischen Defiziten sind Aphasie, epileptische Anfälle sowie psychische Auffälligkeiten beschrieben. Zur Diagnosestellung muss ein MRT durchgeführt werden. Die Läsionen sind meist multifokal, in der T2-Wichtung hyperintens, in T1 iso- oder hypointens, in der supra- und infratentoriellen weißen Substanz nachzuweisen.

Da es keine klinischen Therapiestudien gibt, werden aufgrund pathophysiologischer Überlegungen analog zur Behandlung der MS-Schübe Glukokortikoide eingesetzt.

■■■ Pathologie und Pathogenese

Die Läsionen bei der ADEM treten multifokal, im Bereich der weißen Substanz des gesamten ZNS auf, aber auch in tiefen Kortexschichten und in den Basalganglien. **Histopathologisch** finden sich überwiegend perivenöse T-Zell-Infiltrate und Makrophagen, gelegentlich auch gemischtzellige entzündliche Infiltrate, die häufig zu größeren Läsionen konfluieren [15].

Die perakute Variante, die **akute hämorrhagische Enzephalomyelitis Hurst**, ist pathoanatomisch durch fibrinoide Nekrosen und entzündliche Gefäßinfiltration, Ödem, perivenöse petechiale Blutungen und perivaskuläre Makrophageninfiltrate in der weißen und grauen Substanz charakterisiert [8, 9]. Demyelinisierung fehlt bei dieser Akutform meist.

Die **Pathogenese** der ADEM ist unbekannt. Bei postinfektiöser und postvakzinaler ADEM geht man von einer autoimmunen Genese aus. Ob weitere Pathomechanismen, insbesondere bei der spontanen Form, eine Rolle spielen, ist ungeklärt. Auch ist unklar, ob sich die Pathomechanismen von denen der Multiplen Sklerose (MS) unterscheiden. Postuliert werden autoreaktive, gegen Bestandteile der Myelinscheiden gerichtete T-Lymphozyten, die in der Peripherie möglicherweise durch Strukturhomologien zwischen mikrobiellen Antigenen und Bestandteilen der Myelinscheiden (u. a. basisches Myelinprotein, myelinoligodendrozytisches Glykoprotein) aktiviert werden und über die Blut-Hirn-Schranke in das ZNS invasieren. Dort treten diese aktivierten T-Zellen in Kontakt mit Myelin und initiieren bzw. unterhalten durch primäre und sekundäre Immunreaktionen (u. a. Freisetzung proinflammatorischer Zytokine, Aktivierung von Makrophagen und B-Lymphozyten) die entzündliche Destruktion der weißen Substanz [18, 22]. Die proinflammatorischen Zytokine IL-6, IL-10 und TNF-α können auch im Liquor nachgewiesen werden [11].

■■■ Symptomatik

Typische klinische Befunde für eine ADEM existieren nicht. In Abhängigkeit von der Lokalisation der Läsionen ist die klinische Symptomatik äußerst variabel (◘ Tab. 36.7; [3, 5, 20]). Neben sensiblen und motorischen Defiziten sind Aphasie, epileptische Anfälle sowie psychische Auffälligkeiten, von leichten kognitiven Defiziten bis zu akuten Psychosen, beschrieben.

◘ Tab. 36.7. Häufigkeit der klinischen Symptome

Uni- oder bilaterale Pyramidenbahnzeichen	60–95%
Akute Halbseitenlähmung	76%
Ataxie	18–65%
Hirnnervenausfälle	22–45%
Optikusneuritis, häufig bilateral	7–23%
Anfälle	13–35%
Spinale Beteiligung	24%
Sprachstörung, Aphasie	5–21%
Hirnstammbeteiligung, Atemstörung, Beatmungspflicht	11–16%
Sensible Halbseitenlähmung	2–3%

Große, raumfordernde Läsionen können zu erhöhtem intrakraniellen Druck, zu Lethargie und Koma führen. Ungünstig gelegene Läsionen, überwiegend im Hirnstamm lokalisiert, können Intensivtherapie und Beatmung notwendig machen. Partielle spinale Symptome oder komplette Querschnittmyelitiden sind eher selten. Die Optikusneuritis tritt häufig bilateral auf. Gelegentlich kann die ADEM mit demyelinisierenden peripheren Neuropathien, sehr selten mit einem Guillain-Barré-Syndrom assoziiert sein.

Bewusstseinsstörung, Fieber, Erbrechen, Kopfschmerzen und Meningismus werden bei Kindern etwas häufiger beobachtet, bei Erwachsenen finden sich schwere systemische Symptome überwiegend bei der fulminanten, hämorrhagischen Verlaufsform. Betroffen von dieser seltenen Variante sind überwiegend junge Männer, bei denen sich innerhalb von Stunden Kopfschmerzen, Bewusstseinsstörungen bis zum Koma entwickeln können [9, 17].

■■■ Diagnostik

Im CT können gelegentlich auch hypodense, kontrastmittelanreichernde Läsionen in Marklager, Stammganglien oder Hirnstamm nachgewiesen werden.

> **Wichtig**
>
> Für die Diagnose der ADEM ist jedoch ein MRT unerlässlich.

Die Läsionen sind im MRT meist multifokal, seltener solitär, in der T2-Wichtung hyperintens, in T1 iso- oder hypointens, von unterschiedlicher Größe und Form, teilweise konfluierend in der supra- und infratentoriellen weißen Substanz lokalisiert [15, 21]. Unterschieden werden 4 verschiedene Verteilungsmuster [23]:

— ADEM mit kleinen Läsionen (<5 mm);
— ADEM mit großen, konfluierenden, tumorähnlichen Läsionen mit großem Umgebungsödem und raumfordernder Wirkung;
— ADEM mit bilateral-symmetrischen Thalamusläsionen;
— akute hämorrhagische Enzephalomyelitis.

Spinal sind überwiegend die thorakalen Abschnitte betroffen.

Nach **Kontrastmittelgabe** kommt es häufig zu einer ring- oder girlandenförmigen Anreicherung einiger, in der Regel nicht aller Läsionen. Auch sulkale oder fleckige Anreicherungen sind beschrieben, selten jedoch ein meningeales Enhancement (◘ Abb. 36.2).

In der MR-Spektroskopie kann eine Reduktion des neuronalen Markers N-Acetylaspartat (NAA) beobachten werden, die als Hinweis auf eine Axonschädigung gewertet wird [2]. Laktat ist in den entzündlichen Läsionen erhöht, Cholin normal. Damit besteht eine Differenzierbarkeit zu malignen hirneigenen Tumoren.

36.3 Akute demyelinisierende Enzephalomyelitis

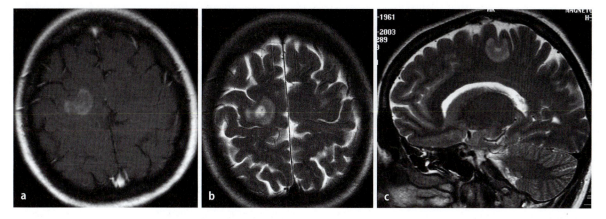

Abb. 36.2a-c. Eine 39-jährige Patientin entwickelte über ca. 12 Stunden eine hochgradige beinbetonte Hemiparese links. **a** Im MRT zeigte sich eine im Durchmesser bis zu 1,5 cm große rechts präzentral subkortikal gelegene Läsion, die in der T2-Wichtung hyperintens imponierte und **b** nach Gadoliniumgabe das Kontrastmittel kokardenartig aufnahm. **c** In einer Verlaufskontrolle nach 6 Monaten stellte sich diese Läsion in T2 flau hyperintens dar. Neue oder Kontrastmittel aufnehmende Läsionen fanden sich nicht. (Mit freundl. Genehmigung von Herrn Prof. Stefan Hähnel; Abt. Neuroradiologie, Neurologie, Universität Heidelberg).

> **Wichtig**
>
> Die differenzialdiagnostische Abgrenzung der ADEM gegenüber der MS ist schwierig, da die MRT-Befunde bei ADEM sich nicht grundsätzlich von MS-Plaques unterscheiden. Die Beteiligung von Kortex, Stammganglien und Thalamus sind jedoch charakteristisch für eine ADEM.

Das subkortikale Marklager ist bei ADEM vermehrt betroffen, während bei MS die Läsionen häufiger periventrikulär lokalisiert sind [20]. »Black holes« als Ausdruck eines älteren Gewebeuntergangs finden sich bei der ADEM nicht [25]. Unter Therapie kommt es an Größe und Zahl zu einer partiellen, seltener zu einer kompletten Rückbildung der Läsionen. In der Akutphase der Erkrankung können innerhalb der ersten Wochen auch neue Läsionen entstehen, ohne dass dies ein Hinweis auf Chronizität sein muss.

Es gibt Berichte, dass Magnetisationtransferuntersuchungen (MT) und »diffusion tensor imaging« (DTI) eine Abgrenzung der ADEM von der MS ermöglichen könnten, da diese Methoden bei MS-Patienten, aber nicht bei Patienten mit ADEM, pathologische Veränderungen in der bei Standard-MR-Untersuchungen normal aussehenden weißen Substanz nachweisen können [10].

Die bildmorphologische Abgrenzung gegen Hirnabszesse, Metastasen oder intrazerebrale Lymphome kann in einzelnen Fällen schwierig sein, insbesondere wenn Läsionen von großem Ödem umgeben und raumfordernd sind. In diesen Einzelfällen kann eine Hirnbiopsie notwendig werden, wenn auch durch Liquoruntersuchungen keine diagnostische Abgrenzung möglich ist.

Die **Liquorbefunde** sind sehr variabel. In der Regel ist der Liquor pathologisch, kann aber auch in selteneren Fällen völlig normal sein. Meist findet sich eine Zellzahlerhöhung, die deutlich höher sein kann als bei der MS (>200 Zellen/µl). Überwiegend besteht eine lymphozytäre oder gemischtzellige Pleozytose. In der Akutphase kann man jedoch auch eine granulozytäre Dominanz beobachten. Die Schrankenstörung ist häufig ausgeprägter als bei MS (QAlb bis 20×10^{-3}). Intrathekales oligoklonales IgG findet sich meist nicht, gelegentlich kann es aber auch transient nachgewiesen werden. Ob dem Nachweis positiver oligoklonaler Banden eine prognostische Bedeutung zukommt, ist unklar. Intrathekale IgA- und IgM-Synthese wird ebenfalls beschrieben. Eine polyspezifische Immunreaktion (MRZ-Reaktion) wurde in einzelnen Fällen untersucht und war negativ [29, 26]. Ob diese Untersuchung eine differenzialdiagnostische Abgrenzung zur MS erlaubt, muss prospektiv evaluiert werden.

Erregerbedingte, virale oder bakterielle Entzündungen, Pilz-, Wurm- oder Protozoenerkrankungen müssen durch serologische Liquoruntersuchungen und direkten Erregernachweis ausgeschlossen werden (▶ Kap. 35).

Um die Abgrenzung der ADEM gegenüber einer Erstmanifestation der Multiplen Sklerose zu erleichtern, hat die **International Pediatric MS Study Group** die ADEM als *erstes klinisches Ereignis mit akuter oder subakuter polysymptomatischer Enzephalopathie, mit fokalen oder multifokalen hyperintensen Läsionen überwiegend der weißen Substanz und fehlenden anamnestischen und bildmorphologischen Hinweisen auf frühere Läsionen* definiert. Kommt es innerhalb von 4 Wochen nach Absetzen der Glukokortikoide oder innerhalb von 3 Monaten nach Beginn der ersten Symptomatik zu einem erneuten Schub, so wird das Krankheitsbild immer noch monophasisch aufgefasst und als »steroidabhängige« ADEM oder »pseudoschubförmige« ADEM bezeichnet. Eine »rekurrierende« ADEM ist durch das Wiederaufflackern der gleichen Symptomatik innerhalb von 3 Monaten nach Erstsymptombeginn charakterisiert, die »multiphasische« ADEM durch neue Herde und neue klinische Symptome innerhalb dieses Zeitraums [12].

▪▪▪ Therapie

Kontrollierte Therapiestudien zur ADEM liegen nicht vor. In einem pragmatischen Ansatz werden nach pathophysiologischen Überlegungen analog zur Behandlung der MS-Schübe **Glukokortikoide** in einer Dosierung von 500–1000 mg/24 h über 5 Tage i.v. eingesetzt. Bei gutem Therapieerfolg aber noch nicht befriedigender Remission kann die Kortisontherapie über 2–3 Wochen in absteigender Dosierung fortgesetzt werden, beginnend mit 80(–100) mg/24 h p.o. [1, 16].

Eine Therapieeskalation stellt die Gabe intravenöser **Immunglobuline** dar, analog zu dem bei anderen Autoimmunerkrankungen evaluierten Therapieschema in einer Dosierung von 0,4 g/kgKG/24 h über 5 Tage [4]. Alternativ wird die **Plasmapherese** angewandt, 5 Behandlungen in einem 2- bis 3-tägigen Intervall [13]. In Einzelfällen wurden bei Patienten mit fulminantem Verlauf mit der Gabe von **Cyclophosphamid**, 800–1000 mg i.v. gute Therapieerfolge erzielt. Unter Beachtung der Kontraindikationen kann diese Behandlung in monatlichem Abstand 3- bis 4-mal zur Stabilisierung der Remission wiederholt werden [6, 14].

Bei fulminantem Verlauf aufgrund stark raumfordernder entzündlicher Läsionen können weitere Maßnahmen der ICP-Senkung (Osmotherapie, Hypothermie, Kraniektomie) notwendig werden.

▪▪▪ Prognose

Abgesehen von der perakuten Hurst-Verlaufsform, die häufig letal verläuft, ist die Prognose der ADEM günstig. Bei den meisten Patienten bilden sich die neurologische Ausfälle unter der Therapie vollständig oder mit geringen Defiziten zurück [3, 7].

In einer Follow-up-Studie [23] über 84 pädiatrische Patienten, die in einem durchschnittlichen Zeitraum von 6,7 Jahren nach beobachtet wurden, hatten 75 (89%) keine neurologischen Auffälligkeiten oder Symptome (EDSS 0–2,5). Neun Patienten wiesen residual eine Hemiparese, fokale Epilepsie, Visusreduktion, Paraparese oder kognitive und mnestische Defizite auf (EDSS >3). Vier dieser Patienten hatten im akuten Stadium der Erkrankung große Läsionen, ebenfalls vier bithalamische und nur ein Patient kleine Läsionen im MRT. Demgegenüber hatten 96% der Patienten mit funktionell kompletter Remission nur kleine Läsionen, so dass der Größe und Lokalisation der Läsionen eine gewisse prognostische Bedeutung zukommt.

Literatur

1. Apak RA, Anlar B, Saatci I. A case of relapsing acute disseminated encephalomyelitis with high dose corticosteroid treatment. Brain Dev. 1999 Jun; 21(4): 279-82.
2. Bizzi A, Ulug AM, Crawford TO, Passe T, Bugiani M, Bryan RN, Barker PB. Quantitative proton MR spectroscopic imaging in acute disseminated encephalomyelitis. AJNR Am J Neuroradiol. 2001 Jun-Jul; 22(6): 1125-30
3. Dale RC, de Sousa C, Chong WK, Cox TC, Harding B, Neville BG. Acute disseminated encephalomyelitis, multiphasic disseminated encephalomyelitis and multiple sclerosis in children. Brain. 2000 Dec; 123 Pt 12: 2407-22.
4. Finsterer J, Grass R, Stollberger C, Mamoli B. Immunoglobulins in acute, parainfectious, disseminated encephalo-myelitis. Clin Neuropharmacol. 1998 Jul-Aug; 21(4): 258-61
5. Gupte G, Stonehouse M, Wassmer E, Coad NA, Whitehouse WP. Acute disseminated encephalomyelitis: a review of 18 cases in childhood. J Paediatr Child Health. 2003 Jul; 39(5): 336-42
6. Haase CG, Faustmann PM, Diener H. Idiopathic inflammatory demyelinating diseases of the central nervous system: differentiating between acute disseminated encephalomyelitis and malignant multiple sclerosis. J Clin Neurosci. 1999 May; 6(3): 221-226.
7. Hahn CD, Miles BS, MacGregor DL, Blaser SI, Banwell BL, Hetherington CR. Neurocognitive outcome after acute disseminated encephalomyelitis. Pediatr Neurol. 2003 Aug; 29(2): 117-23.
8. Hart MN, Earle KM. Haemorrhagic and perivenous encephalitis: a clinical-pathological review of 38 cases. J Neurol Neurosurg Psychiatry. 1975 Jun; 38(6): 585-91.
9. Hurst EW. Acute haemorrhagic leuco-encephalitis, a previuosly undefined entity. Medical Journal of Australia. 1941, 2: 1-6
10. Inglese M, Salvi F, Iannucci G, Mancardi GL, Mascalchi M, Filippi M. Magnetization transfer and diffusion tensor MR imaging of acute disseminated encephalomyelitis. AJNR Am J Neuroradiol. 2002 Feb; 23(2): 267-72
11. Ichiyama T, Shoji H, Kato M. Cerebrospinal fluid levels of cytokines and soluble tumour necrosis factor receptor in acute disseminated encephalomyelitis. Eur J Pediatr. 2002; 161: 133-137
12. Krupp LB, Banwell B, Tenembaum S, for the International Pediatric MS Study Group. Consensus definitions proposed for pediatric multiple sclerosis and related childhood disorders. Neurology 2007 Apr; 68 (suppl 2): S7-S12)
13. Kanter DS, Horensky D, Sperling RA, Kaplan JD, Malachowski ME, Churchill WH Jr. Plasmapheresis in fulminant acute disseminated encephalomyelitis. Neurology. 1995 Apr ;45(4): 824-7.
14. Markus R, Brew BJ, Turner J, Pell M. Successful outcome with aggressive treatment of acute haemorrhagic leukoencephalitis. J Neurol Neurosurg Psychiatry. 1997 Oct; 63(4): 551
15. Niedermayer I, Deinzer M, Moringlane JR, Feiden W. Neuropathological und neuroradiological aspects of acute disseminated encephalomyelitis (ADEM)] Radiologe. 2000 Nov; 40(11): 1030-5
16. Pasternak JF, De Vivo DC, Prensky AL. Steroid-responsive encephalomyelitis in childhood. Neurology. 1980 May; 30(5): 481-6.
17. Pfausler B, Engelhardt K, Kampfl A, Spiss H, Taferner E, Schmutzhard E. Post-infectious central and peripheral nervous system diseases complicating Mycoplasma pneumoniae infection. Report of three cases and review of the literature. Eur J Neurol. 2002 Jan; 9(1): 93-6.

18. Poser S, Luer W, Bruhn H, Frahm J, Bruck Y, Felgenhauer K. Acute demyelinating disease. Classification and non-invasive diagnosis. Acta Neurol Scand. 1992 Dec; 86(6): 579-85
19. Schwarz S, Mohr A, Knauth M, Wildemann B, Storch-Hagenlocher B. Acute disseminated encephalomyelitis: a follow-up study of 40 adult patients.. Neurology. 2001 May 22; 56(10): 1313-8
20. Schwarz S, Knauth M, Mohr A, Wildemann B, Sommer C, Storch-Hagenlocher B. Acute disseminated encephalomyelitis (ADEM) Nervenarzt. 2001 Apr; 72(4): 241-54.
21. Singh S, Alexander M, Korah IP. Acute disseminated encephalomyelitis: MR imaging features. AJR Am J Roentgenol. 1999 Oct; 173(4): 1101-7
22. Sugita K, Suzuki N, Shimizu N, Takanashi J, Ishii M, Niimi N. Involvement of cytokines in N-methyl-N'-nitro-N-nitrosoguanidine-induced plasminogen activator activity in acute disseminated encephalomyelitis and multiple sclerosis lymphocytes. Eur Neurol. 1993; 33(5): 358-62.
23. Tenembaum S, Chamoles N, Fejerman N. Acute disseminated encephalomyelitis: a long-term follow-up study of 84 pediatric patients. Neurology. 2002 Oct 22; 59(8): 1224-31.
24. Tenembaum S, Chitnis T, Ness J, Hahn JS for the International Pediatric MS Study Group. Acute disseminated encephalomyelitis. Neurology. 2007 Apr; 68(suppl 2): S23-S36)
25. van der Knaap MS, Valk J. Magnetic resonance of myelin, myelination, and myelin disorders. 2nd edition. Berlin, Heidelberg, New York: Springer 1995
26. Zettl UK, Lehmitz R, Mix E. Klinische Liquordiagnostik. Berlin, New York: Walter de Gruyter 2003

36.4 Vaskulitis des Nervensystems

B. Storch-Hagenlocher

Zentrales und peripheres Nervensystem können von einer Vaskulitis betroffen sein. Ist die Gefäßentzündung ausschließlich auf das Nervensystem beschränkt, bezeichnet man sie als **primäre Vaskulitis des Nervensystems**. Kommt es bei einer systemischen Infektion, bei einer systemischen Vaskulitis, Kollagenose oder anderen systemischen Erkrankung (Malignomen, Drogenkonsum) zu einer Vaskulitis des Nervensystems, spricht man von einer **sekundären Vaskulitis des Nervensystems**.

36.4.1 Primäre Vaskulitis des Nervensystems (Isolierte Angiitis des zentralen Nervensystems (IAN))

Bei der seltenen, ätiologisch nicht geklärten primären isolierten ZNS-Vaskulitis kommt es zu einer teilweise granulomatösen Entzündung kleiner und mittlerer leptomeningealer, kortikaler und subkortikaler Arterien, weniger der Venen und Venolen. Die Verteilung der Entzündung ist fokal oder segmental. Das umgebende Gewebe zeigt Infarkte, Einblutungen, Demyelinisierung und Axonverlust.

■■■ Symptomatik

Leitsymptome sind eine Enzephalopathie mit kognitiven Einbußen und affektiven Auffälligkeiten in 40–80%, subakute bis chronische Kopfschmerzen in 40–60% sowie (multi)fokale Symptome in 40–70%. Isolierte zerebrale Ischämien, isolierte zerebrale Blutungen oder rein spinale Symptome sind selten (<5%). Hirnnervensymptome treten in 10–15%, Sehstörungen in 10–20% auf. Systemische Entzündungszeichen sind mit 10–20% (febrile Temperaturen, BSG, CRP) ungewöhnlich [5, 26].

Eine Metaanalyse [32] von 341 gut dokumentierten Fällen zeigt, dass sich das Krankheitsbild meist subakut (21%) bis chronisch (38%) und nur in 11% mit einer akuten Symptomatik manifestiert. Zu einer schubförmigen oder chronischen Progredienz kommt es in ca. 55%. Patienten werden zwar im Verlauf häufiger auf Wachstationen behandelt, sind aber selten intensivpflichtig.

■■■ Diagnostik

Die Diagnostik basiert auf Liquoruntersuchungen, neuroradiologischen Befunden und auf dem bioptischen Nachweis einer Vaskulitis.

> **Wichtig**
>
> Normale Liquor- und MRT-Befunde schließen eine IAN weitgehend aus.

Vorliegende Studien mit pathoanatomisch gesicherten Fällen einer IAN [4] oder klinisch und angiographisch wahrscheinlicher Vaskulitis des ZNS [28, 38] zeigen in der Regel einen pathologischen **Liquorbefund** mit lymphomonozytärer Pleozytose und/oder Eiweißerhöhung infolge einer Blut-Liquor-Schrankenstörung. Intrathekale Immunglobulinsynthese und oligoklonales IgG werden seltener nachgewiesen. Bei 33 von 56 histologisch gesicherten Fällen einer isolierten Angiitis war bereits bei der ersten Lumbalpunktion eine lymphomonozytäre Pleozytose nachweisbar, im Verlauf fand sich eine solche in über 90%. Die erste Punktion zeigte bei 80% der Patienten eine Eiweißerhöhung. Nur selten war eine Glukoseerniedrigung nachweisbar. Insgesamt hatten nur 5 von 56 Patienten bei der Erstpunktion einen vollkommen normalen Liquorbefund. Im Verlauf waren alle Liquorbefunde pathologisch. Dies bedeutet, dass bei wiederholt regelrechtem Liquor eine IAN sehr unwahrscheinlich ist.

Die **zerebrale digitale Subtraktionsangiographie** (DSA) wird als sensitivste bildgebende Methode erachtet, wenngleich sie in bis zu 44% der Fälle normal bleibt, insbesondere wenn die kleinen Gefäße betroffen sind, die sich der angiographischen Dar-

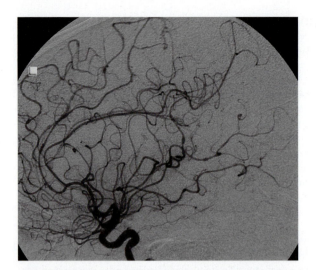

Abb. 36.3. Digitale zerebrale Subtraktionsangiographie einer 40-jährigen Patientin mit subakuten Kopfschmerzen, beinbetonter spastischer Tetraparese und ausgeprägtem Frontalhirnsyndrom. Intrakraniell zeigen sich im Media- und Anteriorterritorium beidseits deutliche Kaliberunregelmäßigkeiten der Anterior- und Mediaäste mit segmentalen Einschnürungen und poststenotischen Dilatationen der mittelgroßen Gefäße. (Mit freundl. Genehmigung von Herrn Prof. Stefan Hähnel; Abt. Neuroradiologie, Neurologie, Universität Heidelberg).

stellung entziehen. Ein »vaskulitistypischer« Angiographiebefund mit segmentalen Stenosen und Erweiterungen im Verlauf eines Gefäßes, Gefäßverschlüssen, Kaliberunregelmäßigkeiten und Ausbildung von Kollateralen ist nicht pathognomonisch (Abb. 36.3). Arteriosklerose, erregerbedingte Erkrankungen, Drogeneinnahme, multiple Embolien und Vasospasmen können das angiographische Bild einer Vaskulitis imitieren.

Die **Magnetresonanztomographie (MRT)** des Gehirns ist in über 95% der Fälle einer isolierten Angiitis pathologisch, allerdings sind die multilokulären Veränderungen letztlich unspezifisch, und können demyelinisierenden Erkrankungen ähneln. Die Läsionen finden sich kortikal und in der weißen Substanz, häufig bilateral, meist supratentoriell [28]. Das Gadolinium-Enhancement der entzündlichen Läsionen ist häufiger linear, entsprechend dem Verlauf der perforierenden Arterien. Auch die Meningen reichern häufig an. Subarachnoidale und intraparenchymatöse Einblutungen werden beobachtet, ebenso wie raumfordernde, tumorähnliche Läsionen.

Die **histologische** Sicherung einer IAN sollte immer angestrebt werden, nicht nur um die Diagnose zu bestätigen, sondern auch um andere Ursachen auszuschließen. Das **differenzialdiagnostische** Spektrum ist groß und umfasst hypertensive und arteriosklerotische Gefäßveränderungen, Multiple Sklerose, Sarkoidose, Lymphome, Metastasen, hirneigene Tumore und erregerbedingte Entzündungen [2, 3].

Die kombinierte **leptomeningeale, kortikale und subkortikale Biopsie** zeigt bei gewissenhafter Indikationsstellung und Wahl des Biopsieorts nach neuroradiologischen Befunden eine Treffsicherheit von etwa 75%. Wenn sich in der Bildgebung zur Biopsie geeignete lokale Befunde in nichteloquenten Regionen nicht zeigen, sollte die bioptische Entnahme in der Frontalregion der nichtdominanten Hemisphäre durchgeführt werden.

Histologisch sind typischerweise leptomeningeale Gefäße segmental betroffen und es findet sich eine fibrinoide Nekrose mit Fragmentation der Elastika und entzündlichen Zellinfiltraten; Granulome kommen häufig vor, sind jedoch nicht obligat vorhanden.

Entscheidend ist die histologische Absicherung der Diagnose vor Einleitung einer immunsuppressiven Behandlung. Da die Erkrankung typischerweise subakut verläuft, kann der Patient zunächst klinisch beobachtet werden und sollte bei progredienten bzw. rezidivierenden Symptomen nach 3–6 Monaten biopsiert werden.

Laboruntersuchungen bei IAN

Es gibt keine diagnostisch beweisenden Laboruntersuchungen für die IAN. Dennoch müssen bei Verdacht auf IAN eine Vielzahl von Laboruntersuchungen durchgeführt werden, um andere Ursachen auszuschließen [14].

> **Diagnostische Kriterien der isolierten zerebralen Angiitis**
> — Klinische Symptome einer multifokalen oder diffusen ZNS-Erkrankung mit rezidivierendem oder progredientem Verlauf.
> — Zerebrale Angiographie und/oder MRT mit Befund, der die Diagnose einer Vaskulitis unterstützt.
> — Ausschluss einer zugrunde liegenden systemischen Infektion oder Entzündung. Erhöhung von CRP oder BSG möglich.
> — Histologischer Nachweis einer leptomeningealen oder parenchymatösen Vaskulitis und Ausschluss einer Infektion, Neoplasie oder anderen primären Gefäßerkrankung.
>
> Bei Erfüllung von 3 der 4 Kriterien ist eine Immunsuppression indiziert.

Therapie

Kontrollierte Studien zur Behandlung der IAN existieren nicht. Die Standardempfehlung besteht jedoch in einer **Kombination von Glukokortikoiden und Cyclophosphamid** (CYC).

Ob es eine benigne Variante gibt, ist umstritten [4, 42]. Dieser Subtyp findet sich überwiegend bei Frauen mit einem relativ akuten Beginn der Erkrankung, im Vordergrund stehenden Kopfschmerzen mit oder ohne fokale Symptome. Bei dieser Va-

36.4 Vaskulitis des Nervensystems

Tab. 36.8 Laboruntersuchungen bei Verdacht auf IAN zum Ausschluss anderer Ursachen

Blutbild, BSG, Gerinnungsstatus, Elektrolyte, Retentionswerte, Transaminasen	Normal (erhöhte BSG spricht für systemische Vaskulitis)
CRP, Komplement, Kryoglobuline, ANCA, anti-Ro (SSA), anti-La (SSB), Rheumafaktor, ACE, Anticardiolipinantikörper, Serumelektrophorese	Normal
Antinukleäre Faktoren (ANA)	Normal (niedrig erhöhte Titer möglich)
Serologische Untersuchungen auf Varizella-zoster-Virus (VZV), HIV, Zytomegalie (CMV), Hepatitis B, Hepatitis C, Borrelia burgdorferi, Treponema pallidum	Normal, bzw. nur Hinweis auf Seronarbe

riante könnte eine Kortikoidmonotherapie womöglich ausreichend sein. In jedem Falle sollte bei der Verdachtsdiagnose einer IAN keine »blinde« Behandlung mit Kortikosteroiden oder gar Immunsuppressiva erfolgen [23]. Die komplette Diagnostik vor Einleitung der Therapie sollte abgeschlossen sein.

Zu Beginn wird häufig eine Kortisonstoßtherapie mit 1 g/24 h i.v. für 3–7 Tage eingesetzt, gefolgt von 60(–80) mg täglich p.o. (oder 1 mg/kgKG) und CYC (beginnend mit 2 mg/kgKG täglich nach Maßgabe der Neutrophilenzahl). Alternativ kann auch eine CYC-Stoßtherapie (500–1000 mg/m²KÖ alle 4 Wochen) mit Kortikosteroiden kombiniert werden.

Kortikoide sollten langsam reduziert werden, wöchentlich um 10 mg, ab 50 mg/24 h in 5-mg-Schritten mit einer Erhaltungsdosis von 5–10 mg. Diese Kombinationsbehandlung muss über mindestens 6 Monate fortgeführt werden. Nach den Berichten einzelner Autoren ist eine kombinierte Behandlung sogar für 1 Jahr erforderlich.

Die erforderliche **Begleitmedikation** besteht in einem Magenschutz, einer suffizienten Antiemese und einem Blasenschutz mit Mesna bei der CYC-Stoßtherapie, einer Thromboseprophylaxe bei der Kortisonstoßtherapie und einer Osteoporoseprophylaxe mit Kalzium und Vitamin D.

Ist die Erkrankung **in Remission**, kann eine Umstellung der immunsuppressiven Medikation auf weniger toxische Substanzen wie **Azathioprin** (2–2,5 mg/kgKG/24 h) oder **Ciclosporin A** erwogen werden. Eine weitere Alternative ist **Mycophenolat mofetil** (1,5–2 g/24 h).

Das Behandlungsmonitoring orientiert sich am klinischen Verlauf, an fehlenden neuen Läsionen im MRT und der Normalisierung der Liquorbefund. Angiographische Kontrollen sollten nicht routinemäßig durchgeführt werden.

▪▪▪ Prognose

Verlässliche Daten zur Prognose liegen nur bedingt vor. Nach kombinierter Immuntherapie können Vollremissionen nach einem halben bis einem Jahr erwartet werden. Eine immunsuppressive Therapie sollte danach noch mindestens 2 Jahre fortgeführt werden, z. B. mit Azathioprin.

36.4.2 Vaskulitiden des Nervensystems bei systemischen Vaskulitiden

Die systemischen Vaskulitiden werden in der Regel nach der Größe der betroffenen Gefäße, nach histologischen Charakteristika und nach Befunden von pathogenetischer Bedeutung klassifiziert.

Die **großen Arterien** einschließlich der Aorta sind betroffen bei den Riesenzellarteriitiden: die Arteriitis cranialis geht histologisch mit Granulomen einher und ist eine Erkrankung des höheren Lebensalters, die Takayasu-Arteriitis zeigt keine Granulome und tritt im jungen Erwachsenenalter und bei Frauen deutlich häufiger auf als bei Männern.

Die **mittleren Arterien** sind betroffen bei der klassischen Panarteriitis nodosa, die keine Granulome aufweist. Vorwiegend im Kindesalter manifestiert sich das antikörpervermittelte Kawasaki-Syndrom, welches histologisch keine Granulome aufweist und schwerpunktmäßig die Koronarien betrifft.

Die Mehrzahl aller systemischen Vaskulitiden betrifft die **kleinen Gefäße** (Arteriolen, Kapillaren, Venolen), man spricht von Small-vessel-Vaskulitiden. Hierbei können solche, bei denen Autoantikörper gegen das Zytoplasma neutrophiler Leukozyten nachweisbar sind – sog. ANCA-positive Vaskulitiden – und solche ohne ANCA-Nachweis unterschieden werden. Zu den ANCA-positiven »Small-vessel«-Vaskulitiden zählen das Churg-Strauss-Syndrom und die Wegener-Granulomatose, welche beide mit Granulomen einhergehen. Bei der mikroskopischen Form der Panarteriitis nodosa fehlen Granulome – dieses Krankheitsbild zeigt in der Regel keine neurologische Beteiligung. Zu den ANCA-negativen »Small-vessel«-Vaskulitiden zählt auch das Behçet-Syndrom, welches schwerpunktmäßig die Venen betrifft.

▪▪▪ Symptomatik

Wenn es bei systemischen Vaskulitiden zu einer ZNS-Beteiligung kommt, so ist es häufig die Kombination multifokaler Symptome, die klinisch wegweisend ist: so kombinieren sich multiple Hirninfarkte oder intrazerebrale Blutungen mit Hirnnervensymptomen, epileptischen Anfällen oder myelopathischen Symptomen. Die Mehrzahl aller Patienten hat gleichzeitig psychoorganische, enzephalopathische Veränderungen und Kopfschmerzen. Insgesamt sind allerdings Vaskulitiden des peripheren Nervensystems bei einer primären systemischen Vaskulitis deutlich häufiger und treten meist früher auf. Hier findet sich sowohl der distal symmetrische Verteilungstyp als auch der mononeuritische vom Multiplex-Typ.

> **Wichtig**
>
> Bei Neuauftreten einer Beteiligung des Nervensystems fehlen Hinweise auf eine Aktivierung der systemischen Entzündung praktisch nie.

Von neurologischer Seite sollte man v. a. bei kombiniertem Auftreten von Symptomen des zentralen und des peripheren Nervensystems sowie bei der Kombination von neurologischen Symptomen mit systemischen Entzündungszeichen an diese Krankheitsgruppe denken.

Diagnostik

Eine ZNS-Beteiligung im Rahmen einer systemischen Vaskulitis geht praktisch immer mit **laborchemischen** Hinweisen auf eine systemische Entzündung einher (Tab. 36.8). Die BSG ist massiv beschleunigt, das C-reaktive Protein deutlich erhöht. Oft finden sich Hinweise auf einen Komplementverbrauch. Häufig treten begleitend eine Anämie, Leukopenie und Thrombozytose auf. Als Hinweis auf die Beteiligung innerer Organe sind pathologische Befunde im Urinstatus sowie im Routinelabor (Nierenwerte, Leberwerte) charakteristisch. Assoziierte Koagulopathien kommen vor und können pathogenetisch eine Rolle spielen.

Stets sollte bei Verdacht auf eine systemische Vaskulitis eine Suche nach Autoantikörpern gegen das Zytoplasma neutrophiler Leukozyten erfolgen mit Antigendifferenzierung in pANCA und cANCA. Typischerweise sind pANCA erhöht bei Churg-Strauss-Syndrom, mikroskopischer Polyangiitis und, weniger ausgeprägt, bei der Panarteriitis nodosa. Die Wegener-Granulomatose ist mit cANCA assoziiert (Tab. 36.9).

Das kraniale **MRT** ist wegweisend für eine Beteiligung des ZNS bei systemischer Vaskulitis und zeigt multilokuläre, aber nicht spezifische Veränderungen.

Die **digitale Subtraktionsangiographie** dokumentiert die Vaskulitis bei Befall großer und mittlerer Arterien mit multiplen Stenosierungen und Gefäßabbrüchen. Nur selten sind die extrakraniellen Gefäßabschnitte betroffen.

Stets ist zur Diagnosesicherung die histologische Bestätigung der Vaskulitis erforderlich. Die **Biopsie** kann in der Regel extrazerebral erfolgen. Bei Miteinbeziehung der Muskulatur bzw. des peripheren Nervensystems ist die Durchführung einer kombinierten Nerven-Muskel-Biopsie sinnvoll. Weitere häufig betroffene Organe sind Haut, Nieren oder die oberen Luftwege.

Therapie

Therapie der Wahl bei der ZNS-Beteiligung primärer Vaskulitiden ist die Gabe von Steroiden in Kombination mit Cyclophosphamid nach dem **Fauci-Schema** [9]:
- Kortikosteroide (1 mg/kgKG Prednisolon pro Tag) und
- Cyclophosphamid oral 2 mg/kgKG pro Tag.

Die Steroidtherapie kann als i.v.-Pulstherapie über 3 Tage mit je 1000 mg Prednisolon begonnen werden. Bei therapierefraktären Fällen kann vorübergehend eine Erhöhung der Cyclophosphamidtagesdosis auf 4 mg/kgKG i.v. erforderlich sein. Bei der Therapie mit Cyclophosphamid muss auf einen ausreichenden Blasenschutz (2–3 l Flüssigkeit pro Tag, Mesna dosisgleich mit Cyclophosphamid aufgeteilt auf 3 Einzeldosen; [39]) geachtet werden. Auch eine Pneumocystis-carinii-Prophylaxe ist bei einer Langzeitimmunsuppression notwendig.

Tab. 36.9. Klassifikation der primären systemischen Vaskulitiden

Größe der betroffenen Gefäße	Granulomatöse Vaskulitis	Nichtgranulomatöse Vaskulitis	p/c-ANCA
Große Gefäße	Riesenzellarteriitis		
	Takayasu-Arteriitis		
Mittlere Gefäße		Panarteriitis nodosa	+/- p-ANCA
		Kawasaki-Erkrankung	
Kleine Gefäße	Wegener-Granulomatose	Mikroskopische Polyangiitis	+++ c-ANCA
	Churg-Strauss-Syndrom	Schönlein-Henoch-Purpura	++ p-ANCA
		Leukozytoklastische kutane Vaskulitits	++ p-ANCA
		Essenzielle Kryoklobulinämie	

36.4.3 Spezielle Krankheitsbilder

Riesenzellarteriitis (Arteriitis cranialis, Arteriitis temporalis)

Die Riesenzellarteriitis ist die häufigste systemische primäre Vaskulitis. Sie manifestiert sich an der Aorta und ihren großen Ästen, mit besonderer Prädilektion an den extrakraniellen Karotisabschnitten.

▪▪▪ Symptomatik

Leitsymptome der Arteriitis cranialis sind anhaltende Kopfschmerzen, evtl. mit Prominenz und Druckdolenz der A. temporalis. Manchmal wird eine Claudicatio der Kaumuskulatur beobachtet, selten eine Ischämie der Zunge oder Kopfhaut.

Allgemeine Symptome wie Inappetenz, Gewichtsabnahme, Fieber, Abgeschlagenheit sind häufig. Assoziiert kann eine Polymyalgia rheumatica auftreten mit Morgensteifigkeit der Gelenke und symmetrischen Myalgien im Schulter- und Beckengürtel.

Gefürchtete Komplikationen sind Sehstörungen bis hin zur Erblindung aufgrund einer Ischämie der Retina oder des N. opticus. Unbehandelt tritt dies in etwa 50% der Erkrankten auf, bei ca. 30% der Patienten wird das andere Auge innerhalb von weiteren 3 Wochen ebenfalls befallen.

▪▪▪ Diagnostik

Betroffen sind ältere Kranke (bevorzugt jenseits des 60. Lebensjahres). Charakteristischerweise zeigt sich in den **Laboruntersuchungen** eine deutliche Erhöhung der Akutephaseproteine im Serum (BSG-Beschleunigung, CRP-Erhöhung). Bei bis zu 10% der Patienten ist allerdings nur eine mäßige BSG-Erhöhung beschrieben. Weitere diagnostische Parameter sind erhöhte Anticardiolipinantikörper und Interleukin-6.

Dopplersonographisch lässt sich die Beteiligung der A. carotis externa und ihrer großen Äste erfassen.

> **Wichtig**
>
> Die Diagnosesicherung erfolgt durch die Temporalisbiopsie, die jedoch eine geringe Sensitivität aufweist. Daher schließt eine negative Temporalisbiopsie eine Arteriitis cranialis nicht aus.

▪▪▪ Therapie

Bei passender Klinik und Laborkonstellation ist die unverzügliche Therapie mit **Glukokortikoiden** indiziert. Bei unkompliziertem Verlauf ohne Ischämiezeichen ist eine orale Kortisongabe (60–80 mg/24 h) ausreichend. Sind bereits Ischämiefolgen aufgetreten, sollte Kortison über 7 Tage alle 12 Stunden i.v. appliziert werden (500–1000 mg/24 h), gefolgt von oraler Gabe.

Es gibt Berichte, dass eine Kortisonstoßtherapie, innerhalb 24 Stunden nach Auftreten der Visusstörung gegeben, diese remittieren kann [15]. Die Symptomatik spricht meist prompt auf die Gabe von Kortikosteroiden an. Die Dauer der Kortisongabe richtet sich nach der Klinik und dem Laborverlauf. Bei weitgehender BSG-Normalisierung kann Kortison wöchentlich um 10 mg, ab 40 mg/24 h um 5 mg unter BSG-Kontrolle reduziert werden. Meist ist eine mehrmonatige Kortisongabe notwendig, manchmal auch über den Zeitraum eines Jahres. Eine Osteoporoseprophylaxe ist unbedingt erforderlich.

Azathioprin kann zusätzlich gegeben werden, um bei langer Therapiebedürftigkeit Kortison einzusparen. Eine weitere Therapieoption ist **Methotrexat**, wöchentlich gegeben in einer Dosierung von 7,5–15 mg [36]. Infliximab, ein monoklonaler Antikörper gegen Tumornekrosefaktor-α, hat sich als nicht wirksam erwiesen [18].

Takayasu-Arteriitis

Die Takayasu-Arteriitis ist eine granulomatöse Riesenzellarteriitis der Aorta und ihrer großen Gefäße, besonders der proximalen Abschnitte. Betroffen sind überwiegend jüngere (<50 Jahre) Frauen. In Asien ist die Erkrankung häufiger als in Europa.

Bei etwa 1/3 der Patienten treten zerebrale Ischämien infolge von Karotisstenosen und eines »Subclavian-steal«-Syndroms auf. Die systemischen Entzündungszeichen sind mäßig ausgeprägt, Autoantikörper fehlen.

Diagnostisch entscheidend ist der Nachweis der Gefäßveränderungen in der Aortenbogendarstellung (MRA, DSA). Initial sollte die Entzündung unter Glukokortikoiden abgeklungen sein, danach stehen Gefäßrekonstruktion und Thrombozytenaggregationshemmung im Vordergrund.

Panarteriitis nodosa

Die Panarteriitis nodosa (PAN) ist eine nekrotisierende systemische Vaskulitis, die häufig (70%) mit HBsAg-positiver Hepatitis assoziiert ist [16], gelegentlich auch mit einer Hepatitis-C-Infektion und Kryoglobulinämie [19].

Die **mikroskopische Polyangiitis (MPA)** wird als Variante der PAN angesehen. Sie ist eine nekrotisierende nicht granulomatöse Vaskulitis der kleinen Gefäße ohne nennenswerte Immunkomplexablagerungen. Renale und pulmonale Beteiligung sind vorherrschend. Der Nachweis von p-ANCA ist häufig (50–80%), eine Assoziation mit einer Hepatitis-B-Infektion fehlt meist [16].

▪▪▪ Symptomatik

Bei der PAN ist das periphere Nervensystem wesentlich häufiger betroffen als das ZNS. In bis zu 75% kommt es zum Bild der subakuten schmerzhaften und mit deutlichen Paresen einhergehenden Mononeuritis multiplex, Radikulopathie, Plexopathie oder eines atypischen Guillain-Barré-Syndroms. Die Patienten sind meist schwer krank mit Allgemeinsymptomen und oft intensivpflichtig.

Das ZNS ist in bis zu 40% betroffen. Symptome der PAN sind Kopfschmerzen, diffuse Enzephalopathie mit kognitiven und mnestischen Störungen und eine Retinopathie bei jeweils einem Drittel der Kranken. Fokale Symptome wie Hemiparesen, Epilepsien und Hirnnervenausfälle sind seltener (10%). Zu einer spinalen Beteiligung kommt es nur in Einzelfällen.

Diagnostik

Die Diagnose stützt sich auf den Nachweis einer systemischen Entzündung, einer Nierenbeteiligung und den histologischen Nachweis einer Vaskulitis. Bei entsprechender Klinik kommen die kombinierte Muskel-Nerv-Biopsie oder eine Nierenbiopsie zur Diagnosesicherung in Frage.

Churg-Strauss-Syndrom

Patienten mit einem **Churg-Strauss-Syndrom (CSS)** haben bei allergischer Diathese in der Vorgeschichte eine asthmoide Bronchitis oder ein chronisches Asthma bronchiale. Die eigentliche Vaskulitis zeigt sich am häufigsten unter dem Bild der Mononeuropathia multiplex (75%).

Diagnostik

Diagnostisch wegweisend sind die ausgeprägte Eosinophilie und IgE-Erhöhung in Serum und Liquor. Die Diagnose kann häufig durch eine Muskel-Nerv-Biopsie abgesichert werden. Wesentlich seltener als das periphere Nervensystem ist auch das ZNS betroffen, wobei Enzephalopathie und ischämische Optikopathie häufiger sind als Hirninfarkte oder intrazerebrale Blutungen.

Therapie

Die Verlaufsdaten von 278 Patienten mit PAN und CSS aus 4 prospektiven Studien der French Vasculitis Study Group aus den Jahren 1980 bis 1993 [10] zeigen, dass initial **Steroide** und **Cyclophosphamid** für 3–6 Monate kombiniert werden sollten. Die Kombinationstherapie erzielt in schweren Fällen mit ZNS-Beteiligung ein besseres Überleben [13]. Zur Remissionserhaltung werden niedrig dosierte orale Steroide in Monotherapie oder Methotrexat, Azathioprin bzw. Ciclosporin A gegeben.

Bei der Hepatitis-B-assoziierten PAN sollten Virustatika (Interferon-α, ggf. kombiniert mit Vidarabin, Lamivudin oder Famciclovir) gegeben werden [16]. Eine weitere Therapieoption ist der Plasmaaustausch.

Wegener-Granulomatose

Die Wegener-Granulomatose (WG) ist gekennzeichnet durch einen Befall der oberen und unteren Luftwege sowie die Nierenbeteiligung (**ELK**-Kriterien: **E**ar-nose-throat, **L**ung, **K**idney). Männer sind häufiger als Frauen mit einer Ratio von 2:1 betroffen.

Symptomatik

Bei der limitierten Form der WG mit Granulomen nur im HNO-Bereich sind es vorwiegend druckbedingte Symptome, die den Patienten zum Neurologen führen: hierzu zählen Ausfälle der Hirnnerven II, VI, VII, die restriktive Okulomotorikstörung mit Exophthalmus oder ein Diabetes insipidus bzw. eine sterile Meningitis. Klinisch sind eine Sattelnase und das »rote Auge« typisch. Im Verlauf entwickeln sich subakut nekrotisierende Granulome auch des unteren Respirationstrakts, gefolgt von einer nekrotisierenden Glomerulonephritis und systemischen Vaskulitis. Bei der generalisierten WG treten Hirninfarkte, intrazerebrale und subarachnoidale Blutungen sowie Epilepsien auf [8, 27].

Diagnostik

Das kraniale **MRT** zeigt ein großes, wenn auch unspezifisches Spektrum von Veränderungen: Duraverdickung, granulomatöse Läsionen, multilokuläre Infarkte unterschiedlichen Alters und unspezifische Marklagerveränderungen. Häufig finden sich auch Kontrastmittelaufnahmen in Orbita und Nebenhöhlen sowie ein verdicktes Infundibulum [25, 29, 35].

Diese Patienten erkranken meist akut und werden häufiger intensivpflichtig. **Laborchemisch** ist die BSG beschleunigt, das CRP erhöht und die Rheumafaktoren sind oft positiv. Das Vorliegen von cANCA ist spezifisch und sensitiv für die WG, wird allerdings auch bei der lymphomatoiden Granulomatose gefunden. cANCA sind in 70% der limitierten Wegener-Fälle und in über 95% der generalisierten Wegener-Fälle nachweisbar.

Therapie

Während bei der **systemischen** Form die kombinierte Behandlung mit **Kortikosteroiden und Cyclophosphamid** obligat ist [11, 17], kann bei dem **limitierten** Wegener zunächst **Cotrimoxazol** zur Behandlung eingesetzt werden. Dieses Antibiotikum bzw. Chemotherapeutikum kommt auch als Erhaltungstherapie nach erreichter Remission in Frage. Gegeben werden 2×800 mg Sulfamethoxazol und 2×160 mg Trimethoprim [7, 22, 30, 37, 40].

Positive Erfahrungen zur Remissionserhaltung liegen auch für Methotrexat vor [6, 21, 38] sowie für Azathioprin, Ciclosporin A, Mycophenolat Mofetil und Leflunomid vor.

Behçet-Syndrom

Das **Behçet-Syndrom** ist mit einer Inzidenz von 1/500.000 Einwohner und Jahr in Deutschland selten. Die entsprechende Zahl für die Türkei beträgt allerdings 300 auf 100.000, so dass bei türkischen Mitbürgern an das Krankheitsbild gedacht werden muss. Männer sind doppelt so häufig wie Frauen betroffen. Hauptmanifestationsalter sind das 20.–40. Lebensjahr. Es handelt sich um eine »Small-vessel«-Vaskulitis der Venen; eine Assoziation mit dem Gewebsantigen HLA-B5 ist häufig [31].

Symptomatik

Leitsymptome sind Schleimhautveränderungen im Bereich von Mund und Genitale (Stomatitis aphthosa, genitale Ulzerationen), Hautveränderungen (Erythema nodosum, Follikulitiden) und Augensymptome (Iridozyklitis, Uveitis, Konjunktivitis).

Eine ZNS-Beteiligung resultiert in 15–30% der Fälle, wobei der Beginn meist 5 Jahre nach den dermatologischen Erstsymptomen liegt [20]. In aller Regel gehen die Augensymptome (Iridocyclitis) und das Auftreten von Aphthen der ZNS-Symptomatik voraus; nur in 3% ist dies nicht der Fall.

In 80% handelt es sich um einen **parenchymatösen** Neuro-Behçet mit dem klinischen Bild der Meningoenzephalitis. Dabei sind v. a. der Hirnstamm und die Basalganglien betroffen, so dass zentrale Paresen und Bewegungsstörungen dominieren. Die Patienten erkranken unter dem Bild einer Meningoenzephalitis mit Kopfschmerzen, kognitiven und Verhaltensauffälligkeiten und Hirnnervenausfällen (insbesondere Abduzensparesen). »Stroke-like-episodes« sind durch perivaskuläre Nekrosen und meningeale Infiltration bedingt [43].

In 20% liegt die **vaskuläre** Form des Neuro-Behçet vor, häufig unter dem Bild eines Pseudotumor cerebri, dem oft eine Sinusvenenthrombosen zugrunde liegt.

Diagnostik

Der **Liquor** zeigt im akuten Stadium eine gemischtzellige Pleozytose, einen erhöhten IgG-Index und oft nur vorübergehend vorhandene positive oligoklonale Banden [1].

Das **MRT** ist der CT-Untersuchung weit überlegen. Die potenziell reversiblen Läsionen finden sich im Hirnstamm, Dienzephalon, im subkortikalen und periventrikulären Marklager [41].

> **Wichtig**
>
> Das Behçet-Syndrom ist die einzige systemische Vaskulitis, bei der im Falle einer typischen Anamnese und Klinik die histologische Absicherung der Diagnose vor Einleitung einer immunsuppressiven Therapie nicht notwendig ist.

Therapie

Die Behandlung erfolgt kombiniert mit **Prednisolon** und Azathioprin. In der akuten Krankheitsphase erfolgt die Kortikosteroidtherapie hochdosiert mit 1 g Methylprednisolon über 3–5 Tage, danach erfolgt ein allmähliches Ausschleichen, beginnend mit 80 mg/24 h oral. Als Immunsuppressiva werden neben Azathioprin, Chlorambucil, Ciclosporin A und Methotrexat eingesetzt.

Der Nachweis einer Sinusvenenthrombose macht die zusätzliche Antikoagulation mit einer Ziel-INR von 2–3 erforderlich. Es gibt für die neurologischen Manifestationen der Erkrankung keine evidenzbasierte Standardtherapie [33, 43].

Literatur

1. Akman-Demir G, Serdaroglu P, Tasci B. Clinical patterns of neurological involvement in Behcet's disease: evaluation of 200 patients. The Neuro-Behcet Study Group. Brain 1999; 122: 2171-82.
2. Berlit P. The spectrum of vasculopathies in the differential diagnosis of vasculitis. Sem Neurol 1994; 14: 370-379.
3. Berlit P., Steinbrecher A. Zerebrale Vaskulitis. Fortschr Neurol Psych 2002; 70: 663-677
4. Calabrese LH, Gragg LA, Furlan AJ Benign angiopathy. A distinct subset of angiographically defined primary angiitis of the CNS. J Rheumatol 1993; 20: 2046-2050
5. Calabrese LH, Duna GF, Lie JT. Vasculitis in the central nervous system. Arthritis Rheum 1997; 40: 1189-1201
6. de Groot K, Muhler M, Reinhold-Keller E, Paulsen J, Gross WL. Induction of remission in Wegener's granulomatosis with low dose methotrexate. J Rheumatol 1998; 25: 492-5.
7. de Groot K, Reinhold-Keller E, Tatsis E, Paulsen J, Heller M, Nolle B, et al. Therapy for the maintenance of remission in sixty-five patients with generalized Wegener's granulomatosis. Methotrexate versus trimethoprim/sulfamethoxazole. Arthritis Rheum 1996; 39: 2052-61.
8. de Groot K, Schmidt DK, Arlt AC, Gross WL, Reinhold-Keller E. Standardized neurologic evaluations of 128 patients with Wegener granulomatosis. Arch Neurol 2001; 58: 1215-21.
9. Fauci AS, Haynes BF, Katz P, Wolff SM. Wegener's granulomatosis: prospective clinical and therapeutic experience with 85 patients for 21 years. Ann Intern Med 1983; 98: 76-85.
10. Gayraud M, Guillevin L, le Toumelin P, Cohen P, Lhote F, Casassus P. Long-term follow up of polyarteritis nodosa, microscopic polyangiitis, and Churg-Strauss syndrome: analysis of four prospective trials including 278 patients. Arthritis Rheum 2001; 44: 666-75.
11. Guillevin L, Cordier JF, Lhote F, Cohen P, Jarrousse B, Royer I. A prospective, multicenter, randomized trial comparing steroids and pulse cyclophosphamide versus steroids and oral cyclophosphamide in the treatment of generalized Wegener's granulomatosis. Arthritis Rheum 1997; 40: 2187-98.
12. Guillevin L, Lhote F, Cohen P, Sauvaget F, Jarrousse B, Lortholary O, et al. Polyarteritis nodosa related to hepatitis B virus. A prospective study with long-term observation of 41 patients. Medicine (Baltimore) 1995; 74: 238-53.
13. Guillevin L, Lhote F, Gayraud M, Cohen P, Jarrousse B, Lortholary O, Thibult N, Casassus P: Prognostic factors in polyarteritis nodosa and Churg-Strauss syndrome. A prospective study in 342 patients. Medicine-Baltimore 75; 1996: 17-28
14. Goldberg JW. Primary angiitis of the central nervous system. In Rolak LA, Harati Y (eds). Neuroimmunology for the Clinician. Butterworth-Heinemann. 1997: 177-186
15. Goodwin J. Temporal arteritis. In Gilman S. (editor in chief) Neurobase, fourth 2000 edition, Ann Arbor Publishing. 2000
16. Guillevin L, Lhote F, Sauvaget F, Deblois P, Rossi F, Levallois D, et al. Treatment of polyarteritis nodosa related to hepatitis B virus with interferon-alpha and plasma exchanges. Ann Rheum Dis 1994; 53: 334-7
17. Haubitz M, Schellong S, Gobel U, Schurek HJ, Schaumann D, Koch KM, et al. Intravenous pulse administration of cyclophosphamide versus daily oral treatment in patients with antineutrophil cytoplasmic antibody-associated vasculitis and renal involvement: a prospective, randomized study. Arthritis Rheum 1998; 41: 1835-44

18. Hoffman GS, Cid MC, Rendt-Zagar KE, Merkel PA, Weyand CM, Stone JH, Salvarani C, Xu W, Visvanathan S, Rahman MU (Infliximab-GCA Study Group). Ann Intern Med 2007; 146: 621-630
19. Irani DN. Neurologic complications of the hepatitis virus. In Gilman S. (editor in chief) Neurobase, fourth 2000 edition, Ann Arbor Publishing. 2000
20. Kidd D, Steuer A, Denman AM, Rudge P. Neurological complications in Behcet's syndrome. Brain 1999; 122: 2183-94
21. Langford CA, Talar-Williams C, Barron KS, Sneller MC. A staged approach to the treatment of Wegener's granulomatosis: induction of remission with glucocorticoids and daily cyclophosphamide switching to methotrexate for remission maintenance. Arthritis Rheum 1999; 42: 2666-73
22. McRae D, Buchanan G. Long-term sulfamethoxazole-trimethoprim in Wegener's granulomatosis. Arch Otolaryngol Head Neck Surg 1993; 119: 103-5
23. Moore PM. Diagnosis and management of isolated angiitis of the central nervous system. Neurology 1989; 39: 167-173
24. Moore PM, Richardson B. Neurology of the vasculitides and connective tissue diseases. J Neurol Neurosurg Psychiat 1998; 65: 10-22
25. Murphy JM, Gomez-Anson B, Gillard JH. Wegener Granulomatosis: MR Imaging findings in brain and meninges. Radiology 1999; 213: 794-799
26. Newman GC. CNS Vasculitis. Clinical neuroimmunology, Education Syllabus, AAN 1998, pp. 2FC.005-143-2FC.005-174
27. Nishino H, Rubino FA, DeRemee RA, Swanson JW, Parisi JE. Neurological involvement in Wegener's granulomatosis: an analysis of 324 consecutive patients at the Mayo Clinic. Ann Neurol 1993 Jan; 33 (1): 4-9
28. Pomper MG, Miller TJ, Stone JH. CNS vasculitis in autoimmune disease: MR imaging findings and correlation with angiography. AJNR 1999; 20: 75-85
29. Provenzale JM, Allen NB. Wegener granulomatosis: CT and MR findings. ANJR 1996; 17: 785-792
30. Reinhold-Keller E, De Groot K, Rudert H, Nolle B, Heller M, Gross WL. Response to trimethoprim/sulfamethoxazole in Wegener's granulomatosis depends on the phase of disease. QJM 1996; 89: 15-23
31. Sakane T, Takeno M, Suzuki N, Inaba G. Behcet's disease. N Engl J Med 1999; 341: 1284-91
32. Schmidley JW. Central nervous system angiitis. Boston: Butterworth-Heinemann 2000
33. Siva A, Fresko II. Behcet's Disease. Curr Treat Options Neurol 2000; 2: 435-448
34. Siva A. Vasculitis of the nervous system. J Neurol 2001; 248: 451-468
35. Specks U, Moder KG, McDonald TJ. Meningeal involvement in Wegener granulomatosis. Mayo Clin Proc 2000; 75: 856-9
36. Spiera RF, Mitnick HJ, Kupersmith M, Richmond M, Spiera H, Peterson MG, et al. A prospective, double-blind, randomized, placebo controlled trial of methotrexate in the treatment of giant cell arteritis (GCA). Clin Exp Rheumatol 2001; 19: 495-501
37. Stegeman CA, Cohen Tervaert JW, de Jong PE, Kallenberg CG. Trimethoprim-sulfamethoxazole (co-trimoxazole) for the prevention of relapses of Wegener's granulomatosis. Dutch Co-Trimoxazole Wegener Study Group. N Engl J Med 1996; 335: 16-20
38. Stone JH, Tun W, Hellman DB. Treatment of non-life threatening Wegener's granulomatosis with methotrexate and daily prednisone as the initial therapy of choice. J Rheumatol 1999; 26: 1134-9
39. Talar-Williams C, Hijazi YM, Walther MM, Linehan WM, Hallahan CW, Lubensky I, et al. Cyclophosphamide-induced cystitis and bladder cancer in patients with Wegener granulomatosis. Ann Intern Med 1996; 124: 477-84
40. Valeriano-Marcet J, Spiera H. Treatment of Wegener's granulomatosis with sulfamethoxazole-trimethoprim. Arch Intern Med 1991; 151: 1649-52
41. Wechsler B, Dell'Isola B, Vidailhet M, Dormont D, Piette JC, Bletry O, Godeau P. MRI in 31 patients with Behçet's disease and neurological involvement. Prospective study with clinical correlation. J. Neurol Neurosurg Psychiat 1993; 56: 793-798
42. Woolfenden AR, Tong DC, Marks MP et al (1998) Angiographically defined primary angiitis of the CNS: Is it really benign? Neurology 51: 183-188
43. Yazici H, Yurdakul S, Hamuryudan V. Behcet disease. Curr Opin Rheumatol 2001; 13: 18-22

Hirntumoren

M. Weller, U. Schlegel

37.1 **Primäre Hirntumoren** – 578
Literatur – 583

37.2 **Hirnmetastasen und Meningeosis neoplastica** – 584
Literatur – 588

Hirntumoren treten entweder als primäre Erkrankungen des Nervensystems oder sekundär als Komplikation metastatischer, primär extrazerebraler Tumorerkrankungen auf. Die Prognose der primären Tumoren ist in Abhängigkeit von Histologie und Erkrankungsalter sehr unterschiedlich. Etwa 20% aller Patienten mit extrazerebralen Tumoren entwickeln Hirnmetastasen. Diese tragen erheblich zur Morbidität bei und sind eine häufige Todesursache.

37.1 Primäre Hirntumoren

▪▪▪ Ätiologie und Pathogenese

Die Ätiologie der meisten Hirntumoren ist unbekannt. Einige Hirntumoren treten bevorzugt bei Patienten mit definierten hereditären Erkrankungen bzw. Syndromen auf, z. B. Neurofibrome, maligne periphere Nervenscheidentumoren, Optikusgliome und Astrozytome bei der Neurofibromatose I (von Recklinghausen), bilaterale Akustikusneurinome, Schwannome, Meningeome, spinale Ependymome, Astrozytome und gliale Hamartien bei der Neurofibromatose II, Gliome beim Li-Fraumeni-Syndrom oder Missbildungstumoren bei der tuberösen Sklerose [8]. Für die Mehrzahl der Hirntumoren spielen genetische Faktoren jedoch keine Rolle. Auch Umweltfaktoren spielen nur eine untergeordnete Rolle. Strahlentherapie des Gehirns im Kindesalter erhöht die Inzidenz von Meningeomen um den Faktor 10 und die von Gliomen um den Faktor 3–7 [3]. Strategien zur Prävention von Hirntumoren stehen daher nicht zur Verfügung.

▪▪▪ Symptomatik

Die klinischen Manifestationen primärer Tumoren des Zentralnervensystems (ZNS) werden vor allem durch die Lokalisation und die Wachstumsdynamik bestimmt. Hirntumoren werden oft durch Wesens- und Persönlichkeitsveränderungen, Zeichen erhöhten intrakraniellen Drucks (ICP) oder zerebralorganische Anfälle symptomatisch. Fokale neurologische Störungen können bereits klinisch konkrete Hinweise auf die Lokalisation und Artdiagnose geben.

Der Begriff der Malignität, der außerhalb des ZNS durch infiltratives lokales Wachstum und Metastasierung bestimmt wird, ist innerhalb des ZNS nur bedingt brauchbar. Im Gehirn oder Rückenmark lokalisierte, nach histologischen Kriterien benigne Tumoren können infiltrativ wachsen, chirurgisch nicht erreichbar sein und durch Beeinträchtigung der Funktion lebensnotwendiger zerebraler Strukturen erhebliche Morbidität verursachen oder durch einen obstruktiven Hydrozephalus zu akuten neurologischen Krankheitsbildern führen. Spinale Tumoren führen zu lokalen Rückenmarksyndromen. Maligne Hirntumoren metastasieren gelegentlich über den Liquorraum, verursachen jedoch nur sehr selten systemische Metastasen.

Der **Spontanverlauf** von Hirntumoren variiert in Abhängigkeit von Lokalisation, Artdiagnose und Alter des Patienten. Einige Tumoren sind gutartige Missbildungstumoren (Hamartome, Subependymome), die oft nur beobachtet und keiner spezifischen Therapie zugeführt werden. Andere Tumoren verlaufen ohne spezifische Therapie innerhalb weniger Wochen bis Monate tödlich (primäre ZNS-Lymphome, Glioblastome).

Der Verlauf vieler Hirntumorerkrankungen wird durch tiefe Beinvenenthrombosen und Lungenembolien kompliziert. Ursachen sind Immobilisierung, Extremitätenparesen, Kortikosteroidbehandlung, Strahlen- und Chemotherapie sowie die Synthese prothrombotischer Faktoren durch Hirntumorzellen.

▪▪▪ Diagnostik

Wenn Anamnese oder klinisch-neurologische Untersuchung zur Verdachtsdiagnose eines Tumors des ZNS geführt haben, erfolgt die weitere Abklärung durch ein oder mehrere Verfahren der neuroradiologischen Diagnostik.

Die **MRT** des Schädels oder des Spinalkanals ohne und mit Kontrastmittel ist die Methode der Wahl (◘ Abb. 37.1 und ◘ Abb. 37.2). Sie ist der CT in der Detaildarstellung allgemein und wegen der räumlichen Darstellung in allen Ebenen überlegen. Die MRT hat zudem eine deutliche höhere Sensitivität für niedriggradige Gliome, die in der CT übersehen werden können.

Die Vorteile der **CT** liegen in der Darstellung knöcherner Strukturen zur Erleichterung der Operationsplanung und im Nachweis von Verkalkungen, z. B. bei Oligodendrogliomen, in der raschen Untersuchung unruhiger Patienten und in der allgemeinen Verfügbarkeit, z. B. bei der akuten Therapieüberwachung.

Die Diagnostik spinaler oder paraspinaler Prozesse ist eine Domäne der MRT. In der Tumordiagnostik kommt die Myelographie mit Myelo-CT nur noch selten bei Kontraindikationen für die MRT zum Einsatz. Vor der Operation ausgeprägt vaskularisierter Prozesse wird nach Maßgabe des Operators eine konventionelle oder eine MR-Angiographie durchgeführt. CT und MRT sind die wichtigsten diagnostischen Maßnahmen zur Beurteilung der Wirksamkeit der Therapie [10].

Die Positronenemissionstomographie (**PET**) und die Single-Photon-Emissionscomputertomografie (**SPECT**) sind noch keine etablierten Verfahren in der Diagnostik von Hirntumoren. Häufigste Einsatzgebiete der PET sind die Beurteilung der metabolischen Aktivität des Tumors, mit dem Ziel der Identifizierung einer geeigneten Biopsiestelle oder der Optimierung der Bestrahlungsplanung, sowie die Differenzierung zwischen Tumorrezidiv und Strahlennekrose.

Bestätigt sich die Verdachtsdiagnose eines Tumors des ZNS in der bildgebenden Diagnostik, so sollte in aller Regel entweder eine neurochirurgische Resektion oder zumindest die histologische Sicherung der Diagnose durch eine stereotaktische Serienbiopsie erfolgen. Die neurologische Morbidität und Mortalität der Biopsie liegen im Bereich von 0–6% bzw. 0–2%. Die hi-

37.1 Primäre Hirntumoren

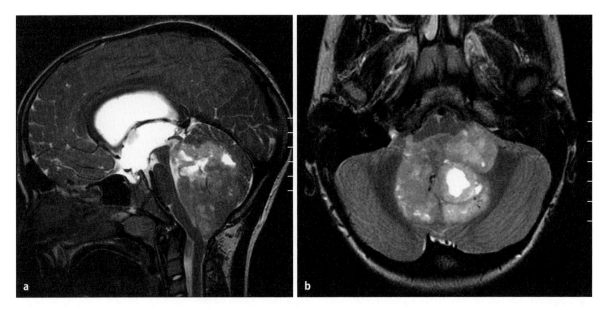

Abb. 37.1a,b. T2-gewichtetes MRT eines Ependymoms im Kindesalter mit Kompression des 4. Ventrikels und Liquoraufstau (**a** sagittal, **b** axial).

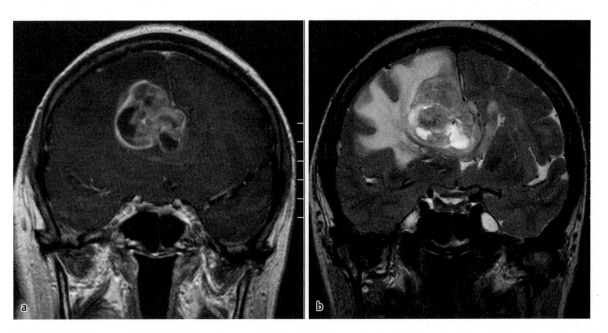

Abb. 37.2a,b. Koronares MRT mit Darstellung eines ausgedehnten Glioblastoms mit zentraler Nekrose, deutlichem Perifokalödem und subfalxialer Herniation (**a** T1-Bild nach Kontrastmittelgabe, **b** T2-Bild).

stologische Einordnung des Tumorgewebes erfolgt nach der aktuellen Klassifikation der WHO [8]. Wichtigste Parameter dieser Klassifikation sind die Artdiagnose des Tumors und die Zuordnung des Malignitätsgrads.

Liquorparameter spielen bis auf den Ausschluss der meningealen Aussaat und die Bestimmung von α-Fetoprotein und β-Choriogonadotrophin bei Verdacht auf Keimzelltumor keine Rolle in der Diagnostik primärer Hirntumoren. Durch den Einsatz molekularbiologischer Methoden könnte die Liquordiagnostik auch beim primären ZNS-Lymphom an Bedeutung gewinnen, da ein direkter Lymphomzellnachweis in der Liquorzytologie oft nicht gelingt.

▪ ▪ ▪ Therapie
Symptomatische Therapie
Bei der Hirntumortherapie sind symptomatische Maßnahmen (Behandlung von Hirnödem und zerebralorganischen Krampfanfällen) von den spezifischen Therapiemodalitäten der Operation, Strahlentherapie und Chemotherapie zu unterscheiden.

> **Wichtig**
>
> Mittel der Wahl zur Behandlung des erhöhten ICP bei Tumorpatienten bzw. auch bei akuter tumoröser Rückenmarkkompression sind Kortikosteroide – Ausnahme: Verdacht auf ein primäres ZNS-Lymphom.

Bei erhöhtem ICP wird meist Dexamethason in einer Dosis von 3×8 mg eingesetzt, bei akuter Rückenmarkkompression werden auch deutlichere höhere Dosen verwandt. Ggf. müssen die **Kortikosteroide** durch Osmotherapeutika ergänzt werden (▶ Kap. 13). Oft kann und soll die Kortikosteroiddosis nach wenigen Tagen deutlich reduziert werden. Wegen der Gefahr der Verschleierung der Diagnose bei der Biopsie sollte bei Verdacht auf ein primäres ZNS-Lymphom auf die Kortikosteroide verzichtet und, falls erforderlich, primär mit Osmotherapeutika gearbeitet werden.

Bei der Behandlung von Hirntumorpatienten mit **Antikonvulsiva** sind die therapeutische und die prophylaktische Intention zu unterscheiden. Ist bereits ein Anfall aufgetreten, so sollte in aller Regel behandelt werden, bis die Primärtherapie des Tumors (Operation und ggf. Strahlentherapie) abgeschlossen ist. Insbesondere nach kompletter oder weitgehender Resektion mit Nachlassen der Raumforderungswirkung ist ein Auslassversuch innerhalb weniger Wochen gerechtfertigt und oft erfolgreich. Verschiedene Antikonvulsiva kommen zum Einsatz. Phenytoin hat den Vorteil der Möglichkeit der i.v.-Applikation, wird aber meist nur noch bei älteren Patienten eingesetzt, die operiert werden sollen. Carbamazepin führt bei Hirntumorpatienten oft zu kognitiven Nebenwirkungen und wird immer seltener eingesetzt. Unter den klassischen Antikonvulsiva ist Valproinsäure eine Alternative zu Phenytoin, je nach Einschätzung der Blutungsgefahr bei Operationen während dieser Therapie [1]. Zunehmend gewinnen Gabapentin, Levetiracetam und Lamotrigen wegen ihres günstigen Nebenwirkungsprofils und wegen der seltener auftretenden Medikamenteninteraktionen in der Neuroonkologie an Bedeutung [13]. Für Levetiracetam steht inzwischen eine i.v.-Applikation zur Verfügung.

Der Wert der prophylaktischen Behandlung von Hirntumorpatienten mit Antikonvulsiva ist nicht gesichert [6] und kann deshalb nur individuell begründet werden, z. B. nach Maßgabe des Operateurs vor einem Eingriff oder bei Tumorlokalisationen, die als iktogen eingeschätzt werden (z. B. mesialer Temporallappen), oder bei Patienten, die aufgrund anderer Faktoren (z. B. Blutungsneigung) durch Krampfanfälle besonders gefährdet sind. Ein Status epilepticus muss unverzüglich durchbrochen werden (▶ Kap. 38.2).

Chirurgische Therapie
Operative Eingriffe dienen nicht nur der histologischen Sicherung der Diagnose, sondern sind auch für viele Tumoren die wichtigste therapeutische Maßnahme. Extraaxiale Tumoren wie Meningeome, Akustikusneurinome und Hypophysenadenome gehören zu den potenziell durch Operation heilbaren Tumoren. Limitationen für die chirurgische Therapie entstehen hier durch die Verursachung neurologischer Defizite im Bereich der Hirnnerven beim Versuch der Komplettresektion oder bei der Gefährdung der Blutversorgung des umgebenden Hirnparenchyms, z. B. bei großen Meningeomen im Bereich der Hirnsinus.

Bei Medulloblastomen und Ependymomen, die chirurgisch nicht oder kaum kurativ behandelt werden können, spielt das Ausmaß der operativen Radikalität eine prognostische Bedeutung. Bei Patienten mit Astrozytomen der WHO-Grade II-IV hingegen ist der operative Ansatz primär nicht kurativ, so dass die Prävention neuer neurologischer Defizite Vorrang vor der operativen Radikalität hat. Dennoch wird auch hier in aller Regel die weitgehende Tumorresektion angestrebt, da retrospektive Studien das Ausmaß der Resektion meist als prognostischen Faktor identifizierten und da der Stellenwert einer makroskopischen Komplettresektion zumindest im Bezug auf eine erhöhte Progressionsfreiheit nach 6 Monaten beim Glioblastom belegt ist [14].

Bei primären ZNS-Lymphomen ist die über die Biopsie hinausgehende operative Therapie mit Ausnahme der akuten druckentlastenden Operation nicht indiziert. Bei akuter Hirndrucksymptomatik können initial eine externe Liquordrainage, eine interne Ventrikulostomie oder die Anlage eines ventrikuloperitonealen Shunts erforderlich sein. Das Ausmaß der operativen Resektion sollte v. a. bei malignen Gliomen durch ein CT oder MRT ohne und mit Kontrastmittel innerhalb von 72 h nach dem Eingriff verifiziert werden.

Allgemeine perioperative Komplikationen
Die perioperativen Tage sind von besonderer intensivmedizinischer Bedeutung. Neben allgemeinen operativen Komplikationen wie tiefen Beinvenenthrombosen, Lungenembolien, Myokardinfarkten und postoperativen Infektionen treten operationsspezifische Komplikationen auf [12]. **Meningitiden** und Wundinfektionen können durch die Immunsuppression aufgrund der Kortikosteroidmedikation begünstigt werden. Oft werden Meningitiden erst verzögert diagnostiziert. Bei Operationen in sitzender Lagerung besteht das Risiko einer **Luftembolie** infolge Aspiration von Luft in das venöse System. Bei persistierendem Foramen ovale entsteht dadurch die Gefahr einer

Hirnembolie. Das Risiko einer Luftembolie in sitzender Position wird in Abhängigkeit vom Monitoring mit 25–76% angegeben, die damit verbundene Morbidität ist jedoch eher gering [9].

Als Ursachen für perioperative **Herzkreislaufstörungen** einschließlich Myokardinfarkt werden Wirkungen der Narkosemittel auf das vegetative Nervensystem diskutiert. Dabei scheinen hypotone Krisen und Tachykardien von Bedeutung zu sein. Bei neurochirurgischen Patienten spielen auch intraoperative Reizungen des N. trigeminus und vagale Reflexe eine Rolle.

> **Wichtig**
>
> Nachblutungen sind die häufigste Ursache sekundärer Komplikationen.

Das Risiko postoperativer **Nachblutungen** nach Kraniotomien beträgt etwa 1% [7]. Nachblutungen treten lokal in der Tumorresektionshöhle, subdural oder epidural bzw. subgaleal auf. Die meisten Nachblutungen ereignen sich innerhalb der ersten 12 Stunden postoperativ. Das Risiko ist u. a. von der Lokalisation des Tumors sowie von der Artdiagnose und der Vaskularisierung abhängig. Intraaxiale Tumoren haben mit 1,4–4,7% ein höheres Risiko für Nachblutungen in die Tumorhöhle [12]. Des Weiteren zeigen teilresezierte Tumoren ein höheres Nachblutungsrisiko, da sich die pathologischen Gefäße nach bipolarer Koagulation unter verschiedenen Bedingungen, z. B. bei hypertoner Krise, wieder eröffnen können. Infratentorielle Nachblutungen nach supratentoriellen Eingriffen und »vice versa« sind selten. Als Ursachen für solche ektopischen Blutungen werden arterielle Hypertonie, Gerinnungsstörungen, Veränderungen in den intrakraniellen Druckverhältnissen und mechanische Faktoren diskutiert. Epidurale Hämatome infolge Verletzungen meningealer Blutgefäßen durch die Pins der Mayfield-Klammer sind ebenfalls möglich, insbesondere wenn die Tabula interna perforiert wurde.

Weitere spezielle Komplikationen stellen **Störungen des venösen Abflusses** dar, z. B. nach Meningeomoperationen in der Nähe zu den Sinus und Brückenvenen. Ursache dieser Störungen können Thrombosierung oder operativer Verschluss sein, mit den Folgen des lokalen oder generalisierten Hirnödems, der Infarzierung und der Entwicklung neurologischer Defizite. Die postoperative Zunahme des Hirnödems kann jedoch auch ohne Störung des venösen Systems vorkommen. Dabei scheint die intraoperative Freisetzung verschiedener Mediatoren aus dem Tumor eine Rolle zu spielen.

Weitere spezielle neurochirurgische Komplikationen sind **Pneumatozephalus**, **Hydrozephalus** und **Hygrome**. Luftansammlungen nach Kraniotomien kommen regelmäßig vor und sind allgemein nur von geringer Bedeutung. Bei speziellen Lagerungen, v. a. bei der sitzenden Position, können sich jedoch subdural oder intraventrikulär größere Luftmengen ansammeln. Hier ist zu beachten, dass sich die Luft beim Eintritt in den Schädelraum von Raumtemperatur auf Körpertemperatur erwärmt und dabei ausdehnt. Dadurch kann es zu einer intrakraniellen Druckerhöhung mit den Folgen einer Vigilanzstörung kommen. Die Anlage eines subduralen Katheters kann notwendig werden, damit diese Luft entweichen kann. Zudem kann v. a. nach Operationen an Tumoren der hinteren Schädelgrube infolge Ödem bzw. Nachblutung und Verlegung der Liquorabflusswege ein Hydrozephalus entstehen. Ist bereits präoperativ ein Hydrozephalus vorhanden, dann wird zunächst eine externe Ventrikeldrainage angelegt bzw. eine endoskopischen Ventrikulostomie durchgeführt.

Auch für das Entstehen sekundärer Komplikationen spielen **patientenspezifische Faktoren** eine Rolle. Hierzu gehören internistische Erkrankungen, vor allem Gefäßerkrankungen, die die intrakranielle Blutstillung erschweren, Störungen des Gerinnungssystems mit einer verlängerten Blutungszeit, Medikamente (Acetylsalicylsäure), arterielle Hypertonie und Atherosklerose. Eine genaue Risikoanalyse ist notwendig, um das individuelle Risiko einzuschätzen, das dann die Art und den Umfang des prä-, intra- und postoperativen Managements bestimmt. Dabei sollte nach einer frühzeitigen Extubation, am günstigsten noch im Operationssaal, neben der Kontrolle von Vitalparametern auch in Abhängigkeit von der Tumorlokalisation eine Überprüfung neurologischer Funktionen erfolgen. Jede Form neurologischer Verschlechterung stellt eine Indikation zur sofortigen CT-Kontrolle dar.

Spezielle lokalisationsbedingte Komplikationen

Das Risiko spezieller Komplikationen, die in direktem Zusammenhang mit der Operation stehen, wird für Patienten mit **intraaxialen Tumoren** auf 13% beziffert [12]. Diese Komplikationen sind entweder Folge einer primär chirurgisch verursachten zerebralen Schädigung mit fokalen neurologischen Defiziten oder Folge einer sekundären, sich langsam über Stunden entwickelnden, neurologischen Verschlechterung.

Besondere Probleme können bei Operationen im Bereich von Hypothalamus und Hypophyse auftreten, da es dort bei Manipulationen zu Störungen der hormonellen Sekretion kommen kann. Dabei sind in der unmittelbaren postoperativen Phase insbesondere Störungen der Adiuretin (ADH)-Freisetzung mit den Folgen eines Diabetes insipidus zu erwähnen. Solange das Durstzentrum intakt ist, lassen sich Dehydratation und Hypernatriämie vermeiden. Bei großen Prozessen, z. B. Kraniopharyngeomen, sind Komplikationen bis zum irreversiblen hypothalamischen Koma möglich. Bei Kraniopharyngeomen muss postoperativ auch an eine aseptische Meningitis gedacht werden. Langfristig muss bei vielen dieser Patienten eine hormonelle Substitution erfolgen.

Ein weiteres Spezifikum stellen Komplikationen nach Operationen im Bereich des 4. Ventrikels und Hirnstamms dar, meist bei Kindern mit Medulloblastomen oder Ependymomen. Hier können Schluckstörungen infolge Ausfall kaudaler Hirnnerven mit den Risiken der Aspiration die postoperative Phase erheblich komplizieren und eine frühzeitige Extubation verhindern. Des Weiteren kann ein akinetischer Mutismus im Sinne eines »Kleinhirnstupors« auftreten. Dieser bildet sich meist spontan innerhalb von 4 Tagen bis 16 Wochen zurück.

Strahlentherapie

Die Strahlentherapie wird bei den meisten ZNS-Tumoren eingesetzt, die nicht komplett reseziert werden können. Wichtigste Parameter der Strahlentherapie sind die Höhe der Einzelfraktionen, die Gesamtdosis und das Zielvolumen. Die Strahlenbehandlung wird als fraktionierte Strahlentherapie extern in einer Serie einzelner Fraktionen oder in Form der Radiochirurgie als Einzeldosis appliziert. Alternativ kann die Strahlentherapie bei Prozessen mit einem maximalen Volumen von 15 ml auch als **Brachytherapie** interstitiell durch die Implantation radioaktiver Substanzen erfolgen.

Die fraktionierte Strahlentherapie ist Standardtherapie u. a. bei anaplastischen Astrozytomen, Glioblastomen, Medulloblastomen und Ependymomen. Benigne Läsionen wie Akustikusneurinome oder Meningeome können entweder mit der (stereotaktischen) fraktionierten Strahlentherapie oder mit der Radiochirurgie behandelt werden. Mit der Brachytherapie werden inoperable Hirntumoren, v. a. WHO-Grad I/II-Astrozytome therapiert.

Das **Zielvolumen** kann die Läsion allein, die Läsion mit einem Sicherheitsabstand z. B. von 2 cm (erweiterte Tumorregion), das gesamte Gehirn oder die Neuroachse (Gehirn und Spinalkanal) umfassen. Bei benignen Tumoren wie dem Akustikusneurinom wird meist nur das Läsionsvolumen behandelt. Bei astrozytären Tumoren wird die erweiterte Tumorregion bestrahlt, definiert als die kontrastmittelaufnehmende Läsion einschließlich Sicherheitssaum. Die Ganzhirnbestrahlung findet bei primären ZNS-Lymphomen und Hirnmetastasen Anwendung. Die Neuroachsenbestrahlung wird bei Keimzelltumoren und bei Medulloblastomen durchgeführt.

Oft hat die Strahlentherapie bei primären Hirntumoren ein palliatives Behandlungsziel und strebt eine prolongierte lokale Tumorkontrolle an.

> **Wichtig**
>
> Insbesondere bei den Germinomen, aber auch bei den Medulloblastomen ist der Ansatz der Strahlentherapie primär kurativ.

Die Strahlentherapie führt in aller Regel nicht zu Komplikationen von intensivmedizinischer Bedeutung. Selten treten nach fokaler zerebraler Strahlentherapie raumfordernde Radionekrosen auf, die einer operativen Intervention bedürfen.

Chemotherapie

Die Indikationen für die Chemotherapie bei primären Hirntumoren haben sich in den letzten Jahren ständig erweitert. Sie kann in der Primärtherapie nach der Operation, aber vor der Strahlentherapie erfolgen oder adjuvant (konsolidierend) bei Tumorkontrolle nach Operation und Strahlentherapie oder aber im Rezidiv nach Versagen der Standardtherapie erfolgen.

> **Wichtig**
>
> Als etabliert kann die Chemotherapie in der Primärtherapie der primären ZNS-Lymphome, der anaplastischen oligodendroglialen Tumoren, der Glioblastome sowie der Medulloblastome im Kindesalter gelten.

Des Weiteren besteht eine mäßige Wirksamkeit alkylierender Chemotherapie bei Rezidiv oder Progression nach Operation und Strahlentherapie bei den Gliomen der WHO-Grade II–IV. Potenziell kurativ ist die Chemotherapie als alleinige Therapie bei den primären ZNS-Lymphomen [11] und in Kombination mit der Strahlentherapie bei den Medulloblastomen und Germinomen.

Die **wichtigsten Substanzen für die Chemotherapie** hirneigener Tumoren sind **Methotrexat** im Rahmen von Polychemotherapieprotokollen bei primären ZNS-Lymphomen, **Nitrosoharnstoffe** bei Gliomen, Medulloblastomen und ZNS-Lymphomen und **Temozolomid** bei Gliomen. Die lokale interstitielle Chemotherapie mit BCNU (Gliadel) hat in der Primär- und Rezidivtherapie nur marginale Erfolge erzielt. Die intrathekale Chemotherapie spielt bei den primären Hirntumoren nur eine untergeordnete Rolle. Sie ist Bestandteil einiger Protokolle zur Behandlung von ZNS-Lymphomen und Medulloblastomen. Die Hochdosistherapie ist (noch) keine etablierte Therapie bei primären Hirntumoren, wird aber derzeit bei ZNS-Lymphomen und Medulloblastomen evaluiert.

Wichtigste Risiken und Komplikationen der Chemotherapie sind Blutungen und Infektionen bei Myelosuppression.

■ ■ ■ Prognose

Die Prognose für Patienten mit primären Hirntumoren ist außerordentlich variabel [13]. Wichtigste prognostische Parameter sind die histologische Artdiagnose einschließlich des Gradings [8], das Alter und der Karnofsky-Index. Bei einigen Läsionen handelt es sich um harmlose Missbildungstumoren, die keiner Therapie bedürfen und die Lebenserwartung nicht beeinträchtigen. Andere Tumoren wie Glioblastome und primäre ZNS-Lymphome verlaufen unbehandelt innerhalb weniger Wochen tödlich, und auch maximale Therapie führt bei Glioblastomen nur zu einer medianen Überlebenszeit von etwa 12 Monaten. Die 2- und 5-Jahresüberlebensraten für bestimmte Hirntumorentitäten bezogen auf eine US-Standardbevölkerung finden sich in ◘ Tab. 37.1 [2].

37.1 Primäre Hirntumoren

Tab. 37.1. 2- und 5-Jahres-Überlebensraten nach Diagnose eines primären Hirntumors

Diagnose	2-Jahres-Überleben [%]	5-Jahres-Überleben [%]
Astrozytom	45	35
Diffuses Astrozytom	67	49
Anaplastisches Astrozytom	46	31
Pilozytisches Astrozytom	91	87
Glioblastom	9	3
Malignes nicht näher spezifiziertes Gliom	34	27
Mischgliom	74	59
Oligodendrogliom	80	63
Anaplastisches Oligodendrogliom	61	38
Ependymom/anaplastisches Ependymom	80	67
Neuronaler/glialer, neuronaler und gemischter Tumor	61	46
Neuroepithelialer Tumor	63	48
Embryonaler Tumor/Medulloblastom	70	56
Alle Hirntumoren und andere ZNS-Tumoren	36	28

Literatur

1. Anderson GD, Lin YX, Berge C, Ojemann GA (1997) Absence of bleeding complications in patients undergoing cortical surgery while receiving valproate treatment. J Neurosurg 87:252-256
2. Davis FG, McCarthy BJ, Freels S, Kupelian V, Bondy ML (1999) The conditional probability of survival of patients with primary malignant brain tumors. Surveillance, epidemiology, and end results (SEER) data. Cancer 85:485-491
3. DeAngelis LM (2001) Brain tumors. N Engl J Med 344:114-122
4. Deutsche Gesellschaft für Neurologie (Diener HC, Putzki N, Berlit P, Hrsg.). Leitlinien für Diagnostik und Therapie in der Neurologie. Thieme, Stuttgart, 2005
5. Deutsche Krebsgesellschaft. Neuro-Onkologische Arbeitsgemeinschaft (NOA) in der Deutschen Krebsgesellschaft. Leitlinie Diagnostik und Therapie der Gliome des Erwachsenenalters. www.neuroonkologie.de, Zuckschwerdt, München, 2004
6. Glantz MJ, Cole BF, Forsyth PA, Recht LD, Wen PY, Chamberlain MC, Grossman SA, Cairncross JG (2000) Practice parameter: anticonvulsant prophylaxis in patients with newly diagnosed brain tumors. Report of the Quality Standards Subcommittee of the American Academy of Neurology. Neurology 54:1886-1893
7. Kalfas IH, Little JR (1988) Postoperative hemorrhage: a survey of 4992 intracranial procedures. Neurosurgery 23:343-347
8. Louis DN, Ohgaki H, Wiestler OD, Cavenee WK, Burger PC, Jouvet A, Scheithauer B, Kleihues P (2007) WHO Classification of Tumours of the Central Nervous System. IARC Press, Lyon
9. Leonard IE, Cunningham AJ (2002) The sitting position in neurosurgery--not yet obsolete! Br J Anaesth 88:1-3
10. Macdonald DR, Cascino TL, Schold SC, Cairncross JG (1990) Response criteria for phase II studies of supratentorial malignant glioma. J Clin Oncol 8:1277-1280
11. Pels H, Schmidt-Wolf IGH, Glasmacher A, Schulz H, Engert A, Diehl V, Zellner A, Schackert G, Reichmann H, Kroschinsky F, Vogt-Schaden M, Egerer G, Bode U, Schaller S, Deckert M, Fimmers R, Helmstaedter C, Atasoy A, Klockgether T, Schlegel U (2003) Primary CNS lymphoma: Results of a pilot/phase II study of systemic and intraventricular chemotherapy with deferred radiotherapy. J Clin Oncol 21:4489-4495
12. Sawaya R, Hammoud M, Schoppa D, Hess KR, Wu SZ, Shi WM, Wildrick DM (1998) Neurosurgical outcomes in a modern series of 400 craniotomies for treatment of parenchymal tumors. Neurosurgery 42:1044-1055
13. Schlegel U, Weller M, Westphal M (Hrsg.) (2003) Neuroonkologie. Thieme Verlag. Stuttgart
14. Stummer W, Pichlmeier U, Meinel T, Wiestler O, Zanella F, Reulen R, for the ALA-Glioma Study Group (2006) Fluorescence-guided surgery with 5-aminolevulinic acid for resection of malignant glioma: a randomised controlled multicentre phase III trial. Lancet Oncology 7:392-401

37.2 Hirnmetastasen und Meningeosis neoplastica

▪▪▪ Ätiologie und Pathogenese

Die Metastasierung eines Tumors setzt spezifische biochemische Interaktionen zwischen einzelnen Tumorzellen und Zellen des betroffenen Organs voraus, die bisher nur in Ansätzen verstanden sind. Tumoren wie Melanome oder Nierenzellkarzinome zeigen eine besondere Neigung zur Metastasierung in das Gehirn. Des Weiteren spielen topographische Gesichtspunkte eine Rolle, z. B. bei der präferenziellen Metastasierung von Prostatakarzinomen in die lumbale und Bronchialkarzinomen in die thorakale Wirbelsäule. Während die meisten Tumoren relativ gleichmäßig in verschiedene Regionen des Gehirns metastasieren, metastasieren gastrointestinale Tumoren und Uteruskarzinome präferenziell in die hintere Schädelgrube.

Solide Hirnmetastasen entstehen in erster Linie über hämatogene Metastasierung. Tumoren, die primär über die Lymphwege oder über das venöse System metastasieren, müssen die Lunge überwinden, um hämatogen in das Gehirn zu gelangen. Daher liegen bei den meisten Patienten mit Hirnmetastasen auch Lungenmetastasen vor. Die Tumorzellen bzw. Tumorzellverbände erreichen v. a. den Bereich kleiner Arterien oder Kapillaren der Markrindengrenze und bilden dort neue solide Tumorknoten. Das weitere Wachstum erfordert die Induktion der Neoangiogenese.

Bei der **Meningeosis neoplastica** sind die Metastasierungswege komplexer. Die Tumorzellen erreichen den Subarachnoidalraum über hämatogene Aussaat in die Leptomeningen, Einwanderung aus soliden Hirnparenchymmetastasen, Metastasen im Bereich des Plexus choroideus oder knöchernen Metastasen im Bereich von Schädel oder Wirbelkörpern, über epidurale Metastasen oder entlang der Hirn- und Spinalnerven. Die Tumorzellausbreitung erfolgt in den Leptomeningen und im Bereich des Subarachnoidalraums, v. a. in den basalen Zisternen, der sylvischen Fissur und im Lumbosakralsack.

▪▪▪ Symptomatik

Zu allgemeinen Aspekten der Neuroonkologie wie der Behandlung des erhöhten intrakraniellen Drucks (ICP), Antikonvulsivabehandlung und Thromboserisiko wird auf ▶ Kap. 37.1 verwiesen.

Bei mehr als 20% der Patienten mit malignen Erkrankungen entwickeln sich **Hirnmetastasen**. Hohe Inzidenzen solider Hirnmetastasen finden sich bei Patienten mit malignem Melanom und kleinzelligem Bronchialkarzinom (40–50%), nichtkleinzelligem Bronchialkarzinom (30%) und Mamma- und Nierenzellkarzinom (20%). Der Primärtumor bei Patienten mit Hirnmetastasen ist zu 50% ein Bronchialkarzinom, zu 15–20% ein Mammakarzinom, zu 5–10% ein gastrointestinaler Tumor, Melanom oder urogenitaler Tumor, bei 10% bleibt er initial unbekannt.

Klinische Manifestationsformen sind Kopfschmerz (50%), Hemiparese (50%), Wesensveränderung (30%), epileptische Anfälle (15–20%), Hirnnervenparesen oder Hirndruckzeichen.

Die **Meningeosis neoplastica** (leptomeningeale Metastasierung), definiert als metastatische Ausbreitung von Tumorzellen im Subarachnoidalraum, betrifft etwa 10% der Patienten mit malignen Erkrankungen, in der Regel im fortgeschrittenen Stadium der Erkrankung. Einige Patienten entwickeln vorwiegend solide leptomeningeale Metastasen, andere Patienten zeigen in erster Linie eine diffuse Aussaat nicht adhärenter Zellen im Subarachnoidalraum. Oft liegt eine Kombination beider Wachstumsmuster vor. Die häufigsten Primärtumoren sind Mammakarzinome, Bronchialkarzinome, maligne Melanome sowie Lymphome und Leukämien. Die Meningeosis entwickelt sich auch bei primären Hirntumoren, insbesondere Germinomen, Medulloblastomen und primitiven neurektodermalen Tumoren, im Verlauf auch bei Ependymomen und malignen Gliomen.

Klinisch stehen Übelkeit und Erbrechen, Kopf-, Nacken- und Rückenschmerzen, Zeichen erhöhten intrakraniellen Drucks, Hirnnervenparesen und neurologische Störungen aufgrund spinaler Läsionen, wie radikuläre Schmerzen, Sensibilitätsstörungen und Paresen, oder Blasen- und Mastdarmstörungen im Vordergrund.

> **Wichtig**
>
> Unbehandelt verläuft die Metastasierung im ZNS tödlich.

Symptomatische Behandlungsmaßnahmen wie medikamentöse Hirndrucktherapie und Therapie symptomatischer epileptischer Anfälle sowie spezifische Behandlungsmaßnahmen wie Operation, Strahlentherapie und systemische und intrathekale Chemotherapie können zu einer wesentlichen Rückbildung neurologischer Defizite und zu einer Lebenszeitverlängerung bis hin zur Kuration einzelner Patienten mit soliden Hirnmetastasen führen.

> **Wichtig**
>
> Etwa 50% der Patienten mit Hirnmetastasen und Meningeosis neoplastica stirbt nicht an den Folgen der ZNS-Metastasierung, sondern an den Komplikationen der systemischen Tumorprogression.

▪▪▪ Diagnostik

Die klinische Symptomatik gibt insbesondere bei Patienten mit einem bekannten malignen Grundleiden Anlass zur Abklärung einer Metastasierung im ZNS. Insbesondere beim Bronchialkarzinom ist jedoch die zerebrale Metastasierung häufig die erste Manifestation der Tumorerkrankung.

Die **MRT** des Schädels mit Kontrastmittel ist die wichtigste diagnostische Maßnahme bei Verdacht auf zerebrale Metastasen. Sie ist der CT bei dem Nachweis kleinerer Läsionen deutlich überlegen. Bei der Hälfte der Patienten liegen nach CT-Kriterien einzelne Hirnmetastasen vor.

> **Wichtig**
>
> **Singulär** bezeichnet eine einzige Metastase im Gehirn, **solitär** nennt man die singuläre zerebrale Metastase als einzige (nachgewiesene) Metastase im Organismus.

Mit der MRT dürfte die Häufigkeit einzelner Metastasen wegen der höheren Sensitivität geringer sein als mit der CT [10]. Autoptisch liegen zu 75% multiple Hirnmetastasen vor. Die definitive Sicherung der Diagnose einer Hirnmetastase gelingt nur durch die Gewebegewinnung mittels Biopsie oder Operation und die histologische Untersuchung. Ob die histologische Sicherung der Diagnose angestrebt wird, hängt von Gesamtsituation und Therapieplan ab (s. unten).

> **Wichtig**
>
> Zu beachten ist allerdings, dass die histologische Diagnostik in einer randomisierten Studie [9] zu 11% die vermutete Diagnose der singulären/solitären Hirnmetastase nicht bestätigte.

Aus diesem Grund sollte v. a. bei einzelnen Läsionen in der Regel nicht auf die histologische Sicherung der Diagnose verzichtet werden. Präoperativ kann zur Eingriffsplanung nach Maßgabe des Operateurs eine konventionelle oder MR-Angiographie durchgeführt werden.

Bei Patienten mit Hirnmetastasen sollte bei Anamneseerhebung und neurologischer Untersuchung auf Hinweise auf eine zusätzliche leptomeningeale Metastasierung geachtet werden. Die weitere Abklärung umfasst bei solchen Hinweisen die MRT des gesamten Spinalkanals und die **Liquoruntersuchung**, die bei dringendem klinischen Verdacht und initial unauffälliger Zytologie bis zu 2-mal wiederholt werden sollte. Lediglich bei Patienten mit Kontraindikationen für die MRT kommt noch die aszendierende lumbale Myelographie mit Myelo-CT in einzelnen Höhen zum Einsatz.

Nur der Nachweis von Tumorzellen in der Liquorzytologie beweist die Meningeosis neoplastica. Zu den zusätzlichen Liquorbefunden, die für diese Diagnose sprechen, zählen moderate Pleozytose mit erhöhtem Laktat, erhöhtem Protein und erhöhtem Liquordruck. Die Bestimmung von Tumormarkern wie α-Fetoprotein und humanem β-Choriogonadotrophin im Liquor erfolgt bei konkretem Verdacht auf einen Keimzelltumor.

In einer eindeutigen klinischen Gesamtsituation, bei Nachweis auffälliger, aber unspezifischer Liquorbefunde (s. oben) und beim bildgebenden Nachweis einer leptomeningealen, kontrastmittelaufnehmenden flächigen Läsion wird jedoch das MRT für die Diagnosesicherung ebenfalls als ausreichend angesehen.

Therapie
Symptomatische Therapie

Patienten mit soliden Hirnmetastasen leiden allein aufgrund der Raumforderung unter erhöhtem intrakraniellen Druck, bei der Meningeosis neoplastica führen Erhöhung des Liquorproteins und Liquorzirkulationsstörung zur **Hirndrucksymptomatik**. Die Behandlung des Hirndrucks führt in der Regel zu einer deutlichen Besserung des neurologischen Zustands der Patienten (▶ Kap. 13). Zur Behandlung von erhöhtem ICP und symptomatischen Anfällen wird auch auf ▶ Kap. 37.1 verwiesen. Falls keine Operation geplant ist und kein ausgeprägter Hirndruck besteht, werden **Kortikosteroide** in moderater Dosis, z. B. 4–8 mg Dexamethason, nach der Regel »soviel wie nötig, so wenig wie möglich«, eingesetzt, bei Bedarf gesteigert und bei erfolgreicher Behandlung ausschleichend wieder abgesetzt. Die Tagesdosis von Dexamethason kann durch 1- bis 2-mal tägliche Gaben verabreicht werden.

Selten sind **hyperosmolare Infusionen** wie Mannitol (Mannitol, Osmofundin, Osmosteril) oder **kontrollierte Hyperventilation** zusätzlich zu hohen Steroiddosen als lebensrettende Maßnahme bei sich akut verschlechternden Patienten mit Hirnmetastasen erforderlich. Chronischer Hirndruck aufgrund der Liquorzirkulationsstörung kann bei Patienten mit Meningeosis neoplastica in Ausnahmefällen als palliative Maßnahme die Anlage eines ventrikuloperitonealen Shunts sinnvoll erscheinen lassen.

Die generellen Prinzipien zur **Anfallsbehandlung** bei Hirntumorpatienten ▶ Kap. 37.1. Krampfanfälle können bei erhöhtem intrakraniellen Druck lebensgefährlich sein. Daher kann die prophylaktische Behandlung mit Antikonvulsiva während der ersten Wochen der Strahlentherapie auch bei Patienten mit multiplen großen Metastasen in Betracht gezogen werden. Auch bei Patienten mit multiplen Knochenmetastasen kann die Indikation zur Antikonvulsivabehandlung breiter gestellt werden. Bei der Wahl des Antikonvulsivums ist mit Blick auf pharmakologische Interaktionen zu berücksichtigen, ob die Patienten eine systemische Chemotherapie erhalten. Präterminale Patienten können auch mit Benzodiazepinen behandelt werden, die oral, intravenös oder rektal verabreicht werden können. Bei Meningeosis neoplastica wird entsprechend auch nur dann antikonvulsiv behandelt, wenn Krampfanfälle auftreten. Der operative Eingriff der Anlage eines ventrikulären Reservoirs für die intrathekale Chemotherapie ist keine Indikation für prophylaktische Antikonvulsivagabe.

Tumorspezifische Therapie bei Hirnmetastasen
Operative Therapie

Die Operation besitzt einen zentralen Stellenwert in der Therapie von Hirnmetastasen. Bei symptomatischen großen Metastasis ist die palliative Wirkung der Resektion von Bedeutung. Neurologische Defizite bilden sich zurück, frühzeitige Abhängigkeit von Kortikosteroiden wird durch die Beseitigung des Hirndrucks vermieden. Zwei von 3 randomisierten Studien kamen zu dem Schluss, dass die Resektion singulärer oder solitärer Metastasen gefolgt von einer Ganzhirnbestrahlung der alleinigen Ganzhirnbestrahlung bezüglich der Überlebenszeit überlegen ist [7, 13]. Eine dritte Studie belegte den Wert der Operation nicht [5]. Zahlreiche retrospektive Analysen sprechen ebenfalls für die Resektion singulärer oder solitärer Metastasen. Bei folgenden klinischen Konstellationen sollte somit die Operation in Betracht gezogen werden:

- singuläre oder solitäre Metastase,
- guter Allgemeinzustand,
- geringe neurologische Defizite,
- keine oder stabile (>3 Monate) extrakranielle Tumormanifestationen,
- strahlenresistenter Tumor,
- unbekannter Primärtumor,
- neuroradiologisch nicht sicher als Metastase einzuordnende Läsion,
- operativ gut zugängliche Läsion,
- kein hohes Risiko schwerer neurologischer Defizite durch die Operation.

Auch bei Patienten mit 2 oder 3 Metastasen kann die Operation indiziert sein, wenn die Läsionen operativ gut zugänglich und andere dieser Kriterien erfüllt sind.

Beim kleinzelligen Bronchialkarzinom und Lymphom wird kein Versuch der Resektion unternommen, weil diese Tumoren in der Regel strahlen- und chemosensitiv sind und zu disseminierter Aussaat neigen.

Strahlentherapie

Die Strahlentherapie ist für viele Patienten mit Hirnmetastasen die wichtigste therapeutische Maßnahme. Die Strahlensensitivität der Hirnmetastasen entspricht der des Primärtumors. Die Ausbildung einer einzigen Hirnmetastase belegt die grundsätzliche Fähigkeit des Tumors, das Gehirn zu besiedeln. Deshalb wurde die Ganzhirnbestrahlung zur Standardtherapie bei Patienten mit Hirnmetastasen. Sie erfolgt als Primärtherapie bei multiplen Hirnmetastasen sowie konsolidierend nach der Resektion von Hirnmetastasen. In letzterer Indikation verbessert sie die lokale Tumorkontrolle im Gehirn, ohne das mediane Überleben zu beeinflussen [8]. Die Bestrahlung mit 30–36 Gy in 3-Gy-Einzelfraktionen ist ein verbreitetes Verfahren. Höhere Einzelfraktionen sind wegen des Risikos der Neurotoxizität nicht zu befürworten.

Falls **günstige prognostische Faktoren** vorliegen, sollte die Behandlung mit 36–45 Gy (5×2-Gy-Fraktionen pro Woche) erfolgen, um die neurologische Remissionszeit zu verlängern und den neurotoxischen Spätfolgen der Strahlentherapie vorzubeugen. Die Wirksamkeit einer Boost-Behandlung ist nicht durch kontrollierte Studien belegt.

Die **primäre Ganzhirnbestrahlung** erfolgt bei solitären oder singulären Metastasen bei inoperabler Lokalisation oder allgemeiner Inoperabilität, bei multiplen Hirnmetastasen, bei progredienter extrazerebraler Tumormanifestation und dennoch wahrscheinlicher Lebenserwartung von mehr als 3 Monaten und bei kleinzelligem Bronchialkarzinom und lymphohämatopoietischen Neoplasien.

Radiochirurgie

Die perkutane stereotaktische Applikation einzelner hoher Strahlendosen (Radiochirurgie) mittels Linearbeschleuniger oder »gamma knife« ist eine Alternative zur konventionellen chirurgischen Resektion und wirkt sowohl bei radiosensitiven als auch bei radioresistenten Tumoren. Die maximal tolerierten Dosen bei Einzeitbestrahlung liegen bei 24 Gy, 18 Gy und 15 Gy bei Läsionen mit einer Größe von jeweils weniger als 20 mm, 21–30 mm und 31–40 mm [12]. Die Radiochirurgie wird in der Primärtherapie einzelner oder multipler Läsionen mit Durchmesser bis zu 3–3,5 cm oder als Rezidivbehandlung bei Patienten, die Rezidive in einem zuvor bestrahlten Feld zeigen, eingesetzt.

Vorteile der Radiochirurgie sind kurzer Krankenhausaufenthalt und Fehlen operativer Morbidität und Mortalität. Die lokalen Kontrollraten liegen im Bereich von 73–94%. Ein radiochirurgischer Boost nach Ganzhirnbestrahlung verbessert gegenüber alleiniger Ganzhirnbestrahlung nur die mediane Überlebenszeit bei Patienten mit singulären oder solitären, nicht resezierbaren Metastasen [1].

Chemotherapie

Chemotherapie spielt in der Behandlung von Hirnmetastasen eine untergeordnete Rolle, weil viele zerebral metastasierende Tumoren primär chemotherapieresistent sind. Bei chemotherapiesensitiven Tumoren werden die gleichen Protokolle eingesetzt, die auch bei der Behandlung anderer Organmetastasen des gleichen Primärtumors Anwendung finden. Die Ansprechrate entspricht weitgehend der Ansprechrate bei anderen Organmetastasen und liegt beim Mammakarzinom bei bis zu 50%, die Remissionszeiten sind jedoch kurz. Die Chemotherapie erfolgt meist erst dann, wenn die operativen und strahlentherapeutischen Optionen ausgeschöpft sind und wird somit v. a. bei Patienten mit ungünstiger prognostischer Konstellation eingesetzt.

Therapie bei Progression oder Rezidiv

Hier hängt die Therapie wesentlich von der bereits erfolgten Primärtherapie ab. Gemäß den oben skizzierten Kriterien kann die erneute Resektion in Frage kommen, typischerweise bei metachronen solitären Metastasen radioresistenter Tumoren (Nierenzellkarzinome, gastrointestinale Tumoren).

Erfolgte zuvor keine Ganzhirnbestrahlung, so sollte diese in Betracht gezogen werden, insbesondere bei multiplen Metastasen. Bei wenigen umschriebenen Läsionen kann alternativ zur Operation und auch nach bereits erfolgter Ganzhirnbestrahlung die Radiochirurgie zum Einsatz kommen.

Je nach Primärtumor und bereits verabreichter lokaler und systemischer Therapie kann eine (erneute) systemische Chemotherapie durchgeführt werden. Intrathekale Chemotherapie ist bei soliden Hirnmetastasen nicht indiziert.

Tumorspezifische Therapie bei spinalen Metastasen und Meningeosis neoplastica

Bei spinalen Metastasen ist der Stellenwert der Operation bezüglich der Erholung neurologischer Funktion gesichert [9]. Die Strahlentherapie hat einen guten palliativen Effekt und kann in akzelerierter Form verabreicht werden [2]. Die Therapie der Meningeosis neoplastica orientiert sich am Allgemeinzustand der Patienten, am Muster der Metastasierung – solide Metastasen vs. Aussaat nonadhärenter Tumorzellen im Liquorraum vs. deren Kombination – und am Status der Grunderkrankung bezüglich systemischer solider Metastasen und solider Hirnparenchymmetastasen (Tab. 37.2). Oft wird eine Kombination der 3 relevanten Therapiemodalitäten – Strahlentherapie, systemische Chemotherapie, intrathekale Chemotherapie – durchgeführt.

Die **intrathekale Chemotherapie** ist Patienten mit relevanter Belastung des Liquorraums durch nichtadhärente Tumorzellen vorbehalten. Zugelassen für diese Indikation sind Methotrexat, Cytosinarabinosid und Thiotepa. Die Therapie erfolgt in der Regel 2-mal wöchentlich mit Dosierungen von 10–15 mg Methotrexat, 40–80 mg Cytosinarabinosid oder 10 mg Thiotepa. Wegen der Dynamik des Liquorflusses sollte die intrathekale Chemotherapie über ein intraventrikuläres Reservoir verabreicht werden. Die intrathekale Chemotherapie wird meist vor der Strahlentherapie begonnen, für 2–3 Wochen durchgeführt und während der dann folgenden Strahlentherapie des Gehirns ausgesetzt, sofern dies vertretbar erscheint.

Die Anlage des **Reservoirs** ist mit einer Mortalität von 0,5% und einer perioperativen Morbidität in Form von Blutungen, Infektionen und reversiblen neurologischen Defiziten von 2–10% assoziiert. Katheterdislokation oder Liquorlecks erfordern bei 5% der Reservoirs operative Revisionen. Eine fokale Leukenzephalopathie im Bereich der Katheterspitze aufgrund von Liquoraustritt in die weiße Substanz durch Liquorpulsation oder chronisch erhöhten Liquordruck wird bei 5% der Patienten beobachtet. Steriles Vorgehen bei Injektionen in das Reservoir ist essenziell. Etwa 5–10% der Patienten erleiden Meningitiden oder Ventrikulitiden. Die häufigsten Erreger sind bei Erwachsenen *Staphylococcus epidermidis* und bei Kindern *Propionibacterium acnes* [6]. Patienten mit Meningeosis neoplastica sind aufgrund von Tumorerkrankung, Kortikosteroidmedikation und zuvor erfolgter Radiochemotherapie in besonderem Maße infektgefährdet. Bei Reservoirinfektion ist die Entfernung des Reservoirs und aller Schlauchsysteme indiziert. Der

Tab. 37.2. Tumorspezifische Therapie

	Solide Hirnmetastasen	Systemische Metastasen	Therapeutische Strategie
Solider Typ	Nein	Nein	Fokale spinale Strahlentherapie (+ systemische Chemotherapie)
	Ja	Nein	Helmfeldbestrahlung + fokale spinale Strahlentherapie (+ systemische Chemotherapie)
	Nein	Ja	Systemische Chemotherapie (+ fokale spinale Strahlentherapie)
	Ja	Ja	Systemische Chemotherapie + Helmfeldbestrahlung + fokale spinale Strahlentherapie
Nonadhärenter Typ	Nein	Nein	Intrathekale Chemotherapie
	Ja	Nein	Intrathekale Chemotherapie + Helmfeldbestrahlung
	Nein	Ja	Systemische Chemotherapie (+ intrathekale Chemotherapie)
	Ja	Ja	Systemische Chemotherapie + Helmfeldbestrahlung (+ intrathekale Chemotherapie)

Siehe auch Leitlinie der NOA (www.neuroonkologie.de)

Versuch der Sanierung mit systemischer oder intraventrikulärer Antibiose wird nicht empfohlen.

Prognose

Die Prognose für **Patienten mit Hirnmetastasen** ist mit einer medianen Überlebenszeit von 3–6 Monaten und einer 1-Jahres-Überlebensrate um 10% schlecht.

Günstige prognostische Faktoren sind Fehlen extrakranieller Tumormanifestationen oder Beherrschbarkeit der Grunderkrankung, langes Intervall zwischen Diagnose des Primärtumors und Diagnose der Hirnmetastasen, supratentorielle Tumorlokalisation, singuläre Hirnmetastase, hoher Karnofsky-Index, Alter <65 Jahren und spezielle Histologien des Primärtumors wie Keimzelltumor oder Mammakarzinom. Einzelne Patienten überleben 5 Jahre rezidivfrei und wurden damit vermutlich kurativ behandelt [11].

Die Prognose der **Meningeosis neoplastica** ist schlechter als die der soliden parenchymatösen Metastasierung im Gehirn. Die mediane Überlebenszeit ohne Behandlung liegt für Patienten mit soliden Primärtumoren bei 6–8 Wochen, bei lymphohämatopoetischen Tumorerkrankungen etwas höher.

Günstige prognostische Faktoren sind hoher Karnofsky-Index, niedriges Alter und Fehlen von Hirnnervenparesen sowie Fehlen von Erniedrigung von Glukose und Erhöhung von Protein im Liquor. Die meist kombinierte Chemoradiotherapie hebt das mediane Überleben auf 2–8 Monate an. Das 1-Jahres-Überleben der behandelten Patienten liegt bei 5–25%. Patienten mit Mammakarzinomen und lymphohämatopoietischen Neoplasien sprechen besser auf die Therapie an als Patienten mit Bronchialkarzinomen und malignen Melanomen.

Literatur

1. Andrews DW, Scott CB, Sperduto PW, Flanders AE, Gaspar LE, Schell MC, Werner-Wasik M, Demas W, Ryu J, Bahary JP, Souhami L, Rotman M, Mehta MP, Curran WJ Jr. (2004) Whole brain radiation therapy with or without stereotactic radiosurgery boost for patients with one to three brain metastases: phase III results of the RTOG 9508 randomised trial. Lancet 363:1665–1672
2. Maranzano E, Bellavita R, Rossi R, De Angelis V, Frattegiani A, Bagnoli R, Mignogna M, Beneventi S, Lupattelli M, Ponticelli P, Biti GP, Latini P (2005) Short-course versus split-course radiotherapy in metastatic spinal cord compression. Results of a phase III, randomized, multicenter trial. J Clin Oncol 23:3358-3365
3. Deutsche Gesellschaft für Neurologie (Diener HC, Putzki N, Berlit P, Hrsg.). Leitlinien für Diagnostik und Therapie in der Neurologie. Thieme, Stuttgart, 2005
4. Deutsche Krebsgesellschaft. Leitlinien der Neuro-Onkologischen Arbeitsgemeinschaft (NOA) in der Deutschen Krebsgesellschaft zu Hirnmetastasen und Meningeosis neoplastica (http://www.neuroonkologie.de)
5. Mintz AH, Kestle J, Rathbone MP, Gaspar L, Hugenholtz H, Fisher B, Duncan G, Skingley P, Foster G, Levine M (1996) A randomized trial to assess the efficacy of surgery in addition to radiotherapy in patients with a single cerebral metastasis. Cancer 78:1470-1476
6. Obbens EAMT, Leavens ME, Beal JW, Lee Y (1985) Ommaya reservoir in 387 cancer patients: a 15-year experience. Neurology 35:1274-1278
7. Patchell RA, Tibbs PA, Walsh JW, Dempsey RJ, Maruyama Y, Kryscio RJ, Markesbery WR, Macdonald JS, Young B (1990) A randomized trial of surgery in the treatment of single metastases to the brain. N Engl J Med 322:494-500
8. Patchell RA, Tibbs PA, Regine WF, Dempsey RJ, Mohiuddin M, Kryscio RJ, Markesbery WR, Foon KA, Young B (1998) Postoperative radiotherapy in the treatment of single metastases to the brain. A randomized trial. J Am Med Assoc 280:1485-1489
9. Patchell RA, Tibbs PA, Regine WF, Payne R, Saris S, Kryscio RJ, Mohiuddin M, Young B (2005) Direct decompressive surgical resection in the treatment of spinal cord compression caused by metastatic cancer. A randomized trial. Lancet 366:643-648
10. Schellinger PD, Meinck HM, Thron A. Diagnostic reach of mri compared to cct in patients with brain metastases. J Neuro-Oncol. 1999;44:275-281
11. Schlegel U, Weller M, Westphal M (Hrsg.) (2003) Neuroonkologie. Thieme Verlag. Stuttgart
12. Shaw EG, Scott C, Souhami L, Dinapoli R, Kline R, Loeffler J, Farnan N (2000) Single dose radiosurgical treatment of recurrent previously irradiated primary brain tumors and brain metastases: final report of RTOG protocol 90-05. Int J Radiat Oncol Biol Phys 47:291-298
13. Vecht CJ, Haaxma-Reiche H, Noordijk EM, Padberg GW, Voormolen JHC, Hoekstra FH, Tans JTJ, Lambooij N, Metsaars JAL, Wattendorff AR, Brand R, Hermans J (1993) Treatment of single brain metastasis: radiotherapy alone or combined with neurosurgery? Ann Neurol 33:583-590

Anfallsleiden

S. Noachtar, H.-M. Meinck

38.1 Behandlung epileptischer Anfälle – 590
Literatur – 595

38.2 Status epilepticus – 596
Literatur – 599

38.3 Myoklonien und spinale Übererregbarkeit – 599
Literatur – 607

38.1 Behandlung epileptischer Anfälle

S. Noachtar

■■■ Ätiologie und Pathogenese

Epileptische Anfälle sind Ausdruck plötzlicher, zeitlich begrenzter, exzessiver Entladungen von Neuronenverbänden des Gehirns und können vielfältige zerebrale und extrazerebrale Ursachen haben (◘ Tab. 38.1). Im epileptischen Anfall wird die Funktion eines Hirnareals typischerweise aktiviert (Kloni, visuelle Halluzinationen) oder ausnahmsweise gestört (Paresen, Skotome). Mit Epilepsien im eigentlichen Sinn sind Erkrankungen des Gehirns gemeint, bei denen chronisch rezidivierende epileptische Anfälle im Vordergrund der Symptomatik stehen und nicht durch andere Grunderkrankungen verursacht sind.

Ungefähr 5% der Bevölkerung erleiden zumindest einmal im Leben einen epileptischen Anfall. Einen großen Anteil (ca. 2–3% der Bevölkerung) machen sog. Fieberkrämpfe im frühen Kindesalter aus. Nur ein kleiner Teil dieser Patienten (10%) entwickelt später eine Epilepsie [5]. Bei ca. 0,5–1% der Bevölkerung besteht eine Epilepsie (Prävalenz), d. h. es kommt zu spontan widerkehrenden epileptischen Anfällen. Die Inzidenz für Epilepsie liegt bei ca. 50/100.000 [2]. Im intensivmedizinischen Bereich sind Enzephalitiden, subarachnoidale Blutungen und anoxische Hirnschäden die häufigsten Ursachen für epileptische Anfälle (◘ Tab. 38.1).

Die Epilepsien lassen sich pathophysiologisch in 2 Hauptformen unterscheiden:
- fokale und
- generalisierte Epilepsien.

Bei fokalen Epilepsien entstehen Anfälle in einer umschriebenen epileptogenen Zone und breiten sich per continuitatem oder über synaptisch verbundene Strukturen aus. Bei den generalisierten Anfällen entstehen die Anfälle in beiden Hemisphären mit rascher Ausbreitungstendenz, wobei pathologischen kortikothalamischen Regelkreisen eine besondere Bedeutung zukommt. Die zellulären Mechanismen, die zur synchronen und repetitiven Depolarisation neuronaler Zellverbände führen, sind komplex und bislang nicht geklärt. Ein Ungleichgewicht zwischen exzitatorischen und inhibitorischen neuronalen Mechanismen scheint eine wichtige Rolle zu spielen. Es kommt dabei entweder zu einem Überwiegen exzitatorischer Transmit-

◘ **Tab. 38.1.** Die häufigsten Ursachen epileptischer Anfälle

Idiopathisch	Ohne erkennbare äußere Ursache (vermutlich multifaktoriell genetisch)
Symptomatisch	
Neoplasma	Hirneigene Tumoren (z. B. Gliome), Meningeom, Metastasen
Malformation	Angiom, Cavernom, kortikale Dysplasie
Vaskulär	Hirnblutung, Subarachnoidalblutung, Hirninfarkt, Hypoxie (z. B. Herzkreislaufstillstand mit Reanimation), Hirnvenenthrombose
Kardial	Herzklappenfehler, hypertensive Enzephalopathie, Schock
Trauma	Contusio cerebri, sub- oder epidurale Blutung, postoperativ
Infektiös	Meningoenzephalitis, Enzephalitis, Neurosyphilis, Aids, Hirnabszess, Parasiten
Entzündlich	Vaskulitiden, Lupus erythematodes
Degenerativ	Morbus Alzheimer, subkortikale arteriosklerotische Enzephalopathie
Metabolisch	Wasserhaushalts- und Elektrolytstörungen (z. B. Hypo- oder Hypernatriämie, Hypo- oder Hyperkalzämie, Hypomagnesiämie, Hypoglykämie, Urämie, hepathische Enzephalopathie, Porphyrie, hyperosmolare Zustände)
Endokrin	Diabetes mellitus, Hyperinsulinismus, Addison-Erkrankung, Hypothyreoidismus, Hyperthyreoidismus, Hypoparathyreoidismus, Hyperparathyreoidismus, Cushing-Syndrom, Phäochromozytom, Eklampsie
Genetisch	Neurokutane Erkrankungen, progressive Myoklonusepilepsien, Speichererkrankungen
Toxisch	Neuroleptika, trizyklische Antidepressiva, Theophyllin, Isoniazid, Kortikosteroide, Zyklosporin A, Antihistaminika, Anticholinergika, Penicilline, Chloroquin, Morphine
Entzug	Alkohol, Benzodiazepine, Barbiturate

38.1 Behandlung epileptischer Anfälle

ter (Glutamat, Aspartat) oder einer reduzierten Aktivität inhibitorischer Transmitter (γ-Aminobuttersäure; GABA).

Die genetischen Grundlagen der Epilepsien sind komplex und nur ansatzweise verstanden. Monogene Epilepsien sind ausgesprochen selten. Vermutlich spielen Ionenkanalstörungen verschiedener Subtypen von Kalium-, Natrium- und Kalziumkanälen bei einem Teil der Epilepsien eine Rolle. Die Schwere einer Temporallappenepilepsie kann durch genetische Polymorphismen moduliert werden kann [16].

■■■ Symptomatik

Die klinische Symptomatik epileptischer Anfälle ist vielfältig und hängt von der betroffenen Hirnregion ab [7, 11]. Sie folgt typischen klinischen Ausdrucksformen. Ein klonischer Anfall einer Extremität oder Körperseite entsteht z. B. bei epileptischer Aktivierung des kontralateralen motorischen Kortex oder eine visuelle Aura im kontralateralen Gesichtsfeld bei Anfallsaktivität in einem Okzipitallappen) (◘ Tab. 38.2). Manche Anfälle bestehen lediglich aus einer Sekunden bis max. wenige Minuten dauernden Bewusstseinsstörung (Absence-Anfall; dialeptischer Anfall; [7, 9, 13]).

Die Anfallssemiologie ändert sich mit der Ausbreitung epileptischer Aktivität im Gehirn und folgt je nach Epilepsiesyndrom typischen Ausbreitungsmustern. Epigastrische Auren, die in orale und manuelle Automatismen übergehen, sind sehr typisch für Temporallappenepilepsien [4], während z. B. generalisierte myoklonische Anfälle, die in generalisierte tonisch-klonische Anfälle übergehen, typisch für die juvenile myoklonische Epilepsie sind. Letztendlich können alle fokalen Anfallsformen zu generalisierten tonisch-klonischen Anfällen ausbreiten. Die verschiedenen Formen epileptischer Anfälle sind in ◘ Tab. 38.2 aufgeführt [7, 8, 13].

Epileptische Anfälle sind selbst limitierende Ereignisse und dauern typischerweise Sekunden bis wenige Minuten. Nach Anfällen kann es zur sog. postiktalen Verwirrung kommen. Für manche Anfallsformen (Absence-Anfall, tonische und hypermotorische Anfälle) ist charakteristisch, dass ihnen keine postiktale Verwirrung folgt [10]. Es gibt eine Reihe von lokalisierenden und lateralisierenden iktalen und postiktalen Anfallsphänomenen, die wertvolle Hinweise über die Anfallsursprungzone liefern [12, 13, 14].

Die Anzahl der Anfälle kann von einem isolierten Anfall bis zu täglich Dutzenden oder Hunderten von Anfällen bzw. einem Status epilepticus (▶ Kap. 38.2) reichen. In der interiktalen Phase, d. h. im Intervall zwischen Anfällen können je nach Epilepsie-Syndrom anfallsbedingte neurologische Defizite bestehen (z. B. verbale Gedächtnisstörungen bei linksseitiger Temporallappenepilepsie).

■■■ Diagnostik

Zunächst gilt es zu prüfen, ob es sich um epileptische Anfälle (◘ Tab. 38.1) oder paroxysmale Ereignisse handelt, die differenzialdiagnostisch abgegrenzt werden müssen. Sofern epileptische Anfälle vorliegen muss geprüft werden, ob Anfälle aufgrund einer akuten Erkrankung auftreten oder bei einer vorbestehenden Epilepsie (◘ Tab. 38.1). Das diagnostische und therapeutische Procedere wird davon bestimmt.

Die **Anamnese** spielt eine außerordentlich wichtige Rolle in der diagnostischen Einschätzung von Anfällen. Eine vom Patienten zu Anfallsbeginn verspürte Aura (sensibel, vegetativ, visuell etc.) oder unilaterale motorische Anfälle weisen auf eine fokale Epilepsie und geben Anlass zur Fokussuche. Zumeist besteht jedoch eine Amnesie für das Anfallsgeschehen und fremdanamnestische Schilderungen sind für die diagnos-

◘ **Tab. 38.2.** Formen epileptischer Anfälle*

Epileptischer Anfall	
Aura	Somatosensible Aura [a]
	Visuelle Aura [a]
	Auditorische Aura [b]
	Olfaktorische Aura
	Gustatorische Aura
	Vegetative Aura [b]
	Epigastrische Aura
	Psychische Aura
Vegetativer Anfall [a]	
Dialeptischer Anfall [b]	Typischer dialeptischer Anfall [b]
Motorischer Anfall [a,b]	Einfach-motorischer Anfall [a]
	Myoklonischer Anfall [a]
	Klonischer Anfall [a]
	Tonischer Anfall [a]
	Epileptischer Spasmus [a]
	Tonisch-klonischer Anfall [a]
	Versiver Anfall [a]
	Komplex-motorischer Anfall [a,b]
	Hypermotorischer Anfall [b]
	Automotorischer Anfall [b]
	Gelastischer Anfall [b]
Besondere Anfälle	Atonischer Anfall [a]
	Negativ myoklonischer Anfall [a]
	Astatischer Anfall
	Hypomotorischer Anfall [b]
	Akinetischer Anfall [a]
	Aphasischer Anfall [b]
Paroxysmales Ereignis [c]	

* Jede Anfallsform kann auch als Status epilepticus auftreten
[a] Anfallsformen, deren somatotope Lokalisation angegeben werden kann.
[b] Anfallsformen, deren iktale oder postiktale Semiologie auf die Hemisphäre des Anfallsursprungs weist.
[c] Als paroxysmales Ereignis wird definiert, wenn mit den zur Verfügung stehenden Informationen keine Entscheidung getroffen werden kann, ob es sich um einen epileptischen oder nichtepileptischen Anfall handelt.

tische Zuordnung erforderlich. Vor therapeutischen Maßnahmen muss geklärt werden, ob ein einzelner epileptischer Anfall oder ein Status epilepticus vorliegt. Wichtig für die Ursachenklärung ist die Eruierung der Begleitumstände des Anfallsgeschehens (Schlafentzug, toxische Substanzen, Grunderkrankungen). Zunächst müssen nichtepileptische Anfälle (z. B. Synkopen, psychogene nichtepileptische Anfälle) von epileptischen Anfällen unterschieden werden (◘ Übersicht).

> **Differenzialdiagnose epileptischer Anfälle**
> - Synkopen (orthostatisch, kardial, vasovagal, autonome Neuropathien)
> - Transitorisch ischämische Attacken
> - Psychogene nichtepileptische Anfälle (Konversionsneurosen, Hyperventilationssyndrom)
> - Toxische Bewusstseinsstörungen (Alkohol, Drogen, metabolisch)
> - Parasomnien (Narkolepsie, Somnambulismus, REM-Schlaf-Verhaltensstörung)
> - Migräne
> - Paroxysmale extrapyramidale Erkrankungen (paroxysmale Dystonie)
> - Psychiatrische Erkrankungen (Dissoziative Zustände, Verwirrtheitszustände, Delir)

Das diagnostische Vorgehen wird sich nach der zu vermutenden Genese richten. Nach generalisierten tonisch-klonischen bzw. motorischen Anfällen können im Serum Creatinkinase bzw. Prolaktin ansteigen.

Die spezifische Methode zur Diagnostik bei dem Verdacht auf epileptische Anfälle ist die Elektroenzephalographie (**EEG**). Sie kann Hinweise auf die Lokalisation der epileptogenen Zone geben. Bei 8% komatöser Patienten deckte das EEG einen klinisch nicht apparenten Status epilepticus auf [17].

Den Ursachen der Epilepsie wird mittels Computertomographie (CT; Hirnblutung, Hirninfarkt), Magnetresonanztomographie (MRT; Enzephalitis, Malformation, Sinusvenenthrombose), Lumbalpunktion (Enzephalitis) und ggf. Angiographie (Gefäßmalformation, Aneurysma) weiter nachgegangen.

▪▪▪ Therapie

Epileptische Anfälle sind in der Regel sich selbst limitierende Ereignisse und eine Akutversorgung wird sich im Anfall auf die Sicherung des Patienten zur Vermeidung von Verletzungen und Aspiration beschränken (z. B. beim generalisierten tonisch-klonischen Anfall Kopf seitlich auf einer Decke lagern). Ein einzelner epileptischer Anfall bedarf somit keiner spezifischen medikamentösen Sofortbehandlung. Im Anfall sollte kein Bissschutz gewaltsam in den Mund eingebracht werden, da der Zungenbiss meist schon zu Beginn, d. h. in der tonischen Phase, z. B. eines generalisierten tonisch-klonischen Anfalls, stattfindet und mehr Komplikationen durch die Manipulation am Mund zu erwarten sind (Gefahr von Zahnbruch und Aspiration, Verletzung des Ersthelfers etc.). Der Einsatz eines Bisskeils ist nur bei einer Anfallsserie oder einem Status generalisiert tonisch klonischer Anfälle sinnvoll, die mit tonischer Verkrampfung der Kaumuskulatur einhergehen.

> **Wichtig**
>
> Der Anfallsablauf soll gut beobachtet und dokumentiert werden, da diese Information für die diagnostische Zuordnung sehr wichtig ist.

Das therapeutische Vorgehen wird exogene Faktoren bei sog. Gelegenheitsanfällen (typischerweise generalisierte tonisch-klonische Anfälle) angehen. Eine Fülle von metabolischen Störungen können epileptische Anfälle begünstigen (◘ Tab. 38.1). Diabetiker können z. B. im Rahmen einer medikamentös ausgelösten Hypoglykämie generalisierte tonisch-klonische Anfälle erleiden. Die Sofortbehandlung wird sich nach der Ursache richten und in diesem Fall in der Glukosegabe liegen. Die Behandlung eines isolierten ersten epileptischen Anfalls richtet sich nach der Ursache (z. B. Enzephalitis, Hirntumor). Bei Patienten, die bereits Antiepileptika einnehmen, ist es sinnvoll direkt nach einem Anfall Blut zu asservieren, um später die Plasmakonzentration der Substanz bestimmen zu lassen. Die Höhe der Antiepileptikaspiegel wird bei der Optimierung der antiepileptischen Behandlung helfen.

Sind bereits Serien von epileptischen Anfällen vorausgegangen, d. h. haben sich Anfälle innerhalb von Stunden oder eines Tages gehäuft und der Patient ist zwischendurch nicht wieder zu vollem Bewusstsein gekommen, wird zunächst oral Lorazepam (2–4 mg) oder Clobazam (20 mg) verabreicht (▶ Kap. 38.2). Eine weitere Behandlung ist erforderlich, sofern sich hiermit bzw. mit weiteren 4 mg Lorazepam i.v. die Anfallsserie nicht durchbrechen lässt (**Cave:** Atemdepression und arterielle Hypotonie v. a. bei älteren Patienten).

Eine antiepileptische Therapie unter intensivmedizinischen Bedingungen ist indiziert, wenn
- eine akute symptomatische Ursache mit hoher Rezidivwahrscheinlichkeit vorliegt (z. B. Subarachnoidalblutung, Sinusvenenthrombose, Herpes-simplex-Enzephalitis),
- initial ein Status epilepticus vorlag und es sich um ältere Patienten handelt (>60 Jahre).

Für eine prophylaktische Behandlung besteht keine Indikation, auch nicht nach neurochirurgischen Eingriffen. Eine Ausnahme stellt vermutlich die Contusio cerebri mit offener Schädelfraktur dar, bei der eine besonders hohes Rezidivrisiko besteht [1, 15].

Bei Indikation zur antiepileptischen Therapie wird zunächst im ersten Schritt eine Monotherapie mit einem Antiepileptikum der ersten Wahl angestrebt. Bei einer vorbestehenden, bislang erfolgreichen antiepileptischen Medikation wird die Dosis

38.1 Behandlung epileptischer Anfälle

der Substanz erhöht, sofern Einnahmefehler oder Abfall der Serumkonzentration, z. B. durch Wechselwirkungen mit anderen Substanzen, vorliegt. Für die Wahl des neuen Antiepileptikums reicht es zwischen fokalen und idiopathischen generalisierten Epilepsien zu unterscheiden (◘ Tab. 38.3; [12]). Für die Ersttherapie von generalisierten Epilepsien im Erwachsenenalter sind Valproat, Lamotrigin und Topiramat Mittel der ersten Wahl, wobei Valproat auch als i.v.-Präparation verfügbar ist. Ethosuximid ist nur wirksam auf Absence-Anfälle bei idiopathischen generalisierten Epilepsien. Carbamazepin, Oxcarbazepin, Valproat, Lamotrigin, Topiramat, Levetiracetam und Gabapentin gehören bei den fokalen Epilepsien zu den Mitteln der ersten Wahl. Von diesen Substanzen gibt es derzeit nur Valproat, Levetiracetam als i.v.-Darreichungsform. Übersicht ◘ Tab. 38.3.

Die Wahl des Antiepileptikums wird auch die erforderliche Schnelligkeit des Wirkungseintritts der antiepileptischen Therapie und das Nebenwirkungsprofil (◘ Tab. 38.4) berücksichtigen.

Ein rascher Schutz vor weiteren Anfällen wird durch Benzodiazepine (Lorazepam, Clonazepam) erreicht, bei denen bereits initial die Erhaltungsdosis auch i.v. gegeben werden kann.

Bei Phenytoin muss wegen seiner Pharmakokinetik zum raschen Wirkungseintritt zur Erhaltungsdosis (ca. 200–350 mg/d) eine Ladungsdosis (600–1200 mg) hinzugegeben werden. Für einen raschen Wirkungseintritt stehen Phenytoin und Phenobarbital auch als i.v.-Präparation zur Verfügung.

Benzodiazepine wie z. B. Clobazam eignen sich zur Überbrückung bis ein einzuschleichendes Mittel ausreichend aufdosiert ist.

Gabapentin und Levetiracetam haben den Vorteil, nicht hepatisch metabolisiert zu werden und keine klinisch relevanten Wechselwirkungen mit anderen Substanzen zu auszulösen.

Lamotrigin, Topiramat und Oxcarbazepin sind kaum oder wesentlich weniger enzyminduzierend, als Carbamazepin, Phenytoin und Phenobarbital/Primidon. Dies spielt insbesondere bei älteren Patienten eine Rolle, die oft andere, hepatisch metabolisierte Medikamente einnehmen.

Verlauf und Prognose

Die Prognose hängt entscheidend von der Ätiologie und der Zuordnung zu einem spezifischen epileptischen Syndrom ab. Weitere wichtige Faktoren sind die familiäre Prädisposition, die initiale Anfallsfrequenz sowie Ausmaß einer kortikalen Hirnschädigung. Günstige Prognosen im intensivmedizinischen Bereich haben z. B. neu aufgetretene epileptische Anfälle nach kleinen Hirninfarkten, die innerhalb der ersten Tage nach dem Ereignis auftreten. Andererseits haben schwere diffuse Anoxien eine schlechte Prognose im Hinblick auf die Anfälle als auch quoad vitam.

Unabhängig von der individuellen Ätiologie kommt es bei 33% der Patienten nach dem ersten unprovozierten Anfall zu Anfallsrezidiven im Verlauf der nächsten Jahre [3]. Dieses Risiko steigt insgesamt auf ca. 73% nach dem 2. Anfall, wobei das

◘ Tab. 38.3. Antiepileptika (in alphabetischer Reihenfolge)

Substanz	Tagesdosis für Erwachsene (mg/24 h)	Tagesdosis für Kinder (mg/24 h)	Mittlere Plasmakonzentration (mg/l)	Tagesdosen	Aufdosierung (Erwachsene) Start/Erhöhung/24 h	Halbwertszeit (h)
Carbamazepin	400–2000	20–25	3–12	2 retardiertes Präparat, 3–4 unretardiertes	Alle 3–4 Tage um 200 mg ↑	20–40
Ethosuximid	750–2000	15–30	40–100	3	Alle 3–4 Tage um 250 mg ↑	30–40
Gabapentin	900–3000	30–50	Klinisch nicht relevant	3	Alle 2–3 Tage um 300–400 mg ↑	6
Lamotrigin	Mono: 100–400 Mit Enzyminduktor (EI): 200–700 Mit VPA: 100–300	Mono: 0,5–5; Mit EI: 5–10; Mit VPA: 1–5	2–15, schwache Korrelation zur Wirkung	2–3	Monotherapie: initial 25 mg, alle 2 Wochen um 25–50 mg ↑ Mit EI: 2×25 mg Woche 1 und 2, danach alle 2 Wochen um 50 mg Mit VPA: 1. & 2. Woche: 12,5 mg, 3 & 4. Woche: 25 mg, dann alle 2 Wochen um 25 mg ↑	Mono: 25 Mit E.I.: 10–15 Mit VPA: 60

◘ Tab. 38.3. (Fortsetzung)

Substanz	Tagesdosis für Erwachsene (mg/24 h)	Tagesdosis für Kinder (mg/24 h)	Mittlere Plasmakonzentration (mg/l)	Tagesdosen	Aufdosierung (Erwachsene) Start/Erhöhung/24 h	Halbwertszeit (h)
Levetiracetam	1000–3000	20–60	Klinisch nicht relevant	2	Initial 2×500 mg 2. Woche 2×1000 3. Woche 2×1500	6–8
Oxcarbazepin	600–2400	8–40	10–20 Hydroxymetabolit: 50–125 µmol/l	3–4	Alle 3–4 Tage um 300 mg ↑	2–5
Phenobarbital	50–300	1–4	10–40	1–2	Start: 50 mg, alle 3–5 Tage um 25–50 mg ↑	50–120
Primidon	500–1500	20	5–15 Primidon 10–40 PB	3–4	Alle 3–5 Tage um 125–250 mg, im oberen Dosisbereich um 125 mg ↑	10–12
Phenytoin	200–350	5–7	5–25	1–2	Rasche Aufsättigung: 1,2–1,5 g (max. 50 mg/min i.v.) Mittlere Aufsättigung: 3 Tage 600 mg/24 h, danach Erhaltungsdosis 200–350 mg Oberhalb Serumspiegel 15 mg/l: alle 3 Tage um 25–50 mg ↑	10–40
Tiagabin	15–70 mg	Ab 12 Jahre 0,5–1	Klinisch nicht relevant	2–3	Wöchentlich um 5 mg ↑	7–9
Topiramat	Mono: 50–200 Mit Enzyminduktor: 50–600	25–200 mg/24 h	Klinisch nicht relevant	2	Initial 25 mg, wöchentlich um 25 mg ↑, bei guter Verträglichkeit wöchentlich um 50 mg ↑	20–30
Valproinsäure	900–3000	20–30	30–120	1–2 retardiertes Präparat, 3–4 unretardiertes	Alle 3–5 Tage um 300 mg ↑, i.v. rasch auf 2 g/24 h	10–15

Tab. 38.4. Nebenwirkungen der Antiepileptika (in alphabetischer Reihenfolge)

Substanz	Nebenwirkungen
Carbamazepin	Exanthem, Hyponatriämie, Leukopenie, Thrombozytopenie, depressive Verstimmung, Akne, Doppelbilder, Ataxie, Dysarthrie, gastrointestinale Unverträglichkeit *Selten:* Kopfschmerzen, Obstipation, Haarausfall, Lymphadenopathie, Osteopathie, Immunglobulinmangel, Lyell-Syndrom, Lupus erythematodes, Herzrhythmusstörungen, extrapyramidale Bewegungsstörungen, Teratogenität
Ethosuximid	Gastrointestinale Beschwerden, Müdigkeit *Selten:* Aktivierung bekannter Psychosen, kognitive Beeinträchtigung, Depression
Gabapentin	Müdigkeit, Benommenheit, Schwindel, Ataxie, gastrointestinale Störungen, Diplopie
Lamotrigin	Exanthem, Insomnie, Übelkeit, Erbrechen *Selten:* Tremor, Ataxie, Kopfschmerzen, Lyell-Syndrom oder Stevens-Johnson-Syndrom (<1%)
Levetiracetam	Schwindel, Benommenheit, Irritabilität, selten Psychosen
Oxcarbazepin	▶ Carbamazepin
Phenobarbital	Müdigkeit, Sedierung, Depression, Wesensänderung mit Agitiertheit, psychomotorische Verlangsamung, Irritabilität oder Aggression, Obstipation, Allergie *Selten:* nach langjähriger Anwendung: Fibromatose mit Palmar- und Plantarfibrosen, schmerzhafter Schultersteife, megaloblastäre Anämie, Akne, Osteopathie
Primidon	▶ Phenobarbital
Phenytoin	Exanthem, Gingivahyperplasie, Hirsutismus, Kleinhirnatrophie, Vergröberung der Gesichtszüge, Akne *Selten:* Osteopathie, Lymphadenopathie, extrapyramidale Hyperkinesen, Herzrhythmusstörungen
Tiagabin	Müdigkeit, Schwindel, Anorexie mit Gewichtsreduktion, gastrointestinale Störungen, Tremor, Kopfschmerzen, Nervosität
Topiramat	Parästhesien der Extremitäten, Anorexie und Gewichtsabnahme, Schwindel, Müdigkeit, kognitive (v. a. verbale) Beeinträchtigungen *Selten:* Nierensteinbildung, psychotische Reaktionen
Valproat	Tremor, Gewichtszunahme, gastrointestinale Unverträglichkeit, Haarausfall, Gerinnungsstörungen, Ödeme *Selten:* Pankreatitis, Leberzerfallkoma mit letalem Ausgang (v. a. bei Kindern), Teratogenität

Rückfallrisiko bei symptomatischen Epilepsien höher liegt als bei idiopathischen. Die medikamentöse antiepileptische Therapie führt in mehr als 70% der Patienten mit idiopathischen generalisierten Epilepsien und bei 50–60% mit fokalen Epilepsien zur Anfallsfreiheit.

> **Wichtig**
>
> Epileptische Anfälle gehen mit höherer Morbidität für unfall- und anfallsbedingte Traumata (Wirbelfrakturen, Humerusfraktur), psychiatrische Komorbidität (Depression, Psychosen), endokrine Störungen (Amenorrhö, Infertilität) und Komplikationen der medikamentösen Behandlung einher.

Der plötzliche unerwartete Tod bei Epilepsie (Inzidenz: 1:200–1:1000) tritt v. a. bei jungen männlichen Erwachsenen mit hoher Frequenz vorwiegend generalisierter tonisch-klonischer Anfälle, bei niedrigem oder fehlendem antiepileptischem Schutz oder bei Therapieresistenz und medikamentöser Polytherapie auf. Die Todesursache beim plötzlichen unerwarteten Tod ist bislang unbekannt. Zentrale Apnoen und kardial-bedingte Arrhythmien werden als mögliche Faktoren diskutiert.

Literatur

1. Annegers JF, Hauser WA, Coan SP, Rocca WA. A population-based study of seizures after traumatic brain injuries. N Engl J Med 1998;338:20-24.
2. Hauser WA, Annegers JF, Kurland LT. Incidence of epilepsy and unprovoked seizures in Rochester, Minnesota: 1935-1984. Epilepsia 1993;34:453-468.

3. Hauser WA, Rich SS, Lee JR, Annegers JF, Anderson VE. Risk of recurrent seizures after two unprovoked seizures. N Engl J Med 1998;339:128-130.
4. Henkel A, Noachtar S, Pfander M, Luders HO. The localizing value of the abdominal aura and its evolution: a study in focal epilepsies. Neurology 2002;58:271-276.
5. Holthausen H. Febrile convulsions, mesial temporal sclerosis and temporal lobe epilepsy. In Wolf P, editor. Epileptic seizures and syndromes. London: John Libbey & Co; 1994. 449-467.
6. Hufnagel A, Noachtar S. Epilepsien und ihre medikamentöse Behandlung. In Brandt T, Dichgans J, Diener J, editors. Therapie neurologischer Erkrankungen. München: Kohlhammer; 2003. 212-235.
7. Lüders H, Acharya J, Baumgartner C, Benbadis S, Bleasel A, Burgess R, et al. Semiological seizure classification. Epilepsia 1998;39:1006-1013.
8. Lüders HO, Noachtar S. Atlas of epileptic seizures and syndromes. Philadelphia: Saunders; 2001.
9. Lüders HO, Noachtar S. Atlas und Video epileptischer Anfälle und Syndrome. Wehr/Baden: Ciba-Geigy; 1995.
10. Noachtar S. Klinik und Therapie der Frontallappenepilepsien. Dtsch Med Wochenschr 1999;124:529-533.
11. Noachtar S, Carreno M, Foldvary N, Luders HO. Seizures and pseudoseizures. Suppl Clin Neurophysiol 2000;53:259-270.
12. Noachtar S, Hufnagel A, Winkler PA. Chirurgische Behandlung der Epilepsien. In Brandt T, Dichgans J, Diener J, editors. Therapie neurologischer Erkrankungen. 4. ed. München: Kohlhammer; 2003. 236-251.
13. Noachtar S, Rosenow F, Arnold S, Baumgartner C, Ebner A, Hamer H, et al. Die semiologische Klassifikation epileptischer Anfälle. Nervenarzt 1998;69:117-126.
14. Rosenow F, Hamer HM, Knake S, Katsarou N, Fritsch B, Oertel WH, et al. Lateralisierende und lokalisierende Anfallssymptome Bedeutung und Anwendung in der klinischen Praxis. Nervenarzt 2001;72:743-749.
15. Schierhout G, Roberts I. Prophylactic antiepileptic agents after head injury: a systematic review. J Neurol Neurosurg Psychiatry 1998;64:108-112.
16. Stogmann E, Zimprich A, Baumgartner C, Aull-Watschinger S, Hollt V, Zimprich F. A functional polymorphism in the prodynorphin gene promotor is associated with temporal lobe epilepsy. Ann Neurol 2002;51:260-263.
17. Towne AR, Waterhouse EJ, Boggs JG, Garnett LK, Brown AJ, Smith JR, Jr., et al. Prevalence of nonconvulsive status epilepticus in comatose patients. Neurology 2000;54:340-345.

38.2 Status epilepticus

S. Noachtar

■■■ Ätiologie und Pathogenese

Ein Status epilepticus ist durch das Zusammenbrechen der Mechanismen, die üblicherweise einzelne Anfälle terminieren, charakterisiert. Die Zusammenhänge sind noch nicht ausreichend erforscht. Unter anderem kommt es zu einem Verlust der GABA-vermittelten Hemmung und zum Unterhalt des Status durch anhaltende glutamaterge Exzitation. Genetische Faktoren beeinflussen zudem die Auftretenswahrscheinlichkeit von Status epilepticus wie Zwillingsstudien zeigen [3].

Ein Status epilepticus führt je nach Form und Schweregrad zu irreversiblen Hirnschäden und erhöhter Mortalität [8]. Dies betrifft besonders den generalisierten tonisch-klonischen Status epilepticus. Nichtkonvulsive und subklinische Status epilepticus führen auch zu Neuronenuntergang, was sich am Anstieg der neuronenspezifischen Enolase zeigt [4].

Die meisten Studien zur **Pathophysiologie** des Status epilepticus wurden am generalisierten tonisch-klonischen Status durchgeführt: zunächst kommt es zu massiver Noradrenalinausschüttung mit konsekutivem Anstieg von arteriellem und pulmonalem Blutdruck und Herzfrequenz, Herzrhythmusstörungen und Anstieg des Blutzuckers. Die Atmung wird durch ein Lungenödem beeinträchtigt. Die reduzierte Atmung und der Laktatanstieg durch die Konvulsionen führen zur Azidose. Fieber und Leukozytose führen leicht zur falschen Annahme, es läge eine Infektion vor. Es kann auch zu statusbedingter leichter Liquorpleozytose kommen (<30 Zellen/mm^3; [1]). Beim länger dauernden (>30 min) generalisierten tonisch-klonischen Status kommt es zu Blutdruckabfall, Hypoglykämie und Nierenversagen durch Rhabdomyolyse (Myoglobinurie) und erhöhtem intrakraniellen Druck (Hirnödem).

Neuropathologische Studien zu den Folgen des generalisierten tonisch-klonischen Status zeigen Schäden im Neokortex, Hippokampus, Thalamus und Kleinhirn. Zu Neuronenuntergang kommt es auch, wenn Versuchstiere im Status epilepticus künstlich beatmet und paralysiert wurden.

■■■ Symptomatik

Den Status epilepticus charakterisieren repetitive oder prolongiert verlaufende epileptische Anfälle. Operational wird als Status epilepticus definiert, wenn zwischen 2 oder mehr Anfällen sich die neurologische Symptomatik nicht vollständig zurückbildet oder epileptische Aktivität über mindestens 30 min mehr oder weniger kontinuierlich anhält [17].

Oft wird im Status epilepticus das Bewusstsein zwischen den Anfällen nicht wiedererlangt, eine postiktale Todd-Parese bildet sich nicht mehr zurück oder bei wachem Bewusstsein hält unilaterale motorische (klonische) Aktivität an (Epilepsia partialis continua).

Für die Klassifikation der verschiedenen Formen von Status epilepticus wurden an pragmatischen Handlungsanweisungen für die Notfallbehandlung orientierte Klassifikationen vorgeschlagen (◘ Übersicht). Im Wesentlichen wird der konvulsive vom nichtkonvulsiven Status epilepticus unterschieden.

38.2 Status epilepticus

> **Häufige Formen des Status epilepticus**
> - Konvulsiver Status epilepticus
>   - Generalisierter tonisch-klonischer Status (Grand-Mal-Status)
>   - Klonischer Status (zumeist unilateral, Epilepsia partialis continua)
> - Nichtkonvulsiver Status epilepticus
>   - Absence-Status (dialeptischer Status)
>   - Automotorischer Status

Ein **Status generalisierter tonisch-klonischer Anfälle** stellt ein lebensbedrohliches Ereignis dar und bedarf sofortiger stationärer intensivmedizinischer Behandlung. Zu Beginn des generalisierten tonisch-klonischen Anfalls entwickelt sich eine tonische Symptomatik mit Versteifung aller Extremitäten. Während dieser Phase stürzt der Patient, sofern er steht oder geht, und die Atmung sistiert. Hierbei kommt es oft zum lateralen Zungenbiss, Hypersalivation und zu Enuresis. Während dieser ca. 1 min dauernden Phase entwickelt sich eine Zyanose. Danach setzt die Atmung wieder ein und es entwickeln sich heftige, mehr oder weniger rhythmische Zuckungen des Körpers und der Extremitäten, die zunehmend langsamer repetieren und nach ca. 2–3 min in einem schlaffen komatösen Zustand enden. Frakturen, insbesondere der Brustwirbelkörper oder der proximalen Humeri, können bei generalisierten tonisch-klonischen Anfällen auftreten.

Den **nichtkonvulsiven Status epilepticus** kennzeichnet typischerweise Bewusstseinsstörung und Verwirrung. Dies ist natürlich bei komatösen Patienten klinisch nicht zu beurteilen [15]. Beim nichtkonvulsiven Status, insbesondere bei fokaler Ätiologie, treten auch mehr oder weniger ausgeprägte motorische Automatismen auf. Der negativen Definition des nichtkonvulsiven Status epilepticus ist bereits die konzeptionelle Unbeholfenheit anzumerken. Derzeit fehlen jedoch klinisch sinnvolle Kriterien zur besseren Differenzierung.

De-novo-Absence-Status bei Erwachsenen sind sehr selten [14]. Im Rahmen des Lennox-Gastaut-Syndroms kommt es öfter zu Absence-Status, die allerdings sich auch spontan wieder zurückbilden und ausnahmsweise eine intensivmedizinische Therapie erfordern. Bei diesen Patienten können jedoch Status tonischer Anfälle auftreten, die manchmal schwer zu durchbrechen sind.

Status epilepticus zeigen öfter Evolutionen der Semiologie, d. h. ein generalisierter tonisch-klonischer Status kann z. B. in einen nichtkonvulsiven Status epilepticus übergehen. Fokale motorische Status können in einen generalisierten tonisch-klonischen Status übergehen und umgekehrt. Die Semiologie epileptischer Status, insbesondere nichtkonvulsiver Status ist bislang nur unzureichend untersucht [6].

Kontroversen bestehen hinsichtlich der Einordnung des Status myoclonicus (»subtle status«; zumeist nach diffuser zerebraler Anoxie nach Herzkreislaufstillstand). Die diffusen Myoklonien haben kortikale, aber auch subkortikale Generatoren, so dass streng genommen die Pathophysiologie weiterreicht, als die Mechanismen, die zur Auslösung und Unterhaltung von Status epilepticus führen. Entsprechend schwer ist die therapeutische Beeinflussung des Status myoclonicus durch Antiepileptika. Der Schwere der anoxischen Hirnschädigung folgend ist die Prognose quoad vitam schlecht.

Diagnostik

Der **nichtkonvulsive Status epilepticus** ist klinisch nicht sicher von Verwirrtheitszuständen oder schweren Enzephalopathien zu unterscheiden. Hierfür ist ein EEG erforderlich. Das EEG ermöglicht zudem die Differenzierung generalisierter und fokaler nichtkonvulsiver Status, was bei der weiteren ätiologischen Zuordnung hilft. Die Abgrenzung zu nichtepileptischen psychogenen Anfällen auf dem Boden dissoziativer Störungen ist klinisch bedeutsam und gelingt durch die stereotype Semiologie epileptischer Anfälle, an die sich diese Attacken nicht halten.

Der Absence-Status (dialeptischer Status) (◘ Tab. 38.2) idiopathischer generalisierter Epilepsien stellt eine generalisierte Form des nichtkonvulsiven Status epilepticus dar und zeigt im EEG generalisierte Statusmuster [10]. Fokale Statusmuster weisen auf eine fokale Ursache des Status epilepticus. Bei komatösen Patienten kann das EEG in 8% subklinische Status aufdecken, die klinisch inapparent blieben [15].

Die Diagnostik umfasst neben dem EEG die Computertomographie (CT), die Magnetresonanztomographie (MRT) und die Liquoruntersuchung des Gehirns.

Laboruntersuchungen können systemische Ursachen aufdecken (◘ Tab. 38.1). Bei zuvor nicht epilepsiekranken Erwachsenen ohne Sepsis und Trauma muss die Diagnostik v. a. Enzephalitiden, Hirnblutungen, Venenthrombosen, metabolische Störungen einschließlich Mitochondropathien [7] und Intoxikationen umfassen.

Therapie

Da der generalisierte tonisch-klonische Status epilepticus einen lebensbedrohlichen Zustand darstellt ist eine rasche intensivmedizinische Therapie vordringlich. Bei einem Status fokaler Anfälle ohne Bewusstseinsverlust ist zwar auch eine konsequente antiepileptische Therapie notwendig, hierbei müssen jedoch die Risiken einer intensivmedizinischen Therapie gegen die zum Teil nur geringe Gefährdung dieser Statusform abgewogen werden. Häufig klingen diese Statusformen auch ohne intensivmedizinische Maßnahmen ab.

Ein Absence-Status (dialeptischer Status) im Rahmen einer generalisierten Epilepsie stellt keinen lebensbedrohlichen Zustand dar. Auch nach tagelanger Persistenz muss keine Hirnschädigung resultieren. Eine Optimierung der medikamentösen

Therapie ist notwendig; intubationspflichtige Sedierungen oder Barbituratnarkosen sollten daher vermieden werden.

> **Wichtig**
>
> Die Behandlung sollte berücksichtigen, dass die Prognose entscheidend von der Dauer eines Status epilepticus anhängt: je länger der Status andauert, desto schlechter die Prognose [17].

Die Behandlung soll daher rasch erfolgen und konsequent durchgeführt werden. Die Dringlichkeit ist beim konvulsiven, insbesondere beim generalisierten tonisch-klonischen Status größer als beim nichtkonvulsiven Status, der weniger lebensbedrohlich ist.

> **Wichtig**
>
> Bei älteren polymorbiden Patienten mit nichtkonvulsivem Status sind die Komplikationen der Therapie (Herzrhythmusstörungen, Atemdepression, arterielle Hypotonie, Infektgefährdung, Sepsis) besonders zu berücksichtigen.

In einer großen systematischen Vergleichstudie bei Patienten mit generalisiertem tonisch-klonischen Status konnte Lorazepam in 65%, Phenobarbital in 58%; Diazepam gefolgt von Phenytoin in 56% und Phenytoin allein in 44% den Status innerhalb von 20 min durchbrechen [17].

Für die Behandlung gilt folgende Vorgehensweise:
- Lorazepam 0,1 mg/kgKG i.v. (<2 mg/min.; bis 8 mg; alternativ 1–2 mg Clonazepam),
- venöser Zugang und Infusion von 0,9% NaCl-Lösung,
- 100 ml 20%ig Glukose i.v.,
- 100 mg Thiamin i.v. (bei alkoholbedingter Ursache),
- 18 mg Phenytoin/kgKG (<50 mg/min, <20 mg/min im Alter; innerhalb 30–60 min bzw. bis zum Sistieren der Symptomatik, danach Perfusor über 24 h mit 7 mg/kgKG bis Gesamtladungsdosis 18 mg/kgKG/24 h),
- Begleitung des Patienten zur Klinik (Blutdruck- und EKG-Monitoring, nasale O_2-Gabe).

Wenn der Status persistiert:
- Intubation und EEG-Monitoring,
- 10 mg/kgKG Phenobarbital (<100 mg/min) bis max. 600–800 mg bis der Status sistiert.

Wenn der Status persistiert:
- Propofolnarkose mit 1 mg/kgKG initial über 5 min., danach 2–4 mg/kgKG/h, Dosisanpassung 1–15 mg/kgKG/h oder alternativ
- Midazolam mit 0,2 mg/kgKG als Bolus (<4 mg/min), danach Infusion mit 0,05–0,5 mg/kgKG/h.

Wenn der Status persistiert:
- Pentobarbitalnarkose mit 5–15 mg/kgKG initial als Bolus i.v., danach Dosisanpassung (ca. 0,5–5 mg/kgKG/h) bis Burst-Suppression-Muster im EEG (**Cave:** arterielle Hypotonie).

Wenn ein Status epilepticus mit Lorazepam durchbrochen wurde, sollte bei Rezidiv eine Aufdosierung mit Phenytoin erfolgen. Die antiepileptische Wirkung von Diazepam ist kurz (<30–60 min), so dass nach Diazepamgabe eine Phenytoinaufsättigung erforderlich ist. Phosphenytoin ist verträglicher als Phenytoin, in Deutschland jedoch nicht erhältlich.

Valproat steht auch als i.v.-Präparat zur Verfügung und erste Berichte weisen auf eine Wirksamkeit beim Status epilepticus. Eine Dosis von ca. 25 mg/kgKG führt bei Erwachsenen zu Plasmakonzentrationen von ca. 100 mg/l. Bislang gibt es keine kontrollierten Daten zur Wirksamkeit und Verträglichkeit von Valproat i.v. im Vergleich zu den oben aufgeführten nachgewiesenermaßen effektiven Substanzen [9].

Levetiracetam liegt seit kurzem auch in i.v.-Darreichungsform vor. Kontrollierte Studien liegen, wie bei Valproat auch, nicht vor. Erste positive klinische Erfahrungen in kleinen Patientengruppen wurden mitgeteilt [12].

▬▬▬ Verlauf und Prognose

Auch wenn generalisierte tonisch-klonische Status epilepticus grundsätzlich eine schlechtere Prognose als nichtkonvulsive Status haben, hängt die Prognose des Status epilepticus eher von der Ätiologie als der Statusform ab [16].

Diffuse schwere Hirnanoxien z. B. bei Herzkreislaufstillstand gehen mit einer schlechten Prognose einher, auch wenn die klinische Statussymptomatik eher milder wirkt (»subtle status«) und dem klinischen Bild eines Status myoclonicus entspricht. In einer großen vergleichenden Therapiestudie starben 27% der Patienten mit generalisiertem tonisch-klonischen Status und 65% mit sog. mildem Status (»subtle status«) innerhalb von 30 Tagen [17]. Akute Hirnläsionen und schwere systemische Erkrankungen sind prognostisch ungünstig.

Länger dauernde epileptische Anfälle beeinflussen die Prognose ischämischer Hirninfarkte negativ [2]. Es muss bedacht werden, dass ein nichtkonvulsiver Status fortbestehen kann, wenn ein konvulsiver Status durchbrochen wurde, was bei komatösen Patienten nur mittels EEG diagnostiziert werden kann. In einer Studie bestanden bei 48% der medikamentös durchbrochenen konvulsiven Status elektroenzephalographische Anfallsmuster und bei 14% auch klinisch ein nichtkonvulsiver Status epilepticus [5]. Nichtkonvulsive Status gehen bei akuten Ätiologien mit einer höheren Mortalität (27%) einher als bei chronischen Epilepsien (3%; [13]).

Literatur

1. Barry E, Hauser WA. Pleocytosis after status epilepticus. Arch Neurology 1994; 51: 190-193.
2. Bogousslavsky J, Martin R, Regli F, Despland PA, Bolyn S. Persistent worsening of stroke sequelae after delayed seizures. Arch Neurol 1992; 49: 385-8.
3. Corey LA, Pellock JM, DeLorenzo RJ. Status epilepticus in a population-based Virginia twin sample. Epilepsia 2004; 45: 159-65.
4. DeGiorgio CM, Heck CN, Rabinowicz AL, Gott PS, Smith T, Correale J. Serum neuron-specific enolase in the major subtypes of status epilepticus. Neurology 1999; 52: 746-9.
5. DeLorenzo RJ, Waterhouse EJ, Towne AR, Boggs JG, Ko D, DeLorenzo GA, et al. Persistent nonconvulsive status epilepticus after the control of convulsive status epilepticus. Epilepsia 1998; 39: 833-40.
6. Feddersen B, Arnold S, Noachtar S. Semiology, EEG and etiology of non-convulsive status epilepticus. Epilepsia 2003; 44, Suppl. 9: 177.
7. Feddersen B, Bender A, Arnold S, Klopstock T, Noachtar S. Aggressive confusional state as a clinical manifestation of status epilepticus in MELAS. Neurology 2003; 61: 1149-50.
8. Lothman E. The biochemical basis and pathophysiology of status epilepticus. Neurology 1990; 40: 13-23.
9. Lowenstein DH. The management of refractory status epilepticus: an update. Epilepsia 2006; 47 Suppl 1: 35-40.
10. Lüders HO, Noachtar S. Atlas and Classification of Electroencephalography. Philadelphia: W.B. Saunders, 2000.
11. Noachtar S, Rosenow F, Arnold S, Baumgartner C, Ebner A, Hamer H, et al. Die semiologische Klassifikation epileptischer Anfälle. Nervenarzt 1998; 69: 117-126.
12. Rossetti AO, Bromfield EB. Levetiracetam in the treatment of status epilepticus in adults: a study of 13 episodes. Eur Neurol 2005; 54: 34-8.
13. Shneker BF, Fountain NB. Assessment of acute morbidity and mortality in nonconvulsive status epilepticus. Neurology 2003; 61: 1066-1073.
14. Thomas B, Beaumanoir A, Genton P, Dolisi C, Chatel M. ‚De novo' absence status of late onset: report of 11 cases. Neurology 1992; 42: 104-110.
15. Towne AR, Waterhouse EJ, Boggs JG, Garnett LK, Brown AJ, Smith JR, Jr., et al. Prevalence of nonconvulsive status epilepticus in comatose patients. Neurology 2000; 54: 340-345.
16. Treiman DM. Status epilepticus. In: Wyllie E, editor. The treatment of epilepsy: principles and practice. Philadelphia: Lea & Febiger, 2001: 225-283.
17. Treiman DM, Meyers PD, Walton NY, Collins JF, Colling C, Rowan AJ, et al. A comparison of four treatments for generalized convulsive status epilepticus. Veterans Affairs Status Epilepticus Cooperative Study Group. N Engl J Med 1998; 339: 792-8.

38.3 Myoklonien und spinale Übererregbarkeit

H.-M. Meinck

Myoklonien und Spasmen können bei zahlreichen neurologischen Erkrankungen und in unterschiedlichster Form auftreten. Sie beunruhigen Patienten und Angehörige; in schwerer Ausprägung beeinträchtigen sie die alltäglichsten Tätigkeiten massiv. Auf der Intensivstation interferieren Myoklonien und Spasmen v. a. mit der Atmung und der Nahrungszufuhr. Wegen der erheblichen Herz-Kreislaufbelastung und Atmungsbeeinträchtigung können sie zu einer vitalen Bedrohung werden.

Myoklonien und Spasmen weisen auf eine umschrieben oder diffus gesteigerte Erregbarkeit des Zentralnervensystems (ZNS) hin. Bei akuten neurologischen Erkrankungen gelten generalisierte Myoklonien oder Spasmen als prognostisch ungünstiges Zeichen.

▪▪▪ Definition
Myoklonien

Myoklonien sind unwillkürliche und willkürlich nicht unterdrückbare, kurze Muskelzuckungen. Ihr Bewegungseffekt variiert zwischen gerade erkennbaren Zuckungen einzelner Muskelfaserbündel bis zum groben Rucken des Rumpfes und der Gliedmaßen. Die myoklonische Bewegung ist dabei nie komplex, sondern immer einfach, kurz und ruckartig (»elementar«) und ähnelt insoweit den durch Eigenreflexe oder beim Klonus ausgelösten Muskelzuckungen (◘ Abb. 38.1). In der Regel zeigen Myoklonien eine Tendenz zur Wiederholung – teilweise in Nachbarmuskeln – mit Pausen zwischen Sekundenbruchteilen und Minuten, gelegentlich mit rhythmischen Intervallen (**Myorhythmie**).

Spasmen

Spasmen sind unwillkürliche Automatismen des Rückenmarks und der Medulla oblongata. Typischerweise sind sie mit Pyramidenbahnläsionen zwischen Capsula interna und Rückenmark assoziiert.

▪▪▪ Symptomatik
Myoklonien

Myoklonien lassen sich nach verschiedenen Gesichtspunkten charakterisieren. Klinische Charakteristika sind:
- ihre topographische Verteilung (fokal, polytop, generalisiert),
- ihr syndromaler Kontext,
- ihre Verlaufsdynamik,
- der Grad ihrer Synchronisation (synchron, asynchron) und
- die Modalität ihres Auftretens (spontan, aktionsinduziert, reflektorisch).

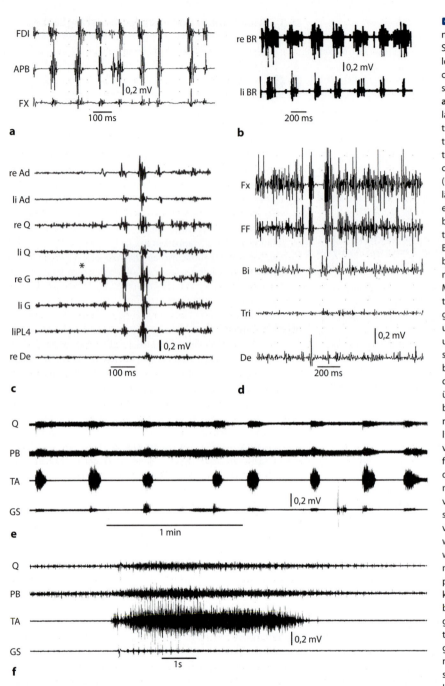

Abb. 38.1a-f. Unterschiedliche Erscheinungsformen von Myoklonien (**a-d**) und Spasmen (**e, f**). Elektromyographische Ableitungen mit Nadel- (**a, b, d**) und Oberflächenelektroden (**c, e, f**). Beachte die unterschiedlichen Registriergeschwindigkeiten. **a** Einseitige Myoklonien der Handmuskulatur bei Jackson-Anfall infolge eines kontralateralen kortikal-subkortikalen Hirntumors. Die Ableitung von dem MM. interosseus-I-dorsalis (FDI), abductor pollicis brevis (APB) und den Fingerextensoren (FX) zeigt scharf synchronisierte irregulär-frequente EMG-bursts kurzer Dauer. **b** beidseitige subkortikale Myoklonien bei Creutzfeldt-Jakob-Erkrankung. Ableitung vom M. brachioradialis (BR) beidseits. Bilaterale, locker synchronisierte EMG-bursts langer Dauer und annähernd rhythmischer Frequenz. **c** Serie von spinalen Myoklonien bei paraneoplastischer Myelitis. Ableitung von den MM. adductor magnus (Ad), quadriceps (Q), gastrocnemius (G), paraspinal L4 (PL4) und deltoideus (De). Die Serie von Myoklonien beginnt spontan im rechten gastrocnemius (*) und breitet sich bei gleichzeitiger Amplituden- und Frequenzunahme von dort in die übrige Beinmuskulatur und aufsteigend bis in den rechten deltoideus aus. **d** Asterixis (»negativer« Myoklonus) bei metabolischer Enzephalopathie. Ableitung von den Fingerextensoren (FX), Fingerflexoren (FF), biceps (Bi), triceps (Tri) und deltoideus (De) beim Vorhalten des Armes. Man erkennt die initiale kurze Innervationspause, die synchronisiert in der gesamten Unterarmmuskulatur auftritt und von einem bis in den M. deltoideus nachweisbaren »positiven« Myoklonus gefolgt wird. Daran schließt sich unmittelbar eine weitere synchronisierte Innervationspause mit erneuter nachfolgender Myoklonie an. **e, f** Spontane spinale Spasmen bei hoch zervikaler Querschnittläsion, registriert von den MM. quadriceps (Q), posterior biceps (PB), tibialis anterior (TA) und gastrocnemius-soleus (GS). Stereotypes Innervationsmuster langer Dauer, welches sich in sehr langen und unregelmäßigen Intervallen wiederholt. Bei schneller Registriergeschwindigkeit (**f**) erkennt man die gleichmäßig spindelförmige Zu- und Abnahme der Innervation. Gleichzeitig Achillessehnenklonus in GS, dessen einzelne bursts hinsichtlich ihrer Dauer den myoklonischen bursts in den Registrierungen **a** und **c** ähneln.

Spasmen

Im Unterschied zu den kurzen und ruckartigen Myoklonien sind Spasmen durch ein komplexes, aber recht stereotypes, langsames Bewegungsmuster (z. B. Streck- oder Beugespasmen, Streck-Innenrotationsspasmen) mit Erreichen eines Intensitätsmaximums innerhalb weniger Sekunden und allmählichem Abklingen innerhalb von Sekunden bis Minuten charakterisiert (◘ Abb. 38.1). Spasmen sind häufig durch kutane Reize oder Muskeldehnung in reproduzierbarer Weise auslösbar. Spontane Spasmen zeigen in der Regel eine niedrige Repetitionsfrequenz.

Wie den meisten zentralen Bewegungsstörungen liegt sowohl den Myoklonien als auch den Spasmen die unwillkürliche Kontraktion mehrerer benachbarter Muskeln zugrunde; simultan betroffen sind also in der Regel Gliedmaßenabschnitte bzw. eine oder mehrere Gliedmaßen. Die Intensität der Muskelkontraktion ist variabel und meist submaximal. Insbesondere myoklonisch eingeleitete Spasmen können jedoch äußerst intensiv und schmerzhaft sein und sogar zu Spontanfrakturen führen.

Differenzialdiagnosen

Myoklonien und Spasmen können mit anderen unwillkürlichen Muskelzuckungen oder -kontraktionen verwechselt werden. Intensivmedizinisch relevant sind v. a. Faszikulationen, Myokymie, Klonus, Krämpfe und Startle.

Faszikulationen sind mono- oder polytope, irreguläre Kontraktionen einzelner motorischer Einheiten innerhalb eines Muskels. Die unter der Haut sichtbare kurze Kontraktion hat (von speziellen Fällen abgesehen) keinen Bewegungseffekt. Wird Faszikulieren lebhaft, indem mehrere motorische Einheiten eines Muskels unabhängig voneinander immer wieder spontan entladen, entsteht Muskelwogen (**Myokymie**).

Klonus ist eine stets rhythmische Muskelzuckung stabiler Frequenz, die vorzugsweise in bestimmten Muskeln (Wadenmuskel, Kniestrecker) bei Dehnung auftritt, bei Entdehnung verschwindet und auf einer aufeinander folgenden Kette von Eigenreflexen beruht (◘ Abb. 38.1). Der Bewegungseffekt ist gering. **Tremor** ist eine in der Regel rhythmisch oszillierende Bewegung mit charakteristischer Frequenz und meist mäßigem Bewegungseffekt. Die im peripheren Nerven generierten **Krämpfe** befallen im Unterschied zu den im Zentralnervensystem generierten Spasmen stets einzelne Muskeln oder sogar nur Teile eines Muskels. Sie führen hier zur unwillkürlichen, transienten und schmerzhaften (weil maximalen) Kontraktion mit sicht- und fühlbarer knotiger Verhärtung. Die schmerzhafte Kontraktion kann durch Dehnung des Muskels meist effektiv unterbrochen werden.

Als **Startle** wird ein pathologisch gesteigertes Erschrecken bezeichnet, das vorzugsweise durch akustische und taktile Reizung auszulösen ist und mit einer kurzen und ruckartigen Retropulsion des Kopfes und Rumpfes bei gleichzeitiger Abduktion beider Arme und Versteifung der Beine einhergeht. Klinisch und elektrophysiologisch bestehen fließende Übergänge zu den retikulären Reflexmyoklonien bei Erkrankungen des Hirnstamms.

■■■ Diagnostik

Mit klinisch-neurophysiologischen Untersuchungsmethoden lassen sich zusätzliche, praktisch relevante Klassifikationsmerkmale von Myoklonien gewinnen, die v. a. für die Unterscheidung epileptischer von nichtepileptischen Myoklonien hilfreich sind. Dies hat einerseits Bedeutung für die syndromale Einordnung eines Krankheitsbildes, andererseits für die einzuschlagende Therapie. Das konventionelle **EEG** zeigt neben der bei Patienten auf Intensivstationen allfälligen Allgemeinstörung des Hirnstrombildes an, ob epilepsieverdächtige oder -spezifische Erregungsabläufe vorliegen (◘ Abb. 38.2).

Somatosensibel evozierte Hirnpotenziale (SEP) werden als elektrodiagnostische Routinemethode auf Intensivstationen v. a. im Rahmen des Neuromonitoring eingesetzt. Bei Patienten mit epileptischen Myoklonien zeigen diese SEP häufig eine Formveränderung und abnorme Amplitudenvergrößerung insbesondere der P25-N30-Komponente über 15 µV. Diese sog. Riesen- (»giant-«)SEP sind ein recht verlässlicher elektrophysiologischer Marker für eine gesteigerte zerebrale Erregbarkeit. Bei der Untersuchung stellt man häufig fest, dass mit der Auslösung des SEP auch ein Reflexmyoklonus in der betroffenen Gliedmaße ausgelöst wird.

Transkortikale und **Long-loop-Reflexe** (C-Reflexe, LLR) lassen sich am einfachsten mit der F-Wellen-Technik untersuchen. Bei Stimulation eines peripheren Nervs tritt der durch den elektrischen Reiz ausgelöste Reflexmyoklonus in dem entsprechenden Muskel (oft auch in Nachbarmuskeln) auf. In Handmuskeln liegen die Latenzen dieser gesteigerten transkortikalen Reflexe zwischen 35 und 60 ms, in Fußmuskeln zwischen 60 und 100 ms. Im Unterschied zur F-Welle, die erst bei supramaximaler Stimulation stabil ausgelöst werden kann, lassen sich Reflexmyoklonien bereits mit motorisch unter- oder knapp überschwelligen elektrischen Impulsen auslösen (◘ Abb. 38.2).

Die **EMG-Polygraphie** (◘ Abb. 38.1) erlaubt die Ableitung von Myoklonien in mehreren Muskeln parallel und mit hoher zeitlicher Auflösung. Kortikale Myoklonien zeichnen sich durch kurze EMG-bursts (in der Regel unter 50 ms) mit starrer Synchronie in antagonistischen Muskelpaaren und konstanter Erregungsausbreitung (von rostral nach kaudal und von proximal nach distal) aus. Myoklonien des Hirnstamms oder Rückenmarks können deutlich länger als 100 ms andauern. Sie zeigen oft eine variable Kopplung und können sich – je nach Entstehungsort – auch von kaudal nach rostral ausbreiten.

Mit der **EEG-EMG-Polygraphie** lässt sich oftmals bereits ohne weitere technische Hilfsmittel erkennen, ob die Myoklonien eng an bestimmte abnorme Hirnpotenziale gekoppelt sind

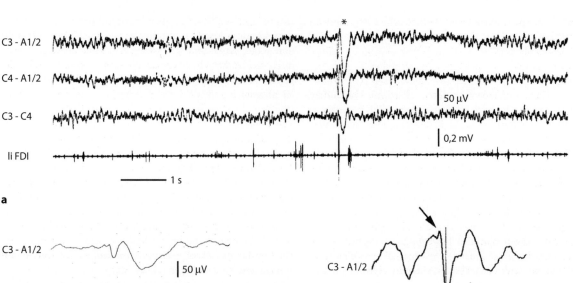
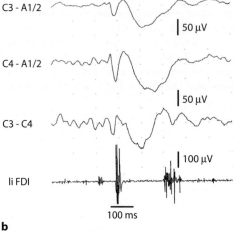
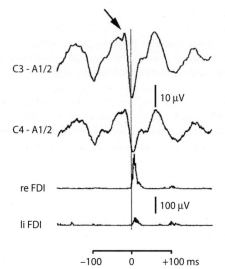
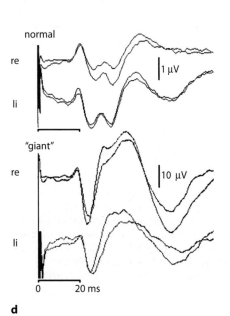
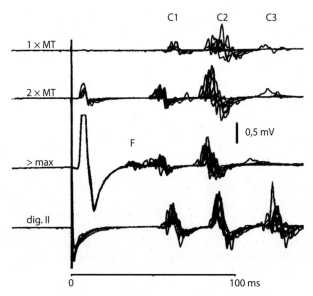

(◘ Abb. 38.2). Mit computergestützter Auswertungssoftware lässt sich durch EMG-getriggerte Rückwärtsanalyse des EEG und elektronisches Aufsummieren (»jerk-locked averaging«) meist auch bei sehr umschriebenen epileptischen Myoklonien ein kortikales Spike-Potenzial identifizieren, das der myoklonischen Zuckung mit einer konstanten Latenz (die der Laufzeit vom motorischen Kortex zum Muskel entspricht) vorangeht.

Ursachen einzelner Myoklonien und Spasmen
Einseitige Myoklonien und Spasmen
Einseitigen Myoklonien und Spasmen liegt meistens eine herdförmige Erkrankung des Zentralnervensystems zugrunde.

Einseitige Myoklonien
Einseitige Myoklonien können im Prinzip in nahezu allen Teilen des Zentralnervensystems entstehen: In der Hirnrinde (z. B. Jackson-Anfall, Epilepsia partialis continua Kojevnikov; ◘ Abb. 38.2), im Hirnstamm (Gaumensegelmyoklonus) oder im Rückenmark (segmentaler Myoklonus). Oft zeichnen sich diese Myoklonien durch rhythmische Repetition mit niedriger Frequenz aus (um 1/s) und persistieren Tag und Nacht. Die myoklonische Aktivität kann sich in Nachbarregionen ausbreiten und vorübergehend eine ganze Körperhälfte affizieren (z. B. »Jackson march of convulsions«).

Beim **Gaumensegelmyoklonus** führt die rhythmische Kontraktion der einseitigen Gaumenmuskulatur zu einem entsprechenden Zucken des Zäpfchens in die Richtung des myoklonisch aktiven Muskels (Gaumensegelnystagmus). Die myoklonische Kontraktion kann sich auf die gleichseitige Schlundmuskulatur, die Interkostalmuskeln, das Zwerchfell und auch auf die äußeren Augenmuskeln ausbreiten (Hirnnervenmyorhythmie). Durch die rhythmische Öffnung der eustachischen Röhre kommt es nicht selten zu einem hörbaren rhythmischen Klicken auf der betroffenen Seite (Auskultation!). Die häufigste Ursache dieses Gaumensegelmyoklonus ist ein kaudaler Hirnstamminfarkt mit Läsion der Olive.

Einseitige Spasmen
Einseitige oder fokale Spasmen sind selten, sie können aber bei einigen intensivmedizinisch relevanten Krankheiten vorkommen, z. B. bei akuten Enzephalomyelitiden (akute demyelinisierende Enzephalomyelitis, Multiple Sklerose (MS), M. Whipple) aber auch anderen herdförmigen Erkrankungen des ZNS. Das pathologische Bewegungsmuster der halbseitigen oder fokalen Spasmen zeigt den für Spasmen charakteristisch langen Zeitverlauf. Einseitige Spasmen der Kaumuskulatur treten v. a. bei M. Whipple (oft mit fazialen Myoklonien), der mimischen Muskulatur bei Hirnstammtumoren auf.

Die phänomenologische Unterscheidung von der sog. **Fazialis-Myokymie** (z. B. bei MS) gelingt klinisch durch die zeitliche Dynamik und den mechanischen Effekt der Kontraktion (zeitlich diskrete, aber kräftige Kontraktionen beim Spasmus, Stunden bis Tage anhaltende, aber leichte und undulierende Kontraktion bei der Myokymie). Auch **fokale epileptische Anfälle des Gesichts** können mit einseitigen Spasmen der fazialen Muskulatur verwechselt werden, insbesondere wenn die einzelnen myoklonischen Zuckungen sehr rasch aufeinander folgen und dadurch der Eindruck einer längere Zeit anhaltenden tonischen Kontraktion entsteht. Klarheit schafft ggf. die elektrophysiologische Untersuchung.

Einseitige spinale Spasmen der Gliedmaßen- oder Rumpfmuskulatur wurden v. a. bei Tumoren oder immunentzündlichen (z. B. paraneoplastischen) ZNS-Erkrankungen beschrieben.

Bilaterale Myoklonien und Spasmen
Umschriebene bilaterale Myoklonien und Spasmen
Myoklonien und Spasmen kommen gelegentlich in einer umschriebenen Region auf beiden Seiten des Körpers vor, z. B. Opsoklonus, Spasmen der Beine bei Querschnittlähmung. Tritt die myoklonische Zuckung bzw. der Spasmus dabei auf beiden Seiten simultan (synchronisiert) auf, spricht dies für eine gemeinsame Generatorstruktur. Auch bei diffuser Schädigung (z. B. ze-

◄ ◘ **Abb. 38.2a-e.** Klinisch-neurophysiologische Untersuchungsmethoden für die Analyse von Myoklonien. **a** EEG-EMG-Polygraphie. Platzierung der EEG-Elektroden nach dem Internationalen 10/20-System. EMG-Ableitung (unterste Spur) vom M. interosseus-I-dorsalis-manus links (li FDI). Im EMG erkennt man zahlreiche Myoklonien, nur eine davon ist mit einer Spike-wave-Formation im EEG assoziiert (*). Vertikale Kalibrierung 50 µV für alle EEG-Registrierungen. **b** Darstellung der in **a** markierten Myoklonie (*) bei schneller Registriergeschwindigkeit. **c** Computergestützte Rückwärtsanalyse des EEG (»jerk-locked averaging«). Das EMG wird hierzu gleichgerichtet, und zahlreiche Myoklonien des rechten FDI werden elektronisch aufsummiert (N=128). Die zugehörigen EEG-Segmente 200 ms vor und nach dem jeweiligen Myoklonus werden elektronisch gemittelt. Nach elektronischer Mittelung stellt sich über dem Projektionsareal der rechten Hand (C3) ein Spike-Potenzial dar, welches der Myoklonie im rechten FDI um 20 ms vorausläuft (*Pfeil*). Vertikale Kalibrierung gültig jeweils für die EEG- und EMG-Registrierungen. **d** Somatosensibel evoziertes Hirnpotenzial (N.-medianus-Stimulation). Normale Registrierung (*oben*) im Vergleich zu einem Riesen (»giant«)-Potenzial (*unten*). Beachte die 10fach höhere Verstärkung bei der normalen Registrierung. **e** C-Reflexe in der Thenarmuskulatur bei Stimulation des ipsilateralen N. medianus am Handgelenk bzw. seiner kutanen Zeigefingeräste (dig. II). Stimulation des Nerven mit ansteigenden Reizstärken (MT = motorische Schwelle, > max = supramaximale Reizstärke). Beachte die repetitiven transkortikalen Reflexkomponenten (C1–C3), deren Latenz sich bei zunehmender Reizstärke verkürzt. F = F-Welle bei > max. Stimulation.

rebrale Hypoxie) können die Myoklonien auf einzelne, auch weit auseinander liegende Regionen (z. B. Gesicht, Schlund, Beine) beschränkt sein.

> **Praxistipp**
>
> Ob Myoklonien in weit auseinander liegenden Regionen des Körpers synchron oder asynchron auftreten, kann man bei der Inspektion oft nicht zuverlässig entscheiden. Eine hinreichend präzise Beurteilung erlaubt jedoch die Palpation der myoklonisch zuckenden Muskeln.
> Sicherheit schafft die elektromyographische Mehrkanalregistrierung der Myoklonien.

Myoklonien der äußeren Augenmuskeln manifestieren sich in irregulären, blitzschnellen konjugierten Blickbewegungen (Sakkaden) in den horizontalen (»ocular flutter«) oder in allen Blickrichtungen (Opsoklonus). Ausbreitung in die Gesichts-, Nacken-, Rumpf- oder Beinmuskulatur kommt vor (z. B. Opsoklonus-Myoklonus-Syndrom). Meist liegt dieser Symptomatik eine Immunentzündung des Hirnstamms mit Befall der mesenzephalen (Opsoklonus) und/oder pontinen (»ocular flutter«) Blickmotorikzentren, seltener eine toxische oder metabolische Störung zugrunde.

Das pathologische Bewegungsmuster **umschriebener bilateraler Spasmen** ist naturgemäß weniger komplex als das der häufigeren generalisierten Spasmen, zeigt aber ebenfalls den charakteristisch langen Zeitverlauf. Spasmen der Blickmotorik (okulogyre Krise) und/oder der Zungen-Schlund-Muskulatur (Zungen-Schlund-Krampf) sind als Nebenwirkung von Neuroleptika gut bekannt. Hierzulande selten sind Zungen-Schlund-Spasmen das Initialsymptom der Tollwut; gelegentlich wird diese durch Fernreisen importiert. Umschriebene Spasmen der beidseitigen Schlund-, Kau- oder der mimischen Muskulatur treten v. a. bei M. Whipple (oft mit fokalen Myoklonien des Gesichts), oder (mit Laryngospasmus, Trismus und Risus sardonicus) im Frühstadium der Tetanuserkrankung oder der Strychninintoxikation auf, ferner bei Hirnstammtumoren.

Spinale Myoklonien sind insgesamt selten und phänomenologisch oft nicht von anderen Myoklonien zu unterscheiden – insbesondere in Abwesenheit von definitiven Symptomen einer spinalen Läsion. Übergangsformen zu Spasmen sind nicht selten (z. B. myoklonisch eingeleitete Spasmen). Beidseitigkeit der Myoklonie, Beinbetonung, erhaltenes Bewusstsein und fehlende supraspinale Symptome sind Argumente (aber keine Beweise) für eine spinale Genese.

Der **propriospinale Myoklonus** ist eine Sonderform des spinalen Myoklonus. Er manifestiert sich annähernd symmetrisch v. a. in der vorderen Muskulatur des Rumpfs und der rumpfnahen Gliedmaßenabschnitte und führt zu arrhythmischen ruckartigen Beugebewegungen des Rumpfs und der Extremitäten. Polymyographische Analysen des Zeitverlaufs zeigen, dass die myoklonische Aktivität in einem (meist thorakalen) Myotom beginnt und sich von dort bidirektional nach kranial und kaudal ausbreitet.

Spinale Spasmen zeigen – wie im Übrigen auch spinale Myoklonien – häufig eine ausgeprägte fremdreflektorische Auslösbarkeit (z. B. durch Berührung, Schmerzreize, Spray). Ihr Bewegungsmuster ist komplex mit raschem, selten ruckartigen Beginn und allmählichem Abklingen über Sekunden oder sogar Minuten. Sie können ein- oder beidseitig auftreten. Sind alle 4 Gliedmaßen betroffen, liegt die Läsion meist im oberen Halsmark oder im Hirnstamm mit entsprechend kritischer Prognose.

Generalisierte asynchrone Myoklonien

Generalisierte oder polytope asynchrone Myoklonien sieht man v. a. bei Intoxikationen, metabolischen Entgleisungen (z. B. Urämie), aber oft auch nach zerebraler Hypoxie. Treten Myoklonien zeitlich voneinander entkoppelt (= asynchron) in verschiedenen Körperregionen auf, ist von mehreren unabhängigen Generatoren auszugehen.

Asterixis (»flapping« Tremor) ist eine nicht seltene Sonderform der generalisierten asynchronen Myoklonien, charakterisiert durch die abrupte und kurze, unwillkürliche (d. h. myoklonische) Unterbrechung einer vorbestehenden Halteinnervation (»negativer« Myoklonus). Asterixis manifestiert sich deshalb besonders deutlich in der Unterarmhandmuskulatur. Durch die 50–100 ms dauernde Innervationspause sackt die angehobene Gliedmaße vorübergehend ab. Oft folgt eine »positive« myoklonische Gegenaktivierung. Die Innervationspause ist innerhalb einer Gliedmaße synchron, aber asynchron in den Muskeln verschiedener Gliedmaßen. Asterixis wird besonders häufig bei metabolischen und toxischen Enzephalopathien beobachtet (z. B. hepatische Enzephalopathie, Intoxikation mit trizyklischen Antidepressiva). Überwiegend handelt es sich wohl um besondere Manifestationsformen einer kortikalen, also epileptischen Myoklonie.

Generalisierte bilateral-synchrone Myoklonien und Spasmen

Generalisierte bilateral-synchrone Myoklonien sind das hervorstechende Merkmal der primären Epilepsien mit generalisierten tonisch-myoklonischen Anfällen. Generalisierte oder multifokale Myoklonien können aber auch als Symptom zahlreicher akuter und chronisch-progressiver Hirnerkrankungen mit und ohne epileptische Anfälle einhergehen (◘ Übersicht), insbesondere als Manifestation metabolischer oder toxischer Enzephalopathien. Bei manchen dieser Krankheitsbilder sind generalisierte Myoklonien das dominante Symptom. Man wird aber bei allen diesen Erkrankungen neben den Myoklonien auch andere Symptome einer Schädigung des Zentralnervensystems finden: Verwirrtheit, Demenz, Bewusstseinstrübung sowie neurologische Herdsymptome.

Bei vielen dieser Erkrankungen werden die Myoklonien von epileptischen Entladungen der Hirnrinde begleitet, die sich mit

38.3 Myoklonien und spinale Übererregbarkeit

Hilfe des EEG darstellen lassen. Dieser Typus der Myoklonien ist eng mit der Epilepsie verwandt und wird deshalb als **epileptischer Myoklonus** bezeichnet. Dies bedeutet jedoch nicht, dass die im EEG sichtbaren epileptischen Entladungen sich auch klinisch als epileptische Anfälle manifestieren!

Ursachenspektrum von Myoklonien
- Physiologische Myoklonien
  - Einschlaf- oder Aufwachmyoklonien
  - Singultus
  - Zusammenschrecken
- Hereditäre Myoklonie-Syndrome
  - Hereditäre essenzielle Myoklonie
  - Hereditäre myoklonische Dystonie
  - Hereditäre Hyperekplexie
- Sporadische idiopathische Myoklonie-Syndrome
  - Sporadische essenzielle Myoklonie
  - Erworbene Hyperekplexie
  - Myoklonien bei »Restless-leg«-Syndrom und anderen schlafgebundenen Bewegungsstörungen
- Myoklonien im Rahmen von Epilepsien
  - Fokale Epilepsie (Jackson-Anfall, Epilepsia partialis continua)
  - Generalisierte Epilepsie-Syndrome
    - Infantile Spasmen (1. Lebensjahr)
    - Dravet-Syndrom (1. Lebensjahr)
    - Lennox-Gastaut-Syndrom (2.–6. Lebensjahr)
    - Juvenile myoklonische Epilepsie (6.–20. Lebensjahr)
    - Absence-Epilepsie mit Myoklonien
    - Myoklonisch-astatische Epilepsie
  - Progressive Myoklonus-Epilepsie
    - Myoklonus-Epilepsie mit »ragged red fibers« (MERRF)
    - Unverricht-Lundborg-Erkrankung
    - Lafora-Einschlusskörperchen-Erkrankung
    - Neuronale Ceroidlipofuszinose
    - Sialidose (»Cherry-red-spot«-Myoklonus)
    - Gaucher-Erkrankung
    - GM2-Gangliosidose (Tay-Sachs-Erkrankung)
- Symptomatische Myoklonien
  - Degenerative Enzephalopathien
    - Spinozerebelläre Degeneration
    - Kortikobasale Degeneration
    - Multisystematrophie
    - Alzheimer-Erkrankung
    - Chorea Huntington
    - Steele-Richardson-Olszewski-Syndrom
    - Dentato-rubro-pallido-luysische Atrophie
  - Inflammatorische Enzephalopathien
    - Virale Enzephalitiden (z. B. HSV, SSPE, HIV)
    - Septische Herdenzephalitis
    - Spongiforme Enzephalopathien (z. B. Creuthfeldt-Jakob-Erkrankung)
    - Enzephalitis lethargica
  - Autoimmunenzephalitiden
    - post- oder parainfektiöse Myoklonien
    - Opsoklonus-Myoklonus-Syndrom
    - Bockerstaff-Enzephalitis
    - Paraneoplastische Enzephalomyelitis
    - Rasmussen-Enzephalitis
    - »Stiff-man«-Syndrom
    - Hashimoto-Enzephalitis
  - Metabolische Enzephalopathien
    - Urämie
    - Hypoglykämie
    - Hyponatriämie
    - Hypokalzämie
    - Hepatische Enzephalopathie
    - CO_2-Narkose
  - Toxische Enzephalopathien
    - Medikamente und Medikamentenentzug (z. B. L-Dopa, Dopaminagonisten, Lithium, Trizyklische Antidepressiva, MAO-B-Inhibitoren, Ciclosporin, Penicillin, Cephalosporin, Etomidate, Propofol, Clozapin)
    - Drogen- und Drogenentzug (Alkohol, Kokain, LSD, Cannabis)
    - Toxine (Schwermetalle, Organophosphate, DDT, Wismut, Methylbromid, Tetanus, Strychnin)
  - Vaskulär-hypoxische Enzephalopathien
    - Synkopale Myoklonien
    - Akute hypoxische Myoklonien
    - Posthypoxische Myoklonien (Lance-Adams-Syndrom)
    - Vaskuläre Enzephalopathien (Vaskulitis, Thromboembolien)
    - Caisson-Krankheit, Fettembolie
  - Enzephalopathien bei physikalischen Traumen (Schädelhirntrauma, Elektroschock, Hitzschlag)
  - Psychogene Störung

▼

Schwere Myoklonien können das hervorstechende Residuum einer zerebralen Hypoxie sein, z. B. nach kardialer Wiederbelebung (postanoxische Myoklonien). Bilateral-simultane Myoklonien sind aber auch charakteristisches Merkmal degenerativer Hirnerkrankungen, deren Hauptsymptom die progrediente Demenz ist (z. B. Creutzfeldt-Jakob-Erkrankung, Alzheimer-Erkrankung). Als Ausdruck einer viralen Enzephalitis oder einer durch infektassoziierte Autoimmunmechanismen vermittelten Entzündung des ZNS können ebenfalls generalisierte Myoklonien auftreten.

Peri- und posthypoxische Myoklonien und Spasmen können in unterschiedlichsten Formen nebeneinander bestehen oder aufeinander folgen. Treten sie bereits kurz nach Reanimation auf, gelten sie als prognostisch ungünstiges Zeichen einer hypoxischen Enzephalopathie (z. B. nach kardiopulmonaler Reanimation). Diese Myoklonien sind meistens bilateral generalisiert, sie können aber auch auf Gesicht und Schlund oder auf die Beine begrenzt sein. Ihre Frequenz liegt meistens über 1/s, die Intervalle sind unregelmäßig. Manchmal beobachtet man auch eine Kopplung an die Atmung. Bei der EEG-Ableitung findet man häufig mit den Myoklonien synchrone epileptische Entladungen. Diese sind allerdings manchmal nicht eindeutig von Muskelartefakten infolge der myoklonischen Aktivierung perikranieller Muskeln abzugrenzen; ggf. ist dann eine EEG-Ableitung unter Muskelrelaxierung notwendig.

Nach zerebraler Hypoxie können auch spontane Streck- und Beugespasmen der Gliedmaßen auftreten, häufig sind sie durch Schmerzreize auslösbar. Diese Spasmen führen zu komplexen bilateralen, meist simultanen Bewegungsmustern, z. B. Streckung und Innenrotation der Arme und Beine. Sie sind typischerweise nicht von epileptischer EEG-Aktivität begleitet und werden als Zeichen einer Schädigung des Hirnstamms aufgefasst. Physiologisch handelt es sich um auf der Ebene der Medulla oblongata oder des Rückenmarks angelegte und physiologischerweise unterdrückte atavistische Automatismen, die durch die rostrale Läsion disinhibiert werden.

Posthypoxische Aktionsmyoklonien (Lance-Adams-Syndrom) treten typischerweise erst in der Erholungsphase nach zerebraler Hypoxie auf. Sie sind durch den spezifischen Triggermechanismus der willkürlichen Bewegungsinitiierung charakterisiert. Die oft mehrfach rasch hintereinander repetierte Myoklonie betrifft dementsprechend v. a. die willkürlich bewegte Gliedmaße, kann jedoch eine Ausbreitungstendenz zeigen. Nicht selten treten diese Aktions- oder Intentionsmyoklonien vergesellschaftet mit anderen Myoklonieformen auf (z. B. Reflexmyoklonien, Asterixis).

Status spasmodicus

Gelegentlich entwickeln sich subakut bei verschiedenen neurologischen Erkrankungen generalisierte Spasmen mit zunehmender Frequenz und Intensität dergestalt, dass am Ende die rasche Aufeinanderfolge von heftigsten Spasmen über Stunden stehen kann (Status spasmodicus, »spasmodic storm«).

> **Wichtig**
>
> Durch Irradiation der Spasmen in die Larynx- und/oder Atemmuskulatur und kardiozirkulatorische Dekompensation können sich akute lebensbedrohliche Komplikationen einstellen.

Das Vollbild ähnelt der Tetanusintoxikation nicht nur hinsichtlich der motorischen Hyperaktivität, sondern oft auch hinsichtlich der erheblichen sensorischen Irritabilität und der Neigung zu akuten autonomen Entgleisungen. Derartige Zustände sind bei Autoimmunenzephalitiden (v. a. mit Hirnstammbeteiligung) beschrieben, aber auch beim »Stiff-man«-Syndrom (hier insbesondere beim Entzug von Baclofen oder von Benzodiazepinen), bei Multipler Sklerose und bei Hirnstammtumoren.

> **Wichtig**
>
> Diese Patienten sollten beim Verdacht auf einen sich entwickelnden Status spasmodicus sofort auf eine Intensivstation verlegt werden.

■■■ Therapie

Die Pharmakotherapie myoklonischer Störungen, insbesondere auf Intensivstationen, ist oft schwierig und von Misserfolgen begleitet, einerseits weil nicht wenige Myoklonieformen eine ausgeprägte Pharmakoresistenz zeigen, andererseits weil die zur effektiven Unterdrückung der Myoklonien benötigten Dosierungen oft hoch und dementsprechend von ausgeprägten sedierenden Effekten begleitet sind, die ihrerseits den neurologischen Untersuchungsbefund verschleiern.

Prinzipiell eignen sich alle Antikonvulsiva auch zur Unterdrückung von Myoklonien, insbesondere der kortikalen Myoklonien einschließlich der Asterixis.

> **Wichtig**
>
> Als Medikament der ersten Wahl gilt im Allgemeinen **Valproat** – weniger wegen besonderer antimyoklonischer Potenz als vielmehr wegen nur geringer Sedierung. Die benötigte Valproatdosis liegt im Allgemeinen höher als die üblicherweise verwendete antikonvulsive Dosis: bis 4000 mg/24 h.

Ist der sedierende Effekt nicht kritisch, können **Benzodiazepine** (Diazepam, Clonazepam, Clobazepam) eingesetzt werden. Die in der ambulanten Therapie üblichen Tagesdosen werden unter intensivstationären Bedingungen erfahrungsgemäß meist deutlich überschritten; berichtet werden Dosierungen von bis zu 100 mg Diazepam pro Stunde (!). Piracetam in hoher Dosis (bis 20 g/24 h) und die neueren Antikonvulsiva (z. B. Levetiracetam, bis 4 g/24 h) zeigen ebenfalls eine recht gute antimyoklonische Wirkung. Bei partieller Wirksamkeit sind Kombinationen der genannten Medikamente zu erwägen.

Die **posthypoxischen Aktionsmyoklonien** sprechen als einzige Myoklonieform auch auf hoch dosiertes **5-OH-Tryptophan** (bis 4 g/24 h) an, das zur Verbesserung der Verträglichkeit mit einem peripheren Decarboxylasehemmer (Benserazid oder Carbidopa) kombiniert werden sollte.

Selbst heftige Spasmen lassen sich in der Regel gut mit Benzodiazepinen unterdrücken. Auch hier werden gelegentlich hohe Dosen benötigt, die aber bei langsamer Aufdosierung oft überraschend gut toleriert werden. Beim Verdacht auf einen sich entwickelnden Status spasmodicus sollte der Patient intensivmedizinisch überwacht, mit hochdosierten Benzodiazepinen oder Barbituraten sediert und ggf. intubiert werden. Krisenhafte Entgleisungen autonomer Funktionen lassen sich mit Metoprolol oder Clonidin dämpfen.

Literatur

1. Caviness JN, Brown P. Myoclonus: current concepts and recent advances. Lancet Neurol 2004; 3: 598–607
2. Deutsche Gesellschaft für Neurologie. Leitlinien für die Diagnostik und Therapien von Myoklonien. www.dgn.org
3. Frucht S, Fahn S. The clinical spectrum of posthypoxic myoclonus. Mov Disord 2000; 15 Suppl 1: 2–7
4. Hallett M, Topka H. Myoclonus. In: Brandt T, Caplan L, Dichgans J, Diener HC, Kennard C (eds) Neurological disorders. Course and treatment. 2. Aufl. Academic Press, Amsterdam 2003, pp1221–1231
5. Krauss GL, Mathews GC. Similarities in mechanisms and treatments for epileptic and nonepileptic myoclonus. Epilepsy Curr 2003; 3: 19–21
6. Meinck HM. Myoklonien. Nervenarzt 2007; 78: 209–223
7. Schmitz B, Tettenborn B (Eds) Paroxysmale Störungen in der Neurologie. Springer Verlag, Heidelberg, 2004

ing # Metabolische Störungen

C.S. Padovan, H.-J. Kolb, A. Straube, F. Erbguth, M. Maschke, C. Klawe, D. Sander,
M.J. Hilz, T. Ziemssen, W. Fogel, W.H. Oertel, M. Bettendorf

39.1	**Neurologische Komplikationen bei Organtransplantation**	– 610
39.1.1	Transplantatunabhängige neurologische Komplikationen	– 612
39.1.2	Transplantatspezifische neurologische Komplikationen	– 617
	Literatur – 620	
39.2	**Enzephalopathien bei metabolischen Erkrankungen**	– 621
39.2.1	Spezifische metabolische Enzephalopathien – 623	
39.2.2	Enzephalopathien aufgrund Elektrolyt- und Osmolaritätsstörungen	– 629
39.2.3	Enzephalopathien aufgrund Glukosestoffwechselstörungen	– 631
39.2.4	Seltene Enzephalopathieursachen – 632	
	Literatur – 633	
39.3	**Alkoholdelir und Wernicke-Enzephalopathie**	– 634
39.3.1	Alkoholdelir – 634	
39.3.2	Wernicke-Enzephalopathie – 639	
	Literatur – 641	
39.4	**Autonome Störungen** – 642	
39.4.1	Neurogen bedingte kardiovaskuläre Störungen – 650	
39.4.2	Neurogenes Lungenödem – 653	
39.4.3	Hyperthermie – 653	
39.4.4	Besonderheiten einzelner Krankheitsbilder – 653	
	Literatur – 658	
39.5	**Zentrale pontine Myelinolyse** – 660	
	Literatur – 665	
39.6	**Basalganglienerkrankungen in der Intensivmedizin**	– 665
39.6.1	Intensivmedizinische Komplikationen von Basalganglienerkrankungen	– 665
39.6.2	Unwillkürliche Bewegungsstörungen im Rahmen anderer intensivpflichtiger Erkrankungen – 669	
	Literatur – 671	
39.7	**Neuroendokrinologie** – 672	
39.7.1	Hypothalamisch-hypophysäre Hormonachsen – 672	
39.7.2	Wasserhaushalt und Hyponatriämie – 673	
	Literatur – 677	

39.1 Neurologische Komplikationen bei Organtransplantation

C.S. Padovan, H.-J. Kolb, A. Straube

Bei fortgeschrittenem Organversagen von Niere, Herz, Leber oder Lunge stellt eine Organtransplantation meist das einzige kurative Therapieverfahren dar. Auch eine Knochenmarktransplantation wird bei sonst unheilbaren Leukämien oder Lymphomen eingesetzt. Nach Organtransplantation treten bei 30–60% der Patienten neurologische Komplikationen auf. Differenzialdiagnostisch müssen vorbestehende, durch die Grunderkrankung bedingte, Störungen von intraoperativen Komplikationen, von metabolisch bedingten neurologischen Störungen und von Nebenwirkungen der notwendigen immunsuppressiven Medikation abgegrenzt werden. Immunsuppressiva können dabei sowohl eine direkte Neurotoxizität als auch indirekt vermehrt Infektionen des Zentralnervensystems (ZNS) und sekundäre ZNS-Malignome verursachen. Während metabolische Enzephalopathien oder opportunistische ZNS-Infektionen bei allen Patienten nach Transplantation etwa gleich häufig auftreten können, sind andere neurologische Syndrome für bestimmte Organtransplantationen typisch.

▪▪▪ Symptome

In der Akutphase nach Transplantation ist die klinisch-neurologische Beurteilbarkeit der Patienten durch Analgosedierung und schwerkranken Allgemeinzustand stark eingeschränkt. Bei den häufig medikamentös oder metabolisch-enzephalopathisch bewusstseinsgestörten Intensivpatienten weisen eine Zunahme der Komatiefe, fokale oder generalisierte motorische epileptische Anfälle, asymmetrische Schmerzabwehr, Pupillenstörungen oder spezielle Okulomotorikbefunde (z. B. vertikale Bulbusdivergenz) auf ZNS-Komplikationen hin.

Bei postoperativ wachen Patienten können sich neurologische Komplikationen mit unspezifischen Symptomen wie Kopfschmerzen, Sehstörungen, leichten deliranten oder psychotischen Episoden, milden Bewusstseinsstörungen oder epileptischen Anfällen manifestieren. Ursächlich kommen zerebrovaskuläre Komplikationen, ZNS-Infektionen, metabolische Störungen oder eine pharmakogene Neurotoxizität in Frage, wobei bestimmt neurologische Symptome für bestimmte Transplantationen typisch sind (◘ Tab. 39.1).

▪▪▪ Diagnostik

Einen Überblick über die Differenzialdiagnosen bei Organtransplantierten, geordnet nach klinischen Leitsymptomen, gibt ◘ Tab. 39.2.

Zur differenzialdiagnostischen Einordnung von klinischen Syndromen nach Transplantation werden bildgebende, laborchemische, mikrobiologische und elektrophysiologische Untersuchungen benötigt.

Mit Computer- oder Magnetresonanztomographie (MRT) können ischämische Infarkte, intrakranielle Blutungen, Hirnabszesse, Granulome, Marklagerveränderungen oder ein Hirnödem nachgewiesen werden.

Neben der Bestimmung von systemischen Entzündungszeichen, Gerinnungsparametern, Nierenretentionswerten, Elektrolytkonzentrationen, Glukose und Ammoniak muss ggf. der Ciclosporin- bzw. Tacrolimusspiegel untersucht werden.

Die Liquordiagnostik sollte neben Routineparametern mikrobiologisch-serologische Untersuchungen auf Bakterien und Pilze (Ausstrich, Kultur, ggf. Antigennachweis) beinhalten, bei Verdacht muss auch eine virale Genese (PCR, Antikörperindex) untersucht werden.

Systemische, meist pulmonale Infektionen (*Aspergillus*, *Nocardia*, *Cryptococcen*) bedingen häufig eine sekundäre ZNS-Infektion, weshalb sie bei entsprechendem Verdacht ausgeschlos-

◘ Tab. 39.1. Spezifische und relativ häufige (in Klammern) Komplikationen nach Organtransplantation

Transplantation	Komplikation
Leber	– Hirnödem/intrakranielle Drucksteigerung bei akutem Leberversagen – Intrakranielle Blutung bei Gerinnungsstörung – Zentrale pontine oder extrapontine Myelinolyse – Läsion des Plexus brachialis – (Pulmonale und ZNS-Aspergillose)
Knochenmark	– Intrakranielle Blutung bei Thrombopenie – Bakterielle ZNS-Infektion (initial) – Virale ZNS-Infektion (v. a. Herpes-Viren) – Leukenzephalopathie – Neurologische Manifestationen einer Graft-versus-host-Reaktion: Myasthenie, Myositis, Polyneuropathie, ZNS-Beteiligung
Niere	– Läsion des N. femoralis und N. cutaneus femoris lateralis – Hypertensive Enzephalopathie – Enzephalopathie bei akuter Organabstoßung
Herz	– Perioperative zerebrale Embolie – Globale zerebrale Hypoxie – Läsion des N. phrenicus oder Plexus brachialis – Aseptische Meningitis nach OKT3 – (ZNS-Lymphom)
Lunge	– Luftembolie – s. Herztransplantation
Pankreas	– Angiopathie – Karpaltunnelsyndrom

Tab. 39.2. Differenzialdiagnose von neurologischen Leitsymptomen nach Organtransplantation

Symptom	Ätiologie	Risikofaktor (nach Transplantation von ...)
Akutes Koma	Intrazerebrale Blutung	Thrombopenie (KMT, LTX), Gerinnungsstörung (LTX, KMT)
	Zerebrale Ischämie	Kardiale Embolie (HTX), Endokarditis (KMT), Luftembolie (HTX, LuTX)
	Status epilepticus	Metabolische Entgleisung, Neurotoxizität, ZNS-Infektion
Progrediente Vigilanzminderung	Metabolisch	Hepatische Enzephalopathie (LTX, sekundäres Organversagen), Urämie (NTX), Hypomagnesiämie
	Neurotoxizität	Ciclosporin/Tacrolimus (LTX, HTX)
	ZNS-Infektion	Meningitis: *Listerien*, *Cryptoccus*; Enzephalitis: *CMV*, *HSV*, *VZV*; Zerebritis/Abszess: *Aspergillus*, *Toxoplasma*, *Nocardia*
	Myelinolyse	Hyponatriämie (LTX)
Postoperatives Koma	Zerebrale Hypoxie	Intraoperative Komplikation (HTX, LuTX)
	Hirndruck	Hirnödem (LTX)
	Medikamentös	Sedierungsüberhang
	Myelinolyse	s. o.
	Ischämie/Blutung	s. o.
Fokalneurologie	Ischämie/Blutung	s. o.
	ZNS-Infektion	Abszess: *Aspergillus*, *Nocardia*, *Toxoplasma*, PML
	Neurotoxizität	Ciclosporin/Tacrolimus (kortikale Blindheit)
Anfälle	Neurotoxizität	Ciclosporin/Tacrolimus
	Metabolisch	Urämie, Leberversagen, Hypo-/Hypernatriämie, Hypomagnesiämie, Hypokalzämie, Hypo-/Hyperglykämie
	Ischämie/Blutung	s. o.
	ZNS-Infektion	s. o.
Meningismus	Meningitis (Erreger)	Immunsuppression (KMT): *Listerien*, *Cryptococcus*
	Aseptische Meningitis	OKT3 (HTX)
Kopfschmerzen	Medikamentös	Ciclosporin, Tacrolimus, OKT3
	Meningitis	s. o.
Tetraparese	Medikamentös	Muskelrelaxanzienüberhang, Myopathie (Steroide)
	Neuropathie	Critical-illness-Polyneuropathie, Guillain-Barré-Syndrom
	Myopathie	Critical-illness-Myopathie, Myositis
Tremor (Ataxie)	Neurotoxizität	Ciclosporin/Tacrolimus
	Enzephalopathie	Organversagen (LTX, NTX)
	ZNS-Infektion	Viral, Legionellen

KMT Knochenmarktransplantation, *LTX* Lebertransplantation, *HTX* Herztransplantation, *NTX* Nierentransplantation, *LuTX* Lungentransplantation, *CMV* Cytomegalievirus, *HSV* Herpes-simplex-Virus, *VZV* Varizella-Zoster-Virus, *PML* progressive multifokale Leukenzephalopathie.

sen oder bestätigt werden müssen. Bei vermutetem non-konvulsiven Status oder bei epileptischen Anfällen ist eine Elektroenzephalographie notwendig.

39.1.1 Transplantatunabhängige neurologische Komplikationen

Patienten nach Transplantation benötigen eine lebenslängliche medikamentöse Immunsuppression, um eine Organabstoßung zu verhindern. Lediglich nach Transplantationen zwischen eineiigen Zwillingen (syngene Tx) und bei manchen Patienten nach Knochenmarktransplantation (die 1–2 Jahre nach Transplantation eine Toleranz entwickeln) sind keine Immunsuppressiva notwendig. Daher kommen als transplantatunabhängige neurologische Komplikationen infolge der Immunsuppressiva die direkte Neurotoxizität, das vermehrte Auftreten von ZNS-Infektionen und von epileptischen Anfällen sowie die – insgesamt seltenere – Induktion von ZNS-Malignomen vor.

Neurotoxizität der Immunsuppressiva
Ciclosporin

Ciclosporin A (Sandimmun, Cicloral) wird nach Transplantation zur chronischen Immunsuppression und auch zur Therapie der akuten Organabstoßung seit vielen Jahren eingesetzt. Ciclosporin supprimiert als Calcineurininhibitor T-Helfer-Zellen und zytotoxische T-Zellen indem die Produktion und Freisetzung von Interleukin 2 und anderen Zytokinen reduziert wird. Systemische Nebenwirkungen sind Nephro- und Hepatotoxizität sowie die Induktion einer arteriellen Hypertonie.

▪▪▪ Ätiologie und Symptomatik

Neurologische Komplikationen unter Ciclosporin A treten bei 15–40% der Patienten auf. Ein isolierter Tremor (40%), Kopfschmerzen (10–20%) und distale Parästhesien (nur bei ausgeprägter Klinik ist eine kombinierte demyelinisierende und axonale Neuropathie elektrophysiologisch nachweisbar) kommen am häufigsten vor. Schwere neurologische Nebenwirkungen entwickeln etwa 5% der Patienten, wobei 2 unterschiedliche klinische Bilder vorkommen.

- Eine akute Neurotoxizität kann innerhalb der ersten Tage bis Wochen nach Transplantation als Enzephalopathie mit Kopfschmerzen, Dysarthrie, depressiven oder manischen Symptomen, visuellen Halluzinationen, kortikaler Blindheit, Anfällen oder einer Vigilanzminderung auftreten.
- Wochen bis Monate nach Transplantation kann sich eine Ciclosporinneurotoxizität als subakutes motorisches Syndrom mit Hemi-, Para- oder Tetraparese manifestieren, das von zerebellärem Tremor, Ataxie und kognitiver Einschränkung begleitet sein kann.

Ciclosporin ist epileptogen, führt spiegelabhängig bei 2–6% der Patienten zu fokalen oder generalisierten Anfällen und kann bei Überdosierung einen schwer behandelbaren Status epilepticus verursachen.

Ätiologisch wird für den ciclosporininduzierten Tremor eine Sympathikusaktivierung postuliert, Kopfschmerzen sind durch eine NO-Freisetzung verursacht, während bei schweren Neurotoxizitätssyndromen eine Störung der Blut-Hirn-Schranke diskutiert wird. Die Ciclosporinserumwerte liegen bei Patienten mit einer Neurotoxizität häufig noch im oberen therapeutischen Bereich, zu hohe Spiegel verursachen aber regelhaft Nebenwirkungen.

> **Wichtig**
>
> Eine Neurotoxizität tritt vermehrt bei Hypocholesterinämie, Hypomagnesiämie, Therapie mit β-Lactamantibiotika, hochdosierter Steroidmedikation, arterieller Hypertonie und Urämie auf.

Eine vorausgegangene Bestrahlung oder eine Mikroangiopathie, die nach Knochenmarktransplantation vorkommen kann, erhöhen das Risiko einer Neurotoxizität.

▪▪▪ Diagnostik und Therapie

Bei Patienten mit Ciclosporinneurotoxizität können bildgebend typischerweise parietookkzipitale, konfluierende Marklagerveränderungen ohne KM-Aufnahme nachgewiesen werden (■ Abb. 39.1), wobei die Magnetresonanztomographie mit Flair-gewichteten Sequenzen die sensitivste Methode darstellt. Als unspezifischer, aber doch regelhaft vorhandener Liquorbefund findet sich bei Patienten mit Neurotoxizität eine Schrankenstörung.

Die Behandlung dieser direkten Ciclosporinnebenwirkungen besteht bei leichteren Formen in einer Dosisreduktion, bei schwerer Neurotoxizität muss die Immunsuppression auf Tacrolimus oder – sofern möglich – auf Mycophenolat mofetil oder Sirolimus (s. u.) umgestellt werden. Daneben muss eine normotone Blutdruckeinstellung und eine Korrektur metabolischer Störungen (Clearance, Magnesium, Cholesterin) angestrebt werden. Epileptische Anfälle sollten wegen der geringeren Enzyminduktion vorzugsweise mit Valproat, Gabapentin oder Levetiracetam behandelt werden. Bei isolierten Kopfschmerzen wird ein Therapieversuch mit Propanolol empfohlen. Bei rechtzeitigem Absetzen sind die meisten Ciclosporinnebenwirkungen reversibel.

Tacrolimus

Tacrolimus (FK 506, Prograf) wird zunehmend anstelle von Ciclosporin zur chronischen Immunsuppression nach Nieren-, Leber- oder Herztransplantation eingesetzt, da bei ciclosporinähnlichem Wirkmechanismus (Calcineurininhibitor) eine stärkere Immunsuppression mit einer geringeren Abstoßungsrate erreicht wird. Systemische Nebenwirkungen wie Nephro- oder Hepatotoxizität und auch neurologische Komplikationen treten

39.1 Neurologische Komplikationen bei Organtransplantation

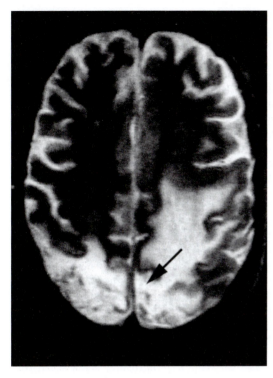

◘ **Abb. 39.1.** Okkzipital betonte multifokale Marklagerveränderungen in Folge einer Ciclosporinbehandlung bei einem 35-jährigen Patienten nach Knochenmarktransplantation (T2-gewichtetes MRT).

etwas häufiger als unter Ciclosporin auf, eine Hypertonie wird seltener induziert.

▪▪▪ Ätiologie und Symptomatik

Eine Neurotoxizität kommt bei etwa 30–50% der Organtransplantierten vor und äußert sich mit Kopfschmerzen, Parästhesien, Tremor, Ängstlichkeit, Unruhe, Alpträumen und Schlafstörungen.

Schwerwiegendere neurologische Komplikationen wie Verwirrtheit, Dysarthrie, epileptische Anfälle, Enzephalopathien, apraktische Störungen, akinetischer Mutismus und Bewusstseinsstörungen bis zum Koma treten bei etwa 5% der Patienten meist während der initialen Aufsättigungsphase auf. Unter Tacrolimus kommen schwere demyelinisierende Polyneuropathien vor, die sich – in Analogie zu einer CIDP – nach Steroidtherapie, Immunglobulingabe sowie nach Umstellung der Immunsuppression auf Ciclosporin dauerhaft besserten; differenzialdiagnostisch muss eine Polyradikulitis bei *Cytomegalie-Virus- (CMV-)Infektion* ausgeschlossen werden.

▪▪▪ Diagnostik und Therapie

Kernspintomographisch kommen bei Patienten mit Tacrolimusneurotoxizität multifokale Marklagerveränderungen zur Darstellung. Diese treten oft mit etwas Latenz zur Klinik auf, haben – im Gegensatz zu Ciclosporin – teilweise eine KM-Aufnahme und sind nicht typischerweise um die Hinterhörner, sondern mehr im subkortikalen Marklager lokalisiert. Differenzialdiagnostisch muss – neben vaskulären oder infektiösen Erkrankungen – bei Lebertransplantierten eine extrapontine Myelinolyse abgegrenzt werden.

Die Mehrzahl der tacrolimusassoziierten neurologischen Störungen ist nach Umsetzen oder Dosisreduktion reversibel, Marklagerveränderungen sind nur variabel rückbildungsfähig und können trotz gebesserter Klinik persistieren.

Mycophenolat mofetil

Mycophenolat mofetil (CellCept) wird meist als additives Immunsuppressivum nach Organtransplantation zur Reduktion der Abstoßungsrate eingesetzt, da es als Antimetabolit neben T-Zellen auch die Proliferation von B-Zellen und die Antikörperproduktion von Plasmazellen supprimiert. Systemische Nebenwirkungen treten in Form von Leukopenien, gastrointestinalen Beschwerden und einer möglicherweise erhöhten Rate viraler Infektionen (v. a. CMV; ► Kap. 35) auf.

Eine Neurotoxizität wurde bislang nur vereinzelt beschrieben, in möglichem Zusammenhang mit Mycophenolat mofetil traten Kopfschmerzen, Tremor, Benommenheit, Schlafstörungen, Depressionen und Parästhesien auf.

Sirolimus

Sirolimus (Rapamune) ist seit kurzem zur Immunsuppression zugelassen: Vorteile dieses mTOR-Inhibitors sind die fehlende Nephrotoxizität und die – aufgrund eines antiangiogenetischen Effekts – möglicherweise geringere Induktion von Sekundärmalignomen im Vergleich zu anderen Immunsuppressiva.

Systemische Nebenwirkungen umfassen Diarrhö, Anämie, Thrombozytopenie, Gelenkschmerzen, Hyperlipidämie und Hypokaliämie. Neurologische Komplikationen unter Sirolimus wurden bislang kaum berichtet, weshalb Patienten mit Neurotoxizität unter Ciclosporin oder Tacrolimus von einer Umstellung auf Sirolimus profitieren können. Für das ähnlich wirkende Everolimus sind bislang keine systematischen neurologischen Nebenwirkungen beschrieben.

Steroide

Glukokortikoide werden sowohl zur chronischen Immunsuppression als auch zur Therapie einer akuten Organabstoßung eingesetzt. Da Steroide nicht selektiv auf die zelluläre und humorale Immunität wirken, besteht ein höheres Risiko opportunistischer Infektionen. Sonstige systemische Steroidnebenwirkungen werden als bekannt vorausgesetzt und hier nicht dargestellt.

▪▪▪ Symptomatik

Die häufigsten neurologischen Steroidnebenwirkungen sind Myopathien und psychiatrische Symptome. Wahrscheinlich

50% der mit mittelhohen Steroiddosen behandelten Patienten entwickeln nach 4–6 Wochen eine Myopathie mit proximalen, zunächst hüftbetonten Paresen. Bei symptomatischen Patienten ist eine Dosisreduktion nur selten möglich, weshalb ein Umsetzen auf ein nicht fluoriertes Steroid versucht werden kann. Die Rückbildung einer Steroidmyopathie ist erst 2–8 Monate nach Absetzen zu erwarten. Eine Stimmungsaufhellung tritt fast regelhaft unter Steroidtherapie auf, daneben finden sich milde psychiatrische Symptome wie Unruhe, Ängstlichkeit, Schlaf- und Konzentrationsstörungen. Eine Steroidpsychose findet man bei etwa 3% der Patienten, wobei affektive Störungen, schizophrene oder delirante Bilder vorkommen können.

▪▪▪ Therapie
Therapeutisch sollten Steroide abgesetzt oder zumindest auf Dexamethason umgesetzt werden, eine symptomatische Gabe von Neuroleptika, Valproinsäure (bei manischen Bildern) oder Sedativa kann notwendig sein. Bei Tagesdosen über 30 mg Prednisolonäquivalent tritt selten eine epidurale Lipomatose mit Kompression des Myelons oder der Cauda equina auf, die sich klinisch mit Rückenschmerzen, radikulären Syndromen oder einer Myelopathie manifestieren kann.

Therapeutisch kann eine neurochirurgische Dekompression und Resektion notwendig werden, es sind aber auch Besserungen nach Absetzen der Steroide berichtet worden.

Azathioprin
Azathioprin (Imurek) wird selten als Antimetabolit zur chronischen Immunsuppression eingesetzt und supprimiert die zelluläre und humorale Immunität. Hauptnebenwirkungen sind die Myelosuppression und die Hepatotoxizität. Direkte neurotoxische Nebenwirkungen sind bisher nicht beschrieben.

Thalidomid
Thalidomid wird bei Patienten mit chronischer Graft-versus-Host-Reaktion (GvHR) nach Knochenmarktransplantation als zusätzliches Immunsuppressivum gegeben und kann schwere, z. T. irreversible schmerzhafte axonale Polyneuropathien und selten auch Bewusstseinsstörungen verursachen.

Immunsuppressiva bei akuter Abstoßung
OKT3, ein monoklonaler anti-T-Zell-Antikörper, wird zur initialen Induktion einer Immunsuppression und zur Therapie der akuten Abstoßung eingesetzt. Durch OKT3-Bindung am CD3-Antigen werden T-Zellen supprimiert, aber auch Zytokine (z. B. TNF-α) freigesetzt, was systemisch zu Fieber, Husten und gastrointestinalen Beschwerden führen kann. Mit einer Latenz von 24–72 Stunden entwickeln 2–14% der Patienten nach OKT3-Gabe neurologische Nebenwirkungen. Meistens liegt eine aseptische Meningitis mit Fieber, Kopfschmerzen, Nackensteife und Liquorpleozytose vor. Dieses meningitische Syndrom tritt nach Steroidvorbehandlung kaum auf, und bildet sich – negative Liquorkulturen vorausgesetzt – auch unter weiterer OKT3-Gabe nach wenigen Tagen zurück. Seltener entwickeln Patienten nach OKT3 ein enzephalopathisches Syndrom mit Fieber, Apathie, erhöhtem Muskeltonus, Liquorpleozytose und einem Hirnödem (vereinzelt sind auch Patienten mit subkortikalen, KM-aufnehmenden Läsionen beschrieben), das sich meist langsamer über 2–3 Wochen ebenfalls unabhängig von der Fortführung der OKT3-Behandlung rückbildet.

Polyklonale Pferde-, Ziege- oder Kaninchenantiseren gegen Thymozyten (**ATG**) oder Lymphozyten (**ALG**) werden selten bei akuter Abstoßung und zur initialen Induktion einer Immunsuppression eingesetzt. Nach ATG oder ALG kann eine Serumkrankheit als systemische Nebenwirkung auftreten. Durch eine ATG/ALG induzierte Zytokinfreisetzung können selten Symptome ähnliche einer OKT3-Neurotoxizität auftreten.

ZNS-Infektionen
Patienten nach Organtransplantation sind durch die medikamentöse Immunsuppression, durch perioperative Eintrittspforten wie zentrale Venenkatheter, Beatmungstubus und Portsysteme sowie durch eine häufig eingeschränkte Abwehrlage in Folge der Grunderkrankung (Diabetes mellitus, Urämie) vermehrt gefährdet, infektiologische Komplikationen zu entwickeln (▶ Kap. 35).

Durch den Einsatz lymphozytenspezifischer Immunsuppressiva wie Ciclosporin oder Tacrolimus, durch die selektive perioperative Darmdekontamination und die prophylaktische Gabe von Fluconazol, Aciclovir und CMV-Hyperimmunglobulin bei Risikopatienten konnte die infektiologische Komplikationsrate reduziert werden.

ZNS-Infektionen treten kumulativ bei etwa 5–10% aller Organtransplantierten auf und haben eine Mortalität von 44–77%. Bei Patienten nach Organtransplantation können sonst typische klinische Zeichen wie Fieber oder Meningismus fehlen, ferner kann initial die Beurteilbarkeit (postoperative Analgosedierung, Organversagen) eingeschränkt sein.

▪▪▪ Symptomatik und Diagnostik
Diagnostisch relevant kann das Vorhandensein einer systemischen Infektion mit möglicher Streuung ins ZNS, das klinische Syndrom und der zeitliche Abstand zwischen Transplantation und Auftreten der ZNS-Infektion sein: So ist bei einer zerebralen *Aspergillus*- oder *Nocardia-asteroides*-Infektion regelhaft ein pulmonaler Primärbefall nachzuweisen, bei *Cryptococus-neoformans*-Meningitis liegt oft eine Hautinfektion oder eine Pneumonie vor.

Das klinische Syndrom gibt differenzialdiagnostische Hinweise, da eine **akute Meningitis** häufig durch *Listeria monocytogenes*, eine **subakute** oder **chronische Meningitis** im Allgemeinen durch *Cryptococcus* oder andere Pilze verursacht wird. Eine **Enzephalitis** kann durch viele Erreger bedingt sein, wobei eine langsam progrediente kognitive Einschränkung mit Fokalneurologie typischerweise durch eine *JC-Papovavirus*-Infektion (progressive multifokale Leukenzephalopathie, PML) ver-

39.1 Neurologische Komplikationen bei Organtransplantation

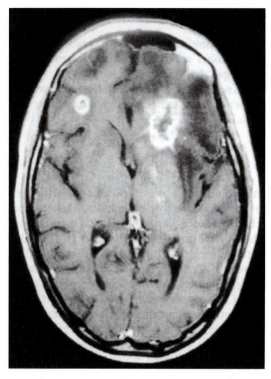

Abb. 39.2. Zerebrale Aspergillose bei einer 22-jährigen Patientin nach Knochenmarktransplantation: Multiple, meist raumfordernde und ringförmig kontrastmittelanreichernde Herde (T1-gewichtetes MRT nach Gadolinium-Gabe).

ursacht wird. Beschrieben sind als weitere Enzephalitiserreger u. a. *HSV, VZV, CMV, HHV6-, HHV7-, HHV8-, BK-Virus* und *Adenoviren*. Fokale raumfordernde entzündliche Herde oder Abszesse werden häufig durch eine Infektion mit *Aspergillus* (◘ Abb. 39.2), *Toxoplasma gondii, Listeria* oder *Nocardia* verursacht.

Auch der zeitliche Abstand zwischen Transplantation und Auftreten der ZNS-Infektion gibt Anhaltspunkte über den möglichen Erreger: Innerhalb des ersten Monats nach Transplantation kommen perioperative Wund- oder Katheterinfektionen sowie pulmonale und urogenitale Infektionen (Bakterien, Candida) vor, die nur extrem selten als septische Herdenzephalitis das ZNS involvieren. Vereinzelt treten innerhalb des ersten Monats reaktivierte oder durch das Transplantat übertragene ZNS-Infektionen oder auch opportunistische ZNS-Infektionen (v. a. *Aspergillus*) auf.

> **Wichtig**
>
> Das Risiko von ZNS-Infektionen ist 1–6 Monate nach Transplantation aufgrund der ausgeprägten medikamentösen Immunsuppression am höchsten.

In diesem Zeitraum sind *Listeria, Aspergillus* und *Nocardia* die häufigsten opportunistischen Erreger. Liegt die Transplantation länger als 6 Monate zurück, können latente Infektionen, z. B. in Form einer CMV-Chorioretinitis mit zusätzlicher ZNS-Beteiligung oder als Epstein-Barr-Virus (EBV)-assoziiertes ZNS-Lymphom, manifest werden.

> **Wichtig**
>
> Ein überdurchschnittlich hohes Risiko von ZNS-Infektionen besteht bei hochdosierten Immunsuppressiva (Tacrolimus, Ciclosporin, Steroide) und zusätzlicher Abstoßungstherapie mit OKT3, ATG oder ALG.

Ein mittleres Risiko haben Patienten mit systemischen viralen Infektionen (CMV, EBV, Hepatitis), nachdem diese die Abwehrlage zusätzlich verschlechtern. Im Gegensatz dazu haben Patienten mit minimaler Immunsuppression und komplikationslosem Verlauf nach Transplantation (keine Abstoßung) nur ein gering erhöhtes Risiko von ZNS-Infektionen, das Erregerspektrum ist dann dem von Nichtimmunsupprimierten vergleichbar.

▬▬▬ Therapie

Die Therapie von ZNS-Infektionen nach Organtransplantation im Überblick ◘ Tab. 39.3.

Bei der Auswahl und Dosierung der Chemotherapie ist eine additive nephrotoxische Wirkung z. B. von Aciclovir, Aminoglykosiden, Fluconazol oder Amphotericin B zusammen mit den Immunsuppressiva Ciclosporin oder Tacrolimus zu beachten.

Epileptische Anfälle

Epileptische Anfälle, die bei 4–16% der Organempfänger auftreten, werden ätiologisch meist durch Medikamente (Ciclosporin, Tacrolimus), metabolische Störungen sowie hypoxisch-ischämische ZNS-Läsionen ausgelöst. Die hypoxiebedingten Anfälle treten perioperativ innerhalb der ersten Woche v. a. nach Herz- oder Lebertransplantation auf. ZNS-Infektionen, ischämische Infarkte oder Tumoren sind seltener Auslöser von Anfällen.

Epileptische Anfälle sistieren häufig nach Dosisreduktion des Immunsuppressivums, nach Korrektur einer metabolischen Störung oder nach Behandlung einer Infektion, weshalb eine antiepileptische Dauermedikation nicht vorschnell begonnen werden soll. Akut werden Anfälle oder ein Status epilepticus mit Benzodiazepinen in üblicher Weise (▶ Kap. 38) behandelt.

> **Wichtig**
>
> Wird eine Dauermedikation wegen rezidivierenden epileptischen Anfällen notwendig, sind bei Antikonvulsiva, wie Phenytoin oder Carbamazepin, durch deren Enzyminduktion der hepatischen Cytochrom-P450-Oxygenase, höhere Immunsuppressivadosen (Ciclosporin, Tacrolimus) notwendig.

Tab. 39.3. Therapie häufiger ZNS-Infektionen nach Transplantation

Erreger	Syndrom/Lokalisation	Therapie
Protozoen		
Toxoplasma	Fokale Enzephalitis	Pyrimethamin + Sulfadiazin (+ Folsäure) oder Pyrimethamin + Clindamycin (+ Fs)
Pilze		
Candida spp.	Akute Meningitis, Hirnabszess	Fluconazol oder Amphotericin B + Flucytosin (oder nach Antibiogramm)
Aspergillus spp.	Hirnabszess, hämorrhagische fokale Enzephalitis	Voriconazol, Caspofungin (?), Amphotericin B + Flucytosin
Cryptococcus	Subakute/chronische Meningitis	Initial Amphotericin B + Flucytosin, dann Fluconazol (Erhaltungstherapie)
Bakterien		
Gramnegative Bakterien	Akute Meningitis, Hirnabszess	Meropenem, nach Antibiogramm
Listeria	Akute Meningitis, Enzephalitis (Hirnstamm), Hirnabszess	Ampicillin + Gentamicin, alternativ Trimethoprim-Sulfamethoxazol
Nocardia	Multiple Hirnabszesse	Trimethoprim-Sulfamethoxazol, Cefotaxim (oder nach Antibiogramm), ggf. Abszessdrainage
Viren		
Varizella-zoster-Virus	Enzephalitis, Vaskulitis	Aciclovir
Herpes-simplex-Virus	Enzephalitis (auch atypische E.)	Aciclovir, Steroide (?)
Cytomegalievirus	Enzephalitis	Ganciclovir, Foscarnet, Cidofovir (?)
Epstein-Barr-Virus	Enzephalitis	Aciclovir (?), Ganciclovir (?)
HHV6	Enzephalitis (oft limbische E.)	Ganciclovir, Foscarnet (?)
JC-Virus (PML)	Subakute Enzephalitis	Reduktion der Immunsuppression (?), Cidofovir (?), (Cytosinarabinosid wirkungslos)

Nicht durch Studien gesicherte Therapieformen sind durch den Zusatz (?) markiert.

Obwohl in einigen Zentren epileptische Anfälle trotzdem primär mit **Phenytoin** behandelt werden, gilt **Valproat** meist als Mittel der Wahl, nachdem es den hepatischen Ciclosporinmetabolismus nicht induziert und auch intravenös gegeben werden kann. Neben der Gefahr einer Enzephalopathie beim Aufdosieren hat Valproat aber den Nachteil einer potenziellen Hepatotoxizität, weshalb es nach Lebertransplantation nur ungern gegeben wird.

Levetiracetam (Keppra) und **Gabapentin** (Neurontin) stellen wegen der fehlenden Enzyminduktion, der seltenen Nebenwirkungen und der Wirksamkeit bei fokalen und sekundär generalisierten epileptischen Anfällen sinnvolle Alternativen dar, wobei für diese relativ neuen Antikonvulsiva bisher nur kasuistische Erfahrungen zum Einsatz bei Patienten nach Organtransplantation publiziert worden sind. Wegen ihrer vorwiegend renalen Ausscheidung muss die Nierenfunktion bei der Dosierung berücksichtigt und auch im Verlauf kontrolliert werden.

Sekundäre lymphoproliferative Erkrankungen

Systemische lymphoproliferative Erkrankungen treten bei 0,5–4% der Organtransplantierten auf, wobei in dieser heterogenen Gruppe Hauttumoren am häufigsten vorkommen und histologisch »benigne« polyklonale lymphoide Hyperplasien bis hin zum malignen Lymphom nachzuweisen sind. In der Mehrzahl der Fälle wurde EBV-DNA und EBV-Transkriptionsprodukte in den lymphoiden Zellen nachgewiesen.

Ätiologie, Symptomatik, Diagnostik

Daher wird ätiologisch eine virale B-Zell-Transformation durch EBV angenommen, wobei die maligne Transformation infolge der chronischen Immunsuppression nicht unterdrückt werden kann. Möglicherweise stellt eine Infektion mit CMV einen zusätzlichen Risikofaktor dar.

Eine ZNS-Beteiligung kommt bei 15–25% der Patienten mit lymphoproliferativen Erkrankungen nach Organtransplantation vor, wobei häufig ein isoliertes ZNS-Lymphom vorliegt. Der überproportional hohe Anteil an ZNS-Lymphomen kann durch die besondere immunologische Situation des Gehirns erklärt werden, da dort viral transformierte B-Zellen besser persistieren können.

Klinisch findet man bei einer lymphoproliferativen ZNS-Erkrankung häufig kognitive Störungen und fakultativ eine Fokalneurologie. Die Bildgebung zeigt Signalveränderungen mit KM-Aufnahme, die Ausdehnung kann multifokal und auch meningeal sein, vorwiegend betroffen sind die tiefen Hirnregionen und das subependymale Marklager. Die Diagnose muss bioptisch gesichert werden.

Therapie

Therapeutisch kann eine Reduktion der Immunsuppression und eine Behandlung mit Aciclovir oder Interferon-α versucht werden, letztlich müssen systemische EBV-Lymphome fast immer mit einer hochdosierten Chemotherapie behandelt werden.

Zu ZNS-Lymphomen nach Organtransplantation liegen keine größeren Therapiestudien vor, es wird aber ein Vorgehen wie bei primären ZNS-Lymphomen mit initialer systemischer Chemotherapie und evtl. anschließender Radiatio (z. B. aktuelle Hochdosis-Methotrexattherapie-Protokolle; ▶ Kap. 37) empfohlen.

Kasuistische Berichte über Remissionen nach intrathekaler Chemotherapie oder intrathekaler Gabe von Anti-B-Zell-Antikörpern über ein Ommaya-Reservoir müssen noch an einer größeren Fallzahl evaluiert werden. Die systemische Gabe von Rituximab (anti-B-Zell-Antikörper) in Kombination mit Temozolamid wird gerade untersucht. Die Prognose ist in Abhängigkeit vom histologischen Malignitätsgrad sehr schlecht, die Mortalität bei ZNS-Lymphomen dürfte deutlich über den für systemische lymphoproliferative Erkrankungen (Mortalität 36–72%) genannten Zahlen liegen.

39.1.2 Transplantatspezifische neurologische Komplikationen

Die bisher beschriebenen Syndrome und Erkrankungen treffen als unspezifische Komplikationen für alle Organtransplantationen zu. Daneben kommen transplantatspezifische neurologische Komplikationen vor, die entweder durch die operative Problematik oder durch eine besondere metabolische oder immunologische Situation, wie nach Leber- oder Knochenmarktransplantation, bedingt sind.

Lebertransplantation

Lebertransplantationen werden bei fortgeschrittenem Organversagen infolge viraler Hepatitis, alkoholischer und primär biliärer Zirrhose, hepatozellulären Karzinomen, M. Wilson und bei einer Reihe von kongenitalen Lebererkrankungen durchgeführt. Zum Zeitpunkt der Transplantation haben die meisten Patienten eine metabolische Enzephalopathie und eine Polyneuropathie.

Bei etwa 50% der Patienten mit akutem Leberversagen und einer Enzephalopathie Grad III–IV tritt ein diffuses Hirnödem mit intrakranieller Drucksteigerung auf, das sich unter aggressiver Behandlung mit Osmotherapie und Barbituraten vorübergehend zurückbilden kann, so dass wieder eine Notfalltransplantation möglich wird.

Die Indikation zu einer invasiven perioperativen Hirndruckmessung sollte in Anbetracht der häufigen Blutungskomplikationen zurückhaltend gestellt werden. Während der Transplantation können durch hohen intraoperativen Blutverlust Hypotensionsphasen sowie durch die dann notwendige Blut- und Volumensubstitution Schwankungen im Elektrolythaushalt auftreten.

Neurologische Komplikationen nach Lebertransplantation traten in größeren Serien bei 20–30% der Patienten auf. Am häufigsten lag eine metabolische oder immunsuppressivabedingte Enzephalopathie vor, daneben traten epileptische Anfälle, Plexus- und periphere Nervenläsionen, ischämische Hirninfarkte und ZNS-Infektionen auf. Das Erkennen von weiteren ZNS-Komplikationen in der Frühphase nach Transplantation kann durch eine Enzephalopathie erschwert sein. Autopsiestudien fanden neuropathologische Auffälligkeiten bei 70–90% der Patienten, häufig nachweisbar waren anoxisch-ischämische Veränderungen, Infarkte, Blutungen und opportunistische Infektionen. Eine zentrale pontine oder extrapontine Myelinolyse, die durch intraoperative Elektrolyt- und Osmolaritätsschwankungen bei Massentransfusion bedingt ist, wird klinisch bei etwa 2% der Patienten manifest, und ist neuropathologisch bei 10% der autopsierten Patienten nachzuweisen. Nach Lebertransplantation tritt – häufiger als nach anderen Organtransplantationen – eine immunsuppressivabedingte Neurotoxizität auf, was mit der etwas höheren Dosierung und den häufig vorliegenden Kofaktoren Hypocholesterinämie und Hypertonie erklärt werden kann. Allgemein haben Patienten mit einer alkoholtoxischen Leberzirrhose oder mit einem akuten Leberversagen, die statistisch häufiger eine höhergradige hepatische Enzephalopathie aufweisen, ein schlechteres neurologisches Outcome als Patienten mit einem chronischen Leberversagen anderer Genese.

Knochenmarktransplantation

Eine Knochenmark- oder Stammzelltransplantation wird meist bei malignen hämatologischen Erkrankungen (Leukämien, Lymphome), seltener bei metabolischen (Adrenoleukodystrophie, metachromatische Leukodystrophie) oder autoimmunologischen Erkrankungen (Lupus erythematodes, rheumatoide Arthritis) und nach Hochdosischemotherapie (Rekonstitution der Hämatopoese bei Malignomen) eingesetzt.

Je nach Grunderkrankung wird eine autologe, syngene oder allogene Transplantation durchgeführt. Nach **autologer Transplantation**, bei der patienteneigenes Knochenmark oder periphere Blutstammzellen refundiert werden, ist der Verlauf meistens komplikationsarm und eine Immunsuppression ist nicht notwendig. Neurologische Komplikationen treten selten als Hirnblutungen während der thrombopenischen Phase und als metabolische Enzephalopathien nach Organversagen auf.

Die **syngene Transplantation**, bei der Spendermark eines eineiigen Zwillings übertragen wird, entspricht immunologisch der autologen Situation.

Im Gegensatz dazu wird bei der **allogenen Transplantation** HLA-identisches Knochenmark eines Familienmitglieds oder einer nicht verwandten Person übertragen. Aufgrund fehlender Übereinstimmung von Minorhistokompatibilitätsantigenen entwickeln 40–60% der Patienten eine Graft-versus-Host-Reaktion (GvHR), weshalb prophylaktisch und zur Therapie einer GvHR eine Immunsuppression mit Ciclosporin notwendig ist. Patienten nach allogener Knochenmarktransplantation sind einer Reihe von primären und sekundären ZNS-Schädigungen ausgesetzt und entwickeln – je nach Studiendesign – neurologische Komplikationen in 11–77%, die für 6–26% der Todesfälle nach Knochenmarktransplantation verantwortlich sind.

Bei 3–9% der Patienten treten zerebrale Ischämien auf, 2–7% der Patienten entwickeln intrazerebrale Blutungen und bei 7–37% der Patienten lassen sich meist passagere metabolische Enzephalopathien nachweisen. Infolge der Immunsuppression entwickeln bis zu 15% der Patienten eine Neurotoxizität und bei 5–15% der Patienten nach allogener Knochenmarktransplantation kommen ZNS-Infektionen vor. Ein ZNS-Rezidiv der hämatologischen Grunderkrankung wird in gemischten Populationen bei 2–5% der Patienten beobachtet, bei akuter lymphatischer Leukämie liegt das ZNS-Rezidiv-Risiko trotz prophylaktischer intrathekaler MTX-Gabe bei 7%. Bei diesen Patienten kann versucht werden, den sog. Graft-versus-Leukemie-Effekt zur Tumortherapie auszunützen, wozu eine Graft-versus-Host-Erkrankung in Kauf genommen wird.

Ätiologisch kommt bei zerebralen Ischämien eine nichtbakterielle thrombotische Endokarditis, eine Hyperkoagulabilität oder eine thrombotisch-thrombozytopenische Purpura in Frage. Intrakranielle Blutungen sind durch die Thrombozytopenie bedingt, wobei subdurale Hämatome unter konservativer oder operativer Therapie im Gegensatz zu Parenchymblutungen eine gute Prognose haben.

> **Wichtig**
>
> Der zeitliche Ablauf von ZNS-Infektionen unterscheidet sich nach Knochenmarktransplantation im Vergleich mit anderen Organtransplantierten wegen der stärkeren Immunsuppression und der initialen Granulozytopenie.

Während dieser initialen Phase nach Transplantation besteht ein hohes Risiko gramnegativer bakterieller, viraler (v. a. Herpesviren) und Pilzinfektionen. Trotz hämatologischer Restitution besteht im ersten Jahr nach Transplantation – und auch bei Patienten mit chronischer GvHR – eine eingeschränkte zelluläre und humorale Immunität, weshalb virale Infektionen (u. a. *CMV*) und Infektionen durch Protozoen (v. a. *Toxoplasma gondii*) besonders häufig sind.

Schwere Leukenzephalopathien unklarer Ätiologie, die sich klinisch als kognitive Einschränkung, als zerebelläres Syndrom und als Tetraspastik manifestieren können, treten selten Jahre nach Knochenmarktransplantation auf (Abb. 39.3).

Eigene Untersuchungen an Langzeitüberlebenden zeigen als Risikofaktoren für klinische, neuropsychologische und MRT-Auffälligkeiten eine chronische GvHR und die resultierende Immunsuppression. Eine chronische GvHR, die mit multiplen Organ- und sklerodermieartigen Hautmanifestationen einhergeht, kann als gesicherte neurologische Komplikationen eine Polymyositis, eine Myasthenia gravis oder polyneuropathische Syndrome (auch bei schwerer akuter GvHR möglich) verursachen, wobei therapeutisch die GvHR-Behandlung und bei Myasthenie eine zusätzliche Gabe von Cholinesterasehemmern (z. B. Mestinon) notwendig ist. Eine mögliche ZNS-Beteiligung bei chronischer GvHR wurde bislang zwar nicht in größeren Autopsiestudien belegt, muss aber aufgrund von Fallberichten und tierexperimentellen Befunde in Einzelfällen diskutiert werden. Daher sollte – nach Ausschluss einer Endokarditis oder einer ZNS-Infektion – bei Verdacht auf eine ZNS-Vaskulitis im Rahmen einer GvHR eine bioptische Sicherung angestrebt werden. Bei positivem neuropathologischem Befund ist unter Abwägung der Risiken (Knochenmarkstoxizität) ein Therapieversuch mit Steroiden und Cyclophosphamid (0,5–1 g alle 4 Wochen für 2–4 Monate) gerechtfertigt.

Nierentransplantation

Nierentransplantationen werden bei Patienten mit dialysepflichtigem Nierenversagen infolge einer Glomerulonephritis, diabetischer Nephropathie oder hypertensiver Nierenerkrankung durchgeführt. Die Transplantation selbst birgt bis auf gelegentliche, prognostisch günstige Läsionen des N. femoralis oder N. cutaneus femoris lateralis keine neurologischen Risiken, kasuistisch wurde eine spinale Ischämie aufgrund einer Gefäßvariante beschrieben. Nach Nierentransplantation treten aufgrund der häufig vorbestehenden generalisierten Angiopathie bei etwa 6% der Patienten zerebrale Ischämien und bei 1%

39.1 Neurologische Komplikationen bei Organtransplantation

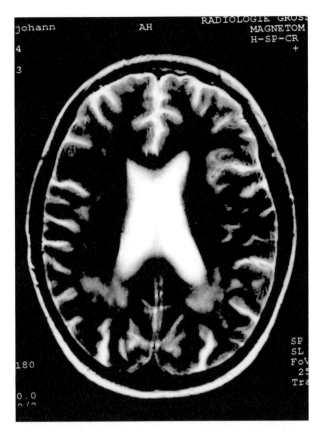

◻ **Abb. 39.3.** Konfluierende periventrikuläre, bis nach subkortikal reichende Marklagerveränderungen bei einem 23-jährigen Patienten, der 3 Jahre nach Knochenmarktransplantation subakut ein Verwirrtheitssyndrom und eine spastische Tetraparese entwickelte (T2-gewichtetes MRT).

Hirnblutungen auf. Infolge der Immunsuppression können infektiologische Komplikationen und sekundäre lymphoproliferative Erkrankungen auftreten.

Spezifisch nach Nierentransplantation kann während einer akuten Organabstoßung ein enzephalopathisches Syndrom mit Kopfschmerzen und epileptischen Anfällen auftreten. Ätiologisch wird dabei – ähnlich der OKT3-Nebenwirkungen – eine zytokinvermittelte Reaktion diskutiert. Eine hypertensive Enzephalopathie muss bei positiver Anamnese differenzialdiagnostisch bedacht werden. Generell kann eine vorausgegangene oder erneut auftretende Urämie für transplantationsassoziierte ZNS-Schädigungen sensibilisieren oder auch isoliert eine metabolische Enzephalopathie verursachen.

Herztransplantation

Herztransplantationen werden meist bei Patienten mit Kardiomyopathien oder schwerster KHK, seltener bei Patienten mit Klappenvitien und kongenitalen Herzfehlern durchgeführt. Zerebrale Ischämien sind häufig schon vorbestehend oder können wegen generalisierter Arteriosklerose unabhängig von der Transplantation vorkommen. Intraoperativ ist eine extrakorporale Zirkulation mittels Herzlungenmaschine notwendig, wofür Aorta und zentrale Venen kanüliert und abgeklemmt werden müssen. Selten kommt es dadurch zu zerebralen Embolien (Plaqueanteilen, Thromben, Luft) oder zu einer zerebralen Hypoxie durch Hypoperfusion, wobei diese intraoperativen zerebrovaskulären Komplikationen durch verbesserte Operationstechnik in den letzten Jahren rückläufig sind.

Insgesamt entwickeln 15–60% der Patienten nach Herztransplantation neurologische Komplikationen. Hirninfarkte oder Blutungen traten in klinischen Studien bei etwa 4–7% der Patienten auf, die dann häufig epileptische Anfällen verursachen. Autopsiestudien fanden zerebrale Ischämien oder Hypoxien bei etwa 50% der Patienten nach Herztransplantation. Selten kommen auch intraoperative Läsionen des Plexus brachialis und N. phrenicus vor.

Aufgrund der relativ starken Immunsuppression ist die Rate von ZNS-Infektionen (v. a. *Toxoplasma*) und sekundärer lymphoproliferativer Erkrankungen etwas höher als nach anderen Organtransplantationen.

Lungentransplantation

Neurologische Komplikationen nach Lungentransplantation sind bislang spärlich untersucht. Neben den Komplikationen durch die notwendige Herzlungenmaschine und der intensiven Immunsuppression sind an spezifischen Komplikationen kasuistisch zerebrale Luftembolien durch eine bronchiale Fistel beschrieben. Allgemein ist durch die hohe Rate an bakteriellen, CMV- und Pilzinfektionen der transplantierten Lunge das Risiko einer hämatogenen ZNS-Infektion erhöht.

Pankreastransplantation

Pankreastransplantationen werden meist in Kombination mit einer Nierentransplantation bei Patienten mit Diabetes mellitus Typ I und schweren Sekundärkomplikationen durchgeführt, weshalb fast immer eine Nephropathie, Retinopathie und Neuropathie vorbestehend ist. Nach Transplantation kann sich daher eine vorbestehende diabetische Angiopathie an zerebralen Gefäßen manifestieren oder eine Niereninsuffizienz eine zusätzliche metabolische Enzephalopathie bedingen.

Durch die Pankreastransplantation selbst entstehen meist keine neurologischen Komplikationen. Die berichteten zerebralen Ischämien und Blutungen können mit der vorbestehenden Angiopathie ausreichend erklärt werden.

Obwohl in einer Studie eine vermehrte Inzidenz von Karpaltunnelsyndromen nach Transplantation nachgewiesen wurde, bessern sich nach kombinierter Pankreas- und Nierentransplantationen eine periphere Polyneuropathie und auch eine autonome Neuropathie.

Literatur

1. Antonini G, Ceschin V, Morino S, Fiorelli M, Gragnani F, Mengarelli A, Iori AP, Arcese W (1998) Early neurologic complications following allogeneic bone marrow transplant for leukemia: A prospective study. Neurology 50:1441-1445
2. Appignani BA, Bhadelia RA, Blacklow SC, Wang AK, Roland SF, Freeman RB, Jr. (1996) Neuroimaging findings in patients on immunosuppressive therapy: experience with tacrolimus toxicity. Am J Roentgenol 166:683-688
3. Ardizzone G, Arrigo A, Schellino MM, Stratta C, Valzan S, Skurzak S, Andruetto P, Panio A, Ballaris MA, Lavezzo B, Salizzoni M, Cerutti E (2006). Neurological complications of liver cirrhosis and orthotopic liver transplant. Transplant Proc 38:789-792
4. Beresford TP (2001) Neuropsychiatric complications of liver and other solid organ transplantation. Liver Transpl 7: S36-45
5. Blanco R, De Girolami U, Jenkins RL, Khettry U (1995) Neuropathology of liver transplantation. Clin Neuropathol 14:109-117
6. Bleggi-Torres LF, de Medeiros BC, Werner B, Neto JZ, Loddo G, Pasquini R, de Medeiros CR (2000) Neuropathological findings after bone marrow transplantation: an autopsy study of 180 cases. Bone Marrow Transplant 25:301-307
7. Campellone JV, Lacomis D (1999) Neuromuscular disorders. In: Neurologic complications in organ transplant recipients. Wijdicks EFM (Hrsg), Butterworth Heinemann, Boston, pp. 169-192
8. Conti DJ, Rubin RH (1988) Infection of the central nervous system in organ transplant recipients. Neurol Clin 6:241-260
9. Coplin WM, Cochran MS, Levine SR, Crawford SW (2001) Stroke after bone marrow transplantation: frequency, aetiology and outcome. Brain 124:1043-1051
10. de Brabander C, Cornelissen J, Smitt PA, Vecht CJ, van den Bent MJ (2000) Increased incidence of neurological complications in patients receiving an allogenic bone marrow transplantation from alternative donors. J Neurol Neurosurg Psychiatry 68:36-40
11. Faraci M, Lanino E, Dini G, Fondelli MP, Morreale G, Dallorso S, Manzitti C, Calevo MG, Gaggero R, Castagnola E, Haupt R (2002) Severe neurologic complications after hematopoietic stem cell transplantation in children. Neurology 59:1895-1904
12. Ferrari U, Empl M, Kim KS, Sostak P, Forderreuther S, Straube A (2005) Calcineurin inhibitor-induced headache: clinical characteristics and possible mechanisms. Headache 45:211-214
13. Fishman JA, Rubin RH (1998) Infection in organ-transplant recipients. N Engl J Med 338:1741-1751
14. Forgacs B, Merhav HJ, Lappin J, Mieles L (2005). Successful conversion to rapamycin for calcineurin inhibitor-related neurotoxicity following liver transplantation. Transplant Proc 37:1912-1914
15. Furlan AJ, Sila CA, Chimowitz MI, Jones SC (1992) Neurologic complications related to cardiac surgery. Neurol Clin 10:145-166
16. Gallardo D, Ferra C, Berlanga JJ, Banda ED, Ponce C, Salar A, Alonso E, Espannol I, Riu C, Granena A (1996) Neurologic complications after allogeneic bone marrow transplantation. Bone Marrow Transplant 18:1135-1139
17. Goldstein LS, Haug MT, Perl J, Perl MK, Maurer JR, Arroliga AC, Mehta AC, Kirby T, Higgins B, Stillwell PC (1998) Central nervous system complications after lung transplantation. J Heart Lung Transplant 17:185-191
18. Graus F, Saiz A, Sierra J, Arbaiza D, Rovira M, Carreras E, Tolosa E, Rozman C (1996) Neurologic complications of autologous and allogeneic bone marrow transplantation in patients with leukemia: a comparative study. Neurology 46:1004-1009
19. Gross ML, Sweny P, Pearson RM, Kennedy J, Fernando ON, Moorhead JF (1982) Rejection encephalopathy. An acute neurological syndrome complicating renal transplantation. J Neurol Sci 56:23-34
20. Guarino M, Benito-Leon J, Decruyenaere J, Schmutzhard E, Weissenborn K, Stracciari A; EFNS (2006). EFNS guidelines on management of neurological problems in liver transplantation. Eur J Neurol 13:2-9
21. Hou J, Major E (2005). Management of infections by the human polyomavirus JC: past, present and future. Expert Rev Anti Infect Ther 3:629-40
22. Ide K, Ohdan H, Tahara H, Ishiyama K, Shishida M, Irei T, Ohira M, Tashiro H, Itamoto T, Asahara T (2007) Possible therapeutic effect of lipid supplementation on neurological complications in liver transplant recipients. Transpl Int 20:632-635
23. Maschmeyer G, Haas A, Cornely OA (2007) Invasive aspergillosis: epidemiology, diagnosis and management in immunocompromised patients. Drugs 67:1567-1601
24. Müller-Felber W, Landgraf R, Scheuer R, Wagner S, Reimers CD, Nusser J, Abendroth A, Illner WD, Land W (1993) Diabetic neuropathy 3 years after successful pancreas and kidney transplantation. Diabetes 42:1482-1486
25. Niedobitek G, Mutimer DJ, Williams A, Whitehead L, Wilson P, Rooney N, Young LS, Hubscher SG (1997) Epstein-Barr virus infection and malignant lymphomas in liver transplant recipients. Int J Cancer 73:514-520
26. Nymann T, Hathaway DK, Bertorini TE, Shokouh Amiri MH, Gaber AO (1998) Studies of the impact of pancreas-kidney and kidney transplantation on peripheral nerve conduction in diabetic patients. Transplant Proc 30:323-324
27. Pace MT, Slovis TL, Kelly JK, Abella SD (1995) Cyclosporin A toxicity: MRI appearance of the brain. Pediatr Radiol 25:180-183
28. Padovan CS, Yousry TA, Schleuning M, Holler E, Kolb HJ, Straube A (1998) Neurological and neuroradiological findings in long-term survivors of allogeneic bone marrow transplantation. Ann Neurol 43:627-633
29. Parizel PM, Snoeck HW, van den Hauwe L, Boven K, Bosmans JL, Van Goethem JW, Van Marck EA, Cras P, De Schepper AM, De Broe ME (1997) Cerebral complications of murine monoclonal CD3 antibody (OKT3): CT and MR findings. Am J Neuroradiol 18:1935-1938
30. Patchell RA (1988) Primary central nervous system lymphoma in the transplant patient. Neurol Clin 6:297-303
31. Patchell RA (1994) Neurological complications of organ transplantation. Ann Neurol 36:688-703
32. Perez-Miralles F, Sanchez-Manso JC, Almenar-Bonet L, Sevilla-Mantecon T, Martinez-Dolz L, Vilchez-Padilla JJ (2005) Incidence of and risk factors for neurologic complications after heart transplantation. Transplant Proc 37:4067-4070
33. Pomeranz S, Naparstek E, Ashkenazi E, Nagler A, Lossos A, Slavin S, Or R (1994) Intracranial haematomas following bone marrow transplantation. J Neurol 241:252-256
34. Ponticelli C, Campise MR (2005) Neurological complications in kidney transplant recipients. J Nephrol.18:521-528
35. Saner F, Gu Y, Minouchehr S, Ilker K, Fruhauf NR, Paul A, Radtke A, Dammann M, Katsarava Z, Koeppen S, Malagó M, Broelsch CE (2006). Neurological complications after cadaveric and living donor liver transplantation. J Neurol 253:612-617

36. Sostak P, Padovan CS, Yousry TA, Ledderose G, Kolb HJ, Straube A (2003) Prospective evaluation of neurological complications after allogeneic bone marrow transplantation. Neurology 60:842-848
37. Swinnen LJ (1997) Durable remission after aggressive chemotherapy for post-cardiac transplant lymphoproliferation. Leuk Lymphoma 28:89-101
38. Vaquero J, Fontana RJ, Larson AM, Bass NM, Davern TJ, Shakil AO, Han S, Harrison ME, Stravitz TR, Muñoz S, Brown R, Lee WM, Blei AT (2005). Complications and use of intracranial pressure monitoring in patients with acute liver failure and severe encephalopathy. Liver Transpl 11:1581-1589
39. Wijdicks EF, Wiesner RH, Dahlke LJ, Krom RA (1994) FK506-induced neurotoxicity in liver transplantation. Ann Neurol 35:498-501
40. Wijdicks EF, Wiesner RH, Krom RA (1995) Neurotoxicity in liver transplant recipients with cyclosporine immunosuppression. Neurology 45:1962-1964
41. Wilson JR, Conwit RA, Eidelman BH, Starzl T, Abu Elmagd K (1994) Sensorimotor neuropathy resembling CIDP in patients receiving FK506. Muscle Nerve 17:528-532
42. Wolkowitz OM, Reus VI, Canick J, Levin B, Lupien S (1997) Glucocorticoid medication, memory and steroid psychosis in medical illness. Ann N Y Acad Sci 823:81-96
43. Zentner J, Buchbender K, Vahlensieck M (1995) Spinal epidural lipomatosis as a complication of prolonged corticosteroid therapy. J Neurosurg Sci 39:81-85

39.2 Enzephalopathien bei metabolischen Erkrankungen

F. Erbguth

Die Begriff der metabolischen Enzephalopathien wird teilweise sehr weit gefasst und bezieht neben den Störungen der Gehirntätigkeit bei angeborenen und erworbenen Stoffwechselerkrankungen im engeren Sinn (Störungen des Lipid-, Kohlehydrat-, Aminosäuren-, Hormon- und Mucopolysaccharidstoffwechsels) auch Elektrolytstörungen, Hypovitaminosen, zerebrale Folgen einzelner Organdysfunktionen (z. B. Niere, Leber, Pankreas), zerebrale Hypoxien und Mitochondropathien mit ein.

Metabolische Enzephalopathien treten entweder bei bekannter metabolischer Erkrankung auf und bereiten dann in der Regel wenig diagnostische Schwierigkeiten oder treten unter den komplexen intensivmedizinischen Behandlungssituationen wie z. B. beim Multiorganversagen auf (z. B. Elektrolytentgleisungen, Hypoxien, Sepsis). Gelegentlich stellt eine metabolische Enzephalopathie die erste und deutlichste Manifestation einer bis dahin nicht bekannten Stoffwechselstörung oder Störung des Wasser-/Elektrolyt- oder Glukosehaushalts dar. Bei einer Enzephalopathie im intensivmedizinischen Kontext addieren sich oft mehrere »metabolische Ätiologien«.

Da die neurologischen Leitsymptome metabolischer Enzephalopathien wie qualitative und quantitative Bewusstseinsstörungen und/oder epileptische Anfälle naturgemäß unspezifisch sind, müssen differenzialdiagnostisch v. a. Intoxikationen, Entzugssyndrome, entzündliche und vaskuläre ZNS-Erkrankungen und andere strukturelle Hirnläsionen abgegrenzt werden.

Dieses Kapitel befasst sich nur mit den wichtigsten intensivmedizinisch relevanten metabolischen Enzephalopathien.

▪▪▪ Epidemiologie

Unter intensivmedizinischen Bedingungen werden metabolische Enzephalopathien bei über 50% der Patienten beobachtet. Allerdings werden sie oft von den Symptomen der Grunderkrankung und deren Komplikationen oder von den intensivmedizinischen Behandlungsstrategien wie z. B. der Analgosedierung klinisch maskiert. Es ist davon auszugehen, dass bei Anwendung sensitiver Erfassungsmethoden etwa 70% der Patienten auf Intensivstationen zumindest passager in unterschiedlichem Ausmaß von metabolischen Enzephalopathien betroffen sind. Das Auftreten einer Enzephalopathie verlängerte die Dauer der »Intensivpflichtigkeit« bei Patienten mit Schädelhirntrauma, Hirninfarkt, Hirnblutung und Subarachnoidalblutung um 30–100% [32].

▪▪▪ Ätiologie

Grundsätzlich sind metabolische Enzephalopathien nach Korrektur der zugrunde liegenden Ursache zumindest in frühen Phasen ihrer Entstehung reversibel, können aber bei deren Prolongation oder Persistenz (z. B. Hypoxie) oder durch Verursachung weiterer zerebraler Komplikationen wie beispielsweise einem Hirnödem (z. B. bei Hyponatriämie oder Leberversagen) zu strukturellen Hirnschäden führen [12]. In aller Regel ist die Hirnfunktion generalisiert und diffus betroffen, v. a. das aufsteigende retikuläre System – insbesondere thalamokortikal.

Ausnahmen von dieser Regel des »diffusen Betroffenseins« finden sich bei den fokal begrenzten oder akzentuierten strukturellen Schädigungsmustern etwa bei der Wernicke-Enzephalopathie, der zentralen pontinen (CPM) oder extrapontinen (EPM) Myelinolyse, der Schädigung der Basalganglien im Rahmen einer CO- oder Methylalkoholvergiftung oder nach hypoxischer, hepatischer oder hypertensiver Enzephalopathie.

Fokale Akzentuierungen finden sich auch bei urämischer und hypoglykämischer Enzephalopathie, ohne dass es dabei zu strukturellen Läsionen kommen muss [6].

▪▪▪ Symptomatik

Grundsätzlich kann das Gehirn als sehr sensibler und vulnerabler Indikator jeder schweren Algemeinerkrankung gelten. Aufgrund des meist diffusen Schädigungsmusters können bei metabolischen Enzephalopathien je nach Schweregrad vielfältige Symptome auftreten.

> **Symptomkonstellation bei diffuser enzephalopathischer Symptomatik**
> - Affektive, kognitive und neuropsychologische Störungen (bei gering ausgeprägter Symptomatik)
> - Quantitative und qualitative Bewusstseinsstörungen ohne monofokale neurologische Symptomatik
> - Generalisierte – selten auch fokale – epileptische Anfälle
> - Tremor, Asterixis, Myoklonien, Rigor, Pyramidenbahnzeichen
> - Beuge- und Strecksynergismen bei fortgeschrittenen Stadien des Hirnödems
> - Vegetative Symptome
> - Pathologische Atemmuster (z. B. Cheyne-Stokes)
> - Neuromuskuläre Symptome (z. B. Faszikulationen)

Die **quantitativen Bewusstseinsstörungen** umfassen alle Varianten des Wachheitsgrads von erhöhter Vigilanz und Agitiertheit über Somnolenz und Sopor bis hin zum Koma. Die Hirnstammreflexe sind meist auch noch im Koma erhalten; bilaterale oder unilaterale Abschwächungen oder ein Ausfall sollten differenzialdiagnostisch an primäre oder sekundäre Hirnstammprozesse denken lassen. Ausnahmen bilden die Wernicke-Enzephalopathie, die CPM und EPM sowie die Verabreichung anticholinerger Medikamente.

Die **qualitativen Bewusstseinsstörungen** umfassen Störungen von Orientierung, Auffassung, Denken, Konzentration, Aufmerksamkeit und Wahrnehmung. In Kombination motorischer und neuropsychologischer Störungen kommt es z. B. zum deliranten Syndrom. Im Zeitprofil folgt die neurologische Symptomatik üblicherweise der Grunderkrankung, in einigen Fällen (z. B. Sepsis) kann die neuropsychologische Symptomatik jedoch den anderen Manifestationen der die Enzephalopathie bedingenden Grunderkrankung vorauslaufen [3].

> **Wichtig**
>
> Abweichend vom regelhaften Leitsymptom der »Bewusstseinsstörung ohne klinische Herdneurologie« können bei einigen metabolischen Enzephalopathien auch fokale Befunde wie Okulomotorikstörung (z. B. Wernicke-Enzephalopathie), Hemiparesen (z. B. Hypoglykämie oder Urämie) oder fokale Anfälle (z. B. hyperosmolare nicht ketoazidotische Hyperglykämie) auftreten. Zudem können bei jeder Enzephalopathie vorbestehende subklinische fokale Hirnläsionen (z. B. älterer Hirninfarkt oder posttraumatischer Gewebedefekt) mit einer fokalen Symptomakzentuierung (z. B. Hemiparese) einhergehen.

■ ■ ■ Diagnostik

Die klinisch-neurologische Symptomatik metabolischer Enzephalopathien ist unspezifisch, so dass sie differenzialdiagnostisch nur schwer von Intoxikationen, Entzugssyndromen, entzündlichen und vaskulären ZNS-Erkrankungen und anderen – v. a. bilateralen – stukturellen Hirnläsionen unterschieden werden können.

> **Wichtig**
>
> Für die **Differenzialdiagnose** kann der englische Akronymmerksatz »I WATCH DEATH« zu Hilfe genommen werden: »**I**nfection, **W**ithdrawal, **A**cute metabolic, **T**rauma, **C**NS pathology, **H**ypoxia, **D**eficiencies, **E**ndocrinopathies, **A**cute vascular, **T**oxins/Drugs, **H**eavy metals«.

In der Regel ist die Assoziation des klinischen Bildes zu einer klinischen oder labordiagnostischen Konstellation wegweisend für die klinische Verdachtsdiagnose. Die apparative und sonstige Zusatzdiagnostik dient v. a. dem differenzialdiagnostischen Ausschluss anderer Ursachen der neurologischen Symptomatik [22].

> **Wichtig**
>
> Bei jeder noch so suggestiven Konstellation einer metabolischen Enzephalopathie muss an die Verursachung des klinischen Bildes durch zusätzliche oder konkurrierende Ursachen gedacht und diese ausgeschlossen werden. So darf z. B. ein Subduralhämatom bei schwerer Leberschädigung mit Gerinnungsstörung nicht aufgrund der vordergründigen Verdachtsdiagnose »hepatische Enzephalopathie« übersehen werden.

Das **EEG** dient v. a. dem Ausschluss nicht non-konvulsiver epileptischer Anfälle und fokaler Verlangsamungen als Hinweis auf fokale Hirnläsionen. In der Regel finden sich korrelierend zur klinischen Symptomatik Allgemeinveränderungen oft mit symmetrischen Rhythmisierungen. Gut vereinbar – aber letztlich unspezifisch – mit der Diagnose einer metabolischen Enzephalopathie sind v. a. triphasische Steilwellen und rhythmische Deltawellen. In schweren Fällen kommt es schließlich zu einem Suppressions- bzw. Burst-suppression-Muster. In der Verlaufsbeurteilung kann das EEG Hinweise auf Verschlechterungen oder Besserungen der Enzephalopathie geben.

Im Gegensatz zum EEG sind **evozierte Potenziale** auch durch eine begleitende Analgosedierung nicht so stark störbar und können Hinweise auf Fokalität, Schwere des Betroffenseins und vor allem bei der hypoxischen Enzephalopathie auch über die Prognose geben.

Eine Lumbalpunktion mit **Liquoruntersuchung** dient dem Ausschluss einer infektiös entzündlichen ZNS-Erkrankung, die v. a. im Zusammenhang mit einem septischen Multiorganversagen eine konkurrierende Differenzialdiagnose zur metabolischen (z. B. septischen) Enzephalopathie darstellt. Vor einer Lumbalpunktion muss bei bewusstseingetrübten Patienten ein erhöhter intrakranieller Druck (ICP) ausgeschlossen werden.

Mittels **Schnittbildverfahren** des Gehirns (CT und bevorzugt MRT) können fokale Akzentuierungen bei metabolischen Enzephalopathien (z. B. Demyelinisierung bei CPM und EPM, di- und mesenzephale Läsionen bei Wernicke-Enzephalopathie, Manganablagerungen bei hepatischer Enzephalopathie, posteriore Enzephalopathiesyndrome) diagnostiziert werden und andere strukturelle Hirnläsionen, z. B. vaskulärer (arteriell, venös) oder entzündlicher (z. B. Hirnabszess) Art, ausgeschlossen werden.

Bestätigt oder ausgeschlossen werden können einige metabolische Enzephalopathien durch charakteristische Laborparameter und Konstellationen, die bei den speziellen Enzephalopathien (s. unten) besprochen werden. Je nach klinischer Verdachtslage kann bei einer zunächst unklaren akuten Symptomatik auch ein **toxikologisches Laborscreening** notwendig werden.

Zur Abgrenzung von sedierenden Medikamenten(neben)-wirkungen kann auch die **Gabe von Antagonisten** wie Flumazenil oder Naloxon sinnvoll und wegweisend sein.

▪▪▪ Therapie

Die Reversibilität metabolisch verursachter Enzephalopathien setzt voraus, dass die zugrunde liegende Ursache möglichst schnell beseitigt oder kompensiert wird. Das kürzeste und damit kritischste Zeitfenster für eine Rückbildungsfähigkeit der Enzephalopathie besteht bei der zerebralen Hypoxie und Ischämie.

Die **intensivmedizinische Basistherapie** umfasst eine optimale O_2-Zufuhr durch frühzeitige Intubation und adäquate maschinelle Beatmung (▶ Kap. 8), eine angepasste Elektrolyt- und Flüssigkeitsbilanz (▶ Kap. 14), ausreichende Ernährung einschließlich der Supplementierung von Vitaminen und Spurenelementen (▶ Kap. 15). Im Falle qualitativer Bewusstseinsstörungen können sedierende und antipsychotische Medikamente notwendig werden (z. B. Benzodiazepine wie Lorazepam, Midazolam, Clorazepat oder Neuroleptika wie Haloperidol, Risperidon, Quetiapin). Die adäquate Behandlung begleitender Schmerzen kann psychomotorische Unruhe und Agitiertheit vermindern. Bei epileptischen Anfällen gelten die allgemeinen Behandlungs- und Eskalationsschemata (▶ Kap. 38); im Vordergrund stehen i.v.-verfügbare Antikonvulsiva wie Benzodiazepine, Phenytoin, Valproat, Levetiracetam, Propofol und Barbiturate.

Die spezifische Therapie einzelner Enzephalopathien wird in den jeweiligen Kapiteln angegeben.

39.2.1 Spezifische metabolische Enzephalopathien

Septische Enzephalopathie

Bei der septischen Enzephalopathie (SE) handelt es sich um eine akute diffuse oder multifokale reversible zerebrale Störung bei systemischer Infektion des Körpers (SIRS, Sepsis) ohne direkte ZNS-Infektion, wenn andere – v. a. medikamentöse und andere metabolische – Ursachen ausgeschlossen sind. Die SE ist die häufigste Enzephalopathie auf Intensivstationen. Etwa 20–30% der Patienten mit Sepsis entwickeln eine SE. Die psychopathologische und neuropsychologische Symptomatik kann der Entwicklung der klassischen Sepsiszeichen (Leukozytose mit Linksverschiebung oder Leukopenie, Thrombopenie, Gerinnungsstörungen) vorauslaufen. Es existiert keine sichere Korrelation eines Auftretens einer SE zu bestimmten Erregern der zugrunde liegenden Infektion.

▪▪▪ Pathophysiologie

Bei einer Sepsis kommt es zur Invasion pathogener Mikroorganismen und/oder ihrer toxischen Produkte in die Blutbahn und zu einer abwehrassoziierten Ausschüttung von Entzündungsmediatoren [4]. Je nach Strenge der Definition besteht eine Beteiligung des Nervensystems (Neuropathie, Myopathie, Enzephalopathie) bei bis zu 70% der Patienten mit Sepsis [5].

Die Pathogenese der SE wird als »multifaktoriell« aufgefasst, wobei folgende sepsisassoziierte Faktoren als pathogenetisch relevant gelten: Bluthirnschrankenstörung, Endotoxine (Lipopolysaccharide) und Zytokine (TNF-α, Interleukine, Interferone), gestörte bzw. veränderte Neurotransmission (»falsche« Neurotransmitter wie bei hepatischer Enzephalopathie), endokrine Dysregulation, Hyperthermie, Alteration der Perfusion, gestörte Gewebeoxygenierung und Gerinnung, »Capillary-leak«-Phänomene, Medikamenteneffekte, parenterale Ernährung, Mikroabszesse und sekundäre metabolische Einflüsse im Rahmen der Multiorgandysfunktion wie z. B. beim Leber- und Nierenversagen [2, 19, 25]. Im Einzelfall kann dann die Unterscheidung der SE zu anderen Enzephalopathien schwierig sein.

▪▪▪ Symptomatik

Die Symptome sind unspezifisch; vorherrschend ist die Bewusstseinsstörung unterschiedlicher Ausprägung bis hin zum Koma. Krampfanfälle sind selten. In weniger ausgeprägten Fällen können auch gering ausgeprägte neuropsychologische Defizite nachweisbar sein. Fokal-neurologische Defizite sind die Ausnahme und sollten Anlass zu einer andere Ursachen ausschließenden zerebralen Bildgebung (vorzugsweise MRT) geben [13]. Manchmal läuft die neurologische Symptomatik den Manifestationen der Sepsis an anderen Organen voraus [28].

▪▪▪ Diagnostik

Die Befunde der **bildgebenden Verfahren** sind (definitionsgemäß) unauffällig und dienen dem Ausschluss von konkurrierenden Differenzialdiagnosen. Lediglich leichte Hirnödemzeichen können vorkommen, gelegentlich auch posteriore Leukenzephalopathien (PRES) (▶ hypertensive Enzephalopathie).

Das **EEG** ist sehr sensitiv – allerdings unter Analgosedierung schwer verwertbar – und zeigt ja nach Grad der Enzephalopathie unterschiedliche Ausmaße von Allgemeinveränderungen mit vermehrtem Auftreten von Theta- und Delta-Aktivität, triphasischen Wellen und schließlich einem Suppression- bzw. Burst-suppression-Muster [33]. Die EEG-Veränderungen sind parallel zum klinischen Verlauf reversibel.

Die **Liquoruntersuchung** dient dem Ausschluss der wichtigsten Differenzialdiagnose einer infektiösen Meningitis bzw. Enzephalitis. Bei der SE können leicht bis mäßige Liquorproteinerhöhungen gefunden werden. Ist ein septisches Krankheitsbild bereits diagnostiziert, fällt die Diagnose einer septischen Enzephalopathie nicht schwer.

■■■ Therapie und Prognose

Eine spezifische Therapie existiert nicht; im Vordergrund steht die Beherrschung der Sepsis und der Multiorgankomplikationen.

Zwar ist das Auftreten einer SE mit einer erhöhten Sterblichkeit bei Sepsis und Multiorganversagen verbunden (50% vs. 20–30%), ob die SE damit einen unabängigen Risikofaktor darstellt oder lediglich Ausdruck schwererer und damit prognostisch ungünstigerer Verläufe ist, muss offen bleiben. Allerdings ist auch bei schweren Fällen nach erfolgreicher Behandlung eine komplette Erholung möglich.

Hypoxisch-ischämische Enzephalopathie

Eine zerebrale Minderversorgung mit Sauerstoff tritt entweder als Folge einer primären Perfusionsstörung (Ischämie) oder durch mangelnden arteriellen O_2-Partialdruck (Hypoxie) auf. Neben der im Rahmen einer kardiopulmonalen Reanimation (CPR) häufig auftretenden zerebralen Hypoxie bzw. Ischämie nach Herzkreislaufstillstand (▶ Kap. 34) kann es im intensivmedizinischen Kontext auch unter anderen Konstellationen zu einer hypoxisch-ischämischen Schädigung des Gehirns im Sinne der hypoxisch-ischämischen Enzephalopathie (HIE) kommen. Insbesondere hämodynamische Instabilitäten mit ausgeprägter arterieller Hypotonie können von der zerebralen Autoregulation nicht mehr kompensiert werden; sie treten bei septischem Multiorganversagen, massiven Blutverlusten, intra- und postoperativen Blutdruckabfällen und autonomen Instabilitäten auf. Weitere Ursachen zerebraler Hypoxien sind: unzureichende pulmonale Oxygenierung, z. B. durch schwere Lungenerkrankungen mit Gasaustauschstörungen, Atelektasen, CO-Vergiftung, Thoraxtrauma, Lungenembolie, Lungenversagen (ARDS) oder kardiale Erkrankungen wie Herzinsuffizienz (Low-output-Syndrom) oder Anämien [24].

Therapeutisch stehen nach wie vor keine spezifischen medikamentösen neuroprotektiven Maßnahmen zur Verfügung. Nach den eindeutig positiven Studienergebnissen einer Hypothermie nach CPR [31] kann jedoch zumindest geschlossen werden, dass die Vermeidung von Hyperthermie und Fieber auch bei anderen Hypoxiemechanismen sinnvolle Therapiemaßnahmen darstellen.

■■■ Pathophysiologie

Bei Hypoxie und Ischämie kommt es zum kaskadenförmigen Ablauf unterschiedlicher Schädigungsmechanismen: ATP-Depletion, intrazellulare Kalziumüberladung, Ausschüttung exzitatorischer Neurotransmitter mit weiterer Energiedepletion, Bildung freier Radikale, endotheliale Dysfunktion, Ausschüttung vasokonstriktorischer Substanzen mit Ischämieausbreitung, intrazellulärer laktatinduzierter Hydrops (»zytotoxisches Ödem«) mit mikrovaskulärer Kompression, inflammatorische Vorgänge und Apoptose.

■■■ Symptomatik, Diagnostik und Prognose

Grundsätzlich ist bei der HIE das gesamte klinische Spektrum der Bewusstseinsstörung von nächtlichen deliranten Verwirrtheitszuständen bei leichter zerebraler Hypoxie bis hin zum Koma mit Bulbärhirnsyndrom bei schweren Formen möglich. Bei schwerer Ausprägung der HIE finden sich spastische Tonuserhöhungen mit positiven Pyramidenbahnzeichen, Beuge- und Strecksynergismen, vegetative Entgleisungen mit Tachykardie, arterieller Hypertonie und Hyperthermie und Myoklonien, die vorwiegend im Gesichtsbereich und Schultergürtel oder mit Latenz als Aktionsmyoklonien (Lance-Adams-Syndrom) auftreten. Aus dem initial schlaffen Tonus im Koma entwickelt sich meist eine Tonuserhöhung mit Streck- und Beugesynergismen. Epileptische Anfälle sind selten; allerdings werden manchmal hirndruckbedingte Synergismen und heftige generalisierte Myoklonien als epileptische Anfälle fehlgedeutet.

Im **CT** oder **MRT** kann in schweren Fällen die meist raumfordernde hypoxisch-ischämische Hirnschwellung, die Auflösung der Markrindenabgrenzung, Hypodensitäten der Stammganglien und selten Grenzzonenischämien gesehen werden. Bei einer möglichst treffsicheren Prognose hilft neben den klinischen Befunden die bewertende Zusammenschau von Bildgebung, EEG, Medianus-SEP und biochemischen Markern des Hirnzelluntergangs (CK-BB, NSE, S100).

Anders als bei Hypoxien nach CPR bei komplettem Herzkreislaufstillstand, kann bei anderen Ursachen der Hypoxie, die nicht mit kompletter Unterbrechung der zerebralen Substratzufuhr verbunden sind, häufiger als nach CPR mit prognostisch günstigen Verläufen und Restitutionen gerechnet werden.

Weitere Einzelheiten zur Pathophysiologie, Diagnostik, Therapie und Prognose der hypoxischen Hirnschädigung ▶ Kap. 34.

Hypertensive Enzephalopathie

Sie ist eine der Komplikationen der arteriellen Hypertonie, v. a. bei abrupten Blutdruckanstiegen, unabhängig von der Ursache (z. B. Blutdruckentgleisung bei essenzieller Hypertonie, Niereninsuffizienz, Eklampsie, Phäochromozytom, M. Cushing, Karzinoid).

Pathophysiologie

Durch massive systolische Blutdruckanstiege kommt es zu einer Störung der vaskulären zerebralen Autoregulation mit konsekutiver regionaler Vasodilatation und -konstriktion und Entwicklung einer Bluthirnschrankenstörung. Daraus entwickelt sich ein vasogenes Hirnödem mit petechialen Blutungen vorwiegend im Parietal- und Okzipitallappen. Pathologisch finden sich Ringblutungen um fibrinverschlossene Kapillaren. Es ist nicht geklärt, warum besonders das Versorgungsgebiet der A. cerebri posterior bei einer hypertensiven Enzephalopathie besonders vulnerabel ist. Möglicherweise unterstützen bestimmte Therapeutika, z. B. Immunsuppressiva mit toxischer Beeinträchtigung der Bluthirnschranke, die Ausbildung einer »posterioren Leukenzephalopathie«.

Symptomatik

Es kann zu diffusen und fokalen Symptomen kommen: Kopfschmerzen, Übelkeit, Erbrechen, Sehstörungen, Bewusstseinsstörungen bis zum Koma, generalisierte oder fokale Krampfanfälle, Hemiparesen, Aphasien und Hemianopsien.

Am Augenhintergrund können Netzhautexsudate und -blutungen und ein Papillenödem beobachtet werden.

Diagnostik

In leichten Fällen können CT und MRT unauffällig sein. Bei ausgeprägten Formen lassen sich ausgedehnte symmetrische Marklagerveränderungen vorwiegend im Okzipitallappen nachweisen (◘ Abb. 39.4). Diese sind nach rechtzeitiger Kontrolle des Hypertonus komplett oder teilweise reversibel. Diese Läsionstopographie wird als »posteriore Leukenzephalopathie« bezeichnet und findet sich beispielsweise auch bei der Eklampsie oder der Behandlung mit Immunsuppressiva.

Die häufig verwendete Bezeichnung »posteriores reversibles Enzephalopathiesyndrom« (PRES) ist insofern irreführend, als zum einen eine Reversibilität zwar häufig – aber nicht zwingend ist und zum anderen die Läsionen deutlich über die posteriore Lokalisation hinausgehen können. Wenn ein bestimmter »Point-of-no-return« der dominoartig voranschreitenden zerebralen Schrankenstörung überschritten ist, kann es zu massiven Hirnödemen mit tödlichem Verlauf kommen [16, 30].

Eröffnungsdruck und Proteingehalts (bis ca. 100 mg/dl) des Liquors sind bei der hypertensiven Enzephalopathie oft erhöht.

Therapie

Die Senkung des Blutdrucks ist die entscheidende Maßnahme, worunter die Symptomatik fast immer innerhalb von Tagen rückläufig ist. Zielbereich der Blutdruckeinstellung ist eine Senkung des arteriellen Mitteldrucks um etwa 25% und die Senkung des diastolischen Drucks auf Werte um ca. 100 mmHg. Ein Blutdruckmonitoring ist notwendig, um starke Druckschwankungen und zu abrupte Blutdruckabfälle zu vermeiden.

Zum therapeutischen Einsatz kommen vorwiegend Kalziumantagonisten, Nitroglycerin, Clonidin und Urapidil. Über den Einsatz von Kortikosteroiden oder osmotischen Hirndrucktherapien bei bedrohlichen Hirnödemen liegen nur Kasuistiken vor.

Hepatische Enzephalopathie

Als hepatische Enzephalopathie (HE) werden alle nachweisbaren Funktionsstörungen des Gehirns bei akuten oder chronischen Lebererkrankungen bezeichnet. Die grundsätzlich reversible Symptomatik ist dabei abhängig von der Akuität und dem Ausmaß der Leberschädigung und der Ausprägung von Leberumgehungskreisläufen. Ein Leberversagen kann isoliert

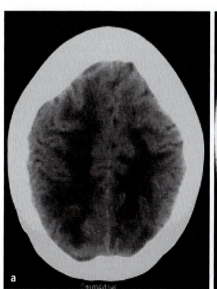
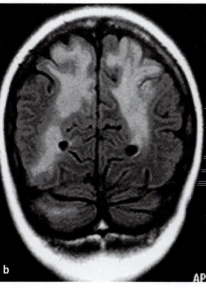

◘ **Abb. 39.4.** CT und MRT (Flair-Wichtung) einer posterioren Leukenzephalopathie bei einer Patientin mit prolongierter hypertensiver Krise bei Lupus erythematodes unter Immunsuppression mit Ciclosporin.

oder im Rahmen eines Multiorganversagens auftreten. Zum akuten Leberversagen kommt es z. B. bei Leberzirrhose, Virushepatitis, Reye-Syndrom, Schwangerschaft, M. Wilson, Lebervenenthrombose, Medikamentenintoxikation oder als Medikamentennebenwirkung.

Auslösefaktoren der HE oder ihrer Exazerbationen sind gastrointestinale oder sonstige Blutungen, eiweißreiche Mahlzeiten, Infektionen, Obstipation, Operationen, Blutdruckabfälle, Bluttransfusionen, Dehydratation z. B. durch Diuretikagabe und Gabe von Sedativa (z. B. Benzodiazepine; [14, 23]). In einigen Untersuchungen ist die HE neben der septischen Enzephalopathie die zweithäufigste Enzephalopathie auf Intensivstationen. Etwa 75% der Patienten mit akutem Leberversagen entwickeln ein therapeutisch schwer zu beeinflussendes potenziell letales Hirnödem.

▪▪▪ Pathophysiologie

Insgesamt muss von einer multifaktoriellen Genese der HE als Ergebnis komplexer Wirkungen auf den Hirnstoffwechsel ausgegangen werden. Als Erklärung dienen im Wesentlichen 3 pathophysiologische Hypothesen [10, 26]:
— Ammoniak-Neurotoxin-Hyothese,
— Theorie der falschen Neurotransmitter,
— γ-Aminobuttersäure (GABA)-Hypothese.

Ammoniakintoxikation

Die gängigste und am besten belegte Erklärung für die Pathophysiologie der HE ist die »Intoxikation« des Gehirns mit Ammoniak. Normalerweise stehen die endogene Entstehung und der Abbau von Ammoniak im Gleichgewicht. Gebildet wird Ammoniak im Dick- und Dünndarm (unter bakterieller Einwirkung durch Ureasen aus stickstoffhaltigen Eiweißen bzw. aus Glutamin), in der Muskulatur und den Nieren. Aus dem Darm gelangt der Ammoniak über die Mesenterialvenen in die Leber. Da Ammoniak ausschließlich in der Leber entgiftet wird (Harnstoff- und Glutaminsynthese), steigt bei einer Leberinsuffizienz oder bei portokavalen Shunts der Serumspiegel des Ammoniaks. Aus ca. $2/3$ des Ammoniaks wird durch Abspaltung von Harnstoff Ornithin gebildet und endgültig entgiftet, das verbleibende $1/3$ wird im Rahmen der Glutaminsynthese vorläufig entgiftet. Die Entgiftungsleistung der Leber ist bei einer Fettleber um 50% und bei Leberzirrhose um 80% reduziert.

Als Folge der portalen Hypertension mit Ausbildung portosystemischer Kollateralkreisläufe gelangt Ammoniak überdies nicht mehr zur Entgiftung in die Leber, sondern in hohem Maße direkt über die systemische Zirkulation ins Gehirn. Die zerebrale Ammoniakentgiftung erfolgt durch Bildung von Glutamin in den Astrozyten mit konsekutiver Astrozytenschwellung (Alzheimer-Typ-II-Degeneration der Astrozyten) und Ausbildung eines Hirnödems. Eine Hyperammonämie führt zu erhöhter Glutaminausfuhr aus dem ZNS und einem Glutamatmangel an der Synapse mit einer Neurotransmitterstörung. Inwieweit andere Toxine, wie Mercaptane, eine Potenzierung der Ammoniaktoxizität am Gehirn bedingen, muss offen bleiben.

Die Rolle des Ammoniakspiegels im Serum bei chronischen weniger dramatischen Fällen wird kontrovers diskutiert: nicht alle Patienten mit erhöhtem Serumammoniak zeigen eine HE und ebenso weisen etwa 10% der Patienten mit den klinischen Zeichen der HE einen normalen Ammoniakspiegel auf. Für die letztere fehlende Sensitivität des Serumammoniakspiegels werden allerdings auch methodische Probleme angeschuldigt. Verbesserte analytische Methoden wie die Messung des Ammoniakpartialdrucks (pNH3) zeigen nämlich durchaus eine Korrelation der Ausprägung einer HE mit der Ammoniaktoxizität [21].

Die Entwicklung eines Hirnödems bei akutem Leberversagen wird durch assoziierte Hypoglykämien noch verstärkt, womit die Schwelle für epileptische Anfälle weiter sinkt. Werden diese im Rahmen der Analgosedierung klinisch nicht bemerkt und nicht therapiert, entsteht ein »circulus vitiosus« der Hirnödementwicklung.

»Falsche« Neurotransmitter

Bei dieser Hypothese der HE wird von einer Aminosäureimbalance mit vermehrte Aufnahme aromatischer Aminosäuren ins Gehirn bei gleichzeitiger Abnahme der verzweigtkettigen Aminosäuren ausgegangen. Dadurch werden anstelle der »normalen« exzitatorischen Neurotransmitter Noradrenalin und Dopamin vermehrt aus aromatischen Aminosäuren »falsche« Neurotransmitter wie Tyramin, Octopamin und Phenylethanolamin gebildet. Die »falschen« Neurotransmitter konkurrieren an der Synapse mit den »normalen« und führen damit zu einer gestörten neurosynaptischen Transmission.

GABA-Hypothese

Angenommen wird eine Überaktivität des GABA-ergen Systems im Gehirn mit neuronaler Inhibition.

▪▪▪ Symptomatik

Aufgrund klinischer und psychometrischer Untersuchungen wird die HE in 5 Schweregrade von der latenten Form (Grad 0) bis hin zum Koma (Grad 4) eingeteilt. Sowohl die subklinischen (Grad 0) als auch die geringgradigen (Grad I) und mittelgradigen (Grad II) Stadien der HE sind intensivmedizinisch allenfalls als Begleiterkrankung anderer Erkrankungen relevant und fordern eine angepasste Infusionstherapie, um eine Dekompensation zu vermeiden (s. unten).

Bei schweren (Grad III) und schwersten (Grad IV) Formen der HE kommt es zu Bewusstseinsstörungen, Desorientiertheit, Delir und schließlich zum Koma. Begleitet werden diese Symptome meist von Koordinationsstörungen, Myoklonien, Asterixis (als »negativer Myoklonus«), erhöhtem Muskeltonus und einer Hyperreflexie. Bei fortgeschrittener Entwicklung eines Hirnödems kann es zur Herniation kommen. Bei rechtzeitiger

Diagnose und entsprechender Therapie sind die Symptome potenziell reversibel.

Diagnostik

In der Regel bestätigt eine Erhöhung des Serumammoniakspiegels die Verdachtsdiagnose, sofern nicht beim akuten Leberversagen die Konstellation klar ist. Im CT und MRT kann in schweren Fällen ein Hirnödem nachgewiesen werden. Im MRT können in den T1-gewichteten Aufnahmen symmetrische Hyperintensitäten im Bereich der Stammganglien, v. a. dem Pallidum, nachgewiesen werden, die auf eine Manganakkumulation bei schwerer Leberzirrhose zurückzuführen sind.

Therapie

Bei akutem komplettem Leberversagen müssen die Indikation für eine evtl. lebensrettende Lebertransplantation überprüft werden und die Komplikationen wie z. B. die Gerinnungsstörungen therapiert werden. Die Evidenzbasis für die üblicherweise eingeschlagenen Therapien ist gering. Eine Reduktion der Ammoniakproduktion und -absorption erreicht man durch Proteinrestriktion und Hemmung der ureaseproduzierenden Bakterien im Darm.

Gabe von **Laktulose** führt
- zur Entfernung von Substraten, die im Darm zu Ammoniak metabolisiert werden und
- über die Azidifizierung des Kolons zur Unterbrechung der ureasebedingten Ammoniakbildung.

Die positive Wirkung von oral verabreichter Laktulose als üblicher Standardtherapie konnte in einer Metaanalyse nicht gesichert werden, aber auch nicht sicher ausgeschlossen werden [1].

> **Wichtig**
>
> Die Wirkung von Laktuloseeinläufen gilt als gesichert.

Auch die Verabreichung von oralen **Antibiotika** wie Metronidazol oder Rifaximin (besser als Neomycin) dient diesem Ziel.

Eine Steigerung der Ammoniakmetabolisierung erreicht man durch Gabe von **L-Ornithin-L-Aspartat** (3-mal 3–6 g/24 h).

Die Bildung »falscher Neurotransmitter« soll durch die Gabe von Infusionslösungen erreicht werden, die reich an verzweigtkettigen und arm an aromatischen Aminosäuren sind.

Eine Hemmung der GABA-ergen Benzodiazepinrezeptoren kann zumindest kurzfristig durch die Gabe von Flumazenil erreicht werden. Damit lässt sich allerdings das Ausmaß der Enzephalopathie zeitlich nur begrenzt bessern. Eine Senkung der Sterblichkeit wird mit der kurzfristig wirksamen Flumazenilgabe jedoch auch bei dauernder oder wiederholter Anwendung nicht erreicht, so dass die Verabreichung nicht als Standardtherapie geeignet ist.

> **Wichtig**
>
> Eine Benzodiazepingabe ist wegen der Gefahr der Exazerbation der HE zu vermeiden.

Valproatinduzierte hyperammonämische Enzephalopathie

Diese unter einer Valproattherapie auftretende Enzephalopathie (VIE) manifestiert sich vorwiegend mit Bewusstseinsstörungen im Zusammenhang mit einer valproatinduzierten Hyperammonämie. Im intensivmedizinischen Kontext muss an diese Erkrankung gedacht werden, wenn nach zunächst erfolgreich erscheinender Durchbrechung eines Status epilepticus mit i.v.-Valproat in Kombination mit einer Analgosedierung nach Beendigung der narkotischen Therapie kein Aufklaren des Patienten erfolgt. In solchen Fällen gibt ein Hyperammonämie den entscheidenden diagnostischen Hinweis; auch sollte nach einem Ornithincarbamoyltransferasedefizit gefahndet werden. Da eine valproatinduzierte Enzephalopathie auch ohne exzessive Hyperammonämie vorkommen kann, ist ein Auslassversuch von Valproat in Zweifelsfällen unumgänglich [29].

Pankreatische Enzephalopathie

Im Zusammenhang mit einer akuten Pankreatitis oder Pankreaskarzinomen wurden wiederholt Symptome einer Enzephalopathie vorwiegend mit Bewusstseinsstörungen berichtet, die zur Bezeichnung dieser Konstellation als »pankreatische Enzephalopathie« geführt haben [7]. Dabei bleibt aber ungeklärt, ob diese Enzephalopathie eine eigenständige Erkrankung darstellt oder ob sie nicht Ausdruck sekundärer Enzephalopathien bei Multiorganversagen, Sepsis, pankreasbedingten Gerinnungsstörungen oder sogar eines paraneoplastischen Geschehens ist.

Im MRT wurden Läsionen beschrieben, die phänomenologisch denen bei CPM bzw. EPM entsprechen [11]. Eine pathologische Definition ist allerdings nicht schlüssig erfolgt. Im Tierversuch konnte eine Störung der Bluthirnschranke bei Pankreatitis durch erhöhte Serumspiegel für Tumornekrosefaktor und Interleukin-6 nachgewiesen werden.

Porphyrien

Bei der 7 unterschiedliche Formen umfassenden Gruppe der Porphyrien liegt eine erbliche Stoffwechselstörung der Hämbiosynthese in der Leber bzw. den Erythrozyten vor. Die Bildung des Häm aus Glycin und Succinyl-CoA erfolgt in 8 enzymatischen Schritten, die jeweils von einem Gendefekt betroffen sein können. Entsprechend kommt es zu einer Anhäufung von Porphyrinen oder ihrer Vorstufen und vermehrter Ausscheidung. Nach dem hauptsächlichen Ort der Störung unterscheidet man hepatische und erythropoetische Porphyrien, nach der Verlaufsform akute und nichtakute Formen.

Zu massiven und lebensbedrohlichen Form kommt es v. a. bei der akuten intermittierenden Porphyrie (Prävalenz ca. 10/100.000), bei deren Attacken eine Symptomtrias aus abdominellen Schmerzen, kardiologischen und neuropsychiatrischen Symptomen besteht [20].

Akute Krisen können ausgelöst werden, wenn die Hämsynthese durch exogene (z. B. Medikamente) oder endogene Faktoren gesteigert wird. Es kommt dann zu einer Aktivierung der δ-Aminolävulinsäure; durch die verminderte Aktivität der Porphobilinogendeaminase akkumuliert Porphobilinogen. Als attackenauslösend gilt eine Vielzahl von Medikamenten, die in der »Roten Liste« eingesehen werden können.

▪▪▪ Symptomatik

Angesichts des vielgestaltigen klinischen Bildes ist die Diagnose klinisch schwierig zu stellen; das »Darandenken« ist der Schlüssel zur Diagnose.

An eine Porphyrie sollte gedacht werden bei abdominellen Symptomen z. B. kolikartig, Darmmotilitätsstörungen (Erbrechen, Obstipation, auch Diarrhö) in Verbindung mit Adynamie, Verwirrtheit, Kopfschmerzen, Hyponatriämie, Bewusstseinsstörungen, Krampfanfällen und einer schweren rasch progredienten motorisch akzentuierten »GBS-artigen« Polyneuropathie. Letztere ist durch einen schweren, raschen teilweise schmerzhaften Verlauf mit motorischer und proximaler Betonung, teilweise begleitet von einer Hirnnervenneuritis und autonomen Störungen charakterisiert.

▪▪▪ Diagnostik

Einen wertvollen diagnostischen Hinweis stellt die rötliche Verfärbung des Urins dar, der dunkelrot bis schwärzlich innerhalb von Stunden nachdunkelt. Die Verfärbung stellt sich erst nach ca. 30 Minuten nach der Miktion bzw. dem Kathetereintritt auf.

> **Wichtig**
>
> Ein Ausbleiben der Verfärbung schließt eine akute intermittierende Porphyrie nicht aus.

Ein qualitativer Screeningnachweis von Porphobilinogen gelingt mittels des Hoesch-Schwartz-Watson-Tests. Der klinische Verdacht auf eine Porphyrie muss durch Metabolitenuntersuchungen im Urin, Stuhl und Blut durch den Nachweis der exzessiv erhöhten Porphyrinvorläufer δ-Aminolävulinsäure und Porphobilinogen sowie von Porphyrinen im Urin gesichert werden.

Die Differenzialdiagnose der verschiedenen Porphyrieformen wird in einem zweiten Schritt in Urin-, Stuhl- und Blutproben durchgeführt. Im Gegensatz zu den akuten Porphyrien sind bei den nichtakuten Porphyrien die beiden Porphyrinvorläufer nicht erhöht. Enzymbestimmungen und molekulargenetische Untersuchungen sind zur Bestimmung der Stufe des Enzymdefekts möglich, allerdings für die klinische Diagnostik und Therapie nicht relevant.

▪▪▪ Therapie

Zunächst müssen alle porphyrinogenen Medikamente abgesetzt werden und durch »porphyriekompatible« ersetzt werden.

Zur Suppression der Hämsynthese erfolgt eine i.v.-Gabe von 400–500 g Glukose (z. B. 1000 ml Glukose 40%) unter Zugabe von 200–300 mg//24 h Pyridoxinhydrochlorid und Gabe von Hämarginat (als Normosang über den Hersteller Orphan Europe oder die Internationale Apotheke zu erhalten) 3–4 mg/kgKG/24 h i.v. für 4 Tage als Kurzinfusion.

Zusätzlich erfolgt eine symptomatische Therapie der Schmerzen mit ASS oder Opioiden, der Hypertonie bzw. Tachykardie mit Propranolol, von Unruhe oder Erbrechen mit Chlorpromazin oder Chloraldehyd sowie der Krampfanfälle mit Magnesium (Serumspiegel 2,5–7,5 mval/l), Gabapentin oder Pregabalin.

Urämische Enzephalopathien

Urämische Enzephalopathien (UE) treten akut oder subakut bei der Entwicklung eines Nierenversagens auf. Wenn gleichzeitig ein maligner Hypertonus vorliegt, kann es zu Abgrenzungsschwierigkeiten zur hypertensiven Enzephalopathie kommen.

▪▪▪ Pathophysiologie

Auch bei der urämischen Enzephalopathie ist die Pathophysiologie nicht detailliert geklärt; man geht von einem komplexen multifaktoriellen Geschehen aus, bei dem unterschiedliche Faktoren zur Wirkung kommen: der Kalziumgehalt des Kortex ist bei einer UE gegenüber dem Normalwert etwa auf das Doppelte erhöht, was am ehesten mit der Parathormonerhöhung erklärt werden kann. Aus dieser Beobachtung leitet sich die therapeutische Überlegung einer Parathyroidektomie ab.

Ferner ist bei einer Urämie der Gehirnmetabolismus und der Sauerstoffverbrauch herabgesetzt, was auf Störungen unterschiedlicher Ionenpumpen (Na^+-Ca^{++}, Ca^{++}-ATPase, Na^+-K^+) zurückgeführt wird, die auch zu einer geringeren Freisetzung von Neurotransmittern führen [8, 27]. Ein weiterer Grund zentraler synaptischer Fehlfunktion geht auf die pathologischen Auswirkungen von bei der Urämie vermehrt auftretenden Guanidinprodukten zurück, die die Freisetzung von GABA und Glycin stören [9].

Auch wird bei der chronischen Form der UE die potenziell schädigende Rolle von Aluminium diskutiert, das im Gehirn die Expression des βA4-Precursor-Proteins beeinträchtigt, was zur extrazellulären Ablagerung dieses amyloidogenen Proteins in senilen Plaques führt. Eine direkte Analogie zur Pathologie der Alzheimer-Erkrankung scheint jedoch nicht zu bestehen, da in Gehirnen von chronischen Dialysepatienten nicht in erhöhtem Maß Alzheimer-Neurofibrillen gefunden werden konnten.

▪▪▪ Symptomatik

Leichte zerebrale Dysfunktionen können schon in frühen Stadien der Urämie auftreten. Während stabile chronische Urämien seltener zu zerebralen Symptomen führen, treten v. a. bei Exazerbationen und akuten Urämien Bewusstseinsstörungen bis hin zum Koma auf. Oft sind epileptische Anfälle und Myoklonien assoziiert. Der klinische Verlauf einer UE kann im Verlauf von Stunden und Tagen stark fluktuieren. Die absolute Höhe des Serumharnstoffs korreliert schlecht mit dem Ausmaß der Symptomatik.

Das Spektrum der Symptome umfasst: leichte bis sehr ausgeprägte quantitative und qualitative Bewusstseinsstörungen bis hin zu schweren Halluzinationen einerseits und bis hin zum Koma andererseits, emotionale Störungen, Verhaltensstörungen, delirante Symptomatik, Meningismus (ca. 30%), Myoklonien, Asterixis, Tremor, Muskeltonuserhöhung mit Hyperreflexie und Pyramidenbahnzeichen, Hemi-, Para- und Tetraparesen mit zum Teil wechselnder Lokalisation sowie generalisierte aber auch fokale epileptische Anfälle.

▪▪▪ Diagnostik

Jede Enzephalopathie bei Nierenversagen ist grundsätzlich immer verdächtig auf eine urämische Genese; wobei andere Ursachen auszuschließen sind. Verwirrend können die Befunde der Liquoranalyse sein, da vereinzelt Befunde einer »aseptischen Meningitis« beschrieben wurden mit Zellzahlen bis zu 250 Lymphozyten/μl und Proteinerhöhungen bis zu 1000 mg/l und zudem die UE klinisch mit einem Meningismus einhergehen kann.

Die zerebrale **Bildgebung** dient der Ausschlussdiagnostik. Bei chronischer UE wurden diffuse Hirnatrophien und selten reversible T2-Signalanhebungen in den Basalganglien, dem periventrikulären Marklager und der inneren Kapsel im MRT beschrieben. Das **EEG** weist in den akuten Fällen Allgemeinveränderungen mit überwiegend Theta- und Deltaaktivität auf; in chronischen Fällen sind die Allgemeinveränderungen geringer ausgeprägt und korrelieren mit der Höhe des Serumkreatinin. Sowohl bei akuter als auch chronischer Urämie sind bei 10–20% der Patienten epilepsietypische EEG-Veränderungen auch ohne klinische Anfälle nachzuweisen.

▪▪▪ Therapie

Die Therapie besteht primär in der Behandlung des Nierenversagens durch Dialyse bzw. bei irreversibler Schädigung langfristig durch eine Transplantation.

Epileptische Anfälle werden symptomatisch mit Antikonvulsiva behandelt. Dabei muss die Dosierung der reduzierten Clearance angepasst werden; die angepassten niedrigen Dosierungen führen jedoch meistens zum Erfolg.

Dialyse-Dysäquilibrium-Syndrom (DDS)

Das DDS wurde zunächst in den 1960er Jahren vermehrt dann beobachtet, wenn Patienten mit ausgeprägter Urämie schnell peritoneal- oder hämodialysiert wurden. Kinder und ältere Patienten waren bevorzugt betroffen. Mittlerweile sind schwere Fälle eines DDS selten geworden, so dass es im Verdachtsfall als Ausschlussdiagnose zu behandeln ist. Das DDS tritt während, gegen Ende oder nach einer Dialysebehandlung auf und kann mehrere Stunden – in schweren Fällen auch Tage – anhalten.

▪▪▪ Pathophysiologie

Dem DDS liegt die rasche Entwicklung eines osmotischen Gradienten zwischen Plasma und Gehirn bei (zu) schneller Dialyse zugrunde. Im Tierversuch zeigte sich eine intrazelluläre Azidose, die zu einem vermehrten Wassereinstrom mit Entwicklung einer Enzephalopathie mit Hirnödem und Hirndruckentwicklung führte.

▪▪▪ Symptomatik

Bei leichten Formen treten innere Unruhe, Übelkeit, Kopfschmerzen, Muskelkrämpfe und Benommenheit auf.

Bei schwereren Verläufen kommt es zu Myoklonien, Asterixis, Psychosen und Bewusstseinstrübungen bis hin zum Koma. In einigen schwerst verlaufenden Fällen wurde die Ausbildung eines Hirnödems beobachtet.

Prädisponierende Faktoren sind: junges oder hohes Alter, hohe Harnstoffspiegel, schnelle Dialyse, große Dialysemembranen und Hypoosmolarität des Dialysats.

▪▪▪ Prophylaxe

Durch langsame Dialyse mit langsamen Durchflussraten in kurzen Abständen und osmotisch aktiven Zusätzen zum Dialysat lässt sich ein DDS weitgehend vermeiden.

39.2.2 Enzephalopathien aufgrund Elektrolyt- und Osmolaritätsstörungen

Hyponatriämie

Eine Hyponatriämie (Serumnatrium <135 mmol/l) ist die häufigste Elektrolytstörung und findet sich bei etwa 3% aller Krankenhauspatienten. Grundsätzlich kann man hypovolämische, isovolämische, hypervolämische und isoosmolare Hyponatriämien unterscheiden (▶ Kap. 14). Häufige Ursachen einer Hyponatriämie auf Intensivstationen sind das Syndrom der »inadäquaten ADH-Sekretion« (SIADH) (z. B. bei neurologischen Erkrankungen wie SAB, Meningoenzephalitis, Schädelhirntrauma; ▶ Kap. 39.7), das »zerebrale Salzverlustsyndrom« (CSWS; ▶ Kap. 39.7), vermehrte Zufuhr freien Wassers (z. B. »Wasserintoxikation« durch exzessives Trinken bei Psychosen), Niereninsuffizienz, diuretische Therapie, Medikamententherapie (z. B. Carbamazepin, Oxcarbazepin) und Hypovolämien [17].

▪▪▪ Pathophysiologie

Die hyponatriämische Enzephalopathie ist der zerebralen Wasserverschiebung von extra- nach intrazellulär mit Entwicklung eines Hirnödems zuzuschreiben. Zusätzlich scheinen eine Rolle zu spielen: ADH- und Aldosteronausschüttung mit intrazellulärem Wassereinstrom, Abnahme des zerebralen Perfusionsdrucks nach Ausbildung eines Hirnödems, Reduktion der neuronalen ATP-Produktion durch ADH und Steroide und Hemmung des zellulären Kalziumeinstroms mit konsekutiver Hemmung des Natriumausstroms und Zunahme der intrazellulären Schwellung, neuronale Glutathionverarmung mit Erhöhung der Vulnerabilität des Hirnparenchyms gegenüber Ischämien.

▪▪▪ Symptomatik

Die meisten Hyponatriämien werden problemlos toleriert, v. a. wenn sie chronisch sind oder sich langsam entwickeln. Nur bei sich rasch entwickelndem Abfall des Serumnatriums unter 125 mmol/l und fast immer unter 110 mmol/l treten deutliche Beschwerden auf. Allerdings ist der absolute Natriumspiegel nicht per se entscheidend für die Ausprägung der Symptomatik.

Die neurologischen Symptome der Hyponatriämie umfassen Kopfschmerzen, Übelkeit, Erbrechen, generalisierte epileptische Anfälle und die unterschiedlichen Stadien quantitativer und qualitativer Bewusstseinsstörungen, die mit Muskelkrämpfen verbunden sein können. Bei komatösen Patienten kann die Progression eines Hirnödems bis zur Herniation führen.

▪▪▪ Therapie

Die Natriumsubstitution muss angepasst an die Akuität und Ausprägung der Hyponatriämie selbst und ihrer Symptome erfolgen. Dabei sollte eine schnelle Anhebung des Serumnatriumspiegels um mehr als 0,5 mmol/l/h vermieden werden und nur anfangs zur Korrektur einer mit bedrohlichen Symptomen einhergehenden Hyponatriämie ausnahmsweise mit 1–2 mmol/l/h erfolgen (▶ Kap. 39.5).

Hypernatriämie

Hypernatriämien können sich entwickeln bei:
— Wasserverlust (Diabetes insipidus, extrarenale Flüssigkeitsverluste).
— Wasserverlust kombiniert mit geringem Natriumverlust (exzessives Schwitzen, Fieber, osmotische Diurese) und
— Natriumzufuhr (Infusionen, Cushing, Hyperaldosteronismus).

Ob eine enzephalopathische Symptomatik auftritt, hängt von der Akuität und absoluten Höhe der Hypernatriämie (Osmolalität >320 mosmol, Serum-Na$^+$ >160 mmol/l) ab.

▪▪▪ Pathophysiologie

Die neurologische Symptomatik ist Ausdruck der osmotischen Dehydratation mit Schrumpfung des Intrazellulärraums aufgrund der erhöhten Serumosmolarität und der mikrovaskulären Hyperviskositätsschäden mit kapillären Blutungen oder venösen Stauungen.

▪▪▪ Symptomatik

Primär treten Bewusstseinsstörungen auf, die seltener als bei der Hyponatriämie von epileptischen Anfällen (v. a. in der Rehydrierungsphase) begleitet sein können. Komplikationen der Hypernatriämie sind (s. unten) sind intrazerebrale, subarachnoidale Blutungen und Sinusvenenthrombosen. Bei schnellen Steigerungen der Osmolarität kann es zur Entwicklung einer CPM bzw. EPM kommen (▶ Kap. 39.5).

Die Prognose der hypernatriämischen Enzephalopathie ist abhängig von der Grunderkrankung und dem Auftreten und der Ausprägung der genannten Komplikationen der Hypernatriämie.

▪▪▪ Therapie

Die Therapie besteht in der Rehydratation mit isotonischen oder halbisotonischen Kochsalzlösungen, wobei eine Korrektur um 1(–2) mmol Natrium/h nicht überschritten werden sollte, da es andernfalls zu fatalen zerebralen Ödemen kommen kann. Auch die Zufuhr freien Wassers sollte wegen der möglichen Ausbildung eines Hirnödems vermieden werden.

Andere Elektrolytstörungen

Zu einer Enzephalopathie kann es auch bei Hyper- und Hypokalzämie, Hyper- und Hypomagnesiämie und Hyper- und Hypophosphatämie kommen.

Bei der **Hyperkalzämie** (>2,6 mmol/l) kommt es etwa ab 3 mmol/l zu Müdigkeit, Kopfschmerzen, Übelkeit, Erbrechen und Bewusstseinsstörungen bis hin zum Koma und evtl. Krampfanfällen. Meist bestehen ein ausgeprägtes Durstgefühl und eine vermehrte Urinausscheidung. Die therapeutischen Optionen bestehen zunächst in Flüssigkeitsersatz, Kaliumsubstitution, Schleifendiuretika, Ionenaustauscher, Natriumbikarbonat und i.v.-Biphosphonaten. In schweren Fällen kann auch eine Dialyse notwendig werden. Weitere mittelfristige Therapien bestehen in einer Hemmung der ossären Kalziumfreisetzung, z. B. mittels Pliamycin, Galliumnitrat, Kortikosteroiden oder Calcitonin.

Bei der **Hypokalzämie** und **Hypomagnesiämie** kann es zu Verhaltensauffälligkeiten, Bewusstseinsstörungen und Krampfanfällen bis hin zum Status epilepticus kommen. Bei der Hypokalzämie sind diese Symptome von Tetanie mit Chvostek- oder Trousseau-Zeichen begleitet. Die Therapie besteht in der entsprechenden Substitution.

Bei schweren **Hypophosphatämien** wurden Muskelschwächen, Polyradikulitis, Ataxie, Bewusstseinsstörungen, Hirnstamm- und Hirnnervenstörungen beschrieben, wobei auch reversible MRT-Läsionen (PRES) in Stammganglien, Thalamus und im Okzipitallappen gesehen wurden. Da die Hypophosphatämie meist im Rahmen einer kompletten (insuffizienten) parenteralen Ernährung in komplexen intensivmedizinischen Behandlungssituationen auftritt, kann nicht sicher entschieden werden, ob die beschrieben Symptome ausschließlich durch die Hypophosphatämie zu erklären sind oder auch im Zusammenhang mit der Grunderkrankung oder anderen Faktoren.

Eine **Hyperphosphatämie** tritt meist zusammen mit einer Hyperkalzämie auf, so dass die Kausalität der Symptome (s. oben) nur schwer voneinander unterscheidbar zuzuordnen ist.

39.2.3 Enzephalopathien aufgrund Glukosestoffwechselstörungen

Diabetische Ketoazidose

Üblicherweise entsteht eine diabetische Ketoazidose (pH-Wert <7,35) beim Typ-I-Diabetes und kann gelegentlich dessen Initialsymptom sein. Sie wird durch einen Insulinmangel bestimmt und geht mit ausgeprägter Hyperglykämie, schwerer Ketoazidose und Hyperosmolarität einher.

Allgemeine Symptome sind Müdigkeit, Übelkeit, Erbrechen, Polydipsie, Polyurie, Kussmaul-Atmung, Azetongeruch und »pseudoperitonitische« abdominelle Schmerzen. Eine Enzephalopathie tritt bei 80% der Patienten auf und präsentiert sich mit allen Stadien quantitativer Bewusstseinsstörungen (bei 10–15% bis hin zum Koma). Fokale neurologische Symptome treten selten auf. Oft läuft der Manifestation eine Infektion voraus; auch unter Glukokortikoidgaben kann die Stoffwechselsituation dekompensieren. Die Enzephalopathie wird durch die Ketoazidose und vorwiegend durch die Hyperosmolarität verursacht.

Selten tritt ein maligner Verlauf im Kindes- und Jugendalter auf, bei dem die Entwicklung eines Hirnödems mit einer hohen Sterblichkeit einhergeht.

Unter der Hyperosmolarität kann es zu den gleichen Komplikationen wie bei der Hypernatriämie kommen.

▪▪▪ Therapie und Prognose

Ziel ist die Rehydrierung unter einem dichten Monitoring von Blutglukose, Kalium und Blutgasen durch Gabe von Flüssigkeit und Insulin und Substitution von Kalium, um den unter Therapie eintretenden Kaliumeinstrom vom Extra- in den Intrazellulärraum zu kompensieren:

- 1000 ml/h Flüssigkeit in den ersten 4 h, dann für weitere 4 h 500 ml/h +
- Insulingabe (0,5–4 I.E./h; anzustrebende BZ-Senkung nicht über 40–80 mg/dl/h) +
- Substitution von Kalium (20 mmol KCl pro 1000 ml Infusionslösung).

Zu beachten ist, dass die Rehydrierung nicht zu rasch erfolgt, um die Bildung eines Hirnödems zu vermeiden (s. Therapie der Hypernatriämie). Begleitende Infekte werden antibiotisch behandelt.

Bei der Mehrheit der Patienten kommt es zur kompletten neurologischen Restitution. Bei älteren Patienten kann es zu letalen Verläufen im Rahmen einer Multimorbidität, z. B. im Zusammenhang mit Infektionen, zerebrovaskulären Erkrankungen, Nierenversagen und Gerinnungsstörungen, kommen.

Hyperosmolare nichtketoazidotische Hyperglykämie

Diese Form der Hyperglykämie ist in der Regel eine Komplikation des Typ-II-Diabetes und tritt zusammen mit Dehydratation, Operationen, Infektionen, Sepsis, und Gabe von Kortikosteroiden oder Thiaziden auf.

Als neurologische Symptomatik zeigt sich in der Regel eine progrediente Bewusstseinstrübung bis hin zum Koma; es werden jedoch häufig auch fokale Zeichen wie Aphasie, Hemisymptome, Pyramidenbahnzeichen und fokale Anfälle einschließlich einer Epilepsia partialis continua beobachtet, ohne dass strukturelle Hirnläsionen nachweisbar wären. Sowohl die fokalen als auch die generalisierten Anfälle erweisen sich als relativ resistent gegenüber einer antikonvulsiven Medikation und lassen sich oft erst unter der Reduktion der Hyperosmolarität und Hyperglykämie beherrschen.

▪▪▪ Therapie und Prognose

Unter einem dichten Monitoring von Blutglukose, Elektrolyten und Serumosmolarität erfolgt eine langsame (**Cave**: Hirnödem) Rehydratation mit

- isotoner Kochsalzlösung (500 ml/h in den ersten 2 h; danach 250–500 ml/h) +
- Insulin (0,5–10 I.E./h) +
- Kalium (20–40 mmol KCl/l Infusionslösung).

Bei einer antikonvulsiven Therapie sollte Phenytoin wegen seiner Beeinträchtigung der endogenen Insulinausschüttung vermieden werden. Die Sterblichkeit ist mit fast 30% hoch. Im Falle des Überlebens sind allerdings in der Regel keine dauerhaften neurologischen Folgen zu erwarten.

Hypoglykämie

Bei einer Hypoglykämie (Blutglukose <45 mg/dl) kommt es zum Substratmangel für die Produktion energiereicher Phosphate im Gehirn. Der zerebrale Blutfluss bleibt dabei konstant. Neben dem reinen Substratmangel scheint auch die Akkumulation exzitatorischer Aminosäuren eine pathogenetische Rolle zu spielen. Eine Hypoglykämie kann aus unterschiedlichen Gründen entstehen: iatrogen unter einer Therapie mit oralen Antidiabetika oder Insulin, akzidentelle Insulinzufuhr (z. B. in suizidaler Absicht), inadäquate parenterale Ernährung, Sepsis, Multiorgan-, insbesondere Leberversagen, endogener Hyperinsulinismus bei Insulinom.

▪▪▪ Symptomatik

Es kommt zu parasympathikotonen, sympathikotonen und neuroglykopenischen Symptomen. Sympathiko- und parasympathikotone Symptome sind Tachykardie, Palpitationen, Blässe,

Heißhunger, Schweißausbruch, Tremor, Angstgefühle und Unruhe. Bei der gleichzeitigen Einnahme von β-Blockern können diese autonomen Warnzeichen einer Hypoglykämie teilweise unterbleiben. Neuroglykopenische Symptome sind Bewusstseinsstörungen bis hin zum Koma, Primitivreflexe, Pyramidenbahnzeichen, Koordinationsstörungen, generalisierte und fokale Anfälle und auch fokale motorische Symptome mit halbseitiger Akzentuierung, die an ein vaskuläres Geschehen denken lassen können.

Bei fortgeschrittener und weiter zunehmender Hypoglykämie sind schwere Defektzustände mit persistierendem vegetativem Status in Analogie zur schweren hypoxischen Enzephalopathie möglich. Vulnerable zerebrale Areale bei einer Hypoglykämie sind Hippocampus, Kortex und Striatum. Wiederholte Hypoglykämien können zu fortschreitenden demenziellen Zuständen führen.

> **Wichtig**
>
> Die zentralnervösen Symptome der Hypoglykämie können zerebrovaskuläre Erkrankungen imitieren. Obwohl eine Glukosebestimmung zur verpflichtenden Routine in der Notfallversorgung gehört, wird sie doch immer wieder bei suggestiven Konstellationen vermeintlich anderer Ursachen einer Bewusstseinsstörung vergessen, womit eine einfache kausale Therapie unterbleibt mit evtl. bleibenden negativen Folgen für den Betroffenen.

▪▪▪ Therapie

Die Therapie besteht in einer möglichst raschen Zufuhr von Glukose (je nach Schwere oral oder i.v.). Bei bewusstseinsgestörten Patienten erfolgt eine i.v.-Gabe von zunächst 50 ml Glukose 50% gefolgt von 500 ml Glukose 5–10%. Angestrebt wird ein Glucosespiegel > 100 mg.

Zur Erfassung von Rückfällen ist ein dichtes Monitoring der Blutglukosespiegel notwendig. Meistens erfolgt eine schnelle Besserung der Symptomatik.

39.2.4 Seltene Enzephalopathieursachen

Mitochondropathien

Die Beteiligung des ZNS bei Mitochondropathien kann aufgrund ihrer Heterogenität bei foudroyanten Verläufen zu diagnostischen Problemen führen. Es kommt zu epileptischen Anfällen, »stroke like episodes«, Migräne, Spastik, Bewegungsstörungen, bulbären Störungen, psychiatrischen, neuropsychologischen und hypophysären Störungen. Im neurologisch-intensivmedizinischen Kontext sind v. a. die schlaganfallartigen Symptome (»stroke like episodes«, SLE) im Rahmen eines MELAS-Syndroms von Bedeutung.

Die SLE sind vor allem gekennzeichnet durch Hemiparesen, mnestische Syndrome, Hemianopsien, kortikale Blindheit, migräneartige Kopfschmerzen und epileptische Anfälle.

Die **Diagnostik** umfasst zunächst Laboruntersuchungen von Blut und Liquor (insbesondere Laktatischämietest) und eine Muskelbiopsie. Bei negativem Ergebnis und fortbestehendem Verdacht sind genetische Untersuchungen der mitochondrialen DNA erforderlich. Hinweisend in der zerebralen Bildgebung sind bilaterale Verkalkungen (CT), multifokale »white matter lesions« (MRT) und erhöhte Laktatpeaks (MRT-Spektroskopie).

Eine spezifische **Therapie** existiert nicht; bei der symptomatischen Therapie von Anfällen sollte Valproat aufgrund seiner potenziell mitochondrien- und leberschädigenden Wirkung vermieden werden [15].

Andere endokrine bzw. (auto)immunvermittelte Enzephalopathien

Bei einer hypotonen Kreislaufsituation (evtl. synkopal) mit Hypoglykämie und entsprechender neurologischer Symptomatik und einer Pigmentierungsstörung der Haut muss an eine primäre oder sekundäre **Nebennierenrindeninsuffizienz** gedacht werden.

Bei einer schweren unbehandelten **Hypothyreose** kann es zu Bewusstseinsstörungen bis hin zu Koma (»Myxödemkoma«) kommen, wobei oft exogene Auslöser (z. B. Sedativa, Infekte, Operationen) bestehen. Zusätzliche Symptome sind Bradykardie, Hypotonie und Hypothermie.

Bei ausgeprägter **Hyperthyreose** mit thyreotoxischer Krise kommt es neben Temperaturerhöhung, Tachykardien, Durchfällen und Exsikkose zu deliranten Bewusstseinsstörungen bis hin zum Koma (»Basedow-Koma«). Auslöser sind abruptes Absetzen von Thyreostatika, Infektionen, Traumata und jodhaltige Medikamente und Röntgenkontrastmittel. Durch die zunehmende Durchführung von CT-Angiographien in der zerebrovaskulären Notfalldiagnostik sind vermehrt thyreotoxische Krisen auf Stroke Units zu erwarten und auch beobachtet worden.

Bei der **Hashimoto-Thyreoiditis**, die Frauen 7-mal häufiger betrifft als Männer, werden zum Teil schwere immunvermittelte Enzephalopathien beobachtet. Als Symptome treten Verwirrtheit, Kopfschmerzen, ataktische Störungen, Krampfanfälle, kognitive Störungen und Myoklonien auf. Schwere Verläufe können in ihrer klinischen Präsentation der Jakob-Creutzfeldt-Erkrankung ähneln. Der Pathomechanismus der Hashimoto-Thyreoiditis ist nicht abschließend geklärt; unklar ist v. a. die Bedeutung vaskulitischer Veränderungen der Hirngefäße. Vorgeschlagen wird eine Unterscheidung in eine »diffus-progressive« und eine »vaskulitische« Verlaufsform [18]. Klinisch besteht zu etwa 75% eine Euthyreose, zu etwa 20% eine Hypothyreose und sehr selten eine Hyperthyreose. Diagnostisch findet man bei 70% eine Erhöhung des basalen TSH. Antimikrosomale Antikörper und Antithyroidperoxidaseantikörper finden sich bei 90% der Patienten, während Antithyroglobin nur bei 60% nachweisbar sind. Selten sind auch antineuronale Antikörper nachweisbar. Im MRT finden sich evtl. in den T2-gewichteten Aufnahmen bilaterale meist symmetrische Signalanhebungen im Bereich des Temporallappens und Hippocampus. Auch »Hirninfarktmuster« als Folge von vaskulitischen Manifestationen wurden beschrieben. Im Liquor sind Proteinerhöhungen häufig. Das EEG zeigt meistens Allgemeinveränderungen. Parallel zur Substitutionstherapie sollte eine immunsuppressive Therapie mit Kortikosteroiden erfolgen (je nach Schwere 100–1000 mg/24 h). Gelegentlich waren ein längerfristiger Immunsuppressivaeinsatz mit Cyclophosphamid, Azathioprin oder Methotrexat notwendig. Eine langsame Rückbildung der Symptome ist möglich, aber nicht zwingend.

Selten kommt es zum »**Coma paraproteinaemicum**« im Rahmen eines Hyperviskositätssyndroms bei M. Waldenström oder multiplem Myelom. Kopfschmerzen, Benommenheit und Bewusstseinsstörungen bis hin zum Koma gehen auf Störungen der hyperviskositätsbedingten zerebralen Mikroperfusion zurück.

Literatur

1. Als-Nielsen B, Gluud LL, Gluud C (2004) Non-absorbable disaccharides fpor hepatic encephalopathy: systemic review of randomised trials. BMJ 328: 1046-1050.
2. Basler T, Meier-Hellmann A, Bredle D, Reinhart K (2002) Amino acid imbalance early in septic encephalopathy. Intensive Care Med 28:293-298.
3. Bleck TP, Smith MC, Pierre-Louis SJ, Jares JJ, Muray J, Hansen CA (1993) Neurologic complications of critical medical illnesses. Crit Care Med 21:98-103.
4. Bogdanski R, Blobner M, Hanel F, Kochs E (1999) Die septische Enzephalopathie. Anaesthesiol Intensivmed Notfallmed Schmerzther 34:123-130.
5. Bolton CF, Young GB, Zochodne DW (1993) The neurological complications of sepsis. Ann Neurol 33:94-100
6. Bolton CF, Young-GB (1989) Neurological complications in critical ill patients. In: Aminoff MJ. Neurology and General Medicine. New York. Churchill Livingstone 713-729.
7. Boon P, de Reuck J, Achten E, de Bleecker J (1991) Pancreatic encephalopathy. A case report and review of the literature. Clin Neurol Neurosurg 93:137-141.
8. Brouns R, De Deyn PP (2004) Neurological complications in renal failure: a review.
9. Burn DJ, Bates D (1998) Neurology and the kidney. J Neurol Neurosurg Psychiatry 65:810-821.
10. Butterworth RF (2000) Hepatic encephalopathy: a neuropsychiatric disorder involving multiple neurotransmitter systems. Curr Op Neurol 13:721-727.
11. Chan C, Fryer J, Herkes G, Prelog K, Harrington T (2003) Fatal brain stem event complicating acute pancreatitis. J Clin Neurosc 10:351-358.
12. Chen R, Young GB (1996) Metabolic encephalopathies. Ballieres Clinical Neurology 5:577-598.
13. Eggers V, Schilling A, Kox WJ, Spies C (2003) Septische Enzephalopathie. Anaesthesist 52:294-303.
14. Ferenci P (2001) Hepatische Enzephalopathie. Dtsch Med Wochenschr 126 Suppl 1:S76-80.
15. Finsterer J (2006) Central nervous system manifestations of mitochondrial disorders. Acta Neurol Scand 114; 217-238.
16. Garg RK (2001) Posterior leukoencephalopathy syndrome. Postgrad Med J 77:24-28.
17. Hamann GF (2001) Bedeutung von Störungen des Elektrolyt-und Wasserhaushaltes in der Neurologischen Intensivmedizin. Akt Neurol 28:103-113.
18. Hartmann M et al.: Hashimoto-Enzephalopathie. Nervenarzt, 2000; 71: 489-494.
19. Hund E (2007) Septische Enzephalopathie. Dtsch Med Wschr 132: 322-324.
20. Kauppinen R (2005) Porphyrias. Lancet 365: 241-252.
21. Kramer L, Tribl B, Gendo A, Zauner G, Schneider B, Ferenci P, Madl C (2000) Partial pressure of ammonia versus ammonia in hepatic encephalopathy. Hepatology 31: 30-34.
22. Kunze K (2002) Metabolic encephalopathies. J Neurol 249:1150-1159.
23. Lewis M, Howdle PD (2003) The neurology of liver failure. Q J Med 96: 623-633.
24. Müllges W, Stoll G (2002) Hypoxisch-ischämische Enzephalopathie. Akt Neurol 29: 431-446.
25. Papadopoulos MC, Davies DC, Moss RF, Tighe D, Bennett ED (2000) Pathophysiology of septic encephalopathy: a review. Crit Care Med 28:3019-3024.
26. Schellinger PD et al.: Hepatische Enzephalopathie. Nervenarzt, 2003; 74: 1078-1087.
27. Schellinger PD et al.: Neurologische Komplikationen renaler Erkrankungen. Akt Neurol, 2003; 30: 375-381.
28. Schwarz S, Schwab S, Fabian CW, Schellinger P, Orberk E, Hund E (1997) Sepsis: unklare Bewußtseinstrübung als Initialsymptom. Klinik und Pathophysiologie der septischen Enzephalopathie. Nervenarzt 68:292-297.
29. Segura-Bruna N, Rodriguez-Campello A, Puente V, Roquer J (2006). Valproate-induced hyperammonemic encephalopathy. Acta Neurol Scand 114; 1-7.
30. Stott VL, Hurrell MA, Anderson TJ (2005) Reversible posterior leukoencephalopathy syndrome: a misnomer reviewed. Intern Med J 35:83-90
31. The Hypothermia After Cardiac Arrest Study Group (2002) Mild therapeutic hypothermia to improve the neurologic outcome after cardiac arrest. New Engl J Med 346:549-556.
32. Wijidicks EFM (1995) Neurology of critical illness. Contemporary Neurological Series No. 43; Philadelphia, FA Davis.
33. Young GB, Bolton CF, Archibald YM, Austin W, Wells GA (1992) The electroencephalogram in sepsis-associated encephalopathy. J Clin Neurophysiol 9:145-152.

39.3 Alkoholdelir und Wernicke-Enzephalopathie

M. Maschke, C. Klawe

39.3.1 Alkoholdelir

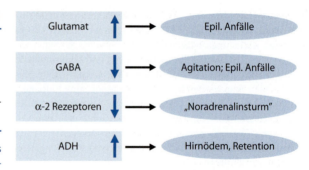

Abb. 39.5. Pathogenese des Alkoholentzugsdelirs.

Viele alkoholabhängige Patienten zeigt bei Beendigung des Alkoholkonsums in variabler zeitlicher Latenz eine Entzugssymptomatik, wobei das führende Symptom bei allen Entzugssyndromen der Tremor sowie eine vegetative Hyperaktivität ist. Die lebensbedrohliche Steigerung des Alkoholentzugssyndroms ist das Alkoholentzugsdelir, welches durch eine Kombination aus psychischen, autonomen und neurologischen Symptomen gekennzeichnet ist. Etwa 5% (3–15%) der Alkoholkranken erleiden unter einem Alkoholentzug ein Delir. Nicht selten kommt es im Rahmen der Behandlung einer anderen alkoholbedingten Erkrankung erst im Krankenhaus zu einem Delir. In diesem Zusammenhang ist erwähnenswert, dass bis zu 21% der in allgemeinen Krankenhäusern erfolgten Aufnahmen direkt oder indirekt durch eine Alkoholabhängigkeit verursacht sind [7]. Dabei ist zu beachten, dass auch unter moderner Therapie das Alkoholentzugsdelir eine intensivmedizinisch zu behandelnde Erkrankung darstellt. Die Letalität des unbehandelten Delirs liegt bei 15%, unter optimaler Therapie immerhin auch heutzutage noch bei 2%.

■■■ Pathogenese

Das Alkoholdelir wird durch einen abrupten Alkoholentzug nach jahrelanger Aufnahme von 80–120 g reinem Alkohol täglich oder regelmäßigen Alkoholexzessen (sog. Quartalstrinken) ausgelöst. Gelegentlich kann ein milder Abfall des Alkoholspiegels, selten ein Alkoholexzess ebenfalls ein Alkoholdelir auslösen. Zahlreiche Studien haben versucht, prädiktive Faktoren für die Entwicklung eines Alkoholentzugsdelirs zu identifizieren. Dabei sind mehrere bei Aufnahme zu erhebende Parameter möglicherweise prädiktiv: vorhandene Infektion, bereits bestehende Tachykardie mit einer Herzfrequenz über 120/min, klinische Zeichen eines Alkoholentzugs bei einer Blutalkoholkonzentration von über 1‰, Alkoholentzugsanfälle in der Vorgeschichte und/oder ein Alkoholentzugsdelir in der Vorgeschichte [26].

Die chronische Alkoholzufuhr führt im Organismus zu einer Veränderung des Neurotransmitterhaushalts, so dass bei Wegfall der gewohnten Alkoholaufnahme entsprechende Symptome auftreten. Die wichtigsten Veränderungen sind in einer Überaktivität des glutamatergen Systems (symptomatische epileptische Anfälle), verminderte GABA-erge Inhibition (Unruhe, Agitiertheit, epileptische Anfälle), Reduktion der α-2-Rezeptoren (sympathische Überaktivität, sog. »Noradrenalinsturm« mit Tachykardie, Hypertension, Tremor und Hyperhidrose), Ansteigen der Anzahl der dopaminergen Rezeptoren (verzögert auftretende produktiv psychotische Symptomatik), verminderte cholinerge Transmission (kognitive Defizite) und vermehrte ADH-Sekretion (Flüssigkeitsretention, Hirnödem) zu sehen ([11, 16, 18, 30]; ◘ Abb. 39.5). Die gesteigerte Aktivität des glutamatergen Systems führt sekundär zu einer erhöhten Neurotoxizität durch oxidativen Stress [40].

■■■ Symptomatik

Die typische Klinik eines vollständig ausgeprägten Delirs besteht in einem Symptomenkomplex aus psychischen bzw. psychotischen Symptomen, neurologischen Symptomen und Symptomen der vegetativen Entgleisung [18, 20].

Die **psychischen bzw. psychotischen Symptome** beinhalten eine zunehmende Orientierungsstörung, inkohärentes Denken, Verkennung der Umwelt, affektive Labilität mit häufigem Wechsel zwischen Angst und Aggressivität sowie eine psychomotorische Unruhe. Die eindrücklichsten Symptome finden sich jedoch in Form eines halluzinatorischen Syndroms mit lebhaften, zumeist unbunten optischen und taktilen Halluzinationen (häufig Bewegungen kleiner Figuren (Mikropsie) oder Würmer, Käfer, kleine Elefanten auf der Haut) und einer erhöhten Suggestibilität (Patient liest von einem leeren Blatt ab, trinkt aus dem imaginären Glas, bindet Knoten ohne Faden).

Die **neurologischen Symptome** sind zum einen durch den Tremor (6–8/s) der Hände, teilweise auch der Zunge und der Augenlider mit Tendenz zur Verstärkung bei motorischer Aktivität und emotionaler Belastung und zum anderen durch Alkoholentzugsanfälle gekennzeichnet.

Letztendlich sind die **Symptome der vegetativen Entgleisung**, die, die neben den Laborwertveränderungen, am ehesten zu einer lebensbedrohlichen Situation führt. Dabei kommt es zu einer Hyperthermie, hypertonen Blutdruckwerten, einer Tachykardie sowie einer profusen Hyperhidrose. Gerade bei der vegetativen Entgleisung spielen prämorbide Erkrankungen, insbesondere kardiovaskuläre oder pulmonale Erkrankungen, in der Gefährdung des Patienten eine wesentliche Rolle.

Zusätzliche Symptome, die bei einem Patienten, bei dem eine Fremdanamnese nicht möglich ist und der keine eigenen Angaben zur Abhängigkeitsanamnese machen kann, auf ein Alkoholentzugsdelir hinweisen können, finden sich in den körperlichen Zeichen der langjährigen Alkoholabhängigkeit. Es lassen sich häufig neben Zeichen der Leberdysfunktion (Lebervergrößerung, Gerinnungsstörung, Ikterus, Spider Nävi) eine globale Muskelatrophie als Zeichen der Malnutrition und der alkoholischen Myopathie, eine Stammfettsucht, Teleangiektasien im Gesichtsbereich sowie Zeichen der alkoholbedingten Polyneuropathie (trophische Störungen an den Füßen bzw. Händen, erloschene Achillessehnenreflexe, Atrophien der intrinsischen Fuß- und Handmuskulatur sowie verminderte Pallästhesie) nachweisen.

Klinisch werden unterschiedliche **Schwergrade** unterschieden, die jedoch ein Kontinuum darstellen:

- Das **Alkoholentzugssyndrom** (sog. »Prädelir«) mit allenfalls flüchtigen Halluzinationen oder einer leichtgradigen vegetativen Symptomatik mit Schreckhaftigkeit, Schlafstörungen, Schwitzen und morgendlichem Tremor, zudem fakultativ epileptische Anfälle vom Grand-mal-Typ.
- Das **vollständige Delir** (Delirium tremens) zeigt alle Symptome mit Bewusstseins-, affektiven und Orientierungsstörungen, Übererregbarkeit und Symptome des halluzinatorischen Syndroms (illusionäre Verkennungen, optische und taktile Halluzinationen, Suggestibilität) und eine vegetative Entgleisung (Fieber, Hypertonie, Tachykardie, Hyperhidrose, Tremor).
- Das **lebensbedrohliche Delir** macht 7% aller Delirien mit der Symptomatik des vollständigen Delirs aus und ist von schweren, v. a. kardialen und pulmonalen Komplikationen und schweren Bewusstseinsstörungen bestimmt.

■■■ Diagnostik

Laborwertveränderungen

Üblicherweise sind die γ-GT, AP, GOT, GPT und das MCV erhöht. Bei langjähriger Alkoholerkrankung finden sich häufig auch eine leichte makrozytäre (seltener mikrozytäre) Anämie sowie eine Thrombozytopenie.

> **Wichtig**
>
> Bei Patienten mit einem Alkoholentzugsdelir spielen die verminderte Konzentration von Elektrolyten und Vitaminen eine übergeordnete Rolle.

Eine **Hypomagnesiämie** ist in 30% der Patienten durch eine erhöhte Exkretion (um 160–260%) von Magnesium nachweisbar und geht mit einer erhöhten Mortalität und Liegedauer auf ICU, ventrikulären Tachykardien (Torsades de Pointes) und einer erhöhten Anfallsneigung einher [39]. Die erhöhte Exkretion des Magnesiums bedingt durch eine gesteigerte Kaliurese eine sekundäre **Hypokaliämie**. Darüber hinaus kommt es häufig zu einer **Hyponatriämie**, die bei zu raschem Ausgleich gerade bei Patienten mit Alkoholabhängigkeit das Risiko einer zentralen pontinen oder extrapontinen Myelinolyse birgt und wahrscheinlich weitaus häufiger subklinisch auftritt als bisher vermutet [35]. Das Vitamin B1 und andere wasserlösliche Vitamine sind bei begleitender Malnutrition erniedrigt, wobei die Bestimmung des Vitamin-B1-Spiegels häufig noch normal ist und erst die Bestimmung der Transketolaseaktivität einen Vitamin-B1-Mangel anzeigen kann [19].

Die **Differenzialdiagnose** des Alkoholdelirs umfasst andere delirante Zustände mit produktiv-psychotischen Phänomenen und vegetativer Entgleisung (◘ Tab. 39.4). Dabei ist in erster Linie an ein Delir bei Entzug anderer GABA-erger Substanzen (v. a. Benzodiazepin- oder Barbituratentzug) oder einen Entzug von illegalen Drogen zu denken. Darüber hinaus kommen Intoxikationen mit Medikamenten (insbesondere Psychopharmaka) oder die Einnahme antriebssteigernder Drogen wie z. B. Amphetamine oder Kokain in Betracht.

Bei älteren Patienten kann an Verwirrtheitszustände bei vorbestehender Demenz und bei entsprechender Komorbidität an endokrine oder metabolische Enzephalopathien gedacht werden, wobei bei diesen die Antriebsminderung und die Bewusstseinsminderung stark im Vordergrund stehen. Das anticholinerge Syndrom und eine produktive schizophrene oder schizoaffektive Störung sind ebenso eher seltene Differenzialdiagnosen wie posthypoxische oder posthypoglykämische Durchgangssyndrome. Im Rahmen infektiöser Erkrankungen können eine Meningitis oder Enzephalitis oder eine septische Enzephalopathie einem Delir ähneln.

■■■ Therapie

Ziel der Behandlung ist die Verhinderung eines voll ausgeprägten Delirs und die Verhinderung von Alkoholentzugsanfällen. Im Falle eines bereits bestehenden Delirs fokussiert sich die Therapie auf die Verkürzung der Dauer des Delirs und auf die Therapie der mit dem Delir verbundenen lebensbedrohlichen Entgleisung vitaler Funktionen.

> **Wichtig**
>
> Die Therapie findet in jedem Fall stationär unter Überwachung der Vitalfunktionen statt, bei einem vollständigen Delir auf einer Intensivstation.

Allgemeine Maßnahmen

Bei Aufnahme des Patienten erfolgt neben einer Routinelaborentnahme ein Drogenscreening zum Ausschluss der Einnahme anderer Substanzen als Alkohol und die Bestimmung der Blutalkoholkonzentration. Zudem wird ein sicherer venöser Zugang gelegt und wegen der Gefahr der Wernicke-Enzephalopathie zunächst Vitamin B1 (50–100 mg) infundiert bevor glukosehaltige Infusionslösungen verwendet werden können. Sofern die Vitalfunktionen stabil sind erfolgt dann eine exakte internistische und neurologische Untersuchung sowie die Erhebung der Eigen- und Fremdanamnese.

Tab. 39.4. Wichtige Differenzialdiagnose des Alkoholentzugsdelir

Erkrankung	Zusatzdiagnostik
Delir bei Entzug von Medikamenten und Suchtstoffen	Drogenscreening mit Bestimmung der Benzodiazepine, Barbiturate, Trizyklische Antidepressiva, Amphetamine, Kokain, Morphine im Urin
Metabolische Enzephalopathien (hepatische Enzephalopathie, Enzephalopathie bei Niereninsuffizienz)	Ammoniak, Bilirubin, Harnstoff, Kreatinin, Harnsäure im Serum. Leberhautzeichen wie Caput medusae, Spider Nävi, Sklerenikterus
Endokrine Enzephalopathien (Nebennierenrindeninsuffizienz, Hashimoto-Enzephalitis)	T3, T4, TSH, Thyreoglobulinantikörper. Cortisol, ACTH, Elektrolyte im Serum
Virale oder bakterielle Meningoenzephalitis	Fieber, CRP und Leukozyten erhöht, Liquor: Zellzahl- und Proteinerhöhung, Laktat erhöht, Glukose je nach Erreger erniedrigt
Schizoaffektive Psychosen, Schizophrene Psychosen, kurzfristige psychotische Störungen	Fremdanamnese
Wernicke-Enzephalopathie	Vitamin-B1-Spiegel, Transketolaseaktivität, MRT-Veränderungen in Strukturen des Papez-Neuronenkreises
Non-konvulsiver Status epilepticus	EEG-Veränderungen, Anamnese
Ischämische Infarkte oder intrazerebrale Blutungen im Thalamus	MRT/CCT mit Nachweis der Infarkte bzw. der Intrazerebralen Blutung

Bei einem Patienten mit vollständigem Delir sollte eine Unterbringung nach PsychKG vorgenommen werden und der Patient anschließend adäquat überwacht werden. Bei notwendiger Fixierung zur Vermeidung einer Eigengefährdung sollten die Fixierungszeiträume auf ein Minimum beschränkt bleiben und auf eine 5-Punkt-Fixierung (Extremitäten, Bauchgurt) geachtet werden. Der Patient sollte in eine ruhige, gut beleuchtete Umgebung gebracht werden, um die Unruhe und Angst nicht zu verstärken (z. B. möglichst nicht auf dem Gang oder in einer Notaufnahme länger als notwendig belassen, möglichst Einzelzimmer auf einer Intensivstation; ◘ Tab. 39.5).

Die Flüssigkeitszufuhr sollte je nach individuellem Bedarf unter ZVD-Kontrolle und inklusive einer exakten Bilanzierung (inadäquate ADH-Sekretion möglich) erfolgen. Aufgrund des möglichen Magnesiummangels ist die Gabe von Magnesium (100 mg Magnesiumcitrat oder -aspartathydrochlorid) und Spurenelementen sinnvoll. Eine häufig bestehende Hypokaliämie und Hyponatriämie sollten ausgeglichen werden. Bei einer Hyponatriämie sollte auf einen langsamen Ausgleich wegen der Gefahr der zentralen pontinen Myelinolyse (Steigerung des Natriumspiegels maximal 0,6 mmol/h, maximal 10 mmol/Tag) geachtet werden, wobei das auch von Dauer und Ausmaß der Hyponatriämie abhängig gemacht werden kann. Zunächst sollte der Flüssigkeitshaushalt unter engmaschiger Natriumkontrolle ausgeglichen werden, erst bei darunter weiterem Abfall oder ausbleibendem Anstieg eine Substitution mit 0,9%iger NaCl-Lösung als kontinuierlicher Infusion vorgenommen werden. Stündliche BGA-Kontrollen sind in den ersten 24 h sinnvoll.

Spezifische Therapie

Im besten Fall sollte die Medikation zur Behandlung des Alkoholdelirs sedieren, ohne die vitalen Schutzreflexe zu beeinträchtigen, epileptische Anfälle vermeiden, die autonome Hyperaktivität reduzieren und antipsychotisch wirksam sein, ohne wesentliche Nebenwirkungen zu entwickeln. Aus diesen Anforderungen wird rasch ersichtlich, dass die Therapie des Alkoholentzugsdelirs häufig eine Kombinationstherapie ist, da keine Einzelsubstanz die Anforderungen vollständig erfüllen kann.

Tab. 39.5. Allgemeine Maßnahmen bei Alkoholentzugsdelir

Störung	Maßnahme
Magnesiummangel	Zusätzliche Gabe von 100 mg/24 h Magnesiumcitrat oder -aspartat
Hyponatriämie	Langsamer Ausgleich mit einer Steigerung des Natriumspiegels maximal 0,6 mmol/h
Hypokaliämie	Substitution unter Kontrolle des Kaliumspiegels
Exsikkose	Flüssigkeitssubstitution unter ZVD-Kontrolle
Thiaminmangel	Vitamin-B1-Substitution vor erster Glukosegabe (50–100 mg)
Unruhe, Agitation, Fremdaggression	5-Punkt-Fixierung, ruhige Umgebung, bedarfsadaptierte Gabe von Neuroleptika

Darüber hinaus richtet sich die Medikation nach dem Schweregrad des Delirs, nach den Begleiterkrankungen und nach dem individuellen Ansprechen des Patienten auf die Medikation. Wichtig erscheint dabei, dass heutzutage die Gabe der Medikamente symptomorientiert anhand von validierten Skalen erfolgen sollte, um einer Über- aber auch eine Unterdosierung zu vermeiden. Die dabei am meisten verbreitete Skala ist die revidierte Fassung der CIWA-A (Clinical Institute Withdrawal for Alcohol Scale) und daran angelehnte Skalen [36, 41].

Schwierig in der Erstellung von Leitlinien zur Behandlung des Alkoholentzugsdelirs bleibt weiterhin, dass gute randomisierte, kontrollierte Studien speziell zur Behandlung des vollständigen Delirs fehlen. Dagegen sind Studien zur Behandlung des Alkoholentzugssyndroms ohne Delir häufig, gute Studien zum Vergleich einzelner Substanzen jedoch rar.

Die Wirkung von **Benzodiazepinen** gegen Placebo bzw. ein anderes Verum aus 11 Studien mit 1286 Patienten wurde in der Metaanalyse untersucht [13] und folgende Ergebnisse identifiziert:
- Benzodiazepine sind Placebo überlegen,
- keine andere Substanz einschließlich β-Blockern, Carbamazepin, Clonidin ist günstiger.

Dabei ist allerdings zu beachten, dass Clomethiazol in den USA nicht zugelassen ist und daher nicht in die Metaanalyse einbezogen wurde. In einer weiteren Metaanalyse [23] wurde gezeigt, dass Benzodiazepine die Schwere des Entzugs, die Häufigkeit von manifesten Delirien und von epileptischen Anfällen reduzieren. Eine neuere Metaanalyse [25] zeigt ebenfalls eine eindeutige Wirkung der Benzodiazepine, wobei jedoch eine eindeutige Überlegenheit gegenüber anderen Medikamenten nicht nachgewiesen werden konnte.

  Fazit

> Zusammengefasst sind Benzodiazepine in der Anwendung sicher und effektiv. Inwieweit Benzodiazepine sicherer und effektiver sind als Clomethiazol kann nicht eindeutig beantwortet werden. Aus der Erwägung der gegenüber anderen Benzodiazepinen wesentlich geringeren Kumulation ist Lorazepam (mittellange Halbwertszeit, Abbau durch Glukuronidierung) den anderen Benzodiazepinen vorzuziehen.

Clomethiazol (in Österreich nicht zugelassen) fördert die GABA-erge und glycinerge Inhibition und wirkt darüber sedierend, vegetativ stabilisierend, antikonvulsiv und anxiolytisch. Eine Studie [24] gab einen Hinweis darauf, dass Clomethiazol speziell in der Behandlung des Delirs möglicherweise etwas potenter ist als Benzodiazepine; eine weitere zeigt die Überlegenheit von Clomethiazol gegenüber Carbamazepin [29]. Überdosierungen kommen leichter vor. Hauptnebenwirkungen sind Bronchorrhö (kontraindiziert bei Lungenerkrankungen), Atemdepression und Kreislaufhypotonie sowie Bradykardie. In der Kombination mit β-Blockern kommt es zu einer Verstärkung der Bradykardie und in Kombination mit Carbamazepin ist eine erhöhte Dosis erforderlich. Die parenterale Applikationsform ist nicht mehr verfügbar. Auch Clomethiazol ist mit Alkohol und anderen GABA-ergen Substanzen (Benzodiazepine) kumulativ wirksam. Heutzutage sollte selbstverständlich sein, dass die Anwendung des Präparats wegen seines hohen sekundären Abhängigkeitspotenzials nur stationär erfolgt.

Die Behandlung des unvollständigen Delirs kann alternativ zu Benzodiazepinen oder Clomethiazol auch mit unterschiedlichen **Antikonvulsiva** (Carbamazepin, Gabapentin, Oxcarbazepin, Tiagabin) durchgeführt werden, wobei die Studienergebnisse hinsichtlich einer Gleichwertigkeit oder gar Überlegenheit gegenüber Clomethiazol oder Benzodiazepinen sehr heterogen sind. **Carbamazepin** ist beim Entzugssyndrom (unvollständiges Delir) nach älteren Studien in einem 6-Tages-Schema [29] wirksam und Phenobarbital und Oxazepam ebenbürtig [2, 17]. Nach einer kleinen randomisierten, einfach-blinden Untersuchung [32] mit 37 Patienten im Entzugssyndrom hat es gegenüber dem Clomethiazol den Vorteil der geringeren kognitiven Beeinträchtigung. Es muss jedoch unterstrichen werden, dass es keine Studien zum Einsatz von Carbamazepin beim voll ausgebildeten Delir gibt. Inwieweit Antikonvulsiva insgesamt eine gute Alternative zu Clomethiazol oder Benzodiazepinen darstellen, bleibt nach einer neueren Metaanalyse weiterhin unklar [28]. Aus der Sicht der Autoren sind die Antikonvulsiva lediglich als 2. Wahl bei der Behandlung des Delirs zu sehen.

Neuroleptika sind sicher nicht als Monotherapie in der Behandlung des Alkoholentzugsdelirs geeignet (erhöhte Anfallsneigung). Zudem wurden unter Neuroleptika immer wieder maligne Herzrhythmusstörungen beschrieben. In einer Metaanalyse [23] erhöhten Neuroleptika das Risiko während eines Delirs zu versterben sogar um das 6,6fache gegenüber Sedativa. In den wenigen randomisierten Studien hatte Haloperidol als add-on zu Benzodiazepinen allerdings wenig Nebenwirkungen [33]. In einer Metaanalyse waren Neuroleptika gegenüber Benzodiazepinen unterlegen [22].

> **Praxistipp**
>
> Die Wirkung bei ausgeprägte Halluzinationen und psychotischen Anteilen des Delirs ist jedoch so exzellent, dass bei Patienten mit diesen Symptomen zumeist nicht auf Neuroleptika verzichtet werden kann.

Beim sehr schweren, lebensbedrohlichen Delir reicht die orale Behandlung häufig nicht aus, so dass eine **intravenöse Kombinationstherapie** durchgeführt werden muss. Intravenöse Benzodiazepine (Diazepam, Lorazepam oder Midazolam) sollten mit Haloperidol kombiniert werden. Supplementär wird Clonidin i.v. eingesetzt. Clonidin ist als α$_2$-Rezeptoragonist bei milden Entzugssyndromen p.o. zur Kontrolle von Hypertension und Tachykardie geeignet [1]. Es eignet sich zur ergänzenden

Beeinflussung der vegetativen Entgleisung mit einer Initialdosis von 0,025 mg/h i.v. und Tagesdosen von 0,29–2,37 mg [5]. Die Kombinationstherapie des komplizierten Delirs auf einer Intensivstation wurde mehrfach in Studien untersucht. In einer prospektiven kontrollierten Studie an 156 Patienten wurden die Kombinationen Flunitrazepam/Clonidin vs. Clomethiazol/Haloperidol vs. Flunitrazepam/Haloperidol untersucht [33]. Es ließen sich keine signifikanten Unterschiede erkennen. Flunitrazepam/Clonidin dürfte hinsichtlich der Pneumoniehäufigkeit und Beatmungsbedürftigkeit Vorteile bieten, allerdings war die Wirkung auf Halluzinationen schlechter und kardiale Komplikationen kamen vermehrt vor. Die gleiche Arbeitsgruppe wies bei 44 chirurgischen Patienten nach, dass die Kombinationstherapie mit Flunitrazepam + Clonidin + (bei Halluzinationen) Haloperidol bedarfsadaptiert mit Boli günstiger ist als die Dauerinfusion mit Flunitrazepam: leichteres Alkoholentzugssyndrom, Medikation niedriger, Pneumonien seltener, Aufenthalt auf der Intensivstation kürzer [34].

Die praktische Vorgehensweise in der spezifischen Therapie richtet sich nach der revidierten Fassung der Leitlinien der Deutschen Gesellschaft für Neurologie (Tab. 39.6; [20]).

Fazit

Das Alkoholentzugsdelir ist auch unter modernen Therapiebedingungen eine potenziell lebensbedrohliche Erkrankung speziell bei Patienten mit hoher Komorbidität. Das Hauptaugenmerk muss in der Behandlung auf eine adäquate Überwachung und Stabilisierung der Vitalfunktionen gerichtet werden, um lebensbedrohliche Kreislaufkomplikationen zu vermeiden. Da die Medikation selbst durch die Nebenwirkungen kritische Komplikationen verursachen kann, sollte einer bedarfsgesteuerten Gabe der einzelnen Substanzen in der Kombinationstherapie gegenüber einem festen Therapieschema der Vorzug gegeben werden.

Tab. 39.6. Therapie des Alkoholentzugsdelirs

Therapie	Dosierung
I. Unvollständiges Delir/Alkoholentzugssyndrom	
Klinische Überwachung und Allgemeintherapie bei sehr milden Verläufen, evtl. mit	
Clomethiazol	4×2 Kapseln á 192 mg/24 h p.o. (oder 4×10 ml Saft/24 h), Reduktion nach Klinik oder bedarfsadaptierte Gabe nach CIWA-Ar
oder Diazepam	4- bis 6-mal 10 mg/24 h p.o., Reduktion um 10%/24 h **oder** 3×20 mg im Abstand von 2 h als »loading dose« oder bedarfsadaptierte Gabe nach CIWA-Ar
oder Lorazepam	4- bis 6-mal 1 mg/24 h p.o., Reduktion um 10%/24 h oder bedarfsadaptierte Gabe nach CIWA-Ar
II. Vollständiges Delir	
Clomethiazol	4- bis 8-mal 2 Kapseln á 192 mg/24 h p.o. (oder jeweils 10 ml Saft), Reduktion nach Klinik
oder Clomethiazol + Haloperidol	4- bis 6-mal (max. 12-mal) 2 Kapseln á 192 mg/24 h p.o. (oder jeweils 10 ml Saft) + 3- bis 6-mal 5–10 mg/24 h p.o. oder i.v.
oder Diazepam + Haloperidol	6 × 10 mg p.o. pro Tag + 3- bis 6-mal 5–10 mg/24 h p.o. oder i.v.
oder Lorazepam + Haloperidol	6 × 1 mg p.o. pro Tag + 3- bis 6-mal 5–10 mg/24 h p.o. oder i.v.
III. Lebensbedrohliches Delir (vollständiges Delir, orale Therapie unzureichend)	
Diazepam	120–240 mg/24 h i.v. (kontinuierlich oder als Boli)
oder Midazolam	Max. 20 mg/h, nach Wirkung
Fakultativ zusätzlich Haloperidol	3- bis 6-mal 5 (in Ausnahmen 10) mg/24 h i.v.
Fakultativ zusätzlich Clonidin	Initial 0,025 mg/h i.v., Dosis bei Bedarf erhöhen

39.3.2 Wernicke-Enzephalopathie

Die Wernicke-Enzephalopathie (Polioencephalitis hämorrhagica superior) ist eine akute Erkrankung des Gehirns, die durch einen Thiaminmangel ausgelöst wird und erstmals 1881 von Carl Wernicke beschrieben wurde [21, 31]. Der für die Diagnose wegweisende Symptomenkomplex besteht aus einer Ophthalmoparese, Nystagmus, Ataxie und Bewusstseinsminderung. Die Alkoholabhängigkeit ist gerade in Westeuropa der Hauptrisikofaktor für die Wernicke-Enzephalopathie, aber auch andere Erkrankungen, die mit einer Malnutrition oder Malresorption einhergehen (u. a. fortgeschrittene Tumorerkrankungen, Anorexia nervosa, intensivmedizinische inkorrekt durchgeführte parenterale Ernährung), können zu einer Wernicke-Enzephalopathie führen. Die Letalität ist mit 17% selbst bei früher Behandlung der Erkrankung weiterhin sehr hoch. Die Erkrankung selbst ist wahrscheinlich deutlich unterdiagnostiziert, da die korrekte Diagnose nach Schätzungen nur in 20% der klinischen Fälle gestellt wird [9].

Pathogenese

Die Ursache der Wernicke-Enzephalopathie ist immer ein Thiaminmangel, der möglicherweise vor dem Hintergrund einer genetischen Prädisposition zu der Erkrankung führt. Neben der Alkoholabhängigkeit sind mittlerweile eine ganze Reihe von möglichen Ursachen beschrieben worden: exzessives Fasten (z. B. bei Anorexia nervosa), inadäquate parenterale Ernährung (zu hohe Kohlenhydratzufuhr), Hämodialyse, Urämie, Hyperemesis gravidarum, disseminierte Tuberkulose, disseminierte lymphatische Tumore und Karzinome, Operationen zur Behandlung der Adipositas [31]. Möglicherweise prädisponiert auch ein höheres Alter für die Entstehung einer Wernicke-Enzephalopathie [27]. Die Kombination aus einer Alkoholabhängigkeit mit intermittierend sehr hohen Blutalkoholkonzentrationen und einem Thiaminmangel scheint für bestimmte Hirnregionen dabei besonders toxisch zu wirken [10].

Thiamin ist in Form seines Pyrophosphats als Coenzym an der Glykolyse (Pyruvatdehydrogenasekomplex), am Trikarbonsäurezyklus (α-Ketoglutaratdecarboxylase) und am Hexosemonophoshatshunt (Transketolase) beteiligt. Ob der Thiaminmangel sich am ZNS unmittelbar über einen gestörten Kohlenhydratstoffwechsel oder aber möglicherweise indirekt über Veränderungen des Metabolismus von Neurotransmittern wie Serotonin, Glutamat, Aspartat und Histamin auswirkt, kann momentan nicht beantwortet werden.

Die Bestimmung der Thiaminkonzentration ist zumeist wenig hilfreich, da bei den meisten Patienten mit Alkoholabhängigkeit zumindest in Deutschland der Wert normal ist [19]. Wichtiger ist die Transketolaseaktivität im Serum, die bei den allermeisten Patienten mit einer Wernicke-Enzephalopathie vor Beginn der Behandlung signifikant erniedrigt ist. Dabei versteht sich von selbst, dass bei dem Verdacht auf eine Wernicke-Enzephalopathie nicht mit der Behandlung auf den Befund einer solchen Thiamin- oder Transketolaseaktivitätsbestimmung gewartet wird.

Neuropathologisch finden sich typischer Weise symmetrische hämorrhagische, spongiforme Läsionen, die sich in Thalamus und Hypothalamus in der Nähe der Seitenventrikel, in der Nachbarschaft des Aquädukts und am Boden des 4. Ventrikels nachweisen lassen. Zusätzlich können zerebelläre Veränderungen vorliegen. Läsionen im anterioren Thalamus finden sich v. a. bei Patienten mit Korsakow-Psychose. Kortikale Läsionen insbesondere im Hippocampus und im Frontallappen lassen sich auch bei Wernicke-Patienten ohne Korsakow-Psychose nachweisen [8].

Symptomatik

Die Klinik ist wesentlich durch die Kombination von Störungen der Okulomotorik und der Bewusstseinsminderung dominiert. Sehr häufig beginnt die Erkrankung dabei mit einer Stand- und Gangataxie, die nach wenigen Tagen von den Okulomotorikstörungen und den psychischen Symptome gefolgt wird. Es gibt aber genauso häufig den abrupten Beginn mit allen Symptomen der Wernicke-Enzephalopathie.

Die **Okulomotorikstörungen** umfassen einen vornehmlich horizontalen Blickrichtungsnystagmus und eine häufig bilaterale Abduzensparese sowie konjugierte horizontale Blickparesen. Vertikale Störungen der Blickmotorik sind deutlich seltener. Darüber hinaus kommt es nicht selten zu einer internukleären Ophthalmoplegie und im weiteren Verlauf zu einer vollständigen Blickparese und efferenten Pupillenstörungen.

Die **Ataxie** ist durch eine Stand- und Gangstörung gekennzeichnet. Eine Extremitätenataxie und eine Sprechataxie sind nur sehr selten vorhanden.

Die **psychischen Störungen** umfassen neben einem variabel ausgeprägten Verwirrtheitszustand eine Antriebsminderung, Aufmerksamkeitsminderung und Desorientierung v. a. für Raum und Zeit. Im weiteren Verlauf entwickeln die Patienten eine Bewusstseinsminderung bis hin zum Koma. Bei Progression der Erkrankung in ein Wernicke-Korsakoff-Syndrom stehen die mnestischen Defizite v. a. für das Kurzzeitgedächtnis im Vordergrund und es kommt zu Konfabulationen.

Gleichzeitig zu den oben genannten Symptomen können eine zerebelläre Ataxie, wie sie auch bei der isolierten alkoholischen Kleinhirnvorderlappenatrophie beobachtet wird, und eine alkoholische Polyneuropathie vorliegen. Darüber hinaus können eine vegetative Dysregulation mit Hypothermie und Hypotension und epileptische Anfälle auftreten. Sehr selten ist eine Optikusschädigung bis hin zu einer Amaurosis beschrieben [37].

Diagnostik

Kernspintomographisch finden sich die Läsionen der Wernicke-Enzephalopathie in der T2-Gewichtung und Flair-Gewichtung als hyperintense Veränderungen im Thalamus und Hypo-

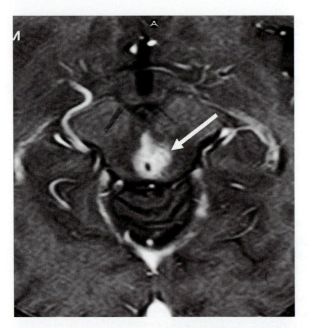

Abb. 39.6. Kontrastmittelanreicherung bei Wernicke-Enzephalopathie. In der T1-Gewichtung findet sich eine deutliche Kontrastmittelanreicherung um den Aquaeductus mesencephali (*Pfeil*).

Die **Differenzialdiagnose** umfasst alle Psychosyndrome und komatösen Zustände, die ohne pathologische Befunde in bildgebenden Verfahren (Intoxikationen, Entzugssyndrome, psychiatrisch erklärbarer Stupor, Status epileptischer Anfälle, basiläre Migräne) und mit solchen (virale und bakterielle Hirnstammenzephalitiden, Infarkte im hinteren Stromgebiet, Lymphome, infratentorielle Blutungen) einhergehen (Tab. 39.7).

Bei Suchtkranken und hospitalisierten Patienten werden neu aufgetretene Psychosyndrome oft anderen Pathomechanismen zugeschrieben, bevor sich die Wernicke-Enzephalopathie durch Augenbewegungsstörungen und Koordinationsstörungen zu erkennen gibt. Besonders bei einem Entzugsdelir offenbaren meist erst diese Symptome die zerebrale Avitaminose, welche dann die Prognose (prolongiertes Psychosyndrom) im Weiteren bestimmt. Insofern kann beim Alkoholkranken die genaue zeitliche Zuordnung des Beginns zerebellärer Symptome entscheidend sein (DD: spätalkoholische Atrophie).

> **Wichtig**
>
> In der Intensivmedizin ist die Differenzialdiagnose Wernicke-Enzephalopathie bei prolongierten Psychosyndromen in der Postoperativperiode besonders nach längerer parenteraler Ernährung zu bedenken.

thalamus in der Nähe der Seitenventrikel, in der Nachbarschaft des Aquädukts und am Boden des 4. Ventrikels sowie in den Corpora mamillaria [6]. Es wird häufig ein deutliches Gadoliniumenhacement subependymal im Bereich des III. und IV. Ventrikels und des Aquaeductus mesencephali beobachtet [14]. In der diffusionsgewichteten MRT finden sich Zeichen eines vasogenes Hirnödems in den typischen Lokalisationen der Wernicke-Enzephalopathie ([3]; Abb. 39.6).

Der Liquor ist zumeist unauffällig, wobei leichte Erhöhungen des Liquorproteins möglich sind. Das EEG zeigt in etwas 50% der Patienten unspezifische Veränderungen, die differenzialdiagnostisch nicht hilfreich sind. Veränderungen der subpontin generierten FAEP-Komponenten (I–III) wurden bei Wernicke-Enzephalopathie beschrieben.

■■■ Therapie

Die Therapie der Wernicke-Enzephalopathie besteht in der parenteralen Gabe von Thiamin in hohen Dosen. Die empfohlenen Mengen gehen dabei weit über das hinaus, was zur Wiederauffüllung der Gewebespeicher und zur Deckung des Tagesumsatzes erforderlich ist. Da die Wernicke-Enzephalopathie eine seltene Erkrankung ist, existieren keine randomisierten Studien zur Dosis, Applikationsweg und Wirkung von Vitamin B1 in der Therapie [4, 31]. Dementsprechend schwanken die Dosisangaben zwischen 50 und 500 mg/24 h. Es kann jedoch unterstrichen werden, dass Vitamin-B1-Gaben in dieser Größenordnung völlig unbedenklich sind, da Thiamin erst in um ein Vielfaches höheren Dosen toxische Wirkungen zeigt.

Tab. 39.7. Wichtige Differenzialdiagnosen der Wernicke-Enzephalopathie

Erkrankung	Zusatzdiagnostik
Miller-Fisher-Syndrom	In der Regel keine psychischen Symptome, *Liquor*: zytalbuminäre Dissoziation, *Neurographie*: Verlängerte F-Wellen
Ischämische Infarkte oder intrazerebrale Blutungen im Hirnstamm	MRT/CCT mit Nachweis der Infarkte bzw. der intrazerebralen Blutung
Virale oder bakterielle Hirnstammenzephalitis, am häufigsten bei: HSV Typ 2, JC-Virusinfektion (PML), Listerienmeningoenzephalitis	CRP, Leukozytose, Fieber, *Liquor*: Pleozytose, Proteinerhöhung, Laktaterhöhung und Glukoserniedrigung je nach Erreger

PML progressive multifokale Leukenzephalopathie

Die parenterale Gabe von Vitamin B1 ist dabei nicht ganz unkritisch da es über etwa 200 berichtete Zwischenfälle bis hin zu Todesfällen nach parenteraler Applikation gibt. Das Risiko einer kreislaufwirksamen Reaktion wird unter 1:100.000 angegeben [12].

> **Praxistipp**
>
> Da die Wernicke-Enzephalopathie eine hohe Letalität selbst nach früher Behandlung aufweist, wird pragmatisch die Gabe von 300–500 mg Thiamin in 3–4 Einzelgaben i.v. empfohlen, um schnell hohe Vitamin-B1-Spiegel herzustellen.

Eine Alternative bei unruhigen Patienten sind intramuskuläre Injektionen. Die hohe Dosis wird bis zur Besserung der Symptome verabreicht. Nach Besserung der Symptomatik und stabilisierter oraler Nahrungsaufnahme ist der Wechsel auf eine orale Substitution mit 50–100 mg/24 h zu erwägen.

Die prophylaktische Gabe von Vitamin B1 sollte bei jedem Patienten, der mit einer Alkoholabhängigkeit aufgenommen wird, erfolgen. Der Patient sollte dabei 50–100 mg/24 h Vitamin B1 p.o. erhalten. Bei jeder parenteralen Ernährung ist heutzutage die zusätzliche Gabe von fettlöslichen und wasserlöslichen Vitaminen sowie Spurenelementen selbstverständlich. Bei Patienten mit einer nachgewiesenen Malnutrition, Malresorption oder Alkoholabhängigkeit sollte der Anteil der Vitamin-B1-Substitution im Rahmen der parenteralen Ernährung jedoch nicht unter 100 mg/24 h betragen. Beachtenswert ist dabei, dass Multivitaminpräparate zumeist nur eine geringere Menge von Vitamin B1 enthalten, so dass diese keinesfalls für die Therapie einer Wernicke-Enzephalopathie geeignet sind. In ätiologisch unklaren Situationen sollten i.v.-Glukoselösungen möglichst gemeinsam mit Vitamin B1 verabreicht werden, da die mangelhafte Coenzymaktivität ansonsten akzentuiert wird. Darüber hinaus wird in der Literatur diskutiert, ob eine prophylaktische ambulante Gabe von Vitamin B1 bei alkoholabhängigen Patienten sinnvoll sein könnte, ohne dass es bisher zu einer eindeutigen Empfehlung gekommen ist [38].

Der Spontanverlauf der Wernicke-Enzephalopathie endet ohne Behandlung wahrscheinlich fast immer tödlich. Die Letalität unter Behandlung beträgt etwa 17%. Zudem behalten 80% der Überlebenden ein dauerhaftes organisches Psychosyndrom, typischerweise mit ausgeprägten mnestischen Defiziten (Kurzzeit- und Altgedächtnis) und Konfabulationsneigung im Sinne eines Korsakoff-Syndroms. Während okuläre Motilitätsstörungen sich oft gut zurückbilden (persistierender blickinduzierter Nystagmus in 30% der Fälle) verbleibt eine dauerhafte ataktische Gangstörung bei 50% der Patienten. Nicht erstaunlich ist, dass die Prognose besser ist, je früher Thiamin parenteral substituiert werden konnte.

Fazit

Die Wernicke-Enzephalopathie ist eine äußerst bedrohliche Alkoholfolgeerkrankung, die auch bei anderen Erkrankungen, die mit einem Thiaminmangel einhergehen, auftreten kann. Die Letalität bleibt selbst bei frühem Beginn einer Therapie mit hochdosiertem Thiamin hoch. Dabei ist erschwerend, dass die Erkrankung gerade bei Patienten, die aufgrund einer anderen Erkrankung bereits intensivmedizinisch behandelt werden müssen und nur unzureichend untersuchbar sind, zu selten intra vitam diagnostiziert wird. Ein hoher Prozentsatz der überlebenden Patienten behält ausgeprägte mnestische Defizite im Sinne eines Korsakow-Syndroms.

Literatur

1. Baumgärtner GR (1988) Clonidine vs. Chlordiazepoxide in the management of acute alcohol withdrawal: A preliminary report. Southern Med J 81:56–60
2. Bjorkqvist SE, Isohanni M, Makela R, Malinen L (1976) Ambulant treatment of alcohol withdrawal symptoms with carbamazepine: a formal multicentrre double-blind comparision with placebo. Acta Psychiatr. Scand 53:333–342.
3. Chung TI, Kim JS, Park SK, Kim BS, Ahn KJ, Yang DW (2003) Diffusion weighted MR imaging of acute Wernicke's encephalopathy. Eur J Radiol 45:256-8
4. Day E, Bentham P, Callaghan R, Kuruvilla T, George S (2004) Thiamine for Wernicke-Korsakoff Syndrome in people at risk from alcohol abuse. Cochrane Database Syst Rev CD004033
5. Fauler J, Verner L (1993) The pharmakokinetics of clonidine in high dosage. Eur. J. Pharmacol 45:165–167
6. Galluci M, Bozzao A, Splendiani A, Masciocchi C, Passariello R (1990) Wernicke encephalopathy: MR findings in five patients. Am J Neuroradiol 11:887-892
7. Gerke P, Hapke U, Rumpf HJ, John U (1997) Alcohol-related diseases in general hospital patients. Alcohol Alcohol 32:179-84
8. Harding A, Halliday G, Caine D, Kril J (2000) Degeneration of anterior thalamic nuclei differentiates alcoholics with amnesia. Brain 123:141-154
9. Harper C, Gold J, Rodrguez N, Perdices N (1989) The prevalence of the Wernicke-Korsakoff syndrome in Sydney, Australia: a prospective necropsy study. J Neurol Neurosurg Psychiatry 52:282-285.
10. He X, Sullivan EV, Stankovic RK, Harper CG, Pfefferbaum A (2007) Interaction of Thiamine Deficiency and Voluntary Alcohol Consumption Disrupts Rat Corpus Callosum Ultrastructure. Neuropsychopharmacology (im Druck)
11. Heinz A, Mann K (2001) Neurobiologie der Alkoholabhängigkeit. Dt Ärztebl 98:2279–2283
12. Hinze-Selche D, Weber, MM, Zimmermann U, Pollmächer T (2000) Die Thiaminbehandlung in der Neurologie und Psychiatrie. Fortschr Neurol Psychiat 68: 113-120
13. Holbrook AM, Crowther R, Lotter A, Cheng C, King D (1999) Metaanalysis of benzodiazepine use in the treatment of acute alcohol withdrawal. CMAJ 160:649–655

14. Kavuk I, Agelink MW, Gaertner T, Kastrup O, Doerfler A, Maschke M, Diener HC (2003) Wernicke's encephalopathy: unusual contrast enhancement revealed by magnetic resonance imaging. Eur J Med Res 8:492-4
15. Lange-Asschenfeldt C, Müller MJ, Szegedi A, Anghelescu I, Klawe C, Wetzel H (2003) Symptom-triggered versus standard chlormethiazole treatment of inpatient alcohol withdrawal: clinical implications from a chart analysis. Eur Addict Res 9:1-7
16. Littleton J (1998) Neurochemical mechanisms underlying alcohol withdrawal. Alcohol Health Res World 22:13-24.
17. Malcolm R, Ballenger JC, Sturgis ET, Anton R (1989) Double-blind controlled trial comparing carbamazepine to oxacepam treatment of alcohol withdrawal. Am J Psychiatry 146:617–621
18. Mann KF (2000) Alkohol: Klinik und Behandlung (Kapitel 19) In: Helmchen H, Henn F, Lauter H, Sartorius N, Hrsg. Psychiatrie der Gegenwart, 4. Aufl., Band 6: Erlebens- und Verhaltensstörungen, Abhängigkeit und Suizid 511-529
19. Maschke M, Weber J, Bonnet U, Dimitrova A, Bohrenkamper J, Sturm S, Muller BW, Gastpar M, Diener HC, Forsting M, Timmann D (2005) Vermal atrophy of alcoholics correlate with serum thiamine levels but not with dentate iron concentrations as estimated by MRI. J Neurol 252:704-11
20. Maschke M, Hansen HC, Müller T, Pfausler B, Tiecks F, Schuchardt V. Alkoholdelir. In: Diener HC, Hrsg. Leitlinien für Diagnostik und Therapie in der Neurologie. Stuttgart: Thieme; in Druck
21. Maschke M, Jahn K, Thier P. Alkoholfolgekrankheiten. In: Brandt T, Dichgans J, Diener HC (Hrsg.). Therapie und Verlauf neurologischer Erkrankungen. 5te Auflage, Kohlhammer Verlag, Stuttgart, Berlin, Köln (in Druck)
22. Mayo-Smith MF (1997) Pharmacological management of alcohol withdrawal. A meta-analysis and evidence-based practice guideline. American Society of Addiction 25. Medicine Working Group on Pharmacological Management of Alcohol Withdrawal. JAMA 278:144-51
23. Mayo-Smith MF, Beecher LH, Fischer TL, Gorelick DA, Guillaume JL, Hill A, Jara G, Kasser C, Melbourne J; Working Group on the Management of Alcohol Withdrawal Delirium, Practice Guidelines Committee, American Society of Addiction Medicine. (2004) Management of alcohol withdrawal delirium. An evidence-based practice guideline. Arch Intern Med 164:1405-12
24. Mc Grath SD (1975) A controlled trial of clomethiazole and chlordiazepoxide in the treatment of the acute withdrawal phase of alcoholism. Conference on alcoholism. Longman, London, 81–90
25. Ntais C, Pakos E, Kyzas P, Ioannidis JP (2005) Benzodiazepines for alcohol withdrawal. Cochrane Database Syst Rev 20:CD005063
26. Palmstierna T (2001) A model for predicting alcohol withdrawal delirium. Psychiatr Serv 52:820-3
27. Pitkin SR, Savage LM (2001) Aging potentiates the acute and chronic neurological symptoms of pyrithiamine-induced thiamine deficiency in the rodent. Behav Brain Res 119:167-77
28. Polycarpou A, Papanikolaou P, Ioannidis JP, Contopoulos-Ioannidis DG (2005) Anticonvulsants for alcohol withdrawal. Cochrane Database Syst Rev 20:CD005064
29. Ritola E, Malinen L (1981) A double-blind comparison of carbamazepine and clomethiazole in the treatment of alcohol withdrawal syndrome. Acta Psychiatr Scand 64:254–259
30. Rommelspacher H, Schmidt LG, Helmchen H (1991) Pathobiochemistry and Pharmacotherapy of alcohol withdrawal. Nervenarzt 62:649–657
31. Sechi G, Serra A (2007) Wernicke's encephalopathy: new clinical settings and recent advances in diagnosis and management. Lancet Neurol 6:442-55
32. Seifert J, Peters E, Jahn K, Metzner C, Ohlmeier M, te Wildt B, Emrich HM, Schneider U (2004) Treatment of alcohol withdrawal: chlormethiazole vs. carbamazepine and the effect on memory performance - a pilot study. Addict Biol 9:43-51
33. Spies CD, Dubisz N, Neumann T, Blum S, Muller C, Rommelspacher H, Brummer G, Specht M, Sanft C, Hannemann L, Striebel HW, Schaffartzik W (1996) Therapy of alcohol withdrawal syndrome in intensive care unit patients following trauma: results of a prospective, randomized trial. Crit Care Med 24:414-22
34. Spies CD, Otter HE, Huske B, Sinha P, Neumann T, Rettig J, Lenzenhuber E, Kox WJ, Sellers EM (2003) Alcohol withdrawal severity is decreased by symptom-orientated adjusted bolus therapy in the ICU. Intensive Care Med 29:2230-8
35. Sullivan EV, Pfefferbaum A (2001) Magnetic resonance relaxometry reveals central pontine abnormalities in clinically asymptomatic alcoholic men. Alcohol Clin Exp Res 25:1206-12
36. Sullivan JT, Sykora K, Schneiderman J, Naranjo CA, Sellers EM (1989) Assessment of alcohol withdrawal: The revised clinical institute withdrawal assessment for alcohol scale (CIWAAr). Br J Addict 84:1353–1357.
37. Surges R, Beck S, Niesen WD, Weiller C, Rijntjes M (2007) Sudden bilateral blindness in Wernicke's encephalopathy: Case report and review of the literature. J Neurol Sci (in Druck)
38. Thomson AD, Marshall EJ (2006) The treatment of patients at risk of developing Wernicke's encephalopathy in the community. Alcohol Alcohol 41:159-67
39. Tong GM, Rude RK (2005) Magnesium deficiency in critical illness. J Intensive Care Med 20:3-17
40. Tsai GE, Ragan P, Chang R, Chen S, Linnoila VM, Coyle JT (1998) Increased glutamatergic neurotransmission and oxidative stress after alcohol withdrawal. Am J Psychiatry 155:726-32
41. Wetterling T, Kanitz R-D, Besters B, Fischer D, Zerfass B, John U, Spranger H, Driessen M (1997) A new rating scale for the assessment of the alcohol-withdrawal syndrome (AWS scale). Alcohol Alcohol 32:753–760.

39.4 Autonome Störungen

D. Sander, M.J. Hilz, T. Ziemssen

Bei zahlreichen akuten Erkrankungen von Gehirn, Rückenmark und peripherem Nervensystem treten typische Störungen vegetativer Systeme auf, deren Erkennung und Therapie insbesondere bei Intensivpatienten eine vitale Bedeutung haben kann (z. B. kardiale Arrhythmien nach Subarachnoidalblutung oder plötzliche Asystolie bei Tetanus oder Guillain-Barré-Syndrom). Von klinischer Relevanz ist hierbei, diese sekundären Störungen von direkten Organschäden, an die zunächst gedacht wird, zu differenzieren (ST-Hebung nach Hirninfarkt kann Ausdruck eines zusätzlichen Myokardinfarkts oder einer zerebral bedingten

39.4 Autonome Störungen

Sympathikusaktivierung durch den Hirninfarkt sein) und damit invasive Therapieversuche zu vermeiden (z. B. Notfall-PTCA). In Abhängigkeit von Lokalisation und Ausmaß der Läsionen kommt es zu einer zentral bedingten pathologischen Aktivierung des autonomen Nervensystems mit erhöhtem Sympathikotonus, erhöhten Katecholaminspiegeln, einem Anstieg kardialer Enzyme, EKG-Veränderungen, kardialen Arrhythmien sowie einer Störung der diurnalen Herzfrequenz- und Blutdruckregulation. Im Extremfall kann es zum Auftreten eines sog. »myocardial stunning« und weiterer schwerer kardialer Komplikationen kommen (◘ Abb. 39.7).

Klinisch sind vegetative Syndrome bei intrakranieller Ursache allerdings nur selten topographisch zuzuordnen. Im Folgenden wird eine Übersicht über die neurologischen Akuterkrankungen gegeben, bei denen mit vegetativen Störungen zu rechnen ist, wobei nach zentraler, peripherer und sonstiger Genese unterschieden werden soll (◘ Tab. 39.8). Bei schwerem Tetanus und bei einigen Patienten mit einem Guillain-Barré-Syndrom können überschießende Reaktionen von Sympathikus und Parasympathikus im Wechsel auftreten. Darüber hinaus ist zu beachten, dass eine Vielzahl der in der Intensivmedizin eingesetzten Medikamente in die Regulation des autonomen Nervensystems eingreift und somit ebenfalls autonome Störungen auslösen kann.

Physiologie
Herzfrequenz, Gefäßtonus, Blutdruck, Körpertemperatur, Motilität des Verdauungstrakts sowie die Blasenentleerung werden – um nur ein paar Beispiele zu nennen – unter wesentlicher oder sogar alleiniger Beteiligung des autonomen Nervensystems gesteuert. Das autonome Nervensystem besteht dabei aus 2 allgemein bekannten efferenten Komponenten:
- Das sympathische efferente System, das das ZNS im Bereich des thorakolumbalen Rückenmarks verlässt.
- Das parasympathische efferente System mit Austritt als Hirnnerven III, VII, IX und X sowie über sakrale Wurzeln.

Darüber hinaus besteht ein wesentlicher Anteil des autonomen Nervensystems aus den afferenten Systemen, die wichtige Informationen u. a. von inneren Organen oder den vielfältigen Sensoren an zentrale Schaltstellen weiterleiten.

Eine entscheidende Rolle an den verschiedensten Regulationsprozessen spielen die vielfältigen Schaltzentralen des autonomen Nervensystems im ZNS. Um krankheitsspezifische Besonderheiten des autonomen NS besser zu verstehen, ist ein Verständnis der zentralen Schaltstellen hilfreich (◘ Abb. 39.8). Obwohl diese einer hierarchischen Ordnung unterliegen, bestehen reziproke Verbindungen zu vor- oder nachgeordneten Zentren. Als »autonomer Kortex« wird die Inselrinde und in geringerem Umfang der präfrontale Kortex bezeichnet [11]. Der Inselregion kommt dabei die Rolle eines autonomen Integrators zu, da sie zahlreiche afferente und efferente Verbindungen besitzt. Diese beeinflussen ebenso wie Aktivitäten aus dem limbischen System (u. a. Amygdala) das zentrale Homöostaseorgan Hypothalamus, hier insbesondere die präoptische Region [10]. Von dort erfolgt die Kontrolle der vegetativen Hirnstammzentren im Mesenzephalon (periaquäduktales Grau), Pons (N. pa-

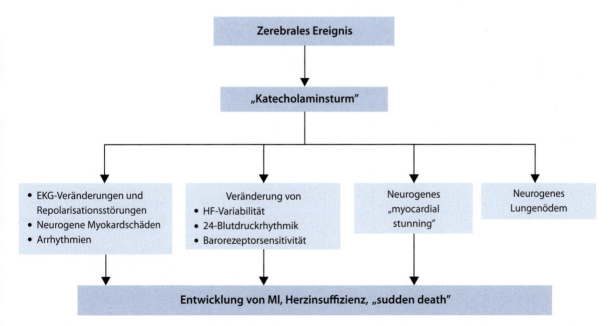

◘ **Abb. 39.7.** Schematische Darstellung der möglichen kardiovaskulären Folgen nach akuten zerebralen Erkrankungen durch neurogene autonome Aktivierung mit konsekutiver Katecholaminausschüttung.

◘ Tab. 39.8. Erkrankungen mit ausgeprägten vegetativen Störungen

Erkrankung	Pathophysiologie	Symptome, Befund
Zentrale Ursache		
Subarachnoidalblutung (SAB)	Hypertonie, Tachykardie, Arrhythmien, Myokardischämie Hypokaliämie, Subileus, neurogenes Lungenödem, Bradykardie	Erhöhter zentraler Sympathikotonus Frontale Aktivierung des kardialen Vagusanteils
Hirnblutung und Hirninfarkt (insbesondere bei rechtsseitiger Ischämie und Beteiligung des Inselkortex)	Wie SAB, bei Hirnblutung oft ausgeprägter Hypertonus	Aktivierung des Sympathikus
Schädelhirntrauma	Hypertonie, Tachykardie, Arrhythmien, Myokardischämie Hypokaliämie, Subileus, neurogenes Lungenödem, Bradykardie	Erhöhter zentraler Sympathikotonus Frontale Aktivierung des kardialen Vagusanteils
Erhöhter Hirndruck	Hypertonie in Kombination mit relativer oder absoluter Bradykardie, Hyperventilation, Subileus	»Cushing-Reflex«, z. T. direkte Hirnstammkompression
Einklemmung, Hirntod	Arterielle Hypotonie, Tachykardie, geringes Herzminutenvolumen, Barorezeptoren- und Vagusreflexe fehlen	Zentrale autonome Deefferenzierung
Epilepsie	Arrhythmien, Atemstillstand, neurogenes Lungenödem, SUDEP (»sudden unexpected death in epilepsy«)	Aktivierung frontaler, temporaler und dienzephaler autonomer Zentren mit massiver Sympathikusaktivierung
Hydrozephalus	Tachykardie, Hyperhidrosis, Hyperthermie, attackenartiger Hypertonus	Dienzephale Sympathikusaktivierung
Peripheres Nervensystem		
Guillain-Barré-Syndrom (GBS)	Ruhetachykardie, labiler Hypertonus, Hyperhidrosis Ruhe- oder Reflexbradykardie, Asystolie Hypotonie, Orthostase, Harnverhalt, Obstipation	Gesteigerter Sympathikotonus Überschießende vagale Reflexe Periphere sympathische und/oder parasympathische Deefferenzierung
Akuter Querschnitt	Arterielle Hypotonie, Orthostase, Anhidrose, Harnverhalt, Darmatonie, Subileus	Unterbrechung vegetativer Fasern
Tetanus	Attackenweise Tachykardie, extreme Blutdruckanstiege Seltener plötzliche Hypotonie, Bradykardie, Asystolie	Erhöhter Sympathikotonus, disinhibierte Sympathikusreflexe Disinhibierte vagale Reflexe
Botulismus	Mydriasis, Akkomodationsstörungen, Blasenatonie, Mundtrockenheit, Tachykardie, Hypertonus	Hemmung der Freisetzung von Acetylcholin an motorischen und autonomen Nervenendigungen
Sonstiges		
Nebenwirkungen von Cholinergika (bei Myasthenia gravis)	Hyperhidrosis, Hypersalivation, Miosis, Bradykardie, Diarrhö	Muskarinerger Effekt (vegetative Ganglien) mit peripherer autonomer Aktivierung
Alkohol- oder Medikamentenentzug	Tachykardie, evtl. Hypertonie, leichte Hyperthermie, Hyperhidrosis, Hyperventilation, Diarrhö	Zentrale Sympathikusaktivierung
Hypnotikaintoxikation, Narkose	Hypotonie und Tachykadie	Suppression von vegetativen Reflexen und Tonus

39.4 Autonome Störungen

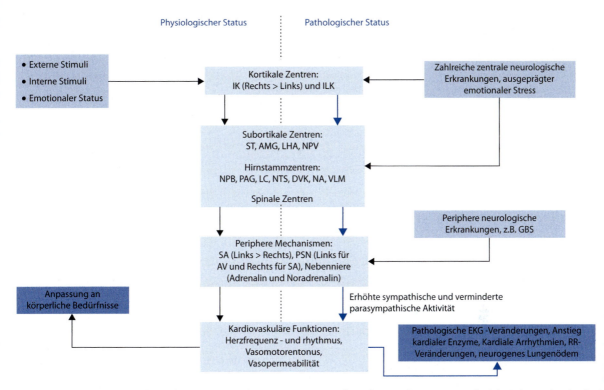

◘ Abb. 39.8. Hierarchische Ordnung des autonomen Nervensystems mit Darstellung der Veränderungen unter physiologischen und pathophysiologischen Bedingungen. *IK* Inselkortex; *ILK* infralimbischer Kortex; *ST* Stria terminalis; *AMG* Amygdala; *LHA* lat. Hypothalamus; *NPV* N. paraventricularis; *NPB* N. parabrachialis; *PAG* Periaquäduktales Grau; *LC* Locus ceruleus; *NTS* N. tractus solitarius; *DVK* dorsaler Vaguskern; *NA* N. ambiguus; *VLM* ventolaterale Medulla; *PSN* Parasympathikus; *AV* AV-Knoten; *SA* Sinusknoten

rabrachialis) und Medulla oblongata (Nucleus tractus solitarius, Nucleus intermedius reticularis; [40]). Insbesondere die medullären Zentren kontrollieren die Aktivität autonomer Neurone im Bereich des Rückenmarks (ventrolaterale und -mediale Region) sowie des Vagus. Die sympathische Aktivierung erfolgt durch die direkte Freisetzung von Noradrenalin aus sympathischen Nervenendigungen und die humoral wirkenden Katecholamine des Nebennierenmarks.

▪▪▪ Diagnostik

Aus der Art der zugrunde liegenden Erkrankung, der Registrierung von Blutdruck, Herzfrequenz und EKG sowie der klinischen Untersuchung ist in der Regel eine Zuordnung vegetativer Störungen zu einem vegetativen Syndrom (◘ Tab. 39.9) möglich. Funktionstests der vegetativen kardiovaskulären Regulation ermöglichen eine bessere Beurteilung der Gefährdung des Patienten (z. B. Asystoliegefahr bei GBS). Dabei ist aber zu berücksichtigen, dass gängige Tests zur Prüfung vegetativer Funktionen wie z. B. Atem-, Valsalva-, oder Orthostasetest bei Intensivpatienten in der Regel nicht einsetzbar sind, da sie die aktive Teilnahme des Patienten erfordern. Darüber hinaus fehlen für dieses Patientengut spezielle Normwerte, so dass die Interpretation der autonomen Funktionsdiagnostik sich vielfach als schwierig gestaltet. Die wichtigste bei Intensivpatienten durchführbare Diagnostik wird im Folgenden kurz dargestellt.

Herzfrequenz

Kontinuierliche EKG-Ableitungen erlauben eine präzise Bestimmung der momentanen Herzfrequenz. Die Beurteilung der sich verändernden Herzfrequenz erlaubt eine Beurteilung der Einflüsse des autonomen Nervensystems auf das Herz. Um z. B. die Integrität der parasympathischen kardialen Innervation überprüfen zu können, werden Veränderungen der Herzfrequenz als Reflexantwort auf bestimmte Manöver beurteilt, die die kardiale parasympathische Efferenz entweder inhibieren oder stimulieren können.

EKG-Morphologie

Durch ein kontinuierliches Monitoring der elektrischen Herztätigkeit mit einem EKG-Monitor können zahlreiche autonome Entgleisungen detektiert werden. So können verlängerte PQ-Zeiten, QT-Zeiten, T-Wellen-Veränderungen, ST-Senkungen oder -Hebungen oder U-Wellen als Indikatoren autonomer Funktionsstörungen interpretiert werden, die in das diagnos-

Tab. 39.9. Vegetative Syndrome

Syndrom	Wichtige Symptome	Mögliche Ursachen
Gesteigerter Sympathikotonus	Arterieller Hypertonus, Arrhythmien, EKG-Veränderungen, Hyperhidrose	SAB, Hirnblutung, Hirninfarkt
Sympathische Deefferenzierung	Hypotonie, Orthostase, Bradykardie, Anhidrose	Akuter zervikaler Querschnitt
Gesteigerter Parasympathikotonus	Bradykardie, Reflexasystolie, Hypersalivation, Diarrhö	GBS, Hirnstammaffektion, Cholinergikanebenwirkung
Parasympathische Deefferenzierung	Tachykardie, intestinale Atonie, trockene Schleimhäute	GBS, Anticholinergika
Komplette autonome Deefferenzierung	Ausgeprägte Hypotonie, Orthostasereaktion, intestinale Atonie	GBS, Hirntod
Wechselnde vegetative Attacken	Wechsel aus Sympathikus- und Parasympathikusaktivierung	Tetanus, GBS
Hirndruck	Hypertonus, Bradykardie	

tische und therapeutische Konzept des intensivmedizinisch betreuten Patienten mit einbezogen werden müssen.

Herzrhythmus

Einen wichtigen Indikator des autonomen Nervensystems stellt bereits die Herzfrequenz selbst dar (physiologische Herzfrequenz vs. Tachy- und Bradykardie). Neben der Frequenzbestimmung erlaubt ein kontinuierliches EKG-Monitoring zusätzlich die Detektion von möglicherweise lebensbedrohlichen Rhythmusstörungen, die z. B. im Rahmen autonomer Krisen auftreten können.

Herzfrequenzvariabilität

Obwohl die kardiale Automatizität intrinsisch durch verschiedene Schrittmachergewebe sichergestellt wird, reguliert das autonome Nervensystem Herzfrequenz und -rhythmus in vielfältiger Weise. Die Variationen der Herzfrequenz werden durch eine feine Abstimmung von Schlag-zu-Schlag (Beat-to-beat)-Kontrollmechanismen sichergestellt. Efferente sympathische und parasympathische Aktivität werden für jeden Herzschlag durch zentrale (vasomotorische und respiratorische Zentren des Hirnstamms) und periphere (arterieller Blutdruck und Respiration) Oszillatoren aufs Neue moduliert. Diese Oszillatoren generieren rhythmische Fluktuationen der efferenten Nervenentladungen, die sich in Kurzzeit- und Langzeitvariabilitäten der Herzfrequenz manifestieren. Eine Analyse dieser Herzfrequenzveränderungen, der sog. Herzfrequenzvariabilität (HRV), gestattet eine Beurteilung des Status und der Funktion der zentralen Oszillatoren, der sympathischen und parasympathischen Efferenz, der humoralen Faktoren sowie des Sinusknotens.

Dabei vermittelt das parasympathische System überwiegend reflektorische Veränderungen der Herzfrequenz auf entsprechende afferente Signale der arteriellen Barorezeptoren und des respiratorischen Systems, während das sympathische System für Veränderungen der Herzfrequenz auf physischen und mentalen Stress hin verantwortlich ist.

Maximale Werte der respiratorisch vermittelten Herzfrequenzvariabilität werden bei einer Atemfrequenz von 6 Atemzügen/min erreicht. Spontan atmende, kooperationsfähige Patienten sollen langsam, regelmäßig und tief atmen (6–10/min., Atemzugvolumen 1000–1500 ml). Das Blutdruckintervall wird mittels EKG registriert und ausgewertet. Verschiedene Parameter wie z. B. die E/I-Ratio (Quotient aus dem längsten Blutdruckintervall bei Ausatmung zum kürzesten bei Einatmung) können berechnet werden und mit den Werten altersentsprechender gesunder Normalpersonen verglichen werden. Komatöse Patienten können eine erhaltene Herzfrequenzvariabilität aufweisen, sofern die fundamentalen autonomen Funktionen intakt bleiben und nur die neuronale Integration verschiedener autonomer Regelkreise vermindert ist. Im Hirntod dagegen ist die zentralvegetative Regulation so irreversibel betroffen, dass keine signifikante Herzfrequenzvariabilität feststellbar ist.

Zwei verschiedene Ansätze können zur Analyse der spontanen, fortlaufend auftretenden parasympathisch und sympathisch vermittelten Einflüsse auf die Herzfrequenz verwendet werden:

- Die Analyse im Zeitbereich ist einfach durchzuführen, benötigt aber generell relativ lange Herzfrequenzregistrierungen (bis zu 24 h). Mit Methoden der mathematischen Statistik können wesentliche und typische Informationen aus den gemessenen Signalen herausgefiltert und übersichtlich dargestellt werden. So wird hier entweder die Herzfrequenz oder das Blutdruckintervall zu jedem Zeit-

punkt bestimmt und aus dem Datenarray einfache statistische oder geometrische Parameter, wie z. B. Mittelwert und Standardabweichung, bestimmt.
- In Kurzzeitableitungen der Herzfrequenz (z. B. 5–20 min) kann die Herzfrequenzvariabilität mittels Spektralanalyse bestimmt werden. Verschiedene spektralanalytische Methoden (»frequency domain analysis«) werden für die Analyse von Tachogrammen angewendet. Zu beachten ist dabei, dass ein Kompromiss betreffend die Aufzeichnungszeit der Biosignale gefunden werden muss. Einerseits muss das Signal lange genug aufgezeichnet werden, dass eine mathematisch korrekte Spektralanalyse sinnvoll möglich ist. Dabei hängt die erforderliche Dauer u. a. vom Frequenzspektrum der zu erfassenden Signale ab und wird bei langsameren Signalen länger. Zum anderen müssen die Signale stationär sein, was bei biologischen Signalen anders als etwa bei einem technischen Signal zumeist nicht erfüllt ist.

Die »power spectral density« (PSD)-Analyse erlaubt Aussagen über die Verteilung der Varianz als Funktion der Frequenz und über frequenzspezifische Oszillationen. So kann nicht nur der Grad der Variabilität, der z. B. durch die Standardabweichung beschrieben werden kann, sondern zusätzlich die entsprechende Oszillationsfrequenz bestimmt werden.

Bei Spektralanalyse der Herzfrequenzfluktuationen werden üblicherweise 3 Spektralanteile unterschieden, die unterschiedlichen Anteilen des ANS zugeordnet werden:
- Die hochfrequente HF (0,15–0,5 Hz)-Komponente ist überwiegend durch die efferente vagale Aktivität bedingt. Dies zeigen klinische und experimentelle Untersuchungen bei autonomen Manövern wie einer elektrischen Vagusstimulation, einer Blockade der muskarinergen Rezeptoren oder einer Vagotomie.
- Die mittelfrequente MF (0,04–0,15 Hz)-Komponente lässt im Gegensatz zur HF-Komponente keine solch eindeutige Zuordnung zu. So werden Oszillationen der Herzfrequenz in diesem Frequenzbereich zwar zu großem Teil durch den Sympathikus vermittelt, jedoch finden sich insbesondere unter Ruhebedingungen auch parasympathisch vermittelte Oszillationen der Herzfrequenz in diesem langsameren Frequenzbereich. So reduziert Atropin bei einem mit einer Atemfrequenz von 6/min metronomisch atmenden Probanden sowohl die HF- als auch MF-Komponente.
- Die niederfrequente LF (0,01–0,04 Hz)-Komponente beschreibt u. a. den thermoregulatorischen Einfluss. Zum jetzigen Zeitpunkt kann diese Modulation noch nicht hinreichend in ihrer Aussage beurteilt werden.

In kürzlich durchgeführten Studien an neurochirurgischen Patienten konnte nachgewiesen werden, dass eine ausgeprägte Reduktion der Herzfrequenzvariabilität mit einer stärker ausgeprägten Schädigung und einer schlechteren Prognose assoziiert ist [5, 24]. Bei GBS-Patienten konnten mit Hilfe des 24 h- Herzfrequenzspektrums schwere Bradyarrhythmien vorausgesagt werden [18].

Reaktion der Herzfrequenz auf Atropin: Atropintest
Atropin führt zur kompetitiven Blockade cholinerger, muskarinartiger Rezeptoren, wodurch es zu einer Reduktion oder Aufhebung der Wirkung des parasympathischen Nervensystems auf das Herz kommt. Ein fehlender Herzfrequenzanstieg auf eine i.v.-Gabe von 0,5–1 mg Atropin spricht für eine vagale Denervierung des Herzens, ein Anstieg <20 Schlägen/min für einen verminderten Vagotonus. Als physiologisch wird ein Anstieg um ca. 40 Schläge/min. angesehen. Bei einer Kombination aus sympathischer Deefferenzierung und erhaltener Vagusfunktion wie z. B. bei hohem Querschnitt steigt die vorher bradykarde Pulsfrequenz auf die autonome Eigenfrequenz des Herzens (100–120/min) an. Bei der Kombination aus hohem Vagus- und Sympathikotonus, wie er z. B. beim GBS nachzuweisen ist, zeigt sich auf Atropingabe ein Frequenzanstieg um >30–40/min auf Werte von 120–180/min.

Reaktion der Herzfrequenz auf Bulbusdruckversuch: Bulbusdruckversuch
Autonome Funktionsstörungen können sich nicht nur als Unterfunktion sondern auch als – mitunter exzessive – Überfunktion manifestieren. Während Provokationstests wie metronomisches Atmen, Valsalva-Manöver oder aktives Aufstehen Einschränkungen der autonomen Anpassungsfähigkeit nachweisen können, lässt sich eine kardiovagale Übererregbarkeit mittels Bulbusdruckversuch nachweisen. Der Bulbusdruck führt über Auslösung des okulokardialen Reflexes zur Parasympathikusaktivierung mit Bradykardie und Blutdruckabfall. Bei gesunden Probanden führt beidseitiger Druck auf den Bulbus zu einer Abnahme der Herzfrequenz um 3–9 Herzschläge/min. Lokale Schädigungen der Augen durch den Test wurden bisher nicht beobachtet.

> **Wichtig**
>
> Der Bulbusdruckversuch sollte jedoch bei einer Myopie von >5 dpt oder bekannter Netzhautablösung nicht durchgeführt werden [15].

Bei GBS-Patienten wird von verschiedenen Autoren eine Indikation zur Anlage eines Schrittmachers gesehen, wenn:
- eine Asystolie >3 s ausgelöst und durch Atropin nicht verhindert werden kann oder
- eine Bradykardie <40/min auftritt [19].

Praktisches Vorgehen. Ausüben eines moderaten Drucks auf beide Augen. Langsame Steigerung des Drucks bis dieser vom Patienten gerade noch erträglich empfunden wird und Aufrechterhaltung für 25 s oder bis zum Auftreten einer Bradykardie <40 Schläge/min. Dokumentation der Herzaktion und vergleichbare Sicherheitsvorkehrungen wie bei Karotisdruckversuch (Atropin i.v. muss vorhanden sein). Der Test sollte nur mit Zurückhaltung benutzt werden, da er zur Asystolie führen kann, die bei GBS-Patienten auch mit therapeutischen Problemen verbunden sein könnte. Notfallmedizinische Erfahrung des Untersuchers und adäquate Sicherheitsvorkehrungen müssen sichergestellt sein.

Blutdruck

Eine Hauptfunktion des sympathischen Nervensystems ist die Regulation des Gefäßsystems. Der Gefäßtonus selbst determiniert dabei den Blutdruck und den Blutfluss durch ein Blutgefäß, weil der Blutfluss durch das Gefäß entsprechend dem Hagen-Poisseuille-Gesetz proportional zur vierten Potenz des jeweiligen Gefäßradius ist. Somit liefern Messungen des Blutdrucks und des Blutflusses indirekte Parameter des Vasomotorentonus. Der Blutdruck kann auf verschiedene Arten bestimmt werden:

- Bei der **intermittierende Blutdruckmessung** kann mit Hilfe von Sphygmomanometern oder Oszillometern der Blutdruck intermittierend entweder manuell oder automatisiert in bestimmten Zeitintervallen gemessen werden. Diese Hochleistungsblutdruckmesser verfügen über eine eingebaute Druckkammer, die Bewegungsartefakte kompensieren soll, um unverfälschte Druckwerte zu erhalten. Bei vielen neurologischen Patienten reichen wiederholte, automatisierte oszillometrische Blutdruckmessungen aus.
- Die **kontinuierliche (»beat-to-beat«-)Blutdruckmessung** ist der Goldstandard der kontinuierlichen direkten Blutdruckmessung mittels eines intraarteriell applizierten Katheters, der aufgrund der Möglichkeit zur problemlosen wiederholten Blutabnahme – wie z. B. zur arteriellen Blutgasanalyse – ein Standardverfahren in der Intensivmedizin darstellt.

Neue, nichtinvasive Techniken gestatten heutzutage auch relativ präzise und reliable kontinuierliche Messungen des Blutdrucks.

- Die **tonometrische kontinuierliche Messung des Blutdrucks** (Messprinzip der COLIN-Geräte) basiert auf einer speziellen Anordnung von piezoelektrischen Elementen, die als Drucksensoren, die im Bereich des distalen Unterarms über der auf dem Radius verlaufenden A. radialis angebracht werden. Die Sensoren nehmen Verschiebungen der Arterienwand auf und generieren daraus eine kontinuierliche Pulswelle, die mittels oszillometrischer Blutdruckmessung (Oberarmmanschette) kalibriert wird.
- Die **photoplethysmographische kontinuierliche Messung des Blutdrucks** (Messprinzip der FINAPRES-Geräte) erfolgt über die Messung von Veränderungen des Fingervolumens, die durch entsprechende Blutdruckveränderungen während des Herzzyklus erzeugt werden. Eine kleine Fingermanschette mit einem Infrarotphotoplethysmographen ist mit einer schnellen Servopumpe verbunden, die den Fingermanschettendruck kontinuierlich so einstellt, dass der transmurale Druck jeweils Null beträgt.

Neben dem jeweils aktuellen Blutdruckwert nimmt gerade bei Patienten mit autonomen Funktionsstörungen das Trendmonitoring des Blutdrucks einen entscheidenden Stellenwert ein. Somit können die Konstanz des Blutdrucks, die Häufigkeit von Blutdruckoszillationen (z. B. beim GBS), langfristigere Therapieeffekte oder der Zusammenhang von Blutdruck und bestimmten klinischen Zeichen oder Biosignalen, wie z. B. intrakraniellem Druck oder Pulmonalarteriendruck, beschrieben werden.

Blutfluss

Weil der Gefäßtonus einer direkten Messung nicht zugänglich ist, wird der Blutfluss als übliches Maß zur Beurteilung des Gefäßtonus und somit des sympathischen vasomotorischen Systems verwendet. Dabei kann am Krankenbett bereits eine sorgfältige Untersuchung auf Veränderungen der Hautfarbe und -temperatur Aufschlüsse geben auf eine Dysfunktion der dermalen Blutflussregulation.

Eine quantitativere Beurteilung des Blutflusses erfordert aber den Einsatz spezieller Techniken. Diese basieren auf dem Messprinzip von Veränderungen der Gewebetemperatur (Thermometrie), dem Messprinzip von Volumenänderungen durch den Blutfluss (Plethysmographie) und dem Messprinzip des Dopplereffekts (Laserdoppler und Dopplersonographie). Durch den Einsatz der Ultraschalltechnologie sind auch Blutflussmessungen in tieferen Geweben möglich. Für die Beurteilung der zerebralen Autoregulation misst man z. B. mit Hilfe der transkraniellen Dopplersonographie die Blutflussgeschwindigkeit in den großen gehirnversorgenden Gefäßen.

Die Bestimmung des kardialen Schlagvolumens (SV), das nichtinvasiv mittels der Dopplerechokardiographie, der Pulswellenanalyse oder der Impedanzkardiographie berechnet werden kann, erlaubt eine Berechnung des totalen peripheren Widerstands (TPR), einer Funktion des Gefäßtonus.

Wichtige Kreislaufreflexe: Baro- und Chemorezeptorenreflex
Barorezeptorenreflex

Der arterielle Barorezeptorenreflex fungiert als negatives Feedback-System der Blutdruck- und Herzfrequenzregulation. Ein Blutdruckabfall wird mit einer Erhöhung der Kontraktilität des Herzens und der Herzfrequenz sowie des peripheren Widerstands beantwortet. Demgegenüber führt eine Blutdruckerhöhung zu einer Abnahme der Herzfrequenz und des peripheren Gefäßwiderstands. Die Baroreflexsensitivität beschreibt den Zusammenhang zwischen Blutdruck und Herzfrequenz. Sie ist bei Erkrankungen, wie z. B. chronischer arterieller Hypertonie, einer Herzinsuffizienz, Urämie und Diabetes mellitus, pathologisch verändert und lässt auch im Rahmen intensivmedizinisch betreuter Erkrankungen eine prognostische Aussage zu.

39.4 Autonome Störungen

Die Messung der Baroreflexsensitivität (BRS) kann mit Hilfe verschiedener Methoden erfolgen [27]. Invasiv kann eine der Baroreflex pharmakologisch mittels blutdrucksteigernden bzw. -senkenden Medikamenten (sog. Oxford-Methode) stimuliert werden. Dabei wird die BRS anhand der durch die Blutdruckveränderung aufgetretenen Herzfrequenzänderungen bewertet. nichtinvasiv kann der Baroreflex mit Hilfe einer mechanischen »Neck chamber« getestet werden. Dabei wird in dieser luftdicht auf den Hals und die Karotisrezeptoren aufgebrachten »Halskrause« ein Unter- oder Überdruck erzeugt, der sich als Scherkraft auf die Barorezeptoren der A. carotis auswirkt und bei Unterdruck einen Blutdruckanstieg bzw. bei Überdruck einen Blutdruckabfall simuliert.

Mit computergestützten Methoden kann mittels Sequenzmethode oder Kreuzkorrelationsanalysen der Zusammenhang zwischen Blutdruck- und Herzfrequenzveränderungen analysiert werden.

Mittels nichtinvasiver Methoden zur Baroreflexbestimmung konnte bei neurochirurgischen Patienten gezeigt werden, dass eine Reduktion der Baroreflexsensitivität mit der Schwere der jeweiligen Erkrankung korreliert und mit einer ungünstigen Prognose verbunden ist [24]. Ähnliche Untersuchungsergebnisse liegen für Patienten mit Multiorgandysfunktionssyndrom (MODS) vor [44].

Karotissinustest (Karotisdruckversuch)

Im Karotissinus finden sich Barorezeptoren, die an der physiologischen Blutdruckregulation beteiligt sind und deren Aktivierung (physiologischerweise durch Blutdrucksteigerung) zu einer über Aktivierung des Vagus und Drosselung des Sympathikus vermittelten Abnahme von Herzfrequenz und Blutdruck führt [34]. Derselbe Effekt wird durch äußeren Druck auf den Karotissinus hervorgerufen. Auch bei Gesunden führt dieses Manöver bei 75% zur Abnahme der Herzfrequenz, bei 10% zu AV-Überleitungsstörungen und bei 3% zur passageren Asystolie [34]. Bei
- einer Asystolie von mehr als 3 s Dauer,
- einem anhaltenden Frequenzabfall auf unter 40/min oder
- dem Auftreten eines AV-Blockes zweiten oder dritten Grades

muss von einer erheblichen Gefährdung des Patienten durch überschießende vagale Erregbarkeit ausgegangen werden [6].

Praktisches Vorgehen. Auf den Karotissinus, zwischen Kieferwinkel und hinterem Ende des Kehlkopfringknorpels gelegen, wird manuell ein mäßiger Druck ausgeübt, so dass die A. carotis an den Querfortsatz des HWK 3 oder 4 gedrückt wird. Die Reaktion wird mittels eines EKG-Monitors dokumentiert. Der Versuch sollte nur einseitig, nie länger als 30 s und nur nach Ausschluss von Plaques oder anderen Gefäßveränderungen durchgeführt werden. Zur Behandlung von Bradykardien muss ein venöser Zugang vorhanden sein, Atropin bereitliegen und die Möglichkeit zur Reanimation gegeben sein.

Bei einer Asystolie >3s. muss der Versuch sofort abgebrochen werden.

Chemoreflex

Neben dem Barorezeptorenreflex spielen für die Aufrechterhaltung der kardiovaskulären Homöostase durch das autonome Nervensystem die Chemorezeptorreflexe eine wichtige Rolle. Zwischen beiden Regelkreisen besteht eine enge Interaktion.

Stimulation der Chemorezeptoren, die zum einen im Bereich des Karotissinus und des Aortenbogens, zum anderen in der Medulla oblongata lokalisiert sind, z. B. durch einen Abfall des O_2-Partialdrucks, des pH-Werts oder einen Anstieg des CO_2-Partialdrucks, führt sowohl zu respiratorischen als auch kardiovaskulären Effekten. So kann eine respiratorische (periphere hypoxische, periphere hyperkapnische oder zentrale hyperkapnische Reaktion) von einer kardiovaskulären Chemoreflexsensitivität unterschieden werden.

Die peripheren Chemorezeptoren können durch Hypoxie oder Hyperkapnie stimuliert werden, die zentralen Chemozeptoren sind dagegen primär gegenüber Hyperkapnie empfindlich. Dabei aktiviert ein kurzfristiger CO_2-Anstieg vornehmlich die peripheren Rezeptoren, wohingegen ein länger währender CO_2-Anstieg oder pH-Änderungen im Liquor cerebrospinalis primär die zentralen Chemorezeptoren aktivieren.

Chemorezeptoraktivierung führt zu vermehrter Ventilation und zu selektiver sympathischer Vasokonstriktion in »nichtessenziellen« Stromgebieten wie Muskulatur oder Splanchnikus- und renalem Gefäßbett, während die Perfusion »vitaler« Organe wie Herz und Hirn unbeeinträchtigt bleibt. Ferner kommt es zur Bradykardie, die allerdings nur bei Apnoe evident wird, während die normale Zunahme der Atmung zur Hemmung kardiovagaler Aktivität und zur Herzfrequenzzunahme führt [27]. Zudem wird die Bradykardie vom intakten Baroreflex gepuffert. Bei Patienten mit gestörter Baroreflexfunktion kann hypoxische Chemoreflexaktivierung zu evtl. tödlichen Bradyarrhythmien während Apnoephasen führen [27].

Chemoreflexsensitivität kann durch Applikation eines hypoxischen Stimulus untersucht werden, wobei der Zusammenhang zwischen Abnahme des arteriellen O_2-Partialdrucks (Hypoxie) und Herzfrequenzsteigerung oder zwischen Zunahme des venösen O_2-Partialdrucks (Einatmen von Sauerstoff) und Herzfrequenzabnahme analysiert wird. Weil die Atmung über eine Aktivierung der pulmonalen Dehnungsrezeptoren die Bestimmung dieses Parameters beeinflussen kann, sollte die Atmung kontrolliert oder der Einfluss dieses Effekts korrigiert werden. Bei intensivmedizinisch betreuten Patienten mit Zustand nach Myokardinfarkt konnte gezeigt werden, dass die kardiale Chemoreflexsensitivität eine Voraussage des Risikos für plötzlichen Herztod sowie Arrhythmien zulässt [26].

Invasive Kreislaufparameter

Die Bestimmung von Herzminutenvolumen, linksventrikulärem Füllungsdruck pulmonalem und systemischem Gefäßwiderstand über einen Pulmonalarterienkatheter erlaubt u. a. Rückschlüsse auf den sympathischen Gefäßtonus. Neuere, weniger invasive Methoden liefern über eine computergesteuerte Analyse Approximationen dieser Parameter aus der arteriellen und zentralvenösen Druckkurve.

Neuroendokrinologie und -pharmakologie
Reaktion auf Katecholamininfusion

Sympathische Denervierung führt innerhalb weniger Tage zu einer Hypersensitivität der sympathischen Zielorgane auf Katecholamine. Dies kann diagnostisch als Hinweis auf eine Störung der Sympathikusfunktion genutzt werden. So kommt es bei Dopamingabe in niedriger Dosierung (2–4 µg/kgKG/min) zu einer deutlichen Blutdruckerhöhung (>20 mmHg) und Tachykardie.

Katecholaminspiegel

Die laborchemische Bestimmung von Hormonen, die an der Steuerung des vegetativen Systems beteiligt sind, wie z. B. von Adrenalin, Noradrenalin sowie die Bestimmung der Katecholaminmetaboliten (Metanephrin und Vanillinmandelsäure) ist eine unabhängig vom klinischen Zustand des Patienten durchführbare Methode zur Erfassung der Sympathikusaktivität. Leider ist diese Methode sehr aufwendig und in der Regel nicht sofort möglich. Verschiedene Autoren berichteten über eine gute Korrelation zwischen Plasmanoradrenalinspiegeln und den klinischen Komplikationen sowie der Prognose nach Subarachnoidalblutung, intrazerebraler Blutung und Hirninfarkt [25, 43].

Sudomotorik

Die sympathische Hautantwort (»sympathetic skin response, SSR«) untersucht die sudomotorisch verursachten Änderungen der elektrodermalen Aktivität auf Reize, die geeignet sind, eine Arousalreaktion zu induzieren. Dies können physiologische (Geräusch, Berührung) oder elektrische Reize sein. Die entsprechenden Potenziale werden mittels Oberflächenelektroden eines Standardelektromyographs von Handflächen und Fußsohlen mit den Referenzelektroden am Hand- bzw. Fußrücken abgeleitet.

Schuri et al. [46] untersuchten 18 neurologische Patienten mit Vigilanzstörungen, wobei zum einen die SSR-Amplitude reduziert als auch die Non-Responder-Rate innerhalb der Gruppe der vigilanzgestörten Patienten erhöht waren. Auch gibt es einen Hinweis, dass bei bewusstseinsgetrübten Patienten die Habituation auf SSR-Reize stärker ausgeprägt ist.

39.4.1 Neurogen bedingte kardiovaskuläre Störungen

Neurogen bedingte kardiovaskuläre Störungen finden sich bei einer Vielzahl von neurologischen Erkrankungen. Da Ausmaß und Häufigkeit kardialer Auffälligkeiten insbesondere beim Schlaganfall gut untersucht sind, soll hier v. a. auf die durch einen Schlaganfall induzierten EKG-Veränderungen näher eingegangen werden. Ähnliche Veränderungen sind jedoch auch bei zahlreichen anderen neurologischen Erkrankungen (◘ Tab. 39.8) beschrieben und werden nachfolgend unten näher besprochen.

Konzept des »autonomen Sturms«

Die ausgeprägte Aktivierung des sympathischen Systems, die akute und in der Regel ausgeprägte Schädigungen des zentralen Nervensystems begleitet und für den Patienten lebensbedrohliche Folgen haben kann, wird in der Regel über 3 Mechanismen vermittelt:

- Die Steigerung der sympathikoadrenalen Aktivität, die sowohl zu den weiter unten beschriebenen Blutdruck- und EKG-Veränderungen führt, zeigt sich in einer gesteigerten sympathischen Nervenaktivität und adrenalen Stimulation. Schwere Verletzungen des ZNS können sogar ohne Erhöhung des intrakraniellen Drucks oder Hirnstammkompression zu schwersten sympathikoadrenalen Aktivierungen führen.
- Die Cushing-Reaktion ist die Kombination von arterieller Hypertonie, Bradykardie und langsamer irregulärer Atmung und kann tierexperimentell durch Kompression bestimmter Bereiche des Hirnstamms oder Rückenmarks ausgelöst werden. Klinisch tritt diese charakteristische Reaktion bei primärer oder sekundärer Kompression des Hirnstamms auf, wobei von subakut ablaufenden drucksteigernden Prozessen bekannt ist, dass hohe Blutdruckwerte in der Regel vor der Bradykardie auftreten.
- »Dienzephale Krampfanfälle« sind als Ursache für die nach Schädelhirntrauma mitunter auftretende Kombination von akuter Hypertonie, Tachykardie, ausgeprägter Diaphorese und Pupillendilatation diskutiert worden. Insgesamt ist die Rolle des autonomen Nervensystems für die Generierung von Arrhythmien und Lungenödem bei epileptischer Aktivität noch ungeklärt. Tierexperimentelle Modelle sowie Untersuchungsergebnisse nach elektrokonvulsiver Therapie (ECT) weisen aber darauf hin, dass zentrale autonome Regulationszentren eine sicherlich noch unterschätzte Bedeutung bei der Auslösung kardiovaskulärer Komplikationen bei epileptischer Krampfaktivität haben.

Hypertonus

Ein Hypertonus tritt bei vielen neurologischen Akuterkrankungen als Ausdruck der oben beschriebenen Sympathikusaktivierung auf und ist in der Regel die Folge einer Kombination aus peripherer Widerstandserhöhung, positiv inotroper Wirkung von Noradrenalin und zirkulierendem Adrenalin. Die positiv chronotrope Wirkung der Katecholamine wird wie bei Gesunden meist durch Aktivierung des Vagus antagonisiert, so dass die Herzfrequenz normal oder niedrig sein kann. Darüber hinaus kann ein Hypertonus bei somnolenten oder komatösen

39.4 Autonome Störungen

Patienten auch Zeichen von u. U. vermeidbarem Stress sein (z. B. Blasendehnung, Manipulation am Patienten, Schmerzen). Es sollte nach solchen Faktoren gesucht und ggf. eine Analgosedierung in Erwägung gezogen werden.

> **Wichtig**
>
> Die Kombination aus deutlich erhöhtem Blutdruck bei relativer oder absoluter Bradykardie ist bei akuten zerebralen Erkrankungen, insbesondere bei frontalen Raumforderungen oder direkter Hirnstammkompression (Cushing-Reflex) ein klinisches Alarmsymptom und weist auf eine intrakranielle Drucksteigerung hin.

▪▪▪ Therapie

Eine antihypertensive Therapie sollte gut steuerbar, nebenwirkungsarm und ICP-neutral sein. Kalziumantagonisten führen, evtl. mit Ausnahme des allerdings nur gering wirksamen Nimodipin, zu einer ICP-Erhöhung, ebenso wie zahlreiche Vasodilatatoren (Nitroglycerin, Nitroprussid, Dihydralazin). ICP-neutral sind Urapidil, β-Blocker und evtl. auch Clonidin.

> **Wichtig**
>
> Therapeutikum erster Wahl bei erhöhtem ICP sollte daher Urapidil i.v. sein (ggf. 12,5–25 mg Bolus, 5–20 mg/h nach Wirkung über Perfusor).

Bei ungenügender Wirksamkeit von Urapidil sollten zusätzlich Clonidin (initial 0,15 mg s.c. oder i.v., dann je nach Wirkung mittels Perfusor) oder β-Blocker gegeben werden.

EKG-Veränderungen

Elektrokardiographische Veränderungen mit dem Nachweis einer QT-Verlängerung, T-Wellen-Elevation und dem Auftreten von U-Wellen wurden erstmals von Byer (1947; [8]) bei einer Patientin mit akuter intrazerebraler Blutung beschrieben. Darauf hin durchgeführte systematische Untersuchungen zeigten, dass in der Akutphase nach einem Schlaganfall bis zu 92% aller Patienten EKG-Veränderungen entwickeln [14, 21]. Diese wurden zunächst auf vorbestehende kardiale Erkrankungen zurückgeführt. In sorgfältigen Fallkontrollstudien konnte jedoch durch den Vergleich mit unmittelbar vor dem Schlaganfall durchgeführten EKG's nachgewiesen werden, dass bei 60–75% dieser Patienten EKG-Veränderungen neu aufgetreten waren [21, 23]. Am häufigsten ließen sich Veränderungen des QT-Intervalls, der T-Welle, der ST-Strecke sowie das Auftreten von U-Wellen nachweisen.

QT-Intervall

Die Verlängerung des QT-Intervalls stellt die häufigste EKG-Veränderung nach einem Schlaganfall dar; sie wird in bis zu 71% aller Fälle nach einer Subarachnoidalblutung (SAB), in bis zu 64% der Fälle nach einer intrazerebralen Blutung und in bis zu 38% der Fälle nach einem Hirninfarkt beobachtet [14, 21, 37]. Häufig findet sich eine Korrelation zwischen Ausmaß der QT-Verlängerung und systolischem Blutdruck bei Aufnahme [21, 37].

> **Wichtig**
>
> Die Kombination aus QT-Verlängerung, U-Wellen und Veränderungen der T-Welle weist bei Normokaliämie meist auf eine zerebral-neurogene Genese hin.

Eine QT-Verlängerung in der Akutphase nach einer SAB stellt einen Risikofaktor für das Auftreten schwerer ventrikulärer Arrhythmien einschl. »Torsade de Pointes« im weiteren Verlauf dar und sollte daher zu einem kardialen Monitoring während der Akutphase nach einer SAB Anlass geben [37].

T-Welle

Neu aufgetretene Veränderungen der T-Welle lassen sich bei bis zu 15% aller Schlaganfallpatienten auch bei unauffälligen Elektrolyten und Fehlen einer vorbestehenden KHK nachweisen [21]. Neben prominenten T-Wellen (»cerebral T waves«), die sich bei bis zu 50% aller Patienten mit links frontalen intrazerebralen Blutungen zeigen [8], finden sich T-Negativierungen bei Schlaganfallpatienten 4-mal häufiger als bei altersentsprechenden Kontrollpatienten, ohne dass autoptisch häufiger kardiale Veränderungen auffallen [14]. Die zentrale Genese dieser Veränderungen wird auch dadurch deutlich, dass neurogen bedingte T-Negativierungen nach Eintritt des Hirntods nicht mehr nachweisbar sind.

ST-Strecke

Unspezifische ST-Streckenveränderungen weisen 22% aller Schlaganfallpatienten auf. Eine signifikante ST-Streckensenkung findet sich in der Akutphase nach einem Schlaganfall 7- bis 10-mal häufiger als bei Kontrollpersonen [14, 23], sie ist in der Regel ein transientes Phänomen und meist in den präkordialen und lateralen Ableitungen am besten nachweisbar.

> **Wichtig**
>
> Allerdings sind ST-Hebungen bei Patienten über 65 Jahren und mit vorbestehendem Diabetes mellitus auch in der Akutphase nach einem Schlaganfall eher durch eine primäre Myokardischämie als sekundär neurogen verursacht [23].

U-Wellen

U-Wellen treten bei bis zu 13% aller Patienten nach Schlaganfall neu auf, sind meist isolierte Phänomene und nicht mit Elektrolytstörungen assoziiert [21]. Gelegentlich sind sie – insbesonre nach einer SAB oder ICB – mit prominenten T-Wellen oder einer QT-Verlängerung kombiniert. Bei isoliertem Vorkommen haben sie keine prognostische Relevanz.

Kardiale Arrhythmien

Verschiedene Studien ergaben für neu aufgetretene kardiale Arrhythmien in der Akutphase nach Schlaganfall eine Inzidenz von 6–25% [13, 21, 45]. Am häufigsten finden sich ventrikuläre Extrasystolen, supraventrikuläre Extrasystolen und supraventrikuläre Tachykardien. Vorhofflimmern, welches sich in bis zu 14% bei akuten Schlaganfallpatienten nachweisen lässt, ist häufig schon vor dem Schlaganfall vorhanden und damit Ursache eines kardioembolischen Hirninfarkts [45]. Von allen auftretenden Arrhythmien sind lediglich ventrikuläre Arrhythmien mit einer erhöhten Mortalität nach Schlaganfall assoziiert.

Weitere kardiale Störungen

Neben den bereits dargestellten EKG-Veränderungen ist die Aktivierung des autonomen Nervensystems über eine vermehrte sympathische und reduzierte parasympathische Aktivität mit einer verminderten Herzfrequenzvariabilität assoziiert, die überwiegend unter parasympathischer Kontrolle steht [31, 42].

Darüber hinaus wurde auch über eine geänderte zirkadiane Herzfrequenzvariabilität nach Schlaganfall und Epilepsie berichtet: Während es physiologischerweise während der Nacht zu einem Anstieg der Herzfrequenzvariabilität kommt, weisen Patienten nach einem Schlaganfall ein inverses Muster mit nächtlicher Reduktion der Herzfrequenz- und Blutdruckvariabilität auf [31, 42]. In Kombination mit den durch den Schlaganfall induzierten EKG-Veränderungen und einer nicht selten schon vorbestehenden Myokardschädigung sind diese Mechanismen für die erhöhte Inzidenz des plötzlichen Herztods nach einem Schlaganfall verantwortlich [37]. Da sich diese Störungen nur langsam zurückbilden und bei 20–25% der Patienten über einen Zeitraum von mehr als 6 Monaten persistieren können [31], ist verständlich, dass das Risiko eines plötzlichen Herztods unabhängig vom klinischen Zustand und der Größe des Schlaganfalls für längere Zeit erhöht ist.

Auch bei Patienten mit (Temporallappen)epilepsie (TLE) wird die gesteigerte Häufigkeit (40-mal häufiger als in einer Kontrollgruppe, Inzidenz von 1,21/1000 Patientenjahre, verantwortlich für 18% aller Todesfälle) eines plötzlichen unerklärten Tods (SUDEP, »sudden unexpected death in epilepsy«; [50]) auf eine Imbalance zwischen sympathischer und parasympathischer kardialer Aktivität infolge einer zentralen anfallsinduzierten autonomen Aktivierung insbesondere im Bereich der Temporallappen zurückgeführt. Bei medikamenten-refraktären TLE-Patienten führt die epilepsie-chirurgische Resektion des Anfallsherds zur signifikanten Reduktion sympathisch vermittelter kardiovaskulärer Modulation und der Baroreflexsensitivität. Vermutlich ist dies Folge eines postoperativ verminderten Einflusses interiktaler epileptischer Entladungen auf Hirnareale, die an der autonomen kardialen Kontrolle beteiligt sind. Dies könnte das Tachyarrhythmie- und SUDEP-Risiko von Anfallspatienten verringern [27].

Änderungen von Herzenzymen lassen sich in wechselnder Ausprägung nachweisen: So konnten Anstiege der CK-MB bei ungefähr 10% aller Schlaganfälle nachgewiesen werden [23]. Der CK-Anstieg trat meist verzögert auf und die Maximalwerte entwickelten sich über mehrere Tage. Signifikante Anstiege von Troponin I (>0,1 µg/l) wiesen 20% der Schlaganfallpatienten auf, ohne dass sich signifikante Veränderungen der Koronarien nachweisen ließen [38]. Diese Patienten zeigten zusätzlich häufiger EKG-Auffälligkeiten und eine linksventrikuläre Dysfunktion. Eine Serie mit 181 Schlaganfallpatienten ergab in 17% der Fälle eine Erhöhung der Troponin-T-Spiegel über 0,1 µg/l [30]. Anstiege der CK-MB und von Troponin ließen sich auch tierexperimentell nach einer SAB nachweisen, zu der es infolge einer Mikrokatheter gesteuerten Perforation der A. basilaris gekommen war; dabei bestand zwischen Noradrenalinkonzentration und maximalem Troponinwert eine hochsignifikante Korrelation [35].

Histologisch fanden sich in der Akutphase nach einem Schlaganfall auch bei fehlender KHK insbesondere im Bereich kardialer Nervenendigungen Myokardnekrosen, wie man sie auch nach experimenteller Katecholamininfusion beobachten kann [37]. Als Extremform einer zerebrogenen kardialen Störung kann es zum Auftreten eines neurogenen »cardiac stunning« kommen [36], das u. a. durch eine massive transiente Reduktion der kardialen Funktion mit segmentaler Hypokinese und pathologischem MIBG-SPECT bei unauffälligen Koronarien gekennzeichnet ist. Pathophysiologisch wird als Ursache ein passagerer koronarer Vasospasmus als Folge einer Sympathikusaktivierung angenommen.

■■■ Therapie

Eine Hypokaliämie sollte schnell ausgeglichen werden, um die kardiale Arrhythmiebereitschaft zu reduzieren. Unter regelmäßigen Laborkontrollen sollte Kalium in einer Dosierung von 2–10 mmol/h infundiert werden, um den Serumkaliumwert zwischen 4 und 5 mmol/l zu halten.

Reflektorisch ausgelöste Bradykardien (z. B. durch Absaugen, Karotissinusdruck etc.) können meist durch entsprechende Vorsicht vermieden werden. Persistierende Bradykardien, insbesondere bei Auftreten intermittierender Blockbilder können mit Ipratropiumbromid (z. B. Itrop 1 Amp. i.v. alle 6–8 h) behandelt werden, Bradykardien bei hohen Querschnittläsionen sprechen oft gut auf Sympathikomimetika an. Bei rezidivierenden kurzen Asystolien und AV-Block III. Grades ist ein Demand-Schrittmacher erforderlich.

■■■ Prognose

Kürzlich konnte nachgewiesen werden, dass bei Patienten mit rechtseitigem Hirninfarkt und Beteiligung des Inselkortex die Verminderung der Herzfrequenzvariabilität am stärksten ist. Gleichzeitig entwickelte diese Patientengruppe signifikant häufiger kardiale Komplikationen und einen plötzlichen Herztod (28%) als Patienten mit linksseitigem Inselinfarkt (9%) bzw. Patienten ohne Beteiligung des Inselkortex (0%; [48]). Auch der Nachweis erhöhter Troponin-T-Werte, die in der Akutphase nach einem Schlaganfall innerhalb der ersten 72 Stunden bei 17% aller Patienten nachweisbar waren, ist mit einer erhöhten Mortalität innerhalb der ersten 60 Tage nach dem Ereignis assoziiert [30].

Darüber hinaus ist eine pathologische Aktivierung des autonomen Nervensystems nach Hirninfarkt mit einer ungünstigen Langzeitprognose verbunden. So konnte kürzlich in einer prospektiven Untersuchung gezeigt werden, dass erhöhte Noradrenalinspiegel (>300 pg/ml), ein nächtlicher Blutdruckanstieg, ein rechtsseitiger Hirninfarkt und eine Inselbeteiligung auch nach Korrektur anderer Risikofaktoren mit einem ungünstigen Verlauf nach einem Jahr assoziiert sind [43]. Zu dieser ungünstigen Langzeitprognose trägt offensichtlich auch bei, dass eine erhöhte zentrale Katecholaminproduktion die Entwicklung bzw. Akzentuierung einer Herzinsuffizienz fördert. So konnte bei Patienten mit Herzinsuffizienz ein erhöhter subkortikaler Noradrenalinumsatz im Vergleich zu gesunden Kontrollpersonen nachgewiesen werden [1].

39.4.2 Neurogenes Lungenödem

Unter einem neurogenen Lungenödem wird ein rasch, d. h. innerhalb von Minuten bis Stunden auftretendes, proteinreiches Lungenödem verstanden, das selten nach epileptischen Anfällen, SAB, SHT oder anderen akuten neurologischen Erkrankungen (z. B. GBS, Hirntumoren, bakterieller Meningitis etc.) auftritt [32]. Im Gegensatz zum kardialen Lungenödem kommt es beim neurogenen Lungenödem durch eine akute sympathikotone Entgleisung nicht nur zu einem erhöhten transkapillären Druckgradienten (bei Anstieg des pulmonalvenösen Drucks) sondern zu einer erhöhten kapillären Permeabilität mit Übertritt von Plasma in das Interstitium und die Alveolen [52].

> **Wichtig**
>
> Für die Diagnose eines neurogenen Lungenödems sprechen das Vorliegen eines akuten neurologischen Ereignisses, das Fehlen einer ausgeprägten Linksherzinsuffizienz und ein Proteinkoeffizient von Ödemflüssigkeit zu Serum >0,6.

▪▪▪ Therapie

Beatmung mit leicht erhöhtem positiv-endexpiratorischem Beatmungsdruck (PEEP; **Cave:** ICP-Anstieg) zur Verminderung des transkapillären Druckgradienten und damit besserer Oxygenierung.

Medikamentös sind partielle α-Blocker wie Phentolamin oder Urapidil wirksam. Vereinzelt wurde auch über eine gute Wirksamkeit von Dobutamin berichtet [12].

39.4.3 Hyperthermie

Die Körperkerntemperatur wird mit geringen tageszeitlichen Schwankungen in einem sehr engen Rahmen durch einen Regelkreis bestehend aus dem neuronalen »Temperaturfühler« im Hypothalamus, einer Sollwerteinstellung und einem efferenten Schenkel mit Steuerung von Wärmeproduktion und Wärmeverlust konstant gehalten. Neurologische Erkrankungen schädigen z. T. direkt die ventralen hypothalamischen Thermoregulationszentren (z. B. SHT, Enzephalitis), teils die vegetativen Bahnen zu den Schweißdrüsen (z. B. GBS).

Anticholinerge Medikamente können über eine Blockade der cholinergen Innervation der Schweißdrüsen zu einer Hyperthermie führen. Eindeutige klinische Kriterien zur Diagnose eines zentralen Fiebers gibt es nicht. Allerdings sollte bei Patienten, die neben Fieber, das eher schlecht auf Antipyretika aber gut auf physikalische Kühlung anspricht und sich langsam entwickelt hat, keine weiteren Hinweise auf eine Infektion haben, an eine zentrale Ursache des Fiebers gedacht werden. Da bei zahlreichen neurologischen Akuterkrankungen eine regionale oder globale Ischämie bestehen kann, sollte eine kontinuierliche Temperaturüberwachung und eine stringente Fiebersenkung angestrebt werden.

▪▪▪ Therapie

Eine absolute Indikation zur sofortigen Therapie besteht bei der malignen Hyperthermie (▶ Kap. 40) und bei hyperthermiebedingtem Multiorganversagen. Ansonsten orientiert sich die Therapie an der vermuteten Ursache des Fiebers.

Zur symptomatischen Behandlung kommen Antipyretika, physikalische Maßnahmen, eine Barbituratnarkose zur Ausschaltung des zentralen »Thermostaten«, die Blockade der Wärmeproduktion durch Muskelarbeit und eine Kühlung über einen extrakorporalen Kreislauf infrage.

39.4.4 Besonderheiten einzelner Krankheitsbilder

Zentrale Erkrankungen
Subarachnoidalblutung
EKG-Veränderungen, Blutdruckschwankungen und Arrhythmien sind in der Akutphase einer SAB häufig. Bis zu 10% der SAB-Patienten sterben an den Folgen einer vegetativen Entgleisung, meist durch Asystolie nach Kammertachykardie oder ein neurogenes Lungenödem bedingt [25]. Regelmäßig werden Kasuistiken publiziert, in denen EKG-Veränderungen als akuter Myokardinfarkt fehlgedeutet werden.

Schädelhirntrauma (SHT)

Die Mehrzahl der Patienten entwickelt – insbesondere bei ausgeprägter ICP-Entwicklung – einen erhöhten Sympathikotonus mit neurogenen kardialen Störungen. Zusätzlich kann auch eine kortikale Enthemmung des Hypothalamus zu autonomer Aktivierung führen [4]. Therapeutisch sind der Einsatz von β-Blockern und eine adäquate Sedierung von Bedeutung. Bei allen Therapieversuchen muss aber die Sicherung eines ausreichenden zerebralen Perfusionsdrucks gewährleistet sein.

Epileptischer Anfall

Im Rahmen epileptischer Anfälle kommt es häufig zu autonomen Symptomen. Insbesondere Fluktuationen von Herzfrequenz und Blutdruck sowie kardiale Arrhythmien werden beobachtet. Die Pupillen sind im Anfall eher weit und wenig lichtreagibel. Weitere Symptome wie Blässe, gerötete Haut und vermehrtes Schwitzen können auftreten. Ernste Komplikationen sind der plötzliche Tod (SUDEP, s. o.) und die Entwicklung eines neurogenen Lungenödems [50].

Intrakranielle Blutung

Vegetative Entgleisungen sind neben einem erhöhten ICP die wesentlichen Komplikationen. Der Zielblutdruck hängt von den individuellen Gegebenheiten ab und sollte sich am ICP und zerebralen Perfusionsdruck orientieren. Mittel der ersten Wahl zur sympathischen Dämpfung und Blutdrucksenkung sind β-Blocker und Urapidil. Dieser periphere α1-Blocker und zentrale 5-Hydroxy-Tryptamin-A1-Agonist bewirkt durch periphere Vasodilatation eine rasche Blutdrucksenkung, verhindert aber zugleich durch die zentralserotoninagonistische Wirkung eine reflektorische Tachykardie.

Malignes neuroleptisches Syndrom, letale Katatonie

Im Rahmen des neuroleptischen malignen Syndroms oder der letalen Katatonie kann es zu einer signifikanten Mitbeteiligung des autonomen Nervensystems kommen, die zum Teil der charakteristischen Symptomatik mit Muskelsteife und Rigidität vorausgeht. Tachykardie und Hypertonie sprechen in der Regel gut auf β-Blocker an.

Alkoholentzugssyndrom und Delirium tremens

Einige der bei Alkoholentzug auftretenden charakteristischen Symptome sind die der sympathischen Hyperaktivität. Diese manifestieren sich am deutlichsten im Delirium tremens und sind durch Tachykardie, Blutdruckanstieg, ausgeprägtes Schwitzen sowie eine Mydriasis charakterisiert. Im Urin finden sich vermehrt Katecholaminmetabolite, auch systemisch konnten erhöhte Noradrenalinkonzentrationen im Serum nachgewiesen werden.

> **Wichtig**
>
> Eine Korrelation zwischen der Höhe der Noradrenalinkonzentration und Schwere der klinischen Symptomatik konnte nicht festgestellt werden.

Therapeutisch sollten die Patienten sediert (Distraneurin, Diazepam) und der Flüssigkeits- und Elektrolythaushalts (inklusive Vitamin B1) korrigiert werden. Daneben sollte ein kontinuierliches kardiorespiratorisches Monitoring durchgeführt werden. Bei Patienten im Alkoholentzug mit deutlicher vegetativer Symptomatik bietet sich eine Therapie mit Clonidin an, aber auch β-Blocker können insbesondere bei ausgeprägten Tachykardien mit Erfolg eingesetzt werden (▶ Kap. 39.3).

Spinale Erkrankungen
Akutes Querschnittssyndrom

Eine akute Kompression des oberen Halsmarks kann zur Auslösung einer Cushing-Reaktion, isolierten Hypertonie, kardialer Arrhythmie oder eines neurogenen Lungenödems führen.

In der Initialphase nach einer Rückenmarksschädigung oberhalb von Th 1 (Abgang der sympathischen postganglionären Rami) kann im Rahmen einer autonomen Dysreflexie eine kurzdauernde Blutdrucksteigerung auftreten. Klinisch relevanter ist die nach wenigen Minuten einsetzende längerdauernde Hypotonie bei 20–30% der Querschnittspatienten, insbesondere mit zervikalen und hochthorakalen Rückenmarkschäden [3]. Da beim akuten Querschnitt häufig eine temporäre Störung der spinalen Durchblutung bei gestörter Autoregulation vorliegt, kann die Hypotonie zu einer zusätzlichen Ischämie des komprimierten Myelons führen und sollte daher konsequent behandelt werden. Sie spricht in der Regel gut auf pressorische Substanzen (z. B. Katecholamine) an, wobei auf die nach wenigen Tagen auftretende Deafferenzierungshypersensitivität der kardialen und Gefäßrezeptoren für Katecholamine zu achten ist. Nach einer Querschnittläsion sind sympathische und im Sakralmark lokalisierte parasympathische autonome Funktionen stark eingeschränkt, so dass eine Blasen-, Magen- und Darmatonie auftritt (**Cave**: Magenruptur, Prophylaxe: Magensonde).

Akute autonome Hyperreflexie

Diese akut verlaufende Symptomatik kann nach Ende des spinalen Schocks bei Querschnittläsionen oberhalb von Th 5 auftreten [22]. Schmerz, Berührung oder andere Reize unterhalb der Läsion führen zu einem krisenhaften Blutdruckanstieg und einer Bradykardie. Oberhalb der Läsion finden sich eine Hyperhidrose und Hautrötung, unterhalb eine blasse, trockene Haut. Weiterhin kann es zu Kopfschmerzen, Atemnot, Erregungszuständen bis hin zum Auftreten epileptischer Anfälle kommen. Therapeutisch ist die sofortige Beendigung des auslösenden Reizes (z. B. Blasenüberdehnung, Kolik, therapeutische oder diagnostische Maßnahmen, z. B. Katheterisierung, Zystoskopie) vorrangig.

Tetanus

Durch einen retrograden Transport in den Axonen der Motoneurone erreicht das von Clostridien gebildete Tetanustoxin das ZNS und führt v. a. spinal aber auch im Hirnstamm zu einer Hemmung der inhibitorisch wirkenden Neurotransmitter GABA und Glycin mit der Folge einer massiven Tonuserhöhung und einschießenden Spasmen in der Muskulatur sowie einer Instabilität des autonomen Nervensystems (▶ Kap. 35). Für die Letalität von 10–15% unter intensivmedizinischen Bedingungen sind in erster Linie kardiale Komplikationen (plötzliche Phasen mit Asystolie oder Bradykardie und Blutdruckabfall) der vegetativen Störungen verantwortlich [49]. Durch die Enthemmung spinaler sympathischer Reflexe kommt es überwiegend bei schweren Tetanusfällen mit einem Maximum in der 2. und 3. Woche der Erkrankung zum Auftreten von Tachykardien, Hypertonie, Fieber, Hyperhidrose und erhöhten Katecholaminspiegeln [16]. Diese Attacken können beim Tetanus ausgeprägter sein als bei allen anderen Ursachen einer zentralen sympathischen Aktivierung. Bradykarde Krisen werden sowohl durch das plötzliche Sistieren der sympathischen Aktivität als auch durch einen starken Anstieg des Vagotonus hervorgerufen. Eine kontinuierliche Puls- und invasive Blutdrucküberwachung ist unverzichtbar.

▪▪▪ Therapie

Sympathikotone Attacken lassen sich im Gegensatz zur Tonuserhöhung nicht durch Benzodiazepingabe oder Muskelrelaxation beeinflussen. Aufgrund der geringen Inzidenz der Erkrankung in Industrieländern liegen meist nur Einzelfallberichte über neue Therapiemöglichkeiten vor, so dass es bisher noch keine zufrieden stellende Behandlung der autonomen Funktionsstörungen gibt. Die Folgen des hohen Sympathikotonus lassen sich durch den kombinierten Einsatz von α- und β-Blockern begrenzen. Die alleinige Gabe von β-Blockern beeinflusst den erhöhten peripheren Widerstand nicht und es wurde über Fälle mit plötzlichem letalem Herzstillstand berichtet. Bei Clonidin als zentralem Sympathikolytikum sind solche Nebenwirkungen weniger wahrscheinlich. Durch eine tiefe, bis zur Narkose reichende Sedierung durch Barbiturate, Benzodiazepine und insbesondere Morphin kann der Sympathikotonus gesenkt werden [7]. Weiterhin wurde über den Einsatz von hochdosiertem Atropin, Magnesium und die lumbale, epidurale Gabe von Bupivacain berichtet. Bei ausgeprägter Bradykardie ist die Anlage eines temporären Schrittmachers sinnvoll [16].

Periphere Erkrankungen
Guillain-Barré-Syndrom (GBS)

Beim GBS kommt es auch zur entzündlichen Infiltration, Demyelinisierung und teilweise auch eine axonalen Degeneration vegetativer Ganglien und Nerven (▶ Kap. 40; [53]). Seit Beherrschen der Ateminsuffizienz mittels moderner Beatmungstechnik ist die Dysautonomie häufige Ursache lebensbedrohlicher Komplikationen bei Patienten mit Guillain-Barré-Syndrom. In raschem Wechsel können Über- und Unterfunktionen des sympathischen wie auch parasympathischen Nervensystems auftreten und die Therapie sehr schwierig gestalten [33].

Während mit sensitiven und spezifischen Testverfahren bei einzelnen autonomen Testsystemen bis zu 100% pathologische Befunde festgestellt werden können, weisen insgesamt etwa 65% der Patienten eine signifikante Mitbeteiligung des autonomen Nervensystems auf.

Durch vielfältige Interaktionen kardiovaskulärer und kardiopulmonaler Reflexe ist das Bild der Dysautonomie im Einzelfall oft komplex und mit der gängigen Einteilung in sympathische und parasympathische Unter- und Überfunktionen nur oberflächlich beschreibbar. Um gefährdete Patienten frühzeitig erkennen zu können, helfen Kenntnisse u.a. über das klinische Erscheinungsbild (◘ Tab. 39.10). Die Klassifikation der Dysautonomie beim GBS sollte sich also nicht mehr nur auf die Efferenz stützen, sondern differenziert auch die verschiedenen Afferenzen berücksichtigen. Mit Blick auf das afferente System erweitert sich das Beurteilungsraster.

Vier Phänomene scheinen häufig und erklärungsrelevant zu sein (◘ Tab. 39.11; [39]).

Jeder Patient mit einem GBS sollte unabhängig vom klinischen Schweregrad als Risikopatient betrachtet und engmaschig kardial überwacht werden. Man kann bereits prophylaktisch einen transkutanen, nichtinvasiven Herzschrittmacher anlegen. Eine alleinige Risikoabschätzung, die auf dem klinischen Schweregrad oder einer evtl. Beatmungspflichtigkeit beruht, ist irreführend und potenziell gefährlich. Patienten mit Rhythmusstörungen weisen größere Fluktuationen von Blutdruck (> 40 mmHg) und Herzfrequenz (> 30 Schläge/min) innerhalb von 24 h auf als solche ohne Arrhythmien. Aber die definierten Grenzwerte einer labilen Herzfrequenz- oder Blutdruckregulation sind in der Regel wenig spezifisch und werden auch z. B. bei der Mehrzahl der auf der Intensivstation behandelten Patienten erreicht.

Durch die Bewertung der Herzfrequenzvariabilität während verschiedener Belastungsmanöver wie tiefer metronomischer Atmung, Valsalva-Manöver oder aktivem Aufstehen kann v. a. eine parasympathisch vermittelte autonome Unterfunktion nachgewiesen werden. Damit konnte eine subklinische autonome Störung bei bis zu 90% der GBS-Patienten gefunden werden. Standardisierte autonome Funktionstests oder die Bestimmung der Herzfrequenzvariabilität über wenige Minuten sind sinnvoll zum Nachweis einer autonomen Dysfunktion, eignen sich aber nicht zur Risikoabschätzung bezüglich einer lebensbedrohlichen Rhythmusstörung (Bradyarrhythmie bzw. Asystolie).

Zur Risikoabschätzung kann unter Beachtung der genannten Kontraindikationen der Bulbusdruckversuch durchgeführt

Tab. 39.10 Klinisches Bild autonomer Dysfunktionen beim GBS

Autonome Dysfunktion	Klinisches Bild
Sinustachykardie (HF >100/min)	Häufigste vegetative Störung (20–80%) und diagnostisches Frühzeichen bei GBS-Patienten, relevant bei intensivmedizinischbetreuten GBS-Patienten
Ventrikuläre Tachykardie	Relevant bei intensivmedizinischbetreuten Patienten (Inzidenz 25%); einzelne Todesfälle durch Kammerflimmern dokumentiert
Bradykardie	Spontan oder durch spezielle Manöver, wie z. B. tracheales Absaugen, Augendruck, Herausstrecken der Zunge, Kieferöffnen, Karotisdruck, Kopfwendung, Lagerung, Seufzerbeatmung oder Pressen, induzierbar; deutliche Korrelation des Auftretens mit dem Schweregrad der Erkrankung
EKG-Veränderung	ST-Veränderungen am häufigsten, AV-Blockierungen bei 50% beatmeter Patienten, **Cave:** Akuter Myokardinfarkt
Persistierender Hypertonus	Häufig (20–80%), z. T. mit systolischen Blutdruckwerten >200 mmHg, häufig bei Patienten mit später tödlichen Asystolien
Hypotone Episoden	Häufig symptomatische orthostatische Hypotonien, z. T. ohne kompensatorische Tachykardien; Berichte von bis zu 11% im kardiogenen Schock verstorbenen, intensivmedizinischbetreuten GBS-Patienten
Labiler Blutdruck	Viele – insbesondere intensivmedizinischbetreute, beatmete – GBS-Patienten (20–80%) mit ausgeprägten kurzzeitigen Blutdruckschwankungen mit Amplituden >40 mmHg
Elektrolytentgleisung	Hyponatriämie (9%; Na+ <130 mmol/l, davon 1/3 mit negativer Wasserclearance und erhöhter Urinosmolarität) im Sinne eines SIADH sowohl bei leichten als auch schweren Verläufen; klinisch mit Anfällen, Verwirrtheit, häufig Herzstillstand
Hyperglykämie	Häufig (20–60%), oft mit Kreislaufinstabilität verbunden
Schweißsekretion	Häufig regional aufgehobene oder aber gesteigerte Schweißsekretion; bei beatmeten Patienten Schweißausbrüche mit Bewusstlosigkeit beschrieben (»sudoral crisis«); Fälle mit zentraler Hyperthermie beschrieben
Endokrinologie	Insgesamt deutliche Schwankungen der Plasmakonzentrationen unterschiedlichster Hormone nachweisbar; klinisch relevant u. a. erhöhte Katecholaminfreisetzung; SIADH; erhöhte ANF-Freisetzung; erhöhte Reninfreisetzung
Hautdurchblutung	U. a. verminderte akrale Durchblutung mit zyanotischen Extremitäten
Gastrointestinum	Rektale Dysfunktion (14%); Konstipation; paralytischer Ileus; verzögerte Magenentleerung; z. T. Darmperforation
Urogenitalsystem	Erhöhter Harndrang über Inkontinenz bis zur Urinretention

werden, der bei GBS-Patienten oftmals eine exzessiv kardioinhibitorische Antwort bis zur Asystolie zeigt [19].

■■■ Therapie

Alle beatmeten GBS-Patienten bedürfen neben dem üblichen intensivmedizinischen Monitoring auf jeden Fall bis zum Eintritt einer signifikanten Remission einer kontinuierlichen Herzfrequenz- und invasiven Blutdruckkontrolle. Leicht zu übersehen sind im Rahmen der Dysautonomie auftretende Komplikationen bei nicht beatmeten, vielleicht noch nicht auf der Intensivstation befindlichen GBS-Patienten. Klinische Dysautonomieprädiktoren sind Beatmung, Tetraplegie, propriozeptive Störung oder Mitbefall des N. vagus oder des N. glossopharyngeus. Die Risikoabschätzung lässt sich durch standardisierte autonome Funktionstests ergänzen.

Folgende allgemeine Hinweise können gegeben werden [9]:

Intubation. Die endotracheale Intubation von GBS-Patienten ist mit einem deutlich erhöhten Risiko verbunden im Vergleich zu Patienten mit anderen neuromuskulären Erkrankungen. Ursache hierfür sind die vorliegende Dysautonomie und das mögliche Auftreten von schwerwiegenden Hyperkaliämien bei Verwendung von Succinylcholin. Aufgrund der Dysautonomie kann es durch die im Rahmen der Intubation verwendeten Medikamente (Barbiturate, Benzodiazepine, Narkotika, Etomidat)

39.4 Autonome Störungen

Tab. 39.11. Wichtige Kreislaufphänomene aufgrund Dysautonomie bei GBS-Patienten

Kreislaufphänomene	Dysautonomie
Desinformation durch afferente Konduktionsblöcke	Hirnstamm und Hypothalamus rechnen damit, dass Baro- und Dehnungsafferenzen stimuliert werden. Ihre Aktivitätsabnahme bedingt Blutdruckabfall oder Volumenmangel. Sendepausen durch Konduktionsblöcke führen zu inadäquaten Reaktionen, die bei gestörter Rückkopplung unbemerkt bleiben. So entsteht eine Dysautonomie ohne Beteiligung des autonomen Nervensystems im engeren Sinn
Bradykardieneigung durch Persistenz unmyelinisierter Afferenzen	Unmyelinisierte Lungendehnungsafferenzen wirken bradykard. Fallen myelinisierte tachykard wirkende Afferenzen aus, verschiebt sich das Gleichgewicht zur Bradykardie. Ein ähnliches Zusammenspiel myelinisierter und unmyelinisierter Afferenzen könnte auch die variable Reaktion bei Stimulation der Atemwege erklären, für die bei GBS die Bradykardie dominiert. Unmyelinisierte linksventrikuläre Afferenzen dürften bei den kardio- und vasodepressorischen Reaktionen mancher GBS-Patienten eine Rolle spielen
Entzügelung der sympathischen Efferenz bei afferent gestörtem Barorezeptorreflex	Es kommt zum Katecholaminexzess, der Hyperglykämie, Verwirrtheitszustände und EKG-Veränderungen erklären kann und die Dehnungsafferenzen im linken Ventrikel sensibilisiert, die kardiodepressiv wirken und zur Blutdruckinstabilität beitragen können
Gefahr durch partielle Ausfälle	Fehlmeldungen durch gestörte Afferenzen stören weniger bei gleichzeitig gestörter Efferenz. »Nur wer arbeitet macht Fehler.« Manche Patienten mit schweren globalen Ausfällen des peripheren autonomen Nervensystems sind in der Plateauphase kreislaufmäßig stabil, aber hochgefährdet in der Progredienz- und Rückbildungsphase. Zeitversetztes Ein- und Aussetzen autonomer Teilfunktionen verändert das komplexe Netzwerk der kardiovaskulären Regulation sprunghaft – möglicherweise ein Grund für unerwartete Todesfälle in der frühen Besserungsphase

zu einer Verstärkung der hypotonen Kreislaufreaktion kommen. Eine Manipulation im Bereich der Atemwege kann zu signifikanten kardialen Arrhythmien, insbesondere Bradykardien, führen. Meistens sind zur Intubation beim GBS-Patienten eine topische Anästhesie der Atemwege, Atropin und ein kurzwirksames Benzodiazepin ausreichend.

Ernährung. Das schwere GBS ist eine hyperkatabole Erkrankung, die einer ausreichenden, möglichst enteralen Ernährung bedarf. Weil eine gastrointestinale autonome Dysfunktion beim GBS-Patienten häufig ist, muss diese vom Kliniker beachtet und im Verlauf verfolgt (tägliche Untersuchung des Abdomens) und die Ernährung daran angepasst werden. Anzustreben ist eine enterale, kontinuierliche, hochkalorische und eiweißreiche Ernährung des Patienten, wobei in jedem Fall ein medikamentöser Schutz der Magenschleimhaut erfolgen sollte. Eine verzögerte Magenentleerung kann mit Erythromycin oder Metoclopramid behandelt werden. Einer Konstipation sollte großzügig medikamentös vorgebeugt werden. Kontraindikationen für eine enterale Ernährung sind ausgiebiges Erbrechen, Ileus, intestinale Obstruktion sowie arterielle Hypotonie, die zur Darmischämie führen könnte.

Immuntherapie. Auf die Durchführung einer Plasmapherese sollte bei GBS-Patienten mit deutlicher autonomer Dysfunktion verzichtet werden, weil gerade bei diesen Patienten kardiovaskuläre Instabilitäten auftreten können.

Katecholamingabe. Blutdruckabfälle können bei Patienten, die auch in hypotensiven Phasen erhöhte Katecholaminspiegel haben, nicht durch Katecholamininfusionen aufgefangen werden. Einzelne Patienten reagieren auf Katecholamingabe mit überschießenden Blutdruckanstiegen.

Pharmakologische Blockade. Dysbalancen durch Demyelinisierung und somit Funktionsstörungen afferenter Systeme sollten durch Blockade möglichst vieler Efferenzen gedämpft werden. Die parasympathische Blockade mit Atropin wirkt bei vielen, aber nicht allen Bradykardien. Nebenwirkungen verbieten häufig einen Dauereinsatz in ausreichender Dosierung. Eine sympathische Blockade kann bei oft massiv erhöhten Katecholaminkonzentrationen im Serum Komplikationen wie z. B. Subarachnoidalblutung oder Herzinfarkt verhindern.

Schrittmacher. Die in vielen Fällen wünschenswerte Blockade adrenerger β-Rezeptoren fällt leichter, wenn ein Schrittmacher vor Bradykardien schützt. In einem Fall war ein Schrittmachereinsatz über 6 Monate erforderlich. Eine der Schrittmacherindikationen ist das Auftreten exzessiver Bradykardien beim Absaugen oder anderen Pflegemaßnahmen bzw. im Augendruckversuch. Stark variierende Herzfrequenzen innerhalb eines Tages stellen ebenfalls eine Indikation dar.

Flüssigkeitsregime. Die Behandlung von Kreislaufdepressionen durch Volumensubstitution ist bei gleichzeitig gestörter Flüssigkeitsregulation durch gestörte Afferenzen oder paralysierte Kapazitätsgefäßen riskant. Nur bei Pulmonalisdrucküberwachung erscheint eine großzügige Volumengabe ausreichend sicher. Bei GBS-Patienten kommt es gelegentlich zu einer massiven Diurese hypotonen Urins. Da es sich um eine kompensatorische ADH-Suppression bei Funktionswiederkehr der Gefäßdehnungsrezeptoren handeln kann, sollte nicht mit Desmopressin gegenreguliert werden.

Cholinerge Krise

Vegetative Symptome stellen – durch die Aktivierung muskarinerger Rezeptoren – die wesentliche Nebenwirkung der symptomatischen Therapie der Myasthenia gravis mit Cholinesteraseinhibitoren dar. Dabei finden sich u. a. eine Bradykardie, Hypersalivation, Hyperhidrose, Hypertonie, Miose, Tränenfluss und eine verstärkte Bronchialsekretion. Atropin ist als spezifisches Antidot (kompetitiver Hemmer muskarinerger Rezeptoren) gut wirksam. Nebenwirkungen sind Muskelfaszikulationen, bedingt durch nikotinerge Rezeptoren. Bei hohen Konzentrationen kann es auch zu Muskelschwäche kommen.

Botulismus

Klinisch kommt es zu einer generalisierten Muskelschwäche, initial häufig mit Schluckstörungen beginnend (▶ Kap. 40.5). Die Symptomatik kann zu Beginn evtl. mit einem GBS verwechselt werden. An autonomen Störungen finden sich in der Regel anticholinerge Symptome wie Akkomodationsstörungen, Mydriasis, Mundtrockenheit, Darmatonie, Hypertonus und Tachykardie durch die toxinbedingte Hemmung der Acetylcholinfreisetzung an motorischen und autonomen Nervenendigungen. Bei Beteiligung präganglionärer Fasern können Störungen des Sympathikus auftreten, die zu sekundären kardialen Störungen führen können. Therapeutisch sollten Toxinreste durch Magenspülung und abführende Maßnahmen entfernt sowie möglichst frühzeitig ein Antitoxin verabreicht werden [41].

Akute Porphyrien

Die akuten hepatischen Porphyrien (akute intermittierende Porphyrie, Porphyria variegata, hereditäre Koproporphyrie) führen episodisch zu akuten Polyneuropathiesyndromen, die manchmal nicht von einem GBS differenziert werden können (▶ Kap. 39.5). Im Rahmen der akuten Porphyrien sind in der Regel die proximalen Nervenanteile betroffen. Klinisch sind sie durch Bauchkrämpfe und Koliken, Obstipation, Übelkeit und Erbrechen, Schweißausbrüche und Tachykardie und in über 50% der Fälle durch einen erhöhten Blutdruck mit diastolischen Werten bis 140 mmHg charakterisiert. Klinisch verlaufen die autonomen Funktionsstörungen im Vergleich zum GBS wesentlich eher parallel zu den allgemeinen Polyneuropathiesymptomen.

Multiorgandysfunktionssysndrom (MODS), Sepsis

Sepsis und MODS sind charakterisiert durch eine Vielzahl verschiedener Mediatoren und Toxine, die zu einer Affektion afferenter, zentraler und efferenter Anteile des autonomen Nervensystems führen können. Neben der direkten Beeinflussung der autonomen Reflexsysteme kann die Reaktivität einzelner Organe im Rahmen dieser Erkrankungen direkt betroffen sein und zu einer klinischen Dysfunktion beitragen. In der Regel zeigten Studien bei Patienten mit MODS oder Sepsis im Gegensatz z. B. zu Patienten mit chronischer Herzinsuffizienz eine Reduktion der kardialen sympathischen und parasympathischen Aktivität. Die Herzfrequenzvariabilität lässt sich in diesem Patientengut sequenziell bestimmen und eignet sich z. B. zur Risikostratifikation auf der Intensivstation. In letzter Zeit werden vermehrt Analysealgorithmen für nonlineare Systeme eingesetzt, um die insgesamt sehr komplexen Vorgänge mittels Methoden der fraktalen Geometrie/Chaosforschung untersuchen zu können. Dadurch wird versucht, valide Informationen bezüglich der Prognose eines individuellen Patienten zu gewinnen [44].

Literatur

1. Aggarwal A, Esler MD, Lambert GW, Hastings J, Johnston L, Kaye DM (2002) Norepinephrine turnover is increased in suprabulbar subcortical brain regions and is related to whole-body sympathetic activity in human heart failure. Circulation 105: 1031-1033
2. Akselrod S, Gordon D, Ubel FA, Shannon DC, Barger AC, Cohen RJ (1981) Power spectrum analysis of heart rate fluctuation: A quantitative probe of beat-to-beat cardiovascular control. Science 213: 220-222
3. Atkinson PPA, Atkinson JLD (1996) Spinal schock. Mayo Clin Proc 71: 384-389
4. Benarroch EE (1996) Central nervous system disorders. In: Robertson D, Low PA, Polinsky RJ (Hrsg) Primer on the autonomic nervous system. Academic Press, San Diego New York Boston London Sydney Tokyo Toronto, S 226-229
5. Biswas AK, Scott WA, Sommerauer JF et al. (2000) Heart rate variability after acute traumatic brain injury in children. Crit Care Med 28. 3907-12
6. Brignole M, Menozzi C (1997) Methods other than tilt testing for diagnosing neurocardiogenic (neurally mediated) syncope. Pace 20: 795-800
7. Buchanan N, Cane RD, Wolfson G, DeAndrade M (1979) Autonomic dysfunction in tetanus: the effects of a variety of therapeutic agents, with special reference to morphine. Intens Care Med 5: 65-68
8. Byer EB, Ashman R, Toth LA (1947) Electrocardiograms with large upright T-waves and long QT-intervals. American Heart Journal 33: 796-806
9. Chalela J (2001) Pearls and Pitfalls in the Intensive Care: Management of Guillain-Barré Syndrome. Semin Neurol 21: 399-406
10. Cechtto DF, Chen SJ (1992) Hypothalamic and cortical sympathetic responses relay in the medulla of the rat. Am J Physiol 263: R544-552
11. Cheung RT, Hachinski V (2000) The insula and cerebogenic sudden death. Arch Neurol 57: 1685-1688
12. Dechan SC, Grant IS (1996) Haemodynamic changes in neurogenic pulmonary edema. Effect of dobutamine. Intensive Care Med 22: 672-678

13. Di Pasquale G, Pinelli G, Andreoli A, Manini G, Grazi P, Tognetti F (1987) Holter detection of cardiac arrhythmias in intracranial subarachnoid hemorrhage. Am J Cardiol 59: 596-600
14. Dimant J, Grob D (1977) Electrocardiographic changes and myocardial damage in patients with acute cerebrovascular accidents. Stroke 8: 448-455
15. Englert D, Baumgarten FJ von, Gunreben G, Reifschneider G, Hassel W, Przuntek H (1985) Zur Herzschrittmacherindikation bei Polyradikulitis: Ein standardisiertes Verfahren für den Bulbusdruckversuch. In: Gänshirt H, Berlit P, Haack G (Hrsg) Verhandlungen der deutschen Gesellschaft für Neurologie. Springer, Berlin Heidelberg New York Tokyo S280-282
16. Ernst ME, Klepsen ME, Fouts M, Marangus MN (1997) Tetanus: pathophysiology and management. Ann Pharmacother 31: 1507-1513
17. Flachenecker P, Hartung HP, Reiners K (1997) Power spectrum analysis of heart rate variability in Guillain-Barré syndrome. A longitudinal study. Brain 120: 1885-1894
18. Flachenecker P, Reiners K: Twenty-four hour heart rate power spectrum for evaluation of autonomic dysfunction in GBS (1999) J. Neurol. Sci. 165:144-53
19. Flachenecker P, Müllges W, Wermuth P, Hartung HP, Reiners K (1996) Eyeball pressure testing in the evaluation of serious bradyarrhythmias in Guillain-Barré syndrome. Neurology 47: 102-108
20. Flachenecker P, Toyka KV, Reimers K (2001) Herzrhythmusstörrungen beim Guillain-Barré-Syndrom: Eine Übersicht zur Diagnostik einer seltenen aber potenziell lebensbedrohlichen Komplikation. Nervenarzt 72: 610-617
21. Goldstein DS (1979) The electrocardiogram in stroke: relationship to pathophysiological type and comparison with prior tracings. Stroke 10: 253-259
22. Guttmann L, Whitteridge D (1947) Effect of bladder distension on autonomic mechanisms after spinal cord injury. Brain 70: 361-404
23. Hachinski VC (1993) The clinical problem of brain and heart. Stroke 24: 1-2
24. Haji-Michael PG, Vincent JL, Degaute JP et al. (2000) Power spectral analysis of cardiovascular variability in critically ill neurosurgical patients 28 : 2578-83
25. Hamann G, Haass A, Schimirgk K (1993) Betablockade in acute aneurysmal subarachnoid haemorrhage. Acta Neurochir 121: 119-122
26. Hennersdorf MG, Perings C, Niebich V et al. (2000) Chemoreflex sensitivity in patients with survived sudden cardiac arrest and prior myocardial infarction (2000) Pacing Clin Electrophys 23: 457-62
27. Hilz MJ (2002) Quantitative autonomic functional testing in clinical trials. In: Brown WF, Bolton CF, Aminoff MJ, eds.: Neuromuscular Function and Disease. Basic, clinical and electrodiagnostic aspects. WB Saunders, Philadelphia, USA, Volume 2; 1899-1929
28. Hilz MJ, Devinsky O, Doyle W, Mauerer A, Dutsch M (2002) Decrease of cardiovascular modulation after temporal lobe epilepsy surgery. Brain 125: 985-995
29. Hilz MJ, Stemper B, Neundorfer B (2000) Physiology and methods for studying the baroreceptor reflex. Fortschr Neurol Psychiatr. 68:37-47
30. James P, Ellis CJ, Whitlock RM, McNeil AR, Henley J, Anderson NE (2000) Relation between troponin T concentration and mortality in patients presenting with an acute stroke: observational study. Br Med J 320: 1502-1504
31. Korpelainen JT, Sotaniemi KA, Huikuri HV, Myllylä VV (1996) Abnormal heart rate variability as a manifestation of autonomic dysfunction in hemisphereic brain infarction. Stroke 27: 2059-2063
32. Lagerkranser M, Pehrrson K, Sylvon C (1982) Neurogenic pulmonary edema: A review of the pathophysiology and clinical and therapeutic implications. Acta Med Scand 212: 267-271
33. Lichtenfeld P (1970) Autonomic dysfunction in the Guillain-Barre syndrome. AmJ Med 50: 772-780.
34. Lown B, Levine SA (1961) The carotid sinus. Clinical value of its stimulation. Circulation23: 766-789
35. Masuda T, Sato K, Yamamoto S, Matsuyama N, Shimohama T, Matsunaga A, Obuchi S, Shiba Y, Shimizu S, Izumi T (2002) Sympathetic nervous activity and myocardial damage immediately after subarachnoid hemorrhage in a unique animal model. Stroke 33: 1671-1676
36. Ohtsuka T, Hamada M, Kodama K, Sasaki O, Suziki M, Hara Y, Shigematsu Y, Hiwada K (2000) Neurogenic stunned myocardium. Circulation 101: 2122-2124
37. Oppenheimer SM, Cechetto DF, Hachinski VC (1990) Cerebrogenic cardiac arrhythmias. Cerebral electrocardiographic influences and their role in sudden death. Arch Neurol 47: 513-519
38. Parekh N, Venkatesh B, Cross D, Leditschke A, Atherton J, Miles W, Winning A, Clague A, Rickard C (2000) Cardiac troponin I predicts myocardial dysfunction in aneurysmal subarachnoid hemorrhage. J Am Coll Cardiol 36: 1328-1335
39. Pfeiffer G (1999) Dysautonomie bei Giullain-Barré-Syndrom. Nervenarzt 70: 136–148.
40. Robertson D, Low PA, Polinsky RJ (1996) Primer on the autonomic nervous system. Academic press, San Diego New York Boston London Sydney Tokyo Toronto
41. Robinson RF, Nahata MC (2003) Management of botulism. Ann Pharmacother 37: 127-131
42. Robinson TG, James M, Youde J, Panerai R, Potter J (1997) Cardiac baroreceptor sensitivity is impaired after acute stroke. Stroke 28: 1671-1676
43. Sander D, Winbeck K, Klingelhofer J, Etgen T, Conrad B (2001) Prognostic relevance of pathological sympathetic activation after acute thromboembolic stroke. Neurology 57: 833-838
44. Schmidt HB, Werdan K, Müller-Werdan U (2001) Autonomic dysfunction in the ICU patient. Curr Opin Crit Care 7: 314-22
45. Schuchert A, Behrens G, Meinertz T (1999) Impact of long-term ECG recording on the detection of paroxysmal atrial fibrillation in patients after an acute ischemic stroke. Pacing Clin Electrophysiol 22: 1082-1084
46. Schuri U, von Cramon D (1982) Electrodermal response patterns in neurological patients with disturbed vigilance. Behav Brain Res 4: 95-102.
47. Singh NK, Ljaiswal AK, Misra S, Srivastava PK (1987) Assessment of autonomic dysfunction in Guillain-Barré syndrome and its prognostic implications. Acta Neurol Scand 75: 101-105
48. Tokgozoglu SL, Batur MK, Topuoglu MA, Saribas O, Kes S, Oto A (1999) Effects of stroke localization on cardiac autonomic balance and sudden death. Stroke 30: 1307-1311
49. Truijllo MH, Castillo A, Espaa J, Manzo A, Zerpa R (1987) Impact of intensive care management on the prognosis of tetanus. Analysis of 641 cases. Chest 92: 63-65
50. Walczak TS, Leppik LE, D'Amelio M, Ravick J, So E, Ahman P, Ruggles K, Cascino GD, Annegers JF, Hauser WA (2001) Incidence and risk factors in sudden unexpected death in epilepsy: a prospective cohort study. Neurology 56: 519-525

51. Winer JB, Hughes RAC (1988) Identification of patients at risk of arrhythmia in the Guillain-Barré syndrome. Q J Med 257: 735-739
52. Wray NP, Nicotra MB (1978) Pathogenesis of pulmonary edema. Am Rev Respir Dis 118: 783-786
53. Zochodone DW (1994) Autonomic involvement in Guillain-Barré syndrome: a review. Muscle & Nerve 17: 1145-1155

39.5 Zentrale pontine Myelinolyse

F. Erbguth

Bei der **zentralen pontinen Myelinolyse (ZPM)** kommt es zu einer akuten vorwiegend fokal-symmetrischen Demyelinisierung im Hirnparenchym meist im Zusammenhang mit abrupten primär extrazellulären osmotischen Verschiebungen bei Grunderkrankungen wie Alkoholismus, Mangelernährung, Lebertransplantation oder Verbrennungen. Neben der namensgebenden Lokalisation in den zentralen Anteilen des Brückenfußes treten bei mindestens 20% der Fälle allein oder zusätzlich **extrapontine Demyelinisierungen (EPM)** auf. Adams et al. beschrieben die ZPM erstmals postmortal 1959 als pathoanatomische Entität bei Alkoholismus und Mangelernährung ohne allerdings auf eine Kausalität zu Elektrolytstörungen oder osmotischen Schwankungen einzugehen [1]. Da in den Jahren nach der Erstbeschreibung die Diagnose einer ZPM fast ausschließlich post mortem gestellt wurde, galt die Prognose als sehr schlecht. Je häufiger durch bildgebende Verfahren eine klinische Diagnose der Demyelinisierung intra vitam möglich wurde, desto mehr änderte sich auch die prognostische Einschätzung der Erkrankung, die mittlerweile in einer Vielzahl von Fällen als potenziell reversibel gilt und sogar als asymptomatische Form auftreten kann.

Hauptursache der ZPM/EPM sind eine schnelle Korrektur einer Hyponatriämie, andere abrupte Steigerungen der Osmolarität (z. B. bei ausgedehnten Verbrennungen) und Lebertransplantationen. Der genaue Pathomechanismus der Erkrankung bleibt allerdings weiter ungeklärt. Im Rahmen des mittlerweile häufigen Einsatzes der Kernspintomographie bei Schwerkranken und bewusstseinsgestörten Intensivpatienten wurde inzwischen eine Vielzahl von Ursachen mit der möglichen Entwicklung einer ZPM/EPM in Zusammenhang gebracht, wobei sich im Einzelfall sowohl die Frage erhebt, ob es sich bei nachzuweisenden Signalstörungen im Bereich des Hirnstamms oder der Basalganglien wirklich um osmotisch bedingte Demyelinisierungen handelt, als auch die Frage, ob die gefundene Kondition wirklich ursächlich oder nur koinzident mit einer Demyelinisierung ist.

Um auch der möglichen extrapontinen Lokalisation und der vorwiegend osmotischen Verursachung Ausdruck zu verleihen, wird mittlerweile statt »ZPM« oder »EPM« auch der Begriff des »**osmotischen Demyelinisierungssyndroms**« verwendet. Die Erkrankung kann bei Hyponatriämien durch langsame Korrektur

weitgehend – aber nicht komplett – vermieden werden. Gesicherte Therapiestrategien existieren nicht; einzelne kasuistisch vorgeschlagene Therapiemaßnahmen wie z. B. eine Gabe von TRH, Glukokortikoiden, Immunglobulinen oder die Durchführung einer Plasmaseparation müssen kritisch gesehen werden.

▪▪▪ Epidemiologie

Die in jedem Lebensalter auftretende ZPM ist insgesamt eine seltene Erkrankung: in einer Serie von 3247 Autopsien bei nicht selektierten Fällen konnten 15 Fälle (0,5%) einer ZPM neuropathologisch nachgewiesen werden. In anderen Autopsieserien fanden sich Häufigkeiten zwischen 0,25% und 6%. Prädisponiert scheinen insbesondere Patienten mit Alkoholabusus, Mangelernährung und nach Lebertransplantation zu sein. Postmortale Untersuchungen von Alkoholikern zeigten bei 7% eine ZPM. Bei bis zu 10% der Lebertransplantationen tritt eine ZPM/EPM auf. Obwohl die Erkrankung in jedem Lebensalter, also selbst bei Kindern, beschrieben wurde, tritt sie am häufigsten zwischen dem 30. und 50. Lebensjahr auf [4, 15].

▪▪▪ Ätiologie und Pathogenese

Klinisch wurde die Diagnose einer ZPM erstmals 1969 gestellt. In den ersten Übersichtsarbeiten wurden v. a. die bei den Patienten bestehenden schweren meist intensivmedizinisch behandlungsbedürftigen Erkrankungen als »ursächliche« Konstellation beschrieben. Bis in die Mitte der 1980er Jahre wurden v. a. »Alkoholismus« und »Elektrolytstörungen« als Ursachen angeschuldigt [27]. Mittlerweile werden diesbezüglich – auch aufgrund der höheren Diagnoserate der ZPM durch häufigeren Einsatz der MRT – eine Vielzahl von weiteren Krankheitskonstellationen und -konditionen genannt, unter denen sich insbesondere die Lebertransplantation als Risikofaktor herauskristallisierte.

Erkrankungen mit erhöhtem ZPM- und EPM-Risiko

- Alkoholismus (v. a. chronisch), besonders nach Delir
- Elektrolyt-/Osmolaritätsstörungen insbesondere Hyponatriämien nach Korrektur, Hypernatriämien; auch z. B. nach Hyperemesis gravidarum, Hitzschlag, Dysäquilibriumsyndrom, Diabetes mellitus mit Hyperosmolarität oder Ketoazidose
- Infektionen (v. a. bakterielle Pneumonie, Sepsis, Tuberkulose; viral: z. B. Mumps, Hepatitis)
- Maligne Tumoren (v. a. Lunge und Gastrointestinaltrakt)
- ZNS-Erkrankungen (zerebrovaskulär, entzündlich, Hirntumoren z. B. hypothalamisch und pineal, Schädelhirntrauma)
- Hypophysenchirurgie
- Lebererkrankungen (z. B. Zirrhose, chronische Hepatitis, M. Wilson, Lebertransplantation)

▼

39.5 Zentrale pontine Myelinolyse

- Malnutrition, Kachexie, Anorexia nervosa
- Autoimmunerkrankungen, Kollagenosen (z. B. Sjögren-Syndrom, Lupus)
- Verbrennungen
- Sonstige: Amyotrophe Lateralsklerose, Koagulopathien, Ornithincarbamoyltransferasedefizit, Pankreatitis (v. a. akut hämorrhagisch-nekrotisierend), Sichelzellanämie (Krise!), Nierenversagen (akut, chronisch)

Der Zusammenhang mir einer vorliegenden Hyponatriämie war zunächst 1962 erkannt worden, wobei mittlerweile nicht die Hyponatriämie als solche, sondern v. a. deren schnelle Korrektur als auslösend anzusehen ist. Mehr als die Hälfte der Fälle sind dieser Ursache zuzuschreiben [2, 11, 16].

Häufigste Ursachen einer Hyponatriämie
- SIADH (Syndrom der inadäquaten ADH-Sekretion): z. B. bei Malignomen, akuten ZNS-Erkrankungen, Lungenerkrankungen, endokrinen Erkrankungen (z. B. Myxödem), Leberzirrhose, Herzinsuffizienz
- Zerebrales Salzverlustsyndrom (CSWS)
- Iatrogen: z. B. Infusionsbehandlung, Medikamente (Diuretika, Zytostatika, Antidiabetika, Antidepressiva, Barbiturate, Antikonvulsiva, v. a. Carbamazepin und Oxcabazepin)
- Polydipsie
- Lebererkrankungen, z. B. Zirrhose, M. Wilson
- Malnutrition, Kachexie
- Adrenokortikale Insuffizienz

Auch in entsprechenden Tierversuchen war eine Steigerung der Osmolarität ausschlaggebend für die Entwicklung demyelinisierender Läsionen [13]. Es ist zu vermuten, dass diese Steigerungen zu einer zellulären Dehydratation mit konsekutiver Schädigung der Myelinscheiden und Oligodendrozyten führen. Über einen Schaden der Gefäßendothelien sollen dann »melintoxische Substanzen« in den Interzellulärraum übertreten, was ebenfalls zur Demyelinisierung beitragen kann. Mikroskopisch findet man nicht entzündliche Entmarkungen mit weitgehendem Erhalt der Axone, die allerdings im Verlauf teilweise degenerieren können. Die lokalisatorische Akzentuierung wird damit begründet, dass im Bereich des Pons die Oligodendrozyten besonders dicht konzentriert an vaskularisierten Arealen lokalisiert sind, was diese in besonderem Maße vulnerabel für eine Demyelinisierung mache. Eine Störung der Bluthirnschranke begünstigt das Auftreten der Demyelinisierungen (Norenberg 1983, Rojiani et al.1994).

Obwohl inflammatorische Schädigungsmechanismen bei der ZPM nicht primär auftreten, gibt es Hinweise auf ihre Bedeutung im späteren Krankheitsprozess. In neueren experimentellen Arbeiten wurde die mögliche Bedeutung apoptotischer Vorgänge herausgestellt, wobei unklar bleibt ob diese kausal sind oder unspezifische Epiphänomene der Läsionen darstellen [7]. In einer Obduktionsserie war bei 50% ein isolierter Befall der Brücke, bei 20% ein isoliert extrapontiner Befall und bei 30% eine Kombination nachweisbar [9]. Vielfach wurde gerade bei Alkoholismus auf die pathoanatomische Verwandtschaft mit der Machiafava-Bignami-Krankheit hingewiesen. Der zur ZPM führende Schädigungsmechanismus bei Erkrankungen und Konstellationen, die nicht mit einer Osmolaritätsschwankung assoziiert sind, ist ebenfalls nicht ausreichend geklärt. Bei Lebertransplantationen, der dritthäufigsten Ursache einer ZPM, die dann insbesondere auch bei Kindern auftritt, wird ein Zusammenhang mit Komplikationen wie Sepsis, metabolischer, hypoxischer bzw. hepatischer Enzephalopathie vermutet. Einige Studien hatten die Verabreichung von Ciclosporin als Risikofaktor für die Entwicklung einer ZPM identifiziert [10]. Als weitere Erkrankungen gehen vor allem ausgedehnte Verbrennungen oder systemische »capillary leak syndrome« mit einem ZPM-Risiko einher [19].

▪▪▪ Symptomatik

Waren in den ersten post mortem diagnostizierten Fällen zwangsläufig schwere klinische Symptome mit massivem Ausfall von Hirnstammfunktionen beobachtet worden, so ist die Symptomatik bei den mittlerweile mittels MRT diagnostizierten Fällen sehr variabel. Meist liegt eine der in der Übersicht genannten Risikobedingungen v. a. bei schneller Korrektur einer Hyponatriämie vor. Im Falle einer osmotischen Demyelinisierung treten die Symptome nach einer Latenz von 2–6 Tagen nach der (relativen) Erhöhung der Serumnatriumkonzentration auf.

Klinische Symptome und Befunde bei ZPM und EPM
- Pontine Lokalisation (ZPM)
  - Antriebsstörungen, Bewusstseinsstörungen (Delir, Somnolenz bis Koma), Tetraparesen, Ataxie, Veränderungen der Muskeleigenreflexe (anfangs Abschwächung oder -verlust; dann Steigerung), Pyramidenbahnzeichen, Hirnstammfunktionsstörungen wie Dysarthrie und Ophthalmoplegie
- Extrapontine Lokalisation (EPM)
  - Antriebsstörungen, emotionale Störungen, Bewusstseinsstörungen, Ataxie, extrapyramidale Symptome (Hypo- und Akinese, Choreoathetose, Dystonie, Rigor, Tremor), Dysarthrie, Gangstörungen, Katatonie, Mutismus, Myoklonien, Myokymien

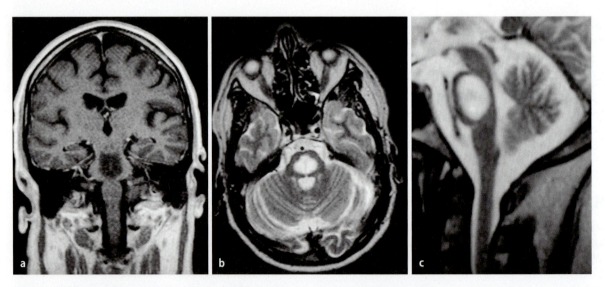

Abb. 39.9a-c. CPM 3 Wochen nach Symptombeginn in T1- und T2-gewichteten MRT-Aufnahmen nach klinisch weitestgehender Remission.

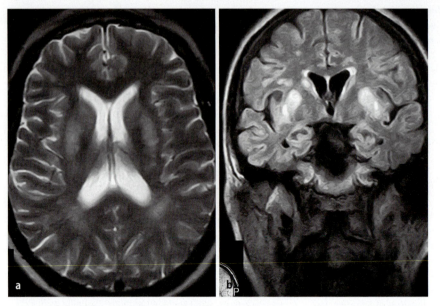

Abb. 39.10. MRT-Aufnahmen einer EPM in T2- und Flair-Sequenzen.

Je nach Lokalisation der pontinen Demyelinisierung (Abb. 39.9) treten unterschiedliche Grade von Bewusstseinsstörung bis hin zum tiefen Koma, Störungen v. a. der Funktion der okulomotorischen und kaudalen Hirnnerven – mit Okulomotorikstörungen, Dysarthrophonie und Dysphagie – Pyramidenbahnzeichen mit Hyperreflexie, unterschiedlich ausgeprägte (Tetra)paresen, aber auch ausschließlich psychiatrische Symptome (Delir, pathologisches Lachen und Weinen, akinetischer Mutismus und Stupor) auf [9]. In schweren Fällen waren »Locked-in-Syndrome« zu beobachten. Beim Befall extrapontiner Regionen (Abb. 39.10) – meist der Stammganglien, des Thalamus oder Zerebellums – fanden sich v. a. extrapyramidale Symptome wie Rigor, Tremor, Hypo- und Akinese und Dystonie sowie ataktische Störungen [18, 26]. Selten wurden Krampfanfälle beobachtet.

Diagnostik
Bildgebung
Die diagnostische Methode der ersten Wahl ist die Kernspintomographie (MRT) wegen der gegenüber der Computertomo-

graphie (CT) deutlich höheren Sensitivität. Die **CT** zeigt die symmetrisch angeordneten ovalen pontinen Hypodensitäten meist erst im späteren Zeitverlauf und v. a. bei schwereren Erkrankungsfällen. In der **MRT** erscheinen die meist symmetrischen Demyelinisierungen typischerweise in der T1-Wichtung hypointens und in den T2-gewichteten Aufnahmen hyperintens (◘ Abb. 39.9 und ◘ Abb. 39.10). In frühen Phasen der Entwicklung einer ZPM/EPM kann die MRT-Bildgebung (noch) unauffällig sein, so dass in Zweifelsfällen mit ungeklärter Symptomatik erst eine Wiederholung der MRT zur korrekten Diagnose führt [5].

> **Wichtig**
>
> In allen Stadien der Erkrankung können deutliche Diskrepanzen zwischen dem Ausmaß der MRT-Läsionen und der klinischen Symptomatik auftreten.

In der Entwicklungsphase hinkt die bildliche Darstellung der Läsionen der Ausbildung von Symptomen hinterher, im Akutstadium sind deutliche MRT-Befunde oft mit (noch) relativ geringen neurologischen Auffälligkeiten verbunden (◘ Abb. 39.9) und selbst nach Besserung einer ausgeprägten klinischen Symptomatik kann die Rückbildung der MRT-Befunde erst mit längerer Verzögerung eintreten oder gänzlich ausbleiben. Es gibt reversible und irreversible Anteile in der bildlichen Darstellung der ZPM-Läsionen, wobei früh auftretende Befunde als Zeichen eines Ödems eher reversibel sind als spätere, die offensichtlich irreversiblen Demyelisierungen entsprechen.

Moderne **PET**-Untersuchungen mit ^{18}F-Fluorodeoxyglukose konnten in frühen Phasen der Entwicklung einer ZPM einen Hypermetabolismus und in späteren Phasen einen Hypometabolismus zeigen. Es kommt häufig zu einem KM-Enhancement (◘ Abb. 39.9; [12, 14, 17, 20]).

> **Wichtig**
>
> Trotz symmetrischer Läsionstopographie sind die Befunde der MRT zwar im Einzelfall typisch, aber nicht spezifisch in der Diagnostik einer ZPM/EPM. Wichtige Differenzialdiagnosen sind entzündliche oder vaskuläre Demyelinisierungen beispielsweise bei M. Behcet, Vaskulitis, M. Binswanger oder Encephalomyelitis disseminata.

Neurophysiologie

Durch Messung akustisch (AEP), somatosensibel (SEP) oder motorisch (MEP) evozierter Potenziale lassen sich passend zur Läsionstopographie Leitungsverzögerungen und Amplitudenminderungen nachweisen. Eine pontine Läsion kann auch mit einer uni- oder bilateral verlängerten R1-Antwort bei der Messung des Orbicularis-oculi-Reflexes nachgewiesen werden. Bei Begleiterkrankungen z. B. peripheren Neuropathien (z. B. bei Alkoholismus oder einer »Critical-illness-Polyneuropathie«) kann die Interpretation der Befunde der SEP problematisch sein. In jedem Fall sind die Befunde nicht spezifisch für eine ZPM. Die Ergebnisse der Messungen der evozierten Potenziale korrelieren weder mit der maximalen Symptomausprägung noch mit der Prognose; sich bessernde neurophysiologische Befunde signalisieren meistens jedoch auch eine nachfolgende klinische Besserung [21].

▪▪▪ Prävention

Die wesentliche Strategie zur Verhinderung einer osmotischen Demyelinisierung ist eine behutsame kontrollierte Anhebung des Serumnatriumspiegels bei einer Hyponatriämie. Allerdings kann bei akuter Hyponatriämie mit zentralnervöser Symptomatik wie Hirnödem, epileptischen Anfällen und Bewusstseinstörungen auf einen rasch einsetzenden Ausgleich der Natriumserumkonzentration nicht verzichtet werden. Bei asymptomatischen chronischen Hyponatriämien ist in der Regel eine langsame Normalisierung z. B. mit Flüssigkeitsrestriktion anzustreben.

In jedem Falle sollte die Korrektur des Natriumserumspiegels in den ersten 24 h um weniger als 8–10 mmol/l bzw. unter 0,5 mmol/l/h erfolgen. Allerdings kann bei einer behandlungsbedürftigen symptomatischen Hyponatriämie (z. B. mit Hirnödem) in den ersten 3–4 Stunden eine stündliche Erhöhung um 1–2 mmol/l akzeptiert werden, da das Risiko von Schäden durch eine schwere Hyponatriämie (Sterblichkeit ca. 40%) als gewichtiger zu veranschlagen ist, als dasjenige der zu schnellen Korrektur. Allerdings sollte dann auch die Gesamterhöhung in 24 Stunden 8-10 mmol/l nicht überschreiten.

Sollte es im Verlauf der Korrektur zu abrupten deutlich höheren Natriumanstiegen gekommen sein, wird ein erneutes Absenken des Natriumserumspiegels auf die niedrigeren Ausgangswerte empfohlen, um dann erneut eine kontrollierte langsamere Anhebung zu versuchen [23]. Das Natriumdefizit lässt sich ebenso wie die Wirkung einer bestimmten Infusion auf den Natriumserumspiegel mittels folgender Formeln abschätzen.

> **Kalkulation des Natriumdefizits**
>
> Na-Defizit = (angestrebter Serumnatriumwert [mmol/l] – Ausgangswert des Serumnatriums [mmol/l]) × geschätztes Gesamtkörperwasser
> wobei: geschätztes Gesamtkörperwasser = Körpergewicht × 0,5 [bei Frauen] bzw. × 0,6 [bei Männern]
> **Beispiel:** Bei einer angestrebten Steigerung des Serumnatriumspiegels um 10 mmol/l (z. B. von 110 auf 120 mmol/l) bei einem 70 kg schweren Mann benötigt man 420 mmol ([120−110] × 0,6 × 70 = 420).
> ▼

> **Kalkulation der Steigerung des Serumnatriumspiegels mit 1 Liter einer vorgegebenen Infusionslösung**
>
> Erhöhung des Serumnatriumspiegels [mmol/l] =
>
> $$\frac{\text{Natriumgehalt der Infusionslösung [mmol/l]} - \text{Ausgangsserumnatrium [mmol/l]}}{\text{geschätztes Gesamtkörperwasser} + 1}$$
>
> **Beispiel:** Die Gabe von 1 l 0,9%-iger NaCl-Lösung (enthält 154 mmol/l Na) bei einer 60 kg schweren Frau mit einem Serumnatrium von 110 mmol/l erhöht das Serumnatrium um 1,4 mmol/l auf 111,4 mmol/l.
>
> Rechnung: $\frac{(154-110)}{30+1} = \frac{44}{31} = 1,4$

Nach dem Erreichen leicht hyponatriämischer Werte (ca. 125–130 mmol/l) sollte die Natriumzufuhr eingestellt werden. Da eine begleitende Hypokaliämie ebenfalls einen Risikofaktor für eine ZPM/EPM darstellt, sollte auch der Serumkaliumspiegel ausgeglichen werden.

> **Wichtig**
>
> Die Korrektur einer Hyponatriämie mit einem Anstieg des Serumnatriums um mehr als 0,5 mmol/l/h bzw. mehr als 12 mmol/l/24 h birgt das Risiko der Entwicklung einer ZPM/EPM und muss vermieden werden. Bei bedrohlichen symptomatischen Hyponatriämien sind anfängliche Korrekturraten von 1–2 mmol/l/h akzeptabel.

■■■ Therapie

Es existiert keine hineichend evidenzbasierte und wissenschaftlich begründete Therapie der ZPM. Bei den schwerkranken Patienten kommen die allgemeinen Prinzipien einer intensivmedizinischen Therapie zur Anwendung, wie eine ausreichende enterale oder parenterale Ernährung, Kontrolle des Elektrolyt- und Wasserhaushalts sowie der metabolischen Situation, als auch eine Embolie-, Pneumonie- und Dekubitusprophylaxe.

Anhand von Kasuistiken sind folgende spezifischen Therapiestrategien vorgeschlagen worden.
- Verabreichung von Thyrotropin-Releasing-Hormon (TRH)
    - In einigen Fallberichten wurde ein günstiger Verlauf einer TRH-Gabe zugeschrieben, die eingesetzten Dosierungen lagen bei 0,6 mg/24 h i.v. für 6 Wochen. Der myelinprotektive Wirkmechanismus bleibt aber spekulativ [6].
- Kortikosteroide (alleine oder in Kombination mit Plasmapherese)
    - Kortikosteroide zeigten sich im Tiermodell und Kasuistiken als günstig, wobei klinisch Dosierungen um 375 mg/24 h Methylprednisolon i.v. gegeben wurden [24].
- Plasmapherese
    - Bei einigen Patienten war eine Plasmapheresebehandlung von einem günstigen Verlauf begleitet; als Wirkmechanismus wird die Entfernung melintoxischer Substanzen unterstellt [3].
- Gabe von intravenösen Immunglobulinen (IVIG)
    - Ebenfalls als immunmodulatorische Behandlungsoption wurde die Verabreichung von Immunglobulinen (0,4 mg/kgKG für 5 Tage) beschrieben [8].
- Symptomatische Therapien wie Gabe z. B. von Methylphenidat und Dopaminergika
    - In Kasuistiken wurde bei parkinsonoiden Symptomen erfolgreich L-Dopa und bei psychiatrischen Symptomen Methylphenidat eingesetzt.

Vor allem die o. genannten Therapievorschläge einer Plasmapherese und Immunglobulingabe können geradezu exemplarisch für die Problematik von aus Kasuistiken abgeleiteten Therapieempfehlungen bei der ZPM angesehen werden: bei wenigen Patienten wurden unter den jeweiligen Therapien eine gute Besserung beobachtet, die im Kontrast zum erwarteten schlechten Spontanverlauf als »unerwartet günstig« empfunden wurde. Legt man aber die von Menger u. Jörg [20] eindrucksvoll belegte Rate von etwa 70% günstiger Verläufe zugrunde (s. Prognose), so sind günstige Verläufe in Einzelfällen nicht zwingend auf das jeweilig angewandte experimentelle Therapieverfahren zurückzuführen.

> **Wichtig**
>
> Es existiert keine evidenzbasierte kausale Therapie der ZPM. Kasuistisch publizierte Therapievorschläge zeigen nur bedingt plausible Ansätze und gehen unzutreffenderweise von einer zwingend schlechten Prognose der ZPM im Spontanverlauf aus.

■■■ Prognose

Galt die Prognose v. a. in den Jahren der vorwiegend post mortem gestellten Diagnose naturgemäß als schlecht, so zeigte die zunehmende intravitale Diagnosestellung mittels MRT auch die Möglichkeit einer Vielzahl günstiger Verläufe. So fand sich in der Übersichtsarbeit von Menger u. Jörg [20] bei fast 70% der Betroffenen ein gutartiger Verlauf: lediglich 2 von 34 Patienten waren verstorben, 11 der 32 Überlebenden (34%) zeigten ein gutes, 11 (34%) ein passables und nur 10 (32%) ein schlechtes »outcome«. Bei den letzteren waren v. a. andere Alkoholfolgekrankheiten wie z. B. ein Korsakoff-Syndrom für die erhöhte Morbidität verantwortlich.

Literatur

1. Adams RD, Victor M, Mancall EL (1959) Central pontine myelinolysis: a hitherto undescribed disease occurring in alcoholic and malnourished patients. Arch Neurol Psychiatry 81:154–172
2. Ayus JC, Krothapalli RK, Arieff AI (1987) Treatment of symptomatic hyponatremia and its relation to brain damage: a prospective study. N Engl J Med 317:1190-1195
3. Bibl D, Lampl C, Gabriel C, Jüngling G, Brock H, Köstler G (1999) Treatment of central pontine myelinolysis with therapeutic plasmapheresis. Lancet 353:1155
4. Brown WD (2000) Osmotic demyelinisation disorders: Central pontine and extrapontine myelinolysis. Curr Opin Neurol 13:691–697
5. Brunner JE, Redmond JM, Haggar AM (1990) Central pontine myelinolysis and pontine lesions after rapid correction of hyponatremia: a prospective magnetic resonance imaging study. Ann Neurol 27:61–66
6. Chemaly R, Halaby G, Mohasseb G, Medlej R, Tamraz J, El-Koussa S (1998) Extrapontine myelinolysis: Treatment with TRH. Rev Neurol 154:163–165
7. DeLuca GC, Nagy Z, Esiri MM, Davey P (2002) Evidence for a role for apoptosis in central pontine myelinolysis. Acra Neuropathol 103:590-598.
8. Finsterer J, Engelmayer E, Trnka E, Stiskal M (2000) Immunoglobulins are effective in pontine myelinolysis. Clin Neuropharmacol 23:110-113
9. Gocht A, Colmant HJ (1987) Central pontine and extrapontine myelinolysis: a report of 58 cases. Clin Neuropathol 6:262–270
10. Kabeer MH, Filio RS, Milgrom JL, Pescovitz MD, Leapman SP, Lumeng L, Jindal RM (1995) Central pontine myelinolysis following orthotopic liver transplantation: Association with cyclosporine toxicity. Postgrad Med J 71:239–241
11. Karp BI, Laureno R (1993) Pontine and extrapontine myelinolysis a neurologic disorder following rapid correction of hyponatremia. Medicine (Baltimore) 72:359-373
12. Kleinschmidt-De Masters BK, Anderson CA, Rubinstein D (1997) Asymptomatic pontine lesions found by magnetic resonance imaging: are they central pontine myelinolysis. J Neurol Sci 149: 27-35
13. Kleinschmidt-DeMasters BK, Rojiani AM, Filley CM (2006) Central and extrapontine Myelinolysis: Then .. and now. J Neuropathol Exp Neurol 65:1-11.
14. Kumar SR, Mone AP, Gray LC, Troost BT (2000) Central pontine myelinolysis: Delayed changes on neuroimaging. J Neuroimag 10:169–172
15. Lampl C, Kambiz Y (2002) Central pontine myelinolysis. Eur Neurol 47:3-10.
16. Laureno R, Karp BI (1997) Myelinolysis after correction of hyponatremia. Ann Intern Med 126:57–62
17. Martin PJ, Young CA (1995) Central pontine myelinolysis: clinical and MRI correlates. Postgrad Med J 71:430–432
18. Martin RJ (2004) Central pontine and extrapontine myelinolysis: the osmotic demyelination sysnromes. J Neurol Neurosurg Psychiatry 75 (Suppl III):iii22-iii28.
19. McKee AC, Winkelmann MD, Banker BQ (1988) Central pontine myelinolysis in severely burned patients: relationship to serum hyperosmolality. Neurology 38:1211–1217
20. Menger H, Jörg J (1999) Outcome of central pontine and extrapontine myelinolysis (N=44). J Neurol 246: 700-705
21. Menger H, Mackowski J, Jörg J, Cramer BM (1998) Pontine und extrapontine Myelinolysen. Frühdiagnostischer und prognostischer Wert von zerebralem CT und MRT. Nervenarzt 69: 1083-1090
22. Norenberg MD (1983) A hypothesis of osmotic endothelial injury: A pathogenetic mechanism in central pontine myelinolysis. Arch Neurol 40:66–69
23. Oya S, Tsutsumi K, Ueki K et al. (2001) Reinduction of hyponatraemia to treat central pontine myelinolysis. Neurology 57:1931-1932.
24. Rojiani AM, Pirenas JW, Cho ES (1994) Electrolyte induced demyelinisation in rats. 1. Role of the blood-brain barrier and edema. Acta Neuropathol 88:287–292
25. Rojiani AM, Prineas JW, Cho ES (1987) Protective effect of steroids in electrolyte-induced demyelination. J Neuropathol Exp Neurol 46: 495–504
26. Sadeh M, Goldhammer Y (1993) Extrapyramidal syndrome responsive to dopaminergic treatment following recovery from central pontine myelinolysis. Eur Neurol 33: 48-50
27. Wright DG, Laureno R, Victor M (1979) Pontine and extrapontine myelinolysis. Brain 102:361–385

39.6 Basalganglienerkrankungen in der Intensivmedizin

W. Fogel, W.H. Oertel

Basalganglienerkrankungen können auf zweierlei Arten intensivmedizinisch relevant werden: Zum einen können Komplikationen im Krankheitsverlauf selbst zu einer intensivmedizinischen Behandlungswürdigkeit führen. Zum andern können unwillkürliche Bewegungsstörungen den Verlauf anderer intensivmedizinisch behandlungsbedürftiger neurologischer oder internistischer Erkrankungen komplizieren.

39.6.1 Intensivmedizinische Komplikationen von Basalganglienerkrankungen

M. Parkinson

Die Parkinson-Krankheit (PK) ist eine langsam progrediente neurodegenerative Erkrankung. Sie kann zu intensivpflichtigen Komplikationen führen [19, 22]. Diese treten entweder im Rahmen der Grunderkrankung oder als Folge der medikamentösen Behandlung auf.

> **Akute Komplikationen des M. Parkinson**
> - Krankheitsbedingt
>   - Akinetische Krise
>   - Unterdosierung dopaminerger Medikamente
>   - Medikamentenentzug
>   - Absorptionsstörungen und Resorptionsstörungen (Schluckstörungen, gastrointestinale Infekte, Operationen), Antibiotikabehandlung
> - Therapiebedingt
>   - Akinetische Krise (s. oben)
>   - Malignes L-Dopa-Entzugssyndrom
>   - Dopaminerge Psychose
>   - »Off«-Phasen-Dystonie
>   - Hyperkinetische Krise

Akinetische Krise

Symptomatik

Die akinetische Krise entwickelt sich gewöhnlich innerhalb von Tagen oder Wochen, kann aber gelegentlich auch innerhalb von 24 h entstehen. Die Patienten sind häufig nicht mehr in der Lage zu stehen und zu gehen. Manche Patienten sind vollständig immobilisiert. Die Sprache ist oft monoton und unverständlich. Die Extremitäten sind rigide und häufig in einer gebeugten Haltung fixiert. Zudem kann ein kontinuierlicher asymmetrischer Ruhetremor vorliegen. Aufgrund der reduzierten Nahrungs- und Flüssigkeitsaufnahme besteht die Gefahr der Dehydrierung. Gehäuft kommt es zum Auftreten von Harnwegsinfekten, tiefen Beinvenenthrombosen, Dekubitalulzera und Pneumonien. Eine Hyperthermie kann – wie bei einem malignen neuroleptischen Syndrom – ebenfalls nachweisbar sein. Phasen verminderter Beweglichkeit gehen oft mit einer Zunahme der bei der PK gehäuft auftretenden autonomen Störungen, beispielsweise einer vermehrten Schweißneigung, Tachykardie, Hypertonie und Tachypnoe einher (»Off«-Dysautonomie; [2, 9]).

Diagnostik

Es sollten eine Sepsis, eine Pneumonie, ein Ileus, eine Appendizitis oder andere Auslöser einer akinetischen Krise ausgeschlossen werden.

Therapie

Primär ist auf eine ausreichende Hydrierung mit kontrollierter Flüssigkeitszufuhr zu achten.

Falls die akinetische Krise Folge eines L-Dopa-Entzugs ist, sollte bei leichter bis mittelschwerer Ausprägung die L-Dopa-Behandlung wieder aufgenommen werden (oral oder per Magensonde). Zu Beginn wird hierbei eine geringere Dosis als zuvor verabreicht und diese innerhalb von 1–2 Tagen auf die vorherige Dosis gesteigert. Falls die akinetische Krise die Folge einer Unterdosierung von **L-Dopa** ist, sollte die Dosierung täglich um 100 mg gesteigert werden, bis ein ausreichender klinischer Effekt sichtbar wird. Bei Schluckschwierigkeiten oder (z. B. infolge einer Operation) gestörter gastrointestinaler Resorption, kann **Amantadin** (PK-Merz) bei akinetischen Krisen einer leichten bis mittelschweren Ausprägung angewendet werden [11]. Die tägliche Dosis beträgt in der Regel 600–1200 mg Amantadin/24 h i.v., d. h. 1–3–6 Infusionen mit jeweils 200 mg/ 500 ml. Wahrscheinlich wirkt Amantadin über einen NMDA-Rezeptor-antagonisierenden Effekt. Zusätzlich wird eine dopamimetische Komponente diskutiert. L-Dopa kann in Form von Duodopa über eine duodenale Sonde appliziert werden [17]. Es ist unklar, ob diese Applikationsart der oben genannten Behandlung mit gelöstem Standard L-Dopa per Magensonde überlegen ist. Entsprechende Studiendaten liegen hierzu nicht vor.

Als hochwirksame Alternative bietet sich **Apomorphin** entweder in Form einer subkutanen Bolusinjektion oder einer subkutanen Dauerinfusion an [5]. Die Dosierung der Bolusinjektion beträgt 2–5 mg, gelegentlich sind jedoch 8–10 mg erforderlich. Apomorphin wirkt normalerweise innerhalb von 10–15 min und hat eine Wirkdauer von bis zu 120 min. Für eine Dauerinfusion werden initial 1–2 mg/h subkutan infundiert. Diese Infusionsrate kann, falls notwendig, alle 12 h um (0,5–)1–2 mg/h erhöht werden, bis eine ausreichende Wirkung beobachtet wird. Mögliche Nebenwirkungen bestehen in Übelkeit, Erbrechen, orthostatischer Hypotonie und Bradykardie [21]. Die gleichzeitige Gabe von Domperidon verhindert möglicherweise das Auftreten dieser Nebenwirkungen.

Falls die Patienten bereits seit mehreren Jahren dopaminerge Medikamente einnehmen, ist die Gabe von Domperidon in der Regel nicht erforderlich. **Domperidon** sollte alle 6–8 h in einer Dosierung von 20–30 mg eingenommen werden. Die erste Einnahme sollte dabei einige Stunden, d. h. wenn möglich 6–12 h oder länger, vor der ersten Apomorphingabe erfolgen. Alternativ können oral 60 mg Domperidon 30–60 min vor der ersten Apomorphininjektion gegeben werden.

> **Management der akinetischen Krise**
> 1. Allgemeinmaßnahmen
>   - Regulation des Elektrolyt- und Flüssigkeitshaushalts und Kaloriensubstitution
>   - Thromboseprophylaxe
>   - Pneumonieprophylaxe
> 2. Intensivmedizinische Betreuung
> 3. Sicherstellung einer ausreichenden Dopaminsubstitution bzw. Antiparkinsontherapie
>   - **Enteral**
>   - Orale Gabe von L-Dopa (z. B. 4×100 mg/24 h; Steigerung um 100 mg/24 h, falls notwendig)
>   - Lösliches L-Dopa per Magensonde (Dosierung wie oben)
> ▼

> - Intraduodenale Infusion (Duodopa)
> - Ggf. Dopaminagonisten z. B. 5–10 mg Bromocriptin, 0,2–0,4 mg Lisurid, 0,25–1 mg Pergolid, 0,18–0,54 mg Pramipexol, 2–4 mg Ropinirol alle 4–6 h
> - **Parenteral**
>   - Amantadininfusionen (z. B. 1- bis 3-mal 200 mg in 500 ml/24 h; ggf. ausreichend bei leichter bis mittelschwerer Ausprägung und in Kombination mit oralem L-Dopa)
>   - Subkutane Apomorphininfusionen (Vorbehandlung mit 3×20 mg Domperidon/24 h; Infusionsrate 2 mg/h über 12–24 h; Steigerung um 1–2 mg/h alle 12 h möglich)
>   - L-Dopa Infusionen (5% Glukoselösung mit 125 mg L-Dopa/250 ml; je nach Wirkung ca. 1–2 mg L-Dopa/kgKG/h

Mit dem »non-ergolinen« Dopaminagonisten Rotigotin/Neupro [26] ist eine transdermale Applikation in Pflasterform möglich. Eine Anwendung bei der Behandlung der akinetischen Krise ist denkbar, wurde allerdings bislang nicht untersucht.

Malignes L-Dopa-Entzugssyndrom

Bei dem malignen L-Dopa-Entzugssyndrom handelt es sich um eine seltene Komplikation der L-Dopa-Therapie, wenn L-Dopa abrupt abgesetzt oder die Dosis rasch reduziert wird. Es tritt ebenfalls bei Patienten während so genannter »drug holidays« und selten bei gastrointestinalen Resorptionsstörungen auf.

▪▪▪ Symptomatik

Patienten mit einem malignen L-Dopa-Entzugssyndrom zeigen eine Verschlechterung der Bewegungsstörung innerhalb von 48 h nach dem Wechsel in der Medikation. Das klinische Bild kann dem einer akinetischen Krise oder eines malignen neuroleptischen Syndroms ähneln [7, 24]. Bei der Untersuchung findet sich zumeist eine Tachykardie, ein Hypertonus, eine Tachypnoe sowie eine ausgeprägte Hyperthermie und Veränderung der Bewusstseinslage. Hierbei stehen oft ein Verwirrtheitssyndrom, Halluzinationen oder eine Somnolenz im Vordergrund. Laborchemisch kann eine deutliche Erhöhung der Serumkreatininkinase nachzuweisen sein.

▪▪▪ Therapie

Patienten mit einer PK, die eine akute Verschlechterung der Beweglichkeit sowie Fieber und eine Tachykardie aufweisen, bedürfen einer intensivmedizinischen Therapie. Andere Ursachen für das Fieber und die Tachykardie (z. B. Infektion, Lungenembolie oder ein Myokardinfarkt) sollten ausgeschlossen werden. Primär sollte, wie auch bei Behandlung der akinetischen Krise für eine ausreichende Hydrierung gesorgt werden.

Die Patienten sollten subkutan mit Apomorphin oder über eine Magensonde mit L-Dopa behandelt werden. Amantadin ist nur schwach wirksam und sollte immer in Kombination mit L-Dopa oder Dopaminagonisten ergoline- oder »Non-ergoline«-Agonisten) gegeben werden. Die Patienten sollten dabei die gleiche Dosis an L-Dopa oder Dopaminagonisten einnehmen wie zuvor. Dantrolen ist bei einer deutlichen Erhöhung der Serumkreatininkinase empfohlen worden [30]. Allerdings liegen zur Wirksamkeit dieser Substanz keine Ergebnisse kontrollierter Studien vor und die Autoren bezweifeln den Sinn dieser Maßnahme zumal eine erhebliche Lebertoxizität die Dosis begrenzt.

> **Management des malignen L-Dopa-Entzugssyndrom**
> Zusätzlich zu den in der vorherigen Übersicht aufgeführten Allgemeinmaßnahmen
> 1. Prophylaktische Gabe von Antibiotika
> 2. Dopaminsubstitution bzw. Antiparkinsontherapie (► vorherige Übersicht)
>   - 200 mg Amantadin/500 ml alle 6 h i.v. + L-Dopa (z. B. 100–200 mg alle 2–4 h) oder Dopaminagonisten oral
>   - Apomorphininfusionen (► vorherige Übersicht)
> 3. Ganzkörperkühlung, wenn Temperatur >40°C
> 4. Gabe von Dantrolen (umstritten; falls Serumkreatininkinase deutlich erhöht initial 2,5 mg/kgKG, dann 5–10 mg/kgKG i.v. über 24 h; alternativ 4–5 Bolusinjektionen/24 h)

Dopaminerge Psychose

Mindestens 10–20% der Patienten mit einer PK entwickeln während einer Langzeitbehandlung mit dopaminergen Medikamenten (d. h. L-Dopa oder Dopaminagonisten) psychotische Symptome in Form von Verwirrung, Halluzinationen oder paranoiden Wahnvorstellungen. Diese Symptome sind normalerweise dosisabhängig und häufiger unter einer Therapie mit Dopaminagonisten als mit L-Dopa zu beobachten. Faktoren, die das Auftreten eines Verwirrtheitssyndroms oder einer Psychose begünstigen, sind eine vaskuläre Enzephalopathie und demenzielle Syndrome (z. B. auf dem Boden einer diffusen Lewy-Körperchen-Krankheit oder einer Demenz vom Alzheimertyp).

▪▪▪ Symptomatik

Lebhafte (Alp)träume sind ein häufiges Frühsymptom von Patienten mit einer dopaminergen Psychose. Eine Dosisreduktion führt in der Regel zu einer Besserung dieser »Schlafstörung«. Einige Patienten entwickeln im weiteren Verlauf visuelle Verkennungen (»Pseudohalluzinationen«), von denen sich die Betroffenen noch distanzieren können. Später kann es dann zum Auftreten visueller Halluzinationen (mit verlorener Einsichtsfähigkeit) sowie von paranoiden Wahnvorstellungen kommen. Die Patienten erscheinen agitiert und desorientiert. Oft sind eine Tachykardie, vermehrtes Schwitzen und gelegentlich eine Hypertonie nachweisbar. Zudem können präexistente L-Dopa-assoziierte Dyskinesien verstärkt werden.

■■■ Therapie

Die Behandlung von Patienten mit einer dopaminergen Psychose beruht auf 3 Prinzipien.
1. Durchführung von Allgemeinmaßnahmen. Hierbei sollten insbesondere einer ausreichenden Hydrierung des Patienten, der Thromboseprophylaxe sowie der Behandlung von interkurrierenden Infektionen Beachtung geschenkt werden.
2. Reduktion der Antiparkinsonmedikation ist von hoher Bedeutung. Bei Patienten, die sowohl mit L-Dopa als auch mit Dopaminagonisten behandelt wurden, sollten letztere zuerst um zumindest 50% reduziert oder abgesetzt werden. Andere Medikamente wie z. B. Anticholinergika (einschließlich der trizyklischen Antidepressiva mit einer anticholinergen Wirkkomponente) oder Amantadin sollten ebenfalls allmählich ausgeschlichen werden. Hierbei sollte ein abruptes Absetzen vermieden werden, da dieses ein Entzugssyndrom auslösen und die Verwirrung verschlechtern kann. Die L-Dopa-Dosis sollte abschließend dann soweit vertretbar ebenfalls reduziert werden.
3. Drittens können Neuroleptika gegeben werden.

Clozapin (Leponex) ist ein atypisches Neuroleptikum, das mit der geringsten Wahrscheinlichkeit zu einer Verschlechterung der motorischen Symptome führt [8, 23]. Es hat ein hohe Affinität zu den D4-Dopaminrezeptoren, die sich in den Projektionsgebieten des mesokortikolimbischen Systems befinden, aber eine geringere Affinität zu den D2-Dopaminrezeptoren als die klassischen Neuroleptika. Die Wirksamkeit von Clozapin bei der Behandlung der dopaminergen Psychose ist gut dokumentiert. Die meisten Patienten benötigen nur eine geringe Dosis (6,25–25 mg/24 h). Patienten mit einer schweren Psychose sollten hingegen initial 25–50 mg/24 h (in 2–3 Einzeldosen) und im Verlauf bis maximal 100 mg/24 h einnehmen. Da Clozapin mit dem Auftreten einer Leukopenie oder Agranulozytose (ca. 1%) assoziiert sein kann, sind für einen Zeitraum von 18 Wochen wöchentliche und anschließend monatliche Kontrollen des Blutbilds notwendig. Die Kombination von Clozapin und Benzodiazepinen (z. B. Lorazepam) ist zu vermeiden, da es zu einer ausgeprägten Atemdepression kommen kann.

Das atypische Neuroleptikum **Olanzapin** (Zyprexa; [29]) stellt insofern keine Alternative zu Clozapin dar, da – wie auch bei **Zotepin** (Nipolept; [1]) oder dem atypischen Neuroleptikum **Risperidon** (Risperdal) – nicht selten bei PK-Patienten eine Verstärkung der akinetisch-rigiden Symptomatik mit Beginn der Therapie oder auch nach mehreren Wochen beobachtet wurde [6, 23]. Neuere Studien konnten für das atypische Neuroleptikum **Quetiapin** (Seroquel) eine gute Wirksamkeit bezüglich Psychosen bei Parkinsonpatienten ohne relevante Verschlechterung der motorischen Symptome zeigen [3, 10, 12, 14, 15]. Begonnen wird mit einer Dosis von 12,5 mg/24 h, die bei Bedarf auf 3×25 mg bis maximal 250 mg/24 h gesteigert werden kann. Eine Zulassung zur Behandlung der medikamenteninduzierten Psychose besteht allerdings weiterhin nur für Clozapin.

Die **klassischen Neuroleptika** (z. B. Haloperidol/Haldol 3–10 mg/24 h) können eine Verschlechterung der motorischen Symptome sowie eine für Tage anhaltend abgeschwächte Wirksamkeit der dopaminergen Medikamente bewirken. Die Gabe dieser Medikamente sollte daher auf anderweitig therapierefraktäre Psychosen beschränkt werden.

Der **Serotoninantagonist Ondansetron** (Zofran) kann ebenfalls zur Behandlung einer dopaminergen Psychose eingesetzt werden [31]. Da ein positiver Effekt aber nicht immer zu verzeichnen ist oder häufig nach einiger Zeit wieder nachlässt, sollte die Anwendung von Ondansetron nur in clozapinresistenten Fällen in Betracht gezogen werden [5].

Management der dopaminergen Psychose
1. Allgemeinmaßnahmen
   - Regulation des Elektrolyt- und Flüssigkeitshaushalts
   - Thromboseprophylaxe (bei immobilisierten Patienten)
   - Gabe von Breitbandantibiotika (bei febrilen Patienten)
2. Reduktion der Antiparkinsonmedikamente
   - Ausschleichen von Amantadin, MAO-B-Hemmern und/oder Anticholinergika
   - Zumindest 50%ige Reduktion bzw. Absetzen der Dopaminagonisten
   - Reduktion von L-Dopa auf die minimal effektive Dosis
3. Gabe von Antipsychotika
   - Questiapin (Seroquel) initial 25 mg und Steigerung bis maximal 250 mg/24 h
   - Clozapin: bei leichter Ausprägung initial 12,5 mg abends; in schweren Fällen Steigerung bis auf 100 mg/24 h; wöchentliche Blutbildkontrollen
   - Gabe klassischer Neuroleptika (z. B. Haloperidol 3–10 mg/24 h; nur in therapierefraktären Fällen)

Hyperkinetische Krisen

Hyperkinesen sind v. a. bei jüngeren Parkinsonpatienten eine relativ häufige Therapiekomplikation insbesondere bei langjähriger hochdosierter Therapie mit L-Dopa und Dopaminagonisten. Sie treten entweder als »Peak-dose«-Hyperkinesen oder als biphasische Hyperkinesen auf. Nur in seltensten Fällen führen Hyperkinesen wenn sie mit ausgeprägten vegetativen Symptomen oder Dyspnoe verbunden sind zu einer intensivmedizinischen Behandlungsbedürftigkeit.

■■■ Symptomatik
Ausgeprägte Hyperkinesen äußern sich in bizarren Rumpf- und Extremitätenhaltungen und können von dysautonomen Symptomen mit Tachykardie, Schwitzen und Atemstörungen begleitet sein.

■■■ Therapie
Oberstes Therapiekonzept ist neben allgemeinen intensivmedizinischen Maßnahmen die vorsichtige Reduktion der dopaminergen Medikation. Die Gefahr eines L-Dopa-Entzugssyndroms ist bei abgestimmter L-Dopa-Reduktion sehr gering.

In Einzelfällen ist die Applikation von klassischen Neuroleptika – wenn auch sehr vorsichtig – indiziert, um die die hyperkinetische Phase zu durchbrechen. Der Einsatz von Clozapin (Leponex) kann möglicherweise langfristig zu einer Reduktion der Hyperkinesen führen [4]. Der Einsatz traditioneller Neuroleptika ist wegen der Gefahr einer akinetischen Krise obsolet. Bei rezidivierenden hyperkinetischen Krisen sollten stereotaktische Verfahren (Stimulation von Globus pallidum bzw. Nucleus subthalamicus) in Betracht gezogen werden.

Multisystematrophie (MSA)
Die klinische Symptomatik der Multisystematrophien beinhaltet neben den Parkinsonsymptomen Rigor, Akinese/Bradykinese regelmäßig auch autonome Störungen wie Orthostaseneigung mit Synkopen, Inkontinenz, Impotenz und Störung der Vasomotorenregulation. Darüber hinaus kommt es häufig zu Stridor infolge Parese der Mm. cricoarytenoides. Akutes respiratorisches Versagen aufgrund dieser Atemwegsobstruktion ist die häufigste Todesursache bei Patienten mit MSA. Einzige mögliche akuttherapeutische Maßnahme ist hierbei die Tracheotomie, die aufgrund der schlechten Krankheitsprognose aber nur mit äußerster Zurückhaltung indiziert werden sollte.

Idiopathische Torsionsdystonie
Die idiopathische Torsionsdystonie ist eine autosomal dominante Erkrankung die durch eine Mutation des DYT1-Gens auf dem Chromosom 9 ausgelöst wird [20]. Die Erkrankung ist langsam progredient mit Beginn in der Kindheit, initial meist mit Extremitätendystonie, später auch mit Rumpfdystonie und laryngealer Dystonie verbunden. Störungen der Atmung können durch die Kombination von axialer/zervikaler Dystonie und ausgeprägten Schluckstörungen verursacht werden. Dies kann in Einzelfällen zur Beatmungspflichtigkeit führen.

Therapeutisch kommen sowohl lokale Injektionen mit Botulinumtoxin als auch hochdosierte Gaben von Anticholinergika und atypischen Neuroleptika, wie Tetrabenazin (Nitoman) oder Pimozid (Orap), in Frage. Akut kann auch die Gabe von Benzodiazepinen (z. B. Clonazepam/Rivotril) hilfreich sein, diese sollte allerdings wegen des Suchtpotenzials zeitlich begrenzt bleiben. Bei Nichtausreichen der medikamentösen Therapie sind stereotaktische Verfahren (Pallidumstimulation, Pallidotomie oder Thalamotomie) möglich.

Notfälle im Rahmen der tiefen Hirnstimulation
In den letzten Jahren werden zunehmend Patienten mit fortgeschrittenen Parkinsonsyndromen, Tremorpatienten und Patienten mit generalisierten Dystonien mittels tiefer Hirnstimulation (THS) behandelt. Hierdurch können sowohl die Parkinsonkardinalsymptome als auch phasische und tonische Dystonien hoch effizient behandelt werden. Notfallsituationen können entstehen, wenn die Stimulatoren aufgrund technischer Defekte (z. B. Kabelbruch) oder durch Batterieerschöpfung ausfallen. Hierdurch kommt es zu einem plötzlichen Wiederauftreten der ursprünglichen Symptomatik. Akinetische Krisen bei Parkinsonpatienten sind hierbei relativ selten, da die meisten Patienten neben der THS weiterhin mit einer reduzierten dopaminergen Medikation behandelt werden, die eine ausreichende Beweglichkeit aufrecht erhält.

Entscheidend ist zum einen die rasche Diagnosestellung mit anschließendem zügigem Batteriewechsel oder Beseitigung des technischen Defekts. Zum anderen muss die Symptomatik entsprechend der weiter oben angeführten Therapieempfehlungen behandelt werden. Dies bedeutet: dopaminerge Therapie bei Parkinsonsyndrom und Benzodiazepine (z .B. Clonazepam/Rivotril) bei generalisierten Dystonien.

39.6.2 Unwillkürliche Bewegungsstörungen im Rahmen anderer intensivpflichtiger Erkrankungen

Eine Vielzahl intensivpflichtiger neurologischer und internistischer Erkrankungen wird durch das Auftreten unwillkürlicher Bewegungsstörungen kompliziert. Diese Erkrankungen beinhalten systemische oder ZNS-Infektionen, Intoxikationen, metabolische Störungen, ZNS-Trauma, zerebrale Ischämien und Hypoxien. Die häufigsten motorischen und extrapyramidalmotorischen Symptome sind Myoklonien, Tremor, Asterixis, choreatische Bewegungsstörungen, Dystonien und seltener auch ein symptomatisches Parkinsonsyndrom.

Myoklonien
Myoklonien sind als kurze, zentral ausgelöste Muskelkontraktionen bzw. Inhibition von Muskelkontraktionen (Negativmyoklonus oder Asterixis) definiert. Sie entstehen entweder kortikal, subkortikal, retikulär oder spinal (▶ Kap. 39.3). Sie können je nach Entstehungsort entweder fokal, segmental, multifokal oder generalisiert auftreten. Im Rahmen intensivmedizinisch relevanter Erkrankungen treten generalisierte oder multifokale Myoklonien mit kortikalem bzw. subkortikalem Ursprung am

häufigsten auf. Verschiedene intensivmedizinisch relevante Erkrankungen führen zum Auftreten von Myoklonien.

> **Myoklonien bei intensivpflichtigen Erkrankungen**
> - Posthypoxischer Aktions- oder Reflexmyoklonus
> - Metabolische Erkrankungen
>   - Hyponatriämie
>   - Hypo- oder Hyperglykämie
>   - Leber- oder Nierenversagen
> - Intoxikationen
>   - Lithium
>   - Antikonvulsiva
>   - Trizyklische Antidepressiva
>   - Antibiotika
> - Infektionskrankheiten
>   - Viruszenzephalitiden
>   - Septische Enzephalopathie
>   - Creutzfeld-Jakob-Erkrankung
>   - Aids-Demenz-Komplex
> - ZNS-Trauma
>   - Hirnkontusion
>   - Elektrotrauma
>   - Hitzschlag

Am häufigsten ist der sog. postanoxische Aktionsmyoklonus oder stimulussensitive Myoklonus (Lance-Adams-Syndrom), der im allgemeinen eine schlechte Prognose nach generalisierter Hypoxie anzeigt [28], auch wenn es vereinzelte Fallberichte mit guten Outcomes und Erholung gibt. Der postanoxische Myoklonus spricht auf Therapie mit Valproat (Orfiril i.v. 600–900 mg als Bolus und 900–1800 mg über 12–24 h), Clonazepam (Rivotril 1–2 mg als Bolus und 4–8 mg über 24 h) und Pirazetam (Nootrop 3–12 g/24 h) an [18].

Andere Erkrankungen, die zu generalisierten oder multifokalen Myoklonien führen sind die septische Enzephalopathie, Viruszenzephalitiden (z. B. SSPE), Creutzfeld-Jakob-Erkrankung sowie metabolische Enzephalopathien und Intoxikationen. Die Asterixis ist eine Sonderform der Myoklonien, oft auch als Negativmyoklonus bezeichnet. Sie äußert sich in oftmals rhythmischn Extremitätenbewegungen, die auch als »flapping-tremor« bezeichnet werden. Ursache ist meist eine metabolische (hepatische oder renale) Enzephalopathie aber auch Intoxikationen (z. B. mit Antiepileptika) oder die septische Enzephalopathie kommen als Ursache in Betracht.

Tremor

Tremor ist als eine rhythmische Bewegung von Extremitäten, Kopf oder auch der Rumpfmuskulatur definiert. Die Einteilung erfolgt entweder nach Auslösemodalität (Ruhetremor, Haltetremor oder kinetischer Tremor) oder nach Ätiologie (verstärkter physiologischer Tremor, essenzieller Tremor, Parkinsontremor oder zerebellärer Tremor).

Der verstärkte physiologische Tremor ist ein häufiges Symptom von Intoxikationen (z. B. Lithium), Entzugssyndromen (z. B. Alkoholentzug) oder einer thyreotoxischen Krise. Selten tritt er auch im Rahmen peripher neurologischer Erkrankungen wie der Intensivpolyneuropathie und dem Guillain-Barré-Syndrom auf [13].

Kinetische Tremores kommen im Rahmen entzündlicher (z. B. Toxoplasmose, Encephalomyelitis disseminata) oder vaskulärer Thalamus-, Mittelhirn-, oder Kleinhirnläsionen vor. Tremor ist meist ein transientes Symptom und sistiert häufig nach Behandlung der Grunderkrankung bzw. Abklingen der Intoxikation. Selten ist eine symptomatische Therapie mit β-Blockern (bei verstärktem physiologischen Tremor und anderen Haltetremorformen) notwendig.

Hyperkinetische Bewegungsstörungen (Chorea, Ballismus)

Die choreatische Bewegungsstörung ist durch kurzdauernde, plötzlich einschießende Muskelbewegungen, die den ganzen Körper betreffen können, charakterisiert. Bei leichter Ausprägung können die Hyperkinesen in Verlegenheitsbewegungen eingebaut werden. Bei ausgeprägter Symptomatik kommt es zu teilweise bizarren Körperhaltungen und zu Erschöpfungssyndromen aufgrund der dauernden Muskelaktivität.

Symptomatische Choreaformen kommen im Rahmen des rheumatischen Fiebers bei Kindern und Jugendlichen (Chorea minor) mit guter Spontanremission aber erhöhter Rezidivneigung vor. Andere symptomatische Formen sind im Rahmen einer zerebralen Toxoplasmose bei Aids-Patienten beschrieben [16]. Chorea und Hemiballismus kommen außerdem, wenn auch selten, im Rahmen von Basalganglieninsulten (z. B. Hemiballismus im Rahmen eines Nucleus-subthalamicus-Insults) vor. Hierbei sind die Bewegungsstörungen zumeist spontan reversibel.

Selten ist eine symptomatische Behandlung z. B. mit dem Dopaminantagonisten Tiaprid (Tiapridex 3×1 bis 3×2 Tbl./24 h), Benzodiazepinen (Rivotril 1–4 mg/24 h) oder klassischen Neuroleptika (Haldol 2–8 mg/24 h, Orap 2–12 mg/24 h) notwendig.

Symptomatisches Parkinsonsyndrom

Ein symptomatisches Parkinsonsyndrom im Rahmen intensivpflichtiger Erkrankungen ist eine Rarität. Es wird ebenfalls im Rahmen von zerebralen Toxoplasmosen bei Aids-Patienten [16], selten auch als Komplikation einer multifokalen Leukenzephalopathie [25], beschrieben. Auch als Akutkomplikation, aber mehr noch als Folge einer pontinen oder extrapontinen Myelinolyse wurden symptomatische Parkinsonsyndrome beschrieben [27]. Behandelt wird die Grundkrankheit, symptomatisch können L-Dopa, Amantadin oder Dopaminagonisten wie bei der PK versucht werden.

Dystonie

Die Dystonie ist eine Bewegungsstörung charakterisiert durch unwillkürliche, anhaltende Muskelkontraktionen die zu abnormen Bewegungen oder Gelenk- und Extremitätenstellungen führen. Symptomatische Dystonieformen kommen als Komplikation bei Behandlung mit Neuroleptika oder verwandten Substanzen (z. B. Metoclopramid) als sog. Frühdyskinesien vor und stellen keine intensivmedizinische Komplikation dar. Diese Form der Dystonie spricht sehr gut auf Gabe von Anticholinergika, z. B. Biperiden (Akineton 1 Amp. i.v) an. Andere symptomatische Dystonien kommen im Rahmen der zerebralen Toxoplasmose bei Aids-Patienten [16] sowie bei Basalganglienischämien und -blutungen vor. Bei im Allgemeinen guter Spontanremissionsrate ist nur selten eine symptomatische Therapie mit Anticholinergika oder Neuroleptika notwendig.

Literatur

1. Arnold G, Trenkwalder C, Schwarz J, Oertel WH (1994) Zotepine reversibly induces akinesia and rigidity in Parkinson's disease patients with resting tremor or drug-induced psychosis. Mov Disord 9: 238-40.
2. Baratti M, Calzetti S (1984) Fluctuation of arterial blood pressure during end-of-dose akinesia in\ Parkinson's disease. J Neurol Neurosurg Psychiatry\ 47\: 1241-3\.
3. Brandstädter D, Wächter T, Ulm G, Oertel WH (2002) Treatment of drug-induced psychosis with Quetiapine and clozapine in Parkinson's diesease [Letter]. Neurology 58: 160-161.
4. Durif F, Vidailhet M, Assal F, Roche C, Bonnet AM, Agid Y (1997) Low-dose clozapine improves dyskinesias in Parkinson's disease. Neurology 48: 658-62.
5. Eichhorn TE, Brunt E, Oertel WH (1996) Ondansetron treatment of L-dopa-induced psychosis. Neurology\ 47\: 1608-9\.
6. Factor SA, Molho ES, Friedman JH (2002) Risperidone and Parkinson's disease. Mov Disord 17: 221-2.
7. Friedman JH, Feinberg SS, Feldman RG (1985) A neuroleptic malignantlike syndrome due to levodopa therapy withdrawal. Jama\ 254\: 2792-5\.
8. Friedman JH, Lannon MC (1989) Clozapine in the treatment of psychosis in Parkinson's disease. Neurology\ 39\: 1219-21\.
9. Goetz CG, Lutge W, Tanner CM (1986) Autonomic dysfunction in Parkinson's disease. Neurology\ 36\: 73-5\.
10. Juncos JL, Roberts VJ, Evatt ML, et al. (2004) Quetiapine improves psychotic symptoms and cognition in Parkinson's disease. Mov Disord 19: 29-35.
11. Kornhuber J, Weller M, Riederer P (1993) Glutamate receptor antagonists for neuroleptic malignant syndrome and\ akinetic hyperthermic parkinsonian crisis. J Neural Transm Park Dis Dement Sect\ 6\: 63-72\.
12. Mancini F, Tassorelli C, Martignoni E, et al. (2004) Long-term evaluation of the effect of quetiapine on hallucinations, delusions and motor function in advanced Parkinson disease. Clin Neuropharmacol 27: 33-7.
13. Manyam BV. Uncommon forms of tremor. In: Watts RL, Koller WC, eds. Movement Disorders. Neurologic Principles and Practice. McGraw-Hill, 1997:387-403.
14. Morgante L, Epifanio A, Spina E, et al. (2002) Quetiapine versus clozapine: a preliminary report of comparative effects on dopaminergic psychosis in patients with Parkinson's disease. Neurol Sci 23 Suppl 2: S89-90.
15. Morgante L, Epifanio A, Spina E, et al. (2004) Quetiapine and clozapine in parkinsonian patients with dopaminergic psychosis. Clin Neuropharmacol 27: 153-6.
16. Nath A, Hobson DE, Russell A (1993) Movement Disorders with cerebral Toxoplasmosis and AIDS. Mov.Disord. 8: 107-112.
17. Nilsson D, Nyholm D, Aquilonius SM (2001) Duodenal levodopa infusion in Parkinson's disease--long-term experience. Acta Neurol Scand 104: 343-8.
18. Obeso JA, Artieda J, Quinn N, et al. (1988) Piracetam in the treatment of different types of myoclonus. Clin Neuropharmacol 11: 529-36.
19. Oertel W, Fahn S. Parkinsonism. In: Brandt T, H.C. D, Caplan LR, C. K, Dichgans J, eds. Neurological disorders:course and treatment. San Diego: Academic Press, 2003:1021-1079.
20. Ozelius LJ, Hewett JW, Page CE, et al. (1997) The early-onset torsion dystonia gene (DYT1) encodes an ATP-binding protein. Nat Genet 17: 40-8.
21. Poewe W, Kleedorfer B, Wagner M, Benke T, Gasser T, Oertel W (1989) Side-effects of subcutaneous apomorphine in Parkinson's disease. Lancet\ 1\: 1084-5\.
22. Poewe WH, Oertel W. Parkinson's disease. In: Hacke W, ed. Neuro Critical Care. Berlin: Springer Verlag, 1994:883-887.
23. Pollak P (2002) [Psychic disorders]. Rev Neurol (Paris) 158 Spec no 1: S125-31.
24. Sechi GP, Tanda F, Mutani R (1984) Fatal hyperpyrexia after withdrawal of levodopa. Neurology\ 34\: 249-51\.
25. Singer C, Berger JR, Bowen BC, Bruce JH, Weiner WJ (1993) Akinetic-rigid syndrome in a 13-year-old girl with HIV-related progressive multifocal leukoencephalopathy. Mov.Disord. 8: 113-116.
26. The Parkinson Study Group (2003) A controlled trial of rotigotine monotherapy in early Parkinson's disease. Arch Neurol 60: 1721-8.
27. Tinker R, Anderson MG, Anand P, Kermode A, Harding AE (1990) Pontine myelinolysis presenting with acute parkinsonism as a sequel of corrected hyponatraemia [letter]. J Neurol Neurosurg Psychiatry 53: 87-8.
28. Wijdicks EF, Parisi JE, Sharbrough FW (1994) Prognostic value of myoclonus status in comatose survivors of cardiac arrest. Ann Neurol 35: 239-43.
29. Wolters EC, Jansen EN, Tuynman-Qua HG, Bergmans PL (1996) Olanzapine in the treatment of dopaminomimetic psychosis in patients with\ Parkinson's disease. Neurology\ 47\: 1085-7\.
30. Yamawaki Y, Ogawa N (1992) Successful treatment of levodopa-induced neuroleptic malignant syndrome\ (NMS) and disseminated intravascular coagulation (DIC) in a patient with\ Parkinson's disease. Intern Med\ 31\: 1298-302\.
31. Zoldan J, Friedberg G, Livneh M, Melamed E (1995) Psychosis in advanced Parkinson's disease: treatment with ondansetron, a\ 5-HT3 receptor antagonist. Neurology\ 45\: 1305-8\.

39.7 Neuroendokrinologie

M. Bettendorf

Kritische Erkrankungen gehen mit einer Vielzahl von metabolischen und endokrinen Veränderungen einher und führen unabhängig von der Ätiologie zu einer akuten Stressreaktion. Die Persistenz der kritischen Erkrankung bedingt dann eine prolongierte, neuroendokrine Stressreaktion. Die akute Phase lebensbedrohlicher Erkrankungen, in den ersten Stunden bis Tagen, ist durch eine Aktivierung der Hypophysenvorderlappenfunktion gekennzeichnet, während die chronischen Phase der prolongierten, kritischen Erkrankung durch eine verminderte Sekretion der Hormone des Hypophysenvorderlappens charakterisiert ist.

Die akute Stressreaktion wird als Adaptationsmechanismus des Organismus angesehen, um die Vitalfunktionen der Organsysteme aufrecht zu erhalten, den Energieverbrauch zu senken und die Bereitstellung von Substraten zur Energiegewinnung zu ermöglichen.

Im Gegensatz dazu ist die Suppression der Hormonausschüttung in der chronischen Phase als neuroendokrine Dysfunktion in Folge der kritischen Erkrankung anzusehen, die zu einer Veränderung des Intermediärstoffwechsels mit Hemmung der Lipolyse und Zunahme des Proteinkatabolismus führt [8, 9].

Während die Hormonsubstitution im Rahmen von Endokrinopathien eine etablierte Behandlung darstellt, wird die pharmakologische Applikation von Hormonen bei kritischen Erkrankungen bisher meist als theoretischer und experimenteller Ansatz angesehen. Randomisierte Therapiestudien weisen hingegen einen günstigen Therapieeffekt bei bestimmten Intensivpatienten nach [2, 10].

39.7.1 Hypothalamisch-hypophysäre Hormonachsen

Die Konzentration von Wachstumshormon (WH) im Plasma ist in der akuten Phase der kritischen Erkrankung erhöht (Tab. 39.12). Gleichzeitig sind die WH-abhängigen Faktoren IGF-I (Insulin-like growth factor I), dessen Bindungsprotein IGFBP 3 und das Bindungsprotein des Wachstumshormons, das der extrazellulären Domäne des Wachstumshormonrezeptors entspricht, vermindert. Diese Konstellation entspricht der einer erworbenen Wachstumshormonresistenz und ist vergleichbar mit der in einem Hungerzustand. Proinflammatorische Zytokine wie TNFα, IL-1 und IL-6 tragen zu diesen Veränderungen der somatotrophen Achse bei. Im weiteren Verlauf der schweren Erkrankung fällt die Konzentration des Wachstumshormons ab und es entsteht das Bild eines relativen Wachstumshormonmangels, der bei Männern stärker ausgeprägt ist als bei Frauen. Ein therapeutischer Nutzen von biosynthetischem Wachstumshormon konnte aber in klinischen Studien nicht nachgewiesen werden [7].

Im Rahmen primär nicht thyreoidaler schwerer Erkrankungen, nach Operationen und während des Fastens treten Veränderungen der Schilddrüsenfunktion auf, die als »euthyroid sick syndrome (ESS)« und als »nonthyroidal illness syndrome (NTIS)« bezeichnet werden. Diesen Syndromen liegen komplexe Störungen der hypothalamischen-hypophysären-thyreoidalen Achse zu Grunde. Außerdem kann die Bindung der Schilddrüsenhormone Thyroxin (T4) und Trijodthyronin (T3) an die Transportproteine in der Blutzirkulation beeinträchti-

Tab. 39.12. Hormonelle Veränderungen in der akuten und in der chronischen Phase kritischer Erkrankungen

Hormone	Akute Phase	Chronische Phase
Somatotrophe Achse		
Wachstumshormon (WH)	↑	↓
WH-Bindungsprotein	↓	↑
Insulin-like growth factor (IGF) I	↓	↓↓
IGFBP 1 (Bindungsprotein)	↑↑	↑
IGFBP 2	↑	↑↑
IGFBP 3	↓	↓↓
IGFBP 5	–	↓
IGFBP 6	↑	↑↑
Thyreotrophe Achse		
TSH	↑=↓	↓
Thyroxin (T4)	=↓	↓
Trijodthyronin (T3)	↓	↓↓
Reverse T3 (rT3)	↑	↑=
Gonadotrophe Achse		
Luteinisierendes Hormon (LH)	↑=	↓
Testosteron	↓	↓↓
Adrenokortikotrophe Achse		
ACTH	↑	↓
Cortisol	↑↑	↑=↓
Laktotrophe Achse		
Prolaktin	↑	↓

gt sein und die zelluläre Hormonaufnahme herabgesetzt sein. Der periphere Metabolismus der Schilddrüsenhormone, der die für den Organismus so wichtige Konversion des T4 in das stoffwechselaktivere T3 sicherstellt, ist erheblich beeinträchtigt.

In der akuten Phase der kritischen Erkrankung ist die Konzentration von T3 im Plasma erniedrigt. Das Ausmaß dieser Reduktion von T3 korreliert mit der Schwere der Erkrankung. Die verminderte Konversion von T4 zu T3 durch die Inhibierung der 5'-Dejodase kann von einem Anstieg des T4, des stoffwechselinaktiven reversen T3 (rT3) und des TSH begleitet sein.

Die chronische Phase der Erkrankung ist dann durch eine Suppression der zentralen Releasinghormon- (TRH-) und TSH-Ausschüttung und einem konsekutiven Abfall von T4 und T3 gekennzeichnet. Diese Veränderungen entsprechen denen, die bei der zentralen Hypothyreose beobachtet werden. Ein Anstieg des TSH im Verlauf markiert den Beginn der Erholung. Sowohl exogene Faktoren, wie z. B. Dopamin, als auch endogene Mediatoren beeinflussen bei Intensivpatienten die Schilddrüsenfunktion. Die klinische Bedeutung der erhobenen Befunde ist nicht vollständig erklärt. Experimentelle Untersuchungen weisen jedoch auf eine hypothyreote Stoffwechsellage hin.

Therapeutische Konsequenzen werden klinisch sehr unterschiedlich beurteilt und nicht einheitlich gehandhabt. Das ESS wird als protektiver Mechanismus des Organismus interpretiert, um dem Katabolismus in der kritischen Phase einer Erkrankung entgegenzuwirken. Im Gegensatz dazu wird das NTIS als hypothyreote Störung verstanden, die den Krankheitsverlauf beeinträchtigt und die durch die Substitution mit T3 günstig beeinflusst werden kann [2, 3].

Die akute Stressreaktion ist auch durch eine Stimulation der hypothalamisch (»corticotropes Releasinghormon, CRH)-hypophysären (adrenocorticotropes Hormon, ACTH)-adrenergen Achse gekennzeichnet. Die Sekretion des Glukokortikoids Cortisol ist nach einer Operation, einem Trauma oder in der Sepsis vermehrt. Gleichzeitig führt die Aktivierung des Renin-Angiotensin-Systems zu einer vermehrten Bildung des Mineralkortikoids Aldosteron. Die Ausschüttung von ACTH und Cortisol nimmt mit der Schwere der Erkrankung zu. Die Höhe der Cortisolspiegel kann als Prognoseparameter herangezogen werden. Im weiteren Verlauf fällt die Konzentration von ACTH ab, während die Erhöhung der Cortisolausschüttung persistiert. Trotz anhaltender Aktivierung des Plasmareninsystems entwickelt sich ein paradoxer Abfall des Aldosterons.

> **Wichtig**
>
> Das Muster der adrenalen Steroidhormonsynthese in der chronischen Phase der kritischen Erkrankung entspricht einer Bevorzugung der Glukokortikoidsynthese zu Ungunsten der Synthese von Mineralkortikoiden und Androgenen.

Allerdings kann dieser Kompensationsmechanismus bei Patienten, die länger als 14 Tage auf der Intensivstation behandelt werden, versagen und zu einer Nebennierenrindeninsuffizienz führen. Dies ist dann mit einem schlechten Ausgang assoziiert. Die Behandlung mit Hydrocortison in der chronischen Phase kritischer Erkrankungen wird häufig bei kreislaufinstabilen Patienten durchgeführt, obwohl genaue Kriterien für die Diagnosestellung fehlen und nur vereinzelt Studien vorliegen, die dieses Vorgehen als evidenz-basierte Therapie stützen [8, 9].

39.7.2 Wasserhaushalt und Hyponatriämie

Die Hyponatriämie tritt häufig bei Patienten mit akuten zerebralen Erkrankungen auf, insbesondere nach neurochirurgischen Eingriffen in der Hypothalamushypophysenregion. Die Differenzialdiagnose der Hyponatriämie umfasst die inadäquate Sekretion des antidiuretisches Hormons (SIADH), das zerebrale Salzverlustsyndrom (CSW), die (Über)behandlung eines transienten oder permanenten Diabetes insipidus (DI) und die exzessive Flüssigkeitszufuhr im Rahmen einer Infusionstherapie oder bei Patienten mit gestörtem Durstgefühl. Die Störungen können einzeln, kombiniert und zeitlich aufeinander folgend auftreten (◘ Abb. 39.9; [4])

Diabetes insipidus

Die Ursache des zentralen Diabetes insipidus (DI) ist ein ADH-Mangel, der durch die Zerstörung oder durch den Zerfall von Neuronen aus supraoptischen und periventrikulären Kerngebieten des Hypothalamus entsteht. Schädelhirntraumata, hypoxische zerebrale Insulte, hypothalamische Tumore wie Kraniopharyngeome oder Germinome, entzündliche oder infiltrative Prozesse wie Histiozytose oder lymphoproliferative Erkrankungen und neurochirurgische Operationen können von einem DI begleitet sein. Postoperativ kann ein mehrphasiger Verlauf beobachtet werden: Unmittelbar nach der Operation tritt ein DI auf, gefolgt von einer Normalisierung der ADH-Ausschüttung oder sogar exzessiven ADH-Sekretion über 1–14 Tage und anschließendem Wiederauftreten des häufig dann permanenten DI.

Der ADH-Mangel bedingt eine Polyurie (>4 ml/kgKG/h) mit exzessivem renalem Wasserverlust, der unkorrigiert zu einer hypernatriämischen Hypovolämie mit hoher Osmolarität im Plasma und inadäquat niedriger Osmolarität im Urin (Verhältnis Urin- zu Plasmaosmolarität <1,5) führt. Ein gleichzeitig bestehender ACTH-Mangel kann die Polyurie im Rahmen des DI maskieren, da Cortisol für die freie Wasserausscheidung erforderlich ist. So manifestiert sich der DI unter Umständen erst nach dem Absetzen einer Dexamethasontherapie. Die Diagnose, insbesondere partieller Formen des DI, ist häufig nur durch einen standardisierten Durstversuch mit Bestimmung der Osmolarität im Plasma und Urin und der Natriumkonzentration im Serum, mit Messungen des Köpergewichts sowie der ADH-Konzentration im Plasma möglich. Bei einer gleichzeitig bestehenden Nebennierenrindeninsuffizienz muss die Glukokortikoidsubstitution vorher begonnen werden, um die Diagnose sichern zu können.

SIADH (Schwartz-Bartter-Syndrom)

Viele Affektionen des Gehirns wie neurochirurgische Eingriffe, Traumata, Hämorrhagien oder Infektionen können das Syndrom der inadäquaten ADH-Sekretion (SIADH) verursachen. Antikonvulsive Medikamente wie Lamotrigin und Carbamazepin interferieren mit der Ausschüttung und Wirkung des ADH und können so zu einem SIADH führen. Der Überschuss an exogenem oder endogenem ADH bewirkt renal am distalen Tubulus die Retention von freiem Wasser und damit eine Abnahme des Urinvolumens und eine Zunahme des Körpergewichts. Begleitend ist häufig ein vermehrtes Durstgefühl. Das überschüssige freie Wasser führt nach der Verteilung im Körper zu einer hypoosmolaren Expansion des extrazellulären Flüssigkeitsraumes und zu einer konsekutiven Vermehrung des intrazellulären Volumens ohne klinische Zeichen peripherer Ödeme.

Als Gegenregulation zu dieser Volumenexpansion kommt es sekundär zu einer Zunahme der Natriumausscheidung im Urin durch eine vermehrte glomeruläre Filtration und eine verminderte Reabsorption im proximalen Tubulus. Während die Plasmareninaktivität supprimiert ist, kann die Konzentration von Aldosteron normal sein. Die Natriurese hält bis zum Erreichen eines neuen Gleichgewichts an, die Natriumausscheidung entspricht dann der Natriumzufuhr.

Im Rahmen des SIADH ist die renale Regulation der Natriumausscheidung bei dem niedrigen Natrium im Serum erhalten. Bei fehlender Natriumzufuhr sinkt die Natriumausscheidung. Auch die Wasserretention erreicht einen Höhepunkt und der Urin wird weniger konzentriert. Die Plasmakonzentration von ADH liegt innerhalb der Referenzen, ist aber im Verhältnis zur niedrigen Plasmaosmolarität erhöht. Die inadäquate ADH-Sekretion ist biochemisch also charakterisiert durch die niedrige Plasmaosmolarität und die unverhältnismäßig hohe Urinosmolarität (Verhältnis Urin zu Plasma >1), durch die Hyponatriämie und den renalen Salzverlust (> 20 mmol/l), durch die supprimierte Plasmareninaktivität, durch den niedrigen Hämatokrit und durch erniedrigte Plasmakonzentrationen von Harnstoff und Harnsäure (verminderte tubuläre Reabsorption).

Klinische **Symptome** können zunächst Verwirrung, Kopfschmerzen, Schwäche und Muskelkrämpfe sein, gefolgt von Schwindel, Erbrechen, Krampfanfällen bis hin zum Koma und Tod. Die Schwere der neurologischen Symptomatik hängt von der Geschwindigkeit der Entwicklung der intazellulären Hypoosmolarität ab, da zunächst die intrazelluläre Lösungskonzentration reduziert werden kann und so dem intrazellulären Ödem entgegengewirkt wird.

Zerebraler Salzverlust (CSW)

Der zerebrale Salzverlust ist durch eine Hyponatriämie und einen extrazellulären Volumenmangel infolge einer gesteigerten Natriumausscheidung im Urin mit konsekutiver Polyurie bei Patienten mit Subarachnoidalblutung, ZNS-Infektionen, Hirntumoren, Schädelhirntraumata und nach neurochirurgischen Eingriffen insbesondere im Hypophysenhypothalamusbereich gekennzeichnet.

In der Regel beginnt der zerebrale Salzverlust innerhalb von 10 Tagen nach einem zerebralen Insult. Die zugrunde liegenden Mechanismen sind bisher wenig verstanden. Sowohl die Unterbrechung neuraler Afferenzen in der Niere (Reninsystem) als auch natriuretische Faktoren, wie das artriale natriuretisches Peptid (ANP) und das »brain natriuretic peptide« (BNP), sind an dessen Entwicklung beteiligt. Bei Patienten mit subarachnoidaler Blutung konnten erhöht Konzentrationen von BNP nachgewiesen werden. Die vermehrte Ausschüttung der natriuretischen Peptide kann als Schutzmechanismus angesehen werden, um den intrakraniellen Druck zu senken. Im Rahmen des CSW ist die Plasmaosmolarität erniedrigt und die Urinosmolarität ist inadäquat hoch (Verhältnis Urin zu Plasma >1), das Natrium im Serum ist vermindert und die Ausscheidung von Natrium im Urin ist erhöht (>20 mmol/l), der Hämatokrit und Harnstoff sind normal bis erhöht. Die Plasmareninaktivität ist in der Regel erhöht, kann aber auch normal oder erniedrigt sein. Die Salz- und Wasserverluste führen zu einer Abnahme des Körpergewichts [5].

▪▪▪ Differenzialdiagnose

Die Differenzialdiagnose der Hyponatriämie bei Intensivpatienten ist oft schwierig, da die Laborbefunde sich bei den unterschiedlichen Ätiologien ähneln können und Überschneidungen der assoziierten kraniellen Erkrankungen existieren (◘ Abb. 39.11). Identische zerebrale Insulte können sowohl das SIADH als auch das CSW verursachen.

> **Wichtig**
>
> Das wesentliche Differenzierungsmerkmal ist das extrazelluläre Flüssigkeitsvolumen, welches im Rahmen des SIADH vermehrt ist, während es beim CSW vermindert ist (◘ Tab. 39.13).

Die weitere Abgrenzung gelingt durch die Bilanzierung der Ein- und Ausfuhr, durch die Messung des Körpergewichts, die Bestimmung von Harnstoff, Renin und der Kreatininclearance. Keiner dieser Parameter ist jedoch pathognomonisch für die jeweilige Störung.

Beim SIADH ist im Gegensatz zum CSW die Kreatininclearance normal bis erhöht, Harnstoff und Harnsäure im Plasma vermindert, das Urinvolumen normal oder vermindert, das Körpergewicht unverändert oder erhöht. Die Dehydratation im Rahmen des CSW imponiert klinisch durch trockene Schleimhäute und eine Gewichtsreduktion, die Hämokonzentration mit einem Anstieg des Hämatokrits, des Albumins und Bikarbonats im Serum.

39.7 Neuroendokrinologie

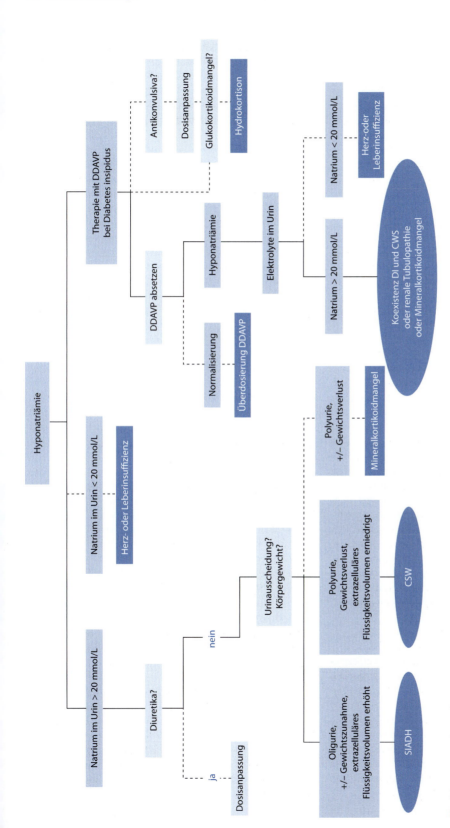

Abb. 39.11. Differenzialdiagnose der Hyponatriämie bei Intensivpatienten.

Tab. 39.13. Biochemische und klinische Befunde zur Differenzierung des CSW und des SIADH

Parameter	CSW	SIADH
Extrazelluläres Volumen	↓	↑
Urinvolumen	↑	↓
Körpergewicht	↓	=↑
Hämatokrit	↑	=
Plasmaalbumin	↑	=
Harnstoff/Kreatinin	↑	↓
Kreatininclearence	=↓	=↑
Kalium	=↑	=
Harnsäure	=↓	↓
Plasmarenin	=↑	↓

Nach neurochirurgischen Eingriffen empfiehlt sich eine enge Kontrolle der Serumelektrolyte und eine engmaschige Bilanzierung der Ein- und Ausfuhr. Beim Auftreten einer Polyurie (>5 ml/kgKG/Stunde) und einem Verhältnis der Urin- zu Plasmaosmolarität <1,5 besteht ein DI und die Behandlung mit Desmopressin (DDAVP, Minirin) ist angezeigt.

Diabetes insipidus

Da der Verlauf und die Ausprägung des DI nicht vorhersehbar ist, sollte zunächst eine niedrige Dosierung des Desmopressins gewählt werden und diese nach dem klinischen Bedarf, d. h. entsprechend der Flüssigkeitsbilanz, appliziert werden, um eine Überdosierung mit einer gefährlichen Wasserintoxikation zu vermeiden (z. B. 0,5–1 µg i.v. oder s.c.; Tagesdosis 1–4 µg i.v. oder s.c. in 2–3 Einzelgaben; bei kooperativen Patienten nasale Gabe möglich, etwa 10fache Dosierung in 1–3 Applikationen/24 h. Auch muss die Interaktion mit anderen Medikamenten (Cortisol, Antikonvulsiva) berücksichtigt werden. Der Hintergrund für diese Vorgehensweise ist, dass mit ausreichender Flüssigkeitszufuhr der DI kompensiert werden kann und dass die Überdosierung von Desmopressin gefährlich und lebensbedrohend sein kann. Bei gleichzeitig auftretendem DI und CSW ist es wichtig zu beachten, dass die vermehrte Natriumausscheidung im Urin zum Flüssigkeitsverlust beiträgt und nicht Ausdruck einer zu niedrigen Dosierung des Desmopressins ist. In dieser Situation ist eine Dosiserhöhung kontraindiziert, da die konsekutive Wasserreabsorption zu einer deutlicheren Ausprägung der Hyponatriämie führen würde.

SIADH

Die primäre Behandlung besteht ausschließlich in der deutlichen Flüssigkeitsrestriktion (≤60% des Grundbedarfs). Erst im fortgeschrittenen Stadium mit Verminderung des Körpernatriums wird eine Natriumsupplementation erforderlich. Bei einer sehr ausgeprägten Hyponatriämie können versuchsweise Diuretika zur Steigerung der Flüssigkeitsausfuhr eingesetzt werden. Besteht eine symptomatische Hyponatriämie mit Krampfanfällen oder Koma, wird eine Teilkorrektur mittels Infusion einer hyperosmolarer Natriumlösung (3% = 500 mmol/l über 3–4 h durchgeführt. Der Anstieg des Serumnatriums sollte weniger als 12 mmol/l/24 h betragen, da bei schnellerer Korrektur eine pontine Myelinolyse entstehen kann (▶ Kap. 39.5).

CSW

Im Vordergrund stehen der Natriumersatz und der Ausgleich des extrazellulären Volumendefizits. Entsprechend dem Vorgehen beim schweren SIADH sollte eine langsame Korrektur des Natriums im Serum angestrebt werden (<12 mmol/l/24 h), um das Auftreten einer pontinen Myelinolyse zu vermeiden (0,9% NaCl). Klinischen Untersuchungen weisen auf einen günstigen therapeutischen Effekt von hochdosiertem Fludrocortison hin (0,2–0,4 mg/24 h; Astonin H; **Cave**: Hypokaliämie).

Auch müssen andere Ursachen der Hyponatriämie und der hypoosmolaren Hypovolämie wie die renale Tubulopathie (z. B. Chemotherapie bei Hirntumoren), extrarenale Salzverluste, der Mineralkortikoidmangel, eine Herz- oder Leberinsuffizienz und die Behandlung mit Diuretika in die differenzialdiagnostischen Überlegungen mit eingeschlossen werden. Gelingt bei der Hyponatriämie, insbesondere bei Verschlechterung der Klinik ohne sichere klinische Zeichen der Hypovolämie, mit Hilfe dieser Parameter keine Abgrenzung, muss das intravasale Blutvolumen mittels ZVD-Messungen oder Radioisotopenverdünnung bestimmt werden, um eine Differenzierung zu ermöglichen. Bei einem DI kann die Hyponatriämie durch eine Überdosierung des DDAVP, durch eine Kombination mit dem CSW, durch einen gleichzeitig bestehenden Glukokortikoidmangel oder durch eine zusätzliche antiepileptische Behandlung verursacht sein. Die Koexistenz von Hyponatriämie und Natriurie beim unbehandelten DI mit Polyurie weist auf einen gleichzeitig bestehendes CSW hin [1, 6].

▪▪▪ Therapie

Bei normovolämischen Intensivpatienten mit asymptomatischer Hyponatriämie und inadäquat hoher Natriumausscheidung sollte zunächst der Natriumersatz und die adäquate Flüssigkeitszufuhr angestrebt werden. Führen diese Maßnahmen nicht zu einer Besserung oder aber zu einer Verschlechterung des klinischen Zustands, muss formal der Volumenstatus des Patienten erhoben werden (Gewicht, ZVD, Radioisotopenverdünnung), um zwischen SIADH (extrazelluläres Flüssigkeitsvolumen erhöht) und CSW (extrazelluläres Flüssigkeitsvolumen erniedrigt) unterscheiden zu können.

Fazit

Die Behandlung mit DDAVP, Glukokortikoiden und Antikonvulsiva muss aufeinander abgestimmt werden, da diese Medikamente interagieren.

- Ein DI lässt sich ausschließlich durch ausreichende Flüssigkeitszufuhr kompensieren.
- Die Überdosierung mit DDAVP führt zu einer gefährlichen Hyponatriämie und Überwässerung.
- Das extrazelluläre Flüssigkeitsvolumen ist beim CSW erniedrigt und beim SIADH erhöht.
- Bei normovolämischen Intensivpatienten mit Hyponatriämie und inadäquat hoher Natriumausscheidung sollte zunächst der Natriumersatz und die adäquate Flüssigkeitszufuhr angestrebt werden. Führen diese Maßnahmen nicht zu einer Besserung oder aber zu einer Verschlechterung des klinischen Zustands, muss formal der Volumenstatus des Patienten erhoben werden (Gewicht, ZVD, Radioisotopenverdünnung), um zwischen SIADH (extrazelluläres Flüssigkeitsvolumen erhöht) und CSW (extrazelluläres Flüssigkeitsvolumen erniedrigt) unterscheiden zu können.
- Die therapeutische Korrektur des Serumnatriums sollte <12 mmol/l/24 h betragen, da bei schnellerer Korrektur eine pontine Myelinolyse entstehen kann.

Literatur

1. Albanese A, Hindmarsh P, Stanhope R. Management of hyponatraemia in patients with acute cerebral insults. Arch Dis Child. 2001 Sep;85(3):246-51.
2. Bettendorf M, Schmidt KG, Grulich-Henn J, Ulmer HE, Heinrich UE. Tri-iodothyronine treatment in children after cardiac surgery: a double-blind, randomised, placebo-controlled study. Lancet. 2000 Aug 12;356(9229):529-34.
3. DeGroot LJ. »Non-thyroidal illness syndrome« is functional central hypothyroidism, and if severe, hormone replacement is appropriate in light of present knowledge. J Endocrinol Invest. 2003 Dec;26(12):1163-70.
4. Ellison DH, Berl T. Clinical practice. The syndrome of inappropriate antidiuresis. *N Engl J Med*. 2007;356:2064-2072
5. Harrigan MR. Cerebral salt wasting syndrome: A review. Neurosurgery. 1996;38:152-160
6. Palmer BF. Hyponatremia in patients with central nervous system disease: SIADH versus CSW. Trends Endocrinol Metab. 2003 May-Jun;14(4):182-7.
7. Takala J, Ruokonen E, Webster NR, Nielsen MS, Zandstra DF, Vundelinckx G, Hinds CJ. Increased mortality associated with growth hormone treatment in critically ill adults. N Engl J Med. 1999 Sep 9;341(11):785-92.
8. Van den Berghe G. Novel insights into the neuroendocrinology of critical illness. Eur J Endocrinol. 2000 Jul;143(1):1-13.
9. Van den Berghe G. Dynamic neuroendocrine responses to critical illness. Front Neuroendocrinol. 2002 Oct;23(4):370-91.
10. Van den Berghe G, Wouters P, Weekers F, Verwaest C, Bruynincks F, Schetz M, Vlasselaers D, Ferdinande P, Lauwers P, Bouillon R. Intensive insulin therapy in the critically ill patients. N Engl J Med. 2001 Nov 8;345(19):1359-67.

Neuromuskuläre Erkrankungen

R. Gold, W. Müllges, H.-C. Hansen, M. Anetseder, T. Metterlein, R. Müller, E. Hund, M. Winterholler, K.V. Toyka

40.1	Guillain-Barré-Syndrom (akute entzündliche Polyradikuloneuritis, AIDP)	– 680
	Literatur – 688	
40.2	Rhabdomyolyse – 689	
	Literatur – 692	
40.3	Maligne Hyperthermie – 692	
	Literatur – 697	
40.4	Critical-illness-Polyneuropathie und -Myopathie – 698	
40.4.1	Critical-illness-Polyneuropathie – 698	
40.4.2	Critical-illness-Myopathien – 699	
40.4.3	CIP vs. CIM – 700	
	Literatur – 701	
40.5	Botulismus und Tetanus – 702	
40.5.1	Botulismus – 702	
40.5.2	Tetanus – 706	
	Literatur – 709	
40.6	Myasthenie – 710	
	Literatur – 721	

40.1 Guillain-Barré-Syndrom (akute entzündliche Polyradikuloneuritis, AIDP)

R. Gold, W. Müllges

■■■ Inzidenz

Das Guillain-Barré-Syndrom (GBS) ist nach dem fast völligen Verschwinden der Poliomyelitis die häufigste Ursache akuter peripherer Lähmungen in der westlichen Welt geworden. Die jährliche Inzidenz liegt zwischen 1 und 2 Fällen pro 100.000 Einwohner mit leichter Bevorzugung des männlichen Geschlechts.

■■■ Symptomatik

Initial werden häufig periphere sensible Reizerscheinungen geklagt. Dann treten innerhalb kurzer Zeit motorische Ausfälle auf. Diese sind zunächst an den Extremitäten distal akzentuiert, können sich aber wegen der Mitbeteiligung der Spinalwurzeln auch rasch auf proximale Muskeln ausdehnen [15, 18, 28].

> **Wichtig**
>
> Rasch aufsteigende Lähmungen sind typisch.

Bis zu 50% der Patienten haben eine bilaterale Fazialisparese. Bei 25–30% sind das Zwerchfell und die Atemhilfsmuskulatur mitbetroffen und bei bis zu 40% der Patienten treten schwere autonome Störungen im Krankheitsverlauf auf. Die Diagnose wird entsprechend allgemein akzeptierter Kriterien gestellt.

> **Diagnosekriterien des Guillain-Barré-Syndroms**
>
> **Typische Kriterien**
> - Progressive Schwäche mehr als einer Extremität mit variabler Ausprägung bis hin zur Tetraparese, Beteiligung von Hirnnerven
> - Areflexie oder distale Areflexie mit proximaler Hyporeflexie
>
> **Klinische Zeichen**
> - Progression der Erkrankung mit Maximum innerhalb 4 Wochen bei 90%
> - Relative Symmetrie der Schwäche
> - Nur milde sensible Ausfälle
> - Hirnnervenbeteiligung
> - Autonome Dysfunktion (subklinisch)
> - Fehlen von Fieber bei Erkrankungsbeginn
>
> **Laborbefunde**
> - Nach der ersten Woche erhöhtes Liquoreiweiß mit weniger als 10 Zellen/mm³
> - Verzögerte Nervenleitung oder Leitungsblock (Frühzeichen: pathologische F-Wellen)

■■■ Differenzialdiagnose

Symptome, die an der Diagnose Zweifel aufkommen lassen, sind eine ausgeprägte Asymmetrie der Lähmungen, eine Blasen- und Mastdarmstörung, eine lymphozytäre Pleozytose mit mehr als 10 Leukozyten/mm³ im Liquor sowie Hinweise auf andere mögliche Auslöser.

> **Differenzialdiagnose des GBS**
> - Bakterielle Intoxikationen durch C. botulinum, N. diphteriae
> - Intoxikationen durch Blei, Nitrofurantoin, Organophosphate, Dapsone, Hexacarbon (»Schnüffler«) etc.
> - Akute Porphyrie
> - Critical-illness-Neuropathie
> - Elektrolytstörungen
> - Rückenmarkkompression oder transverse Myelitis
> - Vaskulitische Neuropathie
> - Akute Motoneuronerkrankung, wie Poliomyelitis

Nie übersehen sollte man als mögliche Differenzialdiagnose die Formen von **akuter hepatischer Porphyrie**, die in seltenen Fällen ein GBS (v. a. in seiner axonalen Variante) klinisch imitieren kann. Eine entsprechende Vorgeschichte dieser autosomal-dominant vererbten Erkrankungen kann fehlen, ebenso die typischen Hautveränderungen. Meist allerdings wird die schlaffe Tetraparese durch kolikartigen Bauch- und Kreuzschmerz eingeleitet, dann folgt der proximale Beginn der Lähmungen. Manchmal sind die Achillessehnenreflexe noch relativ lange erhalten, es finden sich Dysästhesien am Rumpf. Autonome Störungen und Entgleisungen treten früh im Verlauf auf. Die Diagnosestellung ist einfacher, wenn epileptische Anfälle, Desorientiertheit und expansive Psychose als enzephalopathische Symptome hinzutreten. Der Watson-Schwartz-Test im Urin oder Porphobilinogen-Nachweis in Urin oder Stuhl sichern die Diagnose. Die Therapie besteht aus symptomatischen Maßnahmen sowie reichlich Kohlehydratzufuhr. Besonders muss auf eine Vermeidung der zahlreichen Medikamente geachtet werden, die eine Porphyrie auslösen können. Falls bei Krampfanfällen Clonazepam oder Valproat unwirksam ist, muss unter Umständen auf Bromid ausgewichen werden (▶ Kap. 39.7).

■■■ Verlauf

Üblicherweise verläuft die Erkrankung monophasisch, wobei kurzfristige Verschlechterungen nach 2–4 Wochen vorkommen können, v. a. nach Abschluss einer Behandlungsserie mit Plasmaaustausch oder Immunglobulinen (s. unten; [15, 18, 28]). Nach neueren Erkenntnissen geht man davon aus, dass sich bis zu 10% der Patienten nach Durchführung einer Immunglobulin- oder Plasmaaustauschbehandlung erneut verschlechtern und sogar einen weiteren Therapiezyklus benötigen. Rezidive des GBS können bei 1–2% der Patienten noch nach einem frei-

40.1 Guillain-Barré-Syndrom (akute entzündliche Polyradikuloneuritis, AIDP)

en Intervall von Monaten oder Jahren auftreten. Für die Einschätzung der Krankheitsprogredienz und Anwendung intensivmedizinischer Maßnahmen ist es wichtig, dass der Krankheitsnadir bei etwa 75% der Patienten bereits nach 2 Wochen zu erwarten ist, nur in seltenen Ausnahmen später als nach 4 Wochen.

> **Wichtig**
> Die Progression der Symptome dauert selten länger als 4 Wochen.

Die chronische Form, die **chronisch-entzündlich demyelinisierende Polyneuritis (CIDP)**, weist eine Progredienz der Lähmungen über mehr als 2 Monate auf [15]. Initial kann die CIDP v. a. bei jüngeren Patienten perakut verlaufen und wird dann oft klinisch zunächst als GBS fehldiagnostiziert [25]. Von Seiten der Laborbefunde ergeben sich ähnliche Konstellationen wie beim GBS. Patienten mit CIDP werden aber nur sehr selten intensivpflichtig, weshalb die CIDP hier nicht separat behandelt wird.

> **Wichtig**
> Etwa 3% der wie ein GBS beginnenden Fälle stellen sich im weiteren Verlauf als CIDP heraus.

■■■ Prognose

Die Ergebnisse früherer epidemiologischer Untersuchungen sind nach der Einführung von Plasmapherese und intravenösen Immunglobulinen nur noch beschränkt gültig. Insbesondere die früher mit bis zu 13% angegebene Letalität [38] liegt heute in spezialisierten Zentren mit intensivmedizinischer Kompetenz nur noch bei höchstens 3%, wobei multimorbide Patienten über 60 Jahren besonders gefährdet sind.

> **Wichtig**
> In spezialisierten Behandlungszentren ist heute die Letalität des GBS auf unter 3% gesunken, liegt aber sonst immer noch bei 5–10%.

Etwa 70% der Patienten erholen sich funktionell vollständig, aber etwa 20% sind nach einem Jahr noch schwer motorisch behindert. Bemerkenswert ist eine langfristige Minderung der allgemeinen Belastbarkeit bei über 50% der Patienten [24].

> **Wichtig**
> Als ungünstige prognostische Faktoren gelten rasche Progredienz (Nadir <7 Tage nach Beginn), Beatmungspflichtigkeit, ausgeprägter axonaler Schaden und Alter >60 Jahre.

Der prognostische Stellenwert vorangegangener Diarrhö durch *Campylobacter-jejuni* -Infektionen sowie hoher Antikörper gegen GM1/GM1b-Ganglioside ist noch umstritten. Insbesondere in Untersuchungen asiatischer Arbeitsgruppen sowie aus der holländischen multizentrischen Immunglobulinstudie wurde bei diesen Patienten eine schlechtere Erholung der Gehfähigkeit gefunden. Möglicherweise tritt bei diesen Patienten auch häufiger eine sog. axonale Form des GBS auf, die zunächst v. a. in China beschrieben wurde (s. unten). In einer immunologischen Subanalyse der multizentrischen PSGBS-Studie waren diejenigen Patienten prognostisch ungünstiger, bei denen initial erhöhte Serumspiegel an löslichen Rezeptoren für Tumornekrosefaktor (TNF) und Interleukin-2, sowie von löslichem L-Selektin vorlagen. In einer holländischen Studie fand sich eine Korrelation von schweren GBS-Verläufen (Beatmung) mit Expression bestimmter HLA-Moleküle [10].

■■■ Auslösefaktoren und mögliche immunpathologische Mechanismen

Bei ungefähr 60% der Patienten lässt sich eine vorangegangene virale oder bakterielle Infektion nachweisen. Typischerweise sind der Respirationstrakt (ca. 50%) oder der Gastrointestinaltrakt (ca. 20% der Fälle) betroffen. Besonders eindeutig ist der Zusammenhang zwischen GBS und *Campylobacter-jejuni-* Infektion [5]. Serologisch und molekularbiologisch kann eine solche Infektion bei etwa 30% der GBS-Patienten nachgewiesen werden. GBS-Erkrankungen wurden auch nach Impfungen und nach Zytomegalievirusinfekt beschrieben.

Wahrscheinlich liegen dem GBS ohnehin mannigfaltige immunologische Auslösemechanismen zugrunde [15]. Als immunpathologischer Mechanismus wird eine molekulare Strukturähnlichkeit, sog. Mimikry, zwischen antigenen Epitopen der Lipolysaccharide (LPS) von *C. jejuni* und verschiedenen Gangliosiden postuliert (GM1, GalNAc, GD1a; [39, 40]). Dies wurde auch in einem experimentellen Modell am Kaninchen eindrucksvoll bestätigt. Als pathogenetisch relevant betrachtet man die Aktivierung der klassischen Komplementkaskade und das Ablaufen von T-Zell-abhängigen Immunreaktionen. In einer Subanalyse der multzentrischen PSGBS-Studie fanden sich bei Patienten mit Antikörpern gegen *C. jejuni* etwa 3fach häufiger auch anti-GM1-Antikörper [14]. Somit könnte eine zunächst schützende Abwehrreaktion gegen den eindringenden Keim durch die Ähnlichkeit der LPS mit körpereigenen Gangliosiden die Kaskade der Autoimmunreaktion über Mechanismen der angeborenen Immunität (»innate immunity«) in Gang bringen. Dazu gehören die Aktivierung von Toll-like-Rezeptoren und der klassischen Komplementkaskade.

Untersuchungen verschiedener Arbeitsgruppen belegen, dass IgG-Antikörper bei GBS-Patienten und Patienten mit Miller-Fisher-Syndrom zudem sowohl eine prä- als auch postsynaptische Blockade der neuromuskulären Übertragung bewirken [2, 3, 21].

Im Gegensatz zum GBS ist bei der chronischen Polyneuritis (CIDP) der Zusammenhang mit einer Auslösung durch vorangegangene Infektionen viel geringer evident.

Miller-Fisher-Syndrom (MFS)

1956 beschrieb Miller-Fisher eine Symptomtrias aus Ophthalmoplegie, Extremitätenataxie und Areflexie.

Mit MFS sind meist (90%) Antikörper gegen das Gangliosid GQ1b vergesellschaftet (Übersicht in [37]). Möglicherweise beruht der bevorzugte Befall bestimmter Hirnnerven (N. oculomotorius, N. abducens) auf einem besonders hohen Gehalt an GQ1b in diesen Nerven [4]. IgG-Antikörper blockieren offenbar die synaptische Transmission. Immunelektronenmikroskopisch konnte eine Bindung von Antiseren von MFS-Patienten an prä- und postsynaptische Strukturen nachgewiesen werden [36].

GQ1b-Antikörper sollen nach neuen Untersuchungen auch eine Rolle bei der Bickerstaff-Hirnstammenzephalitis spielen.

Akute motorische axonale Neuropathie (AMAN) und akute motorisch-sensorische axonale Neuropathie (AMSAN)

Gestützt auf histologische und elektrophysiologische Befunde wurden weitere Varianten beschrieben: eine axonale sensomotorische Variante (AMSAN; [7]) und eine akut verlaufende, axonale motorische Neuropathie (AMAN). Letztere trat v. a. bei Kindern in ländlichen Gegenden Chinas auf [23] und auch in Mittelamerika. Die AMAN-Variante konnte im Tiermodell der experimentellen Neuritis bei Kaninchen durch Immunisierung mit Gangliosiden, die eine vergleichbare Struktur zu *C.-jejuni*-Lipopolysacchariden haben, reproduziert werden [41]. Während die typische Histologie beim GBS oft eine segmentale Demyelinisierung ohne wesentliche Läsion der Axone zeigt, ließ sich in den chinesischen Fällen autoptisch Waller-Degeneration von motorischen Axonen, verbunden mit einer antikörpervermittelten Immunreaktion gegen Axone, nachweisen. Auch bei der AMSAN liegt eine schwere axonale Läsion vor, die motorische und sensible Axone betrifft und meist mit einem fulminanten Krankheitsverlauf einhergeht [12].

Dennoch kommt es bei einigen dieser axonalen GBS-Varianten zu einer unerwartet raschen Erholung, da die Axone häufig nur im terminalen Bereich der motorischen Endplatten degenerieren und so die Regenerationsstrecke kurz ist [17]. Alternativ könnte auch ein rascher Titerabfall der blockierenden Antikörper eintreten. Bei den axonalen Formen ist ein höherer Prozentsatz von Antikörpern gegen das Gangliosid GM1 und GM1b gefunden worden [39], das v. a. an paranodalen Myelinabschnitten und an der terminalen Aufzweigung konzentriert ist.

Übergangsformen

Das klinische Spektrum der akuten Polyneuroradikulitis ist heterogen. So kann sich bei einem initial klinisch eindeutigen MFS im weiteren Krankheitsverlauf auch das Vollbild eines GBS entwickeln. Dies hat allerdings keine Konsequenzen für die Therapieplanung.

> **Wichtig**
>
> Das Miller-Fisher-Syndrom, die bei uns seltene akute motorische axonale Neuropathie und eine axonale sensomotorische Form gelten als GBS-Varianten. In Mitteleuropa überwiegt bei weitem die klassische demyelinisierende Variante.

Auch histologische Befunde unterstreichen die Heterogenität des GBS. Neben den klassischen demyelinisierenden und axonalen Schäden wurden in unterschiedlichem Ausmaß entzündliche T-Zellen im N. suralis gefunden [29], obwohl sensible Symptome beim GBS meist relativ gering ausgeprägt sind. Diese Variabilität spiegelt sich auch in unterschiedlichen Stadien der Makrophagenaktivierung wieder [22].

■■■ Therapie

Zu Beginn der Krankheit kann die Progredienz kaum abgeschätzt werden. Da sich bei schweren Verläufen schon innerhalb von 1–2 Tagen eine respiratorische Insuffizienz entwickeln kann, sollten Patienten mit Verdacht auf akutes GBS sofort an Zentren verlegt werden, wo sämtliche Möglichkeiten und Therapieverfahren der neurologischen Intensivmedizin zur Verfügung stehen.

Symptomatische Therapie

Das Ziel der symptomatischen Therapie besteht darin, akut lebensgefährdenden Komplikationen vorzubeugen sowie solche Schädigungen zu vermeiden, die als Spätfolgen auch nach der Akutphase noch zu einer Behinderung führen können.

Störung der Vitalfunktionen

Atemfunktion und Schluckstörungen

Bei bis zu $1/3$ der GBS-Patienten ist eine vorübergehende mechanische Beatmung erforderlich. Frühe Warnzeichen einer progredienten Schwäche der Atemmuskulatur sind in folgender Übersicht aufgeführt. Während Ateminsuffizienz bereits bei leichteren Tetraparesen manifest werden kann, tritt eine Schluckstörung meist erst bei schwerer Tetraparese auf.

> **Warnzeichen beginnender Ateminsuffizienz**
> - Orthopnoe
> - Kurzatmigkeit beim Sprechen
> - Speichelsee (Schluckstörung) und häufiges Hüsteln durch (Mikro)aspirationen
> - Flache Tachypnoe
> - Schwacher Hustenstoß
> - Paradoxe Atembewegungen

Vorbestehende pulmonale Erkrankungen, Atelektasen und Hypersekretion können eine Dekompensation begünstigen, ebenso alle Erkrankungen, die mit allgemeiner körperlicher Schwäche einhergehen (z. B. unspezifische fieberhafte Erkrankungen).

Bereits frühzeitig sollte die Vitalkapazität (alternativ: FEV_1 oder technisch und praktisch schwieriger der negative inspiratorische Druck; [16]) regelmäßig, d. h. in 4–8 stdl. Abständen, mit handgehaltenem Spirometer unter standardisierten Bedingungen in aufrechter oder mindestens 60°-sitzender Position, bei Fazialisparese mit geeigneter Maske wegen inkomplettem Lippenschluss, gemessen werden. Transkutanes Monitoring der O_2-Sättigung und serielle arterielle Blutgasanalysen müssen durchgeführt werden, sind aber nach unserer Erfahrung von geringerem prädiktivem Wert bezüglich der Intubationspflichtigkeit als die o. genannten Warnzeichen. Zyanose und Hyperkapnie als Zeichen einer fortgeschrittenen respiratorischen Insuffizienz dürfen nie abgewartet werden, da bereits vorher pulmonale Komplikationen, wie eine Aspirationspneumonie, auftreten. Für eine Intubation sprechen nicht nur eine grenzwertige Vitalkapazität (1,5 l bei Männern und 1,2 l bei Frauen oder FEV_1 ca. 75% der VK) bzw. eine O_2-Sättigung unter 90% bei Atmung von Raumluft, sondern v. a. die Geschwindigkeit, mit der sich diese Parameter verschlechtern. Ohne engmaschige Überwachung besteht gerade nachts das Risiko irreversibler hypoxischer Schädigung.

Indikation zur Intubation
- $p_aO_2 \leq 70$ mmHg, $p_aCO_2 > 45$, maximal 50 mmHg
- $t_cSO_2 < 90\%$ bei Raumluftatmung (empirischer Grenzwert)
- Vitalkapazität <1,5 l (Männer) bzw. <1,2 l (Frauen; empirische Grenzwerte)
- Rascher Abfall von S_aO_2 oder der VK/FEV_1 bei serieller Messung
- Lufthunger, Angst
- Schluckstörung mit Aspiration

Wichtig
Entscheidend für eine Intubationspflichtigkeit ist die Geschwindigkeit, mit der sich Vitalkapazität, FEV_1 und O_2-Sättigung verschlechtern.

Autonome Dysfunktion und Schmerzsyndrome

Bei etwa 45% der Patienten treten **autonome Störungen** auf, die allerdings meist subklinisch oder mäßiggradig bleiben. Diese können sich als parasympathische Hyperaktivität, aber auch als supraventrikuläre Tachykardien, Blutdruckschwankungen und vegetative Reizerscheinungen wie Hyperhidrose und Harnretention äußern. Potenziell gefährlich sind Tachyarrhythmien, lebensbedrohlich ist die Asystolie durch Kammerflimmern oder Vagusstimulation (Absaugen als Auslöser bei bis zu 20% der Patienten!). Möglicherweise liegt den kardiovaskulären Störungen eine primär sympathische Dysfunktion mit Erniedrigung des peripheren Gefäßtonus zugrunde [8]. Neben EKG-Monitoring können Analysen der Herzfrequenzvarianz und einfache Tests wie Valsalva-Manöver oder Bulbusdruckversuch Hinweise auf eine kardiale autonome Mitbeteiligung geben.

Eine seltene, aber behandlungsbedürftige Komplikation stellt das Syndrom der inadäquaten ADH-Sekretion (SIADH) dar. Die Hyponatriämie bleibt meist relativ gering und lässt sich durch Flüssigkeitsrestriktion beherrschen.

Neuropathische Schmerzsyndrome sind häufig. Insbesondere im Lumbosakralbereich werden sie als brennend-stechend oder als dumpf-drückend beschrieben. Letzteres kann aber auch nur einen schlichten »Liegeschmerz« darstellen. Bei bis zu 50% der Patienten in der Frühphase der Erkrankung führen diese Symptome zu Schlaflosigkeit und Unruhezuständen. Eine wirksame Behandlung ist wichtig, wegen der bei Beatmung erschwerten Kommunikation mit dem Patienten aber nicht leicht zu optimieren.

Störungen der **Darmfunktion** treten deutlich häufiger als Blasenstörungen auf. Durch geeignete Maßnahmen wie Laktulose, Propulsiva oder Laxanzien sollte der Entwicklung eines Ileus vorgebeugt werden. Zur Blasenentleerung wird meistens bereits aus pflegerischen Gründen ein Dauerkatheter gelegt, der wie üblich regelmäßig auf Infektion kontrolliert werden muss.

Thrombembolische Komplikationen und Kontrakturprophylaxe

Bei hochgradigen Paresen stellen tiefe Beinvenenthrombosen und daraus resultierende Lungenembolien eine typische, ernste Gefährdung dar und können zu plötzlichem Tod führen. Das Phlebothromboserisiko in einem plegischen Bein wird auf 75% eingeschätzt. Eine Antikoagulation entsprechend den Richtlinien der chirurgischen und phlebologischen Fachgesellschaften ist also unbedingt erforderlich.

Praxistipp
Wir bevorzugen intravenöse therapeutische Heparinisierung mit Verdopplung bis Verdreifachung der PTT zur effektiven Thrombembolieprophylaxe.

Eine entsprechende Hochdosisgabe von niedermolekularem Heparin stellt wahrscheinlich eine gleich effektive Maßnahme dar; allerdings kann die subkutane Resorption bei Schwerkranken gefährdet sein, was Kontrollen der Anti-Xa-Aktivität erforderlich macht.

Kontraindikationen stellen Patienten mit bekanntem Blutungsrisiko, z. B. gastrointestinalen Blutungsquellen dar. Im Zweifelsfall wird man auf eine Prophylaxekombination aus niedrigdosiertem LMW-Heparin und pneumatischen Kompressionsschienen an den Extremitäten zurückgreifen. Vergleichende Untersuchungen zur prophylaktischen Wirksamkeit der verschiedenen Maßnahmen liegen bei GBS-Patienten nicht vor. Der Stellenwert von medizinischen Thrombembolieprophylaxestrümpfen ist bei diesen Patienten völlig unklar. Gerade sie leiden häufig unter lokalen Missempfindungen und sind der Gefahr von druckbedingten trophischen Störungen besonders ausgesetzt.

Regelmäßige, 2-mal tägliche Krankengymnastik und korrekte Lagerung sind unbedingt erforderlich, um bei schweren Paresen Kontrakturen und sekundäre Druckschäden peripherer Nerven zu verhüten.

Psychische Probleme

Bei intensivbehandelten GBS-Patienten sind psychische Veränderungen bemerkenswert häufig (Tab. 40.1). Eine eigene prospektive Studie mit Patienteninterviews, die an die Kommunikationsbehinderung adaptiert waren, zeigte, dass v.a. tetraplegische und beatmete Patienten ausgeprägte Phasen von Hoffnungslosigkeit erleben, und dass bei immerhin 25% der Patienten produktiv-psychotische Phänomene zu bobachten sind [35].

Prädiktoren sind ein schwerer neurologischer Befund, Beatmung, Hirnnervenbeteiligung und tendenziell ein höherer Liquoreiweißgehalt. Ein Oneiroid (traumartige, szenisch gestaltete Psychose beglückenden oder ängstigenden Inhalts) tritt fast ausschließlich bei Schwerstbetroffenen auf. Andererseits vermittelte das Umfeld der Intensivstation 55% unserer Patienten ein Gefühl von Sicherheit.

> **Wichtig**
>
> Therapeutisch hilfreich war nach dieser Untersuchung bei der Bewältigung der Krankheitssituation v. a. Besuch von Angehörigen und Aufrechterhaltung der Kommunikation mit Lesetafeln oder PC-Kommunikationshilfe zur Reduktion des Deprivationseffekts.

Bei manifesten Psychosen, deren Inhalte man nur bei **intensiver** Beschäftigung mit dem Patienten in Erfahrung bringt und dann von Unruhezuständen wegen Komfortmängeln abgrenzen kann, sind hochpotente Neuroleptika indiziert.

> **Allgemeine empirische Behandlungsempfehlungen**
> - Häufiges Lagern (2 stündlich), Thoraxvibrationsmassage (2–4 stündlich), Krankengymnastik (2-mal/24 h)
> - Intensive Pneumonie- und Dekubitusprophylaxe
> - Intensive Obstipationsprophylaxe und -behandlung
> - Intensive Kommunikation, besonders mit beatmeten Patienten
> - Therapeutische Heparinisierung
> - Großzügige Indikationsstellung für passageren Schrittmacher
> - Induktion von Schlaf-Wach-Rhythmus (Benzodiazepine)
> - Zurückhaltung mit Antiaarrhythmika und Katecholaminen
> - Analgesie bei Kreuzschmerzen (NSAR) und Reinnervationsschmerzen (z. B. Carbamazepin, Pregabalin)
> - Vorzugsweise transnasale Intubation
> - Relativ frühzeitige Entscheidung zur operativen Tracheotomie
> - Vorzugsweise assistierte Beatmungsformen mit »Low-peep-Konzept«
> - Milde Sedierung mit Neuroleptika

Spezifische Aspekte der symptomatischen Intensivtherapie

Intubation, Beatmung und Analgosedierung

Aufmerksames Beobachten des klinischen Verlaufs und sorgfältiges Monitoring der Atmungsfunktion lassen notfallmäßige Intubationen, die komplikationsbelastet sind, meist vermeiden. Auch bei rascher Verschlechterung bleibt im Regelfall genügend Zeit, den Patienten über den geplanten Eingriff und die damit verbundene Perspektive längerfristiger Beatmung aufzuklären, damit Angst und psychische Belastung zu minimieren und Vertrauen zu schaffen.

Tab. 40.1. Häufigkeit psychischer Veränderungen bei intensivbehandelten GBS-Patienten (n=55, Prozentangaben gerundet)

Psychische Veränderung	Häufigkeit in [%]
Angst	85
Depressivität	71
Hoffnungslosigkeit	19
Vermehrtes Träumen	56
Psychotische Symptome	23
— Halluzinationen	23
— Wahnhafte Erlebnisse	12
— Oneiroid	14
Derealisation/Illusion	8

40.1 Guillain-Barré-Syndrom (akute entzündliche Polyradikuloneuritis, AIDP)

> **Wichtig**
>
> Wird ein GBS-Patient beatmungspflichtig, so muss mit mehrwöchiger Beatmung gerechnet werden. Dabei soll der Patient zumindest zwischenzeitlich so wach sein, dass ein neurologischer Kontrollbefund erhoben werden kann.

Wir bevorzugen daher die für einen Wachen angenehmere transnasale Tubuslage. Wie bei allen neuromuskulären Krankheiten sollten depolarisierende Muskelrelaxanzien möglichst vermieden werden. Wenn sich ein Patient über eine Woche weiter verschlechtert, führen wir eine frühzeitige chirurgische Tracheotomie durch, denn in diesen Fällen ist eine Entwöhnbarkeit vom Respirator innerhalb der nächsten 2 Wochen unwahrscheinlich.

Grundsätzlich sollte die Phase der kontrollierten Beatmung möglichst kurz gehalten werden. Außer im Falle einer Aspiration vor Intubation ist die pulmonale Situation und damit Beatmungsführung bei GBS-Patienten im Regelfall unkompliziert. Beim wachen Patienten mit Restfunktionen der Atemmuskulatur versuchen wir, so bald wie möglich einen assistierten Beatmungsmodus zu wählen. Bei neuromuskulären Krankheiten kann der SIMV-Modus gerechtfertigt sein, aber inzwischen beatmen wir meist im CPAP-Modus mit zusätzlichem »Low-peep-Konzept« (3–5 cm H_2O). Der asssistierte Druck (CPAP, BIPAP, SIMV) sollte im Regelfall maximal 18–20 cm H_2O betragen, eine F_iO_2 von 30% reicht in der Regel aus.

Da es sich um Beatmung bei intakter Hirnfunktion und Atemregulation sowie um eine zumeist gesunde Lunge handelt, kommt man in Hinblick auf die Grundkrankheit meist ohne tiefe Analgosedierung aus. Analgesie kann aber zur Schmerzbehandlung erforderlich werden (s. unten), Sedierung zur Gewährleistung eines Schlaf-Wach-Rhythmus oder bei Angst und Psychosen (s. oben). Als Schlafmittel bevorzugen wir Benzodiazepine (z. B. Rohypnol), als leichtes Dauersedativum und bei Psychosen eine bedarfsadaptierte parallele Mischung aus unterschiedlich potenten Neuroleptika (z. B. Haldol + Neurocil). Letztere Kombination eignet sich auch sehr gut bei Angst in der Entwöhnungsphase. Alternativ kann ein mittelpotentes Neuropleptikum wie Perazin (Taxilan) eingesetzt werden.

> **Wichtig**
>
> Im Zweifelsfall setzen wir die Indikationsschwelle für Psychopharmaka niedrig, um subjektives Leiden zu verhindern.

Jede Veränderung der Beatmungsparameter sollte ebenso wie ein Entwöhnungsversuch mit dem Patienten besprochen werden, um Angst und zusätzlichen psychischen Stress zu reduzieren. Sowohl aus dem SIMV- als auch aus dem BiPAP-Modus wird der Hilfsdruck langsam (über Tage) bis auf 12 cm H_2O reduziert. Danach kann man die SIMV-Frequenz langsam (1–2 Tage) bis auf Null reduzieren. Gegen Ende der »Weaning«-Phase ist ein besonders intensiver Kontakt zum Patienten nötig, da nach längerer bewusst erlebter Beatmung oft eine Fixierung auf Technik eintritt. Wenn man über entsprechende Geräte verfügt, bietet sich schließlich der Einsatz einer Tubuskompensation an. Bei klassischem T-Stück-Weaning mit probeweisen Diskonnektionen kann man sich relativ sicher sein, dass nach Extubation ausreichende Atemreserven zur Verfügung stehen. Eine Extubation kann erwogen werden, wenn der Patient etwa 12 Stunden problemlos über Tubus oder Tracheostoma atmet und kein Speichelsee im Rachen steht.

Die Schluckfähigkeit ist mit ausreichender Eigenatmung nur schwach assoziiert. Wenn der Schluckakt mit Breikost gelingt, kann ein Tracheostoma verschlossen werden. Ob und wann eine vollständige orale Ernährung möglich ist, bedarf unter Umständen einer laryngoskopischen Überprüfung samt Schluckprobe mit Methylenblau.

Nichtinvasive BIBAP-Maskenbeatmung (NIV) hat trotz ihrer bei anderer Indikation beeindruckenden Erfolge unserer Ansicht nach in der Akutbehandlung des GBS keinen relevanten Stellenwert. Ein sich rasch verschlechternder GBS-Patient braucht fast stets zunächst eine kontrollierte und auf Dauer angelegte Atemunterstützung. Außerdem hat ein solcher Patient meist auch eine Schluckstörung, so dass in der Bilanz ein Vorteil der NIV nicht sichtbar wird. Für eine länger dauernde »Weaning«-Phase kann Maskenbeatmung aber eine Alternative darstellen. Eine ähnliche Argumentation gilt wahrscheinlich auch für die von anderer Seite berichtete Beatmung über Minitracheostoma [26].

Behandlung von autonom bedingten Herzkreislaufstörungen

Falls die neurophysiologischen Testverfahren für eine Mitbeteiligung der autonomen Innervation des Herzens sprechen, legen wir aufgrund der Gefahr letaler Arrhythmien (s. oben) frühzeitig einen passageren Schrittmacher an. Transkutane Systeme haben weder ein Dislokations- noch Infektionsrisiko und die heute verfügbaren Hautelektroden haften auch bei Hyperhidrosis.

Bei Sinustachykardie muss zunächst ein Volumenmangel ausgeschlossen werden. Bei jungen und herzgesunden Patienten werden auch Pulsfrequenzen bis 120/min längerfristig zumeist noch gut toleriert. β-Blocker setzen wir wegen der häufig ausgeprägten Neigung zu arterieller Hypotonie nur vorsichtig ein.

> **Wichtig**
>
> Tachyarrhythmien werden nur dann behandelt, wenn sie nach den Lown-Kriterien mindestens den Grad IIIb erreichen.

Am funktionell denervierten Herzen empfiehlt es sich grundsätzlich, Antiarrhythmika zurückhaltend anzuwenden, da sie alle unerwartete proarrhythmogene Wirkungen entfalten können. Einzige Ausnahme stellt die Sinusbradykardie dar, die unverzüglich mit Atropin behandelt wird.

Blutdruckschwankungen müssen konsequent und bevorzugt mit intravenösen Medikamenten therapiert werden. Bei arterieller Hypotonie genügen meist Plasmaexpander. Mit Katecholaminen sollte wegen ihrer arrhythmogenen Wirkung vorsichtig umgegangen werden.

Behandlung von autonomer Dysfunktion im Magen-Darm-Trakt

Auch wegen einer oft begleitend auftretenden Gastroparese mit Reflux sollte baldmöglichst transnasal eine Magensonde gelegt werden. Enterale Ernährung wird häufig durch paralytischen Ileus oder diffuse Diarrhö erschwert. Zur Peristaltikförderung bevorzugen wir zunächst physikalische Maßnahmen (feuchte Wärme). Erst bei deren Versagen setzen wir subkutan Neostigmin ein (**Cave**: Arrhythmie-Induktion) oder intravenös das Parasympathikomimetikum Ceruletid (Takus). Bei Diarrhöen wechseln wir zunächst die Flüssignahrung. In schweren Fällen muss man auf Morphinderivate (s. unten) zurückgreifen.

Behandlung von Schmerzen

Durch Schmerzen sind viele Patienten v. a. in der Frühphase der Erkrankung stark belastet. In einem abgestuften Behandlungskonzept sollten zunächst nichtsteroidale Antiphlogistika verabreicht werden. Bei einer evtl. Therapie mit Kortikosteroiden (und Heparinisierung) sollte man wegen des potenzierten gastrointestinalen Blutungsrisikos Paracetamol vorziehen. Morphinderivate wirken gut (**Cave**: Obstipation). Bei lanzinierenden Schmerzen oder Kribbelparästhesien im Zuge von Reinnervationsvorgängen können membranstabilisierende Substanzen wie Carbamazepin oder Pregabalin erfolgversprechend gegeben werden.

Infektionen

Ungezielte prophylaktische Gabe von Antibiotika kann Multiresistenzentwicklung fördern und ist obsolet.

Bei laborchemischen und klinischen Infektzeichen müssen eine konsequente Fokussuche und ein Wechsel aller Katheter erfolgen. Die Abnahme von Blutkulturen im Fieberschub erhöht die Erfolgschancen für einen Erregernachweis. Falls eine Pneumonie klinisch wahrscheinlich ist, setzen wir zunächst eine Kombination von Cephalosporin mit Aminoglykosid ein. Das weitere Vorgehen richtet sich nach Erregernachweis, Antibiogramm, klinischem Ansprechen und dem lokalen Keim- und Resistenzspektrum (in Zusammenarbeit mit dem zuständigen Hygieneinstitut).

Spezielle pflegerische Maßnahmen

Neben der ständigen psychologischen Mitbetreuung der Patienten (s. oben) stehen Pneumonie- und Dekubitusprophylaxe im Vordergrund (▶ Kap. 2). Durch 2 stündliche Vibrationsmassagen des Thorax und zusätzliche Bronchialtoilette konnten wir die Pneumonieinzidenz deutlich senken.

Tetraparese und gestörte Schweißsekretion fördern die Dekubitusbildung. Dem kann durch 2 stündliche Umlagerung und Antidekubitusmatratzen vorgebeugt werden. Bei häufig wechselnder Lagerung und sorgfältiger Hautpflege reichen sog. Würfelmatratzen aus. Die äußerst wirksamen Luftkissenbetten (Clinitron) sind bei peripher denervierten Patienten ungünstig, weil der verbliebene Rest des Körperlagegefühls dort vollends verloren geht. Pneumatische Wechsellastmatratzen sind sehr laut, was für die wachen Patienten Stress bedeutet. Der Einsatz milder pH-neutraler Seifen und die Rückfettung der Haut verringern saprophytäre Infektionen.

Bei Fazialisparese mit Lagophthalmus muss einem Hornhautulkus durch mehrfache Gabe von Augentropfen untertags und Salbenstreifen mit feuchten Kompressen in der Nacht vorgebeugt werden.

Immuntherapie des GBS

Die bisher verfügbaren wirksamen Immuntherapien sind nicht spezifisch. In den meisten Fällen wurden sie zunächst empirisch etabliert und erst später in kontrollierten Studien bestätigt. Weiterführende Therapieprinzipien werden derzeit v. a. an experimentellen Tiermodellen des GBS überprüft.

Plasmapherese

Die großen nordamerikanischen [32] und frankophonen [31] multizentrischen Plasmapheresestudien konnten an fast 500 Patienten die Wirksamkeit der Plasmapherese beim Guillain-Barré-Syndrom gegenüber nicht plasmapheretisch Behandelten eindeutig beweisen. Üblicherweise wurden dabei im Laufe von 7–14 Tagen 200–250 ml Plasma/kgKG ausgetauscht und meist durch Albumin, in der französischen Studie teilweise auch durch Frischplasma (heute obsolet) ersetzt. Die Patienten in der Plasmapheresegruppe besserten sich deutlich rascher als in der Kontrollgruppe (z. B. 19 vs. 40 Tage für einen Punkt auf einer neurologischen Skala). Die Wirksamkeit der Plasmapherese spricht für die pathogenetische Relevanz humoraler Faktoren (s. oben).

Intravenöse Immunglobuline

Polyvalente intravenöse 7S-Immunglobuline (IVIg) wurden bereits seit Anfang der 1980iger Jahre kasuistisch bei einer Vielzahl von neurologischen und anderen Autoimmunerkrankungen appliziert. IVIg besitzen eine Vielzahl von immunmodulierenden Effekten, die sowohl in der Zellkultur als auch in tierexperimentellen Studien charakterisiert wurden [11]. Die erste große randomisierte Studie zeigte, dass IVIg mindestens gleichwertig der Plasmapherese war [33]. Das deutlich schlechtere Abschneiden der Plasmapheresegruppe im Vergleich zu den oben beschriebenen nordamerikanischen und französischen Studien beruht möglicherweise auf den etwas unterschiedlichen Einschlusskri-

40.1 Guillain-Barré-Syndrom (akute entzündliche Polyradikuloneuritis, AIDP)

terien der niederländischen Studie, insbesondere einer Bevorzugung schwerer betroffener Patienten.

Die niederländischen Ergebnisse wurden in einer multizentrischen internationalen Studie (PSGBS-Trial) im wesentlichen bestätigt [20]. In einem dritten Therapiearm wurde auch eine sequenzielle Kombination aus Plasmapherese gefolgt von IVIg evaluiert. Diese war den Monotherapien nur minimal überlegen. Die Letalität betrug etwa 3% in allen Therapiegruppen.

Die Frage der optimalen IVIg-Dosierung wurde bisher nur in einer kleineren Dosisvergleichsstudie untersucht [27]. Zumindest bei beatmungspflichtigen Patienten empfiehlt sich die Standarddosierung von 0,4 g/kgKG über 5 Tage. Eine multizentrische prospektive Studie bestätigte die gute Verträglichkeit der IVIg-Therapie.

Glukokortikosteroide und Kombinationstherapien

Für Glukokortikosteroide wurden aufgrund kleiner unkontrollierter Studien seit langem therapeutische Effekte, aber auch vermehrte Komplikationen bei GBS postuliert [19]. Eine europäische kontrollierte multizentrische Studie fand keine positive Wirkung, aber auch keine wesentlichen Risiken für eine hochdosierte Steroidpulstherapie [13].

In einer kleinen Pilotuntersuchung verglich die niederländische GBS-Untersuchergruppe die Kombinationsbehandlung von Methylprednisolon und IVIg mit einer historischen Kontrolle aus der 1992 publizierten IVIg-Studie [30]. Die Kombinationstherapie soll zu einer deutlich verbesserten Erholung in dieser allerdings sehr kleinen Patientenkohorte geführt haben. Die nachfolgende niederländische randomisierte multizentrische Studie fand heraus, dass bei älteren und schwerer betroffenen Patienten die Kombination aus 5×500 mg Methylprednisolon und IVIg zu signifikant rascherer Erholung führt [34]. Die Bedeutung für den klinischen Alltag wird allerdings noch diskutiert.

Praktisches Vorgehen

Grundsätzlich können Plasmapherese und intravenöse Immunglobuline heutzutage als gleichwertige Primärtherapien beim GBS betrachtet werden. Die Auswahl richtet sich nach der Verfügbarkeit, Kontraindikationen für eine bestimmte Behandlungsform und nach ökonomischen Aspekten. Bei multimorbiden, insbesondere herzinsuffizienten Patienten ist eine besonders schonende Plasmapheresetechnik Voraussetzung zur Verhütung eines Lungenödems, das allerdings auch durch (relativ) zu rasche IVIg-Infusion ausgelöst werden kann. Bei septischen Patienten und Problemen mit zentralvenösen Zugängen sind Immunglobuline zu empfehlen.

Bei kindlichem GBS sind wegen der für Plasmapherese notwendigen großlumigen venösen Zugänge Immunglobuline zu bevorzugen. Eine vorausgegangene Diarrhö ist kein Grund, Immunglobulinen den Vorzug zu geben [14].

Im Falle eines Nichtansprechens auf die Primärtherapie gibt es bisher keine zwingende wissenschaftliche Begründung, die

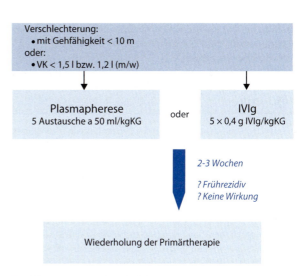

◘ Abb. 40.1. Immuntherapie bei GBS.

Primärtherapie zu wiederholen oder die alternative Behandlungsmethode zu wählen (◘ Abb. 40.1). Bei protrahiertem Verlauf wird man aber oft geneigt sein, die alternative Behandlungsmethode zu versuchen. Auch im ersten Behandlungszyklus können Komplikationen wie Sepsis oder allergische Reaktionen einen Wechsel der Therapieform begründen. Bei Frührezidiv innerhalb der ersten 2 Wochen kann die Initialbehandlung wiederholt werden. Die neuesten experimentellen Ergebnisse zu Wirkmechanismen des IVIg lassen eine Wiederholung bzw. Wechsel zu IVIg sinnvoll erscheinen [1].

Offene Fragen und zukünftige Entwicklungen

Obwohl durch die oben beschriebenen Immuntherapien bereits beträchtliche Fortschritte in der Behandlung des GBS erzielt werden konnten, ist das therapeutische Ergebnis oft noch nicht zufrieden stellend. Besonderer Wert muss darauf gelegt werden, bereits frühzeitig Patienten mit ungünstigen prognostischen Faktoren zu identifizieren, um diese gegebenenfalls einem zweiten Therapiezyklus zu unterziehen [6] oder Patientengruppen zu identifizieren, die von einer bestimmten Therapie besonders gut profitieren. Momentan befindet sich eine von einer deutschen GBS-Selbsthilfegruppe unterstützte Studie zur Zweitgabe von IVIG in Vorbereitung.

Umstritten ist wegen widersprüchlicher Studienergebnisse, ob GBS- Patienten mit vorausgegangener klinisch manifester oder auch nur serologisch gesicherter C.-jejuni- Infektion besonders häufig Zeichen axonaler Schädigung mit entsprechend schlechter Prognose aufweisen und deutlich besser auf IVIg als auf Plasmapherese ansprechen.

Traditionell ist es üblich, Immuntherapien erst dann einzusetzen, wenn die Gehfähigkeit bereits erheblich (5–10 m) eingeschränkt ist. Die Ergebnisse einer französischen multizentrischen Studie sprechen aber dafür, dass auch bei nicht so schwerem Befund und milderem Verlauf durch eine frühzeitige limitierte Anzahl von Plasmapheresen eine raschere Rekonvaleszenz erreicht werden kann [31]. Dies entspricht den pathophysiologischen Überlegungen (blockierende Autoantikörper).

 Fazit

Trotz deutlicher Fortschritte bei der Behandlung des GBS gibt es immer noch viele Patienten, die von den etablierten Immuntherapien nicht ausreichend profitieren. Unklar ist in den meisten Fällen auch, welche der vielfältigen, in Zellkultur und Ex-vivo-Analysen identifizierten Wirkmechanismen von Immuntherapien wie z. B. IVIg für ihre therapeutische Wirksamkeit entscheidend sind. Obwohl uns Untersuchungen an Tiermodellen oder immunologische Analysen in vielen Fällen zu einem besseren Verständnis verholfen haben, besteht nach wie vor die Notwendigkeit, spezifischere und effektivere Therapiestrategien zu entwickeln. Dies wird allerdings zukünftig immer schwieriger werden, da durch die breite Verfügbarkeit von Therapien wie z. B. intravenösen Immunglobulinen immer weniger Patienten an spezialisierten Zentren in kontrollierte Therapiestudien aufgenommen werden können.

Wegen der möglichen vitalen Bedrohung von GBS-Patienten im Akutstadium sollte die Behandlung vorzugsweise an solchen Kliniken stattfinden, bei denen auch adäquate intensivneurologische Therapiemöglichkeiten zur Verfügung stehen. Die niedrige Letalität in den jüngsten Studien ist v. a. diesem Umstand zuzuschreiben.

Literatur

1. Buchwald B, Ahangari R, Weishaupt A et al. (2002) Intravenous immunoglobulins neutralize blocking antibodies in Guillain-Barre syndrome. Ann Neurol 51: 673-680.
2. Buchwald B, Toyka KV, Zielasek J et al. (1998) Neuromuscular blockade by IgG antibodies from patients with Guillain- Barre syndrome: a macro-patch-clamp study. Ann. Neurol. 44: 913-922.
3. Buchwald B, Weishaupt A, Toyka KV et al. (1998) Pre- and postsynaptic blockade of neuromuscular transmission by Miller- Fisher syndrome IgG at mouse motor nerve terminals. Eur. J. Neurosci. 10: 281-290.
4. Chiba A, Kusunoki S, Obata H et al. (1997) Ganglioside composition of the human cranial nerves, with special reference to pathophysiology of Miller Fisher syndrome. Brain Res. 745: 32-36.
5. Enders U, Karch H, Toyka KV et al. (1993) The spectrum of immune responses to campylobacter jejuni and glycoconjugates in Guillain-Barre syndrome and in other neuroimmunological disorders. Ann Neurol 34: 136-144.
6. Farcas P, Avnun L, Frisher S et al. (1997) Efficacy of repeated intravenous immunoglobulin in severe unresponsive Guillain-Barre syndrome. Lancet 350: 1747.
7. Feasby TE, Gilbert JJ, Brown WF et al. (1986) An acute axonal form of Guillain-Barre polyneuropathy. Brain 109: 1115-1126.
8. Flachenecker P, Wermuth P, Hartung HP et al. (1997) Quantitative assessment of cardiovascular autonomic function in Guillain-Barre syndrome. Ann. Neurol. 42: 171-179.
9. French cooperative group on plasma exchange in Guillain-Barre syndrome (1987) Efficiency of plasma exchange in Guillain-Barre syndrome: role of replacement fluids. Ann Neurol 22: 753-761.
10. Geleijns K, Schreuder GMT, Jacobs BC et al. (2005) HLA class II alleles are not a general susceptibility factor in Guillain-Barre syndrome. Neurology 64: 44-49.
11. Gold R, Stangel M, Dalakas MC (2007) Drug Insight: the use of intravenous immunoglobulin in neurology - therapeutic considerations and practical issues. Nat Clin Prac Neurol 3: 36-44.
12. Griffin JW, Li CY, Ho TW et al. (1996) Pathology of the motor-sensory axonal Guillain-Barre syndrome [see comments]. Ann Neurol 39: 17-28.
13. Guillain-Barre Syndrome Steroid Trial Group (1993) Double-blind trial of intravenous methylprednisolone in Guillain-Barre syndrome. Lancet 341: 586-590.
14. Hadden RD, Cornblath DR, Hughes RA et al. (1998) Electrophysiological classification of Guillain-Barre syndrome: clinical associations and outcome. Plasma Exchange/Sandoglobulin Guillain-Barre Syndrome Trial Group. Ann. Neurol. 44: 780-788.
15. Hartung H-P, Reiners K, Toyka KV, Pollard JD (1994) Guillain-Barre syndrome and CIDP. In: Hohlfeld R, editor. Immunology of neuromuscular disease. Dordrecht, Boston, London: Kluwer Academic Publishers. p 33-104.
16. Heritier F, Rahm F, Pasche P et al. (1994) Sniff nasal inspiratory pressure. A noninvasive assessment of inspiratory muscle strength. Am. J. Respir. Crit Care Med. 150: 1678-1683.
17. Ho TW, Hsieh ST, Nachamkin I et al. (1997) Motor nerve terminal degeneration provides a potential mechanism for rapid recovery in acute motor axonal neuropathy after Campylobacter infection [see comments]. Neurology 48: 717-724.
18. Hughes RAC (1990) Guillain-Barre syndrome. London: Springer. 49 - 81 p.
19. Hughes RAC, Newsom-Davis J, Perkin GD et al. (1978) Controlled trial of prednisolone in acute polyneuropathy. Lancet 2: 750-753.
20. Hughes RAC, Swan AV, Cornblath DR et al. (1997) Randomised trial of plasma exchange, intravenous immunoglobulin, and combined treatments in Guillain-Barre syndrome. Lancet 349: 225-230.
21. Jacobs BC, O'Hanlon GM, Bullens RW et al. (2003) Immunoglobulins inhibit pathophysiological effects of anti-GQ1b-positive sera at motor nerve terminals through inhibition of antibody binding. Brain 126: 2220-2234.
22. Kiefer R, Kieseier BC, Brück W et al. (1998) Macrophage differentiation antigens in acute and chronic autoimmune polyneuropathies. Brain 121: 469-479.
23. McKhann GM, Cornblath DR, Griffin JW et al. (1993) Acute motor axonal neuropathy: a frequent cause of acute flaccid paralysis in China. Ann. Neurol. 33: 333-342.
24. Merkies IS, Schmitz PI, Samijn JP et al. (1999) Fatigue in immune-mediated polyneuropathies. European Inflammatory Neuropathy Cause and Treatment (INCAT) Group. Neurology 53: 1648-1654.
25. Mori K, Hattori N, Sugiura M et al. (2002) Chronic inflammatory demyelinating polyneuropathy presenting with features of GBS. Neurology 58: 979-982.
26. Nomori H, Ishihara T (2000) Pressure-controlled ventilation via a mini-tracheostomy tube for patients with neuromuscular disease. Neurology 55: 698-702.

27. Raphael JC, Chevret S, Harboun M et al. (2001) Intravenous immune globulins in patients with Guillain-Barre syndrome and contraindications to plasma exchange: 3 days versus 6 days. J Neurol Neurosurg Psychiatry 71: 235-238.
28. Ropper AH (1992) The Guillain-Barre syndrome. N Engl J Med 326: 1130-1136.
29. Schmidt B, Toyka KV, Kiefer R et al. (1996) Inflammatory infiltrates in sural nerve biopsies in Guillain- Barre syndrome and chronic inflammatory demyelinating neuropathy. Muscle and Nerve 19: 474-487.
30. The Dutch Guillain-Barre Study Group (1994) Treatment of Guillain-Barre-Syndrome with high-dose immune globulins combined with methylprednisolone: a pilot study. Ann Neurol 35: 749-752.
31. The French Cooperative Group on Plasma Exchange in Guillain-Barre Syndrome (1997) Appropriate number of plasma exchanges in Guillain-Barre syndrome. Ann. Neurol. 41: 298-306.
32. The Guillain-Barre study group (1985) Plasmapheresis and acute Guillain-Barre Syndrome. Neurology 35: 1096-1104.
33. van der Meche FGA, Schmitz PIM, and the Dutch Guillain-Barre study group (1992) A randomized trial comparing intravenous immune globulin and plasma exchange in Guillain-Barre syndrome. N Engl J Med 326: 1123-1129.
34. Van Koningsveld R, Schmitz PIM, van der Meche FGA et al. (2004) Effect of methylprednisolone when added to standard treatment with intravenous immunoglobulin for Guillain-Barre syndrome: randomised trial. Lancet 363: 192-196.
35. Weiß H, Lauter V, Müllges W et al. (2002) Psychotic symptoms and emotional distress in patients suffering from acute Guillain-Barré syndrome. Eur Neurol 47: 74-78.
36. Wessig K, Buchwald B, Toyka KV et al. (2001) Miller Fischer syndrome: Immunfluorescence and immunoelectronic localization if IgG at the mouse neuromuscular function. Acta Neuropathol. (Berl) 101, 239-244.
37. Willison HJ, Yuki N (2002) Peripheral neuropathies and anti-glycolipid antibodies. Brain 125: 2591-2625.
38. Winer JB, Hughes RAC, Osmond C (1988) A prospective study of acute idiopathic neuropathy. I. Clinical features and their prognostic value. J. Neurol. Neurosurg. Psychiatry 51: 605-612.
39. Yuki N, Ho TW, Tagawa Y et al. (1999) Autoantibodies to GM1b and GalNAc-GD1a: relationship to *Campylobacter jejuni* infection and acute motor axonal neuropathy in China. J Neurol Sci 164: 134-138.
40. Yuki N, Taki T, Inagaki F et al. (1993) A bacterium lipopolysaccharide that elicites Guillain-Barre syndrome has a GM1 ganglioside-like structure. J Exp Med 178: 1771-1775.
41. Yuki N, Yamada M, Koga M et al. (2001) Animal model of axonal Guillain-Barre syndrome induced by sensitization with GM1 ganglioside. Ann. Neurol 49: 712-720.

40.2 Rhabdomyolyse

H.-C. Hansen

Die der Rhabdomyolyse zugrunde liegende Muskelgewebenekrose entspricht einer akuten toxisch-nekrotisierenden Myopathie, für die eine Vielzahl physikalischer und chemischer Noxen verantwortlich sein können und für die auch die Disposition des Patienten entscheidend sein kann (Myopathie, Medikamenteninteraktion). Es drohen lebensbedrohliche Komplikationen (◘ Übersicht), so dass oft eine Intensivüberwachung, gelegentlich auch eine Intensivtherapie erforderlich ist. Die Langzeitprognose ist insbesondere nach überstandener Akutphase sehr gut.

Komplikationen der Rhabdomyolyse
- Akutes Nierenversagen
- Hyperkaliämie und Herzrhythmusstörungen
- Kompartmentsyndrom mit Nerven- oder Plexusschädigung
- Metabolisches Koma
- Respiratorische Insuffizienz bei Atemmuskelbeteiligung

■■■ Ätiologie und Pathogenese

Rhabdomyolysen werden bei Muskelgesunden durch definierte exogene Faktoren (in erster Linie Alkohol, illegale Drogen, Lipidsenker, Hypokaliämie) und bei primär Muskelerkrankten bereits durch inadäquate Muskelarbeit ausgelöst (▶ Kap. 39). Besondere Prädispositionen ergeben sich bei Mangel des Kalium und Phosphatbestands (Alkohol, Malnutrition), Substanzentzug (Alkohol, Dopaminergika, Baclofen), Sepsis und Autoimmunkrankheiten [3]. Myopathiekonduktoren mit subklinischen Myopathien reagieren mitunter bei relativ geringen Belastungen mit Rhabdomyolyse (▶ Kap. 40.3).

Histologisch kommt es zum stadienhaften Ablauf einer nekrotisierenden Faserschädigung. Schwerpunkte der Muskelschädigung, die auch asymmetrisch verteilt sein können, sind oft physikalisch durch einseitig motorische Belastungen oder fokale Kälteeinwirkung begründet. Die häufigsten Auslöser ◘ Tab. 40.2 und ◘ Tab. 40.3.

■■■ Indikation intensivmedizinische Aufnahme

Wichtig

Eine Indikation zur intensivmedizinischen Betreuung liegt vor, wenn auslösende Faktoren komplikationsträchtig sind (z. B. Kokainintoxikation), Myopathien vorbestehen und Dyskaliämien die Paresen aggravieren, kardiale Arrhythmien durch Vorerkrankungen des Herzens begünstigt werden, die Rhabdomyolyse die Atemmuskulatur mit einbezieht, sich ein Nierenversagen etabliert, oder sich ein metabolisches Koma durch Bewusstseinstrübung ankündigt.

Viele neurologisch oder intensivmedizinisch verwendete Pharmaka (Sedativa/Immunsuppressiva/Kreislaufmedikamente) können blande, aber zum Teil auch lebensbedrohliche Rhab-

Tab. 40.2. Auslöser von Rhabdomyolyse: chemische Einwirkungen

Drogen/Rauschmittel	Medikamente (v. a. bei Medikamentenüberdosierung/-ausscheidungsstörungen)	Toxine
Alkoholexzess	Lipidsenker (Statine)	Hornissen
Kokain, Amphetamine	Azathioprin, Ciclosporin A	Wespen
Heroin und Opiate	Zidovudin	Schlangen
Barbiturate	via Hypokaliämie (Auslösung durch Diuretika, Laxanzien, Theophyllin, Amphotericin B, **Cave:** Insulin i.v.)	Tropische Meerestiere

Tab. 40.3. Auslöser von Rhabdomyolyse: physikalische Einwirkungen

Umwelt	»milieu interne«	Überlastung
Muskeltrauma (»crush syndrome«)	Hypokaliämie	Extremsport (v. a. bei Untrainierten)
Kälte, Hitzschlag	Sepsis, Fieber, SIRS	Grand-Mal-Serie
Stromschlag	Postinfektiös, postvakzinal	Status asthmaticus
	Bakterielle Toxine	Maligne Hyperthermie

domyolysen auslösen. Der Krankheitsbeginn ist beim sedierten Patienten stets klinisch inapparent. Bei Kindern und Jugendlichen wurden Myonekrosen z. B. unter Propofoldauerinfusion beobachtet. Nichtdepolarisierende Relaxanzien und Glukokortikoide sind als häufige Triggersubstanzen auch im Intensivbereich bekannt [7]. Auf 10.000 Therapien bezogen wird das Risiko einer Rhabdomyolyseauslösung durch Lipidsenker auf 1–6 Fällen bei Monotherapie und für die Kombination (Statin und Fibrat) bei 20 Fällen angegeben. Die Auslösung einer solchen Lipidsenkermyopathie [5], die histologisch Ähnlichkeiten zu mitochondrialen Störungen aufweist, erfolgt dosisabhängig und kann durch ungünstige Medikamenteninteraktionen (Blockade des Lipidsenkerabbaus durch Cytochromoxidase p450 3A4-Inhibitoren wie u. a. Midazolam, Lidocain, Verapamil) unterhalten werden.

Septische Erkrankungen und generell die systemisch inflammatorischen Bilder (SIRS) können das ganze Spektrum neuromuskulärer Störungen auslösen (Neuropathien, Übertragungsstörungen, nekrotisierende Myopathien mit Rhabdomyolyse). Schwerpunktmanifestationen und Überschneidungen sind beim individuellen Patienten möglich [2, 8]. Wichtige intensivmedizinische Prozeduren, die Rhabdomyolysen mit auslösen, sind in nachfolgender Übersicht aufgeführt [3].

Rhabdomyolyse beim Intensivpatienten
- Nach kardiopulmonaler Reanimation
- Unter Immunsuppression nach Transplantation
- Postoperativ nach prolongierten Eingriffen
- Nach hyperosmolarer Therapie
- Nach akzidenteller Hypokaliämie, Hypophosphatämie
- Im enteralen Kostaufbau (Phosphatverschiebung)
- SEPSIS und SIRS

Nach längeren Operationen sind Rhabdomyolysen auf ungünstige Lagerungen zurückgeführt worden, besonders bei übergewichtigen und hypotensiven Patienten sowie beim Gebrauch von engen, stauenden Verbänden oder Schienen [1].

∎∎∎ **Symptomatik**

Die klinische Symptomatik ist uniform, variiert aber im Ausmaß stark. Im Vordergrund stehen dumpf schmerzhafte Paresen, bei oberflächlichen Muskeln auch die Muskelschwellung. Bei stärkerer Ödembildung in engen Muskelfaszien (Kompartmentsyndrom) können sich ischämische Kontrakturen und periphere Nervenkompressionssyndrome entwickeln [4, 6]. Letztere erschweren die Differenzialdiagnose durch Sensibilitätsstörungen und neuralgiforme Schmerzen (z. B. Plexus-lumbalis-Syndrom bei Psoasbeteiligung).

40.2 Rhabdomyolyse

Die Labordiagnostik weist bei Rhabdomyolyse einen starken Anstieg der Serumkreatinkinase (CK) nach, meist auf Werte um 1000 U/l und darüber. Im Urin wird Myoglobin als Ausdruck der Myonekrosen nachweisbar, was gelegentlich an rot-brauner Verfärbung erkennbar wird. Urinschnelltests auf Hämoglobin reagieren meist positiv. Typischerweise besteht im Serum eine Hyperkaliämie, eine Hypokalzämie, eine Hyponatriämie sowie eine metabolische Azidose. Eine Rhabdomyolyse kann zudem die Blutgerinnung aktivieren und eine diffus intravasale Koagulation auslösen.

■■■ Diagnose und Differenzialdiagnose

> **Wichtig**
>
> Der klinische Verdacht einer Rhabdomyolyse ist bewiesen, wenn die Beschwerden von raschem CK-Anstieg, CK-Abfall nach Eliminierung der Noxe und Myoglobinurie begleitet sind.

Der Abfall der Kreatinkinase nach Ausschaltung der Noxe weist einen charakteristischen Zeitverlauf mit rascher Normalisierung der Werte auf (Halbierung binnen 3–5 Tagen, ◘ Abb. 40.2).

Muskelbioptische und elektromyographische Untersuchungen erbringen allenfalls unspezifische Nekrosezeichen. Biopsien zur Frage metabolischer Grunderkrankungen sind erst nach fortgeschrittener Faserregeneration sinnvoll (6–12 Wochen). Die neurophysiologische Diagnostik bezüglich spezieller neuromuskulärer Grunderkrankungen wird man auf spätere Zeitpunkte (Ausheilung der Nekrosen) verlegen.

In der Differenzialdiagnose liefert das **Muskel-MRT** wichtige Beiträge, wenn Abszessbildungen oder eine zugrunde liegende Myopathie (z. B. Myositis, Myotonie) infrage kommen. Zur Diagnosesicherung eines Kompartmentsyndroms kann der MRT-Befund subfaszialer Myonekrosen beitragen und erleichtert die Operationsentscheidung [9]. Auch subklinisch verlaufende Fasernekrosen stellen sich im MRT wie gewöhnlich als fleckförmige Kontrastmittelanreicherungen (T1) und Hyperintensitäten (T2) dar (◘ Abb. 40.3).

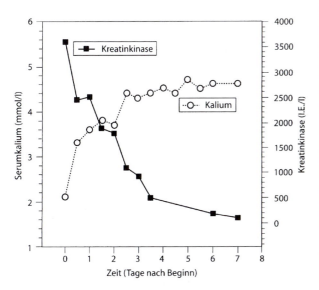

◘ **Abb. 40.2.** Rhabdomyolyse. Durch Hypokaliämie induzierte Myonekrose. Zeitverlauf der Serumwerte CK (*schwarze Quadrate*) und Kalium (*weiße Kreise*) nach Rhabdomyolyse bei einem 65jährigen Patienten. Aufnahme auf Grund heftiger Myalgien und proximaler Paresen der Beine nach längeren Gardinenarbeiten. Chronisches Erbrechen und Diarrhöen nach einer Gastrektomie, SM-Träger, KHK. Serumkalium initial 2,1 mmol/l, CK 3800 I.E./l. Neurologische Restitution unter i.v.-Kaliumsubstitution: binnen 3 Tagen gebessert, nach 10 Tagen schmerzfrei. (Aus: Schwab et al. Neurologische Intensivmedizin, Springer, Heidelberg Berlin).

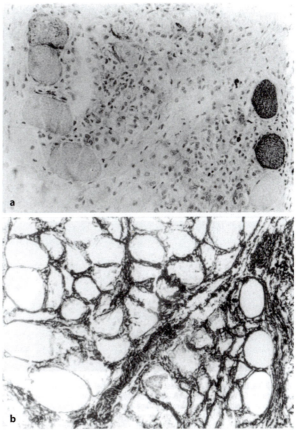

◘ **Abb. 40.3a,b.** Muskelbiopsie bei akuter Rhabdomyolyse: **a** einzelne erhaltene Muskelfasern, umgeben von untergegangenem Muskelparenchym mit lymphohistiozytärer Abräumreaktion (NCAM-Färbung, Vergr. 1:100); **b** erhaltene Basallamina mit vermehrter Expression des Extrazellulärmatrixproteins Tenascin (Vergr. 1:100). Aus: Schwab et al. Neurologische Intensivmedizin, Springer, Heidelberg Berlin).

■■■ Therapie

Die Behandlung sorgt sowohl für das Aufheben der Muskelschädigung(en) als auch für die Vermeidung renaler und kardialer Komplikationen. Zur verbesserten Myoglobinausscheidung wird mit Schleifendiuretika (z. B. Furosemid 20–40 mg) behandelt und der Urin durch Bikarbonatinfusionen alkalisiert (Ziel: Urin-pH-Wert 8). Das Monitoring umfasst bei Rhabdomyolyse neben den neurologischen Befunderhebungen (Kompartmentsyndrom!) auch das EKG, Serumkaliumwert, den Urin-pH und die Stundendiurese (Ziel >150 ml/h). Bei ausgeprägteren Verläufen muss zusätzlich zur adäquaten Hydrierung aktiv die Hyperkaliämie gesenkt und hämodialysiert werden, insbesondere falls sich ein Nierenversagen einstellt.

Literatur

1. Alterman I, Sidi A, Azamfirei L, Copotoiu S, Ezri T (2007) Rhabdomyolysis: another complication after prolonged surgery. Journal of Clinical Anesthesia 19: 64–66
2. Bolton CF (1996) Sepsis and the systemic inflammatory response syndrome: neuromuscular manifestations. Crit Care Med 24:1408-1416.
3. Hansen HC (2003) Rhabdomyolyse. Intensivmed 40: 294-300.
4. Klockgether T, Weller M, Haarmeir T, Kaskas B, Maier G, Dichgans J (1997) Gluteal compartment syndrome due to rhabdomyolysis after heroin abuse. Neurology 48:275-276.
5. Köller H, Neuhaus O, Schroeter M, Hartung HP (2005) Myopathien unter der Therapie mit Lipidsenkern. Nervenarzt 76: 212–217
6. Maddison P (2002) Acute rhabdomyolysis and brachial plexopathy following alcohol ingestion. Muscle Nerve 25:283-285.
7. Ramsay DA, Zochodne DW, Robertson DM, Nag S, Ludwin SK (1993) A syndrome of acute severe muscle necrosis in intensive care unit patients. J Neuropathol Exp Neurol 52:387-398.
8. Rich MM, Teener JW, Raps EC, Schotland MD, Bird SJ (1996) Muscle is electrically inexcitable in acute quadriplegic myopathy. Neurology 46: 731-736.
9. Winkler G, Beese M (1998) Rhabdomyolysen. In: Beese M, Winkler G (Hrsgb.) MRT der Muskulatur. Thieme, Stuttgart, S. 247-256.

40.3 Maligne Hyperthermie

M. Anetseder, T. Metterlein, R. Müller

> Die maligne Hyperthermie (MH) ist eine metabolische Myopathie, die durch volatile Inhalationsanästhetika und depolarisierende Muskelrelaxanzien ausgelöst wird. Eine unkontrollierte intramuskuläre Kalziumfreisetzung führt innerhalb von Minuten bis Stunden zu einer lebensbedrohlichen Stoffwechselentgleisung (sog. MH-Krise). Träger für die autosomal-dominant vererbte MH sind im alltäglichen Leben nicht erkennbar.

■■■ Historie und Epidemiologie

Denborough beschrieb erstmals 1960 die maligne Hyperthermie als eine eigenständige, pharmakogenetische Krankheit bei einem jungen Mann mit einer fulminanten malignen Hyperthermie, in dessen Familie zehn anästhesiebedingte Todesfällen aufgetreten waren [6]. Seit 1979 steht eine kausale Therapie mit dem Hydantoinderivat Dantrolen zur Verfügung. Die Veranlagung zur MH wird seit 1983 durch koffein- und halothaninduzierte Kontrakturen in einem Skelettmuskelbiopsat diagnostiziert [1]. Spezielle Punktmutationen auf dem Gen des sarkoplasmatischen Kalziumkanals des Skelettmuskels, des Ryanodinrezeptors, erlauben in ausgewählten Familien eine genetische Diagnostik [18]. Unabhängig von Geschlecht, Alter und Rasse wird die genetische Prävalenz der MH-Veranlagung auf 1:10.000 geschätzt, während die klinische Inzidenz einer malignen Hyperthermie bei 1:20.000–100.000 Allgemeinanästhesien liegt.

■■■ Pathogenese und Triggersubstanzen

In der Skelettmuskelfaser wird das Aktionspotenzial von der motorischen Endplatte entlang der Muskelmembran in die T-Tubuli fortgeleitet und aktiviert dort den sarkolemmalen Kalzium- (Ca^{2+})-Kanal, den sog. Dihydropyridinrezeptor (DHPR). Dieser öffnet wiederum einen benachbarten Ca^{2+}-Kanal des sarkoplasmatischen Retikulums, den sog. Ryanodinrezeptor [10]. Bei MH-veranlagten Personen führen in vielen Fällen Punktmutationen in diesem Kanalprotein, ausgelöst durch bestimmte Trigger, zu einer erhöhten sarkoplasmatischen Ca^{2+}-Freisetzung (◘ Abb. 40.4). In vivo kann diese Ca^{2+}-Freisetzung und der damit verbundene CO_2- und Laktatanstieg dosisabhängig durch intramuskuläre Injektion einer Triggersubstanz induziert werden [17]. Ein erniedrigter intrazellulärer Mg^{2+}-Spiegel kann diesen Effekt verstärken [7]. Eine Blockade der Ca^{2+}-ATPase verstärkt über eine Hemmung der Ca^{2+}-Aufnahme die durch Koffein oder Halothan ausgelösten Muskelkontrakturen in vitro [16].

Typische Triggersubstanzen für eine maligne Hyperthermie sind alle volatilen Inhalationsanästhetika sowie das depolarisierende Muskelrelaxans Succinylcholin. Kofaktoren wie physischer und psychischer Stress spielen eine bisher nicht geklärte Rolle.

Fallberichte weisen auch auf Triggersubstanzen in unserer Umwelt, wie z. B. Alkohol, Benzin oder halogenierte Kohlenwasserstoffe, hin, die meist nur zu einer abortiven MH-Krise mit Muskelschmerzen und Rhabdomyolyse führen. Experimentell steigern Koffein, Ryanodin sowie Chlorokresol die intrazelluläre Ca^{2+}-Freisetzung im MH-Muskel.

Das Zusammentreffen von MH-Disposition, volatilen Inhalationsanästhetika und weiteren Faktoren wie Fieber und Stress kann die Ca^{2+}-Konzentration im Skelettmuskel so anhaltend erhöhen, dass eine generalisierte Kontraktur der Skelettmuskulatur sowie eine unkontrollierte Steigerung des muskulären Stoffwechsels resultiert. Exzessiv erhöhter O_2-Verbrauch

40.3 Maligne Hyperthermie

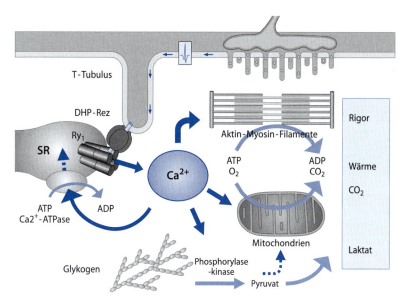

Abb. 40.4. Schematische Ansicht der elektromechanischen Koppelung und der Kausalkette der malignen Hyperthermie. *T-Tubulus*: Einstülpung der Zellmembran; *SR*: sarkoplasmatisches Retikulum; *Ry1*: sarkoplasmatischer Kalziumkanal (Ryanodinrezeptor): *DHP-Rez*: sarkolemmaler Kalziumkanal (Dihydropyridinrezeptor); *Ca^{2+}-ATPase*: sarkoplasmatische Kalziumadenosintriphosphatase (SERCA). (Aus: Roissant, Werner, Zwissler (Hrsg.) Die Anästhesiologie. 2008, Springer, Heidelberg, Berlin).

sowie CO_2-, Laktat- und Wärmeproduktion des Skelettmuskels führen in kurzer Zeit zu Hypoxie, Hyperkapnie, Laktatazidose und Hyperthermie. Zellulärer ATP- und Kreatinphosphatmangel und das damit verbundene Sistieren energieabhängiger Membranvorgänge (Na-K-ATPase, SR-Ca-ATPase u.a.) führen zu hydropischer Zellschwellung und damit zu Muskelödem und Rhabdomyolyse [9].

Als genetische Ursache wurden bisher weit über 100 verschiedene Mutationen hauptsächlich im RYR1-Gen mit MH assoziiert. Funktionelle Untersuchungen des mutierten RYR1-Kanals bestätigten für 28 dieser Mutationen einen kausalen Zusammenhang zur MH, so dass derzeit bei ca. 30–40% der MH-Familien eine solche kausale Mutation identifiziert werden kann [14, 18]. In französischen MH-Familien konnten dagegen MH-Mutationen im spannungssensitiven Dihydropyridinrezeptor nachgewiesen werden [11].

■■■ Symptomatik und Diagnostik

Eine maligne Hyperthermie tritt in der Regel im unmittelbaren Zusammenhang mit einer Allgemeinanästhesie auf, in der Triggersubstanzen wie volatile Inhalationsanästhetika oder Succinylcholin als depolarisierendes Muskelrelaxans eingesetzt wurden.

Der klinische Verlauf einer malignen Hyperthermie kann sich als fulminante MH-Krise oder abortive MH mit nur einzelnen Symptomen, z. B. einer passageren Rhabdomyolyse, präsentieren. Wegweisende initiale Symptome müssen Anlass sein, eine MH-Krise umgehend zu bestätigen oder zu widerlegen (◘ Tab. 40.4).

> **Wichtig**
>
> EKG, Blutdruck, Pulsoxymetrie, Kapnometrie, Blutgasanalyse, Elektrolyt- und Kreatinkinase- (CK-)Bestimmung, Temperatur sowie Urinausscheidung werden engmaschig überwacht. Bereits die Verdachtsdiagnose einer malignen Hyperthermie muss zu einer sofortigen Therapie führen. Neben den klinischen Symptomen sind Kapnometrie (Hyperkapnie) und venöse Blutgasanalyse (Hyperkapnie, Hypoxie, metabolische Azidose) die sichersten Parameter zur frühzeitigen Diagnose einer malignen Hyperthermie und zur Kontrolle des Therapieerfolgs.

Das klinische Bild der fulminanten MH-Krise ist eindeutig mit generalisiertem Rigor, exzessiver muskulärer Stoffwechselsteigerung mit Tachykardie, Hyperkapnie, Hypoxämie, metabo-

◘ Tab. 40.4. Klinische Zeichen der malignen Hyperthermie

Frühzeichen	Spätzeichen
Tachykardie, Hypertension	Kardiale Arrhythmien
Hyperkapnie oder Mehratmung	Hypotension
Erythem, später Zyanose	Temperaturanstieg
Muskelrigor, Masseterspasmus	Hyperkaliämie
Metabolisch-respiratorische Azidose	Rhabdomyolyse
Hypoxie	

lischer sowie respiratorischer Azidose und als Spätsymptome Hyperthermie, Hyperkaliämie und Rhabdomyolyse. Als sekundäre Organkomplikationen drohen akutes Nierenversagen, Hirnödem und disseminierte Koagulopathie.

> **Wichtig**
>
> Schwieriger zu diagnostizieren sind die viel häufigeren abortiven Verlaufsformen einer MH-Krise mit nur mäßigem Hypermetabolismus, mit larviertem Beginn und protrahiertem Verlauf.

Einzelne Symptome wie Tachykardie, mäßige metabolische Azidose, geringe Hyperkapnie oder postoperative Myoglobinurie lassen oft nur eine Verdachtsdiagnose zu. Larvierte Verläufe können aber auch innerhalb kurzer Zeit exazerbieren. Eine gesteigerte Atmung kann eine Hyperkapnie maskieren. Eine starke und anhaltende Kontraktur der Kaumuskulatur (Masseterspasmus) nach Triggerapplikation während Anästhesie muss immer Hinweis für eine drohende MH-Krise sein [15].

> **Wichtig**
>
> Eine postoperative Myoglobinurie in Folge einer zeitweiligen Muskelschädigung (colafarbener Urin) ist gelegentlich das einzige Symptom, wenn bei MH-Disposition oder anderen Myopathien Triggersubstanzen verwendet wurden (Fallbeispiel: Postoperative Myoglobinurie mit CK von 800 IU/l nach Tonsillektomie bei 8-jährigem Mädchen mit unbekannter MH-Disposition).

Differenzialdiagnostisch sind zahlreiche und wesentlich häufigere Erkrankungen auszuschließen (◘ Übersicht). Dabei bilden die Symptome der Stoffwechselsteigerung die gemeinsame Endstrecke metabolischer Entgleisungen zahlreicher Krankheitsbilder, ohne dass eine genetische Veranlagung zur malignen Hyperthermie vorliegt, so z. B. bei Hyperthyreose, bei Sepsis oder beim malignen neuroleptischen Syndrom.

Differenzialdiagnose der malignen Hyperthermie

- Flache Narkose, Beatmungsprobleme (z. B. CO_2-Rückatmung, Tubusfehllage), Hypoxie, Hypovolämie, Sepsis, allergische Reaktion
- Hyperthermie durch Wärmestau, Belastungshyperthermie, Hitzschlagsyndrom, benigne familiäre Hyperthermie u. a.
- Myopathien anderer Genese, Rhabdomyolyse, malignes neuroleptisches Syndrom, Serotoninsyndrom
- Endokrin: thyreotoxische Krise, diabetisches Koma, Phäochromozytom, porphyrische Krise

---

> **Wichtig**
>
> Unauffällige Narkosen in der Vergangenheit erlauben keine Aussage zum Fehlen einer MH-Disposition.

▪▪▪ Therapie

> **Wichtig**
>
> Entscheidend ist die kausale Therapie der malignen Hyperthermie durch Entfernung der Trigger, Sicherstellung einer optimalen Oxygenierung und Perfusion, schnelle und ausreichende Therapie mit Dantrolen sowie die Prophylaxe von Komplikationen.

Dantrolen wird sofort mit 2,5 mg/kgKG i.v. und wiederholt nach Wirkung injiziert, danach mit 10 mg/kgKG/24 h gegeben. Bei Extravasation drohen Nekrosen, daher sollte es längerfristig über einen zentralen Venenkatheter infundiert werden. Eine klinisch relevante Atemschwäche kann auftreten. In der Schwangerschaft und bei Kindern wurden keine schwerwiegenden Nebenwirkungen beobachtet. Dantrolen muss in jedem operativen Bereich ausreichend zur Verfügung stehen.

Als symptomatische Maßnahme wird die Anästhesie triggerfrei fortgeführt, der Kreislauf durch Volumensubstitution und Katecholamine stabilisiert und eine metabolische Azidose nach BGA oder blind (1–2 mval/kgKG i.v.) gepuffert. Oberflächenkühlung und eisgekühlte Infusionen wirken einem rasanten Anstieg der Körpertemperatur entgegen. Kardiozirkulatorische Störungen bessern sich in der Regel unter kausaler Therapie.

> **Wichtig**
>
> β-Rezeptorenblocker (z. B. Esmolol) sind mit Vorsicht einzusetzen; sie können eine Bedarfstachykardie unterdrücken und zum Kreislaufstillstand führen.
> Kontraindiziert sind Digitalisglykoside wegen des späten Wirkeintritts und Kalziumantagonisten wegen einer möglichen Hyperkaliämie bei gleichzeitiger Dantrolentherapie.

Mit dem Ausmaß der Rhabdomyolyse drohen ein Muskelödem mit Kompartmentsyndrom und ein myoglobinurisches Nierenversagen. Letzteres wird durch adäquate Volumen- und Katecholamintherapie sowie Diuresesteigerung und Alkalisierung behandelt. Einer disseminierten intravasalen Verbrauchskoagulopathie wird mit niedrig dosiertem Heparin (50–70 IU/kgKG i.v. alle 8 h) entgegengewirkt. Hypoxisches Hirnödem und irreversible zerebrale Schädigung drohen als Folge von inadäquater zerebraler Perfusion und Oxygenierung.

Der MH-Patient wird nach Therapie und Stabilisierung mindestens 24 Stunden auf einer Intensivstation überwacht.

40.3 Maligne Hyperthermie

Ziel ist es, Sekundärkomplikationen zu behandeln und ein Wiederaufflammen der MH-Krise sofort zu erkennen.

> **Wichtig**
>
> Bei alleiniger postoperativer Rhabdomyolyse kommt die Therapie mit Dantrolen zu spät; wichtig ist ein akutes myoglobinurisches Nierenversagen zu verhindern.

Der Patient mit MH-Verdacht wird vom behandelnden Arzt über den Zwischenfall, die mögliche MH-Veranlagung und deren Bedeutung für ihn und seine Angehörigen informiert und der Kontakt mit einem Zentrum für MH-Diagnostik hergestellt.

Vorgehen bei MH-Veranlagung

> **Wichtig**
>
> Für jeden Patienten mit MH-Veranlagung stehen heute jederzeit Medikamente für eine sichere Pharmakotherapie, auch für Anästhesie und postoperative Schmerztherapie, zur Verfügung.

Außer den genannten Triggersubstanzen sind alle anderen Anästhetika, Analgetika und Lokalanästhetika ohne Probleme einzusetzen.

Phenothiazine, MAO-Hemmer, trizyklische Antidepressiva und Butyrophenone sollten vermieden werden, um ein malignes neuroleptisches Syndrom differenzialdiagnostisch besser abgrenzen zu können. Sie sind jedoch keine Trigger einer malignen Hyperthermie.

Maligne Hyperthermie und andere Myopathien

Eine MH-Veranlagung geht gelegentlich mit einer persistierenden CK-Erhöhung oder muskelspezifischen Symptomen wie Krämpfen, belastungsabhängigen Schmerzen, Schwäche und Atrophie oder Hypertrophie einher. Histopathologisch finden sich gehäuft unspezifische myopathische Veränderungen wie Faserhypertrophie, -atrophie, zentrale Kerne und myofibrilläre Nekrosen.

> **Wichtig**
>
> Bei ca. 20% der Patienten mit persistierender asymptomatischer CK-Erhöhung wird eine MH-Disposition diagnostiziert. Fallberichte weisen auf eine Koinzidenz von belastungsinduzierter Rhabdomyolyse, dem Hitzschlagsyndrom und einer MH-Veranlagung hin [19], ein unmittelbarer Zusammenhang konnte aber bislang nicht gefunden werden.
> Das maligne neuroleptische Syndrom geht im Gegensatz zur MH mit zentralnervösen Symptomen einher; es findet sich keine häufigere MH-Disposition.

Zahlreiche neuromuskuläre Krankheiten können im Zusammenhang mit den klassischen MH-Triggersubstanzen mit MH-ähnlichen Narkosekomplikationen einhergehen, ohne dass eine MH-Disposition vorliegt [4, 5]. Dies liegt zu einem wesentlichen Teil in der intrinsischen depolarisierenden, K^+- bzw. Ca^{2+}-freisetzenden Wirkung dieser Substanzen begründet, wie z. B. hyperkaliämischer Herzstillstand bei Duchenne-Patienten oder Muskelspasmus mit Unmöglichkeit der Maskenbeatmung bei einer Myotonie nach Gabe von Succinylcholin.

Dagegen sind die sehr seltenen Myopathien »Central Core Disease« (CCD) und King-Denborough-Syndrom fast regelmäßig mit einer MH-Veranlagung assoziiert.

Die **CCD** verläuft klinisch sehr variabel, entweder inapparent oder mit Verzögerung der motorischen Entwicklung, Muskelhypotonie, langsam fortschreitender Muskelschwäche und CK-Erhöhung bis hin zur frühzeitigen Invalidität. Der Name entspringt dem histologischen Bild eines scheinbar »zentralen Kerns«, der durch den Untergang zentraler Mitochondrien entsteht.

Das **King-Denborough-Syndrom** ist durch multiple Missbildungen wie Kleinwuchs, Kryptorchismus, Wirbelsäulenfehlstellung, hohen Gaumen und dysmorphe Facies gekennzeichnet.

■■■ Diagnostik der Disposition zur malignen Hyperthermie

Die Indikation zur MH-Diagnostik besteht
- nach einem Narkosezwischenfall mit MH-Verdacht, auch nach Masseterspasmus oder alleiniger Rhabdomyolyse,
- bei Verdacht auf eine familiäre MH-Veranlagung und
- bei Patienten mit ungeklärten myopathischen Zeichen und Symptomen, z. B. bei persistierender CK-Erhöhung im Rahmen einer Muskelbiopsie.

Eine gründliche neuromuskuläre Untersuchung und nichtinvasive Untersuchungstechniken sollten der muskelbioptischen und genetischen MH-Diagnostik vorausgehen.

Im In-vitro-Kontrakturtest (IVCT) mit Koffein und Halothan werden Muskelbündel aus einer Biopsie aus dem M. vastus lateralis an einem isometrischen Kraftaufnehmer eingespannt, elektrisch stimuliert und mit Koffein bzw. Halothan inkubiert. Ein Anstieg der Muskelruhespannung (Kontraktur) weist mit einer Sensitivität von 99% und einer Spezifität von 94% auf eine MH-Veranlagung hin (◘ Abb. 40.5; [12]).

Eine diagnostische Mutationsanalyse bei weiteren Familienmitgliedern ist möglich, wenn die familiäre MH-Veranlagung im IVCT nachgewiesen und eine kausale Mutation gefunden wurde [18]. Bei 30–40% der bekannten MH-Familien kann der genetische Defekt erkannt werden (◘ Abb. 40.6). Die fehlende Übereinstimmung zwischen IVCT und Mutationsanalyse bei 8% der Patienten ist bisher ungeklärt [13].

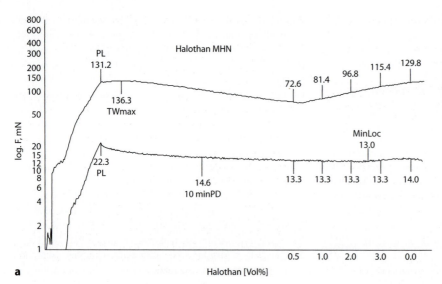

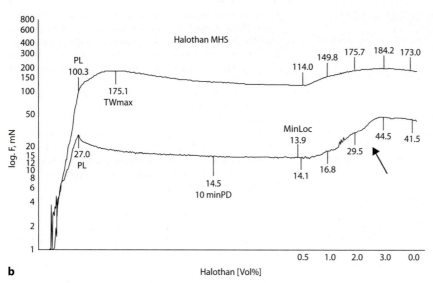

◻ **Abb. 40.5a,b.** Originalkurven des In-vitro-Kontrakturtests (IVCT) bei MH-negativen (MHN) (**a**) und MH-positiven (MHS) (**b**) Patienten mit Ruhespannung und absoluter Kontraktionsamplitude von Skelettmuskelbündeln entsprechend dem europäischen MH-Protokoll. Der Anstieg der Ruhespannung (*Pfeil*) spiegelt die Entstehung einer Kontraktur wieder.

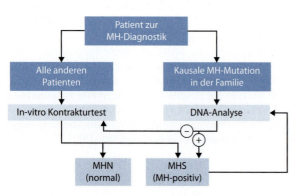

◻ **Abb. 40.6.** Diagnostisches Vorgehen bei Verdacht auf MH-Disposition.

40.3 Maligne Hyperthermie

> **Wichtig**
>
> Aufgrund der genetischen Heterogenität wird auf absehbare Zeit nur für einen Teil der MH-Patienten eine genetische Diagnostik aussagekräftig sein.
> Die Bestimmung der Kreatinkinase im Serum ist aufgrund der geringen Sensitivität von 50% zur Diagnose einer MH-Veranlagung ungeeignet.

Neue viel versprechende Verfahren sind die Stimulation und Messung der Ca^{2+}-Freisetzung in B-Lymphozyten [8], welche über den gleichen Ryanodinrezeptor wie der Skelettmuskel verfügen sowie die In-vivo-Messung von CO_2 und Laktat im Skelettmuskel nach intramuskulärer Stimulation mit Koffein oder Halothan [3].

> **Anhang: Notfallinformationen**
> Europäische MH-Arbeitsgruppe und Adressen deutschsprachiger MH-Labors: http://www.emhg.org/
> Patienteninformation: http://www.anaesthesie.uni-wuerzburg.de/mh

Literatur

1. Anonymous (1984) A protocol for the investigation of malignant hyperpyrexia (MH) susceptibility. The European Malignant Hyperpyrexia Group. Br J Anaesth 56:1267-1269
2. Anetseder M, Roewer N (2008) Maligne Hyperthermie. In: Rossaint R, Werner C, Zwissler B (Hrsg): Die Anästhesiologie, S 1314-1323
3. Anetseder M, Hager M, Müller CR, Roewer N (2002) Diagnosis of susceptibility to malignant hyperthermia by use of a metabolic test. Lancet 359:1579-1580
4. Baur CP, Schara U, Schlecht R, Georgieff M, Lehmann-Horn F (2002) Anesthesia in neuromuscular disorders. Part 2: Specific disorders. Anästhesiologie Intensivmedizin Notfallmedizin Schmerztherapie 37:125-37
5. Baur CP, Schlecht R, Jurkat-Rott K, Georgieff M, Lehmann-Horn F (2002) Anesthesia in neuromuscular disorders. Part 1: Introduction. Anästhesiologie Intensivmedizin Notfallmedizin Schmerztherapie 37:77-83
6. Denborough MA, Lovell RRH (1960) Anaesthetic deaths in a family. Lancet 2:45-50
7. Duke AM, Hopkins PM, Halsall PJ, Steele DS. Mg^{2+} dependence of Ca^{2+} release from the sarcoplasmic reticulum induced by sevoflurane or halothane in skeletal muscle from humans susceptible to malignant hyperthermia. Br J Anaesth. 2006 Sep;97(3):320-8.
8. Girard T, Cavagna D, Padovan E, Spagnoli G, Urwyler A, Zorzato F, Treves S (2001) B-lymphocytes from malignant hyperthermia-susceptible patients have an increased sensitivity to skeletal muscle by ryanodine receptor activators J Biol Chem 276:48077-82,2001
9. Gronert GA, Antognini JF, Pessah (2000) Malignant Hyperthermia: In Miller RD (Hrsg): Anesthesia, Philadelphia, 2000, S 1033-1052
10. Leong P, MacLennan DH (1998) A 37-amino acid sequence in the skeletal muscle ryanodine receptor interacts with the cytoplasmic loop between domains II and III in the skeletal muscle dihydropyridine receptor. J Biol Chem 273:7791-7794
11. Monnier N, Procaccio V, Stieglitz P, Lunardi J (1997) Malignant-hyperthermia susceptibility is associated with a mutation of the alpha 1-subunit of the human dihydropyridine-sensitive L-type voltage-dependent calcium-channel receptor in skeletal muscle. Am J Hum Genet 60:1316-1325
12. Ording H, Brancadoro V, Cozzolino S, Ellis FR, Glauber V, Gonano EF, Halsall PJ, Hartung E, Heffron JJ, Heytens L, Kozak-Ribbens G, Kress H, Krivosic-Horber R, Lehmann-Horn F, Mortier W, Nivoche Y, Ranklev-Twetman E, Sigurdsson S, Snoeck M, Stieglitz P, Tegazzin V, Urwyler A, Wappler F (1997) In vitro contracture test for diagnosis of malignant hyperthermia following the protocol of the European MH Group: results of testing patients surviving fulminant MH and unrelated low-risk subjects. The European Malignant Hyperthermia Group. Acta Anaesthesiol Scand 41:955-966
13. Robinson RL, Anetseder MJ, Brancadoro V, Van Broekhoven C, Carsana A, Censier K, Fortunato G, Girard T, Heytens L, Hopkins PM, Jurkat-Rott K, Klinger W, Kozak-Ribbens G, Krivosic R, Monnier N, Nivoche Y, Olthoff D, Rueffert H, Sorrentino V, Tegazzin V, Mueller CR (2003) Recent advances in the diagnosis of malignant hyperthermia susceptibility: How confident can we be of genetic testing? Eur J Hum Genet 11:342-348
14. Robinson R, Carpenter D, Shaw MA, Halsall J, Hopkins P (2006) Mutations in RYR1 in malignant hyperthermia and central core disease. Hum Mutat. 27:977-89.
15. Rosenberg H (1987) Trismus is not trivial. Anesthesiology 67:453-455
16. Schuster F, Muller R, Hartung E, Roewer N, Anetseder M. Inhibition of sarcoplasmic Ca^{2+}-ATPase increases caffeine- and halothane-induced contractures in muscle bundles of malignant hyperthermia susceptible and healthy individuals. BMC Anesthesiol. 2005 Jun 9;5:8.)
17. Schuster F, Scholl H, Hager M, Muller R, Roewer N, Anetseder M. The dose-response relationship and regional distribution of lactate after intramuscular injection of halothane and caffeine in malignant hyperthermia-susceptible pigs. Anesth Analg. 2006 Feb;102(2):468-72.
18. Urwyler A, Deufel Th, McCarthy T, West S for the European Malignant Hyperthermia Group (2001) Guidelines for the detection of malignant hyperthermia susceptibility. Br J Anaesth 86:283-287
19. Wappler F, Fiege M, Steinfath M, Agarwal K, Scholz J, Singh S, Matschke J, Schulte Am Esch J (2001) Evidence for susceptibility to malignant hyperthermia in patients with exercise-induced rhabdomyolysis. Anesthesiology 94:95-100

40.4 Critical-illness-Polyneuropathie und -Myopathie

E. Hund

Critical-illness-Polyneuropathie und -Myopathie stellen spezifische neuromuskuläre Erkrankungen des intensivmedizinisch behandelten Patienten dar. Prädisponierende Faktoren sind Sepsis, Multiorganversagen und langdauernde Beatmung. Klinisch resultieren atrophische Paresen, verzögerte Entwöhnung vom Respirator und Verlängerung der neuromuskulären Rehabilitation. Die Diagnose wird elektrophysiologisch gestellt, bei den Myopathien ist eine Biopsie erforderlich. Beide Erkrankungen verlaufen monophasisch und selbstlimitierend, d. h. sie sistieren nach Beendigung der Intensivbehandlung ohne spezifische Maßnahmen. Bei leichten Verläufen erfolgt häufig eine rasche Symptomrückbildung, bei schwer betroffenen Patienten können lebenslang neuromuskuläre Defizite verbleiben. Wegen der erheblichen medizinischen und sozioökonomischen Bedeutung finden neuromuskuläre Komplikationen der Sepsis ein zunehmendes klinisches und wissenschaftliches Interesse.

40.4.1 Critical-illness-Polyneuropathie

Das Konzept einer de-novo-entstehenden axonalen Neuropathie (Critical-illness-Polyneuropathie, CIP) bei intensivmedizinisch behandelten Patienten ist heute weltweit etabliert. Die Häufigkeit ist größer als lange angenommen: je nach Zusammensetzung der Studiengruppe, Schwere und Dauer von Sepsis und Multiorganversagen entwickeln 60–80% der Intensivpatienten eine CIP [19]. In Abhängigkeit vom APACHE-II-Score lassen sich unterschiedliche Risikogruppen bilden [7]. Aus dem pädiatrischen Krankengut liegen ähnliche Beobachtungen vor [32].

■ ■ ■ **Definition**
Die CIP stellt eine reversible akute axonale Polyneuropathie dar, die sich während einer schweren, intensivbehandlungspflichtigen Erkrankung entwickelt.

■ ■ ■ **Symptomatik**
Die verzögerte oder ohne pulmonale Gründe misslingende Entwöhnung vom Respirator stellt die klinisch wichtigste Manifestation einer CIP dar. Bei der neurologischen Untersuchung zeigen sich – gegebenenfalls erhebliche – Muskelatrophien und, wenn Sedierung und Relaxation zurückgenommen wurden, höhergradige schlaffe Paresen. Die Muskulatur vermittelt bei der Palpation einen teigig-weichen Eindruck. Sehr charakteristisch für das Vorliegen einer CIP ist die Beobachtung, dass der Patient bei Schmerzapplikation an Fingern oder Zehen grimassiert, ohne die Extremität zurückzuziehen. Die Muskeleigenreflexe sind, wenn auch abgeschwächt, häufig erhalten; bei Patienten mit zerebralen Erkrankungen kann sogar eine Hyperreflexie bestehen [16]. Das Erlöschen der Eigenreflexe ist daher für die Diagnose einer CIP nicht obligat. Der Liquor cerebrospinalis ist normal oder zeigt uncharakteristische leichte Anstiege der Zellzahl und des Gesamtproteins; letzteres aber nicht in dem Ausmaß wie beim Guillain-Barré-Syndrom.

Die klinische Bedeutung der CIP resultiert aus der durch sie verlängerten Beatmungsdauer und verzögerten Mobilisation, die das Risiko für Sekundärkomplikationen (Lungenembolie, tiefe Venenthrombose, Pneumonie) erhöhen. Wird die Entwicklung einer Neuropathie nicht erkannt, erfolgen zur Abklärung des Entwöhnungsversagens überflüssige diagnostische Maßnahmen, die den Patienten zusätzlich belasten. Gründe für das Nichterkennen einer CIP liegen meist darin, dass die klinisch-neurologische Beurteilung des peripheren Nervensystems von intubierten und sedierten Patienten schwierig oder – bei Relaxierung oder schwerer septischer Enzephalopathie – unmöglich ist.

■ ■ ■ **Pathogenese**
Die Pathogenese ist bis heute nicht geklärt. Die meisten Autoren gehen davon aus, dass die gleichen Mediatoren, die die systemischen Effekte der Sepsis vermitteln, auch für die Entstehung der CIP verantwortlich sind, und betrachten die CIP als Teil des septischen Organversagens. Die Aktivierung der Kaskade proinflammatorischer Mediatoren nach schweren nichtseptischen Ereignissen – neben dem Polytrauma kommen intrakraniellen Läsionen und große chirurgische Eingriffe in Betracht – kann das Auftreten einer CIP bei Intensivpatienten ohne Sepsis erklären. Die Primärerkrankung selbst hat nach bisherigen Beobachtungen keine Bedeutung für die Entstehung der CIP. Pathoanatomisch ist die CIP durch eine axonale Degeneration v. a. motorischer Nervenfasern gekennzeichnet, die Muskulatur zeigt entsprechend eine Denervierungsatrophie.

Über die beteiligten Mechanismen herrscht Unklarheit. Bolton macht eine Störung der nervalen Mikrozirkulation für die Entstehung einer CIP verantwortlich [4]. Die Störung der Mikrozirkulation ist ein zentraler Mechanismus in der Sepsis, Belege für ihre Bedeutung bei der CIP existieren jedoch nicht. Eigene Untersuchungen weisen auf die Existenz eines neurotoxischen Faktors im Serum von CIP-Patienten hin, dessen Aktivität durch Glutamatantagonisten vom NMDA-Typ dosisabhängig blockierbar ist [6]. Andere Autoren äußerten den Verdacht, dass parenterale Hyperalimentation eine CIP induzieren kann. Diese Auffassung hat sich in dieser Form nicht durchsetzen können. Die Senkung der Inzidenz der CIP durch intensivierte Insulintherapie weist auf den Einfluss einer Hyperglykämie bzw. Insulinresistenz hin [30]. Ob die intensivierte Insulintherapie direkt das Entstehen einer CIP beeinflusst hat und damit auf die Hyperglykämie als wesentlichen pathogenetischen Faktor hinweist oder nur mittelbar den Rückgang der CIP verursacht, ist nicht geklärt. Für eine sehr heterogene Population mit internistischen Erkrankungen konnte die gleiche Arbeitsgruppe einen Effekt der intensivierten Insulintherapie nur für diejenigen Patienten zeigen, die länger als 3 Tage auf der Intensivstation verbrachten [29].

Diagnostik

Die Diagnose beruht auf dem elektrophysiologischen Nachweis einer akuten axonalen Schädigung bei Ausschluss anderer Ursachen für diesen Befund. Zu den typischen elektrophysiologischen Befunden einer CIP zählen normale oder fast normale Nervenleitgeschwindigkeiten und distal-motorische Latenzen, verbunden mit einer Amplitudenminderung und Verbreiterung der Summenaktionspotenziale. Auffälligerweise sind bei vielen Patienten überwiegend motorische Fasern betroffen. Bei der Bewertung sensibler Nervenaktionspotenziale ist zu berücksichtigen, dass eine Amplitudenreduktion auch Folge von Flüssigkeitseinlagerung im Gewebe durch den septischen Kapillardefekt oder eine positive Flüssigkeitsbilanz sein kann und damit nicht zwingend eine Schädigung sensibler Fasern anzeigt. Bei der Nadelelektromyographie findet sich ubiquitär, d. h. auch in der Stamm- und Gesichtsmuskulatur, pathologische Spontanaktivität in Form von Fibrillationen und positiv scharfen Wellen. Nur in besonderen Fällen ist eine Zwerchfellelektromyographie erforderlich, die einer exakten Technik bedarf, um sicher und reliabel zu sein. Auch die Phrenikusneurographie ist außerhalb wissenschaftlicher Fragestellungen nur selten erforderlich, da sich eine CIP fast immer durch Untersuchungen an den Extremitäten erfassen lässt. Eine Biopsie ist bei Patienten mit normaler sensibler Neurographie sinnvoll, um eine Myopathie zu erkennen (s. unten).

Systematische elektrophysiologische Untersuchungen haben gezeigt, dass die CIP schon in der akuten Krankheitsphase entsteht [18]. Klinisch tritt sie hier hinter anderen intensivmedizinischen Problemen zurück und wird in vielen Fällen erst relevant, wenn der Patient wegen der Neuropathie nicht von der Beatmung entwöhnt werden kann. Nach unseren Erfahrungen muss bei zuvor gesunden Patienten ab der 3. Woche mit dem Auftreten von Denervierungspotenzialen in der Elektromyographie gerechnet werden. Etwa zu diesem Zeitpunkt ist auch eine Verkleinerung der Muskelsummenaktionspotenziale bei der Neurographie zu beobachten. Systematische elektrophysiologische Untersuchungen sollten daher ab dem Ende der 2. Woche bei Patienten vorgenommen werden, die erkennbar noch längere Zeit beatmet werden müssen. Bei Patienten, die wegen einer Sepsis auf die Intensivstation aufgenommen werden, kann die CIP schon in den ersten Tagen nach Aufnahme nachweisbar sein [28]. Dies ist ein wichtiger Hinweis darauf, dass die Sepsis für das Auftreten einer CIP eine entscheidende Rolle spielt. Eine Erniedrigung der Amplitude des Peroneussummenaktionspotenzials auf Werte unter 2 Standardabweichungen wurde in einer italienischen Multicenterstudie als guter Indikator für das Vorliegen einer CIP identifiziert [20].

Prognose

Durch die CIP verlängern sich Beatmungsdauer und Mobilisation. In der Folge steigen Weaningdauer, Reintubationsrate, die Rate intubiert verlegter Patienten und die Mortalität (Tab. 40.5; [12]). Überleben die Patienten, bilden sich die Zeichen der Polyneuropathie nach Beherrschung der Akutsituation bei leichten Verläufen relativ rasch und häufig auch vollständig zurück [4]. Bei Patienten mit schwerer CIP ist allerdings mit inkompletter Rückbildung zu rechnen [33]. Elektrophysiologisch lassen sich noch Jahre später Zeichen der axonalen Schädigung nachweisen [10], die möglicherweise Ursache für persistierende Muskelschwächen, muskuläre Ermüdung (fatigue) und lang anhaltende Einschränkung der Lebensqualität sind [14]. Trotz adäquater neuromuskulärer Rehabilitation können dauerhafte Beeinträchtigungen beim Gehen bis hin zur Rollstuhlpflichtigkeit und in den Aktivitäten des täglichen Lebens bestehen bleiben [31].

40.4.2 Critical-illness-Myopathien

Bioptische und elektrophysiologische Untersuchungen haben gezeigt, dass auch die Prävalenz von Myopathien beim Intensivpatienten hoch ist und in der Größenordnung der CIP liegt

Tab. 40.5. Folgen der CIP

	Patienten mit CIP	Patienten ohne CIP	p-Wert
Zeit vor Weaningbeginn (Tage)	15,5	12	<0,01
Zeit nach Weaningbeginn (Tage)	56	18,5	<0,0001
Zeit auf ICU (Tage)	46,5	22,5	<0,0001
Dauer Klinikaufenthalt (Tage)	85	33	<0,0001
Reintubationsrate (n)	14	4	<0,05
Mortalität (%)	84	56,5	<0,01

[19]. Im Unterschied zur CIP treten Myopathien beim Intensivpatienten (CIM) in unterschiedlichen histopathologischen Formen auf, von denen einige eine Assoziation zu externen Faktoren, insbesondere der Gabe von Steroiden und nichtdepolarisierenden Muskelrelaxanzien, aufweisen [15, 21]. Die Nomenklatur der Intensivmyopathien ist uneinheitlich. Vielfach werden Begriffe wie »acute quadriplegic myopathy (AQM)«, »acute necrotizing myopathy of intensive care«, »critical illness myopathy« und »acute myopathy of intensive care synonym« gebraucht. Wegen der häufigen Überlagerung mit der CIP verzichten manche Autoren auf eine Unterscheidung von Neuropathie und Myopathie und sprechen von einer Critical-illness-Polyneuromyopathie oder Critical-illness-Polyneuropathie und -myopathie [19]. Dies kommt praktischen Bedürfnissen entgegen, ist aber wegen der konzeptionellen Unschärfe und aus pathophysiologischen Erwägungen abzulehnen.

Diagnostik

Die Diagnostik einer CIM ist durch den Umstand erschwert, dass die elektromyographische Untersuchung hinsichtlich einer Myopathie einen kooperativen Patienten erfordert, zumal in vielen Fällen eine CIP koexistiert. Systematische bioptische Untersuchungen haben darüber hinaus gezeigt, dass die übliche Elektrophysiologie zur Diagnose einer CIP führt, wo tatsächlich eine Myopathie vorliegt [6]. Auch typische Denervierungszeichen sind mit einer CIM vereinbar. Die konventionelle Elektrodiagnostik ist daher nicht geeignet, eine CIM mit hinreichender Sicherheit nachzuweisen oder auszuschließen [19]. Als ergänzende Untersuchung bietet sich die direkte elektrische Muskelstimulation an, eine Myopathie zu identifizieren [2]. Diese Technik ist aber nicht allgemein verbreitet. In vielen Fällen gelingt der Nachweis einer CIM nur durch eine Biopsie; für die Klärung des histopathologischen Typs ist die Biopsie essenziell. Die Serum-CK ist nur bei nekrotisierenden Formen erhöht (s. unten).

Formen

Critical-illness-Myopathie im engeren Sinne
Unspezifische myopathische Veränderungen finden sich häufig bei unselektierten Intensivpatienten. Wenn sie das histopathologische Bild dominieren, liegt eine Critical-illness-Myopathie im engeren Sinne vor. Die histopathologischen Merkmale beinhalten eine abnorme Variation der Faserquerschnitte mit Atrophie und Angulierung der Fasern, internalisierten Zellkernen, Fibrosen und fettigen Degenerationen. Die Serum-CK ist bei dieser Form der Intensivmyopathie normal, da Nekrosen fehlen. Eine Unterscheidung zur CIP ist daher anhand der Serum-CK nicht möglich.

Nekrotisierende Myopathie und Thick-filament-Myopathie
Eine andere Gruppe von Patienten entwickelt unspezifisch nekrotisierende Myopathien (»acute necrotizing myopathy of intensive care«) oder Myopathien mit einem selektiven Verlust von Myosinfilamenten, die so genannte »thick filament myopathy« [5]. Letztere ist histologisch durch eine zentral im Faserquerschnitt gelegene Nichtanfärbbarkeit für die Myosin-ATPase gekennzeichnet. Elektronenmikroskopisch findet sich ein Verlust der (dicken) Myosinfilamente. Bei diesen Myopathien ist die CK häufig erhöht und gibt dann einen Hinweis auf das Vorliegen einer Myopathie. Betroffen sind häufig Patienten, die in hohen Dosen Kortikosteroide zur Behandlung eines schweren Status asthmaticus oder von Abstoßungsreaktionen erhalten haben, entweder isoliert oder in Kombination mit hohen kumulativen Dosen von Muskelrelaxanzien. Beide Formen wurden auch nach Organtransplantationen beobachtet [24].

Pathogenese

Die Pathogenese der Intensivmyopathien ist nicht geklärt. In Analogie zur CIP gehen viele Autoren davon aus, dass die Muskulatur durch die Mediatoren des SIRS im Sinne einer sepsisinduzierten hyperkatabolen Myopathie geschädigt wird. In der Folge kommt es zu Apoptose und Myosinfilamentverlust [9]. Gut vereinbar mit dieser Hypothese ist die Beobachtung entzündlicher Reaktionen im Muskel septischer Patienten [8]. Weiterhin wurde gezeigt, dass die elektrische Erregbarkeit der Muskelmembran erniedrigt oder aufgehoben ist [11]. Verursacht ist diese Unerregbarkeit wahrscheinlich durch eine Inaktivierung von Natriumkanälen [25]. Im Unterschied zur CIP können auch exogene Einflüsse, insbesondere hochdosierte Steroide und Muskelrelaxanzien, eine Myopathie beim Sepsispatienten triggern [5]. Ein vereinfachtes pathogenetisches Konzept könnte daher lauten, dass die biologische (CIP) oder pharmakologische (nichtdepolarisierende Muskelrelaxanzien) Denervierung und der Verlust der elektrischen Erregbarkeit den Muskel für toxische Einflüsse empfindlich machen, die endogen durch das SIRS oder exogen durch die Verabreichung von Glukokortikoiden ausgeübt werden.

40.4.3 CIP vs. CIM

Differenzialdiagnose

Das differenzialdiagnostische Vorgehen gliedert sich zweckmäßigerweise in 3 Schritte.

Als erstes sollten akute zentralnervöse Läsionen ausgeschlossen werden, bevor man Lähmungen und misslingende Respiratorentwöhnung einer Erkrankung des peripheren Nervensystems oder der Muskulatur zuordnet. Andererseits kann eine CIP auch bei Patienten mit ZNS-Erkrankungen auftreten. Die Muskeleigenreflexe können bei diesen Patienten vorübergehend trotz der CIP gesteigert sein. Patienten mit Schädelhirntrauma oder einer anderen intrakraniellen oder spinalen Pathologie müssen daher besonders sorgfältig neurologisch beurteilt und elektrophysiologisch untersucht werden und im Bedarfsfall eine adäquate Bildgebung erhalten.

Im 2. Schritt sollte man sich vergewissern, dass die Symptomatik nicht Ausdruck einer vorbestehenden neuromuskulären Erkrankung ist, sondern sich erst während der Intensivbehandlung entwickelt hat. Hierzu muss der Grund für die respiratorische Insuffizienz genau geklärt werden. Am besten sind ein Polytrauma, ein großer chirurgischer Eingriff oder eine mittelschwere oder schwere Sepsis mit der Diagnose einer CIP oder CIM zu vereinbaren. Wenn die Gründe der Ateminsuffizienz unklar sind, muss die Dekompensation einer – möglicherweise noch nicht diagnostizierten – neuromuskulären Erkrankung in die Differenzialdiagnose einbezogen werden. Viele dieser Erkrankungen erfordern eine spezifische Therapie. Zu nennen sind Motorneuronerkrankungen, die myasthene Krise, ein perakutes Guillain-Barré-Syndrom, der Botulismus und Vergiftungen mit Organophosphaten oder anderen Neurotoxinen sowie bestimmte Myopathien wie der saure Maltasemangel oder die periodischen hypo- und hyperkaliämischen Lähmungen [22]. Im Unterschied zu Patienten mit diesen Erkrankungen sind Patienten mit CIP oder CIM bei Aufnahme auf die Intensivstation neuromuskulär gesund.

Erst im dritten Schritt werden die echten, während der Intensivbehandlung entstandenen neuromuskulären Erkrankungen differenziert. Bei transplantierten Patienten sind neurotoxische Effekte der eingesetzten Immunsuppressiva zu berücksichtigen. Bei der Abgrenzung kann hilfreich sein, dass einige Substanzen ein bestimmtes neuropathisches Schädigungsmuster zeigen und vorwiegend sensibel oder demyelinisierend verlaufen [26]. Im Zweifelsfall müssen Dosisreduktion oder Umsetzen der Immunsuppression erwogen werden. Eine seltene, wegen der spezifischen therapeutischen Erfordernisse (strikte Vermeidung auslösender Pharmaka) jedoch wichtige Differenzialdiagnose ist die akute porphyrische Neuropathie, die bei entsprechender Disposition durch die in der Intensivmedizin erforderliche Polymedikation unwissentlich induziert werden kann. Die Diagnose wird durch die Porphyrinogenbestimmung im Stuhl und im Urin gestellt. Die Existenz einer muskelrelaxansassoziierten motorisch-axonalen Neuropathie [13] ist nicht ausreichend gesichert. Nur in Ausnahmefällen sind Paresen bei Intensivpatienten durch eine septisch-metastatische Mikroabszedierung in das periphere Nervensystem verursacht.

Prolongierte neuromuskuläre Blockaden sind nach hohen kumulativen Dosen von nichtdepolarisierenden Muskelrelaxanzien in Verbindung mit eingeschränkter Nierenfunktion, metabolischer Azidose und Hypermagnesiämie beobachtet worden [27]. Weitere Faktoren, die eine prolongierte Blockade der neuromuskulären Übertragung begünstigen, sind Hypophosphatämie, Hypothermie, eine latente Myasthenie und Interaktionen mit Medikamenten, insbesondere Aminoglykosiden [21]. Im Tierexperiment konnte gezeigt werden, dass die Plasmaspiegel von Vecuronium bei schwerem SIRS mit Leberdysfunktion infolge reduzierter Elimination erhöht sind [3]. Die prolongierte neuromuskuläre Blockade klingt im Gegensatz zur CIP nach einigen Tagen, spätestens nach 2 Wochen ab. Ein Train-of-four-Monitoring ist ohne Quantifizierung mittels Akzelerometer der konventionellen Neurographie mit repetitiver Nervenstimulation unterlegen. Alternativ kommt eine tierexperimentell belegte pharmakologische Denervierung in Betracht. Aminoglykosidantibiotika und Steroide besitzen ebenfalls eine hemmende Wirkung an der neuromuskulären Endplatte und können daher eine gestörte Übertragung verstärken.

Konsequenzen für die Praxis

Eine spezifische Therapie neuromuskulärer Komplikationen intensivmedizinisch behandelter Patienten ist nicht bekannt. Die Diagnose einer CIP oder einer sepsisassoziierten Myopathie sollte jedoch nicht dazu veranlassen, supportive Therapien einzuschränken, vielmehr sollten Sepsis und septischer Schock konsequent nach den etablierten Methoden bekämpft werden [23]. Das Vorgehen bei der Respiratorentwöhnung sollte ebenso wie die Mobilisation das Vorliegen einer CIP oder CIM einbeziehen. Von pflegerischer Seite ist darauf zu achten, dass zusätzliche Nervenschädigungen in Form von Druckläsionen vermieden werden. Auf nichtdepolarisierende Muskelrelaxanzien und Kortikosteroide in pharmakologischen Dosen sollten wegen der möglichen Triggerung von Muskelnekrosen möglichst verzichtet werden. Wenn sie unvermeidlich sind, ist sorgfältig auf die Entwicklung einer Myopathie zu achten. In einer prospektiven Kohortenstudie waren Kortikosteroide in hoher Dosis ein unabhängiger Prädiktor für erworbene Paresen auf der Intensivstation [6]. Stressdosen von Hydrokortison haben hingegen im Gegensatz zu pharmakologischen Dosen von Decortin oder Dexamethason keinen negativen Effekt [1]. Depolarisierende Muskelrelaxanzien dürfen beim Vorliegen einer CIP oder CIM wegen der Gefahr einer akuten Hyperkaliämie nicht angewendet werden. Empfehlungen für den Einsatz von Muskelrelaxanzien und ihre Überwachung wurden mehrfach publiziert [21]. Die Blutzuckerkontrolle nach dem Konzept der intensivierten Insulintherapie kann Sepsismortalität und Inzidenz der CIP bei postoperativen Patienten senken. Für nichtoperative Intensivpatienten liegen keine einheitlichen Empfehlungen vor [23].

Literatur

1. Annane D, Sébille V, Charpentier C, et al.: Effect of treatment with low doses of hydrocortisone and fludrocortisone on mortality in patients with septic shock. JAMA 2002, 288(7): 862-71
2. Bednarik J, Lukas Z, and Vondracek P: Critical illness polyneuromyopathy: the electrophysiological components of a complex entity. Intensive Care Med 2003, 29(9): 1505-14.
3. Blobner M, Kochs E, Fink H, et al.: Pharmacokinetics and pharmacodynamics of vecuronium in rats with systemic inflammatory response syndrome: treatment with NG-monomethyl-L-arginine. Anesthesiology 1999, 91(4): 999-1005.
4. Bolton CF: Sepsis and the systemic inflammatory response syndrome: neuromuscular manifestations. Crit Care Med 1996, 24(8): 1408-16.

5. Danon MJ and Carpenter S: Myopathy with thick filament (myosin) loss following prolonged paralysis with vecuronium during steroid treatment. Muscle Nerve 1991, 14: 1131-1139.
6. De Jonghe B, Sharshar T, Lefaucheur JP, et al.: Paresis acquired in the intensive care unit: a prospective multicenter study. JAMA 2002, 288(22): 2859-67
7. De Letter MACJ, Schmitz PIM, Visser LH, et al.: Risk factors for the development of polyneuropathy and myopathy in critically ill patients. Crit Care Med 2001, 29(12): 2281-6.
8. De Letter MACJ, van Doorn PA, Savelkoul HFJ, et al.: Critical illness polyneuropathy and myopathy (CIPNM): evidence for local immune activation by cytokine-expression in the muscle tissue. J Neuroimmunol 2000, 106: 206-213
9. Di Giovanni S, Molon A, Broccolini A, et al.: Constitutive activation of MAPK cascade in acute quadriplegic myopathy. Ann Neurol 2004, 55(2): 195-206.
10. Fletcher SN, Kennedy DD, Ghosh IR, et al.: Persistent neuromuscular and neurophysiologic abnormalities in long-term survivors of prolonged critical illness. Crit Care Med 2003, 31(4): 1012-6.
11. Friedrich O, Hund E, Weber C, et al.: Critical illness myopathy serum fractions affect membrane excitability and intracellular calcium release in mammalian skeletal muscle. J Neurol 2004, 251(1): 53-65.
12. Garnacho-Montero J, Amaya-Villar R, Garcia-Garmendia JL, et al.: Effect of critical illness polyneuropathy on the withdrawal from mechanical ventilation and the length of stay in septic patients. Crit Care Med 2005, 33(2): 349-54
13. Geller TJ, Kaiboriboon K, Fenton GA, et al.: Vecuronium-associated axonal motor neuropathy: a variant of critical illness polyneuropathy? Neuromuscul Disord 2001, 11(6-7): 579-82.
14. Herridge MS, Cheung AM, Tansey CM, et al.: One-year outcomes in survivors of the acute respiratory distress syndrome. N Engl J Med 2003, 348(8): 683-93.
15. Hund E: Neurological complications of sepsis: critical illness polyneuropathy and myopathy. J Neurol 2001, 248(11): 929-34
16. Hund E, Fogel W, Krieger D, et al.: Critical illness polyneuropathy: clinical findings and outcomes of a frequent cause of neuromuscular weaning failure. Crit Care Med 1996, 24: 1328-33.
17. Hund E, Herkert M, Becker C-M, et al.: A humoral neurotoxic factor in sera of patients with critical illness polyneuropathy (abstr.). Ann Neurol 1996, 40: 539
18. Khan J, Harrison TB, Rich MM, et al.: Early development of critical illness myopathy and neuropathy in patients with severe sepsis. Neurology 2006, 67(8): 1421-5.
19. Latronico N: Neuromuscular alterations in the critically ill patient: critical illness myopathy, critical illness neuropathy, or both? Intensive Care Med 2003, 29(9): 1411-3
20. Latronico N, Bertolini G, Guarneri B, et al.: Simplified electrophysiological evaluation of peripheral nerves in critically ill patients: the Italian multi-centre CRIMYNE study. Crit Care 2007, 11(1): R11.
21. Lewis KS, Rothenberg DM: Neuromuscular blockade in the intensive care unit. Am J Health Syst Pharm 1999, 56(1): 72-5.
22. Maramattom BV and Wijdicks EFM: Acute neuromuscular weakness in the intensive care unit. Crit Care Med 2006, 34(11): 2835-41.
23. Reinhart K, Brunkhorst F, Bone H, et al.: Diagnose und Therapie der Sepsis. S2-Leitlinien der Deutschen Sepsis-Gesellschaft e.V. (DSG) und der Deutschen Interdisziplinären Vereinigung für Intensiv- und Notfallmedizin (DIVI). Internist (Berl) 2006, 47(4): 356-372.
24. Rezaiguia-Delclaux S, Lefaucheur JP, Zakkouri M, et al.: Severe acute polyneuropathy complicating orthotopic liver allograft failure. Transplantation 2002, 74(6): 880-2.
25. Rich MM and Pinter MJ: Crucial role of sodium channel fast inactivation in muscle fibre inexcitability in a rat model of critical illness myopathy. J Physiol 2003, 547(Pt 2): 555-66
26. Schattschneider J, Wasner G, and Baron R: Zytostatikainduzierte Polyneuropathien. Aktuelle Neurologie 2001, 28: 53-61.
27. Segredo V, Caldwell JE, Matthay MA, et al.: Persistent paralysis in critically ill patients after long-term administration of vecuronium. N Engl J Med 1992, 327: 524-528.
28. Tenniä A, Salmi T, Pettilä V, et al.: Early signs of critical illness polyneuropathy in ICU patients with systemic inflammatory response syndrome or sepsis. Intensive Care Med 2000, 26(9): 1360-3.
29. van den Berghe G, Wilmer A, Hermans G, et al.: Intensive insulin therapy in the medical ICU. N Engl J Med 2006, 354(5): 449-61.
30. van den Berghe G, Wouters P, Weekers F, et al.: Intensive insulin therapy in the critically ill patients. N Engl J Med 2001, 345(19): 1359-67.
31. van der Schaaf M, Beelen A, and de Vos R: Functional outcome in patients with critical illness polyneuropathy. Disabil Rehabil 2004, 26(20): 1189-97.
32. Williams S, Horrocks IA, Ouvrier RA, et al.: Critical illness polyneuropathy and myopathy in pediatric intensive care: A review. Pediatr Crit Care Med 2007, 8(1): 18-22.
33. Zifko UA: Long-term outcome of critical illness polyneuropathy. Muscle Nerve 2000, Suppl. 9: S49-S52

40.5 Botulismus und Tetanus

M. Winterholler

40.5.1 Botulismus

Beim Botulismus kommt es zu einer akut, in der Regel binnen Stunden sich entwickelnden schlaffen, absteigenden Lähmung der Willkürmuskulatur, die durch die Neurotoxine von *Clostridium botulinum* ausgelöst wird. Selten wird das Neurotoxin auch von *C. butyricum* und *C. baratii* produziert [11].

Botulismus kommt weltweit vor. Die Inzidenz in der EU wird mit 0,1–1/Mio. Einwohner angegeben [25]. Es wird vermutet, dass regionale Unterschiede in der Häufigkeit der Erkrankung überwiegend auf unterschiedliche Ernährungsgewohnheiten zurückzuführen sind.

Clostridium botulinum ist ein gram-positiver, sporenbildender, obligater Anaerobier der weltweit im Erdreich, Staub sowie Meeressediment vorkommt. Sporen finden sich nicht selten in einer Reihe von Landwirtschaftsprodukten. *C. botulinum* kann Kochen mehrere Stunden überstehen, was dem Bakterium ein Überleben in auch in kurzfristig erhitzten Lebensmitteln ermöglicht. Das Neurotoxin von *C. botulinum*, Botulinumtoxin (BoNT), hingegen ist hitzeinstabil. Eine 10 minütige Erhitzung über 80°C neutralisiert BoNT.

Sieben verschiedene Botulinumtoxine sind bekannt, diese werden mit den Buchstaben A bis G bezeichnet. Neurotoxische *C.-butyricum-Stämme* produzieren ein dem Botulinumtoxin E verwandtes Toxin [5].

Die Serotypen A, B, E, und F rufen beim Menschen den Botulismus hervor, BoNT-C und -D wurden als Toxine bei Weidetieren beschrieben. BoNT-G wurde 1970 in Argentinien beschrieben und hat bislang weder bei Mensch noch Tier nachgewiesene Erkrankungen hervorgerufen.

■■■ Pathophysiologie

Botulinumtoxin, die giftigste natürliche Substanz, besteht aus einer leichten Kette (»light chain«, LC), mit einem Molekulargewicht von etwa 50 kDa und einer schweren Kette (»heavy chain«, HC) von etwa 100 kDa. Beide Ketten sind durch eine Disulfidbindung verbunden.

Die Toxizität von BoNT entsteht durch die irreversible Blockade der neuromuskulären Übertragung, die hohe Letalität der (unbehandelten) Erkrankung durch die Lähmung der Atemmuskulatur.

Alle Formen des klinischen Botulismus haben dieselbe pathophysiologische Grundlage: Botulinumtoxin gelangt auf dem Blutwege zu peripheren cholinergen Synapsen.

Die Aufnahme in das terminale Axon erfolgt über einen spezifischen aktiven Transportmechanismus, für das »Andocken« am Axon und die Endozytose ist v. a. die schwere Kette (HC) des BoNT von Bedeutung, deren Struktur bei allen BoNT weitgehend konstant ist. Die toxinspezifisch variablen leichten Ketten des BoNT wirken als Zinkendopeptidase [26]. Abhängig vom Typ des Toxins binden sie an verschiedene, für die Exozytose von Acetylcholinvesikeln essenzielle Proteine, deren Funktion sie irreversibel blockieren [19]:

- BoNT-A, C und E binden an SNAP-25 (synaptosomal assoziiertes Protein von 25 kDa),
- BoNT-B, D, F und G binden an Synaptobrevin,
- BoNT-C bindet an Syntaxin.

Der Funktionsverlust des terminalen Axons ist in der Regel irreversibel, die Restitution nach 4–12 Wochen erfolgt überwiegend durch Sprossung des terminalen Axons und Ausbildung neuer Synapsen.

■■■ Symptomatik

Auf Grund unterschiedlicher Pathogenese und Epidemiologie sind 5 klinische Entitäten des Botulismus abzugrenzen:
- infantiler (intestinaler) Botulismus,
- Lebensmittelbotulismus,
- Wundbotulismus,
- inhalativer Botulismus,
- iatrogener Botulismus.

Klinisch ist allen Formen eine rasch zunehmende schlaffe Parese der Willkürmuskulatur, die an den kleinsten Muskeln (äußere Augenmuskeln, Schlundmuskulatur) beginnt und sich bis zu einer Lähmung der gesamten Willkürmuskulatur entwickeln kann, gemeinsam. Initial stehen oft autonome Symptome, die auch den weiteren Verlauf der Erkrankung komplizieren können, im Vordergrund [9]. Die Blockade cholinerger parasympathischer und sympathischer Synapsen führt zur Mydriasis, extremer Mundtrockenheit, paralytischem Ileus, Blasenstörungen und Anhidrose.

Bei blanden Verläufen kann die vegetative Symptomatik dominieren.

> **Wichtig**
>
> Bei Intoxikationen mit BoNT-B und BoNT-C stehen die autonomen Symptome gelegentlich im Vordergrund, was zu Verwechslungen mit Intoxikationen durch anticholinerge atropinartige Substanzen führen kann.

Infantiler (intestinaler) Botulismus

Zum infantilen Botulismus kommt es durch eine intestinale Infektion mit *C. botulinum*. Nach Ingestion von Sporen entwickeln sich diese zu BoNT produzierenden Bakterien. Die betroffenen Säuglinge fallen zunächst durch Trinkschwäche, abdominelle Schmerzen und Obstipation auf, im Weiteren kommt es zu absteigenden Lähmungen und zur Ateminsuffizienz [27]. Wesentliche Infektionsquelle bei Säuglingen ist Honig, der aus diesem Grunde Kindern im 1. Lebensjahr nicht gegeben werden soll.

Sehr selten wird der intestinale Botulismus auch bei älteren Kindern und Erwachsenen beobachtet [17]. In der Regel liegt bei diesen Patienten eine abdominelle Pathologie, wie z. B. ein Meckel-Divertikel vor, in dem sich die Clostridien entwickeln können. Die Klinik entspricht bei den älteren Kindern und Erwachsenen der des Lebensmittelbotulismus.

Lebensmittelbotulismus

Der Lebensmittelbotulismus ist Folge der Ingestion von BoNT aus verdorbenen Speisen. Da die *Clostridien* ein anaerobes Milieu benötigen, ist der Genuss verdorbener, oft selbst hergestellter Wurst-, Fisch- sowie Gemüsekonserven die häufigste Ursache. Zunächst zeigen sich gastrointestinale Symptome (Übelkeit, Erbrechen, Diarrhö). Als Ursache dieser Symptomatik werden Mischintoxikationen mit anderen bakteriellen Toxinen sowie andere toxische Faktoren von *C. botulini* angenommen [11], da diese Symptome beim Wundbotulismus fehlen. Im Verlauf kommt es dann zur Obstipation und Darmparalyse.

Die Inkubationszeit bis zum Auftreten der ersten systemischen Symptome nach Ingestion des BoNT beträgt 12–36 Stunden, in Ausnahmefällen bis zu 8 Tagen.

Die **Symptomatik** beginnt mit einer schweren Funktionsstörung cholinerg vermittelter autonomer Funktionen: weite, lichtstarre Pupillen und extrem trockene Schleimhäute, gefolgt von

Anhidrose, Darmparalyse und Blasenstörungen können sogar isoliert auftreten. Die motorische Symptomatik, beginnend mit Lähmungen der äußeren Augenmuskeln, Ptosis, Bulbärparalyse bis hin zur Tetraplegie mit Lähmung der Atemmuskulatur folgen. Geschwindigkeit der Ausbreitung sowie Ausmaß der Lähmungen ist von der Menge des aufgenommenen BoNT abhängig. Fieber gehört nicht zur Symptomatik des Botulismus, kann aber bei Begleitinfektionen (z. B. Aspirationspneumonie) auftreten.

Etwa 50% der Intoxikationen verlaufen mit nur leichten Paresen und meist deutlichen vegetativen Zeichen. 30% der Patienten müssen intubiert und langzeitbeatmet werden.

Wundbotulismus

Wundbotulismus tritt v. a. in Folge tiefer perforierender Verletzungen auf. In jüngster Zeit häufen sich auch aus Europa Berichte über Wundbotulismus bei intravenös Drogenabhängigen. Epidemisch wurde die Erkrankung 1998–2002 in Kalifornien als Folge der Injektion verunreinigten Heroins (»black tar heroin«) beobachtet [24]. Besonders gefährdet sind Drogenabhängige, die Heroin subkutan (»skin poppers«) spritzen. Auf Grund der Multimorbidität der Patienten und einschlägigen Anamnese, wird die Diagnose häufig erst sehr spät gestellt. Die Inkubationszeit beträgt beim Wundbotulismus 4–14 Tage. Seit 1999 häufen sich Erkrankungsfälle in Europa [10, 20], zuletzt auch in Deutschland [3].

Inhalativer Botulismus

In der Folge des 11.09.2001 kam es zu einer zunehmenden Diskussion um die Bedrohung durch sog. biologische Waffen, wobei auch Botulinumtoxin eine Rolle spielte. Botulinumtoxin kann als Aerosol flächendeckend verteilt werden und wirkt auf Grund seiner Instabilität in natürlicher Umgebung ausschließlich als Inhalationsgift [13]. Bislang wurden lediglich 3 Fälle von inhalativem Botulismus beschrieben [5]. Die Inkubationszeit beträgt 2–7 Tage. Die Klinik gleicht der des Wundbotulismus.

Tab. 40.6. Differenzialdiagnosen des Botulismus

	Botulismus	Guillain-Barré-Syndrom, Miller-Fisher-Variante (MFV)	Poliomyelitis, FSME, myelitische Form	Myasthenia gravis	Intoxikation mit Anticholinergica
Lähmungen	Absteigend	Aufsteigend/absteigend	Aufsteigend/absteigend	Fluktuierend Ermüdbarkeit	Keine
Reflexe	Abgeschwächt	Areflexie/abgeschwächt	Abgeschwächt/Areflexie	Normal	Normal
Ataxie	+	-/deutlich bei MFV	+	-	-
Okulomotorik	Ophthalmoplegie	Unauffällig, Ophthaloplegie bei MFV	Meist unauffällig	Fluktuierend, Ptosis	Unauffällig
Pupillen	Weit	Normal	Normal, gelegentlich Anisokorie		Weit
Bewusstsein	Evtl. verwirrt	Unbeeinträchtigt	Bewusstseinsgetrübt	Unbeeinträchtigt	Getrübt, agitiert
Autonome Dysfunktion	Anticholinerges Syndrom	(Para)sympathische Dysregulation	(Para)sympathische Dysregulation	Nein	Anticholinerges Syndrom
Edrophonium-Test	Schwach positiv	Negativ	Negativ	Positiv	Negativ
Neurophysiologie	MUAP erniedrigt, Inkrement bei 50 Hz Stimulation	(Distale) Leitungsblöcke Blink-Reflex pathologisch	Evtl. prox. Leitungsblock, MUAP erniedrigt, massiv SpA ab 3. Woche	Dekrement bei 3-Hz-Stimulation	Normal
Labor	Tierversuch zum Toxinnachweis	Liquor: Eiweiß erhöht, Campylobacter-jejuni-Antikörper; GQ-1b-Antikörper beim MFS	Liquor: Eiweiß erhöht, Pleozytose, Fieber, Entzündungszeichen	Acetylcholinrezeptorantikörper	Nachweis von atropinartigen Substanzen i.S./i.U. (HPLC)

Iatrogener Botulismus

Therapeutische Injektionen von Botulinumtoxin, die in Unkenntnis der verträglichen Dosen gegeben werden, v. a. aber inapparente neuromuskuläre Erkrankungen führen zum systemischen Botulismus. So wurden systemische Effekte bei einem subklinischen Lambert-Eaton-Syndrom, bei der ALS und der Myasthenie beschrieben [21].

Die systemische Wirkung ist in der Regel blande und verschwindet innerhalb von 2–4 Wochen ohne spezifische Therapie. Zuletzt wurden mehr Fälle von Botulismus durch kosmetische Injektion eines nicht lizensierten, wohl aus China stammenden Toxins beschrieben [12].

Diagnostik und Differenzialdiagnose

Die klassische Klinik aller Botulismusformen umfasst:
- autonome Störung (Mydriasis, »staubtrockener« Mund, Anhidrose, Darmparalyse),
- absteigende Paresen,
- unauffälliges Sensorium,
- kein Fieber.

Da alle Formen des Botulismus selten sind, wird die Diagnose oft verzögert gestellt. Die wichtigsten Differenzialdiagnosen sind in Tab. 40.6 dargestellt.

Neben der Miller-Fisher-Variante des GBS sind insbesondere akute Vorderhorninfektionen und Intoxikationen mit anticholinergen Substanzen (z. B. Atropin, Tollkirsche, Fliegenpilze) in Betracht zu ziehen. Klinisch differenziert v. a. die eindrucksvolle autonome Symptomatik mit Mydriasis von anderen neuromuskulären Übertragungsstörungen, Neuritiden und akuten Vorderhornerkrankungen.

Neurophysiologisch finden sich in der Amplitude geminderte Muskelaktionspotenziale, deren Amplitude bei rascher repetitiver Stimulation (50 Hz) zunehmen kann. Elektromyographisch lassen sich Denervationszeichen erst 2 Wochen nach Erkrankungsbeginn nachweisen.

C. botulinum kann aus dem Stuhl (beim infantilen Botulismus) oder aus Wundabstrich unter anaeroben Bedingungen kultiviert werden.

Beim Lebensmittelbotulismus erfolgt der Toxinnachweis im Serum und/oder Stuhl. Standard der Diagnostik ist immer noch der Mäuseversuch. Ein immunologischer Toxinnachweis ist möglich.

Die Erkrankung ist meldepflichtig.

Therapie

> **Management des Botulismus**
> - **Die erste Stunde: Diagnose**
>   - Leitsymptome: Mydriasis, trockener Mund, Dysphagie, Okulomotorikstörung
>   - Intensivmedizinische Überwachung, Atmung und bronchiale Clearance sicherstellen, wenn nötig Intubation
>   - Probenentnahme zum Nachweis von Botulinumtoxin (Serum, Stuhl). Bei diagnostischer Unsicherheit: Urin und Serum für toxikologische Untersuchung asservieren
>   - Kreatinin, Elektrolyte, Blutbild, CK, CK-MB. Lumbalpunktion zum Ausschluss einer ZNS-Infektion
>   - Ausführliche (Fremd)Anamnese: Medikamenteneinnahme (Anticholinergika)? Ernährung (Wurst-/Fischkonserven)? Wunden? I.v.-Drogen?
>   - Neurophysiologie: repetitive Simulation (50 Hz)
>   - Bei diagnostischer Unsicherheit: Edrephoniumtest mit dem Ziel eine Myasthenie auszuschließen
>   - Botulismusantitoxin bestellen
> - **Der erste Tag: Weitere Therapie und Diagnostik während der ersten 24 h**
>   - Gabe von equinem Antitoxin (Botulismus Antitoxin BehringR), Vorgehen:
>   - Präinjektion von 10 ml Toxin: allergische Reaktion?
>   - Nach 15 min Beginn der Infusion, Dosis: 500 ml
>   - Verzicht auf Gabe des Antitoxins, wenn Klinik blande und seit >48 h stabil
>   - Antibiotische Therapie nur bei Wundinfektionen und sekundären Infektionen
>   - Bei Wundbotulismus: Wunddebridement
>   - Legen einer Magensonde
> - **Ab der ersten Woche – Symptomatische Therapie und Frührehabilitation**
>   - Intensivmedizinische Überwachung in der ersten Woche solange Progredienz, danach in Abhängigkeit von der klinischen Symptomatik
>   - Bei Beatmung: regelmäßige Weaning-Versuche. Sedierung mit Propofol, falls nötig
>   - Ernährung: so rasch wie möglich Ernährung und Flüssigkeitszufuhr über Magensonde
>   - Therapie des autonomen Versagens: Gabe von Mestinon (10–25 mg/24 h i.v. oder 150–600 mg über Magensonde) und Metoclopramid (bis zu 90 mg/24 h) zur Erhaltung der Darmmotilität. Regelmäßiges (3×/Woche) gezieltes Abführen. Bei Tachykardie: Labetalol 0,25–1 mg/min i.v.; Metoprolol 25–200 mg/24 h oral
>   - Intensive Physiotherapie mit dem Ziel rascher Mobilisierung auch bei Beatmungspflicht

Antitoxin

Basis der Therapie des Botulismus ist die Gabe von polyvalentem equinem Antitoxin (Fa. Behring, wirksam gegen BoNT-A, B und E). Bei blanden Verläufen (stabile Klinik seit 48 h zum Zeitpunkt der Diagnose, keine respiratorische Insuffizienz) kann auf die Gabe des Antitoxins verzichtet werden, da die potenziellen Nebenwirkungen (Serumkrankheit, Anaphylaxie) erheblich sind.

Für die Therapie des infantilen intestinalen Botulismus wurde in den USA ein humanes Antitoxin (»botulism immune globulin intravenous«, BIG-IV) 2001 als »orphan drug« zugelassen, es ist aktuell (Stand: 07/2007) in Deutschland nur über die internationale Apotheke erhältlich. BIG ist gegen BoNT/A und B wirksam. In einer prospektiven randomisierten und doppelblinden Untersuchung an 122 Kindern konnte gezeigt werden, dass durch die Gabe von BIG-IV die Dauer der Beatmung, Intensivstationsaufenthalt und Sondenernährung in etwa halbiert werden können [7].

Antibiotische Therapie

Eine antibiotische Therapie ist nur beim infantilen und Wundbotulismus indiziert. Aminopenicilline sind ausreichend wirksam. Aminoglykoside sind wegen negativer Effekte auf die neuromuskuläre Übertragung kontraindiziert.

Symptomatische Therapie

Eine intensivmedizinische Überwachung mit Monitoring der Vitalfunktionen und insbesondere auch des pCO$_2$ ist obligat.

Bei respiratorischer Insuffizienz sollte frühzeitig intubiert werden. Eine Tracheotomie ist oft zu vermeiden (von vier eigenen Patienten wurden zwei 7 bzw. 18 Tage beatmet).

Die respiratorische Insuffizienz ist nicht selten durch Aspirationspneumonien mitbedingt.

Wegen der Aspirationsgefahr sollte über eine Magensonde ernährt werden. Eine enterale Ernährung ist in jedem Fall einer parenteralen vorzuziehen und hilft zusammen mit der frühzeitigen Gabe von Prokinetika und Cholinergika einen paralytischen Ileus zu vermeiden.

40.5.2 Tetanus

Der Tetanus als Folge von Wundinfektionen war bereits in der Antike bekannt. 1884 beschrieb Nicolaier [23] ein Strychnin ähnliches Toxin, das von sporenbildenden anaeroben Bodenbakterien produziert wurde. Behring u. Kitasato zeigten 1890 [8], dass eine Immunisierung mit einem inaktivierten Extrakt dieses Bakteriums (*Clostridium tetani*) Tetanus vorbeugte. Eine konsequente Immunisierung wurde erstmals an Soldaten während der beiden Weltkriege durchgeführt. Die flächendeckende Immunisierung der Bevölkerung nach dem 2. Weltkrieg führte zu einer deutlichen Abnahme der Tetanusfälle in den westlichen Ländern. Die Inzidenz des Tetanus in diesen Ländern wird heute mit 1–10/Mio. Einwohner angegeben. Die Mortalität mit 0,1–1/Mio. In Ländern der 3. Welt stellt die Erkrankung nach wie vor ein großes Problem dar: so wird die Sterblichkeit durch den neonatalen Tetanus, der etwa 50% der weltweiten Tetanusfälle ausmacht, allein in den Ländern Afrikas mit 120.000/Jahr angegeben [28]. Diese Erkrankung trägt in manchen Ländern bis zu 10% zur Säuglingssterblichkeit bei [16].

Risikopersonen für eine Tetanusinfektion in westlichen Ländern sind: junge und ältere Männer, Immigranten und i.v.-Drogenabhängige [9].

■ ■ ■ Symptomatik

Die Tetanusinfektion ist Folge einer lokalen Inokulation der Sporen nach Perforationsverletzungen, unsterilen iatrogenen Punktionen oder Injektionen, Verbrennungen, Nabelinfektionen bei Neugeborenen oder Quetschungsverletzungen. Die Inkubationsdauer bis zur klinischen Manifestation hängt von der Entfernung der Inokulation zum ZNS ab [9]. Sie kann 24 Stunden bis viele Wochen betragen. Beträgt sie weniger als eine Woche, ist die Prognose ungünstig.

Klinisch werden generalisierter Tetanus, lokaler Tetanus, zephaler Tetanus und neonataler Tetanus differenziert.

Generalisierter Tetanus

Trismus, Risus sardonicus, diffuse Muskelrigidität und generalisierte Muskelspasmen sind die **Leitsymptome** des generalisierten Tetanus. Im Verlauf entwickelt sich nach dem Trismus zunächst eine Rigidität der Nackenmuskulatur, gefolgt von der Muskulatur des Thorax, Abdomens, schließlich auch der Extremitäten bis hin zu Hyperextensionskrämpfen (»Dezerebrationshaltung«, Opisthotonus). Früh können die Krämpfe zu pharyngealen und laryngealen Spasmen führen, die rasches Ersticken zur Folge haben. Geringe äußere (Geräusche, Schreck, Schmerz, Berührung) und innere (gefüllte Harnblase, Husten, Defäkation) Reize lösen generalisierte Spasmen aus.

Die Entwicklung der vollen Symptomatik dauert oft 10–14 Tage, eine Besserung tritt meist ab der 3. Erkrankungswoche ein.

Akutkomplikationen, wie Rhabdomyolyse, Hyperthermie, autonome hypersympathotone Entgleisung, Wirbelfrakturen und Kompartmentsyndrome bedürfen einer spezifischen Therapie. Die Letalität betrug früher 90% und konnte unter den Bedingungen der modernen Intensivtherapie auf etwa 25% gesenkt werden.

Lokalisierter Tetanus

Der lokalisierte Tetanus ist auf die Region der Infektion beschränkt. Meist findet sich inkomplette Immunität aufgrund länger zurückliegender Impfungen, die eine hämatogene Aussaat verhindert. Die Muskeleigenreflexe sind oft gesteigert. Tetanospasmin kann die neuromuskuläre Übertragung lokal beeinträchtigen, so dass nicht nur eine lokale Rigidität, sondern auch Wochen anhaltende atrophische Paresen – ähnlich dem

Botulismus – beobachtet werden. Erfolgt keine konsequente Behandlung kommt es häufig zur Generalisierung.

Zephaler Tetanus

Die Inkubationszeit des zephalen Tetanus, der nach Kopfverletzungen auftritt, beträgt in der Regel nur wenige Tage. Fälle nach einer anaeroben Mischinfektion bei Otitis media wurden beschrieben. Klinisch stehen Dysphagie Risus sardonicus, Fazialisparesen und Lähmungen der äußeren Augenmuskeln im Vordergrund.

Neonataler Tetanus

Der neonatale Tetanus tritt meist nach Nabelinfektionen auf. Die Inkubationszeit beträgt etwa 1 Woche, die Letalität 50–90%, persistierender Verlust von Motoneuronen wird beobachtet. Voraussetzung für die Entwicklung eines neonatalen Tetanus ist eine unzureichende maternale Immunität.

Pathophysiologie

Clostridium tetani ist ein obligat anaerobes, gram-positives, sporenbildendes Bakterium, das in der gesamten Natur, wie auch in geschlossenen Räumen vorkommt. Wenn das Redoxpotenzial eines mit Sporen kontaminierten Gewebes gering ist, proliferieren die Sporen zu Bakterien und beginnen sich zu vermehren.

C. tetani produziert 2 Exotoxine: Tetanospasmin (»Tetanostoxin«) und Tetanolysin. Die klinische Bedeutung des Tetanolysins ist nicht gesichert; es wird diskutiert, dass es bei der lokalen Ausbreitung der Bakterien, zur Bereitung des »Milieus« in kontaminierten Wunden von Bedeutung ist [28].

Tetanospasmin ist für alle klinischen Manifestationen des Tetanus ausschließlich verantwortlich. Es wird als kompaktes 151 kDa Polypeptid synthetisiert, das durch eine bakterielle Protease in eine schwere (100 kDa) und leichte (50 kDa) Kette gespalten wird. Beide Ketten sind durch eine Disulfidbrücke verbunden. Wesentliche Wirkung des Toxins ist die Hemmung der Neurotransmitterfreisetzung in der präsynaptischen Nerventerminale. Nach Aufnahme des Toxins – vermutlich über einen aktiven Transportmechanismus – in die präsynaptische Nerventerminale bindet das Toxin an Synaptobrevin, ein für die Freisetzung von mit Transmittern gefüllten Vesikeln essenzielles Protein. Die Bindung an Synaptobrevin verhindert – wie beim Botulinumtoxin B – die Vereinigung der Vesikelmembran mit der synaptischen Zellmembran [26].

Die zentralnervösen Effekte des Tetanustoxins sind durch den dann folgenden retrograden Transport des Tetanustoxin-Synaptobrevin-Komplexes zum Rückenmark und damit in das ZNS zu erklären. Tetanustoxin vereilt sich hämatogen, gelangt aber auch hier nur über den geschilderten retrograden Transportmechanismus in das ZNS.

> **Wichtig**
>
> Zirkulierende Antikörper können nur freies, noch nicht in Nerven und im ZNS befindliches Toxin neutralisieren.

Dies erklärt die regelhafte weitere klinische Verschlechterung nach Gabe des Antitoxins.

Ist das Tetanustoxin erst einmal mit diesem retrograden Transportmechanismus in das ZNS oder den Hirnstamm gelangt, hemmt es die Freisetzung von γ-Aminobuttersäure (GABA) und Glycin aus präsynaptischen inhibitorischen Neuronen. Ohne diese Inhibition steigt die Ruheaktivität der α-Motoneurone unkontrolliert an. Dies führt zu Muskelrigidität und Spasmen. Die physiologische Inhibition der Antagonistenmuskulatur wird aufgehoben und die Muskulatur reagiert auf jeden afferenten Stimulus mit einer intensiven, unkontrollierbaren und andauernden Kontraktion.

Die **autonome Dysfunktion** beim Tetanus umfasst Tachykardie, stark schwankende Blutdruckwerte, Hyperpyrexie, vermehrte Katecholaminfreisetzung, Blasenstörungen. Vermehrtes Auftreten eines Syndroms der inadäquaten ADH-Freisetzung (SIADH) gilt als mögliche Folge einer zentralnervösen Wirkung des Tetanustoxins [14].

Die **Blockade der neuromuskulären Übertragung** wurde vor mehr als 60 Jahren beschrieben. Untersuchungen mit dem Einzelfaser EMG zeigen, dass eine Störung der Acetylcholinfreisetzung – ähnlich der beim Botulismus – beobachtet werden kann.

Gelegentlich wird auch klinisch eine signifikante Schwäche nach der rigiden Phase der Erkrankung beobachtet.

Diagnostik

Die Diagnose des Tetanus wird klinisch unter Berücksichtigung der spezifischen Anamnese (Verletzung, Injektion, Impfstatus, Otitis media) gestellt; differenzialdiagnostischen Erwägungen ◘ Tab. 40.7. Ergänzend erfolgt eine neurophysiologische Untersuchung mit Bestimmung der »silent period« des Masseterreflexes. Die normalerweise nach peripherem Reiz eintretende postreflektorische »Innervationsstille« fehlt beim Tetanus. Das EMG betroffener Muskeln zeigt eine Daueraktivität motorischer Einheiten mit abrupter Zunahme auf akustische oder taktile Reize. Liquoruntersuchung und die laborchemische Untersuchung auf Dopaminagonisten/Neuroleptika und insbesondere Strychnin ergänzen die Untersuchung bei nicht eindeutiger Klinik und Anamnese.

Therapie

Basis der Therapie des Tetanus ist:
- Neutralisation des Toxins vor Eintritt in das Nervensystem,
- Verhinderung weiterer Tetanustoxin Produktion,
- Sedierung und Muskelrelaxation,
- Kontrolle autonomer Funktionen,
- Intensivtherapeutisches Management der Vitalfunktionen.

Die Übersicht zeigt den zeitlichen Ablauf diagnostischer und therapeutischer Maßnahmen beim Tetanus (aktueller Überblick in [15]).

> **Management des Tetanus**
> - **Die erste Stunde: Diagnose und Stabilisierung**
>   - Atmung und bronchiale Clearance sicherstellen. Wenn nötig, Intubation einleiten, Relaxation mit depolarisierendem MR zur Intubation (z. B. Rocuronium)
>   - Probenentnahme zum Nachweis von Tetanustoxin, Strychnin, Dopaminantagonisten; Kreatinin, Elektrolyte, Blutbild, CK, CK-MB. Lumbalpunktion zum Ausschluss einer ZNS-Infektion
>   - Ausführliche Anamnese: Eintrittspforte der Infektion, Impfstatus, Dauer der Entwicklung der Symptome
>   - Neurophysiologie: »silent period«
>   - Bei diagnostischer Unsicherheit: Gabe von 1–2 mg Atropin i.v. oder 50 mg Diphenhydramin mit dem Ziel eine dystone Reaktion auszuschließen
>   - Therapiebeginn: Benzodiazepine i.v. mit dem Ziel Spasmen zu reduzieren und die Rigidität zu Mindern (Titration von 5 mg Diazepam i.v. oder 2 mg Lorazepam i.v. unter kontinuierlichem Monitoring der Atmung bis deutliche Besserung eintritt). Bei beginnender Ateminsuffizienz Intubation unter Gabe eines kurz wirksamen, nichtdepolarisierenden Muskelrelaxans
>   - Verbringen des Patienten in einen möglichst dunklen und leisen Bereich der ITS
> - **Der erste Tag: Weitere Therapie und Diagnostik während der ersten 24 Stunden**
>   - Gabe von humanem Tetanusantitoxin (HTIG, Tetagam) 500 E i.m.
>   - Gleichzeitige Gabe von Tetanol i.m. an anderer Stelle
>   - Intrathekale Gabe von Tetagam ist an dieser Stelle zu erwägen, noch liegen hierzu jedoch keine ausreichenden Daten vor
>   - Gabe von Metronidazol 4×500 mg über 7–10 Tage
>   - Nach Intubation rasche Tracheotomie unter Muskelrelaxation anstreben
>   - Wunddebridement, falls nötig. Dies hat jedoch wie die lokale Gabe von Tetagam im Wundbereich keinen sicheren Effekt auf den Krankheitsverlauf
>   - Frühzeitige Anlage einer Magensonde, ZVK-Anlage
>   - Falls Benzodiazepine (z. B. Diazepam bis 500 mg/24 h) und Baclofen (bis 200 mg/24 h) nicht ausreichend wirksam sind: Gabe von nicht depolarisierenden Muskelrelaxanzien. Alternativ Therapieversuch mit Baclofen intrathekal
>   - Krankengymnastik: Applikation von Benzodiazepinen vor jeder Therapie
>   - Antikoagulation mit Heparin
> - **Die nächsten 2–3 Wochen: Stabilisierung**
>   - Therapie der sympathischen Hyperaktivität: Fraktionierte Gabe von Morphin (0,5–1 mg/kgKG/min), Clonidin (0,01–0,05 mg/h), Labetalol (0,25–1 mg/min)
>   - Adäquate Volumengabe, Vermeidung von Katecholaminen, so weit möglich
>   - Monitoring der CK, rechtzeitige Intervention bei Rhabdomyolyse
>   - Bradykardien sprechen kurzfristig auf Atropin oder Alupent an, die Anlage eines passageren Schrittmachers sollte frühzeitig in Betracht gezogen werden
>   - Ab Tag 14: Versuch einer Reduktion der Sedativa/Relaxanzien
>   - Planung der Rehabilitation
> - **Ab 4. Woche: Beginn der Rehabilitation**
>   - Weitere Reduktion der Sedativa, intensivierte Physiotherapie
>   - 2. Passivimmunisierung, Festlegung des Termins für 3. Immunisierung nach weiteren 4 Wochen

Sobald die Verdachtsdiagnose gestellt ist sollte die Sedierung mit Benzodiazepinen beginnen. Bei Generalisierung und Beteiligung der Larynx- und Pharynxmuskulatur ist die rasche Intubation unter Gabe nichtdepolarisierender Muskelrelaxanzien indiziert. Eine frühzeitige Tracheotomie ist sinnvoll.

Die **passive Immunisierung** wird heute mit 500 E humanem Tetanusimmunglobulin (HTIG) i.m. durchgeführt. Die intrathekale Gabe von 250 E HTIG wird diskutiert. Während eine Untersuchung [18] Vorteile für die intrathekale Gabe zeigte, konnte dies in anderen Untersuchungen nicht bestätigt werden [1]. Equines Tetanusimmunglobulin ist wegen der möglichen Induktion einer Serumkrankheit (bis zu 20%) heute in westlichen Ländern obsolet, findet in Entwicklungs- und Schwellenländern jedoch in einer Dosis von 500–1000 IU/kgKG immer noch verbreitet Anwendung. HTIG hat eine Plasmahalbwertzeit von 24 Tagen, die Halbwertszeit des Pferdeserums beträgt dagegen nur 2 Tage.

Wunddebridement ist sinnvoll um Sekundärinfektionen zu verhüten, hat jedoch keine unmittelbare Auswirkung auf

Tab. 40.7. Differenzialdiagnose des Tetanus

Differenzialdiagnose	Klinische Unterscheidungsmerkmale
Intoxikation mit Strychnin (GABA-Antagonist)	Keine Rigidität zwischen Spasmen
Intoxikation mit Dopaminantagonisten (z. B. Haloperidol)	Okulogyre Krise, dystone/dyskinetische Bewegungen, rasche Besserung nach Gabe von Anticholinergika
Meningitis (Meningismus)	Kopfschmerz, Kenig, Brudzinski, Liquor
Alveolarer Abszess (Trismus)	Lokaler Schmerz, Bildgebung
Generalisierte Anfälle bzw. Status epilepticus	Bewusstseinsverlust, Kloni, EEG
Akutes Abdomen	Abdominalbefund, Erbrechen, Ileuszeichen
Hypokalzämische Tetanie	Chvostek-Zeichen, Trousseau-Phänomen, Zunahme bei Hyperventilation, periphere statt axiale Betonung
Stiff-man-Syndrom	Schleichender Beginn, späte kraniale Beteiligung, Entspannung im Schlaf
Psychogen (»Pseudotetanus«)	Keine Rigidität, Situationsabhängig, inkongruentes klinisches Bild

die Schwere des Tetanus. Eine **antibiotische** Behandlung sollte schon beim bei Verdacht auf einen Tetanus begonnen werden. Metronidazol in einer Dosis von 4×500 mg ist Penicillin G überlegen [2]. Zu neueren antibiotischen Substanzen liegen keine Untersuchungen vor.

Die **Muskelrelaxation und Sedierung** erfolgt mit Benzodiazepinen und Baclofen als wichtigstem GABA-B-Agonisten. Diazepam und Lorazepam werden in den meisten Untersuchungen gegeben, aber auch Midazolam ist wirksam. Es werden oft außergewöhnlich hohe Dosen benötigt (bis zu 500 mg/24 h Diazepam und bis zu 200 mg/24 h Lorazepam oder 0,1–0,5 mg/kgKG/h Midazolam). Baclofen intrathekal ist ebenfalls wirksam und kann bei individuell nachgewiesener Wirksamkeit über einen spinalen Katheter appliziert werden [22]. Sind diese GABA-ergen Substanzen nicht ausreichend wirksam, muss die Gabe nichtdepolarisierender Muskelrelaxanzien erwogen werden. Pancuronium (Bolus von 0,1 mg/kgKG, dann Dauerinfusion oder besser fraktionierte Gabe) ist wegen seiner autonomen Nebenwirkungen (Tachykardie, Hypertonus) problematisch, Vecuronium wegen der gehäuft auftretenden nekrotisierenden Myopathie ebenfalls diskussionswürdig. Zum Einsatz neuerer Medikamente dieser Substanzgruppe, wie Rocuronium liegen nur sehr begrenzte Erfahrungen beim Tetanus vor [4].

Die autonome Instabilität wird symptombezogen behandelt. Die **hypersympathotone Dysregulation** wird vorzugsweise mit einer Kombination von zentral wirksamen α- und β-Blockern behandelt. Clonidin wird in einer Dosis von 0,01–0,05 mg/h, Labetalol in einer Dosis von 0,25–1 mg/min i.v. gegeben [14].

Sorgfältiges Volumenmanagement mit Monitoring der Hämodynamik ist indiziert. Bei Bradykardien sollte ein temporärer Schrittmacher indiziert werden.

Frühzeitig sollte mit einer enteralen Ernährung über Magensonde begonnen werden. Störungen der Peristaltik und Defäkation sind häufig und müssen symptomatisch behandelt werden.

Literatur

1. Abrutyn E, Berlin JA. Intrathecal therapy in tetanus: a meta-analysis. JAMA 1991;266:2262-67
2. Ahmadsyah I, Salim A. Treatment of tetanus: an open study to compare the efficacy of procaine penicillin and metronidazole. Br Med J 1985;291:648-50
3. Alpers K, van Treeck U, Frank C. Outbreak of wound botulism in drug useres in Germany, October-December 2005. Euro Surveill 2005;10: E051215.4
4. Anandaciva S, Koray CW. Tetanus and rocuronium in the intensive care unit. Anesthesia 1996;5:879-81
5. Arnon SS, Schlechter R, Ingelsby TV et al. Botulinum toxin as a biological weapon: medical and public health management. JAMA 2001;285:1059-70
6. Arnon SS. Clinical botulism. In: Brin MF, Hallet M, Jancovic J. Scientific and therapeutic aspects of botulinum toxin. Lipincott Williams, Philadelphia; 2002; 145-150
7. Arnon SS, Schechter R, Maslanka SE, Jewell NP, Hatheway CL. Human botulism immune globulin for the treatment of infant botulism. N Engl J Med 2006;354:445-7
8. Behring E, Kitasato S. Über das Zustandekommen der Diphtherie-Immunität und der Tetanus Immunität bei Thieren. Dtsch Med Wochenschr 1890;16:1027-49
9. Bleck TP ; Brauner S: Tetanus. In: Scheld WM, Whitley RJ, Durack DT eds. Infections of the central nervous system. 2nd ed. Phlladelphia: Lipinscott-Raven; 1997;629-53.
10. Brett MM, Hallas, G, Mpamugo O. Wound botulism in the UK and Ireland. J Med Microbiol 2004;53:555-61
11. Cherington M. Clinical spectrum of botulism. Muscle Nerve 1998;21:701-10

12. Chertow DS, Tan ET, Maslanka SE, et al. Botulism in 4 adults following cosmetic injections with an unlicensed, highly concentrated botulinum preparation. JAMA 2006;296:2476-9
13. Coleman EA, Yergler ME. Botulism. Am J Nursing 2002;102:44-47
14. Domenighetti GM, Savary S, Striker H. Hyperadrenergic syndrome in severe tetanus responsive to labetalol. Br Med J 1984;288:1483-84
15. Duning T, Schabitz WR. Die Behandlung des Tetanus. Nervenarzt. 2007;98:145-155
16. Farrer JJ, Yen LM, Cook T. Tetanus. J Neurol Neurosurg Psychiatry 2000;332:761-66
17. Fenicia L, Franciosa G, PourshabanM, et al: Intestinal toxemia botulism in two young people, caused by Clostridium butyricum Type E. Clin Infect Dis 1999;29:1381-87
18. Gupta PS, Kapoor R, Goyal S et al. Intrathecal human tetanus immue globulin in early tetanus. Lancet 1980;2:439-40
19. Meunier FA, Herreros J, Schiavo G, et al. Molecular mecahnisms of action of botulinal neurotoxins and the synaptic remodelling they induce in vivo at the skeletal neuromuscular junction. In: Massero EJ, ed. Handbook of neurotoxicology, vol I. Totowa, New Jersey: Humana Press, 2002:305-47
20. Merrison AFA, Chidley KE, Dunnett J, Sieradzan KA. Wound botulism associated with subcutaneous drug use. BMJ 2002;325:1020-22
21. Mezaki T, Kaji R, Kohara N, et al. Development of general weakness in a patient with amyotrophic lateral sclerosis after focal botulinum toxin injection. Neurology 1996;46:845-46
22. Müller H, Börner U, Ziersky J et al. Intrathecal baclofen therapy for tetanus induced spasticity. Anesthesiology 1987;66:76-79
23. Nicolaier A. Über infectiösen Tetanus. Dtsch Med Wochenschr 1884;10:842-44
24. Passaro DJ, Werner SB, McGee J, et al. Wound botulism associated with black tar heroin among injecting drug users. JAMA 1998;279:859-63
25. Salmaso S. Special issue on botulism. European communicable disease bulletin 1999;4:1-16
26. Schiavo G, Rosetto O, Tonello F, et al. Intracellular targets and metalloprotease activity of tetanus and botulinum toxin neurotoxins. Curr Top Microbiol Immunol 1995;195:257-74
27. Schmidt RD, Schmidt TW. Infant botulism: a case series and review of the literature. J Emerg Med 1992;10:763-72
28. Thwaites CL. Tetanus. Practical Neurology 2002;2:130-37

40.6 Myasthenie

W. Müllges, R. Gold, K.V. Toyka

■■■ Prävalenz und Prognose

Die myasthene Krise ist die akute und lebensbedrohliche Zuspitzung einer autoimmunen Myasthenia gravis (MG). Demnach widmet sich der Großteil dieses Kapitels der in der Regel intensivpflichtigen Maximalausprägung der MG. Diese kann sich in jedem Lebensalter manifestieren. Da die Prävalenz der MG mit 25–100/1 Mio. Einwohner relativ niedrig ist, und sich die konsequente Basisimmunsuppression weitgehend durchgesetzt hat, ist eine myasthene Krise heute selten geworden und trifft weniger als 2% der MG-Kranken.

Die Letalität einer Krise konnte durch die moderne Intensivmedizin von früher 70% auf unter 5% gesenkt werden. Ursache tödlicher Ausgänge ist meist, dass die Behandlungsmöglichkeiten wegen Multimorbidität nicht ausgeschöpft werden können oder die Patienten zu spät in ein ausgewiesenes Behandlungszentrum kommen.

■■■ Pathophysiologie

Die große Sicherheitsreserve der Acetylcholin (ACh)-vermittelten Signalübertragung an der neuromuskulären Endplatte wird bei MG durch Autoantikörper über verschiedene Mechanismen reduziert. Die Entstehung dieser Autoantikörper ist noch nicht vollkommen geklärt. Man geht von einem Zusammenbruch der thymuskontrollierten immunologischen Toleranz gegenüber dem Autoantigen aus. Thymushyperplasien sind häufig bei jüngeren Patienten, ein malignes Thymom oder Thymuskarzinom findet man seltener, je nach Lebensalter, bei etwa 10–20% der MG-Patienten. Überzufällig häufig ist eine Assoziation der MG mit anderen Autoimmunkrankheiten, insbesondere Thyreoiditis und rheumatoider Arthritis. Für die Bedeutung genetischer Faktoren spricht das gehäufte Vorkommen von z. B. HLA-B8 bei MG-Patienten.

Die ACh-Rezeptor(AchR)-AK blockieren die neuromuskuläre Transmission postsynaptisch durch verstärkten und beschleunigten Rezeptorabbau und immunpharmakologischer Blockade. Die mangelhafte Wirkung regelrecht ausgeschütteter ACh-Quanten an den vermindert verfügbaren ACh-Rezeptoren erklärt, warum die Symptomatik nicht nur durch Schwäche, sondern auch durch verstärkte Erschöpfbarkeit charakterisiert ist, die bei wiederholter Beanspruchung dekompensieren kann. Etwa 50% der AchR-Antikörper-negativen (»seronegativen«) MG-Fälle weisen Antikörper gegen die muskelspezifische Kinase (MuSK) auf. Die Pathophysiologie ist noch nicht ganz aufgeklärt. Die AK wirken jedoch mittelbar auf die Verankerung und die Funktion der AChR. Der klinische Verlauf und die Behandelbarkeit von AChR-AK-positiven gegenüber AChR-AK-negativen/anti-MuSK-positiven Patienten scheinen sich tendenziell zu unterscheiden.

Bei länger bestehender und ungenügend behandelter MG kommt es zur komplementvermittelten Destruktion der Endplattenregion, was den Behandlungserfolg begrenzen kann.

> **Wichtig**
>
> Ursächlich für die Autoimmunkrankheit MG sind Antikörper gegen nikotinerge postsynaptische Acetylcholinrezeptoren (AChR) der motorischen Endplatte (seltener: muskelspezifische Kinase). Rezeptoren und Endplatten werden bei längerer Bindung der Antikörper komplementvermittelt destruiert.

40.6 Myasthenie

■■■ Diagnostik
Leitsymptome der myasthenen Krise

> **Wichtig**
>
> Eine generalisierte Myasthenie ist durch eine rezidivierende oder chronisch progrediente, schmerzlose Muskelschwäche und abnorme Erschöpfbarkeit, die zumeist generalisiert, seltener rein bulbär auftritt, und deutlichen Schwankungen im Tagesverlauf unterliegt, gekennzeichnet (◘ Abb. 40.7). Krisen kommen bei der dauerhaft auf die Augenmuskeln beschränkten (okulären) MG nicht vor.

Die generalisierte MG ist klinisch auf das Skelettmuskelsystem beschränkt. Muskeleigenreflexe sind im Regelfall mittellebhaft bis schwach auslösbar. Bei rascher Progression kommt es zur myasthenen Krise. Diese ist durch Erschöpfung der Atemmuskulatur mit respiratorischer Insuffizienz und eine schwere muskuläre Schluckstörung mit Aspiration definiert. Im Regelfall bedarf die erfolgreiche Behandlung einer myasthenen Krise der Intensivtherapie mit Intubation und meist maschineller Beatmung.

Bestätigung der Diagnose

> **Wichtig**
>
> Die Diagnose einer myasthenen Muskelschwäche wird klinisch gestellt und dann mittels pharmakologischer Tests, einer elektrischen Serienreizung und Antikörpernachweis bestätigt. Weitere Laboruntersuchungen sind für die Abgrenzung anderer Erkrankungen nötig.

ACh-Esterase- (AchE)-Hemmer (◘ Übersicht) bessern die myasthene Schwäche rasch und deutlich. Eine nur leichte Besserung ist unspezifisch und tritt auch bei einigen der unten genannten Differenzialdiagnosen ein. Wenn allerdings zuvor schon hohe Dosen zur Therapie einer drohenden Krise verabreicht wurden, löst die schnell einsetzende Blockade der ACh-Esterase unerwünschte cholinerge Wirkungen wie Bradyarrhythmien aus, die eine potenziell gefährliche Nebenwirkung darstellen.

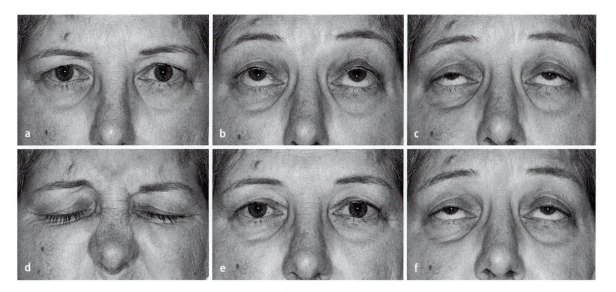

◘ **Abb. 40.7.** Ermüdungserholungstest. Während der 30 sekündige forcierte Aufwärtsblick (sog. Simpson-Test: myasthene Zunahme der Ptose; *obere Zeile*) gerade von Intensivpatienten oft nicht durchgehalten wird, ist 10-sekündiges festes Zukneifen der Augen fast stets durchführbar. Nach Entspannung über einige Sekunden deutlich weiter geöffnete Lidspalten gegenüber dem Grundzustand (*untere Zeile*) sind ein typisches Zeichen myasthener Erschöpfbarkeit und nachfolgender kurzer Erholung.

> **Diagnostik der Myasthenie: Durchführung des pharmakologischen Tests mit ACh-Esterasehemmern**
> - **Edrophonium** (Tensilon o.ä.; Import über Auslandsapotheke)
>   - EKG-Überwachung
>   - Atropinsulfat 1 Amp. (0,5 mg) bereitlegen (Bradykardie); bei schon sichtbaren muskarinergen Zeichen i.v. applizieren
>   - Edrophoniumchlorid (1 Amp. zu 1 ml/10 mg mit NaCl 0,9% auf 10 ml verdünnen)
>   - Messung von deutlich betroffenen Muskelgruppen als Zielsymptome (z. B. Armvorhaltezeit, Ptose)
>   - Probedosis 2 mg (2 ml Edrophonium 1:10 in 0,9% Kochsalz i.v.)
>   - Nach 30–60 s Messung des Zielsymptoms und Beurteilung von Herzfrequenz, Tränenfluss
>   - Falls nach 30 s noch keine Effekte, restliche 8 ml Edrophonium 1:10 i.v.
>   - Messung Zielsymptom nach 1 und 3 min
>   - *Variante zur Bestimmung des »therapeutischen Fensters«:*
>   - Bei schon vorbehandelten Patienten wird Edrophonium (oder Neostigmin) nach Atropin i.v. im Bolus gegeben.
> - **Neostigmin** (Neostigmin)
>   - 0,5 mg Atropin s.c.
>   - Messung der Zielsymptome
>   - 0,5 mg/50 kgKG Neostigmin i.v.
>   - Messung Zielsymptom nach 10, 20 und 30 min sowie 2 h

> **Wichtig**
>
> Man achte auf cholinerge Überstimulation:
> - *nikotinerg:* Tremor, Faszikulationen, sogar **verstärkte** Atemlähmung;
> - *muskarinerg:* Hypersalivation, Schwitzen, Erbrechen, Koliken, Diarrhö, Miosis; **Bradykardie**.

Der pharmakologische i.v. Edrophonium- oder Neostigmintest dient zum einen der Diagnosesicherung, zum anderen der raschen Beurteilung der »Behandlungsreserven«, d. h. des therapeutischen Fensters für AChE-Hemmer.

Nicht selten sind infolge progredienter Schluckstörung die zuletzt eingenommenen Tabletten gar nicht mehr in den Magen gelangt, was praktisch einer Unterdosierung entspricht und damit die Krise noch verstärkt.

Bei schwer betroffenen und allen älteren Patienten, und wenn bereits eine höhere Dosis von AChE-Esterasehemmern verabreicht wurden, oder bei anderweitig gefährdeten Patienten geben wir Atropin i.v. vor dem AChE-Hemmer. Zur Beurteilung der Wirkung sucht man sich eine deutlich sichtbar betroffene Muskelgruppe aus. Bei tief sedierten Patienten kann die diagnostische Wirkung von AChE-Hemmern im Zweifelsfall elektrophysiologisch durch Serienreizung belegt werden.

Elektrophysiologische Diagnostik

Repetitive Nervenstimulation mit einer Frequenz von 3(–5) Hz führt bei MG zu einem charakteristischen Dekrement, d. h. sukzessiver Abnahme der Amplitude des Muskelantwortpotenzials nach dem zweiten Stimulus um >10% (oder >8% der Fläche) bis zum Minimum nach 4–6 Reizen (◘ Abb. 40.8). Meist wird vom M. trapezius (N. accessorius), M. orbicularis oculi (N. facialis). seltener vom M. deltoideus (N. axillaris) oder M. abductor digiti minimi (N. ulnaris) oder selten am M. extensor digitorum brevis am Fuß (N. peroneus, Reizung auch bei manchen Herzschrittmachern möglich). abgeleitet. Unter Intensivbedingungen eignen sich wegen der einfachen Zugänglichkeit besonders die Fazialis- und Ulnarisreizung.

Gelegentlich findet sich ein Amplitudenabfall auch bei anderen Erkrankungen, wenn auch in einem anderem Muster (z. B. ALS, kongenitale Myotonie). Wichtig ist die Unterscheidung zum selteneren **Lambert-Eaton-Syndrom**: hier kann ebenfalls ein MG-typisches Dekrement beobachtet werden, zuvor aber findet sich bei Doppel- und schnellen Serienreizen meist ein Inkrement. Auch die kongenitalen Myasthenien sind abzugrenzen, die sporadisch auftreten können.

Die Nervenleitgeschwindigkeiten sind immer normal, aber die Amplituden der initialen Summenaktionspotenziale können auch bei schwerer MG vermindert sein; sonst sind sie ein

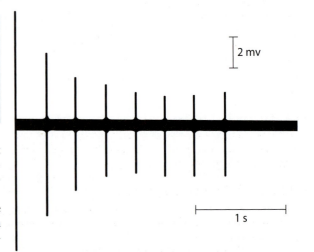

◘ **Abb. 40.8.** Myasthenia gravis: typisches Dekrement bei repetitiver 3/s-Stimulation des N. axillaris mit Ableitung vom M. deltoideus. Abnahme der Amplitude des Muskelantwortpotenzials um mehr als 50%.

typisches Zeichen bei Lambert-Eaton-Myasthenem-Syndrom (LEMS).

Labordiagnostik

Die Labordiagnostik dient in der akuten Situation v. a. dem Ausschluss anderer Erkrankungen, die mit Lähmungen einhergehen, insbesondere schweren Elektrolytstörungen (Na$^+$, K$^+$, Ca^{++}, Mg^{++}, P$^{-÷}$), Schilddrüsenerkrankungen (T$_3$, T$_4$, TSH, auch als Schnelltest), Myopathien, akuten Neuropathien, sowie seltenen Erkrankungen, z. B. Porphyrie. Die Kreatinkinase (CK) ist nicht erhöht.

Der Nachweis von **AChR-Antikörpern** im Serum ist kein in der akuten Situation verfügbarer diagnostischer Test, sondern ist ein nachträglicher Beleg für eine MG. Auch wenn das Ergebnis für die Akutdiagnostik und Therapie der Krise zu spät kommt, dient der Nachweis der Diagnosesicherung und langfristigen Überwachung des Therapieeffekts. Da viele Patienten nicht als Erstmanifestation in eine Krise geraten, muss man nach früher durchgeführten AchR-AK-Tests fahnden.

Dieser Test besitzt eine Spezifität nahe 100% für die Diagnose einer (»seropositiven«) autoimmunen MG. Je nach Testmethode sind 5–10% der Patienten mit generalisierter MG Antikörper- (sero)negativ, zum einen, weil im Test nur Antikörper außerhalb der Acetylcholinbindungsstelle auf der α-Untereinheit des ACh-R erfasst werden, zum anderen, weil es noch weitere Antigene geben dürfte. Bis 50% der seronegativen Patienten haben Antikörper gegen die muskelspezifische Kinase (MusK). MusK-positive Patienten scheinen sich besonders durch bulbäre Symptomatik und schwierigere Therapierbarkeit auszuzeichnen. Auch ist der Thymus wohl nicht in gleicher Weise verändert.

Der Nachweis weiterer Autoantikörper wie gegen das Muskelprotein Titin, gegen Skelettmuskelzellen, Glattmuskelzellen u. a. ist sinnvoll, um latente oder manifeste weitere Autoimmunkrankheiten zu entdecken, oder auch um bei »seronegativen« Myasthenien (d. h. ohne ACh-R- oder MuSK-Antikörper) indirekte Hinweise auf pathologische Autoreaktivität zu erhalten. Keiner dieser weiteren Antikörper ist jedoch MG-spezifisch.

■ ■ ■ Differenzialdiagnosen

Sind die Befunde für eine MG-Krise nicht charakteristisch und liegen keine AchR-AK-Werte vor, so muss die relevante Differenzialdiagnose zügig überprüft werden.

Neuromuskuläre Übertragungsstörungen

In der Gruppe der neuromuskulären Übertragungsstörungen ist die autoimmune Myasthenia gravis mit Abstand die häufigste Erkrankung.

Das 10-mal seltenere **Lambert-Eaton-Syndrom** wird nur sehr selten neurologisch-intensivmedizinisch relevant, aber dann öfters zunächst als MG verkannt. Es betrifft meist Patienten über 40 Jahre, geht im Unterschied zur MG einher mit proximaler und beinbetonter Schwäche, sehr schwachen bis erloschenen Muskeleigenreflexen, die sich bei wiederholter Auslösung pathognomonisch verstärken, und autonomen Störungen wie Mundtrockenheit. Bei bis zu 70% dieser Patienten findet sich ein okkultes oder manifestes Malignom, überwiegend ein kleinzelliges Bronchialkarzinom. Wegweisend sind manchmal die begleitenden autonomen Symptome, die den Wirkungen von Botulinumtoxin ähneln. Bei repetitiver Anstrengung nimmt die Muskelkraft kurzfristig aufgrund vermehrter präsynaptischer Bereitstellung von ACh zu, bevor sie sich nachhaltig erschöpft. Bei elektrischer Serienreizung findet sich bei 3–5 Hz auch ein Dekrement, allerdings ist die Amplitude des Muskelantwortpotenzials bereits initial auffällig niedrig. Erst bei Doppel- und hochfrequenten Serienreizen zeigt sich das typische Inkrement von über 20–50%. Antikörper gegen spannungsabhängige präsynaptische Ca^{++}-Kanäle an der neuromuskulären Synapse lassen sich bei über 70% der LEMS-Patienten nachweisen, aber auch dieser Test ist in der akuten Situation nicht verfügbar. Solche Befunde gibt es sonst nur bei Hypermagnesiämie und Hypokalzämie, bei iatrogener Botulinumtoxingabe oder bei Botulismus sowie bei milder Intoxikation mit organophosphathaltigen Insektiziden.

Bei perakutem Beginn einer Symptomatik, die der »myasthenen Krise« ähnelt, ist an einige hier heutzutage seltene **Intoxikationen** zu denken, z. B. mit Organophosphaten wie E605-Derivaten. Wegen einer Hemmung der Acetylcholinesterase entsteht eine cholinerge Krise, bei der die muskarinergen Symptome sofort auffallen: Hypersekretion aller Körperdrüsen, rotes Gesicht, Durchfälle, Koliken, Erbrechen, Miosis, Akkomodationsstarre. Besonders bedrohlich ist die Bradykardie, die mit massiven Atropindosen behandelt werden sollte.

Bei Entwicklung einer »myasthenen« Krise über wenige Tage aus voller Gesundheit heraus muss an **Botulismus** oder vorausgehende Über- und Fehldosierung von Botulinumtoxin gedacht werden (▶ Kap. 40.5). Botulismus kann zwar eine myasthene Krise imitieren, aber häufiger beginnt die Erkrankung mit Hirnnervenausfällen (Pupillenstarre!), und im Gegensatz zu MG sind die Reflexe oft sehr schwach auslösbar oder ausgefallen.

> **Wichtig**
>
> Klinisch imponieren Vergiftungen mit Botulinumtoxin durch zusätzliche Zeichen muskarinerger Dysfunktion: Obstipation, Mundtrockenheit, weite und nur träge reagierende Pupillen, während bei Vergiftung mit Organophosphaten eine cholinerge Hyperfunktion mit Bradykardie, Hypersalivation, Diarrhö und Miosis das Bild prägt.

Neuropathien und Myopathien

Die Abgrenzung gegenüber Neuropathien und Myopathien (◘ Übersicht) kann meist klinisch und spätestens mit Hilfe von einfachen Zusatzuntersuchungen geklärt werden: Bei akut verlaufenden Myopathien sind meist die Muskelenzyme erhöht. Bei Dermatomyositis/Polymyositis findet sich im EMG häufig bereits Spontanaktivität in betroffenen Muskeln. Verlangsamte distale und v. a. proximale (F-Wellen) Nervenleitgeschwindigkeiten und insbesondere ein Amplitudenverlust der Muskelsummenaktionspotenziale, gelegentlich auch frühe Denervierungszeichen im EMG weisen dagegen auf eine akute Polyneuritis oder seltener andere Ursachen hin.

> **Klinische Differenzialdiagnose der myasthenen Syndrome**
> - Andere Erkrankungen mit **neuromuskulärer Transmissionsstörung**
>   - Lambert-Eaton-Syndrom (Autoantikörper gegen Kalziumkanäle)
>   - Sporadische kongenitale Myasthenien (mit und ohne Myopathie)
> - **Myopathien:** subakut bis chronisch, fast immer CK-Erhöhung wegweisend
>   - Poly-/Dermatomyositis (keine Augenmuskelbeteiligung; Erythem), Muskeldruckschmerz (bis zu 50%), Muskelatrophien
>   - Infektiöse Myositis: Muskelschmerz, oft Arthralgie (*Coxsackie B*), bisweilen Herzbeteiligung (*Trichinose, Coxsackie*)
>   - Toxische Myopathie: schwerer Alkoholmissbrauch, Medikamente (Amphotericin, Clofibrat, Statine u. a.), Drogen (Heroin, Phenylcyclidin, Kokain u. a.)
>   - Maligne Hyperthermie, malignes neuroleptisches Syndrom: Rigor, Fieber, Lethargie
>   - Endokrine Myopathien (subchronisch bis chronisch): Hypothyreose (starke CK-Erhöhung), Hyperthyreose (Muskelatrophie)
>   - Hyperparathyreoidismus, Aldosteronismus (Addison), Hyperinsulinismus
>   - Hypokaliämische Lähmung: paroxysmaler dramatischer Verlauf, Areflexie, Unerregbarkeit bei Nervenstimulation
> - **Polyneuropathien:** Reflexabschwächung, meist distal betont, meist sensible Ausfälle
>   - Guillain-Barré-Syndrom (GBS, AIDP): Hypo-/Areflexie, sensible Reizerscheinungen, meist nur leichte sensible Ausfälle seltener Augenmuskelbeteiligung; Liquoreiweißerhöhung (erst nach wenigen Tagen)
>   - Miller-Fisher-Syndrom (GBS-Variante) : initial Augensymptome wie MG, ohne Fluktuationen, Hypo-/Areflexie, sensible Ausfälle (Übergang zu AIDP, GBS möglich)
>   - Akute Myelomeningoradikulitis: Fieber, Meningismus
>   - Poliomyelitisähnliche Viruserkrankungen (postenteritisch): meist asymmetrisch; Liquorzellzahlerhöhung
>   - Schwermetallintoxikation (Pb, Hg, Th, Cisplatin): Psychose
>   - Diphtherie (Tonsillitis): meist asymmetrisch, Hirnnervenbeteiligung
>   - Akute Porphyrie: sehr selten, Vorgeschichte, Koliken, Tachykardie, Wesensänderung
> - **Bulbäre und systemische Motoneuronerkrankungen (ALS):** Fibrillationen der Zunge, Atrophien der Schläfen-, Zungen- und Kaumuskulatur
>
> **Neuromuskuläre Übertragungsstörungen**
> - Postsynaptische Blockade von ACh-Rezeptoren (Ionenkanälen)
>   - Autoantikörper gegen nikotinische ACh-Rezeptoren (oder MusK) bei Myasthenia gravis
>   - D-Penicillamin (wahrscheinlich immunvermittelt)
>   - Depolarisierende Muskelrelaxanzien (Suxamethonium, Hexacarbacholin)
>   - Kompetitiv mit ACh an die postsynaptische Membran bindende nichtdepolarisierende Muskelrelaxanzien (Alcuronium, Pancuronium, Gallamin)
>   - Curare und Abkömmlinge
> - Präsynaptische Störung der ACh-Freisetzung (Kalziumkanäle u. a.)
>   - Botulinumtoxin (Botulismus oder iatrogene Überdosierung)
>   - α-Latratoxin (Gift der Spinne »Schwarze Witwe«)
>   - Autoantikörper gegen präsynaptische spannungsabhängige Ca^{++}-Kanäle (VGCC-AB) bei Lambert-Eaton-Syndrom (LEMS)
>   - Autoantikörper (Ganglioside, andere Glykokonjugate) bei Guillain-Barré-Syndrom und Miller-Fisher-Syndrom
>   - Bestimmte Medikamente
> - Hemmung der spezifischen Acetylcholinesterase (postsynaptisch)
>   - Organophosphate (E 605, TEPP u. a. Insektizide, Kampfgifte wie Gelbkreuz; irreversibel)
>   - Anticholinergika wie Physostigmin, Neostigmin u. a. (reversibel)
▼

Therapie

> **Wichtig**
>
> Die drohende Krise bedarf intensivmedizinischer Überwachung und Therapie. Bei bereits manifester Krise müssen die Vitalfunktionen gesichert und im weiteren Verlauf Komplikationen verhütet werden. Die entscheidende Behandlung der Krise zielt auf rasche Senkung oder Neutralisierung der pathogenen Antikörper ab (Plasmapherese, Immunglobuline).

Therapie der drohenden myasthenen Krise

Eine myasthene Krise ist für einen erfahrenen Behandler meist vorhersehbar, da sie sich durch typische Zeichen ankündigt. Die Geschwindigkeit, in der eine drohende in eine manifeste Krise übergehen kann, wird allerdings oft unterschätzt. Eine MG kann sich in ihrem natürlichen Verlauf verschlechtern, es können aber auch Therapiefehler durch Patient oder Arzt vorliegen. Häufigste unmittelbare Auslöser einer fulminanten Verschlechterung sind Infektionen und perioperative Einflüsse bei unzureichender Vortherapie. Auch die Überempfindlichkeit gegen depolarisierende Muskelrelaxanzien ist gefürchtet. Angst durch bedrohliche Symptome wie Luftnot kann zur raschen Dekompensation beitragen.

Typische Warnzeichen sind in nachfolgender ◘ Übersicht angegeben.

> **Vorboten und Warnzeichen einer myasthenen Krise**
> - Kurzfristig (Tage, Stunden)
>   - Progrediente Dysarthrie, Anarthrie, Hypophonie
>   - Verschlucken, häufiges Hüsteln, Speichelsee
>   - Dyspnoe, Kurzatmigkeit
>   - Orthopnoe
>   - Schaukelatmung
>   - Stakkatosprechen
>   - p_aO_2 <70 mmHg, SaO_2 <85–90%
> - Mittelfristig (Wochen, Tage)
>   - Rasch fluktuierende Symptome
>   - Stetige Steigerung der Gesamtdosis von Cholinesterasehemmern, auch häufiger Dosiswechsel
>   - Körperlicher Leistungsabfall über Tage bis Wochen
>   - Gewichtsverlust infolge Schluckschwäche mit verminderter Nahrungsaufnahme
>   - Kopfhalteschwäche (v. a. Nackenstrecker bedeutsam)

Zeichen einer Schilddrüsenüber- oder -unterfunktion müssen ebenso erfragt werden wie verabreichte Medikamente. Eine Vielzahl von Medikamenten verschlechtert die Muskelkraft in solchen Phasen durch Interferenz mit dem ACh-R (◘ Übersicht).

> **Medikamente, die eine Myasthenie verschlechtern können**
>
> Alle Substanzen können bei schwerer MG, besonders in der drohenden Krise zu einer bedrohlichen Zuspitzung führen, weil die neuromuskuläre Sicherheitsreserve aufgebraucht ist. In einer intensivmedizinisch überwachten und behandelten Krise sind sie nicht grundsätzlich kontraindiziert.
> - Antiarrhythmika (β-Blocker, Chinidin, Procainamid, Propafenon, Verapamil)
> - Antibiotika (Aminoglykoside, Ampicillin, Chinolone, Clindamycin, Colistin, Lincomycin, Piperazin, Polymyxin, Pyrantel, Streptomycin, Sulfonamide, Tetracycline, Telithromycin)
> - Antiepileptika (Carbamazepin, Phenytoin, Barbiturate, Trimethadion, Benzodiazepine)
> - Antirheumatika (D-Penicillamin [wirkt wahrscheinlich indirekt über eine Immunaktivierung], Chloroquin, Resochin, Chinin)
> - Diuretika (Azetazolamid)
> - Hormone (T3, T4; Kortikosteroide [passager ab 2–14 Tage nach Behandlungsbeginn möglich, direkter Membraneffekt])
> - Interferon α
> - Kontrastmittel (Gadolinium)
> - Laxanzien (Magnesiumsalze)
> - Lokalanästhetika (v. a. depolarisierende)
> - Muskelrelaxanzien
> - Zentral wirksame Medikamente (Opiate, Lithium, Chlorpromazin)

Der pathophysiologische Mechanismus ist nachvollziehbar (Verschlechterung einer MG durch Glukokortikoide; synaptisch blockierende Substanzen); durch D-Penicillamin kann die MG im Rahmen einer getriggerten Autoimmunrektion sogar erst selbst ausgelöst werden.

> **Wichtig**
>
> Die neuromuskulären Nebenwirkungen dieser Medikamente werden aber erst bei stark beeinträchtigter Endplattenfunktion wirksam, so dass sie bei MG-Patienten je nach Verträglichkeit und Zustand nicht grundsätzlich kontraindiziert sind, insbesondere nicht während intensivmedizinischer Behandlung einer Krise.

Bei einer drohenden Krise kann ein cholinerger Überschuss durch vorausgegangene Überdosierung von Cholinesterasehemmern bestehen.

> **Wichtig**
>
> Die Schwäche beruht bei Cholinergikaüberdosierung dennoch im Regelfall auf der myasthenen und nicht auf einer cholinergen Krise.

Entdeckt man eines oder mehrere der frühen **Warnzeichen**, ist eine stationäre Aufnahme in ein mit der Myastheniebehandlung vertrautes Zentrum mit Intensivstation zur Überwachung und Therapie angebracht. Wir stellen die Aufnahmeindikation für die Intensivstation schon bei den ersten Warnzeichen einer Krise großzügig, denn rechtzeitige aggressive Behandlung vermindert erfahrungsgemäß Komplikationen und verkürzt die Dauer der Krise.

Therapie der manifesten Krise

> **Initialversorgung bei myasthener Krise**
> - Symptomatische Maßnahmen
>   - Oberkörperhochlagerung >45°
>   - 2 l O_2 über Gesichtsmaske
>   - Absaugen, Bronchialtoilette
> - Sofortdiagnostik
>   - Tensilon-/Neostigmintest
>   - Repetitive Nervenstimulation
>   - Labordiagnostik (Kalium, Magnesium, Kalzium, Blutbild, BSG, mindestens 1 Schilddrüsenparameter)
>   - Thoraxröntgenaufnahme (evtl. im Bett)
> - Überwachungsmaßnahmen (Intensivmonitoring)
>   - SaO_2 kontinuierlich (Laserclip)
>   - Vitalkapazität, forcierte 1-Sekunden-Kapazität (FEV_1) nach Bedarf, mindestens 2–4 stündlich
>   - Haltezeiten (statt sitzend auch in 45°-Hochlagerung)
> - Pharmakotherapie
>   - Neostigminperfusor (geeignete Startdosis 6–12 mg/24 h; Dosis nach Erfolg titrieren, in der Krise meist 10–20 mg/24 h; bei Nebenwirkungen Atropin s.c./i.v.)
>   - Nach Laborergebnissen und Begleiterkrankungen
> - Intubationsbereitschaft bei schon einem dieser Warnzeichen
>   - Vitalkapazität <1,5 l bei Männern, <1,2 l bei Frauen (analog FEV_1, die etwa 75% der VK beträgt)
>   - Rasches Sinken der Vitalkapazität
>   - SaO_2 <90%, p_aO_2 <70 mmHg trotz O_2-Gabe
>   - Schwere Schluckstörung
>   - Panik mit Verschlechterung der Atemfunktion unter Haloperidol oder Lorazepam

Sicherung der Vitalfunktionen

Eine Intubation mit maschineller Beatmung ist bei den oben genannten Kriterien indiziert. In der Phase einer zunehmenden Dekompensation ist ein konsequentes Monitoring notwendig. Die Dynamik, mit welcher sich diese Parameter im Verlauf pathologisch verändern, ist wichtiger als fixe Grenzwerte. Bei einer myasthenen Krise ist es nicht sinnvoll, mittels O_2-Insufflation eine respiratorische Partialinsuffizienz hinhaltend zu kompensieren. Aus demselben Grund sind wir mit einer nichtinvasiven (Masken)beatmung zurückhaltend, die nur als Überbrückungsmaßnahme sinnvoll ist. Auch eine isolierte Schluckstörung ohne manifeste Ateminsuffizienz erfordert eine protektive Intubation zur Aspirationsprophylaxe.

> **Beatmungskonzept bei myasthener Krise**
> Erfahrungswerte an der Würzburger Klinik; es gibt keine kontrollierte Studien.
> - Vorausgehendes Monitoring
>   - Vitalkapazität 4- bis 2-stündlich (Grenzwert Männer <15 ml/kgKG, Frauen <12 ml/kgKG)
>   - Blutgasanalyse 4-stündlich (Grenzwert p_aO_2 <70 mmHg und/oder p_aCO_2 >50 mmHg)
>   - $S_{tc}O_2$ kontinuierlich (Grenzwert 92% unter 4 l/min O_2)
>   - Klinisch kontinuierlich: Verschlucken, Atemanstrengung etc.
> - Beatmung
>   - Transnasale Intubation
>   - Kontrolliert mit niedrigem PEEP (3–5 cmH_2O) und relativ hohem Atemzugvolumen (7–11 ml/kgKG), solange kein Atemversagen besteht
>   - Möglichst früh unterstützte Beatmungsform (BiPAP/ASB, SIMV)
>   - Bedarfsadaptierte Kombinationssedierung aus hoch- und niederpotentem Neuroleptikum, nachts zusätzlich Benzodiazepin oder Propofol
>   - Aufrechterhalten der Kommunikation
> - Entwöhnung
>   - Schrittweise Reduzierung von SIMV-Frequenz bis 6/min
>   - Schrittweise Reduzierung der Druckunterstützung um jeweils 2 cmH_2O bis auf 12–14, ab PEEP 5 cm H_2O durch sukzessive Reduktion der Druckunterstützung
>   - Bei unkomplizierter Krise: Tracheotomie möglichst lange hinauszögern
>   - Wie bei generell leichteren Verläufen ohne Schluckstörung ist eine vorübergehende nichtinvasive BIPAP-Beatmung kurzfristig denkbar

▼

- Beendigung der Druckbeatmung über Probediskonnektionen ab einer Druckunterstützung 12 cmH$_2$O bzw. weitere Druckreduktion mit Tubuskompensation
- Extubation nach ausreichender Spontanatmung mit Tubus über mindestens 12 Stunden und nach positivem Schlucktest

Wir bevorzugen eine transnasale Intubation, da dies eine tiefe Sedierung umgehen lässt. Dies ist vorteilhaft, um die Kooperation des wachen Patienten zu erhalten, die für die Beurteilung des Behandlungserfolgs notwendig ist. Die Entscheidung hängt natürlich auch davon ab, ob nur eine kurze Beatmungsdauer erwartet wird, oder eine längerfristige Beatmung notwendig erscheint. Da die Patienten im Regelfall lungengesund sind, kann die kontrollierte Beatmung meist mit einem hohen Zugvolumen und niedrigem positivem endexspiratorischem Druck (PEEP) durchgeführt werden. So kann man meist unproblematisch in die Entwöhnung vom Respirator übergehen, wenn die Kraft der Atemmuskulatur wieder gebessert ist. Nur bei Lungenversagen oder pathologischer Lungencompliance, etwa im Rahmen einer Infektion, gehen wir bis zur Sanierung auf ein Beatmungskonzept mit höherem PEEP (8–12 cmH$_2$O) und niedrigerem Atemzugvolumen über. So rasch wie möglich wird eine unterstützte Beatmungsform angestrebt. In der Übergangsphase hat sich der synchronisierte intermittierende assistierte (SIMV)-Modus bei uns bewährt.

Zur Sedierung bevorzugen wir in der unterstützenden Beatmungsperiode eine Kombination aus hoch- und niederpotenten Neuroleptika oder mittelpotenten auch anxiolytisch wirkenden Neuroleptika wie Perazin (Taxilan), zur Nacht ergänzt durch ein schlafanstoßendes Benzodiazepin oder Propofol. Da MG-Patienten nicht tief sediert sind, ist eine intensive persönliche Zuwendung am Krankenbett und eine möglichst störungsarme, ansprechende Umgebung sinnvoll und für den Patienten angenehm. Sie erlaubt die Dosisreduktion von Sedativa und Psychopharmaka, die aber bei Angstattacken und ausgeprägter Depression unentbehrlich bleiben. Hier sollte die Indikation zu einer antidepressiven Therapie großzügig gestellt werden. Wenn möglich sollten Patienten in einem ruhigeren Randbereich oder in einem Außenzimmer der Intensivstation betreut werden.

Während eine unkomplizierte myasthene Krise innerhalb von 2 Wochen ohne Tracheotomie überwunden sein sollte, ist ein Tracheostoma dann nicht mehr vermeidbar, wenn eine schwere, protrahierte Krise vorliegt, v. a. bei Multimorbidität oder bei Patienten, die lange schwer betroffen und unzureichend behandelt waren und schon eine ausgeprägte Muskelatrophie aufweisen.

Allgemeintherapie

> **Wichtig**
>
> Von der MG unabhängige Erkrankungen, die myasthene Symptome verschlechtern können, sollten so rasch wie möglich behandelt werden. Dazu gehören jegliche Infektionskrankheiten, Hypo- oder Hyperthyreose und Elektrolytstörungen.

Hochgradig gelähmte Patienten werden bei uns PTT-wirksam mit Heparin oder niedermolekularen Analoga antikoaguliert. Letztere setzen sich jedoch mehr und mehr in der Thromboembolieprophylaxe durch. Bei sedierten Patienten ist passive, bei wachen Patienten aktive und passive Krankengymnastik 2-mal am Tag sinnvoll.

Symptomatische Therapie

ACh-Esterase-Hemmer erhöhen die Menge verfügbaren ACh durch Hemmung seiner hydrolytischen Spaltung an der neuromuskulären Synapse. Neostigminmetilsulfat (Neostigmin) wird über Infusionspumpe appliziert, in der Krise mit Dosen zwischen 8 und 12 mg/24 h, kurzfristig auch bis 20 mg/24 h. Das »therapeutische Fenster« kann durch kurze Bolusgabe von 0,5 mg ausgetestet werden und zur Dosisanpassung dienen. Vollständiges Absetzen von ACh-Esterase-Hemmern bei beatmeten Patienten sollte nur ausnahmsweise und bei tiefster Sedierung erfolgen, weil es die sonst leidvoll empfundene Lähmung noch verstärkt. Zudem ist die schädliche Rolle von therapeutischen Dosen der ACh-Hemmer beim Menschen umstritten, die früher Anlass dazu war, ein Absetzen (»drug holiday«) zu empfehlen. Bei deutlichen muskarinergen Nebenwirkungen und immer bei sehr hoher Dosierung von Neostigmin geben wir im Bolus Anticholinergika (Atropin, bei längerer Anwendung auch Ipratropiumbromid). Falls Antidepressiva eingesetzt werden, sind die anticholinergen Wirkungen der trizyklischen Gruppe vorteilhaft.

Immuntherapie

> **Immuntherapie der myasthenen Krise**
> - Standardtherapie
>   - Plasmapherese (40–50 ml/kgKG, Austausch gegen Albumin) oder *alternativ*
>   - Immunadsorption (Tryptophan-Polyvinylalkohol-Träger, u. U. im Wechsel), zunächst 4–6 Austausche jeden 2. Tag

▼

- Zusätzlich Glukokortikoide, z. B. Prednisolon/Methylprednisolon (100 mg/24 h i.v) oder (umstritten): 5 Tage je 250–500 mg Methylprednisolon-Puls i.v., nach Entwöhnung Umstellung auf orale Therapie bis zur stabilen Besserung
- Zusätzlich Azathioprin (in der 1. Woche oral, evtl. via Sonde)
    - Testdosis mit 50 mg am Vorabend
    - Anfangs 4 mg/kgKG/24 h in 2–3 Einzeldosen unter Leukozytenkontrolle (angestrebte Lymphopenie 0,6–1,0 g/l bei Leukozyten >6 g/l, falls noch Kombination mit Kortikosteroiden)
    - Nach ca. 2–3 Wochen Erhaltungsdosis meist 2,5–3,0 mg/kgKG/24 h
- Therapeutische Sonderfälle (s. Text)
    - Kontraindikation gegen Plasmapherese
        - 5 Tage IVIG jeweils 0,4 g/kgKG/24 h
    - Protrahierte Krise bei unzureichender vorausgehender Immunsuppression
        - Fortsetzung der Plasmapheresen
        - Kombination von Immunadsorption mit Plasmapherese
    - Krise trotz vorausgehender konsequenter Immunsuppression (Reservemedikamente zur Off-label-Indikation; zu Dosierung, Sicherheitsmaßnahmen [15])
        - Ciclosporin A (2-mal 100–200 mg/24 h) statt oder zusätzlich zu Azathioprin
        - Mycophenolat Mofetil (2-mal 500–1000 mg/ 24 h)
    - Einzelfälle
        - Methotrexat (7,5 mg/Woche)
        - Cyclophosphamid (500 mg/m² alle 4 Wochen i.v. oder 1–2 mg/kgKG/24 h p.o.)
        - Tacrolimus (2-mal 2–5 mg/24 h)
        - Rituximab (375 mg/m²)

> **Wichtig**
>
> Für der Therapie der Myasthenie sind nur Azathioprin und GK zugelassen, alle übrigen Substanzen sind es nicht (»off-label«) Die besonderen Anforderungen an Aufklärung des Patienten (oder Betreuer) und an die Nutzen-Risiko-Abwägung sind zu beachten.

Die **Plasmapherese** (PP; international bevorzugt PE für »plasma exchange«) ist in ihren verschiedenen Varianten die etablierte Standardtherapie in der myasthenen Krise. Obwohl es keine streng kontrollierten Studien hierzu gibt, ist diese Indikation im Konsens der Experten.

> **Wichtig**
>
> **Kontraindikationen gegen PE** sind Sepsis, hydropisches Herzversagen, Fibrinogenmangel, Multiorganversagen, Hypokalzämie und Allergie gegen Humanalbumin.

PE wirkt im Regelfall innerhalb von 12–36 Stunden, indem sie die zirkulierenden Antikörper und auch unspezifische lösliche Faktoren wie Entzündungsmediatoren und Komplementkomponenten entfernt. Beim Standardverfahren wird unter Antikoagulation Plasma gegen Humanalbumin und Elektrolytlösungen ausgetauscht. Die PE sollte heute nur noch von erfahrenen Tranfusionsmedizinern oder Nephrologen in enger Zusammenarbeit mit den Neurologen durchgeführt werden, bei intubierten und sonst schwer kranken MG-Patienten vorzugsweise auf der neurologischen Intensivstation. Sie wird technisch entweder durch Zellseparation (Hämozentrifugen) oder durch Plasmafiltration (Hämodialysepumpen) verwirklicht. Beide Verfahren sind vom Auswascheffekt als gleichwertig anzusehen. Allerdings erfordert die Filtration wegen der etwas höheren Blutflüsse venöse Kanülen oder Katheter mit größerem Kaliber, weshalb man dort häufiger zum Jugulariszugang greifen muss. Bei der PE durch Zellzentrifugen kommt man hingegen oft mit G 16-Kanülen in der V. cubitalis aus.

Größere Venenkatheter (mehrlumige Shaldon-Katheter) erlauben den Austausch größerer Volumina und kürzen die Austauschzeiten ab, haben aber ein höheres Komplikationsrisiko. Bei Austausch von (bevorzugt) einem etwa 1,5fachem Plasmavolumen je Sitzung wiederholen wir in Abhängigkeit vom Fibrinogenspiegel die PE in 2-tägigem Rhythmus. Damit erreicht man erfahrungsgemäß nach 4–5 Sitzungen das Therapieziel einer nur noch leichten Restsymptomatik, die eine Trennung vom Respirator erlaubt. Können wegen unzureichenden venösen Zugangs oder bei Kreislaufinstabilität während der PE nur geringere Volumina ausgetauscht werden, dann benötigt man mehr Austauschsitzungen zum Erreichen des Therapieziels.

Die Ergänzung kann mit einer nachgeschalteten (on-line) semiselektiven **Immunadsorption** (IA) an Tryptophan-Polyvinylalkohol-Säulen oder mit Protein-A-Säulen erfolgen; hier wird das eigene Restplasma nach dem Adsorptionsschritt wieder reinfundiert, und deshalb kann auf Albuminsubstitution verzichtet werden. Die Protein-A-Säule adsorbiert nur die IgG-Fraktion des Plasmas, während die IA durch hydrophobe Bindung bevorzugt einige IgG-Antikörper, und v. a. ACh-R-Autoantikörper absorbiert und eliminiert.

Die Protein-A-Säule kommt wegen der hohen Kosten nur zum Einsatz, wenn bei schwerster MG mit rezidivierenden Krisen damit zu rechnen ist, dass 8 und mehr Austausche nötig werden oder sogar eine erneute Krise erwartet werden muss. Die Protein-A-Säule hat den Vorteil, dass sie ausgewaschen und wieder verwendet werden kann. Bei IA sollte es aus theoretischen Überlegungen zu geringerer AK-Neubildung kommen, weil weniger Immunglobuline verloren gehen und deshalb der positive »feed back« einer IgG-Depletion auf die allgemeine IgG-Neubildung geringer ist. Nach eigenen Erfahrungen scheint die Kombination von PE mit IA die Zahl notwendiger Austausche zu reduzieren.

Wenn PE kontraindiziert ist, können ersatzweise intravenöse therapeutisch anwendbare **Immunglobuline** (überwiegend IgG, IVIG) angewandt werden. Diese Therapie ist laut einer Studie wahrscheinlich etwas schwächer wirksam als PE und wirkt etwas verzögert, insbesondere wohl auf die Atemfunktion. Die vielfältigen Wirkmechanismen sind experimentell gut untersucht, aber den in der Therapie relevanten Wirkmechanismus von IVIG versteht man erst ansatzweise. Kürzlich konnte am Mausmuskel gezeigt werden, dass IVIG die pathogene Wirkung von Antikörpern an der motorischen Endplatte inhibieren (neutralisieren) können, ähnlich wie es für Antikörper gegen Kalziumkanäle bei Lambert-Eaton-Syndrom bereits früher gezeigt wurde. Die optimale IVIG-Dosis zur Behandlung der myasthenen Krise ist noch nicht wissenschaftlich belegt. Üblicherweise verabreicht man 0,4 g/kgKG über 5 Tage.

> **Wichtig**
>
> Seltene, aber potenziell bedrohliche Nebenwirkungen der IVIG-Behandlung sind Hypervolämie, Anaphylaxie bei IgA-Mangel, akutes Nierenversagen und Hyperviskositätssyndrom mit Insulten.

Ein Teil der unerwünschten IVIG-Wirkungen wird auf eine TNF-α-abhängige und Fc-Rezeptor-unabhängige Aktivierung neutrophiler Leukozyten aufgrund von Beimischungen ANCA (antineutrophile zytoplasmatische Antikörper) ähnlicher Immunglobuline zurückgeführt.

PE-, IA-, und IVIG-Behandlung besitzen einen nur vorübergehenden Effekt von bis zu einigen Wochen. Daher muss frühzeitig eine **medikamentöse Immunsuppression** begonnen werden. Die Basistherapie sind Glukokortikosteroide (GK), die auf vielfältige Weise in den Immunpathomechanismus der MG eingreifen. Auch wenn GK die Symptomatik in den ersten 2 Behandlungswochen vorübergehend verschlechtern können, so scheint in der Krise eine höhere Dosis insgesamt nützlich zu sein. Bei Aussicht auf raschere Besserung durch PE nehmen wir eine transiente Verschlechterung in Kauf, weil die Überwachung der Vitalparameter auf einer Intensivstation gesichert ist. Eine Hochdosispulstherapie von 250(–500) mg/24 h Methylprednisolon oder Prednison/Prednisolon ist vertretbar, wenn gleichzeitig Plasmaaustauschverfahren (oder IVIG) angewendet werden. Es gibt aber auch warnende Stimmen wegen der selten beobachteten akuten Muskelschädigung.

> **Wichtig**
>
> Mit Einleitung einer Immunsuppression muss die übliche Tuberkulosediagnostik (Thoraxröntgenaufnahme, ggf. Sputum/Magensaft, Urin) betrieben und im Zweifelsfall zusätzlich ein INH-Schutz verabreicht werden.

Azathioprin (AZA) ist das wirksame Standardimmunsuppressivum zur langfristigen Behandlung der MG. Wir beginnen wegen des verzögerten Wirkungseintritts schon auf der Intensivstation. In der Regel ist AZA gut verträglich. Etwa 1–3% der Bevölkerung haben aber eine angeborene Abbaustörung. Deshalb wird grundsätzlich zur Vermeidung einer schweren idiosynkratischen Reaktion (schwere Übelkeit und Erbrechen, Kreislaufkollaps) vor Beginn der Dauertherapie eine Testdosis verabreicht.

> **Wichtig**
>
> Allopurinol verstärkt die Wirkung von Azathioprin durch Abbauhemmung und sollte daher durch ein Urikosurikum ersetzt werden. Solange Allopurinol noch wirkt, ist die AZA-Dosis auf etwa 25% der Regeldosis (ca. 0,5 mg/kgKG/24 h) zu reduzieren.

Die Wirkung auf das Immunsystem wird stellvertretend an der Gesamtleukozytenzahl abgelesen, die bei gleichzeitiger GK-Therapie deutlich höher ist als ohne. Wir empfehlen folgende Richtwerte als Untergrenze, bei deren Erreichen die Dosis zu reduzieren ist oder eine Behandlungspause erfolgen muss: mit gleichzeitiger GK-Therapie 6 G/l, ohne GK 3,5–4 G/l. Die Lymphozytenzahl, die nicht wesentlich von GK erhöht wird, sollte nach einigen Wochen 0,6–1,0 G/l als Zielwerte erreichen.

Besondere Probleme in der myasthenen Krise

Bei einer Krisendauer über 2 Wochen sollten die Differenzialdiagnosen nochmals überdacht werden. In sehr seltenen Fällen kann gemeinsam mit einer MG auch ein Lambert-Eaton-Syndrom bestehen, das zwar auch auf die Standardtherapie anspricht, allerdings weniger rasch und deutlich. Das LE-Syndrom kann mit 3,4 Diaminopyridin behandelt werden [13], die kausale Therapie der ursächlichen Erkrankung steht jedoch im Vordergrund.

Protrahierte Krise

Bei protrahierter MG-Krise eines zuvor unzureichend immunsupprimierten Patienten ist die Fortsetzung der PE-Behandlung bis zum messbaren Erfolg sinnvoll (Tab. 40.8). Eine sehr aktive AK-Neuproduktion kann Therapieversager erklären. Im Falle einer primären Behandlung mit Immunadsorptionen alternieren wir dann mit konventioneller PE, um evtl. zusätzlich wirksame andere potenzielle pathogenetische Faktoren, z. B.

Komplementkomponenten, wirksamer zu entfernen. Wenn ein Patient initial mit IVIG behandelt wurde und unzureichend anspricht, sollte eine PE-Serie angeschlossen werden. Nach etwa der 6. PE und bei deutlich weiter bestehender Schwäche erwägen wir die Fortsetzung des PE mit Einsatz einer Protein-A-Säule.

Immuntherapie der immunsuppressiv vorbehandelten Myasthenie bei Verschlechterung und in der Krise

Sofern der Patient schon eine Immuntherapie erhalten hat, kann eine Erweiterung (Eskalation) der Basistherapie mit GK und AZA erfolgen. Als erstes Präparat kann alternativ oder sogar zusätzlich **Ciclosporin A** (CYA) in einer Anfangsdosierung von 5 mg/kgKG/24 h eingesetzt und der Wirkspiegel durch Messung der Blut- oder Plasmaspiegel überprüft werden. CYA kommt v. a. bei Kontraindikationen für GK in Frage oder bei der seltenen Unverträglichkeit von AZA. CYA ist etwa so effektiv wie AZA und wirkt ähnlich rasch wie GK. Es hat aber in der Langzeittherapie zahlreiche Nebenwirkungen, insbesondere ungünstige Auswirkungen auf die Nierenfunktion, und induziert arterielle Hypertonie und Haltetremor, weshalb wir schon nach einigen Monaten wieder abzusetzen versuchen.

> **Wichtig**
>
> Der zur Therapie der MG angestrebte CYA-Vollblut-Nüchtern(tal)spiegel (12 h nach letzter Einnahme) liegt – je nach Testverfahren – bei 60–80 µg/l oder höher (Angaben des Labors!).

Als andere, noch nicht so gut evaluierte Alternative zu AZA scheinen inzwischen die Zytostatika **Mycophenolat Mofetil** (CellCept) und auch **FK506** (Tacrolimus) möglich, die aber nicht für MG zugelassen sind.

Nur bei den ganz seltenen Therapieversagern einer solchen kombinierten Immuntherapie können **Cyclophosphamid** (insbesondere als Pulstherapie) oder **Methotrexat** als Reservemedikamente zur Induktion einer Remission eingesetzt werden. Erste Berichte liegen vom erfolgreichen Einsatz des gegen B-Zellen (anti-CD20) gerichteten monoklonalen Antikörpers **Rituximab** (Mabthera) vor. Diese ebenfalls nicht für MG zugelassene Therapie, die eine B-Zell-Depletion bewirkt, kommt als Ausnahmebehandlung nur für Patienten mit wiederholten Krisen trotz regelmäßig stattfindender PE-Therapie in Frage, nach bereits längerfristig hochdosierter Immunsuppression. Auch eine Immunablation mit hochdosiertem Cyclophosphamid wie bei

Tab. 40.8. Klinischer Myastheniescore

Score	0	1	2	3
Armvorhalten[a]	>180 s	60–180 s	10–60 s	<10 s
Beinvorhalten[b]	>45 s	30–45 s	5–30 s	<5 s
Kopfheben[c]	>90 s	30–90 s	5–30 s	<5 s
Abfallen der Vigorimetrie bei 10 maligem Faustschluss	<15%	15–20%	20–75%	>75%
Vitalkapazität, männlich	>4 l	2,5–4 l	1,5–2,5 l	<1,5 l
Vitalkapazität, weiblich	>3 l	2–3 L	1,2–2 l	<1,2 l
Gesicht	Normal	Lidschlussschwäche	Lidschluss inkomplett	Amimie
Kauen	Normal	Ermüden beim Essen	Verschlucken, Kaudruck überwindbar	Magensonde, Kieferhängen
Schlucken	Normal	Ermüden beim Essen	Verschlucken, Näseln	Magensonde
Doppelbilder	>60 s	10–60 s	0–10 s	Spontan
Ptose	>60 s	10–60 s	0–10 s	Spontan

[a] 90°, dominanter Arm (Intensivpatient: Lagerung bei 45°); [b] 45°, dominantes Bein (bei Intensivpatienten selten möglich); [c] 45°, Anheben in flacher Rückenlage (bei Intensivpatient auch bei 20°).
Maximale Punktzahl; 33. Falls die Bedingungen bei Intensivpatienten nicht einzuhalten sind, kann der Score für alle Verlaufstests vereinfacht werden, muss dann allerdings in der Intensivphase im Verlauf an immer denselben Muskelgruppen verwendet werden.

40.6 Myasthenie

autologen Knochenmarkstransplantationen wurde als »Ultima-ratio«-Therapie berichtet.

Weiterbehandlung der Krise

Ist der Patient wach, kann durch mindestens 2-mal tägliche Dokumentation des Myastheniescores (◘ Tab. 40.8) die notwendige Dosierung von AchE-Inhibitoren titriert und der Erfolg von PE bzw. IVIG und Immunsuppression kontrolliert werden.

Nach Stabilisierung der Krise wird die respiratorische Druckunterstützung sukzessive unter Blutgaskontrolle reduziert; ab 12 cmH$_2$O und bei einem PEEP von <5 cmH$_2$O erfolgen probeweise Diskonnektionen (»T-Stück-weaning«) oder bei modernen Beatmungsgeräten Druckreduktionen unter Tubuskompensation. Ein Übergang zu nichtinvasiver Beatmung ist in der Endphase des Entwöhnens (»weaning«) möglich.

> **Wichtig**
>
> Vor Extubation muss unbedingt mehrfach die Schluckfähigkeit überprüft werden.

Die Patienten können jetzt auf eine dem i.v. Neostigmin äquivalente orale Dosis von Pyridostigmin (Mestinon, Kalymin) umgestellt werden, wobei die Tagesdosis von Neostigmin i.v. zu Pyridostigmin oral etwa im Verhältnis 1:30 bis 1:60 steht. Nach weiteren 2–3 Tagen und nach Stabilisierung der neuromuskulären Funktionen (Myastheniescore, Vitalkapazität) kann ein Patient auf Normalstation verlegt werden.

> **Wichtig**
>
> Umsetzen auf orale AChE-Hemmer sollte erst durchgeführt werden, wenn die auskömmliche intravenöse Tagesdosis bei etwa 8–10 mg Neostigmin/24 h liegt.

Glukokortikoide (Prednison, Prednisolon oder Methylprednisolon) können langsam auf Tagesdosen von 60–80 mg reduziert werden.

Im Falle einer Erstdiagnose muss eine Thymomdiagnostik geplant werden. Eine Thymektomie sollte aber erst bei einem medikamentös optimal eingestellten klinisch stabilen Patienten unter Beachtung der üblichen Kriterien vorgenommen werden. Dies erfordert im Regelfall 6–8 Wochen.

Literatur

1. Buchwald B, Zhang G, Vogt-Einsele AK, et al. (2007) Anti-ganglioside antibodies alter presynaptic release and calcium influx. Neurobiol of Dis 28: 113-121
2. Chan A, Lee DH, Linker R, et al. (2007) Rescue therapy with anti-CD20 treatment in neuroimmunologic breakthrough disease. J Neurol 254: 1604-1606
3. Deymeer F et al (2007) Clinical comparison of anti-MuSK- vs anti AChR-positive and seronegative myasthenia gravis. Neurology 68: 609-11
4. Gajdos P et al (2005) Treatment of myasthenia gravis exacerbation with intravenous immunoglobulin: a randomized double-blind clinical trial. Arch Neurol 62: 1689-93
5. Gold R, Toyka KV (2007) Immuntherapie neurologischer Erkrankungen. 2.Aufl., Uni-Med, Bremen.
6. Hohlfeld R, Melms A, Schneider C, Toyka KV, Drachman DB (2002) Therapy of myasthenia gravis and myasthenic syndromes. In: Brandt T, Caplan LR, Dichgans J, Diener HC, Kennard C (Hrsgb) Neurological Disorders. Academic Press, San Diego, 2nd ed
7. Jarius S, Eichhorn P, Albert MH, et al. Intravenous immunoglobulins contain naturally occurring antibodies that mimic cytoplasmatic antibodies and activate neutrophils in a TNF-alpha dependant and Fc-receptor independant way. Blood 2007; 109: 4376-82
8. Lim AK, Donnan G, Chambers B, Ierino FL (2007) Mycophenolate mofetil substitution for cyclosporine-dependent myasthenia gravis and nephrotoxicity. Intern Med J 37: 55-9
9. Müllges W, Gold R, Toyka KV (2003) Myasthene Krise. Intensivmedizin und Notfallmedizin 40:111-123
10. Müllges W, Toyka KV (1997) Akute Muskelschwäche - Differentialdiagnose und Therapie neuromuskulärer Krankheiten. Intensivmedizin und Notfallmedizin 34: 110- 23
11. Nagane Y, Utsugisawa K, Obara D, Kondoh R, Terayama Y (2005) Efficacy of low-dose FK506 in the treatment of myasthenia gravis – a randomized pilot study. Eur Neurol 53: 146-50
12. Pascuzzi RM (2001) Pearls and pitfalls in the diagnosis and management of neuromuscular junction disorders. Semin Neurol 21: 425-440
13. Sanders DB, Massey JM, Sanders LL, Edwards LJ. A randomized trial of 3,4-diaminopyridine in lambert-eaton myasthenic syndrome. Neurology. 2000;54:603-607.
14. Schneider-Gold C, Gajdos P, Toyka KV, Hohlfeld RR (2005) Corticosteroids for myasthenia gravis. Cochrane Database Syst Rev CD 002828
15. Schneider-Gold C, Toyka KV. (2007) Myasthenia gravis: Pathogenese und Immuntherapie. Dt.Aerztebl 104: A420-6
16. Thomas CE, Mayer SA, Gungor Y, et al. (1997) Myasthenic crisis: clinical features, mortality, complications, and risk factors for prolonged intubation. Neurology 48: 1253-1260
17. Vincent A, Drachman B (2002) Myasthenia gravis. Adv Neurol 88: 159-188
18. Vincent A, Leite MI (2005) Neuromuscular junction autoimmune disease: muscle specific kinase antibodies and treatments for myasthenia gravis. Curr Opin Neurol 18: 510-25
19. Zinman L, Ng E, Bril V (2007) IV immunoglobulin in patients with myasthenia gravis: a randomized controlled trial. Neurology 68: 837-41

Trauma

E. Rickels, A. Unterberg

41.1	Schädelhirntrauma	– 724
41.1.1	Primärverletzung: SHT	– 724
41.1.2	Begleitverletzung: SHT bei Polytrauma	– 732
	Literatur	– 734
41.2	Spinales Trauma	– 736
41.2.1	Betroffene Organsysteme beim spinalen Trauma	– 740
41.2.2	Wirbelsäulenverletzungen	– 741
	Literatur	– 742

41.1 Schädelhirntrauma

Die Versorgung von Schädelhirntraumen (SHT) hat zwar in Mitteleuropa einen hohen Standard erreicht. Trotzdem bleibt das SHT die Haupttodesursache für Kinder und junge Erwachsene. Es sind aber die jungen, aktiven Leute, die Schädelhirnverletzungen erleiden. Mit dem Unfall beginnt nicht nur der Leidensweg des Patienten, sondern auch der seiner Familie. Aus dem aktiven Versorger der Familie ist evtl. ein Dauerpflegefall geworden.

Neben dem menschlichen Leid ist der soziale Faktor nicht aufgearbeitet. Während die Langzeitergebnisse beim schweren SHT recht gut dokumentiert sind, wissen wir wenig über die Ergebnisse beim leichten und mittleren SHT. Es fehlen halbwegs plausible Kostenabschätzungen der Folgekosten nach SHT. Es ist jedoch klar, dass Leute, die sonst über Jahrzehnte in das Sozialsystem einzahlen würden, plötzlich auf nicht absehbare Zeit zum Kostenverursacher werden.

41.1.1 Primärverletzung: SHT

▪▪▪ Epidemiologie

Trotz aller Fortschritte in Diagnostik und Therapie ist das Schädelhirntrauma noch immer die Haupttodesursache der unter 45-Jährigen [24] und bemerkenswerter Weise die Haupttodesursache von Kindern unter 15 Jahren [49].

Frühere Schätzungen, die von 800 Schädelhirnverletzten pro 100.000 Einwohner ausgingen, sind sicherlich zu hoch gegriffen. Neuere Untersuchungen zu Schädelhirnverletzungen und deren Versorgung [40] zeigen, dass in der Bundesrepublik Deutschland mit ca. 272.000 Schädelhirnverletzten aller Schweregrade gerechnet werden muss. Dies entspricht einer Inzidenz von 332 Verletzten pro 100.000 Einwohner. Hierbei bilden die Leichtverletzten mit 90,9% (302/100.000) die Majorität. Mittelschwere Verletzungen sind bei 3,2% (13/100.000) festzustellen und schwere Schädelhirntraumen bei 5,2% (17/100.000).

Erwartungsgemäß zeigt die Geschlechtsverteilung, dass 60% der Verunfallten männlich sind. Die Altersverteilung entspricht nicht unserer überalterten Gesellschaft. Auffällig ist, dass mehr als 27% aller Verletzungen in der Altersgruppe bis zum 16. Lebensjahr geschehen [39].

Während man noch bis in die 1990er Jahre von mehr als 50% Verkehrsunfällen als Ursache von Schädelhirntraumen ausging [24], sind in Deutschland nur noch 26,3% aller Schädelhirntraumen durch Verkehrsunfälle bedingt. Mit 51,4% ist der Sturz die absolut dominante Ursache des Schädelhirntraumas; schwere Schädelhirnverletzungen werden jedoch weiterhin hauptsächlich durch Verkehrsunfälle verursacht (Tab. 41.1).

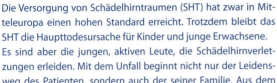

Tab. 41.1. Unfallursachen Hannover-Münster-Studie auf der Basis von 6.783 Patienten

Unfallmechanismus	Verkehrsunfälle [%]	Andere Ursachen [%]
Verkehrsunfall als Fußgänger	3,2	
Verkehrsunfall Radfahrer mit Helm	1,3	
Verkehrsunfall Radfahrer ohne Helm	7,9	
Verkehrsunfall Kraftrad mit Helm	1,3	
Verkehrsunfall Kraftrad ohne Helm	0,1	
Verkehrsunfall PKW-Insasse	11,5	
Verkehrsunfall LKW-Insasse	0,3	
Verkehrsunfall sonstige	0,7	
Summe Verkehrsunfälle	**26,3**	
Sportunfall		6,3
Skater		1,6
Sturz		52,5
Äußere Gewaltwendung		14,2
Suizidversuch		0,1
Summe gesamt	**100**	

Nur noch 8,8% aller Verletzungen geschehen während der Arbeitszeit. Und bei nur 15% aller Schädelhirnverletzten kann Alkohol nachgewiesen werden.

Derzeit sind noch über 2600 Tote in Deutschland pro Jahr durch Schädelhirnverletzungen zu beklagen. Dies sind nur knapp 1% aller Schädelhirnverletzten und entsprechend einer Inzidenz von 3,3/100.000. Zu diesen Zahlen müssen noch mindestens die 20% Patienten addiert werden, die am Unfallort versterben [55].

Ca. 60–70% aller Polytraumen haben ein schweres Schädelhirntrauma ([33, 38]; ▶ Kap. 41.1.2).

Nur ein verschwindend geringer Anteil der Schädelhirnverletzten hat Thorax- (6,8%), Abdomen- (1,9%) oder Beckenverletzungen (2,1%; [39]).

▪▪▪ Pathophysiologie
Traumafolgen

Die Folgen eines Schädelhirntraumas lassen sich einteilen in Verletzungen der Weichteile, des Knochens, der Gefäße und der Hirnsubstanz.

— Bei den Weichteilverletzungen handelt es sich um die zum Teil heftig blutenden Kopfplatzwunden, Einschlüsse von

Galeahämatomen, Skalpierungsverletzungen und Einschlüsse von Fremdkörpern (z. B. Glas).
- Die knöchernen Verletzungen betreffen die Kalotte mit Berstungs- und Trümmerfrakturen, aber auch die Schädelbasis sowie die Verletzungen des Gesichts und des Unterkiefers.
- Durch ein Schädelhirntrauma können Verletzungen der großen Gefäße, insbesondere Dissektionen der A. carotis auftreten. Venenverletzungen führen zu einer bedrohlichen Abflussbehinderung, Verletzungen an den kleineren Gefäßen zu epi- und subduralem Hämatom, Subarachnoidalblutung oder intrazerebraler Blutung.
- Eine Zerreißung der Dura führt zum Liquorleck, Pneumatoenzephalus oder Hirnprolaps.

Die traumabedingte Gewebezerstörung, die, was das neurale Gewebe anbelangt, weitestgehend irreversibel ist, wird als **primärer Hirnschaden** bezeichnet. Zusätzlich kommt es in der Folge der primären Schädigung zu einem sekundären Schaden. Mit **sekundären Verletzungsfolgen** sind die sich in der Nachfolge ausbildenden Blutungen, Kontusionen, aber insbesondere die Kaskade der pathophysiologischen Veränderungen gemeint.

Kaskade der Traumafolgen

Die Kaskade der Schadensentwicklung beginnt mit der Zerreißung der Bluthirnschranke bzw. von Gefäßen und führt zu einem »vasogenen Ödem« (Abb. 41.1). Dabei entsteht ein Mangel an Sauerstoff und Glukose für den Energiestoffwechsel. Da die überwiegende Anzahl der membranstabilisierenden Pumpsysteme aber ATP abhängig ist, kommt es zu Verlust der Ionenhomöostase und zum Natrium- und damit Wassereinstrom in die Zelle, Depolarisation und Glutamateinstrom, Aktivierung der Phospholipasen mit Lipidperoxidierung, Membranzerstörung, zur Bildung freier Radikale und zur Desaggregation der Zellstruktur. All dies mündet im Zelluntergang.

Um den Beginn dieser Kaskade zu stoppen, ist es notwendig, sobald wie möglich die Versorgung des Gehirns mit Sauerstoff bei suffizientem Blutdruck sicherzustellen, da die vorhandene Datenlage eindeutig zeigt, dass eine auch nur kurzzeitige Verminderung der Oxygenierung und des Blutdrucks die Pathophysiologie der sekundären Hirnschädigung in Gang setzt und mit dem Outcome korreliert [5, 6, 10].

▪▪▪ Symptomatik
Bewusstseinsstörung und Verletzungsschwere

Richtungweisendes Symptom der Hirnschädigung ist die Bewusstseinsstörung. Die Schädigung nach einem Trauma kann von einer passageren Funktionsstörung bis zum tödlichen Ausgang reichen. Generell gilt: Je länger die Bewusstseinsstörung andauert desto größer der Hirnschaden.

Zur Einteilung, Dokumentation und Kommunikation werden unterschiedliche Skalierungen verwendet, relevante Einteilungen werden im Folgenden vorgestellt.

Glasgow Coma Score

Zwar gibt es mehr als 18 gängige Komaskalierungen [7, 19, 34, 48], für den klinischen Alltag hat sich jedoch die Glasgow Coma Scale durchgesetzt [50]. Die Glasgow Coma Scale gibt immer wieder Anlass zur Kritik [31], da die Beurteilung durch den einzelnen doch sehr variieren kann und auch z. B. die eminent wichtige Licht- und Pupillenreaktion nicht geprüft wird. Für den täglichen Einsatz hat sie sich aber als gängiges Verständigungsmittel über die Schwere der Verletzung und auch als Prädiktor des Ergebnisses gut bewährt. Per Definition wird ein schweres Schädelhirntrauma durch einen GCS-Score von 3–8 Punkten definiert. 9–12 Punkte werden als mittelschweres Schädelhirntrauma bezeichnet und 13–15 Punkte als leichtes Schädelhirntrauma.

DIVI-Protokoll

Das DIVI (Deutsche Interdisziplinäre Vereinigung für Intensivmedizin)-Protokoll für den Notarzt gibt sehr komprimiert Informationen über den neurologischen Befund am Notfallort (Abb. 41.2). Das Protokoll ergänzt die Glasgow Coma Scale durch Angaben zur Bewusstseinslage (wach, somnolent, komatös, sediert), Pupillenweite und Lichtreaktion sowie Arm- und Beinbewegungen.

Eine Beweglichkeit der einen Seite deutet auf eine Läsion der kontralateralen Hemisphäre hin. Eine weite Pupille ist verdächtig auf eine akute Raumforderung, hier am ehesten und bis zum Beweis des Gegenteils durch eine Blutung. Eine fehlende Bewegung der Arme und Beine bei sonst wachem Patienten deutet auf einen hohen Querschnitt hin, eine intakte Beweglichkeit der Arme bei fehlender Beweglichkeit der Beine ist auf einen tiefer liegenden Querschnitt verdächtig.

Injury-Severity-Score (ISS)

Für die Beurteilung der Schwere bei Mehrfachverletzungen wird in der Traumatologie überwiegend der aus dem AIS (Abreviated Injury Score) abgeleitete ISS benutzt. Der AIS ermöglicht eine Gewichtung der Schwere der Verletzungen nach anatomischen Regionen.

Es wird von kleinen Verletzungen (AIS 1) bis zu tödlichen Verletzungen (AIS 6) gewertet. Der ISS [3] dient dazu, die Gesamtverletzungsschwere zu beurteilen. Hierzu werden die Punktzahlen der 3 schwersten Verletzungen jeweils quadriert und summiert ($AIS_1^2 + AIS_2^2 + AIS_3^2 = ISS$).

Der ISS nimmt als anatomischer Score wenig Rücksicht auf Funktionen, rechnerisch ergeben sich Unstimmigkeiten, da z. B. die Summe bedrohlicher Erkrankungen (z. B. $3 \times 4^2 = 48$) einen größeren ISS-Wert ergeben kann, als eine tödliche Verletzung ($6^2 = 36$). Trotzdem ist der ISS ein besonders im angloamerikanischen Raum weit angewandter Score, dem bei aller Einschränkung ein großer prognostischer Wert beim Polytrauma beigemessen wird.

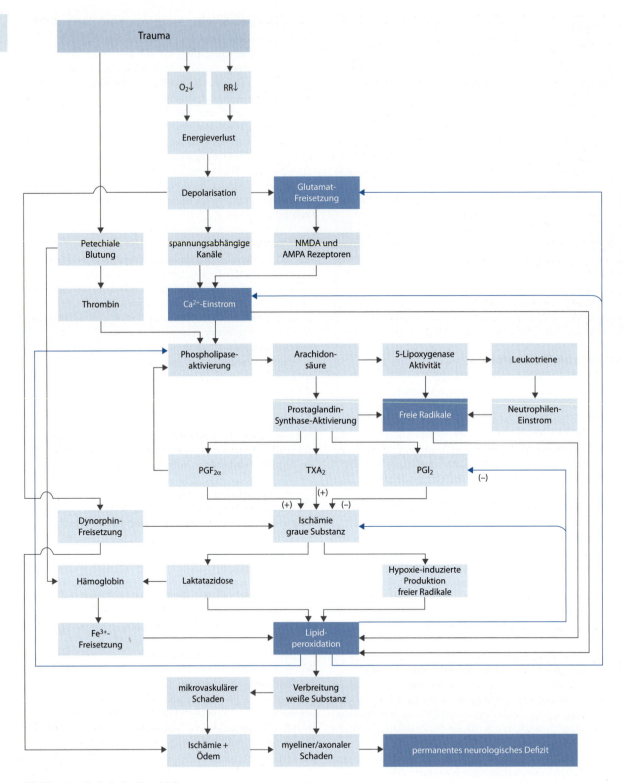

Abb. 41.1. Kaskade der Hirnschädigung.

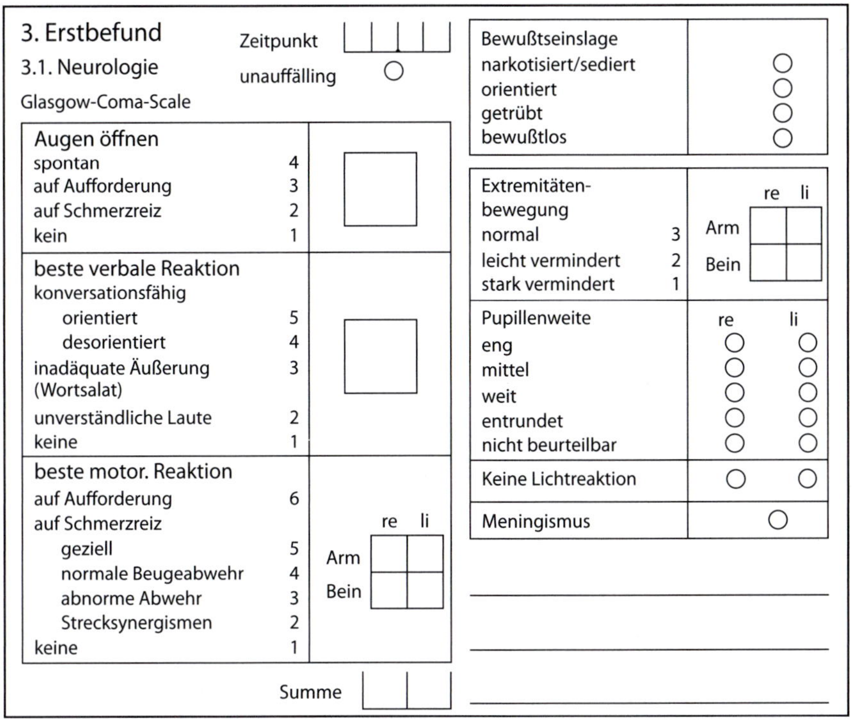

41.1 Schädelhirntrauma

Abb. 41.2. Ausschnitt DIVI-Notarztprotokoll mit Glasgow Coma Score und neurologischen Basisinformationen.

Diagnostik
Untersuchungsablauf
Bei der Primärdiagnostik werden die Vitalfunktionen, das Bewusstsein und der Hirnnervenstatus überprüft. Zusätzlich wird nach möglichen Meningismuszeichen gesucht (Tab. 41.2).

Aufnahmeuntersuchung

> **Aufnahmeuntersuchung - Untersuchungsablauf beim Bewusstlosen**
> Körperliche Untersuchung, falls nicht im Reanimationsraum durchgeführt und dokumentiert:
> – Wunden am Kopf?
> – Hirnaustritt?
> – Blutung aus Nase, Mund oder Ohren?
> – Liquorrhö?
> – Prellmarken Thorax? (Thoraxtrauma? → Herzrhythmusstörung? Verschattung, Erguss, Pneu im Thoraxröntgenbild?)
> – Abdomen? (Abwehrspannung? Im Zweifel Sonographie)
> – Becken stabil?
> ▼

– Rücken, Wirbelsäule (Hat Patient vor Intubation Arme und Beine bewegt?; HWS-Röntgenaufnahme bei Trauma obligatorisch, im Zweifel auch BWS, LWS)
– Extremitäten (Frakturen? Röntgen?)
– Einstichstellen → Drogen?
– Hautabschürfungen
– Hämatome (alte und neue? Falls ja, Gerinnungsstörung abklären)

Es ist davon auszugehen, dass die Kollegen, die den Patienten vom Unfallort bis zum Transport auf die Intensivstation betreut haben, ihre Entscheidungen entsprechend der jeweiligen Situation sachgerecht getroffen haben. Dies entbindet den Intensivmediziner jedoch nicht davon, den Patienten bei der Aufnahme nochmals zu untersuchen und die bisherigen Maßnahmen zu überprüfen.

Wie schon der im Rettungsdienst tätige Notarzt oder der Aufnahmearzt im Reanimationsraum so sollte auch der Intensivmediziner sich schnellstmöglich einen Überblick über den neurologischen Zustand des Patienten vermitteln. Hierbei reicht der Eindruck, ob der Patient wach ist, auf Schmerzreiz erweckbar oder nichterweckbar ist. Bewegt der Patient auf Schmerzreiz beide Arme, beide Beine oder findet sich auf einer Seite eine

Tab. 41.2. Versorgung der Bewusstlosen

Sicherung der Vitalfunktion	– Atmung – Blutdruck – Herzrhythmusstörungen
Prüfung der Erweckbarkeit	– Anrufen – Schmerzreiz → schnelle Abschätzung nach GCS, GCS <9 → Intubation
Orientierender Hirnnervenstatus (Bulbusstellung)	– Pupillenweite und Lichtreaktion – Puppenkopfphänomen – Kornealreflex, Trigeminusreize – Grimassieren auf Schmerzreize – Schluck- und Hustenreflex
Meningismus	– SAB → Computertomogramm; → Fieber → Meningitis? Abszess? → Leukozyten?

Minderbeweglichkeit oder bewegt er nur die Arme? Es erfolgt ein Blick in die Augen. Findet sich eine weite Pupille, sind die Pupillen seitengleich, findet sich beidseits eine Lichtreaktion?

Wacher Patient

Beim **wachen** Patienten wird kurz eine Anamnese erhoben, um sich einen Überblick über den Unfallmechanismus, Beschwerden, Vorerkrankungen u. ä. zu verschaffen. Hier wird schon im kurzen Gespräch klar, ob eine Bewusstseinsstörung vorliegt. Es folgt die Frage nach den Beschwerden und dann die Inspektion des Kopfes nach Blutungen im Nasen- und Rachenraum. Es wird geschaut, ob sich eine Rhino- oder Otoliquorrhö findet.

Komatöser Patient

Bei der Aufnahme **komatöser** Patienten, d. h. auch von Patienten, die sediert und beatmet sind, werden zuerst die Oxygenierung und ein suffizienter Blutdruck sichergestellt.

Parallel zur Stabilisierung zeigt ein kurzer Blick in die Augen, ob beide Pupillen eng und seitengleich sind. Es erfolgt eine Inspektion des Kopfes mit der Suche nach Kopfschwartenverletzungen, Frakturen oder Hirn- oder Liquoraustritt sowie die Untersuchung der Extremitätenbewegungen, des Reflexstatus und der Sensibilität.

Aus der Dokumentation und der Übergabe durch die Vorbehandelnden ergibt sich ein Anhaltspunkt über die Schwere der neurologischen Schädigung anhand der Bewusstseinslage. Sollte sich eine neurologische Verschlechterung aus der ersten bildgebenden Diagnostik nicht erklären lassen, ist hier eine erneute CT-Kontrolle zu erwägen.

> **Wichtig**
>
> Eine Prognosestellung zu diesem Zeitpunkt ist jedoch in der Regel nicht möglich. Deshalb sind Diskussionen über einen Therapieabbruch zum Zeitpunkt der Aufnahme auf der Intensivstation kritisch zu betrachten.

Bildgebung

Die Bildgebung mittels CT ist die einzige Möglichkeit eine operationswürdige Ursache einer Bewusstseinsstörung auszuschließen. Das MR dauert in der Notfallsituation zu lange.

Nach einem Trauma sollte dies zweckmäßigerweise vor der Aufnahme auf die Intensivstation durch ein Spiral-CT erfolgen, mit dem zeitsparend Aussagen über das Neurokranium, den Gesichtsschädel und die Halswirbelsäule sowie Thorax und Abdomen gemacht werden können.

CT

Sollten sich irgendwelche Hinweise auf eine neurologische Störung nach einem Trauma ergeben, ist eine CT-Untersuchung notwendig, da nur so eine Einschätzung des neurologischen Schadens möglich ist. Das CT gibt Auskunft über Blutungen, insbesondere raumfordernde Blutungen, Mittellinienverlagerungen, Lufteinschlüsse und Schwellungen. Das Knochenfenster zeigt Frakturen, insbesondere Frakturen an der Schädelbasis mit Beteiligung der pneumatisierten Räume, aber auch Bedrängungen im Bereich der Gefäß- und Nervenkanäle.

Das Verstreichen von äußeren Liquorräumen und insbesondere das Verstreichen der basalen Zisternen sind Ausdruck einer Steigerung des intrakraniellen Drucks (ICP). Es ist aber unsinnig, aus diesem Befund auf die Größe der Steigerung des intrakraniellen Drucks zu schließen. Dies erfordert eine direkte ICP-Messung.

Die kurzen Rettungszeiten in der Bundesrepublik Deutschland führen dazu, dass Patienten ihr Erst-CT zu einem Zeitpunkt erhalten, an dem das volle Ausmaß von Kontusion, sub- und epiduralen Blutungen noch nicht nachweisbar ist. Dies führt zu einer falschen Sicherheit. Es ist anzuraten, bei Kontusionsblutungen, aber auch kleineren Blutsäumen schon bei der Aufnahme auf der Intensivstation einen Zeitpunkt festzulegen (4–6 Stunden), bei dem eine CT-Kontrolle durchgeführt werden soll, um hier eine bedrohliche Verschlechterung zu vermeiden.

MRT

Die Kernspintomographie erlaubt deutlich präzisere Aussagen über die Schäden des ZNS als die Computertomographie. Im Rahmen der Notfalldiagnostik und insbesondere mit instabilen Patienten nach einem Trauma ist es jedoch sehr schwierig diese zeitaufwendigen Untersuchungen unter begrenztem Monitoring durchzuführen, bei dem die Betreuer auch räumlich entfernt sind. Sollten sich andererseits neurologische Störungen wie Wachheitsstörungen trotz Beendigung der Sedierung nicht durch das CT erklären lassen, so empfiehlt es sich, eine Kernspintomographie durchzuführen. Auch wenn hieraus kein direkte chirurgische Konsequenz zu treffen ist, so erklären die Kernspinaufnahmen die oft kleinen, aber durchaus für den Patienten bedeutsamen Läsionen, insbesondere im Bereich des Hirnstamms [14]. Gradientenechountersuchungen (blutsensitiv) können Mikroblutungen und Scherverletzungen früh und sensitiv nachweisen. Diese Untersuchung ist ggf. durch Befunde der Elektrophysiologie zu ergänzen.

Nativröntgenaufnahme

Ist kein Spiral-CT angefertigt worden, bei dem die Wirbelsäule und insbesondere die HWS gut beurteilbar ist, ist eine seitlich Nativröntgenaufnahme mit Kopf und Hals notwendig, um Frakturen und Luxationen auszuschließen und das Lagern des Patienten in der Folgezeit zu vereinfachen.

Angiographie

Die zerebrale Angiographie ist nach einem Trauma keine Regeluntersuchung. Sie kann nach einem Trauma notwendig werden, um die Ursache posttraumatischer Infarzierung durch Dissektionen, Gefäßabrisse oder Stenosierungen zu klären. Sollten Zweifel aufgekommen sein, ob eine Subarachnoidalblutung durch ein Trauma bedingt ist oder ob die Subarachnoidalblutung nicht die eigentliche Ursache des Traumas ist, so gibt nur die Angiographie eine endgültige Aussage. Wenn Schussverletzungen überlebt werden, bilden sich oft zerebrale Aneurysmen, die durch eine Angiographie diagnostiziert werden müssen.

Monitoring
Basismonitoring

Als Basismonitoring beim Schädelhirnverletzten sind zu fordern:
- kontinuierliches Elektrokardiogramm (EKG),
- Pulsoxymetrie ($S_{vj}O_2$),
- Blutdrucküberwachung (bevorzugt invasiv),
- Temperaturmessung,
- Messung der Urinausscheidung sowie
- zentralvenöser Katheter (ZVD) zur Vermeidung einer Hypovolämie durch Osmotherapie.

Erweitertes Monitoring

Sollte die Aufnahmebefunde oder andere Gründe dafür sprechen, dass mit einer Gefährdung des Patienten durch eine Hirnschwellung zu rechnen ist, so muss die Indikation zu einer Messung des intrakraniellen Drucks großzügig gestellt werde.

Zur Messung des intrakraniellen Drucks empfehlen die »Guidelines der American Association of Neurosurgeons« [2] eine **Ventrikeldrainage**. Die Ventrikeldrainage hat den Vorteil, dass man zur Therapie Liquor ablassen kann. Nachteile der Ventrikeldrainage sind neben dem höheren Infektionsrisiko, dass die Ventrikel durch den intrakraniellen Druck noch nicht ausgepresst sein dürften, um punktierbar zu sein.

Direkte Druckaufnehmer sollten intraparenchymatal, nicht subdural oder epidural implantiert werden. Die Anlage einer Hirndrucksonde stellt einen so kleinen Eingriff dar, dass er auch auf der Intensivstation bei nicht transportfähigen Patienten durchgeführt werden kann.

Neben den Absolutwerten des intrakraniellen Drucks ist von entscheidender Bedeutung, dass man Veränderungen des ICP erkennt (▶ Kap. 7).

Im Bereich der neurologischen und neurochirurgischen Intensivmedizin haben sich in den letzten Jahren einige neue Monitoringformen abgezeichnet:
- Bulbus-Jugularis-Oxymetrie, Messung des partiellen O_2-Drucks im Hirngewebe oder die Mikrodialyse sollten mit zur Beurteilung intrakranieller Druckkrisen herangezogen werden.
- Das EEG ermöglicht eine dauerhafte Beurteilung der Sedierungstiefe insbesondere beim Barbituratkoma.
- Eine Indikation zum Einsatz evozierter Potenziale nach einem Trauma und auf der Intensivstation ergibt sich, wenn Unklarheit über die Funktion der Leistungsbahnen bei bewusstlosen Patienten vorliegt. Evozierte Potenziale, insbesondere die somatosensorischen Potenziale (SEP) haben ihren Stellenwert sicherlich in der prognostischen Abschätzung. Der wiederholt gemessene beidseitige Ausfall von SEP ist prognostisch als sehr kritisch zu werten. SEP setzen die Funktion von supra- und infratentoriellen Strukturen voraus, die rein akustisch evozierten Potenziale (AEP) sind nur an infratentorielle Strukturen gebunden.

▪▪▪ Therapie
Sedierung

Um eine sichere Beatmung zu gewährleisten und um den Verbrauch an Sauerstoff zu reduzieren oder nur um den Patienten so ruhig zu stellen, dass er behandelbar ist, wird man im Rahmen der Intensivtherapie zu einer Sedierung greifen müssen.

Da die Sedierung dem eigentlichen Ziel unserer Therapie, nämlich der Verbesserung des neurologischen Zustands eigentlich entgegensteht, muss hier ein Kompromiss gesucht werden. Eine ideale Sedierung für die neurologisch-neurochirurgische Intensivtherapie sollte kurzwirksam sein, um in kurzen Abständen die neurologische Untersuchung der Patienten zu ermöglichen.

Wie auch in den anderen intensivmedizinischen Disziplinen, hat sich die **Analgosedierung** mit einer Kombination von

Benzodiazepinderivaten und Morphinabkömmlingen bewährt. Eine zusätzliche Relaxierung ist nur selten notwendig.

Ketamine wurden aus der neurologischen Intensivtherapie verbannt, da man ihnen eine Steigerung des intrakraniellen Drucks attestierte. Neuere Untersuchungen [15, 54] zeigten, dass dieser Effekt unter Beatmung bei normalen pCO_2-Werten nicht auftritt und v. a. bei hypokapnischen Patienten beobachtet wird. Eine Kombinationstherapie Ketamin + Benzodiazepin/Opiat ist dementsprechend durchführbar.

Eine Kombinationstherapie Opiat + Propofol hat den Vorzug der guten Steuerbarkeit, da Propofol sehr kurz wirksam ist. Nachteile liegen in den hohen Kosten und der galenischen Darreichungsform in Form einer Fettemulsion. In der Darreichungsform befinden sich auch Glyceride.

Generell ist bei neurochirurgisch-neurologischen Intensivpatienten davon auszugehen, dass je schwerer die zentrale Störung ist, desto weniger sediert werden muss.

Beatmung

Bei neurologischen-neurochirurgischen Krankheitsbildern bedingt die zentrale Störung auch eine Störung der zentralen Atemregulation. Da die Gefahren einer derartigen Störung nicht absehbar sind, wird im Rahmen der neurologisch-neurochirurgischen Intensivmedizin die Indikation zur Beatmung am Beginn der Therapie eher großzügig gestellt.

Ziele einer Beatmungstherapie bei posttraumatischen Risikopatienten sollte eine Normoxie mit p_aO_2 ungefähr 100 mmHg zur Vermeidung einer Hyperkarbie und die Erreichung möglichst niedriger Atemwegsdrücke (p_{max} bzw. p_{plat} ≤35 cmH_2O), möglichst niedriger, aber ausreichender PEEP (ungefähr 5–10 cmH_2O) sein. Der p_aCO_2 sollte im unteren Normbereich, auf keinen Fall aber unter 35 mmHg liegen. Eine Hyperventilation ist wegen der damit verbunden Minderperfusion nicht mehr erstrebenswert [2].

Um diese Zielgrößen zu erreichen, stehen verschiedene Beatmungsformen zur Verfügung.

Man wird eine Beatmungsform wählen, die der Sicherheit des Patienten dient, aber so wenig wie möglich die eigene Atemarbeit stört. Auch bei einer kontinuierlichen maschinellen Ventilation (CMV) wird ein positiv endexspiratorischer Atemwegsdruck (»positive endexspiratory pressure«; PEEP) mindestens 5 cmH_2O) angestrebt. Bei einem PEEP um 10 cmH_2O ist keine ICP-Erhöhung zu erwarten [23]. Die Aufrechterhaltung des positiven Atemwegsdrucks, auch unter Spontanatmung (»continuous positive air way pressure«; CPAP), wird angestrebt. Auch bei Mischformen zwischen maschineller Beatmung und Spontanatmung (»intermittend mandatory ventilation«; IMV) wird somit der positive Atemwegsdruck aufrechterhalten.

Spontanatmung unter Aufrechterhaltung zweier differenter CPAP-Niveaus bezeichnet man als »biphasic positive airway pressure« (BiPAP). Sie ermöglicht die Spontanatmung des Patienten. Wechselt die Beatmungsmaschine die Druckniveaus, entspricht dies einer maschinellen Ventilation. Die Übergänge zwischen Spontanatmung und der maschinellen Atmung lassen sich unter dieser Beatmungsform fließend gestalten. Wenn der neurologische Zustand des Patienten es erlaubt und die Sicherheit der suffizienten Eigenatmung gegeben ist, wird mit der Entwöhnungstherapie begonnen. Diese Patienten sind oft nicht kooperativ. Da eine nasale Intubation bei nicht kooperativen Patienten besser vertragen wird als eine orale Tubuseinlage, ist bei diesen Patienten einer nasalen Intubation der Vorzug zu geben.

Sollte sich ein längerer Krankheitsverlauf abzeichnen, so ist eine frühzeitige Tracheotomie anzustreben. Abgesehen von der Vermeidung von Schäden im Kehlkopfbereich, ist bei zentralvenösen Störungen immer auch damit zu rechnen, dass Schutzreflexe fehlen. Patienten, deren zerebrale Leistung nicht zur aktiven Mitarbeit reicht, profitieren von einer Reduktion des Totraums durch das Tracheostoma. Die Sicherheit durch die geblockte Trachealkanüle ermöglicht, diese Patienten frühzeitig von der Intensivstation zu entlassen und auch damit den Kontakt durch die Angehörigen auf der Normalstation zu intensivieren. Beatmungstypen wie eine Hochfrequenzbeatmung oder eine Stickstoffmonooxydbeatmung oder auch extrakorporale Oxygenierung (Herzlungenmaschine) sind Sonderformen, die im neurochirurgisch-neurologischen Krankheitsgut selten auftreten.

Labor

Beim Hämoglobin- und Hämatokritwert sollten Normalwerte angestrebt werden, um genügend O_2-Träger zur Verfügung zu stellen. Hierbei sollte der Hämatokrit nicht höher als 30% liegen.

Die Elektrolyte sollten im Normbereich sein. Es ist außerdem täglich eine Bestimmung der Serumosmolarität zu verlangen. Eine Serumosmolarität über 320 mosm schränkt die Wirksamkeit der Osmotherapeutika [51] ein, auch wenn während einer Intensivtherapie durchaus Werte von 360 mosm kurzzeitig toleriert werden können.

Thrombozytenwerte unter 80.000 sollten normalisiert werden. Die plasmatische Gerinnung sollte im Normbereich sein, da Veränderungen der Gerinnung sich in Gehirn wesentlich schneller deletär auswirken als in anderen Körperregionen.

Auch die Blutzuckerwerte sollten normwertig sein. Aus der Infarkttherapie ist bekannt, dass höhere Glukosewerte mit einem schlechteren Outcome korrelieren und dies bestätigt sich auch in der SHT-Therapie [18].

Lagerung

Bei jedem komatösen Traumapatienten muss bis zum Beweis des Gegenteils von der Möglichkeit einer Halswirbelsäulenverletzung ausgegangen werden.

Dementsprechend ist der Patient im Zweifelsfall mit einer Halskrawatte zu versorgen.

Patienten in der neurologisch-neurochirurgischen Intensivtherapie sollten, wenn eine Erhöhung des intrakraniellen Drucks zu erwarten ist, mit maximal 30° erhöhtem Oberkörper gelagert werden. Dies erleichtert den venösen Abstrom aus dem Kopf und führt zu einer Drucksenkung. Im Gegenzug kann allerdings der MAP reduziert sein, so dass der Effekt auf den CPP als wichtigste indirekte Perfusionsgröße variieren kann. Zur Erleichterung des venösen Abflusses ist es aber unabdingbar, dass der Kopf in einer Neutrallage liegt um die Halsvenen nicht abzuknicken. Insbesondere bei Patienten mit erhöhtem ICP muss diese Neutrallage strikt eingehalten werden (▶ Kap. 7). Dies heißt nicht, dass diese Patienten nicht gelagert werden können, sondern es bedeutet, dass der Kopflagerung Beachtung geschenkt werden muss.

Langzeitbeatmete Patienten oder Patienten mit einer neurologischen Schädigung, die es ihnen unmöglich macht, sich zu bewegen, müssen vom Pflegepersonal immer wieder anders gelagert werden, um Druckstellen zu vermeiden. Eine krankengymnastische Therapie ist indiziert, sobald ein Anstieg des intrakraniellen Drucks nicht mehr zu erwarten ist.

Ernährung

Traumatisierte und damit auch Schädelhirnverletzte haben einen hohen Kalorienbedarf. Ab dem ersten Intensivtag sollte eine Ernährung angestrebt werden, die 20–50% oberhalb des Ruheenergieumsatzes eines gleichgewichtigen Patienten liegt [35]. Vitamine und Spurenelemente sollten in ausreichender Zahl substituiert werden.

Eine frühzeitige Ernährung über die Magen- bzw. Duodenalsonde ist anzustreben.

Therapie des erhöhten intrakraniellen Drucks

Auch wenn streng genommen, der evidenzbasierte Nachweis fehlt, so muss man doch davon ausgehen, dass die ICP-senkende Therapie das Ergebnis verbessert, da eine Erhöhung des intrakraniellen Drucks zu einer Minderung der Perfusion des Gehirns führen muss und deshalb zu vermeiden ist (▶ Kap. 7 und ▶ Kap. 13; [32, 41]). Da die Hirndurchblutung unter normalen Bedingungen auf der Intensivstation nicht zu messen ist, wird als Hilfsgröße der zerebrale Perfusionsdruck (CPP) genommen werden. Der zerebrale Perfusionsdruck ist die Differenz zwischen dem mittleren arteriellen Blutdruck und dem Hirndruck.

Es ist zu bedenken, dass man, um diese Größe rechnerisch ermitteln zu können, einen gemeinsamen Referenzpunkt haben muss. Dementsprechend muss bei Patienten mit ICP-Aufnehmer für den arteriellen Blutdruck entgegen der üblichen Praxis nicht auf Herzhöhe, sondern auf Ohrhöhe gemessen werden. Dies ist wichtig bei Patienten mit Oberkörperhochlage, da sonst die hydrostatische Differenz zwischen Herzhöhe und Ohrhöhe berücksichtigt werden muss.

Alle klinischen Untersuchungen haben gezeigt, dass eine Erniedrigung des zerebralen Perfusionsdrucks unter 60 mmHg [2] über Zeiträume von länger als 6 min. mit schlechteren prognostischen Ergebnissen korreliert [9, 10].

Ziel der Therapie ist es, die Durchblutung zu erhöhen.

Die erste Frage bei einem erhöhten ICP ist, ob es sich um ein Problem durch unzureichende Sedierung handelt.

Die zweite Frage ist, ob die ICP-Erhöhung Ausdruck einer chirurgischen therapierbaren Raumforderung ist. Deshalb sollte im Zweifel ein CT durchgeführt werden, damit eine Blutung, ein Hygrom oder ein Infarzierung chirurgisch angegangen werden kann.

Entsprechend der Gleichung

$$CPP = MAP - ICP$$

wird bei einer Erniedrigung des zerebralen Perfusionsdrucks unter 60 mmHg zuerst gefragt, ob der Blutdruck ausreichend ist. Bei ausreichender Volumengabe (**Cave**: Ringerlaktatlösung ist leicht hypoosmolar) muss ggf. mit einer Katecholamingabe begonnen werden.

Sollte der Blutdruck ausreichend sein, muss eine Senkung des intrakraniellen Drucks versucht werden. Hierzu stehen neben Sedativa hyperosmolare Lösungen und Puffer zur Verfügung:

- Mannitol 20%,
- Sorbitol 40%,
- NaCl z. B. 10%,
- TRIS-Puffer 14,7%,
- Barbiturate.

Mannitol 20%

Die Therapie des erhöhten intrakraniellen Drucks erfolgt mit Mannitol. Während in den Vereinigten Staaten und in den meisten europäischen Zentren die Mannitoltherapie die einzige Therapieoption ist, gibt es jedoch auch andere Notfalloptionen, im Sinne eines individuellen Heilversuchs.

Alle osmotischen wirksamen Substanzen müssen als Bolus bzw. Kurzinfusion gegeben werden, um einen möglichst großen osmotischen Gradienten zu erreichen.

Sorbitol 40%

Das ebenso wirksame Sorbitol, ebenfalls ein mehrwertiger Zucker, ist aus der Regeltherapie herausgenommen worden, weil es eine sehr geringe Wahrscheinlichkeit einer Fruktoseintoleranzreaktion gibt.

NaCl 10%

In der Rettungsmedizin hat sich die »small volume resuscitation« bewährt. Hier wird ein relativ geringes Volumen von 7,5 bzw. 10%-igem NaCl gegeben. Auch in der Therapie des erhöhten intrakraniellen Drucks zeigt eine Volumengabe (125 ml) von 10%-igem NaCl eine sehr gute Wirkung (▶ Kap. 7; [22, 42]). Diese Wirkung hält zum Teil länger an als bei Mannitol.

TRIS-Puffer

Eine weitere Therapieoption ist die Gabe von TRIS-Puffer [17]. Der Puffer soll zu einer direkten pH-Normalisierung in den Zellen führen, was eine Rückverteilung von Wasser bedingt.

Das Medikament zeigt eine hohe Wirksamkeit und ermöglicht im individuellen Versuch eine Therapieoption.

Barbiturate

Seit Jahren werden Barbiturate zur Therapie einer ICP-Erhöhung eingesetzt. Hierbei wird der O_2-Bedarf des Hirns deutlich gesenkt. Damit sinkt auch deutlich die Durchblutung und es kommt zu einer ICP-Verminderung [2].

Die Barbituratsedierung kann bis zur Unterdrückung jeglicher Hirnaktivität (»burst supression«) durchgeführt werden. Zweckmäßigerweise sollte diese Therapie dann durch eine kontinuierliche EEG-Aufzeichnung (hierfür reichen 4 Kanäle) durchgeführt werden.

Nebenwirkung dieser Therapie ist eine erhöhte Infarktanfälligkeit, eine Atem- und Kreislaufdepression, eine Beeinflussung der Thermoregulation, eine Verminderung der gastrointestinalen Mobilität und einer Reduktion der hepatischen Enzymaktivität sowie eine Immunsuppression mit Erhöhung der Pneumonierate. Die neurologische Beurteilung wird erschwert, da die Patienten unter Gaben, die bis zur »burst suppression« reichen (▶ Kap. 7; EEG), in einigen Fällen weite Pupillen entwickeln, ohne dass dies direkt mit dem ICP korreliert.

Dekompression

Sollten alle medikamentösen Versuche der ICP-Senkung nicht ausreichen, ist frühzeitig auch die Möglichkeit der **Kraniektomie** in Abhängigkeit von der Gesamtprognose zu erwägen. Hierbei sollte es sich um eine einseitige oder beidseitige, möglichst große Trepanation handeln (Minimum 12 cm). Die Dura muss erweitert werden, um eine Druckentlastung zu ermöglichen [17, 26].

Nicht wirksame Mittel (Glycerol, Kalziumantagonisten, Hypothermie)

Glycerol sollte nicht verwendet werden, da Glycerol direkt im geschädigten Gewebe verbleibt und hier Wasser ansammelt [27].

Weitere medikamentöse Therapieansätze (Kalziumantagonisten, NMDA-Antagonisten,) haben im Gegensatz zur Werbung keinen »neuroprotektiven Effekt« in klinischen Studien. Ihre Verwendung entspricht eher einem individuellen Heilversuch als einer wissenschaftlich begründeten Therapie.

Die »Guidelines der Brain Trauma Foundation« haben als eine der wenigen Standardhandlungsanweisungen aufgeführt, dass Steroide in der Behandlung des Schädelhirntraumas nicht angewendet werden [2].

Die suffiziente Versorgung des Hirns mit Sauerstoff bei suffizientem Blutdruck ist die einzige bewiesene neuroprotektive Maßnahme. Eine Verbesserung des O_2-Angebots durch eine hyperbare Oxygenierung könnte demnach zu einer Verbesserung des klinischen Ergebnisses führen.

Nach einer Analyse der bestehenden Literatur sowohl über hyperbare Oxygenierung als auch bei eubarer Oxygenierung mit Erhöhung des F_iO_2-Anteils kam eine Arbeitsgruppe zu dem Schluss, dass zum jetzigen Zeitpunkt kein Hinweis darauf besteht, dass eine hyperbare Oxygenierung eine Verbesserung des klinischen Ergebnisses zeigt [29].

Viele Versuche in den 1960er Jahren aber auch kleinere klinische Studien in den 1990er Jahren führten dazu, dass die Hypothermie als Therapie bei schweren Schädelhirntraumen mit großem Enthusiasmus begrüßt wurde. 2001 wurde eine große Multicenter-Phase-III-Studie [8, 11, 12] nach 392 Patienten abgebrochen, weil sich kein neuroprotektiver Effekt aber schwere Nebenwirkungen zeigten.

Nebenwirkungen mit einer hoher Wahrscheinlichkeit [37] sind Koagulopathien mit Verlängerung der Blutungszeit, PTT-Verlängerung, Thrombozytopenie und -pathie, Elektrolytverluste für K, Mg, P, Ca, Hypovolämie durch induzierte Diurese, Amylaseanstieg und Veränderung der Verstoffwechselung von Medikamenten sowie Myokardischämie oder manifeste Pankreatitis. Ob eine kurze frühe Hypothermie analog zur zugelassenen und empfohlenen Therapie nach Herzkreislaufstillstand mit globaler Hypoxie hilft, ist nicht ausreichend untersucht worden.

Algorithmus der Versorgung

Es ist sinnvoll für die Intensivstation durch einen Algorithmus die Schädelhirntraumatherapie zu standardisieren (◘ Abb. 41.3).

Ausschleichen der Therapie

Die Phase der akuten ICP-Steigerung ist normalerweise nach ca. 5–7 Tagen überwunden. Sollte sich binnen 24 Stunden keine Druckerhöhung bei dem Patienten zeigen, kann mit einem Aufwachversuch begonnen werden. Wird der Patient hiernach nicht wacher, so ist zuerst mit einem Überhang der Sedativa zu rechnen. Die Halbzeit von Sedativa ist bei Schädelhirnverletzten verlängert [20]. Hier kann eine toxikologische Analyse Aufklärung liefern. Da die Patienten nach einem schweren Trauma nicht adäquat reagieren, ist vor einer Extubation sicherzustellen, dass Würg- und Hustenreflexe vorhanden sind. Auch hier stellt die frühelektive Tracheostomie eine Alternative dar.

41.1.2 Begleitverletzung: SHT bei Polytrauma

Beim Traumamanagement wird von unfallchirurgischer Seite und chirurgischer Seite in der Akutphase I immer wieder auch die absolute Priorität der Diagnostik und Therapie lebensbedrohlicher Blutungen hingewiesen. Leider werden in der traumatologischen Literatur [52] unter lebensbedrohlichen Blutungen immer nur hämodynamisch wirksame Blutungen verstanden. Eine epidurale oder subdurale Blutung stellt aber noch immer, insbesondere beim komatösen Patienten, eine vitale Bedrohung dar (z. B. epidurales Hämatom: bei wachen Patienten Letalität bis 5%, bei komatösen Patienten 25–71%; subdural Letalität 50%; [13, 21, 43, 44, 45]).

41.1 Schädelhirntrauma

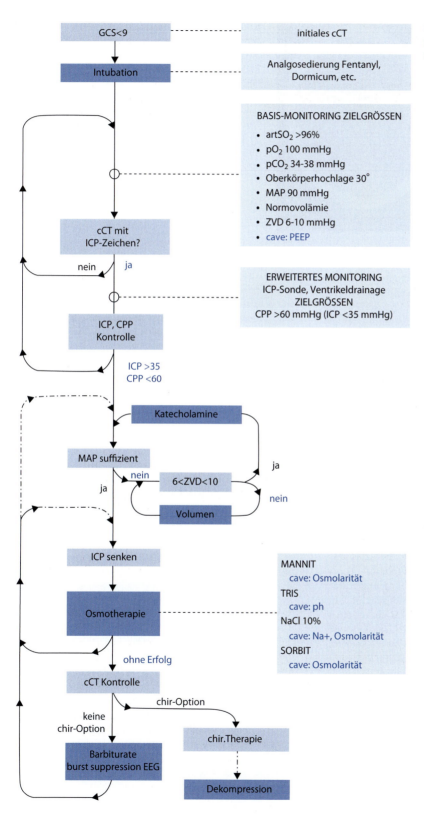

Abb. 41.3. Algorithmus der Hirndrucktherapie am Beispiel der neurochirurgischen Intensivstation der Medizinischen Hochschule Hannover.

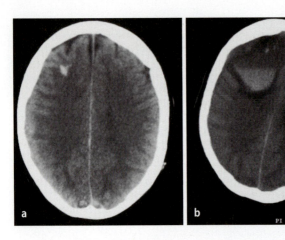

Abb. 41.4a,b. CT nach Verkehrsunfall. **a** SHT mit multiplen Extremitätenverletzungen. **b** Nach Versorgung der Extremitätenverletzungen: deutliche rechtsfrontale raumfordernde Blutung wegen Gerinnungsstörungen (z. T. nicht koaguliert).

Bei **polytraumatisierten Patienten** muss in Absprache mit den anderen Disziplinen (Unfallchirurgie, Anästhesie, ZMK-Chirurgie, Augen,…) ein Therapieplan festgelegt werden mit der Frage, ob dieser Patient akut operiert werden muss oder auf der Intensivstation verbleibt.

Neurochirurgischerseits ist darauf hinzuweisen, dass größere operative Eingriffe immer das Risiko eines Blutverlustes und damit auch einer Gerinnungsstörung beinhalten und dass nach unserem bisherigen Wissen eine Schocksymptomatik mit der dann folgenden Minderperfusion und mangelnden Oxygenierung, aber auch einer Gerinnungsstörung bei vorhandenen Kontusionen im Gehirn das Endergebnis negativ beeinflussen (Abb. 41.4).

Die Diskussion ist derzeit noch nicht abgeschlossen, es ergeben sich aber Hinweise, dass das Konzept der definitiven chirurgischen Versorgung am Unfalltag verlassen wird und am Unfalltag in Zukunft nur noch die absolut notwendigen Versorgungen erfolgen (»damage controll surgery«; [4, 25, 28, 30, 36, 46, 53]).

Auch frontobasale Verletzungen sollten nicht sofort operiert werden, sondern nach Abklingen der Akutphase.

Sollte auch die Folge-CT eine Hirnschwellung zeigen oder der direkt gemessene intrakranielle Druck erhöht sein, ist dringend von einer operativen Versorgung anderer als unmittelbar lebensbedrohlicher Blutungen abzuraten. Ist aber eine operative Versorgung unabdingbar, sollte großzügig die Indikation zur Messung des intrakraniellen Drucks gestellt werden. Es hat sich gezeigt, dass dies oft die einzige Möglichkeit ist, um die Aufmerksamkeit auf den Hirnschaden zu lenken.

Die Implantation einer intraparenchymatösen Hirndrucksonde ist ohne Zeitverlust parallel zu Operationen an den Extremitäten oder dem Abdomen möglich.

Literatur

1. The Brain Foundation and the American Association of Neurological Surgeons. The Joint Section on Neurotrauma and Critical Care: Guidelines for the Management of Traumatic Brain Injury, Brain Trauma Foundation 2000. www2.braintrauma.org/guidelines/downloads
2. The Brain Trauma Foundation and the American Association of Neurological Surgeons. The Joint Section on Neurotrauma and Critical Care: Update Notice. Guidelines for the Management of Traumatic Brain Injury, Cererbal Perfusion Pressure, Brain Trauma Foundation 2003
3. Baker SP, O'Neill B, Haddon W Jr, Long WB (1974) The injury severity score: a method for describing patients with multiple injuries and evaluating emergency care. J Trauma 143:187-196
4. Beckmann SB, Scholten DJ, BonnellBW, Bukrey CD (1989) Long bone fractures in the polytrauma patient. The role of early operative fixation Am Surg 55, 356-358) Jaichs RR, Cohn SM , Moller BA (1997) Early fracture fixation may be deleterious after head injury. J Trauma 42, 1-5)
5. Bouma GJ (1992) Blood pressure and intracranial pressure-volume dynamics in severe head injury: relationship with cerebral blood flow. Neurosurg 77:15-19
6. Bouma GJ , Muizelaar JP (1990) Relationship between cardiatic output and cerebral blood flow in patients with intact and impaired autoregulation. J. Neurosurg 73:368-374
7. Braakmann R, Habbema JDF, Gelpke GJ (1986) Prognosis and Prediktion of Outcome in Comatose Head Injured Patients. Acta Neurochir, Suppl. 36:112-117
8. Citerio G, Cormio M and Polderman KH. Moderate hypothermia in traumatic brain injury: results of clinical trials]. Minerva Anestesiol 70:213-8 (2004)
9. Charash WE, Fabian TC, Croce MA (1994) Delayed surgical fixation of femur fractures is a risk for pulmonary failure independent of thoracic trauma. J Trauma 37:667-672
10. Chesnut RM, Marshall SB, Piek J, Blunt BA, Klauber MR and Marshall, LF (1993) Early and late systemic hypotension as a frequent and fundamental source of cerebral ischemia following severe brain injury

in the Traumatic Coma Data Bank Acta Neurochir Suppl (Wien) 95 (59):121-125
11. Clifton GL. Is keeping cool still hot? An update on hypothermia in brain injury. Curr Opin Crit Care 10:116-9 (2004)
12. Clifon et al. Lack of effect of hypothermia after brain injury. N Eng J Med. 2001, 344:556-563
13. Dent D, Croce MA, Menke PG, Young BH, Hinson MS (1995) Prognostic Factors after acute subdural hematoma. Journal of Trauma, Injury, Infection and Critical Care 39:36-42
14. Firsching R, Woischneck D, Klein LS, Reissberg S, Döhring W, Peters B (2001) Classification of severe head injury based on magnetic resonance imaging. Acta Neurochir (Wien), 143:263-271
15. Fitzal S. Ketamin und Neuroprotektion: Klinischer Ausblick. Anaesthesist (1997) 46:65-70
16. Gaab MR, Rittierodt M, Lorenz M, Heissler HE (1990) Traumatic brain swelling and operative decompression: A prospective investigation. Acta Neurochir Suppl Wien 1990, 51:326-8
17. Gaab MR, Seegers K, Smedema RJ (1990) A comparative analysis of THAMm (Tris-buffer) in traumatic brain edema. Acta Neurochir (Wien) Suppl 51:320-323
18. Glenn TC, Kelly DF, Boscardin WJ, McArthur DL, Vespa P, Oertel M (2003) Energy dysfunction as a predictor of outcome after moderate or severe head injury: indices of oxygen, glucose, and lactate metabolism. J Cereb Blood Flow Metab. 2003, 23:1239-50
19. Hansson PG (1986) Injury Scaling. Acta Neurochirurgia Suppl. 36:21-22. Marion DW, Cartier PM (1994) Problems with initial Glasgow Coma Scale Assessment caused by prehospital treatment of patients with head injuries: results of a national survey. J of Trauma 36:89-95
20. Hallbach J, von Meyer I, Maurer HH (2002) Empfehlungen des Arbeitskreises Klinische Toxikologie und Forensische Chemie (GTFCh) für die toxikologische Analytik im Rahmen der Hirntoddiagnostik. Toxichem-Krimtech 69;:124-127
21. Heinzelmann M, Platz A, Imhof HG (1996) Outcome after acute extradural heamatoma influence of additional injuries and neurological complications in the ICU. Injury 27:345-349
22. Horn P, Munch E, Vajkoczy P, Herrmann P, Quintel M, Schilling L, Schmiedek P, Schurer L (1999) Hypertonic saline solution for control of elevated intracranial pressure
23. Huynh T, Messer M, Sing RF, Miles W, Jacobs DG, Thomason MH (2002) Positive end-expiratory pressure alters intracranial and cerebral perfusion pressure in severe traumatic brain injury. J Trauma. 2002 Sep. 53(3):488-92
24. Jennett B (1996) Epidemiology of head injury, J Neurol Neurosurg Psychiatry 60:362–369
25. Johson KD, Cadambi A, Seibert GB (1985) Incidence of adult respiratory distress syndrome in patients with multiple musculoskeletal injuries: effect of early operative stabilization of fractures, J Trauma 25:375-384
26. Kleist-Welch Guerra W, Gaab MR, Dietz H, Mueller JU, Piek J, Fritsch MJ (1999) Surgical decompression for traumatic brain swelling: Indications and results. J Neurosurg 1999, 90:187-96
27. König K, Rickels E, Heissler HE, Zumkeller M, Samii M (2001) Artificial elevation of brain tissue glycerol by administration of a glycerol containing agent. J Neurosurg 94:621-623
28. Lehmann U, Rickels E, Krettek C (2001) Polytrauma mit Schädel-Hirn-Trauma. Unfallchirurgie, 104:196-217
29. Longhi L and Stocchetti N. Hyperoxia in head injury: therapeutic tool? Curr Opin Crit Care 10:105-9 (2004)
30. Maas AIR, Dearden M, Teasdale GM, Braakman R, Cohadon F (1997) EBIC Guidelines for the management of severe head injury in adults: Acta Neurochirugia (Wien) 139:286-294
31. Marion DW, Cartier PM (1994) Problems with initial Glasgow Coma Scale Assessment caused by prehospital treatment of patients with head injuries: results of a national survey. J of Trauma 36:89-95
32. Marshall LF, Smith RS, Shapiro HM (1979) The outcome with aggressive treatment in severe head injuries Part I. The significance of intracranial pressure monitoring. J Neurosurg 50:20-25
33. Nardi G, Lattuada I, Scian F, Sanson GF, Di Bartolomeo S, Michelutto V(1999) Epidemiological study on high upgrade trauma. Minerva Anesthesiol 65, 348
34. Nygren A, Hansson PG, Tingvall C (1986) Acute Injury Scaling Related to Residual Disability. Acta Neurochirurgia Suppl. 36:25-27
35. Piek J (1999) Ernährungstherapie . In: Piek J, Unterberg A. Grundlagen neurochirurgischer Intensivmedizin, Zucherschwerdt Verlag München 1999, S 259-268
36. Pietropaoli JA , Rogers FB, Shackford SR, Wald SL, Schmoker, JD and Zhuang J (1992) The deleterious effects of intraoperative hypotension on outcome in patients with severe head injury. J Trauma 33:403-407
37. Polderman, KH. Application of therapeutic hypothermia in the ICU: Opportunities and pitfalls of a promising treatment modality. Part 2: Practical aspects and side effects. crit Care Med 30:757-769 (2004)
38. Regel G, Lobenhoffer P, Grotz M, Pape HC, Lehmann U, Tscherne H (1995) Treatment and results of patients with multiple trauma: an analysis of 3406 cases treated between 1972 and1991 in a German level I trauma center J Trauma 38:70-78
39. Rickels E, Bock W (2002) Epidemiology of all degrees of TBI, ICRAN 2002, Abstracts, S 72 aktuelle Daten zur »Hannover-Münster-Studie« zum SHT unter Email zq@-aekn.de
40. Rickels E., v. Wild K., Wenzlaff P., Bock W. (Hrsg.), W. Zuckschwerdt Verlag, München 2006
41. Rosner MJ and Daughton S (1990) Cerebral perfusion pressure management in head injury. J Trauma 30:993-9416
42. Schatzmann CF, Heissler HF, König K, Rickels E, Mühling M, Boerschel M, Samii M (1998) Treatment of elevated intracranial pressure by infusion of 10% Saline in Severely Head Injured Patients. Acta Neurochir. 71:31-33
43. Sarvadei F, Vergoni G , Staffa G, Zappi D, Nasi MT, Donati R, Arista A (1995) Extradural Haematomas: How many can be avoided? Acta Neurochirugia 133:50-55
44. Sarvadei F (1997) Prognostic factors in severely head injured adult patients with epidural heamatoma. Acta neurochirurgia 139:273-278
45. Sarvadei F (1997) Prognostic Factors in Severely Head Injured Adult Patients with Acute Subdural Haematomas. Acta Neurochirgia 139:279-285
46. Seibel R, LaDuca J, Hassett JM, Babikkian G, Mills B, Border DO, Border JR (1985) Blunt multiple trauma, femur fracture and the pulmonary failure-septic state. Ann Surg 202:283-295
47. Siesjö BK(1988) Calcium, ischemia, and cell death of brain cells Ann NY Acad Sci 522:638-661
48. Starmark JE, StalhammerD, Holmgren E, Rosander B (1988) A comparison of Glasgow-Coma-Scale and the Reaction Level Scale (RLS 85). J Neurosurg 69:699-706
49. Statistisches Jahrbuch, Wiesbaden, Jahrgang 1998

50. Teasdale E, Jennett B (1974) Assessment of coma in impaired consciousness: a practical scale. Lancet ii:81-84
51. Trost HA, Gaab MR (1992) Plasma Osmolality, Osmoregulation and Prognosis after Head Injury. Acta Neurochir (Wien) 116:33-37
52. Tscherne H, Regel G (1997) Unfallchirurgie, Bd 1 Traumamanagement, Springer Verlag 1997, S. 257-260-52
53. Unterberg AW, Sarrafzadeh AS, Lanksch WR (1999) Das Schädel-Hirn-Trauma im Rahmen des Polytraumas-Aufgaben der Neurochirurgie. Anästhesiol.Intensivmed.Notfallmed.Schmerzthera.Suppl 1, S 13-19
54. Werner C, Recker W, Engelhardt K, Lu H, Kochs E: Ketamine racemate and S-(+)- ketamine . Cerebrovascular effects and neuroprotection following focal ischemia, Anaesthesist 1997, 46, S 55-60
55. Wirth A, Baethmann A, Schlesinger-Raab A, Assal J, Aydemir S. Prospective documentation and analysis of the pre- and early clinical management in severe head injury in southern Bavaria at a population based level. Acta Neurochir Suppl 2004, 89:119-23*
56. www2.braintrauma.org/guidelines/downloads

41.2 Spinales Trauma

E. Rickels, A. Unterberg

Akute Wirbelsäulenverletzungen sind das Ergebnis einer heftigen Gewalteinwirkung. Dementsprechend handelt es sich in der Regel nicht um eine lokale Schädigung sondern um eine Traumatisierung weiterer Körperareale. Neurologische Ausfälle weisen 30% aller Wirbelsäulenverletzungen auf. Gerade die Traumatisierung des Rückenmarks beeinflusst verschiedene Organsysteme: z. B. Vagotonus und Vasoplegie, respiratorische Insuffizienz, Blasen- und Mastdarmstörungen sowie Lagerungsschäden.

▪▪▪ Symptomatik

Eine grobe Orientierung über die Höhe der Querschnittslähmung lässt sich aus der klinischen Untersuchung ableiten, was die Eingrenzung für die radiologische Untersuchung erleichtert.

Hierbei können die Kenndermatome und Kennmuskeln als Anhalt für das Schädigungsniveau dienen (◘ Abb. 41.5; ◘ Tab. 41.3).

Die Ausprägung einer Lähmung wird durch Angabe der Kraftgrade beschrieben (◘ Tab. 41.4).

Eine komplette Querschnittslähmung in den oberen Halsmarkabschnitten bis C3–C4 imponiert durch eine komplette Tetraplegie einschließlich einer kompletten Atemlähmung. Sexual-, Blasen- und Mastdarmfunktionen sind ausgefallen. Bei einer Verletzung in den unteren Segmenten der Halswirbelsäule sind motorische und sensible Areale der proximalen Arme bei einer reinen Zwerchfellatmung erhalten. Traumen der thorakalen Wirbelsäule zeigen eine Paraplegie mit Blasen-, Mastdarm- und Sexualfunktionsstörung. Betrifft die Verletzung die Lendenwirbelsäule können Teilfunktionen der Beine erhalten sein. Eine Verletzung in Höhe des Conus (L1) kann aber auch eine komplette Paraparese mit Blasenmastdarmstörung zeigen.

Ist die Untersuchung beim wachen Patienten noch einfach durch Testen der aktiven Muskelbewegung auf Aufforderung, des Muskeltonus sowie Prüfung der Berührungsempfindlichkeit, wird dies bei bewusstlosen oder sedierten Patienten deutlich schwieriger. Eine fehlende Reaktion auf Schmerzreiz beim Abklingen der Analgosedierung bei gleichzeitig schlaffem Muskeltonus sowie ein Priapismus sind hier die Leitsymptome auf eine Rückenmarkschädigung.

Bei Intensivpatienten wird in der Regel schon eine Lokalisation der Höhe der Schädigung im Rahmen der Initialversorgung erfolgt sein.

Es ist jedoch notwendig bei der Aufnahmeuntersuchung auf der Intensivstation diese Höhenbestimmung nachzuvollziehen (z. B. mit dem AISA-Bogen; ◘ Abb. 41.6).

So kann eine Verschlechterung oder Besserung beschrieben werden. Insbesondere bei Halsmarkläsionen kann sich durch Blutung oder Ödembildung in der Folgezeit eine bedrohliche Atemstörung entwickeln.

Bei intubierten und sedierten Patienten wird eine schnelle Reduktion der Sedierung durchgeführt, um wenigstens anhand der Schmerzreaktion eine Abschätzung des neurologischen Niveaus zu versuchen und dann ggf. wieder tiefer sedieren.

Jede Verschlechterung im Sinne eines aufsteigenden Niveaus muss durch ein bildgebendes Verfahren abgeklärt werden.

Eine Klassifikation der traumatischen Querschnittslähmung liefert die Frankel-Einteilung ([2, 6]; ◘ Tab. 41.5).

Ein kompletter sensomotorischer Ausfall entspricht dem Grad A, keine motorische Funktion bei vorhandener Sensibilität unterhalb des neurologischen Niveaus einschließlich S4/5 ist ein Grad B. Ein inkompletter Querschnitt Grad 3 entspricht einer erhaltenen motorischen Funktion unterhalb des neurologischen Niveaus, hierbei haben die Kennmuskeln einen Kraftgrad <3. Ein Kraftgrad ≥3 wird als AISA Grad 4 definiert. Normale motorische und sensible Funktion wird als Grad 5 beschrieben.

> **Wichtig**
>
> Ein komplettes Querschnittssyndrom zeigt sich als vollständige Tetra- oder Paraparese mit dem Ausfall aller Muskeleigenreflexe, Babinski-Reflex, Sensibilitätsverlust und vegetativen Störungen.

Inkomplett sind teilweise neurologische Ausfälle unterhalb eines Niveaus bei erhaltenen oder teilweise gestörten anderen neurologischen Teilfunktionen.

Aufgrund der anatomischen Anordnung der Bahnen findet sich beim **zentralen Rückenmarksyndrom** eine Tetraparese, evtl. mit sakraler Aussparung, wobei die Arme stärker betroffen sind

41.2 Spinales Trauma

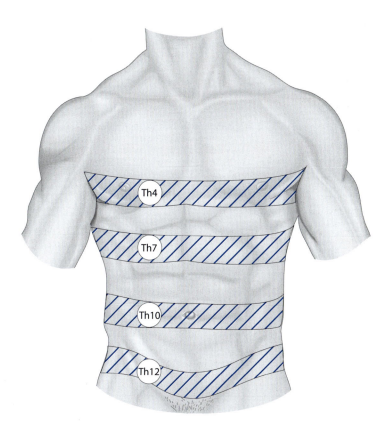

Abb. 41.5. Dermatome zur Höhenlokalisation.

Tab. 41.3. Dermatome, deren Kennmuskel und Kennreflexe

Dermatom	Kennmuskel	Kennreflex
C4	Diaphragma	
C5	M. deltoideus und Oberarmbeuger	Axillarsehnenreflex, (Bizepsreflex)
C6	Handstrecker	Radiusperiostreflex, Bizepsreflex
C7	Oberarmstrecker	Trizepsreflex
C8	Fingerbeuger	Trömner-Reflex
Th1	Fingerabduktoren	
L2	Hüftbeuger	
L3/4	Kniestrecker	Quadrizepsreflex
L4/5	Fußheber	Adduktorenreflex
L5	Großzehenheber	
S1	Fußsenker	Achillessehnenreflex
S2	Großzehensenker	

Tab. 41.4. Einteilung von peripheren Lähmungen nach dem »Medical Research Council (MRC) System«

Gradeinteilung	Klinisches Korrelat
0	Keine Muskelkraft (Paralyse)
1	Tastbare oder sichtbare Kontraktionen ohne Bewegungserfolg
2	Bewegungen bei Ausschaltung der Schwerkraft
3	Bewegungen gerade gegen die Schwerkraft
4	Bewegungen gegen Widerstand (graduiert in 4-, 4, 4+)
5	Normale Kraft

Tab. 41.5. Klassifikation der Schwere der traumatischen Rückenmarkverletzung in der Version der ASIA

Funktionsausfall	Kategorie	Merkmale
Komplett	A	Fehlende sensible und motorische Funktion, auch nicht S4/5
Inkomplett	B	Keine motorische Funktion. Sensibilität ist unterhalb des neurologischen Niveaus erhalten, incl. S4/5
Inkomplett	C	Motorische Funktion ist unterhalb des neurologischen Niveaus erhalten, wobei die Kennmuskeln einen Kraftgrad <3 erreichen
Inkomplett	D	Motorische Funktion ist unterhalb des neurologischen Niveaus erhalten, wobei die meisten Kennmuskeln einen Kraftgrad ≥3 aufweisen
Keiner	E	Minimale sensible und motorische Funktion

ASIA IMPAIRMENT SCALE

☐ **A = Complete:** No motor or sensory function is preserved in the sacral segments S4-S5.

☐ **B = Incomplete:** Sensory but not motor function is preserved below the neurological level and includes the sacral segments S4-S5.

☐ **C = Incomplete:** Motor function is preserved below the neurological level, and more than half of key muscles below the neurological level have a muscle grade less than 3.

☐ **D = Incomplete:** Motor function is preserved below the neurological level, and at least half of key muscles below the neurological level have a muscle grade of 3 or more.

☐ **E = Normal:** motor and sensory function are normal

CLINICAL SYNDROMES

☐ Central Cord
☐ Brown-Sequard
☐ Anterior Cord
☐ Conus Medullaris
☐ Cauda Equina

Abb. 41.6. ASIA-American Spinal Injury Association, 2001 Classification Worksheet. (a)

als die Beine. Das **vordere Rückenmarksyndrom** ist mit einer zentralen Lähmung der Extremitäten mit Minderung der Temperatur- und Schmerzempfindung bei erhaltener Tiefensensibilität assoziiert. Umgekehrt zeigt das **hintere Rückenmarksyndrom** eine isolierte Schädigung des Vibrations- und Lageempfindens.

Das **Brown-Séquard-Syndrom** beschreibt eine halbseitige Rückenmarkläsion (z. B. durch eine Stichverletzung oder ein Knochenfragment). Hier findet sich eine ipsilaterale Lähmung mit einer kontralateralen Störung der Temperatur- und Schmerzempfindung.

Das **Conus-medullaris-Syndrom** zeigt eine Lähmung der Beine mit Störung der Sexual-, Blasen- und Mastdarmfunktion mit symmetrischer Reithosenanästhesie.

Das **Cauda-equina-Syndrom** beschreibt eine Lähmung der Wurzeln im unteren Spinalkanal mit einer Beeinträchtigung der Blasen-Mastdarm-Funktion und unterschiedlicher Ausprägung der Lähmung der Beine in Abhängigkeit der Höhe der Schädigung.

41.2 Spinales Trauma

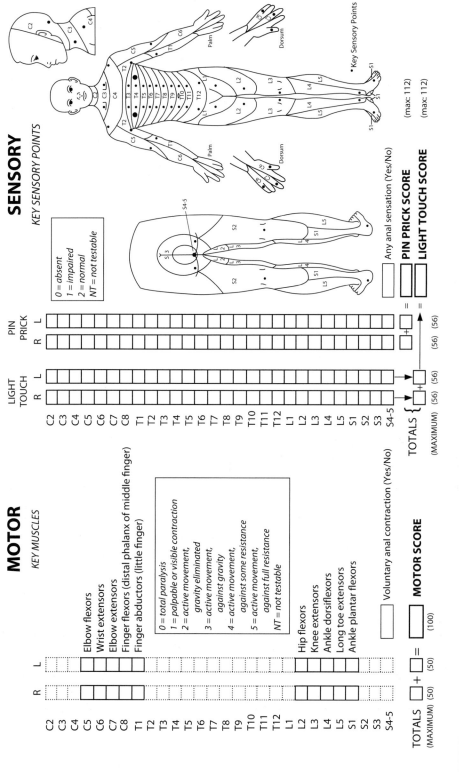

Abb. 41.6. ASIA–American Spinal Injury Association, 2001 Classification Worksheet. (b)

■■■ Diagnostik
Wichtig bei der Diagnostik ist die klinische Symptomatik!

Somatosensible evozierte Potenziale können, da sie nicht von der Kooperationsfähigkeit des Patienten abhängig sind, schon kurz nach dem Trauma eine gute Aussage über den funktionellen Zustand der Leitfähigkeit der aufsteigenden Bahnen und damit auch für die Prognose machen [19].

■■■ Therapie
Die Therapie des spinalen Traumas richtet sich nach den allgemeinen Grundlagen der neurologischen Intensivmedizin und variiert je nach Ausmaß der Beeinträchtigung des Organsystems der Patienten (▶ Kap. 41.2.1).

Bei Wirbelsäulenfrakturen sind ggf. Stabilisierungsoperationen in Abhängigkeit von der Frakturklassifikation und der Einengung des Spinalkanals indiziert (▶ Kap. 41.2.2).

Medikamentöse Therapie
Kortikosteroide
In der Literatur wird eine hochdosierte Gabe von Methylprednisolon innerhalb von 8 Stunden nach dem Trauma mit einer Verbesserung des neurologischen Ergebnisses in Verbindung gebracht (NASCI I+II+III). Deshalb wurde die sofortige, hochdosierte Gabe von Methylprednisolon (Bolus 30 mg/kgKG gefolgt von 5,4 mg/kgKG/h für 23 bzw. 48 h) nach den Ergebnissen der NASCI-Studie-I, -II und -III als absolut notwendig angesehen.

Theoretischer Hintergrund der Kortikoidgabe ist eine Stabilisierung der lyosomalen Membranen, Normalisierung der Elektrolytverschiebungen, der Ödembildung und der reaktiven Entzündungsreaktion durch die Wirkung als Fänger freier Radikale. Methylprednisolon wurde aus der Gruppe der Steroide ausgewählt, da es die Membranen schneller überwindet und die Neutropenieausbildung geringer ist.

NASCI I wurde als Studie mit einer Dosierung von 100 mg Methylprednisolon gegenüber 1000 mg Methylprednisolon durchgeführt ohne eine Verbesserung der motorischen oder sensiblen Funktion zu zeigen. Da diese Studie ohne Placebogruppe durchgeführt worden war, wurde NASCI II mit einer Placebogruppe und der oben erwähnten Methylprednisolondosierung geplant. Das Ergebnis zeigte eine signifikante Besserung der motorischen oder sensiblen Funktion bei paretischen und plegischen Lähmungen bei einer Gabe innerhalb von 8 Stunden. Diese Studie ist wiederholt Zielpunkt der Kritik gewesen, da die Auswahl, die Größe der Subgruppen, die Messmethode der neurologischen Ergebnisse oder der Komorbidität einer kritischen Würdigung kaum standhalten [9].

NASCI III setzt die Studienserien fort, indem jetzt die Länge der Methylprednisolongabe untersucht wurde, hier zeigte sich, dass eine Gabe bis zu 48 Stunden Effekte zeigen soll.

Eine kritische Würdigung der NASCI-Studien gibt aber zu der Vermutung Anlass, dass die apodiktische Forderung von Methylprednisolon nach einem Rückenmarktrauma so nicht mehr aufrechterhalten werden kann [3]. So empfiehlt das »ATLS Subcommittee des American College of Surgeons« auf die Gabe von Steroiden zu verzichten (www.trauma.org/archive/spine/steroids.html).

■■■ Prognose
Patienten mit einer kompletten Querschnittslähmung (Grad A) oder kompletter motorischer bei inkomplett sensorischer Lähmung (Grad B) zeigen nur bei 10% der Tetraplegiker und 30% der Paraplegiker eine Erholung der neurologischen Ausfälle [8]. Zeigt der Patient auch 72 Stunden nach dem Trauma einen kompletten Querschnitt, so ist hiervon nach einem Jahr keiner gehfähig [12]. Demgegenüber werden 50% der Patienten mit einem sensibel inkomplett bei komplett motorischer Lähmung und 87% der Patienten mit inkomplett motorischer Lähmung gehfähig [5, 7].

41.2.1 Betroffene Organsysteme beim spinalen Trauma

Spinaler Schock
Die Läsionen des Rückenmarks führen zu einem Verlust von Muskeltonus, Sensibilität und Motorik unterhalb des Durchtrennungsniveaus einschließlich der Vaso- und Thermoregulation. Das Überwiegen des Vagotonus bedingt eine Weitstellung der Gefäße mit einer relativen Hypovolämie und führt damit zu einer Schocksymptomatik. Dieser Zustand kann sich bei partiellen Querschnittläsionen schnell normalisieren, bei kompletten Durchtrennungen des Rückenmarks aber auch bis zu mehreren Monaten anhalten.

Atemstörungen
Für die Atemfunktion werden das Zwerchfell und die Interkostal- und Abdominalmuskulatur benötigt. Die durch den N. accessorius innervierte Rückenmuskulatur leistet nur einen geringen Beitrag. Die Innervation des Zwerchfells erfolgt durch den N. phrenicus, im Wesentlichen aus der Höhe C4.

Läsionen oberhalb von C5 sind akut lebensbedrohlich und bedürfen meistens einer sofortigen maschinellen Beatmung. Bei Schäden unterhalb von C5 kann das Atemzugvolumen noch im Normbereich sein, die Reservekapazität ist aber durch den Ausfall der Hilfsmuskulatur stark eingeschränkt.

Rippenfrakturen mit instabilem Thorax oder Lungenkontusionen aber auch die Schwierigkeit Abhusten zu können, führen zum Sekretverhalt bei gleichzeitiger vagoton bedingter Sekretüberproduktion und Bronchovasospasmus und damit zur Pneumonie.

Die Atonie des Darmes führt zu einem Blähbauch mit erhöhtem intraabdominalem Druck, der die behinderte Atemexkursion weiter einschränkt.

Eine Mediatorausschüttung kann durch Öffnung der Kapillaren zum neurogenen Lungenödem führen. Häufiger ist jedoch das iatrogen bedingte Ödem durch die Notwendigkeit die Hypotonie zu bekämpfen.

Die **Intubationsindikation** ist bei sich abzeichnender respiratorischer Insuffizienz insbesondere in der ersten Zeit nach dem Trauma großzügig zu stellen. Gleichzeitig soll aber auch die Unterstützung der Spontanatmung am Respirator dazu dienen, eine Atrophie der noch vorhandenen Atemmuskulatur zu verhindern.

Die Indikation zur Tracheotomie ist großzügig zu stellen, da der Atemweg deutlich verkürzt wird und die Restatmung damit erleichtert wird. Zusätzlich entfällt die Reizung durch den Tubus im Nasen-Rachen-Raum und das Absaugen von Sekret wird erleichtert. Andererseits erschwert man dem Patienten die Kommunikation deutlich.

Ist ein »Abtrainieren« vom Respirator wegen der fehlenden Innervation der Atemmuskulatur nicht möglich, ergibt sich die Notwendigkeit eine Respiratortherapie in den Pflegeeinrichtungen oder zu Hause zu initiieren. Eine direkte Zwerchfellaktivierung durch einen Stimulator ist zwar eine theoretische Möglichkeit, die Erfahrung hat aber gezeigt, dass die alleinige Stimulation zu einer Erschöpfung des Zwerchfells führt und damit ein Respirator immer wieder notwendig wird.

Kreislauf

Die durch Verlust des Sympathikotonus bedingte Vasoplegie mit Minderung des systemischen Gefäßwiderstands führt zu einer relativen Hypovolämie.

Embolien treten bei Querschnittspatienten häufiger auf als bei anderen Traumapatienten. Eine Thromboseprophylaxe ist deshalb frühzeitig angezeigt.

Magen-Darm-Trakt

Die Querschnittsymptomatik führt zu einer Atonie und Paralyse des Magen-Darm-Trakts. Der (Sub)ileus beeinträchtigt mit seinen geblähten Darmschlingen die Ventilation.

Die Durchblutung der Darmschleimhaut ist gestört und es kann zu Ulzerationen kommen, die durch das fehlende Schmerzempfinden spät bemerkt werden.

Die Darmatonie begünstigt die bakterielle Durchwanderung und Sepsisneigung [4].

Eine sehr frühe enterale Ernährung ist anzustreben.

Urogenitaltrakt

Der Harnverhalt bzw. die Überlaufblase verlangen die sofortige Anlage eines Blasenkatheters.

Die frühzeitige Anlage eines suprapubischen Katheters empfiehlt sich bei Patienten, bei denen eine schnelle Erholung der Blasenkontrolle nicht zu erwarten ist.

Haut

Zur Vermeidung von Drucknekrosen bei Querschnittspatienten mit ihrer reduzierten Hautperfusion bei aufgehobener Schmerzsensorik ist eine stetige Lagerungstherapie notwendig.

Gilt die Wirbelsäule noch nicht als lagerungsstabil, so erfolgt die Lagerung bis zur Stabilisierungsoperation »en-bloc«.

41.2.2 Wirbelsäulenverletzungen

Freiheitsgrade der Wirbelsäule

Die Schwierigkeit die Stabilität der Wirbelsäule nach einem Trauma zu beurteilen, wird deutlich, wenn man sich die Bewegungsmöglichkeiten der gesunden Wirbelsäule verdeutlicht.

Die kleinste Bewegungseinheit der Wirbelsäule ist das intervertebrale Bewegungssegment. Hierzu gehören neben den Körpern auch die »kleinen« Wirbelgelenke, der gesamte Muskel- und Bandapparat und die Bandscheibe sowie der Durasack mit Inhalt einschließlich Wurzeln in diesem Segment [10].

Die normale Beweglichkeit ergibt sich aus den Bewegungsebenen: die Wirbelsäule kann in der Längsrichtung, seitlich und ventral-dorsal bewegt werden. Zusätzlich sind Rotationsbewegungen in allen Ebenen möglich. Somit ergeben sich 12 Belastungskomponenten (Flexion/Extension und Verschiebung rechts/links in der seitlichen Richtung, axiale Rotation rechts/links und Kompression/Disktraktion in der Längsrichtung der Wirbelsäule und Seitneigung rechts/links sowie Verschiebung nach vorn/hinten; [15]).

Zur Klassifizierung der Verletzungen und ihrer Instabilität eignen sich die sog. Säulenmodelle. Whitesides führte das 2-Säulenmodell ein [17]. Die ventrale Säule besteht aus dem Wirbelkörper und der Bandscheibe. Die dorsale Säule besteht aus dem Bogen mit den Gelenken und Bändern.

Wirbelsäulenverletzungen werden in stabile und instabile Verletzungen unterschieden [13]. Stabile Verletzungen werden auch unter Belastung keine weitere Veränderung erfahren. Die klinische Instabilität [16] ist in eine geringgradige und eine hochgradige Instabilität zu unterscheiden. Unter geringgradig instabil versteht man Verletzungen, die bei funktioneller Behandlung ohne schwerwiegende Fehlstellung und ohne neurologische Störung ausheilen. Hochgradig instabil sind demnach Verletzungen, die bei funktioneller Behandlung Fehlstellung und neurologische Zusatzveränderungen erwarten lassen.

Einteilung der Frakturen

Nach vielen anderen Einteilungen der Wirbelfrakturen hat sich die Klassifikation von Magerl et al. durchgesetzt [11].

Hierbei wird davon ausgegangen, dass Kompressionskräfte nur Stauchungen und/oder Berstungsbrüche der Wirbelkörper, also in der ventralen Säule (Wirbelkörper und Bandscheibe) verursachen (Typ A). Distraktionskräfte verursachen eine horizontale Zerreißung mit Verletzung der vorderen und hinteren Säule (dorsale Wirbelelemente und Bänder; Typ-B-Verletzungen). Rotations- und Translationskräfte verursachen eine Torsionsdislokation mit Destruktion aller osteoligamentären Strukturen (Typ C).

Bei Frakturen des Typs A stellen nur komplette Berstungsfrakturen eine absolute Operationsindikation dar. Frakturen Typ B und Typ C sollten immer operativ stabilisiert werden.

Operative Stabilisierungsverfahren sollen eine weitere Schädigung des Rückenmarks verhindern und eine schnelle, schmerzfreie Mobilisation erleichtern.

> **Wichtig**
>
> Eine Einengung des Rückenmarks von mehr als $1/3$ des Durchmessers gilt als Operationsindikation.

Literatur

1. American Spinal Injury Association 2001 Classification Worksheet, www.asia-pinalinury.org/publications/2001_Classif_worksheet.pdf
2. ASIA (American Spinal Injury Association) Impairment Scale, www.pmr.vcu.edu/presentations/wmckinley/asia/sld017.htm
3. Amar AP (1999) Pathogeneisis and Pharmacological Strategies for Mitigating Secondary Damage of Acute Spinal Cord Injury. Neurosurgery 44:1027-1040
4. Burgi U, Stocker R (2000) Intensive care treatment concepts after traumatic spinal cord injury. Schweiz Med Wochenschr 130(22):811-5
5. Crozier KS, Graziani V, Ditunno JF (1991) Spinal cord injury: prognosisi for ambulation based on sensory examination in patients who are initially motor complete. Arch Phys Med Rehabil 72:119-21
6. Ditunno JF, Young W, Donovan WH (1994) The international standards booklet for neurological and functional classification of spinal cord injury. Paraplegia 32:70-80
7. Foo D, Subrahmanyan TS (1981) Postraumatic acute anterior spinal cord syndrome. Paraplegia 19:201-5
8. Frankel HL, Hancock DO, Melzak J, Michaelis LS, Ungar GH et al. (1969) The value of postural reduction in the initial management of closed injuries of the spine with paraplegia and tretaplegia. Paraplegia 73:179-92
9. Geissler F (1996) Neuroprotection and regeneration of the spinal cord.
10. Junghanns, H (1955) Wirbelsäule. In: Brückle de al Camp, Rostock P (Hrsg): Handbuch der gesamten Unfallchirugie: 520-564
11. Magerl F, Gertzbein SD, Harms J, Narzarian A (1994) A comprehensive classifcation of thoracic and lumbar injuries. Eur spine 3:184-201
12. Maynard FM, Reynold GG, Wilmore C, Hamilton R (1979) Neurological prognosis after traumatic qudriplegia. J Neurosurg 50:611-6
13. Nicoll E (1949) Fractures of the dorso-lumbar spine. J Bone Joint Surg 31:376-394
14. Tscherne H, Blauth M (1998) Grundlagen der Wirbelsäulentraumatologie In: Unfallchirugie in 13 Bänden, Wirbelsäule, Springer Verlag. 5-8
15. White A, Panjabi MM (1990) Kinematics of the spine. In: White AA, Panjabi MMClinical biomechnism of the spine, Lippicott, Philadelphia. 85-125
16. White APM (1990) The Problem of Clinical Istability. In White AA, Panjabi MM (eds) Clinical biomechanics of the spine, Lippincott Philadelphia. 227-378
17. Whiesides TE (1977) Traumatic kyphosis of the thoracolumbar spine. Clin Orthop.128:78-92
18. www.trauma.org/archive/spine/steroids.html
19. York DH, Raffensberger M, Spangnola T, Joye C (1983) Utilisation somatosensory evoked cortical potentials in spinal cord injury. Spine(8):832-9

Hydrozephalus

B. Orakcioglu, J. Tilgner

Als Hydrozephalus wird aus pathologisch-anatomischer Sicht eine Erweiterung der inneren und/oder äußeren Liquorräume bezeichnet. Falls eine Liquorzirkulationsstörung als Ursache zugrunde liegt, geht der Hydrozephalus meist mit einer intrakraniellen Drucksteigerung einher. Eine Liquorzirkulationsstörung stellt nach konventioneller Ansicht ein Missverhältnis zwischen Produktion und Abfluss bzw. Resorption des Liquors dar. In der überwiegenden Mehrzahl der Fälle ist der Abfluss, sei es durch eine Passagestörung oder durch eine Resorptionsstörung, behindert. Eine echte Überproduktion ist nur in Fällen eines Plexustumors (Plexuspapillom/-karzinom) bekannt.

Die Einteilung des Hydrozephalus wird in der Literatur nicht einheitlich gehandhabt. Dem Hydrozephalus liegt ein multifaktorieller Pathomechanismus zugrunde und bildet eine gemeinsame Endstrecke zahlreicher, heterogener Erkrankungen des zentralen Nervensystems (ZNS; Tab. 42.1). Es wird oft zwischen einem Hydrozephalus externus und internus unterschieden, wobei diese Einteilung wegen des selteneren Vorkommens eines Hydrozephalus externus nur wenig Sinn macht. Da bei einer Liquorzirkulationsstörung der Abtransport meistens gestört ist, sollte nach der Ursache unterschieden werden. Zum einen kann eine Passagestörung (Hydrocephalus occlusus), zum anderen eine Resorptionsstörung (Hydrocephalus communicans bzw. Hydrocephalus aresorptivus) vorliegen. Bei einer Passagestörung kann die Ursache (z. B. Tumor oder Kleinhirnblutung) behoben werden, während bei einer Resorptionsstörung die Ursache (Verklebung der arachnoidalen Villi) nicht behoben werden kann und als Therapie eine Shuntanlage erfolgen muss. Insgesamt ist diese Einteilung in zwei Kategorien sehr grob und der Pathomechanismus meist komplexer. So besteht bei einem Hydrocephalus aresorptivus, z. B. im Rahmen einer Subarachnoidalblutung, in 20–50% der Fälle durch Blutclots zusätzlich ein Hydrocephalus occlusus.

In der Intensivmedizin spielt nur der Hydrozephalus mit einer akuten oder chronischen intrakraniellen Druckerhöhung eine Rolle, sodass auf Krankheitsbilder ohne Drucksteigerung wie Normaldruckhydrozephalus, Pseudotumor cerebri oder Hydrocephalus e vacuo (Hirnatrophie) in diesem Kapitel nicht näher eingegangen wird.

▪▪▪ Physiologie und Pathophysiologie

Der Subarachnoidalraum und die Hirnventrikel enthalten 100–160 ml Liquor cerebrospinalis. Unter physiologischen Bedingungen werden pro Stunde 20 ml neu produziert. Von den Plexi choroidei in den Seiten-, III. und IV. Ventrikeln werden dabei ca. 80% gebildet, der Rest stammt aus dem Endothel, den Hirnkapillaren und dem Ependym der Ventrikelwände. Neugeborene produzieren ca. 25 ml pro Tag und ab dem vierten Lebensjahr werden 90% der Menge eines Erwachsenen erreicht.

Für das Hirnparenchym hat der Liquor neben seiner mechanischen, puffernden Funktion eine wichtige Aufgabe in der Aufrechterhaltung eines physiologischen intrazerebralen Milieus. Durch den Liquor werden Nährstoffe und Elektrolyte transportiert und gleichzeitig Abfallstoffe, Metabolite sowie Neurotransmitter im Gehirn entfernt.

Liquor entsteht durch Abpressen eines Ultrafiltrats aus den Kapillaren in die Plexuszelle bzw. direkt in den Ventrikelraum. Dieser aktive, ATPase-abhängige Prozess bleibt auch bei erhöhtem intrakraniellen Druck ungestört, erst bei Behinderung der Blutzufuhr sinkt die Liquorproduktion.

Der Liquor besitzt im Vergleich zum Plasma eine ähnliche Osmolarität und Natriumkonzentration (295 mosm/l bzw. 138 mmol/l). Die Chlorid- und Magnesiumkonzentration sind erhöht, während die Kalium-, Kalzium-, und Glukosekonzentration erniedrigt sind. Der Glukosegehalt im Liquor ist Schwankungen unterworfen und vom Serumglukosegehalt abhängig; als Richtwert gelten $2/3$ der Serumglukosekonzentration. Im Liquor befinden sich normalerweise weniger als 5 Lymphozyten pro µl, keine Erythrozyten oder Granulozyten [7, 10].

Nach Passage der Ventrikel, gelangt der Liquor durch die mediane Apertur (Apertura Magendii) und die seitlichen Aperturen (Aperturae Luschkae) in den Subarachnoidalraum. Die Resorption findet hier in den arachnoidalen Villi (Pacchi-Granulationen), welche hauptsächlich am Sinus sagitalis superior liegen, statt. Bei einer Druckdifferenz von 7 cmH$_2$O findet eine passive Resorption in das venöse System statt. Neben diesem Weg der Liquorresorption können auch Plexus, Ependym, Endothel und Lymphbahnen entlang der Hirn- und Spinalnerven erhebliche Mengen resorbieren [1]. Durch diese alternativen Abtransportwege lässt sich ein über Jahre kompensierter **Hydrocephalus occlusus**, z. B. im Rahmen einer Aquäduktusstenose, erklären.

Die Regulierung des Liquordrucks (Normalwert: 7–15 cmH$_2$O beim Erwachsenen) erfolgt im Wesentlichen über die Resorption und die spinalen Liquorräume erfüllen aufgrund ihrer erhöhten Dehnbarkeit dabei eine Art Windkesselfunktion.

Die hier beschriebene Theorie des Auf- und Abbau des Liquors begründet sich auf Dandy, welcher erstmals 1914 Studien zum Hydrozephalus durchführte [2]. Neuere Untersuchungen unterstreichen eher ein hydrodynamisches Modell der Liquorphysiologie, in dem vaskuläre Pulsationen einen wellenförmigen Druckverlauf im Liquorfluss unterhalten und die Elastizität der Gefäße eine Windkesselfunktion erfüllt. Eine Störung dieses physiologischen Vorgangs kann dann zu einem **Hydrocephalus communicans** führen [5].

Bei gesteigertem Druck im Ventrikelsystem gelangt Liquor durch das Ependym in die umliegende weiße Substanz und es manifestiert sich ein periventrikuläres Ödem. In der Computertomographie sind diese Veränderungen am Dach der Ventrikel und in den angrenzenden Arealen der Vorder- und Hinterhörner als periventrikuläre Hypodensitäten erkennbar. Die andauernde Druckerhöhung und Ödembildung führt zu einer reaktiven Astrogliose und einem Untergang von Axonen sowie

Nervenzellen, sodass letztendlich eine Atrophie des Hirngewebes entsteht.

Ätiologie

Wie schon erwähnt, stellt der Hydrozephalus eine pathophysiologische Endstrecke multipler Erkrankungen dar (Tab. 42.1). Als erste Engstelle gibt es beim **Hydrocephalus occlusus** die Blockade des Liquorabflusses zwischen den Seitenventrikeln und dem III. Ventrikel (Foramen-Monroi-Blockade), welche zur Ausbildung eines biventrikulären Hydrozephalus führt. Schon Läsionen von nur wenigen Millimetern Durchmesser in diesem Bereich können im Rahmen einer akuten Dekompensation zum plötzlichen Tod führen. Tumore oder intrazerebrale Blutungen im Mediastromgebiet kommen als Ursache in Frage,

Tab. 42.1. Ätiologie des Hydrozephalus in der Intensivmedizin

Hydocephalus occlusus	Hydrocephalus communicans

Verschluss der Seitenventrikel
— Kolloidzyste (Foramen-Monroi-Blockade)
— Tumore
   – Subependymales Riesenzellastrozytom
   – Plexustumore
 	
Verschluss des III. Ventrikels bzw. des Aquäduktus
— Kongenital
— Idiopathisch
— Sekundär erworben (z. B. nach intrauteriner Infektion)
— Tumore
   – Ependymome
   – Kraniopharyngeome
   – Hypothalamusgliome
   – Tumore der Vierhügelplatte
 	
— Verschluss des IV. Ventrikels bzw. der Foraminae Luschkae und Magendie
— Kongenital
   – Arnold-Chiari-Malformation Typ I und II
   – Dandy-Walker-Malformation
   – Basiläre Impression
— Tumore
   – Medulloblastome (PNET; primitive neuroektodermale Tumore)
   – Ependymome
   – Astrozytome
   – Plexuspapillome
 	
Verschlüsse ohne spezifische Lokalisation
— Blutungen
   – Tumorblutungen
   – Rupturierte Gefäßmalformationen
   – Hypertensiv
   – Idiopathisch
— Infektionen
— Cysticercose
— Hamartome
— Arachnoidalzysten
— Meningeome
— Tumore mit Masseneffekt
	Verschluss der arachnoidalen Villi
	— Blutungen
	   – Subarachnoidalblutungen (SAB)
	   – Traumatische Ventrikel-/Subarachnoidalblutung
	— Infektionen
	   – Infektiöse Meningitis
	   – Nichtinfektiöse, nichtentzündliche Meningitis (z. B. Sarkoidose)
	   – Leukämische/karzinomatöse Meningitis
	   – Toxische Meningitis (z. B. nach intrathekaler Chemotherapie)
	Erhöhter Liquorproteingehalt

wobei es auch durch eine einseitige Blockade zur Ausbildung von unsymmetrischen Seitenventrikeln kommen kann.

Eine weitere Engstelle ist der Aquädukt, welcher kongenital verschlossen sein kann oder sekundär durch Blutungen, Infektionen oder Tumore. Auch hier können selbst kleinere Tumore, z.B. tektale Gliome zu einer Abflussbehinderung mit typischer Erweiterung der beiden Seitenventrikel und des III. Ventrikels (»Mickey-Mouse-Zeichen«) führen.

Im Bereich des IV. Ventrikels und der Ausflusswege führen v. a. die Fehlbildungen der craniozervikalen Übergangsregion zu Einengungen, aber auch Tumore der Mittellinienachse, wie das Medulloblastom. Beim älteren Erwachsenen sind als Ursache raumfordernde Kleinhirnblutungen oder Metastasen zu erwähnen.

Neben diesen klassischen Ätiologien, kann jede Art von Tumor, Blutung (intrazerebrale Blutung, Ventrikelblutung, Kontusionsblutung), Zyste oder Infektion zu einem Hydrocephalus occlusus führen.

Die Ursachen eines **Hydrocephalus communicans** sind komplexerer Natur. An erster Stelle stehen hier die Subarachnoidal-, Ventrikeleinbruchs-, Germinal-Matrix- und posttraumatischen Blutungen, welche durch Störung des Liquorabbaus bzw. der Hydrodynamik zu einem Hydrozephalus führen. Auch Infektionen und Neoplasien mit Aussaat in das Liquorsystem können ebenso wie toxische Substanzen z. B. im Rahmen einer intrathekalen Chemotherapie zu einer Liquorzirkulationsstörung führen. Eine seltenere Ursache ist ein erhöhter Proteingehalt im Liquor. Dieser kann bei spinalen Tumoren, v. a. beim Ependymom auftreten und führt bei ca. 1% der Patienten zu einem Hydrozephalus [6].

Wie schon am Anfang des Kapitels erwähnt, kann es auch Kombinationen aus beiden Hydrozephalusformen geben, ohne dass sie sich klinisch-radiologisch näher differenzieren lassen.

Diagnostik
Klinische Symptome
Bei einem akuten Hydrozephalus treten die klassischen Symptome eines gesteigerten intrakraniellen Drucks auf.

> **Wichtig**
>
> Leitsymptome: Kopfschmerzen, Störungen der Gedächtnisleistung und Übelkeit bis Erbrechen.

Bei weiterem Druckanstieg kommt eine zunehmende Vigilanzminderung bis zum Koma hinzu. Es kann zur Ausbildung eines Papillenödems (Stauungspapille) kommen oder zu Sehstörungen. Das Fehlen einer Stauungspapille schließt eine intrakranielle Drucksteigerung nicht aus, ebenso kann eine Stauungspapille an sich bei arterieller Hypertonie, Intoxikation und Kortikoidtherapie bestehen [15].

Die chronische Form des Hydrozephalus ist durch die Hakim- bzw. Adam-Trias in Form eines breitbasigen, kleinschrittigen Gangbilds, einer progredienten Demenz und einer Urininkontinenz gekennzeichnet und liegt beim Normaldruckhydrozephalus (NPH) vor. Je nach Grunderkrankung (z. B. Kolloidzyste im Foramen Monroi) kann ein chronischer Hydrozephalus rasch dekompensieren und »akut« werden.

> **Wichtig**
>
> Die klinischen Symptome bei pädiatrischen Patienten hängen vom Alter ab (Tab. 42.2).

Die unverschlossene Schädelkalotte bei **Neugeborenen** und Kleinkindern kann bei erhöhtem intrakraniellen Druck eine Windkesselfunktion übernehmen. Ein überproportionales Schädelwachstum mit Überschreitung der 97%-Perzentile des Schädelumfangs ist daher ein Hauptsymptom. Eine vorgewölbte oder gespannte Fontanelle beim nicht schreienden Säugling ist ein nahezu sicheres Zeichen für eine Druckerhöhung, weitere Symptome sind Abgeschlagenheit, Erbrechen, vermehrtes Schreien (meist schrill) und Verweigerung des Trinkens. Das bekannte Sonnenuntergangphänomen zeigt sich als Verschwinden der Iris und der Pupille unter dem Unterlid und kommt durch eine vertikale Blickparese zustande.

Kleinkinder können eine N.-abducens-Lähmung oder eine beinbetonte Spastik entwickeln. Auch ein Krampfanfall oder gehäufte Anfälle beim shuntversorgten Patienten können erste Zeichen eines manifesten Hydrozephalus sein [4]. Mit Verschluss der Schädelnähte ähneln die Symptome denen des Erwachsenen.

Die chronische Form im Kindesalter ist neben dem Abfall der schulischen Leistungen durch Verhaltensstörungen (oft gesteigerte Aggressivität) gekennzeichnet.

Bildgebende Verfahren
Sonographie
Die Sonographie hat ihren festen Stellenwert in der Pädiatrie, da ohne Strahlenbelastung untersucht werden kann. Jenseits des Säuglingsalters kann sie nur bei einem eng umschriebenen Patientengut angewandt werden, da das erforderliche Schallfenster (offene Fontanelle) nicht mehr vorhanden ist.

Indikation
Neben der Beurteilung der Weite des Ventrikelsystems und der äußeren Liquorräume kann durch die Sonographie meist auch die zugrunde liegende Grunderkrankung diagnostiziert werden. Mittels Dopplersonographie kann durch Veränderung des Gefäßflussprofils im Rahmen einer Drucksteigerung auf die intrakranielle Druckhöhe geschlossen werden.

Beim kraniektomierten Erwachsenen kann durch die Knochenlücke geschallt werden. Dieses bietet sich insbesondere als schnelles Bed-side-Verfahren in der Verlaufsbeurteilung der Ventrikelweite an. Mit modernen Duplexsonographiegeräten

◘ **Tab. 42.2.** Klinische Symptome und radiologische Kriterien des Hydrozephalus

Klinische Symptome	Radiologische Kriterien

Erwachsener
– Hauptsymptome
  – Kopfschmerz
  – Übelkeit/Erbrechen
  – Vigilanzminderung/Koma
– Nebensymptome
  – Stauungspapille
  – Sehstörungen
– Hakim-Trias (chronische Form)
  – Breitbasiges Gangbild
  – Progrediente Demenz
  – Urininkontinenz
	– Zunahme der Ventrikelgröße
	  – Temporalhörnervergrößerung >2 mm beidseits
	  – Missverhältnis zwischen äußeren Abstand der Frontalhörner und Frontalhirnweite
	  – Erweiterte Seiten- und III. Ventrikel (»Mickey-Mouse-Zeichen«)
	  – Ausziehung des Bodens des III. Ventrikels
	  – Erweiterte Recessi des III. Ventrikels
	– Periventrikuläre Hypodensitäten
	– Hypodensitäten entlang eines Ventrikelkatheters
	– Fehlendes Flow-void-Signal in der MRT
	– Fehlende Abgrenzbarkeit der basalen Zisternen und verstrichene Sulci (Hydocephalus occlusens)
	Erweiterung der basalen Zisternen und des Subarachnoidalraums (Hydocephalus communicans)

Säugling – Verweigerung des Trinkens – Abgeschlagenheit – Erbrechen – Vermehrtes Schreien – Vertikale Blickparese (Sonnenuntergangsphänomen) – Überproportionale(s) Schädelwachstum/Schädelgröße – Gespannte, vorgewölbte Fontanelle	
Kleinkind – Kopfschmerz – Übelkeit/Erbrechen – Beinbetonte Spastik – N. abducens-Parese – Verminderte Leistungsfähigkeit – Verhaltensstörung – Überproportionale(s) Schädelwachstum/Schädelgröße	
Jugendlicher – Ähnlich dem eines Erwachsenen – Verminderte schulische Leistungen	

kann bei Patienten mit guten transtemporalen Schallfenstern ebenso eine orientierende Evaluation stattfinden.

Grenzen

Die Sonographie ist sehr vom Untersucher abhängig und verlangt eine gewisse Routine und Erfahrungsgrad. So kann es im Bereich des echoreichen Plexus choroideus zu Fehlbeurteilungen kommen. Durch unzureichende Ankoppelung zwischen Schallkopf und Untersucherobjekt (z. B. Luftfilm) oder auch gerätebedingtes Rauschen können Artefakte und eine unzureichende Bildqualität entstehen. Zysten und niedrige Brechungsunterschiede können ebenso zu Artefakten führen und die Interpretation des Bildes erschweren. So sollte, außer bei einer eindeutigen Ventrikelblutung, in der Erstdiagnose eine weitere kranielle Bildgebung in Form einer CT oder MRT erfolgen [8, 13].

Computertomographie

Die kranielle Computertomographie (CCT) ist seit ihrer Entwicklung in den '70er Jahre des vergangenen Jahrhunderts in den westlichen Ländern zum Standard in der neurologischen Notfallversorgung geworden. Sie wurde seitdem konsequent weiterentwickelt und besitzt heutzutage eine hohe räumliche Auflösung und eine kurze Untersuchungszeit.

Indikation

Beim klinischen Verdacht auf das Vorliegen eines akuten Hydrozephalus steht die Anfertigung einer CCT an erster Stelle. Neben dem morphologischen Korrelat lässt sich meistens auch die zugrunde liegende Erkrankung diagnostizieren. Bei einem **Hydrocephalus occlusus** finden sich proximal von der Engstelle erweiterte Ventrikel, distal davon zeigen sie einen »Normalbefund«. Eine Erweiterung der Frontalhörner und insbesondere der Temporalhörner ist immer suspekt für das Vorliegen eines

Hydrozephalus. Aufgrund einer generalisierten Hirnatrophie ist es beim älteren Menschen nicht immer einfach einen Hydrozephalus sicher computertomographisch zu diagnostizieren. Jedoch sprechen eine Weite der Temporalhörner beidseits von größer 2 mm und eine Erhöhung des Verhältnisses des äußeren Abstandes beider Frontalhörner zu dem Gesamtdurchmesser des Gehirns um mehr als die Hälfte, für das Vorliegen eines Hydrozephalus. In wieweit solche »mathematischen« Definitionen im klinischen Alltag sinnvoll sind, sei dahingestellt, jedoch geben sie dem Unerfahrenen eine gewisse Hilfestellung. Ein weiteres Zeichen ist das Verstreichen der hochparietalen Sulci, wobei bei Kindern und jungen Erwachsenen dieses auch normal sein kann. Klassisch ist das »Mickey-Mouse-Zeichen« mit Ballonierung der Vorderhörner und des III. Ventrikels im Rahmen einer Aquäduktusstenose.

Beim Übertritt von Liquor aus den Ventrikeln in das umliegende Marklager zeigen sich computertomographisch periventrikuläre Hypodensitäten, welche als »Druckkäppchen« bezeichnet werden. Sie finden sich v. a. beim **chronischen Hydrozephalus**, ohne dass weitere morphologische Kriterien einer Ventrikelerweiterung vorliegen müssen. Die Erweiterung der inneren und äußeren Liquorräume (**Hydrocephalus communicans**) ist durch eine Erweiterung des Subarachnoidalraums, der basalen Zisternen und der Ventrikel gekennzeichnet und muss differenzialdiagnostisch von einer generalisierten Hirnatrophie abgegrenzt werden.

Bei einem Patienten mit einem Shunt oder einer Ventrikulostomie bildet sich nach Normalisierung der Druckverhältnisse nicht immer eine Ventrikelerweiterung vollkommen zurück, weshalb vor einer Therapieentscheidung das aktuelle CT mit dem Vorbild verglichen werden sollte. Hypodensitäten entlang des Ventrikelkatheters sind verdächtig für das Vorliegen einer Shuntunterfunktion, da hier der Liquor entlang des Katheters einen Weg nach außen gefunden hat. Enge Ventrikel (Schlitzventrikel) oder sogar Hygrome sind dagegen Zeichen einer Shuntüberfunktion. Bei chronischer Überdrainage im pädiatrischen Patientengut kann es zur Entwicklung einer verdickten Kalotte, Hyperpneumatisation oder einer dolichocephalen Schädelform (Langschädel) kommen.

Grenzen

In der Beurteilung der hinteren Schädelgrube ist die Computertomographie nur eingeschränkt zu verwenden, Raumforderungen sind hier nicht immer sicher auszuschließen. Es sollte daher eine MRT-Untersuchung angeschlossen werden. Die Akkumulation der Strahlendosis, insbesondere beim häufig geröntgten Intensivpatienten sollte trotz der modernen, strahlenreduzierten Geräte nicht unterschätzt werden [3, 11].

Kernspintomographie

Zur radiologischen Diagnosesicherung eines Hydrozephalus mittels der Magnetresonanztomographie (MRT) gelten die gleichen Kriterien wie für die Computertomographie. Die MRT ergänzt die CT durch die bessere Detailauflösung und spezifischen Sequenzen in der Diagnosesicherung der Grunderkrankung.

> **Wichtig**
>
> Die MRT ist jedoch kein Diagnoseinstrument, welches im Notfall oder für einen beatmeten Intensivpatienten zwingend notwendig ist, um weitere Therapieschritte einzuleiten.

Indikation

Die MRT ist der CT und der Sonographie in der Darstellung der hinteren Schädelgrube überlegen und bietet die Möglichkeit, verschiedene Schnittebenen zu bilden. Die standardmäßige sagittale Schnittebene ist dabei besonders gut geeignet die basalen Zisternen oder den kraniozervikalen Übergang zu beurteilen. Durch eine T2-gewichtete Flusssequenz kann der Liquorfluss an anatomischen Engstellen (z. B. Foramen Monroi, Aquaeductus) oder im Ventrikulostoma (künstlich geschaffene Verbindung zwischen III. Ventrikel und basalen Zisternen) aufgedeckt und quantifiziert werden (Flow-void-Signal).

Für die Abgrenzung zwischen einer Hirnatrophie und einem Hydrocephalus communicans bietet sich die MRT geradezu an. Beim Hydrozephalus sind die Temporalhörner im Allgemeinen deutlicher erweitert als bei der Hirnatrophie. In der sagitalen Ebene lässt sich eine rundere Form des III. Ventrikels erkennen, oft ist der Boden nach unten ausgezogen und die Recessi erweitert.

Grenzen

Die MRT ist nicht so verbreitet wie die CT und hat deutlich längere Untersuchungszeiten. Ferner setzt die Durchführung einer MRT mit einem beatmeten Patienten eine amagnetische Ausrüstung (Beatmungsgerät, Monitoring) und einen hohen logistischen Aufwand voraus. Einschränkungen ergeben sich bei Patienten mit ferromagnetischen Stoffen wie künstlichen Hüftgelenken oder auch älteren Shuntsystemen. Herzschrittmacher stellen eine Kontraindikation für eine MRT-Untersuchung dar. Bei Säuglingen und Kindern kann meistens nur durch eine Sedierung eine gute Bildqualität erreicht werden.

Nativröntgen des Schädels

Die native Röntgenaufnahme des Schädels, kann durch Aufdecken ossärer Veränderungen eine intrakranielle Drucksteigerung nachweisen. Nahtsprengungen, eine ballonierte Sella sowie Wolkenschädel stellen solche Veränderungen dar.

Eine zwingende Indikation für die Durchführung ergibt sich im Zeitalter von CT und MRT nicht, da die diagnostische Aussagekraft gering ist. Zur Überprüfung der Druckstufe eines programmierbaren Ventils (Medos-Hakim, Miethke-proGAV) reicht dagegen der CT-Scout meistens nicht aus. Hier sollte jedoch gerade in der Pädiatrie nicht der ganze Kopf geröntgt werden sondern gezielt nur das Ventil.

Invasive Nativröntgenuntersuchung

Durch Einbringen von Kontrastmittel in das Liquor- oder Shuntsystem kann durch Umverteilung des Kontrastmittels eine Blockade, Diskonnektion oder Zystenbildung aufgedeckt werden. Meist kann durch nichtinvasive Verfahren die gleiche diagnostische Aussagekraft erzielt werden, sodass die invasive Röntgendiagnostik speziellen Fragestellungen vorbehalten bleibt. Die Pneumenzephalographie – das Einbringen von Luft in den Liquorraum – ist heutzutage obsolet.

Intrakranielle Druckmessung

Die intrakranielle Druckmessung ergänzt die zuvor mittels anderer Verfahren erhobene Diagnose eines Hydrozephalus oder kann bei unklarer Konstellation zwischen klinischem Befund und Bildgebung (z. B. shuntversorgter Patient mit weiten Ventrikeln und milder klinischer Symptomatik) die Diagnose (z. B. Shuntinsuffizienz) vervollständigen (▶ Kap. 7).

Indikation

Beim Hydrozephalus erfolgt meistens die intrakranielle Druckmessung über das Einbringen einer Drainage in einen Ventrikel, da hierdurch gleichzeitig eine Therapie erfolgen kann. Eine isolierte Druckmessung außerhalb des Ventrikelsystems (z. B. intraparenchymale Messung) findet selten statt bzw. ist im Rahmen der Grunderkrankung indiziert. Die ventrikuläre Messung hat neben ihren geringen Kosten und der Ableitung des Liquors zusätzlich den Vorteil, dass kontinuierlich der Druck am Patienten gemessen werden kann. Ebenso kann durch Eichung der Nullpunktdrift kompensiert werden.

Über eine lumbale Liquorpunktion kann der aktuelle Druck gemessen werden. Durch Legen eines Lumbalkatheters kann auch hier eine kontinuierliche Messung erfolgen.

Beim mit einem Shunt versorgten Patienten kann durch Punktion der Vorkammer oder eines Rickham-Reservoirs, bei vorher gesicherter Durchgängigkeit des Ventrikelkatheters, der intrakranielle Druck gemessen werden [14].

Grenzen

Die invasive, intrakranielle Druckmessung ist je nach Methode mit einem unterschiedlichen Risiko von Blutung, Infektion und Messfehlern belastet. Die intraparenchymale Drucksonde ist bei all diesen Verfahren risikoarm und zusätzlich sehr valide. Nachteilig sind die höheren Kosten und die fehlende Möglichkeit einer Therapie. Die intraventrikuläre Messung erlaubt zwar eine externe Liquorableitung, jedoch sind das erhöhte Infektionsrisiko mit steigender Liegezeit des Katheters und die Gefahr einer Blutung beim Einlegen des Katheters von Nachteil [16].

Die spinale Messung eignet sich für eine kontinuierliche Messung nicht. Durch die Lagerung des Patienten sind die gemessenen Ergebnisse nicht mit den intrakraniellen Verhältnissen identisch, außerdem macht der Messort beim Vorliegen eines Hydrocephalus occlusus keinen Sinn [12, 17].

Nuklearmedizinische Diagnostik

Mittels der Positronenemissionstomographie (PET) und der Singlephotonenemissionscomputertomographie (SPECT) können physiologische Parameter gemessen werden.

Mit der Liquorszintigraphie kann, ähnlich wie mit dem Einbringen von Kontrastmittel in das Liquorsystem, der Fluss und die Verteilung des Liquors untersucht werden.

Indikation und Grenzen

Die nuklearmedizinischen Methoden sind überwiegend wissenschaftlichen Fragestellungen oder unklaren Befundkonstellationen vorbehalten. Sie werden im klinischen Alltag durch andere bildgebende Verfahren ersetzt.

Resorptionstests

Bei diesem Verfahren werden in ihrer Zusammensetzung liquorähnliche Flüssigkeiten in das Liquorsystem eingebracht und gleichzeitig der Liquordruck gemessen. Letztendlich wird dadurch die Resorptionskapazität des Systems getestet, welche theoretisch beim Patienten mit einem Hydrozephalus reduziert ist.

Indikation und Grenzen

Resorptionstests sind speziellen Fragestellungen vorbehalten und finden ihre Hauptanwendung in der Frage zur Indikation einer Shuntanlage beim Normaldruckhydrozephalus oder Pseudotumor cerebri. Sie spielen daher in der Intensivmedizin keine Rolle.

Funktionelle Tests

Mittels gehäufter Lumbalpunktionen und Ablassen von erhöhten Liquormengen, kann das Vorhandensein eines Shunts simuliert werden. Nach den neuesten Richtlinien sollten dabei 40–50 ml Liquor abgelassen werden, um eine adäquate Aussage treffen zu können. Eine Wirkung tritt dabei manchmal erst nach 4 Stunden ein [9].

Indikation und Grenzen

Das Verfahren ist in der Diagnostik des Normaldruckhydrozephalus etabliert und findet ferner bei Verdacht auf das Vorliegen eines Hydrozephalus nach der intensivmedizinischen Akutphase seine Anwendung. Wegen der Gefahr einer Herniation ist es in der Akutphase kontraindiziert.

▪▪▪ Differenzialdiagnose

Die Kombination aus einer klassischen, klinischen Symptomatik und einem radiologischen Befund lassen kaum Zweifel an der Diagnose eines akuten Hydrozephalus. Hauptsächlich ergeben sich Unsicherheiten beim alleinigen Vorliegen des radiologischen Bildes. Differenzialdiagnostisch kommt beim Erwachsenen der »Hydrocephalus e vacuo« im Rahmen einer generalisierten Hirnatrophie in Frage. In der Pädiatrie spielen Fehlbildungen, wie die Balkenagenesie und die Missbildung der vorderen Mittellinienstrukturen (septooptische Dysplasie, »Morsier-Syndrom«) eine Rolle.

■■■ Therapie des Hydrozephalus

Grundsätzlich gibt es konservative und invasive Methoden zur Therapie des Hydrozephalus. Die jeweilige Behandlungsmethode richtet sich maßgeblich nach der Ätiologie des Hydrozephalus. Zumeist sind invasiv-operative Maßnahmen indiziert. Insbesondere im intensivmedizinischen Umfeld sind praktisch ausschließlich operative Eingriffe zur effektiven Hydrozephalustherapie notwendig.

Natürlicher Verlauf

In der Intensivmedizin gehen akute Steigerungen des intrakraniellen Druckes bei Ventrikulomegalie sehr häufig mit der Anlage von externen Liquorableitungen einher, um Druckkrisen mit Folgeschäden bis hin zum Tod zu verhindern. Daten über das Schicksal von Patienten mit unbehandeltem Hydrozephalus in der Akuttherapie sind daher nicht verfügbar.

Über die Akutphase hinaus stellt sich, bei bereits mit einer externen Ableitung versorgten Patienten, in der subakuten Phase nach 7–14 Tagen die Frage, ob permanente Shuntsysteme notwendig werden.

Konservative Therapie

Eine konservative Behandlung des Hydrozephalus ist bei folgenden Ausnahmen erfolgversprechend:
- In leichten Fällen z. B. bei eindeutig nicht okklusiver Ursache kann Acetazolamid (Diamox, evtl. kombiniert mit Furosemid), das die Liquorproduktion um bis zu 50% senkt, als nichtinvasive Methode angewandt werden. Allerdings nimmt längerfristig die Wirkung ab und es droht eine Nephrokalzinose, so dass die Anwendung auf wenige Wochen beschränkt werden sollte.
- Falls als Grunderkrankung ein suprasellares Prolaktinom mit Monroi-Blockade vorliegt, kann dies medikamentös durch Bromocriptin (Pravidel) verkleinert werden und den Abfluss wieder freigeben.
- Germinome der Pinealisregion schmelzen schon bei einer Bestrahlung ab 10–20 Gy ein, so dass eine von ihnen verursachte Okklusion beseitigt wird.

In Einzelfällen kann ein kommunizierender Hydrozephalus (speziell ein posthämorrhagischer oder infektiöser) auch gering invasiv durch serielle Lumbalpunktionen erfolgreich behandelt werden.

Chirurgische Therapie

Prinzipiell stehen
- Liquorableitungen nach außen,
- die Koagulation des Plexus,
- intrathekale Umgehungen,
- Ableitungen in extrathekale Niederdruckkompartimente und
- die chirurgische Entfernung einer Okklusionsursache zur Verfügung.

Liquorableitungen

Liquorableitungen nach extrakorporal können beim Hydrozephalus jeden Typs eingesetzt werden, sind aber zeitlich limitiert. Wichtigstes Verfahren ist die externe Ventrikeldrainage (EVD), Varianten der Nadeltrepanation, die lumbale oder subarachnoidale Ableitung und die serielle Punktion von subkutanen Reservoirs, die an bereits implantierte Ventrikelkatheter angeschlossen sind.

Serielle Lumbalpunktion (LP)

Die auf Quincke zurückgehende serielle LP als Behandlung des Hydrozephalus kann bei milden und passageren Hydrocephali durchaus erfolgreich sein. Geeignet sind v. a. (post)infektiöse und posthämorrhagische Hydrocephali bei Frühgeborenen und Erwachsenen.

Komplikationen. Bei 25,5% aller Hautpunktionen sind im Nadellumen Epidermisstanzen nachweisbar. Dies macht verständlich, dass sogar einmalige Lumbalpunktionen gelegentlich zu einer Meningitis führen können und dass bei seriellen LP das Infektionsrisiko sogar höher liegt als das von EVD: Bei 8,6% der seriell punktierten aber nur 5,3% der EVD-behandelten Säuglinge mit posthämorrhagischen Hydrocephali war es zu einer Liquorrauminfektion gekommen.

Andere LP-Komplikationen sind Unterdrucksyndrome, neurologische Verschlechterung bei lumbalem Block, Abduzens- und Trochlearislähmungen, akute und chronische Subduralhämatome, die Induktion einer Chiari-I-Malformation und insbesondere Einklemmungen, falls eine intrakranielle Druckerhöhung vorliegt.

Die kontinuierliche Lumbaldrainage hat in etwa die gleichen Komplikationen, dazu auffällig viele Pneumatocephali.

Insgesamt sind für eine serielle Lumbalpunktion nur Patienten mit nachweislich kommunizierenden und klinisch milden und temporären Hydrocephali geeignet.

Ventrikelpunktion (VP)

Die VP ist die Basismaßnahme bei jedem Hydrozephalus und essenzieller Bestandteil von EVD, Shunts, Torkildsen- und anderen Drainageprozeduren einschließlich aller stereotaktischen und endoskopischen Verfahren. Die Zugänge und punktionsspezifischen Komplikationen sind dabei prinzipiell gleich.

Der auf Kocher zurückgehende frontale Zugang hat den Vorteil von klaren äußeren Landmarken für das Bohrloch (25–30 mm paramedian = mediopupillar, 1–2 cm vor der Koronarnaht), die Punktionsrichtung (Nasion) und die Distanz zum Ependym (40 mm) bzw. Foramen Monroi (60 mm), je-

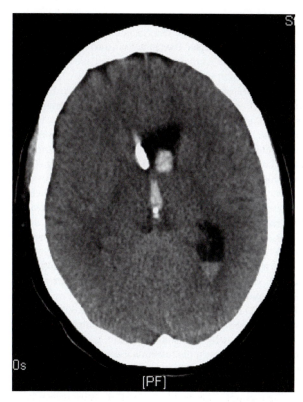

◘ **Abb. 42.1.** Optimale Katheterlage einer EVD von rechts frontal bei SAB mit Okklusivhydrozephalus (PICA-Aneurysma).

weils gerechnet von der Hirnoberfläche bei Erwachsenen (◘ Abb. 42.1).

Die Empfehlungen für okzipitale Bohrlöcher variieren beachtlich: Einige Chirurgen empfehlen die Höhe der Lambdanaht, also etwa 3–4 cm oberhalb des Inions, andere bevorzugen 6–7,5 cm Distanz zum Inion. Die Katheterspitze sollte 1 cm vor dem Foramen Monroi platziert werden, was bei frontalem Zugang etwa 6 cm und bei okzipitaler Punktion von Erwachsenen 10 cm Katheterlänge ab der Hirnoberfläche erfordert. Einige Kliniken ziehen den III. Ventrikel als Zielstruktur vor.

Die Treffsicherheit kann durch Zielgeräte, intraoperative Sonographie, Durchleuchtung, Stereotaxie oder Endoskopie erhöht werden, ist jedoch in der Praxis bei normalen anatomischen Verhältnissen zu aufwendig.

Die repetierte perkutane Ventrikelpunktion bei Säuglingen ist wegen der »puncture porencephaly« verlassen worden. Die Indikation der VP beschränkt sich heute auf einige diagnostische Eingriffe, intraoperative Entlastungen und ansonsten auf die Notfallbehandlung.

Reservoirpunktion

Die Implantation eines subkutanen Reservoirs steht zwischen VP, EVD und Shunt. Die Technik entspricht der VP; an den passend abgekürzten Ventrikelkatheter wird eine flache Kapsel mit Silikonkappe konnektiert. Zur Vermeidung von Hautnekrosen darf das Reservoir keinesfalls unter einer Naht platziert werden, so dass ein läppchenförmiger Schnitt notwendig ist.

Ein Reservoir kann auch zur EVD benutzt werden. Hauptindikationen sind die posthämorrhagische Hydrocephali von Frühgeborenen, »On-demand«-Entleerungen von Tumorzysten, besonders bei Kraniopharyngeomen, die Applikation von intrakavitären Isotopen und die intraventrikuläre Gabe von Antibiotika oder Zytostatika, die jedoch in der Intensivmedizin kaum Anwendung finden.

Externe Ventrikeldrainage (EVD)

> **Wichtig**
>
> Die Außendrainage ist die wichtigste Methode zur Behandlung des akuten Hydrozephalus.

Sie eignet sich insbesondere bei akuter, aber möglicherweise nur temporärer Obstruktion der Liquorabflusswege, etwa durch Kleinhirnblutungen, Kleinhirninfarkte oder perioperativ bei Tumoren der hinteren Schädelgrube.

Die EVD muss auch bei den Hydrocephali eingesetzt werden, die wegen Blut oder Infektion noch nicht mit permanenten Shunts versorgt werden können, etwa nach Subarachnoidalblutungen, Germinal-Matrix-Blutungen von Frühgeborenen, Ventrikelhämorrhagien oder Liquorrauminfektionen. Weitere Indikationen sind die ventrikuläre ICP-Messung und die Drainage bei schweren Schädelhirntraumen, Subarachnoidalblutungen und paremchymalen Blutungen mit Ventrikeleinbruch und konsekutivem Hydrocephalus occlusivus.

Neben den Standard-EVD-Systemen (◘ Abb. 42.2) mit einfachem Ventrikelkatheter, die entweder zur Drainage von Liquor oder im geschlossenen Zustand zum Hirndruckmonitoring eingesetzt werden können, gibt es mittlerweile auch externe Ableitungen, die bei laufender Drainage gleichzeitig den ICP messen können. Standard-EVD-Systeme werden am häufigsten eingesetzt. Je nach Justierung der Tropfkammer im Verhältnis zum Foramen-Monroi-Niveau kann mehr oder weniger Liquor drainiert werden. Eine kontinuierliche Liquordrainage mit geringer Okklusionrate der proximalen Katheter kann mit einer Fördermenge von ca. 10 ml/h erreicht werden. Im Bedarfsfall kann die Drainagemenge auf bis zu 40 ml/h erhöht werden, um eine zügige intrakranielle Drucksenkung zu erreichen.

Technik. Die extrakorporalen EVD-Komponenten bestehen im einfachsten Fall aus:
— Ableitung,
— einstellbarem Überlauf mit Belüftung und
— Sammelgefäß.

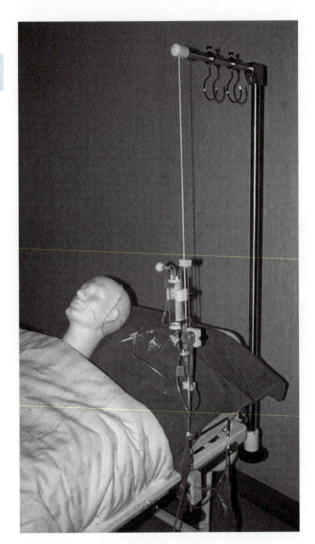

Abb. 42.2. Standard-EVD-Drainagesystem an vertikaler Extension am Modell. (Aus: Schwab et al., Neurologische Intensivmedizin, Springer, Heidelberg New York).

Sinnvoll sind Punktionsports, Rückschlagventile, Hähne, Vorkammern, Tropfkammern mit anhängendem Liquorablaufbeutel, vertikale Extensionen und externe Druckwandler, die gegen die Atmosphäre geeicht werden müssen.

Komplikationen. Eine EVD-Ruptur mit unkontrolliertem Liquorverlust und rapidem ICP-Abfall kann zu Infektionen, Spannungspneumatocephali, Nachblutungen aus noch nicht geklippten Aneurysmen, Einblutungen in Tumore, intrakraniellen Blutungen und – bei Vorliegen einer Raumforderung in der hinteren Schädelgrube – zu einer Aufwärtsherniation im Tentoriumschlitz führen.

Da Hydrozephalus- oder Spezialventile zur Druckregulation zu kostspielig sind, wird der Ablaufdruck allgemein durch die Überlaufhöhe geregelt. Die Höhe kann am besten durch eine vertikale Extension konstant gehalten werden, die je nach Drainagemenge variiert werden kann (◘ Abb. 42.3).

Die ursprünglich für klaren Liquor konzipierten EVD verstopfen leicht bei blutigem Liquor, zumal dessen Hämoglobingehalt im Mittel 1,35 g/dl, bis maximal 5,6 g/dl, beträgt. Entlüftungsfilter verkleben bei geringstem Liquorkontakt, sodass in nicht entlüfteten Sammelbeuteln während deren Entfaltung negative, bei voller Füllhöhe positive Drücke bis 75 mmHg auftreten können.

Die an sich zweckmäßige ICP-Messung ist ausschließlich bei geschlossener EVD korrekt; ansonsten begünstigt sie gefährliche Fehleinschätzungen. Eine Flussüberwachung durch Tropfkammern oder automatische Waagen ist wünschenswert, jedoch üblicherweise nicht geläufig.

Ein langer subkutaner Tunnel für den Katheter senkt nachweislich die **Infektionsquote**. Bis thorakal angelegte Tunnelungen haben bei durchschnittlich 18 EVD-Tagen nur 4% Infektionen. Von 5056 EVD in 54 Studien hatten 5,2% (n=265) zu einer klinisch eindeutigen Ventrikulitis geführt. Mindestens 8 (0,2%) waren tödlich verlaufen. Werden auch Verdachtsfälle mitberücksichtigt, stieg die Infektionsquote auf 6,1%, bei Zählung auch der Kontaminationen auf 8,1%.

Eine exakte Definition ist freilich schwierig, ebenso wie eine stringente kausale Zuordnung: Jeder zweite EVD-Patient hatte im gleichen Zeitraum auch andere Operationen, bei denen im Schnitt in 2,5% eine Infektion auftritt (Mittelwert von 30.461 »sauberen« Eingriffen aus 20 Studien).

> **Wichtig**
>
> Als Faustregel gilt: Je länger die subkutane Tunnelung, desto geringer die Infektionsquote.

Während in den ersten 2–3 Tagen das Infektionsrisiko in fast allen Serien null ist, steigt die Infektionsquote anschließend parallel zur Liegedauer an. Die EVD werden meist etwa eine Woche belassen, bei posthämorrhagischen Säuglingen und zur Ventrikulitistherapie länger. In Einzelfällen sind EVD über 126 Tage betrieben worden. Erstaunlicherweise hat es sogar unter diesen Langzeitdrainagen Patienten ohne jede Infektion gegeben. Offenbar kann das erhöhte Risiko einer langen Liegedauer durch eine sorgfältige Handhabung kompensiert werden.

> **Wichtig**
>
> Liquoraustritt neben dem Katheter verfünffacht die Infektionsquote.

Blut im Liquor gilt als Risikofaktor, meist nach Anspülmanöver. Die Effizienz einer Antibiotikaprophylaxe war prospektiv-dop-

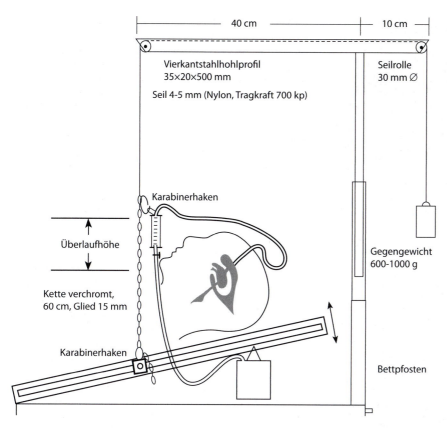

Abb. 42.3. Schema der vertikalen Extension zur Höhenregulierung der Tropfkammern eines EVD-Systems. (Aus: Schwab et al., Neurologische Intensivmedizin, Springer, Heidelberg New York).

pelblind bisher nicht zu beweisen und wird von vielen bezweifelt. Möglicherweise ist sie schwach wirksam.

Insgesamt sprechen die auch bei vergleichbarem Patientengut extrem breit streuenden Infektionsquoten dafür, dass die Handhabung der EVD der wichtigste Faktor für die Infektionsquote sein muss.

> > **Fazit**

> EVD sind beim akuten Hydrozephalus unverzichtbar, speziell wenn der Liquor blutig oder infiziert ist. In aller Regel ist ihre Anwendung auf etwa 2–3 Wochen limitiert. Bestehen die Liquorabflussstörungen länger, müssen permanente Maßnahmen ergriffen werden.

Intrathekale Umgehungen (III.-Ventrikulostomie; Torkildsen-Drainage = Ventrikulozisternostomie)

Prinzipiell besteht bei Vorliegen eines okklusiven Hydrozephalus die Möglichkeit der sog. Ventrikulostomie (III. Ventrikel) sowie der mittlerweile antiquierten Torkildsen-Drainage (Ventrikulozisternostomie). Die III. Ventrikulostomie zählt im Einzelfall auch zur Akuttherapie des Okklusivhydrozephalus. Insbesondere bei infratentoriellen nicht primär operablen Tumoren (z. B. Hamartom) kann zur Vermeidung eines VP-Shunt eine III. Ventrikulostomie versucht werden. Torkildson-Drainagen werden im Rahmen intensivmedizinischer Bemühungen nicht mehr verwendet.

Ventilbehandlung des Hydrozephalus

Derzeit sind auf dem Markt ca. 90 Ventilkonstruktionen mit mindestens 250 Druckstufen in etwa 600 Konfigurationen oder Designvarianten erhältlich. Jede Klinik sollte ein Repertoire an unterschiedlichen Ventilvarianten für die jeweiligen Indikationen bereithalten. Bei schwer schädelhirntraumatisierten bzw. posthämorrhagischen Patienten mit Shuntpflichtigkeit bei vorhersehbarer langer Rehabilitationsphase können komplikationsarme sog. nicht verstellbare Standardventile im Mitteldruckbereich (80–130 mmHg) verwendet werden. Insbesondere immobilisierte Patienten profitieren von einer hohen Drainage im Liegen.

Patienten mit frühem Mobilisierungspotenzial und solche mit kommunizierenden Hydrocephali sollten mit verstellbaren Shuntventilen versorgt werden. Zusätzlich kann z. B. bei Vorliegen eines Normaldruckhydrozephalus ein körperachsenabhängiges Ventil zusätzlich verwendet werden. Dieses addiert bei Hinzutreten der Gravitationskräfte im aufrechten Stand einen gewünschten Gegendruck (bis zu 35 cmH$_2$O), um eine befürchtete Hygromentwicklung vorzubeugen.

> **Wichtig**
>
> Die Standardbehandlung des nicht passageren Hydrozephalus besteht heute in ventrikuloperitonealen oder -atrialen, seltener auch lumboperitonealen oder ventrikulopleuralen Shunts mit Ventil.

Shunts gehören zu den komplikationsreichsten Eingriffen der Neurochirurgie, wozu ungefähr je zu einem Drittel Infektionen, Okklusionen und Überdrainagefolgen beitragen. Auf jeden Shunt kommen 1–2 Revisionen, bei Kindern 2–3. Patienten mit bis zu 84 (!) Revisionen sind bekannt.

Obwohl mehrere tausend klinische Studien vorliegen, ist es erstaunlich schwer, ein verlässliches Bild über die Inzidenz der verschiedenen Komplikationen und Ergebnisse zu erhalten. Bei der folgenden Übersicht über Shuntkomplikationen haben wir aktuelle und typische Serien bevorzugt (◘ Tab. 42.3).

Technik und katheterspezifische Komplikationen

Ventrikelkatheter

Die VP ist grundsätzlich identisch. Bei der Anlage von Shunts verwenden die meisten Chirurgen eine Vorkammer im proximalen Katheter. Diese Vorkammern erlauben eine postoperative palpatorische Beurteilung der Shuntfunktion und Entnahme von Liquor zu diagnostischen und therapeutischen Zwecken.

Lumbalkatheter

Die lumbalen Katheter werden meist über Touhy-Kanülen eingeführt. Die Katheter können schließlich auch offen nach Fensterung des Lig. flavums platziert werden, was die Verwendung von T-Kathetern ermöglicht; letztere knicken weniger leicht und dislozieren seltener. Akute Komplikationen bestehen in Irritationen von Kaudafasern, gelegentlich sogar mit meist radikulären neurologischen Defiziten. Auch eine Diszitis und eine Dekompensation einer Arnold-Chiari-Fehlbildung mit den Symptomen einer unteren Einklemmung sind beschrieben; sie kann tödlich verlaufen. Die relativ dünnen Katheter knicken leicht und verursachen dann eine Shuntinsuffizienz.

> **Wichtig**
>
> Wegen der hohen Quote von z. T. ernsthaften und irreversiblen Komplikationen sollten lumboperitoneale Shunts nur mit strenger Indikation und möglichst nicht bei Kindern durchgeführt werden.

Atrialkatheter

Atriale Katheter werden gewöhnlich durch eine Venae sectio der V. facialis oder V. jugularis interna angelegt. Auch die V. jugularis externa, die V. subclavia, V. azygos, der Sinus transversus und bei lumboatrialen Shunts die V. saphena können genutzt werden. Alternativ zur offenen Technik kann die V. jugularis auch perkutan in Seldinger-Technik katheterisiert werden.

Zu kurze Katheter können schnell zuthrombosieren und zu tief eingeführte kardiale Komplikationen verursachen. Durch intrakardiale Druckmessung, intraatriales EKG, Bildwandler, transösophageale Echokardiographie oder intravasale A-Sonographie wird intraoperativ die optimale Katheterlage kontrolliert.

Selten kommt es zu venösen Blutungen, Luftembolie, Verletzung von Halseingeweiden und -muskeln, Venenperforation mit Hydrothorax und Hämatothorax. Bei intrakardialen Fehllagen können mechanische Schäden an Intima, Endokard, Papillarmuskeln und Trikuspidalklappe auftreten, die neben Klappenblockade und Störungen der Reizleitung auch zur

◘ Tab. 42.3. Häufigste Komplikationen der Ventrikelkatheter

Komplikationsart	Frühkomplikation	Spätkomplikationen
Fehllage (ca.10%)	Penetration – Stammganglien, Hypothalamus, Mesencephalon, Chiasma opticum, Sehstrahlung, Thalamus etc. (frontale und okzipitale VP) – Hirnstamm (Ausfall dorsaler Hirnnervenkerne (4. VP)	Sekundäre Dislokation bei falscher Fixierung
Blutungen	– Epidural – Subdural (◘ Abb. 42.4) – Parenchym – Ventrikel (◘ Abb. 42.5)	– Parenchym – Ventrikel
Katheterobliteration	Selten	V. a. bei intraventrikulären Blutungen, Meningitis, erhöhtem Proteingehalt
Shuntepilepsie	Selten	Nach frontalen Zugängen

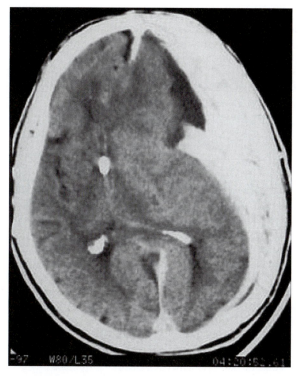

□ **Abb. 42.4.** Akute subdurale Blutung nach Shuntanlage von rechts frontal (Katheter nicht abgebildet).

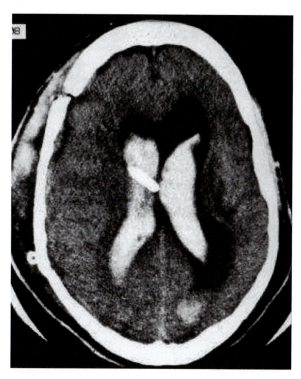

□ **Abb. 42.5.** Akute Ventrikelblutung nach Shuntanlage von rechts frontal.

septischen Keimbesiedlung prädisponieren. Gefürchtet ist die Shuntsepsis.

An erster Stelle der Komplikationen steht mit 7–42% die Shuntinsuffizienz durch Katheterobliteration. Auch hier steigt die Quote mit der Zeit: Die Thrombosequote betrug in den ersten 2 Jahren 20%, nach 6 Jahren 67% und nach 14 Jahren 85%.

Peritonealkatheter

Peritoneale Katheter werden von den meisten Chirurgen über eine Minilaparatomie unter Sicht platziert. Daneben hat die Trokarmethode an Boden gewonnen. Sie spart Zeit und schont die Bauchdecken, ist aber mit einem etwas erhöhten Risiko für Organperforationen behaftet. In einer Multicenterstudie konnte gezeigt werden, dass die Trokartechnik hinsichtlich der Langzeitkomplikationen der Minilaparatomie leicht überlegen ist. Bei Revisionen kann manchmal die Seldinger-Technik verwendet werden.

Perforationen in alle Bauchorgane sind bekannt. Hautperforationen während des Untertunnelns kommen in ca. 3% vor. Die häufigste Spätkomplikation ist die distale Obliteration der Katheter, Diskonnektionen und Katheterrisse, Migrationen, Knickbildungen und Pseudozysten. Während einer Schwangerschaft tritt durch den erhöhten intraperitonealen Druck bei jeder zweiten Patientin eine Shuntinsuffizienz ein.

Für VP-Shunts typische infektiöse Komplikationen sind die Peritonitis (Inzidenz ca. 2%) und subphrenische oder intraabdominelle Abszesse (Inzidenz ca. 2%).

Allgemeine Komplikationen
Infektionen

Bezogen auf 24.436 Shuntoperationen einer Studie ist die Infektionsinzidenz ca. 8,5%. Zum Vergleich hatten 30.461 primär »saubere« neurochirurgische Eingriffe bei nur 2,5% zu einer Infektion geführt. Shunts haben also ein ca. 3-mal so hohes Infektionsrisiko wie andere neurochirurgische Eingriffe.

Die Ursachen der Shuntinfektionen wurden in zahlreichen Studien ausführlich analysiert. Als Risikofaktoren wurden identifiziert:
— Alter (Frühgeborene haben mit 26% im Schnitt das weitaus höchste Risiko),
— Operationshygiene und
— Operationsdauer.

Die Infektionsrate verdoppelt sich bei zunehmender Operationsdauer und kann bei unerfahrenen Chirurgen auf das doppelte bis 5fache steigen.

Verständlicherweise begünstigt ein schlechter Zustand der Haut, simultane Infekte in anderen Organen und Wundheilungsstörungen eine Shuntinfektion. Bei den auslösenden Keimen steht in fast allen Studien Staphylococcus epidermidis mit rund 50% an erster Stelle, gefolgt von Staphylococcus aureus. Beide sind typische Hautkeime. Seltener werden E. coli sowie coryneforme oder diphteroide Bakterien genannt. Der Nachweis von E. coli und Darmbakterien ist suspekt für Infektionen nach abdominellen Komplikationen. Haemophilus influenzae, Streptococcus pneumoniae, Listeria monocytogenes und Neisseria meningitidis können unabhängig von der Operation hämatogen aquiriert werden.

Systemische Antibiotikaprophylaxe. Die systemische Antibiotikaprophylaxe ist sehr umstritten. In vielen Kliniken wird ca. 30–60 min präoperativ Cephazolin (Cephalosporin der 1. Generation) 25 mg/kgKG i.v. verabreicht. Bei Allergieverdacht kann auch Vancomycin 20 mg/kgKG gegeben werden.

Da die Infektionsquote auch unter den 1486 antibiotisch geschützten Patienten aus 16 Studien (unterschiedliche Applikationsschemata) noch immer bei durchschnittlich ca. 6% gelegen hatte, ist die perioperative Antibiotikaprophylaxe keineswegs der Durchbruch, den man von ihr einmal erhofft hatte. Die Anwendungsdauer ist uneinheitlich: Meist wird nur einmalig oder über 24 Stunden behandelt.

Topische Antibiotikaanwendung. Zahlreiche Autoren empfehlen, die Implantate im OP bis zur Verwendung in Antibiotikalösungen aufzubewahren und damit auch den Operationssitus zu spülen. Beweiskräftige Studien über die Effizienz fehlen. Die Methode hat zumindest wenige Nebenwirkungen.

Imprägnierte Implantate. Neueste bislang unveröffentlichte Daten zeigen eine signifikante Senkung der Infektionsrate bei der Verwendung antibiotikabeschichteter proximaler und distaler Shuntkatheter. Jüngste Analysen zeigen eine Senkung der Infektionsrate auf bis zu 0,04%. Diese werden vorzugsweise mit Rifampicin und Clindamycin überzogen und zeichnen sich durch eine protrahierte Antibiotikaabgabe mit persistierend hohen Wirkstoffkonzentrationen aus.

Ventilassoziierte funktionelle Shuntkomplikationen
Bei auf das Ventil zurück zuführenden Shuntkomplikationen sind im Prinzip Unter- und Überdrainage möglich. Während offensichtliche Ventildefekte und Draineinsuffizienz in der Literatur relativ einheitlich unter »Ventilversagen« subsumiert werden, werden die ebenfalls ventiltechnisch verursachten Überdrainagekomplikationen nicht einheitlich rubriziert. Sie werden in der Regel teils als spezifizierte Komplikationen (Subduralhämatom, Schlitzventrikelsydrom etc.), teils pauschal als Überdrainage verbucht. Allgemein kann es zu mechanischen Ventilobstruktionen, Ventilinsuffizienz mit Unterdrainage und Überdrainage kommen.

Überdrainage. Bei der Behandlung des Hydrozephalus kann die schnelle Normalisierung des Ventrikeldrucks und erst recht der massive Unterdruck in aufrechter Position folgende Komplikationen begünstigen oder provozieren:
- Entlastungsblutungen (v. a. subdural),
- Tumorblutungen,
- Rerupturen von Aneurysmen und
- Aufwärtsherniationen.

Unterdruckkopfschmerzen. Lageabhängige Kopfschmerzen nach dem Aufrichten sind nach Shuntanlage weit verbreitet. Typischerweise treten sie erst einige Zeit nach der Vertikalisierung auf und bessern sich nach dem Hinlegen. Die meisten Patienten adaptieren sich, sodass die Lebensqualität nicht nennenswert eingeschränkt ist. Die Kopfschmerzen können aber auch hartnäckig persistieren.

Subdurale Hygrome. Sie treten in 55% bilateral auf und sind ansonsten auf der Katheterseite oft sogar seltener als gegenüber, sodass sie eindeutig eine Folge der Überdrainage und nicht etwa Folge der Katheter sind (◘ Abb. 42.6). Dafür spricht, dass sie auch im Interhemisphärenspalt oder im Spinalraum lokalisiert sein können. Hygrome können sich auch Jahre nach Shuntan-

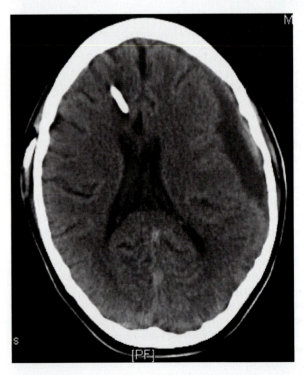

◘ **Abb. 42.6.** Kontralaterales subdurales Hämatom 3 Wochen nach VP-Shuntanlage.

lage entwickeln. Meist bleiben sie klinisch inapparent. Moderne verstellbare Shuntventile und zusätzlich einsetzbare sog. Shuntassistenten, die je nach Körperlage in der vertikalen Position zusätzlich Druck aufbauen, sind gut zur Prävention und Therapie bereits aufgetretener Hygrome geeignet. Klinisch werden die Hygrome durch Hirndrucksymptome, Anfälle oder neurologische Defizite manifest.

Sie sind im Regelfall durch subdurale Drainagen problemlos zu behandeln; allerdings sind auch komplizierte Verläufe mit hartnäckigen Rezidiven, Empyemen und sogar letalem Ausgang möglich. Bei den Eingriffen werden die Ventile meist zugunsten höherer Druckstufen ausgetauscht oder Shuntassistenten nachinstalliert. Beide Maßnahmen können bei den äußerst labilen Patienten überschießend wirken und zu einer Ventrikulomegalie und Steigerung des intrakraniellen Drucks führen. Durch Hochstellen von justierbaren Ventilen gelingt es häufig subdurale Hygrome (chronische Hämatome) ohne operativen Eingriff zu therapieren.

Schlitzventrikelsyndrom. Die Terminologie des Schlitzventrikelsyndrom (SVS) ist nicht einheitlich. Von einigen Autoren werden alle schmalen Ventrikel auch ohne Symptome subsumiert. Auch wenn morphologisch enge (»radiologische«) Schlitzventrikel ohne belangvolle klinische Auffälligkeiten die obligatorische Vorstufe des Schlitzventrikelsyndroms sind, bleibt diese Konsequenz den meisten Patienten erspart. Das SVS ist im Wesentlichen durch intermittierende Steigerung des intrakraniellen Drucks gekennzeichnet. Das SVS manifestiert sich typischerweise erst durchschnittlich 6 Jahre nach Shuntanlage, ist also eine ausgesprochene Langzeitkomplikation. Der Pathomechanismus beruht wahrscheinlich

- auf einem Verlust der Anpassungsfähigkeit des Gehirns für Druckschwankungen,
- auf einer Reduktion des intrakraniellen Reserveraums und
- auf intermittierenden Blockaden der Ventrikelkatheter, die in kollabierten Ventrikeln vom Ependym oder Plexus okkludiert werden.

Schädeldeformationen. Bei zu geringem intrakraniellen Wachstumsdruck, aber auch bei einem krassen Missverhältnis von Gehirn- zu Schädelvolumen kann eine Reihe von Skelettanomalien induziert werden. Am bekanntesten ist die erworbene Kraniostenose nach Shuntanlage. Andere mögliche Folgen sind eine Mikrokranie, eine Vergrößerung der pneumatisierten Höhlen (Sinus frontalis, Mastoidzellen), eine zu kleine Sella und eine übermäßige Verdickung der Kalotte mit Hyperplasie der Lamina interna, die dann wie eine zweite Schädeldecke imponieren kann. Die chronischen Unterdruckveränderungen sind nicht auf den Schädel beschränkt, sondern können sogar eine sekundäre Spinalkanalstenose verursachen.

Literatur

1. Albeck MJ, Borgesen SE, Gjerris F, Schmidt JF, Sorensen PS. Intracranial pressure and cerebrospinal fluid outflow conductance in healthy subjects. J Neurosurg. 1991 Apr;74(4): 597-600.
2. Aschoff A, Kremer P, Hashemi B, Kunze S. The scientific history of hydrocephalus and its treatment. Neurosurg Rev. 1999 Oct;22(2-3):67-93; discussion 94-5.
3. Becker, G., Dörfler, M., Forsting, W. et al. Neurodiagnostik in der Intensivmedizin. In: Buchardi, H., Larsen, R., Schuster, H-P., Suter, P.M. eds. Intensivmedizin. 8. Auflage, Heidelberg, Springer-Verlag, 2001: 747-769
4. Fenichel, G. Increased Intracranial Pressure. In: Fenichel, G. Clinical Pediatric Neurology. 5th Edition, Philadelphia, U.S.A.: Elsevier Inc., 2005: 91-115.
5. Greitz, D. Radiological assessment of hydrocephalus: new theories and implications for therapy. Neurosurg Rev 2004; 27:145-165
6. Grossman, R., Yousem, D. Hydrocephalus. In: Grossman, R., Yousem, D. Neuroradiology, St. Louis, U.S.A.: Mosby-Book Inc., 1994: 236-242
7. Leonhardt, H. Liquormilieu und Blutmilieu im Zentralnervensystem. In: Leonhardt, H., Töndury, G., Zilles, K. Anatomie des Menschen, Band III. Stuttgart, Thieme Verlag, 1987: 89-93
8. Lietz, R., Aksu F. Apparative Untersuchungsmethoden. In: Aksu F. ed. Neuropädiatrie. 2. Auflage, Bremen: Uni-Med Verlag, 2004: 394-445.
9. Marmarou A, Bergsneider M, Klinge P, Relkin N, Black PM. The value of supplemental prognostic tests for the preoperative assessment of idiopathic normal-pressure hydrocephalus. Neurosurgery. 2005 Sep;57(3 Suppl):S17-28
10. McComb JG. Recent research into the nature of cerebrospinal fluid formation and absorption. J Neurosurg. 1983 Sep;59(3):369-83.
11. McLone DG, Naidich TP. The investigation of hydrocephalus by computed tomography. Clin Neurosurg. 1985;32:527-39. Review.
12. Piek, J. Intrakranieller Druck – zerebraler Perfusionsdruck. In: Piek, J., Unterberg, A. Grundlagen neurochirurgischer Intensivmedizin. 2. Auflage München, Zuckerwerdt Verlag, 2006: 38-50
13. Pople IK, Quinn MW, Bayston R, Hayward RD. The Doppler pulsatility index as a screening test for blocked ventriculo-peritoneal shunts. Eur J Pediatr Surg. 1991 Dec;1 Suppl 1:27-9.
14. Sood S, Kim S, Ham SD, Canady AI, Greninger N. Useful components of the shunt tap test for evaluation of shunt malfunction. Childs Nerv Syst. 1993 Jun;9(3):157-61; discussion 162.
15. Steffen H, Eifert B, Aschoff A, Kolling GH, Volcker HE. The diagnostic value of optic disc evaluation in acute elevated intracranial pressure. Ophthalmology. 1996 Aug;103(8):1229-32.
16. Tronnier V, Aschoff A, Hund E, Hampl J, Kunze S. Commercial external ventricular drainage sets: unsolved safety and handling problems. Acta Neurochir (Wien). 1991;110(1-2):49-56.
17. Unterberg, A., Sakowitz, O. Intrakranieller Druck. In: Buchardi, H., Larsen, R., Schuster, H-P., Suter, P.M. eds. Intensivmedizin. 8. Auflage, Heidelberg, Springer-Verlag, 2001: 771-781

Stichwortverzeichnis

A

Abciximab 411
Abduzensparese 406, 575
– beim Kleinkind 746
Abreviated Injury Score 725
Absence-Anfall 591
Absence-Status 597
Absidia 546 f.
Abszess
– lumbosakraler 552
– Mykose 546
– spinaler 506 ff., 555
  – Diagnose 507
  – epiduraler 506
  – Erreger 507
  – Magnetresonanztomographie 552
  – Therapie 507, 555
– zerebraler (s. Hirnabszess)
Acanthamoeba-Infektion 537, 539
ACE-Hemmer 187, 344, 387
Acetazolamid 202, 470
Acetylcholin 710
Acetylcholin-Rezeptor 710, 715
– Autoantikörper 710, 713
Acetylcholinesterasehemmer (s. AChE-Hemmer)
Acetylcholinesterasehemmung, intoxikationsbedingte 713, 715
AChE-Hemmer (Acetylcholinesterasehemmer) 711 f., 718
– orale 722
AChE-Hemmer-Test 712
Acetylsalicylsäure 354, 397
– bei Aneurysmaverschluss 364
– neuroradiologische Intervention 354
– Risiko in der Schwangerschaft 476
– Schlaganfallprävention 397
Aciclovir 398, 523, 526, 555
Acrodermatitis chronica atrophicans 516
ACTH-Sekretion, postoperative Störung 348
acute respiratory distress syndrome (s. Lungenversagen, akutes)
ACV (assist control ventilation) 157
Adam-Trias, chronischer Hydrozephalus 746
adaptive lung ventilation 128
Addison-Krise, postoperative 348
Adduktorenreflex 737
ADEM (s. Enzephalomyelitis, akute demyelinisierende)
Adenohypophysennekrose, ischämisch bedingte 477
Adenosin 142
ADH-Analoga 197

ADH-Mangel 197
– im Hirntod 317
ADH-Sekretion, inadäquate (s. SIADH)
Adipositas 207
– idiopathische intrakranielle Drucksteigerung 469
Adrenalin 141, 144
– bei Antidepressivumvergiftung 285
– bei Reanimation 328 f.
– tracheale Applikation 330
α$_2$-Adrenozeptoragonisten 130, 227
AEP (s. Potenziale, akustisch evozierte)
afrikanische Trypanosomiasis 540, 542 f.
Agitation 128
Aids (acquired immune deficiency syndrome) 529 ff.
– Therapie 531
Aids-definierende Krankheiten 531
Air-stacking-Manöver 176
AIS (Abreviated Injury Score) 725
AISA-Bogen, Höhenbestimmung einer Querschnittslähmung 738 f.
Akromegalie, Intubationsschwierigkeiten 112
Aktionsmyoklonien, posthypoxische 606, 670
Aktivität, elektrische, pulslose, EKG 325, 332 f.
– Reanimation 332
akutes retrovirales Syndrom 530
Albendazol 542
Albumin bei intrakranieller Drucksteigerung 189
Albuminquotient 59
Albuminwert im Hirntod 318
Aldosteron 197
ALG (Anti-Lymphozyten-Globulin) 614
Alkalose 201
Alkoholabhängigkeit 634, 639
Alkoholentzug, vegetative Störung 644, 654
Alkoholentzugsdelir 634 ff.
– Laborwerte 635
– lebensbedrohliches 637
– Schweregrade 635
– Therapie 635, 637
– vollständiges 636, 638
Alkoholentzugssyndrom 635
Alkoholexzess 634
Alkoholzufuhr, chronische 634
Allen-Test 123, 341
allergische Reaktion, kontrastmittelbedingte 45
allgemeinmedizinische Erkrankungen, spinaler Abszess 506

Allgemeinzustand
– ASA-Klassifikation 340
– NICE-Leitlinie 341
Allokationsethik 34
Allopurinol 721
Alpha-Koma-EEG 68
Alpha-stat-Beatmung 226
ALS (s. Lateralsklerose, amyotrophe)
ALV (adaptive lung ventilation) 128
Alveolarseptum 150
Alzheimer-Typ-II-Degeneration der Astrozyten 626
Amantadin 666
Amikacin 505
Aminoglykoside, Kontraindikation 706
Aminosäuren 212 f.
Amiodaron 142, 329 f.
Ammoniakintoxikation 626
Ammoniakspiegel im Serum 626
Amöbenenzephalitis, granulomatöse 542
Amöbenmeningoenzephalitis 541
Amoebiasis, zerebrale 541 f.
Amphotericin B 233, 535, 547
– intrathekal 541, 547 f.
– liposomales 547 f.
– renale Toxizität 547
Ampicillin 499
AMV (assisted mechanical ventilation) 157
Amyloidangiopathie 257
– zerebrale 419
ANA (antinukleäre Antikörper) 562
Anabolismus 206
Analgesie 128
– Monitoring 131
– postoperative 349, 372
Analgetika 129
Analgosedierung 128
– bei intrakranieller Drucksteigerung 185, 187
– Leitlinien 130
– Schädelhirntrauma 729
Analgosedierungsmanagement 132
– adaptives 132
Analogskala, visuelle 128
Anamnese, präoperative 341
Anästhesie
– Einwilligung 343
– Leitlinien 344
– Verfahrenswahl 343
Anästhesierisiko 340
– Stratifizierung, Marburger Modell 342
Anästhetika bei hypothermiebedingtem Muskelzittern 227
ANCA (Autoantikörper gegen das Zytoplasma neutrophiler Leukozyten) 571

Anenzephalus, Atemstillstandsnachweis 309
Aneurysma, dissezierendes, zervikales 397
Aneurysma, intrakranielles
– Ausschaltung 445
  – prophylaktische 451
– Blutung 427, 437
  – Rezidivrisiko 439
– Clippung 445, 477
– endovaskuläre Therapie 360 f., 446 f.
  – Thromboembolieprophylaxe 361
– Frühoperation nach Blutung 445 f.
– fusiformes 438
– intraoperative Hypothermie 224
– inzidentelles, in der Schwangerschaft 477
– mykotisches, Ruptur 545
– Operation in der Schwangerschaft 477
– operativer Zugang 445
– Prädilektionsstelle 438
– ratio-sac-neck 363
– rupturiertes 361, 438
  – in der Schwangerschaft 477
– Subtraktionsangiographie, digitale 360
– Thrombenbildung 361
– Versorgungsergebnisse 445
Aneurysma, mykotisches 545 f.
Aneurysmaruptur 18, 361, 438
– in der Schwangerschaft 477
Anfall, epileptischer (Anfälle, epileptische; s. auch Epilepsie) 29, 590 f.
– Alkoholentzugsdelir 634
– Diagnostik 591 f.
– Differenzialdiagnose 592
– eklamptischer 471
– Elektroenzephalographie 592
– endokrin bedingte 590
– fokale, des Gesichts 603
– Hirnabszess 504
– Hirntumor 578, 585, 590
– Hyperglykämie, hyperosmolare nichtketoazidotische 631
– bei Hyponatriämie 630
– bei intrazerebraler Blutung 427, 590
– klonischer 591
– metabolisch bedingte 590, 592
– Mitochondropathie 632
– motorischer 591
– nach Organtransplantation 611, 615
– Prophylaxe bei intrakranieller Drucksteigerung 185
– Sarkoidose 559
– Sinusvenenthrombose 465, 468

- SLE 563
- Subarachnoidalblutung 451, 590
- Symptomatik 591
- Therapie 592
- toxisch bedingte 590
- urämische Enzephalopathie 629
- Ursache 590
- vegetative Störung 654
- ZNS-Parasitose 541

Angehörigengespräche 11
Angiitis
- granulomatöse, zerebrale 559
- isolierte, des zentralen Nervensystems 398, 569 ff.
  - benigne 570

Angina pectoris, NICE-Leitlinie 341
Angio-CT, Subarachnoidalblutung 440, 442
Angiographie (s. auch Subtraktionsangiographie) 47
- Schädelhirntrauma 729
- Subarachnoidalblutung 441
- zerebrale 569
  - posttraumatische 729

Angiographieanlage, biplanare 352
Angiojet 411
Angiokeratoma corporis diffusum 400
Angiom
- arteriovenöses, intrakranielles 477
- spinales 457

Angiomnidus 365
Angioplastie
- intrakranielle 355, 357
- perkutane transluminale 357
  - stentgeschützte 352, 357

Angiostrongylus cantonensis 537, 539
Angiotensinrezeptorinhibitoren 187
- Operationstag 344

Anisakis 537, 539
Anoxie 483
Antazida 218
Antiarrhythmikum, Reanimation 329 f.
Antibiotika 627, 756
Anticardiolipin-Antikörper 399
anticholinerges Syndrom 292, 286
Anticholinergika, hochdosierte 669
Anticholinergikaintoxikation 704
Antidepressiva
- Plasmaspiegelbestimmung 285
- tetrazyklische 284
- trizyklische 284
  - präoperative Dauermedikation 344
- Vergiftung 284 f.

Antidiabetika, orale, präoperative Dauermedikation 343
antidiuretisches Hormon (s. ADH)
Antiepileptika 29, 593
- bei Alkoholentzugsdelir 637
- Dauermedikation, präoperative 344

- bei Hirntumor 580, 585
- bei Myoklonien 606
- Nebenwirkungen 595, 598
- in der Schwangerschaft 474, 478
- sedierende Wirkung 27, 29
- nach Sinusvenenthrombose 469

Antigenschnelltest 61
Antihypertensiva
- Dauermedikation, präoperative 343
- bei intrazerebraler Blutung 426
- bei MAO-Hemmer-Vergiftung 288
- bei Schlaganfall 386

Antikoagulation
- Blutung, intrazerebrale 418, 420, 428
- bei Hämapherese 270
- Indikation in der Schwangerschaft 475
- Intervention, neuroradiologische 354
- bei kontinuierlichem Nierenersatzverfahren 233
- bei myasthener Krise 718
- orale, perioperatives Management 260
- nach Sinusvenenthrombose 467, 575

Antikörper
- antinukleäre, SLE 562
- intrathekale 63
- thrombozytenaktivierende, heparinabhängige 263

Antikörperdiagnostik, erregerspezifische 522
Antikörper-Index 62
Antikörperproduktion, intrathekale 516 f.
Antiphospholipidantikörpersyndrom 475
- sekundäres 565

Anti-Plättchenfaktor-4-Antikörper 263
antiretrovirale Therapie 531
Antithrombin III 249
Antithrombotika 397
Anti-Thymozyten-Globulin 614
Anti-Tumornekrosefaktor-Strategie bei Sepsis 249
Aortenklappenersatz 428
Apache II/III 10
apallisches Syndrom 485
- Therapiebeendigung 302

APMPPE (akute posteriore multifokale plakoide Pigmentepitheliopathie) 400
Apnoe 154, 300
Apnoe-Test 309
Apomorphin 666 f.
Apparatemedizin 32
Aquäduktverschluss 745
ARDS (acute respiratory distress syndrome; s. Lungenversagen, akutes)

Areflexie 682
Arousalreaktion 650
Arrhythmie 451, 652
- katheterbedingte 138
- ventrikuläre 284, 288

Arteria basilaris
- arteriosklerotische Stenose 413
- Ischämie im Versorgungsgebiet 404
- Rekanalisation 407
- Thrombolyse, AEP-Monitoring 76
- transkranielle Ultraschalluntersuchung 79, 404
- Verschluss 404 ff., 409, 413

Arteria carotis
- Angioplastie, perkutane transluminale, stentgeschützte 352
- interna, Stenose 82
- interna, vertebrale 396

Arteria-carotis-Sinus-cavernosus-Fistel 367
Arteria cerebelli
- anterior inferior 404 f.
- posterior inferior 405, 414
- superior 404 f.

Arteria cerebri media
- Rekanalisation, SEP-Monitoring 76
- Stenose 359
- Verschluss (s. auch Mediainfarkt) 45

Arteria cerebri posterior
- Ischämie im Versorgungsgebiet 404
- Vasospasmus 495
- Verschluss 405

Arteria femoralis
- Kanülierung 124
- Punktion, Komplikation 140

Arteria radialis, Kanülierung 123
Arteria vertebralis
- arteriosklerotische Stenose 413
- Dissektion 396, 404
- Ischämie im Versorgungsgebiet 404
- Verschluss 405 f.

Arterien, hirnversorgende
- Dopplersonographie 78
- extrakranielle 311, 397

Arterien intrakranielle, Ultraschalluntersuchung 81
Arterien, zerebrale, kleine, VZV-assoziierte Vaskulopathie 398
Arterienstenose, intrakranielle, Angioplastie 355
Arteriitis cranialis 571, 573
Arteriographie, zerebrale, selektive, Hirntodfeststellung 307, 312
Arteriopathie, zerebrale autosomal dominante, mit subkortikalen Infarkten und Leukenzephalopathie (CADASIL) 397
Artesunate 541
Arthemeter 541
Arthropoden 536

Arzneimittel (s. Medikamente)
ASA (adpatives Analgosedierungsmanagement) 132
ASB (assisted spontaneous breathing) 156, 161
Ascomycetes 546 f.
Aspergillose
- nach Organtransplantation 615 f.
- Therapie 280 f., 547

Aspergillus-Infektion 546 f.
Aspiration
- Prophylaxe, präoperative 343
- stereotaktische, bei intrazerebraler Blutung 434

Aspirationsgefährdung 5
- Frührehabilitation 25

Aspirationspneumonie 278 ff.
Aspirin (s. Acetylsalicylsäure)
ASS (s. Acetylsalicylsäure)
assist control ventilation 157
assisted mechanical ventilation 157
assisted spontaneous breathing 156, 161
Asterixis 604, 626
Asthma bronchiale, NICE-Leitlinie 341
Astrozytom 580
Asystolie 324
- bei Karotisdruckversuch 649
- MAO-Hemmer-Vergiftung 288
- Reanimation 332

Ataxie
- Leukenzephalopathie, progressive multifokale 535
- nach Organtransplantation 611
- Rötelnpanenzephalitis, progressive 529
- Wernicke-Enzephalopathie 639

Atelektase 165
Atemapparat, funktionelle Anatomie 148
Atemarbeit, Entlastung bei Weaning 162
Atemdepression, medikamentenbedingte 295 f., 374
Atemfrequenz 155
Atemfunktion
- Dekompensationszeichen 154
- Störung bei spinalem Trauma 740

Ateminsuffizienz, beginnende 682
Atemlähmung 172
- bei AChE-Hemmer-Test 712

Atemminutenvolumen 151, 155
Atemmuskulaturschwäche, progrediente 682
Atemstillstand 309
Atemwege freimachen 325
Atemwegsprotektion 154
Atemwegssicherung 110, 325
- alternative 326

Atemwegsverlegung 110
Atemwegswiderstand 153
Atemzeitverhältnis 155
Atemzentrum 111, 153

Stichwortverzeichnis

A-B

ATG (Anti-Thymozyten-Globulin) 614
ATM (akute transverse Myelitis) 549, 551, 555
Atrialkatheter, Liquordrainage 754
Atropin 141
- Herzfrequenzreaktion 647
- bei Reanimation 329 f., 333
Atropintest 647
Attacke, zerebralischämische, transitorische (TIA) 397, 404, 406
Augenmuskeln, äußere, Myoklonien 604
Aura 591
Autoantikörper
- gegen Acetylcholin-Rezeptor 710, 713
- Entfernung 269
- gegen muskelspezifische Kinase 710
- gegen Kalziumkanäle 713, 715
- gegen Zytoplasma neutrophiler Leukozyten (ANCA) 571
Autoimmunenzephalitis 605 f.
Automatismen, motorische 597
autonome Störung (s. vegetative Störung)
autonomer Sturm 650
Autoregulation, zerebrovaskuläre, Störung 493
AV-Block 142
- bei Karotisdruckversuch 649
Axillarsehnenreflex 737
Azathioprin 560, 565, 571, 573
- bei myasthener Krise 719, 721
Azidose
- Herzkreislaufstillstand 324
- metabolische 202
- renale tubuläre 203
- respiratorische 202

B

Babesia-Infektion 537, 539
Babesiose 541
Baclofen 373
- bei Tetanus 709
- Überdosierung 374
Baclofenentzug 376
Baclofenpumpe 372
Baclofentherapie, intrathekale 376
Bacteroides-fragilis-Meningitis 498
Bakteriämie, Hirnabszess 503
Ballon, ablösbarer 364, 367
Ballonangioplastie, intrakranielle 357, 362
Ballonkatheter, Karotisreststenosendilatation 355
Bandwürmer 538 f.
Bannwarth-Garin-Bujadoux-Syndrom 516
Barbiturate bei intrakranieller Drucksteigerung 190, 732
Barbituratnarkose 653

Barorezeptorenreflex 648
- Sensitivitätsmessung 649
Barotrauma 154
Barthel-Index 10
Bartonellose 512
Basalganglienerkrankung 665
Basedow-Koma 632
Basidiomycetes 546 f.
Basilarisspitzenembolie 412
Basilaristhrombose 404 ff.
- Diagnosestellung 407 f.
- Rekanalisation 410, 412
  - interventionelle 409, 412
- Screeninguntersuchung 407
- Thrombolyse
  - intraarterielle 404, 410, 412
  - intravenöse 409, 411 f.
Basilarisverschluss 404 ff., 409, 413
Basisbetreuung 35
Basisgroßgeräteausstattung 7
Basismonitoring, postoperatives 346 f.
Bauchatmung, paradoxe 175
Bauchlage bei akuter Hypoxämie 168
Beat-to-beat-Blutdruckmessung 648
Beatmung, maschinelle 148, 326
- Abbruch 35
- assistierte 155
- Druck, positiver 157
- Druckbegrenzung, obere 156
- druckkontrollierte 157, 161
- dynamische Compliance 156
- Entwöhnung (s. Weaning)
- häusliche (s. Heimbeatmung)
- Indikation 153
- kontrollierte 155
- lungenprotektive 159, 167, 319
- mit Hypothermie 223
- bei myasthener Krise 717
- nächtliche 175
- Nichtbeginnen 35
- nichtinvasive 161, 172
- Oropharyngealsekretansammlung 278
- Parameter 155, 326
- Pneumonie 277
- postoperative 345
- Postreanimationsphase 333
- Relaxierung 159
- Resistance 157
- Schädelhirntrauma 730
- Schädigung 154
- bei Schlaganfall 386
- Sedierung 128, 159
- volumenkontrollierte 157, 161
Beatmungsbeutel 110, 325
Behandlungspflicht, ärztliche 33
Behçet-Syndrom 398, 571, 574 f.
Beinvenenthrombose, tiefe 256, 428, 578
- bei Guillain-Barré-Syndrom 683
Belastbarkeit, körperliche 341
- NICE-Leitlinie 341
Benedikt-Syndrom 406

Benznidazol 542
Benzodiazepine 129, 294, 708 f.
- Abhängigkeit 294
- Alkoholentzugsdelir 637
- Antidepressivumvergiftung 286
- Baclofenentzug 377
- intrakranielle Drucksteigerung 185, 187
- MAO-Hemmer-Vergiftung 288
- Myoklonien 606
- präterminales Hirntumorleiden 585
- Serotoninsyndrom 290
- Spasmen 607
- terminales Weaning 178
- Intravenöse 637
- pardoxe Wirkung 295
Benzodiazepinvergiftung 294 f.
Berggren-Formel 165
Besinger-Toyka-Score 10
Best-PEEP-Methode 160, 167
Betarezeptorenblocker s. ß-Blocker
Betreuer 343
Betreuungsverfügung 36, 303
Beugespasmen, posthypoxische 606
Beuge-Streck-Synergismen 405
Bewegungsstörung
- choreatische 670
- extrapyramidale 662
- hyperkinetische 670
- unwillkürliche 669
- zentrale 601
Bewusstlosigkeit 323
- bei Anoxie 483
- traumatisch bedingte 727 f.
  - Erweckbarkeitsprüfung 728
Bewusstseinslage 323, 506
- Überwachung 16
Bewusstseinsstörung
- Blutung, intrazerebrale 424
- endotracheale Intubation 110
- Enzephalopathie 622, 624 ff., 629
- Fruchtwasserembolie 473
- Frührehabilitation 24
- Hirnschädigung, traumatische 725
- Hyperglykämie, hyperosmolare nichtketoazidotische 631
- bei Hypernatriämie 630
- Hyperthyreose 632
- Hypoglykämie 632
- Hypothyreose 632
- malignes L-Dopa-Entzugssyndrom 667
- nichtkonvulsiver Status epilepticus 597
- pontine Myelinolyse 662
- qualitative 622
- quantitative 622
- in der Schwangerschaft 478
- SSEP 528
- Subarachnoidalblutung 439
- unklarer Genese 407
- ZNS-Tuberkulose 509

Bewusstseinsverlust bei intrakranieller Drucksteigerung 182
BFI (Blood flow index) 98
Bikarbonatverlust, gastrointestinaler 203
bilevel positive airway pressure 128, 158, 730
bioelektrische Impedanzanalyse 208
Biomarker, Postreanimationsphase 335
Biopsie
- kombinierte leptomeningeale-kortikale-subkortikale 570
- Rhabdomyolysenachweis 691
- Vaskulitisnachweis 572
BiPAP (bilevel positive airway pressure) 128, 158, 730
BIS (bispektraler Index) 131
bispektraler Index 131
Bisphosphonate 199
Bithionol 542
Blastomyces dermatitidis 546 f.
Blickrichtungsnystagmus, horizontaler 639
Blindheit, kortikale 405
Block, atrio-ventrikulärer 142
- bei Karotisdruckversuch 649
Blockade, neuromuskuläre 707
- prolongierte 701
ß-Blocker 694
- intrakranielle Drucksteigerung 187
- intrazerebrale Blutung 427
- Schlaganfall 387
Blood flow index 98
Blut-Liquor-Schranke 59
- Störung 494
Blutdruck, arterieller
- ICP-Steigerung 187
- intrazerebrale Blutung 425
- mittlerer 85
- Subarachnoidalblutung 443, 448
- Management bei Schlaganfall 145
- Zielwert bei Sepsis 245
Blutdruckmessung 648
Blutfluss
- Messung 648
- regionaler, Sepsis 244
- zerebraler 85, 103
  - Nahinfrarotspektroskopie 96
  - regionaler 96
Blutgasanalyse
- Hypothermiebehandlung 226
- postoperative 346 f.
- Postreanimationsphase 334
- Reanimation 330
Blutglukosekonzentration
- intrazerebrale Blutung 428
- Schädelhirntrauma 213
- Postreanimationsphase 335
Blutgruppenantikörper, präformierte 342
Blutgruppenbestimmung, präoperative 342

Bluttransfusion 246
Blutung, gastrointestinale, akute 218 f.
Blutung, intraabdominelle, nach Reanimation 333
Blutung, intrakranielle 654
- bei Sinusvenenthrombose 462
- subdurale, nach Shuntanlage 755
- bei Thromboembolieprophylaxe 256
- bei venöser Thrombolyse 382
Blutung, intraspinale, bei Thromboembolieprophylaxe 256
Blutung, intrathorakale, nach Reanimation 333
Blutung, intraventrikuläre 83
Blutung, intrazerebelläre 419
Blutung, intrazerebrale 418
- antikoagulanzienassoziierte 418, 420
- Antikoagulationsfortführung 428
- Befundverschlechterung 424
- Blutdruckeinstellung 427
- Blutdruckmanagement 425
- Blutungsvolumen 426
- Blutzuckereinstellung 428
- Computertomographie 50
- Drogenkonsum 420
- EKG-Veränderungen 651
- epileptische Anfälle 427
- Erstversorgung 424
- Hämatomausräumung 430, 444
  - chirurgische 433 ff.
- Herzrhythmusstörung 141
- Hirnödem, perifokales 421 f.
- bei Hypernatriämie 630
- hypertensive 418 f.
  - typische 419
- ICP-Monitoring 428
- infratentorielle 419
- Intensivbehandlungsindikation 426
- Inzidenz 418
- lobäre 424
- Lokalisation 421
- mittelliniennahe 430
- Primärtherapie 424
- Prognose 430
- radiologische Diagnostik 426
- raumfordernde 418, 425
- in der Schwangerschaft 476
- sekundäre 421
- spontane 418
- stereotaktische Aspiration 434
- bei Subarachnoidalblutung 444
- subkortikale, beim jüngeren Patienten 419
- supratentorielle 424, 433 f.
- Symptomatik, lokalisationsabhängige 423
- thalamische 521
- Therapie 425, 433 f.
- Thromboembolieprophylaxe 257, 428

- Thrombozytenaggregationshemmer-assoziierte 420
- Ultraschalluntersuchung, transkranielle 83
- Vaskulitis des Nervensystems bei systemischer Vaskulitis 571
- Vaskulopathie, zerebrale, postpartale 473
- vegetative Störung 644
- Ventrikelsystembeteiligung 422, 430
- Verzicht auf invasive Therapie 38
- Zunahme 422
Blutung, spinale 453 ff.
- epidurale 554
- Lokalisation 454
- Prognose 458 f.
- Symptome 454
- Therapie 457 ff.
  - endovaskuläre Strategie 458
- zervikale 454
Blutungsdiathese, hypothermiebedingte 226
Blutungsrisiko
- geringes 261
- heparinbedingtes 260
- hohes 262
- Thromboembolieprophylaxe 261
Blutvolumen, intrakranielles 182
BMI (Body Mass Index) 207
BNP (brain natriuretic peptide) 674
Body Mass Index 207
Bohr-Gleichung 152
Bolusinjektionsset 375
Borrelia burgdorferi 516
- Genomnachweis im Liquor 62
Borreliose 516
Boston-Kriterien, zerebrale Amyloidangiopathie 419
Botulinumtoxin 669, 702 ff.
- Antitoxin 706
- Inhalation 704
- therapeutische Injektion 705
Botulismus 658, 702 ff., 713
- Differenzialdiagnose 704, 715
- iatrogener 705
- infantiler 703, 706
- inhalativer 704
- vegetative Störung 644, 703 f.
Brachytherapie, Hirntumor 582
Bradykardie 141, 656
- absolute 141
- bei AChE-Hemmer-Test 712
- bei erhöhtem Blutdruck 651
- Carbamazepinvergiftung 293
- MAO-Hemmer-Vergiftung 288
- relative 141
brain natriuretic peptide 674
Brodsky-Test 123
Bromocriptin 750
Brown-Séquard-Syndrom 738
Brucellose 513
Bubble-Artefakte 81
Bulbusdruckversuch, Herzfrequenzreaktion 647, 655

Bulbusstellung, Schädelhirntrauma 728
Bupivacain 373
Burst-suppression-EEG 68
Butorphanol 374
Bypass, extrakranieller-intrakranieller, bei Moya-Moya-Syndrom 397

C

CADASIL (zerebrale autosomal dominante Arteriopathie mit subkortikalen Infarkten und Leukenzephalopathie) 397
Call-Fleming-Syndrom 399
CAM-ICU (Confusion Assessment Method for ICU) 128
Campylobacter-jejuni -Infektion 681, 687
Candida-Infektion 546 f.
- nach Organtransplantation 616
Carbamazepin 593, 637
- Nebenwirkungen 595
Carbamazepinvergiftung 293
cardiac stunning, neurogenes 652
Cauda-equina-Syndrom 738
CBF (s. Blutfluss, zerebraler)
CD4+-Lymphozyten 530
Cefotaxim 499, 516
Ceftazidim 499, 505
Ceftriaxon 499, 516
- Prophylaxe bei Meningokokkenmeningitis 500
central core disease 695
Cephalosporine 279
cerebral salt wasting 196, 510, 674
Chagas-Erkrankung 541 f.
Chemoreflexsensitivität 649
Chemorezeptorreflex 649
Chemotherapie, intrathekale 587
Chinidin-Glukonat 541
Chinin-Dihydrochlorid 541
Chloroquin 565
Cholinergika, vegetative Nebenwirkung 644
Cholinesteraseinhibitoren 474, 658
Chorea 670
Choriomeningitis, lymphozytäre 519
Chromophorenkonzentration 96
chronische ventilatorische Insuffizienz 172
Churg-Strauss-Syndrom 572, 574
Ciclosporin A 560, 565, 571, 721
- Neurotoxizität 612
CIDP (chronisch-entzündlich demyelinisierende Polyneuritis) 681
Ciprofloxacin 499 f.
- Prophylaxe bei Meningokokkenmeningitis 500
CK-MB-Spiegel im Serum 141
Cladosporium-Infektion 546 f.
Clark-Prinzip 91
Claude-Loyez-Syndrom 406
Clindamycin 541

clinical pathways 10, 15
Clobazam 592
Clomethiazol 637 f.
Clonazepam 374, 427
- Baclofenentzug 378
- generalisierter tonisch-klonischer Status 598
Clonidin 387, 427, 637
- bei Tetanus 708 f.
Clopidogrel 354, 364
Clostridium
- botulinum 702, 705
- tetani 706 f.
Clozapin 292, 668
CMV-Genom, Nachweis im Liquor 62
Coccidioides immitis 546 f.
Coenurus cerebralis 538, 540
CO_2-Entfernung, extrakorporale 168
Cognard-Klassifikation, durale arteriovenöse Fistel 365
Colitis ulcerosa 398
Coma paraproteinaemicum 633
Combitubus 113
Combivir, HIV-Postexpositionsprophylaxe 533
Compliance des respiratorischen Systems 152
Computertomographie 44
- Angiographie (s. CT-Angiographie)
- Blutung, intrazerebrale 426
- Entzündung, spinale 551
- Hirnabszessnachweis 504
- Hirnschädigung, hypoxisch-ischämische 484
- Hirntumor 578
- Hydrozephalus 747
- Indikation 48
- kranielle 440
  - akute Virusinfektion 521
  - Befund bei bakterieller Meningitis 496
  - Hirntoddiagnostik 302
  - bei Koma 484
  - Mykose 545
  - SSEP 528
- Myelographie 44
- postoperative 349
- präinterventionelle 353
- Schädelhirntrauma 728
- Sinusvenenthrombosenachweis 465
- spinale, Abszessnachweis 507
Confusion Assessment Method for ICU 128
continuous positive airway pressure 158, 161
Conus-medullaris-Syndrom 738
CO_2-Partialdruck, Apnoe-Test 309
COPD (chronische obstruktive Lungenerkrankung), NICE-Leitlinie 341
Cortisolmangel im Hirntod 317
Cortisolsekretion 673
CO_2-Rückatmung 201

Stichwortverzeichnis

CO$_2$-Test, Vasomotorenreaktivität 97
Cotrimoxazol 574
Coxiellose 512
Coxsackie-A-Virus, Meningitis 520
CPAP (continuous positive airway pressure) 158, 161
CPP (s. Perfusionsdruck, zerebraler)
CPR (kardiopulmonale Reanimation; s. Reanimation)
Critical-illness-Myopathie 698 ff.
Critical-illness-Polyneuropathie 77, 698 ff.
– Differenzierung von der Critical-illness-Myopathie 700 f.
Crohn-Krankheit, Schlaganfall 398
Cryptococcus neoformans 534, 546 f.
Cryptococcus-Infektion nach Organtransplantation 616
CSW (zerebraler Salzverlust) 674
CTA (s. CT-Angiographie)
CT-Angiographie 45, 408
– basale Hirnarterien 49
– Indikation 48
CT-Perfusion 104
Cushing-Reaktion 650
Cushing-Triade 182
CVI (chronische ventilatorische Insuffizienz) 172
Cyclophosphamid 564, 568, 570
– bei myasthener Krise 721
Cyclophosphamid-Kortikosteroid-Kombination 574
– Fauci-Schema 572
Cyproheptadin 288, 290
Cysticercus cellulosae 538 f.

D

Dalton-Gesetz 150
Danaparoid 233, 264
3D-Angiographie, Aneurysmatherapie 360
Dantrolen 378, 667, 692, 694 f.
Dauerkatheter, transurethraler 28
Dauermedikation, präoperative 343
3D-Computertomographie, kranielle 440
Deafferenzierungshypersensitivität für Katecholamine 650, 654
Deefferenzierung, autonome 646, 650
Defibrillation 324, 327, 331
Defizit, neurologisches, postoperatives 347
Dehydratation 196 f.
Dehydroemetin 541
Dekompressionskraniektomie 191, 732
Dekubitus, postoperativer 348
Dekubitusprophylaxe 26, 686, 741
Delir 128
– lebensbedrohliches 635
Delirium tremens 635
– vegetative Störung 654

Delir-Screening 128
Demenz
– Hydrozephalus 746
– progressive multifokale Leukenzephalopathie 529
– Rötelnpanenzephalitis, progressive 529
– Sarkoidose 559
– SSEP 528
Demyelinisierung (s. auch Myelinolyse) 77, 660
– segmentale 682
Demyelinisierungssyndrom, osmotisches 660
De-novo-Absence-Status 597
Depression 18
Dermatomyositis 714
Desmopressin 197, 676
Detrusordämpfung 28
Deuteromycetes 546 f.
Devices 411
Devic-Syndrom 550
Dexamethasontherapie
– intravenöse 492, 499
– bei tumorbedingtem erhöhtem ICP 580, 585
Dezerebrationshaltung 706
DFMO (Difluoromethylornithin) 542
Diabetes insipidus 197
– centralis, im Hirntod 317
– Therapie 676
Diabetes mellitus
– Blutzuckerüberwachung, präoperative 343
– NICE-Leitlinie 341
Diagnostik, bildgebende, postoperative 349
dialeptischer Status 597
Dialysemembran 235
Diazepam 129, 427
– Alkoholentzugsdelir 638
– Baclofenentzug 378
Dienstplangestaltung, flexible 14
diffusion tensor imaging 567
Difluoromethylornithin 542
Digitalisglykoside, Kontraindikation 694
Dihydralazin 387
Dilatationstracheostoma, Umwandlung 119
Dilatationstracheotomie 115 ff.
– Frühkomplikationen 117
– Kontraindikation 116
Diphenhydramin 374
2,3-Diphosphoglycerat 200
Diphyllobothrium 538, 540
Dissektion
– bei Katheterangiographie 48
– vertebrobasiläre 408
Diurese 231
– hypothermiebedingte 226
Diuretika 232
– präoperative Dauermedikation 344

DIVI-Protokoll, Schädelhirntrauma 725
Dobutamin 143, 247
– im Hirntod 318
Dokumentation, papierlose 9
Domperidon 666
Dopamin 143, 232, 247
Dopaminagonisten 667
Dopaminantagonisten 670
Dopaminantagonistenintoxikation 709
Dopaminsubstitution 666 f.
Dopplersonographie
– Basilarisverschlussnachweis 407
– transkranielle 79, 447, 510
– – Hirntoddiagnostik 83, 311
Doxycyclin 516
Droge, sympathomimetische 420
Drogenmissbrauch, Schlaganfall 399
Droperidol 374
3D-Rotations-DSA 352, 441, 455
Drotrecogin-α 249
Druck, endexspiratorischer, positiver (s. PEEP)
Druck, intrakranieller (s. auch ICP) 84, 182
– Antihypertensivaeinfluss 386
– bei medikamentös induzierter Hypertonie 388
– Messung 87, 450, 729, 749
– pathologischer 86
– Überwachung 16, 84, 182, 347, 428
Druckkäppchen bei chronischem Hydrozephalus 748
Druckmessung
– epidurale 84, 89
– intraparenchymatöse 88
– intraventrikuläre 88
Drucksteigerung, intrakranielle 56, 84, 86, 182, 646
– akustisch evozierte Potenziale 75
– Analgosedierung 185, 187
– Anfallsprophylaxe 185
– antihypertensive Therapie 651
– Austreibungsphase der Entbindung 477
– Barbiturate 190
– Blutdruck 187, 651
– Blutzuckerwerte 185
– Dekompressionskraniektomie 191, 732
– endotracheale Intubation 110
– Flüssigkeitsmanagement 184
– Glukokortikosteroide 186, 429
– Hemikraniektomie 391, 393
– Herzfrequenz 651
– Hirnabszess 504
– Hirngewebeschädigung 182
– Hirnmetastase 585
– Hirntumor 578, 580
– bei HIV-Infektion 533
– Hydrozephalus 744, 746
– Hyperventilation 189, 391
– Hypothermie 191

– idiopathische 462, 469 f., 575
– infratentorielle 75
– intrazerebrale Blutung 418
– isolierte 465
– beim Kleinkind 746
– Körpertemperatur 185
– Lagerung 388
– Maßnahmen 499
– medikamentenbedingte 186
– Meningitis 493 f.
– Meningeosis neoplastica 585
– Muskelrelaxierung 185
– Osmotherapie 188, 429, 499, 580
– Patientenlagerung 117, 184
– PEEP-Wirkung 161
– postoperative 581
– bei respiratorischer Azidose 202
– Risikofaktoren 183
– beim Säugling 746
– Schädelhirntrauma 731
– Schlitzventrikelsyndrom 757
– Sinusvenenthrombose 462, 468
– somatosensorisch evozierte Potenziale 75
– Subarachnoidalblutung 444
– supratentorielle 75
– Symptome 183
– THAM 190
– Therapie 183, 186, 388, 429, 468, 477, 731
– vegetative Störung 644
– Versorgungsalgorithmus 732
– Vorbeugungsmaßnahmen 184
Druckunterstützung, inspiratorische 156
DSA (s. Subtraktionsangiographie, digitale, intraarterielle)
3D-Spiralen 363
Duplexsonographie 79
7Durazerreißung 725
Durchblutungsstörung, postoperative 349
Durchwanderungsmeningitis 507
Durchzugstracheotomie, translaryngeale 115
Durstversuch 673
Dysarthrie 293
Dysfunktion
– autonome 683, 707
– – gastrointestinale 686
– neuroendokrine 672
Dysplasie, fibromuskuläre 397
Dyspnoe, nächtliche 175
Dysreflexie, autonome 654
Dysregulation
– hypersympathotone 709
– vegetative, Neuroleptikavergiftung 292
Dystonie 671
Dystrophie, myotone 173

E

Early-onset-Pneumonie (s. auch Pneumonie, nosokomiale) 277 ff.

Echinococcus granulosus 538, 540
Echo-Planar-Imaging 46
Echokardiographie 136 f.
ECLA (extracorporeal lung assist) 168
ECMO (extrakorporale Membranoxygenierung) 168
Edrophonium-Test 704, 712
EEG (s. auch Elektroenzephalographie)
EEG-EMG-Polygraphie 603
EEG-Monitoring 68
Efavirenz, HIV-Postexpositionsprophylaxe 533
Ehrlichiose 512
Einklemmung (s. auch Hirngewebeeinklemmung)
– transtentorielle 76
  – vegetative Störung 644
eiserne Lunge 172
Eisanwendung 223
EKG (s. Elektrokardiographie)
EKG-Monitoring 140, 285
Eklampsie 472
EKOS 411
EKOS-Mikrokatheter 384
Elastance des respiratorischen Systems 152
Elastomer-Ballonantrieb, Medikamentenpumpe 372
Elektroenzephalographie (s. auch EEG) 66 ff.
– Alpha-Rhythmus 66
– Anfall, epileptischer 592
– Beta-Aktivität 66
– Burst-suppression-Muster 68
– Delta-Aktivität 66
– Enzephalopathie, hypoxisch-ischämische 488
– Hirntodfeststellung 70, 307
– Myoklonien 601
– periodisch lateralisierte epileptiforme Entladungen 68
– Schädelhirntrauma 729
– Spindelaktivität 68
– Status epilepticus 597
– Theta-Rhythmus 66
Elektrokardiographie 198 ff., 645, 651
– bei Elektroenzephalographie 67
– Herzkreislaufstillstand 324
– Neuroleptikavergiftung 292
– präoperative 342
– pulslose elektrische Aktivität 325
– QT-Verlängerung 651
– R-auf-T-Phänomen 140
– ST-Strecken-Hebung 651
– ST-Strecken-Senkung 651
– T-Wellen-Elevation 651
– TCA-Vergiftung 284
– U-Wellen 651
Elektrolythaushalt 196
Elektrolytstörung
– Enzephalopathie 629
– Guillain-Barré-Syndrom 656
– hypothermiebedingte 226

– im Hirntod 317
– nach intrakraniellem Eingriff 348
– Myelinolyse 660
Elektromyographie 77, 600, 700
– Denervierungspotenziale 700
Elektroneurographie 76
Elektroneurophysiologie 66
ELK-Kriterien, Wegener-Granulomatose 574
Embolie, kardiale 404
Embolisation, transarterielle 367
Embolisationsmaterial 366
EMG-Polygraphie 601
Empyem, subdurales, spinales 506
Enalapril 387
Endokarditis 421, 503
Endotheliopathie, hereditäre 397
Endotrachealtubus, Lagekontrolle 325
Energiebedarf 211
– basaler 386
Energiestoffwechsel, Mikrodialyse, zerebrale 100
Enolase, neuronenspezifische 59, 484, 489, 596
Enoxaparin 257, 260
Enoximon 247
Entamoeba-histolytica-Infektion 537, 539
Enterobacteriaceae-Meningitis 498
Enterovireninfektion, Meningoenzephalitis 520
Enterovirus-Typ-71-Enzephalitis 521, 525
Entscheidungsalgorithmus, ethischer 37
Entzündung
– medulläre (s. auch Myelitis) 550
– Pathophysiologie 243
– spinale 549 ff.
  – Antibiogramm 555
  – Diagnostik 551 ff.
  – Differenzialdiagnose 553
  – Erregerisolierung 551, 555
  – extramedulläre 550
  – Therapie 554
Entzündungsantwort, generalisierte (s. auch SIRS) 242
– bei Hirntod 316
– infektionsbedingte 242
Entzündungsherd, parameningealer 496
Entzündungsmediatoren 493
Enzephalitis
– fokale 523
– Myoklonien 605
– nach Organtransplantation 614
– parainfektiöse 520
– sporadische 523
– virale 519 ff.
– Windpocken-assoziierte 524
Enzephalomyelitis
– akut disseminierte 521
– akute demyelinisierende 565 ff.

– Abgrenzung von der Multiplen Sklerose 567
– Definition der International Pediatric MS Study Group 567
– Liquorbefund 567
– Prognose 568
– Therapie 568
– akute hämorrhagische 566
– parainfektiöse 520
– virale 518
Enzephalomyeloradikulitis, virale 518
Enzephalopathie 521
– Ciclosporin-A-bedingte 612
– Differenzialdiagnose 483
– bei Elektrolytstörung 629
– endokrin bedingte 632, 636
– hepatische 625 f.
– hyperammonämische, valproatinduzierte 627
– hypertensive 624
– hypoxisch-ischämische 482 ff., 569
  – CT-Befund 487
  – Elektrophysiologie 488
  – Laborparameter 489
  – Letalität 486
  – neurologische Befunde 486
  – Prognose 485 ff.
  – Prognostik nach Reanimation 489
  – Reanimationsparameter 486
  – supportive Therapie 485
  – Ursache 482
– immunvermittelte 632
– metabolische 605, 621 ff.
  – Differenzialdiagnose 622, 636
– mitochondriale 400
– Myoklonien 605, 670
– bei Nierentransplantatabstoßung 619
– pankreatische 627
– septische 242, 623 f.
– SLE 563
– Symptomkonstellation 622
– toxische 605
– urämische 628 f.
– vaskuläre, diffuse 559
– vaskulär-hypoxische 605
Enzephalopathiesyndrom, posteriores reversibles 625
Eosinophilie 540, 574
EPAR 411
Ependymom 579 ff.
Epiduralanästhesie, Blutung 457
Epiduralhämatom spinales 454, 456 f.
Epilepsia partialis continua 596, 603, 631
Epilepsie (s. auch Anfall, epileptischer) 590 ff., 605
– fokale 590
– generalisierte 590
– juvenile myoklonische 591
– plötzlicher Tod 595, 652

– Prämedikation 343
– residuale 468, 506
– Schwangerschaft 474, 478
– Ursache 592
– vegetative Störung 644
Epivir, HIV-Postexpositionsprophylaxe 533
Epstein-Barr-Virus-Enzephalitis 524
Epstein-Barr-Virus-Genom, Nachweis im Liquor 62
Epstein-Barr-Virus-Meningoenzephalitis 519
Eptifibatide 411
Erblindung 573
Erbrechen, postoperatives 349
Ermüdungserholungstest 711
Ernährung 206
Ernährung, künstliche 208 ff.
– Bedarfsermittlung 211
– duodenale 210
– enterale 209 f., 214
– gastrale 210
– hypokalorische 211
– immunmodulierende Substanzen 214
– Indikation 209
– jejunale 210
– kombinierte 210
– Kontraindikation 209
– Mikronährstoffe 213
– Nährstoffe 212 f.
– parenterale 210 f., 215
Ernährungssonde 210
Ernährungsstatus 207
Erregeranzucht, kulturelle, aus dem Liquor 61
Erregungsübertragung, neuromuskuläre 198
Erythema migrans 516
Erythrophagen 58
Esmarch-Handgriff 110, 323
Ethambutol 511
Ethik 32
Ethikkonsil 38
Ethionamid 511
Ethosuximid 593
– Nebenwirkungen 595
Euler-Liljestrand-Reflex 153, 166
euthyroid sick syndrome 672
EVD (s. Ventrikeldrainage, externe)
Everolimus 613
EVLWI (extravaskulärer Lungenwasserindex) 139
EWP (ernährungsbedingte Wärmeproduktion) 211
Exanthem 493
Exspiration 152
extrapyramidalmotorisches Syndrom 292
Extubation, postoperative 345 f.

F

Fabry-Krankheit, Schlaganfall 400
Fachweiterbildung 15

Stichwortverzeichnis

F-G

FAEP (frühe akustisch evozierte Potenziale) 307, 309 ff.
Fallpauschalensystem 22
Famciclovir 398
Farbduplexsonographie, zervikale 396
Faszikulationen 601
Fauci-Schema, Cyclophosphamid-Kortikosteroid-Kombination 572
Faustschlag, präkordialer 326
Fazialis-Myokymie 603
Fazialisparese 406
- bilaterale 680
Fehlernährung 207 f.
Felsengebirgsfleckfieber 512
Femoraliskatheter 123
Fentanyl 129, 373
Fette, künstliche Ernährung 212 f.
Fettemulsion 212
Fettsäuren 212
Fettüberladungssyndrom 213
Fibrinolyse, intraventrikuläre 432
- CLEAR-IVH-Studie 432
Fibrinolytika 382
Fieber (s. auch Hyperthermie) 504, 521, 667
- zentrales 429, 653
Fieberreaktion, Amphotericin-B-bedingte 547
Fistel, arteriovenöse
- durale 364 ff., 457 f.
- Gefäßembolisation 366
- perimedulläre 457
- Therapieziel 365
Flapping-tremor 604, 670
Flatulanzien bei enteraler Ernährung 215
Flecktyphus
- endemischer 512
- epidemischer 512
Flora, oropharyngeale, pathogene 279
Flubendazol 542
Fluconazol 535, 547
Flucytosin 535
Fludrocortison 451
fluid challenge bei Sepsis 245
Flumazenil 295 f., 627
Flunitrazepamvergiftung 295
5-Fluorocytosin 542, 547
Flüssigkeitsdrainage, thorakale 124
fokales neurologisches Defizit 465, 504
Fondaparinux 264
Fontanelle, gespannte, vorgewölbte, beim Säugling 746
Foramen-Monroi-Blockade 431, 745
Foscarnet 526, 534, 555
Fosfomycin 499
Fosphenytoin 428
Fötus, lebensfähiger, Rettung nach mütterlichem Hirntod 302
Foville-Syndrom 406
Fremdbestimmung 37
Frontalhörnererweiterung 747

Fruchtwasserembolie 473
Frühanfälle, epileptische 29
Frühgeborenes, Hirntod 307
Frühmobilisation 257
Frührehabilitation 23 f.
- Angehörigeneinbindung 24
- Basisversorgung 24
- Beendigung 29
- Phase-B-Klinik 23
Frühsommermeningoenzephalitis (s. FSME)
Frühtracheotomie 115
Fruktose 213
Fruktoseintoleranz 189
- hereditäre 213
FSME (Frühsommermeningoenzephalitis)
- Differenzialdiagnose 550, 704
FSME-Myelitis 550
FSME-Virus-Nachweis 525
Füllungsdruck, kardialer 137
Fungämie, disseminierte 546
funikuläre Myelose 553
Furosemid 198
F-Welle 601

G

GABA (γ-Aminobuttersäure) 294
- Freisetzungshemmung 707
GABA-erges System im Gehirn 626
Gabapentin 593, 595, 616
Ganciclovir 526, 534, 555
Ganzhirnbestrahlung 535, 586
Gasdruckförderprinzip, Medikamentenpumpe 373, 375
Gasgesetz von Henry 151
Gastroparese 686
Gastroprotektive Substanzen bei Glukokortikosteroidtherapie 267
Gastrostomie, perkutane endoskopische 210
Gaumensegelmyoklonus 603
GBS s. Guillain-Barré-Syndrom 628
GCS (Glasgow Coma Scale) 10, 725
Geburtsanästhesie 474
Gefäß, intrakranielles
- angiomversorgendes, Sondierung 365
- Sondierung 352
4-Gefäß-Angiographie 465
Gefäßanomalie, intrazerebrale Blutung 419
Gefäßmalformation, arteriovenöse (s. Malformation, arteriovenöse)
Gefäßrekanalisation, Mikrobläschen 80
Gefäßruptur
- Blutung, intrazerebrale 419, 421
- intrakranielle, intrainterventionelle 358
Gefäßsondierung, superselektive
- flussgesteuerte 365
- flussunabhängige 365

Gefäßverletzung, Schädelhirntrauma 725
Gehirn (s. auch Hirn)
- Reperfusion 323
- Wiederbelebungszeit 312, 323
Gelegenheitsanfälle 592
Genom
- bakterielles, Nachweis im Liquor 61
- virales, Nachweis im Liquor 61
Gerinnungsfaktor VII 425
Gerinnungsstörung
- Blutung, intrazerebrale 420, 425
- Blutung, spinale 456
- Sinusvenenthrombose 462 f.
Germinome der Pinealisregion 750
Gesamteiweißgehalt im Hirntod 318
Gesamtkörperkalium 197
Gesamtkörperkalzium 198
Gesamtkörpermagnesium 199
Gesamtkörpernatrium 196
Gesamtkörperphosphat 200
Gewebeoxygenierung 203
Gewebeplasminogenaktivator, rekombinanter 382, 396
- Basilaristhrombose 409, 412
- Bridging-Dosis 409, 413
GFR (glomeruläre Filtrationsrate) 230
GHB (γ-Hydroxybuttersäure) 130
Glasgow Coma Scale 10, 725
Glasgow Outcome Scale 10
Glaskörpereinblutung 440, 451
Glioblastom 579 f.
- Prognose 582
Gliom
- tektales 746
- nach zerebraler Strahlentherapie im Kindesalter 578
glomeruläre Filtrationsrate 230
Glukokortikosteroide 186, 266
- akute demyelinisierende Enzephalomyelitis 568
- bakterielle Meningitis 499
- Dosisäquivalenz 266
- Drucksteigerung, intrakranielle 186
- genomische Effekte 266
- Guillain-Barré-Syndrom 687
- hochdosierte 700
- Indikationsstellung 267
- intrakranielle Drucksteigerung 429, 580, 585
- isolierte Angiitis des zentralen Nervensystems 570
- Kombination mit Cyclophosphamid 574
- Fauci-Schema 572
- myasthene Krise 719 f.
- Nebenwirkungen 266, 613 f.
- Organtransplantation 613
- Pulstherapie
  - hoch dosierte 266
  - intravenöse 572
- Riesenzellarteriitis 573

- Sarkoidose 560
- Schlaganfall 390
- Schwangerschaft 474
- Substanzwahl 266
- Substitution vor Lungentransplantation 319
- systemischer Lupus erythematodes 564
- tuberkulöse Meningitis 511
- Wirkmechanismen 266
- Wirkung bei Sepsis 248
- zerebraler Vasospasmus 448
Glukose, künstliche Ernährung 213
Glukosegabe, intravenöse 632
- bei Porphyrie 628
Glukosekonzentration
- im Blut (s. Blutglukosekonzentration)
- im Liquor 60, 522, 744
Glutamin 212
Glycerol 732
- bei intrakranieller Drucksteigerung 189, 389, 429
Glyceroltrinitrat (Nitroglycerin) 187, 387
Glycinfreisetzungshemmung 707
Gnathostoma spinigerum 537, 539
Gnathostomiasis 542 f.
GOS (Glasgow Outcome Scale) 10
GP-IIb/IIIa-Rezeptorantagonisten 385, 412
Graft-versus-Host-Reaktion 618
- chronische 614, 618
Graft-versus-Leukemie-Effekt 618
Granulom, epitheloidzelliges, nicht verkäsendes 558
Grundumsatzbestimmung 211
Guedel-Tubus 110
Guillain-Barré-Syndrom 17
- Analgosedierung 685
- autonome Dysfunktion 655
- Beatmung, maschinelle 684 f.
- Behandlungsempfehlungen 684
- Differenzialdiagnose 553, 680, 704, 714
- Elektromyographie 77
- Elektroneurographie 77
- Ernährung 18, 657
- Flüssigkeitsregime 657
- Herzschrittmacherindikation 647, 657
- Immuntherapie 686
- Infektion 686
- intravenöse Immunglobulintherapie 268
- Intubation 656, 683 f.
- Kontrakturprophylaxe 684
- Lagerung 17
- Liquorbefund 57
- pharmakologische Blockade. 657
- Plasmaaustausch 269, 686
- Prognose 681
- Schmerzsyndrom, neuropathisches 683
- in der Schwangerschaft 477

- Therapie 682 ff.
- thrombembolische Komplikation 683
- vegetative Störungen 643 f., 680, 683
- Weaning 17

GvHR (Graft-versus-Host-Reaktion) 614, 618

H

HAART (hochaktive antiretrovirale Therapie) 531
Haemophilus-influenzae-Meningitis 498
Haemophilus-influenzae-Nachweis, Meldepflicht 501
Haemophilus-influenzae-Typ-B-Impfung 492
Hagen-Poiseuille-Gesetz 153
Hakim-Trias, chronischer Hydrozephalus 746
Halbseitenlähmung 406, 423, 566 f.
Halluzinationen 667
Haloperidol 637
Halswirbelsäulenverletzung 730
Hämangioblastom, zerebelläres, Blutung 419
Hämapherese 268 ff.
Hämatokrit im Hirntod 318
Hämatom
- epidurales, spinales 454, 456 f.
- Intrakranielles, raumforderndes 444
- subdurales 454, 456

Hämatomausräumung
- chirurgische
  - intrazerebrale 433 ff.
  - spinale 457
- bei intrazerebraler Blutung 430, 433 ff., 444
- bei Subarachnoidalblutung 444

Hämatomyelie 454, 457
Hämodiafiltration
- arteriovenöse, kontinuierliche 291
- veno-venöse 236 ff.
  - kontinuierliche 237

Hämodialyse
- bei Lithiumvergiftung 291
- veno-venöse 234 f., 237

Hämodilution bei Subarachnoidalblutung 448
Hämofiltration
- Mediatorenelimination bei Sepsis 249
- veno-venöse 235 ff.

Hämoglobingehalt bei Sepsis 246
Handeln, ärztliches
- Legalität 33
- Legitimität 33
- palliatives 34

Harnblasenkatheter, suprapubischer 28

Harninkontinenz 28
Harnstoffausscheidung im Urin 208
Harnverhalt bei spinalem Trauma 741
Harris-Benedict-Gleichung 211
Hashimoto-Thyreoiditis, Enzephalopathie 632
Hautantwort, sympathische 650
Hefepilze im Liquor 545
Heimbeatmung 172
- Ablehnung 177
- Indikationsstellung 172, 176
- invasive 176
- Maximaltherapie 177
- nicht invasive 175
- Voraussetzungen 175

Helminthen 536 f., 539
Hemianopsie 405
Hemikraniektomie 391, 393
Hemiparese 406, 423, 566 f.
Heparin
- bei kontinuierlichem Nierenersatzverfahren 233
- niedermolekulares
  - gewichtsadaptiertes, bei Sinusvenenthrombose 467
  - neuroradiologische Intervention 354
- in niedriger Dosierung, Blutungshäufigkeit 260
- Risiko in der Schwangerschaft 476
- Sinusvenenthrombose 467
- in therapeutischer Dosierung, Blutungsrisiko 263
- unfraktioniertes 257 f., 260, 467

Heparinisierung
- Blutungsrisiko 420
- intrainterventionelle, körpergewichtsadaptierte 354, 361
- perioperative 349

Heparinneutralisierung 263
Heparinprophylaxe 260
Herniation
- paradoxe 192
- subfalxiale 579
- transforaminale, postoperative 349
- transtentorielle 424, 464
  - Symptome 192

HERNS (hereditäre Endotheliopathie mit Retinopathie, Nephropathie und Schlaganfall) 397
Herpes zoster ophthalmicus 398
Herpes-simplex-Virus-Enzephalitis 521 ff.
- Differenzialdiagnose 522
- Liquorbefund 57, 523
- Liquorpolymerasekettenreaktion 522
- Magnetresonanztomographie 53, 521, 523
Herpes-simplex-Virus-Genom, Nachweis im Liquor 62
Herpes-simplex-Virus-Myelitis 555

Herpesvirenmeningoenzephalitis 519
Herzbeuteltamponade 324
Herzenzyme 652
Herzerkrankung, kongenitale, Hirnabszess 503
Herzfrequenz 647
- vegetative Störung 645

Herzfrequenzabfall bei Karotisdruckversuch 649
Herzfrequenzfluktuation, Spektralanalyse 647
Herzfrequenzsteigerung, medikamentöse 141
Herzfrequenzvariabilität 646
- Guillain-Barré-Syndrom 655
- Multiorgandysfunktionssyndrom 658
- zirkadiane, veränderte 652

Herzfunktion, Monitoring 140
Herzinsuffizienz, akute 143
Herzkreislauffunktion, Monitoring 136
Herzkreislaufstillstand 302, 322 ff.
- Diagnostik 323 f.
- Hypothermiebehandlung 225
- mit Defibrillationsindikation 331
- ohne Defibrillationsindikation 331
- Pupillenkontrolle 323
- Reanimation (s. Reanimation)
- Ursache 322
  - potenziell reversibel 324
- Zeitspanne nach Hirntod 316

Herzoperation, Nahinfrarotspektroskopie 96
Herzrhythmusstörung
- nach Antidepressivumvergiftung 284, 286
- bradykarde 141
- Differenzialdiagnose 141
- hypothermiebedingte 226
- tachykarde 142
- Therapieprinzipien 141
- Ursache 141
- vegetative Störung 646

Herzschrittmacher 327
- Indikation bei Guillain-Barré-Syndrom 647, 657

Herzstillstand 200, 287, 302
Herztod, plötzlicher 652
Herztransplantation, neurologische Komplikation 619
HI-Viruskonzentration im Blut 532
Hilfsmittelversorgung 29
Hinterseitenstrangmyelitis 550
Hirnabszess 502 ff.
- Antibiotikatherapie 505
- Aspiration, stereotaktische, CT-gesteuerte 505 f.
- Bewusstseinslage, initiale 506
- Diagnostik 504
- Differenzialdiagnose 504
- Erreger 492
- Konsiliaruntersuchungen 504

- Lokalisation 503
- nach Organtransplantation 615
- Prognose 506
- Rezidiv 506
- Symptome 504
- Therapie 506
- Vorgehen 505

Hirnabszesse, multiple 503
Hirnanoxie bei Status epilepticus 598
Hirnatrophie
- Abgrenzung vom Hydrozephalus 748
- diffuse 629

Hirnbasisarterien 79, 311
Hirnbasisarterienvaskulopathie 398
Hirnbiopsie 419
Hirndrucksonde, intraparenchymatöse 734
Hirndrucktherapie 183, 186, 388, 429, 468, 477, 731
Hirnfunktion, höhere, Rehabilitation 27
Hirnfunktionsausfall
- Irreversibilitätsnachweis 307, 311
  - Kind unter 3 Jahren 309
- Symptome 307

Hirngefäße
- Device-assistierte Rekanalisation 384
- Reperfusion bei Schlaganfall 382

Hirngewebe
- O_2-Partialdruck (s. O_2-Partialdruck im Hirngewebe)
- Zusammensetzung der interstitiellen Flüssigkeit 99

Hirngewebeeinklemmung (s. auch Einklemmung)
- bei intrakranieller Drucksteigerung 182, 188
- Symptome 192

Hirngewebeschädigung, sekundärischämische, bei Subarachnoidalblutung 101
Hirninfarkt
- hämorrhagischer 420
- ischämischer
  - Differenzialdiagnose 636
  - Intensivbehandlung 385
  - postpartaler 399
  - Status epilepticus 598
- lakunärer 397, 404
- makroangiopathischer 404
- mikroangiopathischer 404
- Penumbraschutz 382
- prothrombotische Zustände 398
- rechtseitiger, mit Inselkortexbeteiligung 652
- Sarkoidose 559
- bei Sinusvenenthrombose 462
- territorialer 397
- vegetative Störung 644, 653

Hirninfarkte
- subkortikale 397

Stichwortverzeichnis

- Vaskulitis des Nervensystems bei systemischer Vaskulitis 571
- Hirninfarktmuster 49
- Hirnischämie bei intrakranieller Drucksteigerung 182
- Hirnmetastase 584 ff.
  - Chemotherapie 586
  - inoperable 586
  - Diagnostik 585
  - Prognose 588
  - Radiochirurgie 586
  - Resektion, palliative 586
  - Strahlentherapie 586
  - Therapie 585
- Hirnmetastasen, multiple 585
- Hirnnervenausfall 404, 558, 566
- Hirnnervenneuritis 516
- Hirnnervenneuropathie 509
- Hirnnervenstatus, Schädelhirntrauma 728
- Hirnödem 185
  - bei akutem Leberversagen 626
  - generalisiertes, hyponatriämiebedingtes 196
  - bei Meningitis 493 f.
  - perifokales
    - Hirntumor 579
    - intrazerebrale Blutung 418, 421 f.
  - periventrikuläres 744
    - Computertomographie 748
  - postoperatives 347
  - posttraumatisches, ICP-Senkung 184
  - raumforderndes, bei Mediainfarkt 102
  - Rebound-Effekt 388
  - vasogenes 185, 640
  - zweigipfliges 482
  - zytotoxisches 185, 521
- Hirnparenchymproteine 59
- Hirnschädigung 305
  - generalisierte 482
  - hypoxisch-ischämische 482
    - Diagnostik 483
    - Neuroprotektion 484
    - Reihenfolge der Hirnteile 482
  - infratentorielle
    - primäre 307, 309
  - primäre 309
    - Mikrodialyse, zerebrale 100
  - sekundäre 309
  - traumatische 725
    - Kaskade 725
- Hirnstamm, Magnetresonanztomographie 408
- Hirnstammareflexie, apnoische 300, 305
  - klinische Prüfung 302, 309
- Hirnstammblutung 408, 430
- Hirnstammenzephalitis 519
- Hirnstamminfarkt 76, 408
- Hirnstammischämie 407 ff.
  - Basistherapie 408
  - Prognose 407

- Hirnstammkompression 414
- Hirnstammläsion 111
  - evozierte Potenziale 75
- Hirnstammreflexe, Ausfall 483, 486, 622
- Hirnstammsyndrom, gekreuztes 405 f.
- Hirnstammtod 300
- Hirnstimulation, tiefe, Notfall 669
- Hirntod 19, 300 ff.
  - Art der Hirnschädigung 309
  - Beobachtungsdauer 307
  - bestätigende Untersuchungen 301, 312
  - Definition 300, 305
  - Elektrolytstörung 317
  - endokrine Störung 317
  - Entzündungsreaktion, generalisierte 316
  - hämodynamische Zielparameter 318
  - indirekt nachgewiesener 312
  - inflammatorische Mediatoren 316
  - Katecholamintherapie 318
  - Kreislaufdysregulation, hypotone 317
  - Kriterien 300
  - lungenprotektive Beatmung 319
  - Organperfusionsstörung 316
  - Rettung eines lebensfähigen Fötus 302
  - Sauerstofftransportkapazität 318
  - bei Schwangerschaft 302, 310
  - Temperaturdysregulation 317
  - Testwiederholung, Intervall 301
  - Therapiebeendigung 302
  - untersuchende Ärzte 301
    - Qualifikationsanforderungen 310
  - Volumensubstitution 317
  - Wärmeverlustvermeidung 317
  - Zusatzuntersuchungen 301 f., 307
- Hirntoddiagnostik
  - Protokollunterzeichnung 302
  - Richtlinien 306
- Hirntodfeststellung
  - Angiographie 307, 312
  - Dopplersonographie, transkranielle 83, 311
  - EEG-Ableitung 70, 310
  - evozierte Potenziale 76, 307, 310
  - Komagrad 309
  - Neugeborenes 307
  - Organentnahme 312
  - Perfusionsszintigraphie 311
  - Protokoll 308, 312
  - Richtlinien 305
  - Säugling/Kleinkind 307
  - Voraussetzungen 305
    - Einschränkung 309
- Hirntodkonzept 300

- Hirntumor 578 ff.
  - Antikonvulsivaprophylaxe 580, 585
  - Diagnostik 578
  - intraaxialer 581
  - Komplikation 580 f.
  - Malignität 578
  - operativer Eingriff 580
  - primärer 578
  - Prognose 582
  - Salzverlust, zerebraler 674
  - Therapie 580, 582
- Hirnvenenthrombose
  - kortikale 476
  - in der Schwangerschaft 476
- Hirnverletzung 309
  - Management 184
- Hirnvolumenkomponenten 84
- Hirnzellschaden, Mikrodialyse, zerebrale 100
- Hirudin 234
  - rekombinantes 264
- Histoplasma capsulatum 546 f.
- HIV-Antikörper-Nachweis im Serum 530 f.
- HIV-Infektion 530 ff.
  - Komplikation, neurologische 533
- HIV-Inkubation 530
- HIV-Meningoenzephalitis 533
- HIV-Postexpositionsprophylaxe 532 f.
- HMPAO-SPECT 484
- Hochdosisbarbiturattherapie 190
- Hochdosispropofoltherapie 187
- Hormon, antidiuretisches (s. ADH)
- Hormonachse, hypothalamisch-adrenerge, Stimulation 673
- Horner-Syndrom 404, 406
- Hornhauttransplantation, Augenentnahme 302
- H_2-Rezeptor-Antagonisten 218, 279
- 5HT (Serotoninrezeptoren) 289
- Hüfner-Zahl 151
- Hughes-Score 10
- humanes Immundefizienzvirus (s. HIV)
- Hunt-u.-Hess-Klassifikation, Subarachnoidalblutung 18
- Hurst-Enzephalomyelitis 566
- Hustenstoß 149
- Hybridverfahren, Nierenersatzverfahren 236
- Hydrocephalus (s. auch Hydrozephalus)
- Hydrocephalus aresorptivus (s. Hydrocephalus communicans)
- Hydrocephalus communicans 744 ff.
  - Abgrenzung von Hirnatrophie 748
  - Ätiologie 745 f.
  - Computertomographie 748
  - Lumbalpunktionen 750
- Hydrocephalus occlusus 744 f.
  - akute Dekompensation 745
  - Computertomographie 747

  - nach intrazerebraler Blutung 430
  - kompensierter 744
  - Parasitose 543
  - Sarkoidose 559
  - ZNS-Tuberkulose 511
- Hydrochloroquin 560
- Hydrogel-Coils 364
- Hydrokortisongabe im Hirntod 318
- Hydrokortisonsubstitution
  - perioperative 344
  - postoperative 348
  - bei Sepsis 248, 251
- Hydromorphon 373
- γ-Hydroxybuttersäure 130
- Hydroxyethylstärke 231
- Hydrozephalus (s. auch Hydrocephalus) 28, 744 ff.
  - biventrikulärer 745
  - chronischer 746
  - Diagnostik
    - bildgebende 746 ff.
    - nuklearmedizinische 749
  - Differenzialdiagnose 749
  - Druckmessung, intrakranielle 749
  - Drucksteigerung, intrakranielle 744
  - intrathekale Umgehungen 753
  - nach intrazerebraler Blutung 430
  - Lumbalpunktion, serielle 750
  - Meningitis 495, 509, 527
  - postoperativer 581
  - radiologische Kriterien 747
  - Reservoir, subkutanes 751
  - beim Säugling 746
  - Shunt-Wirkung 748
  - nach Subarachnoidalblutung 444
  - Symptome 746
  - Therapie, chirurgische 750
  - Überdrainage 756
  - Ursache 744 f.
  - vegetative Störung 644
  - Ventilbehandlung 753
  - Ventrikeldrainage (s. Ventrikeldrainage)
  - Ventrikelpunktion 750
- Hygrom
  - postoperatives 581
  - subdurales 756
- Hyperammonämie 627
- Hyperbikarbonatämie, hypochlorämische 202
- Hyperemesis gravidarum 478
- Hyperglykämie 631
  - künstliche Ernährung 213
  - Postaggressionsstoffwechsel 206
- Hyperglykolyse, posttraumatische 213
- Hyperhydratation 185
  - hypotone 196
- Hyperinsulinämie, Postaggressionsstoffwechsel 206
- Hyperkaliämie 197 f., 202
  - Herzkreislaufstillstand 324
  - Rhabdomyolyse 691
- Hyperkalzämie 199, 630

Hyperkapnie 172
- akute 202
- Atemstillstandsnachweis 309
- Auswirkung bei Schlaganfall 382
- Drucksteigerung, intrakranielle 429
Hyperkinese bei Antiparkinsontherapie 668
Hyperkoagulabilität 399, 510
Hypermetabolismus, Postaggressionsstoffwechsel 206
Hypernatriämie 197
- Enzephalopathie 630
Hyperosmolarität 630 f.
Hyperoxie, normobare 93
Hyperphosphatämie 200, 631
Hyperplasien, benigne polyklonale lymphoide, nach Organtransplantation 616
Hyperreflexie 291, 626, 698
- autonome, akute 654
Hypersensitivitätspneumonitis, Methotrexat-bedingte 561
Hyperthermie (s. auch Fieber) 222, 667
- maligne 653, 692 ff., 714
  - Diagnostik 695 ff.
  - Differenzialdiagnose 694
  - Genetik 693
  - klinische Zeichen 693
  - Krise 693 f.
  - Notfallinformationen 697
  - Therapie 694 f.
  - Triggersubstanz 692
  - Veranlagung 695 f
- malignes L-Dopa-Entzugssyndrom 667
- MAO-Hemmer-Vergiftung 287 f.
- medikamentös induzierte 653
- Postreanimationsphase 335
- TCA-Vergiftung 286
Hyperthyreose 632
- kontrastmittelbedingte 46
Hypertonie, arterielle
- Blutung, intrazerebrale 418
- mit Bradykardie 651
- Enzephalopathie 624
- Guillain-Barré-Syndrom 656
- MAO-Hemmer-Vergiftung 287
- medikamentös induzierte, bei Schlaganfall 388
- NICE-Leitlinie 341
- Porphyrie 658
- Sneddon-Syndrom 399
- bei Subarachnoidalblutung 448
- Sympathikusaktivierung 650
- Therapie bei erhöhtem ICP 651
Hyperventilation 189, 201
- bei intrakranieller Drucksteigerung 189, 391, 499, 585
Hyperventilationssyndrom 201
Hyperviskosität, Schlaganfall 399
Hypervolämie 448
- im Hirntod 317
Hyphen im Liquor 545

Hypnotikaintoxikation, vegetative Störung 644
Hypobikarbonatämie 203
Hypoglykämie 631
- künstliche Ernährung 213
Hypokaliämie 197, 201
- Alkoholentzugsdelir 635
- Herzkreislaufstillstand 324
Hypokalzämie 199, 630
- Herzkreislaufstillstand 324
Hypomagnesiämie 199, 630, 635
Hypometabolismus, Postaggressionsstoffwechsel 206
Hyponatriämie 196, 673
- Alkoholentzugsdelir 635
- Differenzialdiagnose 673 f.
- Enzephalopathie 629
- Natriumdefizitkalkulation 663
- Natriumspiegelkorrektur 663
- Salzverlust, zerebraler 674
- Subarachnoidalblutung 449, 451
- Ursache 661
Hypophosphatämie 200, 630
Hypophyseninsuffizienz 26
- schwangerschaftsbedingte 477
Hypophysentumor, Operationskomplikation 581
Hypopnoe 154
Hypotension, arterielle
- Lithiumvergiftung 291
- Sepsis 242
- Serotonin-Reuptake-Hemmer-Vergiftung 289
Hypothalamustumor, Operationskomplikation 581
Hypothermie 310
- Herzkreislaufstillstand 324
- bei hypoxisch-ischämischer Hirnschädigung 485
- Indikationsstellung 191
- bei intrakranieller Drucksteigerung 191, 732
- milde 222
- moderate 222
  - bei ischämischem Schlaganfall 392 f.
- Nebenwirkungen 732
- Postreanimationsphase 335
- Reanimationsdauer 328
- tiefe 191, 222
- Wiedererwärmungsmodus 191
Hypothermiebehandlung 222 ff., 335
- Anwendung 224
- Nebenwirkungen 225
- zentralvenöser Katheter 223
Hypothermiegrade, therapeutische 222
Hypothyreose, Enzephalopathie 632
Hypoventilation 201 f.
Hypoventilationssyndrom, neuromuskuläres 175
Hypovolämie 184, 324
- hypernatriämische 673
- im Hirntod 317

Hypoxämie 165
- hypoxisch-ischämische Enzephalopathie 482
- kritische 483
- Lagerungstherapie 168
Hypoxie 322, 324
- bei Dilatationstracheotomie 117
- Drucksteigerung, intrakranielle 429

I

IANS (isolierte Angiitis des ZNS) 398, 569 ff.
IAT (intraarterielle Thrombolyse) 383, 404, 410
ICB (s. Blutung, intrazerebrale)
ICG (Indocyaningrün) 98
ICG-Dilutionskurven 98
ICP (s. auch Druck, intrakranieller)
ICP-/CPP-Monitoring 86, 90
ICP-Kurve 85
- bei externer Ventrikeldrainage 90
ICP-Monitor 88
ICP-Sonde 18, 87
- epidurale 89
- intraparenchymatöse 87, 89
- intraventrikuläre 89
- Komplikation 89
ICP-Wellen 86
IgM-Produktion, intrathekale 517
Imaging Severity Index 506
Immediatanfälle 29
Immunadsorption 269, 718 f.
Immundefizienzvirus, humanes (s. HIV)
immune reconstitution syndrome 510
Immunfunktion bei Fehlernährung 208
Immunglobuline
- intravenöse 267 f., 568, 686 f., 720
  - Nebenwirkungen 268, 720
- im Liquor 59
- bei Sepsis 250
Immuninkompetenz (s. Immunsuppression)
Immunität, T-Zell-vermittelte, verminderte 208
Immunmodulierende Substanzen, künstliche Ernährung 214
Immunsuppression
- akute Virusinfektion 519
- Herpes-simplex-Virus-Enzephalitis 523
- Hirnabszess 502
- hypothermiebedingte 227
- Meningitiserreger 492
- Mykose 546
- nosokomiale Pneumonie 278
Immunsuppressiva 560, 564, 720 f.
- hochdosierte, Infektionsrisiko 615
- Neurotoxizität 612

- bei Organtransplantatabstoßung 614
Immuntherapie 266
- bei myasthener Krise 718 f.
Impedanzanalyse, bioelektrische 208
Indikatorverdünnung, transpulmonale 139
Indinavir, HIV-Postexpositionsprophylaxe 533
Individualpflege 16
Indocyaningrün 98
Indomethacin 390
Infarkt, spinaler 53
Infektion 492
- bei externer Ventrikeldrainage 752
- generalisierte Entzündungsantwort (s. auch SIRS) 242
- lokale, Sinusvenenthrombose 463
- nosokomiale 276
  - Prävention 281
- opportunistische 533
- nach Organtransplantation 614, 619
  - Therapie 616
- parameningeale 492, 496
- parasitäre 536
- Pilze (s. Pilzinfektion)
- spinale 550
- systemische, Sinusvenenthrombose 463
- virale s. Virusinfektion 518
Influenza, Meningoenzephalitis 520
Informationsdefizit 32
Infusionslösung
- gelatinehaltige 231
- hyperosmolare 585
- hypertone 189, 731
Infusionstherapie, Natriumzufuhr 197
Inhalationsanästhetika 692
Injury-Severity-Score 725
Inotropika bei Sepsis 247
Inspirationsfluss 156
Insulinresistenz, Postaggressionsstoffwechsel 206
Insult, zerebraler (s. Schlaganfall)
Intensivbehandlung 6
Intensivmyopathie 700
Intensivpatient, neurologisch-neurochirurgischer 16
Intensivpflege, neurologisch-neurochirurgische 14, 17
- Belastung des Personals 14
Intensivpflegepersonal (s. Pflegepersonal)
Intensivstation, neurologisch-neurochirurgische 4
- Anforderungen an den Arzt 8
- apparative Ausstattung 7
- Aufgabenverteilung 15
- Aufnahmeindikationen 4
- bauliche Gegebenheiten 7, 14

Stichwortverzeichnis

- Leistungserfassung 19
- Organisation 15
- Patientenkollektiv 4
- Personal (s. auch Pflegepersonal) 8 f., 15

Intensivtherapie, organprotektive 316, 318 f.
Interferon-α 560
intermediate care 5
Intervention
- endovaskuläre 111
- neuroradiologische 352 ff.

Intoxikation 284, 324
- Acetylcholinesterasehemmung 713

Intubation, endotracheale 110 ff., 325, 656
- Antidepressivumvergiftung 286
- Epilepsierisiko 113
- Indikation 110
- Kreislaufinstabilität 113
- myasthene Krise 717
- Nebenwirkung 113
- schwierige 113
- spinales Trauma 741
- Tubuslagenkontrolle 325
- bei Verdacht auf Hirnstammischämie 409

inversed ratio ventilation 155
In-vitro-Kontrakturtest 695 f.
IRIS (immune reconstitution syndrome) 510
IRV (inversed ratio ventilation) 155
ISAT-Studie 360
Ischämie, spinale 553, 654
Ischämie, vertebrobasiläre 404, 407 f.
Ischämie, zerebrale
- Diagnostik 48 f.
- fokale, Hypothermiebehandlung 225
- globale 482
- nach Herztransplantation 619
- ICP-/CPP-Monitoring 87
- Sneddon-Syndrom 398
- Takayasu-Arteriitis 573

Ischämie-Reperfusions-Störung 322
ISI (Imaging Severity Index) 506
Isoniazid 511
Isoprinosin 529
ISS (Injury-Severity-Score) 725
Itraconazol 547
IVT (s. Thrombolyse, intravenöse)
Ixodes rhizinus 516

J

Jackson-Position, verbesserte 113
Jarisch-Herxheimer-Reaktion 517
JC-Virus 529, 535, 614
JC-Virus-Genom, Nachweis im Liquor 62, 535
Jodaufnahme, medikamentöse Blockade 46

Jodzufuhr, kontrastmittelbedingte 46
Jugularis-externa-Katheter 122
Jugularis-interna-Katheter 121

K

Kaiser-Score 10
Kaliumhaushalt 197
Kaliumshift 197
Kalorimetrie 386
- indirekte 211

Kalzium bei Reanimation 329 f.
Kalziumantagonisten 732
- Kontraindikation 694
- bei Schlaganfall 387

Kalziumantagonisteninfusion, intraarterielle 362
Kalziumaufnahme 198
Kalziumglukonat 198 f., 270
Kalziumhaushalt 198
Kalziumkanalblocker (s. Kalziumantagonisten)
Kalziumkanäle, Autoantikörper 713, 715
Kammerflimmern 324, 485
- Reanimation 331

Kanüle, arterielle 123
Kardiomyopathie, septische 243
Kardiotoxizität, TCA-Vergiftung 284
kardiovaskuläre Erkrankung, Operationsrisiko 341
kardiovaskuläre Stabilisierung, Postreanimationsphase 334
kardiovaskuläre Störung, neurogene 650
Kardioversion, elektrische, synchronisierte 142
Karotisangioplastie, perkutane transluminale, stentgeschützte 352 ff.
Karotisdruckversuch 649
Karotisendarteriektomie, intrazerebrale Blutung 420
Karotisoperation, Nahinfrarotspektroskopie 96
Karotisreststenose, Dilatation 355
Karotissinustest 649
Karotisstenose 352
- Angioplastie, perkutane transluminale, stentgeschützte 352
- Schweregradbestimmung 354

Karpaltunnelsyndrom 619
Katabolie, Postaggressionsstoffwechsel 206 f.
Katatonie, letale 654
Katecholaminausschüttung, kardiovaskuläre Folgen 643
Katecholamine 285, 657
- Deafferenzierungshypersensitivität 650, 654

Katecholamininfusion, Reaktion 650
Katecholaminspiegel 650
Katheter
- arterieller, intrakranieller Eingriff 347

- periphervenöser 211
- zentralvenöser 211
  - Hypothermie 223
  - bei Verdacht auf Hirnstammischämie 409

Katheterangiographie 47, 50, 52
Katheterangioplastie, transluminale 448
Katheterauslassversuch 28
Katheterismus, intermittierender 28
Katzenkratzkrankheit 513
Kavernom, intrakranielles 364
Kenndermatome 736
Kennmuskeln 736
Kennreflexe 737
Kernspintomographie (s. Magnetresonanztomographie)
Ketamin 130, 730
Ketoazidose 203
- diabetische 203, 631

Kinase, muskelspezifische, Antikörper 710
King-Denborough-Syndrom 695
Kleinhirnblutung 192, 424
- Differenzialdiagnose 408
- Hämatomausräumung 434 f.
- Hydrozephalus 746
- Ventrikeleinbruch 433

Kleinhirninfarkt 192, 404 ff.
Kleinhirnstupor 582
Klonus 601
Knochendeckelreimplantation 28
Knochenmarktransplantation 618
Koagulopathie, Stressulkusblutung 218 f.
Koaxialtechnik 352
Kochsalzlösung, hypertone, bei intrakranieller Drucksteigerung 389
Koerber-Salus-Elschnig-Syndrom 406
Kohlenhydrate, künstliche Ernährung 213
Kollagenose 562, 564
Kollateralkreisläufe, portosystemische 626
Kolonisation, oropharyngeale, Pneumonierisiko 279
Koma 5, 305
- bei Anoxie 483
- anoxisch-hypoxämisches 70
- Benzodiazepinvergiftung 295
- Elektroenzephalographie 67
- Enzephalitis, virale 526
- Enzephalopathie
  - hepatische 626
  - hypoxisch-ischämische 486
  - metabolische 622
  - urämische 629
- generalisierter tonisch-klonischer Status epilepticus 597
- Hirnstammischämie 407
- Hypoglykämie 632
- medikamenteninduziertes 68
- metabolisches 68
- nach Organtransplantation 611

- persistierendes 302 f.
  - Hirntodfeststellung 309
- postanoxisches, prognostische Parameter 489
- TCA-Vergiftung 284, 286
- Thalamusblutung 423

Kombinationsintoxikation 294
Kommunikation 11
Kompartimente, intrakranielle 182
Kompartmentsyndrom 691
Komplikation
- neurologische, HIV-assoziierte 533
- postoperative 347

Kompressionsstrümpfe 257
Konakion 344
Koniotomie 115
Kontrakturprophylaxe 25, 684
Kontrastmittel
- Angiographie 47
- Computertomographie 45
- Magnetresonanzangiographie 47
- Myelographie 44
- Nebenwirkung 45, 47

Kooperation, interdisziplinäre 7
Kopfschmerzen
- Hirnabszess 504
- holozephale 469
- idiopathische intrakranielle Drucksteigerung 469
- bei intravenöser Immunglobulintherapie 268
- isolierte ZNS-Vaskulitis 569 f.
- Meningitis 493, 527
- nach Organtransplantation 611
- Panarteriitis nodosa 573
- postpunktionelle 374
- Riesenzellarteriitis 573
- Sinusvenenthrombose 465
- Subarachnoidalblutung 439
- Tacrolimus-bedingte 613
- Vasospasmen 399

Körperkerntemperatur 653
Körpertemperatur, Regelkreis 223
Körperverletzung 33
Körperzusammensetzung 208
Korsakow-Psychose 639, 641
Kortex, autonomer 643
Kortisonpulstherapie 266
Kortisonstoßtherapie 571, 573
- intravenöse 555

Kostaufbau 214 f.
Krampf 601
Krampfanfälle
- dienzephale 650
- MAO-Hemmer-Vergiftung 287
- Postreanimationsphase 335
- Serotonin-Reuptake-Hemmer-Vergiftung 289
- TCA-Vergiftung 284, 286

Kraniektomie 191 f., 414, 732
Kraniopharyngeom, Operationskomplikation 581

Kraniostenose nach Shuntanlage 757
Kraniotomie, Nachblutung 581
Krankenblatt 9
Krankenhausstruktur 6
Kreatininclearance 230
Kreatinkinase 691
Kreatinkinase-Spiegel im Serum 141
– persistierende Erhöhung 695
Kreislauf, spontaner
– instabiler, nach Reanimation 334
– Wiederherstellung 333
Kreislaufdysregulation, hypotone, im Hirntod 317
Kreislaufinsuffizienz, MAO-Hemmer-Vergiftung 287
Kreislaufmonitoring 288
Kreislaufreaktion bei Plasmaaustauschbehandlung 270
Kreislaufstillstand (s. Herzkreislaufstillstand)
Kreislaufstörung bei spinalem Trauma 741
Kreislaufzeichen 323
Krise
– akinetische 666
– cholinerge, intoxikationsbedingte 713
– hyperkalzämische 199
– hyperkinetische 668
– myasthene (s. auch Myasthenie) 267, 269, 474
  – Antikoagulation 718
  – Auslöser 716
  – Beatmungskonzept 717
  – Immuntherapie 718 f., 721 f.
  – Intubationsindikation 717
  – Pharmakotherapie 717
  – protrahierte 718 f., 721
  – Sedierung 718
  – Therapie 716 ff.
  – Warnzeichen 716 f.
– okulogyre 604
– bei Porphyrie 628
– thyreotoxische 632
Krisenintervention 16
kritische Erkrankung
– hormonelle Veränderungen 672
– Myopathie 698 ff.
– Polyneuropathie 77, 698 ff.
Kryptokokkenmeningoenzephalitis 534
Kühlung 223
– endovaskuläre 223, 393
Kumarintherapie, intrazerebrale Blutung 420
Kussmaul-Atmung 631

L

Labetalol 387
Laboruntersuchungen, postoperative 346
Labyrinthitis, eitrige 493

Lagerungsschaden, postoperativer 348
Lagophthalmus 686
Lähmung (s. auch Parese)
– hypokaliämische 714
– rasch aufsteigende 680
– periphere, MRC-Einteilung 738
Laktatazidose 203, 400
– Metformin-bedingte 343
Laktatkonzentration
– im Liquor 60
– im Serum 144, 245
Laktat/Pyruvat-Quotient, erhöhter 101 f.
Laktulose 627
Lambert-Beer-Gesetz, modifiziertes 96
Lambert-Eaton-Syndrom 712 f., 721
Lamivudin, HIV-Postexpositionsprophylaxe 533
Lamotrigin 593, 595
Lance-Adams-Syndrom 606, 670
Langzeitbeatmung, Historie 172
Langzeitimmobilisation, Osteoporoseprophylaxe 25
Langzeitsedierung, Propofolanwendung 130
Larynx 148
Larynxelevation 27
Larynxmaske 113
Late-onset-Pneumonie (s. auch Pneumonie, nosokomiale) 276 ff., 280 f.
Lateralsklerose, amyotrophe 175
– Atemmuskulaturschwäche 172, 174, 177
– Differenzialdiagnose 715
– Heimbeatmung, Indikation 175, 177
L-Dopa 667
– Unterdosierung 666
L-Dopa-Entzug 666
L-Dopa-Entzugssyndrom, malignes 667
Lebensmittelbotulismus 703 f.
lebensverlängernde Maßnahmen, Entscheidungsdiagramm 304
Lebertransplantation, neurologische Komplikation 617
Leberversagen, akutes 625
Legalität ärztlichen Handelns 33
Legionellose 280 f.
Legitimität ärztlichen Handelns 33
Leichenschauschein 312
Leitlinien 10
Leukenzephalopathie
– posteriore 625
  – bei Schwangerschaft 473
– progressive multifokale 521, 529
  – HIV-Infektion 519, 529, 535
  – nach Organtransplantation 614
Leukozytose, relative 522
Levetiracetam 428, 594 f., 616
– bei Status epilepticus 598

Lidocain 329 f.
Linguatula 538, 540
Lipomatose, epidurale, steroidbedingte 614
Liquor cerebrospinalis 744
– blutig tingierter 444
– blutiger, bei externer Drainage 752
– Blutnachweis 441
– Elektrolytkonzentration 744
– Entzündungsreaktionen 58
– Erregernachweis 60
– Glukosegehalt 744
– Konstellation bei spinaler Entzündung 553
– makroskopische Beurteilung 58
– Meningitiserregernachweis 495
– Mycobacterium-tuberculosis-Nachweis 62, 510
– Pleozytose 58
  – gemischtzellige 545, 567
  – granulozytäre 494, 510, 540
  – lymphomonozytäre 569
  – lymphoplasmazelluläre 516
  – lymphozytäre 518, 522, 525, 527, 567
  – polymorphkernige 522
– Proteine 59
– Tumorzellen 585
– Tuschepräparat 534
– xanthochromer 545
– Zellzahl 58
– zytalbuminäre Dissoziation 553
Liquorabflussstörung 16
Liquorableitung (s. Liquordrainage; s. Ventrikeldrainage)
Liquoranalyse 56, 431
Liquordiagnostik, Stufen 56
Liquordrainage (s. auch Ventrikeldrainage) 87 f., 186, 444, 750
– Shunt (s. Shunt)
– Unterdruckkopfschmerzen 756
Liquordruck 744
– erhöhter 469, 744
– Messung 84
Liquorgewinnung 56
Liquorglukose 60, 522, 744
Liquorlaktat 60
Liquorleck 725
Liquormenge 744
Liquorpassagestörung 744
Liquorpolymerasekettenreaktion 522
Liquorproduktion 744
– medikamentöse Senkung 750
Liquorpunktion 749 f.
– Komplikation 750
– Kontraindikation 496, 504
– lumbale 496
  – Blutung 457
  – Kontraindikation 56
  – serielle 750
  – Subarachnoidalblutung 441
Liquorräume 56
Liquorresorptionsstörung 744

Liquorresorptionstest 749
Liquor-/Serum-Albuminquotient 59
Liquor-/Serum-Glukose-Quotient 494, 510
Liquor-/Serum-Immunglobulinquotient 59
Liquor-/Serum-Quotientendiagramm 60
Liquorszintigraphie 749
Liquorvolumen, intrakranielles 182
Liquorzirkulation 744 f.
Liquorzirkulationsstörung 59, 744 f.
– intrazerebrale Blutung 422, 430
– raumfordernder Kleinhirninfarkt 414
– Sarkoidose 558
– Shuntanlage 431
– nach Subarachnoidalblutung 444
Liquorzytologie 58
Listeria-monocytogenes-Meningitis 498, 501, 616
Listeria-monocytogenes-Nachweis, Meldepflicht 501
Lithium
– präoperative Dauermedikation 344
– Toxizität 291
Lithiumspiegelbestimmung 291
Lithiumvergiftung, akkumulative 291
Livedo racemosa 398
LMWH (Low Molecular Weight Heparin) 258, 260
– Antagonisierung 263
Locked-in-Syndrom 405
Lopinavir, HIV-Postexpositionsprophylaxe 533
Lorazepam 129, 427, 592
– bei Alkoholentzugsdelir 638
– bei generalisiertem tonisch-klonischen Status 598
L-Ornithin-L-Aspartat 627
Low-dose-Heparin 25
Low-Molecular-Weight-Heparin 258, 260
Low-output-Syndrom 136
– Antagonisierung 263
Lues spinalis 550
Luftansammlung, intrakranielle, postoperative 348
Luftdrainage, thorakale 124
Luftembolie 342, 473
Luftkühlung 223
Lumbalkatheter, Liquordrainage 754
Lumbalpunktion (s. Liquorpunktion, lumbale)
Lund-Konzept 86
Lungenembolie 256
– Herzkreislaufstillstand 324, 330
– Reanimationsdauer 328
Lungenerkrankung
– Beatmung, maschinelle 159, 161
– chronische obstruktive, NICE-Leitlinie 341
Lungenfunktionsbeurteilung 177

Lungeninfektion, Hirnabszess 503
Lungenmetastase 584
Lungenödem 596
- Flüssigkeitsmanagement 167
- neurogenes 451, 653
Lungentransplantation 319
Lungenversagen, akutes 164
- adjuvante Therapie 167
- Beatmung, maschinelle 160
- CO_2-Entfernung, extrakorporale 168
- Definition 165
- ECMO 168
- Flüssigkeitsmanagement 167
- Lagerungstherapie 167
- Vasodilatoren 168
Lungenwasserindex, extravaskulärer 139
Lupus antikoagulans 399
Lupus erythematodes, systemischer 561 f.
- Leitsymptome 562 f.
- spinale Entzündung 555
- Therapie 564
Lyme-Borreliose 516
Lymphadenopathiesyndrom 530
Lymphom, malignes
- HIV-assoziiertes 533
- nach Organtransplantation 616
lymphoproliferative Erkrankung nach Organtransplantation 616 f.
lymphozytäre Choriomeningitis 519
Lymphozytenzahl bei Fehlernährung 208
Lyssa-Enzephalitis 520

M

Magen-Darm-Atonie bei spinalem Trauma 741
Magendilatation nach Maskenbeatmung 334
Mageninhaltsregurgitation bei Reanimation 333
Magensonde, Postreanimationsphase 334
Magenspülung 293
Magnesium bei Reanimation 329 f.
Magnesiumhaushalt 199
Magnesiumsulfat 286
Magnetisationstransferuntersuchung 567
Magnetresonanzangiographie 46, 408
- Sinusvenenthrombosenachweis 465
Magnetresonanzspektroskopie 47
Magnetresonanztomographie 46, 396
- Angiographie (s. MR-Angiographie)
- bei Eklampsie 472
- Entzündung, spinale 551
- Enzephalomyelitis, akute demyelinisierende 565 f.

- Hirnmetastasennachweis 585
- Hirnschädigung, hypoxisch-ischämische 484
- Hirntumor 578
- Hydrozephalus 748
- Indikation 48, 383
- kontrastmittelgestützte, meningeales Enhancement 528
- krainelle
  - akute Virusinfektion 521
  - Befund bei bakterieller Meningitis 496
  - Hirntoddiagnostik 302
  - Mykose 545
  - SSEP 528
- multiple Sklerose 554
- Myelinolyse 663
- Neurosarkoidose 559
- perfusionsgewichtete 408
- präinterventionelle 353
- Schädelhirntrauma 729
- Schlaganfallprotokoll 49
- Sinusvenenthrombose 465
- spinale 454
- Spondylitis 507
- Wernicke-Enzephalopathie 639
- zervikale, bei Schlaganfall 396
- ZNS-Vaskulitis, isolierte 570
Malaria, zerebrale 541, 543
Malformation, arteriovenöse
- durale 366
- intrakranielle 364 ff.
- intramedulläre 455
- intrazerebrale Blutung 419
- piale 364
- spinale 455, 457
maligne Erkrankung
- Lambert-Eaton-Syndrom 713
- Sinusvenenthrombose 464
maligne Hyperthermie (s. Hyperthermie, maligne)
malignes neuroleptisches Syndrom 654, 714
Mangelernährung 207 f.
Mannitol 232
- bei intrakranieller Drucksteigerung 188, 731
- Nebenwirkungen 188
MAO-Hemmer 286
- intrazerebrale Blutung 420
- nicht selektive, Toxizität 286
- präoperative Dauermedikation 344
MAO-Hemmer-Vergiftung 287
Marburger Modell, Anästhesierisikostratifizierung 342
Marcumar 344, 476
- Antagonisierung 428
Marcumarblutung 425
Marklager, periventrikuläres, Neurosarkoidose 559
Marklagerläsionen, multiple 521
- okzipitale, symmetrische 625
- parietookzipitale 612
- subkortikale 567, 613, 619

Masernvirus-Antikörpersynthese, intrathekale 528
Masernvirusinfektion, Enzephalitis 520
Maskenbeatmung 325
Masseterspasmus 694
Mebendazol 542
Mediainfarkt (s. auch Hirninfarkt; s. auch Schlaganfall) 382
- CT-Frühzeichen 49
- Herzrhythmusstörung 141
- Hypothermie 392
- Magnetresonanztomographie 50
- maligner
  - Hypothermiewirkung 225
  - Kraniektomieindikation 192
  - Mannitolwirkung 389
  - zerebrale Mikrodialyse 102
- prothrombotische Zustände 398
- Thrombolyse, intraarterielle 383
Mediastenose 359
Mediasyndrom, akutes, transkranielle Ultraschalluntersuchung 79
Mediatoren, inflammatorische 493
- Hirntod 316
Medical Research Council Grades 10
Medikamente
- neuroprotektive 222
- in der Schwangerschaft 478
- zentral dämpfende, Ausfallssymptome 309
Medikamentenapplikation
- intraossäre 328
- bei Reanimation 328
- tracheale 328
Medikamentenentzug, vegetative Störung 644
Medikamentenentzugsdelir 636
Medikamentenpumpe (s. auch Pumpensystem)
- Antrieb 372 f.
- Elastomer-Ballonantrieb 372
- elektronische Steuerung 373
- Gasdruckförderprinzip 373, 375
- implantierte 372
- Schmerztherapie, intrathekale 372
- Versagen 375
Medikamentenverdünnung, standardisierte 11
Medulla-oblongata-Blutung 424
Medulla-oblongata-Infarkt, dorsolateraler 404, 406
Medulloblastom 580 f.
Melarsoprol 542
MELAS (mitochondriale Enzephalopathie mit Laktatazidose und schlaganfallähnlichen Episoden) 400
MELAS-Syndrom 632
Meldepflicht
- Botulismus 705
- Haemophilus-influenzae-Nachweis 501

- Listeria-monocytogenes-Nachweis 501
- Meningokokkenmeningitis 500 f.
- Tollwut 525
- Virusinfektion 526
Membranoxygenierung, extrakorporale 168
Membranplasmaseparator 269
Meningeom 581
- nach zerebraler Strahlentherapie im Kindesalter 578
Meningeosis carcinomatosa 57 f.
Meningeosis lymphomatosa 535
Meningeosis neoplastica 584
- antikovulsive Behandlung 585
- Prognose 588
- Therapie 587
Meningismus 493
- nach Organtransplantation 611
- Schädelhirntrauma 728
- Subarachnoidalblutung 440
Meningitis
- akustisch evozierte Potenziale 74
- basale 509, 546
- Computertomographie 52
- Differenzialdiagnose 709
- eitrige (s. auch Meningitis, bakterielle) 540
- lymphozytäre, akute 518
- Neuroborreliose 516
- nach Organtransplantation 614
Meningitis, bakterielle 492 ff.
- Antibiotikatherapie 497 ff.
- Diagnostik 57, 494, 496
- Drucksteigerung, intrakranielle 493
- Erreger 492, 495 f.
- Hirnnervenbeteiligung 493
- HNO-ärztliche Konsiliaruntersuchung 496
- ICP-Monitoring 499
- Komplikation 494 ff., 499
- Leitsymptome 493
- Letalität 501
- Liquoruntersuchung 57, 494
- nosokomiale 492
- prädisponierende Faktoren 492
- Therapie 497
- vestibulokochleäre Funktionsstörung 496
- ZNS-Komplikation 493
Meningitis, chronische 509 f., 527, 545
- Leitsymptome 527
- systemische Erkrankung 527
Meningitis, tuberkulöse 509 ff.
- computertomographische Kriterien bei Kindern/Jugendlichen 510
- Liquorbefund 57
- Liquorkultur 510
Meningitis, virale 57
meningitisches Syndrom, OKT3-bedingtes 614

Stichwortverzeichnis

Meningoenzephalitis
- chronische 527
- Differenzialdiagnose 636
- eitrige, Erreger 492
- erregerbedingte, Antikörperdiagnostik 522
- HIV-Infektion 533
- Intensivbehandlungsindikation 5
- Neuro-Behçet 575
- virale, akute 518 f., 521

Meningokokken 501
- Genomnachweis im Liquor 62

Meningokokkenmeningitis 492 f.
- Antibiotikatherapie 498
- Chemoprophylaxe bei engen Kontaktpersonen 500
- hygienische Maßnahmen 500
- Letalität 501
- Meldepflicht 500

Meningokokkennachweis, Meldepflicht 501

Meningovaskulitis, Treponema-pallidum-Infektion 517

Mentorenausbildung 15

Merci-Retriever-Concentric 411

Meropenem 499, 505

MES (Mikroemboliesignale) 78
- Detektion 82

Metamizol 349

Metastase, spinale, Therapie 587

Metastasierung 584 f.

Metformin, Dauermedikation, präoperative 343

Methotrexat
- Hirntumor 582
- Riesenzellarteriitis 573
- Sarkoidose 560
- systemischer Lupus erythematodes 565

Methylprednisolon 266, 740

Metoclopramid 374

Metronidazol 505, 541

MH-Krise (Maligne-Hyperthermie-Krise) 693 f.

MH-Veranlagung 695 f.

Mickey-Mouse-Zeichen 746

Miconazol 547

Midazolam 113, 129, 187, 598
- am Operationstag 343

Migräne 397

Mikroangiopathie, zerebrale 399

Mikroaspiration 278

Mikrobläschen, Gefäßrekanalisation 80, 385

Mikrodialyse, zerebrale 99 f., 449
- Nachteil 102

Mikrodialysekatheter 101, 449

Mikroemboliesignale 78
- Detektion 82

Mikrokatheter
- im Gefäßsystem belassener 366
- Thrombolysetherapie 384

Mikronährstoffe, künstliche Ernährung 213

Mikrozirkulationsstörung 322

Millard-Gubler-Syndrom 406
Miller-Fisher-Syndrom 640, 682
- Differenzialdiagnose 704, 714
Mini Mental State Test 10
Missbildungstumor, zerebraler 578
Mitochondropathie 632
Mitralklappenersatz 428
Mitteldruck, arterieller, Postreanimationsphase 334
Mittelhirnblutung 424
Mobilisation 27
Moclobemid 286
MODS (Multiorgandysfunktionssyndrom) 658
Mollaret-Meningitis 523
Monitoring
- hämodynamisches 136
- kardiovaskuläres, Postreanimationsphase 334
- kardiozirkulatorisches, postoperatives 347
- postoperatives, intensivmedizinisches 345
- zerebrales 346 f.
Monoaminoxidase 286
Monoaminoxidasehemmer (s. MAO-Hemmer)
Mononeuropathia multiplex 574
Mononukleose, infektiöse 524
Monroe-Kellie-Doktrin 84, 182
Morbus Behçet 398, 571, 574 f.
Morbus Crohn, Schlaganfall 398
Morbus Fabry, Schlaganfall 400
Morbus Parkinson 665 ff.
- Komplikation 666
- Medikationswechsel 667
- tiefe Hirnstimulation 669
  - Notfall 669
Morphin 129, 373
- Dosierung, postoperative 373
- bei Tetanus 708
Morphintherapie, intrathekale 374
Motoneuronerkrankungen
- bulbäre 715
- systemische 715
motorisches Syndrom, subakutes, Ciclosporin-A-bedingtes 612
Moya-Moya-Syndrom 397
MRA (Magnetresonanzangiographie; s. MR-Angiographie)
MR-Angiographie 46
- Subarachnoidalblutung 442
MRS (Magnetresonanzspektroskopie) 47, 484, 566
MR-Spektroskopie 47, 484, 566
MRC (Medical Research Council Grades) 10
MRSA-Meningitis 498
MRT (s. Magnetresonanztomographie)
Mucor 546 f.
Multiorgandysfunktionssyndrom 658
Multiorganmalaria 540

Multiorganversagen 543
- sepsisinduziertes 242
- Therapiemaßnahmen 250
Multiple Sklerose
- Diagnostik 553 f.
- Liquorbefund 57
- Methylprednisolon-Pulstherapie 267
- Schub 269
Multisystematrophie 669
Mumpsvirusmeningoenzephalitis 520
Muskelaktionspotenzial, Myasthenia gravis 77
Muskelatrophie
- Critical-illness-Polyneuropathie 698
- spinale, Atemmuskellähmung 174
Muskeldystrophie, Atemmuskellähmung 173
Muskel-MRT 691
Muskelrelaxanzien 130, 185, 286
- depolarisierende 112
- maligne Hyperthermie 692
- nichtdepolarisierende 159
- Tetanus 709
Muskelrigidität 706
Muskelschwäche
- exspiratorische 111
- myasthene 711 ff.
- inspiratorische 111
- persistierende, nach Critical-illness-Polyneuropathie 700
Muskelstimulation, elektrische 700
Muskelzittern 223
- bei Hypothermiebehandlung 226 f.
myasthene Symptomatik, postnatale 474
Myasthenia gravis 710 ff.
- Ciclosporin-A-Vollblut-Nüchternspiegel 721
- Differenzialdiagnose 704, 713
- generalisierte 711
- mit Lambert-Eaton-Syndrom 721
- Nervenstimulation, repetitive 77
- Schwangerschaft 474
- seronegative 710
- verschlechternde Medikamente 716
Myasthenie (s. auch Krise, myasthene) 267, 710 ff.
- Diagnostik 711 ff.
- Differenzialdiagnose 714 f.
- Glukokortikosteroid-Pulstherapie 267
- immunsuppressive Therapie 721
- verschlechternde Medikamente 716
Myasthenie-Score 720
Mycobacterium tuberculosis 509 f.
- Nachweis im Liquor 62, 510
Mycophenolat mofetil 565, 571, 613, 721

Myelinolyse 451
- extrapontine 613, 617, 660 ff.
  - Differenzialdiagnose 663
  - Magnetresonanztomographie 662
  - Symptome 661
- pontine 617, 636, 660 ff.
  - Diagnostik 662 f.
  - Differenzialdiagnose 663
  - Neurophysiologie 663
  - Therapie 664
Myelitis 549 ff.
- aufsteigende 550
- Liquorbefund 553
- parainfektiöse 550
- postvakzinale 550
- transverse, akute 549, 551, 555
- Varizella-Zoster-assoziierte 555
- Zytomegalievirus-Infektion 520
Myelo-CT 44, 48
Myelographie 44, 54
Myelopathie 553
Myelose, funikuläre 553
Mykobakterien 62, 509 f.
Mykoplasmeninfektion 514
Mykose (s. auch Pilzinfektion) 545 ff.
- Diagnostik 545, 547
- extrazerebrale Manifestation 546
- Klassifizierung 546
- Liquoruntersuchung 545
- Myelitis 550
- neurochirurgische Intervention 548
- Prognose 548
- Therapie 547
Myoglobinurie, postoperative 694
Myokardinfarkt
- Echokardiographie 136
- Herzkreislaufstillstand 324, 330
- Thrombolyse, intrazerebrale Blutung 420
Myokardschädigung bei Sepsis 243
Myoklonie-Syndrom 605
Myoklonien 528, 597, 599 ff.
- asynchrone, generalisierte 604
- der äußeren Augenmuskeln 604
- bilaterale, umschriebene 603
- bilateral-synchrone 603 f.
  - generalisierte 604
- Differenzialdiagnose 601
- einseitige 603
- Elektroenzephalographie 601
- Elektromyographie 600
- Enzephalopathie, hepatische 626, 670
- fokale, des Gesichts 604
- posthypoxische 606, 670
- propriospinale 604
- spinale 604
- Therapie 606
- Ursache 605
Myoklonus
- epileptischer 605
- segmentaler 603
- stimulussensitiver 670

Myoklonus-Epilepsie, progressive 605
Myokymie 601
Myopathie 695
- Atemmuskellähmung 173
- Differenzialdiagnose 714
- endokrine 714
- hyperkatabole, sepsisinduzierte 700
- kongenitale 173
- kortikosteroidbedingte 614
- metabolische 173, 692
- nach Organtransplantation 700
- toxische 714
Myorhythmie 599
Myositis
- Glukokortikosteroid-Pulstherapie 267
- infektiöse 714
- ossificans 26
Myxödemkoma 632

N

N-Acetylaspartat 566
N-Acetylcystein 232
Nachbeatmung, postoperative 345
Nachblutung, postoperative 348
Nachlast 347
Nachlastsenkung 143
Nackensteifigkeit
- Hirnabszess 504
- Subarachnoidalblutung 439
NaCl-Lösung, hypertone 189, 731
Nadelelektromyographie 699
Nadroparin 467
Naegleria-Infektion 537, 539
Nahinfrarotspektroskopie 95
- ICG-Dilutionsmethode 98
Nährlösung
- fettsäurehaltige 213
- immunmodulierende Substanzen 214
Nalbuphin 374
Naloxon 374
Naltrexon 374
Narkose 340
- Komplikation 692 f.
  - MH-ähnliche 695
- Nachwirkung 349
- vegetative Störung 644
NASCET-Methode, Karotisstenosegradbestimmung 354
Nasopharyngealtubus 110
Natalizumab 529
Natriumbedarf 196
Natriumbikarbonat 285
- Reanimation 329 f.
Natriumdefizitkalkulation 663
Natriumhaushalt 196
Natriumkonzentration im Serum 196
- pathologische 185
Natriumnitroprussid 288

Natriumsubstitution 630
- bei Alkoholentzugsdelir 636
- schnelle 660
Nebennierenrindeninsuffizienz 632
- postoperative 348
Negri-Körperchen 525
Neisseria meningitidis (s. Meningokokken)
Nelvinavir, HIV-Postexpositionsprophylaxe 533
Nematoden 537, 539
Neostigmin 686
Neostigmin-Test 712
Neostigminmetilsulfat 718
Neostigminperfusor 717
Nephropathie, kontrastmittelinduzierte 232
nephrotisches Syndrom 399
Nervenleitfähigkeit, periphere, Hirntod 310
Nervenleitgeschwindigkeit 76
Nerven-Muskel-Biopsie, Vaskulitisnachweis 572
Nervenstimulation, repetitive 77, 712
Nervensystem, autonomes 645
- zentrale Schaltstellen 643
Nervensystem, sympathisches, Überstimulation, MAO-Hemmerbedingte 287
Nervus
- laryngeus inferior 149
- medianus, somatosensorisch evozierte Potenziale 71, 488
Netzhautexsudate 625
Neugeborenes, Hirntodfeststellung 307
Neuro-Behçet 555
- parenchymatöser 575
- vaskulärer 575
Neuroborreliose 516
- akute, Liquorbefund 57
- Therapie 516, 555
neurochirurgischer Eingriff, Salzverlust, zerebraler 674
Neurofibromatose, Hirntumor 578
Neuroglykopenie 632
Neuroleptika 637
- atypische 292
- klassische 292, 668
neuroleptisches Syndrom, malignes 289
neurologische Erkrankung
- akute, Lungenödem 653
- bei Schwangerschaft 475
neurologische Komplikation, HIV-assoziierte 533
Neurolues 550, 555
Neuromonitoring
- invasives, bei Hochdosisbarbiturattherapie 190
- zerebrales 449 f.
neuromuskuläre Erkrankung 154, 680 ff.
- Atemmuskulaturbeteiligung 172

- chronische, Heimbeatmung 172
- endotracheale Intubation 111
- MH-ähnliche Narkosekomplikation 695
- Palliativtherapie 178
- progrediente 177
Neuromyelitis optica 550, 553
Neuropathie
- axonale 682
- Kollagenose 564
- kraniale, Sarkoidose 558
- motorische, multifokale 268
Neuroprotektion
- Hypothermie 222
- pharmakologische 484
neuroprotektive Substanz 484
- Mikrodialyse, zerebrale 100
- Subarachnoidalblutung 448
Neurosarkoidose 555, 558 f.
Neuro-SLE 564
Neurosyphilis 517
neurotoxische Substanz, Mikrodialyse, zerebrale 100
Neurotransmitter
- exzitatorischer 590
- falsche 626
- inhibitorischer 591
Neurozystizerkose 539, 542
Neutrozytopenie, nosokomiale Pneumonie 278
Nicardipin 187
NICE-Leitlinie, Allgemeinzustand 341
NICU (s. Intensivstation, neurologisch-neurochirurgische)
Nierenersatzverfahren 233 ff.
- arterio-venöses 233
- Beginn 233
- Hybridverfahren 236
- intermittierendes 233
- Komplikationen 236
- kontinuierliches 233
- Monitoring 237
- veno-venöses 233, 234
Nierenfunktionseinschränkung, NICE-Leitlinie 341
Niereninsuffizienz, akute 230 ff.
- intrarenale 230 f.
- Pharmakadosierung 233
- postrenale 230 f.
- prärenale 230 f.
- vasoaktive Substanzen 232
- Volumentherapie 231
Niereninsuffizienz, kontrastmittelbedingte 45
Nierentransplantation, Komplikation 618 f.
Nierenversagen, akutes
- aminoglykosidinduziertes, Prophylaxe 232
- Enzephalopathie 628
- Lithiumvergiftung 291
- myoglobinurisches 695
Nifedipin 288, 387

NIHSS(NIH Stroke Scale-)-Summenscore 10
Nimodipin 387, 444, 448
- Nebenwirkungen 448
NIRS (Nahinfrarotspektroskopie) 95
- ICG-Dilutionsmethode 98
Nitrofuranderivat 542
Nitroglycerin 187, 387
Nitroprussid 187
Nitrosoharnstoffe 582
NIV (nichtinvasive maschinelle Beatmung) 161, 172
NNT (number needed to treat) 382, 392
No-reflow-Phänomen 323, 482
nonthyroidal illness syndrome 672
Noradrenalin 144, 247
- bei akuter Niereninsuffizienz 232
- im Hirntod 318
Norepinephrin 388
Normokapnie bei Schlaganfall 382
Normoxie bei Schlaganfall 382
Notfall-Patient, Prothrombin-Komplex-Konzentrat 260
Notfalleingriff unter Marcumartherapie 344
Notfallinformationen, maligne Hyperthermie 697
Notfallintubation 112
Notfallmedikamente 328 f.
Nothnagel-Syndrom 406
Nucleus-caudatus-Blutung 423
Nukleinsäure-Amplifikations-Technik 61
Null-Linien-EEG 307, 309
Nystagmus 293

O

Oberflächenkühlung 223
Oberflächenwärme bei hypothermiebedingtem Muskelzittern 227
O_2-Bindungskurve 151
- Linksverschiebung, 2,3-Diphosphoglycerat-bedingte 200
Oblongata-Krise 517
Obstipation bei enteraler Ernährung 215
Off-Dysautonomie 666
5-OH-Tryptophan 606
OKT3, neurologische Nebenwirkungen 614
Oktanol-Wasser-Koeffizient, intrathekal verabreichte Substanz 373
Okulomotorikstörung 405
Okulomotoriusparese 406
Olanzapin 668
Oligurie 230, 233
Ondansetron 615
one and a half syndrome 405
O_2-Partialdruck
- alveolärer 150
- arterieller 150
- endkapillärer 150
- im Hirngewebe 91 ff.

- hypoxische Schwelle 92
- kritischer 92
- Messung 91, 93
- Therapiesteuerung bei Schlaganfall 93

Operation, Leitlinien 344
Operationsrisiko 340
- kardiovaskuläres 341
Ophthalmoplegie 682
- internukleäre 639
Opiatantagonisten 374
Opiatapplikation
- epidurale 372
- intrathekale 372
Opiatäquivalentdosis 372 f.
Opiate, Nebenwirkungen 374
Opioide 129, 185, 187
- bei hypothermiebedingtem Muskelzittern 227
- postoperative Gabe 349
- Tachyphylaxie 185
Opisthotonus 706
Opsoklonus 604
Optikusneuritis 566
Organdysfunktion, septischer Schock 242
Organentnahme 312
Organophosphatintoxikation 713
Organperfusionsstörung im Hirntod 316
Organspende 19, 316
Organtransplantatabstoßung, Immunsuppressiva 614
Organtransplantation 316
- Komplikation 610 f., 617
- Voraussetzungen 302
- ZNS-Infektion 614, 616
Organverletzung bei Reanimation 333
Oropharyngealtubus 110
Oroyafieber 512
Orthopnoe 175
O_2-Sättigung 151
- zentralvenöse, Zielwert bei Sepsis 245
Osmolaritätssteigerung, abrupte 660
Osmolaritätsstörung, Enzephalopathie 629
Osmotherapie bei intrakranieller Drucksteigerung 188, 429, 499, 580
- Rebound-Effekt 388
Ossifikation, heterotope 26
Osteoporose, glukokortikosteroidbedingte 266
Osteoporoseprophylaxe 25
Oxcarbazepin 594 f.
Oxygenierung 150, 161
- hyperbare 732
- zerebrale
  - spatially resolved spectroscopy 96
  - Überwachung 92, 95 f.
  - Zielwerte 347
Oxygenierungsstörung 154

P

PAK (s. Pulmonalarterienkatheter)
Panarteriitis nodosa 571, 573 f.
- Hepatitis-B-assoziierte 574
pANCA 572 f.
Pancuronium 709
Panenzephalitis
- Rötelnerkrankung 529
- sklerosierende, subakute subakute 528 f.
Pankreastransplantation 619
Panmeningoenzephalitis 528
PAOP (pulmonalarterieller Verschlussdruck) 137
Papaverin 448
Papillenödem 625, 746
- bilaterales 465
Paragonimiasis 538, 540, 542
Paralyse, progressive 517
Paraosteopathie 26
Paraparese, komplette 736
Paraplegie 736
Parasiten 536 f., 540
Parasitose 536 ff.
- Chemotherapie 541
- Diagnostik 538 ff.
- Indikation intensivmedizinischer Überwachung 541
- Laborparameter 540
- Liquordiagnostik 540
- Multiorganversagen 543
- Myelitis 550
- neurochirurgisches Management 543
- neurologische Symptome 537
- Prognose 543
Parasympathikotonus, gesteigerter 646
Parathormon 198
Parese (s. auch Lähmung)
- akut aszendierende 523
- Leukenzephalopathie, progressive multifokale 535
- postiktale 596
- postoperative 348
- schlaffe 698
Parkinson-Krankheit (s. Morbus Parkinson)
Parkinson-Syndrom, symptomatisches 670
Patient, nicht einwilligungsfähiger 343
Patientenaufklärung, präoperative 342
Patientenbox 7
Patientendokumentationssystem, elektronisches 15
Patientenübergabe, postoperative 345
Patientenverfügung 33, 35 f., 303
Patientenwille 33, 35, 303
- mutmaßlicher 303
pbrO$_2$ (s. O$_2$-Partialdruck im Hirngewebe)

PCR (s. Polymerasekettenreaktion)
PEA (pulslose elektrische Aktivität) 325, 332 f.
PEEP (positiver endexspiratorischer Druck) 156 f., 161
- bei akutem Lungenversagen 167
- bei intrakranieller Drucksteigerung 161
- intrinsische 157
- lungenprotektive Beatmung 319
- Schädelhirntrauma 730
- bei Schlaganfall 386
PEG (perkutane endoskopische Gastrostomie) 210
Penicillin G 499, 505
- hochdosiertes 517
Pentastomatidae 538, 540
Pentobarbitalnarkose 598
Penumbra 382
Penumbra-Device 411
Perfusion, zerebrale, Überwachung 95
Perfusions-CT 45, 104
Perfusionsdefizit, territoriales 45
Perfusionsdruck, zerebraler 85, 182
- Berechnung 731
- pathologischer 86
- Überwachung 731
  - postoperative 347
Perfusionsszintigraphie, zerebrale, Hirntoddiagnostik 311
Peritonealkatheter, Liquordrainage 755
Permeabilitätsödem, Vermeidung im Hirntod 318
Personalbedarf 15
Personaleinsatzplanung 14
Persönlichkeitsveränderung 528 f., 578
PET (Positronenemissionstomographie) 105
- Hirntumor 578
Pflegepersonal 9
- Aufgaben 16
- Belastung 14
Pharyngealreflex, Prüfung 309
Phenobarbital 594, 598
- Nebenwirkungen 595
Phenylephrin bei Schlaganfall 388
Phenytoin 427, 594, 616
- Anfallsprophylaxe bei Eklampsie 472
- bei generalisiertem tonisch-klonischen Status 598
- Nebenwirkungen 595
Phosphathaushalt 200
Phosphodiesterasehemmer 247
pH-stat-Strategie 226
Physostigmin 286, 374
PiCCO-System (Pulse Contour Cardiac Output-System) 319
Pigmentepitheliopathie, plakoide, multifokale, posteriore, akute 400
Pilzinfektion (s. auch Mykose) 544 f.
- nosokomiale Pneumonie 278

Pilzmeningitis 545 f.
Pilzmeningoenzephalitis 546
Plaqueembolie bei neuroradiologischer Intervention 355
- Protektionssystem 355
Plasmaaustauschbehandlung 268 ff.
- Gefäßzugang 271
- Patientenüberwachung 271
- Substitutionslösung 271
Plasmadifferenzialtrennung 268
Plasmapherese 568, 686, 718 f.
- Kontraindikation 719
Plasmodium falciparum 537, 539
Platinspiralen
- Aneurysmaverschluss 362, 446
- beschichtete 364
- elektrolytisch ablösbare 360
- mechanisch ablösbare 360
Pleozytose, Liquor (s. Liquor cerebrospinalis, Pleozytose)
PML (s. Leukenzephalopathie, progressive multifokale)
Pneumatozephalus
- postoperativer 348, 581
- Schädelhirntrauma 725
Pneumocystis-carinii-Infektion, Prophylaxe bei hochdosierter Immunsuppression 564
Pneumokokken, penicillinresistente 497
Pneumokokkenmeningitis
- Antibiotikatherapie 497 f.
- Komplikation 495
- Letalität 501
Pneumokokkenpneumonie, nosokomiale 279
Pneumonie 276 ff.
Pneumonie, nosokomiale (s. auch Early-onset-Pneumonie; s. auch Late-onset-Pneumonie) 155, 276 ff.
- beatmungsassoziierte 223, 277 f.
- Definition 276
- bei Immunsuppression 278
- Infektionserreger 277
- Prävention 281
- Risikofaktoren 277
- Therapiedauer 281
- Therapieversagen 281
Pneumothorax, Vena-subclavia-Katheter 122
Pneumozyten 149
pO$_2$-Differenz, alveoarterielle 150
Pockenvirusinfektion, Enzephalomyelitis 520
Polioencephalitis haemorrhagica superior (s. Wernicke-Enzephalopathie)
Polioenzephalitis 524
Poliomyelitis 520, 550
- Differenzialdiagnose 704
Polyangiitis, mikroskopische 573
Polymerasekettenreaktion
- Liquoruntersuchung 61, 522, 553

Stichwortverzeichnis

- Mykobakterien-DNA-Nachweis 510
- Polymyalgia rheumatica 573
- Polymyositis 714
- Polyneuritis
  - chronische 268
  - chronisch-entzündlich demyelinisierende 681
- Polyneuropathie
  - axonale
    - akute 698
    - Thalidomid-bedingte 614
  - demyelinisierende, Tacrolimus-bedingte 613
  - Differenzialdiagnose 714
  - GBS-artige 628
  - inflammatorische, akute (s. Guillain-Barré-Syndrom)
  - Porphyrie 658
- Polyradikulitis, akute 553
- Polytrauma
  - Schädelhirntrauma 724, 732
  - Thromboembolierisiko 257
- Polyurie 676
- Ponsblutung 423
- Ponsischämie 405
- PONV (Postoperative Nausea and Vomiting) 349
- Porphyrie, akute
  - hepatische 680
  - intermittierende 628, 658
- Posaconazol 547
- positiv inotrope Substanzen 143
- Positronenemissionstomographie 104 f.
  - Hirnschädigung, hypoxisch-ischämische 484
  - Hirntumor 578
  - Hydrozephalus 749
  - Myelinolyse, pontine 663
- Postaggressionsstoffwechsel 206 f.
- Post-Polio-Syndrom 127
- Postresuscitation Care 333
- Potenziale
  - akustisch evozierte 71
    - Anwendung 75
    - frühe 307, 309 ff.
    - Körpertemperatureinfluss 72
  - evozierte 71
    - Hirntodfeststellung 76, 307, 310
    - Schädelhirntrauma 729
  - somatosensorisch evozierte 71
    - Anwendung 74
    - bilateraler Ausfall 75
    - Hirnschädigung, hypoxisch-ischämische 484
    - Hirnschädigung, traumatisch bedingte 729
    - Hirntodfeststellung 311
    - Myoklonien 601
    - Nervus-medianus-evozierte 488
    - spinales Trauma 740
    - Stimulation 311

- Power-spectral-density-Analyse 647
- Prädelir 635
- Präeklampsie 471 ff.
  - Entbindung, Kriterien 473
- Prämedikation 343
- Prämedikationsgespräch 343
- Praziquantel 542
- Prednisolon 266
- Pressure support ventilation 128, 158
- Primidon 594 f.
- PROACT-II-Studie 383
- Projektionsradiographie 44
- Prolaktinom, suprasellläres 750
- Propofol 130, 187
- Propofolinfusionssyndrom 130, 187
- Propofolnarkose 598
- Propranolol bei Schlaganfall 387
- Prostazyklin, aerosoliertes 168
- Protamin 263
- Proteaseinhibitoren 532
- Protein 14-3-3 im Liquor 555
- Protein C
  - aktiviertes 244, 249 f.
    - Nebenwirkung 250
    - bei Sepsis 249
  - rekombinantes 543
- Proteine, liquorspezifische 59
- Protein S 100B 484, 489
- Protektionssystem bei neuroradiologischer Intervention 355
- Prothrombin-G20210A-Mutation 399
- Prothrombin-Komplex-Konzentrat bei Notfall-Patient 260
- prothrombotische Zustände 398
- Protonenpumpeninhibitoren 218
- Protozoen 536 f.
- Protozoeninfektion 537
- Pseudallescheria boydii 546 f.
- Pseudomonas aeruginosa
  - Meningitis 498
  - Late-onset-Pneumonie 278
  - nosokomiale Pneumonie 276
- Pseudotetanus 709
- Pseudotumor cerebri 462, 469 f., 575
- PSV (Pressure Support Ventilation) 128, 158
- Psychopharmaka bei Guillain-Barré-Syndrom 685
- Psychose 636
  - dopaminerge 667
- PTA (perkutane transluminale Angioplastie) 352, 357
- Pulmonalarterienkatheter 137 ff., 650
  - Indikationsstellung nach therapeutischen Zielparametern 137
  - Komplikationen 138
- Pulmonalarterienruptur, PAK-bedingte 138
- Pulse Contour Cardiac Output-System 319
- Pulskontrolle 323
- Pulskonturanalyse 139 f., 347

- Pulsoxymetrie, Postreanimationsphase 334
- Pumpensystem (s. auch Medikamentenpumpe)
  - extern tragbares, Schmerztherapie 372
- pumpless extracorporeal lung assist 168
- Pupillen, lichtstarre 307
- Pupillenkontrolle 16, 323
- Puppenkopf-Phänomen 307, 309
- Purpura
  - Meningokokkenmeningitis 493
  - thrombotische, thrombozytopenische 269
- Putamenblutung 423
  - Hämatomausräumung 431
- Pyramidenbahnzeichen 566, 662
- Pyrazinamid 511

Q

- QRS-Komplex, breiter 142, 199
- QT-Zeit-Verkürzung 199
- QT-Zeit-Verlängerung 284, 292
- Quadrantenanopsie 405
- Quadrizepsreflex 737
- Querschnittmyelitis, akute 559
- Querschnittslähmung
  - Höhe 736
  - Höhenbestimmung 738 f.
  - komplette, zervikale 736
- Querschnittsyndrom
  - Abszess, spinaler 507
  - akutes 458
    - vegetative Störung 644, 654
  - Blutung, spinale 454
  - FSME-Myelitis 550
  - hohes 550
  - komplettes 736
  - parasympathische Funktionsstörung 654
  - Primärdiagnostik 53
- Quetiapin 668
- Quick-Wert-Anhebung beim Notfall-Patienten 260

R

- Rabies 520, 525
- Rademecker-Komplexe 528
- Radialiskatheter, Kontraindikation 123
- Radikuloneuritis, Neuroborreliose 516
- Radiochirurgie, Hirnmetastase 586
- Radionekrose, raumfordernde 582
- Radiopharmakonverteilung, Perfusionsszintigraphie 312
- Radiusperiostreflex 737
- Ramsay-Sedierungsscore 131, 160
- Rapid-sampling-Mikrodialysesystem 102
- rapid sequence induction 112

- RASS (Richmond Agitation Sedation Scale) 131
- Raum, intrakranieller 182
- Raumforderung, intrakranielle, Entfernung 186
- Raymond-Cestan-Syndrom 406
- Reanimation 322
  - Abbruch 327
  - Algorithmus 331
  - bei Asystolie 332
  - Atemwege freimachen 325
  - Atemwegssicherung 325 f.
  - Beatmung 325 f.
  - bei Kammerflimmern 331
  - Komplikation 333
  - Medikamentenapplikation 328
  - bei pulsloser elektrischer Aktivität 332
  - bei pulsloser ventrikulärer Tachykardie 331
  - synchronisierte 325
  - Thoraxkompressionen 326
  - Thrombolyse 329 f.
  - venöser Zugang 328
  - Volumensubstitution 328
  - Vorgehen 325
- rechtliche Prinzipien 32
- Rechts-Links-Shunt
  - intrapulmonaler 165
  - kardialer 81
- Reexpansionslungenödem 125
- Reflex, transkortikaler, gesteigerter 601
- Reflexmyoklonus 601
  - hyperaktiver 483
- Rehabilitation 22 ff.
  - motorische 27
  - neurologische, Postreanimationsphase 334
  - Phase B 24
  - Phasenmodell 22
- Rehabilitationspotenzial 23
- Rehydrierung 631
- Reizpleozytose 58
- Rekurrensparese 149
- Remifentanil 129
- Remodelling-Technik, Aneurysmaverschluss 363
- Reperfusion 323
  - zerebrale 482
- Reservoir-Punktion bei Hydrozephalus 751
- Residualkapazität, funktionelle 152
- Residualvolumen 151
- Resistance 153
- Resorptionsatelektase 153
- Respiratoreinstellung, inadäquate 201 f.
- respiratorische Insuffizienz 5, 110, 202
  - Blutung, intrazerebrale 424
  - bei HIV-Infektion 533
  - spinales Trauma 741
- respiratorischer Quotient 150

Retardinsulin, Dauermedikation, präoperative 343
Retrovir, HIV-Postexpositionsprophylaxe 533
Reverse-Transkriptase-Inhibitoren 532
ß-Rezeptoren-Blocker s. ß-Blocker
Rhabdomyolyse 232, 287 f., 295, 689 ff., 706, 708
– bei Anästhesie 173
– Auslöser 689 f.
– Differenzialdiagnose 691
– Indikation zur intensivmedizinischen Betreuung 4, 689 f.
– bei Intensivtherapie 173
– maligne Hyperthermie 693, 695
– muskelrelaxanzienbedingte 112
– postoperative 690
– bei Propofolinfusionssyndrom 130, 187
– Therapie 692
Rhabdovireninfektion, Enzephalitis 520
rheumatatologische Erkrankung, Basisdiagnostik 562
Rhizopus 546 f.
Rhombenzephalitis 521
Richmond Agitation Sedation Scale 131
Rickettsiose 512
Riesenaneurysma, intrakranielles 364
Riesenzellarteriitis 573
– der Aorta 573
– Vaskulitis des Nervensystems 571
Rifampicin 499
– Prophylaxe bei Meningokokkenmeningitis 500
– bei ZNS-Tuberkulose 511
RIFLE-Schema 230
Rigor, generalisierter 693
Rippenfraktur bei Reanimation 333
Risiko, perioperatives 340
Risikopatient, posttraumatischer, Beatmung 730
Risperidon 668
Ritonavir, HIV-Postexpositionsprophylaxe 533
Rituxan 529
Rituximab 721
Rocuronium 113
Röntgen 44
Röntgendurchleuchtung 44
Röntgenschädelaufnahme
– Befund bei Mykose 545
– Hydrozephalus 748
– Schädelhirntrauma 729
Röntgenthoraxaufnahme, Postreanimationsphase 334
ROS (reactive oxygen species) 156
ROSC (Return of spontaneous circulation) 333
Röteln
– Enzephalomyelitis 520
– Panenzephalitis, progressive 529

rt-PA (s. Gewebeplasminogenaktivator, rekombinanter)
Rückenmarkblutung 455
Rückenmarkischämie 654
Rückenmarksyndrom
– hinteres 738
– vorderes 738
Rückenmarkverletzung 736, 738
Rückenschmerzen 507, 550
– lokale 454
Ruheenergiebedarf 386
Ruhetremor 666

S

Safar-«Triple-air-way»-Manöver 110
Sakkaden 604
salt wasting syndrome, zerebrales 196, 510, 674
Salzverlust, zerebraler 196, 510, 674
Sarkoidose 558 ff.
– leptomeningeale 558
– parenchymatöse 558
– Prognose 561
– spinale Läsionen 559
– systemische 558
– vaskuläre 559
Sauerstoffkonzentration, inspiratorische 156
Sauerstoffpartialdruck (s. O_2-Partialdruck) 91
Sauerstoffreaktivität 92
Sauerstofftransport 151
Sauerstofftransportkapazität im Hirntod 318
Säugling/Kleinkind, Hirntodfeststellung 307
Säure-Basen-Haushalt 201
Säuresekretionshemmer 218
Säureverlust 201
Scandinavian Stroke Scale 10
Schädeldeformation 757
Schädelhirntrauma 724 ff.
– Analgosedierung 729
– Angiographie 729
– Aufnahmeuntersuchung 727
– Beatmungstherapie 730
– Bewusstseinsstörung 725
– Blutzuckerspiegel 213
– Computertomographie 728
– Diagnostik 727 f.
– DIVI-Protokoll 725
– Druck, intrakranieller 86, 729
– Elektroenzephalographie 729
– Epidemiologie 724
– Ernährung 731
– evozierter Potenziale 729
– Folgen 724
  – Kaskade 725
– Gefäßverletzung 725
– Halswirbelsäulenverletzung 730
– Herzkreislauftherapie 144
– Hirnnervenstatus 728
– Hirnschaden 725
  – sekundärer 725

– Hypothermie 224
  – prophylaktische 191
– ICP-/CPP-Monitoring 86
– Magnetresonanztomographie 729
– Mikrodialyse, zerebrale 102
– Monitoring 729
– Nahinfrarotspektroskopie 96
– Nativröntgenaufnahme 729
– O_2-Partialdruck im Hirngewebe 92
– Patientenlagerung 731
– Polytrauma 732
– Primärdiagnostik 53
– Salzverlust, zerebraler 674
– schweres, Kraniektomieindikation 192
– Sedierung 729
– Therapie 729
– Thromboembolieprophylaxe 257
– Unfallursachen 724
– vegetative Störung 644, 654
– Versorgung des Bewusstlosen 728
– Vitalfunktionssicherung 728
– zerebrale Oxygenierung 92
Schädelwachstum, überproportionales 746
Schilddrüsenfunktion bei kritischer Erkrankung 672
Schistosoma 538, 540
Schistosomiasis, Therapie 542
Schlafkrankheit 540, 542 f.
Schlaganfall (s. auch Hirninfarkt) 382 ff.
– Angiographie 50
– APMPPE 400
– Blutdruckmanagement 145, 386
– CADASIL 397
– Computertomographie 48
– EKG-Veränderungen 651
– Herzenzyme 652
– Herzfrequenzvariabilität, zirkadiane 652
– Herzkreislauftherapie 145
– Hypothermiebehandlung 225
– intrakranielle Drucksteigerung 388
– bei intrakranieller atherosklerotischer Stenose 355
– ischämischer
  – akuter 225
  – Akutphase 80
  – Blutdruckeinstellung 386
  – Ernährung 386
  – Erstuntersuchung 382
  – Herzrhythmusstörung 141
  – Hypothermie 225, 392 f.
  – Hypoventilation 391
  – Intensivbehandlung 385
  – Mannitolwirkung 389
  – Perakutphase 79
  – Postakutphase 82
  – transkranielle Ultraschalluntersuchung 79

  – tumorassoziierter 397
  – Überwachung 382
– bei jungen Patienten 399
– Magnetresonanztomographie 49
– medikamentös induzierte Hypertonie 388
– migräneassoziierter 399
– Morbus Fabry 400
– O_2-Partialdruck im Hirngewebe 93
– plötzlicher Herztod 652
– prothrombotische Zustände 398
– Reperfusion der Hirngefäße 382, 384
– Ursache, nichtarteriosklerotische 396
– Vaskulitis 398
schlaganfallähnliche Episoden 400
Schlagvolumen, kardiales 648
Schleifendiuretika, Furosemid-Typ 232
Schlitzventrikel 187, 748
Schlitzventrikelsyndrom 757
Schluckstörung 5
– Frührehabilitation 25, 27
Schlucktherapie 27
Schmerz
– abdomineller, pseudoperitonitischer 631
– Beurteilung 128
Schmerzsyndrom, neuropathisches 683
Schmerztherapie
– bei Guillain-Barré-Syndrom 686
– intrathekale 372
  – Komplikation 373 f., 375
  – Medikamentenpumpe 372
Schmetterlingserythem 562
Schock
– septischer 143, 242
  – Diagnose 242
  – Hydrokortisonsubstitution 251
  – Letalität 251
– spinaler 740
Schrittmacher (s. Herzschrittmacher)
Schulter-Arm-Syndrom, Prophylaxe 26
Schwangerschaft
– Hirntod 310
– Komplikation
  – neurologisch-intensivmedizinische 471
  – systemische 473
– Maßnahmen, neurologisch-intensivmedizinische 478
– neurologische Erkrankungen 475
– prokoagulatorische Veränderungen 475
Schwartz-Bartter-Syndrom (s. SIADH)
Schweißsekretionsstörung, Guillain-Barré-Syndrom 656
Scopolamin, transdermales 374
Scores, exemplarische Auflistung 10
Screeninguntersuchung, präoperative 342

Stichwortverzeichnis

S

Sedierung 27, 128 f.
- Benzodiazepinvergiftung 294
- Monitoring 131
- Nebenwirkungen 159
- Steuerung 159
Sedierungsscore 131
Sehstörung 469 ff.
- Arteriitis cranialis 573
Seitenventrikelverschluss 745
Selbstbestimmung 37
Sensibilitätsstörung 550
SEP (s. Potenziale, somatosensorisch evozierte)
Sepsis 242 ff.
- Anti-Tumornekrosefaktor-Strategie 249
- Critical-illness-Polyneuropathie 699
- Definition 242
- Diagnose 242
- Enzephalopathie 623
- Ernährung 248
- hämodynamische Zielkriterien 245
- Hämoglobingehalt 246
- hyperdynamer Kreislauf 245
- Immunglobuline 250
- kardiovaskuläres System 243
- Kortikosteroidwirkung 248
- Mediatorenelimination 249
- Mikrozirkulation 249
- neurologisch/neurochirurgischer Patient 244
- Therapie 244 f.
  - adjuvante 244, 249
  - hämodynamische 245
- vasoaktive Substanzen 246
- Volumentherapie 245
Sepsissyndrom 540
septischer Schock (s. Schock, septischer)
Serotonin-Reuptake-Hemmer 288 f.
- nicht selektive 288
- selektive 288
  - präoperative Dauermedikation 344
- Vergiftung 289
Serotoninrezeptoren 289
Serumosmolarität, pathologische 185
Serumproteine, ernährungsabhängige 207
SGA (Subjective Global Assessment) 208
Sheehan-Syndrom 477
SHT (s. Schädelhirntrauma)
Shunt 754 ff.
- Antibiotikaprophylaxe 756
- Komplikation, funktionelle, ventilassoziierte 756
- lumboatrialer 754
- lumboperitonealer 754
- ventrikuloatrialer 511, 754
- ventrikuloperitonealer 511, 754 f.
  - Komplikation 755

Shuntfraktion 165
Shuntinfektion 755
Shuntkatheter, antibiotikabeschichteter 756
Shuntventil 753
- funktionelle Komplikation 756
SIADH (Syndrom der inadäquaten ADH-Sekretion; Schwartz-Bartter-Syndrom) 196, 674
- biochemische Befunde 676
- bei Guillain-Barré-Syndrom 683
- postoperatives 348
- Therapie 676
Sichelzellanämie 399
Sideportinjektion 375
Siderophagen 58
signs of life 323
Simpson-Test 711
SIMV (Synchronised Intermittent Mandatory Ventilation) 157
Single-Photon-Emissionscomputertomographie 578, 749
Sinus cavernosus
- Sondierung 367
- Verschluss 367
Sinus-cavernosus-Thrombose 546
- septische 499
Sinustachykardie 142, 685
Sinusvenenthrombose 462 ff.
- Antikoagulation 575
- Ätiologie 462
- bildgebende Diagnostikverfahren 466
- blande 462
- Blutung 421
- Differenzialdiagnose 469
- bei Hypernatriämie 630
- meningitisassoziierte 492
- bei Neuro-Behçet 575
- peripartale 465
- prädisponierende Faktoren 463
- Prognose 464
- Rezidivrate 464
- in der Schwangerschaft 476
- Sekundärprophylaxe 467
- septische 462, 492, 499
- Symptomatik 465
- Therapie 467 f.
  - EFNS-Leitlinien 468
  - symptomatische 468
- Thrombolyse 468
- Vorzugslokalisation 462
Sirolimus 613
SIRS (Systemic Inflammatory Response Syndrome) 154, 207
- Definition 243
- Enzephalopathie 623
- nach Schlaganfall 244
- Symptome 242
S(+)-Ketamin 130
SLE (s. Lupus erythematodes, systemischer)
SLEDD (slow low efficiency daily dialysis) 236
Sleep-like-Koma 294

slow low efficiency daily dialysis 236
Small-vessel-Vaskulitis 571
- ANCA-positive 571
Sneddon-Syndrom 398
Soft-Coils 363
Solltemperatur 222
Sondenlösung, immunmodulierende 248
Sondennahrung
- Applikationsgeschwindigkeit 215
- ballaststoffhaltige 214
- Bolusgabe 210
Sonographie, Hydrozephalus 746
Sopor 5
Sorbit 213
Sorbitol bei intrakranieller Drucksteigerung 188, 731
SPAC (stentgeschützte perkutane transluminale Karotisangioplastie) 352 ff.
SPACE-Studie 353
Spannungspneumatozephalus 348
Spannungspneumothorax, Herzkreislaufstillstand 324
Sparganum proliferum 538
Spasmen 599 ff.
- bilateral-synchrone 603
  - generalisierte 604
- bilaterale, umschriebene 603
- Definition 599
- Differenzialdiagnose 601
- einseitige 603
- Elektromyographie 600
- generalisierte 706
- posthypoxische 606
- spinale 604
- Therapie 607
Spastik 25 f.
spatially resolved spectroscopy 96
SPECT (Single-Photon-Emissionscomputertomographie) 578, 749
Spiegelberg-Sonde 89
Spike-Wave-Komplexe 66, 70
Spinal Cord Motor Index 10
Spinalkatheter 375
Spindel-EEG-Koma 68
Spiral-CT 44
- Schädelhirntrauma 728
Spiralen, weiche, Aneurysmaverschluss 363
Spitzfußprophylaxe 27
Spondylarthropathie, seronegative 553
Spondylitis 507, 549
- Behandlung 555
- pyogene 507
- tuberkulöse 507
Spondylodiszitis 549, 552
- Behandlung 555
Spontanatmung 153
- assistierte 156 f.
- Unterstützung 128
Sporothrix schenckii 546 f.
SSEP (s. Potenziale, somatosensorisch evozierte)

SSNRI (nicht selektive Serotonin-Reuptake-Hemmer) 288
SSPE (subakute sklerosierende Panenzephalitis) 528 f.
SSRI (selektive Serotonin-Reuptake-Hemmer) 288, 344
SSS (Scandinavian Stroke Scale) 10
SSYLVIA-Studie 357
Stammzelltransplantation 618
Staphylococcus aureus
- Late-onset-Pneumonie 278
- Meningitis 501
- nosokomiale Pneumonie 277 f.
  - Therapie 280
Staphylokokkenmeningitis 498
Startle 601
Statine 448
Stationsdatenbank 10
Status, dialeptischer 597
Status, neurologischer, postoperativer 346 f.
Status epilepticus 427, 591, 596 ff.
- Definition 596
- Elektroenzephalographie 68, 597
- endotracheale Intubation 111
- Folgen 596
- generalisierter tonisch-klonischer 596 ff.
- konvulsiver 597
- Laboruntersuchungen 597
- nichtkonvulsiver 597 f.
  - Differenzialdiagnose 636
- Postreanimationsphase 335
- Prognose 598
- Rezidiv 598
- Symptomatik 596
Status myoclonicus 597 f.
- Enzephalopathie, hypoxisch-ischämische 486
Status spasmodicus 606 f.
Stauungsblutung, intrazerebrale 462
- atypische 465
- Dekompressionsbehandlung 468
Stauungspapillen, beidseitige 469, 558
Steal-Phänomen bei Hirninfarkt 382, 386
Stent
- medikamentenbeschichteter 359
- selbstexpandierender 355, 358, 411
  - Aneurysmaverschluss 363
Stentplatzierung, Vordilatation 358
Sterbebegleitung, ärztliche 35
Sterbehilfe 34
- Informationsdefizit 32
- passive 34
Sterben in Würde 32
Sterbender
- nicht entscheidungsfähiger 303
- Selbstbestimmungsrecht 303
Sterbeprozess, unumkehrbarer 34
Steroide (s. Glukokortikosteroide)
Stickstoffbilanz 208
Stickstoffmonoxyd 168, 243

Stiff-man-Syndrom 606
- Baclofentherapie, intrathekale 376
- Differenzialdiagnose 709
Stimulation, basale 26
Stoffwechsel, zerebraler, regionaler 99
Stoffwechselrate bei Hypothermiebehandlung 226
Strahlenenzephalopathie, chronische 397
Strahlenmyelopathie 553
Strahlentherapie 582, 586
- Zielvolumen 582
Streckspasmen, posthypoxische 606
Strecksynergismen 440
Streptococcus-agalactiae-Meningitis 498
Stressfaktoren 129
Stressreaktion 206
- Neuroendokrine 672 f.
 - prolongierte 672
Stressulkus 218 f.
Stressulkusblutung 218
Stressulkusprophylaxe 218 f.
- perioperative 349
- pharmakologische 218
Stroke-like-episodes 575
Stroke Unit 5
Strongyloides stercoralis 537, 539
Strongyloides-stercoralis-Hyperinfektionssyndrom 542 f.
Strongyloidiasis 541
Strychninintoxikation 709
24-Stunden-Kurvenblätter 9
Sturm, autonomer 650
Sturzgefahr 29
Stützstrümpfe 257
subakute sklerosierende Panenzephalitis 528 f.
Subarachnoidalblutung 437 ff.
- Aneurysmaausschaltung 445
- Angio-CT 440, 442
- Befundverschlechterung 448
- Blutdruckeinstellung 443
- Blutverteilung 438
- Computertomographie 51, 440
- Diagnose 440, 443
- EKG-Veränderung 140, 451
- Elektrolytstörung 449
- Fehldiagnosen 440
- Fieber, zentrales 18
- Herzkreislauftherapie 145
- HHH-Therapie, Komplikation 451
- Hydrozephalusentstehung 28, 444
- bei Hypernatriämie 630
- Hypothermiebehandlung 224
- ICP-/CPP-Monitoring 86
- intensivmedizinische Maßnahmen 448 f.
- Katheterangiographie 52
- klinische Stadien 440
- Komplikation 451
- Lumbalpunktion 441

- Mikrodialyse, zerebrale 101
- Monitoring 449
- MR-Angiographie 442
- neuroprotektive Substanzen 448
- O_2-Partialdruck im Hirngewebe 93
- Primärbehandlung 443
- Prognose 442, 451
- QT-Verlängerung 651
- Salzverlust, zerebraler 674
- in der Schwangerschaft 476
- sekundärischämische Gewebeschädigung 101
- spinale 454, 457
- Subtraktionsangiographie, digitale 441
- Symptomatik 439 f.
- Therapie 443
 - invasive Verfahren 449
 - normovolämische 93
- Thromboembolieprophylaxe 257
- Ultraschalluntersuchung, transkranielle 83
- Ursache 438
- Vasospasmen 439, 443, 447
- vegetative Störung 440, 644, 653
- Volumensubstitution 451
Subduralhämatom, spinales 454
Subjective Global Assessment 208
Subklaviakatheter 122
Subtraktionsangiographie, digitale, intraarterielle 47, 352
- Aneurysmatherapie 360
- Basilaristhrombosenachweis 407
- Blutung, spinale 455
- Indikation 48
- Sinusvenenthrombosenachweis 465
- Subarachnoidalblutung 441
- zerebrale 569
Succinylcholin 112, 692 f., 695
Sucralfat 218, 279
Sudomotorik 650
Sufentanil 129, 373
Suramin 542
Sympathikotonus, gesteigerter 646, 650
Sympathikusaktivitätsbestimmung 650
synchronised intermittent mandatory ventilation 157
Syndrom der inadäquaten ADH-Sekretion (s. SIADH)
systemic inflammatory response syndrome 154

T

Tabes dorsalis 517, 550
Tachykardie
- Carbamazepinvergiftung 293
- Guillain-Barré-Syndrom 656
- mit breiten Kammerkomplexen 142

- TCA-Vergiftung 286
- ventrikuläre
 - pulslose 324, 331
 - unregelmäßige 143
Tacrolimus 721
Taenia
- multiceps 538, 540
- solium 538 f.
Takayasu-Arteriitis 571, 573
Tako-Tsubo-Syndrom 141
Tandemstenosen 354
- vertebrobasiläre 408
TCA-Vergiftung 284 f.
TCCD (transkranielle Duplexsonographie) 79
TCD (transkranielle Dopplersonographie) 79
Teleangiektasien, kapilläre, intrakranielle 364
Temozolomid 582
Temperaturdysregulation im Hirntod 317
Temporalhörnererweiterung 747
Temporallappenepilepsie 591
Temporalmuskelhämatom, postoperatives 348
Tensilon-Test 712
Terminalstadium, Aufnahme auf die Intensivstation 5
Terson-Syndrom 440, 451
Tetanie, hypokalzämische 709
Tetanolysin 707
Tetanospasmin 707
Tetanus 644, 655, 706 ff.
- Differenzialdiagnose 709
- generalisierter 706
- Immunisierung 706
 - passive 708
- lokalisierter 706
- Management 708
- Muskelrelaxation 709
- neonataler 707
- Sedierung 708 f.
- Therapie 707 f.
- zephaler 707
Tetanusantitoxin 708
Tetanusimmunglobulin, humanes 708
Tetanustoxin 655
Tetanustoxin-Synaptobrevin-Komplex 707
Tetraparese 405
- nach Organtransplantation 611
Tetraplegie, komplette 736
TFPI (Tissue Factor Pathway Inhibitor) 249
Thalamusblutung 423, 636
- Ventrikeleinbruch 432
Thalamusinfarkt 408
Thalidomid 614
- bei Sarkoidose 560
THAM (Tris-Puffer) 190, 390, 731
Therapieabbruch, gerichtliche Entscheidung 37

Therapiebegrenzung am Lebensende 34
Therapieverzicht, unangemessener 36
Thermodiffusion 105
Thermodilution 104
- transpulmonale 139
- transthorakale 347
Thermoregulation 222
Thermoregulationszentren, hypothalamische 653
Thiabendazol 542
Thiacetazone 511
Thiamin 598, 639 ff.
- hochdosiertes 640
- prophylaktische Gabe 641
Thiaminmangel 639
Thick-filament-Myopathie 700
Thioridazinvergiftung 293
Thoraxdrainage 124 f.
Thoraxkompressionen, Reanimation 326
Thoraxröntgenaufnahme, präoperative 342
Thrombektomie 412
Thromboembolie
- Guillain-Barré-Syndrom 683 f.
- Herzkreislaufstillstand 330
- Katheterangiographie 48
- Risikofaktoren 256
Thromboembolieprophylaxe 256 ff.
- mechanische 257 f., 261
- medikamentöse 258, 361
 - Nebenwirkungen 260
- Risikoabwägung 256, 264
- risikoadaptierte 257
Thrombolyse
- intraarterielle 383, 404, 410
- intravenöse 382 ff., 396
 - bei Basilarisverschluss 404, 409
 - Behandlungskriterien 382
 - Bridging-Konzept 411, 413
 - GP-IIb/IIIa-Rezeptorantagonisten 385
 - mit interventioneller Therapie bei Basilarisverschluss 411
 - mit intraarterieller Thrombolyse 384
 - MRT-Parameter 383
 - Nebenwirkung 382
 - Patientenselektion, MRT-Einsatz 383
 - ultraschallgestützte 384
- in der Schwangerschaft 478
- zerbralarterielle, Hypothermiewirkung 225
Thrombolytika 382
- bei Basilaristhrombose 412
- Dosierung 331
- bei Reanimation 329 f.
Thrombophilie 256, 475
Thrombose 256
- bei heparininduzierter Thrombozytopenie 263

- postoperative 348
- sinuvenöse 398
Thromboseprophylaxe 428, 741
- Frührehabilitation 25
- perioperative 349
Thromboserisiko 258 f.
Thrombozytenaggregationshemmer, präoperative Dauermedikation 344
Thrombozytenaggregationshemmung
- bei Aneurysmaverschluss 363
- Blutung, intrazerebrale 420
- postinterventionelle 354
Thrombozytopenie, Heparin-induzierte 233, 263
- immunologische 263
Thrombusveränderung, Ultraschall-induzierte 384
Thymektomie 722
Thymomdiagnostik 722
TIA (transitorische zerebralischämische Attacke) 397, 404, 406
Tiagabin 594 f.
Tidalvolumen 155
Tirofiban 411
Tissue Factor Pathway Inhibitor 249
TNFα (Tumornekrosefaktor-α), Sepsis 243, 249
Todd-Parese, postiktale 596
Todesbescheinigung, amtliche 312
Todesfeststellung, Protokoll 312
Todeszeichen, sichere 302, 305, 310, 312
Todeszeitpunkt 312
Todorow-Klassifikation 10
Tollwut 520, 525
- Meldepflicht 525
Tonometrie, gastrale 251
Topiramat 470, 594 f.
- Nebenwirkungen 595
Torkildsen-Drainage 753
Torsade-de-pointes-Tachykardie 140, 143, 293
Torsionsdystonie, idiopathische 669
Totalkapazität 151
Toxocara canis/cati 538 f.
Toxokarose, Therapie 542
Toxoplasma-gondii-Infektion 534, 537, 539
Toxoplasmose, zerebrale 533 f.
- Aids 533
- Primärprophylaxe 534
- Sekundärprophylaxe 534
- Therapie 616
T-piece trial 162
Trachea 149
Tracheahinterwandverletzung bei Dilatationstracheotomie 117
Trachealkanüle 116
- geblockte 730
- Wechsel 118
Trachealstenose nach Tracheotomie 118
Tracheobronchialbaum 149

Tracheostoma
- bei amyotropher Lateralsklerose 177
- klassisches 115
- bei myasthener Krise 718
- permanentes, Pflege 119
- Schädelhirntrauma 730
- Verschluss, operativer 119
Tracheotomie 114, 117 ff., 685
- Frühkomplikationen 117
- Indikation 114
- Nachsorge 118
- plastische 115
- Qualitätssicherung 119
- Schädelhirntrauma 730
- Spätkomplikationen 118
- bei spinalem Trauma 741
- Zeitpunkt 115
Tranexamsäure 425
Transketolaseaktivität im Serum 639
Transkriptionsfaktor NF-Kappa-B 493
Translokation, bakterielle 209
Transplantationsgesetz 312
- Hirntoddefinition 300
Transplantationsmedizin
- Hirntodfeststellung 300, 312
- Todesfeststellung 312
Tranylcypromin (s. auch MAO-Hemmer) 287
Trauma (s. auch Schädelhirntrauma) 724
Trauma, spinales 736, 740
- akutes, Herzkreislauftherapie 145
- Blutung 456
- Methylprednisolonwirkung 740
Trematoden 538, 540
Tremor 601
- Carbamazepinvergiftung 293
- ciclosporininduzierter 612
- kinetischer 670
- Lithiumvergiftung 291
- nach Organtransplantation 611
- physiologischer, verstärkter 670
Trichinella spiralis 538 f.
Trichinose, Therapie 542
Trismus 706
Tris-Puffer (THAM) 190, 390, 731
Trizepshautfalte 207
Trizepsreflex 737
Trometamin 390
Trömner-Reflex 737
Troponin I 652
Troponin T 652
Trypanosoma-cruzi-Infektion 537, 539
Trypanosomeninfektion 537, 539 f.
T$_3$-Schilddrüsenhormon im Hirntod 318
Tsutsugamushi-Fieber 512
Tuberkulom 509 f.
Tuberkulose 509 f., 555
Tumor
- extramedullärer 554
- medullärer 553

- Metastasierung 584
- Spinaler, Blutung 455
Tumornekrosefaktor-α, Sepsis 243, 249
Tumorzellen im Liquor 58, 585
Typ-I-Diabetes 631

U

Übergabevisite 11
Überlaufblase 741
Überstimulation, cholinerge
- muskarinerge 712
  - Intoxikation 713
- nikotinerge 712
Überwachung 6
- postoperative 345
Überwachungsanlage, zentrale 7
UFH (unfraktioniertes Heparin) 257 f., 260, 467
Ultra-soft-Coils 363
Ultrafiltration 234
Ultraschallkontrastmittel 79 f.
Ultraschalluntersuchung, transkranielle 78, 80
Umintubation 114
Unterdruckkopfschmerzen 756
Untergewicht 207
Untersuchung
- neurologische, Postreanimationsphase 334
- präoperative 341 f.
  - Patientenalter 342
Urämie 231, 628
Urapidil 288, 651
- bei Schlaganfall 387
Urinausscheidung, Zielwert bei Sepsis 245
Urokinase bei Basilaristhrombose 412

V

vagale Manöver 142
Valaciclovir 398
- bei Herpes-simplex-Virus-Enzephalitis 523
VALI (ventilator associated lung injury) 155
Valproat 427, 594 f., 606, 616, 627, 670
- Kontraindikation 478
- Nebenwirkungen 595
- bei Status epilepticus 598
Van-Bogaert-Leukenzephalitis 528 f.
Vancomycin 498 f.
Varizella-Zoster-Virus 398, 519
Varizellen 398
vaskuläres spinales Syndrom 553
Vaskulitis 571 f.
- ANCA-positive 571
- Diagnostik 562
- infektiöse 398, 562
- medikamentös induzierte 562

- Meningitis, tuberkulöse 509
- parainfektiöse 562
- Schlaganfall 398
- Sinusvenenthrombose 463
Vaskulitis des Nervensystems 569
- bei systemischer Vaskulitis 571 f.
Vaskulitis, systemische 571 f.
Vaskulopathie
- VZV-assoziierte 398
- zerebrale, postpartale 473
Vasodilatatoren
- inhalative 168
- bei Schlaganfall 386
Vasomotorenreaktivität, Nahinfrarotspektroskopie 96
Vasomotorentonus 648
Vasopressin 247
Vasopressor 144
- Schlaganfall 388
- Sepsis 246
Vasospasmen, sekundäre 399
Vasospasmen, zerebrale 447
- nach Aneurysmatherapie 361
- Bromocriptin-bedingte 475
- Kopfschmerzen 399
- Meningitis 494
- Schlaganfall 399
- Subarachnoidalblutung 439, 443, 447
Vecuronium 709
vegetative Attacken, wechselnde 646
vegetative Störung 642 ff.
- EKG-Morphologie 645
- medikamentös induzierte 643
- Ursache 644
vegetatives Syndrom 643, 646
Vena
- femoralis 123
- jugularis (externa, interna) 121, 122
- ophthalmica superior 367
- subclavia 122
Vena-cava-Filter 257
Venenkatheter, zentraler 120 ff.
- Anlage 121 f.
- Hypothermie, moderate 393
- intrakranieller Eingriff 347
- Plasmaaustauschbehandlung 271
- Zugang 120
Venenpunktion, ultraschallgesteuerte 120
Ventilations-Perfusions-Verhältnis 165
Ventilationsstörung 154
ventilator associated lung injury 155
ventilatorische Insuffizienz, chronische 172
Ventilbehandlung bei Hydrozephalus 753
Ventrikelblutung nach Shuntanlage 755
Ventrikeldrainage (s. auch Liquordrainage) 186

Ventrikeldrainage externe 18, 89 f., 414, 430 f., 750 ff.
- Ablaufdruckregelung 752
- Anlage 431
- ICP-Messung nach Schädelhirntrauma 729
- Indikation 751
- Infektion 444, 752
- bei Kleinhirnblutung 434
- Komplikationen 752
- Risiken 431
- Standardsystem 751
- nach Subarachnoidalblutung 444
- Ventrikelweitenkontrolle 431
Ventrikeldrainage ventrikuloperitoneale 444
Ventrikelkatheter 87 ff., 754
- Komplikation 754
- Nachteile 89
- Vorteile 89
Ventrikelpunktion 84, 750 f.
- perkutane, bei Säuglingen 751
Ventrikelsystem, Blutungsausdehnung 422, 430
Ventrikulitis, katheterassoziierte 498
Ventrikulostomie 748, 753
Ventrikulozisternostomie 753
Verdünnungshyponatriämie 196
Vergiftung (s. Intoxikation)
Verhaltensstörungen 528 f.
Vernebler, Infektionsrisiko 279
Verschlussdruck, pulmonalarterieller 137
Verschlusshydrozephalus (s. Hydrocephalus occlusus)
Versorgung
- zu Hause 29
- palliativmedizinische 35
Vertebralarterien, Ultraschalluntersuchung 81
Verteilungsgerechtigkeit 34
Verwirrtheitszustand 639
Vestibularisprüfung, kaltkalorische 309
Vidarabin 526
Vigilanzminderung 746
- nach Organtransplantation 611
Vigilanzsteigerung 26 f.
Virusinfektion
- akute 518, 521 f.
   - Meldepflicht 526
   - Neuroradiologie 521
   - Therapie 526
- Antikörperdiagnostik, erregerspezifische 522
- chronische 527
- Immunisierung 526
- nach Organtransplantation 616
Viruslast, HIV-Infektion 531
Virusmeningitis 518
Visite, interdisziplinäre 11
Visusstörung 528, 558
Visusverlust, progredienter 397
Vitalkapazität 151
Vitamin B (s. Thiamin)

Vitamin K 425
Vitreoretinopathie 451
Volumen, intrakranielles 182
Volumenersatzmittel 167
Volumenexpansion, hypoosmolare 674
Volumenmangel 243
Volumenstörung, hypothermiebedingte 226
Volumensubstitution im Hirntod 317 f.
Volumentherapie
- akute Niereninsuffizienz 231
- differenzierte, im Hirntod 318
- Hypernatriämie 197
- Lithiumvergiftung 291
- Sepsis 245
Volumenzunahme, intrakranielle, blutungsbedingte 421
Vorhofflimmern 142
Voriconazol 547
Vorlast, myokardiale 246
- Bestimmung 347
Vorsorgevollmacht 36
VZV (Varizella-Zoster-Virus) 398, 519

W

Wachreaktion, fehlende, vor Extubation 348
Wachstumshormon 672
Wachstumshormonresistenz 672
Wallenberg-Syndrom 404 ff.
Wärmeproduktion, ernährungsbedingte 211
WASID-Studie 355
Wasserhaushalt 673
Wasserintoxikation 676
Wasserretention 674
Wasting-Syndrom 531
Weaning 162 f.
- Kriterien 162
- nach myasthener Krise 717
- terminales 178
Weaningprotokoll 164
Weaning trial 162
Weaningversagen 163, 698
Weber-Syndrom 406
Wegener-Granulomatose 572, 574
Weichteilemphysem 117
Wendl-Tubus 110
Wernicke-Enzephalopathie 639 ff.
- Differenzialdiagnose 636
- Letalität 641
- in der Schwangerschaft 478
Whipple-Erkrankung des ZNS 514
Wille, mutmaßlicher, des Sterbenden 303
WINGSPAN-System 358
Wirbelfraktur 741
Wirbelsäule, Säulenmodelle 741
Wirbelsäulenerkrankung, rheumatische, chronisch-entzündliche 553
Wirbelsäulenfreiheitsgrade 741

Wirbelsäulenverletzung 736, 741
witnessed cardiac arrest, Hypothermiebehandlung 225
Wochenbett, neurologisch-intensivmedizinische Komplikation 471
Wohlhynisches Fieber 513
Wundbotulismus 704
Wunddebridement bei Tetanus 708 f.
Wundschmerz 349

X

Xenon-133-CBF-Messung 103 f.
Xenon-CT 104
Xylit 213

Z

Zeckenbiss 516, 524
Zellen, CD4-Rezeptor-tragende 530
Zellseparation 719
Zellseparator 269 f.
zentraler Venenkatheter (s. Venenkatheter, zentraler)
Zerebellitis 519, 524
Zestoden 538 f.
Ziconotid 374
Zidovudin, HIV-Postexpositionsprophylaxe 533
Zirkulationsstillstand, zerebraler 307, 309, 311 f.
- Kind unter 3 Jahren 309
ZNS-Entzündung
- bildgebende Diagnostik 52
- Liquorbefund 58
ZNS-Erkrankung, lymphoproliferative 617
ZNS-Infektion (s. auch Infektion)
- opportunistische 533
- nach Organtransplantation 614, 616, 619
- Salzverlust, zerebraler 674
ZNS-Lymphom, primäres 580
- Aids 533, 535
ZNS-Mykose 398
ZNS-Prozess, virale Genese, Argumente 519
ZNS-Störung
- Benzodiazepinvergiftung 294
- Neuroleptikavergiftung 292
- TCA-Vergiftung 284, 286
ZNS-Vaskulitis
- isolierte 398, 569 ff.
   - benigne 570
- bei systemischer Vaskulitis 571 f.
Zolpidemvergiftung 296
Zopiclonvergiftung 296
Zotepin 668
Zungen-Schlund-Krampf 604
ZVK (s. Venenkatheter, zentraler)
Zygomycetes 546 f.
Zyste, Intraventrikuläre 543

Zystizerkose, subarachnoidale, Schlaganfall 398
Zytokine, proinflammatorische 243, 249
Zytomegalievirus-Enzephalitis 534
Zytomegalievirus-Infektion, spinale Entzündung 555
Zytomegalievirus-Meningoenzephalitis 520